H.-K. Beyer · MRT der Gelenke und der Wirbelsäule

AF671856

Springer-Verlag Berlin Heidelberg GmbH

H.-K. Beyer

MRT der Gelenke und der Wirbelsäule

Radiologisch-orthopädische Diagnostik

Unter Mitarbeit von S. J. Pomeranz und D. Großkurth

Mit 671 Abbildungen in 1.275 Einzeldarstellungen
und 25 Tabellen

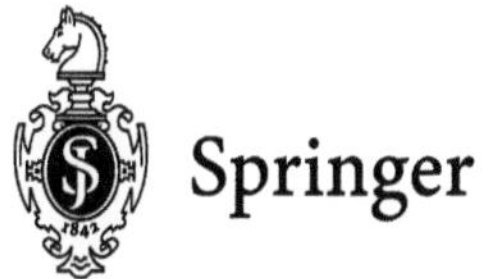

Springer

Prof. Dr. med. HANS-KONRAD BEYER
In den Holzwiesen 2
44627 Herne

ISBN 978-3-642-62834-4 ISBN 978-3-642-55816-0 (eBook)
DOI 10.1007/978-3-642-55816-0

Bibliografische Information der Deutschen Bibliothek
Die Deutsche Bibliothek verzeichnet diese Publikation in der Deutschen Nationalbibliografie; detaillierte bibliografische Daten sind im Internet über <http://dnb.ddb.de> abrufbar.

Dieses Werk ist urheberrechtlich geschützt. Die dadurch begründeten Rechte, insbesondere die der Übersetzung, des Nachdrucks, des Vortrags, der Entnahme von Abbildungen und Tabellen, der Funksendung, der Mikroverfilmung oder der Vervielfältigung auf anderen Wegen und der Speicherung in Datenverarbeitungsanlagen, bleiben, auch bei nur auszugsweiser Verwertung, vorbehalten. Eine Vervielfältigung dieses Werkes oder von Teilen dieses Werkes ist auch im Einzelfall nur in den Grenzen der gesetzlichen Bestimmungen des Urheberrechtsgesetzes der Bundesrepublik Deutschland vom 9. September 1965 in der jeweils geltenden Fassung zulässig. Sie ist grundsätzlich vergütungspflichtig. Zuwiderhandlungen unterliegen den Strafbestimmungen des Urheberrechtsgesetzes.

http://www.springer.de/medizin

© Springer-Verlag Berlin Heidelberg 2003
Ursprünglich erschienen bei Springer-Verlag Berlin Heidelberg New York 2003
Softcover reprint of the hardcover 1st edition 2003

Die Wiedergabe von Gebrauchsnamen, Handelsnamen, Warenbezeichnungen usw. in diesem Werk berechtigt auch ohne besondere Kennzeichnung nicht zu der Annahme, daß solche Namen im Sinne der Warenzeichen- und Markenschutz-Gesetzgebung als frei zu betrachten wären und daher von jedermann benutzt werden dürften.

Produkthaftung: Für Angaben über Dosierungsanweisungen und Applikationsformen kann vom Verlag keine Gewähr übernommen werden. Derartige Angaben müssen vom jeweiligen Anwender im Einzelfall anhand anderer Literaturstellen auf ihre Richtigkeit überprüft werden.

Umschlaggestaltung: deblik Berlin
Satz: FotoSatz Pfeifer GmbH, 82166 Gräfelfing
Druck: Stürtz AG, 97080 Würzburg

Gedruckt auf säurefreiem Papier 21/3130 – 5 4 3 2 1 0

Foreword

The development of MR has skyrocketed in the applications of orthopaedics and sports medicine. It is rare in our practice and in the United States for a patient to have a surgical operation, either arthroscopic or open, without a prior magnetic resonance imaging study. The development of sophisticated imaging to look at soft tissues and non-skeletal structures in addition to the skeletal structures has proved advantageous for the patient. However, it has also served as a facilitator to enhance the relationship between clinician and imaging physician. An interchange of both clinical information and imaging information has infiltrated every aspect of orthopaedics and sports medicine care. These correlations have been facilitated by the clinicians interested in imaging, including its physics, and the imaging physicians in the clinical side of orthopaedics. A detailed knowledge of the orthopaedic surgeons' tasks and procedures is paramount in providing useful information with regard to advanced MR imaging technique.

While magnetic resonance imaging has proved useful in the diagnosis of specific disease and injurious states, it has also served a major role in helping to decide whether that injury or abnormality is cause for an interventional procedure or surgery. For example, the quality of MR is such that a meniscal tear can be sized with regard to length, width and depth, as well as described with regard to its shape. This has bearing on whether such an injury will be (a) observed, (b) repaired, or (c) resected.

It is clear that patients who require a repair have a much longer convalescence, but also have a better long-term prognosis. On the other hand patients with a surgically resected meniscus have a quicker short-term convalescence and return to athleticism, but a poorer or more guarded long-term prognosis. The role of MRI in predicting short- and longterm outcomes is evolving, but is, at this moment, influential.

Articles appearing in the early German and American literature belittled the sensitivity and specificity of magnetic resonance imaging and the diagnosis of such simple lesions as anterior cruciate tear and meniscal tears. Many of these were written by those in the early stages of their experience. Good judgment comes from experience, and a lot of that good judgment comes from prior poor judgment. As we have gained more knowledge, so too has the sensitivity and specificity of MR for many of these diagnoses dramatically risen. In fact, we are coming to learn that many microscopic or non-macroscopic abnormalities may be present but not necessarily visible to the naked eye or the arthroscoper. Examples would include an intra-meniscal tear or a micro-infraction of bone without bony displacement. In the latter instance, the conventional radiograph is often normal and the bone scan may not turn positive for several days. This is particularly true in the hip, where micro-fractures are easily missed without a technique like magnetic resonance imaging.

In the early years it was said that MR was not sensitive in the diagnosis of bone disease. Today we know that nothing could be further from the truth. MR is the most sensitive modality in assessing abnormalities of the cancellous bone. It can detect even the earliest and most simple of bone injuries – the low-grade contusion. The bone contusion didn't exist as a medical entity until the advent of MR. The sensitivity of MR in the detection of soft tissue and marrow edema is uncontested. It is this edema which serves as a useful landmark in soft tissue injuries. It can be employed to determine whether a disc herniation is acute or chronic. It can be used to see if there is a soft tissue injury in the back of the neck following a motor vehicle accident. It can be used to help determine whether a lesion has aggressive or non-aggressive characteristics. The absence of edema around a soft tissue mass is a useful sign in strongly favoring a non-aggressive lesion behavior or characteristic. MR is so sensitive in the recognition of increased water content that an injection of 0.5 cc of fluid into the soft tissues can be recognized more than a week later on MR with great ease. Routine exercise in one extremity and not the other can be recognized hours and even days later with specialized pulsing sequences. It is this sensitivity and the fact that MR has opened a window into the soft tissues of the body that has made it a potential replacement for many conventional x-rays. One example would be an x-ray of the hip, which is often negative in stress or insufficiency fractures. MR depicts these hyperacutely and with extreme sensitivity. The examination can be tailored to take less than five minutes and will show what multiple projections on an x-ray cannot, without ever moving the patient into various projections or obliquities.

Finally, as computing speed increases, three-dimensional and volume-rendered MR with virtual arthroscopy of the joints will soon become a reality. Fluoroscopic MR with routine joint motion is within our grasp. This will lead to further imaging techniques that do not utilize radiation as a diagnostic tool. Expect to see gradual but progressive reduction in the use of conventional radiography and nuclear medicine as the role of MR grows and its speed increases in the new millennium.

Dr. Stephen P. Pomeranz, M. D.

Vorwort

Dieses Buch erhebt nicht den Anspruch, ein rein radiologisches Fachbuch zu sein, da die Darlegung klinischer Fakten einen großen Raum einnimmt. Es trägt der eigenen Erkenntnis und Überzeugung Rechnung, dass ein Optimum an magnetresonanztomographischer Diagnostik nur erreicht werden kann, wenn klinische Daten in die radiologische Befundung und Beurteilung einfließen. Nur die Kenntnis der Anamnese, des klinischen Untersuchungsbefundes und der klinischen Verdachtsdiagnose erlaubt es dem Radiologen, seine Befunde richtig zu interpretieren und damit die Qualität seiner Diagnose erheblich zu verbessern.

Es handelt sich daher um ein klinisch-radiologisches Lehrbuch mit der Konzeption, dass es zum einen dem Radiologen wertvolle Hinweise auf die klinischen Zusammenhänge vermittelt und zum anderen dem Kliniker einen Einblick in die vielfältigen Möglichkeiten der magnetresonanztomographischen Diagnostik geben soll, mit dem Ziel, ihm bei der Indikationsstellung zur Durchführung einer Magnetresonanztomographie(MRT)-Untersuchung zu helfen.

Die MRT ist ein hervorragendes diagnostisches Verfahren, das zu Recht als die entscheidende Entwicklung der bildgebenden Diagnostik des 20. Jahrhunderts angesehen wird und dessen immense Potenz fast nicht überschätzt werden kann. Aufgrund des exzellenten Weichteilkontrastes, der von keinem anderen Verfahren auch nur annähernd erreicht wird, und der seit einigen Jahren auch sehr guten räumlichen Auflösung, sind sämtliche Strukturen ähnlich wie auf anatomischen Schnitten auch im kleinsten Detail erkennbar. Darüber hinaus stellen die Möglichkeit der Anwendung unterschiedlichster Sequenzen stets mit anderem Informationsgehalt und die Möglichkeit der Schichtwahl in jeder Ebene weitere nicht unerhebliche Vorteile gegenüber anderen Verfahren dar.

Diese enorme diagnostische Verbesserung bedeutet jedoch auch eine Herausforderung und Verpflichtung für den magnetresonanztomographisch tätigen Kollegen, da andernfalls die daraus resultierenden vielfältigen Möglichkeiten nicht ausgenutzt werden.

Der Radiologe muss in der Lage sein, ähnlich wie der Anatom oder der Pathologe, auch ohne die Hilfe von MRT-Schnittbildatlanten sämtliche anatomischen Strukturen ohne Zögern zuordnen zu können. Da die anatomischen und insbesondere die anatomisch-pathologischen Verhältnisse im Bereich der Gelenke und mit Einschränkung auch im Bereich der Wirbelsäule ähnlich kompliziert sind wie im Bereich des Gehirns, setzt ihre Beherrschung als Voraussetzung für die Bewertung und Erkennung pathologischer Veränderungen einen erheblichen Lernprozess voraus. Die reine Beschreibung pathologischer Veränderungen ohne die gleichzeitige exakte anatomische Zuordnung ist völlig unzureichend. Da das Verfahren der MRT eine Drei-Ebenen-Schnittbildtechnik darstellt, muss sich der Radiologe außerdem von seiner bisherigen Vorstellung einer zweidimensionalen Diagnostik lösen.

Es wurde daher in diesem Buch besonderer Wert auf die Vermittlung anatomischer Kenntnisse stets unter dem Gesichtspunkt der Darstellung in der MRT gelegt. Auch die Erfahrung über den Einsatz geeigneter Sequenzparameter für die Gelenk- und Wirbelsäulendiagnostik spielt für die Qualität der Diagnostik eine erhebliche Rolle.

Für die Gelenk- und Wirbelsäulendiagnostik gibt es sowohl im Hinblick auf die anzuwendenden Sequenzen als auch auf die Auswahl der Schnittrichtungen eine Vielzahl von unterschiedlichen Empfehlungen. Dies mag damit zusammenhängen, dass in der Tat T1-gewichtete, T2-gewichtete und protonengewichtete Spinecho- und Gradientenechosequenzen für die radiologisch-orthopädische MRT-Diagnostik bei den verschiedenen Fragestellungen unterschiedliche Vor- und Nachteile aufweisen. Diese unterschiedlichen Auffassungen über optimale Bildsequenzen gehen so weit, dass fast jeder Anwender andere Vorstellungen darüber entwickelt hat. Diese fehlende Vereinheitlichung behindert eine optimale Diagnostik und erschwert z. B. den Vergleich mit Voraufnahmen, wenn die Voruntersuchung nicht vom gleichen Anwender durchgeführt wurde.

Mir drängt sich darüber hinaus der Eindruck auf, dass die Erstentscheidung über den individuellen Einsatz bestimmter Sequenzen nicht primär durch den radiologischen Anwender, sondern durch das Applikationsteam der jeweiligen Firmen entscheidend beeinflusst wird, das sich allerdings in seinen Empfehlungen mehr von den technischen Möglichkeiten des MRT-Gerätes als von den klinischen Erfordernissen leiten lässt. Dies scheint einer der Gründe zu sein, warum gerade in der Gelenkdiagnostik häufig die gleichen Sequenzen und Schnittrichtungen zur Anwendung kommen ohne Berücksichtigung der spezifischen klinischen Fragestellung, obwohl in vielen Fällen ein differenzierteres Vorgehen die Diagnostik verbessern würde. Der individuelle Einsatz der verschiedenen Sequenzparameter, der sich an der jeweiligen klinischen Fragestellung orientiert, setzt allerdings voraus, dass der Radiologe selbst von den diagnostischen Vorteilen, die aus der Kenntnis der klinischen Information erwachsen, überzeugt ist.

Die fundamentale Erkenntnis, dass eine erhebliche Verbesserung der MRT-Diagnostik nur erreicht werden kann, wenn klinisch-pathologische Daten bei der endgültigen Urteilsfindung mit berücksichtigt werden, ist allerdings nicht neu und in den letzten Jahren von Seiten erfahrener MRT-Diagnostiker immer wieder betont worden. So sollte bei einer Gelenkverletzung nicht nur der Unfallmechanismus, die klinische Symptomatik und das Ergebnis der klinischen Untersuchung bekannt sein, sondern auch eine klinische Verdachtsdiagnose vorliegen. Erst dieses Wissen ermöglicht dem Radiologen, bestimmte pathologisch-anatomische Veränderungen richtig zu deuten und damit die Rate seiner falsch-positiven oder falsch-negativen Beurteilungen zu senken.

Die Erkenntnis des innigen Zusammenhanges zwischen Klinik und MRT-Diagnostik ist seit längerer Zeit in den USA eine Selbstverständlichkeit. Die dort erzielten diagnostischen MRT-Trefferraten betragen bis zu 90%, wobei allerdings zusätzlich weitere Bemessungsfaktoren auch eine Rolle spielen. Sie sind in Deutschland aus verschiedenen Gründen nicht erreichbar. Statistische Erhebungen haben z. B. ergeben, dass mindestens 80% der Überweisungen zur Durchführung einer MRT-Wirbelsäulen- oder -Gelenkdiagnostik unzureichende Angaben über den klinischen Status und die klinische Fragestellung enthalten. Ähnliches gilt im Übrigen auch für die MRT-Anmeldungen in einer Klinik. Hier allerdings wird dieses Manko durch die täglichen interdisziplinären Visiten ausgeglichen. In der niedergelassenen Praxis jedoch hat der Radiologe im Falle einer unzureichenden klinischen Information nur die Möglichkeit der eigenen Anamneseerhebung und klinischen Untersuchung. Dies geschieht jedoch nur in Ausnahmefällen und ist letztlich wohl auch nicht generell zu empfehlen, da dem Radiologen häufig die klinischen Kenntnisse und Erfahrungen fehlen. Die Folge ist, dass der Radiologe nicht selten MRT-Diagnosen stellt, die jeglichen Bezug zur Klinik vermissen lassen. Dass gerade der erfahrene Orthopäde, mit solchen Befunden konfrontiert, schließlich den Wert der MRT-Untersuchung infrage stellt, verwundert nicht.

Es mag sein, dass die Kenntnis der Anamnese und des Befundes gelegentlich den Untersucher dazu verleitet, bestimmte MRT-Befunde fälschlicherweise überzubewerten mit der Folge einer falsch positiven Diagnose. Diese Möglichkeit ist allerdings gering einzuschätzen im Vergleich zum Risiko, das bei Unkenntnis der klinischen Symptomatik besteht, eine falsch negative Diagnose zu stellen. Falsch positive Diagnosen reduzieren sich darüber hinaus mit zunehmender Erfahrung des Untersuchers auf ein Minimum.

Verlangen Sie also als Radiologe von Ihren zuweisenden klinischen Kollegen einen exakten klinischen Status. Scheuen Sie sich nicht, mit ihnen bei unzureichenden Angaben telefonisch Kontakt aufzunehmen. Sie verbessern damit die Qualität Ihrer Diagnostik erheblich. Seien Sie auf der anderen Seite als Kliniker gegenüber einer Kooperation mit dem Radiologen aufgeschlossen und verfallen Sie aus Unwissenheit nicht in den Fehler, das Verfahren der MRT als einen Ersatz für die klinische Untersuchung anzusehen.

Mehr als 60% der MRT-Anmeldungen in einer radiologischen Praxis beinhalten direkt oder indirekt orthopädische Fragestellungen im Bereich der Wirbelsäule und der Gelenke. Hiervon kommt in vielen Praxen bis 50% der Überweisungen von niedergelassenen praktischen Ärzten, die andere Hälfte von Orthopäden, Sportmedizinern und Neurologen. Insbesondere für die erste Überweisergruppe gilt, dass das Verfahren der MRT teilweise in seiner Wertigkeit überschätzt, teilweise jedoch auch unterschätzt wird. So werden nach wie vor viele CT-Untersuchungen der Wirbelsäule angemeldet, obwohl gerade für diese Körperregion seit längerer Zeit die eindeutige diagnostische Überlegenheit der MRT bekannt ist. Aus diesem Grunde wäre die Aufstellung eines Indikationskataloges für die Anwendung der MRT sicherlich förderlich. Dies würde auch einen Beitrag zur Reduktion der rein diagnostischen Arthroskopien, insbesondere des Kniegelenkes, leisten und hätte möglicherweise auch einen Einfluss auf die Frequenz der Bandscheibenoperationen, denn auch heute noch wird nicht selten der anatomisch-pathologische Befund einer Diskushernie operativ angegangen, ohne die vorherige exakte Abklärung, ob die geklagten klinischen Beschwerden nicht möglicherweise eine andere Ursache haben.

Dieses Buch will daher nicht nur die vielfältigen Möglichkeiten der MRT-Diagnostik aufzeigen, es wirbt darüber hinaus für eine kollegiale Zusammenarbeit zwischen Klinikern, insbesondere zwischen Orthopäden und Radiologen, die den Schlüssel zu einer weiteren Verbesserung der MRT-Diagnostik in Deutschland darstellt.

Herne, im September 2002 *Prof. Dr. med. H.-K. Beyer*

Vorwort

Dieses Buch wendet sich gleichermaßen an Radiologen und Orthopäden. Beim Studium des Buchs möge der Orthopäde bei der in den einzelnen Kapiteln jeweils vorangestellten Anatomie und Klinik, seine Kenntnisse auffrischen und erweitern oder auch getrost überschlagen, um sich der Magnetresonanztomographie (MRT) zuzuwenden. Umgekehrt möge der Radiologe bei seiner Befundauswertung auch seinen Blick auf die Klinik richten.

Diese Buch soll ein Brückenschlag sein zwischen beiden Fachrichtungen – es ist das große Verdienst von Prof. H.-K. Beyer, diesen radiologisch-orthopädischen Bogen auch in Deutschland zu spannen, mit dem Ziel, das zu erreichen, was in Amerika eher eine Selbstverständlichkeit ist: nämlich durch die Zusammenarbeit beider Fächer die diagnostische Aussagekraft zu verbessern.

Die Beherrschung der Anatomie ist für beide Fachrichtungen die Grundvoraussetzung für das Bewerten pathologischer Veränderungen, wobei die Schnittbildanatomie der MRT ungleich schwerer ist. Allerdings gelingt es ohne Kenntnis klinischer Daten häufig nicht, einen MRT-Befund zu erheben, der auch tatsächlich Relevanz für die Klinik hat (so gleicht in der MRT etwa das Bild traumatischer Einwirkungen mit ausgedehntem Weichteilödem durchaus demjenigen einer entzündlichen Veränderung). Der Orthopäde muss also Anamnese und klinische Verdachtsdiagnose dem Radiologen mitteilen. Hierbei muss auch gesagt werden, dass einerseits nicht nur mancher radiologische Befund einen Bezug zur Klinik vermissen lässt, sondern durchaus auch orthopädische Befundmitteilungen an den Radiologen.

Nun mag mancher Orthopäde ausführen, dass er deswegen, weil er den klinischen Befund kenne und auch viel häufiger etwa ein offenes Kniegelenk gesehen habe, bei einem MRT-Bild auch den Befund erheben könne. Dies allerdings ist ein fundamentaler Irrtum, denn im Gegensatz zum Radiologen hat der Orthopäde meist kein technisches Wissen über die Interpretation der Darstellungen mit verschiedenen Sequenzparametern; überdies dürfte ihm das Wissen und die Erfahrung mit der MRT weitgehend fehlen. Dieses in einem gewissen Umfang zu erlernen, soll dieses Buch helfen. Hierbei muss betont werden, dass der Orthopäde ohne die erklärende und lehrende Tätigkeit des in der MRT erfahrenen Radiologen sicher kein ausreichendes Wissen erwerben kann. Die Methode „learning by doing" führt eher auf den Holzweg der falschen Interpretation und zu diagnostischen Fehlschlüssen.

Auch von orthopädischer Seite muss betont werden, dass bei unzweifelhafter Bedeutung des klinischen Befunds die entscheidende Basis der Diagnostik auf zwei Säulen ruht: zum einen die Erfahrung und das Wissen des am MRT tätigen Kollegen und zum anderen die technische Qualität der Bildgebung.

Köln, im September 2002 *D. Großkurth*

Danksagung

Das vorliegende Buch wäre ohne die Hilfe und Unterstützung vieler nicht fertiggestellt worden. Die Namen aller Mithelfer an dieser Stelle aufzulisten ist unmöglich.

Mein Dank gilt zunächst meiner lieben Frau Käthe, die während der letzten zweieinhalb Jahre während des Entstehens dieses Buches viel Geduld und Verständnis aufbringen musste.

Ein weiterer Dank gilt meiner Sekretärin Frau Dagmar Geide, die in unermüdlicher Kleinarbeit und mit bemerkenswerter Geduld die vielen Korrekturen und Ergänzungen des Buches erstellte, bis schließlich die Endfassung fertig war.

Einen weiteren Dank möchte ich den beiden Mitautoren Herrn Dr. G. Großkurth und Herrn Professor Pomeranz aussprechen. Herr Dr. Großkurth war mir eine unschätzbare Hilfe bei der klinischen Diagnostik, Herr Prof. Pomeranz hat mich nicht nur ermuntert dieses Buch zu schreiben, sondern hat auch die Zielrichtung wesentlich beeinflusst und mich mit reichlich Bildmaterial versehen.

Besonderer Dank gilt Herrn Reinhold Piwek, der für die Computerauswertung verantwortlich war. Zu großem Dank verpflichtet bin ich auch den Kollegen Dr. Mahmalat und Dr. Dechant für das großzügige zur Verfügung stellen von Bildmaterial.

Darüber hinaus danke ich allen Mitarbeitern des Springer-Verlags, die mich bei der Bearbeitung und Vervollständigung des Buchs unterstützt haben, sowie auch allen Autoren ohne deren Unterstützung und Genehmigung wichtiges Bildmaterial nicht im Buch Verwendung hätte finden können. Ferner danke ich allen Kollegen, die mit wertvollen Tipps zum Gelingen dieses Buches beigetragen haben.

Herne, im Oktober 2002 *Prof. Dr. med. Hans-Konrad Beyer*

Inhaltsverzeichnis

Abkürzungsverzeichnis

A	Ampere
CHESS	„chemical shift selective saturation“
CT	Computertomographie
dB	Dezibel
DEFT	„driven equilibrium fourier-transformation“
EPI	echoplanar
ES	„echo spacing“
FGRE	Fast-Gradientenecho (Siemens, GE)
FID	„free inducation decay“
FISP	„fast imaging with steady-state precession“
FLAIR	„fluid-attenuated inversion recovery“
FOV	„field of view“
FSE	Fast-Spinecho (Siemens, GE)
GRASE	„gradient spin echo imaging“
GRASS	„gradient recalled acquisition in the steady state“
GRE	Gradientenecho
HASTE	„half fourier single shot turbo spin echo“
IR	„inversion recovery“
IR-FSE	„inversion recovery fast spinecho“
kHz	Kilohertz
MHz	Megahertz
MR-Angiographie	Magnetresonanzangiographie
MR-Spektrographie	Magnetresonanzspektrographie
MRT	Magnetresonanztomographie
MTC	„magnetisation transfer contrast“
PEAR	„pace encoded artefact reduction“
PSIF	„time reserve fast imaging with steady state precession“
RODEO	„rotating delivery of exatation off resonance“
ROI	„region of interest“
SGRE	Spoiled-Gradientenecho
SE	Spinecho
SPIR	„spectral presaturation inversion recovery“
SSFP	„steady state free precession“
STIR	„short tau inversion recovery“
TE	Echozeit
TEF	effektive Echozeit
TGRE	Turbo-Gradientenecho (Philips)
TI	Inversionszeit
TOF	„time of flight“
TR	Repetitionszeit
TSE	Turbo-Spinecho

Grundlagen

Kapitel 1

Einleitung 1

Im Jahre 1972 begann mit der Etablierung des ersten Computertomographen eine neue Ära der Röntgendiagnostik. Sie erlaubte auf digitalem Wege die Anfertigung von überlagerungsfreien axialen Schnitten des menschlichen Körpers mit hoher Präzision, und zwar wegen der im Vergleich zur konventionellen Röntgenaufnahme erheblich verbesserten Kontrastauflösung.

Als allerdings 10 Jahre später, im Jahre 1982, der erste Kernspintomograph etabliert wurde, wurde sehr schnell klar, dass nicht die Computertomographie (CT), sondern die Magnetresonanztomographie (MRT) das Jahrhundertereignis in der bildgebenden Diagnostik darstellte. Diverse Vorteile charakterisieren dieses Verfahren im Vergleich zur CT:

- die fehlende Anwendung ionisierender Strahlen,
- die 80-mal bessere Kontrastauflösung im Vergleich zur CT,
- die Möglichkeit der Anwendung diverser Sequenzen, stets mit neuem Informationsgehalt, und
- die Fähigkeit der Darstellung einer Schicht in allen Raumebenen.

Diesen Vorteilen stehen nur einige wenige Nachteile gegenüber: z. B. die fehlende Möglichkeit einer Beurteilung von kalkdichten Strukturen, die aufgrund des Fehlens von Protonen in allen Sequenzen kein Signal aufweisen, oder auch der zunächst sehr hohe Anschaffungspreis, der sich heute allerdings im Niveau eines guten Computertomographen angesiedelt hat. Als weiterer Nachteil kann angesehen werden, dass ferromagnetische Substanzen nicht in das Magnetfeld eingebracht werden dürfen. Die anfänglich als Nachteil angesehenen sehr langen Untersuchungszeiten haben sich aufgrund der stürmischen technologischen Entwicklung auf die Größenordnung einer CT eingependelt.

Ein weiterer Nachteil ist die Röhrenform des Magneten, die insbesondere bei Patienten mit Klaustrophobie erhebliche Schwierigkeiten verursacht. Nicht nur die Klaustrophobie von etwa 3% der Patienten, sondern auch der Vorteil des freien Zuganges führte zur Entwicklung der so genannten *offenen Magneten*, die in der letzten Entwicklungsstufe nicht nur mit resistiven und permanenten, sondern auch mit supraleitenden Magneten betrieben werden. Ein weiterer Vorteil der offenen Geräte besteht in der Möglichkeit, Funktionsuntersuchungen durchzuführen. Leider können die offenen Magneten nur schwierig aktiv abgeschirmt werden, was einen erheblich größeren Aufwand bei der Installation, insbesondere bei höheren Magnetfeldstärken, bedeutet.

Die stürmische Entwicklung und Verbesserung der MRT in technischer und physikalischer Hinsicht hat dazu geführt, dass das Verfahren sich in nahezu allen medizinischen Disziplinen einen festen Platz in der Diagnostik gesichert hat und unverzichtbar geworden ist. Dies gilt insbesondere für die Neurologie, für die Neurochirurgie und für die Orthopädie.

Als diagnostische „highlights" können die Entwicklung der MR-Angiographie und der ultraschnellen Sequenzen angesehen werden. Die MR-Angiographie dürfte in näherer Zukunft das invasive diagnostische Verfahren der digitalen Subtraktionsangiographie weitgehend ablösen. Die ultraschnellen Sequenzen erlauben die Anfertigung von Einzelschichten in 50 ms bzw. von 20 Schichten in 1 s. Damit sind kinematographische Bewegungs- und Funktionsstudien möglich geworden. Auch die räumliche Auflösung konnte erheblich verbessert werden und erreicht heute das Niveau einer Universalfolie in der konventionellen Röntgendiagnostik. Bei einem „field of view" (FOV) von 2 cm kann eine Matrix von 256×256 gewählt werden. Damit sind mikrodiagnostische Untersuchungen, z. B. des Mittel- und Innenohres, möglich geworden.

Eine weitere Entwicklung stellt die Möglichkeit der virtuellen Darstellung des Dickdarmes oder auch des Dünndarmes dar, ein Verfahren, das allerdings auch mit der CT durchführbar geworden ist und in Zukunft aufgrund des fehlenden Risikos die Endoskopie ersetzen könnte.

Eine weitere Entwicklung erlaubt Funktionsuntersuchungen z. B. des Herzens, aber auch des Gehirns. So ist es möglich geworden, bereits eine Viertelstunde nach Eintritt eines Hirnapoplexes das räumliche Ausmaß der infarzierten Region exakt festzustellen. Diese exakte Analyse ist für das weitere therapeutische Prozedere von außerordentlicher Wichtigkeit.

Auch die Entwicklung der MR-Spektroskopie kann

als diagnostischer Meilenstein angesehen werden, erlaubt sie doch, ähnlich wie bestimmte nuklearmedizinische Untersuchungen, Einblicke in den Energiestoffwechsel. Da z. B. Tumorzellen einen pathologischen Energiestoffwechsel aufweisen, erlaubt die MR-Spektroskopie nicht nur die Feststellung von Tumoren, sondern hat auch Bedeutung bei der Therapieüberprüfung und -kontrolle erlangt.

Kapitel 2

Physikalische Grundlagen der Magnetresonanztomographie 2

Im Gegensatz zur Röntgenuntersuchung, bei der die Bildgebung von dem unterschiedlichen Absorptionskoeffizienten der verschiedenen Gewebe abhängt, erfolgt die Bildgebung der MRT aufgrund der unterschiedlichen Eigenschaften der Elemente, die eine ungerade Protonen- und/oder Neutronenzahl aufweisen. Diese machen etwa zwei Drittel aller Elemente aus. Sie haben die Eigenschaft, dass sie sich um ihre eigene Achse mit einer bestimmten Frequenz drehen; dieser Vorgang wird auch als *Spin* bezeichnet. Diese Rotation erzeugt ein elektrisches Feld, das wiederum ein magnetisches Feld induziert. Wir sind daher im Raum von Milliarden von winzigsten Magneten umgeben. Da jedoch die Achsen dieser Magneten keine Vorzugsrichtung aufweisen, sich regellos im Raum befinden, heben sich die magnetischen Wirkungen gegenseitig auf und können daher von uns nicht gemessen werden.

Für die MRT wird allerdings ausschließlich das Wasserstoffatom herangezogen, das bekanntlich im Kern nur ein Proton beinhaltet und in Form von Wasser und in den organischen Molekülen im Körper ubiquitär vorhanden ist. So sind die lebenden Gewebe aus etwa 70% Wasser und 10–15% Fettgewebe zusammengesetzt, der Rest besteht aus hoch komplizierten Eiweißmolekülen, die Wasserstoff, Sauerstoff, Kohlenstoff und Phosphoratome enthalten.

Wie verhält sich also ein Wasserstoffatom, das in ein starkes Magnetfeld eingebracht wird?

Dies soll am Beispiel eines Kreisels untersucht werden: Wirkt eine äußere Kraft auf einen Kreisel ein und versucht, die zunächst stabile Lage der Rotationsachse zu verändern, so macht der Kreisel schließlich eine Ausweichbewegung, die auch als Präzessionsbewegung bezeichnet wird (Abb. 2.1 a,b). Weil aber die Reibung dem Kreisel ständig Energie entzieht und ihn damit bremst, neigt sich seine Achse immer mehr, bis er schließlich umfällt. Ebenso versucht ein äußeres Magnetfeld die sich drehenden Protonen wie Kompassnadeln entlang des Feldes auszurichten. Da diese Spins aber auch als Kreisel betrachtet werden können, reagieren sie ebenfalls mit einer Präzessionsbewegung. Diese erfolgt mit einer charakteristischen Frequenz, die auch als *Lamorfrequenz* bezeichnet wird und die proportional zur Stärke des Magnetfeldes ist. Für die Wasserstoffprotonen beträgt die Lamorfrequenz

- 63,8 MHz bei 1,5 Tesla,
- 42 MHz bei 1,0 Tesla,
- 21 MHz bei 0,5 Tesla

und im Erdmagnetfeld nur 1 kHz.

Ein weiteres Phänomen ist, dass sich in einem starken Magnetfeld die sich um ihre eigene Achse drehen-

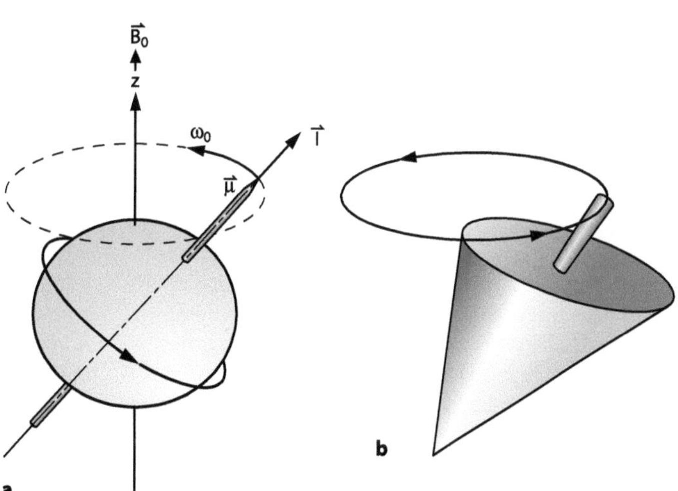

Abb. 2.1. a Darstellung der Präzessionsbewegung eines Protons in einem Magnetfeld. **b** Darstellung eines Kreisels, der als Folge der entzogenen Energie ebenfalls eine Präzessionsbewegung ausführt

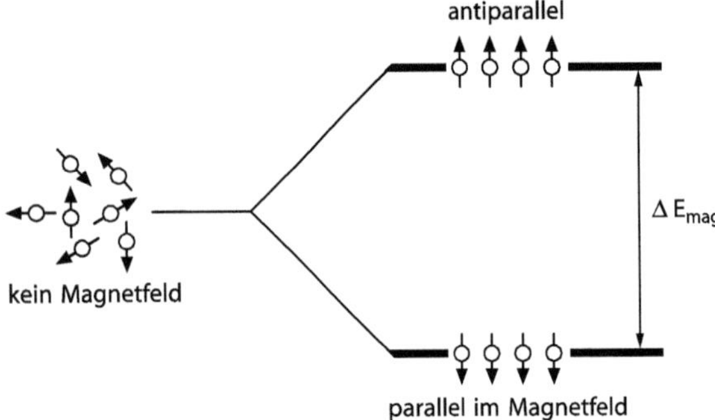

Abb. 2.2. Die Kerne in einem Magnetfeld besitzen eine magnetische Energie, die im parallelen Feld geringer, im antiparallelen Feld höher ist. Aus der Energiedifferenz zwischen den beiden Zuständen berechnet sich das Δ E_{mag}

den Protonen in Richtung des Nord-/Südpols des Magneten ausrichten und zwar in paralleler und in antiparalleler Richtung, wobei die parallele Richtung zahlenmäßig leicht überwiegt (Abb. 2.2). Dieser Überschuss der Mikromagneten in paralleler Richtung macht bei einer Feldstärke von 1,5 Tesla nur etwa 8 von 2 Mio. Protonen aus. Sie allein unterliegen den noch zu schildernden Vorgängen und sind damit verantwortlich für die Bildgebung. Dieser geringe Überschuss an Protonen, deren individuelle magnetische Momente sich aufaddieren, erzeugt den so genannten *Nettomagnetisierungsvektor.* Die Ausrichtung der magnetischen Momente erfolgt sofort bei Einbringung in ein magnetisches Feld und veranlasst den Patienten selbst, eine geringe Magnetisierung aufzubauen. Dieser Prozess ist reversibel, weil die magnetischen Momente ihre Ausrichtung in dem Moment verlieren, wenn der Patient das starke Magnetfeld wieder verlässt.

Der Aufbau der so genannten *Längsmagnetisierung* B_0 in der Z-Richtung geschieht auch bereits im Erdmagnetfeld, allerdings ist hier die Längsmagnetisierung so gering, dass sie nicht mehr nachgewiesen werden kann. Das Magnetfeld B_0 eines MR-Tomographen ist ca. 60.000-mal stärker und die entstehende Längsmagnetisierung entsprechend größer.

Ein weiterer Begriff, der für das Verständnis der MRT eine entscheidende Rolle spielt, ist die so genannte *Resonanz.* Die Nettomagnetisierung, die durch die präzedierenden magnetischen Momente im Gewebe erzeugt wird, ist sehr klein und kann nicht direkt gemessen werden. Sie wird daher mit einem zweiten störenden Magnetfeld indirekt gemessen, das auch als B_1-Feld bezeichnet wird. Zur Erzeugung dieses Feldes ist es erforderlich, in das nunmehr stabile Magnetfeld Energie einzubringen. Dies erfolgt durch einen Radioimpuls mit einer Frequenz, die genau der Lamorfrequenz entspricht. Man bezeichnet dies auch als Resonanzbedingung. Sie wird von einem starken Radiosender erzeugt und mit einer Antennenspule auf das Untersuchungsobjekt eingestrahlt. Durch diese Energiezufuhr kippen die Spins und mit ihnen die gesamte Längsmagnetisierung immer mehr aus der Z-Richtung heraus. Der Grad der Auskippung ist zum einen abhängig von der Leistung des Hochfrequenz(HF)-Impulses und zum anderen von der Länge der Einwirkung. Nunmehr wird ein neues Magnetfeld erzeugt, welches mit der Lamorfrequenz oszilliert. Die magnetischen Momente beginnen in diesem magnetischen B_1-Störfeld zu präzessieren, und die Nettomagnetisierung richtet sich in der neuen Achse aus. Nach Abschalten des HF-Impulses dreht sich der gesamte magnetische Summenvektor, den wir auch als B_{xy} bezeichnen können. Diese Bewegung wirkt dann wie ein elektrischer Generator und induziert in der Empfangsspule eine Wechselspannung, deren Frequenz gleich der Lamorfrequenz ist, nämlich das so genannte *Resonanzsignal.* Die auftretende Magnetisierung wird dann auch als *transversale* oder *Quermagnetisierung* bezeichnet.

Zwei von einander unabhängige Vorgänge bewirken dann, dass die Quermagnetisierung und damit das MR-Signal abnimmt und der stabile Ausgangszustand vor der Anregung wieder erreicht wird. Es sind dies die *Spin-Gitter-Wechselwirkung* und die *Spin-Spin-Wechselwirkung.* Beide Vorgänge werden auch als *T1-* bzw. *T2-Relaxation* bezeichnet.

2.1 Spin-Gitter-Relaxation oder Längsrelaxation mit der Zeit T1

Hierunter versteht man die Rückkehr der Gesamtmagnetisierung in die Gleichgewichtslage in der Z-Achse. Nach Beendigung dieses Prozesses liegt die Gesamtmagnetisierung wieder parallel zum äußeren Magnetfeld. Die Zeit, in der diese magnetischen Momente in die Gleichgewichtslage zurückkehren, wird mit T1 bezeichnet. Physikalisch handelt es sich allerdings um die Zeit, in der zwei Drittel des Magnetisierungsvektors in die Ausgangslage zurückgekehrt sind.

2.2 Spin-Spin-Relaxation oder Querrelaxation mit der Zeit T2

Direkt nach Einstrahlung des HF-Impulses rotieren alle magnetischen Momente gleichförmig, d. h. sie präzessieren in Phase. Dadurch addieren sich die magnetischen Momente zu einer maximalen Größe der Quermagnetisierung. Diese feste Phasenbeziehung geht jedoch schnell verloren, da sich die magnetischen Momente gegenseitig stören. Ein Dephasierungsprozess beginnt, sodass die Quermagnetisierung sehr schnell abnimmt. Dieser Prozess wird mit der Zeitkonstanten

T2 beschrieben. Die T2-Relaxation wird jedoch außerdem beeinflusst durch starke Inhomogenitäten des äußeren Magnetfeldes, die durch das MR-Gerät selbst und durch den zu untersuchenden Körper bedingt sind. Hierdurch wird eine zusätzliche Dephasierung bewirkt, sodass das Signal nicht mit der Zeit T2, sondern rascher mit der Zeitkonstanten T2* zerfällt. Man nennt diesen Vorgang „free inducation decay" (FID, freier Induktionszerfall).

Die Zeit T2 beschreibt also die Länge des eigentlichen Prozesses des Energieaustausches zwischen den Spins, während die Inhomogenitäten des Feldes zu einem zusätzlichen Phasenzerfall führen. Die daraus resultierende zusätzliche Zeitverkürzung wird als T2* bezeichnet.

2.3 T1- und T2-Zeiten im Vergleich

T1- und T2-Zeiten sind völlig voneinander unabhängig und laufen gleichzeitig ab. Tatsächlich ist es aber so, dass die T2-Relaxationszeit bereits in 100–300 ms beendet ist, lange bevor sich die Längsmagnetisierung aufgrund der T1-Relaxation wieder voll aufgebaut hat.

Sowohl die T1- als auch die T2-Relaxationszeiten sind gewebeabhängig, sie liegen für T1 zwischen 0,5 und 5 s und für T2 zwischen 20 und 150 ms. Da jedes Gewebe und jede pathologische Gewebeänderung eine eigene charakteristische T2- und T1-Relaxationszeit aufweist, ergeben sich damit ungeahnte Möglichkeiten der Differenzierung und daraus resultierend eine Kontrastauflösung, die von keinem anderen Verfahren auch nur annähernd erreicht wird.

Bilder, bei denen die unterschiedliche T1-Relaxationszeit der Gewebe zur Diagnostik ausgenutzt wird, werden als T1-betont bezeichnet, Untersuchungen, die die unterschiedlichen T2-Relaxationszeiten der Gewebe ausnutzen, werden als T2-betonte Aufnahmen bezeichnet.

Kapitel 3

Verschiedene Pulssequenzen 3

Für die Bildgebung ist eine Vielzahl von so genannten Pulssequenzen entwickelt worden, die im Folgenden beschrieben werden (Abb. 3.1 a–c, Abb. 3.2 a–c):

3.1 Spinechosequenz

Es ist mehr als 40 Jahre her, seit Hahn zeigen konnte, dass das FID-Signal durch den Einsatz eines zweiten Radioimpulses für die Bildgebung verwendet werden kann. Dieser zweite Radioimpuls reversierte und refokussierte die Dephasierung der Magnetisation, die durch die Magnetfeldinhomogenitäten erzeugt worden waren. Mit ihm wurde ein Echo genau im Intervall zwischen den beiden HF-Pulsen erzeugt. Dieser zweite Radioimpuls wird auch als 180°-Impuls bezeichnet, weil er die Magnetisierung praktisch umkehrt. Da das Zeitintervall zwischen den beiden HF-Impulsen im Bereich von wenigen Millisekunden liegt, können die Effekte der Spinechorelaxation praktisch vernachlässigt werden. Folglich ändert der 180°-Impuls nur die Orientierung der Quermagnetisierung. Der HF-Impuls beeinflusst also lediglich die Richtung, nicht jedoch die Winkelgeschwindigkeit der Präzession. Daher führen die weiter wirksamen zeitlich konstanten Feldinhomogenitäten nun zu einer Umkehr der bisher abgelaufenen Dephasierung. Es resultiert daraus ein mit der Zeit wachsendes Resonanzsignal, nämlich das so genannte Spinecho (SE). Dies erreicht im zeitlichen Abstand von TE (Echozeit) vom 90°-Impuls eine maximale Amplitude und fällt dann mit der Zeitkonstanten T2* wieder ab (Abb. 3.3, Abb. 3.4).

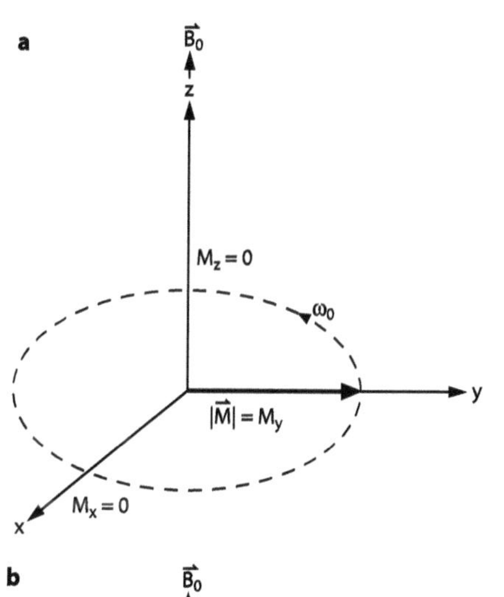

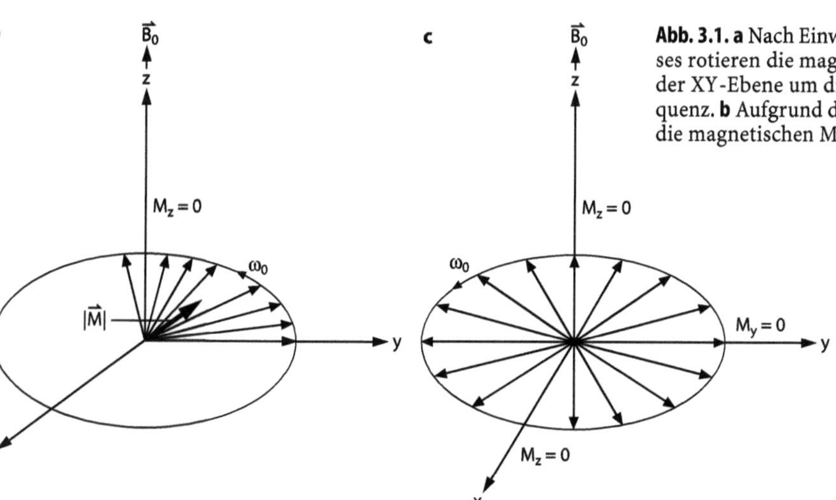

Abb. 3.1. a Nach Einwirkung eines 90°-Anregungspulses rotieren die magnetischen Momente im Bereich der XY-Ebene um die Z-Achse mit der Lamorfrequenz. **b** Aufgrund der Feldinhomogenitäten rotieren die magnetischen Momente jedoch in der Folgezeit verschieden schnell, d. h. sie laufen allmählich auseinander, mit der Folge, dass die daraus resultierende Magnetisierung in der XY-Ebene schnell kleiner wird. **c** Nach einer bestimmten Zeit heben sich dann die magnetischen Momente innerhalb der XY-Ebene auf. Die Zeit, die bis zum Verschwinden des Resonanzsignals vergeht, wird als „free inducation decay" (FID, freier Induktionszerfall) bezeichnet

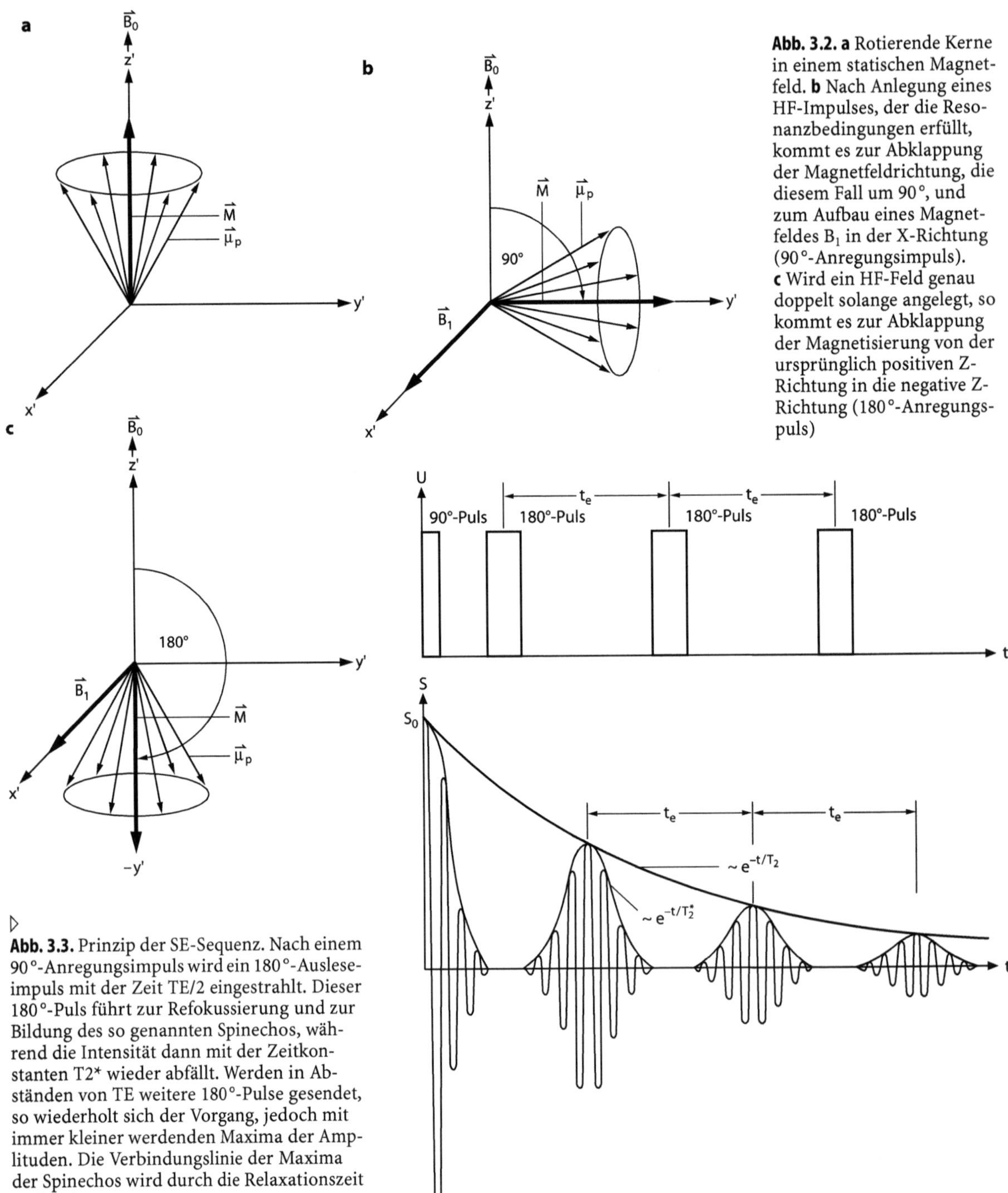

Abb. 3.2. **a** Rotierende Kerne in einem statischen Magnetfeld. **b** Nach Anlegung eines HF-Impulses, der die Resonanzbedingungen erfüllt, kommt es zur Abklappung der Magnetfeldrichtung, die diesem Fall um 90°, und zum Aufbau eines Magnetfeldes B_1 in der X-Richtung (90°-Anregungsimpuls). **c** Wird ein HF-Feld genau doppelt solange angelegt, so kommt es zur Abklappung der Magnetisierung von der ursprünglich positiven Z-Richtung in die negative Z-Richtung (180°-Anregungspuls)

▷

Abb. 3.3. Prinzip der SE-Sequenz. Nach einem 90°-Anregungsimpuls wird ein 180°-Ausleseimpuls mit der Zeit TE/2 eingestrahlt. Dieser 180°-Puls führt zur Refokussierung und zur Bildung des so genannten Spinechos, während die Intensität dann mit der Zeitkonstanten T2* wieder abfällt. Werden in Abständen von TE weitere 180°-Pulse gesendet, so wiederholt sich der Vorgang, jedoch mit immer kleiner werdenden Maxima der Amplituden. Die Verbindungslinie der Maxima der Spinechos wird durch die Relaxationszeit T2 bestimmt

Obwohl bereits viele weitere Pulssequenzen entwickelt wurden, stellt die Spinechosequenz immer noch das Arbeitspferd in der medizinischen MRT-Bildgebung dar, in erster Linie wegen der geringen Empfindlichkeit gegenüber Artefakten.

Sämtliche Berechnungen von T1- und T2-Zeiten für die verschiedenen Gewebe beruhen auf der Anwendung von SE-Sequenzen.

3.2 Multiechosequenz

Wird nach einem 90°-Radioimpuls nicht nur ein 180°-Radioimpuls eingestrahlt, sondern im Abstand von T/2 weitere 180°-Impulse, so spricht man von einer Multiechosequenz. Die einfachste Form der Multiechosequenz ist das Doppelecho. Hierbei kommen zwei 180°-

a

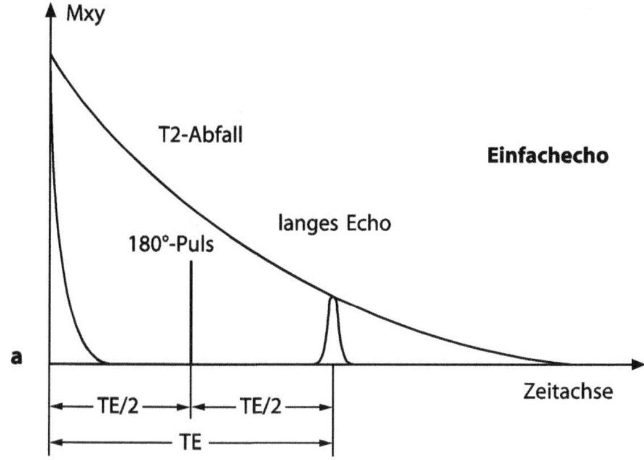

b

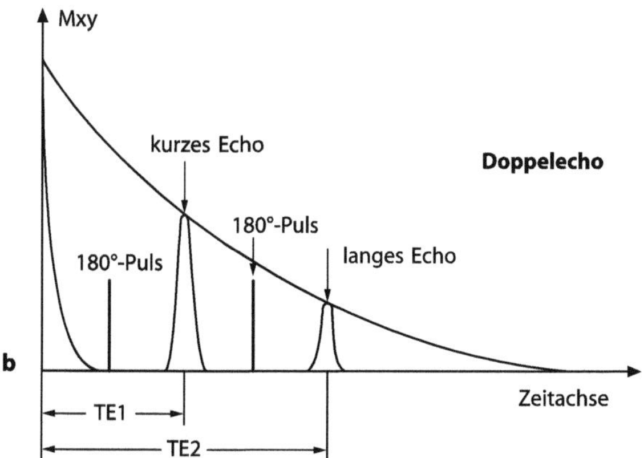

Abb. 3.4. Die Darstellung des Prinzips des Spinechos als Einfachecho und als Doppelecho

Radioimpulse zur Anwendung, die im Abstand von T/2 verabreicht werden. Bei Wahl einer langen Repetitionszeit werden damit zwei Spinechos mit unterschiedlichen Echozeiten generiert. Da eine SE-Sequenz mit langer Repetitions- und *kurzer* Echozeit ein protonengewichtetes Bild generiert und mit langer Repetitionszeit und *langer* Echozeit ein T2-gewichtetes Bild, ist es möglich, mit einer einzigen Sequenz vom gleichen Objekt sowohl T2-gewichtete als auch protonengewichtete Bilder zu erhalten (vgl. Abb. 3.3).

Dieses Prinzip war lange Zeit die einzige Möglichkeit T2-gewichtete Bilder zu erhalten und in jedem MR-Gerät implimentiert. Bei der Multiechosequenz wird das Prinzip des Doppelechos konsequent weiter ausgenutzt und nunmehr statt zwei, vier, fünf und mehr 180°-HF-Impulse jeweils im Abstand von T/2 eingestrahlt, wobei zwischen der Auslesung jeweils eine Echozeit vergeht. Die Folge sind die Generierung weiterer Spinechos mit zunehmender Echozeit, d. h. mit zunehmender T2-Gewichtung.

Der Anzahl der Echos ist allerdings im Hinblick auf das Signal-zu-Rausch-Verhältnis insofern Grenzen gesetzt, weil bei zu langen Echozeiten der Signalverlust aufgrund der Spin-Spin-Relaxation die Detektion eines auswertbaren Signals schließlich unmöglich macht. Die Zeit, die vergeht, bis schließlich ein Resonanzsignal nicht mehr nachgewiesen werden kann, entspricht der realen T2-Zeit des betreffenden Gewebes.

Unterschiedliche Gewichtung der Gewebeparameter

Durch die geeignete Auswahl der Sequenzparameter TR (Repetitionszeit) und TE (Echozeit) lässt sich der Bildkontrast hinsichtlich der Gewebeparameter (Protonendichte, T1 und T2) gewichten. Dabei ist zu beachten, dass eine reine Gewichtung eines Parameters nicht erreicht werden kann. Bei der üblichen Vorgehensweise, den Einfluss des einen Parameters auf den Kontrast zu betonen und gleichzeitig den anderen Parameter möglichst klein oder konstant zu halten, entstehen dann die charakteristischen Kontraste, die im Folgenden zu erläutern sind.

3.2.1 T1-Gewichtung

In der SE-Sequenz lassen kurze Repetitionszeiten von 30 ms und weniger zwischen den Einzelmessungen der Sequenz nur eine unvollständige Spin-Gitter-Relaxation zu. Sie sind daher für die Betonung von T1-Unterschieden geeignet, wenn gleichzeitig zur Reduktion der Einflüsse unterschiedlicher T2-Zeiten kurze Echozeiten eingesetzt werden. Alle MR-Bilder sind bis zu einem gewissen Grade T1-gewichtet, da die Nettomagnetisierung für alle Gewebe, auch bei Anwendung langer Repetitionszeiten, noch nicht vollständig wiederhergestellt ist.

Die T1-Relaxationszeiten für Fett und Wasser betragen zwischen 100 und 2000 ms. Bei Anwendung kurzer Repetitionszeiten sind also Gewebe mit langer T1-Zeit zum Zeitpunkt des erneuten 90°-Impulses keinesfalls bis in die B_0-Ebene zurückgeklappt oder mit anderen Worten relaxiert; sie können daher nur ein geringes Signal, entsprechend dem Grad ihrer Relaxation, abgeben und erscheinen dunkel (z. B. Wasser). Gewebe mit kurzen Relaxationszeiten (z. B. Fett) sind auch bei kurzen Repetitionszeiten bereits mehr oder weniger voll relaxiert und generieren damit ein starkes Signal von großer Helligkeit. Aus diesem Grunde ist Wasser mit einer T1-Relaxationszeit von 2 s bei Anwendung kurzer TR-Zeiten von 300–600 ms dunkel, Fett, das eine T1-Zeit von 100–200 ms besitzt, hell.

3.2.2 T2-Gewichtung

Hält man nun in der SE-Sequenz die Repetitionszeit (TR) zur Reduzierung der T1-Einflüsse lang und setzt lange Echozeiten von ca. 100 ms und mehr ein, so wird der Bildkontrast nur von den Unterschieden der T2-Relaxationszeiten bestimmt. Flüssigkeiten und Ödeme besitzen eine längere T2-Relaxationszeit als normale Gewebe. Aufgrund der daraus resultierenden verlangsamten Relaxationszeit im Vergleich zu Fett oder zu Muskulatur und Bindegewebe, erscheinen daher Flüssigkeit und Ödeme bei Anwendung langer Echozeiten hell, wenn gleichzeitig auch lange Repetitionszeiten zur Anwendung kommen.

Da viele pathologische Veränderungen, insbesondere auch aufgrund des vermehrten Ödems, eine Verlängerung der T2-Relaxationszeit aufweisen, ist diese Parameterkombination äußerst sensitiv für die Detektion einer Läsion. Sie besitzt allerdings wegen der langen TE-Zeit den Nachteil eines relativ geringen Signal-zu-Rausch-Verhältnisses.

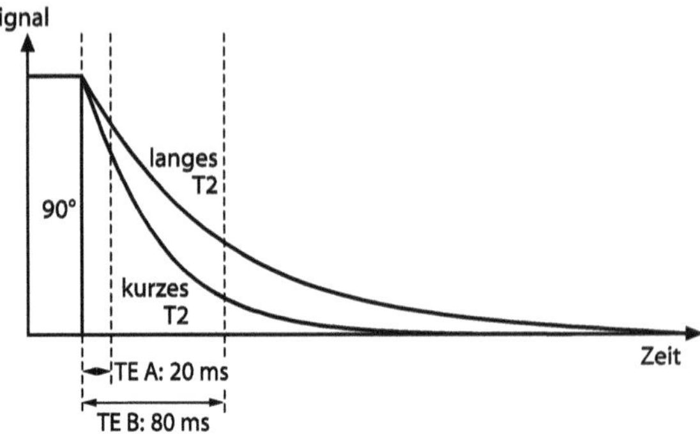

Abb. 3.6. Bei einer kurzen Echozeit ist die Signalausbeute sowohl für Gewebe mit kurzer als auch mit langer T2-Zeit gleich. Bei langer Echozeit dagegen finden sich deutliche Unterschiede. Ein Gewebe mit kurzer T2-Zeit verliert dann rasch das Signal, ein Gewebe mit langer T2-Zeit weist eine viel stärkere Signalintensität auf

3.2.3 Protonendichte-Gewichtung

Zur Betonung der Protonendichte werden lange Repetitionszeiten von einigen Sekunden gewählt. Bei gleichzeitig kurz gehaltener Echozeit von maximal 20 ms wird der Kontrast bestimmt durch die relative Konzentration des Wassers im Gewebe. Diese Bilder werden als Protonendichte-gewichtete Bilder bezeichnet. Sie haben ein hohes Signal-zu-Rausch-Verhältnis, da die Signalintensität nur geringgradig durch den T1- oder durch den T2-Relaxationsprozess abgeschwächt wird. Protonendichte-gewichtete Aufnahmen enthalten eine verbesserte anatomische Detailerkennbarkeit, da das sehr gute Signal-zu-Rausch-Verhältnis dieser Bilder genutzt werden kann, um auch kleine Strukturen darzustellen. Damit ist also eine sehr gute räumliche Auflösung möglich. Nachteilig ist allerdings die mäßige Kontrastauflösung (Abb. 3.5, Abb. 3.6).

Wie bereits erwähnt, kommt die SE-Sequenz nach wie vor in vielen Fällen in der Routine zur Anwendung. Vor allem die gute Bildqualität bei akzeptabler Ortsauflösung, die geringen Probleme mit den Artefakten und die einfache Kontrastgewichtung haben die Sequenz zu dem am häufigsten eingesetzten Verfahren in der MRT-Bildgebung gemacht. Nachteilig sind die relativ langen Messzeiten; insbesondere dieser Nachteil hat dazu geführt, dass weitere Pulssequenzen entwickelt wurden, die im Folgenden aufgezeigt werden.

3.3 Inversion-recovery-Sequenz

Die „Inversion-recovery(IR)-Sequenz" ist ein Verwandter der SE-Sequenz mit dem Unterschied, dass hier dem 90°-Anregungspuls ein 180°-Inversionspuls

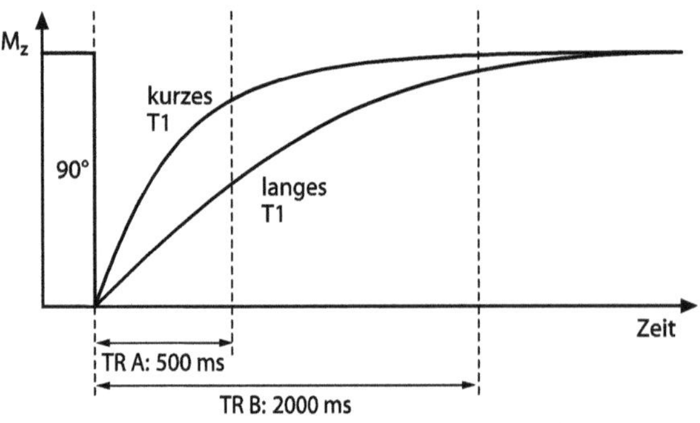

Abb. 3.5. Bei kurzer Repetitionszeit weist ein Gewebe mit einer kurzen T1-Zeit sehr schnell wieder eine Längsmagnetisierung auf und gibt daher viel Signal ab, während ein Gewebe mit langer T1-Zeit noch nicht in die Z-Richtung zurückgekehrt ist und daher wenig Signal abgeben kann. Ist die Repetitionszeit lang, haben beide Gewebe ähnlich große Magnetisierungen aufgebaut und geben daher etwa gleich viel Signal ab

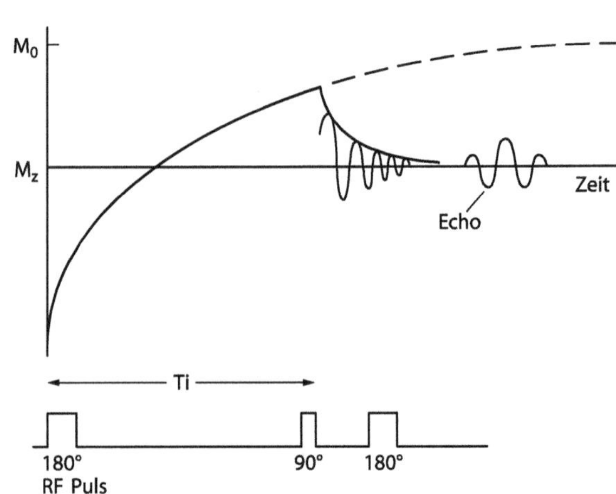

Abb. 3.7. Prinzip der Inversion-recovery-Sequenz

vorangestellt wird. Die Zeit zwischen dem 180°-Inversionspuls und dem 90°-Anregungspuls wird als Inversionszeit (TI) bezeichnet.

Durch den 180°-Puls werden die magnetischen Momente aus der positiven Z-Richtung über die XY-Ebene hinaus in die negative Z-Richtung ausgelenkt. Nach einer definierten Zeit ist ein bestimmter Prozentsatz, der sich nunmehr in der negativen Z-Richtung befindlichen Kerne in die positive Z-Richtung zurückgekehrt. Nimmt man nun an, dies seien gerade 10% der ursprünglich ausgelenkten Kerne und lässt man jetzt einen 90°-Anregungspuls einwirken, so können aus der negativen Z-Richtung nur noch 90% der Kerne in die XY-Ebene umgeklappt werden. Die bereits in die positive Z-Richtung zurückgekehrten 10% der Kerne werden ebenfalls in die XY-Ebene geklappt. Sie besitzen jedoch eine entgegengesetzte Phase im Vergleich zu den Kernen, die aus der negativen Z-Richtung in die XY-Ebene umgeklappt wurden. Damit kompensieren die 10% der Kerne, die sich bereits wieder in der positiven Z-Richtung befinden, 10% der in die negative Z-Richtung ausgelenkten Kerne, sodass lediglich ein Signal von 80% übrig bleibt.

Dieser Vorgang erklärt das im Vergleich zum Spinecho geringere Resonanzsignal bei der IR-Sequenz. Je später der 90°-Puls auf den 180°-Puls folgt, desto mehr Kerne sind bereits in die positive Z-Richtung zurückgeklappt und desto kleiner wird das daraus resultierende Resonanzsignal in der XY-Ebene sein. Wenn gerade 50% der Kerne die positive Z-Richtung wieder erreicht haben, werden nach Einstrahlung eines 90°-Pulses die auf der positiven Z-Ebene befindlichen Kerne die negativen Kerne gerade kompensieren. Das bedeutet, dass die dabei entstehende Magnetisierung in der B_1-Ebene nunmehr ausgelöscht wird. Wird die TI-Zeit so lang gewählt, bis alle Kerne wieder in die positive Z-Richtung zurückgeklappt sind, wird der 90°-Anregungspuls wieder eine maximale Auslenkung sämtlicher Kerne bewirken, sodass dann eine SE-Sequenz resultiert.

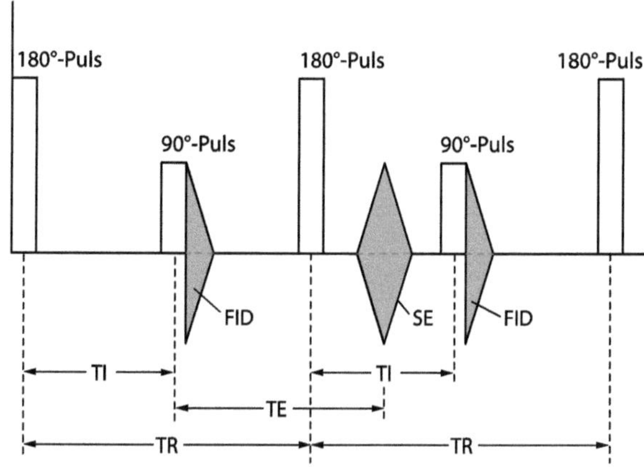

Abb. 3.8. Schematische Darstellung der Inversion-recovery-Sequenz

Tabelle 3.1. Manipulation des Bildkontrastes bei SE-Sequenzen

Parameter	Parameterauswahl	Entstehender Bildkontrast
Repetitionszeit	Bestimmt den Grad der T1-Wichtung	Kurze TR → T1-Wichtung Langes TR → Protonen- bzw. T2-Wichtung
Echozeit	Bestimmt den Grad der T2-Wichtung	Langes TE → T2-Wichtung Kurzes TE → Protonen- oder T1-Wichtung

Tabelle 3.2. Manipulation bei IR-Sequenzen

Parameter	Parameterauswahl	Entstehender Bildkontrast
IR-Zeit (TI)	Bestimmt die evtl. Auslöschung bestimmter Gewebestrukturen	-
Repetitionszeit (TR)	Bestimmt die T1-Wichtung und die Protonenwichtung	Langes TR → Protonen- bzw. T2-Wichtung Kurzes TR → T1-Wichtung
Echozeit (TE)	Bestimmt den Grad der T2-Wichtung	Langes TE → T2-Wichtung Vorteil: stark T2-gewichtete Kontraste möglich Nachteil: nur mäßiges Signal-zu-Rausch-Verhältnis

Die Tatsache, dass bei einer bestimmten definierten TI-Zeit unterschiedliche Gewebe, z. B. Fett oder Wasser, die gerade die 50% Umklappung von der negativen in die positive Z-Richtung erreicht haben und damit ausgelöscht werden, wird als eine Möglichkeit der Fett- oder Wassersignalunterdrückung ausgenutzt (s. S. 19). IR-Sequenzen haben den Nachteil der relativ langen Messzeiten und eines verminderten Signal-zu-Rausch-Verhältnisses (Abb. 3.8). Die beiden Tabellen zeigen die Manipulationsmöglichkeiten des Bildkontrastes durch SE- und IR-Sequenzen (Tabelle 3.1, Tabelle 3.2).

3.4 Fast-Spinechosequenz und Turbo-Spinechosequenz

Die Fast-Spinecho(FSE)-Sequenz kann als Weiterentwicklung der Multiechosequenz angesehen werden. Der wesentliche Unterschied zur SE-Sequenz liegt darin, dass jedes Echo zugleich unterschiedlich phasenkodiert und als unterschiedliche Zeilen in einem Rohdatensatz abgelegt wird, und zwar unabhängig von seiner Echozeit. Der FSE-Rohdatensatz enthält also ein Gemisch von Spinechos mit unterschiedlicher T2-Zeit. Bekanntlich verstreicht bei der SE-Sequenz zwischen den Anregungen jedes Mal die Repetitionszeit TR, während der das MRT-Gerät keine Aufgaben hat. Dies führt, insbesondere bei Anwendung langer TR-Zeiten, bei der Generierung von T2-gewichteten Bilder zu langen Untersuchungszeiten pro Sequenz. Bei der FSE-Sequenz wird nun die Wartezeit zwischen den 90°-Anregungsimpulsen ausgenutzt, um weitere Schichten anzuregen. Je länger die TR-Zeit ist, desto mehr Schichten können im gleichen Arbeitsgang angeregt werden. So ist es möglich, in der gleichen Zeit, in der im Spinecho nur eine Schicht angeregt wird, bis zu 128 Schichten zu generieren.

Zum Beispiel werden dann für eine Matrix mit 256 Zeilen, bei Einsatz eines Echozuges von 32, also einem Turbofaktor von 32, nur 9 Anregungen benötigt. Damit reduziert sich die Gesamtmesszeit, insbesondere bei T2-gewichteten Bildern erheblich, nämlich um den so genannten *Turbofaktor.* Eine große Bedeutung für den Bildkontrast – und damit auch für die Bildqualität – besitzt hier die Sortierung der unterschiedlichen Echos im Rohdatensatz. So bestimmen die in der Mitte des Rohdatensatzes gelegenen Echos die Stärke der T2-Wichtung des Bildes und die peripher abgelegten Echos die Detailauflösung im Bild. Liegen also Echos mit langer TE-Zeit im Zentrum, so ist das Bild T2-gewichtet, sind Echos mit kurzer TE-Zeit im Zentrum abgelegt, so kommt es zu einer geringeren T2-Wichtung.

Da der Rohdatensatz bei einer FSE-Sequenz also nicht nur die Echos einer Echozeit enthält, kann dem daraus errechneten Bild eine eindeutig definierte Echozeit TE nicht zugeordnet werden. Man arbeitet daher mit der so genannten *effektiven Echozeit* (TEF), die der Echozeit des zentral angeordneten Echos entspricht und damit auch die T2-Wichtung weitestgehend bestimmt. Bei einem FSE-Bild mit einer TE von 100 ms werden also im zentralen Rohdatensatz nur Echozeiten von 100 ms aufgenommen. Unter diesem Aspekt sind die Kontraste des SE-Bildes mit denen des FSE-Bildes vergleichbar.

Der erreichte Zeitgewinn ist bei Anwendung langer Repetitionszeiten erheblich, der Turbofaktor kann jedoch auch zur Steigerung der Auflösung und zur Verbesserung des Signal-zu-Rausch-Verhältnisses bei noch akzeptabler Messzeit genutzt werden.

Mit der FSE-Technik ist ebenso wie mit der SE-Technik die Generierung eines Doppelechos möglich. Hierbei werden allerdings zwei Rohdatensätze notwendig, einer für das protonengewichtete Bild und der andere für das T2-gewichtete Bild, wobei der Echozug in zwei Teile gleicher Länge unterteilt wird. Die erste Hälfte wird genutzt um protonengewichtete Bilder im Rohdatensatz abzulegen, die zweite Hälfte, um T2-gewichtete Bilder zu generieren. Die FSE-Technik kann auch mit einer IR-Sequenz kombiniert werden. Dies kommt z. B. bei der FLAIR-(„fluid attenuated inversion recovery"-)Technik zur Anwendung (s. S. 19).

FSE-Sequenzen weisen einige Besonderheiten auf,

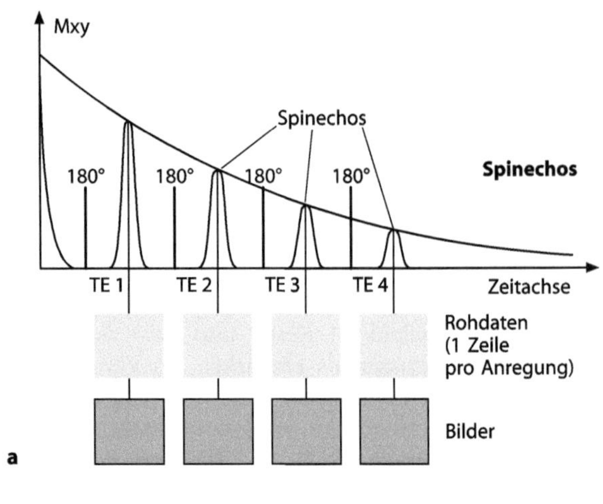

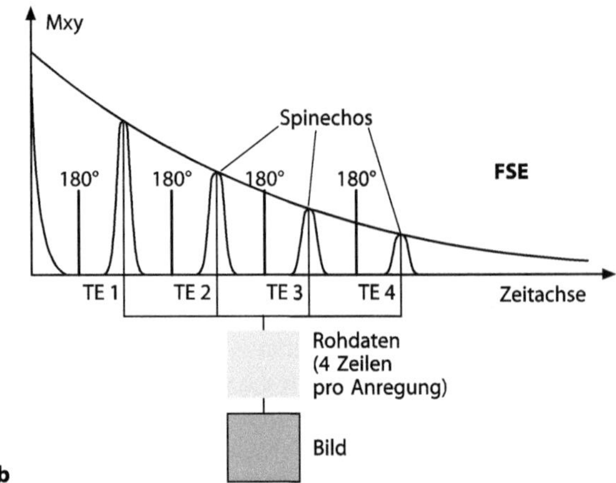

Abb. 3.9 a,b. Der Unterschied zwischen einem Spinecho (SE) und einem Fast-Spinecho (FSE) besteht darin, dass zwischen den Repetitionszeiten weitere Schichten angeregt und in nur einem Rohdatensatz gesammelt werden

die vor allem für den Bewegungsapparat von Bedeutung sind. So besitzt Fett auf FSE-Bildern eine deutlich höhere Signalintensität, was die Identifizierung pathologischer Prozesse in unmittelbarer Nachbarschaft, die in der T2-Wichtung ebenfalls eine hohe Signalintensität aufweisen, erschweren kann. Der Vorteil gegenüber SE- und insbesondere gegenüber Gradientenecho(-GRE)-Sequenzen ist die geringere Sensibilität gegenüber Suszeptibilitätseffekten (s. S. 44; Abb. 3.9 a,b).

3.5 Gradientenechosequenz

Der Name deutet bereits an, dass hier nicht ein 180°-HF-Impuls, sondern eine Gradientenspule (s. S. 34) zur Rephasierung und Refokussierung der Spins verwandt wird. Es handelt sich hierbei um eine in der Ursprungsform sehr einfach aufgebaute Frequenz, die nach einem Anregungsimpuls keinen 180°-Rephasierungsimpuls besitzt. Stattdessen sorgt eine Umkehr des Gradientenfeldes für eine Rephasierung der Magnetisierung und den Aufbau des so genannten Gradientenechos. Das Fehlen des 180°-Rephasierungspulses hat jedoch den Nachteil einer starken Beeinflussung des Signals durch Feldinhomogenitäten, insbesondere bei längerer Echozeit TE. Ein weiteres Charakteristikum der GRE-Sequenz ist, dass bei Anregung durch den HF-Impuls die Magnetisierung nicht um die vollen 90°, sondern um einen viel kleineren Winkel aus der Z-Richtung gedreht wird. Die folgende Längsrelaxation wird daher sehr viel schneller ablaufen, denn die Quermagnetisierung muss nicht den gesamten 90°-Winkel aus der XY-Ebene in die Z-Ebene zurück relaxieren, da die Relaxation nur über den Winkel erfolgt, mit dem die Magnetisierung durch die Anregung geklappt wurde. So muss bei einer Anregung in einem Winkel von 45° die Magnetisierung auch nur um diese 45° relaxieren, um in die Längsrichtung, d. h. die Z-Ebene zu gelangen. Dies bedeutet eine erhebliche Zeitersparnis, jedoch auch eine geringere Quermagnetisierung.

Da die Wahl der Repetitionszeit bei einem Spinecho mit seinem 90°-Anregungsimpuls bei Generierung von T2-gewichteten Bildern eine eindeutige Abhängigkeit von der Relaxationszeit der Gewebe aufweist, sind mit Verkleinerung des Winkels auch kürzere TR-Zeiten zur Generierung von T2-gewichteten Bildern möglich, da die Relaxation auch bei langen T1-Zeiten relativ schnell abläuft. Mit Hilfe der Kleinwinkelanregung besteht also die Möglichkeit, das TR zu verkürzen und trotzdem die T1-Einflüsse gering zu halten. Bei T2-gewichteten Bildern erreicht allerdings das Signal-zu-Rausch-Verhältnis besonders bei Kombination von kurzer Repetitionszeit und kleinem Winkel nicht die Qualität von T1-gewichteten SE-Sequenzen (Abb. 3.10).

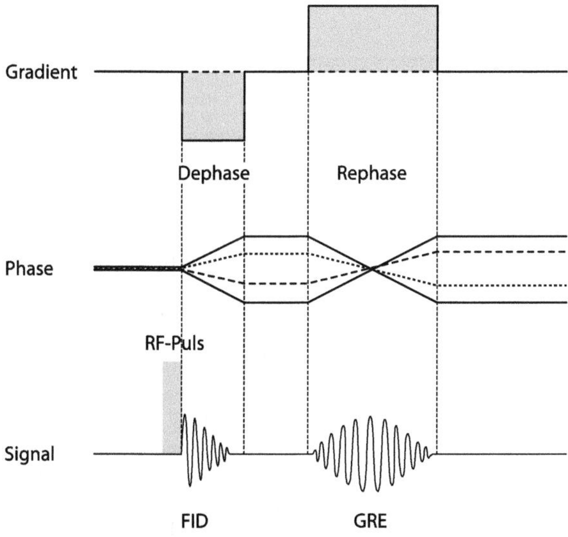

Abb. 3.10. Prinzip des Gradientenechos mit Gradientenumkehr

Man unterscheidet mehrere Arten der Generierung von GRE-Sequenzen:

3.5.1 Spoiled-Gradientenechosequenz

Bei der Spoiled-Gradientenecho(SPGR)-Sequenz wird die sehr kleine, jedoch immer noch vorhandene Quermagnetisierung, durch einen zusätzlichen so genannten Spoilergradienten oder auch durch einen zusätzlichen HF-Impuls vollständig zerstört. Damit sind die mit dieser Technik erhaltenen Bilder T1-gewichtet, mit Ausnahme extremer Flipwinkel und langer Echozeiten (Tabelle 3.3, Tabelle 3.4).

Tabelle 3.3. Manipulationsmöglichkeiten des Kontrastes bei Spoiled-Gradientenechosequenzen

Parameter	Ausführung der Parameter	Entstehender Bildkontrast
Repetitionszeit (TR)	Bestimmt den optimalen Flipwinkel, der kleiner werden muss, wenn das TR herabgesetzt ist	Geringer unabhängiger Effekt solange der Flipwinkel richtig gewählt wurde
Echozeit (TE)	Bestimmt den Grad der T2*-Wichtung	Langes TE → T2*-Wichtung
Flipwinkel (α)	Kontrolliert die relative Protonenwichtung und die T1-Wichtung	Großer Flipwinkel → T1-Wichtung Kleiner Flipwinkel → Protonenwichtung

Tabelle 3.4. Typische Spoiled-Gradienten-Protokolle

Geforderter Kontrast	Parameterauswahl	Begründung
T1-Wichtung	Kurzes TR (20-80 ms) Kurzes TE (5-10 ms) Mittlerer Flipwinkel (30-50°)	Der T1-Kontrast würde theoretisch bei einem Flipwinkel von 60-90° besser sein, aber das Signal wäre zu schwach
T1-Wichtung	Langes TR (100-400 ms) Kurzes TE (5-10 ms) Großer Flipwinkel (60-90°)	Verhält sich wie eine SE-Sequenz bei 90°. Das lange TR ist in Wirklichkeit für SE-Bedingungen zu kurz, das kurze TE minimiert die T2*-Effekte
Protonenwichtung	Langes TR (100-400 ms) Kurzes TE (5-10 ms) Kleiner Flipwinkel (5-20°)	Das lange TR und der kleine Flipwinkel minimieren die T1-Wichtung, das kurze TE-minimiert die T2*-Effekte
T2*-Wichtung	Langes TR (200-500 ms) Langes TE (20-50 ms) Kleiner Flipwinkel (5-20°)	Das lange TR und der kleine Flipwinkel minimieren den T1- und den Protoneneffekt. Das lange TE maximiert den T2*-Kontrast

3.5.2 Gradientenechosequenz im „steady state“

Hierbei wird die Quermagnetisierung genutzt und durch einen speziellen Gradienten, den so genannten „Rewinder-Gradienten“ rephasiert. Es kann sich also ein Gleichgewicht zwischen Längs- und Quermagnetisierung ausbilden. Der Ablauf der Gradientenschaltung ist so angelegt, dass keine Phasenverschiebungen zwischen dem Signalmaximum und der nachfolgenden Anregung auftreten können. Auf diese Weise stellt sich ein Gleichgewicht ein, in dem die Quermagnetisierung ohne Verluste zur Gesamtmagnetisierung beiträgt. Dieser Effekt kommt allerdings nur dann zum Tragen, wenn die Repetitionszeit im Vergleich zur T1-Zeit des Gewebes nicht zu lang ist. Es entstehen dadurch Bildkontraste, die vom Verhältnis der T1- zur T2-Relaxationszeit bestimmt werden, und zwar bei Anwendung intermediärer Flipwinkel von 10–40° und kurzen Repetitionszeiten von unter 250 ms sowie kurzen Echozeiten von unter 18 ms.

Wird nun bei kurzer Repetitionszeit und einer längeren Echozeit ein Flipwinkel von über 40° gewählt, so kommt es zum Auftreten des so genannten T2*-Kontrastes, also zu einem Kontrast, der vom Zerfall des frühen FID-Signals, dem FID abhängt. Die hieraus resultierenden Schichtbilder weisen eine starke Betonung von Flüssigkeiten auf, die sehr hell erscheinen. Bei einem großen Flipwinkel über 40° und Anwendung kurzer Echozeiten findet sich auf dem daraus resultierenden Schichtbild ein T1-Kontrast. Wird ein sehr kleiner Flipwinkel von unter 5° gewählt, erzielt man unabhängig von der zugrunde liegenden GRE-Technik eine Protonenwichtung (Tabelle 3.5, Tabelle 3.6).

Tabelle 3.5. Manipulation des Kontrastes bei GRE-Sequenzen im „steady state“

Parameter	Wirkung der Bildparameter	Gebildeter Bildkontrast
Repetitionszeit (TR)	Hängt davon ab, ob die Quermagnetisierung vernichtet wird oder nicht	Langes TR → „steady state“ wird vernichtet Kurzes TR → „steady state“ bleibt erhalten
Echozeit (TE)	Kontrolliert die Sensitivität von T2*-Effekten	Langes TE → T2*-Wichtung
Flipwinkel (α)	Kontrolliert den Grad des Verhältnisses der transversalen und longitudinalen „Steady-state-Komponenten“	Langes TE → T2*-Wichtung Kleiner Flipwinkel → Protonenwichtung Großer Flipwinkel → T2/T1-Wichtung

Tabelle 3.6. Typische Protokolle bei GRE-Sequenzen im „steady state“

Art des gewünschten Bildkontrastes	Ausgewählte Parameter	Begründung
T1-Wichtung	Langes TR (200–400 ms) Kurzes TE (5–15 ms) Großer Flipwinkel (45–90°)	Das lange TR bewirkt, dass die T2-Werte nicht erhalten bleiben. Diese Sequenz verhält sich wie ein Spoiled-GRE Das kurze TE minimiert die T2*-Effekte Der große Flipwinkel betont den T1-Kontrast, wenn TR lang ist
Protonenwichtung	Langes TR (200–400 ms) Kurzes TE (5–15 ms) Kleiner Flipwinkel (5–20°)	Das lange TR und das kurze TE minimieren die T2- und die T2*-Effekte Der kleine Flipwinkel reduziert die T1-Sensitivität und bewirkt eine Protonenwichtung
T2*-Wichtung	Langes TR (100–400 ms) Langes TE (25–60 ms) Kleiner Flipwinkel (5–20°)	Ähnlich wie die Protonendichteparameter, jedoch mit längerem TE, bewirkt eine T2*-Gewichtung
T2/T1-Wichtung	Kurzes TR (20–50 ms) Kurzes TE (5–15 ms). Großer Flipwinkel (40–90°)	Wenn der Flipwinkel sich vergrößert, wird das Signal abhängiger von dem T2/T1-Verhältnis. Das Signal von Flüssigkeiten wird betont, weil das T2/T1-Verhältnis sehr viel länger in Flüssigkeiten als in soliden Substanzen vorhanden ist

3.5.3 Contrast-enhanced-Gradiententechnik („contrast enhanced field echo acquisition“)

Wenn nun die Quermagnetisierung des freien Induktionsabfalls (FID) mit Hilfe eines speziellen Messgradienten dephasiert und die unmittelbar vor dem HF-Impuls auftretenden Spinechos defokussiert werden, lässt sich ein Gradientenecho generieren, zu dem nur Signalanteile des Spinechos beitragen. Es wird also mit dieser Technik das Echo ausgelesen, das durch einen zweiten 90°-Anregungsimpuls innerhalb der Messsequenz induziert wurde. Es handelt sich also prinzipiell um ein Spinecho, mit dem Unterschied allerdings, dass kein separater 180°-HF-Impuls zur Refokussierung appliziert wurde, sondern dafür eine Gradientenumkehr zur Rephasierung.

Bei dieser Technik ist die nomimelle Echozeit länger als die Repetitionszeit. Dies führt bei sehr kurzen Repetitionszeiten zu einem sehr starken T2-Kontrast, allerdings unter der Voraussetzung, dass Flipwinkel im Bereich von 20–30° zum Einsatz kommen; daher die Bezeichnung „Contrast-enhanced-GRE".

Nachteilig ist ein sehr geringes Signal-zu-Rausch-Verhältnis.

3.5.4 RODEO-Technik

Bei der RODEO-(„rotation delivery of exatation off resonance"-)Technik handelt es sich um eine spezielle GRE-Sequenz im Steady state, mit der eine reine Protonenwichtung erreicht werden kann, und zwar unter Anwendung von sehr kurzen TE-Zeiten von etwa 2,8 ms (s. auch S. 20). Dieses an sich vorteilhafte Verfahren ist jedoch in den meisten MRT-Geräten nicht implementiert.

3.5.5 Weitere Gradientenechotechniken

Es existieren darüber hinaus eine Reihe von weiteren GRE-Techniken, die z. T. in den MRT-Geräten implimentiert wurden, jedoch in der Routine nur gelegentlich zur Anwendung kommen. So das „steady state free precession" (SSFP) und die „time reverse fast imaging with steady state precession" (PSIF), mit denen es möglich ist, stark T2*-gewichtete Bilder zu erhalten. Diese GRE-Typen sind nützlich, um z. B. das Flüssigkeitssignal im Vergleich zum Weichteilgewebe zu verstärken. Da es sich jedoch hierbei nicht um T2-gewichtete Bilder handelt, sondern um T2*-gewichtete Bilder, kommen bestimmte Läsionen wie z. B. „bone bruises" und auch Tumoren mit diesen Techniken nicht zur Darstellung. Daher sind sie nur bei besonderen Fragestellungen nützlich und brauchbar und kommen in der Orthopädie kaum zur Anwendung.

Die folgende Übersicht zeigt nochmals eine Zusammenfassung der Vor- und Nachteile von GRE-Sequenzen:

Vor- und Nachteile von GRE-Sequenzen

- Vorteile:
  1. eine kurze Messzeit
  2. wenig Bewegungsartefakte
  3. erweiterte diagnostische Möglichkeiten
  4. 3D-Messung mit hoher Auflösung in kurzer Messzeit möglich
- Nachteile
  1. eindeutige Abhängigkeit von der Qualität des Magnetfeldes
  2. vermehrte Suszeptibilitätsartefakte
  3. niedrigeres Signal-zu-Rausch-Verhältnis im Vergleich zu SE-Sequenzen

Tabelle 3.7. Klassifikationen der Nomenklatur der GRE-Sequenzen

Physikalischer Name	General Electric/ GE	Siemens
„Spoiled-GRE"	SPGR: „Spoiled-GRASS"	FLASH: „fast low angle shot"
„Steady-state-GRE" mit Sammlung der FID-Signale	GRASS: „gradient recalled acquisition in the steady state"	FISP: „fast imaging with steady state precession"
„Steady-state-GRE" mit Sammlung der SE-Signale	SSFP: „steady state free precession"	PSIF: „mirrored-FISP"
„Magnetisation-prepared-GRE"	„Fast-SPGR-prepared"	Turbo-FLASH (2D) MP-RAGE (3D; „magnetisation prepared rapid gradient echo")

Durch das niedrige Signal-zu-Rausch-Verhältnis sind mehrere Wiederholungen der Untersuchung zum Aufbau einer Sequenz notwendig, um ein akzeptables Signal-zu-Rausch-Verhältnis zu erreichen. Bekanntlich wird das Signal-zu-Rausch-Verhältnis durch eine Mittelung, d. h. eine Wiederholung der Untersuchung um etwa 40% verbessert.

GRE-Sequenzen haben im Vergleich zum Spinecho andere Bildkontrastcharakteristika, und zwar unabhängig von einer T1- oder T2-Gewichtung. So erscheint z. B. Muskulatur nicht intermediär bis dunkel, wie in der SE-Sequenz, sondern hell und hat damit einen ähnlichen Kontrast wie Fett. Nur Wasser weist in der T2*-Wichtung ein ähnlich hohes Signal auf. Für die richtige Interpretation eventueller Veränderungen ist die Kenntnis der unterschiedlichen Kontrastgebung der verschiedenen Gewebe im Vergleich zur SE-Technik von großer Bedeutung.

Tabelle 3.7 fasst die Nomenklatur der GRE-Sequenzen zusammen.

3.6 Fast-Gradientenechosequenz bzw. Turbo-Gradientenechosequenz

Bei der Fast-Gradientenecho(FGRE)- und der Turbo-Gradientenecho(TGRE)-Sequenz handelt es sich um Sequenzen, in denen Spinechos und Gradientenechos in einem Messgang aufgenommen werden. Es bilden also die Spinechos und die Gradientenechos zusammen die Rohdaten. Jedes Spinecho, das durch einen 180°-Rephasierungspuls gebildet wird, ist hierbei von zwei, vier, sechs oder mehr Gradientenechos umgeben, sodass pro 180°-Puls viele Echos aufgenommen werden können.

Da Gradientenechos bekanntlich einen kürzeren Echo-zu-Echo-Abstand ermöglichen, macht deren Verwendung die Datenaufnahme noch einmal schneller als bei der FSE-Technik, sie werden auch als GRASE („gradient spin echo imaging") bezeichnet.

Eine Reduktion der Anzahl der Spinechos und die Erhöhung der Gradientenechos führt dann zur so genannten „Single-shot-Form", die bereits einen Übergang zum Echoplanarimaging darstellt, bei der ein einziger 180°-Rephasierungspuls von einer Vielzahl von Gradientenpulsen umgeben ist. Hierbei wird die Sortierung der Echos im Rohdatensatz immer so durchgeführt, dass die Spinechos, die ja für den Bildkontrast zuständig sind, im Zentrum positioniert sind, und die Gradientenechos die Randbereiche einnehmen. Vorteile dieser Sequenz sind

- die wesentlich kürzere Messzeit im Vergleich zu GRE-Techniken,
- die geringere Sensitivität gegenüber Suszeptibilitätsartefakten,
- die Reduktion des Fettsignals gegenüber TSE und
- die Möglichkeit, mehr Schichten pro Repetitionszeit anzufertigen.

Nachteile sind

- starke T2*-Effekte und
- bei Anwendung vieler Gradientenechos, wie z. B. bei der Echoplanarsequenz, vermehrte Suszeptibilitätseinflüsse.

Wegen der erhöhten Suszeptibilität sind daher FGRE-Sequenzen besser geeignet als TSE-Sequenzen um z. B. Blutungen darzustellen.

3.7 HASTE-Sequenzen

Bei den HASTE-Sequenzen („half fourier single shot turbo spin echo") handelt es sich um T2-gewichtete TSE-Sequenzen, bei denen nach jeder Anregung mehrere Echos ausgelesen werden. Sie unterscheiden sich also nur durch die Länge des Echozuges. Der Echozug enthält bis zu 128 Echos bei einer 90°-Anregung. Die 128 Echos füllen allerdings im Rohdatensatz nur die Hälfte des K-Raumes, wenn ein Bild mit einer 256-er Matrix gemessen werden soll. Trotzdem kann durch eine spezielle Bildrekonstruktion ein Bild mit der Auflösung von 256 Pixel berechnet werden. Wegen des sehr langen Echozuges werden die späten Echos in die Randbereiche gelegt. Dies bedingt theoretisch eine Abnahme der Detailauflösung in den Bildern.

Diese Sonderform der TSE-Technik verbindet also die messzeitverkürzende „Half-fourier-Methode", bei der für jedes zu rekonstruierende Bild lediglich etwas mehr als die Hälfte der Rohdatenmatrix des K-Raumes (s. S. 30) mit Messdaten gefüllt wird, mit einer deutlichen Erhöhung der Echozuglänge. Daher ist es möglich, nach einem einzelnen Anregungsimpuls die gesamte Information zur Berechnung eines Bildes zu gewinnen und eine sehr kurze Messzeit, in der Größenordnung von 1-2 s, für T2-gewichtete Aufnahmen zu erzielen.

Damit kann dieses Verfahren bei der Untersuchung unruhiger oder klaustrophobischer Patienten zum Einsatz kommen, wobei sich allerdings das geringere Signal-zu-Rausch-Verhältnis nachteilig auf die Erkennbarkeit kleinerer oder relativ kontrastarmer Befunde auswirkt.

Das Verfahren stellt also mit Einschränkungen eine Alternative zu konventionellen TSE-Techniken mit T2-Wichtung dar mit dem Vorteil deutlich verkürzter Messzeiten, jedoch dem Nachteil einer etwas geringeren Detailerkennbarkeit und der damit verbundenen möglichen Gefahr, in Einzelfällen falsch-negative Befunde zu erstellen.

3.8 Echoplanarsequenz

EPI-(„echoplanar imaging"-)Sequenzen sind z. Z. die schnellsten Bildgebungssequenzen in der MRT. Sie werden generiert, indem ein einziger 180°-SE-Impuls von einer Vielzahl von GRE-Impulsen umgeben ist. Dadurch ist noch einmal eine Verkürzung der Messzeit möglich, die in der Single-shot-Technik in der Größenordnung von 50–80 ms pro Bild angesiedelt ist. Damit kann ein Datensatz von 10–50 Schichten in einer Sekunde generiert werden.

Die Sammlung erfolgt im so genannten K-Raum (s. S. 30). Hierbei ist die linke Seite im Wesentlichen identisch mit den SE-Pulssequenzen, die rechte Seite ist jedoch signifikant unterschiedlich, da jedes Echo des Echozuges unterschiedlich phasenkodiert ist. Diese Technik stellt höchste Anforderungen an Empfangs- und Gradientenspulen und erfordert weitere technische Vorbedingungen, auf welche zu einem späteren Zeitpunkt eingegangen wird (s. S. 34).

Mit der EPI-Technik können sowohl T1- wie auch T2-gewichtete Bilder angefertigt werden. Hauptvorteil der EPI-Technik ist, dass hiermit die schnelle Darstellung und Quantifizierung physiologischer Größen wie Perfusion und Diffusion ermöglicht wird.

Eine EPI-Diffusionsbildgebung kann daher ischämische Bereiche schon kurz nach Auftreten einer umschriebenen Durchblutungsstörung, insbesondere im Gehirn, nachweisen.

Es können bis zu 20 Bilder pro Sekunde der gleichen Schicht angefertigt werden. Damit eröffnet diese Sequenz die Möglichkeit einer kinematographischen Darstellung bestimmter Regionen des menschlichen Körpers. Diese Technik wird bereits genutzt, insbesondere in der Neurochirurgie bei Hirnoperationen im so genannten Doppelmagneten. Dieser besteht aus zwei Magneten, in deren Mitte ein Arbeitsfeld zur Operation von etwa 1,30 m freigelassen wird.

Die folgen Übersicht fasst die Vor- und Nachteile der EPI-Technik zusammen:

Vor- und Nachteile der EPI-Technik

- Vorteile
  - extrem schnelle Messungen
  - Quantifizierung bestimmter Parameter wie Hirnfunktion, Hirnperfusion und Hirndiffusion
- Nachteile
  - starker Einfluss von Feldinhomogenitäten
  - sehr hohe Anforderungen an die Empfangsspulen und an das Gradientensystem

3.9 Fettunterdrückung

Die Fettunterdrückung ist eine grundlegende Technik in der Routineuntersuchung des muskuloskelettalen Systems, die aus drei wichtigen Gründen zur Anwendung kommt:

1. um die Wasserempfindlichkeit bei Anwendung von protonengewichteten und T2-gewichteten FSE-Sequenzen hervorzuheben,
2. um das Signal des normalen Fettgewebes zu unterdrücken; damit wird auch eine Reduktion der „Chemical-shift-Artefakte" erreicht sowie eine bessere Darstellung von Kontrastmittel (z. B. Gadolinium DTPA),
3. um den dynamischen Umfang der wasserenthaltenden Strukturen zu verbessern, wie z. B. von Knorpel in Verbindung mit T1-gewichteten Sequenzen.

Auch in der Onkologie spielt die Fettsuppression eine entscheidende Rolle, wird doch in vielen Fällen der Nachweis eines pathologischen Prozesses in der T2-Wichtung und auch in der T1-Wichtung nach Kontrastmittelgabe durch das Vorhandensein von Fett in der unmittelbaren Nachbarschaft erheblich eingeschränkt, da Fett bekanntlich ebenso wie Flüssigkeit oder auch Tumorgewebe ein helles Signal aufweist. Daher bietet die Unterdrückung des Fettsignals, ohne Beeinflussung der übrigen Gewebe, eine erhebliche Verbesserung der Sensitivität und der Trefferrate bei der Detektion pathologischer Gewebe.

So ist die Fettsuppression zu einem unverzichtbaren Bestandteil der MRT-Diagnostik nicht nur in der Onkologie, sondern insbesondere auch in der Orthopädie geworden – hier zur Verifizierung von perifokalen Ödemen, insbesondere bei Traumen. Sie kommt heute nicht nur in der T2-Wichtung, sondern insbesondere nach Kontrastmittelgabe auch in der T1-Wichtung zur Anwendung.

Es gibt eine Reihe von Verfahren zur Fettsuppression, die im Folgenden erläutert werden:

3.9.1 STIR („short tau inversion recovery")

Es handelt sich bei der STIR um eine IR-Sequenz mit kurzer Inversionszeit. Dieses Verfahren ist seit langem bekannt als eine Möglichkeit der Fettsuppression, mit dem Vorteil, dass eine Anwendung bei allen Magnetfeldstärken möglich ist.

Bekanntlich unterscheidet sich das SE- vom IR-Verfahren dadurch, dass dem 90°-Anregungsimpuls ein 180°-Inversionsimpuls vorausgeht. Bei der STIR-Technik wird die Tatsache ausgenutzt, dass Fett eine sehr kurze T1-Zeit aufweist. Es wird daher im Gegensatz zu den meisten anderen Geweben nach dem 180°-Inversionspuls den Durchgang durch die Nulllinie schnell erreichen. Wird nun die Inversionszeit so gewählt, dass dieser Nulldurchgang des Fettes bereits erreicht ist, dann können die Fettprotonen nicht mehr zum anschließenden Resonanzsignal beitragen, da ihre Längsmagnetisierung bereits zerfallen ist (Abb. 3.11; s. auch S. 12).

Die Suppression des Fettsignals hängt also allein von der Wahl der Inversionszeit ab und diese wiederum von der zum Einsatz kommenden Magnetfeldstärke. So beträgt die Inversionszeit „Tau"

- für eine Magnetfeldstärke von 0,23 Tesla 90 ms,
- für eine Magnetfeldstärke von 0,5 Tesla 110 ms,
- für eine Magnetfeldstärke von 1 Tesla 130 ms und
- für eine Magnetfeldstärke von 1,5 Tesla 170 ms.

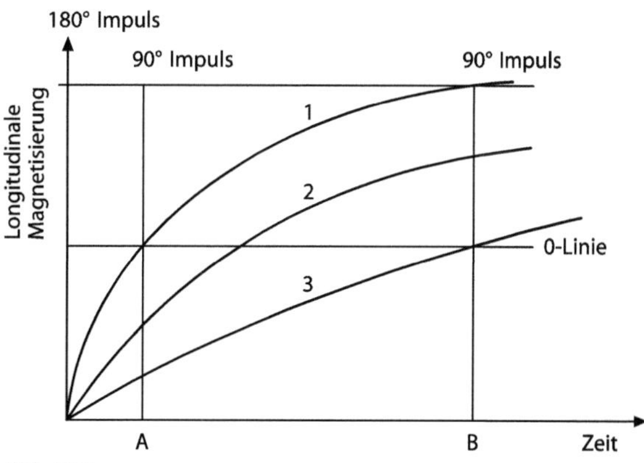

Abb. 3.11.
1. Kurve der T_1-Relaxation für Fett (kurze T_1-Zeit)
2. Kurve der T_1-Relaxation für Muskulatur (mittlere T_1-Zeit)
3. Kurve der T_1-Relaxation für Wasser (lange T_1-Zeit)
A: Fettsuppression
B: FLAIR

Die unterschiedliche Inversionszeit hängt damit zusammen, dass sich mit zunehmender Magnetfeldstärke die T1-Zeit für alle Gewebe und damit auch für Fett verlängert.

Durch STIR wird ein Bildkontrast erzeugt, der durch eine hohe Empfindlichkeit gegenüber langen T1- und langen T2-Relaxationszeiten geprägt ist. Pathologische Veränderungen, wie z. B. ein Ödem oder ein Tumor, werden daher mit einem höheren Kontrast dargestellt als mit anderen Sequenzen. Nachteilig ist, und dies gilt für alle Untersuchungen mit IR-Technik, ein relativ schlechtes Signal-zu-Rausch-Verhältnis im Vergleich zu SE-Sequenzen.

Ein weiterer Nachteil ist die starke Sensitivität gegenüber magnetischen Feldunterschieden, z. B. bei Gewebeinhomogenitäten und magnetischen Suszeptibilitäten. Ferner können mit der STIR-Sequenz wenige Schichten generiert werden, und zwar wegen der Zeit, die erforderlich ist, um den Inversionspuls zu senden. Als weiterer Nachteil gilt, dass bei Anwendung des STIR *alle* Gewebe mit kurzen T1-Zeiten, also nicht nur Fett unterdrückt werden. Dies ist auch eine Erklärung dafür, warum alle Untersuchungen mit Kontrastmittel mit diesem Verfahren nicht durchgeführt werden können.

3.9.2 CHESS („chemical shift selective saturation")

Man nennt dieses Verfahren auch Fettpräsaturation. Hierbei wird die Tatsache ausgenutzt, dass die Lamorfrequenz des Fettes etwas niedriger ist als die Frequenz von Wasser. Die Differenz ist umso größer, je höher die Magnetfeldstärke ist. Wird also ein selectiver 90°-Anregungsimpuls mit der Frequenz des Fettes kurz vor dem eigentlichen Anregungsimpuls appliziert, erreicht man damit eine selektive Anregung des Fettes. Das Fett kann durch den einige Millisekunden später applizierten eigentlichen 90°-Anregungsimpuls aufgrund der fehlenden Relaxation dann nicht mehr angeregt werden und daher in den erstellten Schichten dann nicht mehr zur Signalgebung beitragen (Abb. 3.12).

Dieser fettselektive Impuls kann mit jeder Sequenz kombiniert werden.

Nachteilig ist allerdings, dass eine Anwendung nur bei Systemen mit hoher Magnetfeldstärke infrage kommt, da die Unterschiede der Frequenzen zwischen Fett und Wasser bei niedrigen Magnetfeldstärken zu gering sind.

Nachteilig ist ferner, dass in vielen Fällen eine inhomogene Fettauslöschung beobachtet werden kann, wahrscheinlich als Folge der Sensitivität gegenüber magnetischen Feldunterschieden. Dies führt dazu, dass insbesondere in der Muskulatur, aber auch in anderen Geweberegionen, das Fettsignal nicht unterdrückt wird, was zu Fehlinterpretationen führen kann.

3.9.3 Opposed-phase-Verfahren

Eine weitere Möglichkeit, eine Fettsuppression zu erreichen, stellt das „Opposed-phase-Verfahren" dar.

Es handelt sich hierbei ebenfalls um eine „Chemical-shift-Methode", die jedoch nicht die Differenz der Frequenz, sondern die Differenz in der Phase zwischen Fett und Wasser ausnutzt. Phasendifferenzmethoden können bei allen Feldstärken angewendet werden, sie erfordern allerdings viele Repetitionen. Daraus resultiert bei gleicher Untersuchungszeit im Vergleich zu CHESS ein geringeres Signal-zu-Rausch-Verhältnis oder bei gleichem Signal zu Rauschverhältnis eine längere Scan-Zeit.

Dieses Verfahren wird in der muskoloskelettalen Diagnostik insbesondere bei niedrigen Magnetfeldstärken als Alternative zur STIR eingesetzt (z. B. durch die Firma Hitachi), weil hier das Signal-zu-Rausch-Verhältnis im Vergleich deutlich besser ist und ebenso die Homogenität der Fettunterdrückung.

Nachteilig ist, wie bereits erwähnt, die relativ lange Untersuchungszeit.

Das Verfahren wird auch als Shopper-Dixon-Methode bezeichnet.

3.9.4 RODEO-Verfahren

Ein weiteresVerfahren mit selektiver Anregung in einer 3D-Technik mit Fettsuppression stellt das RODEO-Verfahren dar (s. S. 17). Die so genannte Off-Resonanz-Anregung des RODEO erzeugt modifziert ein stark T1-gewichtetes Bild mit exzellenter Fettsuppression. Leider

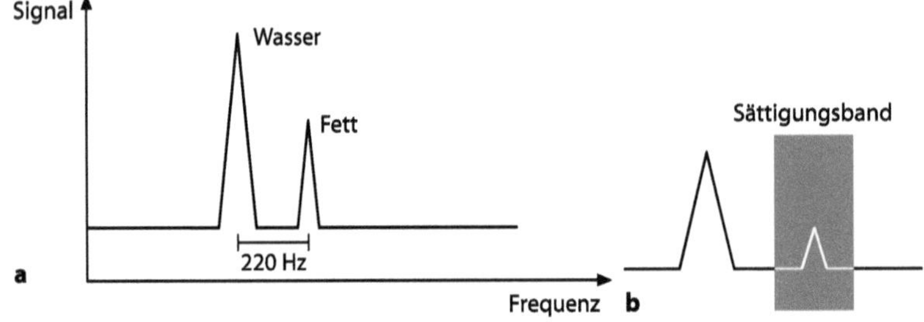

Abb. 3.12. Ursachen des „Fett/Wasser-chemical-shift". Die Resonanzfrequenzen von Protonen in Wasser und im Fett liegen bei 1,5 Tesla 220 Hz auseinander. Sie können deshalb aber auch getrennt abgesättig werden („fat saturation")

ist das RODEO-Verfahren nur sehr eingeschränkt verfügbar und erfordert spezielle Empfangsspulen.

3.9.5 SPIR („spectral presaturation inversion recovery")

Bei diesem Verfahren erfolgt der initiale 180°-Inversionspuls frequenzselektiert, d. h. lediglich das Fett wird selektiv zu Beginn der Sequenz invertiert.

Bei einem kurzen TI-Wert wird dann das Signal des Fettes ausgelöscht. Anschließend kann jede Pulsfrequenz zur Anwendung kommen, um das vorhandene Wasser selektiv darzustellen.

SPIR unterscheidet sich von STIR in mehrerer Hinsicht:

1. STIR ist eine komplette Sequenz, während SPIR als eine Präparationstechnik angesehen werden kann.
2. SPIR unterdrückt selektiv das Fett, während STIR alle Gewebe unterdrückt, die T1-Werte ähnlich dem des Fettes aufweisen.
3. SPIR kann lediglich in Hochfeldmagneten durchgeführt werden, während STIR bei allen Feldstärken möglich ist.

3.9.6 Wasseranregungsverfahren mit dem Resultat einer Fettunterdrückung

Dieses Verfahren, das kürzlich entwickelt wurde, stellt eine Alternative zu Fettsuppressionsmethoden dar. Mit ihm kann ebenfalls eine Fettsuppression erreicht werden. Bei dieser Technik erfolgt lediglich eine Wasseranregung durch einen teilselektiven zusammengesetzten Puls, während die Fettspins im Gleichgewicht verbleiben und daher kein Signal erzeugen können. Diese Pulse sind seit einiger Zeit in experimentellen Studien in GRE-Sequenzen integriert worden und in letzer Zeit auch in Standard-SE-Sequenzen.

Im Einzelnen besteht hierbei der spektrale Puls aus einem Zug von selektiven HF-Subpulsen, wobei jeder Subpuls genutzt wird, um die spektrale Frequenz zu selektieren. Dieses Verfahren hat gegenüber allen anderen Methoden den Vorteil einer wesentlich kürzeren Untersuchungszeit, insbesondere bei T1-gewichteten Bildern, und zwar ohne Einbuße an Bildqualität. Es findet sich ferner ein erhöhtes Signal-zu-Rausch-Verhältnis und bei protonengewichteten Sequenzen auch ein erhöhtes Kontrast-zu-Rausch-Verhältnis. Insbesondere wegen der Artefaktreduktion ist auch eine bessere Fettsuppression, vor allem im Vergleich zum CHESS-Verfahren nachzuweisen.

Nachteilig ist, dass z. Z. keine Schichten unterhalb von 4,5 mm zur Anwendung kommen können und Inhomogenitäten im Subkutangewebe in der Umgebung des Spulenkontaktes nachgewiesen werden.

3.10 Verfahren zur Unterdrückung des Wassersignals

Beim dem Verfahren zur Unterdrückung des Wassersignals handelt es sich um eine IR-Sequenz bei der, im Gegensatz zur STIR, eine lange Inversionszeit gewählt wird, die länger sein muss als der Nulldurchgang der Längsmagnetisierung von Wasser. Sie ist ebenfalls abhängig von der Magnetfeldstärke und beträgt zwischen 1,5 und 2,5 s. Dementsprechend muss auch das TR lang gewählt werden. Mit dieser Technik werden stark T2-gewichtete Bilder generiert, bei denen Flüssigkeit statt ein helles ein dunkles Signal aufweist.

Dieses spezielle Verfahren, das als FLAIR („fluid-attenuated inversion recovery") bezeichnet wird, hat längst Einzug in die Routinediagnostik gehalten. Es ist ein unverzichtbarer Bestandteil der Hirndiagnostik und erlaubt die Abgrenzung zwischen soliden Herden und einer Zyste in der T2-Wichtung. Für die Untersuchung der Wirbelsäule ist es insbesondere bei der Differenzierung zwischen Multiple-Sklerose-Herden und zystischen Veränderungen im Myelon von Bedeutung.

3.11 MTC („magnetisation transfer contrast")

Die MTC ist eine spezielle Sequenz, die insbesondere für das muskoloskelettale System einige Vorteile bei der Differenzierung verschiedener Erkrankungen bietet. Hierbei wird ausgenutzt, dass der Resonanzpeak der Protonen im freien Wasser von den Protonen, die an Markromolekülen gebunden sind, differiert. Wird die breite Basis der gebundenen Protonen durch ein frequenzisodenses Signal abgesättigt, ohne dass dabei die freien Protonen direkt beeinflusst werden, so erkennt man auch eine Veränderung des Resonanzpeaks der freien Protonen im Sinne einer Verkürzung der Längsmagnetisierung und in geringerem Maße auch im Sinne einer Reduktion der T1-Relaxationszeit des Wasserpeaks. Diese Verkürzung hat der Technik die Bezeichnung „magnetisation transfer contrast" gegeben.

Die zu beobachtenden Veränderungen des Wasserpeaks sind wohl am ehesten durch einen chemischen Austausch zwischen freien und gebundenen Protonen an den Grenzflächen dieser Kompartimente zu erklären.

Es gibt zwei Methoden, um den MTC-Effekt zu erzielen.

3.11.1 Resonanzfrequenzzentrierte Methode

Hierbei verwendet man zur Sättigung der gebundenen Protonen spezielle Pulse, die aus mehreren Teilen bestehen, die eine unterschiedliche Phasenlage aufweisen. Man nennt solche Impulse auch transparente Impulse. Hierbei müssen die Pulselemente allerdings sehr kurz sein, damit die freien Protonen nicht mit abgesättigt werden.

3.11.2 Resonanzfrequenzferne Methode

Hierbei wird der Anteil der gebundenen Protonen durch einen frequenzisodensen HF-Impuls direkt abgesättigt. Dieser Impuls weist eine Frequenz auf, die etwa 10 kHz unter oder oberhalb der Resonanzfrequenz der freien Wasserprotonen liegt. Dadurch kommt es zu den gewünschten, bereits beschriebenen, Austauschvorgängen zwischen den beiden Kompartimenten.

Die Verwendung mehrerer kurzer hochenergetischer Pulse wird auch als *gepulste resonanzfrequenzferne MTC-Technik* bezeichnet.

Diese MTC-Technik lässt sich mit jeder herkömmlichen MRT-Sequenz kombinieren, wobei allerdings die MTC-Kontraste am besten mit GRE-Techniken sichtbar gemacht werden können.

Die auf diese Weise erzeugten Kontraste unterscheiden sich von den bekannten auf Relaxationszeit- und Protonendichteunterschieden basierenden Bildkontrasten erheblich. Gewebe mit einem starken MTC-Effekt sind Muskulatur, Knorpel, Sehnen und Hirnsubstanz. Daher wird dieses Verfahren auch in erster Linie in der Neurochirurgie bei der Untersuchung des Hirns zur Anwendung gebracht.

Es ist auch eine Quantifizierung des MTC-Effektes möglich, da Fett und Wasser keinen MTC-Effekt zeigen. Eine Anwendungsmöglichkeit in der muskoloskelettalen Diagnostik liegt in der Darstellung des Knorpels, bei der der Knorpel hell erscheint und der oberflächliche Knorpelläsionen hervorragend dargestellt werden können. Durch die MTC-Technik ist es ferner möglich, das „Magic-angle-Phänomen" an Sehnen (s. S. 50) zu unterdrücken. Ferner weist auch Narbengewebe einen hohen MTC-Effekt auf. Durch die MTC kann auch die MRT-Angiographie verbessert werden (s. S. 55).

3.12 Vorsättigung (Präsaturation)

Diese Technik dient dazu, für die Diagnostik unwichtige Gewebe gewissermaßen auszublenden. Hierbei werden vor Applikation des eigentlichen Anregungsimpulses bestimmte Regionen der Schicht, die zur Diagnostik nicht beitragen können, repetitiven Anregungsimpulsen ausgesetzt. Der einige Millisekunden später applizierte Anregungsimpuls für alle im FOV befindlichen Strukturen kann daher das vorgesättigte Gewebe wegen der noch nicht erfolgten Relaxation kaum noch anregen. Die unwichtige Region liefert daher nur ein sehr abgeschwächtes Signal. Das Prinzip der Präsaturation dient jedoch nicht nur der Ausschaltung bestimmter bildunwichtiger Regionen, sondern auch dazu, diverse Bildartefakte aus dem umgebenden Gewebe zu eliminieren. Sie kommt in der Routinediagnostik seit einigen Jahren ubiquitär sowohl bei der Diagnostik von Gelenken als auch der Wirbelsäule zur Anwendung (Abb. 3.13).

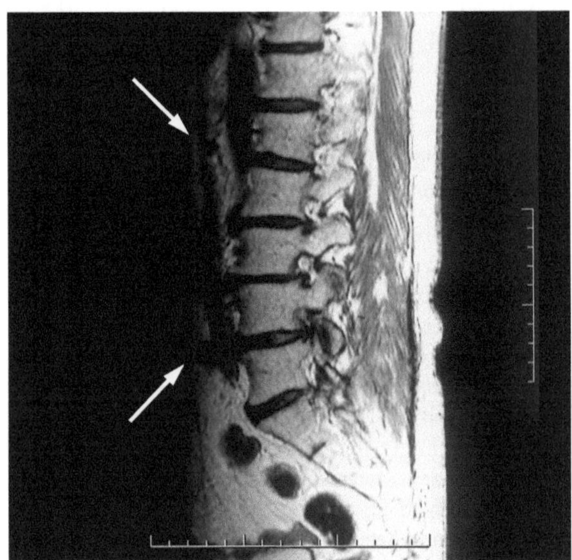

Abb. 3.13. Beispiel einer ventralen Präsaturation bei der sagittalen Schnittrichtungs der Lendenwirbelsäule mit Auslöschung der intraperitonealen Strukturen

Kapitel 4

Signalverhalten bei unterschiedlichen Sequenzen 4

Bekanntlich werden in der Routineuntersuchung T1- und T2-gewichtete SE-Aufnahmen erstellt, ergänzt durch fettsupprimierte T2-gewichtete Aufnahmen und in bestimmten Fällen auch durch fettsupprimierte T1-gewichtete Aufnahmen vor und nach Kontrastmittelgabe. Darüber hinaus werden häufig auch GRE-Sequenzen eingesetzt, die im Vergleich zu SE-Sequenzen unterschiedliche Charakteristika aufweisen. Die Erkennung und die Interpretation bestimmter Befunde setzt dann voraus, dass dem Untersucher die verschiedenen Charakteristika der Sequenzen bei unterschiedlichen Geweben bekannt sind.

Will man aufgrund einer Signalcharakteristik auf die Pulssequenz und deren Gewichtung schließen, so ist der einfachste Weg, im Bild Flüssigkeit aufzusuchen. Flüssigkeiten stellen sich in der T1-Wichtung dunkel, in der T2-Wichtung hell dar, und der kompakte Knochen ist in beiden Sequenzen dunkel, da hier anregungsfähige Protonen fehlen. Muskulatur weist in der T1-Wichtung ein isointenses Signal, in der T2-Wichtung ein etwas geringeres Signal auf.

Bei der Bildanalyse sollte die zur Anwendung gekommene Sequenz bekannt sein und damit die Gewichtung der verschiedenen Gewebe. Dies ist auch der Grund, warum grundsätzlich in einer Bildbeschriftung die Pulssequenz mit den jeweiligen TR- und TE-Zeiten sowie den Flipwinkeln zur Orientierung angegeben sind.

Fettgewebe kommt sowohl in der T1- als auch in der T2-Wichtung signalreich zur Darstellung. Das *Muskelparenchym* weist in beiden Gewichtungen eine mittlere Signalintensität auf, wobei diese in der T2-Wichtung etwas geringer ist als in der T1-Wichtung.

Intraluminales Blut stellt sich signalreich in der T2-Wichtung und leicht hypointens in der T1-Wichtung dar. Verlaufen die Gefäße allerdings schräg oder senkrecht zur Schichtebene, haben die angeregten Moleküle bei Auslesung bereits die Schichtebene verlassen; das Signal ist sowohl in der T1- als auch in der T2-Wichtung dunkel.

Proteinreiche Strukturen, insbesondere nichtlipomatöses Bindegewebe, weisen eine sehr kurze T2- und eine recht lange T1-Zeit auf und scheinen daher sowohl in der T1-gewichteten als auch in einer T2-gewichteten Aufnahme dunkel.

Das *blutbildende Mark* hat in der T1-Wichtung ein zum Muskel vergleichbares, leicht hypointenses Signal und ist in der T2-Wichtung hyperintens.

Das *Fettmark* ist aufgrund der Fettkomponente sowohl in der T1-Wichtung als auch in der T2-Wichtung hyperintens.

Nach Applikation eines paramagnetischen Kontrastmittels kommt es in der T1-Wichtung aufgrund der erheblichen Verkürzung der T1-Zeit zu einer Signalzunahme. Da *Zysten* gelegentlich Strukturen mit paramagnetischen Eigenschaften enthalten, können sie u. U. in der T1-Wichtung hell zur Darstellung kommen.

Eine spezielle Betrachtung erfordert das *Signalverhalten von Einblutungen in Muskulatur oder in Bindegewebe* (s. auch S. 83).

Da die Signalintensitäten in den verschiedenen Blutabbauphasen unterschiedlich sind, ist eine entsprechende Einteilung vorgenommen worden:

1. Perakute Phase
2. Akute Phase
3. Subakute Frühphase
4. Subakute Spätphase
5. Chronische Phase.

Die perakute Phase innerhalb der ersten 6–12 Stunden ist die Signalintensität durch eine Verlängerung der T2-Zeit und eine diskrete Verkürzung der T1-Zeit charakterisiert. Eine Blutung kommt daher in diesem Stadium hell, in der T2-Wichtung und iso- bis hypointens in der Protonen- und T1-Wichtung zur Darstellung. So ist in dieser Phase eine Unterscheidung zu einem evtl. vorhandenen Ödem an Hand des Signalverhaltens kaum möglich. Innerhalb der ersten 5 Tage nach Einblutung nimmt dann die T2-Zeit i der Akutphase kontinuierlich ab, mit der Folge, dass auch das Signal der T2-Wichtung deutlich geringer wird bis hin zur Hypointensität. Das Signal in der T1-Wichtung bleibt zunächst unverändert und nimmt dann in typischer Weise in der Peripherie beginnend vom 3. Tag an mit Beginn der subakuten Phase zu. Verantwortlich für die Abnahme der T2-Zeit ist zunächst die Desoxygenierung des Oxyhämoglobins zum Desoxyhämoglobin, welches paramagnetische Eigenschaften besitzt. Im weiteren Verlauf

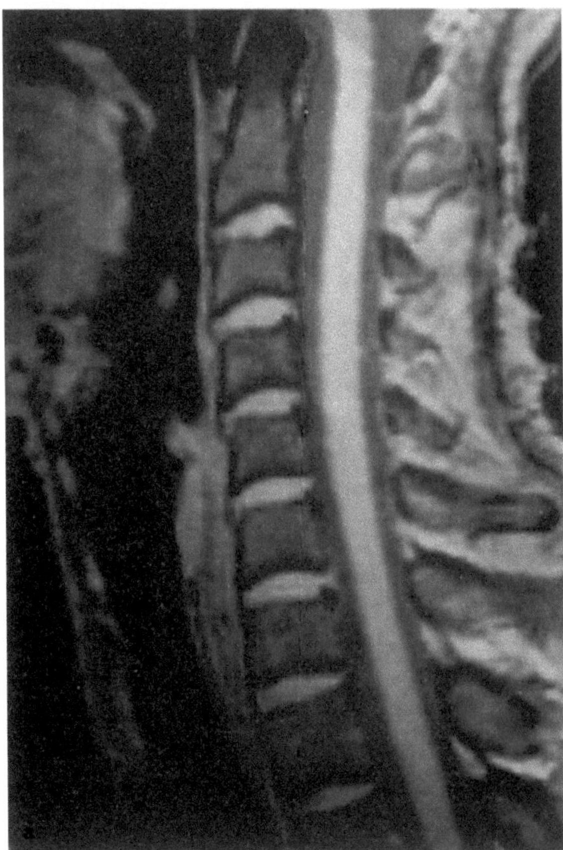

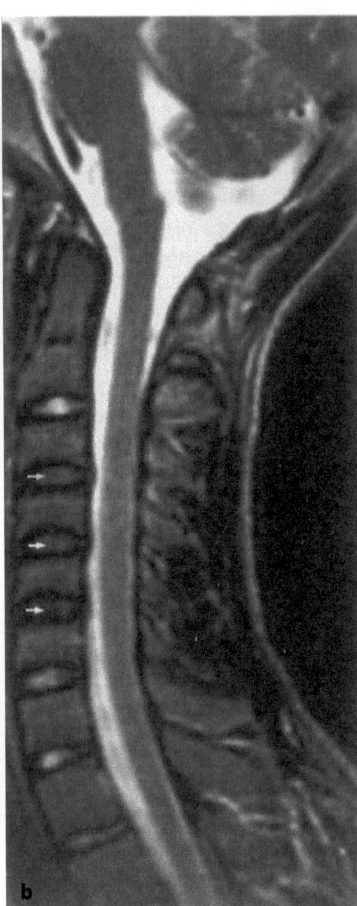

Abb. 4.1 a,b. Halswirbelsäule. **a** GRE T2*-gewichtet, sagittal, **b** SE T2-gewichtet, sagittal. (Aus Stoller 1997, S. 1080, Abb. 14-31 und Abb. 14-32)

wird das Desoxyhämoglobin zunächst innerhalb der Erythrozyten zu Methämoglobin oxydiert. Diese Umwandlung beginnt in der Randzone der Blutung. Da das Methämoglobin starke paramagnetische Eigenschaften besitzt, verursacht es eine starke Verkürzung der T1-Zeit mit daraus resultierendem hyperintensen Signalverhalten sowie auch eine Verkürzung der T2-Zeit mit isodensem oder sogar hypodensem Signalverhalten. Kommt es dann zu einer zunehmenden Membranlyse der Erythrozyten in der subakuten Spätphase, verlängert sich die T2-Zeit bei weiterbestehender erheblicher Verkürzung der T1-Zeit. Dies führt nunmehr zu einem hyperintensen Signal sowohl in der T1- als auch in der T2-Wichtung. In der chronischen Phase kommt es dann durch das gebildete paramagnetische Hämosiderin und Ferritin erneut zu einer stärkeren Verkürzung der T2-Zeit ohne wesentlichen Einfluss auf die T1-Zeit. Sowohl die T1- als auch die T2-gewichteten Bilder weisen daher eine Hypointensität auf und zwar zunächst als signalarme ringförmige Zone um die Blutungsherde herum.

Dieser stadienhafte Verlauf des Ab- und Umbaus von Blut und Blutbestandteilen kann allerdings deutlich variieren, insbesondere bei Einblutungen in die Muskulatur oder in Bindegewebe, sodass aufgrund der unterschiedlichen, häufig nebeneinander vorkommenden Abbauprodukte, der oben genannte charakteristische Ablauf nicht immer zu erwarten ist. Eine Aussage über das Alter einer Blutung aufgrund der vorhandenen MRT-Charakteristik ist daher nur in Ausnahmefällen möglich. Hierbei ist zusätzlich zu berücksichtigen, dass die suszeptibilitätsbedingten T2-Zeitverkürzungen bei niedriger Feldstärke nur gering sind.

Ein *Ödem im Binde- oder Muskelgewebe* als Folge eines Traumas bewirkt in der T2-Wichtung eine deutliche Signalanhebung, insbesondere in den muskulären Strukturen, und eine Signalabnahme in der T1-Wichtung. Dieser Befund ist jedoch nicht nur bei einem Trauma zu erwarten, sondern auch bei *entzündlichen Veränderungen* und bei *neuropathischen Erkrankungen* sowie bei *Infarkten*. Das Ödem kann sich als eine Ansammlung wässeriger bzw. seröser Flüssigkeiten in den Gewebsspalten darstellen. Allerdings ist es auch möglich, dass die Flüssigkeit auch intravasal oder intrazellulär gelegen ist.

Die Verschiebung des freien Wassers zu membran- und proteingebundenem Wasser kann u. U. die Signalcharakteristik in einer MRT nachhaltig beeinflussen,

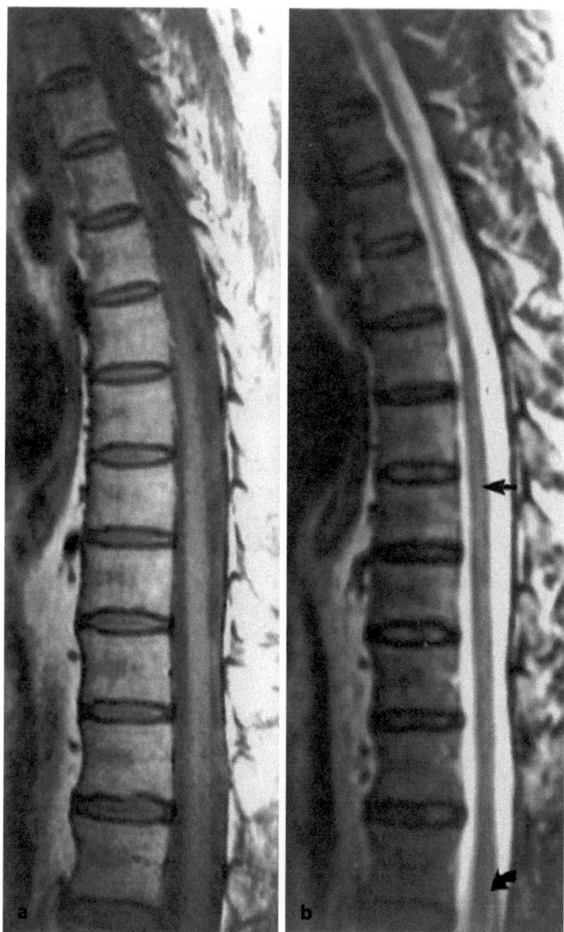

Abb. 4.2 a,b. Brustwirbelsäule. **a** FSE T1-gewichtet, sagittal, **b** FSE T2-gewichtet, sagittal. (Aus Stoller 1997, S. 1074, Abb. 14-21 A,B)

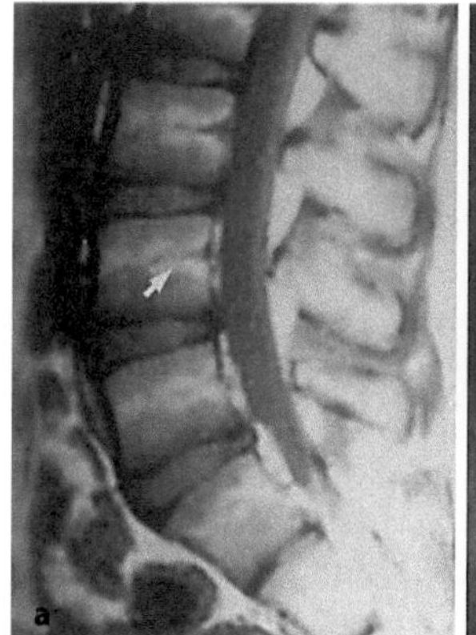

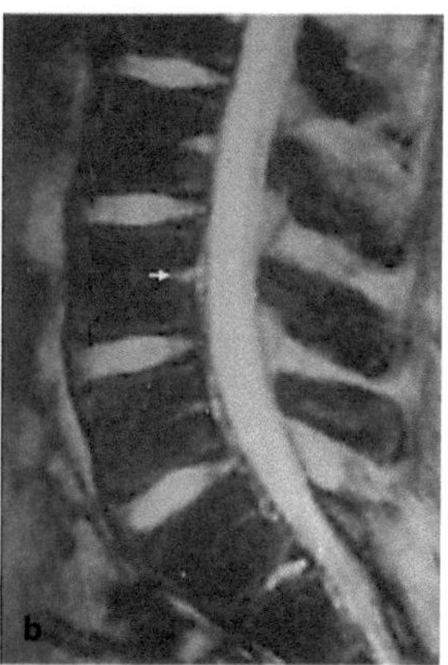

Abb. 4.3 a,b. Lendenwirbelsäule. **a** SE T1-gewichtet, sagittal, **b** GRE T2*-gewichtete, sagittal. (Aus Stoller 1997, S. 1075, Abb. 14-24 A,B)

und zwar durch eine dann vorhandene, wenn auch nicht sehr ausgeprägte Verkürzung der T1- und der T2-Zeit.

Andererseits führt Muskelarbeit zu einem deutlich vermehrten interstitiellen Ödem, das als physiologisch angesehen werden kann und eine Verlängerung der T2-Zeit nach sich zieht. Auch im subkutanen Fettgewebe und in den oberflächlichen Faszien kann Flüssigkeit unter bestimmten pathophysiologischen Bedingungen eingelagert werden. Dieses Ödem verlängert sowohl die T1- als auch die T2-Zeit, sodass in der MRT mit Ödem imbibiertes Fettgewebe ein deutlich vermindertes Signal sowohl in der T1- und eine Signalvermehrung in der T2-Wichtung aufweist.

Die *Flüssigkeitseinlagerung im Interstitium* geht auf eine Kapillarwandschädigung und einen vermehrten kolloidosmotischen Druck im Interstitium zurück. Dieser Zustand, der z. B. für eine Myositis charakteristisch ist, führt über die Verlängerung der T1- und der T2-Zeiten zu einer Signalabschwächung in T1-gewichteten und zu einer Signalzunahme in der T2-gewichteten Aufnahme.

Eine *lipömatöse Degeneration*, wie sie z. B. bei bestimmten Myopathien vorkommen kann, jedoch auch bei Adipositas und bei einer Muskelinaktivitätsatrophie generell anzutreffen ist, führt aufgrund der Verkürzung der T1- und der Verlängerung der T2-Zeit zu einer deutlichen Signalanhebung der Muskulatur an beiden Sequenzen. Bekanntlich bewirkt die Inaktivität einen Untergang der Muskelfasern und einen Ersatz durch Fett- und Bindegewebe.

Eine gesonderte Betrachtung erfordert die *tumoröse Neubildung*. Aufgrund unterschiedlicher Mechanismen findet sich hierbei grundsätzlich im Vergleich zum Muttergewebe eine Verlängerung der T1- und auch der T2-Zeit. Dies führt zu der charakteristischen Signalabnahme auf T1-gewichteten und zu einer Signalzunahme auf T2-gewichteten Bildern. Eine Ausnahme bilden die von Fettgewebe abstammenden neoplastischen Strukturen, die lediglich aufgrund des vorhandenen Bindegewebes eine leichte Signalabschwächung im Vergleich zu normalen Fettzellen aufweisen (Abb. 4.1 a,b, Abb. 4.2 a,b, Abb. 4.3 a,b).

Kapitel 5

Schichtauswahl und Ortskodierung 5

Mit dem bisher Vorgetragenen ist es nicht möglich, das im Körper entstandene Resonanzsignal auch dem Ort der Entstehung zuzuordnen. Diese Zuordnung geschieht durch so genannte *Magnetfeldgradienten*. Diese sind in drei Ebenen angeordnet und haben die Eigenschaft, das primär homogene starke Magnetfeld entlang der X-, Y- und Z-Richtung künstlich inhomogen zu machen. Bekanntlich ist die Lamorfrequenz direkt anhängig von der magnetischen Feldstärke. Mit anderen Worten: Jede Änderung der magnetischen Feldstärke erzeugt auch eine Änderung der Präzessionsfrequenz der einzelnen Spins. Dies ist das Prinzip, das eine räumliche Zuordnung eines Signals mit der MRT erlaubt.

Die Gradientenspulen ändern also das Magnethauptfeld definiert, sodass unterschiedliche Teile des zu untersuchenden Körpers eine unterschiedliche Magnetfeldstärke aufweisen. Die Protonen im stärkeren Magnetfeld präzessieren schneller als diejenigen in einem schwächeren Magnetfeld. Daher wird die Lamorfrequenz entsprechend der Lokalisation der Protonen variieren.

Die Gradienten bestehen aus jeweils einem Spulenpaar und sind in den drei Raumebenen angeordnet. Für die Z-Ebene befinden sie sich im Bereich des Nord- und des Südpols des Magneten. Mit ihnen steigt die Magnetfeldstärke in der Z-Achse oder auch in Richtung der Längsmagnetisierung kontinuierlich an; das bedeutet, dass sich die Stärke des Magnetfeldes entlang der Z-Achse ändert. Die Richtung der Änderung kann willkürlich elektronisch durch einen Stromdurchfluss in beiden Gradientenspulen geändert werden.

Sowohl die Gradientenspulen in der X-Ebene als auch in der Y-Ebene haben eine sattelförmige Form. Die Y-Gradientenspulen sind ober- und unterhalb des Patienten lokalisiert und können das Magnetfeld in kraniokaudaler oder in kaudokranialer Richtung definiert verändern. Die X-Gradienten sind auf beiden Seiten des Patienten lokalisiert und ändern von links nach rechts das Magnetfeld in definierter Form (Abb. 5.1).

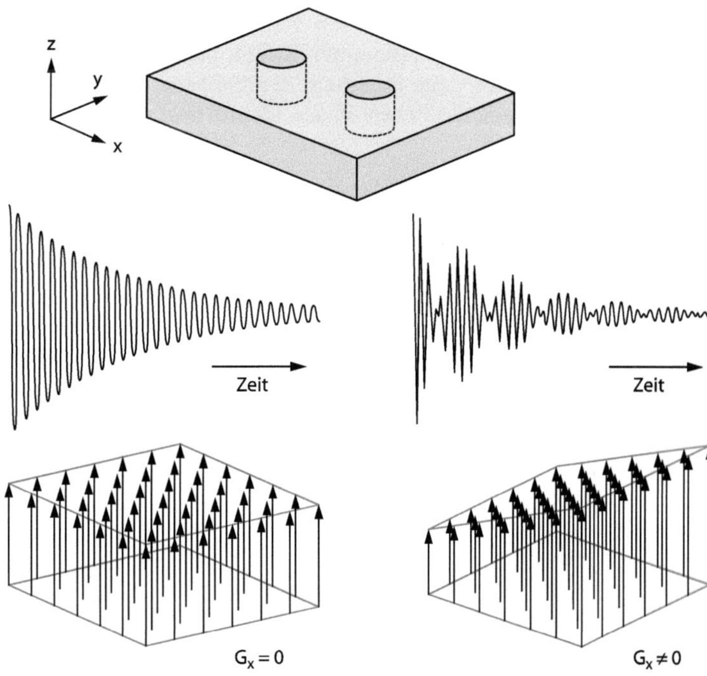

Abb. 5.1. Effekt von Gradientenfeldern. Das Objekt im oberen Bildabschnitt enthält zwei wassergefüllte Zylinder. Ohne Gradientenfeld ist die Magnetfeldstärke an allen Stellen des Objektes gleich. Es entsteht ein FID mit identischer Frequenz. Bei Anlegung eines Gradientenfeldes entlang der X-Achse des Objekts werden die zwei Zylinder unterschiedlichen Magnetfeldern ausgesetzt und besitzen daher verschiedene Lamorfrequenzen. (Aus Hötzinger u. Spätling 1994, S. 11, Abb. 1.7)

Das Prinzip der Ortskodierung soll am Beispiel der Generierung einer axialen bzw. transversalen Schicht erklärt werden: Wird z. B. bei Anwendung einer SE-Sequenz zum gleichen Zeitpunkt sowohl der 90°-Anregungsimpuls appliziert und der Z-Gradient geschaltet, so wird nur in der Schicht eine Anregung der Spins erfolgen, in der die Frequenz des 90°-Anregungsimpulses mit der Lamorfrequenz der Spins übereinstimmt. Damit ist nur eine Schicht in axialer Schnittrichtung angeregt. Alle übrigen Regionen des untersuchten Körpers nehmen an den folgenden Schritten mit der konventionellen SE-Technik nicht teil.

Das aus der Anregung dieser Schicht resultierende Resonanzsignal besteht aus einer Vielzahl von Einzelsignalen (Abb. 5.2). Um nun eine Ortskodierung auch in der zweiten Ebene zu erreichen, wird zwischen dem 90°-Anregungsimpuls und dem 180°-Inversionspuls der Y-Gradient eingeschaltet. Er bewirkt, dass die ventral - also oben - im Tomographen gelegenen Strukturen eine etwas höhere Lamorfrequenz aufweisen, als die dorsal gelegenen. Da die Spins bereits angeregt sind und jetzt in der X- und Y-Achse präzessieren, kreisen die oberen ventralen etwas schneller und laufen den unteren dorsalen, die langsamer kreisen, gewissermaßen davon. Es entsteht also eine Phasenverschiebung der Spins untereinandner in ventrodorsaler Richtung.

Diese Verschiebung ist einerseits abhängig von der Dauer der Einschaltung des kraniokaudalen Gradienten, der auch als *Phasenkodiergradient* bezeichnet wird und natürlich vom Ort jedes einzelnen Spins. Je weiter ein Spin ventral lokalisiert ist, desto größer wird sein Phasenvorsprung sein. Schaltet man nun den Phasenkodiergradienten nach einer bestimmten Zeit wieder ab, präzessieren alle Spins wieder gleich schnell, aber der Phasenvorsprung, den die oberen ventralen vor den unteren dorsalen Spins bekommen haben, bleibt bestehen. So kann jede Zeile innerhalb der Y-Ebene aufgrund ihrer unterschiedlichen Phase identifiziert

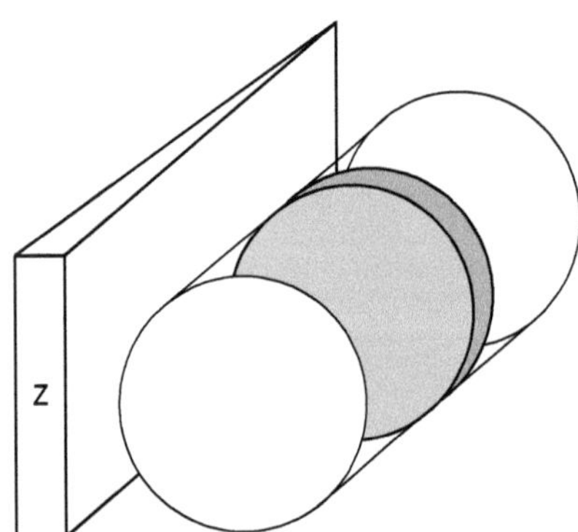

Abb. 5.2. Schichtwahl durch den Z-Gradienten: Mit einer bestimmten Frequenz wird eine bestimmte Schicht (*schraffiert*) angeregt, die angrenzenden Schichten besitzen andere Resonanzfrequenzen und werden nicht beeinflusst

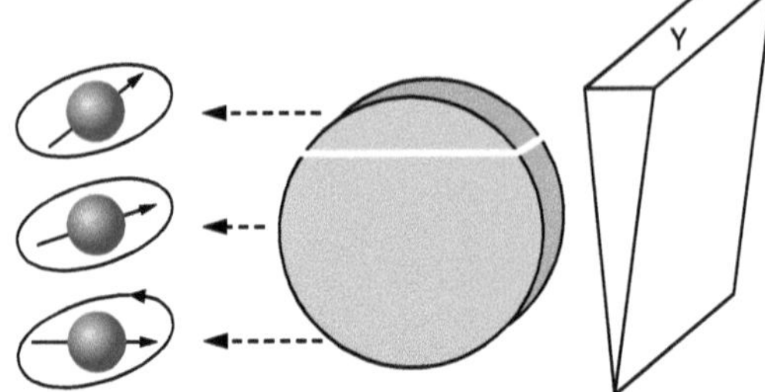

Abb. 5.3. Phasenkodierung durch den Y-Gradienten: Jede horizontale Zeile (*weiß*) erhält einen bestimmten Phasenvorsprung, der sie eindeutig identifiziert

werden, d. h. die Spins sind jetzt entlang der Y-Achse aufgrund ihrer unterschiedlichen Phase aufgeschlüsselt (Abb. 5.3).

Mit der Einschaltung des X-Gradienten erfolgt nunmehr ein definierter Anstieg der Magnetfeldstärke von links nach rechts oder von rechts nach links in der X-Richtung. Damit wird den Spins neben der unterschiedlichen Phase nunmehr auch eine unterschiedliche Frequenz aufgeprägt. Man nennt daher diesen Gradienten auch *Frequenzkodiergradient*. Mit eingeschaltetem X-Gradienten wird also durch die Empfangsspule ein Frequenzspektrum empfangen, wobei jede Spalte durch ihre Frequenz identifiziert werden kann.

Der X-Gradient muss allerdings zu zwei unterschiedlichen Zeiten eingeschaltet werden. Die erste Einschaltung verändert die Frequenz der Pixel von links nach rechts entsprechend ihrer Lokalisation innerhalb des Gradienten auf die beschriebene Weise. Der anschließende 180°-Impuls invertiert diese räumlich abhängige Verteilung der Phase. Um jedoch das MRT-Signal zu refokussieren ist es notwendig, den Frequenzkodiergradienten anschließend ein zweites Mal einzuschalten. Der erste Teil wird auch als *Dephasierungsteil*, der zweite Teil als *Ausleseteil* bezeichnet (Abb. 5.4).

Der Z-Gradient wird auch *Schichtselektionsgradient*, der Phasenkodiergradient *Präparationsgradient* genannt.

Der Vorgang der alternativen Schaltung der Gradienten wiederholt sich nunmehr bei SE-Sequenzen für jede einzelne zu untersuchende Schicht (Abb. 5.5).

Für die Generierung eines Fast-Spinechos gilt Folgendes: Wie bereits erläutert, werden sämtliche erhaltenen Spinechos unterschiedlich ortskodiert und als unterschiedliche Zeilen in einem Rohdatensatz abgelegt, und zwar unabhängig von ihrer Echozeit. Der FSE-Rohdatensatz enthält also ein Gemisch von Spinechos mit unterschiedlicher T2-Zeit.

Im Unterschied zur Multiecho-SE-Sequenz, bei der multiple 180°-Refokussierungspulse nach dem 90°-Impuls eingeschaltet werden, wird der Phasenkodiergradient bei der FSE-Technik für jedes dieser Echos

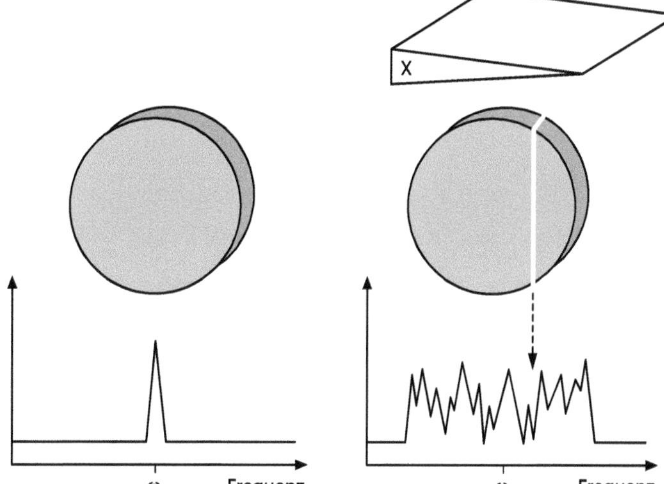

Abb. 5.4. Frequenzkodierung durch den X-Gradienten: Ohne den Gradienten (*links*) empfangen wir nur eine einzige Frequenz, die Lamorfrequenz ω_0. Mit eingeschaltetem Gradienten (*rechts*) wird ein Frequenzspektrum empfangen, wobei jede Spalte durch ihre Frequenz identifiziert werden kann

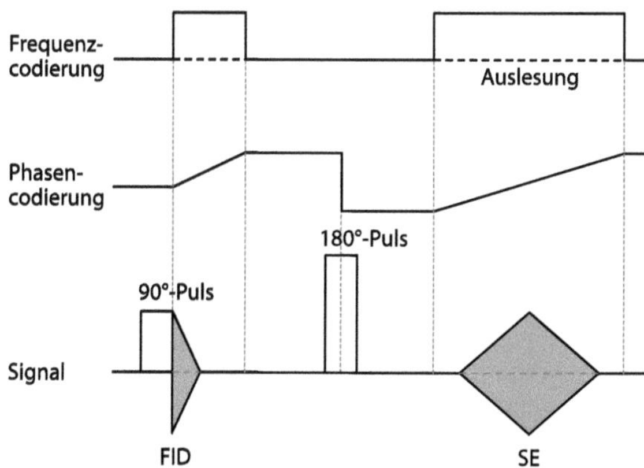

Abb. 5.5. Schematische Darstellung der Frequenz- und der Phasenkodierung bei einer SE-Sequenz. Im Anschluss an den 90°-Puls bewirkt der erste Teil des X-Gradienten eine Dephasierung der Spins. Der zweite Teil der X-Gradienten-Schaltung (Auslesung) führt zur Rephasierung

verändert. Die Standard-Multiechosequenz sammelt alle Echos in einem Zug mit der gleichen Phasenkodierung. Als ein Ergebnis dieser Veränderung des Phasenkodiergradienten zwischen den Echos können im K-Raum multiple Zeilen (für jeden Phasenkodierungsschritt eine) innerhalb der vorgegebenen Repetitionszeit gesammelt werden. Die Anzahl der Echos, die innerhalb der vorgegebenen TR-Zeit erzeugt werden, werden auch als Echo-Zug-Länge, die zwischen 4 und 128 ms betragen kann, bezeichnet. Der Abstand zwischen den Echos wird auch „echospacing" (ES) genannt und liegt in der Größenordnung von 10–20 ms.

Da nun multiple Phasenkodierungsschritte während einer TR-Zeit bei dieser Technik vorgenommen werden können, wird damit, wie bereits erläutert, die Untersuchungszeit signifikant reduziert. Für den X-Gradienten bei der FSE-Technik gilt, dass eine Dephasierung lediglich im Anschluss an den 90°-Impuls, die Einschaltung des Gradienten zur Auslesung allerdings nach jedem 180°-Impuls, also zum Zeitpunkt der Aufnahme des Resonanzsignals, erfolgt (Abb. 5.6).

Zum Verständnis der Größenordnung der durch die Gradienten erzeugten Magnetfeldänderung und damit der Änderung auch der Präzessionsfrequenz, sei folgendes Beispiel angeführt: Die in einem 1,5-Tesla-Magneten positionierten Spins besitzen bekanntlich eine Lamorfrequenz von 63,876 MHz. Wird nun ein Gradientenfeld geschaltet, mit einer Amplitude von 10 mTesla/m oder 1 Gaus/cm, bedeutet dies eine Änderung der Präzessionsfrequenz entlang der Z-Achse von 42,580 Hz oder +/– 21,290 Hz. Wird nunmehr ein Radioimpuls von 21,29 Hz appliziert, werden lediglich die Spins mit dieser Frequenzbandbreite angeregt werden.

Die heute gebräuchlichen magnetischen Induktionen, weisen eine Amplitude zwischen 10 und 80 mTesla/m auf. Die Schaltzeit, die zum Aufbau der Magnetfeldänderung benötigt wird, beträgt zwischen 100 µs und 1 ms. Sowohl die Amplitude, als auch die Anstiegsgeschwindigkeit sind Qqualitätsnormen für die Gradienten. Je höher die Amplituden der Gradienten und je kürzer die Anstiegszeit ist, desto leistungsfähiger sind die Gradienten. Diese Leistungsfähigkeit wird durch die so genannte *Gradientenslewrate* charakterisiert. Sie ist definiert durch die maximale Gradientenamplitude geteilt durch die Zeit, die benötigt wird, um diese Maximalamplitude zu erreichen. Sie wird gemessen in mTesla/m/s.

Die Leistungsfähigkeit und damit die Qualität eines Gradienten ist also nicht allein durch die Höhe der Amplitude definiert, sondern entscheidend auch durch die Geschwindigkeit des Anstiegs. Gute Gradienten besitzen eine Slewrate zwischen 80 und 200 mTesla/m/s. Je stärker ein Gradient, desto dünnere Schichten und desto kleinere Bildausschnitte sind möglich.

Leistungsfähige Gradientensysteme müssen Ströme

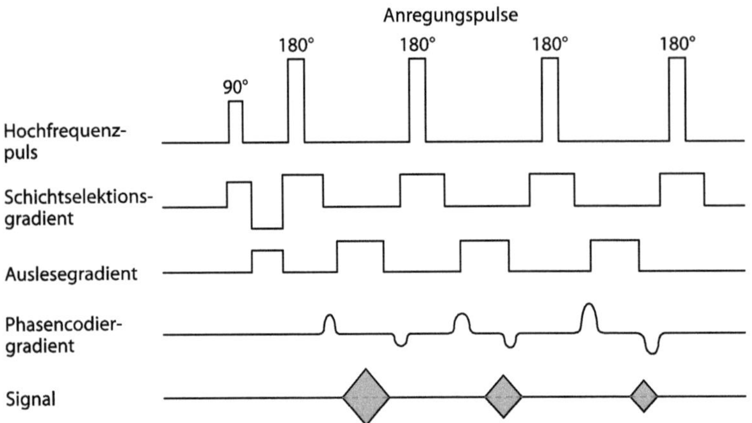

Abb. 5.6. Schematische Darstellung einer Gradientenkodierung bei einem Fast-Spinecho. Jedes erhaltene Echo erfordert einen unterschiedlichen Phasenkodierschritt

bis zu 200 A (Ampere) mit hoher Genauigkeit und Stabilität schalten. Hierbei wirken starke mechanische Kräfte auf die Gradientenspulen ein. Dies führt zu dem typischen Klopfgeräusch während der Messung.

Die bisherige Ausführung gilt für die Anfertigung axialer bzw. transversaler Schichten. Bei Erstellung koronarer oder sagittaler Schnitte muss die Schichtselektion nicht durch den Z-Gradienten sondern nur durch den X- bzw. Y-Gradienten erfolgen, da die Schichtanfertigung längs der Achse eines Gradienten vorgenommen wird.

Die Gradienten sind also untereinander austauschbar. Für die sagittale Schnittrichtung übernimmt der X-Gradient die Funktion des Schichtselektionsgradienten, für die koronare Schnittrichtung der Y-Gradient. Da also die verschiedenen Gradienten variable Funktionen haben, ist es sicherlich vorteilhafter, sie nicht nach der Ebene zu definieren, sondern nach ihrer jeweiligen Funktion in den verschiedenen Schnittebenen. Man sollte also vom Schichtselektionsgradienten, vom Phasenkodiergradienten oder Präparationsgradienten und vom Frequenzkodiergradienten oder Auslesegradienten sprechen. Darüber hinaus sind der Frequenzkodierungs- und der Phasenkodierungsgradient untereinander für jede Schichtebene austauschbar. Diese Möglichkeit wird für die Eliminierung bestimmter Artefakte in bildwichtigen Regionen in der Routine ausgenutzt (s. S. 41).

Wir haben nunmehr das Prinzip der Anfertigung von Schichten in transversaler, sagittaler und koronarer Schnittebene erläutert. Für die Erstellung von *Schrägebenen*, z. B. in der Wirbelsäulendiagnostik, wo bandscheibenparallele Schnitte erforderlich sind, bedarf es noch zusätzlicher Erklärungen.

Andere Schnittebenen, also auch angulierte Schnitte, können ähnlich wie bei der CT durch die Datensätze einer vorhandenen MRT-Bildsequenz nachverarbeitet werden. Diese berechneten Bilder zeigen dann den gleichen Kontrast, die räumliche Auflösung hängt jedoch von den Parametern des Originaldatensatzes ab. Sind die Kantenlängen der Voxel von dem des Originaldatensatzes unterschiedlich, so ist die räumliche Auflösung der errechneten Bilder unterschiedlich. Sind die Kantenlängen der Voxel allerdings gleich groß, so ist auch die räumliche Auflösung des berechneten Bildes gleich der des Originalbildes. Diese Nachverarbeitungsmöglichkeit setzt allerdings die vorherige Erstellung eines 3D-Datensatzes voraus und erfordert relativ viel Rechenzeit.

Eine weitere Modifikation der Darstellung ist die radiale Schnittführung. Hierbei handelt es sich um angulierte Schnittebenen um einen zentralen Schnittpunkt mit Schichtrotation um jeweils mehrere Grade. Mit dieser Technik ist die Ansicht eines Objektes aus vielen unterschiedlichen Angulationsebenen bis zu 360° möglich. Diese Technik ist auch in der Gelenkdiagnostik prinzipiell einsetzbar, wird aber wenig genutzt. Sie hat sich jedoch einen Platz in der Wirbelsäulendiagnostik als so genannte MR-Myelographie gesichert.

5.1 Definition des K-Raumes

Der K-Raum entspricht den gesammelten Rohdaten während einer MRT-Untersuchung. Diese Rohdaten aus dem Resonanzsignal entsprechen einer Vielzahl aus Sinus- und Cosinuswellen unterschiedlichster Frequenz und Orientierung, wobei ein Gewichtungsfaktor für jede einzelne Welle existiert. Die Koordinaten des K-Raumes werden auch räumliche Frequenzen genannt und ihre Einheiten sind Zyklen per Einheitslänge. Man kann sie auch als eine Serie von Zeilen beschreiben, mit individuell definierten Punkten entlang jeder dieser Zeilen. Jede Zeile wird bestimmt durch den frequenzkodierten Gradienten. Hierbei ist zu beachten, dass die Daten im K-Raum unterschiedlich sind zu denen in der Matrix auf dem Bild, da die Punkte des K-Raums nur eine Information über die räumliche Zuordnung und über die Signalintensität für jedes Bild enthalten.

Der Inhalt des K-Raums ist mathematisch verbunden mit der so genannten Fourier-Transformation, mit der die Signale im K-Raum in die räumliche Darstellung transferiert werden.

Der K-Raum ist also deshalb so interessant, weil die erzeugten MRT-Signale aktuelle Muster des K-Raumes sind. Jede Datensammlung im K-Raum entspricht also einem MRT-Bild. Die zentralen Bereiche des K-Raumes enthalten in erster Linie Informationen über die Signalintensität und beeinflussen daher in erster Linie das Signal-zu-Rausch-Verhältnis und die Kontrastauflösung der Bilder. Die peripheren Abschnitte des K-Raumes enthalten vorwiegend die räumliche Information, sie beeinflussen daher die räumliche Auflösung des Bildes. Die Verbesserung der Detailerkennbarkeit in einem MRT-Bild erfolgt also an den Kanten des K-Raumes.

Eine weitere Eigenschaft des K-Raumes ist seine Symmetrie. Diese erlaubt, dass das MRT-Bild bereits allein durch einen Teil der im K-Raum akquirierten Rohdaten erstellt werden kann.

5.2 Verschiedene Verfahren zur Bildrekonstruktion

1. Selektive Anregung,
2. Zeugmatographie,
3. 2D-Fourier-Verfahren,
4. Multi-slice-Verfahren,
5. Multi-Echo-Verfahren,
6. 3D-Fourier-Rekonstruktionsverfahren.

Die in der MRT-Diagnostik zur Anwendung kommenden Bildrekonstruktionen sind das 2D-Fourier-Verfahren und das 3D-Fourier-Rekonstruktionsverfahren, das eine Weiterentwicklung der 2D-Transformation darstellt.

5.2.1 2D-Fourier-Transformation

Im 2D-Verfahren ist jedes Volumenelement einer Schicht, auch Voxel genannt, eindeutig durch seine Frequenz und seine Phase charakterisiert. Für die Weiterverarbeitung der an der Empfangsspule ankommenden unterschiedlichen Frequenzen wird in der MRT-Diagnostik die Fourier-Transformation angewendet. Hierbei handelt es sich um eine schwierige mathematische Operation, bei der Signale unterschiedlichster Frequenz in Sinus- und Cosinuswellen umgewandelt werden. So stellt die Fourier-Transformation einer Cosinuswelle zwei einfache Spitzen dar, wobei die Höhe dieser Spitzen proportional der Amplitude der Welle ist. Die zweite Spitze entspricht der Sinuswelle. Die aus den unterschiedlichsten Frequenzen resultierenden Daten werden dann als komplexe Zahlen weiter verarbeitet.

Die Bildberechnung kommt in der MRT-Diagnostik überwiegend zur Anwendung, hat jedoch einige gravierende Nachteile. So ist die räumliche Auflösung limitiert und durch die notwendigen „gaps“, d. h. durch die Zwischenräume zwischen den Schichten können Information verloren gehen. Diese Gaps sind bekanntlich erforderlich, da ohne Gaps die Signale einer Schicht auch in der daneben liegenden Schicht im Sinne eines „crossovers“ registriert werden können und damit einen Bildfehler bewirken. Ein zweiter Nachteil ist die Limitierung der Schichtdicke, d. h. Schichten unter 1 mm Dicke können nicht erstellt werden. Dies mag für homogene Organe wie das Gehirn oder für Körperregionen mit großen Ausmaßen durchaus akzeptabel sein. In Regionen mit feineren Strukturen, z. B. im Bereich der Gelenke, aber insbesondere auch in der Mikro-MRT-Diagnostik, können durch Fehlen von durchgehenden Schichten und die Limitierung der Schichtdicke bestimmte anatomisch pathologische Veränderungen übersehen werden.

5.2.2 3D-Fourier-Rekonstruktionsverfahren

Die Schritte, die erforderlich sind, um ein 3D-MRT zu generieren, sind sehr ähnlich den Schritten, ein 2D-Bild zu erhalten. Hierbei wird jedoch nicht eine einzige Schicht, sondern das gesamte Volumen des zu untersuchenden Organs angeregt. Man nennt dieses Volumen auch „slap“. Diesem Vorgang folgt in einer zweiten Phase durch die Einschaltung des Phasenkodiergradienten sowohl die Schichtselektionierung als auch die Phasenkodierung. Diese Methode kann angewandt werden, wenn nur eine begrenzte Anzahl von Kodierungsschritten erforderlich ist.

Die Anfertigung eines 3D-Volumen erfolgt also durch eine initiale Anregung mit einem nichtselektiven Impuls, dem eine große Anzahl von Kodierungsschritten in der Schicht und in der Phasendimension folgt. Der Datensatz kann dann in einer oder auch in mehreren Ebenen berechnet werden. Es besteht eine direkte Beziehung zwischen der Anzahl der Kodierungsschritte und dem räumlichen Auflösungsvermögen innerhalb des 3D-Volumens.

Die dreidimensionale Berechnung ist allerdings nur mit sehr leistungsfähigen Computern möglich. So erfordert ein 3D-Satz mit einer Matrix von $128 \times 128 \times 256$ Pixel einen Computer mit einer Leistungsfähigkeit von mindestens 8 Megabyte. Außerdem kann die Reformatierung der 3D-Daten sehr zeitaufwendig sein. Daher wird die dreidimensionale Bildgebung nur kombiniert mit schnellen Sequenzen, wie z. B. FSE- oder FGRE-Sequenzen.

Die 3D-Rekonstruktion hat eine Reihe von Vorteilen

gegenüber der 2D-Rekonstruktion. So ist als erheblicher Vorteil das Fehlen von Gaps zu erwähnen. Ferner ist die Generierung von sehr dünnen Schichten möglich, ohne dass – wie bei der 2D-Rekonstruktion – sich das Signal-zu-Rausch-Verhältnis und damit die Qualität des Bildes verschlechtert. Des Weiteren können nicht nur Bilder in den drei Ebenen sagittal, axial und koronar angefertigt werden, sondern es sind Schichten in jeder Ebene des Raumes möglich, ja sogar die Darstellung einer Schicht in bogenförmiger oder sigmoidaler Ausdehnung.

Kapitel 6

Aufbau eines MRT-Gerätes 6

Die Komponenten eines MRT-Gerätes sind im Folgenden zusammengefasst (Abb. 6.1):

1. der Magnet, der das statische Magnetfeld erzeugt,
2. die HF-Anlage zur Erzeugung des speziellen Radioimpulses,
3. die Gradientenspulen zur Erzeugung der Feldgradienten B_x, B_y und B_z für die Ortskodierung der Resonanzsignale aus den einzelnen Volumenelementen,
4. die Empfangsspule zur Registrierung des erzeugten Resonanzsignals,
5. Shimspulen,
6. der Rechner, der die Gesamtanlage steuert, die Bilder errechnet und diese auf einem Bildschirm darstellt,
7. die Bedienkonsole, die der Steuerung und der Überwachung der Anlage sowie der Ein- und Ausgabe von Daten dient.

6.1 Magnetsystem

Das zur Bildgebung benötigte Magnetfeld wird durch einen starken Magneten erzeugt, wobei drei verschiedene Magnettypen unterschieden werden:

- Permanentmagnet,
- Elektromagnet, auch Widerstands- oder resistiver Magnet,
- supraleitender Magnet.

6.1.1 Permanentmagnet

Permanentmagnete bestehen aus Blöcken einer ferromagnetischen Legierung. Sie besitzen ein dauerhaftes Magnetfeld und benötigen daher weder eine Energiezufuhr noch eine Kühlung. Das Hauptfeld liegt senkrecht zur Körperachse. Dies hat den Vorteil einer wesentlich besseren Homogenität des Magnetfeldes, die durch die supraleitenden und resistiven Magneten mit horizontaler Magnetfeldrichtung erst bei einer Verdopplung der Magnetfeldstärke erreicht wird.

Zu den Nachteilen gehören die begrenzte Magnetfeldstärke bis 0,6 Tesla und das hohe Gewicht von 10–70 t.

Hauptvorteile sind die im Vergleich niedrigen Betriebskosten. Darüber hinaus ist die vertikale Anordnung des Hauptmagnetfeldes für bestimmte Empfangsspulen besser geeignet.

Hauptvertreter dieses Magnettyps werden von den Firmen Hitachi und Fonar hergestellt, aber auch andere

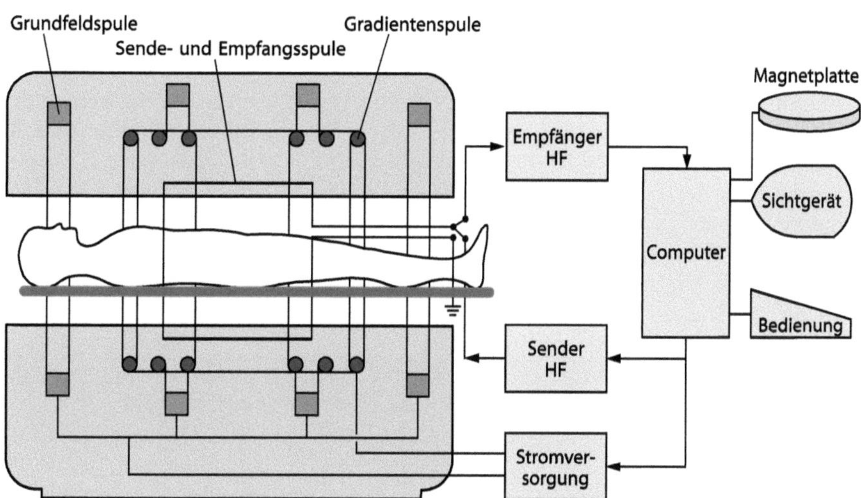

Abb. 6.1. Aufbau eines Magnetresonanztomographen. (Aus Hosten et al. 1999, IV-2, S. 1, Abb. 1)

Firmen, wie z. B. GE haben diesen Magneten in ihrer Angebotspalette.

6.1.2 Elektromagnet

Der Elektromagnet besteht aus einem Eisenkern, der mit Kupferdraht umwickelt ist. Die Erzeugung eines Magnetfeldes erfolgt dadurch, dass elektrischer Strom durch die Drahtspule geleitet wird. Elektromagnete sind nur so lange magnetisch, wie sie vom Strom durchflossen werden. Da dem durch den Draht fließenden Strom allerdings Widerstand entgegen steht, wärmen sich diese Magneten während des Betriebes auf. Sie müssen deshalb mit Wasser gekühlt werden. Die Feldstärke ist auf 0,3 Tesla begrenzt. Zwischen der Magnetfeldstärke und der Größe des erzeugten Resonanzsignals besteht bekanntlich eine direkte Beziehung. Je höher die Magnetfeldstärke, desto größer ist die Präzessionsfrequenz der Spins und desto stärker ist das gebildete Resonanzsignal. Daher ist bei einem Elektromagneten das erzeugte Resonanzsignal klein, im Vergleich zu supraleitenden Magneten mit hoher Magnetfeldstärke. Der Nachteil einer limitierten Magnetfeldstärke bei resistiven Magneten wird z. T. ausgeglichen durch den Einsatz hochwertiger Gradienten und von speziellen Empfangsspulen, auf die noch einzugehen ist. Viele Firmen stellen u. a. auch MRT-Geräte mit resistiven Magneten in erster Linie mit offenem Design her.

6.1.3 Supraleitender Magnet

Der supraleitende Magnet gehört ebenfalls zu den Elektromagneten. Das besondere jedoch ist, dass er, einmal auf die gewünschte Feldstärke aufgeladen, zur Aufrechterhaltung seines Magnetfeldes keine weitere elektrische Energie benötigt. Der Strom, der zur Erzeugung des Magnetfeldes dient, wird durch Wickelungen geleitet, die auf extrem niedrige Temperaturen gebracht werden. Diese Kühlung hebt den Widerstand gegenüber dem elektrischen Strom praktisch auf und ermöglicht so die Erzeugung eines sehr starken Magnetfeldes. Dieser Vorgang wird auch als Supraleitung bezeichnet, wobei die Eigenschaft einiger Metalllegierungen ausgenutzt wird, die in der Nähe des absoluten Nullpunktes ihren Widerstand gegenüber Strom verlieren. Der Leiterdraht der Spule besteht daher nicht wie üblich aus Kupfer, sondern aus einer Niob-Titan-Legierung. Als Kühlmittel wird flüssiges Helium verwendet, mit dem die Temperaturen bis zu minus 269 °C gesenkt werden.

Der supraleitende Magnet erlaubt also aufgrund des fehlenden Widerstandes hohe Magnetfeldstärken bis zu 10 Tesla, wobei in der medizinischen Diagnostik bisher Magnetfeldstärken bis 2 Tesla zur Anwendung kommen. Vorteil dieses Magneten ist ein sehr homogenes konstantes Magnetfeld von hoher Magnetfeldstärke, das die Voraussetzung für die Erstellung einer optimalen Bildqualität bietet. In der Tat ist eines der wichtigsten Qualitätskriterien einer MRT-Apparatur die Homogenität seines Magnethauptfeldes. Inhomogenitäten verfälschen die Ortskodierung und führen zu Bildverzerrungen.

6.2 Hochfrequenzanlage zur Erzeugung des Hochfrequenzsignals

Die zur Anregung der Protonen erforderlichen HF-Impulse werden in HF-Spulen von einem Pulsgenerator erzeugt. Diese Anregungspulse sind in der Lage, den Magnetisierungsvektor um einen definierten Winkel aus der Vorzugsrichtung herauszukippen. Hierbei muss die Nennfrequenz des Senders mit der Resonanzfrequenz des rotierenden Protons übereinstimmen. Die Resonanzfrequenzen sind bekanntlich abhängig von der Magnetfeldstärke.

Sie beträgt
- für 0,5 Tesla 21,3 MHz,
- für 1,0 Tesla 42,57 MHz und
- für 1,5 Tesla 63,9 MHz.

Dies entspricht Radiowellen im UKW-Bereich. Die hierzu erforderliche Sendeleistung liegt im Bereich von einigen Kilowatt (kW).

Die Sendespule ist in der Wand des Magneten implementiert. Einige Spezialempfangsspulen sind in der Lage, sowohl zu senden als auch zu empfangen. Die meisten Spulen sind jedoch reine Empfangsspulen, wobei dann die Anregungspulse durch die in der Wand des Magneten eingebaute Sendespule erfolgen.

6.3 Gradientenspulen

Mit den Gradientenspulen wird das homogene Magnethauptfeld künstlich in definierter Weise inhomogen gemacht, als Voraussetzung für die Ortskodierung der Resonanzsignale aus den einzelnen Volumenelementen der Schicht.

Die technisch-physikalische Definition der Gradientenstärke wird in mTesla/m ausgedrückt. Es handelt sich hier um die Höhe der erzeugten Amplitude. Je höher die Amplitude, desto differenzierter und damit genauer ist die unterschiedliche Frequenz der Spins im Gradientenfeld.

Die Qualität eines Gradientensystems ist jedoch nicht nur durch die maximale Gradientenstärke (mTesla/m) definiert, sondern auch durch die Geschwindigkeit, in der die maximale Amplitude aufgebaut werden kann. Sie wird als Gradientenanstiegszeit bezeichnet und findet sich in der Größenordnung zwischen 0,1 ms und 1 ms.

Je kürzer die Anstiegszeit, desto effektiver ist das Gradientensystem.

Die Leistungsfähigkeit wird jedoch besser durch die so genannte „Gradienten-slew-rate" charakterisiert. Sie stellt eine Größe dar, die die beiden Gradientenspezifikationen miteinander verbindet.

„slew rate" = maximaler Amplitudenanstieg/Anstiegszeit zur maximalen Amplitude = mTesla/m/s.

Die Slew rate beeinflusst die minimal erreichbaren Echo- und Repetitionszeiten und auch das Echospacing.

In den klinischen MRT-Scannern finden sich Gradientenstärken in der Größenordnung zwischen 15 und 100 mTesla/m/s. Bei Anstiegszeiten zwischen 0,1 und 1 m/s sind dabei Slew rates von bis zu 500 mTesla/m/s realisierbar.

Hohe Slew-rate-Werte charakterisieren also die Qualität eines Gradientensystems und sind Voraussetzung z. B. für das EPI.

6.4 Empfangsspulen

Einen wichtigen Bestandteil eines MRT-Gerätes stellen die Empfangsspulen dar, die die Resonanzsignale registrieren und digitalisieren. Das Qualitätskriterium einer Empfangsspule ist die so genannte Empfängerbandbreite. Die Empfängerbandbreitenspezifikation beschreibt, wie schnell ein MRT-Signal digitalisiert werden kann. Je höher die Empfängerbandbreite ist, desto schneller geht diese Digitalisierung vor sich. Bei der Verwendung eines Gradientensystems mit sehr schnellen Anstiegszeiten und hohen Gradientenamplituden wird die Zeit, die der Akquisition des MRT-Signals zugemessen wird, sich erniedrigen.

Eine hohe Empfängerbandbreite ist daher ein unverzichtbarer Bestandteil einer schnellen MRT-Bildgebung. Es gilt, dass je höher eine Empfängerbandbreite ist, desto schneller auch die Akquisition erfolgen kann. Hierbei muss allerdings der Preis für die zunehmende Geschwindigkeit der Digitalisierung bezahlt werden, denn das Signal-zu-Rausch-Verhältnis eines MRT-Bildes erniedrigt sich durch den Anstieg der Empfängerbandbreite. Aus diesem Grund besitzt die schnellere Bildgebung notwendigerweise auch ein geringeres Signal-zu-Rausch-Verhältnis, verglichen mit der konventionellen MRT-Bildgebung.

Man unterscheidet verschiedene Spulenarten: Zu den konventionellen Spulen gehört die Quadraturspule, die Solenoidspule und auch die polarisierte Spule. Diese Spulen haben den Vorteil einer sehr guten Homogenität der Schicht, jedoch den Nachteil eines relativ niedrigen Signal-zu-Rausch-Verhältnisses. Dieser Nachteil wird durch die vor einigen Jahren entwickelten so genannten Oberflächenspulen weitestgehen kompensiert. Oberflächenspulen ermöglichen eine selektive Darstellung von Oberflächenbezirken mit gutem Signal-zu-Rausch-Verhältnis, wobei das Signal allerdings mit zunehmender Tiefe kontinuierlich abnimmt. Hierbei gilt, wie auch aus Abb. 6.1 hervorgeht, dass je näher sich die Spule am abzubildenden Objekt befindet, umso stärker das Signal ist und je kleiner der Durchmesser der Spule, umso stärker das Signal, jedoch auch, umso geringer die Eindringtiefe. Mit einer Oberflächenspule werden also nur die oberflächlichen der Spule direkt anliegenden Bezirke mit starkem Signal registriert und die tieferen Bezirke gewissermaßen ausgeblendet. Dies kann auch für eine Reihe von Untersuchungen in der Orthopädie, z. B. an der Wirbelsäule, ein Vorteil sein, da damit bildunwichtige Regionen, ventral der Wirbelsäule, ausgeblendet werden können. Die Eindringtiefe, d. h. der Empfangsbereich einer Oberflächenspule entspricht im Übrigen etwa ihrem Durchmesser.

Die Vorteile einer Oberflächenspule gegenüber einer konventionellen Empfangsspule werden im Folgenden nochmals zusammengefasst:

- Die bessere Empfangsqualität resultiert aus einem besseren Rauschabstand und ermöglicht eine bessere Bildqualität.
- Durch den verbesserten Rauschabstand ist auch eine höhere räumliche Auflösung möglich.
- Körperregionen, die weiter von der Spule entfernt liegen, stören die Bildinformation nicht, da sie außerhalb des Empfangsbereiches der Spule liegen.

Eine Weiterentwicklung der Oberflächenspulen stellen die so genannten „Phased-array-Spulen" dar. Deren Prinzip kann folgendermaßen erklärt werden: Es handelt sich hierbei um mehrere Spulen, die miteinander kombiniert sind. Zwei Alternativen werden unterschieden:

- Die Phased-array-Spulen sind *in Reihe geschaltet*, z. B. für die Untersuchung der Wirbelsäule.
- Die Spulen werden *opponierend angeordnet*, z. B. für die Untersuchung des Thorax, des Abdomens und des kleinen Beckens und auch für verschiedene Gelenke.

Diese Anordnungen haben folgende Vorteile: Bei der Darstellung eines großen Blickfeldes wird der Empfänger normalerweise mit einem erheblichen Rauschen konfrontiert, das sich aus der Größe des Volumens und auch aus der für das Bild notwendigen Frequenzbandbreite ergibt. Unterteilt man nun das Blickfeld durch mehrere benachbarte Spulen in entsprechende Teilvolumina, so erfasst jede Spule nicht nur ein kleineres Volumen, sondern auch ein kleineres Frequenzintervall. Hierbei erfolgt die Anregung und der Signalempfang von allen Phased-array-Spulen simultan. Daraus resultiert der Vorteil, dass bei gleicher Messzeit eine deutlich verbesserte Bildqualität erzielt wird. Durch die Anwendung eines Phased-array-Spulensatzes kann daher eine Verbesserung der Bildqualität um den Faktor 4 erreicht werden.

Zusätzlicher Effekt bei der opponierenden Anordnung der Spulen, der ebenfalls als Vorteil gewertet werden kann, ist, dass der Nachteil der Oberflächenspulen – nämlich die begrenzte Sichtweite in der Tiefe – bei opponierender Anordnung nahezu eliminiert werden kann.

6.5 Shimspulen

Das wichtigste Qualitätskriterium für einen Magneten ist die Homogenität seines Hauptfeldes. Inhomogenitäten, die durch äußere Einflüsse fast immer vorhanden sind, verfälschen die Ortskodierung und führen darüber hinaus zu Bildverzerrungen. Um solche Bildfehler zu vermeiden, muss das Magnetsystem homogenisiert werden. Diese Aufgabe übernimmt die so genannte Shimspule. Man unterscheidet ein aktives und ein passives „shimung“:

- *Passiver Shim*: Man bringt kleine ferromagnetische Teile in Form von Eisenplatten so im Magneten an, dass inhomogene Bereiche und damit verbundene Verzerrungen des Magnetfeldes ausgeglichen werden.
- *Aktiver Shim*: Es werden im Messbereich Ausgleichsspulen angebracht. Durch die individuelle Anregung dieser Spulen wird ein kleines Magnetfeld erzeugt. Damit können ebenfalls Inhomogenitäten des Hauptmagnetfeldes ausgeglichen werden.

6.6 Rechner zur Datenverarbeitung

Voraussetzung für den heutigen technischen Stand der MRT war die Entwicklung sehr schneller Datenverarbeitungssysteme, da die anfallende Datenmenge bei der MRT noch wesentlich größer ist als bei der CT. So fallen bei einer normalen MRT-Untersuchung Rohdaten von mindestens 30 Megabyte an. Dies entspricht nach der Fourier-Transformation immerhin noch 16 Megabyte. Solche Datenmengen können jedoch nur rekonstruiert werden, wenn eigenst dafür entwickelte parallel arbeitende Multi-array-Prozessorsysteme verfügbar sind. Diese übernehmen nicht nur die Routinearbeit, sondern auch die Nachverarbeitung von 3D-Datensätzen sowie die nachträgliche Bearbeitung anderer Schichtorientierungen.

Ferner gibt es einen so genannten Steuerrechner, der den eigentlichen Ablauf der Messsequenz und die Steuerung der Prozessorsysteme überwacht. Auch die Archivierung der Daten und die Dokumentation auf Röntgenfilmen über Laserkameras wird vom Steuerrechner organisiert.

6.7 Bedienkonsole

Die Steuerung des gesamten Untersuchungsablaufes, die Auswertung und Darstellung sowie die Dokumentation der Bilder geschieht an einer Konsole, die mit einer vom PC her bekannten Maus zur Steuerung der Funktionen ausgestattet ist.

Bei modernen Anlagen bestehen ferner eine Reihe von Nachbearbeitungsmöglichkeiten der MRT-Bilder: So können verschiedene Bereiche markiert, Bildausschnitte vergrößert und diverse Messungen vorgenommen werden, es kann eine Filterung zur Kontrastanhebung erfolgen, und es ist eine Intensitätsberechnung sowie auch eine Berechnung der T1- und der T2-Relaxationszeiten in ausgewählten Regionen, so genannten „region of interest“ (ROI), möglich.

6.8 Aktive Abschirmung des Magneten

Im Normalfall findet sich in der Umgebung eines Tunnelmagneten ein ausgedehntes Magnetfeld, das zur Peripherie hin – abhängig von der primären Magnetfeldstärke des Systems – abnimmt. Die so genannte 5-Gaus-Linie, die als wichtige Abgrenzung in den Vorschriften gilt, findet sich z. B. bei einem 0,5-Tesla-Magneten 6,5 m vertikal und 8 m horizontal, bei einem 1,5-Tesla-Magneten 9 m vertikal und 11,3 m horizontal vom Magneten entfernt.

Daher wurden schon frühzeitig Anstrengungen zu einer aktiven Abschirmung unternommen, um die magnetischen Felder in der Umgebung zu minimieren, und zwar in erster Linie, um die Abmessungen der Räume, in denen die MRT-Geräte aufgestellt werden, verkleinern zu können.

Aktive Abschirmung beinhaltet die Möglichkeit der Implementierung eines magnetischen Gegenfeldes in der Umgebung des Hauptmagnetfeldes, das jedoch die Feldhomogenität nicht beeinträchtigen darf.

Heute sind praktisch alle Tunnelmagneten aktiv abgeschirmt, sodass Störungen in der Umgebung durch das Magnetfeld auch in einem Abstand von 3 m nicht mehr befürchtet werden müssen.

Der Nachteil offener Geräte ist es, dass eine aktive Abschirmung bisher nur schwierig zu realisieren ist.

7 Biologische Effekte und Sicherheitsmaßnahmen bei der Durchführung einer Magnetresonanztomographie

Während der Durchführung einer MRT ist der Patient drei verschiedenen Formen einer elektromagnetischen Einwirkung ausgesetzt.

1. dem statischen Magnetfeld,
2. dem Gradientenmagnetfeld,
3. dem elektromagnetischen Feld, das durch das HF-Signal erzeugt wird.

Alle drei Ursachen können nachweislich bei stärkerer Einwirkung biologische Effekte im menschlichen Körper hervorrufen. In den letzten 10 Jahren wurde eine Vielzahl von Studien durchgeführt, um diese Effekte und die möglichen daraus resultierenden pathologischen Veränderungen auf lebendes Gewebe zu überprüfen. Obgleich keine dieser Studien sowohl in Tierversuchen, als auch im Menschen signifikante oder unerwartete Veränderungen erbracht haben, sind die Daten sicher noch nicht komplett und ausreichend, um eine absolute Sicherheit zu haben. Aus diesem Grunde wurde eine Reihe von einschränkenden Vorschriften erlassen, die bei der Anwendung der MRT in der Medizin zu beachten sind, und zwar sowohl für den Patienten als auch für das am MRT-Gerät tätige Personal.

7.1 Generelle biologische Effekte durch das statische Magnetfeld

Es gibt nur wenige Erkenntnisse über die Effekte eines starken statischen Magnetfeldes auf den Menschen. Eine Studiengruppe berichtet über den Effekt der Einwirkung eines starken statischen Magnetfeldes von 0,0015 – 0,35 Tesla auf Arbeiter, die permanent während der Arbeitszeit dort tätig waren (Stoller 1997).

An Nebenwirkungen wurden aufgezählt: Kopfschmerzen, Brustschmerzen, Müdigkeit, Appetitlosigkeit und andere nicht spezifische Unpässlichkeiten. Für diese Klagen konnten jedoch ebenfalls andere extreme Arbeitsbedingungen verantwortlich sein, wie z. B. eine erhöhte Raumtemperatur und Staub, der eine Reihe von pathologischen Substanzen enthielt. Ferner gab es bei dieser Studie keine Kontrollgruppe, sodass keinesfalls sicher war, ob die geklagten Beschwerden Folge des elektromagnetischen Feldes waren.

Untersucht wurden auch die möglichen kardialen Effekte und die Veränderung des Kreislaufs bzw. des Blutes in einem starken elektromagnetischen Feld (Stoller 1997). Hierbei wurde festgestellt, dass es zu einem signifikanten Anstieg der T-Welle im Elektrokardiogramm kam und zwar bereits bei Magnetfeldstärken von 0,1 Tesla und mehr. Die Höhe der T-Wellen-Amplitude wies eine direkte Korrelation zur Intensität des statischen Magnetfeldes auf. Mit anderen Worten: Eine geringe Magnetfeldstärke hatte einen geringeren Effekt als ein stärkeres Magnetfeld. Andere Anteile des Elektrokardiogramms können ebenfalls durch ein statisches Magnetfeld verändert werden. Dies jedoch ist offenbar abhängig von der Position des Elektrokardiographen. Nach der Abschaltung des elektromagnetischen Feldes normalisierte sich das Elektrokardiogramm innerhalb sehr kurzer Zeit. Da sich in keiner Studie gleichzeitig auch Veränderungen der Blutzirkulation feststellen ließen, hat sich die Meinung durchgesetzt, dass es sich hierbei wohl um einen magnethydrodynamischen Effekt handelt, der keinerlei biologische Risiken darstellt.

Es sind ferner Untersuchungen über eventuelle neurologische Effekte durch starke elektromagnetische Felder vorgenommen worden. Alle diese Studien haben weder langzeitig noch kurzzeitig irreversible oder unerwartete biologische Effekte durch ein statisches Magnetfeld bis zu einer Größenordnung von 2,0 Tesla erbracht (Stoller 1997). Im Hinblick auf mögliche Veränderungen durch höhere Magnetfeldstärken bis 8 Tesla laufen z. Z. eine Reihe von Studien weltweit.

7.2 Biologische Effekte durch die Gradientenmagnetfelder

Der menschliche Körper wird während der gesamten Untersuchung – durch die Gradienten – schnell wechselnden elektromagnetischen Feldern ausgesetzt. Diese können elektrische Felder aufbauen und Ströme in leitenden Medien auslösen. Zu ihnen gehört auch biologisches Gewebe.

Die Wahrscheinlichkeit einer Interaktion zwischen dem Gradientenfeld und dem biologischen Gewebe ist allerdings von einer Reihe von Faktoren abhängig, und zwar in erster Linie von der Stärke der Gradienten, der Stärke des statischen Magnetfeldes und von der Geschwindigkeit der wechselnden Schaltung.

In der Theorie entfaltet der Strom seine stärkste Wirkung in der Peripherie und nimmt linear zum Körperzentrum hin ab.

Bioeffekte durch die sich entwickelnden Ströme können einmal durch die eingebrachte Energie wirksam werden oder auch indirekte Effekte auslösen.

Thermale Wirkungen können aber in Anbetracht der eingebrachten Energie völlig vernachlässigt werden und sind klinisch nicht signifikant. Nichtthermale Effekte jedoch bestehen in einer Stimulation von Nerven und Muskelzellen und in einer Induktion einer ventrikulären Fibrillation. Ferner ist auch eine mögliche Stimulation des N. opticus beschrieben worden, wobei die Patienten als Folge einen Lichtblitz bemerken. Allerdings sind die Ströme, die zu einer Nervenstimulation benötigt werden, deutlich höher als die geschätzte Stromdichte bei einer routinemäßigen klinischen MRT-Untersuchung. Die Augenblitze werden auch als Phosphene bezeichnet und treten offenbar bei Magnetfeldstärken von 4 Tesla und mehr häufig auf.

Diskutiert wurde auch, ob magnetresonanztomographische Untersuchungen des Gehirns bei Epileptikern wegen der möglichen Komplikation einer neurogenen Stimulation durchgeführt werden sollten. Es ist jedoch bisher in keinem Falle während einer MRT-Untersuchung ein epileptischer Anfall bekannt geworden (Stoller 1997).

7.3 Biologische Effekte durch die Hochfrequenzfelder

HF-Felder in der Frequenz und Stärke, wie sie bei einer MRT-Untersuchung zur Anwendung kommen, sind generell in der Lage, Wärme im Gewebe zu erzeugen. Die Verabreichung eines Radioimpulses kann jedoch auch nichtthermale Veränderungen eines biologischen Systems erzeugen, ohne dass damit ein signifikanter Anstieg der Temperatur verbunden wäre. Diese Effekte werden allerdings kontrovers diskutiert, insbesondere die Rolle, die elektromagnetische Felder bei der Entstehung von Krebs und der Entwicklung von Anomalien spielen. Eine ausführliche Studie (Beers 1989) hat bisher keinen signifikanten Zusammenhang zwischen elektromagnetischen Feldern und dem Auftreten bestimmter Krebserkrankungen oder kongenitalen Fehlbildungen erbracht.

Bezüglich der thermalen Komponente kann Folgendes festgestellt werden: Die Wirksamkeit und die Absorbtionsmöglichkeit der Energie des Radioimpulses ist begrenzt durch die physikalische Ausdehnung im Gewebe. Ist das Gewebevolumen groß, natürlich immer relativ zur Wellenlänge der Energie, wird die Energie bereits an der Oberfläche absorbiert. Ist das Volumen des Gewebes klein, kann auch nur wenig Energie des Radioimpulses absorbiert werden.

Ferner besitzt der menschliche Körper ein thermoregulatorisches System, welches in der Lage ist, evtl. anfallende Temperaturerhöhungen sofort auszugleichen.

Besonderes Augenmerk wurde bei den durchgeführten Untersuchungen auf temperaturempfindliche Organe gerichtet. Hierbei stellte sich heraus, dass während einer MRT-Untersuchung die skrotale Temperatur im Maximum um etwa 2 °C anstieg. Dieser Temperaturanstieg allerdings wird auch bei jedem fieberhaften Infekt erreicht.

Auch das Auge ist ein temperaturempfindliches Organ, und zwar in erster Linie wegen der unzureichenden Blutversorgung. Eine Reihe von Studien hat jedoch in Tierversuchen bewiesen, dass keinerlei Beeinflussung durch die eingebrachte Energie im Bereich des Auges besteht. Der höchste je gemessene Temperaturanstieg im Bereich der Kornea betrug 1,8 °C.

7.4 Akustische Probleme

Ein weiteres Problem stellt das Geräusch dar, das bei der MRT-Untersuchung durch den ständigen Schaltwechsel der Gradienten entsteht.

Dieses sich ständig wiederholende Geräusch wird verstärkt durch die zunehmende Geschwindigkeit des „Gradienten-duty-Zyklus" bei stärkeren Gradienten. Es erreicht in kommerziellen MRT-Scannern bis zu 95 Dezibel (dB). Dieser Geräuschpegel ist gerade noch akzeptabel. Trotzdem werden heute generell dem Patienten vor Durchführung der MRT-Untersuchung Ohrstöpsel verabreicht, und zwar aus folgendem Grund: Einige Studien (Stoller 1997) haben ergeben, dass dieses Geräusch bei den Patienten Störungen hervorgerufen hat, so z. B. einen reversiblen Hörverlust in 43 %. Ferner wurde bei allerdings sehr wenigen Patienten (unter 1 %), auch ein permanenter Hörschaden registriert, der wahrscheinlich Folge dieser akustischen Störung war. Daher sollte es eines der dringlichen Aufgaben der Industrie sein, Geräte mit leiseren Klopfgeräuschen zu entwickeln. Ein bisher nur von einer Firma (Toshiba) eingeschlagener Weg ist erfolgversprechend; hierbei erfolgt eine freie Aufhängung der Gradienten, sodass das Geräusch nicht auf das Gehäuse des Gerätes übertragen werden kann. Messungen haben ergeben, dass so die Geräuschstärke auf etwa 35 dB gesenkt werden kann.

7.5 MRT und implantierte metallische Prothesen sowie metallische Clips

In der Anfangszeit des MRT stellten Implantate und auch die Applikation von Gefäßclips eine absolute Kontraindikation für die Durchführung einer MRT dar, und zwar wegen des Ferromagnetismus dieser Implantate. Mittlerweile werden seit einigen Jahren ferromagnetische Implantate und Clips nicht mehr hergestellt und kommen daher auch nicht zur Anwendung. Damit stellt z. B. auch eine Gelenkprothese keine Kontraindikation zur Durchführung einer MRT mehr dar, allerdings wirkt sich nachteilig aus, dass sich in der Region des Implantates ein ausgedehnter Auslöschungseffekt nachweisen lässt, sodass z. B. bei einer Hüftgelenkprothese die Frage nach einer Lockerung nicht mit der MRT beantwortet werden kann.

Für Gefäßclips wird in einigen Studien wegen eines Restmagnetismus, von der Durchführung einer MRT innerhalb der ersten sechs Wochen nach einer Operation abgeraten.

Anders verhält es sich bei metallischen Splitterverletzungen an exponierter Stelle, z. B. im Bereich des Auges. Diese stellen eine absolute Kontraindikation für die Durchführung einer MRT-Untersuchung dar.

7.6 MRT-Untersuchung und Schwangerschaft

Es gibt bisher relativ wenige Studien über eine mögliche theratogene Wirkung elektromagnetischer Felder auf den Fötus in der Größenordnung, wie sie bei Durchführung einer MRT-Untersuchung appliziert werden. Dabei stützt man sich auf eine Reihe von Tierversuchen, in denen embryotoxische Effekte nicht beobachtet wurden. Trotzdem wird von der Untersuchung einer Schwangeren in den ersten drei Monaten der Schwangerschaft abgeraten, weil sich in mehreren Studien, wenn auch nicht statistisch signifikant, eine erhöhte Abortrate nach MRT-Untersuchungen ergeben hat.

7.7 MRT und Klaustrophobie

Etwa 5 % der Patienten weigern sich, eine MRT-Untersuchung in einem geschlossenen System durchführen zu lassen. Für die offenen MRT-Systeme ist diese Frequenz wesentlich niedriger, sie wird zwischen 1–2 % angegeben. Diese Differenz wird als Vorteil der offenen Magnetsysteme gegenüber den geschlossenen angesehen.

Die auftretende Klaustrophobie rührt in erster Linie von den beengten Dimensionen im Inneren eines Scanners her, hängt aber auch mit der Länge der Untersuchung zusammen und betrifft auch die gradienteninduzierten Geräusche.

Mit Zureden und Beruhigung sowie auch durch Verabreichung bestimmter Medikamente gelingt es bei etwa 50 % der Patienten, die zunächst eine Untersuchung abgelehnt haben, ihre Ängste zu vermindern und sie von der Notwendigkeit der Untersuchung zu überzeugen.

7.8 Kontraindikationen für die Durchführung einer MRT

Im Folgenden sind die Kontraindikationen für die Durchführung einer MRT-Untersuchung zusammengefasst:

1. Träger von Herzschrittmachern und Neurostimulatoren,
2. ferromagnetische Fremdkörper, insbesondere im Bereich des Auges,
3. ältere magnetische Gefäßclips, insbesondere bei Zustand nach Aneurysmaoperation,
4. intubierte oder nicht kooperationswillige Patienten,
5. Schwangerschaft im ersten Trimenon,
6. nicht beeinflussbare Klaustrophobie.

Es gibt daneben noch eine Reihe von Vorsichtsmaßnahmen, die vor einer MRT-Untersuchung empfohlen werden.

Folgende Fragen, die auf einem Vordruck zusammengefasst werden, müssen von den Patienten beantwortet werden:

1. Ist bei Ihnen ein Herzschrittmacher oder andere elektronische Implantate, z. B. ein Defibrillator implantiert?
2. Wurden bei einer eventuellen Operation eines zerebralen Aneurysmas metallische Clips implantiert?
3. Sind Ihnen metallische Fremdkörper, Splitter oder Ähnliches bekannt, die in den Weichteilen des Körpers und insbesondere auch im Bereich des Auges lokalisiert sind?
4. Sind bei Ihnen künstliche Gelenke (Totalendoprothesen) implantiert worden?
5. Besteht bei Ihnen eine Klaustrophobie?
6. (Für Frauen) Sind Sie schwanger?
7. (Für Frauen) Tragen Sie eine intrauterine Spirale?
8. Leiden Sie an einer Allergie?
9. Sind steuerbare Injektoren implantiert?

Wärend bei einer positiven Beantwortung der ersten drei Fragen eine MRT-Untersuchung im Allgemeinen nicht durchgeführt werden sollte, stellen die übrigen Fragen nur in Ausnahmefällen eine Kontraindikation zur Durchführung einer MRT dar.

Kapitel 8

Artefakte bei MRT-Untersuchungen 8

Hiermit sind Artefakte gemeint, die dem Verfahren der MRT zugerechnet werden müssen, nicht jedoch solche, die aufgrund einer fehlerhaften Auswahl der verschiedenen Parameter auftreten. Die Artefakte werden im Folgenden aufgelistet:

1. „Chemical-shift-Artefakte“ (Fett-Wasser-Verschiebung),
2. „Wrap-around-Artefakte“ (Rückfaltungsartefakte),
3. „Truncation-Artefakte“ (Kantenartefakte),
4. magnetische Suszeptibilitätsartefakte,
5. Bewegungs- und Flussartefakte,
6. Magic-angle-Artefakt.

8.1 Chemical-shift-Artefakte

Hierbei handelt es sich um ein Artefakt, das an den Grenzflächen zwischen Fett und Wasser entsteht. Sind nämlich in einer Schicht Signalbeiträge sowohl von an Wasser als auch von an Fett gebundenen Protonen vorhanden, so können im MRT-Bild die dazugehörigen Positionen der unterschiedlichen gebunden Protonen in Richtung des Auslesegradienten gegeneinander verschoben werden. Ursächlich ist dieser Effekt Folge einer leicht unterschiedlichen Frequenz der Spins. Die Frequenz der Protonen, die an Wasser gebunden sind, liegt bei 1,5 Tesla 224 Hz oberhalb der Frequenz der an Fett gebundenen Protonen. Bei 0,5 Tesla beträgt der Frequenzunterschied 75 Hz. Die Verschiebung kann hierbei bis zu drei Pixel ausmachen.

Insbesondere bei der Verwendung von GRE-Sequenzen können Volumenelemente, die sowohl Wasser als auch Fett gebundene Protonen enthalten, in Abhängigkeit von der Echozeit dann hell oder dunkel erscheinen. Dies erklärt sich wie folgt: Wird eine Echozeit gewählt, in der aufgrund der unterschiedlichen Protonenfrequenz gerade eine entgegengesetzte Phase vorhanden ist, wird es zu einer Auslöschung des Signals im Bild kommen; im Falle einer additiven Phase entsteht eine helle Linie. Diese Veränderung hängt außer von der Magnetfeldstärke von der verwendeten Frequenz, der Empfängerspulenbandbreite und auch von der

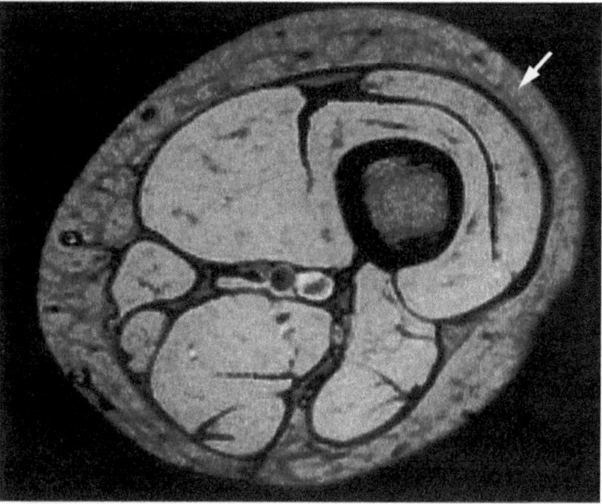

Abb. 8.1. Chemical-shift-Artefakt bei einer GRE-Sequenz von 1,5 Tesla. Das Signal ist an der Grenze zwischen Fett und Wasser vermindert mit dunklen Konturen der Muskelgrenzen. (Aus Stark u. Bradley 1999, I, S. 226, Abb. 10-27)

Größe des Pixels ab (Abb. 8.1). Zur Unterdrückung der Chemical-shift-Artefakte sind folgende Möglichkeiten entwickelt worden:

1. Abhilfe kann geschaffen werden durch die Vergrößerung der Bandbreite der Empfängerspulensequenz, was jedoch mit einem stärkeren Rauschen erkauft wird.
2. Durch das Vertauschen der beiden Ortskodierrichtungen wird der Chemical shift nicht verhindert, das damit verbundene Artefakt dreht sich jedoch hierbei mit der Frequenzkodierrichtung um 90°, sodass bestimmte bildwichtige Regionen dann diesen Artefakt nicht zeigen.
3. Durch Unterdrückung des Fettsignals z. B. durch Anwendung einer STIR-Sequenz, oder durch eine selektive Unterdrückung des Fettsignals, kann ebenfalls das Chemical-shift-Artefakt eliminiert werden.

In der Orthopädie spielt dieses Artefakt in erster Linie im Bereich der Wirbelsäule eine Rolle. Hier findet sich dieses Phänomen

- an den Grenzflächen zwischen Fettmark und Liquor,

- am Übergang des Fettmarkes der Wirbelkörper zum Liquor des Spinalkanals oder
- am Übergang des Liquors zum epiduralen Fett.

Besteht eine Auslenkung des Phasenkodiergradienten in kraniokaudaler Richtung, so wird sich das Chemical-shift-Artefakt in a.p.-Richtung darstellen, so z. B. am Übergang des Fettmarkes des Wirbelkörpers zum Liquor des Spinalkanals. Verläuft die Auslenkung des Phasenkodiergradienten in a.p.-Richtung, so machen sich die daraus resultierenden Artefakte in erster Linie im Bereich der Deck- und Abschlussplatten bemerkbar. Die Deckplatten sind verbreitert, die Abschlussplatten dagegen verschmälert oder sogar völlig ausgelöscht. Es kann hierbei durchaus auch zur Maskierung von Diskushernien kommen.

8.2 Wrap-around-Artefakte (Rückfaltungsartefakte)

Die magnetischen Gradientenfelder sind nicht nur im Bereich des gewählten Bildausschnittes wirksam, sondern auch das außerhalb des „field of view" (FOV) gelegene Gewebe wird von der Empfangsspule mit erfasst und zusätzlich zu den durch Festlegung von Messmatrix und FOV bestimmten Frequenzen und Phasenwerten registriert. Dieses außerhalb des Bildausschnittes registrierte Gewebe überlagert die ortsrichtig wiedergegebenen Strukturen. So erscheint z. B. links außerhalb eines FOV gelegenes Gewebe am rechten Bildrand.

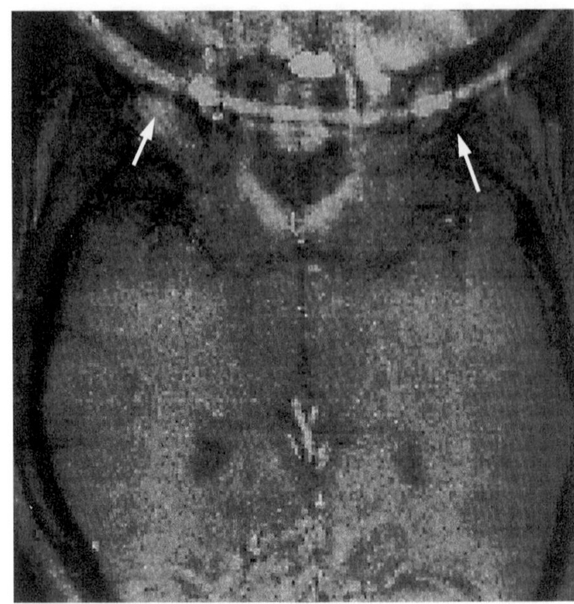

Abb. 8.2. Wrap-around-Artefakt. Die Wrap-around-Anatomie ist außerhalb des FOV entlang der Phasenkodierungsrichtung lokalisiert. (Aus Stark u. Bradley 1999, I, S. 221, Abb. 10-14)

Diese Rückfaltungsartefakte können sowohl bei der SE-Sequenz, als auch bei der GRE-Sequenz auftreten,

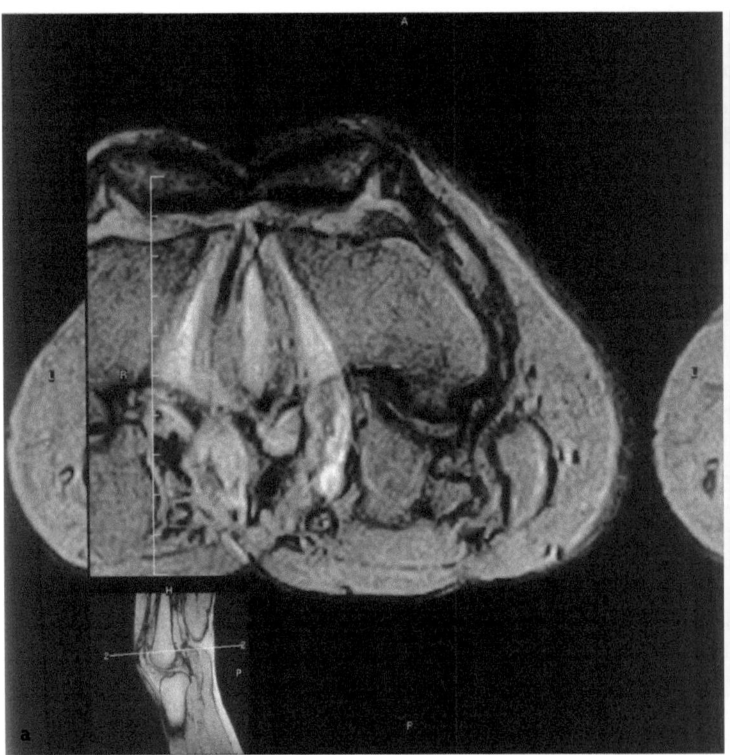

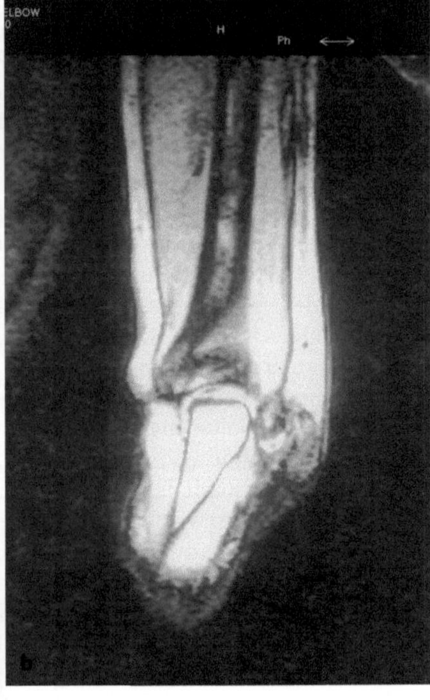

Abb. 8.3 a,b. Beispiele für Wrap-around-Artefakte

sind jedoch wesentlich wahrscheinlicher bei Anwendung von Gradientenechos.

Zur Unterdrückung der Artefakte steht dem Anwender eine entsprechende Option zur Verfügung, die im Allgemeinen standardmäßig implementiert ist. Hierbei wird eine Abtastfrequenz gewählt, die größer ist als dies aufgrund der gewählten Messmatrix und der Größe des Messfeldes erforderlich wäre. Man nennt diese Möglichkeit auch „oversampling". Dies führt zu einer Vergrößerung des Messfeldes, von dem dann nur der ursprünglich gewünschte Teil, in dem nämlich dann keine Rückfaltungen auftreten, dargestellt wird. Dieses Oversampling ist allerdings in Richtung des Phasenkodiergradienten nicht durchführbar oder nur dann machbar, wenn man von vornherein eine Verlängerung der Messzeit in Kauf nimmt.

Eine weitere Möglichkeit der Vermeidung von Rückfaltungsartefakten stellt die Neutralisierung der transversalen Magnetisierung im angrenzenden Bereich mittels HF-Spulen dar. Diese Möglichkeit wurde bereits besprochen. Die abgesättigten Gewebe können dann keinen Signalbeitrag mehr liefern und somit auch keine fehlkodierten Signale in Form von Geisterbildern. Auch diese Vorkehrung ist in vielen MRT-Anlagen standardmäßig implementiert.

Leider besteht z. Z. noch keine Möglichkeit, dieses Einfaltungsphänomen bei bestimmten modernen Sequenzen, z. B. bei den Ultra-Fast-Gradientenechos oder bei den EPI-Sequenzen zu vermeiden (Abb. 8.2, Abb. 8.3 a,b).

8.3 Truncation-Artefakte (Kantenartefakte)

Truncation-Artefakte sind Folge der Tatsache, dass für die Errechnung eines Bildes nur ein begrenzter Datensatz zur Verfügung steht. Die Berechnung erfolgt aber auf der Grundlage eines mathematischen Formelsatzes, der für einen unbegrenzten Satz von Daten ausgelegt ist.

Voraussetzung für dieses Artefakt ist das Vorliegen von ausgeprägten Signalunterschieden zwischen zwei Strukturen in einem Voxel. Hierbei kommt es zu Oszillationen mit einer fehlerhaften Umsetzung der Signalintensität im Rahmen der mathematischen Berechnung. Daraus resultieren wellenartige Signalintensitätsschwankungen, wobei, z. B. im Bereich der Wirbelsäule, die direkt dem Liquor anliegenden Anteile des Rückenmarkes zu dunkel, die zentralen Rückenmarkanteile jedoch zu hell abgebildet werden. Dies gilt für T2-gewichtete Aufnahmen. Bei T1-betonten Aufnahmen ist der zentrale Streifen dunkel, das umgebende Myelon weist ein intermediäres Signal auf.

Diese Truncation-Artefakte treten in erster Linie bei rechteckigen Matrixgrößen auf.

Grundsätzlich sind sie sowohl in Richtung des Phasenkodier- als auch des Auslesegradienten vorhanden. Eine weitere Erklärung ist, dass bei der digitalen Verarbeitung von zwei Signalen unterschiedlicher Frequenz nur ein Signal mit begrenzter Bandbreite abgetastet werden kann. Abrupte Signalsprünge lassen sich daher nur mit einer sehr großen Bandbreite fehlerfrei abtasten (Abb. 8.4 a,b, Abb. 8.5, Abb. 8.6 a,b).

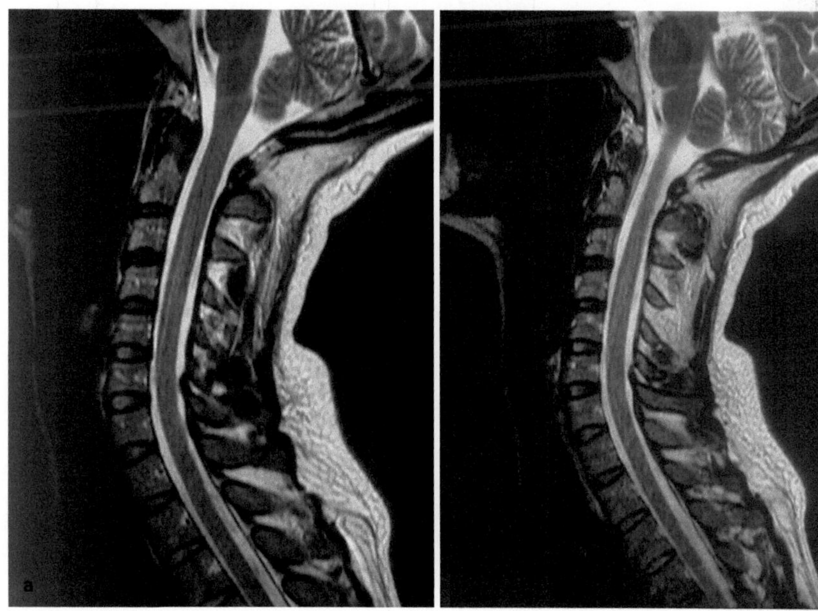

Abb. 8.4 a,b. Truncation-Artefakt bei der MRT der Halswirbelsäule (FSE T2-gewichtet, sagittal)

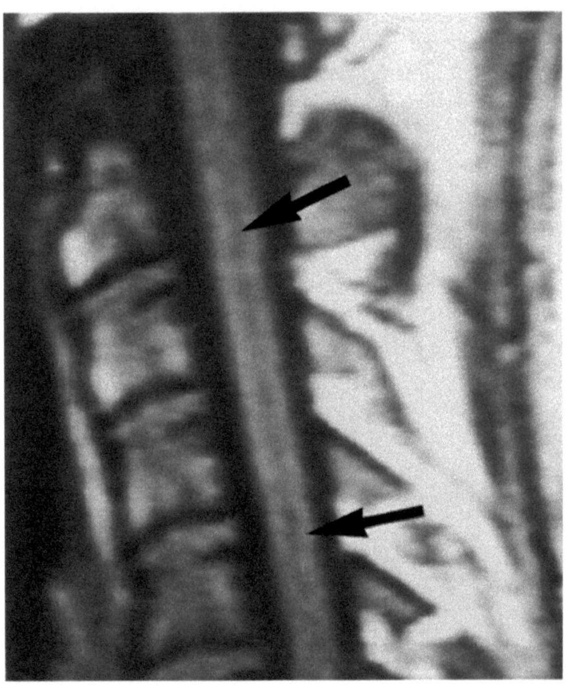

Abb. 8.5. Truncation-Artefakt bei der MRT der Halswirbelsäule (SE, T1-gewichtet, sagittal)

Abhilfe kann durch folgende Maßnahmen geschaffen werden:

- Durch eine verbesserte Auflösung, z. B. durch eine geringere Voxelgröße, durch ein kleineres FOV bei gleicher Matrix oder auch durch Anhebung der Matrix z. B. von 256×256 auf 512×512 mit gleichem FOV.
- Durch Verwendung eines Rohdatenfilters. Dieser Rohdatenfilter führt zu einer Verringerung der Kantenoszillationen. Dadurch wird jedoch die räumliche Auflösung im Bild reduziert.

8.4 Magnetische Suszeptibilitätsartefakte

Sie sind Folge eines Phasenverlustes bestimmter Spins, der wie folgt erklärt werden kann:

Man unterscheidet im Hinblick auf den Magnetismus zwei verschiedene Substanz- oder Gewebearten.

1. Ferromagnetische Substanzen, die eine hohe Magnetisierungsintensität aufweisen,
2. nichtferromagnetische Gewebearten, die diamagnetisch sind und das magnetische Feld in diesem Bereich abschwächen.

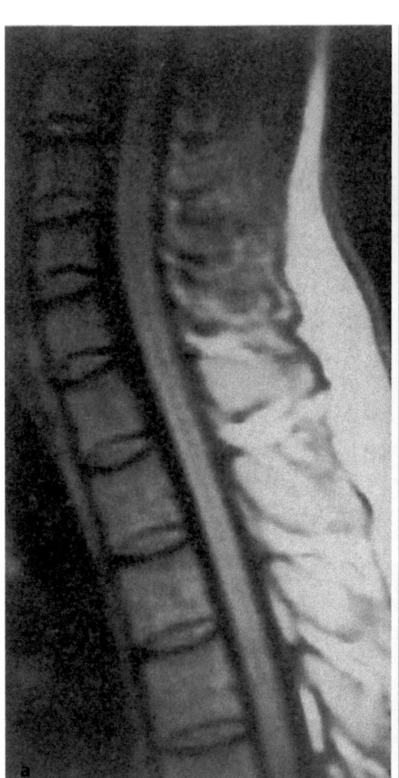

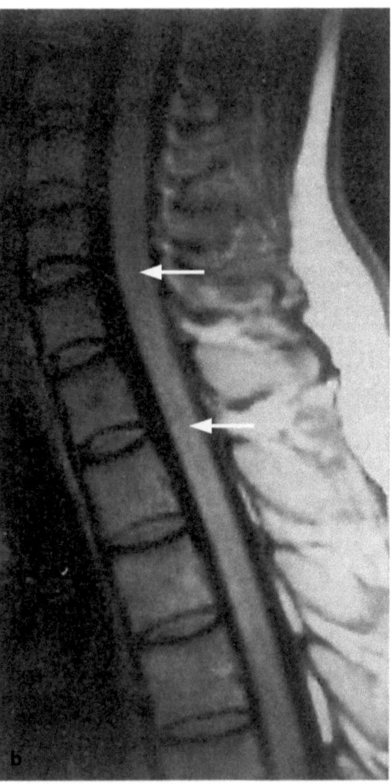

Abb. 8.6 a,b. Truncation-Artefakt, der eine Syringomyelie vortäuscht. **a** Artefakt. **b** Artefakt verschwunden nach Wechsel des Phasenkodiergradienten. (Aus Stark u. Bradley 1999, I, S. 223, Abb. 10-20 A,B)

Treffen nun Spins mit einer großen Magnetisierungsintensität mit Spins, die eine eher geringe Magnetisierungsintensität aufweisen, innerhalb eines Voxels aufeinander, so führt dies dazu, dass die Spins in diesem Voxel einen Phasenverlust erleiden, der dann mit einem entsprechenden Signalverlust einhergeht. Große Suszeptibilitätsunterschiede bestehen z. B. zwischen Knochen und Wasser. Dies führt dazu, dass im Bereich der knöchernen Wirbelsäule und dem Liquor des Spinalkanals Signalverluste auftreten können, die eine übertriebene Einengung des Wirbelkanals simulieren. Suszeptibilitätsartefakte sind also Folge einer Fehlregistrierung in Richtung des Frequenzkodiergradienten. Sie finden sich sowohl bei SE-, als auch bei GRE-Sequenzen, sind allerdings bei SE-Sequenzen praktisch

Abb. 8.7. Ferromagnetisches Auslöschungsphänomen durch einen kleinen Metallsplitter im Bereich des frontotemporalen Hirns links (SE T1-gewichtet, axial)

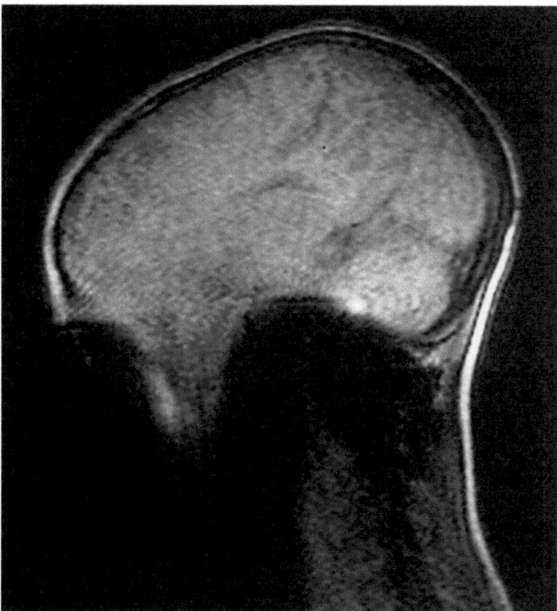

Abb. 8.8. Auslöschungsphänomen durch Zahnspange im Bereich der Schädelbasis, des Gesichtsschädels und der proximalen Halswirbelsäule (GRE T1-gewichtet, sagittal)

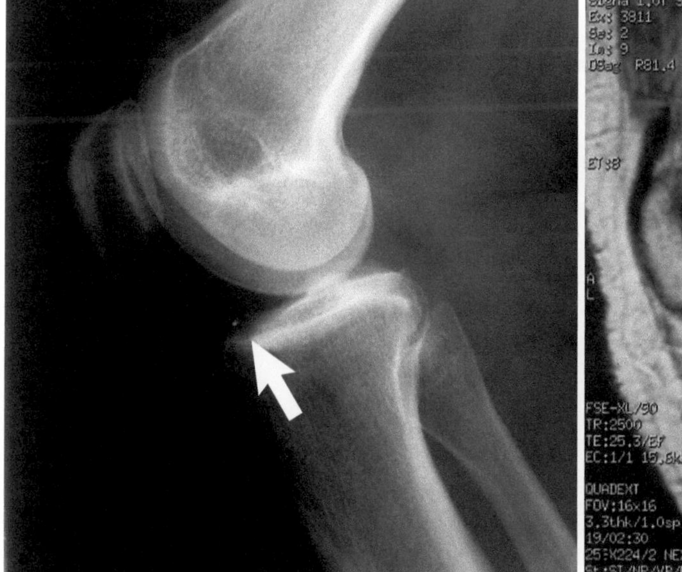

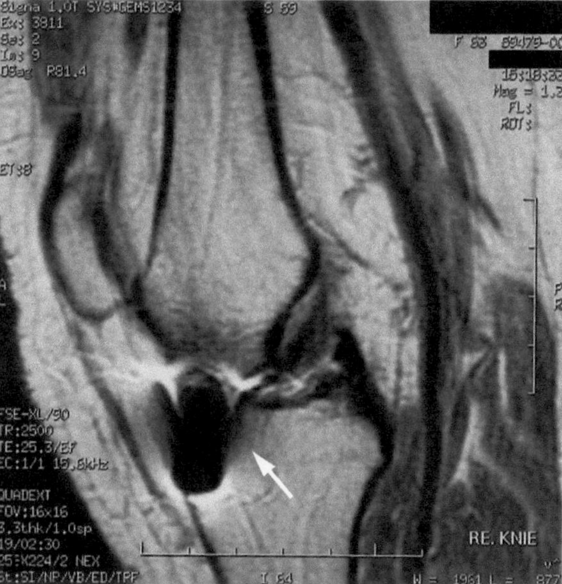

Abb. 8.9 a,b. Ausgedehntes Auslöschungsphänomen durch kleinen Metallsplitter im Bereich des frontalen Kniegelenkes. **a** Röntgenaufnahme, sagittal, **b** FSE protonengewichtet, sagittal

zu vernachlässigen, da der 180°-Rephasierungspuls die Dephasierung und damit den Phasenverlust wieder rückgängig macht. Dies gilt bekanntlich nicht für GRE-Techniken. Das ist der Grund, warum z. B. für die exakte Messung der Durchmesser des Wirbelkanals GRE-Sequenzen nicht geeignet sind. Ein Suszeptibilitätsartefakt kann minimiert werden durch den Austausch des Phasen- und des Frequenzkodiergradienten (Abb. 8.7, Abb. 8.8, Abb. 8.9 a,b, Abb. 8.10, Abb. 8.11 a,b, Abb. 8.12).

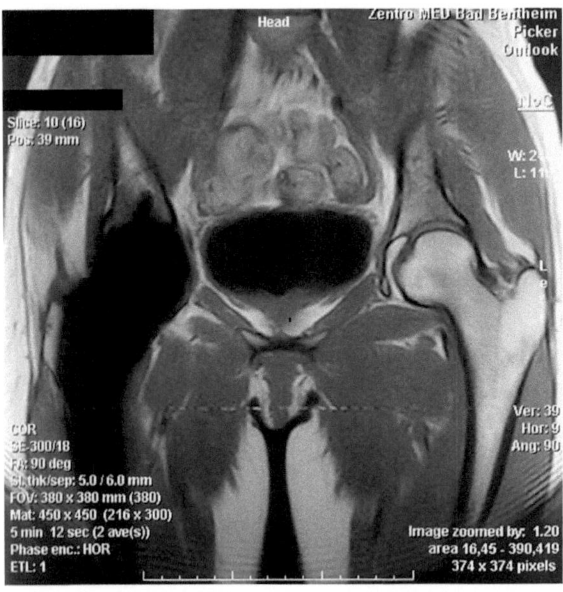

Abb. 8.10. Auslöschungsphänomen im Bereich des proximalen Femurs durch eine Totalendoprothese rechts (SE T1-gewichtet, koronar)

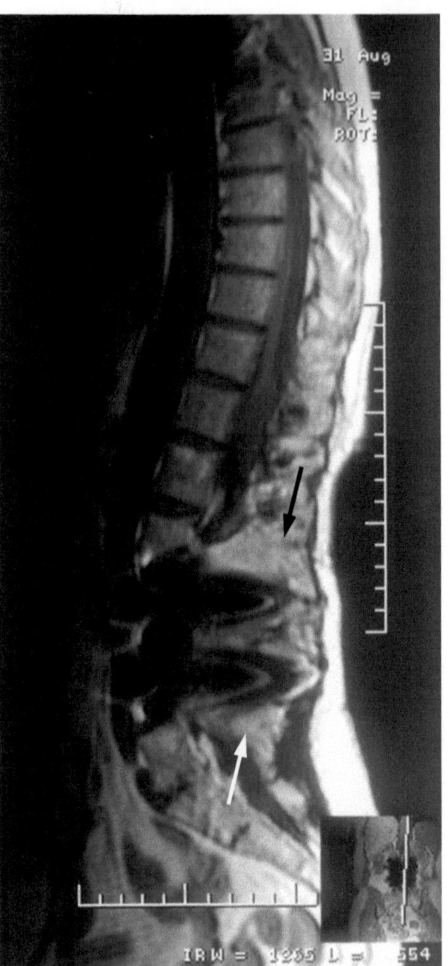

Abb. 8.12. Beispiel eines Verzerrungsartefaktes der unteren Lendenwirbelsäule bei Zustand nach operativer Verplattung wegen Instabilität (SE T1-gewichtet, sagittal)

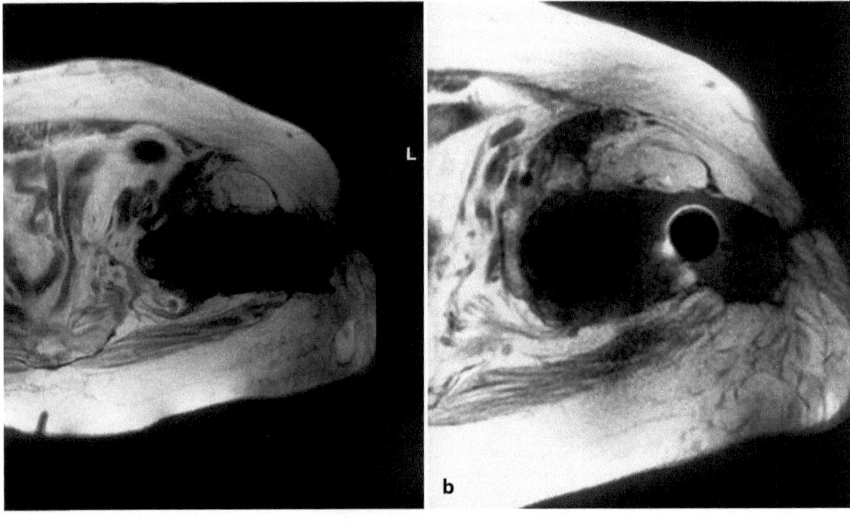

Abb. 8.11 a,b. Auslöschungsartefakt durch Marknagel im Bereich des Femurs (FSE T2-gewichtet, axial)

8.5 Bewegungs- und Flussartefakte

Es wird bei der MRT-Untersuchung zwischen

- periodischen Bewegungen, z. B. Herzbewegung, Blutpulsation, Pulsation von Liquor und Atemtätigkeit, und
- nichtperiodischen Bewegungen, z. B. Schlucken, Husten, Niesen, Tremor usw.

unterschieden.

Die Zuordnung des MRT-Signals im Hinblick auf den Entstehungsort mit Hilfe von magnetischen Gradientenfeldern durch Schichtselektion sowie Frequenz- und Phasenkodierung macht diese Untersuchung anfällig für Bewegungs- und Flussartefakte. Bewegte Spins ändern nämlich zwischen Anregung und Auslesung des Resonanzsignals innerhalb des Phasenkodierschrittes oder auch zwischen den Phasenkodierschritten ihre Position. Aus diesem Grund wird der Magnetisierung bewegter Spins eine andere Phase aufgeprägt als der Magnetisierung stationärer Spins.

Diese bewegungsinduzierten Phasenverschiebungen führen zu in Richtung des Phasenkodiergradienten verschobenen Geisterbildern der sich bewegenden Struktur. Aber auch sich bewegende signalarme Strukturen können indirekt ein so genanntes „ghosting" erzeugen, indem sie ihre Bewegungen auf signalreichere Gebiete übertragen. Die Bewegungen eines Messobjektes bewirken jedoch nicht nur Geisterbilder, sondern auch eine Verwaschung kleinerer Strukturen. Man nennt dieses Phänomen auch „blurring".

Damit ist die räumliche Auflösung bei einer MRT-Untersuchung erheblich reduziert. Bei T1-gewichteten Bildern mit kurzer Repetitionszeit sind diese Artefakte häufig – jedoch nicht immer – zu vernachlässigen, da die Repetitions- und auch die Echozeiten kurz sind und damit zwischen den Phasenkodierschritten nur Millisekunden vergehen. Anders jedoch ist dies bei Anwendung langer Repetitions- und Echozeiten, also bei Anfertigung von T2-gewichteten Bildern, weil hier der zeitliche Abstand zwischen den Phasenkodierschritten relativ groß ist.

Die bewegungsinduzierten Phasenverschiebungen werden durch den Rekonstruktionsalgorithmus gewissermaßen an falscher Stelle registriert. Ist die Bewegung gleichmäßig, sind auch gleichmäßige Phasenverschiebungen in Richtung des Präparationsgradienten vorhanden. Es kommt also zu einem gleichmäßig verschobenen Geisterbild. Im Falle einer unregelmäßigen Bewegung findet sich, auch in Richtung des Präparationsgradienten, eine unregelmäßige räumliche Versetzung des Signals. Diese falsche Positionierung der Signalintensität kann durchaus wichtige Bildinformationen überdecken (Abb. 8.13, Abb. 8.14, Abb. 8.15 a,b, Abb. 8.16 a,b).

Es gibt nun eine Reihe von Möglichkeiten zur Verhinderung von Bewegungsunschärfen.

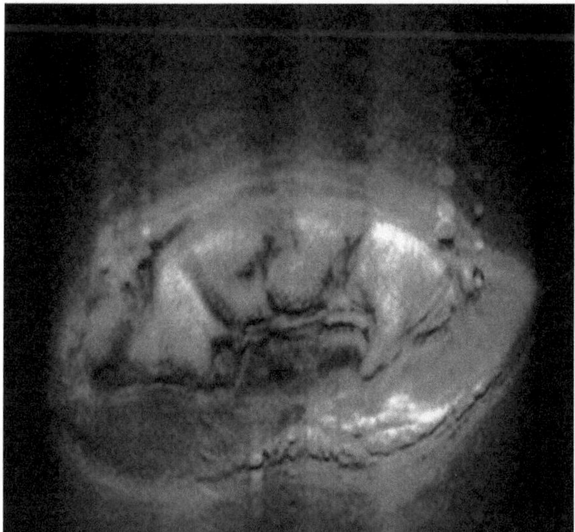

Abb. 8.13. Beispiel einer Bewegungsunschärfe bei einer MRT-Untersuchung der Hand (FSE protonengewichtet, axial)

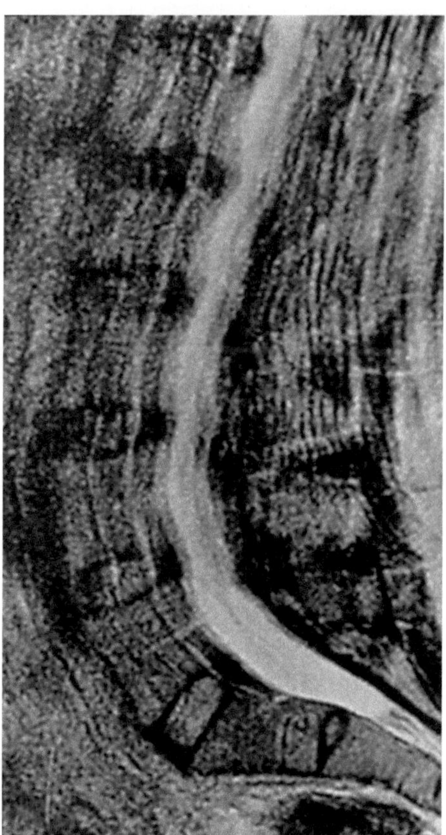

Abb. 8.14. Beispiel eines Bewegungsartefaktes im Bereich der Lendenwirbelsäule (FSE T2-gewichtet, sagittal)

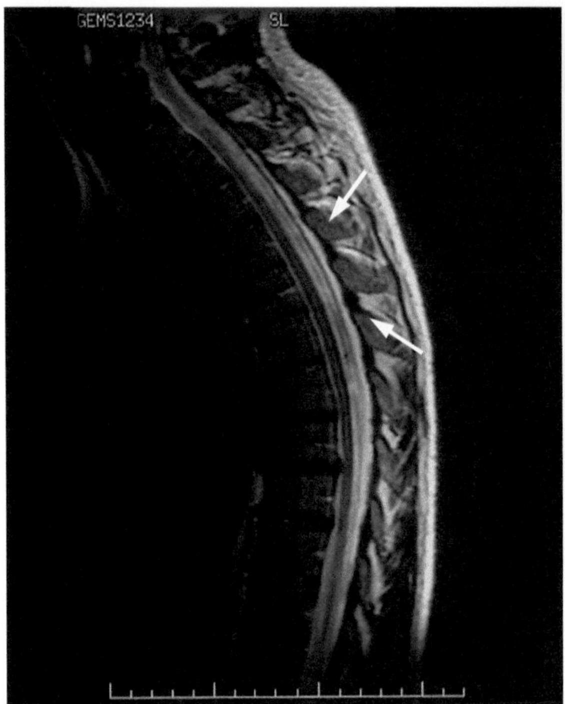

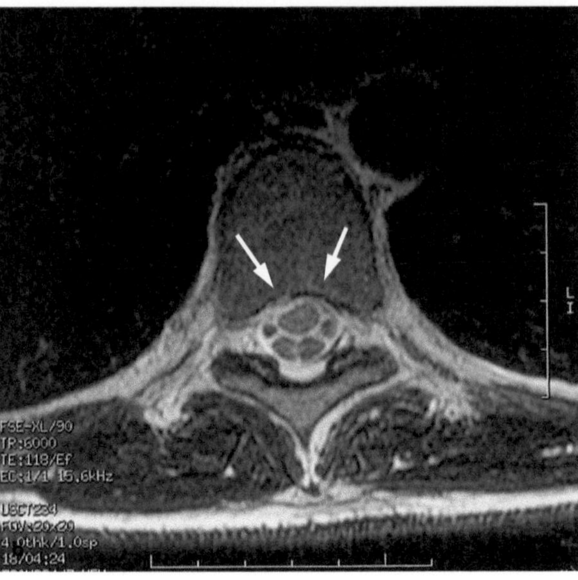

Abb. 8.15 a,b. Beispiel eines Flow-Artefaktes im Bereich des Spinalkanals. **a** FSE T2-gewichtet, sagittal. **b** FSE T2-gewichtet, axial

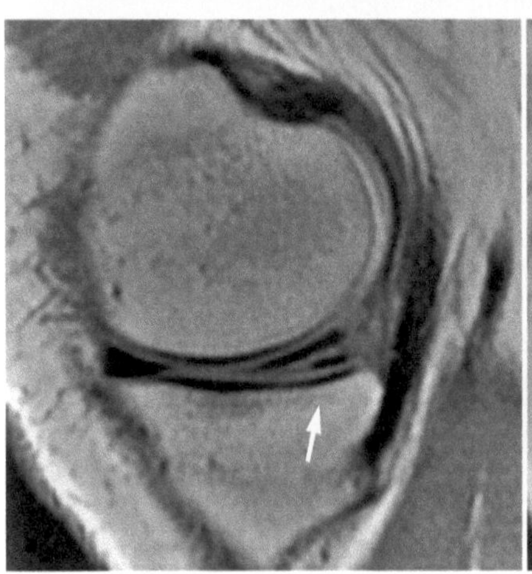

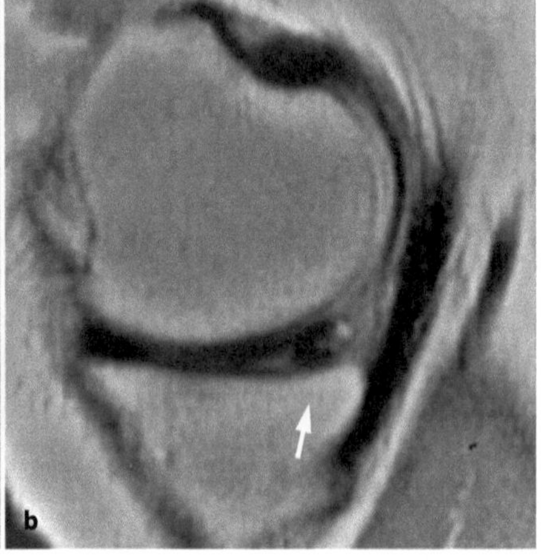

Abb. 8.16 a,b. Beispiel eines Blurring-Artefaktes im Bereich des Hinterhorns des medialen Meniskus. Beachte die verminderte Darstellung des Meniskus in der FSE-Sequenz und das Blurring der umgebenden Gewebegrenzen. **a** SE protonengewichtet, sagittal, **b** FSE protonengewichtet, sagittal. (Aus Kaplan et al. 2001, S. 8, Abb. 1-11 A,B)

1. Eine Mittelwertbildung, die bei General Electric *Flow Comp* und bei Siemens *GMR* (= „gradient moment rephasing“) genannt wird. Bei Einsatz dieser Technik wird bereits nach 25% der Messzeit ein komplettes Bild erreicht, weitere Bilder nach 50, 75 und 100%. Diese vier Bilder werden dann addiert. Da insbesondere bei unkoordinierten Bewegungen lediglich in einem Teilbild eine Unschärfe vorhanden ist, wird dieses Teilbild durch den Computer registriert und verworfen.
2. Nichtperiodische Artefakte, wie z. B. Schluckeffekte können auch durch Änderung der Präparationsrichtung von bildwichtigen Anteilen fern gehalten werden. Zum Beispiel im Bereich der Halswirbelsäule werden die Artefakte, die durch die Pulsationen der A. carotis beidseits verursacht wurden, nunmehr von der Wirbelsäule weg in den anterioren Bereich des Halses projiziert, wenn eine kraniokaudale Präparationsrichtung des Phasenkodiergradienten gewählt wird. Auch periodische Artefakte, die insbesondere im Bereich des Thorax vom Herzen und den großen Gefäßen ausgehen, können durch die Änderung der Präparationsrichtung von der Wirbelsäule weg projiziert werden.
3. Eine Minimierung sowohl der periodischen als auch der nichtperiodischen Artefakte ist natürlich auch über eine Vorsättigung möglich.

Flussbewegungen verdienen eine gesonderte Behandlung. Bekanntlich fließt das Blut in den Gefäßen mit einer relativ konstanten pulsierenden Geschwindigkeit. Verlaufen die Gefäße schräg oder in der Achse des Schichtselektionsgradienten, so wird das angeregte Blut bei seiner Phasen- und Frequenzkodierung bereits den Ort der Schicht verlassen haben. Das nachfolgende Blut, das nicht angeregt wurde, kann also kein Signal abgeben.

Dieses Prinzip war in der Anfangszeit der MR-Angiographie eine Möglichkeit der Gefäßdarstellung als so genannte „black box" oder „flow void".

Bei Anwendung eines „Multi-slice-Verfahrens" kann dies zu unübersichtlichen, sich auf den Einzelaufnahmen der Schicht unterschiedlich ausprägenden und in Abhängigkeit von den Sequenzparametern zu variierenden Artefaktphänomenen führen.

8.5.1 Vermeidung von Flussartefakten

Durch eine besondere Messsequenz aus Gradientenschaltungen kann eine Flusskompensation in allen drei Raumebenen erreicht werden. Die minimal einstellbare Echozeit verlängert sich dann allerdings. Eine weitere Möglichkeit der Kompensation periodischer Flussartefakte sind die pulssynchron zum EKG oder zur Pulsoxymetrie aufgenommenen Bilder, die weitgehend störungsfrei sind. Diese lassen sich allerdings nur schwer in einer T1-Wichtung erzielen, da das Intervall zwischen den R-Zacken immer ein zu langes effektives TR ergibt. Für T2-gewichtete Bilder, also für lange TR-Zeiten besteht kein Problem, da hier auch jede zweite oder nur jede dritte R-Zacke getriggert werden kann. Dadurch werden allerdings die Untersuchungszeiten erheblich verlängert.

Eine Alternative stellt die Anwendung von SE-Sequenzen mit kleinen Flipwinkeln dar, die aufgrund der kürzeren T1-Zeiten auch ein kürzeres oder auch ein verlängertes TR, je nach Frequenz, erlauben. Atemsynchrone Aufnahmentechniken sind seit langem in der Routine implementiert und eignen sich vor allem für Untersuchungen des Abdomens und der Thoraxorgane.

Eine atemsynchrone Aufnahmetechnik kann durch das Anlegen eines Bandes um den Körper herum erreicht werden. Damit können Atemfrequenz und Amplitude bestimmt werden.

Das einfachste Verfahren zur Reduzierung von Geisterbildern besteht allerdings im Einsatz von mehreren Mittelungen bei gleichzeitig kurzer Echozeit. Die Signalmittelung bewirkt die Aufstellung mehrerer Messprofile, die zufallsstatistisch den verschiedenen Atemphasen entsprechen. Nachteilig ist die dadurch bedingte erhebliche Verlängerung der Untersuchungszeit.

Eine weitgehende Artefaktreduktion kann auch mit einem Verfahren erreicht werden, das in vielen Geräten implementiert ist. Die Messdatenerfassung wird nur zu atemphysiologisch günstigen Zeiten vorgenommen, meist in der endexpiratorischen Phase. Dies bedeutet, dass etwa 50 % der Atemphase für die Bildaufzeichnung genutzt werden können, d. h. jedoch auch, dass sich die Messzeit auf das Doppelte verlängert.

Ein ganz anderes Verfahren stellt die Möglichkeit der „pace encoded artefact reduction" (PEAR) dar. Hierbei wird vor der Datenakquisition die Atemkurve registriert und eine Einteilung der Atemlage dem zeitlichen Verlauf zugeordnet. Die aus der Atemkurve gewonnenen Informationen werden so geordnet, dass benachbarte Bildzeilen nur eine sehr geringe Differenz zu ihren Atemlagen aufweisen. Der Rechner kann also die Atemkurven analysieren.

Der entscheidende Fortschritt allerdings wurde erst durch die Entwicklung sehr schneller GRE-Sequenzen erreicht. Die Anwendung dieser Sequenzen erlaubt nämlich sowohl in der T1- als auch in der T2-Wichtung die Darstellung von zahlreichen Schichten einer Region in Atemstillstand. Die Untersuchungszeit zur Generierung eines gesamten Datensatzes für bis zu 30 Schich-

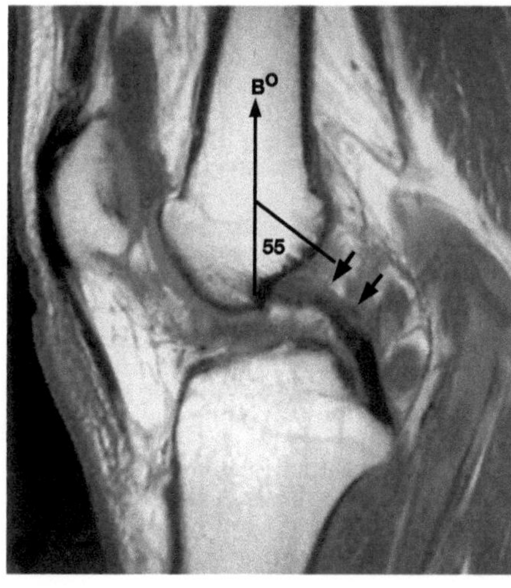

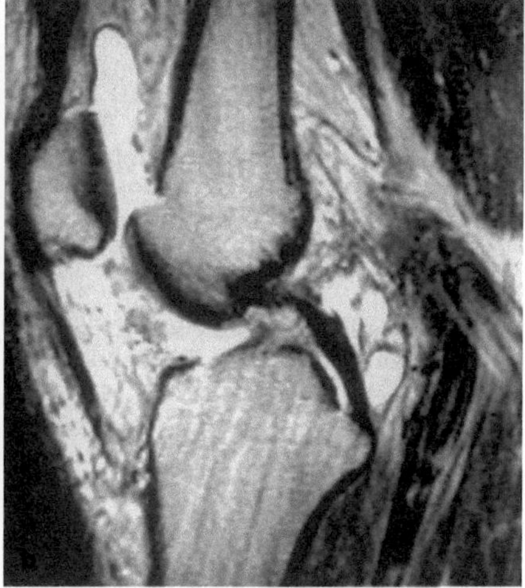

Abb. 8.17 a,b. Magic-angle-Artefakt im Bereich des hinteren Kreuzbandes. **a** SE T1-gewichtet. **b** SE T2-gewichtet. (Aus Kaplan et al. 2001, S. 17, Abb. 1-25 A,B)

ten dauert zwischen 10 und 40 s, eine Zeit, in der die meisten Menschen den Atem durchaus anhalten können.

8.6 Magic-angle-Artefakt

Es handelt sich hierbei um eine fälschlich angehobene Signalintensität innerhalb eines Gewebes, das kompliziert aufgebaute Kollagenfasern enthält, z. B. im Bereich von Sehnen und Ligamenten, des Meniskus und des Labrums, und zwar abhängig von ihrer Position innerhalb des Magnetfeldes. Dieser Magic-angle-Effekt ist ferner abhängig von der Orientierung der Kollagenbündel und tritt auf, wenn sich die Strukturen in einem Winkel von 55° zum Hauptmagnetfeld befinden. Der daraus resultierende Signalanstieg tritt auf bei SE-Sequenzen, also sowohl bei T1-gewichteten als auch bei protonengewichteten Bildern, und hauptsächlich bei GRE-Sequenzen. Es verschwindet bei langen Echozeiten (Abb. 8.17 a,b).

Kapitel 9

Qualitätskriterien in der Magnetresonanztomographie

9

Bei der MRT erlaubt das System dem Benutzer die Variation einer viel größeren Anzahl von möglichen Einstellparametern als z. B. bei der CT. Durch die Wahl der jeweiligen Messparameter beeinflusst der Benutzer die Bildqualität. Die Schwierigkeit ist nun, durch die richtige Wahl der Parameter die Bildqualität zu optimieren, bei gleichzeitiger Vermeidung von Bildartefakten.

Die Bildqualität wird zum einen durch Parameter bestimmt, die den Kontrast beeinflussen, zum anderen durch Parameter, die Einfluss auf das Signal-zu-Rausch-Verhältnis nehmen.

So ist der *Kontrast* beeinflussbar durch

- die Repetitionszeit (TR),
- die Echozeit (TE),
- die Inversionszeit (TI) und
- den Flipwinkel bei der Gradiententechnik.

Das *Signal-zu-Rausch-Verhältnis* ist beeinflussbar durch

- die Magnetfeldstärke,
- die Qualität der Empfangsspulen und der HF-Spulen,
- die Bandbreite der Empfangsspulen,
- die Anzahl der Mittelungen und
- die Voxelgröße.

Ein weiteres Kriterium zur Bildoptimierung ist die *räumliche Auflösung*. Diese wird beeinflusst durch

- die Schichtdicke,
- den Schichtabstand,
- durch das FOV und
- die Matrix.

Das Signal-zu-Rausch-Verhältnis ist wie folgt definiert: Das Rauschen im Bild ist eine zufällige Schwankung der Signalintensität, die nicht zur Bildinformation beiträgt und das für die Nutzinformation erforderliche Signal überlagert. Es erscheint im Bild als körniges regelloses Muster. Da aus physikalischen Gründen das Rauschen unvermeidbar ist, muss versucht werden, das Signal zu maximieren.

Wie also lässt sich das Signal beeinflussen?

9.1 Einfluss auf das Signal-zu-Rausch-Verhältnis

Durch die Magnetfeldstärke

Das Signal-zu-Rauschverhältnis wächst linear mit der Magnetfeldstärke an. Je höher die Feldstärke, umso besser das Signal. Das Rauschen wird dadurch jedoch ebenfalls stärker und die Inhomogenitäten nehmen zu.

Durch die Voxelgröße und durch das FOV

Auch die Voxelgröße beeinflusst das Signal-zu-Rausch-Verhältnis. Je größer das Voxel, umso besser das Signal-zu-Rausch-Verhältnis, aber umso schlechter ist die Detailerkennbarkeit bzw. die Auflösung. Ähnliches gilt für das FOV. Es stellt bekanntlich die Größe des zu messenden und dargestellten Bildfeldes dar. Mit größer werdendem FOV, bei gleicher Matrix, nimmt das Signal-zu-Rausch-Verhältnis zu, die Pixel werden größer, die räumliche Auflösung wird dadurch schlechter.

Durch die Stärke des Auslesegradienten

Um eine möglichst gute geometrische Auflösung zu erreichen, muss die Abmessung der Matrix möglichst klein gehalten werden. Diese Verkleinerung wird jedoch mit einer Verringerung des Signals und damit mit einer Abnahme des Signals-zu-Rausch-Verhältnisses erkauft. Damit muss parallel zur Verkleinerung des Voxels die Stärke des Auslesegradienten angehoben werden.

Durch die Schichtdicke

Auch die Schichtdicke beeinflusst das Signal-zu-Rausch-Verhältnis. Je dicker eine Schicht, umso besser ist das Signal jedoch bei gleichem Rauschen, desto größer ist aber auch die Gefahr von Partialvolumeneffekten, da sich bei einer dicken Schicht mehr Signale unterschiedlicher Gewebe innerhalb eines Voxels befinden können. Je dünner die Schicht, umso geringer das Signal und damit auch umso schlechter das Signal-zu-Rausch-Verhältnis.

Durch die Bandbreite der Empfangsspule

Die Empfängerbandbreitenspezifikation beschreibt, wie schnell ein MRT-Signal digitalisiert werden kann. Je höher die Empfängerbandbreite ist, desto schneller geht diese Digitalisierung vor sich. Bei der Verwendung eines Gradientensystems mit sehr schnellen Anstiegszeiten und höheren Gradientenamplituden wird die Zeit, die der Akquisition eines MRT-Signals zugemessen werden kann, sich erniedrigen. Eine hohe Empfängerbandbreite also ist eine wesentliche Komponente eines schnellen MRT-Gerätes. Im Allgemeinen gilt, dass je höher eine Empfängerbandbreite ist, desto schneller die Akquisition erfolgen kann. Der Preis, der für diese erhöhte Geschwindigkeit bezahlt werden muss, ist die Erniedrigung des Signal-zu-Rausch-Verhältnisses im generierten MRT-Bild.

Durch die Mittelung

Ferner beeinflussen die Mittelungen das Signal-zu-Rausch-Verhältnis entscheidend. Mittelung bedeutet die Wiederholung der Messung mit dem Ziel einer Signalverstärkung. Zur Erhöhung des Signals kann man nämlich die gewählte Pulssequenz mehrmals direkt hintereinander messen lassen. So ergibt eine Verdoppelung der Messzeit, also eine zweifache Mittelung, 40 % mehr Signal und damit eine Verbesserung des Signal-zu-Rausch-Verhältnisses.

Gradienten-duty-Zyklus

Ein weiteres Kriterium für die Qualität eines MRT-Gerätes, das jedoch keinen direkten Einfluss auf das Signal-zu-Rausch-Verhältnis hat, ist der „Gradienten-duty-Zyklus". Der maximale Gradienten-duty-Zyklus ist die Zeitspanne, in der die Gradienten angeschaltet und wieder ausgeschaltet werden können. Er wird mit einer Prozentzahl angegeben. Bei einem 50 %igen Pflichtzyklus ist ein Gradientensystem für eine halbe TR-Periode angeschaltet. Für die verbleibende Hälfte der TR-Periode muss der Gradient dann abgeschaltet sein, um während dieser Zeit heruntergekühlt werden zu können.

In allen Energiepulssequenzen werden bekanntlich die Gradienten hintereinander in der Z-, X- und Y-Achse kontinuierlich an- und ausgeschaltet. Je besser ein Gradientensystem, desto kürzer ist der Gradienten-duty-Zyklus. Die Kenntnis der Pflichtzyklusbegrenzung eines Gradientensystems ist deswegen so wichtig, weil sie die maximale Anzahl von Schichten, die innerhalb einer TR-Periode akquiriert werden kann, beeinflusst und ebenso auch die maximale TR-Zeit für jede individuelle Schicht.

Je höher der maximale Gradienten-duty-Zyklus, desto mehr Schichten sind möglich und desto kleiner wird die minimal mögliche TR-Zeit sein.

Durch die Auswahl der Empfangsspulen

Die Anwendung von Oberflächenspulen und später von „Phased-array-Spulen" konnte das Signal-zu-Rausch-Verhältnis in den bildwichtigen Abschnitten erheblich verbessert werden.

9.2 Einflüsse auf den Kontrast eines MRT-Bildes

Parameter, die den Kontrast bestimmen, sind die Repetitionszeit (TR), die Echozeit (TE), die Inversionszeit (TI) und bei den GRE-Sequenzen der Flipwinkel (s. oben). So bewirkt eine Verlängerung der TR-Zeit eine abnehmende T1-Wichtung, jedoch eine zunehmende T2-Wichtung. Eine Verlängerung der TE-Zeit führt ebenfalls zu einer zunehmenden T2-Wichtung und zu einer abnehmenden T1-Wichtung. Der Vorteil T2-gewichteter Bilder in der SE-Technik besteht in einem besseren Kontrast, insbesondere für krankhafte Veränderungen, der jedoch mit einem schlechteren Signal-zu-Rausch-Verhältnis erkauft wird. T1-gewichtete Bilder weisen ebenfalls einen guten Kontrast auf, der jedoch pathologische Gewebestrukturen nur unzureichend darstellt.

Durch die geeignete Wahl der Sequenzparameter TR und TE lässt sich also der Bildkontrast hinsichtlich der Gewebeparameter (Protonendichte, T1 und T2) gewichten, wobei allerdings eine reine Gewichtung eines Parameters nicht erreicht werden kann. Dennoch entstehen mit der üblichen Vorgehensweise einer Betonung eines Parameters aussagekräftige Kontraste. Zur Verbesserung des Kontrastes dient auch Kontrastmittel (Gadolinium-DTPA).

Zusammengefasst ist also die Bildqualität abhängig von einer Vielzahl von Faktoren, wobei das Signal-zu-Rausch-Verhältnis keinesfalls das einzige Kriterium zur Optimierung der Bildqualität ist.

Die Optimierung des Kontrastes, also des relativen Unterschiedes zwischen den einzelnen Signalanteilen, ist mindestens ebenso wichtig, da nur ein guter Kontrast eine Abgrenzung des gesunden Gewebes von pathologischen Veränderungen erlaubt.

Man kann also feststellen, dass ein gutes Signal-zu-Rausch-Verhältnis dafür sorgt, dass sich Gewebestrukturen überhaupt darstellen lassen, ohne vom Rauschen maskiert zu werden, ein guter Kontrast andererseits die Interpretierbarkeit des Bildes entscheidend beeinflusst.

Die folgende Tabelle 9.1 zeigt eine Zusammenstellung der Vor- und Nachteile einzelner Messsequenzen je nach Gewichtung:

Tabelle 9.1. Vor- und Nachteile einzelner Messsequenzen je nach Gewichtung

Messsequenz	Vorteile	Nachteile
SE T1	Gute Wiedergabe der anatomischen Strukturen Kurze Messzeit Wenig Artefakte	Pathologische Veränderungen werden nicht gut kontrastiert Signal-zu-Rausch-Verhältnis nicht optimal Geringere Schichtzahl
SE T2	Kontrastreiche Darstellung pathologischer Veränderungen Viele Schichten möglich	Lange Messzeiten Artefaktanfälligkeit
SE-Protonenwichtung	Sehr gutes Signal-zu-Rausch-Verhältnis Gute Wiedergabe anatomischer Strukturen Viele Schichten möglich	Lange Messzeit Weniger gute Kontrastierung pathologischer Veränderungen
IR	Gute Kontrastierung von pathologischen Veränderungen mit unterschiedlichen T1-Relaxationszeiten	Weniger gute Kontrastierung pathologischer Veränderungen Lange Messzeit Schichtzahl begrenzt
GRE T1	Kurze Messzeit Ausreichende Wiedergabe anatomischer Strukturen Funktionsuntersuchungen möglich	Signal-zu-Rausch-Verhältnis mäßig Empfindlich für Suszeptibilitätsartefakte
GRE T2*	Sehr kurze Messzeit Sensibilität gegenüber Verkalkungen und paramagnetischen Stoffen (z. B. Hämosiderin)	Pathologische Veränderungen werden weniger gut kontrastiert Empfindlichkeit gegenüber Suszeptibilitätsartefakten Signal-zu-Rausch-Verhältnis mäßig

9.3 Kontrastmittel in der MRT

Im Gegensatz zum CT, wo die Kontrastmittelgabe im Bereich von gefäßreichen Gewebestrukturen eine Dichteanhebung bewirkt, besteht der Effekt von kernspintomographischen Kontrastmitteln in einer erheblichen Verkürzung der T1-Zeiten in den verschiedenen Geweben.

Dies führt dazu, dass bei Anwendung von T1-gewichteten Sequenzen Gewebestrukturen, die aufgrund ihrer langen T1-Zeit ursprünglich ein dunkles Signal aufweisen, jetzt durch die kontrastmittelinduzierte Verkürzung der T1-Zeit in der MRT signalreich erscheinen. Diese Änderung weisen alle Gewebe auf, in denen eine Anreicherung des MR-Kontrastmittels erfolgt. Da sich dieses zunächst ausschließlich intravaskulär befindet, weisen ähnlich wie in der CT alle Gewebe mit guter Durchblutung einen Signalanstieg in der T1-Wichtung auf.

Als MR-Kontrastmittel waren alle Elemente oder Verbindungen geeignet, die die Eigenschaft einer T1-Verkürzung besitzen. Diese Substanzen werden auch als paramagnetisch bezeichnet. Nach jahrelanger Überprüfung und Forschung der verschiedensten Elemente hat sich herausgestellt, dass das Gadolineum die beste Voraussetzung als Kontrastmittel besaß. Dieses Element weist eine unaufgefüllte innere Elektronenschale auf. Freies Gadolineum besitzt allerdings eine hohe Toxidität und eine verzögerte biologische Elimination aus dem Körper. Es musste daher in eine Verbindung übergeführt werden, die eine ausreichende Verträglichkeit aufweist. Hier haben sich verschiedene Chelate als optimal erwiesen und zwar in erster Linie das DTPA (Diaethylentriaminpentaessigsäure). Dieses Anion bildet mit 2 Meglomin-Kationen ein wasserlösliches Salz. Durch diese Chelatbildung des Gadolineumions mit DTPA wurde eine ausreichende Verträglichkeit des MR-Kontrastmittels erzielt.

Heute gibt es neben dem zunächst vor ca. 15 Jahren auf den Markt gekommenen Gadolineum DTPA weitere Gadolineum-Verbindungen, die bei gleicher Verträglichkeit z. T. noch günstigere paramagnetische Eigenschaften aufweisen.

Für die kernspintomographische Diagnostik spielt das Kontrastmittel eine ähnlich dominierende Rolle wie das Röntgenkontrastmittel in der Computertomographie. Es hat die Tumordiagnostik, aber auch die Diagnostik bei Verletzungen und Entzündungen entscheidend verbessert und hat auch in der Gelenk- und Wirbelsäulendiagnostik einen festen unverzichtbaren Platz.

Eine besondere Form der Kontrastmittelapplikation wird als direkte und indirekte MR-Arthrographie bezeichnet.

9.3.1 Indirekte Arthrographie

Grundlage dieses Verfahrens ist die Tatsache, dass das MR-Kontrastmittel innerhalb von einer halben bis dreiviertel Stunde über die gefäßreiche Synovia in die

Gelenkflüssigkeit abgegeben wird und sich dort anreichert. Der Vorteil ist nunmehr, dass in der T1-Wichtung die Gelenkflüssigkeit, die ursprünglich ein hypointenses Signal aufwies, nunmehr hyperintens sich darstellt. Auf die erheblichen Vorteile, die diese Technik bei den verschiedenen Gelenken erbringt, wird im speziellen Teil eingegangen.

Technik

Es werden 10 - 15 ml eines Gadolineum-MR-Kontrastmittels intravenös appliziert und der Patient aufgefordert, das zur Untersuchung anstehende Gelenk möglichst zu bewegen.
Nach einer halben bis dreiviertel Stunde erfolgt dann die MRT-Untersuchung, wobei die Schnittrichtung mit einer konventionellen MRT-Untersuchung identisch ist, die Technik bezüglich der Sequenzen jedoch abweicht. Neben T2-gewichteten Sequenzen, möglichst mit Fettsuppression, kommen T1-gewichtete Sequenzen, möglichst ebenfalls mit Fettsuppression, zum Einsatz. Einschränkend allerdings muss festgestellt werden, dass eine ausreichende kontrastgebende Ausscheidung der Gadolineum-Verbindung lediglich in 70 - 80 % erreicht wird.

9.3.2 Direkte MR-Arthrographie

Bei der direkten MR-Arthrographie erfolgt die Applikation des Gadolineum-Kontrastmittels direkt in das zur Untersuchung anstehende Gelenk. Vorteil ist eine sichere und gute Kontrastierung des Gelenkspaltes. Von Nachteil ist, dass es sich hierbei um ein invasives Verfahren handelt, wird doch das Kontrastmittel intraartikulär appliziert. Auf die unterschiedliche Technik der Applikation wird im speziellen Teil bei Behandlung der verschiedenen Gelenke eingegangen.

Kapitel 10

Magnetresonanzangiographie (verschiedene Techniken) 10

Die MR-Angiographie hat in den letzten Jahren einen Qualitätsstandard erreicht, der es erlaubt, das Verfahren auch routinemäßig einzusetzen. Die MR-Angiographie ist eine der zukunftsreichsten Methoden und hat die Potenz, die digitale Subtraktionsangiographie in den nächsten Jahren bei diagnostischen Fragestellungen abzulösen.

Für die Orthopädie allerdings spielt dieses Verfahren, wenn überhaupt, nur eine sehr untergeordnete Rolle. Daher sei eine nur stichwortartige Zusammenfassung der verschiedenen Techniken erlaubt.

Man unterscheidet drei verschiedene technische Realisierungen:

1. die „Time-of-flight(TOF)-Technik",
2. die Phasenkontrasttechnik,
3. die kontrastverstärkte 3D-MR-Angiographie.

In beiden erstgenannten Verfahren werden die unterschiedlichen physikalischen Flusseffekte in der MRT-Bildgebung zur Darstellung der vaskulären Anatomie genutzt.

10.1 Time-of-flight-Technik

Bei Blutfluss senkrecht zur Bildschicht kommt es, insbesondere bei Anwendung von GRE-Techniken zur partiellen Sättigung der Spins und zu einer deutlichen Signalreduktion des Gewebes, sobald die Repetitionszeit weniger als 50 ms beträgt. Von außen einströmendes Blut dagegen bringt Spins mit, die den HF-Impulsen noch nicht ausgesetzt waren und damit völlig relaxiert sind. Dementsprechend liefert das Blut ein viel stärkeres Signal als stationäre Gewebeanteile. Die TOF-Technik gestattet die Darstellung beliebiger Gefäßabschnitte, solange diese hinreichend senkrecht angeschnitten werden.

Die Berechnung erfolgt aus einem 3D-Datensatz, sie kann jedoch auch aus aneinander gereihten 2D-Bildschichten erfolgen. Hierzu ist jedoch eine „Gating-Technik" erforderlich. Zur Steigerung des Gefäßkontrastes kann z. B. auch eine MTC-Technik herangezogen werden (Abb. 10.1 a,b).

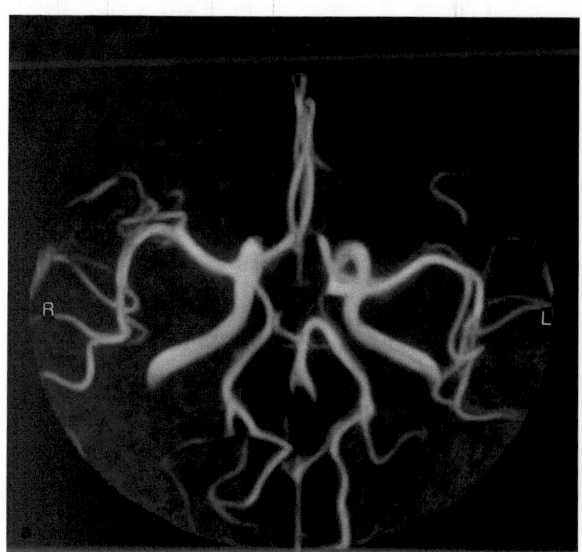

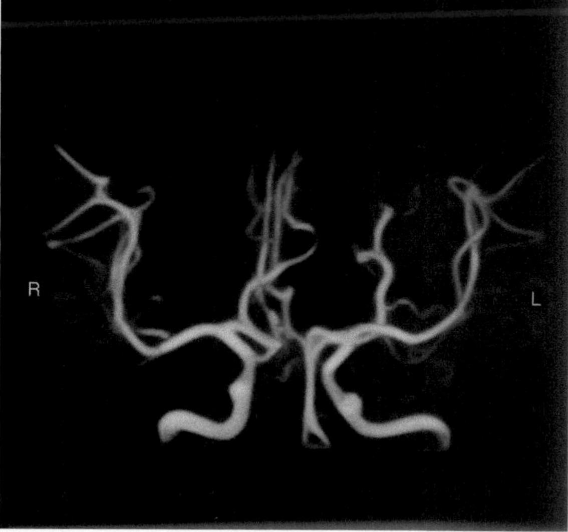

Abb. 10.1 a,b. MR-Angiographie des Gehirns in zwei Ebenen (3D-TOF-Technik). **a** Koronar, **b** axial

10.2 Phasenkontrasttechnik

Dieses Verfahren basiert auf flussinduzierten Änderungen der Phase der transversalen Magnetisierung. Diese Änderungen treten auf, wenn sich Spins entlang des Magnetfeldgradienten bewegen. Hierbei führt die Bewegung der Spins zu einer Phasenverschiebung. Da ein Zusammenhang zwischen der Phasenverschiebung und der Geschwindigkeit des Blutflusses besteht, kann das Verfahren auch zur Flussquantifizierung genutzt werden. 2D- und 3D-Aufnahmetechniken sind gleichermaßen als Grundlage dieses Verfahrens geeignet.

Die Phasenkontrast-MR-Angiographie ist daher insbesondere bei langsamen Blutfluss von Vorteil, z. B. im Bereich des venösen Gefäßsystems oder auch zur Darstellung von arteriovenösen Malformationen.

Nachteil ist die deutlich längere Messzeit im Vergleich zur TOF-Technik.

10.3 Kontrastverstärkte MR-Angiographie

Die kontrastverstärkte 3D-MR-Angiographie hat in den letzten Jahren die Möglichkeit der MRT-Gefäßdarstellung erheblich erweitert. Die Technik beruht auf einer selektiven Kontrastierung des arteriellen Gefäßbaumes bei gleichzeitiger dreidimensionaler Bildgebung. Der Gefäßdarstellung liegt eine Datenakquisition während der intraarteriellen Phase eines intravenös applizierten Kontrastmittels zugrunde. Das im Bolus verabreichte paramagnetische Kontrastmittel führt in den Gefäßen zu einer erheblichen Verkürzung der T1-Relaxationszeit und dadurch zu einem deutlichen Signalanstieg bei Anwendung T1-gewichteter 3D-GRE-Techniken. Bei zusätzlicher Anwendung kurzer Anregungszeiten kommt das umgebende nichtkontrastmittelenthaltende Gewebe wegen der damit erreichten Absättigung dunkel zur Darstellung.

Im Gegensatz zu den beiden vorgenannten Verfahren ist die kontrastverstärkte 3D-MR-Angiographie also unabhängig von den Fließeigenschaften des Blutes und damit auch von möglichen Fehlerquellen, z. B. Signalauslöschungen durch Turbulenzen. Daher hat diese Methode bereits vielerorts die übrigen MR-Angiographieverfahren abgelöst, und zwar aufgrund der Robustheit des Verfahrens, der kurzen Zeit der Datenberechnung und der Möglichkeit, mittels Schrittverschiebetechnik – z. B. die gesamte untere Extremität einschließlich des Beckens, ähnlich wie dies mit der invasiven DSA-(digitale Subtraktionsangiographie-)Technik geschieht – darzustellen (Abb. 10.3).

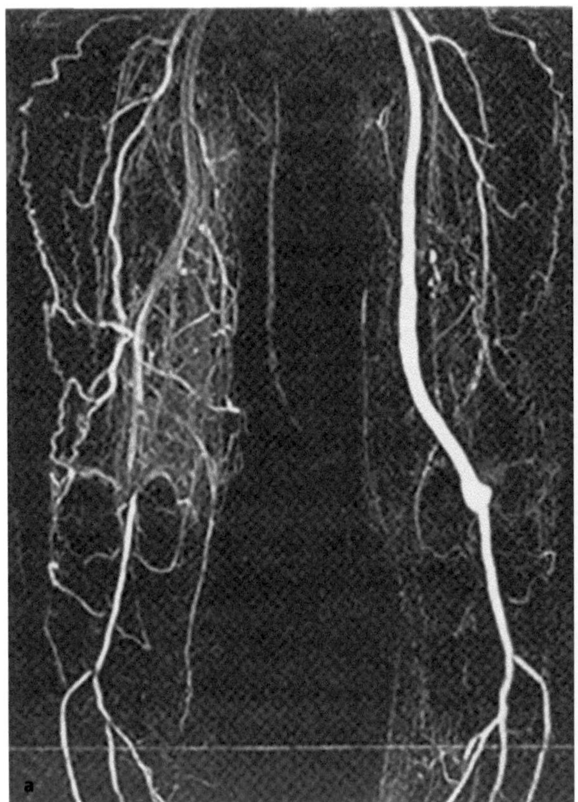

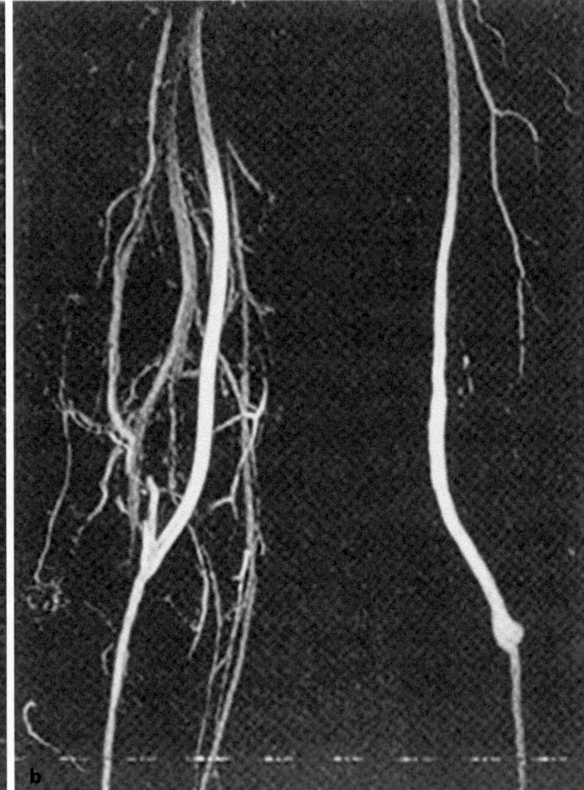

Abb. 10.2 a,b. Kontrastverstärkte MR-Angiographie. **a** Verschluß eines fem. Bypasses, präop., **b** Zustand nach erneutem Femuropoplitealem Bypass, postop. (Pomeranz)

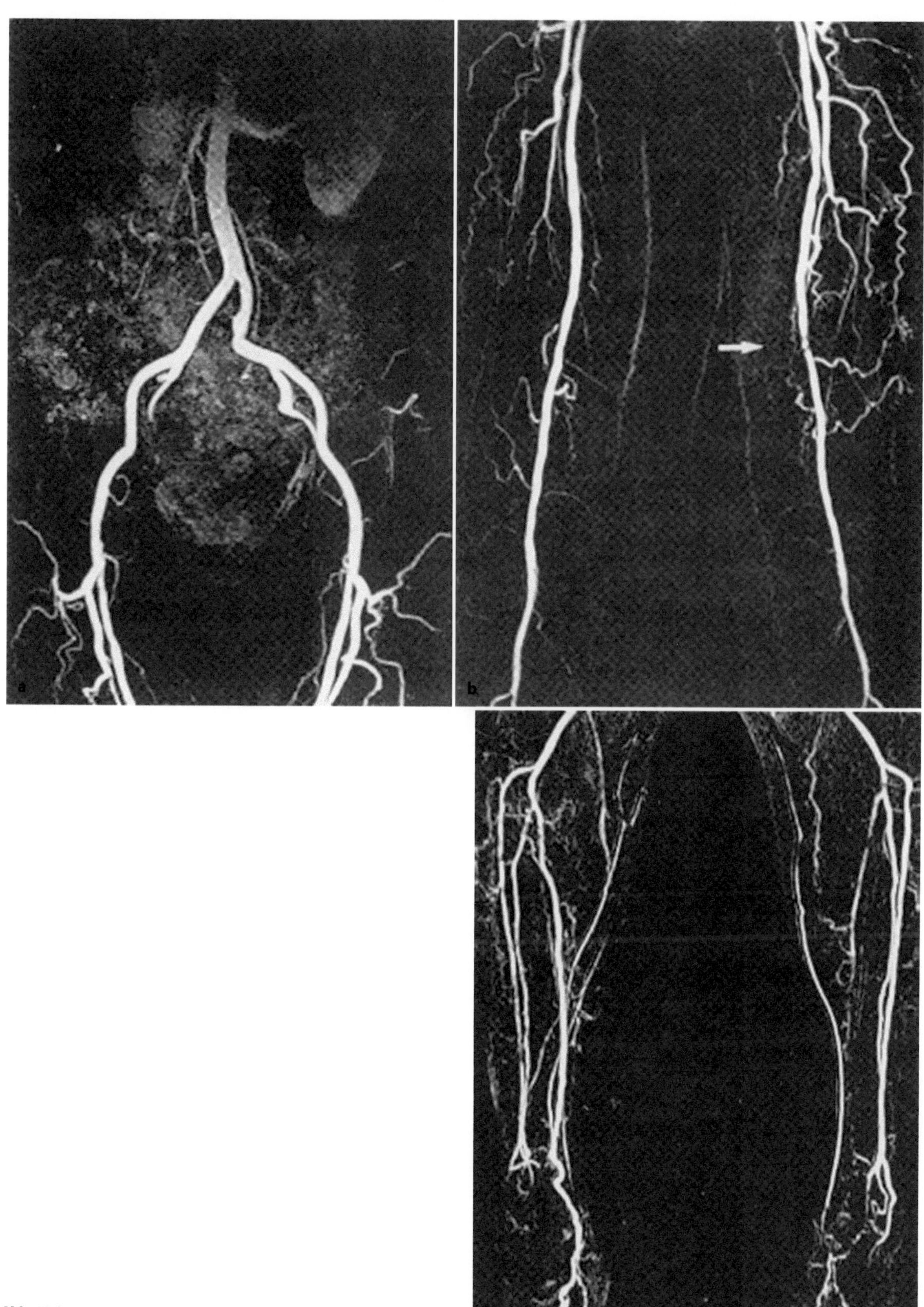

Abb. 10.3 a–c. Kontrastverstärkte MRT-Angiografie, Diagnose PAVK2b Femoralisstenose li. (Pomeranz)

Kapitel 11

Magnetfeldstärken und MRT-Systeme 11

Während in der Vergangenheit Niederfeldgeräte automatisch mit offenen Systemen und Hochfeldgeräte mit geschlossenen Systemen gleichgesetzt wurden, ist dies seit einiger Zeit nicht mehr der Fall. Mehrere Firmen bieten sowohl offene Systeme als auch geschlossene Systeme mit resistiven und mit Permanentmagneten an. Offene MRT-Systeme mit resistiven Magneten werden z. B. von der Firma Philips (früher Marconi), von der Firma Siemens und von Bruker vertrieben, offene MRT-Systeme mit Permanentmagneten von der Firma Hitachi, von der Firma Fonar und von General Electric. In jüngerer Zeit sind auch offene Systeme mit supraleitenden Magneten von der Firma General Electric, von Toshiba und von Siemens entwickelt worden, wobei der „Opart" von Toshiba, der allerdings nur eine Magnetfeldstärke von 0,35 Tesla aufweist, seit drei Jahren routinemäßig zum Einsatz kommt, die Systeme von General Electric (0,7 Tesla) und von Siemens (1,0 Tesla) seit ca. einem Jahr.

Eine Sonderstellung nehmen die Kleingeräte (Arthroscan, Esaote) ein, die mit Permanentmagneten bestückt, eine Magnetfeldstärke von 0,14 Tesla aufweisen und nur zur Untersuchung einzelner Extremitätengelenke (Kniegelenk, Fußgelenk, Handgelenk, Ellenbogen) geeignet sind. Allerdings sind auch hier höhere Magnetfeldstärken bis 0,2 Tesla in der Entwicklung.

Supraleitende Tunnel-MRT-Systeme werden auf dem Weltmarkt von einer Reihe von Firmen angeboten (Marconi, Siemens, Toshiba, General Electric, Philips usw.). Neben den bereits erwähnten geschlossenen Systemen, die mit resistiven und mit Permanentmagnetsystemen ausgerüstet sind, gibt es Geräte mit einer Magnetfeldstärke von 0,5, 1,0 und 1,5 Tesla. Der Vertrieb von Geräten mit 2,0 Tesla (Siemens) ist vor einigen Jahren eingestellt worden. Systeme mit noch höheren Feldstärken von 3–10 Tesla befinden sich in der Entwicklung.

Entscheidend für die Qualität eines Gerätes ist jedoch nicht nur die Magnetfeldstärke, sondern auch die Stärke der Gradienten und die Qualität der Empfangsspulen, um die wichtigsten weiteren Kriterien zu nennen.

Betrachtet man zunächst nur die offenen MRT-Systeme mit resistiven und Permanentmagnetsystemen so fallen deutliche Qualitätsunterschiede auf, die ihre Ursache z. T. in unterschiedlichen Magnetfeldstärken, z. T. jedoch auch in unterschiedlichen Gradientenstärken haben.

Eine Spitzenstellung bei den Permanentmagneten nimmt ohne Zweifel die Firma Fonar mit 0,6 Tesla ein, die jedoch wegen des Preises und des Gewichtes in Europa nicht konkurrenzfähig und daher nur einmal vertreten ist. An zweiter Stelle ist das Hitachi Airis-Gerät zu nennen, mit 0,3 Tesla und einer Gradientenstärke von 15 mTesla, das eine ausgezeichnete Bildqualität bietet.

Unter den resistiven Magnetsystemen mit offenem Design besitzt der Outlook der Firma Marconi (jetzt Philips) mit seiner letzten Aufrüstung (Gold Performance) eine Spitzenstellung.

Die supraleitenden Magentsysteme mit einem offenen Design sind in der Bildqualität ihren supraleitenden Konkurrenten mit Tunnelsystem bei gleicher Magnetfeldstärke noch unterlegen. Sie sind zudem im Vergleich noch deutlich teurer. Die weitere Entwicklung muss also abgewartet werden.

Wie bereits erwähnt, haben alle Magnetsysteme Vor- und Nachteile: Der Resistivmagnet ist mit seiner Magnetfeldstärke bis maximal 0,23 Tesla limitiert, wird mit Wasser gekühlt und ist abschaltbar, wenn er nicht benötigt wird. Er ist sowohl was die Wartungskosten als auch was die Betriebskosten betrifft deutlich günstiger als ein supraleitender Magnet.

Permanentmagneten sind durch ein großes vertikales Streufeld charakterisiert. Sie sind anfällig gegenüber großen bewegten Metallmassen und schwierig shimbar und weisen im Vergleich zu Magneten mit einer longitudinalen Richtung des Magnetfeldes auf Grund der vertikalen Magnetfeldrichtung ein erheblich homogeneres Magnetfeld auf. Sie haben weiterhin den Vorteil der weitaus geringsten Betriebskosten im Vergleich zu anderen Systemen.

Der Opart als offener Supraleiter der Firma Toshiba liegt in seinen Kosten deutlich unterhalb denen eines supraleitenden geschlossenen Magneten, weil er zur Kühlung nicht – wie die Supraleiter – das kostenintensive Helium, sondern ein Hochvakuum im Magneten benötigt.

Statistische Angaben aus dem Jahr 1997 belegen, dass die Zahl der offenen Systeme weltweit steigt. So besaßen in den USA bereits 47 % der im Betrieb befindlichen Geräte ein offenes Design, während die geschlossenen Systeme in erster Linie eine Magnetfeldstärke von 1,5 Tesla (40 %) hatten, 0,5 Tesla war mit 3 % und 1,0 Tesla mit 10 % beteiligt. Ähnliche Verhältnisse fanden sich auf dem japanischen Markt, wo die offenen Systeme ebenfalls 45 % ausmachten.

Auf dem europäischen Markt dagegen waren die Verhältnisse 1997 umgekehrt. Der prozentuale Anteil der offenen Geräte betrug 18 %, der der geschlossenen supraleitenden MRT-Geräte 82 %, wobei eine Magnetfeldstärke von 1,0 Tesla (41 %) überwog.

Nachteile der geschlossenen Geräte sind

- die Klaustrophobie und die angstabhängigen Reaktionen,
- die Patientenrestriktion bezüglich Gewicht und Größe und
- die Schwierigkeit, wenn nicht Unmöglichkeit, interventionelle Eingriffe durchzuführen.

Immerhin verweigern bis zu 10 % der Patienten aus verschiedenen Gründen, in erster Linie wegen einer Klaustrophobie, die Untersuchung in einem geschlossenen Gerät.

Weitere Nachteile entstehen infolge der hohen Magnetfeldstärke und des dafür benötigten starken Sendesignals. Bekanntlich verhält sich die Auslösung bestimmter Bioeffekte proportional zur Magnetfeldstärke.

Weitere Nachteile der hohen Magnetfeldstärken betreffen das ungleich häufigere Auftreten von diversen Artefakten im Vergleich zu niedrigen Magnetfeldstärken.

Hauptvorteil ist die Tatsache, dass mit zunehmender Magnetfeldstärke auch die Stärke des Empfangssignals zunimmt, mit dem positiven Effekt eines deutlich verbesserten Signal-zu-Rausch-Verhältnisses. Dies hat zur Folge, dass bei gleicher Bildqualität erheblich kürzere Untersuchungszeiten mit supraleitenden geschlossenen Systemen von 1,0 oder 1,5 Tesla im Vergleich zu 0,23 oder 0,3 Tesla möglich sind.

Ferner sind bei niedrigen Magnetfeldstärken Schichtdicken von unter 2 mm kaum realisierbar. Darüber hinaus sind schnelle Bildseqenzen, wie z. B. das Echoplanar mit niedrigen Magnetfeldstärken nicht möglich.

Für die Untersuchung der Gelenke und der Wirbelsäule spielen diese Nachteile allerdings nur bei ganz bestimmten Fragestellungen eine entscheidende Rolle. So ist mit Niederfeldsystemen die Darstellung des Knorpels mit Schwierigkeiten in allen Sequenzen verbunden und kleine Bandformationen, z. B. im Bereich der Handwurzel, stellen sich keinesfalls regelmäßig dar.

Eine Möglichkeit, das Signal und damit das Signal-zu-Rausch-Verhältnis bei Niedrigfeldsystemen zu verbessern, besteht in der Mittelung der Untersuchung. Eine Mittelung führt zu einem 40 % stärkeren Signal, jedoch nicht zu einem stärkeren Rauschen, sodass der Einsatz der Mittelung die Qualität der Bilder erheblich verbessert und sie den Schichten mit hohen Magnetfeldstärken annähert. Dies wird jedoch mit einer Verdoppelung der Untersuchungszeit erkauft und den damit verbundenen Gefahren einer Bewegungsunschärfe, insbesondere im Bereich von Fuß- und Handgelenken. Die Untersuchungszeiten in einem MRT-System mit niedriger Magnetfeldstärke müssen also zwangsläufig deutlich länger sein, als in einem System mit hoher Magnetfeldstärke.

Vorteile der offenen Systeme sind ferner die freie Zugänglichkeit zum Patienten von allen Seiten und der bessere Patientenkomfort, der sich auch darin äußert, dass nur rund 1,5 % der Patienten aufgrund einer Klaustrophobie die Untersuchung verweigern.

Erst die Implementierung offener Systeme hat die Entwicklung von operativen Interventionen im MRT-Gerät möglich gemacht. Betrachtet man nunmehr die Anforderungen, die von Seiten der Gelenk- und der Wirbelsäulendiagnostik an ein MRT-Gerät gestellt werden, so kommt man zu dem Schluss, dass offene Geräte mit niedrigen Magnetfeldstärken durchaus ähnliche Trefferrraten und Ergebnisse liefern können, wie MRT-Geräte mit hohen Magnetfeldstärken. Man muss allerdings deutlich längere Untersuchungszeiten in Kauf nehmen.

Vergleichende Untersuchungen haben darüber hinaus eindeutig bewiesen, dass die Qualität und Trefferrate einer MRT-Untersuchung der Gelenke und der Wirbelsäule weniger von der Magnetfeldstärke als vielmehr von der Erfahrung des Untersuchers abhängt (Vahlensieck).

Unter diesem Aspekt ist zu bedauern, dass in Deutschland, als einzigem Land der Welt, nunmehr Leitlinien zur Qualitätssicherung der MRT aufgestellt wurden, denn die darin formulierten Vorgaben, aufgelistet für jede einzelne Untersuchungsart, sind durch Niederfeldmagnete nicht erreichbar.

Um nicht missverstanden zu werden: Grundsätzlich ist jede Maßnahme, die der Qualitätssicherung dient, zu begrüßen. Mit dieser Leitlinie jedoch wird z. B. in technisch-physikalischer Hinsicht die Homogenität des äußeren Magnetfeldes mit 2,5 ppm bei dem jeweils diagnostisch erforderlichen Messfeld als Qualitätsforderung festgelegt, eine Forderung, die durch Niederfeldmagneten aus physikalischen Gründen auch unter optimalen Bedingungen praktisch nicht erreichbar ist. Da zusätzlich gleichzeitig die Messzeit, in der eine gewählte Sequenz abgeschlossen sein muss, ebenfalls vorgegeben ist, dürften alle z. Z. in Betrieb befindlichen offenen Niederfeldsysteme die vorgegebenen Leitlinien nicht erfüllen.

Dies ist bedauerlich, da hierbei die bekannten Vorteile offener Systeme keine Berücksichtigung finden. Obwohl die z. Z. in Betrieb befindlichen Geräte Bestandschutz haben, sind neue offene Systeme damit in Deutschland unverkäuflich geworden, da eine Untersuchungsabrechnung über RVO-Klassen nicht möglich ist.

Meine persönliche Meinung ist, dass die bessere Lösung darin bestanden hätte, dort wo die Gefahr von Bewegungsartefakten gering ist, z. B. bei der Untersuchung der Wirbelsäule und der Gelenke, zumindest auf die Vorgabe eines Zeitfaktors für die Untersuchungslänge zu verzichten. Damit wären auch für Niederfeldgeräte die vorgegebenen räumlichen und Kontrastauflösungen aufgrund des verbesserten Signal-zu-Rausch-Verhältnisses durchaus erreichbar gewesen. Die empfohlenen Leitlinien bedeuten nämlich bei genauer Analyse, dass auch mehrere z. Z. noch vertriebene, geschlossene 0,5-Tesla-Geräte durch das Raster fallen. Es bedeutet jedoch auch, dass in Deutschland zumindest die in der Entwicklung befindlichen offenen MRT-Geräte mit supraleitenden Magneten, die diese Leitlinien erfüllen, in der Zukunkt trotz des hohen Investitionsvolumens eine gute Marktchance haben könnten.

Die Leitlinie bezüglich der Qualitätsanforderung für die Kernresonanztomographie ist also überwiegend physikalisch-technisch ausgerichtet. Sie berücksichtigt nicht die Meinung von Experten, dass der Erfahrung bei der Auswertung von MRT-Untersuchungen auf bestimmten Fachgebieten ein mindestens ebenso großes, wenn nicht größeres Gewicht zukommt. Das bedeutet, dass für den erfahrenen Experten bestimmte Faktoren, wie die Kenntnis der Anamnese und der klinischen Untersuchungsergebnisse und der gezielte Einsatz bestimmter Sequenzen und Schnittrichtungen, eine wesentlich größere Rolle spielen als die Einhaltung bestimmter physikalischer Qualitätskriterien. Die Länge der Untersuchungszeit allein ist kein Qualitätskriterium, sondern beeinflusst allenfalls das Befinden des Patienten.

MRT-Geräteneuerungen

Eine bisher einzigartige Neuheit stellt das „Stand-up-MRI“ der Firma Fonar dar. Es handelt sich um ein Ganzkörper-Kernspintomogramm-System, das eine universelle Anwendung wie z. B. gewichtstragende MRT-Studien ermöglicht. Die Patienten können im Stehen, im Sitzen oder in jeder nur möglichen Position gescannt werden. So insbesondere auch in schmerzauslösenden Gelenk- oder Wirbelsäulenpositionen. Dies stellt einen erheblichen Fortschritt gegenüber der jetzigen MRT-Generation dar, die eine Untersuchung lediglich im Liegen ermöglicht. Das MRT-Gerät hat eine Magnetfeldstärke von 0,6 Tesla und kann aufgrund seiner Konfiguration als das offenste Gerät auf dem Markt bezeichnet werden. Durch ein kompliziertes Kippsystem können auch Untersuchungen in konventioneller horizontaler Lage durchgeführt werden, so dass eine universelle Anwendung gewährleistet ist. Leider ist die Verbreitung dieses Gerätes und seine Anwendung in näherer Zukunft noch durch das erhebliche Gewicht (70 t) und durch den hohen Anschaffungspreis limitiert.

Eine weitere interessante Neuerung stellt ein Kleingerät dar, mit dem bei kleinstem Raumbedarf Fuß- und Kniegelenke sowie das Hand- und das Ellenbogengelenk untersucht werden können. Es handelt sich um einen Supraleiter mit einer Feldstärke von 1,0 Tesla, mit dem exzellente Bilder erstellt werden können. Das Gerät ist daher besonders für orthopädische Fragestellungen geeignet.

Eine weitere Neuerung stellt ein Tunnelgerät mit einer Feldstärke von 4 Tesla von der Firma Bruker dar, das insbesondere für neurologische Fragestellungen und für die Anwendung der Spektroskopie geeignet ist.

Literatur zu den Kapiteln 1 bis 11

Beers J (1989) Biological effects of weak electromagnetic fields from 0 Hz to 200 Hz: a survey of the literature with special emphasis on possible magnetic resonance effects. Magn Reson Imaging 7: 309

Bradley WG, Chen D-Y, Atkinson DJ (1997) Using high performance gradients. In: Bradley WG, Bydder GM (eds) Advanced MR imaging techniques. Dunitz, London

Edelman RR, Shellock FG, Ahladis J (1990) Practical MRI for the technologist and imaging specialist. In: Edelman RR, Hesselink J (eds) Clinical magnetic resonance imaging. WB Saunders, Philadelphia

Erwin DN (1988) Mechanisms of biological effects of radiofrequency electromagnetic fields: An overview. Aviat Space Environ Med 59 (Suppl 11): A21

Farzaneh F, Riederer SJ, Pelc NJ (1990) Analysis of T2 limitations and off resonance effects an spatial resolution and artifacts in echo planar imaging. Magn Reson Med 14: 123

Feinberg DA et al. (1991) GRASE (gradient and spin echo) MR imaging: A new fast clinical imaging technique. Radiology 181: 597

Hajnal JV et al. (1995) MRI: Spinal cord imaging with ihe turbo-fluid attenuated inversion repulse sequence. Clin Radiol 50: 1

Hangar O (2002) Water Exitation as an Alternative to Fat Saturation in MR-Imaging: Preliminary Results in Musculoskeletal Imaging. Radiology 224: 657–663

Hasso A, Frahm J (1985) Multiple chemical shift selective NMR imaging using stimulated echoes. J Magn Reson Imaging 64: 94

Hennig J, Nauerth A, Friedburg H (1986) RARE imaging: A fast imaging method for clinical MR. Magn Reson Med 3: 823–833

Hötzinger H, Spätling L (1994) MRI in der Gynäkologie und Geburtshilfe. Springer, Berlin Heidelberg New York Tokyo

Hosten N, Lemke AJ, Felix R (1999) Kernspintomographie: Kompendium und Atlas. ecomed, Landsberg/Lech

Jones KM et al. (1994) Fast spin echo MR in the detection of vertebral metastases-comparison of three sequences, Am J Neuroradiol 15: 401

Kanal E, Talagala L, Shellock FG (1990) Safety considerations in MR imaging. Radiology 176: 593

Kaplan PA, Helms CA, Dussault R, Anderson MW, Major NM (2001) Musculoskeletal MRI. WB Saunders, Philadelphia

Michaelson SM, Lin JC (1987) Biological effects and health implications of radiofrequency radiation. Plenum, New York

Mirowitz SA, Totty WG, Lee JKT (1992) Characterization of muskuloskeletal masses using dynamic Gd-DTPA enhanced spin-echo MRI. J Comput Assist Tomogr 16: 120–125

Niendorf H, Haustein J, Cornelius I, Alhassan A, Claus W (1991) Safety of Gadolinium-DTPA: Extended clinical experience. Magn Reson Med 22: 222

Rydberg JN et al. (1995) Contrast optimization of fluid-attenuated inversion recovery (FLAIR) imaging. Magn Reson Med 34: 868

Sarkar S et al. (1996) Additional characterization of tumor and stroke by contrast enhanced FLAIR compared to post-contrast spin echo MR imaging. International Society for Magnetic Resonance in Medicine (ISMRM), Fourth Annual Meeting, New York, April 27 - May 3, 1996, p 583

Schenck JF, Jolesz FA, Roemer PB et al. (1995) Superconducting open-configuration MR imaging system for image guided therapy. Radiology 195: 805

Stark DD, Bradley WG (eds) (1988) Magnetic resonance imaging. Mosby, St Louis

Stark DD, Bradley WG (eds) (1999) Magnetic resonance imaging, vol 1–3, 3rd edn. Mosby, St. Louis

Stoller DW (1997) Magnetic resonance imaging in orthopaedics and sports medicine, 2nd edn. Lippincott-Raven, Philadelphia New York

Stoller DW et al. (1993) Marrow imaging. In: Stoller DW (ed) MRI in orthopaedics and sports medicine. Lippincott, Philadelphia

Vahlensieck M, Träber F, Kreft B, Layer G, DeBoer R, Schild H (1995 a) Magnetization-Transfer-Contrast (MTC): Comparison of on- and off-resonance techniques at 0,5 and 1,5 Tesla. Eur Radiol 5: 74 (abstract)

Vahlensieck M, Wischer T, Schmidt A et al. (1995 b) Indirekte MR-Arthrographie: Optimierung der Methode und erste klinische Erfahrung bei frühen degenerativen Gelenkschäden am oberen Sprunggelenk. Fortschr Röntgenstr 162: 338–341

Vahlensieck M, Seelos K, Gieseke J, Reiser M. Turbo (Fast) Spin-Echo bei 0,5T: Einfluß der Echodistanz und Echozahl

Van Zijl PCM, Moonen CTW, Alger JR et al. (1989) High field localized proton spectroscopy in small volumes: Greatly improved localization and shimming using shielded strong gradients. Magn Reson Med 10: 256

Wald LL, Carvajal L, Moyher SE et al. (1995) Phased array detectors and an automated intensity correction algorithm for high resolution MR imaging of the brain. Magn Reson Med 34: 433

Wehrli FW (1990) Fast scan magnetic resonance: Principles and applications. Magn Reson Q 6: 165

Wehrli FW, Shaw D, Kneeland JB (eds) Biomedical magnetic resonance

Williams SCR, Horsfield MA, Hall LD (1989) True water and fat MR imaging with use of multiple-echo acquisition. Radiology 173: 249

Wong EC et al. (1997) A TI and T2 selective method for attenuation of signal from CSF (T2-FLAIR). International Society for Magnetic Resonance in Medicine (ISMRM), Book of Abstracts, Fifth Annual Meeting, Vancouver, April 12–18, 1997, p 1730

Zee CS et al. (1992) SPIR MRI in spinal disease. J Comput Assist Tomogr 16: 356

Zheng J et al. (1996) Fast STIR-FLAIR imaging with contrast enhancement. International Society for Magnetic Resonance in Medicine (ISMRM), Book of Abstracts, Fourth Annual Meeting, NewYork, April 27 - May 3, 1996, p 1710

Zur Y (2000) Design of improved spectral-spatial pulses for routine clinical use. Resonance Med 43: 410–420

Allgemeiner Teil

Kapitel 12

Einleitung 12

Da praktisch alle Erkrankungen der Weichteile und der Gelenke unabhängig von der Lokalisation nahezu immer gleiche Veränderungen verursachen, soll dem speziellen Teil, in dem die Erkrankungen der Gelenke und der paraartikulären Regionen ausführlich gesondert abgehandelt werden, ein allgemeiner Teil vorangestellt werden.

Es ist unbestritten, dass die MRT bei Weichteilprozessen und bei Läsionen im Bereich der Gelenke zu einem unverzichtbaren Bestandteil der Diagnostik geworden ist und für nahezu alle Erkrankungen mittlerweile den Goldstandard darstellt.

12.1 Vorteile der MRT-Untersuchung

Die Vorteile der MRT gegenüber anderen Verfahren wurden bereits aufgelistet, sie seien hier nochmals zusammengefasst: zum einen die hervorragende Kontrastauflösung, die von keinem anderen Verfahren erreicht wird und die eine Typisierung der verschiedenen Gewebe erlaubt, zum anderen aber auch die Verfügbarkeit geeigneter Kontrastmittel und die freie Wahlmöglichkeit der verschiedensten Schichtebenen sowie die Möglichkeit der Anwendung unterschiedlichster Sequenzen stets mit anderem Aussagewert.

So sind krankhafte Veränderungen der Muskulatur und deren Sehnen, der Ligamente und der knöchernen Strukturen ausgezeichnet abgrenzbar, wobei die diagnostische Erfahrung zwischenzeitlich so weit fortgeschritten ist, dass auch differenziertere Diagnosen gestellt werden können.

In dieser Hinsicht ist die MRT allen anderen Verfahren weit überlegen.

Bevor nun auf die einzelnen Gewebestrukturen und deren pathologische Veränderungen näher eingegangen wird, sei auch der Hinweis auf einige diagnostische Einschränkungen erlaubt.

12.2 Nachteile der MRT-Untersuchung

Das Verfahren ist bei *Veränderungen der Knochenkompakta* wenig aussagekräftig, da die Kalkstrukturen keine Protonen enthalten und somit in allen Sequenzen kein oder nur ein sehr geringes Resonanzsignal erzeugen können.

Auch hat sich die Hoffnung nicht erfüllt, bei Vorliegen von *Weichteiltumoren* aus den Signalqualitäten der MRT Vorhersagen zur Tumorhistologie zu treffen. Dies gilt ausdrücklich *nicht* für knöcherne Raumforderungen: Hier ist – ähnlich wie mit der konventionellen Diagnostik – aufgrund der unterschiedlichen Struktur, Lokalisation und Ausdehnung durchaus eine spezifische Verdachtsdiagnose ist.

Ein weiterer stets in die Diskussion eingebrachter Nachteil, nämlich der *Kostenaspekt* hat mittlerweile durch die vor einigen Jahren erfolgte abrechnungstechnische Neubewertung erheblich an Bedeutung verloren.

Als Nachteil kann auch bewertet werden, dass die *optimale Sequenz* zur Darstellung bestimmter Weichteil- oder Knochenveränderungen bisher nicht gefunden wurde. Es existiert eine Vielzahl von Empfehlungen. Dies geht so weit, dass ein Vergleich zwischen den Ergebnissen verschiedener Arbeitsgruppen aufgrund unterschiedlicher Bildparameter häufig nicht möglich ist. Die unterschiedlichen Empfehlungen betreffen aber nicht nur die verschiedenen Sequenzen, sondern auch so wichtige Kriterien wie die Schichtdicke, die Fensterung und der Bildrekonstruktionsalgorithmus, die bei unterschiedlicher Anwendung den Bildeindruck erheblich beeinflussen.

Zudem bestehen deutliche *Unterschiede zwischen den MRT-Geräten verschiedener Hersteller*, die jeweils bestimmte Stärken, aber auch Schwächen besitzen, auf die hier nicht weiter eingegangen werden soll (s. Kap. 11).

Darüber hinaus existieren heute MRT-Geräte mit völlig unterschiedlichen Magnetfeldstärken und zwar von 0,14 bis 1,5 Tesla. Die aus der unterschiedlichen Magnetfeldstärke resultierenden MRT-Bilder sind nicht nur häufig in ihrer Qualität, sondern auch im

Bildeindruck unterschiedlich, ja z. T. nicht mehr miteinander vergleichbar.

Ein ganz wesentlicher Punkt zur Optimierung der Diagnostik bei muskuloskelettalen Erkrankungen ist die genaue Kenntnis der Vor- und Nachteile der Signalgebung in den verschiedenen Sequenzen. Daneben ist die Erfahrung in der Anatomie und in der Pathologie der verschiedenen Strukturen, die erst durch eine mehrjährige intensive Beschäftigung mit dieser Materie erworben werden kann, unabdingbare Voraussetzung für eine gute Diagnostik.

Die differenzierten anatomischen und anatomisch-pathologischen Strukturen der Gelenke sind ähnlich kompliziert wie die Strukturen in der Neuroanatomie und Neuropathologie. Daraus resultiert, dass Gelenk- oder Weichteildiagnostik mit der MRT nicht nur „so nebenbei" betrieben werden kann, nach dem Motto „learning by doing".

Hier sind, wie in der Neuroradiologie, die Fachleute gefragt, die sich speziell mit dieser schwierigen Diagnostik beschäftigen. Nur so ist es möglich, den Qualitätsstandard der MRT-Diagnostik auf das gleiche Niveau anzuheben, der in den USA seit längerem erreicht wurde. Die Trefferrate richtiger Diagnosen beträgt dort mehr als 90%. Davon sind wir in Deutschland, wenn man von einigen Spezialisten absieht, noch deutlich entfernt.

Ein wichtiger Punkt, der an dieser Stelle auch angesprochen werden muss, ist die *Notwendigkeit der Kooperation* zwischen den verschiedenen medizinischen Fachbereichen, wie es die Amerikaner aufgezeigt haben und wie auch Prof. Pomeranz, als herausragender Vertreter der MRT-Gelenkdiagnostik, in seinen Seminaren immer wieder betont.

Nur die Kenntnis der klinischen Anamnese, der Symptomatik und des klinischen Untersuchungsbefundes erlaubt dem Radiologen die richtige Zuordnung pathologischer Befunde. Leider enthalten ca. 80% der Überweisungsscheine in einer niedergelassenen radiologischen Praxis keine oder völlig unzureichende klinische Angaben. Ähnliches gilt auch für MRT-Anmeldungen in Kliniken. Jedoch ist hier durch die täglichen klinisch-radiologischen Visiten, anders als in einer Praxis, eine Diskussion über die verschiedenen Patienten durchaus möglich.

Es bestehen in Deutschland darüber hinaus leider Hemmnisse, die zuweisenden Kollegen zu kontaktieren, wenn keine klinischen Angaben vorliegen. Das Fehlen klinischer Daten birgt jedoch die Gefahr in sich, bestimmte pathologische MRT-Befunde falsch zu interpretieren und zu gewichten. Dies führt insbesondere in der Traumatologie zu z. T. unsinnigen diagnostischen Feststellungen, die mit der klinischen Diagnose in keiner Weise korreliert werden können. Dies mag der Grund sein, warum eine Reihe von herausragenden Vertretern in der Orthopädie den Wert des MRT-Verfahrens in ihrem Fachgebiet für eine Reihe von Fragestellungen als gering einschätzen und sich nach wie vor in erster Linie auf das klinische Ergebnis ihrer Untersuchungen verlassen. Dieser Standpunkt ist, was die Bewertung der klinischen Untersuchung betrifft, sicherlich richtig, unterschätzt jedoch die Möglichkeiten der MRT, die klinische Diagnostik zu ergänzen und in einigen Fällen auch korrigieren zu können.

Zudem fehlt insbesondere dem Allgemeinmediziner das Wissen über die diagnostischen Möglichkeiten, aber auch über die Grenzen des MRT-Verfahrens. Die MRT wird teilweise völlig überschätzt, andere Untersuchungsindikationen sind unbekannt. Daraus resultieren Anmeldungen zur MRT-Diagnostik mit Fragestellungen, die nicht oder nur unzureichend beantwortet werden können und daher eigentlich anderen Untersuchungsverfahren zugeführt werden müssten. Aufgrund der schon vorher erwähnten Hemmschwelle, vielleicht auch aus Zeitgründen, sind viele Radiologen nicht bereit, in einem Gespräch den zuweisenden Kollegen auf diese Zusammenhänge hinzuweisen.

Die Überschätzung der MRT-Diagnostik geht in Einzelfällen so weit, dass auf eine klinische Diagnostik zugunsten der MRT-Untersuchung völlig verzichtet wird. Dies stellt im Hinblick darauf, dass fast 50% der Zuweisungen zu einer MRT-Untersuchung durch niedergelassene Allgemeinmediziner erfolgt, ein echtes Problem dar.

Nur die Erstellung eines genauen und differenzierten Indikationskataloges für eine MRT-Untersuchung und der stete Kontakt zwischen dem Radiologen und dem Kliniker kann in dieser Hinsicht die Diagnostik optimieren.

Kapitel 13

Muskulatur und Sehnen

13

Die MRT hat sich als ein wertvolles Verfahren beim Studium der Anatomie, der Physiologie und der Pathologie der verschiedensten Erkrankungen der Muskulatur erwiesen. Im Hinblick auf die Pathologie gilt dies sowohl für traumatische Verletzungen, degenerative Veränderungen und kongenitale Läsionen als auch für Tumoren und Entzündungen. Verglichen mit anderen diagnostischen Bildtechniken besitzt die MRT einige wichtige Vorteile, die in erster Linie die exzellente Sensitivität, aber auch Spezifität betreffen. Der offensichtliche Vorteil der MRT bei der Untersuchung des Muskels ist, dass die Darstellung in mehreren Ebenen erfolgen kann und dadurch die Information erheblich erweitert wird.

Die typischen *axialen Schnitte* erlauben eine simultane Darstellung des Muskels einer Extremität in der transversalen Richtung, die gewöhnlich sehr informativ ist. Vergleichende Untersuchungen mit gesundem Muskelgewebe erfolgen ebenfalls auf axialen Schnitten. Die *longitudinalen Schichten* werden in erster Linie genutzt, um „landmarks" im Bereich des Knochens zu lokalisieren und die Ausdehnung einer Signalveränderung exakt festzustellen.

Darüber hinaus können mit der MRT vorübergehende physiologische Veränderungen der aktiven Muskulatur während einer sportlichen Betätigung beobachtet werden, die eine Bedeutung für die Rehabilitation haben.

Ein weiterer Vorteil der MRT ist, dass Volumenveränderungen exakt eingegrenzt werden können, viel besser als mit anderen Verfahren. Dies kann, ebenso wie in der Neuroradiologie, von großer Bedeutung für die evtl. erforderliche chirurgische Intervention sein.

In der MRT sind zwei Möglichkeiten zur Objektivierung und Graduierung von Muskelparenchymalterationen bekannt.

Bei der einfacheren ersten Methode, die in früherer Zeit regelmäßig allein zur Anwendung kam, wurde mit festgelegten Standardsequenzen die Signalintensität der betreffenden Muskelveränderung bestimmt. Die Signalintensität entspricht dabei entgegen den Dichtewerten in der CT keiner physikalischen Gewebeeigenschaft, sondern wird bestimmt durch die unterschiedlichen T1- und T2-Zeiten sowie die unterschiedliche Protonendichte der Läsion. Die dann gefundene Signalintensität wird mit der Signalintensität eines nicht veränderten Referenzmuskels verglichen und zwar getrennt für T1- und T2-Relaxationszeiten. Voraussetzung für die Reproduzierbarkeit ist hierbei, dass sowohl für das Referenzgewebe als auch für die Läsion exakt die gleichen Untersuchungs-MRT-Bedingungen herrschen.

Die zweite Möglichkeit legt weniger Wert auf den absoluten Vergleich mit gesundem Gewebe in der Umgebung, sondern nutzt die Erfahrung aus, dass für bestimmte muskuläre Erkrankungen ganz bestimmte Sequenzen eine optimale Diagnostik ermöglichen und dies nicht nur, was die Ausdehnung eines Prozesses betrifft, sondern auch im Hinblick auf eine mögliche Ruptur oder Nekrose. Darüber hinaus ist eine Gewebetypisierung möglich, z. B. Abgrenzung von Tumorgewebe, Fettgewebe und Ödemzonen. Eine wichtige Rolle spielt hierbei auch die Gabe von spezifischem Gadolinium-Kontrastmittel, das in vielen Fällen zusätzlich verabreicht wird und mit dem eine erhebliche Verbesserung der Diagnostik gelingt.

Die MRT-Darstellung der gesunden Sehnen weist normalerweise in allen Sequenzen ein fehlendes Signal auf. Sie sind daher in allen Sequenzen dunkel.

13.1 MRT der Muskelerkrankungen mit verschiedenen Sequenzen

Im Folgenden soll auf die Charakteristika unterschiedlicher Sequenzen bei verschiedenen Muskelerkrankungen eingegangen werden:

Muskelgewebe weist bei Anwendung von T1-gewichteten SE-Sequenzen ein intermediäres bis dunkles Signal auf, das durch schmale Septen mit hellerem Signal unterbrochen ist. Hierbei handelt es sich um Fetteinlagerungen, die bekanntlich sowohl in der T1- als auch in der T2-Wichtung ein positives Signal aufweisen. Fett beherrscht mit seinem hellen Signal, insbesondere bei Extremitäten in der axialen Schnittrichtung, das Bild, weil es in den Randstrukturen der Muskulatur und paramuskulär in den Weichteilen als Hauptbestandteil vorkommt.

In der T2-gewichteten SE-Sequenz weist die Muskulatur ebenfalls ein intermediäres bis dunkles Signal auf, und das Fett ist hell. Im Unterschied zur T1-Wichtung ist das Signal für Wasser jedoch hell, sodass häufig zwischen Wasser und Fett nicht unterschieden werden kann.

Wasser kann intra-, aber auch extrazellulär vorkommen. In beiden Fällen ist das Signal in der T1-Wichtung erheblich abgeschwächt, d. h. die Wasserbestandteile sind dunkel. Eine Differenzierung zwischen extra- und intrazellulärem Anteil ist nur mit speziellen Sequenzen möglich.

Ein vermehrter Wassergehalt kann sowohl Folge eines akuten Traumas oder auch einer akuten übungsinduzierten Veränderung des Muskels sein. Es ist wichtig, die verschiedenen Mechanismen zu verstehen, die verantwortlich sind für die den unterschiedlichen Wassergehalt und die daraus resultierenden Veränderungen des Muskels. Ein heller Muskel kommt in der T1-Wichtung bei einer Reihe von Erkrankungen vor, so bei einer Einblutung oder auch nach einer Muskelnekrose.

Andererseits ist die mit der SE-Technik gewonnene T2-Wichtung der Bilder äußerst sensitiv bei der Detektion eines Muskelödems. Bereits eine geringe Flüssigkeitsvermehrung ist gut nachweisbar.

Zur genauen Beurteilung allerdings ist es notwendig, das Fett abzugrenzen, das ja ebenfalls ein helles Signal aufweist. Dies gelingt durch verschiedene Techniken, die bereits erläutert wurden. Am besten geeignet sind die so genannte STIR-Technik und die SPIR-Technik, mit denen eine homogene Suppression des Fettsignals gelingt, sodasss alle Signalanhebungen innerhalb der Muskulatur oder paramuskulär einem vermehrten Flüssigkeitsaustritt entsprechen.

Die Signalsuppression von Fett bei der Benutzung einer STIR-Sequenz ist allerdings nicht spezifisch und das MRT-Signal von einem subakuten Hämatom kann ebenfalls supprimiert sein, wenn seine T1-Relaxationzeit gleich der des Fettes ist. Die Untersuchungszeit mit der STIR-Technik ist relativ lang. Diese Zeit kann durch die Reduktion der Repetitionszeit, durch die Verminderung der Anzahl von Exitationen und Phasencodierungsschritten verkürzt werden.

Auch das „inversion recovery fast spinecho" (IR-FSE) erlaubt eine merkliche Verminderung der Akquisitionszeit mit Gewebekontrastcharakteristika, die sich nur geringgradig von denen des konventionellen STIR unterscheiden.

Die selektive „Chemical-shift-Suppressionstechnik" (CHESS) bewirkt ebenfalls – in erster Linie in Verbindung mit einer T2-gewichteten SE-Technik – eine Fettsaturation. Auch hiermit können Veränderungen der Wasserkonzentrationen des Gewebes gut erkannt werden. Der Nachteil dieser Sequenz ist allerdings, dass häufig die Fettsuppression nicht vollständig erfolgt, mit der Folge einer Bildinhomogenität.

Schnelle SE-Sequenzen ermöglichen eine deutliche Verkürzung der Untersuchungszeit und weisen ebenfalls einen Kontrast zwischen dem Muskelparenchym einerseits und der freien Flüssigkeit andererseits sowie auch einen Kontrast zwischen dem Muskelödem und der normalen Muskulatur auf.

Sie zeigen ebenfalls ein intermediäres bis dunkles Signal des Muskels, jedoch eine deutliche Signalvermehrung des Fettes in der T1- und in der T2-Sequenz, sodass bereits aus diesem Grund zur besseren Beurteilung des Bildes eine Fettsuppression erfolgen sollte.

GRE-Sequenzen liefern zwar einen niedrigeren Weichteilkontrast, haben jedoch den Vorteil, dass in 3D-Datensätzen in sehr kurzer Zeit dünnere Schichten erstellt werden können als dies mit der SE-Technik möglich ist. Hiermit lassen sich die faszialen Grenzen der kleineren Muskulatur häufig besser beurteilen als mit der SE-Sequenz. Nachteilig ist, dass ein echter T2-Kontrast nicht möglich ist, sondern nur ein Kontrast, der von dem Verhältnis T1/T2* bestimmt wird.

Während die Spoiled-Gradiententechnik in erster Linie dazu benutzt wird, die Anatomie zu beschreiben, dienen die GRE-Techniken im „steady state" der Analyse von pathologischen Veränderungen. Hierbei ist wichtig zu wissen, dass nicht nur das Kontrast-zu-Rausch-Verhältnis, sondern auch der absolute Kontrast völlig unterschiedlich im Vergleich zum Spinecho ist.

So ist die Muskulatur hell, Bänder und Ligamente sind ebenso wie der Knochen dunkel, und das Wasser ist insgesamt noch etwas heller als die Muskulatur. Damit ist die GRE-Technik nicht unbedingt zur Analyse von muskulären Ödemvermehrungen geeignet, da sowohl Muskel als auch Fett und Wasser ähnliche Resonanzsignale aufweisen.

Die Protonenwichtung, in erster Linie mit FSE-Technik, erlaubt eine gute anatomisch-pathologische Darstellung der Muskulatur und deren Umgebung, jedoch nicht in gleichem Maße eine Beurteilung pathologischer Veränderungen.

Die so genannten ultraschnellen Sequenzen spielen z. Z. in der orthopädisch-radiologischen MRT-Muskeldiagnostik keine Rolle. Sie könnten allerdings in der Zukunft bei der Funktionsuntersuchung von Gelenken eine erhebliche Bedeutung erlangen.

Es kommt unter muskulärer Betätigung zu einer vorübergehenden Veränderung des Muskels, die durch eine Reihe von unterschiedlichen Prozessen verursacht wird.

In der MRT findet sich in diesem Fall eine Verlängerung der T1- und auch der T2-Zeiten. Daher lässt sich in der T1-Wichtung eine Signalabsenkung und in der T2-Wichtung eine Signalanhebung des Muskels nachweisen. Da Muskelverletzungen ähnliche Veränderungen bewirken, ist die differenzialdiagnostische Abgrenzung wichtig, insbesondere im Bereich der unteren Extremitäten.

13.2 Muskuläre entzündliche Veränderungen

Man unterscheidet bei einer Myositis zwischen fokalen und generalisierten Veränderungen. Fokale entzündliche Veränderungen sind durch eine noduläre muskuläre Umwandlung charakterisiert. Sowohl bei generalisierten, also ausgedehnten, als auch bei fokalen Veränderungen im Muskel lassen sich neben lymphozytären Infiltraten auch Muskelfasernekrosen und Regenerate sowie ausgedehnte Bindegewebeproliferationen nachweisen.

Man unterscheidet darüber hinaus zwischen akut und chronisch entzündlichen Veränderungen. Während bei der akuten Form die eben genannten histopathologischen Veränderungen überwiegen, finden sich bei der chronischen Verlaufsform oft flächenhafte lipomatöse Strukturen einzelner Muskelabschnitte, wobei das Ausmaß der fettigen Veränderungen auch einen Hinweis auf den Schweregrad der Erkrankung darstellt. Ein Kontrastmittelenhancement findet sich nur im perakuten Stadium (Abb. 13.1, Abb. 13.2 a,b, Abb. 13.3 a,b).

Bei Vorliegen einer generalisierten oder fokalen Myositis oder Dermatomyositis stellt die MRT das wichtigste bildgebende diagnostische Verfahren zur Abklärung dar. Hiermit können die Ausdehnung der Pathologie und bestimmte charakteristische Veränderungen festgestellt werden. Pathologische Signalalterationen weisen auf eine ödematöse Komponente hin, wobei die Ausprägung des Ödems generell mit dem Schweregrad der klinischen Symptomatik korreliert.

Dermatomyositiden und Polymyositiden als Sonderformen der Myositis weisen in der MRT eine fasziale Betonung des Ödems auf, mit fleckförmigen Intensi-

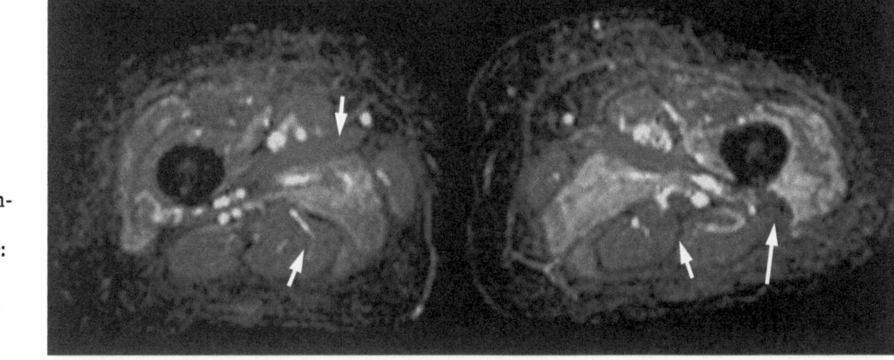

Abb. 13.1. Anamnese: 67-jähriger Patient mit Myalgien und einer Parese. Diagnose: chronische Polymyositis (STIR, axial). (Aus Beese u. Winkler, 1997, S. 137, Abb. 15.3 b)

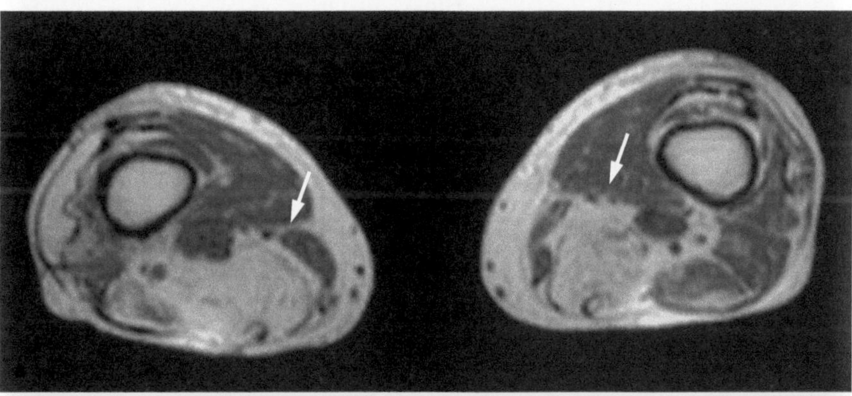

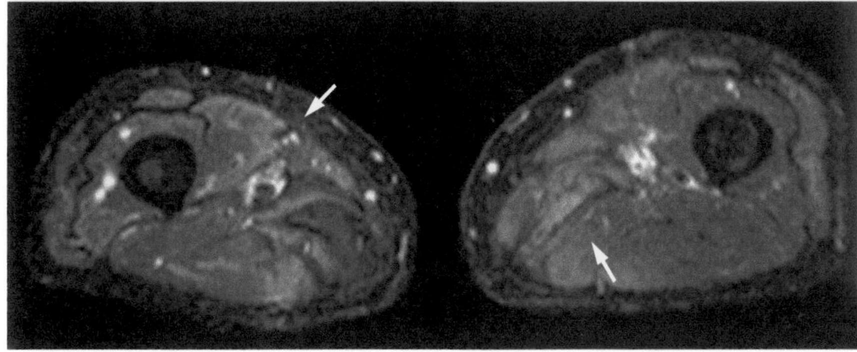

Abb. 13.2 a,b. Anamnese: 71-jähriger Patient mit progredienter Muskelschwäche. Diagnose: chronische Polymyositis. **a** SE T1-gewichtet. **b** STIR. (Aus Beese u. Winkler 1997, S. 138, Abb. 15.4 b,c)

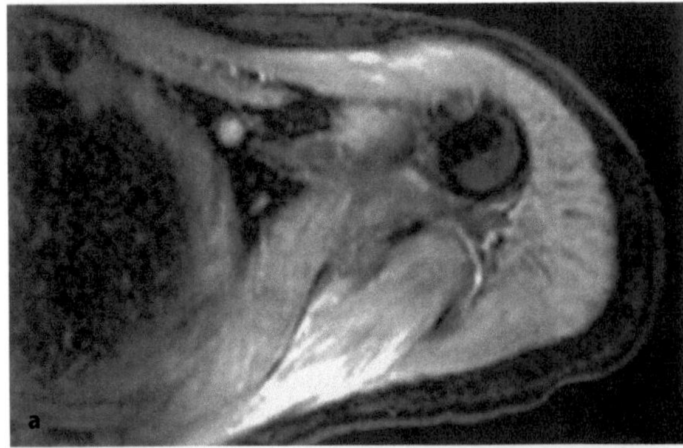

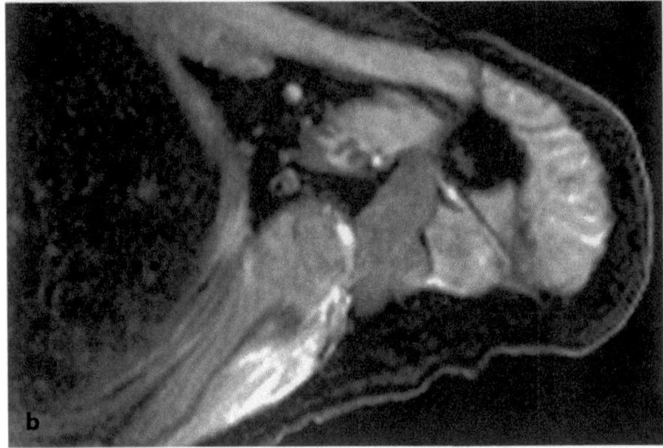

Abb. 13.3 a,b. Anamnese: Klage über muskelkaterartige Myalgien. Diagnose: Dermatomyositis des M. deltoideus (STIR, axial). (Aus Beese u. Winkler 1997, S. 141, Abb. 15.7 f,g)

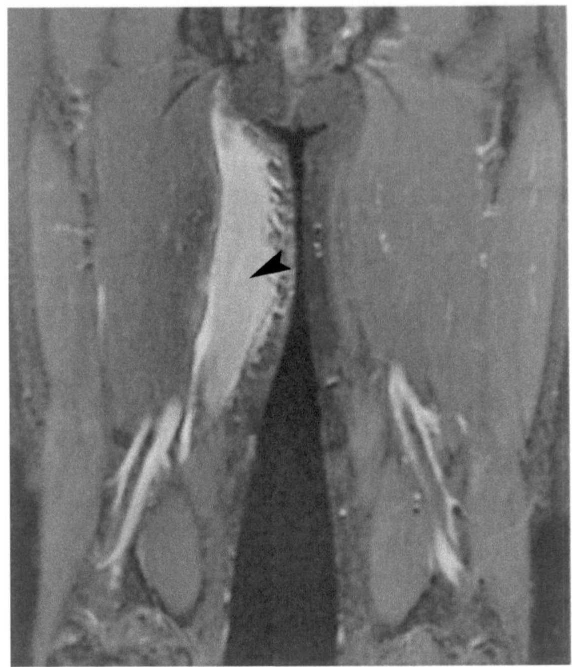

Abb. 13.5. Abszedierende Myositis im Bereich des M. gracilis (STIR koronar). (Aus Kaplan et al. 2001, S. 78, Abb. 3-34 B)

tätsmaxima in den ödematös veränderten Muskeln. Auch T1-gewichtete Bilder tragen zur Differenzialdiagnostik bei, weil die lipomatöse Involution ein homogenes Muster aufweist. Allerdings kommt diesem Kriterium keine größere Bedeutung zu, weil es nicht obligat vorhanden ist.

Bei erregerbedingten Myositiden - z. B. durch Staphylokokken, Streptokokken, Anaerobier, Toxoplasmen oder Tuberkelbakterien - kommt es häufiger zum Auftreten multipler Abszedierungen, wobei die klinische Symptomatik umso ausgepräger ist, je mehr Abszedierungen vorhanden sind. Der Erregernachweis kann serologisch aus der Blutkultur, gelegentlich auch feinnadelbioptisch erfolgen. Auch Viren können eine akute so genannte virale Myositis hervorrufen, z. B. Influenzaviren (Abb. 13.4 a,b, Abb. 13.5, Abb. 13.6).

Ferner ist auch ein parasitärer muskulärer Befall - z. B. durch Trichinen, durch eine Zystizerkose oder auch durch eine Toxoplasmose, bekannt. Diese Erkrankungen sind allerdings in Europa extrem selten. Außerdem können auch Pilze die Ursache für eine spezifische Myositis sein.

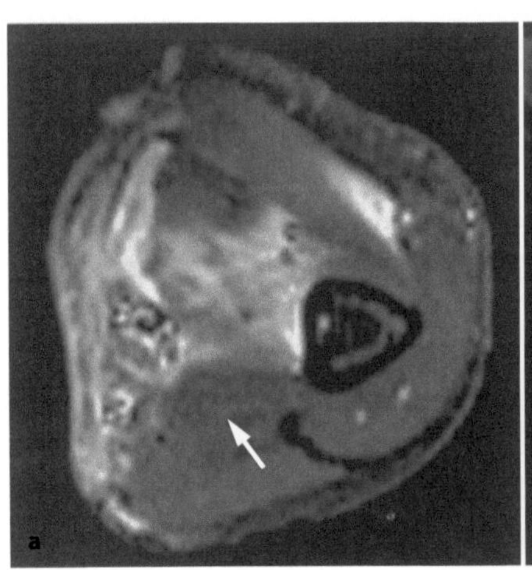

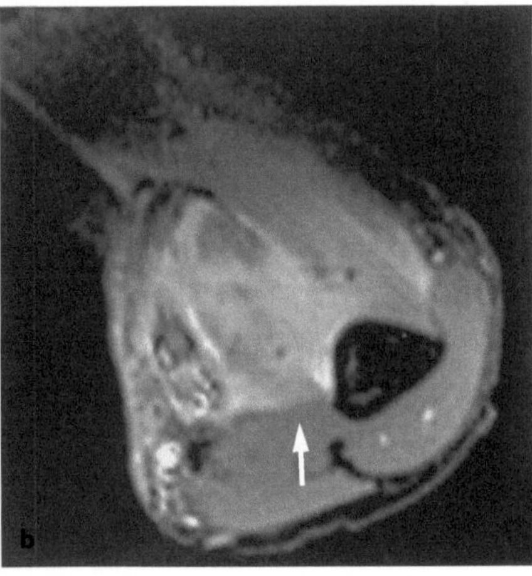

Abb. 13.4 a,b. Anamnese: 70-jähriger Patient mit Schwellung, Rötung und Schmerzen in der linken Ellenbogenbeuge. Diagnose: abszedierende Myositis (STIR). (Aus Beese u. Winkler, S. 158, Abb. 15.27 c,d)

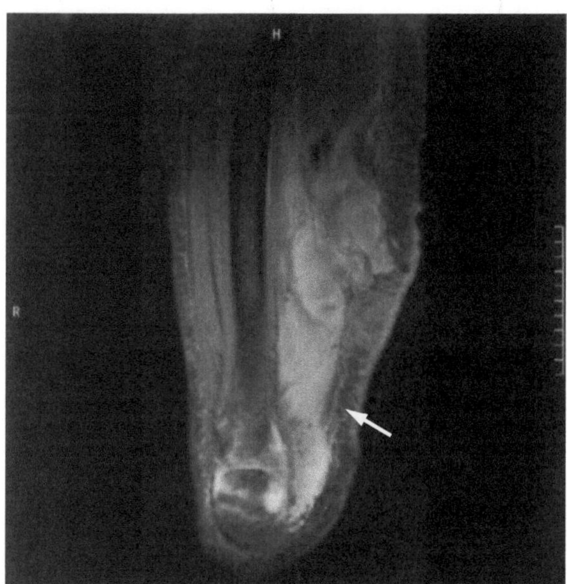

Abb. 13.6. Abszess in der Oberschenkelmuskulatur (STIR T2-gewichtet). (Aus Hosten et al. 1999, III-4.2, S. 5, Abb. 4 a)

Eine Sonderstellung nehmen die muskulären Entzündungen ein, die mit globalen oder lokalisierten Gelenkentzündungen vergesellschaftet sind und häufig dem rheumatoiden Formenkreis angehören (s. S. 73).

Bei erregerbedingten Myositiden differiert der magnetresonanztomographische Befund je nach Erreger etwas. In vielen Fällen findet sich allerdings eine kräftige ödematöse Signalanhebung intramuskulär und im perimuskulären Weichteilgewebe. Die Unterschiede, die in erster Linie die Verteilung und die Intensität der Kontrastmittelanreicherung betreffen, die im Übrigen obligat ist, sind jedoch nicht so ausgeprägt, dass daraus differenzialdiagnostische Schlüsse zu ziehen wären.

Die bereits erwähnte nicht seltene Abszessbildung ist in der MRT durch ein deutliches Randenhancement nach Kontrastmittelgabe und durch ein Enhancement der nekrotischen Gewebeanteile in der T2-Wichtung charakterisiert. Das Läsionsmuster weist eine flächenförmige, z. T. auch fleckförmige Alteration des gesamten Muskels auf, der aufgrund des Ödems lokal umfangsvermehrt ist, jedoch ohne Nachweis einer Hypertrophie.

Die Befunde sind bei bakteriellen Erregern am ausgedehntesten. Charakteristisch für viralbedingte muskuläre Entzündungen ist die relativ homogene ödematöse Signalanhebung des befallenen Muskels und die Tatsache, dass eine Enhancement nach Kontrastmittelgabe im Allgemeinen nicht nachzuweisen ist.

Bei parasitären Myositiden ist außerdem eine Parenchymverkalkung im chronischen Stadium häufig, die sich in der MRT als umschriebenes Auslöschphänomen in allen Sequenzen darstellt. Die differenzialdiagnostische Abgrenzung kann auch gegenüber einer endokrinen oder einer toxischen Myopathie erforderlich sein. Sie ist mit der MRT relativ leicht zu erzielen, da diese Erkrankungen keine ödematösen muskulären Signalveränderungen in der MRT aufweisen. Auch die Steroidmyopathie als Folge einer längeren Kortisontherapie geht nicht mit ödematösen Veränderungen, sondern nur mit einer leichten Atrophie einher.

Ebenso können die spinale Muskelatrophie oder die Poliomyelitis von der Myositis aufgrund der hierbei vorhandenen deutlichen Muskelatrophie ohne Entzündungszeichen mit der MRT abgegrenzt werden.

Die MRT erlaubt ferner durchaus, eine fokale Myositis von einer Dermatomyositis oder einer globalen Myositis aufgrund der Lokalisation differenzialdiagnostisch abzugrenzen. Bekanntlich sind die Dermatomyositis oder die Polymyositis gelegentlich auch als paraneoplastisches Syndrom aufzufassen. So kann die MRT ergänzend auch ein evtl. zugrunde liegendes Neoplasma beweisen oder ausschließen.

Eine wichtige Aufgabe hat die MRT ferner bei der Überprüfung der therapeutischen Maßnahmen. Im Falle eines Ansprechens der Therapie ist die damit verbundene Rückbildung der Ödeme leicht mit der MRT zu erfassen.

Im Übrigen wird auf das sehr ausführliche Buch von M. Beese u. G. Winkler, MRT der Muskulatur, verwiesen (Beese u. Winkler 1997).

13.2.1 Empfehlenswerte MRT-Sequenzen und Schichtrichtungen bei entzündlichen Myopathien

Ebenso wie bei den traumatisch bedingten Läsionen der Muskulatur sollten T2-gewichtete fettsupprimierte STIR- und CHESS-Sequenzen zum Einsatz kommen und für bestimmte Fragestellungen auch GRE-Techniken mit T2*-Gewichtung. Von einigen Autoren werden auch Untersuchungen mit MTC empfohlen (Vahlensieck). Die Schichtrichtung richtet sich nach der Lokalisation der muskulären Veränderung.

13.3 Gelenkentzündung (Arthritis) – verschiedene Formen

Man unterscheidet zwischen Gelenkentzündungen aus dem rheumatischen Formenkreis im weitesten Sinne. Infektiöses Arthritiden werden durch verschiedene Erreger (Bakterien, Pilze, Viren u. a.) verursacht, die entweder hämatogen, durch Übergreifen aus der Umgebung oder durch direkte Inokulation im Rahmen eines chirurgischen Eingriffes in das Gelenk gelangen.

Daneben gibt es die so genannte reaktive Arthritis, die im Anschluss an eine abgelaufene extraartikulär lokalisierte Infektion auftreten kann. Hierzu gehört auch die sympathische Arthritis, die eine unspezifische nichteitrige Gelenkentzündung als Folge eines primär im benachbarten Markraum oder Knochen lokalisierten krankhaften entzündlichen Prozesses bewirkt.

13.3.1 Septische hämatogene Arthritis

Es handelt sich um eine schwerwiegende Erkrankung, die eine sofortige Diagnostik und Therapie erfordert und bei der als Erreger der Staphylococcus aureus, Gonokokken und Streptokokken dominieren. Die Erreger gelangen entweder direkt von einem entfernten Infektionsherd oder indirekt von einem benachbarten Knochenherd auf dem Blutweg in das ausgedehnte synoviale Gefäßnetz. Dabei kommt es zu einer Entzündung der Synovia und im weiteren Verlauf auch zu einer Kontamination der Gelenkflüssigkeit. In 80% wird ein einzelnes Gelenk befallen, in 20% der Fälle kommt es zu einer polyartikulären Infektion. Das Kniegelenk ist bei Kindern, Kleinkindern und Erwachsenen, das Hüftgelenk besonders bei Kindern und Kleinkindern betroffen. Bevorzugt findet man die septische Arthritis bei älteren chronisch kranken Patienten sowie bei Drogenabhängigen, bei Aids-Patienten und bei Patienten mit vorbestehender Gelenkerkrankung.

Die Erkrankung kann sich auf die Synovia beschränken, es kann jedoch auch zu einer ausgedehnten Entzündungsreaktion mit Beteiligung sämtlicher Anteile des Gelenkes kommen. Durch die Freisetzung lysosomaler Enzyme sowie von Enzymen aus der Synovial, z. B. Collagenase, kommt es zu einer zunehmenden Zerstörung des Gelenkknorpels. Die hypertrophierte Synovialmembran wandelt sich in ein fibrovaskuläres Granulationsgewebe (sog. Pannus) um, das ebenfalls Knorpel und auch Knochen direkt infiltrieren und zerstören kann.

Als Endzustand findet sich nicht selten eine bindegewebige oder knöcherne Ankylose. Seltener finden sich auch dystrophe periartikuläre Weichteilverkalkungen, die als Spätzeichen gelten.

13.3.2 Nichthämatogene septische Arthritis

Durch Ausbreitung einer Weichteil- oder Knochenentzündung per continuitatem, durch eine direkte Inokulation oder auch durch eine postoperative Infektion kann es ebenfalls zum Auftreten einer Arthritis kommen. In allen Fällen handelt es sich um eine Komplikation entweder durch eine Osteomyelitis oder durch einen entzündlichen Weichteilprozess in der Umgebung.

Eine postoperative Arthritis als Folge einer bakteriellen Inokulation findet sich relativ selten nach Arthroskopien und Arthrotomien sowie auch nach einer durchgeführten Arthroplastik. Es handelt sich hierbei entweder um eine direkte Erregerinokulation in das Gelenk oder um eine Fortleitung der Entzündung, z. B. von einem benachbarten Weichteilprozess.

13.3.3 Weitere Formen einer Arthritis

Die tuberkulöse Arthritis stellt eine weitere spezifische Gelenkentzündung dar, die bei etwa 1% aller Patienten mit einer Lungentuberkulose und bei bis zu 20% bei Patienten mit einer Pleuritis tuberkulosa als Komplikation nachgewiesen werden kann. Prädisponierende Faktoren sind ein abgelaufenes Trauma, Alkoholismus und Drogenabhängigkeit sowie eine längere intraartikuläre Steroidinjektion. Am häufigsten ist eine tuberkulöse Monarthritis mit Befall der großen gewichttragenden Gelenke (Knie-, Hüft- und Sprunggelenke), gefolgt von Hand- und Fußgelenken. Hierbei entsteht zunächst ein entzündlich granulomatöser Herd in der Synovia, die im Sinne einer spezifischen Synovialitis anschwillt. Gleichzeitig kommt es zu einer subsynovialen Schwellung des Bindegewebes und der periartikulären Weichteile in der Umgebung. Das verkäsende Granulationsgewebe wandelt sich relativ schnell in einen Pannus um, der sich über dem Gelenkknorpel ausbreitet und zu einer multifokalen Knorpelschädigung führt. Der subchondrale Knochen wird unregelmäßig arrodiert.

Selten kann eine Arthritis auch durch eine Bruzellose ausgelöst werden, die monoartikulär oder oligoartikulär auftreten kann und meist das Hüft-, das Knie- oder das Iliosakralgelenk befällt.

Weitere nichtpyogene Erreger sind Mykobakterien, außerordentlich selten sind auch die Lues und die Borreliose die Auslöser für eine Arthritis.

Häufiger sind Arthritiden durch Pilze oder höher entwickelte Bakterien. Meist liegt hier eine Monarthritis vor mit Bevorzugung der Knie-, Sprung- und Iliosakralgelenke; als Beispiel seien die Aktinomykose und die Blastomykose angeführt.

Eine Arthritis kann auch durch Parasiten, z. B. eine Toxoplasmose, hervorgerufen werden. Hierbei wird die Gelenkentzündung von einer Tendosynovitis vor allem im Bereich der Hand- und Sprunggelenke begleitet.

Virale Arthritiden treten relativ häufig auf, so z. B. in 10–25% bei einer Hepatitis B sowie auch bei Mumps in bis zu 74%. Diese Form der Arthritis ist meist selbstlimitierend und führt extrem selten zu einem chronischen Verlauf. Auch bei einer HIV-Infektion sind schmerzhafte Gelenkbeteiligungen bekannt. Sie sind durch nichterosive schmerzhafte, meist subkutan und oligoartikulär auftretende Arthritiden gekennzeichnet, und zwar in erster Linie im Bereich der unteren Extremitäten.

13.3.4 Diagnostische Möglichkeiten

Neben der klinischen, häufig charakteristischen Symptomatik mit heftigen lokalen Schmerzen, einer Gelenkschwellung und Rötung sowie einer Allgemeinreaktion kommt der Punktion eines vorhandenen Gelenkergusses zur Abklärung eine wichtige Rolle zu, da die laborchemisch-mikrobiologische Aufarbeitung sowohl für die Diagnosestellung als auch für die weitere Therapie von entscheidender Bedeutung ist. Die Punktion erfolgt in erster Linie unter sonographischer Kontrolle.

Röntgenaufnahmen sind in der Lage, Weichteilschwellungen, Weichteildefekte und auch die Folgen einer Osteomyelitis festzustellen. Gerade die letztgenannten Veränderungen stellen jedoch keine Frühzeichen der Infektion dar. Bei der septischen Arthritis ist daher die Anfertigung von Röntgenaufnahmen häufig unergiebig, insbesondere im Bereich des Hüftgelenkes beim Säugling und Kleinkind.

Mit der CT kann der bei der septischen Arthritis obligate Gelenkerguss dargestellt werden, außerdem werden intraartikuläre Fragmente oder auch die Mitbeteiligung und Destruktion der benachbarten Knochenanteile überlagerungsfrei abgebildet.

In der Szintigraphie findet sich bereits einige Tage nach Erregerinokulation eine Mehranreicherung im Leukozyten- und im monoklonalen Antikörperszintigramm. Auch die Drei-Phasen-Skelettszintigraphie weist häufig eine Anreicherung im Bereich des betroffenen Gelenkes in allen drei Phasen auf. Der Befund ist wohl sensitiv, jedoch wenig spezifisch.

13.3.5 Rolle der Magnetresonanztomographie

Der Vorteil der MRT ist es, dass sie entzündliche Gelenkveränderungen bereits in einem sehr frühen Stadium dokumentieren kann. Der Vorteil gegenüber der Skelettszintigraphie besteht in der exakten morphologischen Darstellung insbesondere in Bezug auf die intra- und extraartikuläre Zuordnung. Allerdings ist eine Differenzierung zwischen septischer Arthritis und anderen nichtinfektiösen Arthritiden auch mit der MRT kaum möglich.

Empfohlen werden zur diagnostischen Abklärung T1- und T2-gewichtete Sequenzen vor und nach Gadolinium-Applikation, möglichst mit Fettsuppression. Hierbei stellt sich die entzündlich veränderte Synovia nicht nur verdickt dar, sondern weist auch eine erhebliche Kontrastaufnahme auf. Bei Mitbeteiligung des angrenzenden Knochens sind Signalanhebungen in der fettsupprimierten T2-Wichtung gelenknah zu erwarten. Ebenso ist das Verfahren in der Lage, durch so genannte Knorpelsequenzen den Grad der bereits vorliegenden Knorpeldestruktion nachzuweisen.

13.4 Nichtinfektiöse entzündliche Erkrankungen der Gelenke aus dem rheumatischen Formenkreis im weitesten Sinne

Hierbei werden drei Hauptgruppen unterschieden:

1. Entzündliche Gelenk- und Wirbelsäulenprozesse (Abschn. 13.4.1),
2. weichteilrheumatische Affektionen (Abschn. 13.4.2),
3. pararheumatische Krankheitsbilder, bei denen die Strukturveränderung des Bewegungsapparates nur Zeichen einer anderweitigen Erkrankung ist (Abschn. 13.4.3).

Bei der großen Anzahl rheumatischer und pararheumatischer Krankkeitsbilder kann es im Einzelfall sehr schwierig sein, den Prozess klar einzuordnen. Trotzdem gelingt dies in vielen Fällen bereits durch eine exakte Anamnese und die Erhebung eines subtilen klinischen Befundes, der durch konventionelle Röntgenuntersuchung, Laborbefund und häufig auch durch ein Schnittbildverfahren ergänzt wird.

13.4.1 Entzündliche Gelenk- und Wirbelsäulenerkrankungen

Hierzu gehören die Arthritiden und die Spondylitiden unklarer Genese, denen die Spondylitis ancylopoetica (Morbus Bechterew) sowie auch die villonoduläre Synovitis zugehören. Auch die reaktiven para- und postinfektiösen Arthritiden, wie das rheumatische Fieber und der Morbus Reiter gehören zu dieser Gruppe. Ebenso werden Erkrankungen wie die primär-chronische Polyarthritis und die juvenile chronische Arthritis in diese Gruppe gerechnet, auf die im Folgenden näher eingegangen wird.

Die stets als erste Gelenkaffektion auftretende akute Synovialitis ist hierbei die Antwort des zellulären Immunsystems auf ein bisher unbekanntes Antigen. Dies führt zur Produktion von Zytokinen und proteolytischen Enzymen sowie zu einer Proliferation der Synoviozyten und der Fibroblasten. Im Stadium des Synovialitis findet sich ferner eine gesteigerte Fibrinexsudation und -ablagerung sowie eine entzündliche zelluläre Infiltration der Synovialmembran. Bei Fortschreiten der Entzündung besteht dann ein fibrovaskuläres Granulationsgewebe, das als Pannus bezeichnet wird und den Gelenkraum ausfüllt. Die Folge ist eine Destruktion des Knorpels sowie auch des Kapsel-Band-Apparates.

Die Feststellung des Stadiums eines rheumatischen Gelenkbefalls ist deswegen außerordentlich wichtig, weil die verschiedenen Stadien unterschiedliche therapeutische Ansätze erfordern. So wird bei Vorliegen einer reinen Synovialitis eine Behandlung mit radioaktiven Substanzen (Ytrium 90, Radiosynoviorthese) häufig erfolgversprechend eingesetzt, während bei einer bereits vorhandenen Pannusbildung die radikal operative Synovialektomie das Verfahren der Wahl ist.

13.4.2 Weichteilrheumatische Affektionen

Zu den weichteilrheumatischen Affektionen gehören im weitesten Sinne die Kollagenerkrankungen, wie z. B. bei Vorliegen eines systemischen Lupus erythematodes, einer Polymyositis und einer Dermatomyositis. Auch die progressive Sklerodermie und die Polymyalgia rheumatica gehören in diese Gruppe. Weichteilrheumatische Affektionen im engeren Sinne werden unter dem Begriff des extraartikulären Weichteilrheumatismus zusammengefasst, der Erkrankungen des subkutanen Binde- und Fettgewebes in Form der Pannikulitis und der Pannikulose beinhaltet.

Auch die Erkrankungen der Muskulatur - entzündlich (Myositis) und nichtentzündlich (Myopathie, Myalgie) - gehören ebenso wie die Erkrankungen der Sehnen, der Sehnenscheiden und der Sehneninsertionsstellen zu dieser Gruppe. Letztere können entzündlich verändert sein und werden dann als Tendinitis, Tendovaginitis oder Tendosynovitis bezeichnet, bei nichtentzündlichen Charakter als Tendinose oder Insertionstendinose. Zu dieser Gruppe gehören auch die Entzündungen der Faszien und der Bursae, die dann als Fasciitis und Bursitis bezeichnet werden. Ebenso gehören die systemischen Erkrankungen, z. B. das generalisierte Fibrositissyndrom, und die Erkrankungen der Nerven (Neuritis oder Neuropathie) in diese Gruppe.

Als auslösender Faktor wird beim Weichteil- und Muskelrheumatismus initial eine örtliche Durchblutunsstörung diskutiert, die durch vielfältige Weise ausgelöst werden kann. Diese örtliche Blutzirkulationsstörung führt zu einer Gewebehypoxie. Die Folge dieser Hypoxie in der Skelettmuskulatur ist eine Parenchymdegeneration bis hin zur Nekrose. Im fibrösen Bindegewebe dagegen führt die Hypoxie zu einer Proliferation und einer mesenchymalen Transformation. Die Hypoxie führt also in der Muskulatur zum Absterben des Gewebes, im Bereich der Sehnen und der Bindegewebe zu einer Proliferation, die ihren Ausdruck schließlich im Pannus findet.

Zusammengefasst kommt es bei fast allen unter dem Oberbegriff *rheumatische Erkrankung* zusammengefassten verschiedenen Formen primär zu einer heftigen initialen Reaktion der Synovia, die insbesondere als charakteristisch für die primär-chronische und die juvenile Polyarthritis angesehen werden kann. Dieser folgt sehr schnell eine zunehmende Zerstörung des Knorpels, vergesellschaftet mit einer Tendinitis und einer Bursitis in der paraartikulären Umgebung. Fast immer kommt es dann im fortgeschrittenen Stadium zur Ausbildung eines Pannus, der aus überschießendem fibroblastischem granulomatösem Gewebe besteht.

Arthropathie bei der Behçet-Erkrankung

Die Beschreibung der Behçet-Erkrankung beinhaltet aphtöse Ulzerationen, genitale Ulzerationen und eine Iritis.

Andere systemische Manifestationen betreffen die Gelenke und zwar in erster Linie das Kniegelenk. Hierbei kommt es zu einer Synovitis mit einer Hypertrophie und Hyperplasie der Synovia sowie auch einer Hypervaskularität des subsynovialen Gewebes. Ähnliche Veränderungen werden auch bei einer rheumatoiden Arthritis nachgewiesen, so dass die Differenzierung nur an Hand der übrigen charakteristischen Veränderungen bei der Behçet-Erkrankung möglich ist.

In beiden Fällen kommt es in der fettsupprimierten T1-Wichtung nach Gabe von Gadolinium zu einem deutlichen Enhancement der verdickten Synovia bei obligatem Kniegelenkserguss.

13.4.3 Klinische Symptomatik und Diagnostik bei rheumatoiden Erkrankungen

Die klinische Symptomatik ist im Anfangsstadium viel deutlicher und charaktierisiert durch eine schleichend einsetzende Polyarthralgie, gefolgt von anhaltenden, meist symmetrischen Polyarthritiden der kleinen und mittleren Gelenke. In 10 % findet sich auch eine Mitbeteiligung der großen Gelenke. Nachweisbar sind im Frühstadium bereits Gelenkschwellungen. Gesichert werden kann der Befund durch einen positiven Rheumafaktor.

Da das Gelenk den primären Befallsort darstellt, ist die klinische Gelenkuntersuchung von großer Wichtigkeit. An zweiter Stelle stehen die Röntgenuntersuchung und die Szintigraphie sowie in neuerer Zeit auch die Sonographie.

Die MRT und in Einzelfällen auch die CT erbringen darüber hinaus in einer Reihe von Fällen wichtige ergänzende Informationen.

Als typischer Röntgenbefund gilt eine gelenknahe Osteoporose, insbesondere im Bereich der kleinen Gelenke. Dieser Befund stellt jedoch kein Frühzeichen dar. Trotzdem sollte die Anfertigung von Röntgenaufnahmen suspekter Gelenke auch heute noch als erste Maßnahme vorgenommen werden, weil z. B. die Synovialitis eine Volumenzunahme des Gelenkes und der paraartikulären Weichteile bewirkt, die sich als paraartikuläre Transparenzminderung und Verlagerung oder Auslöschung perikapsulärer bzw. subkutaner Fettlinien nachweisen lässt. Ebenso ist im weiteren Verlauf der Erkrankung die destruierende Wirkung des fibroblastischen Granulationsgewebes in der Umgebung als Verschmälerung des Gelenkspaltes erkennbar.

Auch die Ultraschalluntersuchung hat heute ihren festen Platz bei der Diagnostik rheumatischer Erkrankungen. Sie ist in der Lage, eine Tendosynovitis, Sehnenrupturen sowie auch synoviale Zysten festzustellen. Zur Verlaufskontrolle ist sie jedoch ungeeignet.

Die CT stellt eine wichtige Ergänzung der bildgebenden Diagnostik dar, weil typische Komplikationen, z. B. eine Nekrose des Knochens oder der paraartikulären Weichteile, festegestellt werden können.

13.4.4 MRT-Diagnostik

Die MRT erlaubt über die bisherige bildgebende Diagnostik hinaus nicht nur die Darstellung der Gelenke, des Knorpels und eventueller subchondraler Affektionen in der Spongiosa des Knochens, sondern auch eine Beurteilung der umgebenden periartikulären Weichteile. Ferner sind Hinweise auf das Ausmaß der Synovitis und ihre eventuelle Umwandlung in Pannusgewebe möglich. Auch eine Tendinitis bzw. Tendovaginitis und eine eventuelle Bursitis werden dargestellt.

Die MRT vermittelt darüber hinaus Informationen und in vielen Fällen auch eine differenzialdiagnostische Abgrenzung der verschiedenen Erkrankungen aus dem rheumatoiden Formenkreis, soweit dies nicht durch die klinische Untersuchung und die Laboruntersuchung bereits erfolgt ist.

Ein Gelenkerguss ist im Bereich der kleinen Gelenke relativ selten, jedoch bei größeren Gelenken fast obligat. Die MRT ist in der Lage, das Ausmaß des Ergusses festzustellen. Erhebliche weitere Informationen ergeben sich nach der Gabe von Gadolinium-DTPA, weil sich damit die konrastmittelimbibierte Synovia ausgezeichnet vom Gelenkerguss in der T1-Wichtung abgrenzen lässt.

Von besonderer Bedeutung ist die MRT bei klinischem Verdacht auf eine rheumabedingte Pannusbildung im Bereich des Dens, weil hier die Gefahr einer Myelonkompression durch das überschießende granulomatöse Gewebe besteht.

Die MRT hat daher das Potenzial, wesentlich früher als das Röntgenbild entsprechende Gelenk- und Weichteilveränderungen darzustellen und bietet sich daher insbesondere in der Frühdiagnostik, aber auch als Verlaufskontrolle an. Sie stellt bei der Diagnostik der Gelenke und Weichteile bereits heute einen unverzichtbaren Bestandteil der bildgebenden Diagnostik für den Rheumatologen dar.

Die anzuwendenden Sequenzen sind für alle Gelenke im Wesentlichen gleich: Sie beinhalten eine Darstellung der Gelenke in mindstens zwei, besser jedoch drei Ebenen in einer T2-Wichtung mit Fettsuppression sowie in einer T1-gewichteten Sequenz ebenfalls mit Fettsuppression vor und nach Kontrastmittelgabe. Ferner wird in einigen Fällen auch zusätzlich ein Gradientenecho empfohlen, um eventuelle Blutaustritte besser beurteilen zu können, z. B. bei einer villonodulären Synovitis.

Die Auswahl der verschiedenen Ebenen richtet sich nach der Art und der Lokalisation des zu untersuchenden Gelenkes.

Ödematöse Signalalterationen in der Umgebung eines Gelenkes finden sich jedoch nicht nur bei Erkrankungen aus dem rheumatoiden Formenkreis, sondern auch bei Myositiden anderer Genese, bei einer Vaskulitis der endomyosealen Gefäße und auch bei entzündlichen Veränderungen im faszialen Bindegewebe.

Daher weist die MRT wohl eine hohe Sensitivität, jedoch in vielen Fällen eine relativ geringe Spezifität auf, da es häufig nicht gelingt, die vorhandenen Veränderungen einem bestimmten Krankheitsbild eindeutig zuzuordnen. Häufig allerdings gibt die Lokalisation der Veränderung bereits deutliche Hinweise auf die Art der Erkrankung (s. dazu die speziellen Kapitel, die darauf jeweils bei der Behandlung der verschiedenen Gelenke eingehen).

Zusammengefasst stellt die MRT daher neben der klinischen und laborchemischen Diagnostik und der Röntgenuntersuchung das wichtigste Verfahren bei der Diagnostik von Erkrankungen aus dem rheumatoiden Formenkreis dar. Sie wird darüber hinaus in der Zukunft bei der Therapieentscheidung mitwirken und insbesondere zur Überprüfung therapeutischer Maßnahmen eingesetzt werden.

13.4.5 Pararheumatische Krankheitsbilder

Zu den pararheumatischen Erkrankungen, die häufig mit einer Arthritis oder einer Spondylitis vergesellschaftet sind, gehören die Sarkoidose, die Colitis ulcerosa, der Morbus Crohn und das Sjörgren-Syndrom.

In diese Gruppe werden auch die allergischen Reaktionen, z. B. durch Medikamente, und die rheumatischen Affektionen bei Stoffwechsel- und endokrinen Erkrankungen, wie z. B. Gicht, die Chondrokalzinose, die Periarthritis calcarea, die Hämochromatose, der Hyperparathyreoidismus und die Hyperproteinämie eingeordnet.

In diese Gruppe gehören ferner auch die rheumatischen Affektionen, die nicht selten bei Vorliegen von benignen oder malignen Tumoren des Stützgewebes vorkommen. Als so genanntes paraneoplastisches Syndrom ist insbesondere die hypertrophische Osteoarthropathie bekannt.

Auch rheumatoide Reaktionen als Begleiterscheinung beim Morbus Paget, bei der avaskulären Knochennekrose und bei der juvenilen Osteochondrose, werden dieser Gruppe zugeordnet.

Bei all diesen para-rheumatoiden Erkrankungen ist ein Befall der Muskulatur, der Weichteile und der Bin-

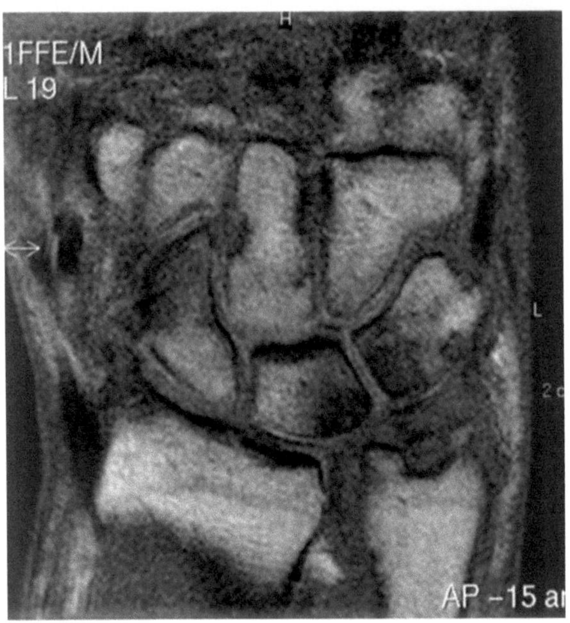

Abb. 13.7. Sarkoidose der Handwurzel (Morbus Jüngling). GRE T2*-gewichtet, koronar

degewebe häufig vergesellschaftet mit einem Gelenkbefall. Als typisches Beispiel sei die Sarkoidose näher erläutert, da bei dieser Erkrankung ein Gelenkbefall relativ häufig ist.

Sarkoidose

Bei der Sarkoidose handelt es sich um eine granulomatöse Systemerkrankung mesenchymaler Gewebe, bei der histologisch eine nicht verkäsende Epitheloidgranulomatose gefunden wird.

Im deutschen Schrifttum ist auch die Bezeichnung Morbus Boeck üblich. Hauptsitz ist die Lunge, in etwa 15% findet sich jedoch auch eine Beteiligung des Skelettsystems, die dann als Morbus Jüngling bezeichnet wird. Hauptbefallsstellen des Knochens sind die kleinen Röhrenknochen und die angrenzenden Gelenke der Hände und Füße.

Man unterscheidet eine *akute Sarkoidose* (das so genannte Löfgren-Syndrom) und die *chronische Sarkoidose*. Die akute Knochensarkoidose geht mit einer Polyarthritis einher, die differenzialdiagnostisch schwierig gegenüber einer rheumatischen Erkrankung abzugrenzen ist.

Bei der chronischen Sarkoidose findet sich ebenfalls eine flüchtige Polyarthritis, jedoch ein monoartikulärer Befall, der bei Seronegativität das Röntgenbild einer rheumatoiden Arthritis bietet. Der Knochenbefall wird klinisch umso auffallender, z. B. Rötung oder Schwellung, je jünger der Patient ist. Typisch sind kreisrunde bis ovale randständige Osteolysen, die den verkäsenden granulomatösen Herden entsprechen, bei gleichzeitiger Schwellung der Synovia und einer Gelenkergussbildung. Während die knöchernen Veränderungen im konventionellen Röntgenbild ausgezeichnet dargestellt werden können, gilt dies für die akuten synovialen Veränderungen nicht.

Der Wert der MRT besteht in einer sehr frühen Feststellung der Gelenkbeteiligung. Neben einer deutlichen synovialen Reaktion und einem Gelenkerguss können als Beginn der knöchernen Manifestation fast immer „bone-bruise-artige“ Signalanhebungen in der T2-Wichtung in der Spongiosa des Knochens wandständig nachgewiesen werden (Abb. 13.7).

13.5 Traumatisch bedingte muskulotendinöse Veränderungen

Verletzungen der Muskulatur und der dazugehörigen Sehnen sind ein häufiges Ereignis und kommen regelhaft bei diversen pathologischen abrupten Bewegungsabläufen sowie auch bei Muskelprellungen und -quetschungen sowohl im Sport als auch bei Unfällen vor.

Die Zunahme dieser Verletzungen in den letzten 20 Jahren ist in erster Linie Folge des zunehmenden Freizeitsportes.

Hauptlokalisationen sind die oberen und die unteren Extremitäten. Muskuläre Verletzungen können allein vorhanden sein oder auch als Begleitverletzung bei knöchernen und ligamentären Läsionen. Sie sind häufig vergesellschaftet mit Läsionen der dazugehörigen Sehnen, insbesondere in der Region der Insertionen.

13.5.1 Indirekte Muskelverletzungen

Man unterscheidet zwischen indirekten und direkten Muskelverletzungen, zudem zwischen

- Dehnung,
- Zerrung,
- partiellem Muskelriss und
- totalem Muskelriss.

Bei der *Muskeldehnung* (Synonym: DOMS/„delayed onset muscle soreness") treten nach einer ungewohnten Belastung erst zwei Tage später Schmerzen auf. Die Veränderungen bestehen in einem muskulären Ödem ohne Nachweis von Läsionen, sie sind intramuskulär gelegen und reversibel (Abb. 13.8 a,b, Abb. 13.9).

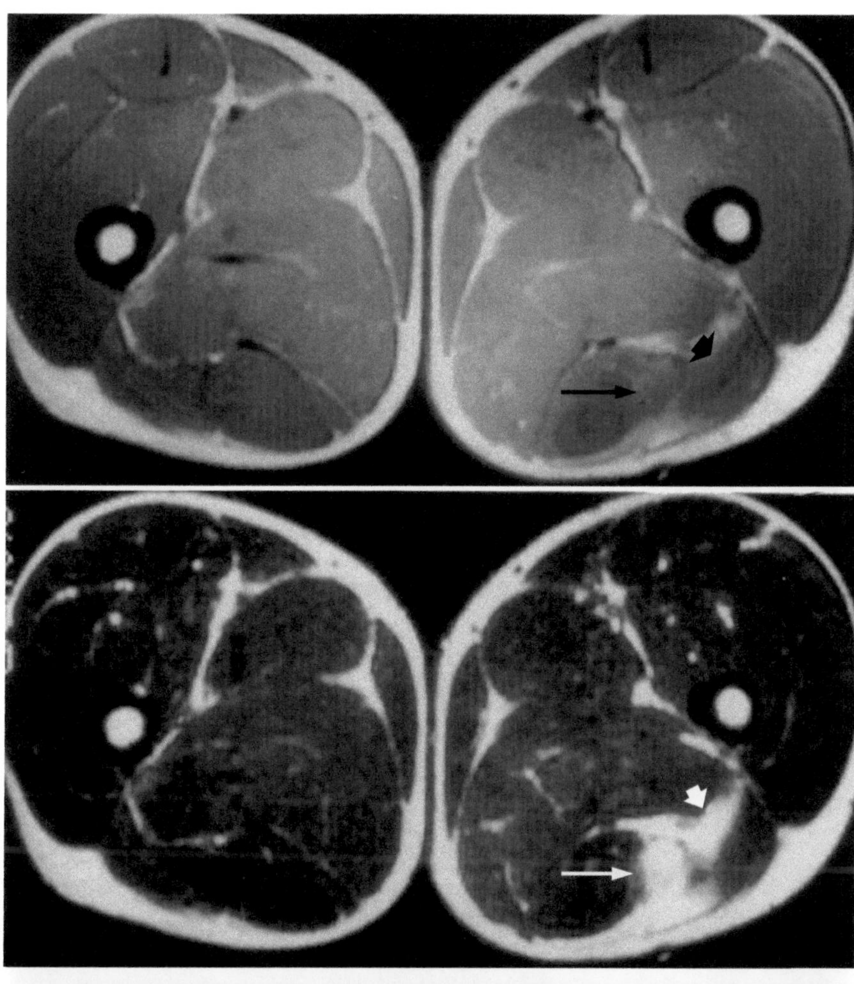

Abb. 13.8 a,b. Muskelüberanstrengung (Zerrung Grad I) im Bereich des Oberschenkels mit Ödem und Einblutung. **a** FSE protonengewichtet. **b** FSE T2-gewichtet, axial

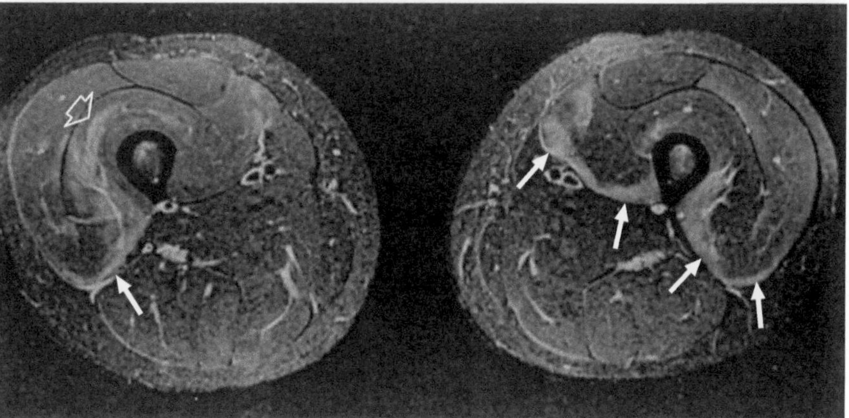

Abb. 13.9. DOMS („delayed onset muscle soreness"). Zwei Tage nach Marathonlauf Signal im M. vastus intermedius, Ödem (STIR, axial), *Normale Pfeile:* Septale Ödeme, *breiter Pfeil:* Interstitielles Muskelödem. (Aus Kaplan et al. 2001, S. 67, Abb. 3-17)

Die *Muskelzerrung* mit oder ohne partiellem bzw. totalem Muskelriss ist Folge einer exzentrischen Muskelkontraktion und betrifft häufig zwei sich kreuzende Muskeln, z. B. den M. rectus femoris und den M. biceps femoris sowie den M. gastrocnemius im myotendinösen Übergang. Hierbei treten die Schmerzen plötzlich bereits während der Aktivität auf, wobei drei Grade unterschieden werden:

- *Grad I*: Zerrung/Riss einiger Muskelfasern ohne funktionellen Verlust oder interstitieller Blutung,
- *Grad II*: Riss einzelner Fasern, einhergehend mit dem weitgehenden Verlust der Muskelfunktion mit lokalem Defekt und umschriebener Einblutung = Teilruptur,
- *Grad III*: kompletter Muskelriss mit ausgedehnter perifokaler Blutung.

Histologisch wird ein Stadium der Exsudation, der Proliferation und der Reparation unterschieden. Bedeutsamer ist jedoch die Differenzierung zwischen einer *intramuskulären* und einer *intermuskulären* Blutung im Gefolge einer Muskelverletzung (Abb. 13.10 a,b).

Bei Ersterer kommt es posttraumatisch zu einer Einblutung in die Verletzungszone bei geschlossener Muskelfaszie, wodurch sich der intramuskuläre Druck erhöht. Die Folge ist eine Kompression der Blutgefäße mit erheblicher Schmerzhaftigkeit aufgrund der daraus resultierenden Ischämie und möglicherweise auch einer Pseudoparalyse (Abb. 13.11 a,b).

Im zweiten Fall liegt eine gleichzeitige Verletzung der Muskelfaszie vor, so dass sich die Blutung ohne muskuläre Drucksymptomatik in der Umgebung ausbreiten kann. Hierbei ist die Prognose weitaus günstiger, und der Schmerz hält nur wenige Tage an. Die Differenzierung zwischen diesen beiden Möglichkeiten gelingt mit der MRT ausgezeichnet.

Gegenüber der muskulären Zerrung ist die Kontusion des Muskels abzugrenzen, die als direkte Gewalteinwirkung auf den Muskel definiert ist. Hierbei kommt es häufig zu einer interstitiellen und intraparenchymatösen Blutung mit Vergrößerung des Muskelbauches (Abb. 13.12 a,b, Abb. 13.13 a,b).

Akute muskulotendinöse Läsionen können also das Ergebnis eines direkten Traumas oder sekundär auch eines indirekten Traumas als Folge einer exzessiven Spannungserhöhung sein.

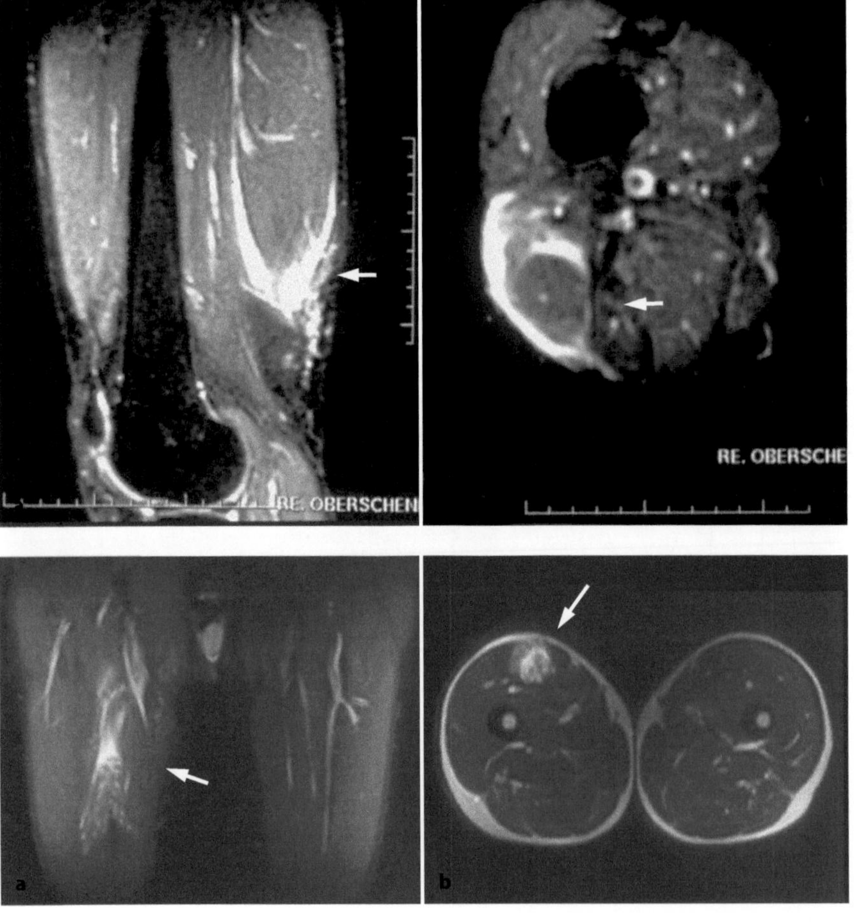

Abb. 13.10 a,b. Muskelfaserriss Grad II im Bereich des M. biceps femoris. **a** FSE T2-gewichtet, fettsupprimiert, sagittal, **b** FSE protonengewichtet, fettsupprimiert, axial

Abb. 13.11 a,b. Muskelfaserriss im Bereich des M. rectus femoris rechts mit Einblutung, Grad I bis II. **a** FSE T2-gewichtet, koronar, **b** FSE T2-gewichtet, axial

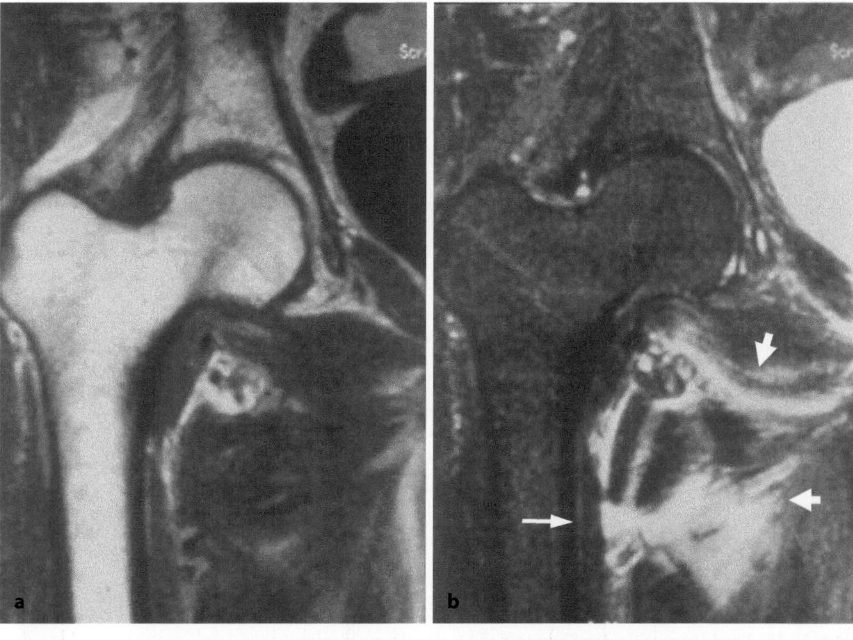

Abb. 13.12 a,b. Muskelverletzung im Bereich des M. obturator externus und der Adduktorengruppe rechts, Grad II. **a** SE T1-gewichtet, koronar, **b** FSE T2-gewichtet, fettsupprimiert, koronar

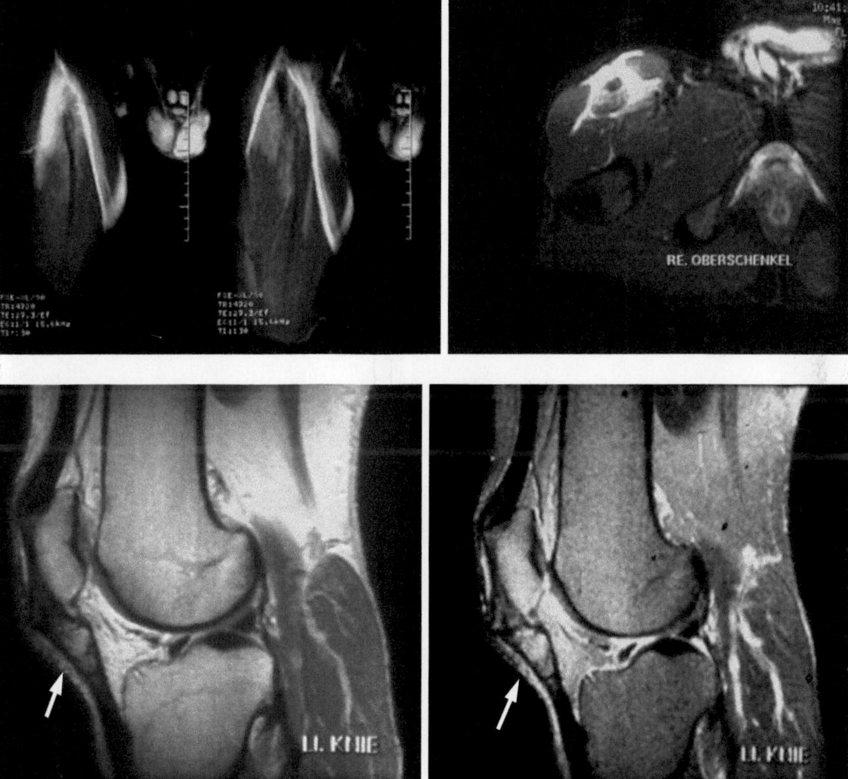

Abb. 13.13 a,b. Zustand nach Zerrung der Quadrizepsmuskulatur mit Einblutung in den M. rectus femoris und in den M. satorius, Grad II bis III. **a** FSE protonengewichtet, fettsupprimiert, koronar, **b** FSE protonengewichtet, fettsupprimiert, axial

Abb. 13.14 a,b. Ausgedehnte Tenditis der Patellarsehne infrapatellar. **a** FSE T1-gewichtet, sagittal, **b** FSE protonengewichtet, sagittal

Muskelkontusionen dagegen sind immer Folge eines direkten Traumas. Sie sind gewöhnlich im oberflächlichen Bereich des Muskels lokalisiert und weisen weniger klinische Symptome auf als die myotendinöse Zerrung, die das Ergebnis eines einzelnen stärkeren traumatischen Ereignisses ist, das vor allem den myotendinösen Übergang betrifft, weil dies der schwächste Punkt in der gesamten Einheit ist. Akute Zerrungen mit oder ohne Rupturen sind daher in erster Linie Folge einer erheblichen nichtbalancierten und oft exzentrischen Muskelkontraktion.

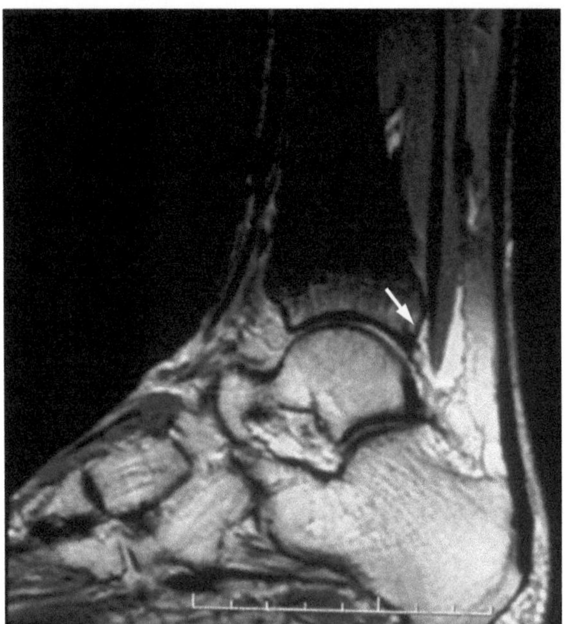

Abb. 13.15. Tendosynovitis der Sehnen des M. tibialis posterior und des M. flexor hallucis longus (FSE T2-gewichtet, sagittal)

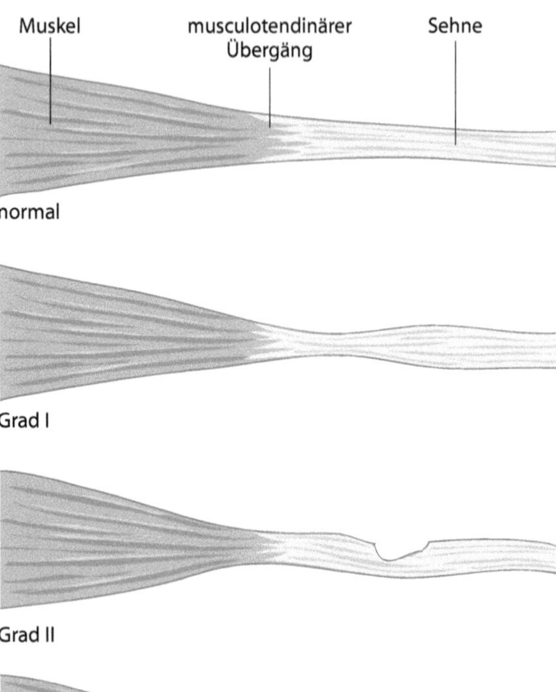

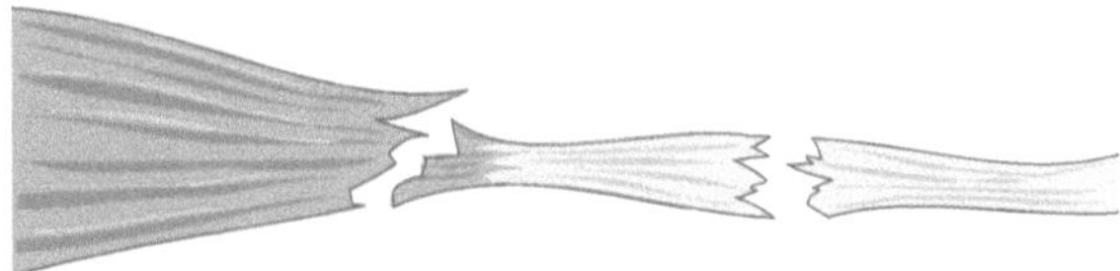

Abb. 13.16. Muskulotendinöse und ligamentäre Verletzungen

Bei Sportverletzungen der Sehnen dominieren Läsionen der Achillessehne, der Patellarsehne sowie der Bizepssehne in ihrem proximalen und distalen Abschnitt. Die meisten Verletzungen betreffen die Achillessehne und hier vor allem die Sehnenanteile etwa 2–4 cm oberhalb des kalkanearen Ansatzes in einem mindervaskularisierten Endstromgebiet, das besonders verletzungsanfällig ist (Abb. 13.14 a,b, Abb. 13.15).

Spontanrupturen im Bereich der Achillessehne entstehen in mehr als 98 % nur bei vorgeschädigtem Sehnengewebe.

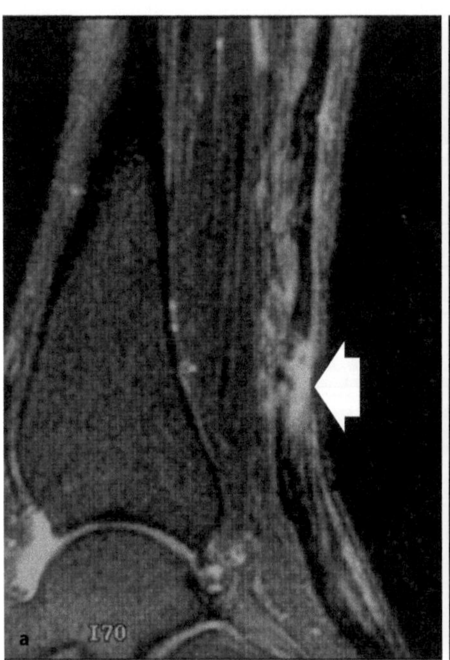

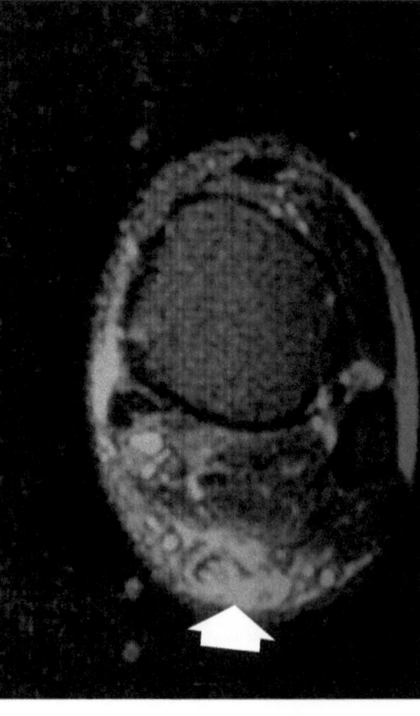

Abb. 13.17 a,b. Partieller Achillessehnenriss Grad II bis III, Sportunfall 8 Tage vorher. **a** SE T2-gewichtet, fettsupprimiert, sagittal, **b** SE T2-gewichtet, fettsupprimiert, axial

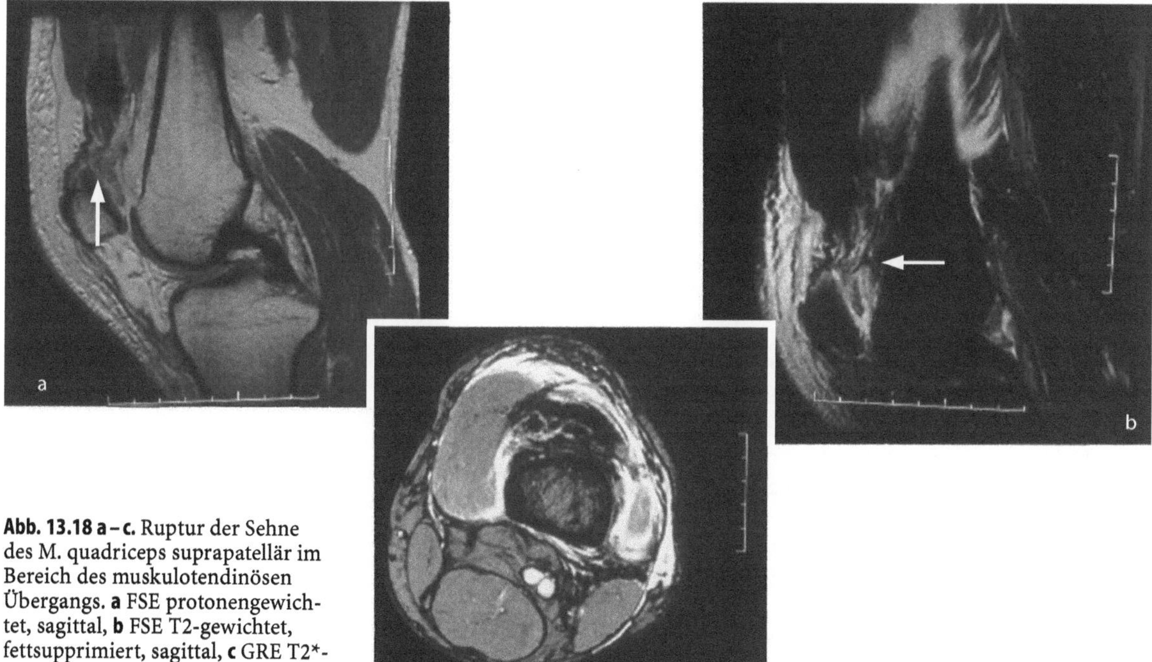

Abb. 13.18 a–c. Ruptur der Sehne des M. quadriceps suprapatellär im Bereich des muskulotendinösen Übergangs. **a** FSE protonengewichtet, sagittal, **b** FSE T2-gewichtet, fettsupprimiert, sagittal, **c** GRE T2*-gewichtet, axial

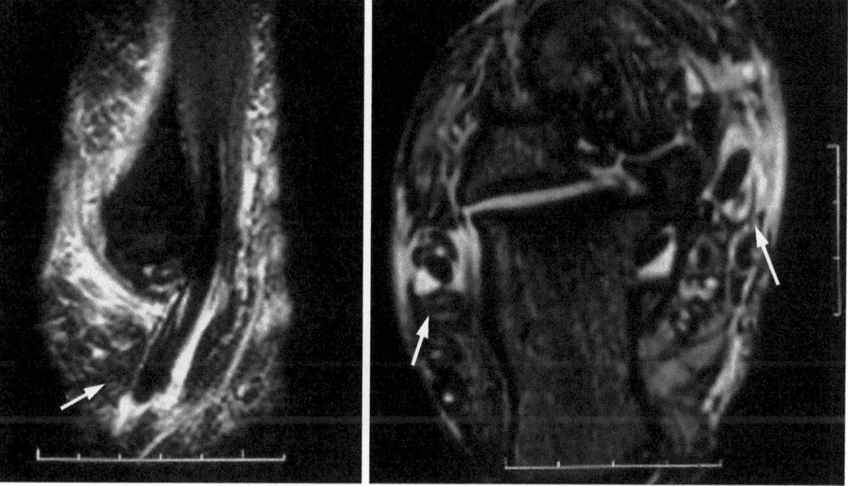

Abb. 13.19 a,b. Tendinitis der Sehnen des M. peronaeus longus et brevis, des M. flexor hallucis longus und des M. tibialis posterior. **a** FSE T2-gewichtet, fettsupprimiert, sagittal, **b** GRE T2*-gewichtet, axial

Man unterscheidet mehrere Verletzungsgrade: die akute und chronische Tendinitis sowie die Teilruptur und die Komplettruptur, wobei hier fließende Übergänge bestehen (Abb. 13.16).

Klinisch imponiert bei einer floriden Tendinitis eine ausgeprägte Druckempfindlichkeit, eine teigige Schwellung, evtl. auch eine Überwärmung der betreffenden Sehne bzw. der peritendinösen Weichteile (Abb. 13.17 a,b, Abb. 13.18 a–c, Abb. 13.19 a,b).

13.5.2 MRT bei muskulotendinösen traumatisch bedingten Läsionen

Myotendinöse Verletzungen führen in der Regel zu einer Änderung des intramyogenen und intratendinösen Wassergehaltes. Ferner kommt es häufig zu einer Blutung oder zu einem Ödem in der Umgebung der Läsion.

Aufgrund der Fähigkeit der MRT, bereits geringste Unterschiede des Wassergehaltes zu differenzieren, ist dieses Verfahren in der Lage, die Ausdehnung einer myotendinösen Verletzung und die umgebende Architektur in der axialen, koronaren und sagittalen Schnittrichtung ausgezeichnet darzustellen. Hierbei sind allerdings T1-gewichtete Bilder weniger sensitiv. Sie versorgen uns jedoch mit Informationen bezüglich einer möglichen Blutung, einer Atrophie oder einer fettigen Infiltration. Eine STIR-Technik oder eine fettsupprimierte T2-gewichtete SPIR- oder CHESS-Technik sind in der Lage, ödematöse Veränderungen der muskulotendinösen Einheit am besten nachzuweisen. Diffuse Ödeme stellen sich hierbei unscharf begrenzt hell dar.

Im Einzelnen sind in der MRT folgende muskuläre Verletzungsgrade zu differenzieren:

1. *DOMS* und *Grad I*: Es findet sich ein gefiederter interstitieller Signalanstieg im Bereich des Muskels und in den Muskelsepten sowie ein interstitielles Ödem, gelegentlich auch eine Hämorrhagie im myotendinösen Übergang bis in die angrenzenden Muskelfasern reichend.
   Dieser Befund entspricht einer muskulären Zerrung und ist am besten in der fettsupprimierten T2-Wichtung (FSE) nachweisbar.
2. *Grad II*: Dieser Grad ist charakterisiert durch einen partiellen Riss mit gefiedertem interstitiellem Signalanstieg sowie durch den Nachweis eines fokalen Muskeldefektes, möglicherweise auch einer Ausdünnung der Sehne mit irregulären Strukturen. Eine perifasziale Flüssigkeitsansammlung ist fast obligat.
   Auch hier ist die fettsupprimierte T2-Wichtung die Sequenz der Wahl.
3. *Grad III*: Dieser Grad entspricht einer kompletten Ruptur der myotendinösen Einheit, fast immer mit Retraktion des Muskels. Die Diagnose kann häufig klinisch gestellt werden, sodass durch die MRT lediglich präoperativ das Ausmaß der Retraktion festgestellt werden muss.
   Hier findet sich ebenfalls eine gefiederte interstitielle Signalanhebung im Muskel sowie im Raum zwischen den retrahierten Segmenten eine inhomogene Signalanhebung in der T2-Wichtung als Ausdruck einer Blutung und einer Flüssigkeitsvermehrung. Das Signal in der T1-Wichtung allerdings ist in erster Linie abhängig vom Zeitpunkt der Untersuchung. Das zunächst signalarme Gewebe wird nach etwa drei bis fünf Tagen aufgrund der Umwandlung des Blutes signalreich.

13.5.3 Direkte Muskelverletzung

1. *Muskelkontusion*. Hierbei findet sich als Folge einer interstitiellen und intraparenchymatösen Blutung eine Signalalteration im Bereich des Muskels, jedoch kein lokaler Defekt. Die Signaländerung in der T2-Wichtung ist abhängig vom Zeitraum, der seit dem Unfall vergangen ist; innerhalb der ersten drei bis fünf Tage Signalminderung, dann Signalvermehrung. Der Muskel kann vergrößert sein.
2. *Hämatom*. Es handelt sich hierbei um eine umschriebene raumforderungsähnliche Ansammlung von Blut, wobei muskuläre Fasern innerhalb dieser Raumforderung nicht nachweisbar sind.
   In der MRT lässt sich eine heterogene fokale Masse mit deutlicher Muskelvergrößerung nachweisen, mit Signalanhebung sowohl in der T1- als auch in der T2-Wichtung nach etwa drei bis fünf Tagen.
3. *Myositis ossificans*. Relativ selten kann sich das als Folge der Kontusion gebildete intramuskuläre Granulationsgewebe verknöchern. Während in der akuten Phase innerhalb der ersten acht Wochen eine Isodensität in der T1-Wichtung und eine Inhomogenität in der T2-Wichtung im Läsionsbereich besteht, umgeben von einer marginalen Signalanhebung, weist die chronische Phase nach acht Wochen ein unterschiedliches Aussehen in der MRT auf. Es findet sich in der T1-Wichtung eine diffuse globale Signalabnahme und in der T2-Wichtung im Zentrum eine intermediäre Signalintensität und ein geringes Signal im Randbereich.

13.5.4 Differenzialdiagnostische Abgrenzung zwischen traumatischen direkten und indirekten muskulären Läsionen in der MRT

Muskelkontusionen weisen also in der MRT abhängig vom Stadium eine heterogene Signalanhebung in der fettsupprimierten T2-Wichtung mit unscharfer Begrenzung auf, wobei sich die Ausdehnung der Signaländerung nicht an die natürlichen muskulären, durch die Faszien vorgegebenen Grenzen hält. Bei einer akuten muskulären Zerrung findet sich in der MRT ebenfalls ein heterogenes Signal in der fettsupprimierten T2-Wichtung, das darüber hinaus durch eine mehr den Fasern parallel verlaufende Signalanhebung charakterisiert ist.

Ein Muskelriss führt zu einer Konturunterbrechung des Muskels mit einem fleckigen, z. T. stärker angehobenen Signal in der fettsupprimierten T2-Wichtung. Das häufig mit einer Muskelverletzung vergesellschaftete intramuskuläre Hämatom weist in der MRT ein Signal auf, das vom Alter des Hämatoms abhängig ist.

Häufig findet sich bei Zerrungen nicht nur eine Läsion im Bereich des Muskelbauches, sondern – kombiniert mit der muskulären Verletzung oder auch als alleinige Folge – eine Läsion der dazugehörigen Sehne. Die Sehne kann hierbei entweder gezerrt, teilrupturiert oder komplett rupturiert sein. Die Teilrupturen und Rupturen können im gesamten Verlauf der Sehne vorhanden sein. Sie finden sich, jedoch mit einer Ausnahme (Achillessehne), am häufigsten im Insertionsbereich und hier gelegentlich auch kombiniert mit einem knöchernen Ausriss.

In der MRT sind Sehnenzerrungen durch eine intratendinöse Ödembildung, die eine Signalanhebung und eine Verdickung der Sehne nach sich zieht, sowie auch durch ein paratendinöses Ödem charakterisiert. Es findet sich hierbei in der T1-Wichtung ein intratendinöses intermediäres Signal, in der T2-Wichtung eine deutliche intratendinöse Signalzunahme. Die fast obligat vorhandene paratendinöse Ödemausbreitung stellt sich in der T2-Wichtung als ausgedehnte Signalanhebung dar. Im perakuten Stadium weisen alleinige Sehnenzerrungen an den Ansätzen, aber auch am muskulotendinösen Bereich, jedoch nur eine geringe Ödemreaktion auf, was gelegentlich zu einer Unterschätzung des Ausmaßes der Verletzung in der MRT führen kann.

In solchen Fällen ist es vorteilhaft, Gadolinium-DTPA zu verabreichen, das sich im Falle eines ausgedehnteren Befundes deutlich vermehrt in der lädierten Region anreichert.

Bei einer ligamentären oder muskulären Komplettruptur ist fast obligat in der dadurch entstandenen Lücke eine ausgedehnte Blutung und zu einem späteren Zeitpunkt Granulationsgewebe nachweisbar. Bei Vorliegen einer Komplettruptur kommt der fettsupprimierten T2-Wichtung eine große Bedeutung zu, da sich mit dieser Sequenz die Lücke zwischen den dislozierten sehnigen bzw. muskulären Anteilen besser als mit anderen Sequenzen darstellen lässt.

Zusammengefasst stellt also die MRT bei der Diagnostik von myotendinösen Verletzungen ein wertvolles, ja nahezu unverzichtbares Verfahren dar, das nicht nur allen anderen diagnostischen Methoden deutlich überlegen ist, sondern heute als wertvollstes bildgebendes ergänzendes Verfahren neben der klinischen Anamneseerhebung und Untersuchung gilt.

13.6 Abbau der Blutbestandteile bei einer muskulären oder Weichteilblutung – MRT-Charakteristika

Um die verschiedenen MRT-Charakteristika einer Blutung besser zu verstehen, ist die Kenntnis der Struktur des *Hämoglobins* und seiner verschiedenen Oxydationsprodukte von Wichtigkeit. Die in einem Hämoglobinmolekül vorhandenen sechs Eisenatome sind beim *Oxyhämoglobin* mit molekularem Sauerstoff beladen. Tritt dieses sauerstoffbeladene Hämoglobin bei einer Blutung in das Gewebe extravasal ein, kommt es über eine Reduktion zur Abtrennung dieser Sauerstoffatome und zur Bildung des *Desoxyhämoglobins*. Im weiteren Verlauf erfolgt dann über eine oxydative Denaturation die Bildung von *Methämoglobin*. Dieser Vorgang ist reversibel durch das so genannte Methämoglobin-Reduktase-System.

Desoxyhämoglobin ist ebenso wie Methämoglobin paramagnetisch mit unpaaren Elektronen. Während der chronischen Phase, d. h. bei älterer Blutung entstehen *Hämosiderin* und *Ferritin*. Diese Substanzen liegen zum einen frei innerhalb des Hämatoms, zum anderen auch phagozytiert in den Makrophagen im Randbezirk des Hämatoms vor. Als Voraussetzung für die Bildung von Hämosiderin müssen die roten Blutkörperchen, die das Methämoglobin enthalten, zerstört sein.

Akute Hämatome sind in der MRT häufig im Vergleich zum Muskel isointens in der T1-Wichtung und hypointens in der T2-Wichtung oder in der STIR-Sequenz. Subakute Hämatome weisen ein ansteigendes Signal in der T1-Wichtung und eine heterogene Signalintensität in der T2-Wichtung auf, ursächlich bedingt durch die zunehmende Umwandlung des Oxyhämoglobins in Methämoglobin. Im chronischen Hämatom kommt es dann zunehmend im Bereich der Hämatomwand zum Auftreten eines hypointensen Signals, bedingt durch die Hämosiderinablagerungen oder auch durch eine Fibrose (s. auch S. 23).

Tabelle 13.1. Blutabbau am Beispiel einer intraartikulären oder umschriebenen muskulären Blutung

Stadium	Zeit	Kompartiment	Hämoglobin	Signal in T1-Wichtung	Signal in T2-Wichtung
Hyperakut	Innerhalb von 24 h	Intrazellulär	Oxyhämoglobin	Intermediär	Intermediär
Akut	1–3 Tage	Intrazellulär	Desoxyhämoglobin	Gering	Gering
Subakut					
A	Früh: 3–7 Tage	Intrazellulär	Methämoglobin	Vermehrt	Vermindert
B	Spät: 7–14 Tage	Extrazellulär	Methämoglobin	Vermehrt	Vermehrt
Chronisch					
A: im Zentrum	14 und mehr Tage	Extrazellulär	Hemichrome	Intermediär	Intermediär
B: am Rand	14 und mehr Tage	Intrazellulär	Hämosiderin	Intermediär	Gering

Aufgrund der sehr unterschiedlichen MRT-Charakteristika für die verschiedenen Blutabbauprodukte in einem Hämatom ist nicht nur der Nachweis, sondern auch eine Altersbestimmung der Hämorrhagie möglich. Tabelle 13.1 betrifft allerdings nur eine intraartikuläre oder eine umschriebene intramuskulär lokalisierte Blutung, sie gilt jedoch nicht für eine diffuse septale, muskuläre oder Weichteileinblutung. Im letzteren Fall ist die Abgrenzung gegenüber subakut und chronisch unscharf und das letztlich zu erwartende Signal zwei Wochen nach Einblutung in erster Linie von der Menge des bereits gebildeten intrazellulären Hämosiderins abhängig. In diesem Fall besteht also nicht wie beim lokalisierten Hämatom eine Abgrenzung zwischen dem Rand und dem Zentrum des Hämatoms, sondern im Bereich des Hämatoms eine mehr diffuse Signalcharakteristik, die bei Überwiegen des Hämosiderins eine geringe Signalintensität bei T2-Gewichtung und eine mittlere Signalintensität bei T1-Gewichtung aufweist. Da während der subakuten Phase eine Signalanhebung sowohl in der T1-Wichtung als auch in der T2-Wichtung vorliegt, ist eine Abgrenzung gegenüber Fett kaum möglich. Daher wird zum Nachweis eine Sequenz mit Fettsuppression empfohlen.

Eine weitere Möglichkeit, geringe Blutmengen nachzuweisen, ist die bereits erwähnte Ausnutzung der Tatsache, dass Blutbestandteile, insbesondere das Hämosiderin, Suszeptibilitätsartefakte aufweisen, besondere bei Anwendung von GRE-Techniken (s. S. 44).

Die MRT-Darstellung von Hämatomen ist allerdings nicht nur vom Alter des Hämatoms, sondern von weiteren Faktoren abhängig. So muss berücksichtigt werden, dass die verschiedenen Stadien des Blutabbaus häufig nebeneinander vorkommen und daher die genaue Altersbestimmung eines Hämatoms in vielen Fällen nicht möglich ist. Des Weiteren spielt bei der Beurteilung die MRT-Technik, d. h. die zur Anwendung kommenden Sequenzen ebenso wie die Magnetfeldstärke eine große Rolle. SE-Sequenzen zeigen ebenso wie geringe Magnetfeldstärken kaum Suszeptibilitätsartefakte, die dem Nachweis geringer Blutmengen dienen können.

13.7 Osteomyelitis

13.7.1 Akute Osteomyelitis

Die akute Osteomyelitis ist in 90 % durch Staphylococcus aureus bedingt und entsteht meistens hämatogen. Sie ist im Kindesalter am häufigsten und tritt in dieser Altersgruppe akut als schwere Erkrankung mit Allgemeinsymptomen auf. Lokal kann eine umschriebene Schwellung registriert werden. Der Infekt beginnt oft metaphysär und breitet sich dann bis in die Kortikalis und periostal aus. Thrombosen oder eine Kompression der ossären arteriellen Gefäße können zu einer Knochennekrose und zu kortikalen Sequestern führen. Im Unterschied zu den Kindern, bei denen die langen tubulären Knochen in erster Linie befallen sind, ist bei Erwachsenen der Befall des axialen Skelettes und der Finger- und Fußknöchelchen häufiger.

Die Diagnose erfolgt in erster Linie durch einen direkten Erregernachweis, der in etwa 50 % durch PE gelingt, und durch Nativröntgenaufnahmen, die allerdings im Anfangsstadium nur sehr diskrete Veränderungen aufweisen.

Der Ersatz des Knochenmarkes durch Entzündungsflüssigkeit führt in der MRT zu einer Minderung der Signalintensität in der T1-Wichtung und zu einem Signalanstieg in T2-gewichteten fettsupprimierten Bildern. Das parossäre Ödem lässt sich ebenfalls durch fettsupprimierte T2-gewichtete Sequenzen nachweisen.

Der Vorteil der MRT ist es, dass bereits in einem sehr frühen Stadium Läsionen in der Spongiosa nachgewiesen werden können.

Neben der Früherkennung besteht ein weiterer Vorteil der MRT in der Möglichkeit, die Ausdehnung des Befundes exakt festzustellen. Daher sollte das Verfahren neben der Nativröntgendiagnostik generell im Verdachtsfalle zum Einsatz kommen. Eine Indikation besteht zur Durchführung einer MRT ferner in der Navigation einer vorgesehenen PE.

13.7.2 Chronische Osteomyelitis

Die chronische Osteomyelitis ist häufig Folge und Komplikation einer akuten Osteomyelitis, sie kann jedoch auch posttraumatisch oder postoperativ auftreten. Sie kann außerdem nach Jahren akut exazerbieren und geht sehr häufig mit einer Sequesterbildung einher, in dem die Erreger jahrelang persistieren können.

Ferner kommt es bei der chronischen Osteomyelitis häufig zur Bildung von Fistelsystemen, durch die sich Eiter oder auch Sequester entleeren können.

In der Nativröntgendiagnostik ist die chronische Osteomyelitis durch eine Sklerose charakterisiert, wobei der Sequester als sklerotisches, vom übrigen Knochen abgetrenntes Fragment imponiert.

Eine Entzündungsexazerbation ist auf konventionellen Röntgenaufnahmen schwierig zu diagnostizieren, auch in der Szintigraphie kann die Differenzierung gegenüber der nicht exazerbierten chronischen Osteomyelitis schwierig sein, da in beiden Fällen ein umschriebener Anstieg der Radioaktivität nachweisbar ist.

Auch hier besteht eine Indikation zur Anwendung der MRT, da die akut entzündlichen Veränderungen im Knochenmark, in der Kortikalis und möglicherweise auch in den umgebenden Weichteilen als Zonen erhöhter Signalintensität auf T2-gewichteten fettsupprimierten Bildern erkennbar sind. Bei Gabe von Kontrastmitteln findet sich in der fettsupprimierten T1-Wichtung fast immer eine Anreicherung im akut exazerbierten Entzündungsgewebe.

Eine weitere Indikation für eine MRT-Untersuchung besteht, wenn Fistelgänge in den umgebenden Weichteilen vermutet werden. Diese lassen sich mittels MRT sowohl in der T1- als auch in der T2-Wichtung als bandförmige Strukturen im umgebenden Weichteilgewebe mit gleicher Trefferrate wie mit der röntgenologischen Fistelfüllung nachweisen.

13.7.3 Chronisch sklerosierende Osteomyelitis, Morbus Garré

Es handelt sich hierbei um eine relativ seltene Form der Osteomyelitis, die mit stärkerer periostaler Reaktion und Knochenneubildung einhergeht. Entzündungsflüssigkeit und Nekrose fehlen in der Regel. Wegen der nur geringen klinischen Symptomatik wird die Diagnose oft verspätet gestellt, obwohl die Nativröntgendiagnostik relativ charakteristische Veränderungen aufweist. Es kommt hierbei neben der Sklerosierung zu einer Hyperostose mit Verdickung der Röhrenknochen und einem breitspaltigen Spongiosaumbau. Die Abgrenzung gegenüber einer hereditären Hyperostose vom Typ P Marie und auch gegenüber einem Morbus Paget kann in Einzelfällen schwierig sein.

In der MRT findet sich sowohl in der T1- als auch in der T2-Wichtung eine ausgedehnte Signalminderung im Bereich der verbreiterten Kortikalis und inhomogen auch im Bereich der Spongiosa. Kontrastmittel wird in der Regel nicht aufgenommen.

Im Übrigen bestehen ähnliche differenzialdiagnostische Schwierigkeiten bei der Abgrenzung anderer hyperostotischer Prozesse wie in der Nativdiagnostik.

13.7.4 Brodie-Abszess

Es handelt sich hierbei um eine subakute hämatogene Osteomyelitis, die vor allem bei jüngeren Patienten auftritt, meistens im Bereich der unteren Extremität. Die Flüssigkeit im Abszess ist eitrig oder mukoid.

Radiologisch besteht eine scharf begrenzte Osteolyse mit einer sklerotischen Begleitreaktion. Die Bedeutung der MRT liegt darin, das Vorhandensein oder Fehlen einer Knochenmarkweichteilbeteiligung nachzuweisen.

Mit fettgesättigten T1-gewichteten SE-Sequenzen gelingt es am besten, den Abszess vom Ödem abzugrenzen und intraläsionale nekrotische Veränderungen nachzuweisen. Die Abszesswand nimmt Gadolinium DTPA auf und ermöglicht daher eine exakte Abgrenzung und Darstellung.

Daher stellt die MRT ein unverzichtbares Verfahren dar, wenn nach der Klinik und den Nativröntgenaufnahmen ein Brodie-Abszess vermutet wird.

Kapitel 14

Osteonekrose und Osteochondrosis dissecans 14

14.1 Osteonekrose

Die Osteonekrose ist als umschriebener knöcherner Gewebeuntergang unterschiedlicher Ausdehnung definiert und hat eine Reihe von Ursachen. Sie kommt fast ausschließlich im Bereich von Gelenken vor, am häufigsten im Hüftgelenk, gefolgt vom Kniegelenkbereich.

Entsprechend ihrer Ursache und ihrer Entstehungsweise können Osteonekrosen in zwei große Gruppen eingeteilt werden:

1. idiopathische Osteonekrose,
2. Osteonekrose mit bekannter Ätiologie.

Zu 1: Die Ätiologie der *idiopathischen Osteonekrose* ist unbekannt. Sie wurde erstmalig von Ahlbäck 1968 beschrieben, eine experimentelle Reproduktion des Krankheitsbildes ist bisher nicht gelungen.

Es werden vor allem die folgenden drei Hypothesen diskutiert:

A. die mechanisch traumatische Theorie,
B. die vaskuläre Theorie und
C. die konstitutionelle Theorie (Dreyer 1986).

Betroffen sind vorwiegend Patienten im 6. bis 7. Dezennium, und zwar Frauen deutlich häufiger als Männer (Verhältnis von 3:1). Charakteristisch für diese Art der Osteonekrose ist, dass häufig weitere Erkrankungen des Gelenkes fehlen.

Zu 2: Die *Osteonekrosen mit bekannter Ätiologie* werden je nach Ursache in verschiedene Gruppen eingeteilt:

A. Bei der *posttraumatischen Osteonekrose* wird in der Anamnese ein Trauma oder ein chirurgischer Eingriff nachgewiesen.
   Zu dieser Gruppe gehört auch das relativ häufige Auftreten einer Osteonekrose nach einer Kniegelenkluxation, nach Prellungstrauma oder nach operativen, auch arthroskopischen Eingriffen wie z. B. Kreuzband-Ersatz-Plastik und Knorpelfixation. Sie gilt also als Komplikation der vorgenannten Ursachen.
B. Für das Auftreten der *atraumatischen Osteonekrosen* wird eine umschriebene Ischämie verantwortlich gemacht.
   Hierzu gehören die kortikoidinduzierten Nekrosen. Im Bereich des Kniegelenkes können bereits geringe über einen kürzeren Zeitraum verabreichte Dosen zu einer Osteonekrose führen. Generell scheint jedoch eine Dosisabhängigkeit zu bestehen. Auch nach Durchführung einer Chemotherapie, bei Vorliegen einer HIV-Infektion und bei einer Sichelzellenanämie kommen Osteonekrosen häufiger als bei spontanem Auftreten vor.

Nach Mitchell (1987) wird die avaskuläre Nekrose entsprechend ihrer unterschiedlichen Signalgebung in der T1- und T2-Wichtung in vier verschiedene Stadien eingeteilt (Tabelle 14.1).

Eine avaskuläre Nekrose kann ferner im späten Stadium auch als eine zystoide Formation imponieren und entspricht dann einer osteoklastischen Resorption der nekrotischen Trabekel. Bei Vorliegen dieses Befundes kann die Abgrenzung gegenüber einer reinen Zystenbildung bei einer Arthrose, bei einer rheumatoiden Arthritis und bei Vorliegen eines intraossären Ganglions differenzialdiagnostisch schwierig sein.

Tabelle 14.1. Einteilung der avaskulären Nekrosen nach ihrer Signalgebung

	T1	T2
Stadium A	Hyperintens	Isointens
Stadium B	Hyperintens	Hyperintens
Stadium C	Hypointens	Hyperintens
Stadium D	Hypointens	Hypointens

14.2 Osteochondrosis dissecans

Die Osteochondrosis dissecans (OD) zählt im weitesten Sinne ebenfalls zu den Osteonekrosen. Es kommt hierbei zu einer umschriebenen partiellen oder totalen Separation des Knorpels zusammen mit dem darunter liegenden subchondralen Knochen. Der pathologische

Prozess beginnt mit einer Nekrose des subchondralen Knochens an umschriebener Stelle. Im weiteren Verlauf kommt es dann zu einer Abgrenzung des Fragments, das von einer Sklerosezone umgeben wird. Als Endstadium kann sich dann das so genannte Dissekat als osteochondrales Fragment herauslösen. Es entsteht auf diese Weise ein freier Gelenkkörper, der zu Einklemmungserscheinungen im Gelenk führen kann. Das Dissekat hinterlässt einen bis in die subchondrale Sklerosezone reichenden Defekt, das so genannte Mausbett. Dieser Dissekationsprozess kann spontan sistieren oder auch abheilen, allerdings nur in den Frühstadien.

Die Ätiologie der Erkrankung ist nach wie vor unklar. Diskutiert werden lokale Ischämien des subchondralen Knochens und durch repetitive Mikrotraumen verursachte subchondrale Frakturen. Für die Traumatheorie spricht die Tatsache, dass sich eine Osteochondrose in einem Verhältnis von 3:1 bei Jungen in der Pubertät, also einer Phase erhöhter körperlicher Aktivität und besonders bei übergewichtigen Jugendlichen in gewichttragenden Gelenken - bevorzugt im Sprung- und im Kniegelenk - entwickelt.

Weitere Theorien, wie genetische Faktoren oder endogene Stoffwechselveränderungen als auslösende Ursache für die Osteochondrosis dissecans, haben in letzter Zeit zunehmend an Bedeutung verloren zugunsten der traumatischen bzw. mikrotraumatischen Entstehung. Insbesondere auch deshalb, weil in ca. 50% ein Trauma in der Anamnese nachweisbar ist.

Die Läsion kann im Übrigen an fast allen Gelenken des menschlichen Körpers vorkommen, und zwar nicht nur während des Wachstumsalters sondern auch nach Wachstumsabschluss (Abb. 14.1 a,b).

Eine arthroskopische Klassifikation hat Guhl aufgestellt (1984):

- *Stadium I*: intakter Knorpel, weich, verfärbt,
- *Stadium II*: beginnende Kontinuitätsunterbrechung des Knorpelbelags,
- *Stadium III*: teilweise gelöstes Dissekat,
- *Stadium IV*: gelöstes reimplantiertes spontan wieder eingeheiltes Dissekat,
- *Stadium V*: gelöstes nichtreimplantiertes Dissekat.

Die konventionelle Röntgendiagnostik hat den Nachteil, dass auf den Aufnahmen bei Vorliegen einer Osteochondrosis dissecans der Herd erst nach der Entwicklung der Sklerose und des subchondralen Einbruchs zur Darstellung kommt.

Die radiographische Klassifikation beinhaltet fünf Stadien:

- *Stadium I*: normal,
- *Stadium II*: normal,
- *Stadium III*: Nachweis einer umschriebenen Aufhellung mit Sklerose distal der Läsion,
- *Stadium IV*: umschriebene knöcherne Aufhellung, die durch einen Sklerosesaum umgeben ist, wobei der subchondrale zerstörte Knochen als eine kalzifizierte Platte erkennbar ist,

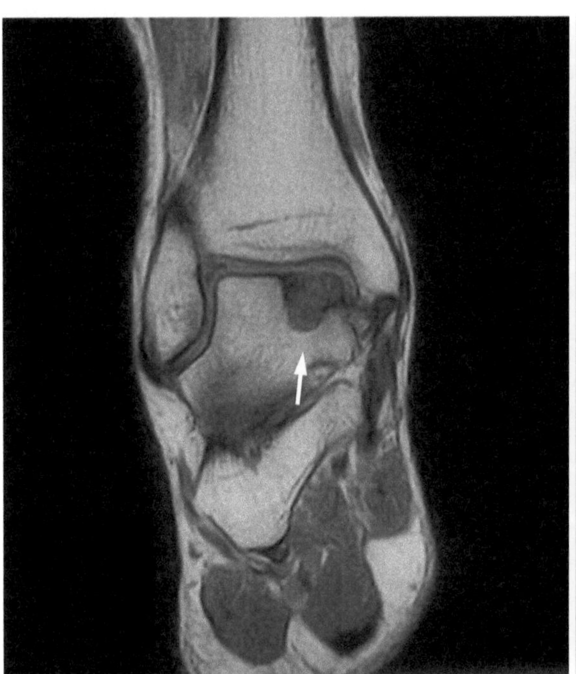

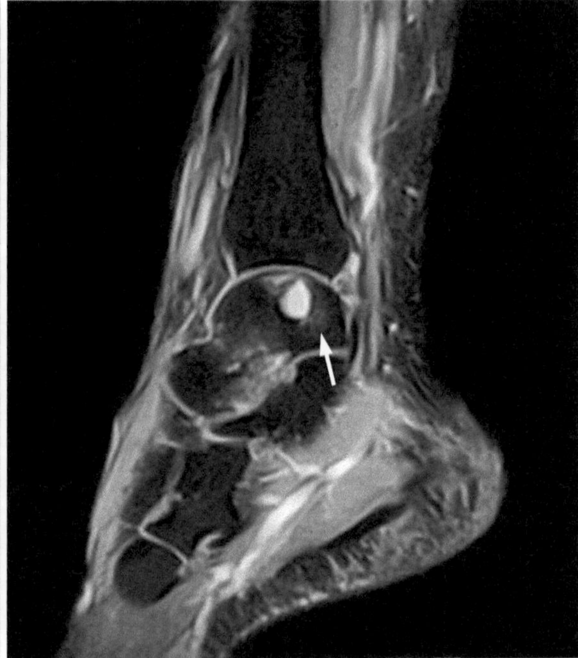

Abb. 14.1 a,b. Anamnese: 64-jähriger Patient, der seit drei Jahren über Schmerzen im medialen Fußgelenk klagt, bei Zustand nach mehrmaligem Supinationstrauma. Diagnose: Osteochondrosis dissecans im Bereich des medialen subchondralen Talusdoms. **a** SE T1-gewichtet, koronar, **b** STIR T2-gewichtet, sagittal

- *Stadium V*: sekundäre degenerative Veränderungen und Erosionen mit einer subchondralen Sklerose.

Die MRT dagegen weist eine wesentlich höhere Sensitivität und Spezifität auf. Allerdings kann die Abgrenzung zwischen einer Osteochondrosis dissecans und einer Osteonekrose schwierig sein, da sich das Spektrum der MRT-Veränderungen für beide Entitäten überlappt. So müssen differenzialdiagnostisch häufig weitere Kriterien, wie z. B. das Alter der betroffenen Personen, evtl. zusätzliche Allgemeinerkrankungen oder auch der Zustand des Gelenkes, herangezogen werden.

Vorteil der MRT ist, dass sich im Unterschied zur konventionellen Röntgendiagnostik auch in den Stadien I und II bereits charakteristische Veränderungen nachweisen lassen. So findet sich in beiden genannten Stadien in der T1-Wichtung eine umschriebene unscharf begrenzte Signalabschwächung und in der fettsupprimierten T2-Wichtung eine Signalanhebung, wobei der Knorpel und auch die gelenknahe Kompakta noch intakt sind. Gelegentlich ist bereits in diesen Anfangsstadien auch ein umgebendes Marködem nachweisbar, das sich in der T1-Wichtung als Signalabschwächung, in der fettsupprimierten T2-Wichtung als ausgedehnte Signalanhebung darstellt.

Liegt ein Marködem vor, so kann insbesondere im Bereich des Hüftgelenkes die Abgrenzung gegenüber einer transienten Osteoporose u. U. schwierig sein. Auch ein Knocheninfarkt muss im Initialstadium differenzialdiagnostisch abgegrenzt werden, da er nicht nur in der Metaphyse, sondern häufig auch in der Epiphyse und Diaphyse nachgewiesen werden kann und ebenso wie das Marködem im Anfangsstadium einer Osteochondrosis dissecans eine geringe Signalintensität in der T1-Wichtung und eine vermehrte Signalintensität in der fettsupprimierten T2-Wichtung aufweist.

In Tabelle 14.2 werden eine Reihe von Kriterien genannt, die die Abgrenzung einer spontanen Osteonekrose gegenüber einer Osteochondrosis dissecans erleichtern.

Die MRT hat jedoch gegenüber der konventionellen Röntgendiagnostik bei Vorliegen einer Osteochondrosis dissecans nicht nur Vorteile im Stadium I und II, sondern auch in den Stadien III und IV.

Nur mit der MRT gelingt nämlich die für das operative Vorgehen so wichtige Differenzierung, ob das im Mausbett befindliche Dissekat frei ist oder ob noch eine Verbindung mit der Umgebung besteht. Hierzu ist die intraartikuläre Gabe von Kontrastmittel hilfreich. Stellt sich nämlich in der T1-Wichtung das Kontrastmittel lückenlos zwischen dem Dissekat und dem Mausbett ohne Unterbrechung dar, ist das Dissekat frei und abstoßbereit.

Tabelle 14.2. Kriterien zur Abgrenzung spontane Osteonekrose vs. Osteochonrosis dissecans

	Spontane Osteonekrose	Osteochondrosis dissecans
Alter	Mittelalter oder älter	Jugendliche
Symptome	Schmerzen, Schwellung und eingeschränkte Beweglichkeit	Variabel, in vielen Fällen auch ohne Beschwerden
Typische Lokalisation	Nicht gewichttragende konkave Gelenkanteile	Gewichttragende konvexe Gelenkanteile
Wahrscheinliche Pathogenese	Trauma, möglicherweise auch vaskulärer Insult	Rezidivierende Mikrotraumen
Weitere Veränderungen	Arthrotische Veränderungen, intraartikuläre freie Gelenkkörper	Intraartikuläre freie Gelenkkörper

Tabelle 14.3. Kriterien zur Abgrenzung Osteochondrosis dissecans vs. avaskuläre Nekrose

Osteochondrosis dissecans	Avaskuläre Nekrose
Fokal oder multifokal	Gewöhnlich fokal
Gut abgegrenzt	Weniger gut abgegrenzt
Abgrenzung rund	Abgrenzung elliptisch
Nicht selten beide Seiten des Gelenkes im frühen Stadium beteiligt	Eine Seite des Gelenkes, es sei denn, es besteht eine gleichzeitige Arthritis
Synoviale Reaktion und häufig Ergussbildung im Frühstadium	Kapsulitis und Ergussbildung im späten Stadium
Fast niemals Nachweis eines perifokalen Marködems	Perifokales Marködem regelmäßig vorhanden
Keine Risikofaktoren im Sinne einer avaskulären Nekrose	Risikofaktoren nachweisbar

In Tabelle 14.3 wird der Versuch unternommen, in der MRT eine avaskuläre Nekrose von einer Osteochondrosis dissecans abzugrenzen.

Sämtliche genannten Entitäten kommen nicht nur mit unterschiedlicher Häufigkeit im Bereich der verschiedenen Gelenke vor, sie weisen auch abhängig von ihrer Lokalisation einen unterschiedlichen Verlauf auf. Aus diesem Grunde wird im speziellen Teil auf die Osteonekrosen und auf die Osteochondrosis dissecans bei der Abhandlung der verschiedenen Gelenke nochmals gesondert eingangen.

Kapitel 15

Tumoren 15

15.1 Weichteiltumoren

Tumoröse Prozesse des Weichteilgewebes sind selten. Die Einteilung erfolgt - ebenso wie bei den epithelialen Tumoren - in gutartige und bösartige Läsionen (s. nachfolgende Übersicht).

Klassifikation der Weichteiltumoren

A. Benigne Tumoren: Die Frequenz der gutartigen Tumoren übertrifft die der bösartigen Vertreter bei weitem (100:1). Die Mehrzahl (über 75%) umfasst folgende acht Diagnosen:
1. Lipome (Abb. 15. 1 a,b) und Varianten mit 16%,
2. das fibröse Histiozytom mit 13%,
3. die noduläre Fasziitis mit 11% (Abb. 15.2 a,b),
4. die neurogenen Neoplasmen mit 10%,
5. das Hämangiom mit 7% (Abb. 15.3 a,b),
6. die Fibromatose mit 7% (Abb. 15.4 a,b),
7. das Leiomyom mit 11%,
8. das Lymphangiom mit 4%.

Außerordentlich selten ist das extraskelettale Osteom.

B. Maligne Tumoren: Die bösartigen Läsionen sind dem Weichteilsarkom mit einer Ausnahme gleichzusetzen. Über 80% der malignen Tumoren verteilen sich auf acht Diagnosen:
1. das fibröse Histiozytom mit 29% (vgl. Abb. 15.5 a–c, Abb. 15.6 a,b),
2. das Liposarkom mit 14% (Abb. 15.7 a,b, Abb. 15.8 a,b),
3. das nichtspezifische Spindelzellsarkom mit 12%,
4. das Leiomyosarkom mit 8% (Abb. 15.9 a,b),
5. der maligne periphere Nervenscheidentumor mit 6%,
6. das Dermato fibrosarkoma protuberans mit 6%,
7. das synoviale Sarkom mit 5% (Abb. 15.10 a,b, Abb. 15.11 a,b).
8. Als Subtyp des Liposarkom ist das myxoide Liposarkom anzusehen, das in der MRT eine diagnostische Herausforderung darstellt.

Radiologische Diagnostik, wenn der Verdacht auf das Vorliegen eines Weichteiltumors besteht

Es ist ein systematisches Vorgehen erforderlich mit den Fragen:

- Wo ist die Läsion?
- Welche Charakteristika weist sie auf?
- Welches Alter hat der Patient?
- Ist die Raumforderung subkutan, intermuskulär, intraartikulär oder periartikulär lokalisiert?
- Welche Bildcharakteristika, welche Größe weist die Läsion auf, sind die Grenzen scharf oder unscharf?

Bei einem subkutanen gutartigen Prozess handelt es sich um ein Lipom, eine noduläre Fasziitis, ein benignes fibröses Histiozytom, ein Hautanhangtumor oder bei Kindern auch um ein Granuloma anulare. Bei Lokalisation eines malignen Prozesses subkutan kommt ein Lymphom, ein Leiomyosarkom, Metastasen z. B. eines Melanoms oder eines Mammakarzinoms, ein Dermatofibrosarkom oder auch ein malignes fibröses Histiozytom infrage.

Bei einer intermuskulär gelegenen benignen Raumforderung ist an eine noduläre Fasziitis bzw. an eine Fibromatose, ein Ganglion, eine synoviale Zyste oder an eine Bursitis zu denken.

Bösartige intermuskulär gelegene Tumoren sind das Synovialsarkom, das Leiomyosarkom und das myxoide Liposarkom.

Intramuskulär gelegene Weichteilläsionen, die von Muskelgewebe umgeben sind, können ebenfalls gutartig oder bösartig sein. Zu den gutartigen Veränderungen gehört die noduläre Fasziitis, das Lipom, das Myxom, angiomatöse Läsionen und zu den bösartigen das fibröse Histiozytom (vgl. Abb. 15.5 a–c, Abb. 15.6 a,b), das Fibrosarkom, das gut differenzierte Liposarkom, das Leiomyosarkom, das Rhabdomyosarkom, sowie selten der primitive neuroektodermale Tumor (PNET).

Intra- bzw. periartikuläre Raumforderungen sind die primäre villonoduläre Synovitis (PVNS), die synoviale Chondromatose, das Lipom, die synoviale Zyste, die Bursitis und das Ganglion sowie das Weichteilchondrom. Das bösartige Synovialsarkom macht nur 10% der Gesamtanzahl der Raumforderungen aus.

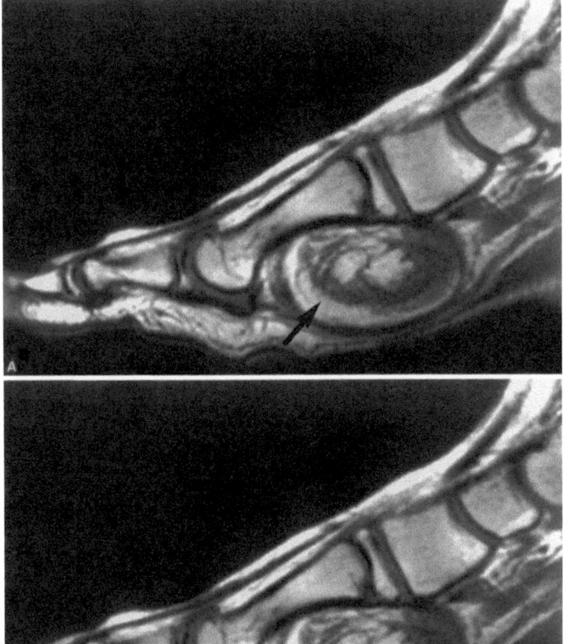

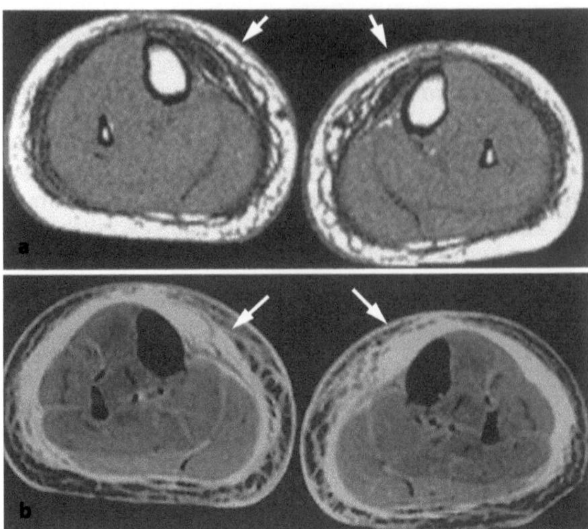

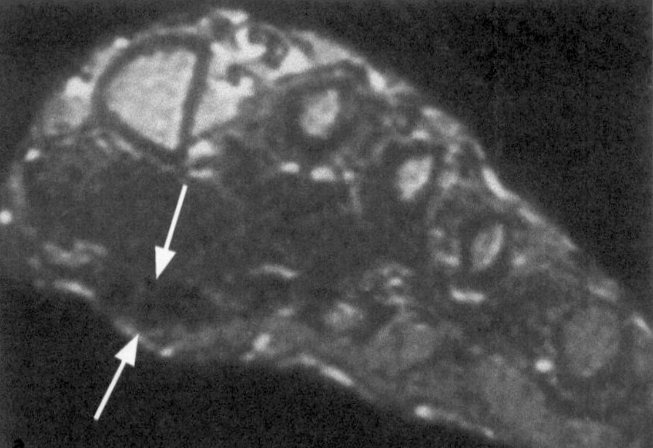

Abb. 15.2 a,b. Noduläre Fasziitis mit ödematoser Infiltraton im Oberschenkel. **a** SE T1-gewichtet, axial, **b** STIR T2-gewichtet, axial. (Aus Beese u. Winkler 1997, S. 349, Abb. 29.11 c,d)

Abb. 15.1 a,b. Plantares Lipom mit Zeichen einer Sekundärentzündung. **a** SE T1-gewichtet, sagittal, **b** FSE T2-gewichtet, fettsupprimiert, sagittal. (Aus Stoller 1997, S. 1313, Abb. 16-86 A,B)

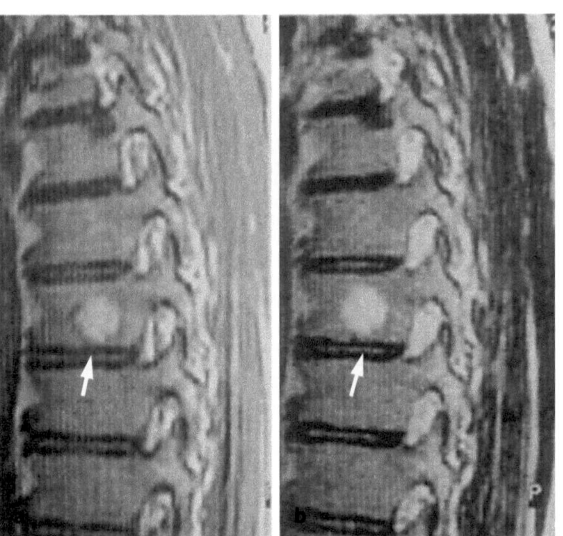

Abb. 15.3 a,b. Hämangiom, Brustwirbelkörper 8. **a** SE T1-gewichtet, sagittal, **b** FSE T2-gewichtet, sagittal

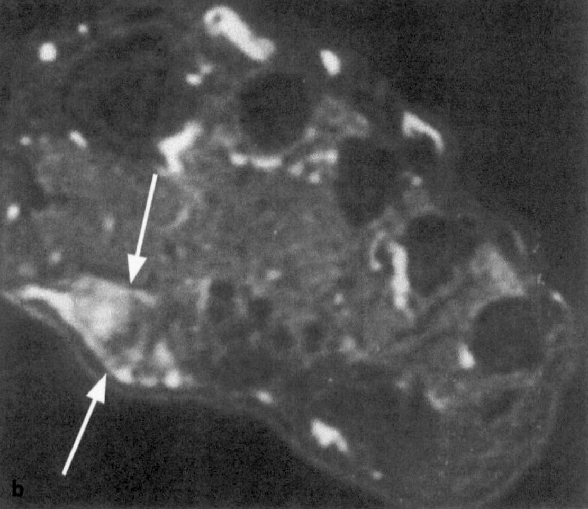

▷

Abb. 15.4. a,b. In der MRT findet sich eine umschriebene Raumforderung mit intermediärer Signalgebung in der Region der medialen plantaren Faszien im proximalen metatarsalen Bereich, die nach Kontrastmittelgabe eine homogene Signalanhebung aufweist. Diagnose: plantare Fibromatose bei einem 46-jährigen Mann mit schmerzhaftem Knoten im Bereich der Fußsohle. **a** SE T2-gewichtet, axial, **b** SE T1-gewichtet, fettsupprimiert nach Kontrastmittel, axial. (Aus Ashman et al. 2001, S. 1437, Abb. 17 b,c)

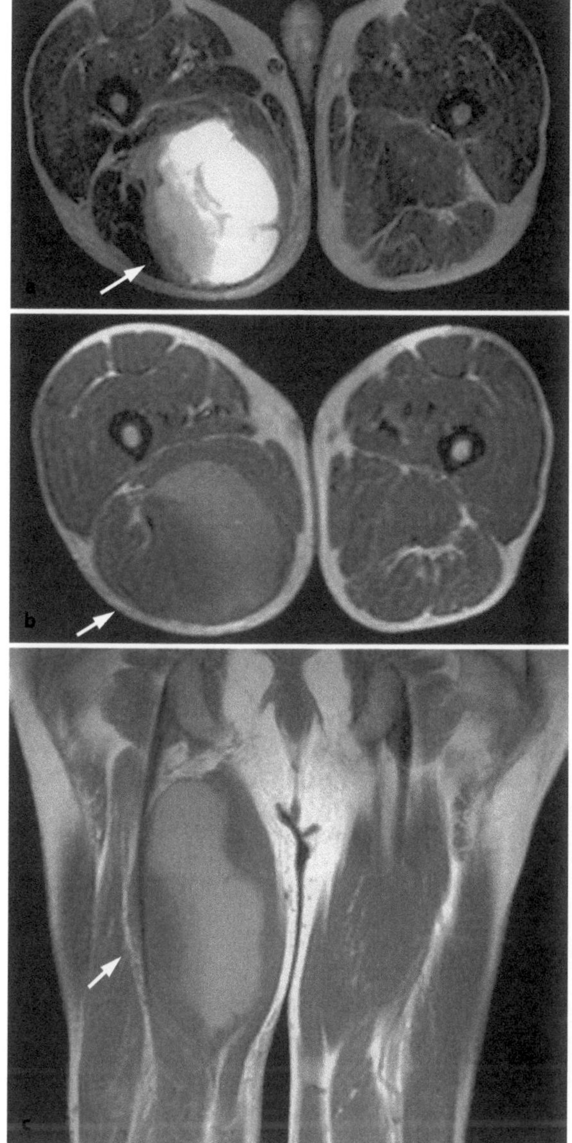

Abb. 15.5 a–c. Anamnese: 60-jähriger Patient mit Schwellung im Bereich des rechten Oberschenkels. Diagnose: malignes fibröses Histiozytom. **a** SE T1-gewichtet, axial, **b** FSE T2-gewichtet, axial, **c** FSE T2-gewichtet, koronar. (Aus Beese u. Winkler 1997, S. 371, Abb. 31.3 a–c)

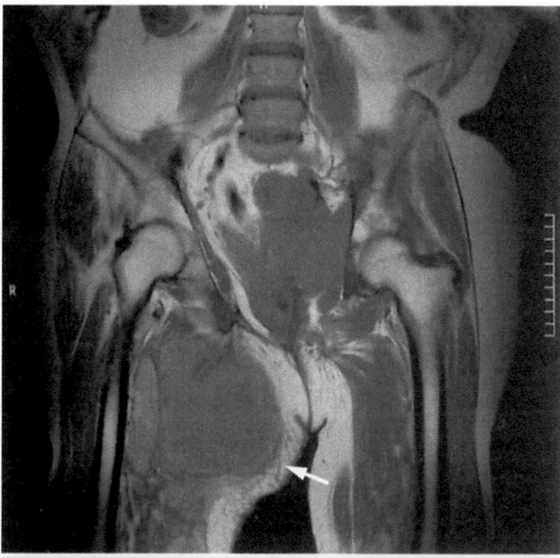

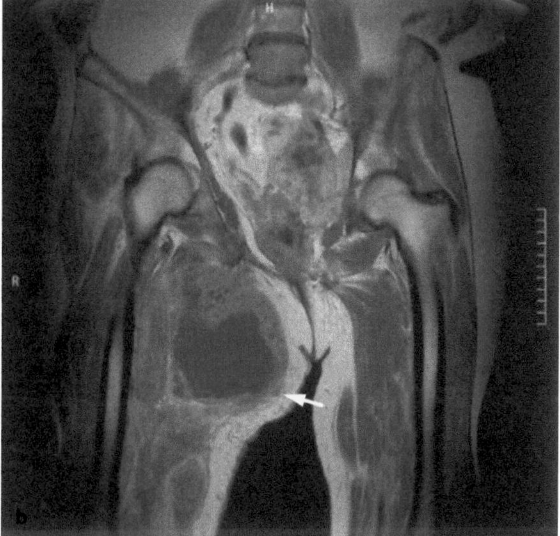

Abb. 15.6 a,b. Malignes fibröses Histiozytom. **a** SE T1-gewichtet, koronar, **b** SE T1-gewichtet, nach Kontrastmittelgabe, koronar. (Aus Shapeero et al. 1999, S. 105, Abb. 3 A,B)

Zu den multifokal lokalisierten Läsionen gehören die angiomatösen Läsionen, die ca. 15–20% ausmachen, die Fibromatose mit etwa 10%, das Lipom mit 10%, die Lipomatose und die Lipoblastomatose sowie die Neurofibromatose Typ I. Zu den bösartigen multifokal vorkommenden Tumoren, die die gutartigen mengenmäßig bei weitem überwiegen, werden die Metastasen, das Myelom und das maligne Lymphom gezählt.

Charakteristika von Raumforderungen im Bereich der Weichteile sind die Konsistenz und Zusammensetzung sowie die Abgrenzung gegenüber dem gesunden Gewebe. So kann eine Läsion zystisch aber auch solide sein. Zu den zystischen gutartigen Läsionen zählt das Ganglion, die Bursitis, der Abszess und das Hämatom, zu den bösartigen zystischen Läsionen das myxoide Liposarkom mit einem Fettgehalt unter 10%, das maligne fibröse Histiozytom, das neurogene Neoplasma und das Chondrosarkom (vgl. Abb. 15.7 a,b, Abb. 15.8 a,b).

Eine große Bedeutung kommt auch der Ausdehnung der Raumforderung und der Abgrenzung gegenüber der

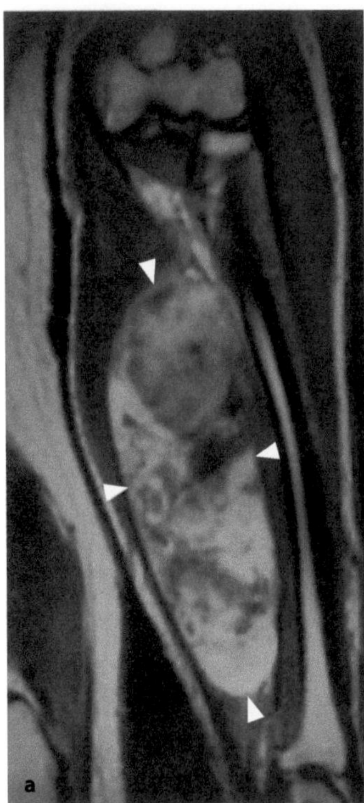

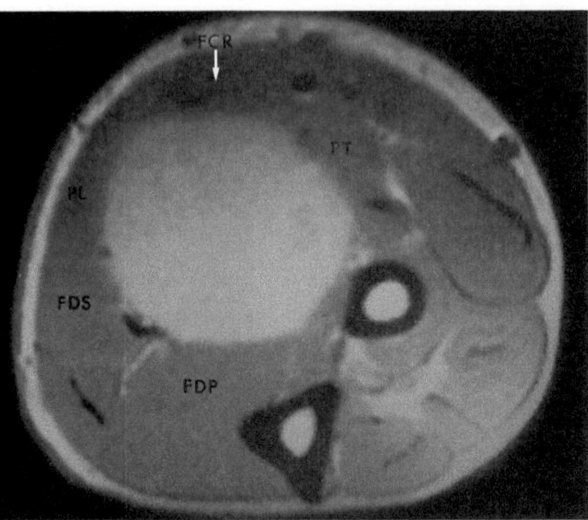

Abb. 15.7 a,b. Liposarkom des Unterarmes. **a** SE T1-gewichtet, koronar, **b** SE protonengewichtet, axial (*FCR* Flexor carpi radialis, *FDP* Flexor digitorum profundus, *FDS* Flexor digitorum superficialis, *PL* Palmaris longus, *PT* Pronator teres). (Aus Stark u. Bradley 1999, II, S. 768, Abb. 35-50 A,B)

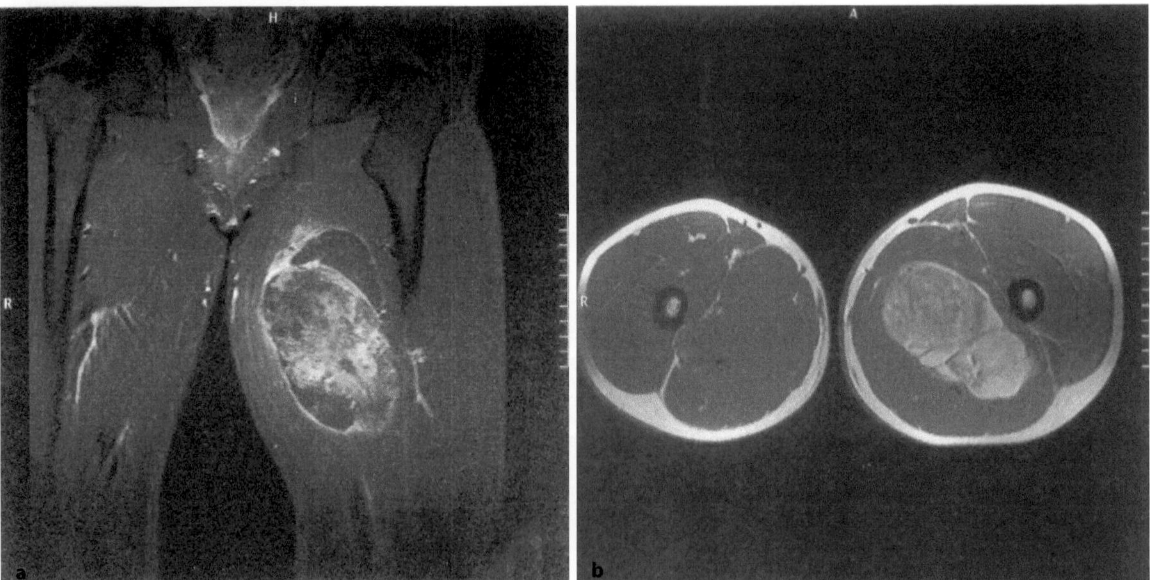

Abb. 15.8 a,b. Liposarkom des Oberschenkels. **a** SE T1-gewichtet, fettsupprimiert, nach Kontrastmittelgabe, koronar, **b** SE T1-gewichtet, nach Kontrastmittelgabe, axial. (Aus Hosten et al. 1999, III-4.2, S. 59, Abb. 37 c,d)

Umgebung zu. Sowohl für die Charakterisierung als auch für die Abgrenzung der Raumforderung gegenüber der Umgebung stellt die MRT den Goldstandard dar.

Ein weiteres differenzialdiagnostisches Kriterium stellt das Alter des Patienten dar.

Bei Vorliegen eines benignen Tumors bei einem Alter unter 16 Jahren kommt ein Hämangiom, eine Fibromatose, ein benignes fibröses Histiozytom oder auch Granuloma anulare infrage.

Bei Bösartigkeit handelt es sich entweder um ein Fibrosarkom, ein malignes fibröses Histiozytom, ein Synovialsarkom oder ein Rhabdomyosarkom (vgl. Abb. 15.9 a,b, Abb. 15.10 a,b, Abb. 15.11 a,b).

Bei Erwachsenen zwischen dem 16. und dem 45. Le-

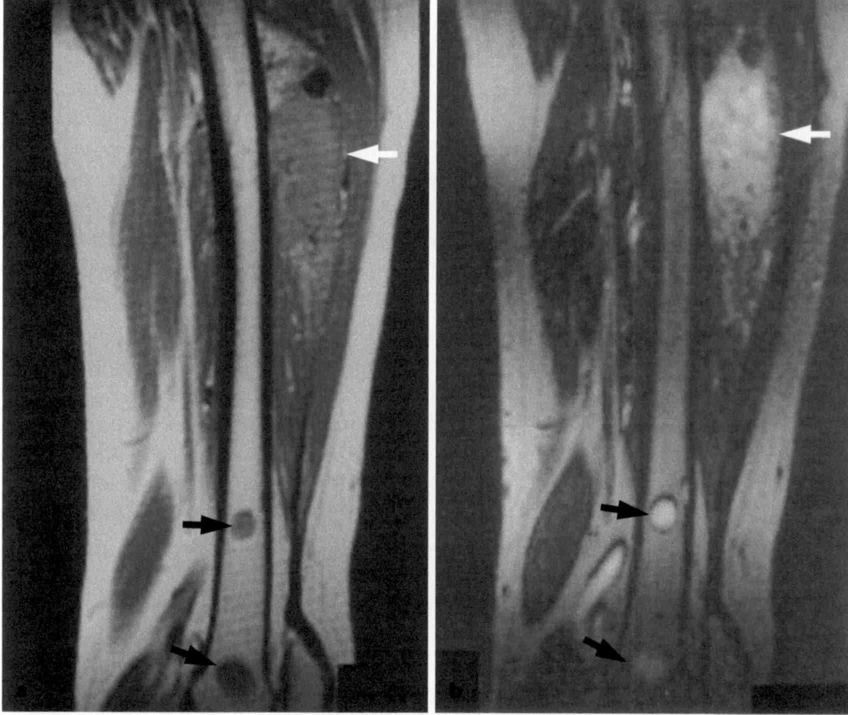

Abb. 15.9 a,b. Leiomyosarkom mit Knochenmetastasen des Oberschenkels. **a** SE T1-gewichtet, sagittal, **b** SE T2-gewichtet, sagittal. (Aus Yoshikawa et al. 1999, S. 188, Abb. 5 A,B)

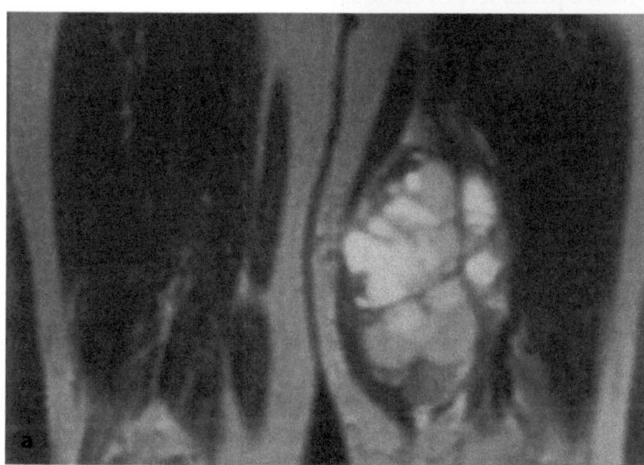

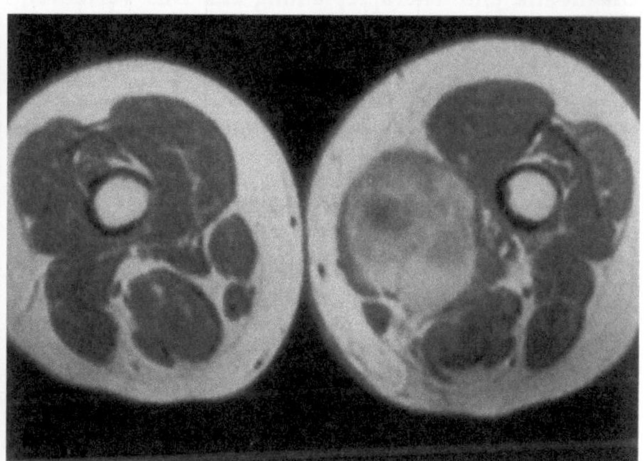

Abb. 15.10 a,b. Synovialsarkom. **a** SE T1-gewichtet, koronar, **b** SE T1-gewichtet, vor und nach Kontrastmittelgabe, axial. (Aus Stark u. Bradley 1999, II, S. 999, Abb. 42-17 B,C)

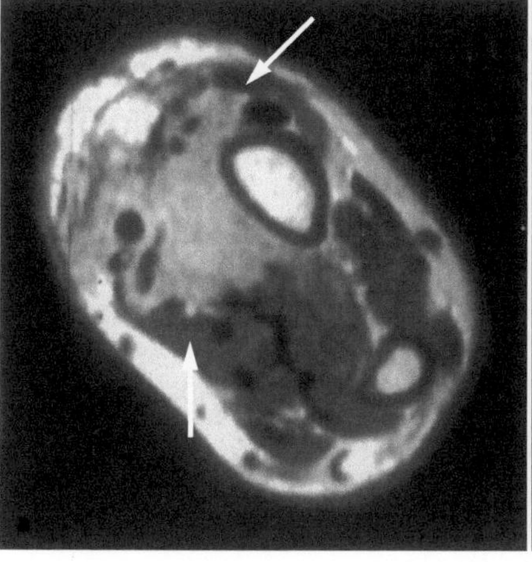

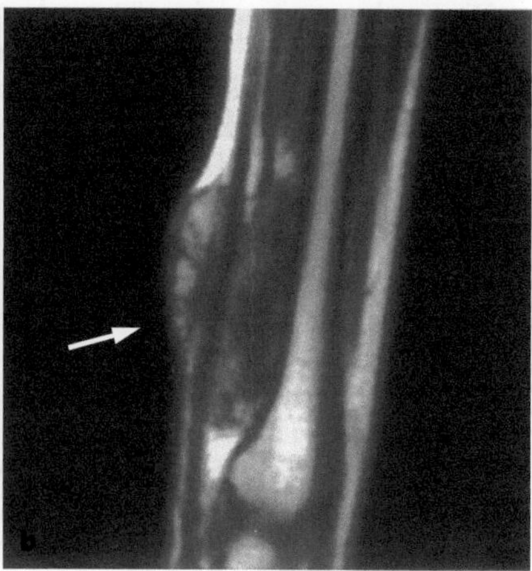

Abb. 15.11 a,b. Synovialsarkom des Unterarms. **a** SE T1-gewichtet, nach Kontrastmittelgabe, axial, **b** SE T1-gewichtet, nach Kontrastmittelgabe, sagittal. (Aus Konishi et al. 2001, S. 40, Abb. 3 c,d)

bensjahr muss bei Vorliegen einer Benignität an ein Ganglion, ein fibröses Histiozytom, eine noduläre Fasziitis, neurogene Neoplasmen - z. B. ein Neurofibrom oder ein Neurinom -, ein Lipom oder ein Hämangiom gedacht werden.

Maligne Tumoren in diesem Alter sind das maligne fibröse Histiozytom, das Fibrosarkom, das Liposarkom und das synoviale Sarkom.

Sind die Patienten älter als 46 Jahre kommt differenzialdiagnostisch bei erwiesener Benignität ein Ganglion, ein Lipom, ein neurogenes Neoplasma, ein benignes fibröses Histiozytom, eine noduläre Fasziitis und ein Myxom infrage.

Bei malignen Tumoren handelt es sich in diesem Alter um ein malignes fibröses Histiozytom, um ein Fibrosarkom, ein Liposarkom oder um ein Leiomyosarkom (vgl. Abb. 15.9 a,b).

15.1.1 Nutzen der MRT bei der Diagnostik von Weichteiltumoren

Die MRT nimmt mittlerweile einen wichtigen Platz in Diagnostik und Therapieplanung ein. Das Verfahren ist darüber hinaus in vielen Fällen in der Lage, zwischen Benignität und Malignität eines Prozesses zu unterscheiden. Es kann jedoch keine differenzialdiagnostische Hilfestellung bei der Artdiagnose leisten. Der wichtigste Vorteil der MRT ist die Fähigkeit, exakt die Größe und Ausdehnung sowie die räumliche Zuordnung festzustellen.

Hierzu sind Aufnahmen in drei, gelegentlich auch in vier Ebenen, das heißt in einer zusätzlichen Schrägebene, erforderlich.

Ferner sollte eine standardisierte Untersuchungsstrategie zur Anwendung kommen, um auch bei Kontrolluntersuchungen einen Vergleich zu ermöglichen.

Die Kombination aus einer T1- und einer T2-Wichtung mit der Anfertigung von Schichten nach intravenöser Applikation eines paramagnetischen Kontrastmittels in der T1-Wichtung, möglichst mit Fettsuppression, erlaubt in der Regel bereits eine gute Abgrenzbarkeit des tumorösen Prozesses und Hinweise auf eine mögliche Inoperabilität. Zu den generell zur Anwendung kommenden Sequenzen gehört auch die Fettunterdrückung, entweder als CHESS oder mit der STIR- oder SPIR-Technik.

Wie nun können gutartige und bösartige Prozesse in der MRT unterschieden werden?

Die Tumormatrix eines gutartigen Prozesses weist fast immer in der MRT in allen Sequenzen eine einheitlich homogene Darstellung auf. Bei schnell wachsenden bösartigenTumoren lässt sich dagegen eine Gewebeheterogenität nachweisen, die die Folge des Nebeneinanders von aktiven und nekrotischen Anteilen mit Vernarbungen und Einblutungen ist.

Ein primär sehr wichtiges Kriterium stellt die Tumorbegrenzung dar. Generell weist die benigne Raumforderung eine glatte Berandung, das Weichteilsarkom dagegen eine unscharfe Begrenzung auf. Ein Sarkom kann allerdings von einer so genannten Pseudokapsel umgeben sein, die eine scharfe Kontur bewirkt. Die ansonsten regelmäßig vorhandene Konturunschärfe ergibt sich in erster Linie durch das peritumoröse Ödem.

Ein weiteres Kriterium bei der Unterscheidung zwischen gutartigen und bösartigen Weichteilprozessen betrifft die Tumorausbreitung. Sarkome penetrieren im Allgemeinen schnell in die Umgebung. Ein benigner Prozess breitet sich nur langsam aus und respektiert die Grenzen anderer Organsysteme in der Umgebung, imprimiert sie lediglich.

Auch das Kontrastmittelverhalten ist ein magnetresonanztomographisches Kriterium, das jedoch nicht in allen Fällen als sicher bewertet werden kann. Entsprechend der starken Vaskularisierung maligner Prozesse und ihres vergrößerten Interstitiums, weisen maligne Tumoren fast immer eine hohe Kontrastmittelaffinität auf, wobei allerdings berücksichtigt werden muss, dass nekrotische hypovaskularisierte Gewebe innerhalb des Tumors durchaus auch eine Kontrastanreicherung vermissen lassen können.

Hinsichtlich der verschiedenen MRT-Sequenzen kann Folgendes festgestellt werden: Maligne Weichteiltumoren zeigen in der T1-Wichtung eine nahezu muskuloäquivalente Signalintensität und weisen nach Gadolinium-DTPA einen deutlichen Anstieg der Signalintensität auf. In der T2-gewichteten Sequenz stellen sich alle Tumoren signalreich dar.

Eine Ausnahme bieten Lipome, die wie die Lipomatose sowohl in der T1- als auch in der T2-Wichtung ein helles Signal aufweisen. Das Gleiche gilt für die Liposarkome, die sowohl in der T1- als auch in der T2-Wichtung eine vermehrte Signalintensität aufweisen. Der bereits erwähnte Subtypus, nämlich das myxoide Liposarkom, kann u. U. schwierig gegnüber anderen Sarkomen abzugrenzen sein, da die myxoide Komponente nur einen geringen Fettgehalt besitzt. Dieser Typus weist daher in der T1-Wichtung ein niedriges Signal, in der T2-Wichtung ein vermehrtes Signal auf. Die myxoide Komponente kann deshalb eine Abgrenzung gegenüber zystischen Läsionen ohne die Gabe von Kontrastmittel fast unmöglich machen.

Die MRT hat außerdem eine große Bedeutung bei der Rezidivdiagnostik gewonnen; hier ist sie allen anderen Verfahren überlegen.

15.2 Raumfordernde Prozesse im Bereich des Knochens

Die primären Tumoren des Knochens lassen sich histologisch in benigne und maligne raumfordernde Prozesse einteilen. Die benignen Prozesse sind bei weitem häufiger als maligne Erkrankungen. Hiervon abzugrenzen sind die so genannten tumorähnlichen Läsionen, bei denen die Möglichkeit des spontanen Wachstumsstillstandes oder auch der Regression besteht und die niemals metastasieren. Zu ihnen gehören das nichtossifizierende Fibrom, die Kompaktainsel, das eosinophile Granulom und das intraossäre Ganglion.

Es wird zwischen *knochenbildenden* und *knorpelbildenden Tumoren* unterschieden. Typische Beispiele eines benignen knochenbildenden Tumors sind das Osteoidosteom, das Osteoblastom und das Osteosarkom. Beispiele für einen knorpelbildenden Tumor sind das Chondrom, das Enchondrom, das Chondroblastom, das Chondrosarkom.

Die folgenden Übersichten zeigen eine Zusammenstellung der benignen bzw. der malignen und der semimalignen Raumfoderungen im Bereich des Knochens.

Benigne Raumforderungen im Bereich des Knochens

- Benigne primäre Knochentumoren:
  1. Osteom,
  2. Osteoidosteom,
  3. Osteoblastom,
  4. kalzifizierendes Fibrom,
  5. Chondrom,
  6. solitäres Enchondrom,
  7. periostales Chondrom,
  8. Enchrondromatose (Morbus Ollier),
  9. Chondroblastom,
  10. Osteochondrom.
- Benigne vaskuläre Tumoren:
  1. Hämangiom,
  2. Lymphangiom,
  3. Glomustumor.
- Benigne myelogene Tumoren:
  - Lipom.

Maligne Raumforderungen im Bereich des Knochens

- Primäre Knochentumoren:
  1. Osteosarkom mit Untergruppen,
  2. Chondrosarkom mit Untergruppen.
- Maligne vaskuläre Tumoren:
  - Hämangioendotheliom.
- Maligne myelogene Tumoren:
  1. Liposarkom,
  2. Ewing-Sarkom,
  3. leukämische Infiltrate,
  4. maligne Lymphome,
  5. Plasmozytom (multiples Myelom).
- Maligne histiozytäre Tumoren:
  - malignes fibröses Histiozytom.

Semimaligne Tumoren im Bereich des Knochens

- Vaskulärer Genese:
  - Hämangioperizytom.
- Kongenital:
  1. Chordom,
  2. Adamantinom (auch Angioblastom).
- Histiozytärer Genese:
  - Riesenzelltumor (Osteoklastom).

15.2.1 Einteilung der knöchernen raumfordernden Prozesse nach ihrer Lokalisation

Eine Einteilung kann in die folgenden drei Lokalisationen erfolgen:

- *Diaphyse*: Adamantinom, ossifizierendes Fibrom, Osteoidosteom, Ewing-Sarkom.
- *Metaphyse*: Osteosarkom, Osteochondrom, osteomyxoides Fibrom, Enchondrom, Chondrosarkom, malignes fibröses Histiozytom, Lipom, benignes fibröses Histiozytom, Riesenzelltumor.
- *Epiphyse*: Chondroblastom.

Dem Radiologen stehen eine Reihe von Untersuchungsverfahren zur Abklärung von knöchernen Raumforderungen zur Verfügung:

- Konventionelle Röntgendiganostik mittels Nativaufnahmen in mehreren Ebenen,
- Computertomographie,
- Knochenszintigraphie,
- MRT.

Darüber hinaus gibt es eine Reihe von allgemeinen Kriterien, die eine gewisse differenzialdiagnostische Zuordnung einer unklaren knöchernen Läsion erlauben. Hierzu gehören

- das Patientenalter,
- die Größe und die Lokalisation der Läsion,
- die mögliche perifokale Weichteilbeteiligung,
- die Berandung der Läsion,
- die Reaktion des umgebenden Knochens auf den raumfordernden Prozess und
- die Tatsache, ob eine solitäre oder eine multiple Ausbreitung vorliegt.

15.2.2
Diagnostik von Knochentumoren unter besonderer Berücksichtigung der MRT

Mit der konventionellen Röntgendiagnostik ist in einer Vielzahl der Fälle bereits ein pathognomonischer Befund erhebbar. Wenn die Veränderungen weiterhin nicht sicher beurteilt werden können, ist der Einsatz eines Schnittbildverfahrens und insbesondere der MRT gerechtfertigt. Das letztgenannte Verfahren ist aufgrund seines unübertroffenen Weichteilkontrastes und der Möglichkeit der multiplanaren Darstellung insbesondere der CT bei der Beurteilung der Ausdehnung eines Knochentumors deutlich überlegen. Dies begründete auch die allgemeine Akzeptanz dieses Verfahrens, sodass mittlerweile die MRT routinemäßig sowohl bei benignen als auch bei malignen Knochentumoren zum Einsatz kommt.

15.2.3
Magnetresonanztomographische Kriterien beim Nachweis von knöchernen Raumforderungen

Magnetresonanztomographisch ist die Ausdehnung einer knöchernen Läsion am besten in einer T1-gewichteten SE-Sequenz zu erfassen, wobei die Auswahl der Ebenen der anatomischen Pathologie angepasst sein muss. Ramfordernde Prozesse im Bereich des Knochens weisen auf T1-gewichteten Aufnahmen eine intermediäre Signalintensität auf, die der des Muskels ähnlich ist.

In der T2-Wichtung findet sich eine deutliche Signalanhebung, die sich allerdings gegenüber dem intraspongiösen Fett kaum abhebt, da Fett bekanntlich ebenfalls ein helles Signal in der T2-Wichtung aufweist. Daher ist zur Differenzierung von Tumor- und Fettgewebe und zur Darstellung der intramodulären Tumorausbreitung die Anwendung von fettsupprimierten T2-Sequenzen wichtig. Ferner gehört die Gabe von Gadolinium-DTPA zum Routineprogramm bei der Tumordiagnostik, wobei die nach Kontrastmittelgabe durchgeführten T1-gewichteten Aufnahmen ebenfalls in Fettsuppression erfolgen sollten, um eine gute Abgrenzbarkeit gegenüber dem Fett in der T1-Wichtung zu erreichen. Die Kontrastmittelapplikation ist außerdem in der Lage, nekrotische Tumoranteile gegenüber vitalen Arealen abzugrenzen.

Bei der Beurteilung einer Raumforderung ist ferner die Beziehung zwischen Tumor und dem nächst gelegenen Gelenk im Rahmen des Stagings exakt zu definieren. So sollten die Fragen beantwortet werden, ob eine Ausdünnung der Kompakta subchondral vorliegt, ob eine Beteiligung des Gelenkes oder auch ein begleitender Gelenkerguss vorhanden ist. Dies gilt vor allem auch für gutartige Tumoren, z. B. für das Chondroblastom und die aneurysmatische Knochenzyste sowie für den Riesenzelltumor.

Der Radiologe, der eine knöcherne Läsion als pathologisch erkannt hat, sollte den Versuch unternehmen, die Läsion korrekt diagnostisch einzuordnen oder zumindest weitere differenzialdiagnostische Möglichkeiten zu diskutieren. Ist weder mit der konventionellen Diagnostik noch mit den Schnittbildverfahren eine sichere Diagnose und Abgrenzung zwischen gutartig und bösartig möglich, ist eine Biopsie oder die chirurgische Entfernung des tumorösen Prozesses zur histologischen Abklärung unbedingt erforderlich.

Eine weitere Aufgabe des Radiologen besteht darin, den genauen Ort der Biopsie bzw. der vorgesehenen chirurgischen Intervention exakt zu lokalisieren, um falsch-negative histologische Befunde zu vermeiden.

15.2.4
Vorteile der MRT im Vergleich zur konventionellen Diagnostik und zur CT

Gegenüber der konventionellen Röntgendiagnostik kann ein neoplastischer knöcherner Prozess durch die MRT deutlich eher, also in einem Frühstadium, nachgewiesen werden, weil auf Röntgenaufnahmen erst eine deutliche Entmineralisierung vorliegen muss, um einen knöchernen Prozess zu demarkieren. Gegenüber der MRT sind allerdings die intraspongiöse und die periostale Ausdehnung deutlich besser beurteilbar.

Ein charakteristisches Symptom einer knöchernen Raumforderung ist das Ödem im Knochenmark. Es gibt allerdings eine Reihe von anderen Erkrankungen, die ebenfalls mit einem Knochenmarködem einhergehen; so z. B. die transiente Osteoporose, der Morbus Sudeck, die Osteomyelitis und die frühe avaskuläre Nekrose.

Wenn neben einer Infiltration jedoch auch eine periostale Ausbreitung und die Beteiligung eines Gelenkes sowie unregelmäßige unscharfe Grenzen vorliegen, ist eine Malignität des Prozesses hochwahrscheinlich. Die Malignität zeichnet sich ferner durch eine homogene Signalabschwächung in der T1- und durch eine heterogene Signalgebung in der T2-Wichtung aus. Auch eine zentrale Nekrose spricht für das Vorliegen einer Malignität.

Der Vorteil der MRT liegt also darin, dass sich im Gegensatz zur CT und auch zu konventionellen Röntgenaufnahmen nicht nur kortikale Osteolysen, sondern auch medullär gelegene Destruktionen gut nachweisen lassen. Medulläre Osteolysen kommen röntgenologisch erst bei einem Verlust von mindestens 40 % der Knochensubstanz zur Darstellung. Hierbei ist die Detektion in der Epi- und Metaphyse leichter möglich als in der Diaphyse.

Maligne Tumoren zeichnen sich ferner durch ein relativ schnelles Wachstum aus. Aggressive, also bösartige Knochentumoren, respektieren die kortikalen Strukturen nicht und weisen ein penetrierendes

Wachstum auf. Die Destruktion der Kortikalis ist sowohl konventionell als auch mit Schnittbildverfahren nachweisbar.

Gutartige Tumoren sind im Gegensatz dazu sowohl auf konventionellen Aufnahmen als auch in der MRT durch eine umschriebene Sklerosierungszone charakterisiert.

Auch die Lage einer ossären Läsion kann differenzialdiagnostisch verwertet werden. Sie kann in der longitudinalen Richtung epiphysär, metaphysär oder diaphysär, in der axialen Schnittrichtung zentral exzentrisch sowie paraossal und extraossal lokalisiert sein. Ebenso erlaubt die Lage im Skelettsystem gewisse Aussagen über die Dignität.

15.3 Benigne und maligne Knochentumoren

Differenzialdiagnostisch ist die Abtrennung der Knochentumoren nicht nur untereinander, sondern von entzündlichen Knochenerkrankungen, von der Ostitis fibrosa generalisata von der fibrösen Knochendysplasie, vom eosinophilen Granulom und vom lokalisierten Morbus Paget wichtig.

15.3.1 Osteom

Osteome sind gutartige, langsam wachsende Knochenneubildungen, die eine abnorm dichte Knochenmatrix aufweisen, die ansonsten jedoch normal strukturiert ist. Sie sitzen der Kortikalis auf. Prädilektionsstellen sind der Schädel und die Stirnhöhle. Sie sind häufig ein Zufallsbefund, da sie im Allgemeinen keine Beschwerden hervorrufen. In der MRT findet sich sowohl in der T1-Wichtung als auch in der T2-Wichtung eine homogene Signalabschwächung und eine rundliche und scharfe Begrenzung (Abb. 15.12).

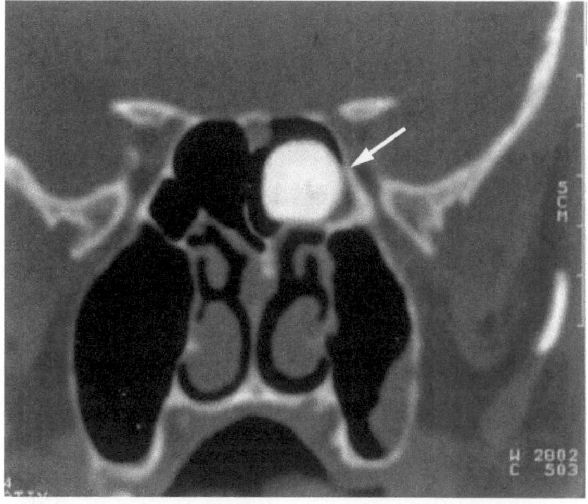

Abb. 15.12. Osteom des Sinus sphenoidalis. (Aus Heuck et al. 2001, S. 541, Abb. 2)

15.3.2 Osteoidosteom

Es handelt sich hierbei um eine benigne osteoplastische Läsion unklarer Ätiologie, die einen zentralen stark vaskularisierten Nidus aufweist mit einem umgebenden Sklerosewall. Das Osteoidosteom prädilektiert keine bestimmten Lokalitäten, kommt jedoch im Bereich der Diaphyse am häufigsten vor.

In der MRT bildet sich der Nidus in T2-gewichteten Sequenzen als signalintensiver Fokus innerhalb der signalarmen hyperostotischen Umgebung ab. Ferner ist häufig bei glatter Begrenzung ein paraossales Ödem nachweisbar (Abb. 15.13 a–c, Abb. 15.14 a,b).

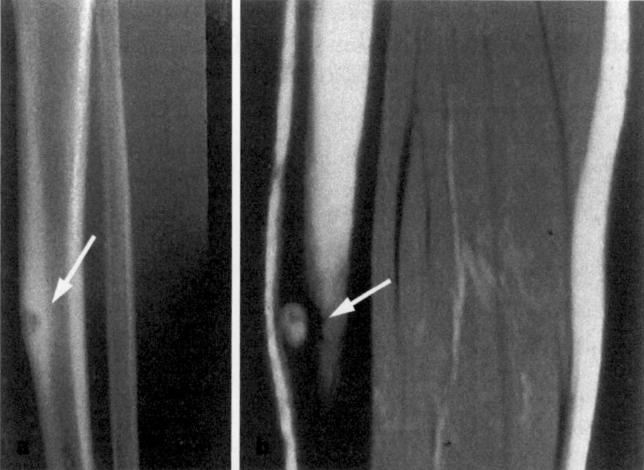

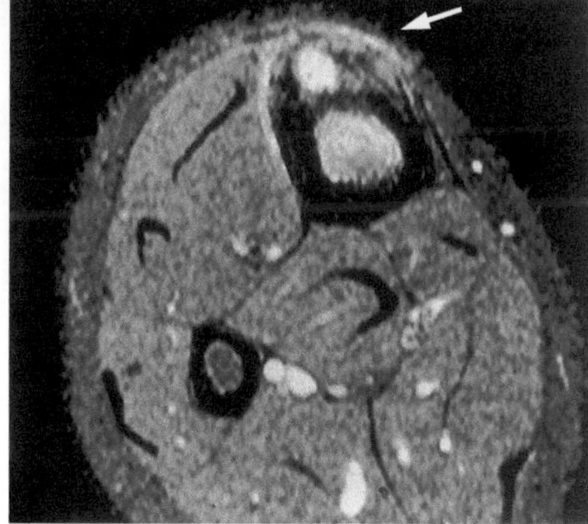

Abb. 15.13 a–c. Osteoidosteom der vorderen Tibia. **a** Röntgenaufnahme des Unterschenkels, **b** SE T1-gewichtet, sagittal, **c** SE T1-gewichtet, fettsupprimiert. (Aus Heuck et al. 2001, S. 543, Abb. 4 a–c)

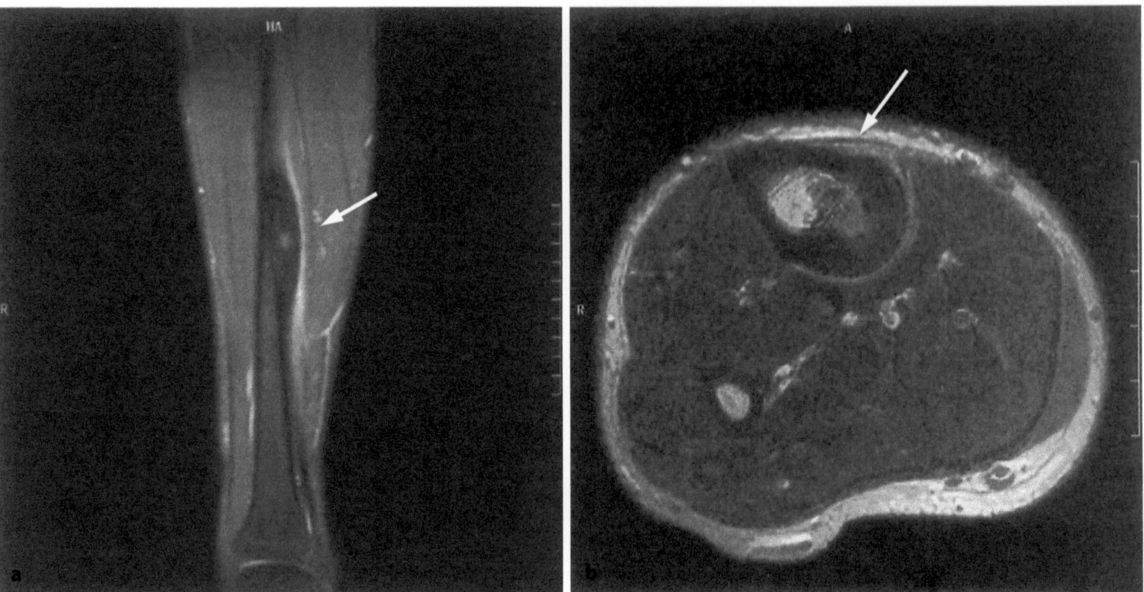

Abb. 15.14 a,b. Osteoidosteom. **a** STIR T2-gewichtet, koronar, **b** SE T2-gewichtet, sagittal. (Aus Hosten et al. 1999 III.4-2, S. 22, Abb. 12 a,b)

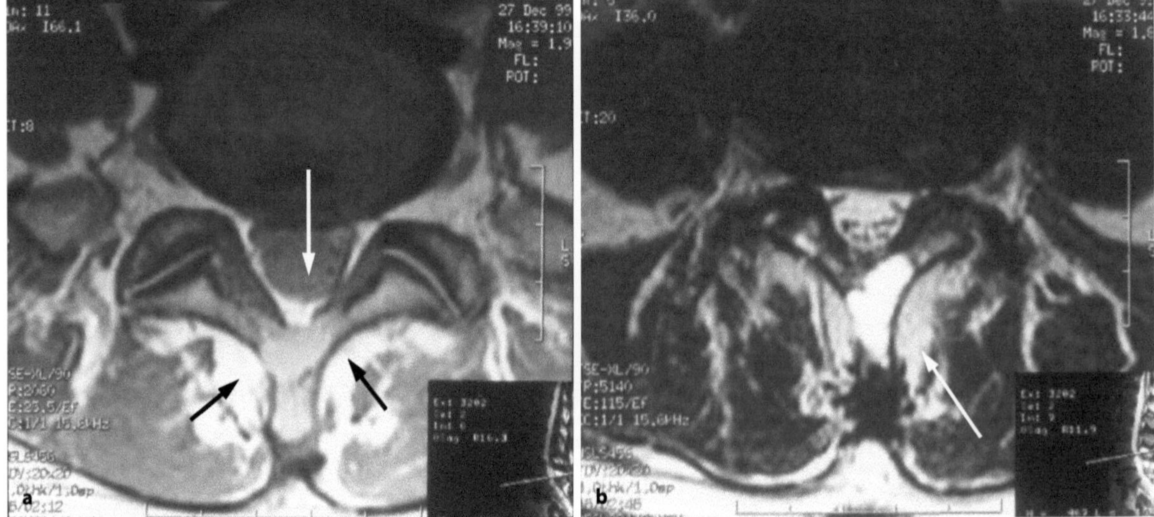

Abb. 15.15 a,b. Osteoblastom des Wirbelbogens. **a** FSE protonengewichtet, axial, **b** FSE T2-gewichtet, axial

15.3.3 Osteoblastom

Es handelt sich hier ebenfalls um - eine allerdings sehr seltene - benigne Knochengeschwulst, die auch als Riesenosteoidosteom bezeichnet wird. Prädilektionsstellen sind die Brust- und Lendenwirbelsäule. Der Tumor weist in der T1-Wichtung eine niedrige bis intermediäre, in der T2-Wichtung eine hohe Signalintensität auf, wobei sich häufig in der Umgebung des Knochenmarks und der paraossalen Weichteile ein Ödem nachweisen lässt (Abb. 15.15 a,b).

15.3.4 Ossifizierendes Fibrom

Hierbei handelt es sich um eine gutartige fibroossäre Neubildung, die Ähnlichkeiten mit der fibrösen Dysplasie aufweist. Der bevorzugte Sitz ist der Gesichtsschädel, das ossifizierende Fibrom kommt jedoch auch im Bereich der langen Röhrenknochen vor und ist dort typischerweise diaphysär gelegen.

In der MRT imponiert dieser Tumor in der T1-Wichtung durch eine heterogene Signalabschwächung mit einer relativ breiten Randzone, die eine intensivere Abschwächung aufweist. In der T2-Wichtung ist das Zentrum intermediär bis hell, die Umgebung dunkel.

Histologisch handelt es sich um Osteolysen, die von einem Sklerosesaum umgeben sind. Die Kortikalis kann dabei extrem ausgedünnt sein. Die Abgrenzung gegenüber dem normalen Knochenmark ist scharf.

15.3.5 Nichtossifizierendes Fibrom

Das nichtossifizierende Fibrom kann zystisch oder fibrös sein oder beide Anteile enthalten. Es weist im Gegensatz zum ossifizierten Fibrom keinen sklerotischen Randsaum auf. Bei überwiegend zystischer Komponente weist es in der T1-Wichtung eine Hypointensität, in der T2-Wichtung eine Hyperintensität auf mit sehr schmalem hypointensem Saum. Bei überwiegend fibröser Komponente ist eine Hypointensität sowohl in der T1- als auch in der T2-Wichtung erkennbar. Ist eine xanthomatöse Komponente vorhanden, findet sich eine Hyperintensität sowohl in der T1- als auch in der T2-Wichtung.

15.3.6 Osteosarkom

Das Osteosarkom ist der häufigste primäre maligne Tumor des Skelettsystems; Prädilektionsalter ist das 2. Lebensjahrzehnt. Das Osteosarkom entwickelt sich bevorzugt in den metaphyseren Abschnitten langer Röhrenknochen, wobei der distale Femur und die proximale Tibia sowie der proximale Humerus am häufigsten betroffen sind. Es ist eine Reihe von Untergruppen bekannt, so z. B. das medulläre Osteosarkom, das teleangiektatische Osteosarkom oder das paraossale Osteosarkom.

Auch hier stellt die MRT bei der Differenzierung gegenüber anderen raumfordernden Prozessen den Goldstandard dar. Die nichtmineralisierten Tumoranteile weisen in der T1-Wichtung eine geringe bis intermediäre, in der T2-Wichtung eine starke Signalintensität auf. Sie zeigen ferner ein deutliches Enhancement nach Kontrastmittelgabe in der T1-Wichtung. Es ist außerdem möglich, die so genannten „skip-lesions" (medulläre Metastasen im benachbarten Knochen) eindeutig darzustellen (Abb. 15.16 a,b).

15.3.7 Chondrom

Es handelt sich um einen benignen knochenbildenden Tumor, der auf dem Boden versprengter Knorpelkeime entstanden ist. Ist dieser Tumor medullär gelegen, spricht man von einem *Enchondrom*, bei Sitz an der Knochenoberfläche von einem *periostalen Chondrom*. Multiple Chondrome treten beim *Morbus Ollier* auf, diese Erkrankung wird auch als *Chondromatose* bezeichnet. Davon abzugrenzen, jedoch verwandt, ist das *Chondroblastom*.

In allen Fällen handelt es sich histologisch um eine lobuläre, aus hyalinem Knorpel bestehende Grundsubstanz, in der Chondrozyten eingestreut sind. Der Nachweis dieser Knorpelzellen lässt eine Abgrenzung gegenüber dem hochdifferenzierten Chondrosarkom zu.

Enchondrom

Das Enchondrom ist ein häufiger benigner Tumor, der in jedem Lebensalter auftreten kann. Er liegt meist metaphysär. Die Tumormatrix besteht aus reifem hyalinem Knorpel mit typischen kleinblasigen, teils rundlichen Anordnungen. Prädilektionsstellen sind die Röhrenknochen, insbesondere im Bereich der Hand und des Fußes, seltener auch das Becken.

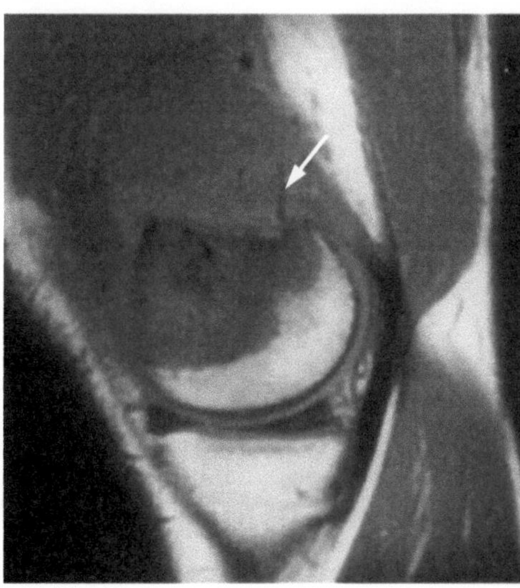

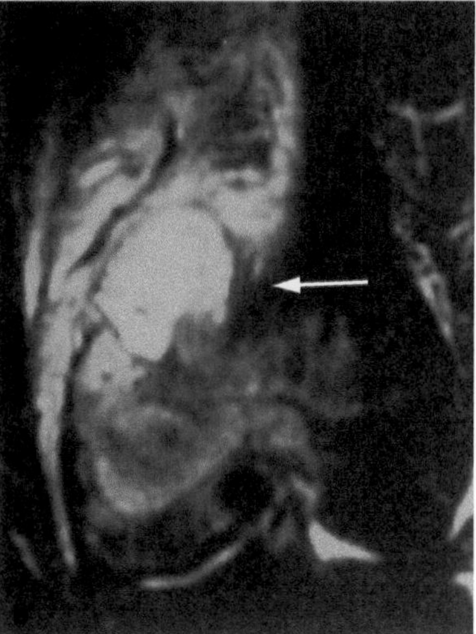

Abb. 15.16 a,b. Osteoblastisches Osteosarkom des distalen Femurs. **a** SE T1-gewichtet, sagittal, **b** SE T2-gewichtet, fettsupprimiert, koronar. (Aus Stark u. Bradley 1999, II, S. 941, Abb. 40-8 B,D)

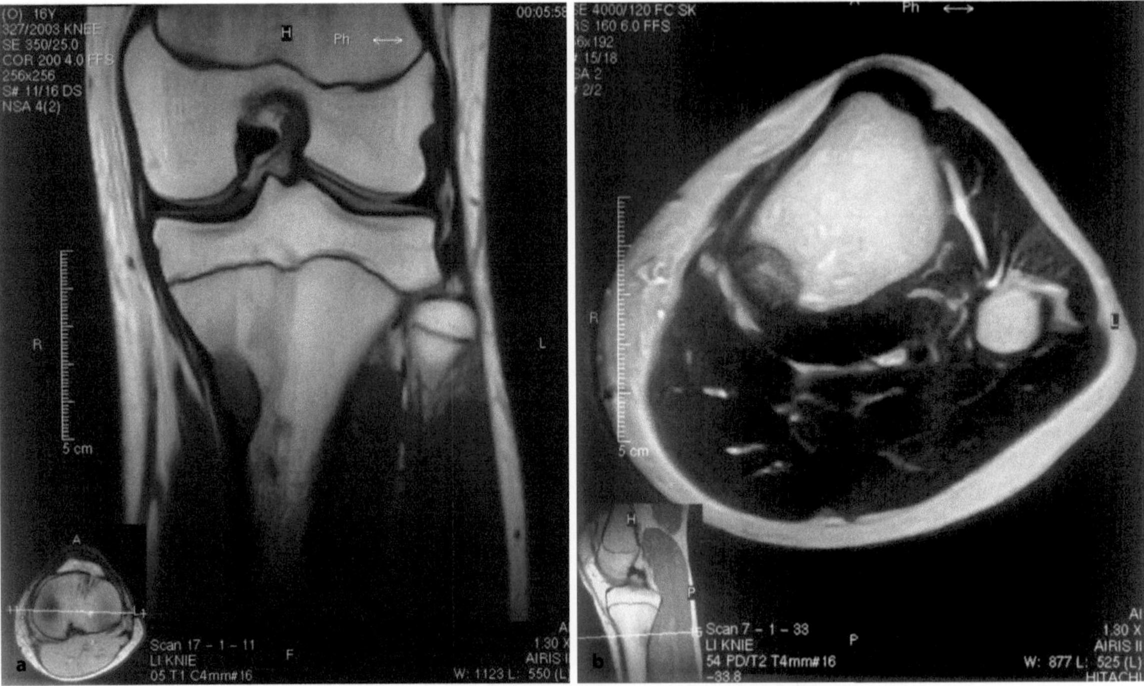

Abb. 15.17 a,b. Periostales Chondrom im Bereich der proximalen Tibia. **a** SE T1-gewichtet, koronar. **b** FSE T2-gewichtet, axial

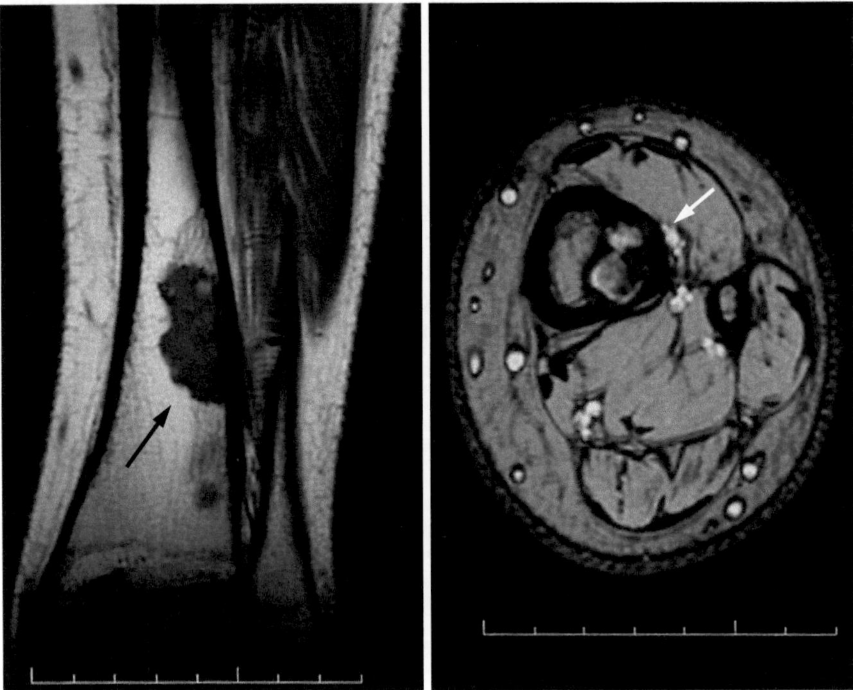

Abb. 15.18 a,b. Enchondrom. **a** SE T1-gewichtet, koronar, **b** GRE T2*-gewichtet, axial

In der MRT ist in der T1-Wichtung die typische Läppchenkonfiguration erkennbar, die überwiegend signalarm ist, mit ring- und bogenförmigen, teils linearen Signalanhebungen durch residuales Fettmark. In der T2-Wichtung ist die Raumforderung überwiegend inhomogen signalreich. Nach Kontrastmittelgabe kommt es zu einem ringförmig-bogenförmigen Enhancement des fibrovaskulären Bindegewebes zwischen der lobulären Knorpelgrundsubstanz, die selbst kein Kontrastmittel aufnimmt (Abb. 15.17 a,b, Abb. 15.18 a,b).

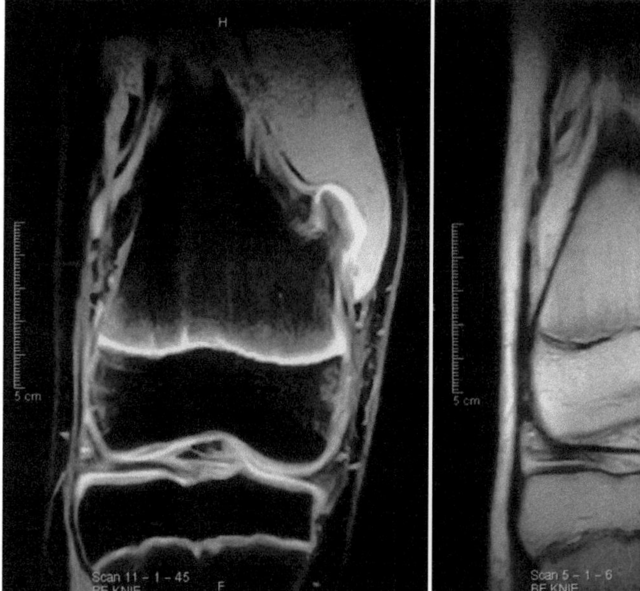

Abb. 15.19 a,b. Kartilaginäre Exostose/Ekchondrom. **a** FSE protonengewichtet, **b** GRE T2*-gewichtet, fettsupprimiert

Periostales Chondrom

Im Unterschied zum Enchondrom findet sich dieser Tumor im Bereich des Perichondriums langer Röhrenknochen und kommt in erster Linie bei Jugendlichen und jungen Erwachsenen vor, mit Ausbildung einer schmerzhaften Geschwulst an der Oberfläche des Knochens mit sklerotischem Randsaum und schüsselförmiger Eindellung der peripheren Knochenkortix.

In der MRT ist der periostale Sitz im Bereich der Dia- und Metaphyse charakteristisch, wobei in diesem Fall die Kortikalis erheblich imprimiert und arrodiert ist. Der Tumor dehnt sich nach extrakortikal aus und hat ähnliche Charakteristika in der T1- und T2-Wichtung wie das Enchondrom.

Enchondromatose (Morbus Ollier)

Dieser Tumor ist durch das *multiple* Vorkommen von Enchondromen charakterisiert, wird auch als Morbus Ollier bezeichnet und ist häufig vererblich. Es finden sich hierbei multiple kartilaginäre Exostosen, wobei die Enchondrome eine charakteristische ringförmige chondroide Mineralisation aufweisen. Eine Abart des Morbus Ollier stellt das Marffuci-Syndrom dar, bei dem neben den ossären Enchondromen auch Weichteilhämangiome vorhanden sind. Im Gegensatz zum Morbus Ollier, der ein überwiegendes Vorkommen im Bereich des Beckens aufweist, kommt das Marfucci-Syndrom in erster Linie im Fuß- und Handbereich vor. In der MRT unterscheidet sich der Befund nicht von dem eines einzelnen Enchondroms.

Chondroblastom

Dieser seltene epiphysäre gutartige Tumor ist in der Mehrzahl im Bereich des Femurs, des Humerus und der Tibia lokalisiert und schmerzhaft. Das morphologische Bild besteht aus scharf umgrenzten, rundlichen und lobulierten Arealen bis zu einem Durchmesser von 6 cm. Eine Einbeziehung des Gelenkes ist selten. In der MRT findet sich ein niedriges Signal in der T1-Wichtung und ein inhomogenes Signal in der T2-Wichtung mit signalarmen Zonen, die auf Kalzifikationen und ein fibröses Stroma zurückzuführen sind. Selten findet sich eine maligne Entartung.

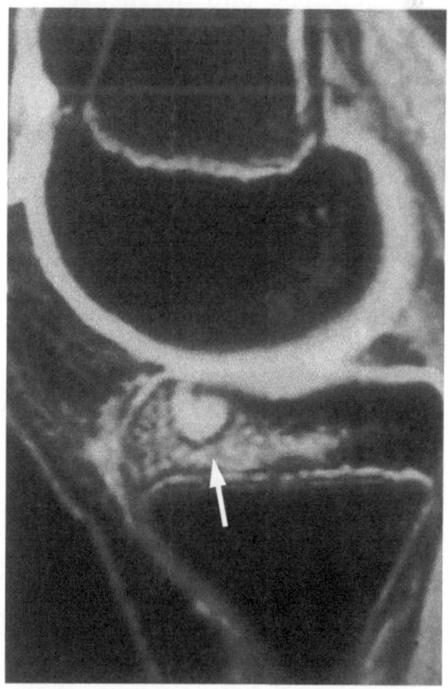

Abb. 15.20. Chondroblastom der Tibia (GRE T2*-gewichtet, fettsupprimiert). (Aus Erlemann 2001, S. 558, Abb. 25)

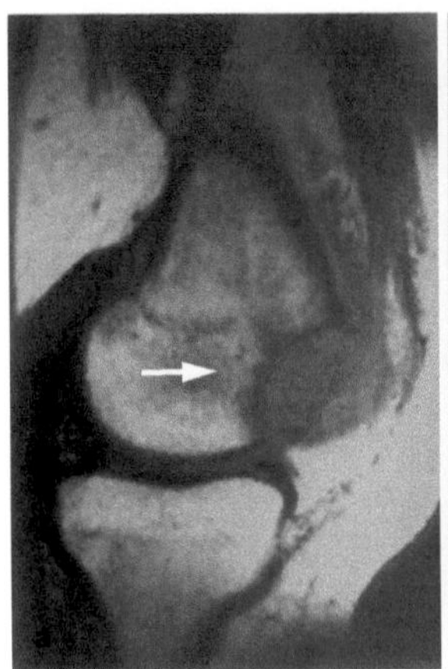

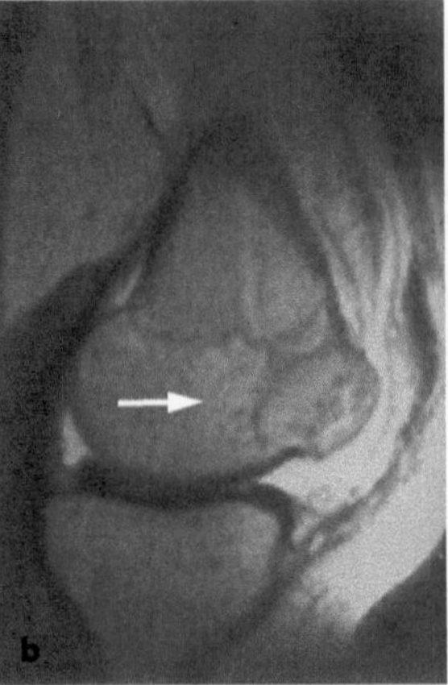

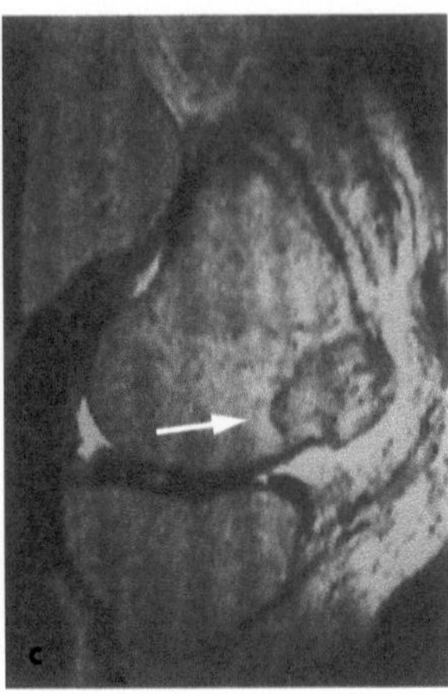

Abb. 15.21 a–c. Chondroblastom der distalen Tibia. **a,b** SE T2-gewichtet, sagittal, **c** SE T2-gewichtet, sagittal. (Aus Stark u. Bradley 1999, II, S. 946, Abb. 40-13 C,D,E)

Osteochondrom/Ekchondrom

Es handelt sich hierbei um einen häufigen gutartigen Tumor, der auch als kartilaginäre Exostose bezeichnet wird und entweder spontan oder auch nach einem Trauma auftreten kann. Er kommt multipel oder auch solitär vor und sitzt der Außenfläche des Knochens auf, wobei die Spongiosa und die Kortikalis kontinuierlich in den Mutterknochen übergehen, sodass der Knochenmarkraum in direktem Kontakt mit dem Tumor steht. Charakteristisch ist neben dieser exzentrischen Lokalisation die so genannte Knorpelkappe, die den Tumor bedeckt. Häufig ist er als schmerzfreie knochenharte gelenknahe Geschwulst zu tasten. Die bevorzugten Lokalisatonen sind die Metaphysen, Femur, Tibia und Humerus.

Die MRT stellt den Goldstandard bei der Untersuchung dar, weil es nur mit diesem Verfahren gelingt, die Knorpelkappe und deren exakte Dicke festzustellen. Überschreitet diese Knorpeldicke 3 mm, ist dies als Hinweis auf eine maligne Transformation zu bewerten (Abb. 15.19 a,b, Abb. 15.20, Abb. 15.21 a–c).

Chondromyxoidfibrom

Dieser Tumor ist außerordentlich selten und findet sich exzentrisch in der Metaphyse der langen Röhrenknochen. In der MRT ist das Bild unspezifisch mit einer Signalarmut in der T1-Wichtung und einer signalreichen Darstellung in der T2-Wichtung, jedoch findet sich gelegentlich auch in der T2-Wichtung eine Signalminderung.

15.3.8 Chondrosarkom

Es handelt sich hierbei um die zweithäufigste primäre maligne Knochenerkrankung, die sich häufig sekundär auf dem Boden eines Enchondroms oder eines Osteochondroms entwickelt. Sie weist eine relativ langsame Wachstumstendenz auf und kann gut differenziert, jedoch auch stark entdifferenziert sein.

Bevorzugte Lokalisationen sind das Becken, der Femur, der Humerus und die Rippen, im Bereich der Röhrenknochen die Meta- und Diaphysenregion.

Der MRT kannzwischen einer differenzierten und einer entdifferenzierten Form relativ gut unterscheiden.

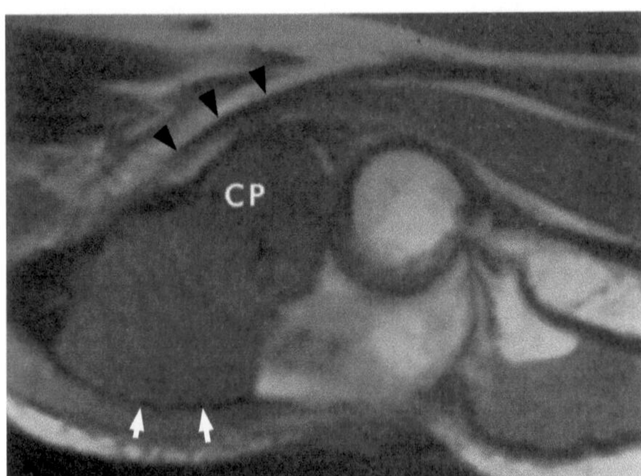

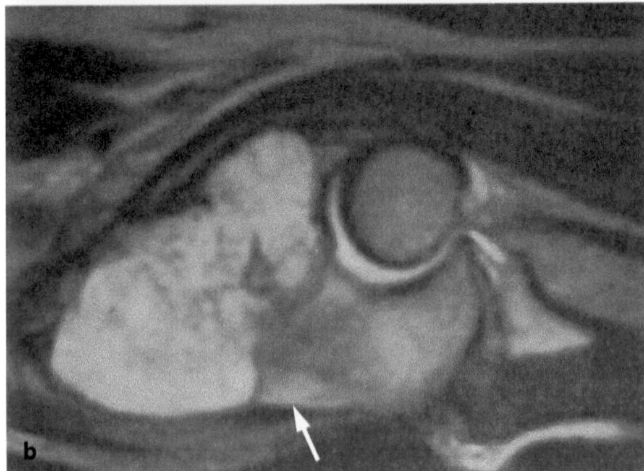

Abb. 15.22 a,b. Chondrosarkom der proximalen Ulna. **a** SE T1-gewichtet, sagittal, **b** FSE T2-gewichtet, sagittal. (Aus Stark u. Bradley 1999, II, S. 768, Abb. 35-49 A,B)

In der MRT findet sich in der knorpeligen Tumormatrix, die in der T1-Wichtung ein intermediäres Signal aufweist, eine ausgedehnte stäbchenförmige Verkalkung, die mit einer umschriebenen Signalauslöschung einhergeht. Mit zunehmender Entdifferenzierung finden sich darüber hinaus ring- oder kommaförmige Strukturen, die irregulär zwischen den nichtkalzifizierenden Arealen verteilt sind. Man kann ferner in unterschiedlicher Ausprägung neben einer Auftreibung des Knochens auch enostale Arrosionen nachweisen, die als „skalloping" bezeichnet werden, und auch eine periostale Knochenneubildung, die sich als signalabgeschwächte verdickte Kortikalis darstellt. Die Breite der Zone zwischen der Osteolyse und dem intakten Knochen und das Ausmaß kortikaler Destruktionen korrelieren direkt mit der Aggressivität des jeweiligen Tumors.

In der MRT fällt außerdem eine inhomogene Signalanreicherung nach Kontrastmittelgabe auf. Die nichtenhancten Areale entsprechen einer Nekrose, die unverändert signalschwachen Areale der Matrixverkalkung. In der T2-Wichtung gilt die erhebliche Signalanhebung als typisch für chondrogene Knochentumoren (Abb. 15.22 a,b).

15.3.9 Fibröses Histiozytom

Dieser Tumor gleicht histologisch dem nichtossifizierenden Fibrom, muss jedoch klinisch und radiologisch von ihm abgegrenzt werden. Beim nichtossifizierenden Fibrom handelt es sich um eine asymptomatische tumorähnliche Läsion, die meist als Zufallsbefund vor dem 20. Lebensjahr diagnostiziert wird. Das fibröse Histiozytom dagegen bevorzugt das Erwachsenenalter und manifestiert sich in der Regel durch Schmerzen. Es kommt in der Diaphyse und auch in der Epiphyse langer Röhrenknochen vor. Dieser Tumor kann auch in der MRT nicht vom nichtossifizierenden Fibrom unterschieden werden.

15.3.10 Riesenzelltumor

Dieser Tumor wird auch als Osteoklastom bezeichnet und gehört zu den häufigeren ossären Neoplasmen. Er wächst lokal aggressiv und tritt immer nach Schluss der Wachstumsfugen im 20. bis 40. Lebensjahr auf. Da er relativ langsam wächst und auch kaum Beschwerden macht, wird er häufig sehr spät entdeckt.

In der MRT finden sich fokale Signalanhebungen sowohl in der T1- als auch in der T2-Wichtung, die auf die nicht seltenen Einblutungen zurückzuführen sind. Der Nachweis eines Flüssigkeitsspiegels ist ein häufiges, jedoch nicht spezifisches Merkmal. Charakterisiert wird dieser Tumor durch ausgedehnte kortikale Destruktionen, die sich ausgezeichnet mit der MRT nachweisen lassen. Ebenso erlaubt die MRT die Festlegung der intra- und extraossären Tumorgrenzen sowie die Darstellung der benachbarten Gelenkstrukturen (Abb. 15.23 a,b, Abb. 15.24 a,b).

15.3.11 Malignes fibröses Histiozytom

Dieser Tumor ist mit 1 % aller bösartigen Knochentumoren relativ selten und entwickelt sich häufig auf dem Boden eines Morbus Paget, eines Enchondroms oder

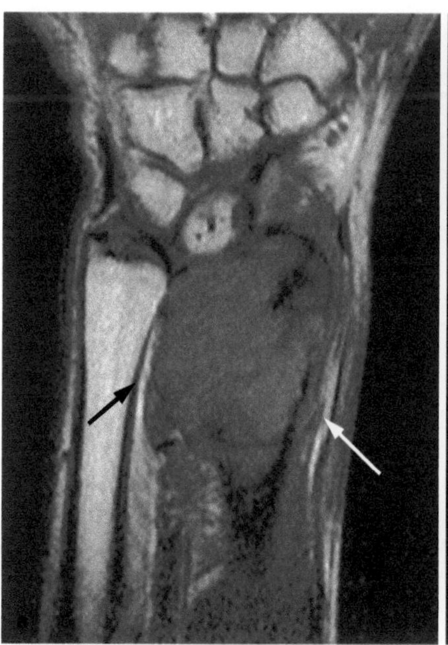

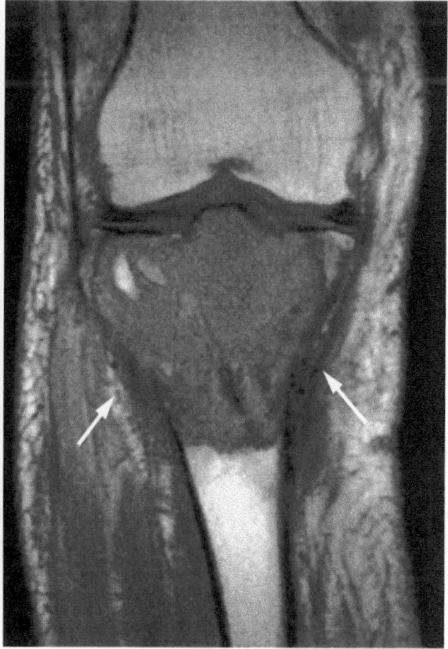

Abb. 15.23 a,b. Riesenzelltumor des distalen Radius (**a**, SE T1-gewichtet, koronar) und der proximalen Tibia (**b**, SE T1-gewichtet, koronar). (Aus Libicher et al. 2001, S. 579, Abb. 2 a,b)

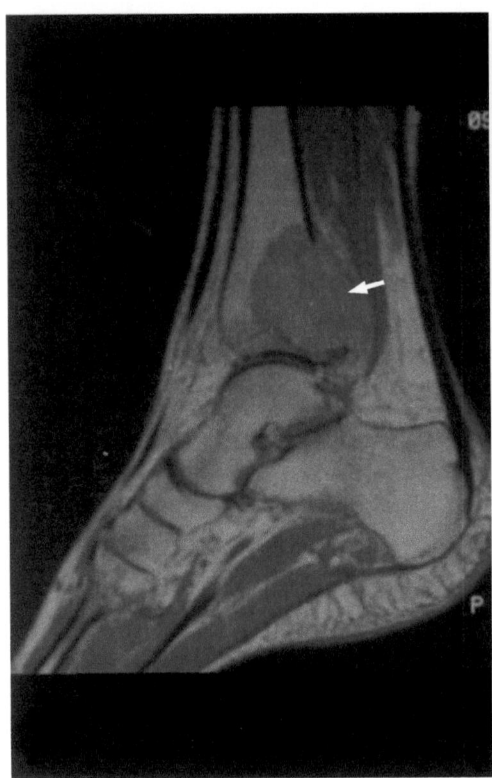
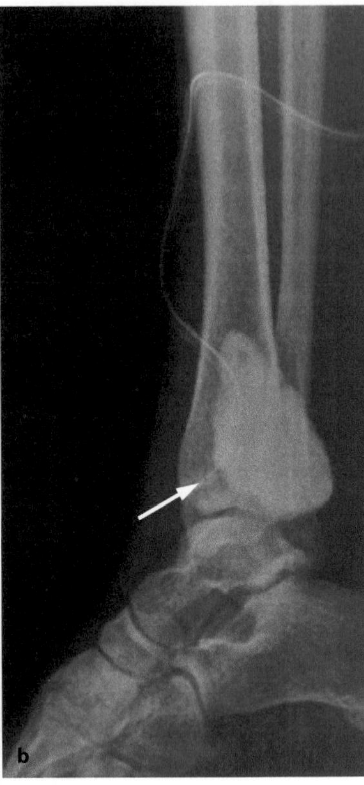

Abb. 15.24 a,b. Riesenzelltumor der distalen Tibia mit Osteolyse. **a** SE T1-gewichtet, sagittal (*Pfeil* Neokortikalis), **b** Röntgenaufnahme. (Aus Breitenseher et al. 2001, S. 573, Abb. 3 c,d)

auch eines Knocheninfarktes. Er findet sich am häufigsten in der Metaphyse des distalen Femurs und der proximalen Tibia sowie im Bereich des proximalen Humerus. In etwa der Hälfte der Fälle kommt es zu pathologischen Frakturen. Die Abgrenzung gegenüber einer knöchernen Metastasierung oder einem Plasmozytom kann auch in der MRT schwierig sein. Trotzdem stellt dieses Verfahren den Goldstandard dar, weil eine lokale Tumorabgrenzung exakt möglich ist.

Es findet sich in der MRT eine niedrige bis mittlere Signalintensität in der T1-Wichtung und eine hohe inhomogene Signalintensität in der T2-Wichtung. Bei Überwiegen der fibromatösen Komponente kann der Tumor auch in der T2-Wichtung signalarm sein. Er nimmt relativ kräftig meist inhomogen Kontrastmittel auf.

15.3.12 Lipom

In der MRT weist diese Neubildung sowohl in der T1- als auch in der T2-Wichtung bei intrasossärer Lokalisation eine umschriebene Signalanhebung auf. Da sie fast immer asymptomatisch ist, wird sie häufig als Zufallsbefund entdeckt. Sie kommt im Bereich der Wirbelsäule, aber auch in den Röhrenknochen, hier typischerweise metaphysär vor und kann sowohl radiologisch als auch histologisch häufig nicht von Hamartomen oder von Folgeerscheinungen knöcherner Vorerkrankungen abgegrenzt werden. Auch eine Abgrenzung gegenüber einem Hämangiom kann zumindest in der MRT schwierig sein. Die MRT hat den Vorteil, dass der lipomatöse Aufbau der Läsionen gut dargestellt werden kann, da ihr Signalverhalten in allen Sequenzen dem des subkutanen Fettgewebes entspricht (Abb. 15.25 a,b).

15.3.13 Liposarkom

Primär intraossäre Liposarkome sind äußerst selten. Sie sind in der MRT durch ein inhomogenes Signalverhalten gekennzeichnet. Bei niedriggradiger Differenzierung findet sich häufig eine intermediäre Signalintensität in der T1- und eine hohe Signalintensität in der T2-Wichtung. Bei höhergradiger Differenzierung ist auch in der T1-Wichtung eine hohe Signalintensität nachweisbar. Die äußeren Grenzen sind unscharf, es findet sich außerdem nach Kontrastmittelgabe im Gegensatz zum Lipom eine deutliche Signalanhebung.

15.3.14 Ewing-Sarkom

Dieses Sarkom wird zu den Rundzelltumoren gerechnet. Es findet sich besonders häufig im Bereich der kaudalen

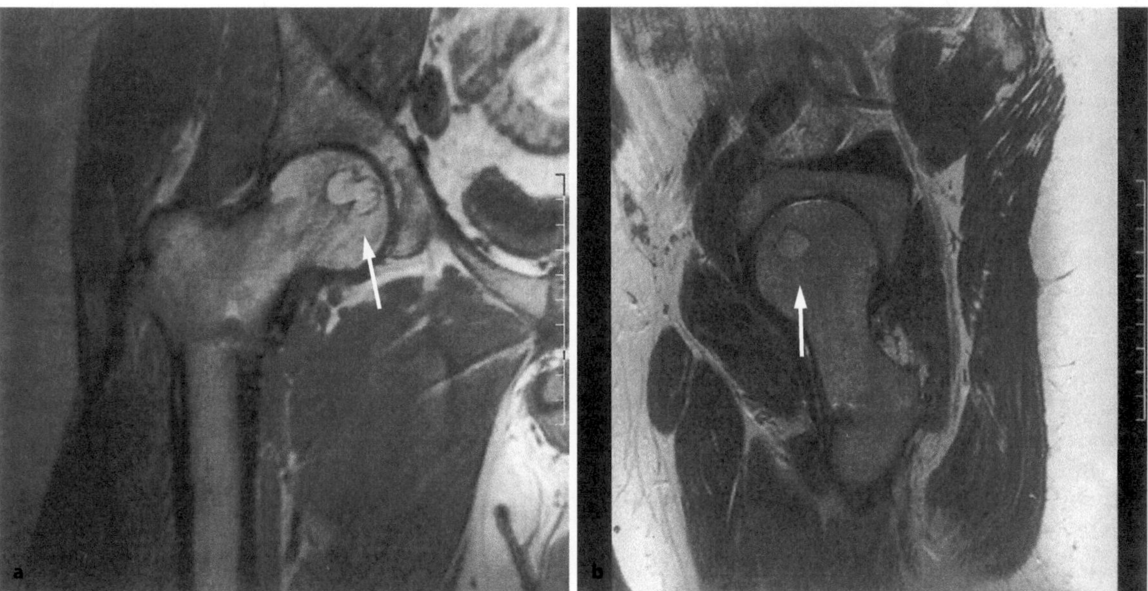

Abb. 15.25 a,b. Intraossäres Lipom. **a** SE T1-gewichtet, koronar, **b** SE T2-gewichtet, sagittal. (Aus Hosten et al. 1999, III-4.2, S. 34, Abb. 21 a,b)

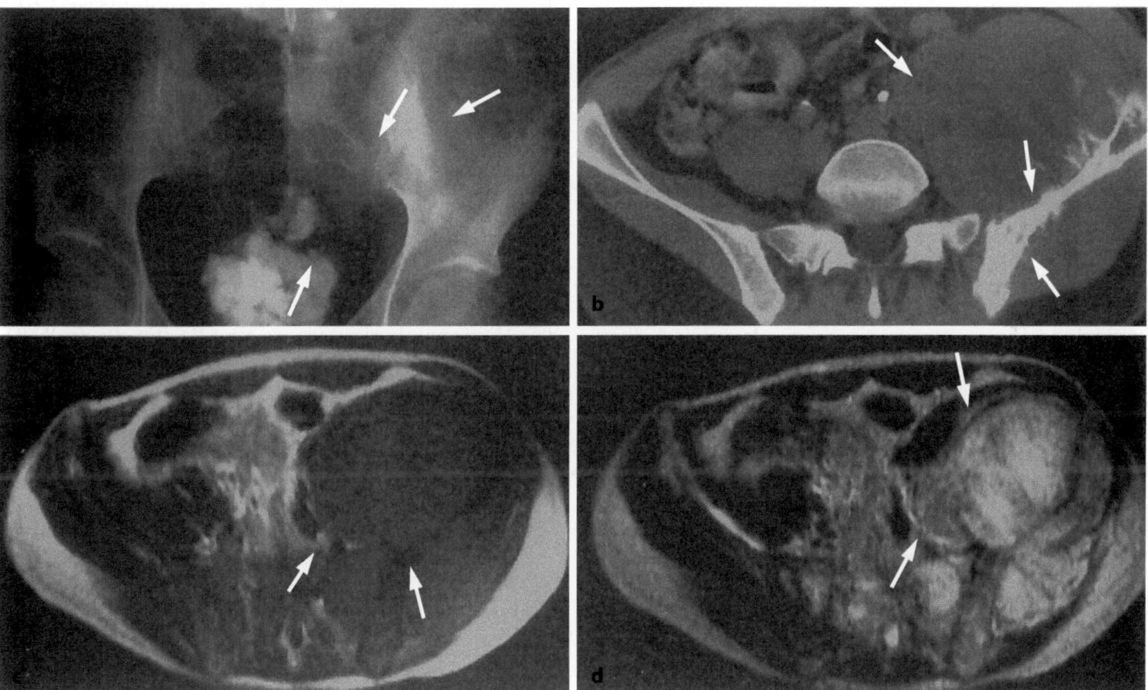

Abb. 15.26 a–d. Ewing-Sarkom der Beckenschaufel links. **a** Röngtenaufnahme, **b** CT, **c** SE T1-gewichtet, axial, **d** SE T2-gewichtet, axial. (Aus Stark u. Bradely 1999, II, S. 958, Abb. 40-30 A–D)

Skelettelemente, also im Bereich des Femurs und der Tibia. Auch bei diesem Tumor ist die MRT das Verfahren der Wahl, weil es hiermit gelingt, die medulläre und die extraossäre Tumorausdehnung exakt festzulegen und auch die so genannten „skip-lesions" in der umgebenden Spongiosa festzustellen. Ferner sind die häufig mit diesem Tumor vergesellschafteten nekrotischen Tumoranteile gut abgrenzbar und differenzieren sich von vitalem Tumorgewebe auch dadurch, dass sie Kontrastmittel nicht aufnehmen. Weichteilkalzifikationen kommen bei diesem Tumor praktisch nicht vor (Abb. 15.26 a–d).

15.3.15
Plasmozytom/multiples Myelom

Dieser Tumor wird einerseits als primärer Knochentumor bezeichnet, andererseits gehört er jedoch zu den niedrigmalignen Non-Hodgkin-Lymphomen. Es handelt sich hierbei um eine Proliferation maligne entarteter Plasmazellen mit Verdrängung des blutbildenden Knochenmarks. Dieser Tumor macht etwa 1% aller Malignome aus und tritt im höheren Lebensalter auf. Er manifestiert sich ganz überwiegend im Achsenskelett, also im Bereich des Schädels, der Wirbelsäule, des Beckens und des Femurs. Typischerweise finden sich multiple, gleichförmig ovalär konfigurierte Osteolysen sowie subkortikale Defekte. Befallene Wirbelkörper weisen häufig Sinterungsfrakturen auf. Die MRT besitzt eine hohe Sensitivität beim Nachweis dieser Knocheninfiltration. Myelomherde grenzen sich dabei in T1-gewichteten Sequenzen hypointens, in T2-gewichteten fettsupprimierten Sequenzen hyperintens gegenüber dem gesunden Knochenmark ab. Ein diffuser Befall weist eine Inhomogenität des Knochenmarksignals auf. Nach Kontrastmittelgabe findet sich ein deutliches inhomogenes Enhancement in den Myelomherden. Die T1-gewichtete Sequenz nach Kontrastmittel sollte allerdings am besten in Fettsuppression erfolgen. Häufig genügt zur Diagnosestellung bei diffusem Befall allein die Darstellung der Wirbelsäule in T1-Wichtung und sagittaler Schnittrichtung.

15.4
Vaskuläre Tumoren im Bereich des Skelettsystems

15.4.1
Hämangiom

Hämangiome des Skelettsystems sind benigne Läsionen mit unbekannter Ätiologie. Sie sind in den meisten Fällen asymptomatisch und stellen Zufallsbefunde dar. Prädilektionsstellen sind die Wirbelsäule, vor allem im Bereich der Brustwirbelkörper. Wirbelkörperhämangiome können in manchen Fällen auch eine Vergrößerung des Wirbeldurchmessers oder sogar einen Durchbruch in den Wirbelkanal bewirken. Da die Matrix des Hämangioms sich aus angiomatösem und lipomatösem Gewebe zusammensetzt, findet sich in der MRT, in der T1-Wichtung und auch in der T2-Wichtung, eine signalreiche Darstellung, die durch signalarme Trabekel unterbrochen wird. Man hat beobachtet, dass bei Hämangiomen mit größerem Gefäßanteil, die entsprechend in der T1-Wichtung zumeist nur eine niedrige bis intermediäre Signalintensität und ein deutliches Enhancement nach Kontrastmittelgabe aufweisen, eine extraossäre Ausdehnung in die Umgebung wesentlich häufiger vorkommt.

15.4.2
Hämangioperizytom

Es handelt sich hierbei um einen seltenen, langsam wachsenden, primär als benigne einzustufenden Tumor, der fast immer von den Weichteilen ausgeht und den Knochen sekundär beteiligt. Ein primäres skelettales Hämangioperizytom ist eine Rarität. In der MRT lassen sich häufig Osteolysen mit geringer Expansivität

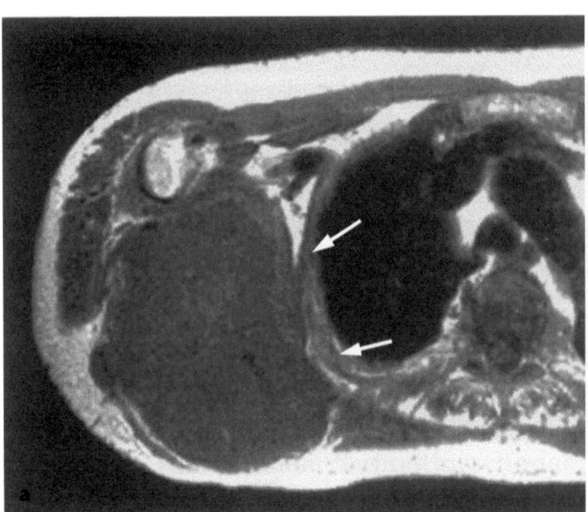

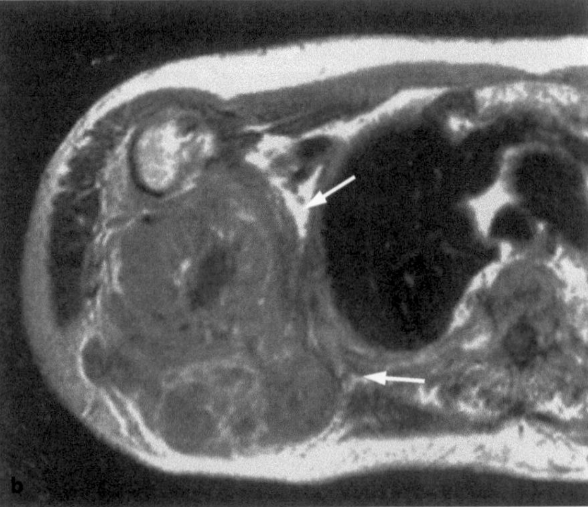

Abb. 15.27 a,b. Anamnese: 49-jähriger Patient mit schmerzloser Schwellung im Bereich der rechten Schulter. Diagnose: malignes Hämangiosarkom. **a** SE T1-gewichtet, nativ, axial, **b** SE T1-gewichtet, nach Kontrastmittelgabe, axial. (Aus Beese u. Winkler 1997, S. 370, Abb. 31.2 a,b)

allerdings bis hin zu aggressiven Destruktionsmustern mit Kortikalispenetration und periostaler Reaktion nachweisen. Verlässliche Anhaltspunkte im Hinblick auf eine Differenzierung zwischen Malignität und Benignität gibt es jedoch nicht.

15.4.3 Hämangioendotheliom

Dieser Tumor, der auch als Hämangioblastom oder Hämangiosarkom bezeichnet wird, gehört zu den bösartigen Knochentumoren und ist relativ selten. Er kommt typischerweise in der Metaphyse langer Röhrenknochen vor und ist in der MRT durch multiple medullär oder auch kortikal gelegene Osteolysen charakterisiert, die eine unscharfe äußere Begrenzung als Hinweis auf die Malignität aufweisen. Eine Abgrenzung gegenüber anderen Tumoren ist schwierig, wenn nicht unmöglich (Abb. 15.27 a,b). Der Nachweis gelingt sowohl mit Röntgenaufnahmen und mit der CT als auch mit der MRT.

15.4.4 Adamantinom (Angioblastom)

Dieser Tumor stellt eine sehr seltene unklare Tumorentität dar, die eine relativ niedrige Malignität aufweist, sich lokal jedoch aggressiv verhalten kann. Er kommt überwiegend in der Tibia, aber auch im Bereich des Humerus und des Femurs vor und ist in der MRT durch Veränderungen wie bei einer Osteosklerose, durch Kortikalisdestruktionen und durch Periostreaktionen auffällig. Die Abgrenzung gegenüber einer aneurysmatischen Knochenzyste und gegenüber einem nichtossifizierenden Fibrom kann in Einzelfällen schwierig sein.

15.5 Kongenitale Tumoren des Skelettsystems

15.5.1 Chordom

Es handelt sich hierbei um einen langsam wachsenden, lokal aggressiven Tumor, der vom ektopem Restgewebe

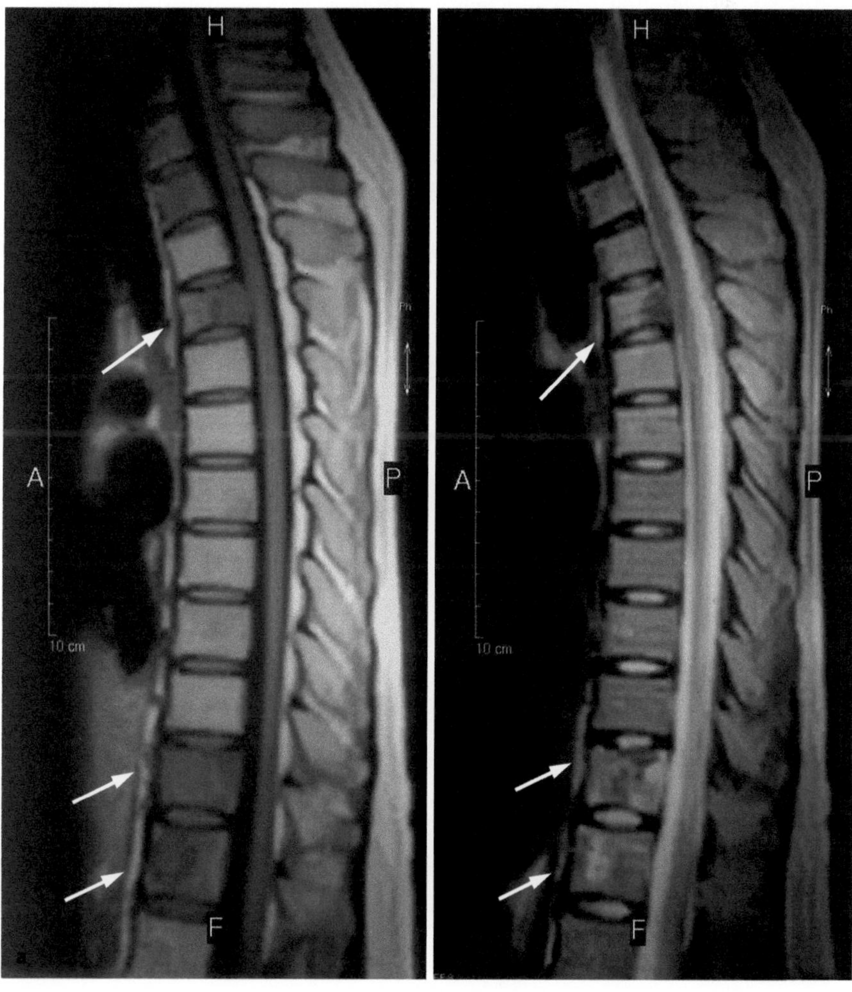

Abb. 15.28 a,b. Multiple Wirbelkörpermetastasen bei bekanntem hepatozellulärem Karzinom. **a** SE T1-gewichtet, sagittal, **b** FSE T2-gewichtet, sagittal

der Chorda dorsalis ausgeht. Er macht immerhin 2% aller malignen Tumoren des Skelettes aus, mit der häufigsten Lokalisation im Bereich des Os sacrums und des Okziputs. Im Bereich der Wirbelsäule stellt der Halsbereich eine Prädilektionsstelle dar. Chordome sind in der konventionellen Röntgenaufnahme durch multiple amorphe Kalzifikation und auch durch Kortikalisdestruktionen charakterisiert. Sie verursachen bei Lokalisation im Bereich des Kreuzbeines häufig erst durch ihr intraperitoneales Wachstum klinische Symptome.

Die MRT ist in der Lage, die Ausdehnung dieses Tumors und seine Abgrenzung gegenüber normalem Gewebe exakt darzustellen. Aufgrund der ausgedehnten Verkalkung ist auch eine Abgrenzung gegenüber einem Chondrosarkom, einem Riesenzelltumor und einem Plasmozytom möglich. Empfohlen werden T1- und T2-gewichtete SE-Sequenzen evtl. mit KM.

15.6 Skelettmetastasen

Metastasen des Skelettes machen etwa 50% aller neoplastischen Veränderungen im Knochen aus. Sie stellen daher nach dem 50. Lebensjahr bei Entdeckung einer ossären Läsion die wahrscheinlichste Diagnose dar. Multiple metastatische Veränderungen sind weitaus häufiger als solitäre Skelettmetastasen.

Viele Malignome metastasieren bevorzugt in das Skelettsystem, am häufigsten finden sich Metastasen bei Patienten mit Neoplasmen der Prostata, der Mamma, der Niere, der Lunge und der Schilddrüse. Man unterscheidet ferner osteolytische, osteoplastische und gemischte Knochenmetastasen. Rein osteolytische Metastasen sind typisch für ein Bronchialkarzinom, für ein Schilddrüsenkarzinom und für ein Nierenzellkarzinom, der gemischte Typ findet sich am häufigsten beim Mammakarzinom und beim Ovarialkarzinom, eine rein osteoplastische Metastasierung findet sich vor allem beim Prostatakarzinom und gelegentlich auch beim Mammakarzinom.

Für die Diagnostik von Knochenmetastasen gilt, dass in der konventionellen Röntgenaufnahme ein Nachweis nur gelingt, wenn etwa 40% des Knochens bereits im Tumorbereich entmineralisiert ist. In der MRT, aber auch in der CT gelingt der Nachweis der Läsionen daher wesentlich früher, ebenso kann vor allem für das Achsenskelett exakt Auskunft gegeben werden über das Ausmaß der knöchernen Zerstörung sowie über die intra- und extraossäre Tumorausdehnung – eine wichtige und häufig therapientscheidende Zusatzinformation. Außerdem kann die MRT als wichtige Information im Bereich der Wirbelsäule eine extraossäre Ausbreitung in den Wirbelkanal nachweisen.

In der MRT ist das Bild der Metastasen vielgestaltig. Charakteristisch ist eine mehr oder weniger ausgeprägte Signalminderung in der T1-Wichtung und eine Signalanhebung in der T2-Wichtung. Ferner besteht eine Inhomogenität und eine Signalanhebung in der T1-Wichtung nach Kontrastmittelgabe (Abb. 15.28 a,b).

15.7 Charakteristika der verschiedenen Knochentumoren

Zusammengefasst werden im Folgenden in Form von Tabellen die Charakteristika der verschiedenen Knochentumoren im Hinblick auf Häufigkeit, Lokalisation, Altersgipfel und Dignität sowie pathologisch-morphologische Eigenschaften.

Osteom	
Häufigkeit des Vorkommens	++
Altersgipfel des ersten Auftretens	4. bis 5. Lebensjahrzehnt
Häufigste Lokalisation	Schädel, Nasennebenhöhlen, seltener lange Röhrenknochen
Dignität	Gutartig
Stichwortartige Charakteristika der Pathomorphologie in der MRT	Homogen dichte rundliche scharf begrenzte Signalabschwächungen in allen Sequenzen
Differenzialdiagnose	–
Klinische Symptome	Keine

Osteoidosteom	
Häufigkeit des Vorkommens	+
Altersgipfel des ersten Auftretens	20. bis 30. Lebensjahr
Häufigste Lokalisation	Diaphysäre Anteile der langen Röhrenknochen
Dignität	Gutartig
Stichwortartige Charakteristika der Pathomorphologie	Nidus, der den eigentlichen Tumor darstellt, mit osteoid- und knochenunterschiedlichen Reifegraden. Nachweis einer hyperostotischen Sklerosezone
Differenzialdiagnose	Stressfraktur, chronische Osteomyelitis, Osteosarkom
Klinische Symptome	Schmerzen mit nächtlicher Zunahme

Osteoblastom	
Häufigkeit	Sehr selten
Altersgipfel des ersten Auftretens	20. bis 30. Lebensjahr
Häufigste Lokalisation	Wirbelsäule, lange Röhrenknochen
Dignität	Gutartig
Stichwortartige Charakteristika der Pathomorphologie	Nidus, der den eigentlichen Tumor darstellt, mit osteoid- und knochenunterschiedlichen Reifegraden. Nachweis einer hyperostotischen Sklerosezone
Differenzialdiagnose	Stressfraktur, chronische Osteomyelitis, Osteosarkom
Klinische Symptome	Schmerzen, lokale Schwellungen

Ossifizierendes Fibrom	
Häufigkeit des Vorkommens	Selten
Altersgipfel des ersten Auftretens	20. bis 30. Lebensjahr
Häufigste Lokalisation	Gesichtsschädel, lange Röhrenknochen (Tibia)
Dignität	Gutartig
Stichwortartige Charakteristika der Pathomorphologie	Metaplastische Knochenneubildung mit aktiven Osteoblastensäumen
Differenzialdiagnose	Fibröse Dysplasie
Klinische Symptome	Schmerzlose Auftreibung

Nichtossifizierendes Fibrom	
Häufigkeit des Vorkommens	Häufig
Altersgipfel des ersten Auftretens	20. bis 30. Lebensjahr
Häufigste Lokalisation	Metaphysen der langen Röhrenknochen im Bereich der Muskelansätze, möglicherweise ausgelöst durch ein periostales Trauma mit lokaler Blutung
Dignität	Gutartig
Stichwortartige Charakteristika der Pathomorphologie	Fibroblastenfibrillen und eingestreute multinukleäre Riesenzellen mit Hämosiderineinlagerungen
Differenzialdiagnose	Osteosarkom, Osteoidosteom, Knochenabszess, periostales Chondrom, fibröse Dysplasie, juvenile Knochenzyste
Klinische Symptome	–

Osteosarkom	
Häufigkeit des Vorkommens	Häufig
Altersgipfel des ersten Auftretens	2. Lebensjahrzehnt
Häufigste Lokalisation	Metaphysäre Abschnitte langer Röhrenknochen (distaler Femur, proximale Tibia, proximaler Humerus)
Dignität	Bösartig
Stichwortartige Charakteristika der Pathomorphologie	Differenzierung zwischen medullären, periostalen und paraossalen Tumoren. Die Tumorzellen produzieren Osteoid oder unreifen Knochen mit mangelnder Mineralisation, daher in T1-Wichtung geringe bis intermediäre, in der T2-Wichtung hohe Signalintensität
Differenzialdiagnose	Abgrenzung gegenüber benignen Weichteilossifikationen (Myositis ossificans)
Klinische Symptome	Schmerzen, lokale Schwellung, Überwärmung

Enchondrom	
Häufigkeit des Vorkommens	Nicht sehr häufig
Altersgipfel des ersten Auftretens	3. bis 4. Lebensjahrzehnt
Häufigste Lokalisation	Handskelett, Fußskelett, Metaphysen langer Röhrenknochen
Dignität	Gutartig
Stichwortartige Charakteristika der Pathomorphologie	DerTumor besteht aus hyalinem Knorpel, die in die Lakunen eingestreut sind. Keine periostalen Reaktionen
Differenzialdiagnose	-
Klinische Symptome	Schmerzen. Initial

Periostales Chondrom	
Häufigkeit des Vorkommens	Selten
Altersgipfel des ersten Auftretens	20. bis 30. Lebensjahr
Häufigste Lokalisation	Ubiquitär
Dignität	Gutartig
Stichwortartige Charakteristika der Pathomorphologie	Glatt begrenzte Arrosion der Kortikalis mit schüsselförmiger Weichteilverdickung. Verkalkungen in der Tumormatrix
Differenzialdiagnose	Periostales Chondrosarkom
Klinische Symptome	Lokale Schwellung, Schmerzen

Enchondromatose (Morbus Ollier)	
Häufigkeit des Vorkommens	Selten
Altersgipfel des ersten Auftretens	1. Lebensjahrzehnt
Häufigste Lokalisation	Extremitätenknochen mit z. T. grotesken Deformitäten
Dignität	Gutartig
Komplikation	Maligne Entartung in 20–40%
Stichwortartige Charakteristika der Pathomorphologie	Nativ radiologisch charakteristisches Erscheinungsbild, keine MRT erforderlich
Differenzialdiagnose	-
Klinische Symptome	Störung des Längenwachstums mit erheblichen Schmerzen

Chondroblastom	
Häufigkeit des Vorkommens	Selten
Altersgipfel des ersten Auftretens	Vor dem 30. Lebensjahrzent
Häufigste Lokalisation	In den Epiphysen oder Apophysen langer Röhrenknochen (Femur, Tibia, Humerus)
Dignität	Gutartig
Stichwortartige Charakteristika der Pathomorphologie	Zellreiches aus chondroblastenähnlichen Zellen und mehrkernigen Riesenzellen zusamengesetztesGewebe. In der MRT ausgedehntere medulläre Signalveränderungen in der Umgebung der Läsion mit Sklerosesaum und perifokalem Ödem
Differenzialdiagnose	-
Klinische Symptome	-

Osteochondrom (kartilaginäre Exostose)	
Häufigkeit des Vorkommens	Nicht häufig
Altersgipfel des ersten Auftretens	1. bis 2. Lebensjahrzehnt
Häufigste Lokalisation	Metaphysen von Femur, Tibia und Humerus sowie Hand- und Fußskelett und Wirbelsäule
Dignität	Gutartig
Stichwortartige Charakteristika der Pathomorphologie	Mit einer Knorpelkappe bedeckter, der Außenfläche eines Knochens aufsitzender ossärer Vorsprung, dessen Spongiosa und Kortikalis kontinuierlich an die des Mutterknochens übergehen. Die MRT eignet sich zur Bestimmung der exakten Dicke der Knorpelkappe
Differenzialdiagnose	Befund charakteristisch
Klinische Symptome	Schmerzlose, langsam wachsende Raumforderung

Chondrosarkom	
Häufigkeit des Vorkommens	Zweithäufigster primärer Knochentumor. Entstehung häufig auf dem Boden eines Enchondroms. Unterschiedliches Grading
Altersgipfel des ersten Auftretens	40. bis 50. Lebensjahr
Häufigste Lokalisation	Ubiquitär
Dignität	Bösartig
Stichwortartige Charakteristika der Pathomorphologie	Ausgedehnte Verkalkungen der knorpeligen Tumormatrix, ring- oder kommaförmig angeordnet mit Auftreibung des Knochens und einer verdickten Kortikalis. Abgrenzung gegenüber dem Osteosarkom, dem Fibrosarkom und dem malignen fibrösen Histiozytom
Differenzialdiagnose	Chondrom
Klinische Symptome	Langsame Schwellung mit Schmerzsymptomatik

Fibröses Histiozytom	
Häufigkeit des Vorkommens	+
Altersgipfel des ersten Auftretens	Vor dem 20. Lebensjahr
Häufigste Lokalisation	Dia- oder epiphysäre Abschnitte der langen Röhrenknochen und im Becken
Dignität	Gutartig
Stichwortartige Charakteristika der Pathomorphologie	Gleicht dem nichtossifizierenden Fibrom, ist jedoch stark vaskularisiert und aus spindelförmigen ovalen Zellen aufgebaut. Fokale Signalanhebungen sowohl in der T1- als auch in der T2-Wichtung innerhalb des Tumors, die auf Einblutungen zurückzuführen sind. Nachweis von Flüssigkeitsspiegeln
Differenzialdiagnose	Osteosarkom, malignes fibröses Histiozytom
Klinische Symptome	Schwellung, erste Schmerzen

Malignes fibröses Histiozytom	
Häufigkeit des Vorkommens	Im Knochen selten, entsteht auf dem Boden eines Morbus Paget oder eines Enchondroms
Altersgipfel des ersten Auftretens	5. bis 7. Lebensjahrzehnt
Häufigste Lokalisation	Metaphysen des distalen Femurs, der proximalen Tibia und des proximalen Humerus
Dignität	Bösartig
Stichwortartige Charakteristika der Pathomorphologie	Biphasischer Aufbau aus histiozytären und fibroblastischen Zellelementen mit charakteristischen mottenfraßähnlichen Grenzen
Differenzialdiagnose	Knochenmetastase, Plasmozytom, malignes Lymphom
Klinische Symptome	Lokale Schmerzen, sichtbarer Tumor, evtl. Frakturen

Lipom	
Häufigkeit des Vorkommens	In Weichteilen häufig, im Knochen sehr selten
Altersgipfel des ersten Auftretens	Jedes Lebensalter
Häufigste Lokalisation	Lange Röhrenknochen der unteren Extremitäten, metaphysär gelegen
Dignität	Gutartig
Stichwortartige Charakteristika der Pathomorphologie	Scharf berandete Osteolyse mit umgebendem Sklerosesaum. Durch MRT eindeutig diagnostizierbar
Differenzialdiagnose	-
Klinische Symptome	-

Liposarkom	
Häufigkeit des Vorkommens	Intraossär sehr selten
Altersgipfel des ersten Auftretens	Keine Alterssprädilektion
Häufigste Lokalisation	Diaphysäre und metaphysäre Lokalisation in langen Röhrenknochen
Dignität	Bösartig
Stichwortartige Charakteristika der Pathomorphologie	Atypische Lipoplasten unterschiedlicher Differenzierungsgrade mit mottenfraßähnlichen Abgrenzungen, sowohl in der T1- als auch in der T2-Wichtung mit hoher Signalintensität
Differenzialdiagnose	Fibromyelolipom
Klinische Symptome	Schmerzen, Schwellung

Ewing-Sarkom	
Häufigkeit des Vorkommens	Häufig
Altersgipfel des ersten Auftretens	2. Lebensjahrzehnt
Häufigste Lokalisation	Kaudales Skelettelemente, dia-/metaphysär gelegen
Dignität	Bösartig
Stichwortartige Charakteristika der Pathomorphologie	Dicht aneinanderliegende Zellen mit runden Kernen ohne scharfe Zytoplasmagrenze. In der MRT Nachweis von „skip-lesions" in der Umgebung
Differenzialdiagnose	Osteomyelitis, Osteosarkom, maligne Lymphome
Klinische Symptome	Schmerzen, Schwellung

Plasmozytom, multiples Myelom	
Häufigkeit des Vorkommens	Häufig
Altersgipfel des ersten Auftretens	6. bis 7. Lebensjahrzehnt
Häufigste Lokalisation	Schädel, Wirbelsäule, Becken, Femur
Dignität	Bösartig
Stichwortartige Charakteristika der Pathomorphologie	Unterschiedliche Befallsmuster. Typischerweise multiple, gleichförmig ovaläre, rundlich konfigurierte Osteolysen. In T1-Wichtung hypointens, in T2-Wichtung hyperintens
Differenzialdiagnose	Diffuse Metastasierung
Klinische Symptome	Schmerzen

Hämangiom	
Häufigkeit des Vorkommens	Häufig
Altersgipfel des ersten Auftretens	Keine Altersverteilung
Häufigste Lokalisation	Wirbelsäule, vor allem Brustwirbelsäule und Schädel
Dignität	Gutartig
Stichwortartige Charakteristika der Pathomorphologie	Läppchenartig angeordnete Kapillarnetze und größere kavernenartige Bluträume. In der MRT findet sich je nach dem Verhältnis zwischen angiomatösem und lipomatösem Gewebe entweder in der T1-Wichtung eine intermediäre oder eine hohe Signalintensität, in der T2-Wichtung stärkere Intensität
Differenzialdiagnose	Abzugrenzen gegenüber versprengten Fettinseln in der Spongiosa und einem Lipom
Klinische Symptome	–

Chordom	
Häufigkeit des Vorkommens	Selten
Altersgipfel des ersten Auftretens	40. bis 70. Lebensjahr
Häufigste Lokalisation	Os sacrum, Wirbelsäule
Dignität	Semimaligne
Stichwortartige Charakteristika der Pathomorphologie	Globulär aufgebauter Tumor mit gallertartiger Konsistenz und multiplen Verkalkungen. In der MRT Signalinhomogenität sowohl in der T1- als auch in der T2-Wichtung mit eingestreuten Regionen ohne Signalintensität
Differenzialdiagnose	Metastase, Riesenzelltumor, Plasmozytom, Chondrosarkom
Klinische Symptome	Schmerzen im kleinen Becken

Skelettmetastase	
Häufigkeit des Vorkommens	Sehr häufig
Altersgipfel des ersten Auftretens	40. bis 70. Lebensjahr
Häufigste Lokalisation	Multiple auftretend, ohne Prädilektion
Dignität	Bösartig
Stichwortartige Charakteristika der Pathomorphologie	Abhängig vom Primärtumor entweder osteoplastisch oder gemischt
Differenzialdiagnose	Aufgrund der äußerst großen Variationsbreite der Darstellung müssen alle Formen einer malignen Knochenerkrankung differenzialdiagnostisch ausgeschlossen werden
Klinische Symptome	Schmerzen, evtl. Schwellung

Einsatz bildgebender Verfahren bei raumfordernden tumorösen Veränderungen des Knochens und der Weichteile

- Knochen:

1. Die Röntgenuntersuchung ist am zuverlässigsten im Hinblick auf die Vorhersage über die Art der Läsion.
2. Das Knochenszintigramm ist im Hinblick auf das lokale Staging unzuverlässig, jedoch nützlich zum Ausschluss weiterer Knochenläsionen (Ausnahme: Myelom).
3. Die CT ist hilfreich zur Charakterisierung von Läsionen bei flachen Knochen, wenn die Nativaufnahmen mehrdeutig sind. Ferner kann der Nidus eines Osteoidosteoms nachgewiesen werden.
4. Die MRT ist das Verfahren der Wahl für das lokale Staging eines Tumors. Es ist außerdem zuverlässig, um eine Knochenmarkinfiltration zu beweisen oder auszuschließen.
   Es ist unzuverlässig, um die Histologie einer Läsion vorherzusagen, insbesondere wenn keine Röntgenuntersuchung vorliegt.
   Es ist das Verfahren der Wahl, um insbesondere bei Sarkomen nach einer Chemo- oder Radiotherapie ein Restaging vorzunehmen.

- Weichteiltumoren:
  Die Durchführung einer Röntgenuntersuchung und einer MRT erlaubt in 20–50% eine spezifische Diagnose des Weichteiltumors.
  Folgendes systematisches Vorgehen ist zu empfehlen.
  - *Wo?* Subkutan, intermuskulär, intramuskulär, intraartikulär, periartikulär.
  - *Was?* Intrinsische Charakteristika, Wirkung auf die umgebenden Strukturen, Größe.
  - *Wann?* Patientenalter.

Kapitel 16

Tumorähnliche Raumforderungen 16

16.1 Solitäre Knochenzyste (juvenile Knochenzyste)

Es handelt sich hierbei um eine tumorähnliche Knochenveränderung, die in der 1. und 2. Lebensdekade vorkommt. Sie tritt ausschließlich in den Metaphysen der langen Röhrenknochen auf, mit Bevorzugung des proximalen Humerus und Femurs. Hierbei findet sich eine expansive, häufig einkammerige, ovaläre Destruktion mit einem sklerotischen Randsaum, wobei die Kortikalis enostal resorbiert und verdünnt wird. Die Ausdehnung des Tumors erfolgt häufig bis weit in die umgebenden Weichteile, jedoch besteht immer eine scharfe exakte Abgrenzung gegenüber der Umgebung.

Mit der MRT gelingt nicht nur die Diagnosestellung, sondern auch die Abgrenzung gegenüber anderen Tumoren, wie z. B. dem Chondroblastom, dem nichtossifizierenden Knochenfibrom und der fibrösen Dysplasie mit großer Wahrscheinlichkeit. Empfohlen werden T1- und T2-gewichtete Sequenzen in mehreren Ebenen.

16.2 Aneurysmatische Knochensyste

Diese knöcherne Veränderung entspricht einer osteolytischen expandierenden Läsion von unterschiedlicher Größe mit dünnwandigen blutgefüllten zystischen Räumen. Sie finden sich in mehr als 50 % exzentrisch metaphysär im Bereich der langen Röhrenknochen angesiedelt und zwar in erster Linie in der Tibia und im Femur.

Die konventionelle Röntgendiagnostik erlaubt bereits eine recht sichere Diagnose aufgrund der häufig mehrkammerigen Destruktion mit scharfer Begrenzung und hochgradiger Ausdünnung der Kortikalis.

Die Kernpsintomographie hat den Vorteil, dass die intratumorös gelegene Flüssigkeit weiter differenziert und dass die Ausdehnung gegenüber dem gesunden umgebenden Weichteilgewebe besser als mit anderen Verfahren beurteilt werden kann. Differenzialdiagnostisch muss berücksichtigt werden, dass es auch eine sekundäre Form der aneurysmatischen Knochenzyste gibt, die in erster Linie in Kombination mit malignen Knochentumoren auftritt. Daher kann auch die klinisch-histologische Diagnose einer aneurysmalen Knochenzyste das Vorliegen einer Malignität nicht sicher ausschließen (Abb. 16.1 a–c, Abb. 16.2 a,b).

16.3 Intraossäres Ganglion

Diese häufig gelenknah lokalisierte Läsion enthält eine gelatineartige Masse, die von einer fibrösen Wand umgeben ist. Prädilektionsstellen sind die subchondralen Epiphysenregionen der langen Röhrenknochen, insbesondere des Malleolus medialis, sowie Femurkopf und -hals.

In der MRT imponieren diese Läsionen als subchondrale, scharf begrenzte, homogene, ovaläre Osteolysen, die in der T1-Wichtung ein dunkles bis intermediäres Signal, in der T2-Wichtung ein helles Signal aufweisen und kein Kontrastmittelenhancement zeigen. Gelegentlich kann auch eine Kommunikation der Läsion mit dem Gelenkraum vorliegen. Bei größeren Prozessen ist ferner eine pathologische Fraktur beschrieben worden. Abgegrenzt werden muss von diesem Prozess eine atypische villonoduläre Synovitis (Abb. 16.3 a,b).

16.4 Sarkoidose (Morbus Boeck)

Es handelt sich hierbei um eine granulomatöse Erkrankung, die in erster Linie die Lunge betrifft. In 5–10 % der Fälle kann jedoch eine Beteiligung des Skelettsystems nachgewiesen werden. Hier liegt dann ein Befall des Knochenmarkes oder im Bereich der Gelenke der Synovialmembran vor.

In der MRT finden sich zystoide, scharf begrenzte Aufhellungen von einigen Millimetern Durchmesser, mit oder auch ohne Randsklerose, die überwiegend im epi- und metaphysären Bereich der Phalangen lokalisiert sind. In der T1-Wichtung ist in der Läsion ein intermediäres Signal oder eine Signalminderung nachzuweisen, in der T2-Wichtung eine Signalanhebun. Hier fällt zusätzlich ein Rand mit verminderter Signal-

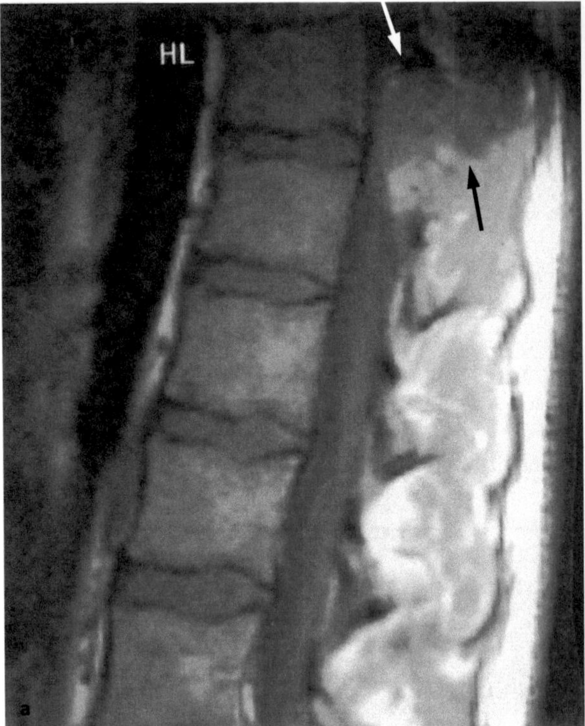

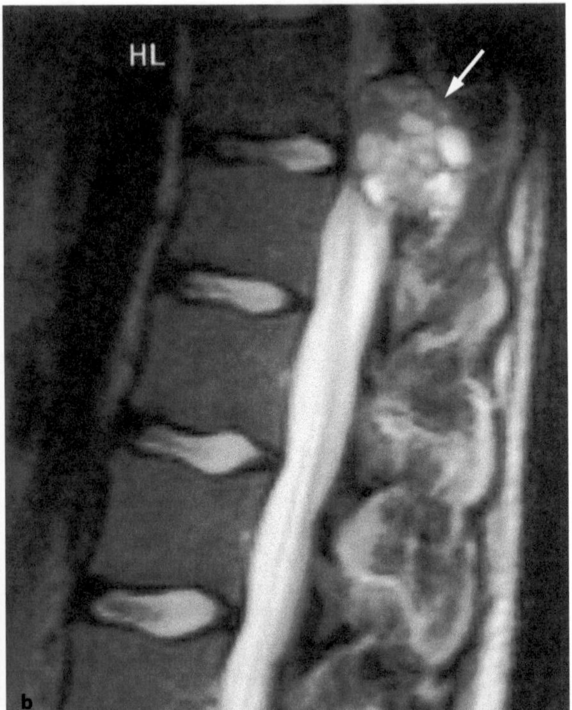

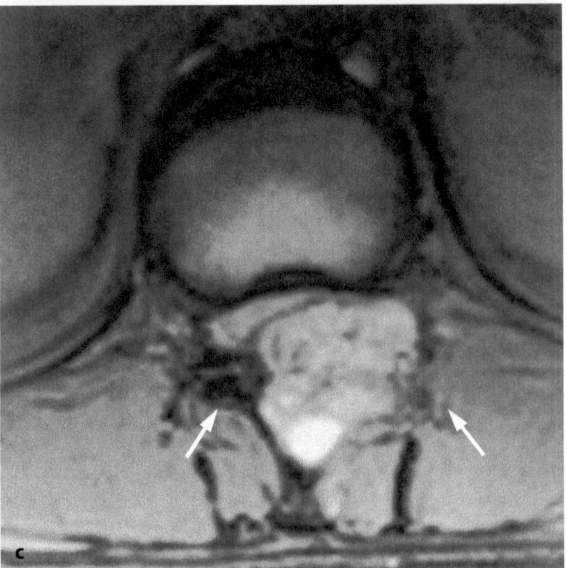

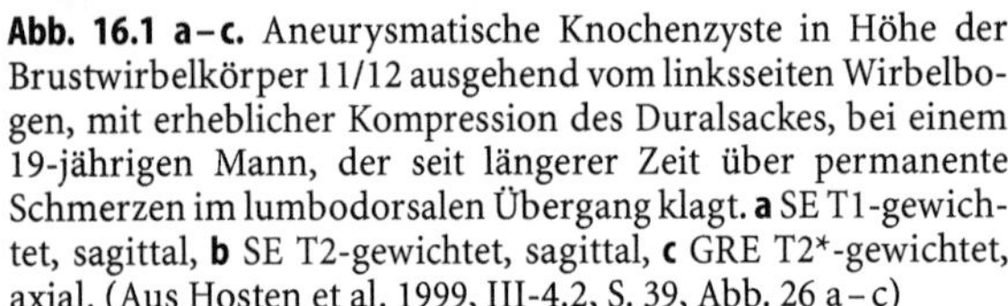

Abb. 16.1 a–c. Aneurysmatische Knochenzyste in Höhe der Brustwirbelkörper 11/12 ausgehend vom linksseiten Wirbelbogen, mit erheblicher Kompression des Duralsackes, bei einem 19-jährigen Mann, der seit längerer Zeit über permanente Schmerzen im lumbodorsalen Übergang klagt. **a** SE T1-gewichtet, sagittal, **b** SE T2-gewichtet, sagittal, **c** GRE T2*-gewichtet, axial. (Aus Hosten et al. 1999, III-4.2, S. 39, Abb. 26 a–c)

gebung, die der Randsklerose entspricht, auf. Es kann darüber hinaus eine Reduktion der Zahl der Spongiosabälkchen nachgewiesen werden (s. auch Kap. 13).

16.5 Fibröse Dysplasie

Bei dieser Erkrankung unbekannter Genese, die häufig auf eine Körperhälfte oder eine Extremität beschränkt ist, findet sich ein bindegewebiger Ersatz des spongiösen Knochens, des Knochenmarkes und partiell auch der Kortikalis mit Ausbildung eines Faserknochens. Sie stellt die häufigste tumorähnliche Läsion des Knochens dar, mit typischer Manifestation in der 1. und 2. Lebensdekade.

Die fibröse Dysplasie tritt in 80 % monoostotisch, in 20 % polyostotisch auf, häufig mit bilateralem Befall. Hauptlokalisation der monoostotischen Form sind die langen Röhrenknochen, besonders der Femur, aber auch die Schädelkalotte und die Wirbelsäule.

Die konventionelle Diagnostik ist in der Mehrzahl der Fälle in der Lage, aufgrund der typischen Veränderungen die Diagnose dieser Erkrankung zu stellen. Es finden sich an den langen Röhrenknochen kolbenförmige Auftreibungen mit seifenblasenähnlicher Martix. Charakteristisch sind außerdem Verbiegungen des Knochens und der Nachweis von Looser-Umbauzonen. Die Kompakta wird mit zunehmendem Umbau verdickt.

In der MRT weist die Matrix eine niedrige Signalintensität in der T1-Wichtung und in der Mehrzahl der Fälle eine homogene signalreiche Darstellung im T2-Bild auf. In vielen Fällen jedoch kann die Signalintensi-

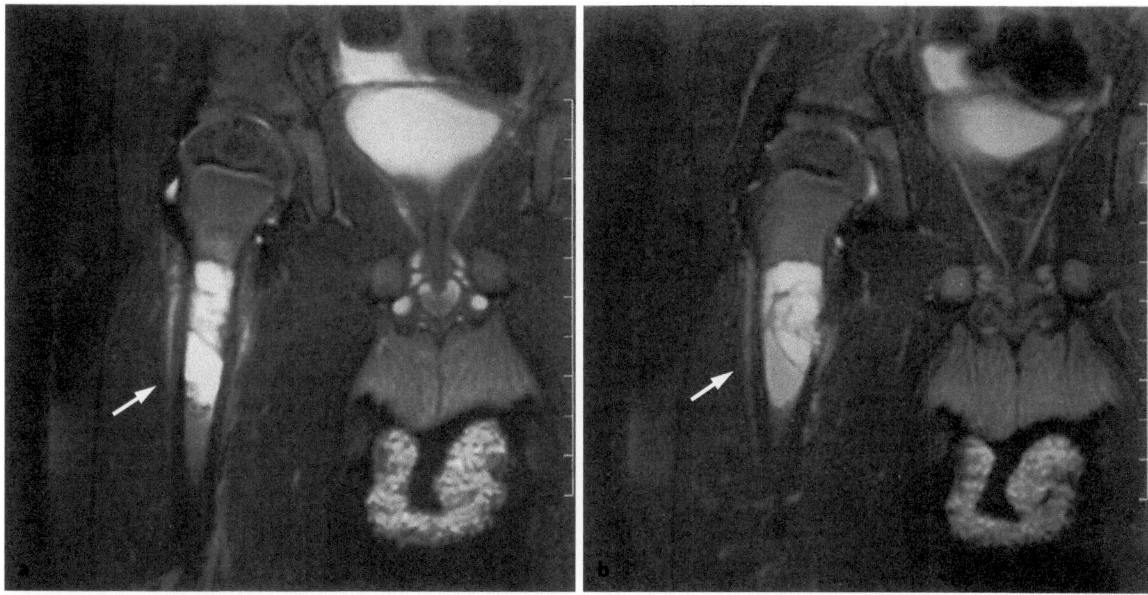

Abb. 16.2 a,b. Juvenile Knochenzyste bei einem 2-jährigen Jungen (FSE T2-gewichtet, mit Fettsättigung, koronar). (Aus Hosten et al. 1999, III-4.2, S. 37, Abb. 25 a,b)

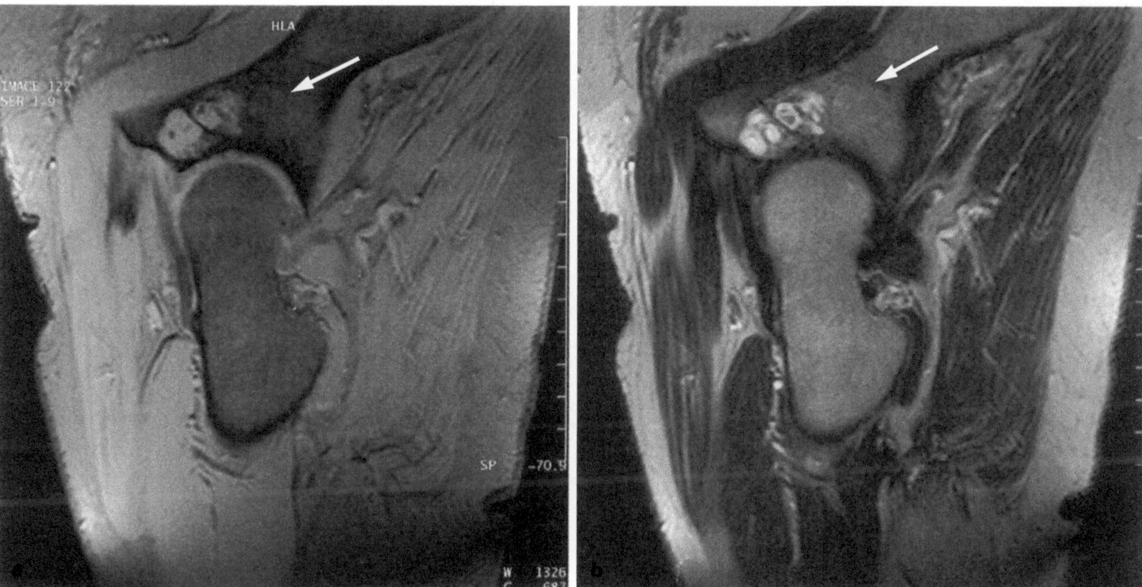

Abb. 16.3 a,b. Intraossäres Ganglion. **a** SE T1-gewichtet, sagittal, **b** SE T2-gewichtet, sagittal. (Aus Hosten et al. 1999, III-4.2, S. 40, Abb. 27 a,b)

tät in der T2-Wichtung niedriger sein als die des Muskels. Durch mögliche Frakturen und durch die zusätzliche Bildung von aneurysmalen Knochenzysten wird das Bild inhomogener.

Es besteht daher die Möglichkeit zusätzlicher Informationen durch die MRT, insbesondere gelingt in fast allen Fällen bei monoostotischen Formen die Abgrenzung gegenüber dem fibrösen Histiozytom, dem ossifizierenden Fibrom sowie dem Osteosarkom sehr gut.

16.6 Synoviale Osteochondromatose

Es sind 2 Arten der synovialen Chondromatose bekannt, nämlich die primäre und die sekundäre. Die primäre synoviale Chondromatose ist relativ selten. Sie stellt eine benigne Störung dar, die durch eine Metaplasie des subsynovialen Weichteilgewebes charakterisiert ist. Dies führt dann zur Bildung von multiplen freien Gelenkkörpern innerhalb des Gelenks. Die Pathogenese ist unbekannt, die Metaplasie ist im Beginn fokal, dann multifokal und diffus mit multiplen villösen Veränderungen. In der Übergangsphase setzt sich die synoviale Proliferation fort und es werden freie Gelenkkörper gebildet, die allein aus Knorpelgewebe bestehen. Diese haben alle eine ähnliche Größe, nämlich zwischen 1 und 3 cm, obgleich gelegentlich auch durch Zusammenballung ein sehr großer freier Gelenkkörper nachgewiesen werden kann. Sie verkalken z. T. im Laufe der Zeit oder werden ossifiziert. Es handelt sich bei der primären Form im allgemeinem um einen monoartikulären Prozess, der vorwiegend bei Männern zwischen dem 20. und 60. Lebensjahr vorkommt. Der Befall von mehr als einem Gelenk ist die Ausnahme. Eine kartilaginäre Erosion ist ein Spätbefund.

Klinisch kommt es zu intermittierend auftretenden Schmerzen bei Bewegung und gelegentlich auch zu einer Blockade. Das Gelenk ist wegen des generell vorhandenen Ergusses geschwollen. Nervenkompressionen können vorkommen. Hauptsächlich wird das Kniegelenk befallen. Weitere Gelenke sind die Hüfte, der Ellenbogen und die Schulter und sehr selten das Handgelenk, das Fußgelenk und die kleinen Gelenke. Auch die Schleimbeutel, die Sehnenscheiden sind nicht selten involviert.

Die sekundäre synoviale Chondromatose ist viel häufiger. Es wird angenommen, dass es sich hierbei um eine sekundäre Komplikation nach einem Trauma handelt. Es kommt hierbei zu einer Abschilferung kleinster Knorpelanteile, die dann als freie Gelenkkörper im Gelenk vorhanden sind. Diese freien Gelenkkörper können, müssen jedoch nicht kalzifizieren. Im Gegensatz zu den freien Gelenkkörpern bei der primären synovial-bedingten Chondromatose haben sie eine unterschiedliche Größe, und ihre Anzahl ist geringer. Das gleichzeitige Vorliegen einer Osteoarthrose ist wegen der Knorpelläsion typisch.

Nur in 20% der Fälle, nämlich dann, wenn eine Verkalkung der freien Gelenkkörper vorliegt, ist ein Nachweis mit konventioneller Röntgendiagnostik möglich.

Die MRT dagegen kann die multiplen freien Gelenkkörper direkt darstellen. Im Falle einer kartilaginären Struktur findet sich in der T2-Wichtung eine Signalvermehrung und in der T1-Wichtung ein intermediäres Signal. Im Falle einer Verkalkung ist eine Signalauslöschung sowohl in der T1- als auch in der T2-Wichtung charakteristisch.

16.7 Pigmentierte villonoduläre Synovitis

Die Ätiologie der pigmentierten villonodulären Synovitis (PVNS) ist unbekannt. Sie kann jedes Gelenk, jede Bursa und jede Sehnenscheide befallen. Bei Lokalisation im Bereich der Sehnenscheide wird auch die Bezeichnung „Riesenzelltumor der Sehnenscheide" verwendet. Diese Entität findet sich am häufigsten im Bereich der Phalangen.

Bei einer PVNS kommt es zu einer synovialen Hypertrophie mit diffusen Hämosiderinablagerungen innerhalb des Gelenkes. Eine Verkalkung wird niemals beobachtet. Im Spätstadium jedoch ist eine Verschmälerung des Gelenkspaltes obligat. Klinisch fällt ein geschwollenes Gelenk auf.

Die MRT weist einen pathognomonischen Befund auf. Es findet sich ein Gelenkerguss mit einer diffusen, erheblich hypertrophierten Synovia, die in der T2-Wichtung ein vermindertes Signal zeigt. Nach KM-Gabe erkennt man in der fettsupprimierten T1-Wichtung im Bereich der Synovia einen starken Signalanstieg.

Selten kann auch eine Arrosion des Knochens erfolgen. Es finden sich dann größere und kleinere zystische Höhlenbildungen im Bereich des Knochens. Typischerweise ist die Erkrankung auf die Synovia beschränkt.

Die PVNS kann auf zwei verschiedene Weisen auftreten: Es werden eine diffuse und eine lokale Form unterschieden. Ist der Prozess diffus ausgebildet, ist therapeutisch eine totale Synovektomie erforderlich. Bei der lokalen Form, die auch als *fokale PVNS* bezeichnet wird, ist die Resektion wesentlich einfacher und effektiver.

Kapitel 17

Kongenitale Veränderungen des Knochens und der Gelenke

17

Störungen der Knochen- und Gelenkentwicklung sind mit Ausnahme der Hüftgelenksdysplasie außerordentlich selten. Zu den seltenen angeborenen Erkrankungen des Knochens und des Knorpels gehören:

- Die Melorheostose
- Die Dyschondroplasie
- Die multiplen Enchondrome (Morbus Ollier)
- Die Osteopoikilie
- Die Osteopetrose (Marmorknochenkrankheit oder Morbus Albers-Schönberg).

Diese kongenitalen Erkrankungen des Skelettsystems weisen charakteristische Veränderungen bereits auf konventionellen Röntgenbildern auf, so dass die MRT nur unter bestimmten Voraussetzungen einen weiteren Informationsgewinn erbringt. Trotzdem wird zur Vollständigkeit kurz auf diese Krankheitsbilder eingegangen, wobei der Hüftgelenksdysplasie größerer Raum zugewiesen wird.

Die Hüftgelenkdysplasie ist die häufigste Erkrankung des Skelettsystems im Säuglingsalter. Sie kommt etwa bei 2% aller Geburten vor, Mädchen sind 5-mal häufiger als Jungen betroffen. Es scheint ein genetischer Faktor vorzuliegen, da eine familiäre Häufung nachgewiesen werden kann. Pathogenetisch sind jedoch auch exogene Faktoren wie der Muskelstatus und die statische Belastung entscheidend für die Ausbildung dieser Störung.

Durch Muskelzug und verstärkt durch die statische Belastung drückt der Hüftkopf gegen die dysplastische Hüftpfanne, wodurch der kraniale Pfannenlimbus zunehmend abgeflacht wird, mit dem Risiko einer Luxation des Femorkopfes nach dorsokranial. Durch die dann eintretende Kranialwanderung des Femurs werden die Abduktoren insuffizient und die Adduktoren relativ verkürzt.

Die Prognose einer Dysplasie wird vom Zeitpunkt der Diagnosestellung und der Ausprägung der Erkrankung bestimmt. Sie führt unbehandelt zu einer frühzeitigen Koxarthrose. Erfolgt eine frühzeitige konservative Therapie, ist eine regelrechte Gelenkentwicklung möglich.

Zur Diagnostik beim Neugeborenen wird die Sonographie als Screeningmethode nahezu überall eingesetzt und hat die Röntgenübersichtsaufnahme zum Nachweis einer Dysplasie fast vollständig verdrängt. Die Sonographie besitzt in der Darstellung des Knorpels der Hüftpfanne und des Hüftkopfes eine Sensitivität von fast 100%, allerdings nur dann, wenn eine dynamische Untersuchung durch einen erfahrenen Untersucher erfolgt. Hierbei wird der knöcherne Pfannendachwinkel (α) nach Hilgenreiner aus der Verbindungslinie zwischen der untersten Ecke des rechten und linken Os ilium (Hilgenreiner-Linie) hergestellt, des Weiteren eine Verbindungslinie zwischen dem Pfannenerker und dem äußersten unteren Punkt des Os ilium in der Gelenkpfanne. Beide Linien schneiden sich. Der nach außen oben offene Winkel stellt den Pfannendachwinkel α dar. Dieser Winkel beträgt bei einem normalen Neugeborenen ca. 29°, beim Einjährigen 22,5° und nach dem 15. Lebensjahr 10°. Pathologische Werte bei einer Hüftgelenksdysplasie sind deutlich erhöht und zwar bis 60°. Im Erwachsenenalter beträgt dieser Winkel im Normalfall weniger als 10° (Abb. 17.1).

Die MRT gilt nicht als das primäre Verfahren beim Nachweis einer kongenitalen Hüftgelenkdysplasie. Dies liegt daran, weil bislang diese Untersuchung beim Säugling aufgrund der wegen der längeren Untersuchungszeit obligaten Bewegungsunschärfe nur in Narkose durchgeführt werden kann.

Der Einsatz der MRT beschränkt sich daher auf die posttherapeutische Überprüfung einer nachgewiesenen Hüftgelenkdysplasie nach etwa sechs Monaten.

Neuere Untersuchungstechniken wie HASTE und Echoplanar werden mit großer Wahrscheinlichkeit neue Möglichkeiten eröffnen, da die MRT nunmehr ohne Narkose durchgeführt werden kann und aufgrund der multiplanaren hochauflösenden Darstellung deutliche Vorteile gegenüber der Sonographie hat. Zum Einsatz sollten T2-gewichtete HASTE-Sequenzen oder auch T2*-gewichtete FGRE-Sequenzen kommen, deren Untersuchungszeiten für eine ganze Schichtserie nur einige Sekunden betragen.

Mit der MRT ist es möglich, nicht nur die Dysplasie nachzuweisen, sondern sie erlaubt auch exakte Aussagen über die Labren, die Kapsel und den Bandapparat sowie über die umgebende Muskulatur.

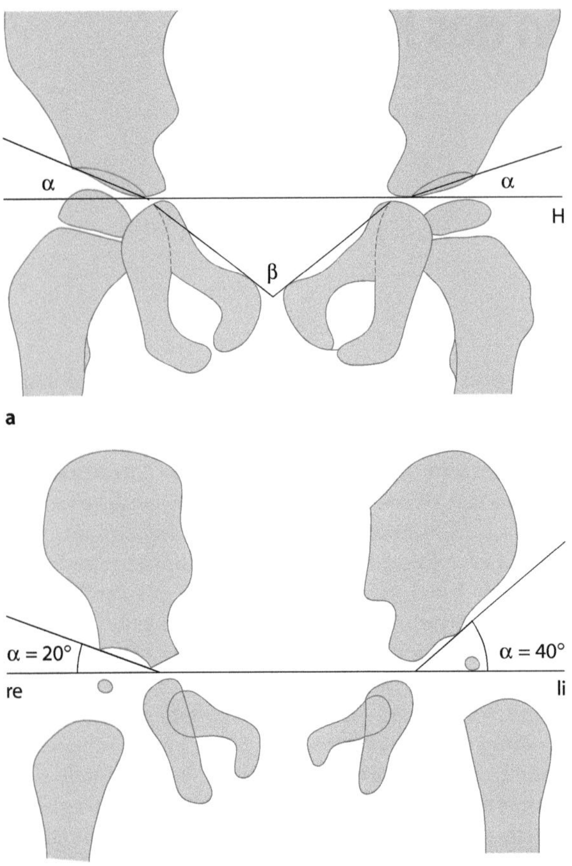

Abb. 17.1a,b. Messung des Pfannendachwinkels nach D. Tönnis. Normalbefund bei einem 6-jährigen Kind. H = Hilgenreiner-Linie, α = Pfannendachwinkel, β = Symphysen-Sitzbeinwinkel. **b** Messung des Pfannendachwinkels bei einem Neugeborenen. re = Normalbefund, li = Hüftgelenksdysplasie

17.1 Melorheostose

Unter Melorheostose wird eine seltene gutartige Knochensystemanomalie verstanden, die mit streifenförmigen Osteosklerosen und Hyperostosen einhergeht.

Sie kommt entweder nur enostal oder en- und periostal in erster Linie im Bereich der unteren und oberen Extremitäten vor, wobei die rein enostalen Knochenverdichtungen als Stadium I, die zusätzlichen periostalen Appositionen als Stadium II bezeichnet werden.

Nicht selten wird der Gelenkknorpel von dem melorheostotischen Prozess mit ergriffen. Die Folge sind dann Gelenkknorpelverschmälerung, unregelmäßig geformte Gelenkflächen bis zur völligen Zerstörung des Gelenkes. Schwierigkeiten können bei der Abgrenzung gegenüber der Osteopoikilie bestehen sowie auch gegenüber der chronischen Osteomyelitis und dem Morbus Paget. Da der Befund bereits eindeutige Veränderungen im Nativröntgenbild bietet, ist die Durchführung einer MRT fast immer entbehrlich und nur bei differenzialdiagnostischen Erwägungen einzusetzen. Hierbei finden sich sowohl in der T1- als auch in der T2-Wichtung bandförmige, glatt begrenzte, knöcherne Signalauslöschungen.

Die multiplen Enchondrome (Morbus Ollier) wurden bereits abgehandelt (s. S. 103).

17.2 Osteopoikilie

Es handelt sich hierbei um einen seltenen gutartigen Knochenprozess mit polytoper Lokalisation. Ihr morphologisches Substrat besteht aus rundlich ovalen, etwa linsengroßen, fleckförmigen Spongiosaverdichtungen, die im Bereich der Extremitätenknochen in symmetrischer Verteilung nachgewiesen werden können. In ihrer biologischen Wertigkeit steht sie an der Grenze zwischen normalem und pathologischem Geschehen. Das Röntgenbild einer Osteopoikilie ist charakterisiert durch multiple, rundlich ovale, mitunter auch tropfen- oder lancetteförmige Verdichtungen im Bereich der Spongiosa mit einem Durchmesser von ca. 4–5 mm. Daneben ist eine streifige Form der Osteopoikilie bekannt geworden, wobei dann eine differenzialdiagnostische Abgrenzung gegenüber der vorbeschriebenen Melorheostose schwierig ist.

Zu der Osteopoikilie können auch als monoostotische Form die Kompaktainseln gerechnet werden, die in nahezu allen Skeletteilen vorkommen können und keinerlei klinische Bedeutung haben.

Es handelt sich hierbei um umschriebene kompaktähnliche Verdichtungen in der lockeren Spongiosa des Knochens. Da im Röntgenbild eine eindeutige Diagnose gestellt werden kann, ist der Einsatz der MRT im wesentlichen entbehrlich.

17.3 Morbus Paget

Auch der Morbus Paget, der durch eine Verdickung des kortikalen und des trabekulären Knochens charakterisiert ist, weist charakteristische Veränderungen des Knochenmarks in der MRT auf. Es finden sich hierbei Areale mit normal hoher Signalintensität des Fettes und Areale mit einer intermediären oder geringen Signalintensität in der T1-Wichtung. Die geringe Signalintensität spiegelt sowohl das fibrovaskuläre verbindende Gewebe als auch die erweiterten vaskulären Räume und das noch nicht kalzifizierte Osteoid wider. Die dicken Knochentrabekel und auch der kortikale Knochen sind erkennbar, jedoch weniger gut als auf konventionellen Röntgenaufnahmen oder in der CT.

Im Bereich der Wirbelsäule wird der Morbus Paget

in der MRT häufig übersehen oder als ein Hämangiom missgedeutet, und zwar aufgrund der größeren Fettmarkareale. Bei gleichzeitiger Berücksichtigung der konventionellen Röntgenaufnahmen allerdings ist die Diagnosestellung leicht. Die mögliche Degeneration des Paget-Knochens im Sinne eines Sarkoms oder eines Riesenzelltumors lassen sich in der MRT, insbesondere in der T1-Wichtung, ausgezeichnet als geringe Signalintensität im Bereich des Marks darstellen.

17.4 Osteopetrose (Marmorknochenkrankheit oder Morbus Albers-Schönberg)

Es handelt sich hierbei um eine erbliche Knochendysplasie mit unterschiedlicher Manifestation, die durch eine geringe osteoplastische Aktivität charakterisiert ist, so dass zwischen dem normalen kortikalen und dem medullären Knochen nicht mehr unterschieden werden kann. Der kortikale Knochen überwiegt mit geringer oder nahezu kompletter Obliteration des Markraumes.

In der MRT findet sich bei stärkerer Ausprägung ein geringes Signal des kortikalen Knochens in allen Pulssequenzen sowie eine geringe oder fehlende Signalintensität des Fettmarkes in der T1-Wichtung. Die leichteren Formen einer Osteopetrose haben mehr Mark und weisen in der MRT in der T1-Wichtung umschriebene geringe Signalintensitäten innerhalb der höheren Signalintensität des Fettmarkes auf. Stressfrakturen sind eine typische Komplikation.

Knochen- und Gelenkveränderungen auf dem Boden endokriner oder metabolischer Erkrankungen sowie bedingt durch medikamentöse Induktion 18

Primär endokrinbedingte oder sekundär metabolische Osteopathien sind Folge einer Störung des Kalzium- und Phosphatstoffwechsels. Hierbei wird unterschieden zwischen

- der Osteoporose,
- der Osteomalazie und
- der Fibroosteoklasie.

Bei der Osteoporose ist die Menge des Kalziumphosphates pro Volumeneinheit des Knochens deutlich vermindert. Es kommt zur Ausbildung eines grobmaschigen Spongiosanetzes, doch sind die einzelnen Bälkchen oder Lamellen scharf konturiert.

Die Osteoporose ist charakterisiert durch eine Verminderung der Osteoblastentätigkeit oder auch eine Folge des Mangels an Baustoffen für die Knochengrundsubstanz. Sie weist eine aufgelockerte Struktur auf und kann auch entstehen, wenn das Gleichgewicht zwischen Knochenabbau und -anbau zu Gunsten eines verstärkten Abbaus gestört ist. Der Abbau der mineralisierten Knochengewebesubstanz geht mit einer verminderten Festigkeit und Belastbarkeit des einzelnen Knochens einher. Im Bereich der Kompakta gehen diese Umbauprozesse wesentlich langsamer vonstatten. Es fällt bei einem osteoporotisch veränderten Knochen zunächst lediglich eine langsam zunehmende Ausdünnung der Kompakta auf.

Die Diagnose kann mit einem hohen Wahrscheinlichkeitsgrad bereits anhand einer Röntgenaufnahme des Skelettsystems gestellt werden. Hierbei findet sich eine deutliche Rarifizierung der Spongiosabälkchen sowie eine erhöhte Strahlendurchlässigkeit. In der Wirbelspongiosa verschwinden zunächst die horizontalen Knochenbälkchen, während die vertikalen länger bestehen bleiben, jedoch auch dünner erscheinen. Die Spongiosa des Wirbels wird grobporig aufgelockert. Die Kortikalis erfährt eine Verdünnung. Ferner finden sich umschriebene Einbrüche der Deck- und Abschlussplatten mit Prolaps von Bandscheibengewebe in die Wirbelspongiosa, die als so genannte Schmorl-Knötchen bezeichnet werden. Die weitere Folge ist der so genannte Keilwirbel und der Fischwirbel. Der Keilwirbel wird häufig im mittleren Bereich der Brustwirbelsäule, die Fischwirbel mehr in der Lendenwirbelsäule beobachtet. Ferner kommt es als Folge der Einbrüche der Wirbelkörper zu einer zunehmenden Wirbelsäulenkyphose.

Der häufigste Grund für das Vorliegen einer Osteoporose im Alter ist der Östrogen-/Androgenmangel. Der Mangel an Geschlechtshormonen wirkt sich offenbar im Sinne einer gesteigerten Knochenresorption aus. Beim weiblichen Geschlecht scheint durch den Ausfall der Östrogene die Ansprechbarkeit der Osteoklasten auf Parathormon erhöht zu sein. Sie wird auch als *Involutionsosteoporose* bezeichnet.

So führt der primäre und der sekundäre Hyperparathyreoidismus u. a. auch zu einer Osteoporose. Das Gleiche gilt für Störungen der Nebennierenfunktion. Auch Stoffwechselerkrankungen wie der Diabetes mellitus sowie intestinale Erkrankungen können mit einer Osteoporose einhergehen. Das Gleiche gilt auch bei Zustand nach Magen- und Dünndarmresektionen.

Bei der Osteomalazie dagegen lassen sich ausgedehnte Mineralisationsdefekte nachweisen, also ein primär verändertes Knochengewebe. Die unvollkommene Mineralisation des Knochens drückt sich im makromorphologischen Röntgenbild als unscharfe Konturen und Strukturen aus.

Es findet sich hier eine vermehrte Osteoidbildung, die nicht komplett mineralisiert werden kann. Viele auslösende Ursachen sind bekannt geworden. So löst ein Vitamin-D-Mangel, z. B. infolge verminderter Kalziumresorption durch den Darm, eine Osteomalazie aus. Osteomalazische Umbaustörungen sind ferner bei allen Zuständen zu erwarten, die mit einer Hypokalzämie, einer Hypophosphatämie oder einer Azidose einhergehen, z. B. bei chronischer Lebererkrankung oder bei Nierenfunktionsstörungen.

Die Osteosklerose kann als eine Vermehrung der knöchernen Grundsubstanz auf Kosten des Markraumes ohne gleichzeitige Verdickung des Knochens verstanden werden, die auch als Hyperostose bezeichnet wird. Folgezustände sind entweder eine verstärkte enostale oder periostale Knochenneubildung, Sie ist überwiegend genetisch bedingt z. B. bei der Osteopetrose (Marmorknochenkrankheit). Auch eine hochdosierte Vitamin-D-Therapie kann zu einer Osteosklerose führen.

Die Abklärung einer Osteoporose, einer Osteomalazie und einer Osteosklerose erfolgt in erster Linie durch die Röntgendiagnostik, ergänzt durch eine Bestimmung des Kalziumgehaltes im Knochen. Eine Differenzierung zwischen den verschiedensten Ursachen der Osteopathie ist mittels Labordiagnostik weitgehend möglich.

Die MRT kann morphologisch-pathologisch zur Diagnosestellung wenig beitragen, jedoch ist in neuerer Zeit ein Verfahren entwickelt worden, das eine quantitative Bestimmung des Kalziums im Knochen mittels MRT ermöglichen soll. Da ein klinischer Einsatz in der Routine bisher nicht erfolgt, wird auf eine nähere Betrachtung an dieser Stelle verzichtet.

Kapitel 19

Degenerative Gelenkerkrankungen 19

Degenerative Gelenkveränderungen und -erkrankungen unter dem Synonym „Arthrose" kommen im menschlichen Körper ubiquitär vor. Sie müssen trotz der damit verbundenen chronisch progredienten Zerstörung der erkrankten Gelenke nach Ausschluss von statischen Achsenfehlstellungen als ein normaler Alterungs- und Anpassungsprozess bewertet werden. Wegen der steigenden Lebenserwartung stellen sie wohl das größte sozialökonomische Problem in den Industriestaaten dar. Praktisch jeder ältere Mensch entwickelt degenerative Veränderungen sowohl im Bereich der Gelenke als auch der Wirbelsäule. Ob sie aber eine krankhafte Bedeutung erlangen, hängt in erster Linie von den physiologischen Kompensations- und Abstützungsmechanisinen ab und natürlich auch von möglichen Komplikationen. Es kommt hierbei zu einer progredienten, zunächst ultrastrukturellen, danach makroskopisch sichtbaren Degeneration der Knorpelstruktur und zum Umbau des subchondralen Knochens.

Bei Kindern und Jugendlichen sind degenerative Gelenkveränderungen extrem selten, sie kommen nur nach Traumen oder entzündlichen Erkrankungen, z. B. bei einer chronischen Polyarthritis, vor. Eine der wichtigsten Auslösefaktoren für das Auftreten degenerativer Gelenkprozesse ist die abnorme Druckbelastung des normalen Knorpels. Hierfür gibt es eine Vielzahl von Ursachen, die intra- oder extraartikulär gelegen sein können. So führen Unfälle mit Frakturen und im Kniegelenk Meniskusschäden sowie freie Gelenkkörper zum Auftreten von Knorpelschäden. Aber auch extraartikuläre Ursachen, wie z. B. Kapsel- oder Bandschäden, fehlverheilte Frakturen oder eine Beinlängendifferenz können eine Knorpelschädigung nach sich ziehen. Man spricht von einer „präarthrotischen Deformität".

Weitere Ursachen sind die fehlende sensorische Rückkoppelung, das so genannte neuropathische Gelenk, das Übergewicht und die abnorme sportliche Überbelastung. Ebenso kann eine normale Krafteinwirkung auf einen abnormen Knorpel zu schweren Schädigungen führen, so z. B. bei einer vorbestehenden Arthritis oder bei metabolischen Störungen mit Gelenkbeteiligung.

Auch führt eine normale Krafteinwirkung auf einen normalen Knorpel bei krankhaften Veränderungen des subchondralen Knochens zu Knorpelschäden, wie z. B. bei der Osteonekrose, der Osteoporose, bei einer Tumorerkrankung sowie beim Hyperparathyreoidismus. Des Weiteren kann eine normale Krafteinwirkung einen normalen Knorpel bei verstärktem subchondralen Knochen, z. B. bei einer Paget-Erkrankung, ebenfalls zu einer Schädigung des Knorpels führen.

Einschränkend jedoch sollte festgestellt werden, dass nicht die Knorpelveränderung allein für die Bewertung einer Arthrose eine Rolle spielt. Häufig sind es weitere sekundäre Veränderungen des Gelenkes, die entscheidend den Grad der Arthrose mitbestimmen und daher bei der Bewertung von Wichtigkeit sind. Hierzu gehören

- die Osteophytenbildung,
- die Gelenkspaltverschmälerung,
- die subchondrale Sklerose und
- die Chondrokalzinose.

19.1 Klinische Symptomatik bei Knorpelläsionen und Gelenkdegenerationen

Knorpelläsionen gehen in den allermeisten Fällen mit Schmerzen einher. Darüber hinaus kann die aufgrund der Degeneration bestehende abnehmende Knorpeldicke zu Fehlbelastungen führen, die durch krankhafte Druck- und Zugkräfte ebenfalls Schmerzen verursachen können. Ebenso können sich im subchondralen Knochenbinnenraum aufgrund einer Schädigung des Knorpels Ödeme und reaktive Knochenveränderungen ausbilden, die Schmerzursache sein können: die so genannte aktivierte Arthrose, bei der zusätzlich ein Gelenkerguss nachweisbar ist.

Die Gelenkdegeneration verläuft fast immer schubweise, indem sich Phasen weitgehender Symptomenarmut mit Phasen akuter entzündlicher Reaktionen abwechseln. Die Exazerbation ist häufig Folge eines synovitischen Reizzustandes, von Ergussbildungen und von entzündungsähnlichen Überwärmungen der betroffenen Gelenke.

Gerade diese aktivierten Phasen stellen eine Indikation zur Durchführung einer MRT dar, weil sowohl der Grad der Knorpelreduktion, die Ausdehnung des Ergusses und der Grad der synovialen Reizung exakt festgestellt werden können. Ebenso sind mögliche „bone bruise" Hinweise auf die Ausdehnung des Prozesses. Ein weiteres Charakteristikum von degenerativen Gelenkprozessen sind progrediente Sklerosierungen des subchondralen Knochens. Es entstehen darüber hinaus an den Gelenkrändern knöcherne Anbauten, die auch als Osteophyten bezeichnet werden. Ferner können in fortgeschrittenen Stadien im subchondralen Knochen so genannte Geröllzysten entstehen.

19.2 MRT bei degenerativen Veränderungen der Wirbelsäule

Auch im Bereich der Wirbelsäule sind degenerative Erkrankungen mit zunehmenden Alter die Regel. Sie beginnen im Bereich der Bandscheibe. Bereits im jugendlichen Alter können Risse im Bereich des Anulus fibrosus nachgewiesen werden, die, wenn sie eine radiäre Ausrichtung haben, die äußeren Anulusanteile erreichen. Die Folge davon ist eine Vergrößerung des Raumes des Nucleus pulposus. Diese kann ebenso wie der damit vergesellschaftete Wasserverlust ausgezeichnet mit der MRT in einer sagittalen Schnittrichtung als so genannter exzentrischer Nucleus pulposus mit Signalverminderung in der T2-Wichtung nachgewiesen werden.

Diese Veränderungen führen zu einer vermehrten Zugbeanspruchung im Bereich der Fasern im äußeren Anulusbereich, die in der ehemaligen Randepiphyse des Wirbelkörpers und am Rand der Wirbelkörperabschlussplatten verankert sind. Durch die vermehrte Zugbeanspruchung kommt es dort zu einer Knochenneubildung, die auch als Spondylophyt bezeichnet wird und unterhalb der eigentlichen Abschlussplatte, d. h. also submarginal entsteht. Diese knöchernen Anbauten an den Wirbelkörperabschlussplatten ohne Höhenminderung der Bandscheibe werden als *Spondylose* oder als *Spondylosis deformans* bezeichnet. Es handelt sich hier offenbar um einen Kompensationsmechanismus, der eine Stabilisierung des vermehrt beweglichen Segments in der Transversalebene zum Ziel hat und der auch mit einer Bandscheibenveränderung einhergehen kann. Darüber hinaus kann es zu einer spangenförmigen Verknöcherung der Spondylophyten kommen.

Eine evtl. auftretende Bandscheibendegeneration entsteht also sowohl bei Vorliegen von Spondylophyten als auch ohne Spondylophyten. Sie ist charakterisiert durch eine Höhenminderung der Bandscheibe, der so genannten *Chondrosis intervertebralis* und geht mit einer raschen Dehydrierung und Degeneration des Nucleus pulposus einher. Dies ist häufig verbunden mit Reizerscheinungen des Knochenbinnenraums und Einwachsen von vaskularisiertem Granulationsgewebe in das Bandscheibenfach. Rasch progrediente Bandscheibendegenerationen können zu einem Wirbeldrehgleiten führen.

Die Bandscheibenerniedrigung wird auch als *Osteochondrose* bezeichnet. Bei degenerativen Bandscheibenveränderungen finden sich nicht selten Verknöcherungen des vorderen und hinten Längsbandes.

Als *Spondylarthrose* werden die degenerativen Veränderungen an den Wirbelgelenken bezeichnet. Sie treten im Bereich der Halswirbelsäule überwiegend zwischen C5 und C7 und im Bereich der Lendenwirbelsäule zwischen L3 und S1 auf und sind häufig Folge der mit der Bandscheibendegeneration verbundenen Höhenerniedrigung im Intervertebralraum.

Die Unkovertebralfortsätze stellen eine Besonderheit der Halswirbelsäule dar. Sie bilden sich aus den Anteilen des Wirbelbogens und verhindern durch ihre kraniale Ausrichtung im Bereich der Seitenflächen der Wirbelkörper eine Lateralbewegung des darunter liegenden Halswirbelkörpers. Sie sind in kranialer Richtung spitz konfiguriert und bei Ausziehung als Hauptursache für knöcherne Neuroforameneinengungen zu betrachten. Die degenerativen Veränderungen im Bereich der Wirbelsäule werden in einem eigenen Kapitel ausführlicher abgehandelt.

Da jedoch degenerative Veränderungen in mehr oder weniger großem Ausmaß in allen Gelenken nachgewiesen werden können und hierbei die pathologische Veränderung des Knorpels eine entscheidende Rolle spielt, wird im Folgenden auf die Wertigkeit der MRT bei der Diagnostik des Gelenkknorpels näher eingegangen.

19.3 MRT des Gelenkknorpels

Noch vor rund 20 Jahren wurde die Arthrose als kaum therapierbar eingestuft, ehe sich die Erkenntnis durchsetzte, dass es sich hierbei um einen mehr dynamischen Prozess handelt, der durchaus pharmakologischen und chirurgischen Behandlungsstrategien zugänglich ist. Hierzu gehören u. a. Osteotomien und Knorpeltransplantationen. Voraussetzung für diese neuen Behandlungsmethoden war allerdings die Entwicklung eines Verfahrens, das den Krankheitsprozess exakt erfasst und seine mechanischen morphologischen und biologischen Charakteristika definieren kann. Darüber hinaus musste das Verfahren in der Lage sein, die Veränderung quantitativ zu erfassen und die Überprüfung des Therapieerfolges ermöglichen.

Aufgrund seines hervorragenden Weichteilkontrastes steht heute fest, dass die MRT das bei weitem bes-

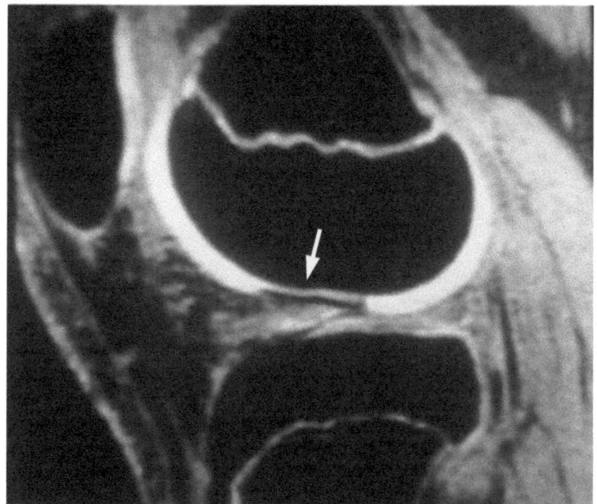

Abb. 19.1. Beispiel einer Knorpeldarstellung mit MTC (sagittal)

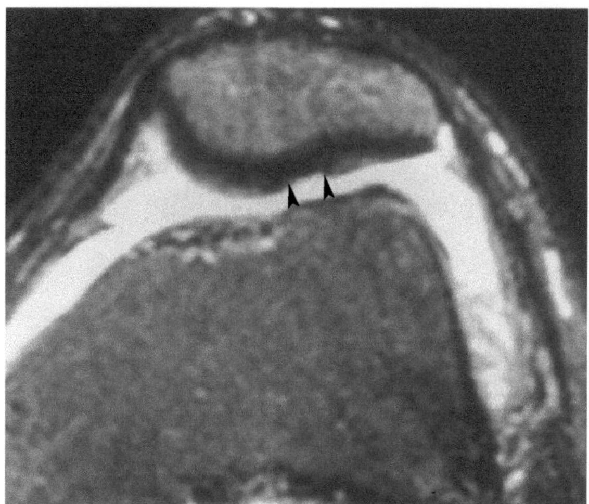

Abb. 19.2. Oberflächlicher Defekt des Knorpels (SE T2-gewichtet, axial)

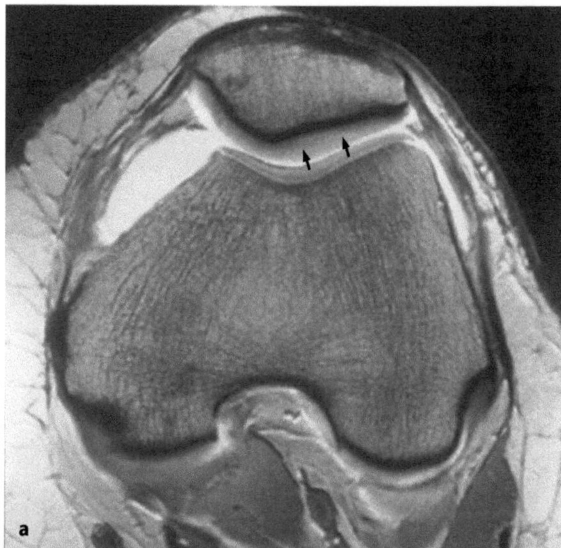

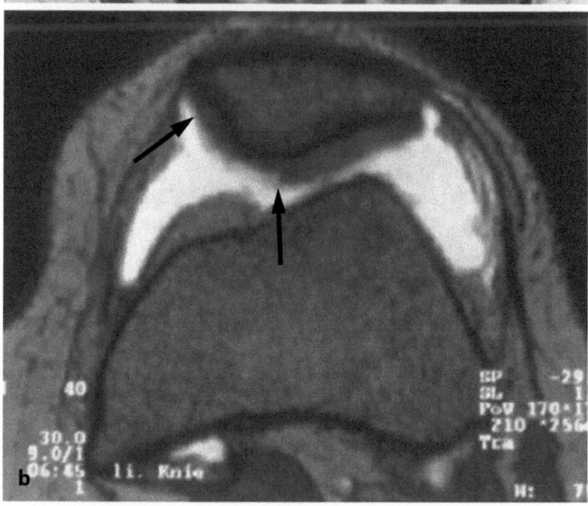

Abb. 19.3 a,b. Knorpeldarstellung mit direkter MR-Arthrographie. Darstellung. **a** Normalbefund, **b** ausgedehnter Knorpeldefekt medial (SGRE T1-gewichtet, 3D, axial)

te Verfahren zur Darstellung des normalen und des geschädigten Knorpels ist. Es lassen sich damit Knorpelausdünnungen bis zum völligen Knorpelverlust, ödematöse Schwellungen und Fissuren exakt nachweisen. Darüber hinaus ist eine Beurteilung des subchondralen Knochens möglich. Dies gilt allerdings uneingeschränkt nur für das Kniegelenk; für das Hüftgelenk und auch das Fußgelenk ist die Verifizierung von Knorpelschädigung wegen der geringeren Knorpeldicke schwieriger.

So betragen die Trefferraten, d. h. die Übereinstimmung des arthroskopischen Befundes mit den Befunden der MRT für die Kniegelenke über 90 %, während sie z. B. für das Hüftgelenk nicht mehr als 70 % betragen. Voraussetzung hierfür war allerdings die Einführung neuer Bildverarbeitungstechniken, die eine dreidimensionale Erfassung und Darstellung der Knorpeldicke ermöglichten, z. B. für den Nachweis einer Knorpelregeneration, als Voraussetzung für die Überprüfung des Therapieerfolges (Abb. 19.1, Abb. 19.2, Abb. 19.3 a,b, Abb. 19.4).

Es gibt eine Reihe von vorgeschlagenen Pulssequenzen zur Darstellung des Gelenkknorpels, auf deren Vor- und Nachteile im Folgenden eingegangen werden soll:

1. T1- und T2- sowie protonengewichtete konventionelle SE-Sequenzen,
2. fettsupprimierte T1- und T2- sowie protonengewichtete SE-Sequenzen,
3. T1- und T2-gewichtete sowie protonengewichtete FSE-Sequenzen,
4. GRE-Sequenzen in T1- und in T2*-Wichtung,
5. Einsatz der direkten und indirekten Arthrographie mit nachfolgender fettsupprimierter SE T1-Sequenz,
6. zusätzlicher Einsatz des MTC („magnetisation transfer contrast"),
7. GRE mit spektralen 3D-Impulsen.

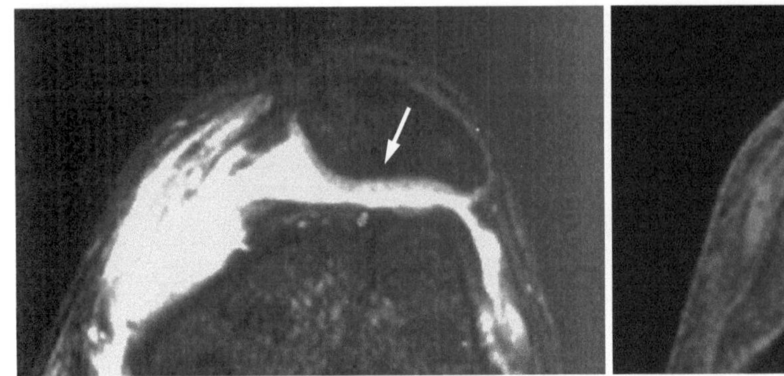

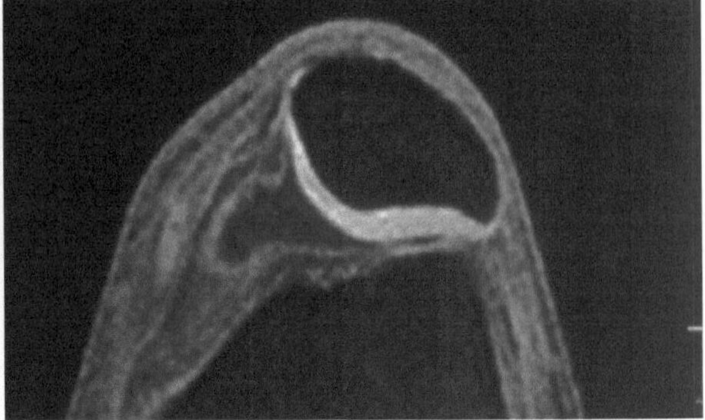

Abb. 19.4. Knorpeldarstellung retropatellär (GRE protonengewichtet, 3D, fettsupprimiert, axial)

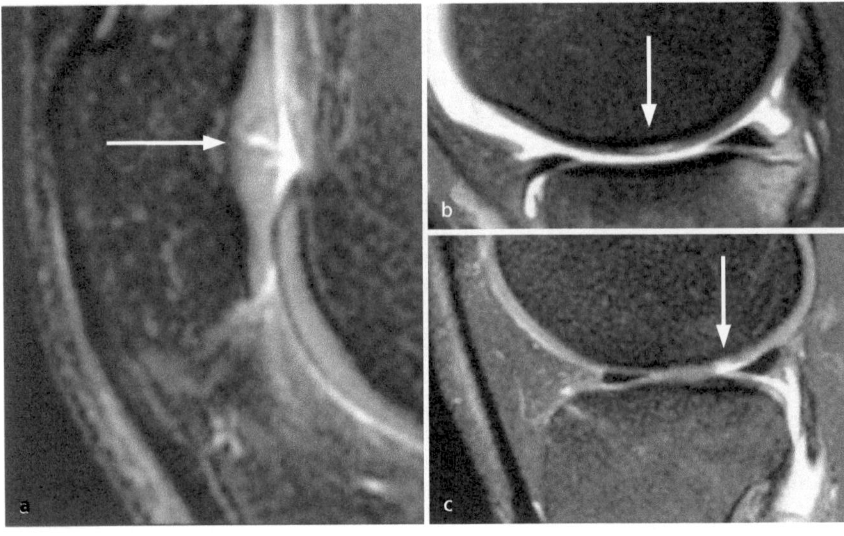

Abb. 19.5 a–c. Typische Läsionen des Korpels, FSE T2-gewichtet fettsupprimiert, sagittal. **a** Fissur, **b** Schichtalteration mit Ödem, **c** Knorpelfraktur. (Pomeranz)

1. Konventionelle T1- und T2- sowie protonengewichtete SE-Sequenzen

Schichten in T1-Wichtung eignen sich zur anatomischen Detaildarstellung der Binnenstruktur des hyalinen Knorpels. Allerdings ist der Kontrast zwischen Gelenkflüssigkeit und Knorpel so gering. dass eine Oberflächenbeurteilung des Knorpels praktisch nicht möglich ist. Bei protonengewichteten Bildern weist der Knorpel ein intermediäres Signal und die Gelenkflüssigkeit je nach Wahl des TE eine leicht vermehrte oder verminderte Signalintensität im Vergleich zum Knorpel auf. Daher ist eine Differenzierung durchaus möglich. Diese Sequenz eignet sich also zur Beurteilung der Knorpeldicke. Nachteilig ist, dass die Binnenstruktur des Knorpels schwierig beurteilt werden kann. In der T2-Wichtung gelingt es, Ergüsse und Veränderungen der Knorpeloberfläche darzustellen, jedoch ist auch mit dieser Sequenz eine Abgrenzung des Knorpels, der eine intermediäre Signalgebung aufweist, nur schwierig möglich.

2. Fettsupprimierte T1- und T2- sowie protonengewichtete Sequenzen

Schichten in der T2-Wichtung mit Fettsuppression weisen deutliche Vorteile gegenüber der konventionellen SE-Technik auf, weil die Abgrenzung des Fettmarks besser gelingt.

3. T1-, T2- und protonengewichtete FSE-Sequenzen

Auch FSE-Sequenzen sind für die Darstellung des Knorpels ähnlich wie die einfachen SE-Sequenzen mit den gleichen Vor- und Nachteilen geeignet. Bekanntlich weist die FSE-Sequenz eine deutliche Signalüberbetonung des Fettes in allen Sequenzen auf. Daher ist die Anwendung einer Fettsuppression bei Einsatz dieser Sequenz empfehlenswert.

4. GRE-Sequenzen

Bei der Untersuchung des Gelenkknorpels im Bereich der Patella haben sich fettunterdrückte 3D-SGRE-Sequenzen als sensitiver erwiesen als die Standard-SE-

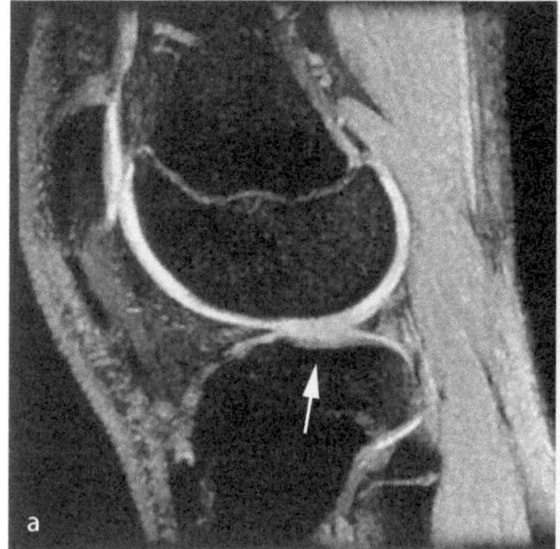
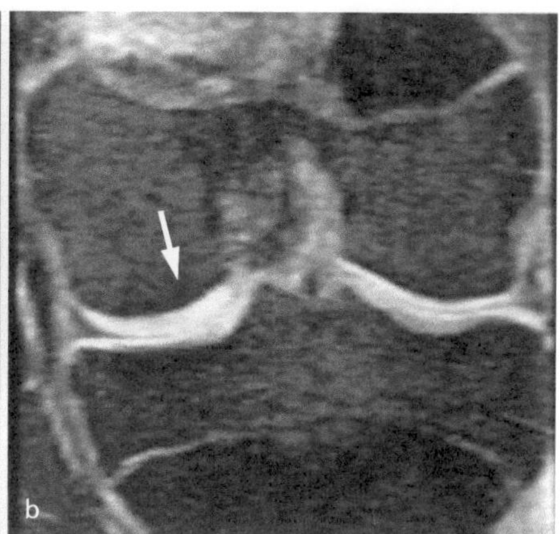

Abb. 19.6 a,b. Umschriebene Knorpelläsion im Bereich des Tibiaplateaus und des Condylus medialis lokal, Knorpeldarstellung mit spoiled GRE-Technik und Fettsuppression, **a** sagittal, **b** koronar. (Pomeranz)

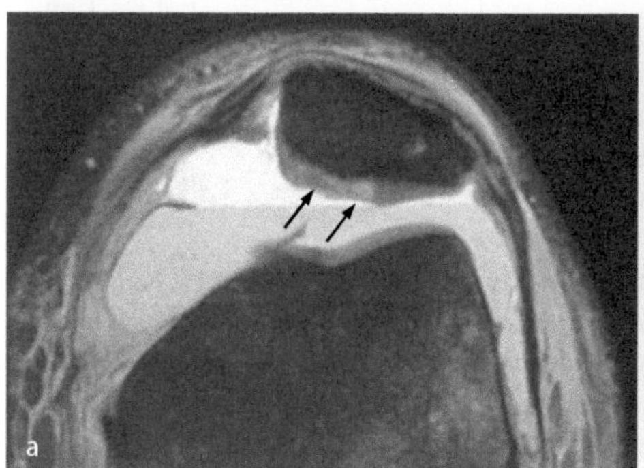
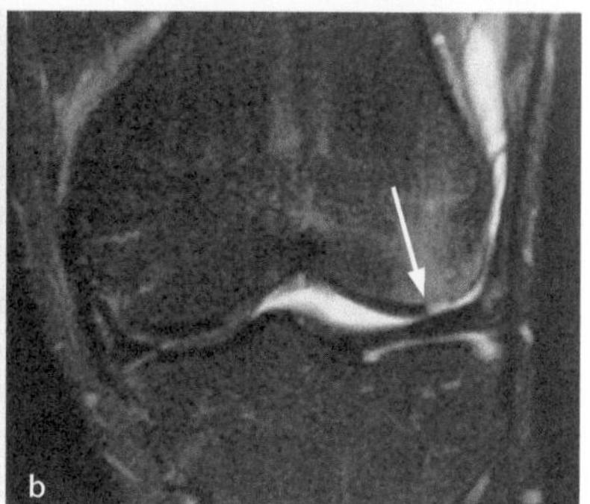

Abb. 19.7 a,b. Zustand nach Patellaluxation nach lateral mit chondraler Läsion retropatellär sowie im lateralen Condylus femoris, ferner Bone bruise im lateralen Condylus femoris. **a** FSE T2-gewichtet, fettsupprimiert, axial, **b** FSE T2-gewichtet, fettsupprimiert, koronar. (Pomeranz)

Sequenzen. Hierbei weist der hyaline Knorpel - im Gegensatz zum Spinecho - im Vergleich zum umgebenden Gewebe und zur Gelenkflüssigkeit ein hyperintenses Signal auf. Vorteil dieser Konstellation ist, dass die Knorpeldicke exakt bestimmt werden kann. Nachteil ist, dass innerhalb der hellen Struktur Knorpelalterationen nur schwierig zu differenzieren sind. Trotzdem wird diese Sequenz wohl am meisten zur Darstellung des Knorpels, insbesondere im retropatellären Bereich eingesetzt.

5. Einsatz der direkten und indirekten MR-Arthrographie

Ohne Zweifel ist die direkte MR-Arthrographie das beste Verfahren zur Darstellung von Knorpeldicke und von Knorpelveränderungen. Hierbei weist der Knorpel in der T1-Wichtung ein intermediäres Signal, die Gelenkflüssigkeit aufgrund der erheblichen T1-Verkürzung ein starkes Signal auf. Damit ist aufgrund des unterschiedlichen Kontrasts nicht nur eine gute Abgrenzung des Knorpels gegenüber der Gelenkflüssigkeit möglich, sondern auch die Darstellung von Knorpelrissen, die sich signalintensiv darstellen. Die T1-Wichtung erlaubt ferner, die Binnenstruktur des Knorpels gut zu beurteilen. Nachteilig ist, dass es sich hierbei um ein invasives Verfahren handelt, da Kontrastmittel intraartikulär eingebracht werden muss.

Mit der indirekten Arthrographie sind theoretisch ähnliche Ergebnisse zu erzielen, da das Kontrastmittel innerhalb eine halben Stunde über die Synovia in die Gelenkflüssigkeit ausgeschieden wird. Allerdings ist nicht in allen Fällen, und zwar von Gelenk zu Gelenk unterschiedlich, eine optimale Signalanhebung der Gelenkflüssigkeit zu erwarten.

6. Zusätzlicher Einsatz des MTC („magnetisation transfer contrast")

Bekanntlich wird mit diesem Verfahren das Signal der freien Protonen unterdrückt, sodass zwischen den in Makromolekülen eingebauten Protonen und den Protonen im freien Wasser ein neuer, anderer Gewebekontrast erzielt wird. Hieraus resultiert eine Reduktion der T1-Relaxation oder ein sogenannter chemischer Kontrast. Der Knorpel als ein Gewebe mit geordneter Struktur zeigt die Effekte des Magnetisierungstransfers, wobei sich die Makromolekülegewebekomponenten im Gelenkknorpel hell darstellen. Diese Technik wird üblicherweise in Verbindung mit GRE-Sequenzen und einer Subtraktionstechnik verwendet. Hierbei weist der Knorpel ein helles Signal, die umgebende Flüssigkeit ein intermediäres Signal auf. Es hat sich gezeigt, dass diese Technik eine gute Beurteilung sowohl von Knorpelläsionen als auch der Knorpeldicke ermöglicht.

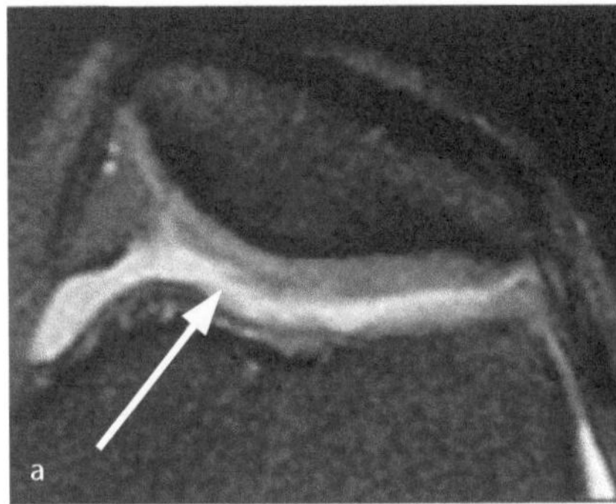

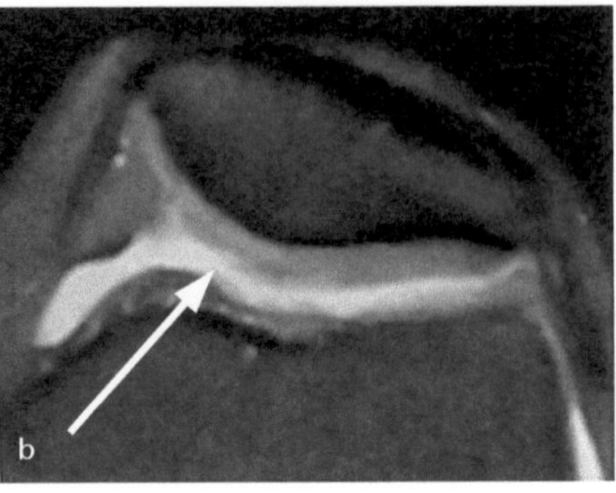

Abb. 19.8 a,b. Kleine chondrale Verletzung reropatellär, die nach Filterung schlecht erkennbar ist. **a** FSE T2-gewichtet, fettsuppriміert. axial ohne Filter, **b** mit Filter. (Pomeranz)

7. GRE mit spektralen 3D-Impulsen

Eine weitere Methode ist die Verwendung einer schnellen GRE-Technik mit einem sequenzselektiven Anregungsimpuls und einer erweiterten Auslesebandbreite. Auch hier kommt eine 3D-Datenaquisition zur Anwendung. Ursprünglich war diese Sequenz allein für die Angiographie entwickelt worden. Sie wurde dann zur Darstellung des Knorpels durch einen sequenzselektiven Anregungsimpuls und durch eine erweiterte Bandbreite modifiziert. Voraussetzung ist allerdings ein starker Gradient von 30–40 mTesla/m mit einem Anstieg von wenigstens 300 µs. Die Anregung erfolgt dann durch einen 16 ms spektralfrequenzselektiven HF-Puls. Die Anwenderbandbreite beträgt 15 kHz.

Von vielen Herstellern werden digitale Filter angeboten mit dem Ziel, das Bild zu glätten. Es hat sich jedoch im Hinblick auf den Knorpel herausgestellt, dass mit dieser Technik Knorpeldefekte weniger gut dargestellt werden können (s. Abb. 19.8).

Zusammengefasst ist also eine Reihe von MRT-Verfahren zur Knorpeldarstellung bekannt, die Vor- und Nachteile aufweisen, wobei festzuhalten ist, dass qualitativ gute Verfahren in erster Linie nur mit Hochfeldsystemen realisiert werden können. Da diese Methoden auch zeitaufwändig sind, wird in der Routine aus wirtschaftlichen Gründen häufig auf sie verzichtet.

Einteilung von Knorpelschäden

Voraussetzung für eine optimale Beurteilung ist die Einteilung des Knorpelschadens in verschiedene Graduierungen:

- Grad 0: normaler Knorpel,
- Grad I: inhomogenes Signal mit fokalen Punkt- oder auch punktförmigen hypo- oder hyperintensen Signalalterationen, innerhalb des Knorpels bei intakter Oberfläche,
- Grad II: Oberflächenalteration, d. h. irreguläre Oberflächendefekte von nicht mehr als 1 mm Tiefe,
- Grad III: Fissuren, die mehr als 1 mm in den Knorpel reichen,
- Grad IV: Substanzverlust von mindestens 50 % der Knorpeldicke,
- Grad V: Verlust von mehr als 50 % der Knorpeldicke,
- Grad VI: völliger Knorpelverlust.

Darüber hinaus gibt es auch eine graduelle Beurteilung von subchondralen Knochenmarkveränderungen:

- Grad 0: kein Ödem,
- Grad I: geringes Ödem, das weniger als 1 cm von der Kompakta in der Tiefe nachweisbar ist,
- Grad II: mittelgradiges Ödem, das 1–2 cm von der subchondralen Region in die Tiefe zieht,
- Grad III: schweres Ödem, das mehr als 2 cm von der Kompakta in der Tiefe nachweisbar ist.

Eine statistische Analyse, entsprechend diesen Graduierungen, hat ergeben, dass kein spezifischer Schweregrad zu einer rascheren Progression des Knorpelverlustes führt. Zu Grad-I-Läsionen gibt es kein MRT-Korrelat, das heißt die Inhomogenität des Knorpelsignals ist gegenüber dem Normalbefund kaum zu differenzieren. Es handelt sich hierbei wahrscheinlich um Mikrofissuren, die unterhalb der erreichbaren Ortsauflösung der MRT liegen. Die übrigen Grade sind in der MRT und histologisch in ähnlicher Weise zu erfassen.

In der Zukunft – und dies mag als Ausblick gelten – werden 3D-Rekonsruktionen, die eine zusätzliche MRT-Volumetrie des Knorpels ermöglichen, zur Routine werden. Denn mit dieser Technik können nicht nur kleinste Defekte, sondern möglicherweise auch biochemische Veränderungen der Knorpelmatrix festgestellt werden, die die Frühdiagnose grundlegend beeinflussen werden.

Häufig findet sich beim Meniskuseinriss eine signifikant stärkere Progession des Knorpelschadens als bei gesunden Menisken. Dieser Knorpelschaden tritt bereits einige Wochen nach Manifestwerden des Meniskusschadens auf. Interessant ist, dass Läsionen im medialen Kompartiment offenbar schneller zu einem Knorpelschaden führen als im lateralen Kompartiment. Der ventrale Anteil des lateralen Kompartiments ist gewissermaßen immun gegenüber einem weiteren Fortschreiten der Erkrankung. Die wichtigste Erkenntnis aus einer Reihe von Untersuchungen des Knorpels des Kniegelenkes ist, dass Knorpelverluste in der Zentralregion des medialen femorotibialen Kompartiments signifikant rascher fortschreiten als Verluste in dem übrigen Anteil des Kompartiments. Dies ist möglicherweise mit einer hohen biomechanischen Belastung in dieser Region zu erklären.

Kapitel 20

Durchblutungsstörungen und andere Pathologien des Knochenmarks 20

20.1 Knochenmark

Das Knochenmark ist in die Spongiosa des Knochens eingebettet und enthält die Zellen des hämatopoetischen Systems. Der spongiöse Knochen und das blutbildende Mark stellen anatomisch und funktionell eine Einheit dar, wobei die pathologische Wucherung einzelner Zellsysteme des Knochenmarks auch zwangsläufig Veränderungen des spongiösen Knochens nach sich ziehen. Hämatologische Systemerkrankungen verändern daher zunächst die Spongiosa, während die Kompakta erst später und sekundär in Mitleidenschaft gezogen wird. Daneben enthält die Spongiosa ferner je nach Lokalisation des Knochens eine unterschiedliche Menge von Fett, die unter dem Begriff des Fettmarks zusammengefasst wird, wobei sich hämatopoetisches Mark unter bestimmten Voraussetzungen in Fettmark umwandeln kann. Dies geschieht z. B. mit zunehmendem Alter oder auch durch bestimmte Noxen, z. B. Chemotherapie oder Strahlentherapie.

Das normale hämatopoetische rote Knochenmark weist in der MRT eine intermediäre Signalintensität ähnlich des Muskels in der T1-Wichtung auf und hat ein relativ homogenes Aussehen mit fokalen Signalanhebungen. Diese fokalen Areale mit erheblich vermehrter Signalintensität entsprechen Fettmark und finden sich häufig zentral im roten Mark (als sog. „bulls-eyes“). Dies gilt in erster Linie für Wirbelkörper. Umgekehrt kann das Mark auch hell sein mit fokalen dunklen Arealen, die rotem Blutmark entsprechen. Dieser Befund kann Metastasen imitieren, jedoch ist in der MRT eine Abgrenzung durchaus möglich, da in der Gradientenechotechnik diese Areale in der In-out-Phasentechnik hell erscheinen.

Beim pathologischen Knochenmark handelt es sich entweder um eine Markproliferation, um einen Markersatz, um eine Markverdrängung oder um eine Markverringerung.

Die proliferative Markveränderung kann benigne oder auch maligne sein. Benigne Formen sind die Myelofibrose, die Polycythaemia vera, die Mastozytose und das Myelodysplasie-Syndrom.

Maligne Proliferationen kommen vor bei der Leukämie, beim multiplen Myelom, bei der Amyeloidose und bei der Waldenström-Makroglobulinämie.

Die poliferativen Veränderungen des Knochenmarkes weisen im Frühstadium eine normale Signalintensität ähnlich des Muskels in der T1-Wichtung auf. In einem späteren Stadium findet sich eine Signalabnahme in der T1-Wichtung und gewöhnlich ein Signalanstieg in der T2-Wichtung.

Beim Knochenmarkersatz, also bei Zustand nach Implantation von Fremdknochenmarkzellen, finden sich in der MRT fokale Läsionen mit intermediärer Signalintensität in der T1-Wichtung und meist einer erhöhten Signalintensität in der T2-Wichtung.

Eine Verdrängung des normalen Knochenmarks kann benigne z. B. durch einen primären gutartigen Knochentumor oder auch durch eine Osteomyelitis erfolgen. Maligne Verdrängungen liegen bei Metastasen, bei Lymphomen oder bei primär malignen Knochentumoren vor.

Eine Markverringerung findet sich bei der aplastischen Anämie, bei Zustand nach Chemotherapie oder nach Radiotherapie. Dieser Befund ist durch ein völliges Verschwinden des normalen roten Blutmarkes charakterisiert. Es kann diffus vorhanden sein oder auch eine regionäre Verteilung aufweisen.

In der MRT findet sich wegen des Fettersatzes eine Signalanhebung in allen Sequenzen.

Durchblutungsstörungen des Knochenmarks und andere Pathologien, die das Knochenmark direkt oder indirekt betreffen.

Es gibt darüber hinaus eine Reihe von bereits erwähnten Ursachen, die zu einer Veränderung des Knochenmarks führen. Hierzu gehört der Morbus Gaucher, der Folge einer sehr seltenen zerebrometabolischen Störung ist. Die in der MRT gefundenen Markveränderungen sind nicht spezifisch, sie können jedoch eine ähnliche Konfiguration aufweisen wie der Knochenmarkinfarkt (Abb. 20.1 a,b, Abb. 20.2 a,b), der im folgenden besprochen wird.

20.2 Durchblutungsstörungen

Die Gründe für einen Knochenmarkinfarkt sind vielfältig. So kann ein Trauma zur Störung der Blutversorgung führen. Ebenso ist bekannt, dass eine längere Verabreichung von Steroiden einen Knochenmarkinfarkt induzieren kann. Auch bei einer Sichelzellenanämie, bei einem Morbus Gaucher, bei einer Pankreatitis und beim Alkoholismus wird nicht selten eine Durchblutungsstörung des Knochenmarks gefunden, ebenso bei einem Lupus erythematodes. Die Ursachen eines Knochenmarkinfarktes decken sich also mit denen, die zu einer avaskulären Knochennekrose führen können.

Der Infarkt betrifft in erster Linie wegen der relativ schlechten vaskulären Versorgung das gelbe Mark im Bereich der Epi- und der Diaphyse der langen Extremitätenknochen.

Die Sensitivität der MRT bei der Feststellung dieser Diagnose übertrifft alle anderen bildgebenden Verfahren bei weitem. Darüber hinaus erlaubt die MRT auch eine spezifische Diagnose, insbesondere im Frühstadium. Damit stellt dieses Verfahren einen erheblichen Fortschritt bei der Diagnostik eines Knochenmarkinfarktes dar, weil bereits zu einem sehr frühen Zeitpunkt die Dekompression als wichtigste therapeutische Maßnahme eingeleitet werden kann. Damit besteht die Chance, einen Knochenkollaps und sekundäre degenerative Gelenkveränderungen zu vermeiden.

In der MRT sind folgende Alterationen nachweisbar: Die erste Manifestation in der MRT ist eine nichtspezifische fokale Region, die ähnlich wie ein „bone bruise" aussieht, mit einer intermediären Signalintensität in der T1-Wichtung und einer hohen Signalintensität in der T2-Wichtung, und zwar in den typischen anatomischen Lokalisationen eines Infarktes, nämlich in der Epiphyse und in der Diaphyse. Dieses Frühzeichen ändert sich schnell zu einem gut abgrenzbaren charakteristischen Muster, das dann eine spezifische Diagnose erlaubt.

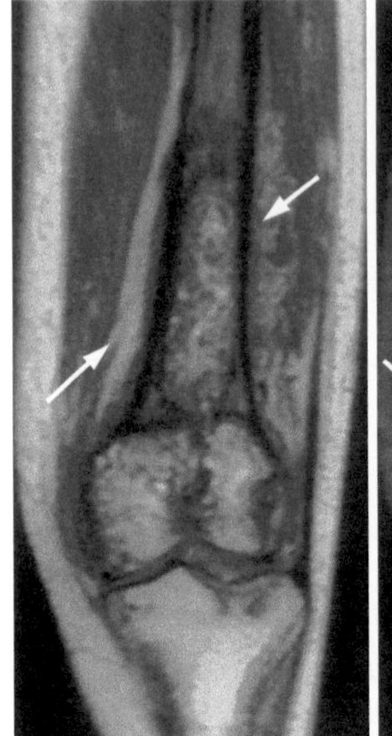

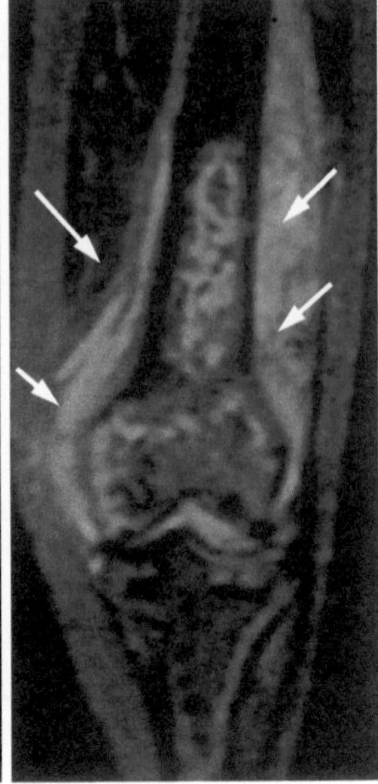

Abb. 20.1 a,b. Akuter Knocheninfarkt bei bekannter Sichelzellenanämie, distaler Femur. **a** SE T1-gewichtet, koronar, **b** STIR, koronar. (Aus Lonergan et al. 2001, S. 979, Abb. 10 a,b)

In über 90% entwickelt sich dann sowohl in der T1- als auch in der T2-Wichtung ein serpiginöser Rand, der

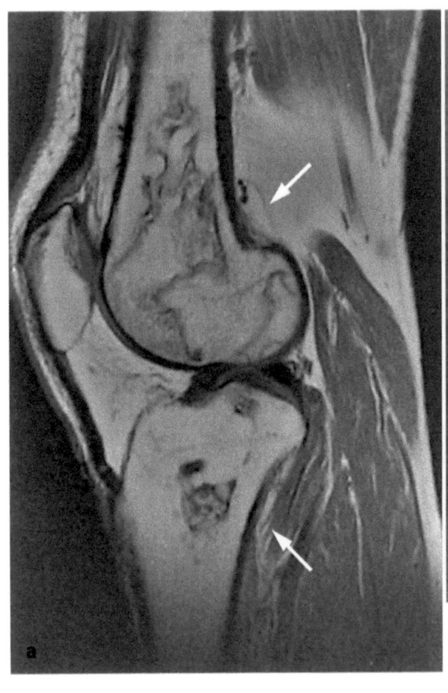

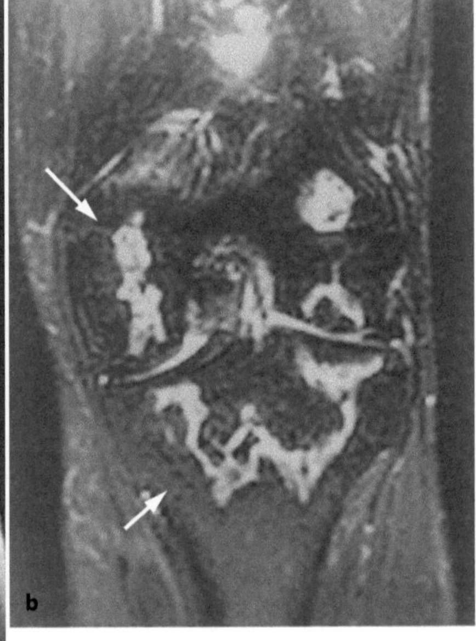

Abb. 20.2 a,b. Beispiel einer akuten Ischämie bei Zustand nach Langzeitsteroidtherapie. Typisch sind serpiginöse Veränderungen. **a** SE T1-gewichtet, sagittal, **b** STIR T2-gewichtet, fettsupprimiert, koronar. (Aus Kaplan et al. 2001, S. 47, Abb. 2-33 B,C)

auch als geographisches Muster bezeichnet wird. Diese Serpentinenlinie stellt die Grenze zwischen den lebenden und dem abgestorbenen Knochen dar. Sie entspricht der aktiven Knochenreparation. Histologisch kann neuer Knochen und Granulationsgewebe nachgewiesen werden.

In etwa 80% findet sich im weiteren Verlauf eine umschriebene zusätzliche Linie mit hoher Signalintensität in der T2-Wichtung, das so genannte „double line sign“. Ob es sich hierbei um einen „Chemical-shift-Artefakt“ oder um die reaktive Knochengrenze handelt, ist bisher nicht eindeutig geklärt. Die Knochenregion innerhalb des infarzierten Segments weist gewöhnlich ein fettidentisches Signal auf.

Gelegentlich finden sich auch eine geringe Signalintensität in der T1- und eine hohe Signalintensität in der T2-Wichtung als Ausdruck eines Ödems oder auch eine geringe Signalintensität sowohl in der T1- als auch in der T2-Wichtung als Ausdruck einer Fibrose, einer Sklerosierung oder eines trabekulären Kollapses.

20.3 Morbus Paget

Der Morbus Paget ist eine häufige Erkrankung von Personen des mittleren und höheren Alters, deren Genese unklar ist. Gekennzeichnet ist sie durch einen exzessiv gesteigerten abnormalen Knochenumbau, bei der eine Kombination von aggressiver Knochenresorption und Knochenapposition vorliegt. Befallen werden einzelne oder mehrere Knochen vor allem des axialen Skeletts inklusive Schädel, die proximalen und distalen Femurenden von Humerus und Tibia.

Man unterscheidet im Hinblick auf die Entwicklung drei Phasen:

1. Die osteolytische Phase, bei der sich große Osteolysezonen z. B. im Bereich des Schädels oder den langen Röhrenknochen nachweisen lassen,
2. die osteolytisch-osteosklerotische Phase, bei der die trabekulären Knochenanteile und die Kompaktaschichten verdickt und lamelliert sind mit aufgelockerter vergröberter Spongiosa,
3. die sklerotische Phase, bei der die Sklerosierung mit starker Verdickung der unregelmäßig angeordneten Kompakta das Bild beherrscht.

Bei 5-10% kommt es zur sarkomatösen Entartung im Sinne eines Spindelzellsarkoms oder Fibrosarkoms.

Das Röntgenbild weist hierbei einen charakteristischen Befund auf. Zur Feststellung der Ausdehnung des Befundes wird das Knochenszintigramm eingesetzt, das bei Befall eine deutliche umschriebene Nuklidanreicherung aufweist.

Die MRT wird daher nur in Zweifelsfällen zum Einsatz kommen müssen. Sie zeigt ebenfalls charakteristische Veränderungen des Knochenmarks und der Kompakta.

Es finden sich beim Morbus Paget im Bereich der Spongiosa Areale mit normal hoher Signalintensität des Fettes und Areale mit einer intermediären oder geringen Signalintensität in der T1-Wichtung. Die geringe Signalintensität spiegelt sowohl das fibrovaskuläre Bindegewebe als auch die erweiterten vaskulären Räume und das noch nicht kalzifizierte Osteoid wider. Auch die verdickten Knochentrabikel und der kortikale verbreiterte Knochen sind erkennbar, jedoch weniger gut als auf konventionellen Röntgenaufnahmen oder in der CT.

Im Bereich der Wirbelsäule wird der Morbus Paget in der MRT nicht selten übersehen oder als Hämangiom missgedeutet und zwar aufgrund der größeren Fettmarkareale.

Bei gleichzeitiger Berücksichtigung der konventionellen Röntgenaufnahmen allerdings ist die Diagnosestellung leicht.

Die mögliche Degeneration des Paget-Knochens im Sinne eines Sarkoms oder auch eines Riesenzelltumors lässt sich in der MRT insbesondere in der T1-Wichtung als verminderte Signalintensität im Bereich des Markes darstellen.

20.4 Hämosiderinablagerungen im Knochenmark

Hämosiderindepots im Knochenmark lassen sich bei einer Vielzahl von Erkrankungen nachweisen. So z. B. bei einer Sichelzellenanämie, bei einer Thalassämie, bei Zustand nach mehrfacher Bluttransfusion, bei metabolischen Veränderungen, bei chronischer Entzündung und bei Aids.

Das Mark weist dann in allen Sequenzen eine stark verminderte Signalintensität auf, mit einem Suszeptibilitätsartefakt bei Anwendung einer Gradientensequenz.

Literatur zu den Kapiteln 12 bis 20

Ashman CJ, Klecker RJ, Yu Js (2001) Forefoot Pain Involving the Metatarsal Region: Differential Diagnosis with MR Imaging. RadioGraphics 21: 1425–1440

Atlas SW, Kackney DB, Listerud J (1993) Fast spin echo imaging of the brain and spine. Magn Reson Q 9: 61

Axel L (1984) Surface coil magnetic resonance imaging. J Comput Assist Tomogr 8: 381

Bangert V, Mansfield P (1928) Magnetic field coils for NMR imaging. Journal of Physics E 15: 235

Baker HJ, Berquist TH, Kispert DB et al. (1985) Magnetic resonance imaging in a routine clinical setting. Mayo Clin Proc 60: 75–90

Beese M, Winkler G (1997) MRT der Muskulatur. Thieme, Stuttgart

Beese M, Winkler G, Kunze K (1993) Kernspintomographie in der Diagnostik der myotonen Dystrophie. 11. Kongreß der DGM, Würzburg, September 1993. Med Gen 3: 332

Breitenseher M, Dominikus M, Scharitzer M, Lechner M, Trieb K, Imhof H, Lang S (2001) Der gutartige Knochentumor. Radiologe 41: 568–576

Bronstein AD, Kraft G, Winter T, Cliot M (1994) Magnetic Resonance Imaging signal changes in denervated muscles after peripheral nerv injury. Neurosurgery 35: 1077–1085

Brower AC, Hudson TM, Berry BH (1989) Soft tissue masses: Diagnosis using MR imaging. AJR Am J Roentgenol 153: 541–547

Carlson JW, Roos MS (1995) Shielded gradient coils an hyperbolic surfaces of revolution. Magn Res Med 34: 762

Chen CN, Hoult DI, Sank VJ (1983) Quadrature detection coils: A further improvement in sensitivity. J Magn Reson Imaging 54: 324

Constantinides CD, Westgate CR, O'Dell WG et al. A phased array coil for human

Edelman RR, Shellock FG, Ahladis J (1990) Practical MRI for the technologist and imaging specialist. In: Edelman RR, Hesselink J (eds) Clinical magnetic resonance imaging. WB Saunders, Philadelphia

Erlemann R (2001) Benigne Knorpeltumoren. Radiologe 41: 548–559

Erwin DN (1988) Mechanisms of biological effects of radiofrequency electromagnetic fields: An overview. Aviat Space Environ Med 59 (Suppl 11): A21

Hernandez RJ, Keim DR, Sullivan DB (1991) Magnetic resonance imaging appearance of the muscles in childhood dermatomyositis. Radiology 180: 296

Hernandez RJ, Keim DR, Chenevert TL, Sullivan DB, Aisen AM (1992) Fat-suppressed MR imaging of myositis. Radiology 182: 217–219

Heuck A, Stäbler A, Wörtler K, Steinborn M (2001) Gutartige knochenbildende Tumoren. Radiologe 41: 540–547

Hosten N, Lemke AJ, Felix R (1999) Kernspintomographie: Kompendium und Atlas. ecomed, Landsberg/Lech

Jung-Ah C (2003) Arthropathy in Behcet Disease: MR-Imaging findings in two Cases. Radiology 226: 387–390

Kaiser WA, Schalke BCG (1989) Kernspintomographie bei generalisierten Skelettmuskelerkrankungen. Röntgenpraxis 42: 338–345

Kaiser WA, Hricak H, Amparo EG (1984) Body MRI: Alleviation of claustrophobia by prone positioning. Radiology 152: 819

Kaiser WA, Schalke BCG, Rocam R (1986) Kernspintomographie in der Diagnostik von Muskelerkrankungen. Röfo 145: 195–205

Kanuns P, Järvinen M (2002) Pathophysiologie des Sehnenüberlastungsschadens. Der Radiologe 42: 766–777

Kaplan PA, Helms CA, Dussault R, Anderson MW, Major NM (2001) Musculoskeletal MRI. WB Saunders, Philadelphia

Konig H, Sieper J, Wolf K (1990) Rheumatoid arthritis: Evaluation of hypervascular and fibrous pannus with dynamic MR imaging enhanced with Gd-DTPA. Radiology 176: 473

Konishi E, Kusuzaki K, Murata H, Tsuchihashi Y, Beabout JW, Unni KK (2001) Extraskeletal osteosarcoma arising in myositis ossificans. Skeletal Radiol 30: 39–43

LeBlanc AD, Jaweed M, Evans H (1993) Evaluation of muscle injury using magnetic resonance imaging. Clin J Sports Med 3: Knochenmarks",0,0 26–30

Libicher M, Bernd L, Schenk JP, Mädler U, Grenacher L, Kauffmann GW (2001) Charakteristisches Perfusionsmuster des ossären Riesenzelltumors in der dynamischen kontrastverstärkten MRT. Radiologe 41: 577–582

Link T (2003) Osteoarthritis MR-Imaging Findings in Different Stages of Disease and Correlation with Clinical Findings. Radiology 226: 373–381

Lonergan GJ, Cline DB, Abbondanzo SL (2001) From the archives of the AFIP. RadioGraphics 21: 971–994

Matwiyoff N (1990) Magnetic resonance workbook. Raven, New York

Mitchell DG et al. (1987) Femoral head avascular necrosis: correlation of MR imaging, radiographic staging, radionuclide imaging and clinical findings. Radiology 162: 709

Monroe JW, Schmalbrock P, Spigos DG (1995) Phased array coils for upper extremity MRA. Magn Reson Med 33: 224

Morrison WB, Schweitzer ME, Bock GW et al. (1993) Diagnosis of osteomyelitis: Utility of fat-suppressed contrast-enhanced MR imaging. Radiology 189: 251

Mugler JP, Brookman JR (1989) Implementation of mixed bandwidth MRI pulse sequences using a simile analog low mass filter. Magn Reson Imaging 7: 487

Munk PL, Helms CA, Holt RG et al. (1989) MR imaging of aneurysmal bone cysts. AJR Am J Roentgenol 153: 99

Paletta R (1996) Accuracy of fat-suppressed three dimensional spoiled gradient echo flash MR-Imaging in the detection of the patello femoral articular cartilage abnormalities. Radiology 1996: 209–212

Pongratz, Reimers CD, Hahn D, Nägele M, Müller-Felber W (Hrsg). Atlas der Muskelerkrankungen. Urban & Schwarzenberg, München Wien Baltimore, S 37–38

Pusey E, Lufkin RB, Brown RKJ et al. (1986) Magnetic resonance imaging artefacts: Mechanism and clinical significance. RadioGraphics 6: 891

Reimers CD (1990) Indikation zur bildgebenden Diagnostik. Atlas der Muskelerkrankungen

Ringel SP (1979) Clinical presentations in neuromuscular disease. In: Vinken PJ, Bruyn GW (eds) Handbook of clinical neurology. Part I: Diseases of the muscle 295–348

Rodik SO (1985) Kernspintomographie der Skelettmuskulatur bei nueromuskulären Erkrankungen. Röfo 143: 418–425

Schalke BCG (1989) Kernspintomographie bei generalisierten Skelettmuskelerkrankungen. Röntgenpraxis 42: 338–345

Schalke G, Rohkamm R (1986) Kernspintomographie in der Diagnostik von Muskelerkrankungen. Röfo 145: 195–205

Shapeero LG, Vanel D, Verstraete KL, Bloem JL (1999) Dynamic contrast-enhanced MR imaging for soft tissue sarcomas. Semin Musculskel Radiol 3: 101–113

Scherer, Hahn D, Habekost M (1991) Diagnostik akuter Myositiden: Kernspintomographie mit GDDTPA. Röfo 155: 370–372

Schmidtke J (1995) Molekulargenetische Diagnostik in der BRD und Nachbarländern. Med Gen 1: 41–45

Schröder JM (1982) Pathologie der Muskulatur. Springer, Berlin Heidelberg New York

Shabas D, Gerard G, Rossi D (1987) Magnetic Resonance imaging examination of denervated muscle. Comp Radiol 11: 9

Stark DD, Bradley WG (eds) (1999) Magnetic resonance imaging, vol 1–3, 3rd edn. Mosby, St. Louis

Stevens MA, Chow S (1999) Imaging features of avulsion Injuries. Radiographics 19: 655–672

Stoller DW (1997) Magnetic resonance imaging in orthopaedics and sports medicine, 2nd edn. Lippincott-Raven, Philadelphia New York

Sullivan A, Aisen M (1992) Fatsuppressed MR-imaging of the myositis. Radiology 182: 217–219

Williams SCR, Horsfield MA, Hall LD (1989) True water and fat MR imaging with use of multiple-echo acquisition. Radiology 173: 249

Winkler G, Beese MS, Kunze K (1994) Diagnostic value of STIR sequence in inflammatory myopathies. Workshop on: Magnetic Resonance Imaging and Spectroscopy of muscle

Yoshikawa H, Myoui A, Ochi T et al. (1999) Bone metastases from soft tissue sarcomas. Semin Musculoskel Radiol 3: 183–189

Spezieller Teil

Schultergelenk

21

Die MRT des Schultergelenkes ist aufgrund der komplexen Anatomie und der vielfältigen Pathologie dieses Gelenkes wohl die größte Herausforderung in der MRT-Gelenkdiagnostik. Als nichtinvasives multiplanares Schnittbildverfahren mit ausgezeichneten Weichteilkontrasten hat die MRT aber erst in den letzten Jahren eine zentrale Bedeutung für die Untersuchung und Beurteilung von Schultergelenkerkrankungen gewonnen. Dies hängt zum einen mit der weiteren Qualitätsverbesserung der MRT-Technik, aber auch mit der zunehmenden Erfahrung und daraus resultierend auch mit der zunehmenden Akzeptanz dieses Verfahrens durch die klinisch tätigen Fachkollegen zusammen.

Die konventionelle *Röntgenuntersuchung* gehört bei Schultergelenkerkrankungen nach wie vor zum unverzichtbaren Rüstzeug der orthopädisch-traumatologisch tätigen Ärzte. Ebenso hat in den letzten 10 Jahren die *Sonographie* als nichtinvasives Verfahren das diagnostische Repertoire erheblich erweitert und sich ebenfalls einen festen Platz gesichert. Diese Untersuchung ist problemlos, kann auch im Notdienst durchgeführt werden und erfordert im Vergleich zu anderen technischen Verfahren einen geringeren Aufwand, jedoch eine erhebliche Erfahrung des Untersuchers.

Dagegen hat die *Schultergelenkarthrographie* in der Diagnostik nur noch eine geringe Bedeutung, weil es sich hierbei um ein invasives Verfahren handelt und die diagnostischen Aussagen im Vergleich zur MRT unzureichend sind.

Die MRT findet daher heute nicht nur bei akuten Traumen des Schultergelenkes, sondern auch bei Läsionen der Rotatorenmanschette, bei Folgeschäden nach Schulterluxationen, bei entzündlichen und degenerativen Gelenkerkrankungen, bei aseptischen Knochennekrosen, bei Verdacht auf Tumorbildung und auch bei unklaren chronischen Schmerzen sowie im Rahmen einer Begutachtung Anwendung.

Voraussetzung für eine gute Diagnostik ist ein ausreichendes Signal-zu-Rausch-Verhältnis, das in erster Linie durch eine höhere Magnetfeldstärke und durch speziell angepasste „Phased-arrey-Spulen“ erreicht wird.

Verschiedene Veröffentlichungen kommen allerdings zu dem Schluss, dass auch Geräte mit niedrigen Feldstärken, z. B. Airis II von Hitachi, eine ähnliche Aussagekraft besitzen, da Niedrigfeldgeräte der verschiedenen Anbieter nicht nur unterschiedliche Feldstärken, sondern erhebliche Qualitätsunterschiede aufweisen. Dies mag für bestimmte Pathologien, z. B. das Rotatorenmanschettensyndrom, zutreffen, wird jedoch für andere Verletzungen, z. B. der Labren, in Frage gestellt.

21.1 Anatomie des Schultergelenkes

21.1.1 Knöcherner und ligamentärer Aufbau

Im dorsalen Bereich des oberen Brustkorbes, der sich nach kranial hin rasch verschmälert, ist die Platte der

Skapula lokalisiert. Ihre Fortsätze jedoch, das Akromion und der Processus coracoideus, erheben sich nach lateral und nach vorn; sie überdachen die in diesem Bereich lokalisierte Pfanne, die auch als Glenoid bezeichnet wird. Von ventromedial her verläuft die Klavikula, die am lateralen Ende ein Gelenk mit dem Akromion das so genannte Akromioklavikulargelenk oder Schultereckgelenk bildet. Das mediale Ende der Klavikula ist mit dem Sternum über ein weiteres Gelenk, das Sternoklavikulargelenk, verbunden. Die dreieckige Knochenplatte der Skapula steht ziemlich genau senkrecht zur Klavikula. So entsteht am Skelett ein dreiseitiger Raum, der von der Thoraxwand, dem lateralen Abschnitt der Skapula, dem Humerus und der Klavikula unvollständig umschlossen wird. Diese genannten Knochen bilden die Grundlage für die Wände des Spatium axillare, die durch Muskulatur ergänzt werden. Die dorsale Seite der Skapula enthält die Spina scapulae, die für eine Unterteilung in die größere unter ihr gelegene Fossa infraspinam und in die über ihr liegende kleinere Fossa supraspinam sorgt. Die Spina scapulae setzt sich nach lateral hin in das Akromion fort, wobei das Dach des Schultergelenkes durch das Korakoid ventral lateral ergänzt wird.

Das Schultergelenk selbst ist das beweglichste Gelenk des menschlichen Körpers. Es besitzt eine auffallend weite schlaffe Kapsel, die im kranialen Bereich durch das Lig. coracohumerale und im ventralen Bereich durch die Ligg. glenohumerale superior, mediale und inferior verstärkt wird (Abb. 21.1). Im Bereich der Axilla ist bei hängendem Arm der Recessus axillaris ausgebildet. Der Humeruskopf ist in die Fossa glenoidalis eingebettet, wobei die Gelenkfläche des Humeruskopfes etwa 3-mal so ausgedehnt ist wie die Gelenkfläche der Fossa glenoidalis.

Am Rand der glenoidalen Gelenkkapsel, an deren Insertion an der Fossa glenoidalis findet sich der so genannte Labrumring (Abb. 21.2), der aus derbem Bindegewebe besteht, dreieckförmig ausgebildet ist und die Gelenkfläche des Glenoids gegenüber dem Humeruskopf nahezu verdoppelt. Die Kapsel entspringt am äußeren Rand des Labrum glenoidale und inseriert am Collum anatonicum humeri und zwar derart, dass die Tubercula majus et minus humeri außerhalb des Gelenkes zu liegen kommen. An der skapulären Insertion allerdings gibt es Ansatzvariationen, die noch zu besprechen sind.

Das Schultergelenk hat zwei Seitenkammern, die Vagina synovialis intertubercularis und die Bursa subscapularis. Die Vagina synovialis intertubercularis kann als eine Ausstülpung der Gelenkinnenhaut angesehen werden, die von der Sehne des Caput longum des M. biceps verschieden weit nach distal begleitet wird und die in einer zarten leicht beweglichen Röhre endet, die rings um die Sehne angewachsen ist. Die Vagina intertubercularis hat also eine direkte Beziehung zum Gelenk und ist auch mit Synovia ausgekleidet. Die Bursa subscapularis liegt hinter der Sehne des M. subscapularis und zwar an ihrem oberen Rand. Sie steht meistens mit der Gelenkspalte und häufig mit der Bursa subcoracoidea an der Wurzel des Processus coracoideus in Verbindung. Ihre Einmündung in das Gelenk liegt weit oben und vorn vor der Bizepssehne und sie ist häufig zwischen Synovialzotten versteckt.

Drei verschiedene Typen der anterioren Kapselanheftung im Bereich der Skapula sind bekannt (Abb. 21.3):

- *Typ I*: Hier findet sich die Anheftung in unmittelbarer Nachbarschaft des anterioren Labrums (47 %).
- *Typ II*: Die Anheftung erfolgt entlang des skapulären Halses (50 %).
- *Typ III*: Die Anheftung erfolgt medial des skapulären Halses (3 %).

Dorsal sind Variationen nicht bekannt. Typ I dominiert im oberen anterioren Bereich, Typ II dominiert im mittleren und unteren Bereich. Spontane habituelle Schultergelenkluxationen sind fast ausschließlich mit Typ III der kapsulären Anheftung assoziiert.

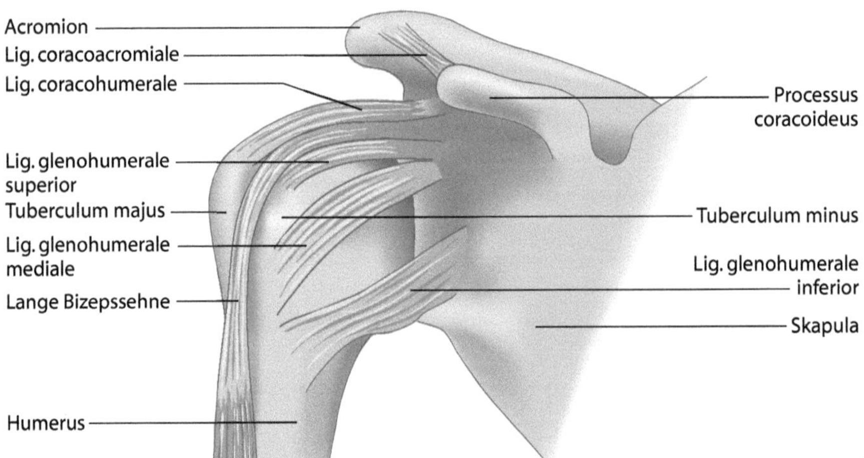

Abb. 21.1. Schultergelenk

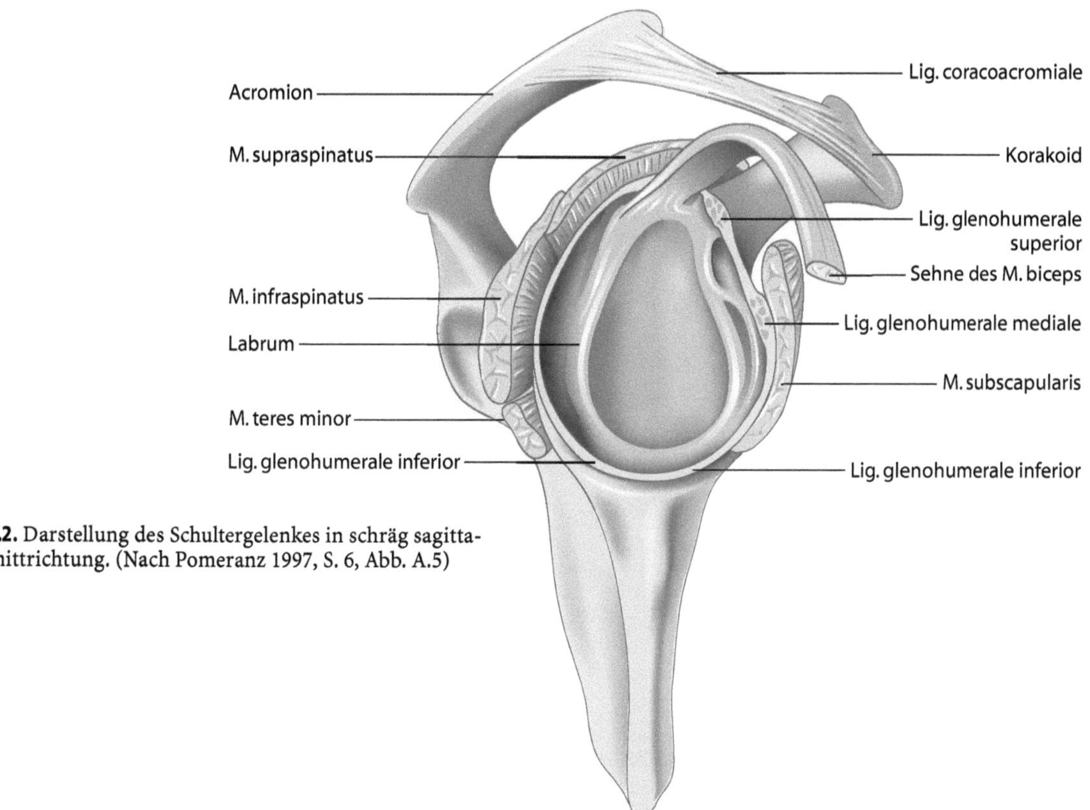

Abb. 21.2. Darstellung des Schultergelenkes in schräg sagittaler Schnittrichtung. (Nach Pomeranz 1997, S. 6, Abb. A.5)

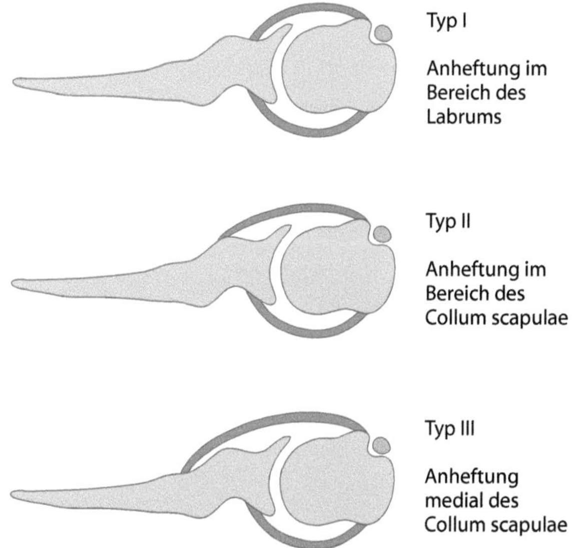

Abb. 21.3. Verschiedene anteriore Kapselansätze, axiale Darstellung:
Typ I: anterior 47 %, posterior 100 %
Typ II: anterior 50 %, posterior 0 %
Typ III: anterior 4 %, posterior 0 %

Einige wichtige Varianten im Hinblick auf die Form des Akromions

Bigliani (1986) untersuchte die Beziehung zwischen der akromialen Konfiguration und der Rotatorenmanschettenruptur (s. S. 161).

Die Einteilung erfolgt zunächst im Hinblick auf den unterschiedlichen räumlichen Verlauf (Abb. 21.4 a):

1. Das Akromion weist eine positive Neigung nach unten auf, entweder nach ventral oder nach lateral.
2. Das Akromion weist eine negative Neigung nach oben auf.
3. Das Akromions verläuft neutral ohne Neigung.

Die zweite Einteilung erfolgt nach der Form des Akromions (Abb. 21.4 b):

- *Typ I*: Das Akromion weist an der Unterfläche eine flache Konfiguration auf (38 %).
- *Typ II*: Das Akromion verläuft an der Unterfläche im anterioren Bereich gekurvt (42 %).
- *Typ III*: Das Akromion weist im anterioren Bereich eine Hakenform auf (18 %).

Kürzlich wurde für die akromiale Form ein *Typ IV* (2 %) mit einer konvexen inferioren Oberfläche beschrieben. Diese Konfiguration ist allerdings selten. Die Hakenform des Akromions kann kongenital oder

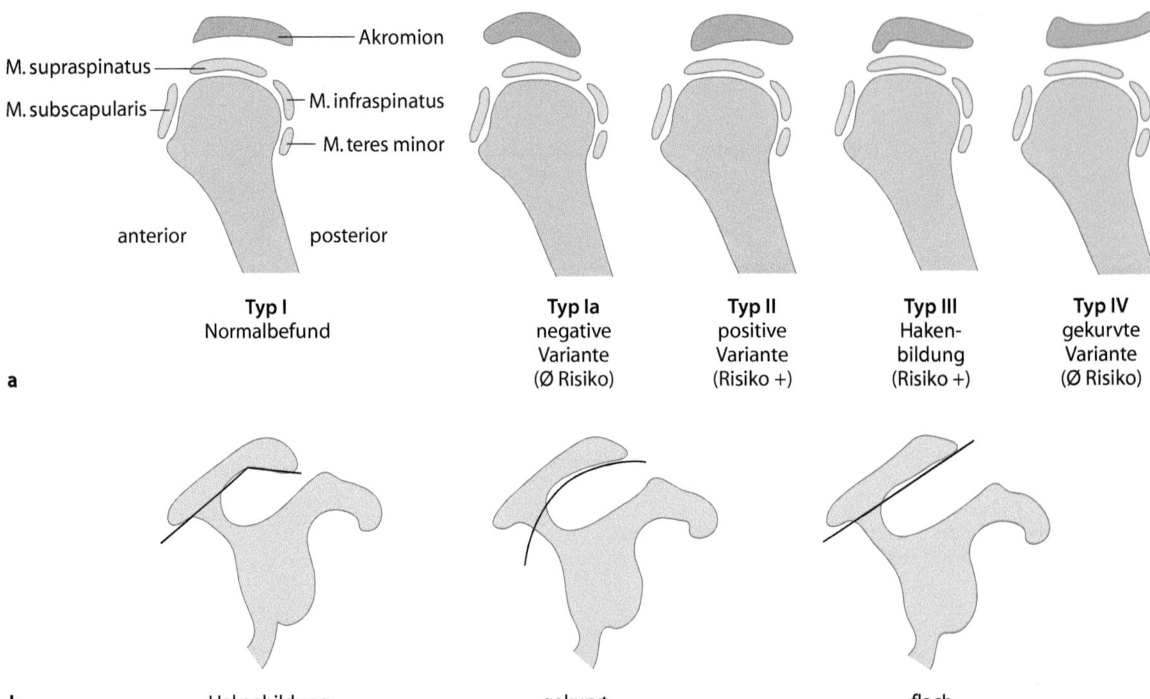

Abb. 21.4 a,b. Einteilung der verschiedenen Formvarianten des Akromions nach vorkommenden Typen in sagittaler Projektion, die von II und III ein erhöhtes Impingement-Risiko darstellen. (Nach Pomeranz 1997, S. 33, Abb. A.26))

erworben sein (Typ III). Sie tritt offensichtlich mit zunehmendem Alter häufiger auf und entwickelt sich auf dem Boden einer Verkalkung am akromialen Ansatz des korakoakromialen Ligaments.

Ein erhöhtes Risiko für das noch zu besprechende „impingement" der Supraspinatussehne ist nicht nur beim Typ III gegeben, sondern auch bei einer positiven Neigung des Akromions nach unten; in letzterem Fall ist das Risiko für ein laterales ausgangsabhängiges Impingement erhöht.

Dagegen konnte für die Neigung des Akromions nach kranial und auch für den Typ IV der Akromionform keine Korrelation zum Impingement-Syndrom gefunden werden.

Skapulohumerale bzw. skapuloklavikulare Ligamente

Es gibt eine Reihe von Ligamenten, die das Gelenk verstärken. Hierzu gehört das korakohumerale Ligament im kranialen Bereich, das gewissermaßen die Abde-

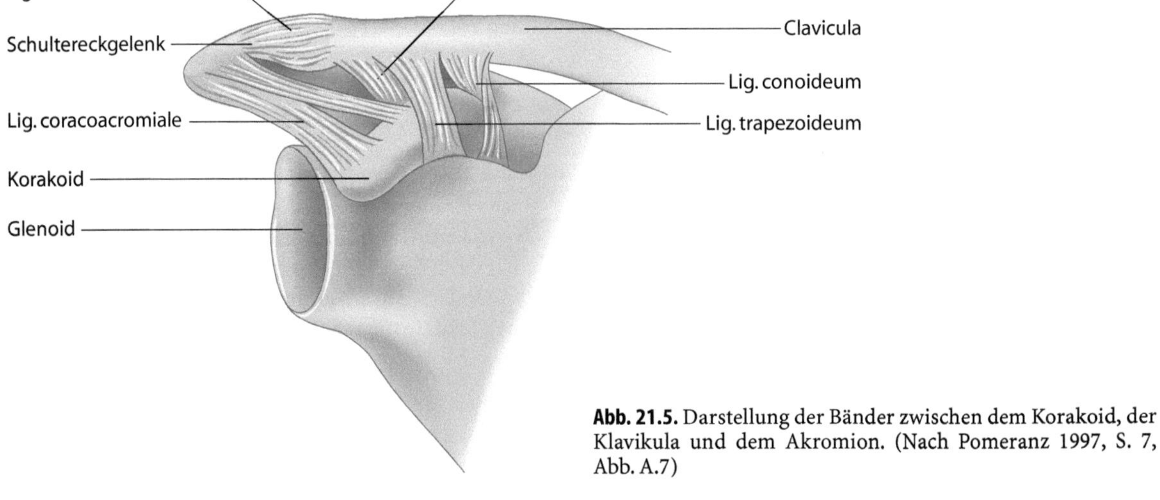

Abb. 21.5. Darstellung der Bänder zwischen dem Korakoid, der Klavikula und dem Akromion. (Nach Pomeranz 1997, S. 7, Abb. A.7)

ckung des Schultergelenkes nach oben hin darstellt. Hierzu gehören auch drei Bänder, die das Korakoid mit dem Akromion und mit der Klavikula verbinden. Hierbei handelt es sich um das Lig. trapezoideum, das Lig. cunoideum und als wichtigstes das Lig. coracoacromiale, auch Lig. transversum genannt (Abb. 21.5). Ein weiteres Band verstärkt die Kapsel des Schultereckgelenkes, es trägt die Bezeichnung Lig. acromioclaviculare.

Das Lig. coracoacromiale spielt eine wichtige Rolle bei der Entstehung des so genannten Impingement-Syndroms.

Das Akromioklavikulargelenk ist Bestandteil des Schultergürtels.

Weitere wichtige Ligamente verstärken die Schultergelenkkapsel, insbesondere auf der anterioren Seite. Es sind dies das Lig. glenohumerale superior, das Lig. glenohumerale mediale und das Lig. glenohumerale inferior.

Ligamentum glenohumerale superior. Dieses Band entspringt im oberen Bereich des Glenoids vor dem Ansatz der langen Sehne des M. biceps und auch vor dem Labrum. Es überbrückt das Gelenk von posterior medial nach anterior medial und setzt gerade oberhalb des Tuberculum minus im Bereich des Sulcus bicipitalis an. Es ist fest mit der Kapsel und dem korakohumeralen Ligament verbunden und beugt einer Luxation nach kranial vor, trägt jedoch nur wenig zur anterioren Stabilität bei. Dieses Ligament hat stellt eine wichtige Komponente des Rotatorenmanschettenzwischenraumes dar; eine Lockerung kann nämlich eine rezidivierende Instabilität des Schultergelenkes verursachen.

Ligamentum glenohumerale mediale. Dieses Ligament entspringt im vorderen Bereich des glenoidalen Randes und ist im Bereich der mittleren Facette des Tuberculum minus angeheftet. Es weist die stärkste Variation im Hinblick auf den Sitz und die Dicke auf. Es liegt in unmittelbarer Nachbarschaft zur Sehne des M. subscapularis und ist umgeben von der Bursa subscapularis. Das Ligament gewährleistet die Stabilität des Schultergelenkes während einer Außenrotations-Abduktions-Bewegung. Diese Funktion ist entscheidend, insbesondere bei einer Abduktion des Armes von mehr als 60 %.

Das Foramen Weitbrech ist zwischen dem superioren und dem mittleren glenohumeralen Ligament und das Foramen Rouviere zwischen dem mittleren und dem unteren glenohumeralen Ligament lokalisiert.

Ligamentum glenohumerale inferior. Es besteht aus einem vorderen und einem hinteren Band sowie einer dazwischen liegenden axillären Tasche. Es ist das ausgedehnteste Band und macht kaudal zwei Drittel des gesamten Umfangs des Glenoids aus. Dieses Ligament entspringt am unteren Teil des glenoidalen Randes und ist im Bereich des chirurgischen Humerushalses angeheftet. Es ist schlaff in der Adduktionsstellung und spannt sich während der Abduktion zunehmend an. Hierbei bewegt sich das anteriore und auch das posteriore Band nach oben in Richtung auf den Humeruskopf. Bei einer 90°-Abduktion verhindert es eine anteriore und eine posteriore Dislokation. Die axilläre Tasche, die zwischen dem dorsalen und ventralen Band lokalisiert ist, ist ebenfalls bei Adduktion schlaff. Sie dehnt sich nach unten hin aus. Das glenohumerale inferiore Band ist das wichtigste Ligament für die Gewährleistung der anterioren Stabilität und limitiert die Außenrotation bei zunehmender Abduktion.

Anatomische Varianten der anterioren Kapsel und der Ligamente im anterioren Bereich. Es sind insgesamt vier Varianten bekannt:

1. Die klassische Ausführung mit drei Ligamenten.
2. Eine bandartige Darstellung des mittleren glenohumeralen Ligaments bei einem normalen unteren glenohumeralen Ligament.
3. Ein Zusammenfließen des mittleren und des unteren glenohumeralen Ligaments.
4. Das komplette Fehlen der glenohumeralen Ligamente.

Labrum

Das glenoidale Labrum stellt eine keilförmige fibrokartilaginäre Struktur dar, die fest am glenoidalen Rand der Skapula angeheftet ist und das Glenoid wie einen Kranz umgibt. Das Labrum verdoppelt die Gelenkfläche des Glenoids gegenüber dem Humeruskopf und sorgt außerdem für eine gewisse Stabilität bei anterior-posteriorer Bewegung.

Die im Folgenden aufgezählten Varianten des obe-

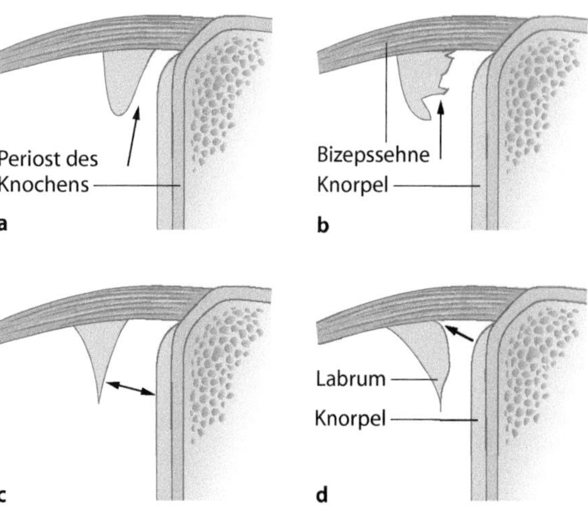

Abb. 21.6. **a** Sublabraler Recessus Typ III. **b, c, d** Verschiedene Formen der SLAP II-Läsion.

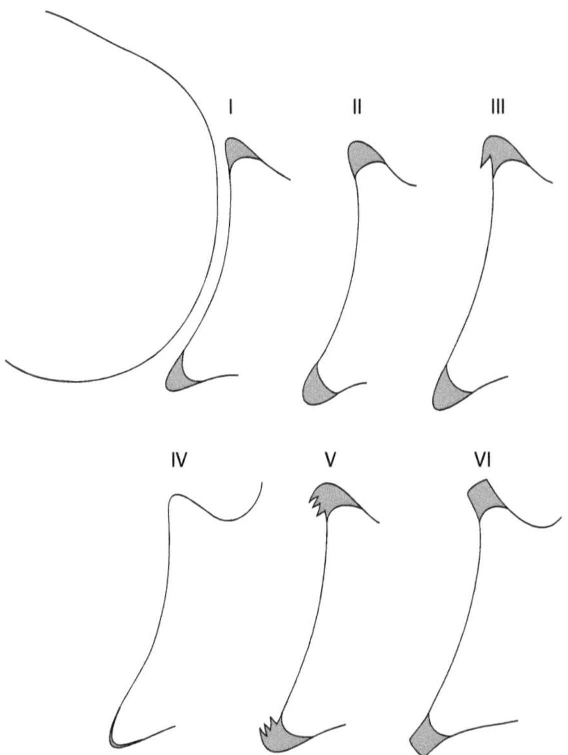

Abb. 21.7. Formvarianten des Labrums in axialer Schnittrichtung. *I* trianguläre Form, *II* abgerundete Form, *III* eingekerbte Form, *IV* fehlendes Labrum, *V* ausgefranste Form, *VI* abgeflachte Form. (Nach Pomeranz 1997, S. 8, Abb. A.8)

ren Labrums können u. U. als so genannte *SLAP-Läsion* missgedeutet werden:

1. der superiore sublabrale Recessus (Abb. 21.6 a–d),
2. das sublabrale Foramen,
3. der Buford-Komplex.

Weitere labrale Varianten (Abb. 21.7):

4. Es besteht in 50 % eine dreieckförmige lineare Signalerhöhung im Bereich des vorderen Labrums durch hyalinen Knorpel.
5. Das Labrum ist in 20 % abgerundet.
6. Das Labrum ist in 7 % kommaförmig abgeflacht.
7. Das Labrum ist in 15 % gespalten.
8. Das Labrum ist in 8 % eingekerbt.
9. Das Labrum weist eine zentrale Signalerhöhung auf.
10. Das Labrum weist eine lineare Signalerhöhung auf.

Die trianguläre Form ist die häufigste und macht im posterioren Bereich 73 %, im anterioren Bereich 45 % aus.

Varianten im Bereich des oberen Labrums und der Bizepssehne

1. Der sublabrale superiore Recessus, der in 12-Uhr-Position bei schräg sagittaler Projektion lokalisiert ist (Abb. 21.8).
   - *Typ I*: Der labral-bizipitale Komplex ist vollständig am glenoidalen Rand fixiert, sodass arthroskopisch die untere Seite des Labrums nicht vom Glenoid differenziert werden kann.
   - *Typ II*: Hierbei handelt es sich um einen schmalen Sulcus zwischen dem glenoidalen Rand und dem Labrum.
   - *Typ III*: Hierbei handelt es sich um einen ausgedehnten Sulcus zwischen dem Labrum und dem glenoidalen Rand, sodass arthroskopisch zwischen dem Labrum und dem glenoidalen Knorpel differenziert werden kann.
2. Sublabrales Foramen (Abb. 21.9 a–c). Ein sublabrales Foramen wird in etwa 11 % beim Menschen gefunden und darf nicht mit einem superioren sublabralen Recessus verwechselt werden. Im Gegensatz zum Letzteren ist das sublabrale Foramen anterior-superior bei etwa 2 Uhr in der schräg sagittalen Ebene nachweisbar. Es findet sich also mehr anterior von der Bizepssehnenanheftung und kommt gelegentlich auch zusammen mit einem sublabralen superioren Recessus vor. In der MRT lässt es sich am besten nach intraartikulärer Kontrastmittelgabe

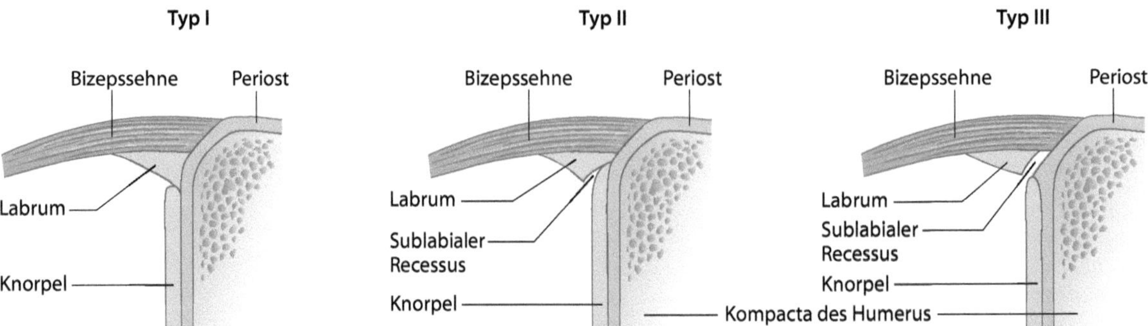

Abb. 21.8. Labrumanheftungsvarianten im Bereich des bizepslabralen Komplexes in koronarer Schnittrichtung. *Typ I* normaler Befund, *Typ II* schmaler Sulcus zwischen Labrum und Knorpel, *Typ III* breiter Sulcus zwischen Labrum und Knorpel

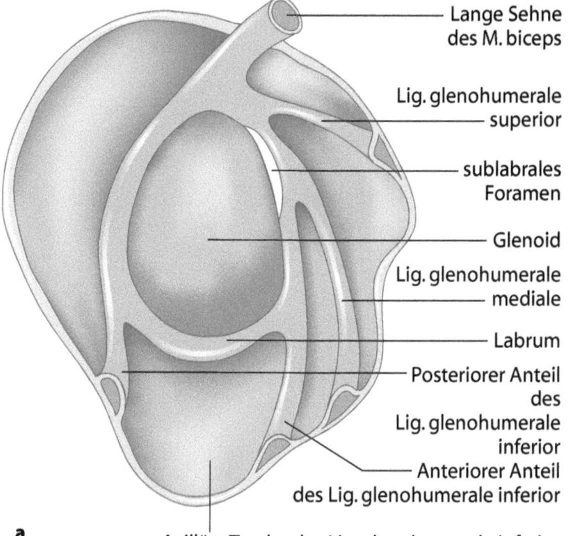

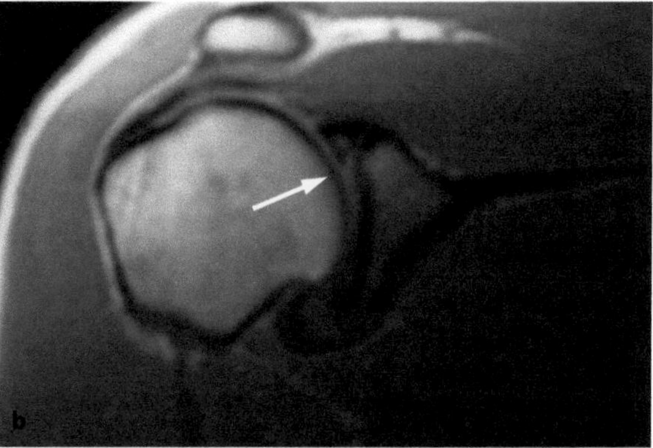

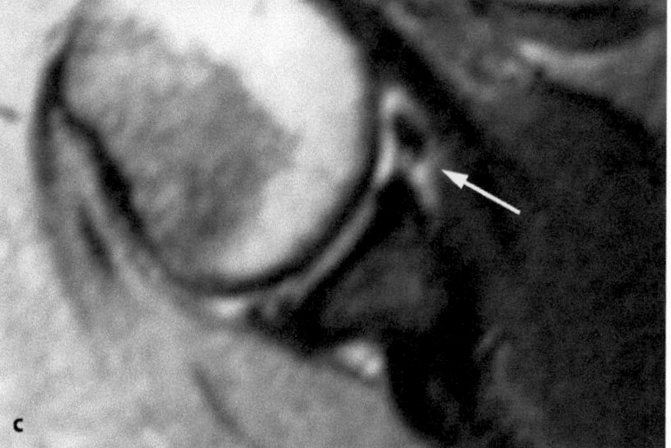

Abb. 21.9. a Darstellung der Schulterligamente und des sublabralen Foramens in sagittaler Projektion
b,c Der hauptsächlichste Befund ist eine Signalveränderung im Bereich des superioren Labrums mit der Differenzialdiagnose einer prominenten superioren Labrumspalte vs. der Entwicklung einer Fissur. Geringe Supraspinatustendinopathie und Peritendinitis. Kapsulitis. **b** FSE T2-gewichtet, axial, **c** SE T1-gewichtet, koronar. (Pomeranz)

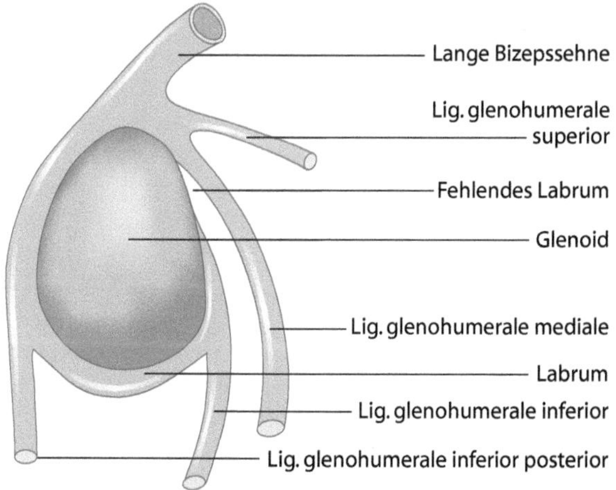

Abb. 21.10. Buford-Komplex, sagittale Sicht

nachweisen, wobei allerdings die große Gefahr besteht, dass diese sublabrale Variation irrtümlich für eine labrale Verletzung gehalten wird.

3. Buford-Komplex (Abb. 21.10). Der Buford-Komplex kommt bei 1,5 % der Bevölkerung vor. Er besteht aus einer bandförmigen Verdickung des mittleren Lig. glenohumerale und ist ferner durch ein fehlendes anterosuperiores Labrum charakterisiert. Das Lig. glenohumerale mediale setzt direkt im Bereich des anterosuperioren Glenoids an. Arthroskopisch kann ein verdicktes mittleres glenohumerales Ligament durchaus mit einem verlagerten labralen Fragment verwechselt werden (Abb. 21.11 a,b, Abb. 21.12 a,b, Abb. 21.13).

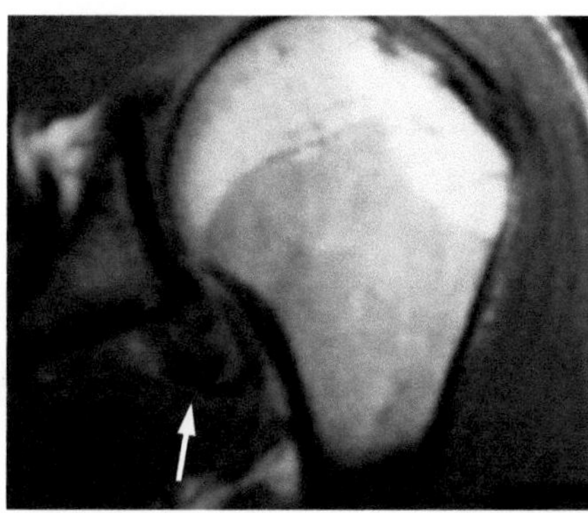

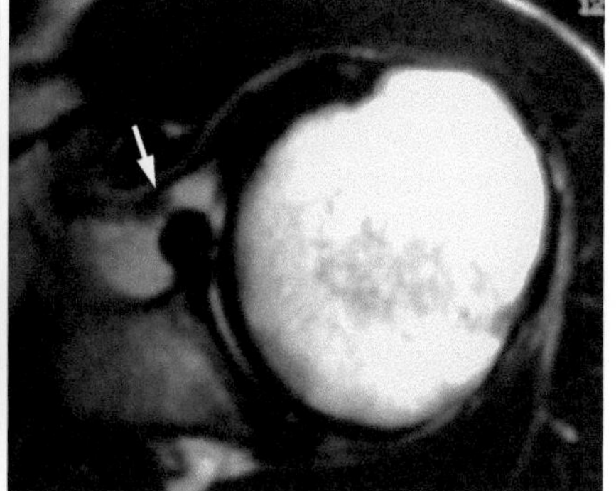

Abb. 21.11 a,b. Anteriore inferiore axialläre labrale flapartige Abtrennung des Lig. glenohumerale inferior. **a** SE T1-gewichtet, koronar, **b** FSE T2-gewichtet, axial. (Pomeranz)

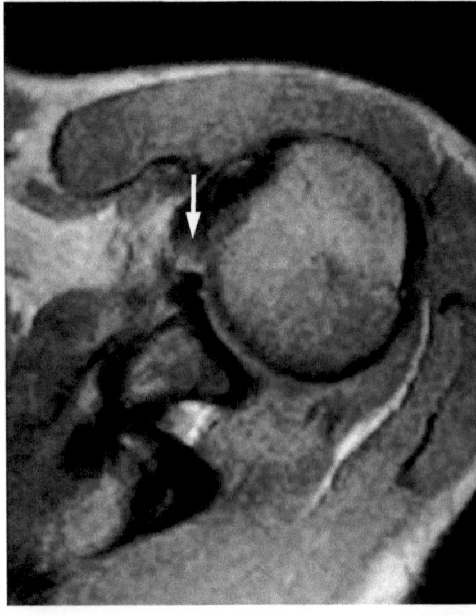

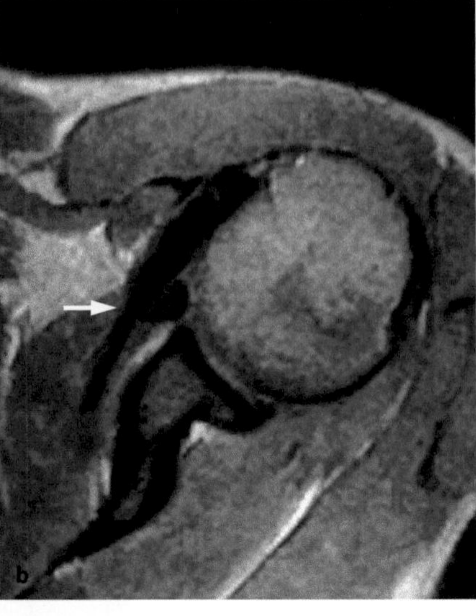

Abb. 21.12 a,b. Buford-Komplex I (GRE protonengewichtet, axial). (Pomeranz)

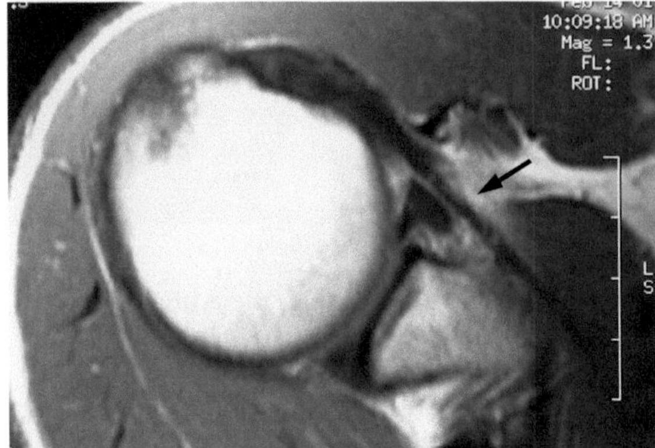

Abb. 21.13. Buford-Komplex II. (Pomeranz)

21.1.2 Muskulatur

Die Sicherung des Schultergelenkes ist der Muskulatur übertragen, die wie ein mehr oder weniger geschlossenen Mantel die Gelenkkapsel umhüllt. Es handelt sich hierbei auf der ventralen Seite oberflächlich um den M. pectoralis major, der kranial durch den M. pectoralis minor verstärkt wird und zum Processus coracoideus zieht. Beide Muskeln bilden eine mächtige dreieckförmige Muskelplatte, die sich von der Klavikula bis zur vorderen Achselfalte ausdehnt. Die tiefe Region ventral wird durch den M. subscapularis gebildet, der insbesondere lateral im Bereich seiner Sehne die vordere untere Gelenkkapsel verstärkt, im Bereich der ventralen Skapula entspringt und am Tuberculum minus des Humerus inseriert.

Die mediale Wand wird vom M. serratus lateralis gebildet, welcher die seitliche Brustwand bedeckt und von den Rippen entspringt. Diese Muskelplatte endet an der Margo vertebralis der Skapula.

Die laterale Wand ist viel schmäler als die mediale, sie wird vom M. coracobrachialis gebildet, der zusammen mit dem kurzen Kopf des M. biceps im Bereich des Korakoids entspringt und am dorsalen Humerusschaft inseriert.

Die obere Wand, mehr ventral gelegen, wird durch den mehrbauchigen M. supraspinatus gebildet, der mit seiner breiten Sehne haubenförmig das Schultergelenk überdeckt und stabilisiert (Abb. 21.14). Er entspringt in der Fossa supraspinam der Skapula und setzt breit im lateralen Bereich des Humeruskopfes, in der Region des Tuberculum majus und ventral davon, an. Dorsal findet sich der M. infraspinatus, der in der Fossa infraspinam scapulae entspringt und zum Tuberculum minus und subtuberkulär ansetzt. Unterhalb davon findet sich, ebenfalls dorsal gelegen, der M. teres minor, der an der Unterseite der Klavikula entspringt und unterhalb des Ansatzes des M. infraspinatus im Bereich des dorsalen Humerusschaftes inseriert.

Ein weiterer Muskel im Bereich der Schulter ist der M. deltoideus (Abb. 21.15), der die gesamte Schulter haubenförmig umgibt, im Bereich der lateralen Klavikula sowie im Bereich des Akromions entspringt und im Bereich des mittleren Humerusschaftes inseriert.

Der M. supraspinatus, der M. infraspinatus, der M. teres minor und der M. subscapularis bilden die so genannte Rotatorenmanschette. Aufgrund der Lücken zwischen diesen Muskeln und auch der Lücken zwischen den drei Schenkeln der ventralen Ligamente, mit oberen, mittleren und unteren Anteilen, finden sich hier umschriebene ungesicherte Teile der Kapsel. Bei plötzlichen gewaltsamen Schulterbewegungen kann daher die Gelenkkapsel an diesen Stellen einreißen und

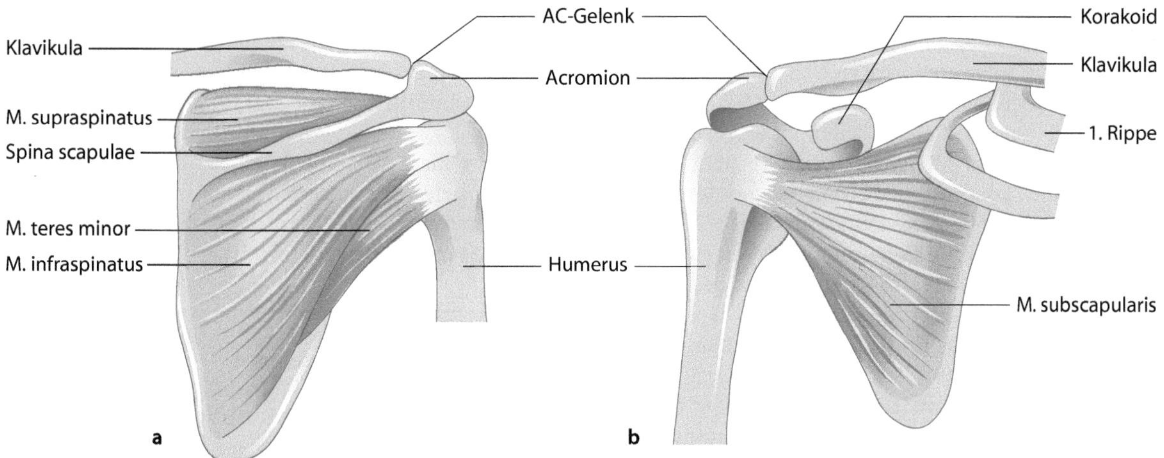

Abb. 21.14. Rotatorenmanschettenmuskulatur des Schultergelenkes (**a** Ansicht von dorsal, **b** Ansicht von ventral)

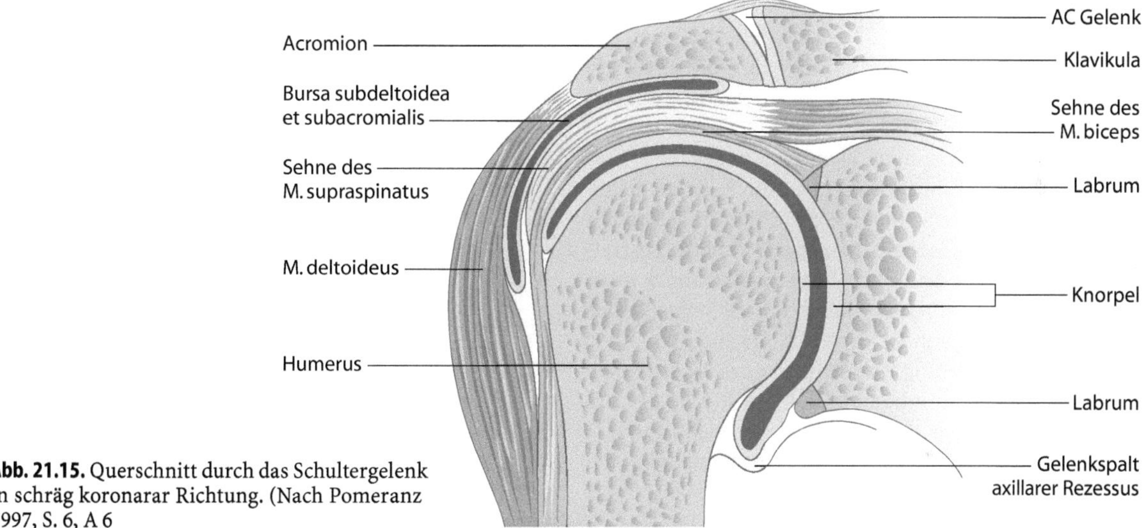

Abb. 21.15. Querschnitt durch das Schultergelenk in schräg koronarar Richtung. (Nach Pomeranz 1997, S. 6, A 6

der Gelenkkopf luxieren. Am gefährdesten ist hierbei der Recessus axillaris.

Das Caput longum des M. biceps inseriert mit seiner Sehne infrakapsulär am Tuberculum supraglenoidale scapulae. Diese Sehne verläuft durch das Gelenk, umfasst also den Humeruskopf von oben her in Richtung auf den Sulcus intertubercularis, der eine Rinnenbildung im Bereich des proximalen lateralen Humerus darstellt. Nach distal wird sie von einer Aussackung der Membrana synovialis begleitet. Diese enge anatomische Lage macht es verständlich, dass bei verschiedenen Verletzungen des Schultergelenkes, insbesondere im Bereich des proximalen Labrums, auch die Sehne des langen Bizepskopfes mit betroffen ist.

Der kurze Kopf des Bizeps kommt vom Processus coracoideus. Beide Köpfe vereinigen sich dann weit distal zu einem gemeinsamen Bauch, der scharf abgesetzt in eine platte Sehne übergeht. Diese entlässt nach ulnar den Lacertus fibrosus, welche in die Faszie der Muskulatur des Caput commune der Unterarmflexoren einstrahlt. Die Bizepssehne selbst setzt distal als starker Strang am Tuberculum radii an.

Mit dem kurzen Kopf des M. biceps zusammen entspringt am Processus coracoideus der M. coracobrachialis, der in der Mitte des Oberarmes an einer Rauigkeit des Schaftes endet.

In der zweiten tieferen Schicht ist der M. brachialis lokalisiert, dessen Sehne im Bereich der Tuberositas ulnae inseriert.

Die dorsale Muskulatur besteht aus dem M. triceps brachii. Sein langer Kopf entspringt im Bereich der Tuberositas infraarticularis der Skapula, der radiale Kopf an der dorsalen Seite des Humerus proximal vom Sulcus nervi radialis, der ulnare Kopf distal von demselben und am Septum intermusculare ulnare.

Alle drei Köpfe vereinigen sich zu einer starken, von der Muskulatur scharf abgesetzten Sehne, welche schließlich am Olekranon endet. Eine Verlängerung des Caput ulnare stellt der M. anconaeus dar, der vom Epicondylus radialis zur radialen Fläche des Olekranons und zur dorsalen Kante der Ulna zieht. Zwischen der dorsalen und ventralen Gruppe schiebt sich an der radialen Seite des Oberarms noch ein Teil der dorsalen Muskulatur des Unterarmes ein, deren Ursprünge im Bereich des Humerus lokalisiert sind. Es sind dies der M. brachioradialis und der M. extensor carpi radialis longus. Beide Muskeln entspringen an der radialen Kante des Humerus und im Bereich des Septum intermusculare radiale.

21.1.3 Schleimbeutel der Schulterregion

Es gibt eine Reihe von Schleimbeuteln, die gewissermaßen eine Schutzvorrichtung für die Sehnen darstellen.

Der größte Schleimbeutel des menschlichen Körpers ist die Bursa subdeltoidea, die unterhalb des Deltamuskels die laterale Schulter umhüllt (Abb. 21.16). Die Bursa subacromialis stellt häufig die direkte Fortsetzung der Bursa subdeltoidea oberhalb des subakromialen Raumes dar. Ebenso häufig ist sie jedoch auch durch ein Septum von ihr getrennt. Sie stellt vor allem eine Schutzvorrichtung für die Sehne des M. supraspinatus dar und verhindert physiologisch eine Schädigung der Sehne bei der Abduktionsbewegung durch Reibung. Bei einer Entzündung dieses Schleimbeutels ist der Bewegungsumfang des Schultergelenkes eingeschränkt.

Ein weiterer Schleimbeutel im Bereich des Schultergelenkes ist unterhalb des Processus coracoideus lokalisiert, die Bursa subcoracoidea, die in 10% der Fälle eine Kommunikation zur Bursa subacromialis aufweist.

Weitere kleinere Schleimbeutel finden sich in der Umgebung des Schultergelenkes an fast allen Sehnen, so die Bursa musculi latissimi dorsi und die Bursa musculi teretis majoris.

21.1.4 Biomechanische Muskelfunktionen

Schultergelenk

- *Abduktion*: Deltamuskel, M. supraspinatus,
- *Adduktion*: M. latissimus dorsi, M. pectoralis major, M. teres major,
- *Elevation*: M. pectoralis major, M. deltoides im vorderen Anteil, M. biceps,
- *Streckung*: M. latissimus dorsae,
- *Innenrotation*: M. subscapularis, M. teres major,
- *Außenrotation*: M. infraspinatus, M. teres minor, posteriorer Anteil des M. deltoides.

Skapula

- *Rotation*: M. trapezius, M. levator scapulae, M. serratus anterius,
- *Adduktion*: M. trapezius, M. latissimus dorsi,
- *Abduktion*: M. seratus anterius, M. pectoralis minor.

Der bizepslabrale Komplex ist verantwortlich für die Verlangsamung und Stabilisierung der Schulterbewegung sowie auch für die Verlangsamung der Ellenbogenstreckung. Er ist der Funktion der glenohumeralen Ligamente entgegengesetzt.

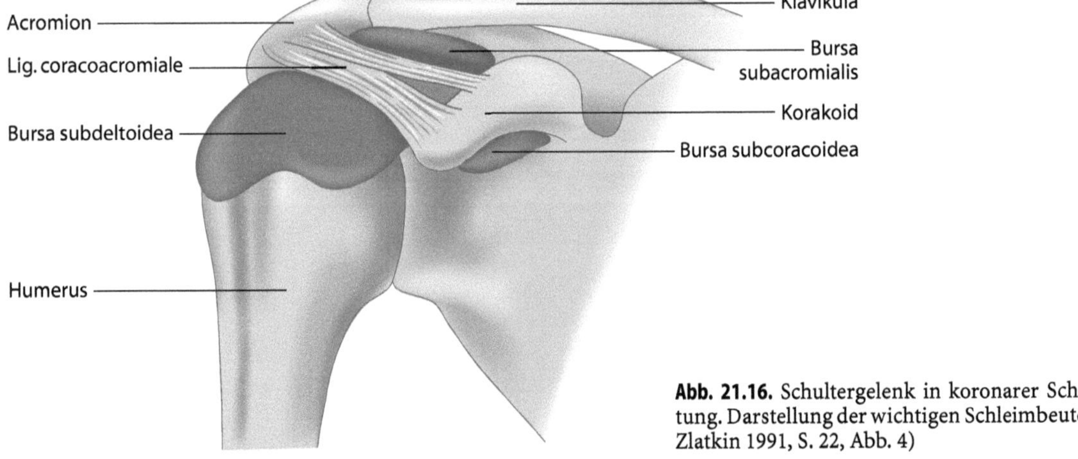

Abb. 21.16. Schultergelenk in koronarer Schnittrichtung. Darstellung der wichtigen Schleimbeutel. (Nach Zlatkin 1991, S. 22, Abb. 4)

21.1.5 Neurovaskuläre Versorgung

Das arterielle Gefäß des Armes ist die A. subclavia, die rechts als Ast des Truncus brachiocephalicus und links als direkter Ast des Arcus aortae durch die Skalenuslücke und unter der Klavikula hindurch die Achselhöhle erreicht. Sie nimmt dann den Namen A. axillaris und am unteren Bereich des M. pectoralis major den Namen A. brachialis an. Die Äste der A. axillaris versorgen die Schulter und die Schultergürtelmuskulatur und anastomosieren mit Halsästen der A. subclavia und mit Interkostalarterien. Diese Anastomosierung garantiert bei Thrombosierung der A. axillaris die weitere Blutzufuhr in den Arm. Die A. brachialis verläuft im Sulcus bicipitalis medialis zur Fossa cubitae, wo sie sich in die Äste für den Vorderarm, nämlich in die A. radialis, die A. ulnaris und die A. interossea aufteilt. Die A. brachialis entlässt als ersten Ast die A. profunda brachii, aus der die A. collateralis medialis, die A. nutricia humeri, die A. collateralis radialis und die A. collateralis ulnaris proximalis entspringen. Diese Arterien sind im Wesentlichen für die arterielle Blutversorung der Schulterregion verantwortlich.

Unter den Venen des Armes unterscheidet man zwischen oberflächlichen oder Hautvenen und tiefen Venen, welche die Arterien begleiten. Sie sind durch ausgiebige Anastomosen miteinander verbunden und besitzen reichlich Klappen (Abb. 21.17).

Die nervale Versorgung erfolgt über den Plexus brachialis, der aus der Vereinigung der ventralen Äste der 5., 6., 7. und 8. Zervikalnervenwurzel und des größeren Teils des Ramus ventralis von D1 entsteht. Sehr selten beteiligen sich an seiner Bildung auch kleinere Äste des 4. Halsnerven und des 2. Brustnerven. Man unterscheidet im Bereich des Plexus brachialis eine Pars supraclavicularis und eine Pars infraclavicularis. Der Plexus brachialis begleitet die A. subclavia im infraklavikulären Bereich. Er versteckt sich hinter dem M. pectoralis minor, wobei seine Nervenstränge rund um die Arterie angeordnet sind. Noch im Bereich der Austrittsstelle zwischen den Mm. scalenus anterior und medius vereinigen sich die Rami ventralis von C4, C5 und C6 zur Bildung des Truncus superior. Der Ramus ventralis von C7 bildet den Truncus medius und der Ramus ventralis von C8 und D1 den Truncus inferior. Jeder dieser drei Trunci teilt sich dann in einen vorderen und einen hinteren Ast. Nach Übertritt in die Axilla vereinigen sich die vorderen Äste des oberen und mittleren Truncus, also der Nervenwurzeln C5, C6 und C7 zum Fasciculus lateralis, während diejenigen des unteren Stammes nämlich von C8 und D1 den Fasciculus medialis bilden. Die hinteren Äste aller drei Nervenstränge, nämlich C5, C6, C7, C8 und D1 verbinden sich zum Fasciculus posterior. Im Bereich des lateralen und unteren Randes des M. pectoralis minor teilen sich diese Faszikel in ihre Endäste auf. Der Fasciculus lateralis und der Fasciculus medialis können auch als Fasciculus anterior dem dorsalen Fascicel gegenüber gestellt werden. Aus dem dorsalen Faszikel entspringt der N. radialis, der den Ramus cutaneus brachii radialis abgibt und der den M. triceps versorgt.

Aus dem medialen oder auch ulnaren Faszikel entwickeln sich der N. ulnaris, der am Oberarm keine Äste abgibt, der N. cutaneus brachii ulnaris, der N. cutaneus antaebrachii ulnaris und der N. medianus.

Aus dem lateralen oder auch radialen Faszikel geht der N. musculocutaneus hervor, der am Oberarm die ventrale Muskulatur innerviert. Der N. axillaris zieht in einem leichten Bogen nach lateral und verschwindet in der Tiefe der lateralen Achselhöhle, der N. radialis begleitet die A. brachialis im Bereich des Oberarmes, um dann zwischen dem Caput longum und dem Caput mediale des Trizepsmuskels ebenfalls nach dorsal zu verlaufen.

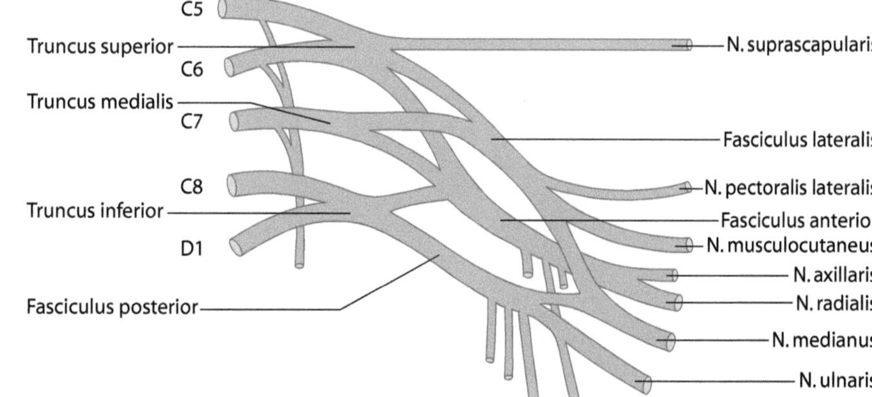

Abb. 21.17. Anatomie des Plexus brachialis. Muskuläre Innervation der Schulter und des Oberarmes durch die verschiedenen Nerven: *N. radialis:* M. triceps brachii M. brachioradialis M. extensor carpi radialis longus et brevis *N. axillaris:* M. teres minor M. deltoideus *N. musculocutaneus:* M. coracobrachialis M. biceps brachii M. brachialis *N. suprascapularis:* M. supraspinatus, M. infraspinatus. *N. subscapularis:* M. teres major, M. subscapularis. *N. thoracodorsalis:* M. latissimus dorsi. *N. thoracicus:* M. serratus anterior

Nervale Muskelinnervation im Bereich der Schulter und des proximalen Oberarmes

Der N. radialis innerviert den M. triceps, den M. brachioradialis, den M. extensor carpi radialis longus et brevis und den M. supinator.

Der N. axillaris innerviert über Äste den M. teres minor und den M. deltoideus.

Der N. musculocutaneus innerviert den M. coracobrachialis, den M. biceps und den M. brachialis.

Der N. scapularis dorsalis innerviert den M. rhomboides major et minor und den M. levator scapulae.

Der N. supracapsularis innerviert den M. supra- und infraspinatus.

Der N. subscapularis innerviert den M. teres major und den M. subscapularis.

Der N. thoracodorsalis innerviert den M. latissimus dorsae.

Der N. thoracicus longus innerviert den M. serratus anterior.

21.2 MRT-Untersuchung des Schultergelenkes

21.2.1 Untersuchungstechnik

(Abb. 21.18 a–d, Abb. 21.19 a–d, Abb. 21.20 a–d)

Die Untersuchung des Patienten erfolgt in Rückenlage unter Verwendung speziell vorgeformter und angepasster Oberflächenspulen, die von jeder Herstellerfirma angeboten werden. Es handelt sich hierbei um halb-

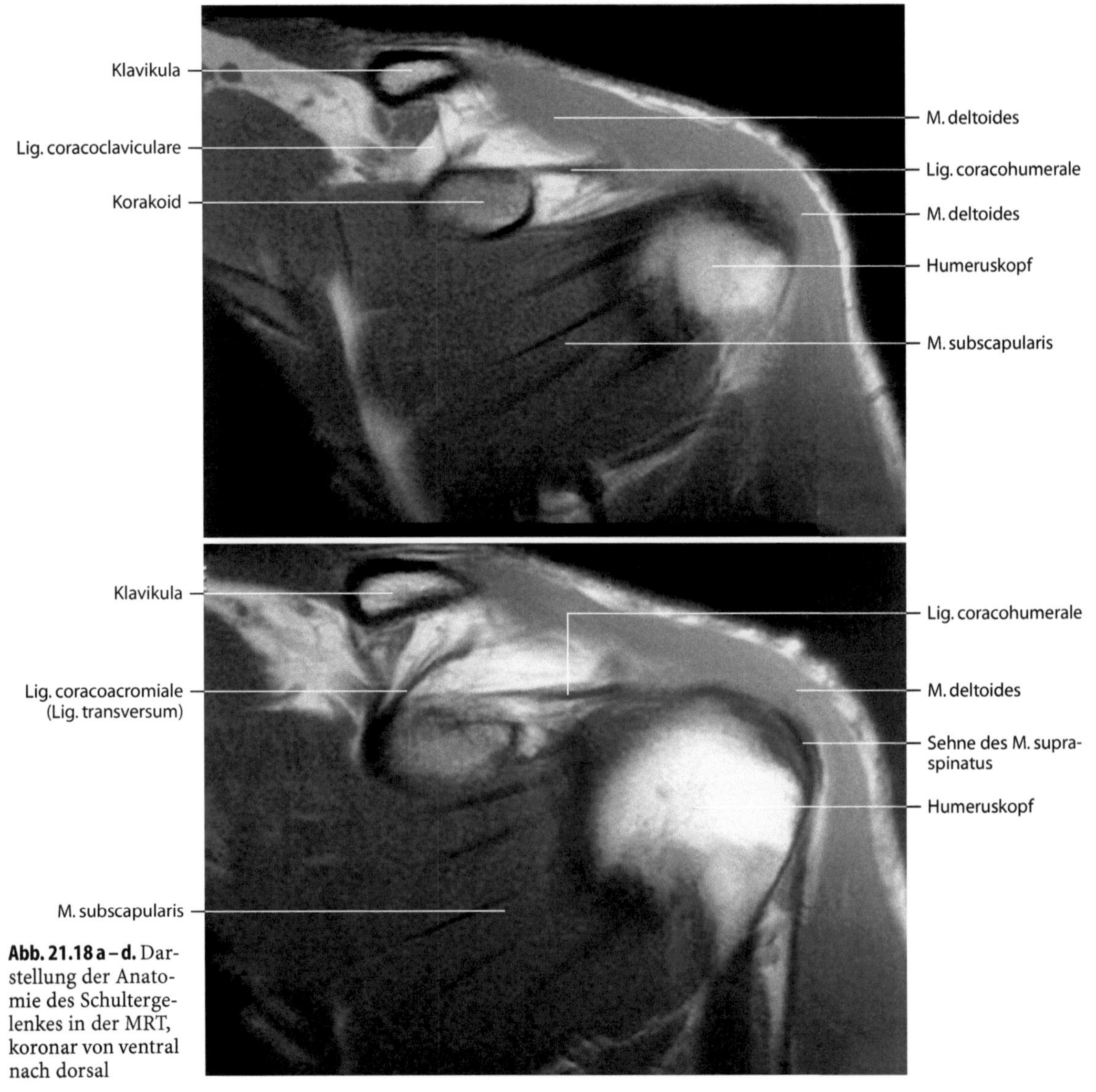

Abb. 21.18 a–d. Darstellung der Anatomie des Schultergelenkes in der MRT, koronar von ventral nach dorsal

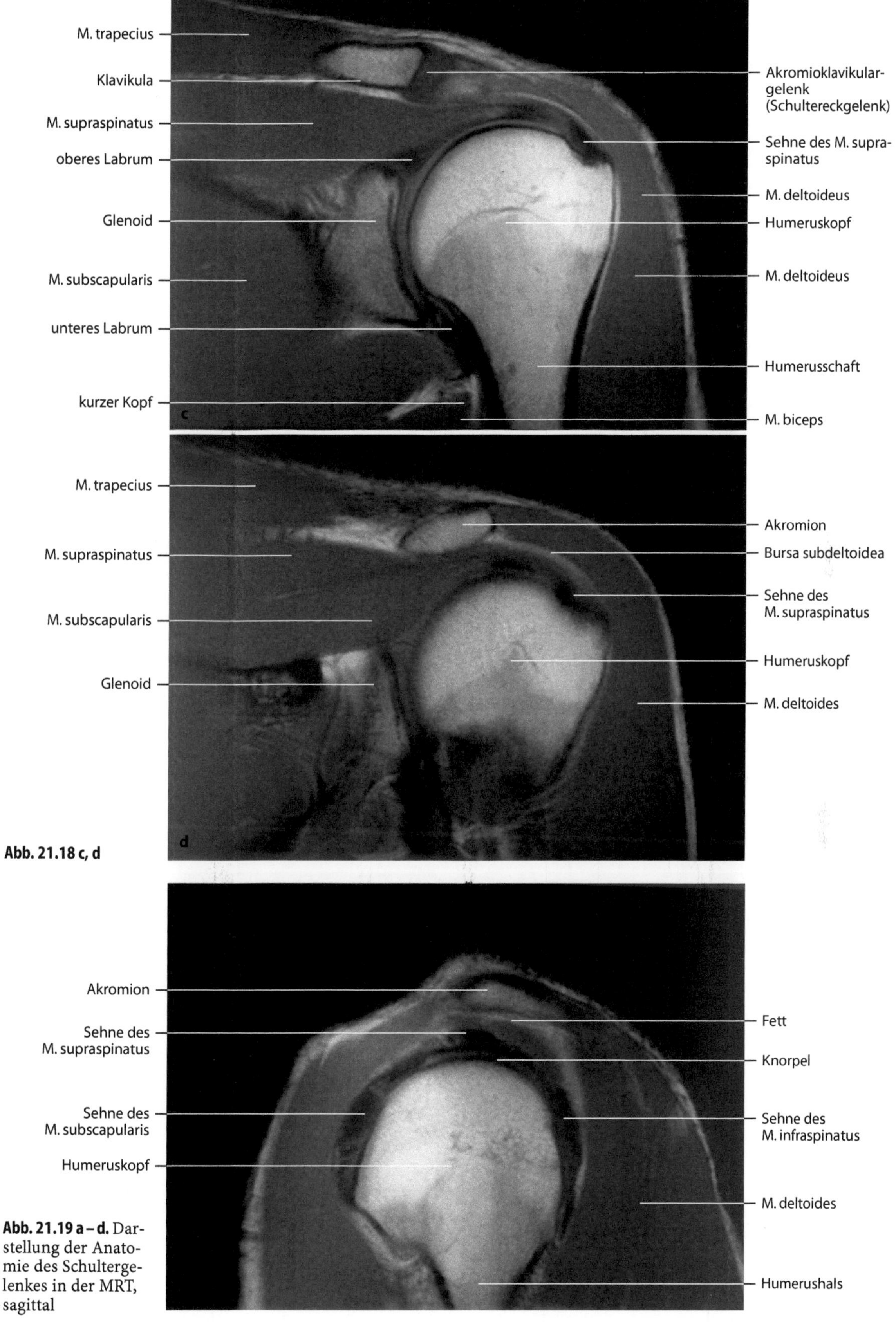

Abb. 21.18 c, d

Abb. 21.19 a–d. Darstellung der Anatomie des Schultergelenkes in der MRT, sagittal

Abb. 21.19 b–d

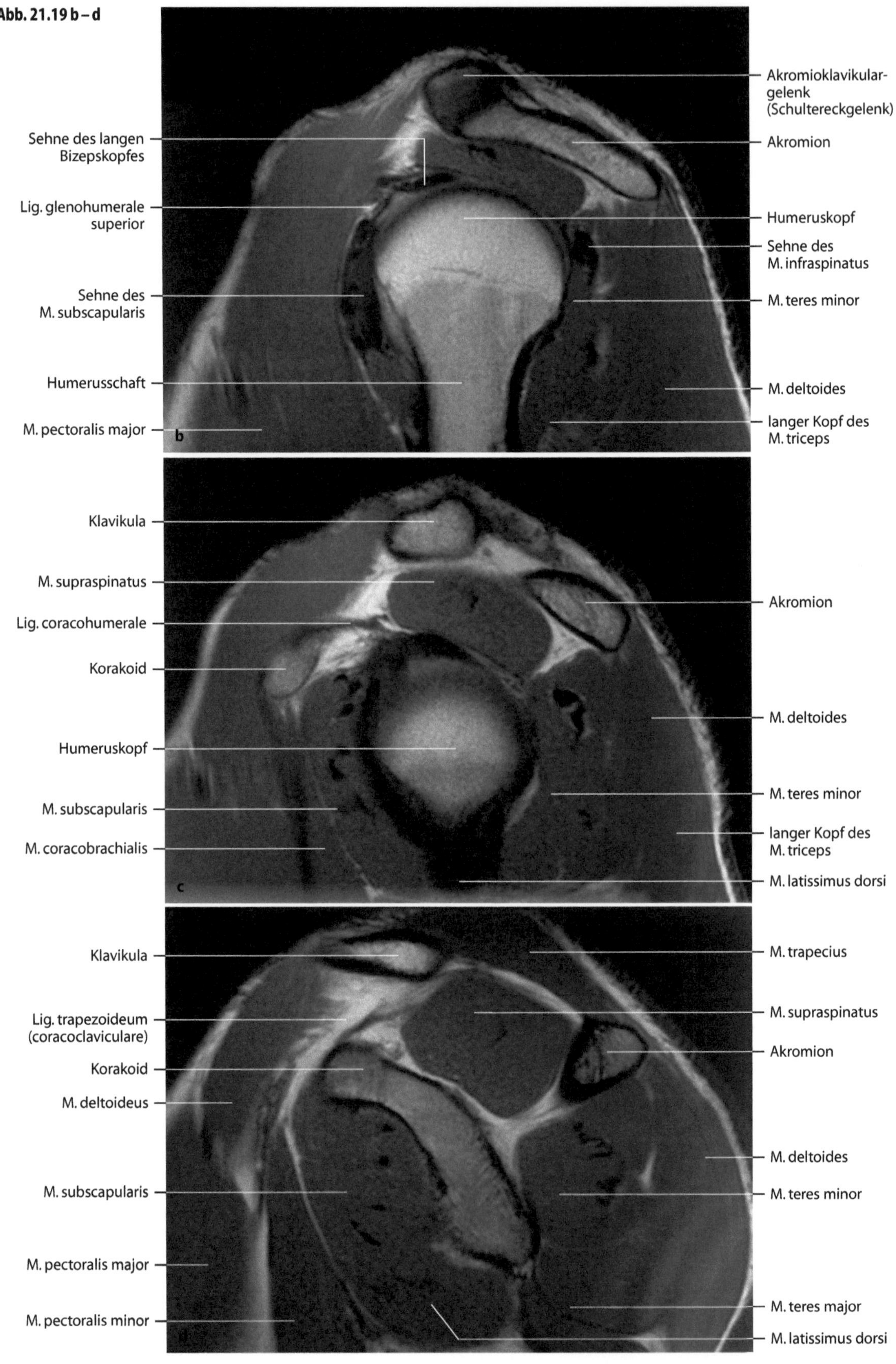
Sehne des langen Bizepskopfes
Lig. glenohumerale superior
Sehne des M. subscapularis
Humerusschaft
M. pectoralis major
b
Akromioklavikulargelenk (Schultereckgelenk)
Akromion
Humeruskopf
Sehne des M. infraspinatus
M. teres minor
M. deltoides
langer Kopf des M. triceps
Klavikula
M. supraspinatus
Lig. coracohumerale
Korakoid
Humeruskopf
M. subscapularis
M. coracobrachialis
c
Akromion
M. deltoides
M. teres minor
langer Kopf des M. triceps
M. latissimus dorsi
Klavikula
Lig. trapezoideum (coracoclaviculare)
Korakoid
M. deltoideus
M. subscapularis
M. pectoralis major
M. pectoralis minor
M. trapecius
M. supraspinatus
Akromion
M. deltoides
M. teres minor
M. teres major
M. latissimus dorsi

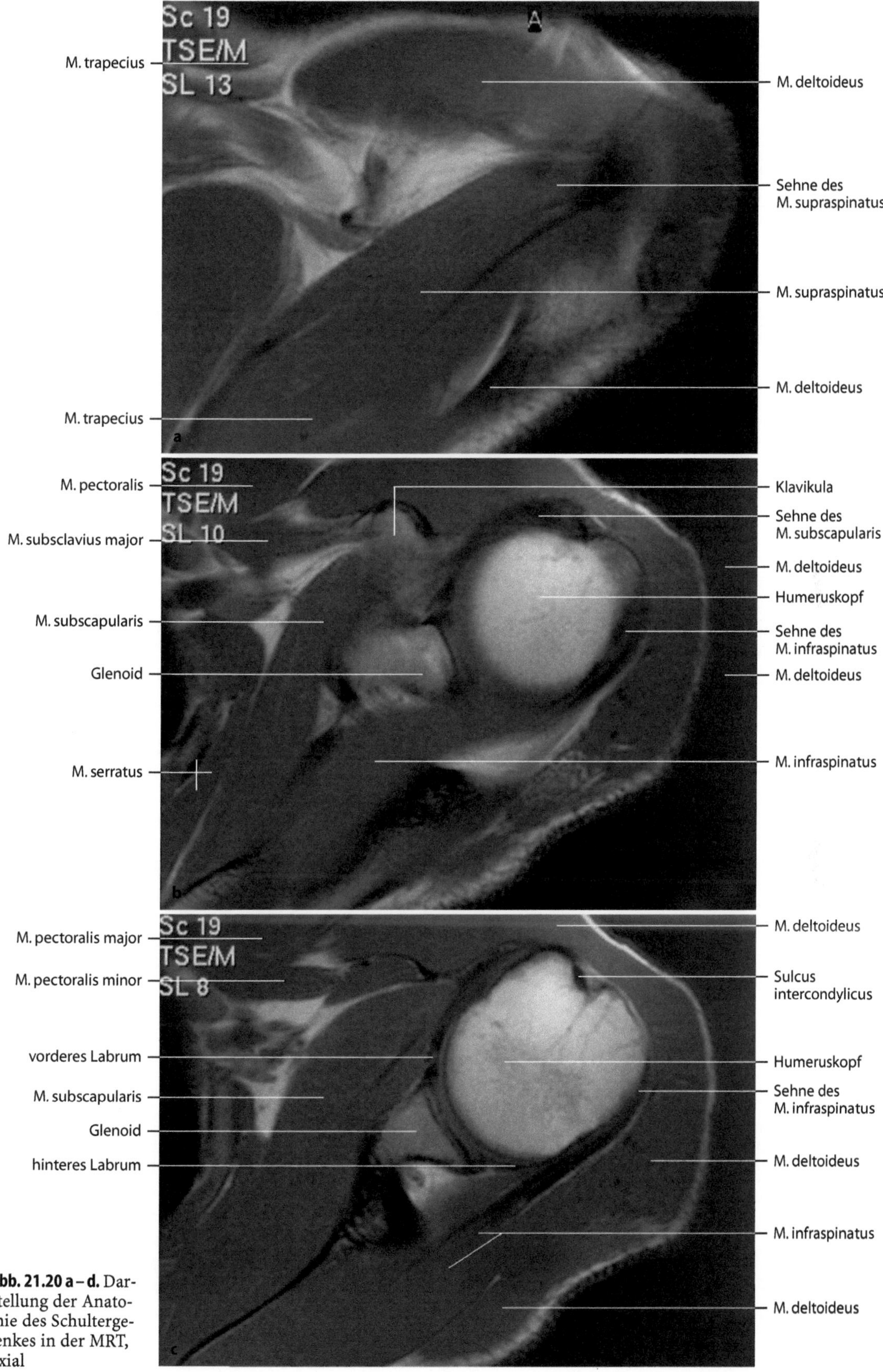

Abb. 21.20 a–d. Darstellung der Anatomie des Schultergelenkes in der MRT, axial

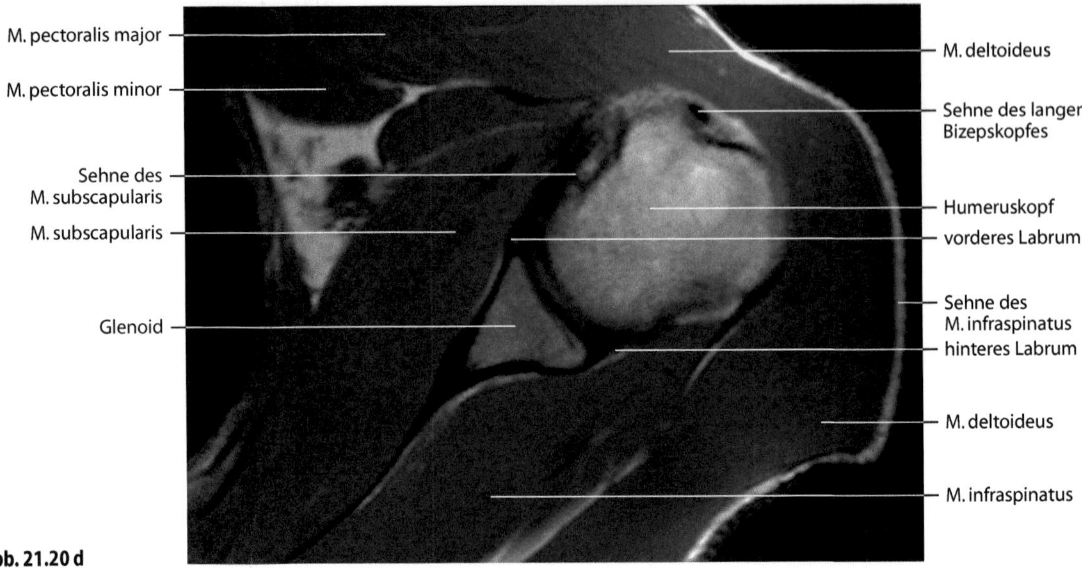

Abb. 21.20 d

ringförmige Phased-array-Oberflächenspulen oder auch um flexible Rechteckspulen. Sie erlauben eine sehr gute räumliche Auflösung und eine ausgezeichnete Darstellung der Schulteranatomie und Pathologie. Der Arm wird geringgradig abduziert, der Ellenbogen möglichst gestreckt oder auch leicht gebeugt in geringer Innenrotationsstellung. Die Schichtdicke sollte 3 mm nicht überschreiten. Die zur Anwendung kommenden Sequenzen richten sich im Wesentlichen nach der klinischen Fragestellung und der Verdachtsdiagnose. Folgende Standardsequenzen sind üblich (Abb. 21.21):

1. Schräg koronar (vgl. Abb. 21.18 a–d),
   a) SE T1-gewichtet,
   b) FSE T2-gewichtet mit Fettsuppression durch CHESS. SPIR oder STIR: Diese Ebene wird schräg im Verlauf der Skapula am axialen Localizer eingestellt. Sie erlaubt eine optimale Darstellung des M. supraspinatus einschließlich seiner Sehne bis hin zum Tuberculum majus des Humerus. Des Weiteren lässt sich das Schultergelenk, die Bursa subdeltoidea und die Brusa subacromialis sehr gut beurteilen. Ferner erlaubt diese Ebene auch eine Beurteilung der kranialen und kaudalen Labren. Außerdem ist eine Beurteilung des subakromialen Raumes möglich. Das Lig. coracoacromiale stellt sich verkürzt dar und ist in dieser Ebene nur eingeschränkt beurteilbar.
2. Schräg sagittal, FSE T2-gewichtet (vgl. Abb. 21. 19 a–d): Die schräg sagittale Schnittführung entspricht der Schnittlinie zwischen den vorderen und hinteren Labren und wird ebenfalls am axialen Localizer eingestellt. Sie erlaubt die Beurteilung der Sehnen und der distalen Muskelanteile der gesamten Rotatorenmanschette. Darüber hinaus lässt sich in dieser Ebene der subakromiale Raum und der korakoakromiale Bogen sowie auch das Schultereckgelenk gut beurteilen. Das Lig. coracoclaviculare stellt sich regelmäßig dar, das Lig. coracoacromiale kommt ebenfalls, allerdings nicht konstant, zur Darstellung. Ferner lässt sich die Form des Akromions beurteilen, was von besonderer Bedeutung bei der Ursachenforschung für das Impingement-Syndrom der Schulter ist. Auch das Lig. coracohumerale ist axial getroffen meist gut erkennbar und beurteilbar. Des Weiteren stellen sich die Ansätze der Ligg. glenohumerale mediale superior et inferior dar. Auch die Sehne des langen Bizepskopfes kommt im horizontalen Verlauf zur Darstellung.
3. Transversal bzw. axial, GRE T2*-gewichtet (Abb. 21.20 a–d): In der transversalen oder axialen Schnitt-

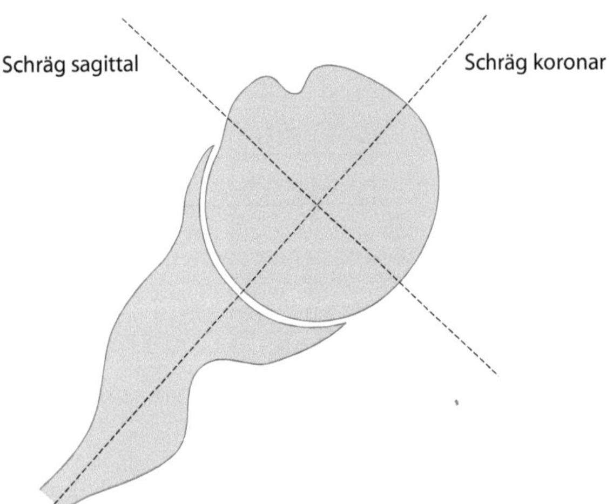

Abb. 21.21. MRT-Einstellung der schräg sagittalen und der schräg koronaren Schnittebene

führung, die an der koronaren Schnittebene als Localizer eingestellt wird, ist eine gute Beurteilung der Sehne des M. supraspinatus ebenso wie des Akromioklavikulargelenkes in den kranialen Schichten möglich. Ferner lassen sich das vordere und das hintere Labrum glenoidale signalfrei als dreieckförmige Strukturen beurteilen. Zahlreiche Formvarianten des Labrums allerdings erschweren nicht selten die Beurteilung. Des Weiteren können die Sehnen und die Muskelbäuche des M. subscapularis, des M. infraspinatus sowie des M. teres minor nur in dieser Ebene beurteilt werden. Auch die Gelenkkapsel ist insbesondere in ihrem skapulären Ansatz übersichtlich dargestellt. Ebenso lassen sich in dieser Schnittebene die Sehne des langen Bizepskopfes sowie dessen Sehnenscheide im Sulcus bicipitalis am besten beurteilen.

Das FOV sollte 16–20 cm betragen, die Matrix 192×256 Pixel. Bei Hochfeldsystemen reicht eine Mittelung von „2" aus.

Eine intraartikuläre Kontrastmittelgabe wird bei Verdacht auf das Vorliegen einer labralen Verletzung empfohlen; eine intravenöse Kontrastmittelgabe empfiehlt sich bei der Verdachtsdiagnose einer Arthritis, evtl. auch einer aktivierten Arthrose, zur Beurteilung der Synovia. Von einigen Untersuchern wird die indirekte MR-Arthrographie jedoch auch bei der Fragestellung nach einem Rotatorenmanschettensyndrom empfohlen.

Eine weitere allerdings relativ selten zur Anwendung kommende Schichtrichtung ist die Schulteruntersuchung in ABER-Position (Abduktion External Rotation). Diese Schichtrichtung kann bei bestimmten Fragestellungen wertvolle Zusatzinformation liefern.

Hierbei wird der Arm der untersuchten Extremität nach kranial abduziert und oberhalb des Kopfes bei flektiertem Ellenbogen in der ABER-Position gelagert. Im Anschluss daran erfolgt die Anfertigung eines Lokalizers in koronarer Schnittrichtung und die Durchführung von schräg axialen T1-gewichteten Schichten an Hand dieses Lokalizers entlang der humeralen Achse. Ferner sollte zusätzlich eine T2-gewichtete fettsupprimierte Sequenz in gleicher axialer Schnittrichtung zur Anwendung kommen.

21.2.2 Darstellung der verschiedenen Gewebe im Bereich der Schulter mit der MRT

In der T1-Wichtung stellen sich das subkutane Fett, die intramuskulären Fettschichten und das fetthaltige Knochenmark mit einem hellen Signal dar. Die Muskulatur und der hyaline Knorpel haben eine intermediäre Signalintensität. Der kortikale Knochen, das fibrokartilaginäre Labrum glenoidale, die Gelenkkapsel, die Sehnen und die Ligamente weisen aufgrund des Fehlens freier Protonen praktisch kein Signal auf, erscheinen daher schwarz. Ein dunkles Signal findet sich außerdem überall dort, wo freie Flüssigkeit vorhanden ist.

In der T2-Wichtung erscheint das Fett ebenfalls hell, die Muskulatur dunkelgrau, Flüssigkeit hell sowie Ligamente, Sehnen, Bänder und kortikaler Knochen dunkel.

Bei Fettsuppression in der T1-Wichtung findet sich überall dort, wo Fett vorhanden ist, ein deutlich abgeschwächtes Signal. Diese Sequenz sollte immer zur Anwendung kommen, wenn das Kontrastmittel Gadolinium verabreicht wurde.

Bei Fettsuppression in der T2-Wichtung ist, ebenfalls überall dort, wo Fett vorhanden ist, nur ein sehr abgeschwächtes Signal nachweisbar. Diese Sequenz erlaubt die Abgrenzung zwischen Fett und Flüssigkeit und ist daher wichtig für den Nachweis von Ödemen oder intraartikulärer Flüssigkeit.

In der GRE-Technik mit T2*-Wichtung ist die Muskulatur hell, die Flüssigkeit weist ebenfalls ein verstärktes Signal auf, das Signal von Sehnen und Labren sowie Ligamenten ist intermediär.

21.2.3 Technik der direkten Schultergelenk-MR-Arthrographie

Für die Durchführung der direkten MR-Arthrographie ist die Gelenkpunktion erforderlich. Diese erfolgt in der Regel unter rotierender Röntgenfernsehkontrolle. Hierbei befindet sich der Patient in Rückenlage, wobei der Arm adduziert und etwas außenrotiert ist. Die Punktionsstelle liegt ca. 1 cm unterhalb und lateral vom Processus coracoideus am Vorderrand des M. deltoideus. Nach Anästhesie der Weichteile wird eine etwa 5 cm lange und 1 mm dicke kurz geschliffene Nadel schräg nach oben eingestochen. Sobald knöcherner Widerstand fühlbar ist, erfolgt ein geringes Zurückziehen der Nadel um 2 mm, um die richtige Position zu erreichen. Wenn keine Gelenkflüssigkeit abtropft, überzeugt man sich durch eine Probeinjektion von 2 cm^3 physiologischer Kochsalzlösung vom einwandfreien Sitz der Nadel. Anschließend erfolgt unter Fernsehkontrolle die Injektion von 2–3 cm^3 eines Röntgenkontrastmittels. Verteilt sich dieses in regulärer Weise im Gelenk, wird im Anschluss daran ca. 10 cm^3 einer 1:50 bis 1:100 mit physiologischer Kochsalzlösung verdünntes Gadolineum intraartikulär appliziert und eine Verteilung des Kontrastmittels durch Schultergelenksbewegungen vorgenommen. Anschließend erfolgt die Umlagerung des Patienten in den Kernspintomographen und die Anfertigung der vorgegebenen Sequenzen und Schichtrichtungen.

21.3 Traumatische und degenerative Läsionen

Beide Pathologien werden in einem Abschnitt abgehandelt, und zwar aus folgenden Gründen:

Bei keinem anderen Gelenk sind degenerative und traumatische Veränderungen so miteinander verwoben wie im Bereich der Schulter. So lösen bereits geringe Traumen bei gleichzeitigem Vorliegen degenerativer Veränderungen das Leitsymptom, nämlich den Schmerz, aus. Andererseits sind traumatische Ereignisse häufig der Auslöser für die vorzeitige Entwicklung degenerativer Veränderungen. Diese enge Beziehung zwischen Degeneration und traumatisch bewirkten Läsionen erklärt auch die häufig diskrepanten Einschätzungen durch Gutachter.

Der Schmerz ist das Leitsyndrom aller Veränderungen und kann verschiedenste Ursachen haben.

1. bei Vorliegen eines Rotatorenmanschettensyndroms,
2. bei Instabilität im Bereich des Schultergelenkes,
3. bei Vorliegen von degenerativen Veränderungen im glenohumeralen Gelenk und im Bereich der Gelenkkapsel als Folge von Knorpeldegenerationen, einer Arthrose, bei Arthritis oder auch bei einer Neuropathie,
4. bei Vorliegen einer Kapsulitis,
5. bei proximalen Humerusfrakturen,
6. bei Vorliegen einer Osteonekrose,
7. bei Veränderungen im Bereich des Schultereckgelenkes, traumatisch oder degenerativ bedingt,
8. bei degenerativen Veränderungen im Bereich der Halswirbelsäule im Sinne einer radikulären oder pseudoradikulären Symptomatik oder bei einer Läsion im Bereich des Plexus brachialis, entweder traumatischer oder entzündlicher Genese,
9. bei Veränderungen im Bereich des Sternoklavikulargelenkes, entweder durch Bandläsionen oder Frakturen bei Traumen oder auch bei Degeneration.

Häufig können auch mehrere dieser aufgezählten Pathologien gleichzeitig vorhanden sein, wenn eine primäre Erkrankung sekundäre pathologische Veränderungen nach sich zieht, die weitere klinische Symptome verursachen. Daher ist das Gesamterscheinungsbild einer schmerzhaften Schulter häufig sehr komplex.

So können Episoden einer rezidivierenden glenohumeralen Instabilität eine Läsion im Bereich der Rotatorenmanschette nach sich ziehen. Andererseits kann eine chronische Läsion der Rotatorenmanschette zu einer Einschränkung der Schulterbeweglichkeit führen, die dann das klinische Bild einer adhäsiven Kapsulitis imitiert. Weniger häufig führt die chronische Erkrankung der Rotatorenmanschette zu einer Arthropathie des Schultergelenkes im Sinne einer Degeneration. Darüber hinaus sind Probleme im Bereich der Rotatorenmanschette häufig assoziiert mit einer klinisch auffälligen Arthropathie im Bereich des Akromioklavikulargelenkes und mit einer Tendinitis im Bereich der Sehne des langen Bizepskopfes und einer Bizepssehnendegeneration, die sogar zu einer Ruptur dieser Sehne führen kann. Des Weiteren kann eine entzündliche oder traumatische Verdickung des Lig. coracoacromiale wegen der damit verbundenen Einengung des subakromialen Raumes ein Rotatorenmanschettensyndrom unter Beteiligung der Supraspinatussehne bewirken. Eine adhäsive Kapsulitis ist darüber hinaus statistisch signifikant häufig assoziiert mit dem Befund einer Tendinitis im Bereich der Rotatorenmanschette.

Ferner führt eine chronische zervikale Radikulitis oder auch eine Verletzung des Plexus brachialis zu Einschränkungen der Schulterbeweglichkeit, und zwar hauptsächlich bei Elevation des Armes. Dies wiederum zieht gelegentlich eine Tendinitis der Rotatorenmanschette nach sich.

Für das Verständnis der Ätiologie von Schulterschmerzen ist daher eine große klinische Erfahrung im Hinblick auf die gesamte normale und pathologische Anatomie erforderlich. Dies betrifft auch die Kenntnis der Beziehungen, die zwischen den unterschiedlichen pathologischen Schulterveränderungen bestehen.

Die MRT stellt heute den Goldstandard bei der Untersuchung des Schultergelenkes aufgrund der bereits erwähnten bekannten Eigenschaften dar. Sie ermöglicht eine ausgezeichnete Darstellung aller anatomischen und pathologischen Strukturen. Eine exakte MRT-Diagnose auch bei sorgfältiger Interpretation der MRT-Veränderungen kann jedoch nur dann gestellt werden, wenn die Beschwerdesymptomatik und der Ablauf eines eventuellen Unfallereignisses ebenso bekannt ist, wie das Ergebnis der klinischen Untersuchung. Nur so können falsch-positive oder auch falschnegative MRT-Diagnosen vermieden werden.

Diese Gefahr einer falschen Beurteilung besteht in hohem Maße, da es eine Reihe von so genannten „pitfalls“ gerade im Bereich des Schultergelenkes gibt (s. S. 210). Da eine optimale MRT-Diagnose nur bei exakter Kenntnis der Klinik gestellt werden kann, erfordert eine enge Zusammenarbeit zwischen dem Orthopäden und Unfallchirurgen einerseits und dem Radiologen andererseits. Diese Zusammenarbeit, die in den Vereinigten Staaten seit längerer Zeit zur Selbstverständlichkeit geworden ist, wird in Deutschland nur in wenigen Fällen realisiert. Das drückt sich auch in den diagnostischen Trefferraten aus, die im Bereich des Schultergelenkes in Deutschland bei 70–75% liegen, in den USA jedoch Werte von über 90% erreichen.

Insbesondere unter Radiologen ist die Meinung verbreitet, dass ihnen nur die exakte Beschreibung und Bewertung des bildgebenden Befundes obliegt, die endgültige Bewertung des radiologischen Befundes wird dem Kliniker überlassen. Ein Hauptgrund hierfür mag sein, dass der Radiologe sich bei der Bewertung klinischer Fakten überfordert fühlt und daher eine Korrelation zwischen Klinik und radiologischem Befund nicht vornimmt. In der Mehrzahl der Fälle allerdings liegen klinische Angaben überhaupt nicht vor. So ist es unsinnig, z. B. das Vorliegen einer labralen oder einer Kapselverletzung in der MRT zu diskutieren, wenn der Unfallmechanismus das Vorliegen einer derartigen Verletzung praktisch ausschließt. Ein Radiologe sollte daher vor jeder Diagnosestellung kritisch hinterfragen, inwieweit sein Befund nicht Folge eines Pitfalls sein könnte. Die Stellung einer Verdachtsdiagnose in der MRT verunsichert den klinischen Kollegen, wenn sie mit dem Ergebnis seiner klinischen Untersuchung nicht übereinstimmt und induziert evtl. auch ein falsches Behandlungskonzept. Fehldiagnosen aus mangelnder Erfahrung über die Komplexität der pathologischen Schulterveränderungen setzten den Wert einer MRT ungerechtfertig herab und erschweren die interkollegiale Kooperation.

21.3.1 Rotatorenmanschettensyndrom

Das Rotatorenmanschettensyndrom ist die häufigste Erkrankung im Bereich der Schulter. Es ist charakterisiert durch eine Tendinitis, insbesondere im Bereich der Supraspinatussehne, gelegentlich auch der Infraspinatussehne. Da in erster Linie allein die Supraspinatussehne betroffen ist, wird gelegentlich auch von einem Supraspinatussehnensyndrom gesprochen.

Der Begriff umreißt jedoch nicht die primäre Ursache, die zu dem schmerzhaften Schultergelenk geführt hat. Ihm liegen völlig unterschiedliche Krankheitsbilder zugrunde. So kann zunächst zwischen mechanischen Ursachen und einer primären Degeneration der Supraspinatussehne unterschieden werden, manche sprechen auch von einem Outlet- und einem Nonoutlet-Syndrom.

Die primäre Degeneration der Supraspinatussehne ist weniger häufig und wird in Zusammenhang gebracht mit einer umschriebenen Durchblutungsstörung im Bereich der distalen Sehne und der Insertion am Tuberculum majus. Folge dieser Durchblutungsstörung ist eine Degeneration im Insertionsbereich (Abb. 21.22 a,b). Nach neueren Untersuchungen besteht primär keine Minderdurchblutung im Bereich der so genannten kritischen Zone, sondern die Degeneration entsteht sekundär bei häufiger Elevation des Armes, z. B. bei Arbeiten über Kopfhöhe.

Die Sehnen der Rotatorenmanschette, insbesondere die Sehne des M. supraspinatus, stehen unter ständigem Zug. Die Sehne des M. supraspinatus kann bereits bei normaler Bewegung der Schulter komprimiert werden. Ein Impingement, d. h. ein „Anstoßen" der Sehne und nach Neer eine Tendinitis der Supraspinatussehne (Abb. 21.23), tritt allerdings erst dann auf, wenn eine zusätzliche Einengung des subakromialen Raumes vorliegt, die eine Reihe von Ursachen haben kann. Diese Kompression verursacht dann Schmerzen und führt mit der Zeit zu einer diffusen Atrophie der Sehne des M. supraspinatus und häufig auch des M. infraspinatus.

Die Pathogenese der Rotatorenmanschettenläsion beinhaltet also sowohl das akute Trauma als auch das chronische Impingement oder beides. Es gibt kontroverse Meinungen darüber, inwieweit ein chronisch mechanisches Impingement die Entwicklung einer kompletten Rotatorenmanschettenläsion einleiten kann, der Entwicklung eines kompletten Risses der Rotato-

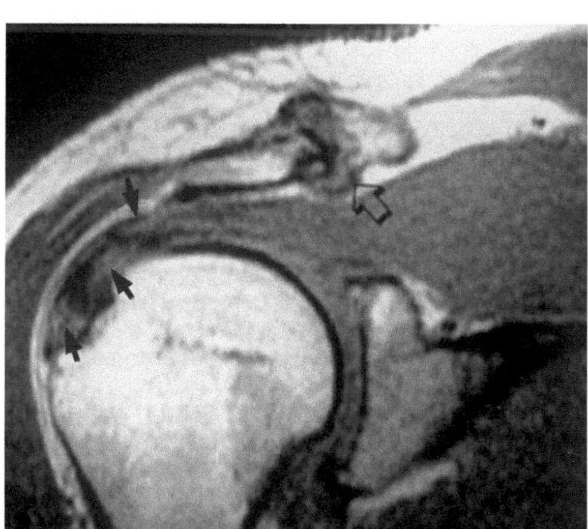

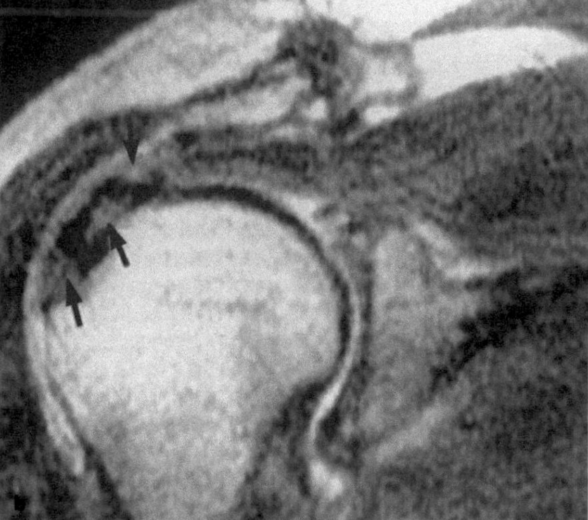

Abb. 21.22 a,b. Arthrotische Hyperthrophie des Schultereckgelenkes mit Einengung des subakromialen Raumes. Teilruptur der Supraspinatussehne Grad II bis III. **a** FSE protonengewichtet, koronar, **b** FSE T2-gewichtet, koronar

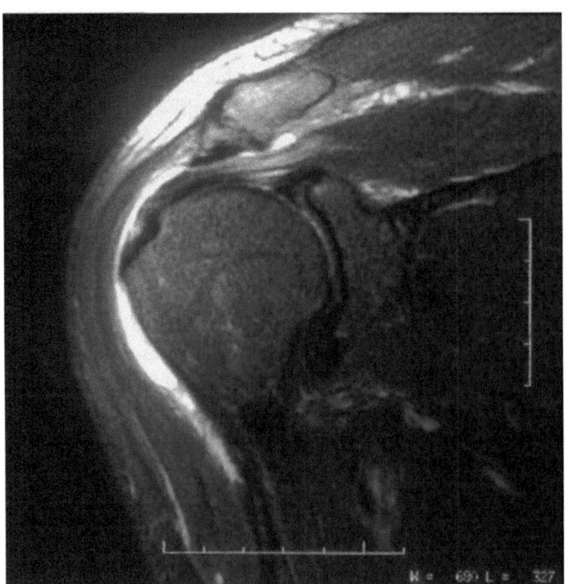

Abb. 21.23. Impingement-Syndrom nach Neer Grad II mit Teilruptur der Supraspinatussehne (Tendinitis) und Atrophie des Muskels sowie duetlicher Hypertrophie und Arthrose des Schultereckgelenkes, Bursitis. (FSE T2-gewichtet, fettsupprimiert, koronar)

renmanschette also vorausgehen muss, oder ob auch eine primäre Degeneration der Rotatorenmanschette als Ursache für die Entwicklung eines chronischen Impingements zu gelten hat.

Untersuchungen haben gezeigt, dass die primäreDegeneration der Supraspinatussehne ein eher seltenes Ereignis ist, sodass in der Mehrzahl der Fälle als Ursache des Impingements die Einengung des subakromialen Raumes angenommen werden kann. Eine weitere Ursache für ein Impingement-Syndrom sind Sportverletzungen, insbesondere bei Überbeanspruchung, bedingt durch ein akutes Trauma oder auch durch repetitive Mikrotraumen.

Es stehen also der durch sportliche Aktivitäten hervorgerufenen Pathologie im Bereich des subakromialen Raumes die durch eine Einengung des subakromialen Raumes induzierten Veränderungen gegenüber.

Mechanische Ursachen für ein Impingement-Syndrom können also ein akutes Trauma oder viel häufiger repititive Mikrotraumen als Folge einer Überanstrenung sein. Das Letztere kommt gewöhnlich bei Athleten vor, die werfende Bewegungen ausführen. Tennisspieler und Baseballspieler sind besonders gefährdet. Es kann jedoch auch bei bestimmten arbeitstechnischen Verrichtungen vorkommen, die über Kopf ausgeführt werden.

Eine häufige Ursache für ein Impingement-Syndrom ist, wie bereits erwähnt, die Einengung des subakromialen Raumes. Dieser Raum wird von kranial her durch das Akromion sowie durch das Lig. coracohumerale, das Lig. glenohumerale superior und durch das Lig. coracoacromiale begrenzt. Die kaudale Begrenzung stellt der Kopf des Humerus dar. Der Eingang findet sich im Bereich des Akromioklavikulargelenkes, der Ausgang an der lateralen Spitze des Akromions.

Dieser Raum hat bereits physiologisch eine variable Weite, er engt sich bei Abduktion des Armes zunehmend ein. Im subakromialen Raum verläuft von medial nach lateral die recht breite Sehne des M. supraspinatus über den Humeruskopf hinweg zum Tuberculum majus. Diese Sehne besteht aus zwei Teilen: einem ventralen, mehr fibrösen, schmaleren Anteil und einem dorsalen Anteil. Sie sind von einander durch eine schmale Fettschicht getrennt.

Bei pathologischer Einengung des subakromialen Raumes besteht also die Gefahr einer Kompression und Irritation der Supraspinatussehne in erster Linie im ventralen Anteil. Die möglichen Ursachen für ein Impingement im Bereich des subakromialen Raumes werden in der folgenden Übersicht aufgezählt.

Mögliche Ursachen für ein Impingement im Bereich des subakromialen Raumes

1. Einengung des subakromialen Raumes
   a) durch eine Degeneration und Hypertrophie des Lig. coracoacromiale hauptsächlich am akromialen Ansatz,
   b) eine hypertrophe Arthrose im Bereich des Schultereckgelenkes,
   c) eine Hakenform oder ein positiver Neigungswinkel des Akromions nach ventral oder lateral,
   d) eine Deformität des Korakoids,
   e) eine Schultergelenkinstabilität, als Folge einer Läsion der superioren glenohumeralen Kapsel und des Lig. glenohumerale superior oder auch als Folge einer Ruptur der Sehne des langen Bizepskopfes,
   f) eine chronische Bursitis subacromialis mit intrabursaler Flüssigkeitsvermehrung,
   g) eine entzündliche Vergrößerung des Fettstreifens zwischen der Sehne des M. supraspinatus und der Bursa subacromialis,
   h) Frakturen des Akromions im Bereich des vorderen Fortsatzes,
   i) eine Hypertrophie der Rotatorenmanschette, z. B. bei Gewichthebern und Bodybuildern führt ebenfalls, auch bei normaler Weite des subakromialen Raumes, zu einer Einengung desselben.
2. Ein Impingement kann ebenfalls entstehen:
   a) bei einer Prominenz des Tuberculum majus oder einer Abscherfraktur in diesem Bereich,
   b) durch eine Oberflächendestruktion des glenohumeralen Gelenkes, z. B. bei einer akuten Arthritis,

c) bei Vorliegen einer verminderten kapsulären Rotation, bedingt durch eine Paralyse des M. trapezius.

3. Auch weitere Krankheitsprozesse können die mechanische Integrität der Rotatorenmanschette stören und Risse induzieren bzw. ein Impingement bewirken. Hierzu gehören Kollagenerkrankungen oder eine chronische Entzündung, z. B. bei einer rheumatoiden Arthritis. Des Weiteren führt auch eine Ruptur der Sehne des langen Bizepskopfes zu den Symptomen eines Impingements, da diese Sehne aufgrund ihres Verlaufes eine wichtige Depressorfunktion auf den Humeruskopf besitzt.

Erörterung der wichtigsten Ursachen einer Einengung des subakromialen Raumes im Einzelnen

1. *Arthrose des Schultereckgelenkes mit Hypertrophie* (Abb. 21.24 a,b). Sie stellt eine häufige Ursache für eine Einengung des subakromialen Raumes, insbesondere ab der 6. Lebensdekade dar. Sie kann jedoch bereits früher auftreten, nämlich dann, wenn eine Distorsion des Schultereckgelenkes evtl. mit Bandverletzung vorausgegangen ist. Dies betrifft folgende Bänder: das Lig. acromioclaviculare als wichtigstes, das Lig. trapezoideum und das Lig. cunoideum. Die arthrotisch bedingte Hypertrophie dieses Gelenkes erfolgt in erster Linie über eine osteophytäre Randwulstbildung. Das Ausmaß dieser Veränderung kann bereits durch konventionelle Röntgenaufnahmen detektiert werden. Die Tatsache, dass die Arthrose des Schultereckgelenkes häufig ein Zufallsbefund ist und in der überwiegenden Mehrzahl kein Impingement-Syndrom induziert, spricht dagegen, bei Vorliegen eines Schulterschmerzsyndroms und einer Einengung des Eingangs des subakromialen Raumes durch eine Hypertrophie des Schultereckgelenkes generell ein dadurch bedingtes Impingement-Syndrom anzunehmen. Zunächst sollten weitere mögliche Ursachen ausgeschlossen werden. Auf die Relevanz einer Hypertrophie des Schultereckgelenkes bei Vorliegen eines Impingement-Syndroms weist im Übrigen die schräg sagittale Schnittrichtung hin. Häufig genug wird nämlich bei partieller Ruptur der Supraspinatussehne die Läsion nicht in direktem räumlichen Zusammenhang mit der Veränderung des Schultereckgelenkes nachgewiesen, sondern ventral oder dorsal davon, als Hinweis, dass ein direkter Zusammenhang *nicht* besteht.
2. *Korakoakromiales Ligament* (Abb. 21.25). Das korakoakromiale Ligament stellt eine Schlüsselstruktur des korakoakromialen Bogens dar und spielt eine wichtige Rolle im Spektrum der Impingement-Erkrankungen der Schulter. Dieses Ligament hat eine trapezoide Form und besteht aus zwei Faszikeln, die vom lateralen Bereich des Korakoids entspringen und im Bereich der anterioren lateralen und inferioren Oberfläche des Akromions ansetzen. Seine Dicke variiert zwischen 2 und 5,6 mm. Diese variable Dicke des Ligaments ist dafür verantwortlich, dass auch unter physiologischen Bedingungen bereits eine Einengung des subakromialen Raumes vorlie-

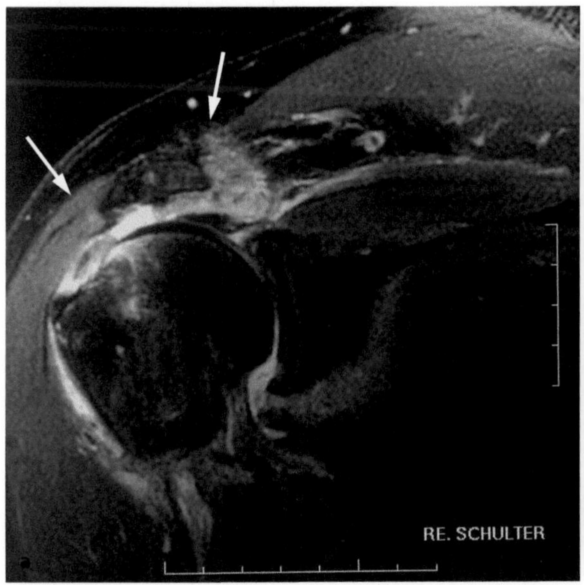

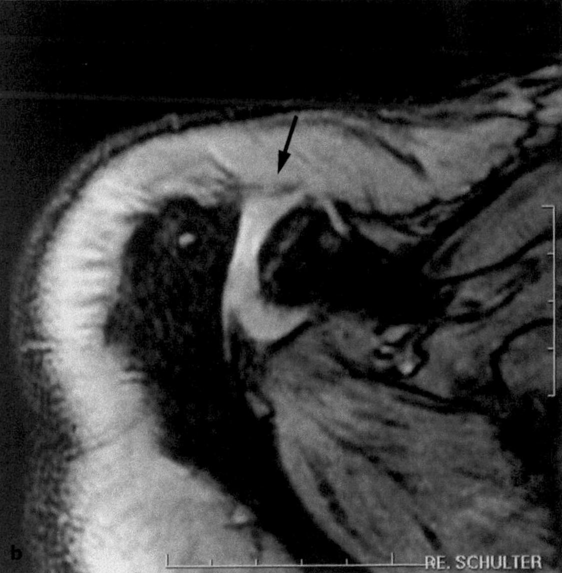

Abb. 21.24 a,b. Supraspinatussehnenruptur Grad III mit Muskelatrophie. Aktivierte Arthrose im Bereich des Schultereckgelenkes mit erheblicher Einengung des subakromialen Raumes. Bursitis subdeltoidea. **a** FSE T2-gewichtet, fettsupprimiert, koronar, **b** GRE T2*-gewichtet, axial

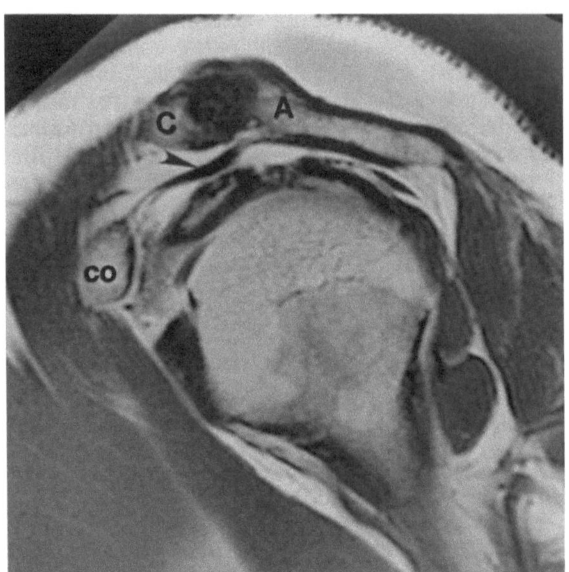

Abb. 21.25. Verdickte korakoakromiales Band (SE T1-gewichtet, sagittal; *Pfeilspitze* Lig. coracoacromiale, *A* Akromion, *C* Klavikula, *CO* Coracoid). (Aus Kaplan et al. 2001, S. 184, Abb. 10-18)

gen kann. Verschiedene weitere Veränderungen im Bereich des korakoakromialen Bandes, die als pathologisch anzusehen sind, können eine Einengung des subakromialen Raumes bewirken.

So kann es durch eine chronische Irritation zu einer akromialen Ausziehung am Ansatz des Lig. coracoacromiale kommen. Die normale Signalintensität im Ansatzbereich des korakoakromialen Bandes wird allerdings häufig für eine anteriore akromiale Ausziehung auf den schräg koronaren MRT-Bildern gehalten.

Ferner ist arthroskopisch bekannt, dass sich erosive Veränderungen am akromialen Ansatz bilden können. Es wurden enthesiopathische Transformationen des korakoakromialen Ligaments am Knochen und auch im Bereich der akromialen Insertion nachgewiesen. Diese verschiedenen enthesiopathischen Knochenveränderungen können verschiedene Konfigurationen annehmen, die auch zu Exostosen an der Unterfläche des Akromions führen können. Wichtig ist ferner, dass das Lig. coracoacromiale auch eine Beziehung zur Faszie des Deltamuskels entlang des lateralen Akromions hat. Auch kann durch eine anteriore chronische Traktion eine osteophytäre Randwulstbildung entlang des akromioklavikulären Ligaments entstehen.

Wenn sich das Ligament anterior medial zum anterioren Akromion befindet, kommen der anteriore Anteil der Supraspinatussehne und die Sehne des langen Bizepskopfes bei Innenrotation und Abduktion unterhalb dieses Bandabschnittes zu liegen.

Das chronische Impingement-Syndrom ist in etwa 50% aller Läsionen direkt bedingt durch Veränderungen im Bereich des korakoakromialen Ligaments. Die Akromioplastie stellt daher die wohl wichtigste Operation zur Behebung eines Rotatorenmanschettensyndroms dar. Hierbei wird das korakoakromiale Band reseziert und das untere Drittel des Akromions abgetragen.

Die subakromiale Bursa ist zwischen dem Akromion, dem korakoakromialen Ligament und den Sehnen der Rotatorenmanschette lokalisiert. Sie dehnt sich vom Akromioklavikulargelenk medial unter dem vorderen Drittel des Akromions und des korakoakromialen Bandes aus, und zwar auf einer Strecke von 4 cm nach lateral bis zur anterioren lateralen Grenze des Akromions. Bei Vorliegen einer Bursitis wird der subakromiale Raum eingeengt.

3. *Akromion.* Auch das Akromion selbst kann verantwortlich für eine Einengung des subakromialen Raumes sein. Ursächlich sind hier in erster Linie die positive Neigung des Akromions nach anterior, die am besten in einer sagittalen Schnittrichtung diagnostiziert werden kann, und der Typ III der Normvariation, nämlich die Hakenform des Akromions. Zu nennen sind außerdem im anterioren Bereich des Akromions Ausziehungen oder auch Enthesiophyten, die sich von der anterior-inferioren Oberfläche des Akromions in medialer und inferiorer Richtung ausdehnen und damit eine Einengung des subakromialen Raumes bewirken. Diese Ausziehungen enthalten häufig Fett und können daher auf T1-gewichteten Bildern gut differenziert werden. Außerdem kann das so genannte Os acromiale zu einer Einengung des subakromialen Raumes führen. Es kann sowohl auf konventionellen als auch auf MRT-Aufnahmen gelegentlich fälschlich als normales Schultereckgelenk interpretiert werden. Das Os acromiale wird je nach Lokalisation in vier Typen eingeteilt, nämlich: präakromial (Typ I), mesoakromial (Typ II), metaakromial (Typ III) und basoakromial (Typ IV). Insbesondere bei Typ II und III kann es zu einem direkten Impingement der Supraspinatussehne durch die Abwärtsneigung des Os acromiale kommen (Abb. 21.26 a–c).

Die Neigung des Akromions kann jedoch auch nicht nur nach anterior, sondern auch nach lateral verlaufen. Die hieraus resultierende Verminderung des akromiohumeralen Abstandes kann am besten in schräg koronaren Bildern dargestellt werden. Gerade die laterale akromiale Neigung geht sehr häufig mit einem Impingement der Supraspinatussehne nahe seiner Anheftung an das Tuberculum majus einher. Das Akromion kann ferner im inferioren Bereich auch bei Neutralposition eine Einengung des subakromialen Raumes bewirken, wenn z. B. eine akromiale Erosion und eine Verkalkung als chronisch-ossäre Veränderungen vorliegen, die an der Unterfläche des vorderen Drittels des Akromions lo-

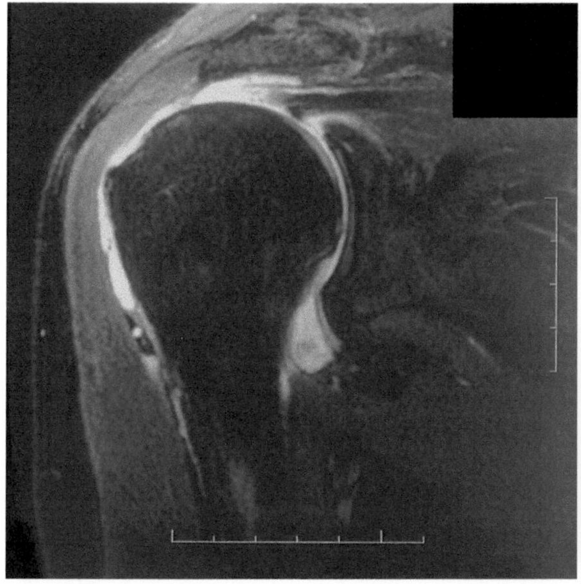

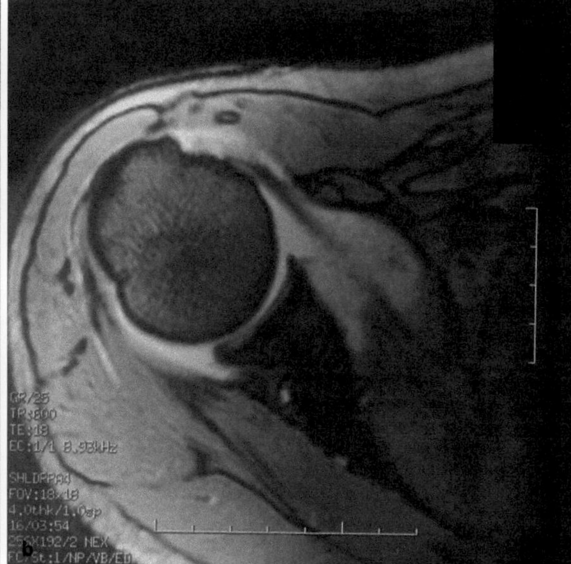

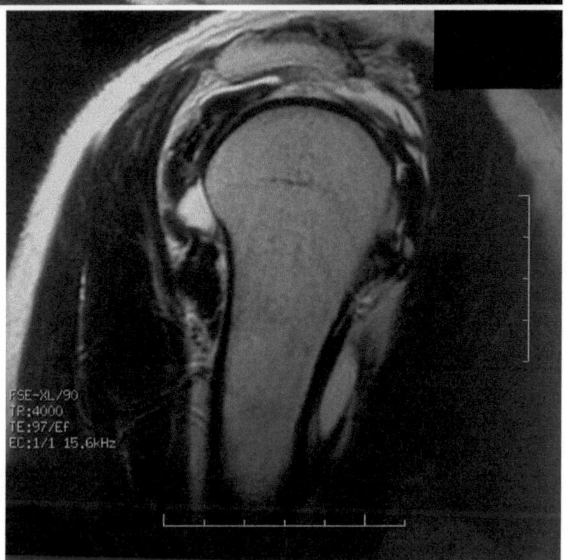

Abb. 21.26 a–c. Anamnese: Der 60-jährige Patient klagt seit 10 Jahren über rezidivierend auftretende Schmerzen im Bereich der rechten Schulter, die im Laufe der letzten Jahre erheblich zugenommen hätten. Diagnose: Komplettruptur der Supraspinatussehne. Läsion im Bereich der Subskapularissehne. Schultergelenkerguss, deutlicher Knorpelschaden im lateralen Humeruskopfbereich. Pathologische Akromionneigung nach inferomedial mit deutlicher Einengung des subakromialen Raumes. **a** FSE T2-gewichtet, fettsupprimiert, koronar obligue, **b** GRE T2*-gewichtet, axial, **c** FSE T2-gewichtet, sagittal obligue

kalisiert sind. Diese Veränderungen können durchaus auch für ein Rotatorenmanschettensyndrom verantwortlich sein. Sie sind am besten in koronaren und sagittalen Schrägschichten nachweisbar (Abb. 21.27, Abb. 21.28 a,b).

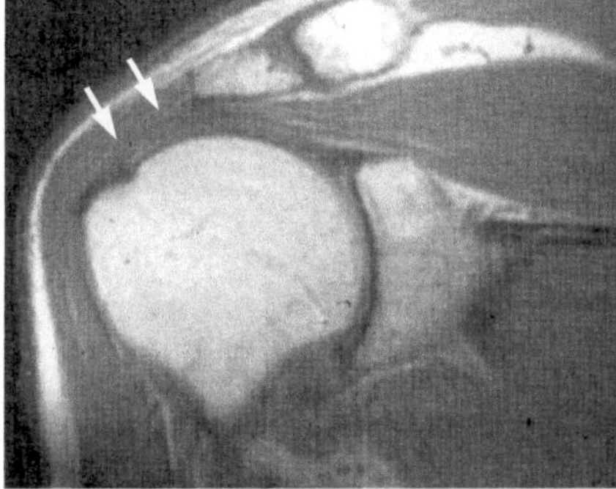

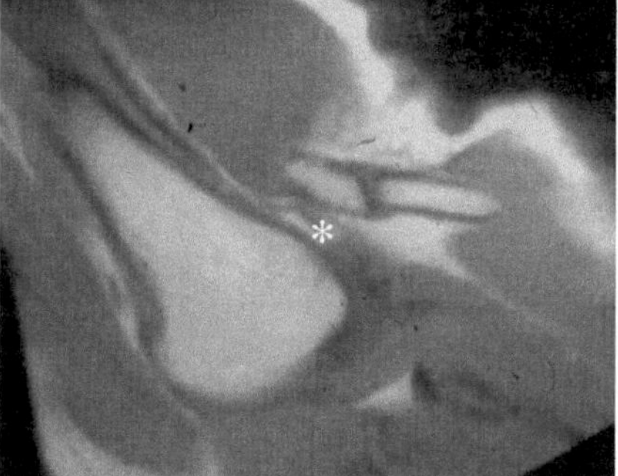

Abb. 21.27. a Angedeutete Einengung des subakromialen Raumes. Zeichen einer Tendosynovitis der Supraspinatussehne Grad I, **b** gleicher Patient: Schulter in Abduktionsstellung: deutliche Zunahme der Einengung des subakromialen Raumes

4. *Korakoid* (Abb. 21.29 a,b). Das subkorakoidale Schulterimpingement ist durch einen verminderten Abstand zwischen dem Humeruskopf und dem Korakoid bedingt. In den meisten Fällen handelt es sich um eine idiopathische Fehlstellung des Korakoids, die eine Einengung des subakromialen Raumes im

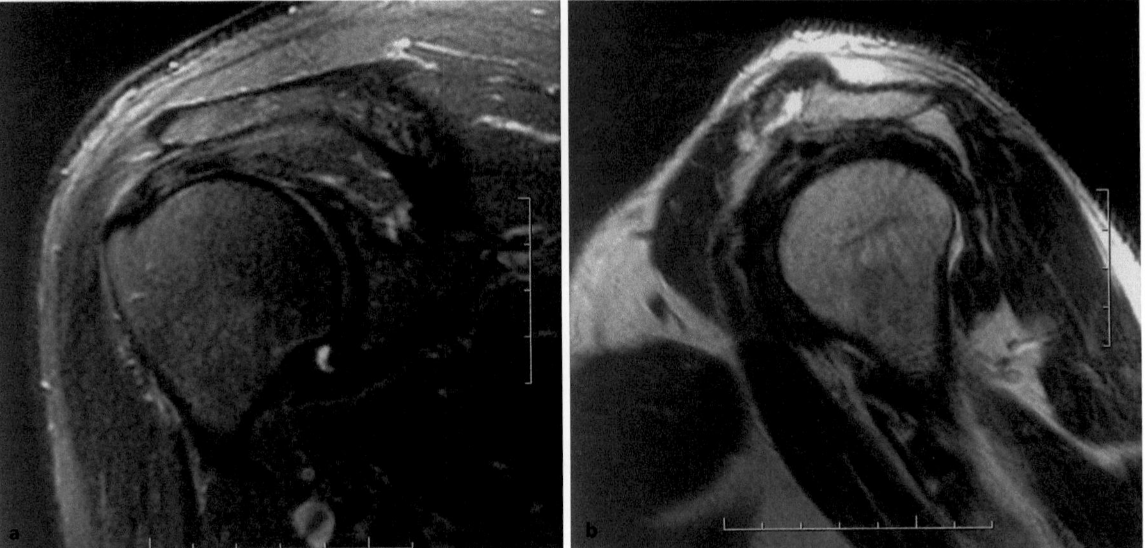

Abb. 21.28 a,b. Typ IV der Akromionanomalie mit Einengung des subakromialen Raumes, aktivierte Schultergelenkarthrose mit Ergussbildung. **a** FSE T2-gewichtet, fettsupprimiert, koronar, **b** FSE T2-gewichtet, sagittal

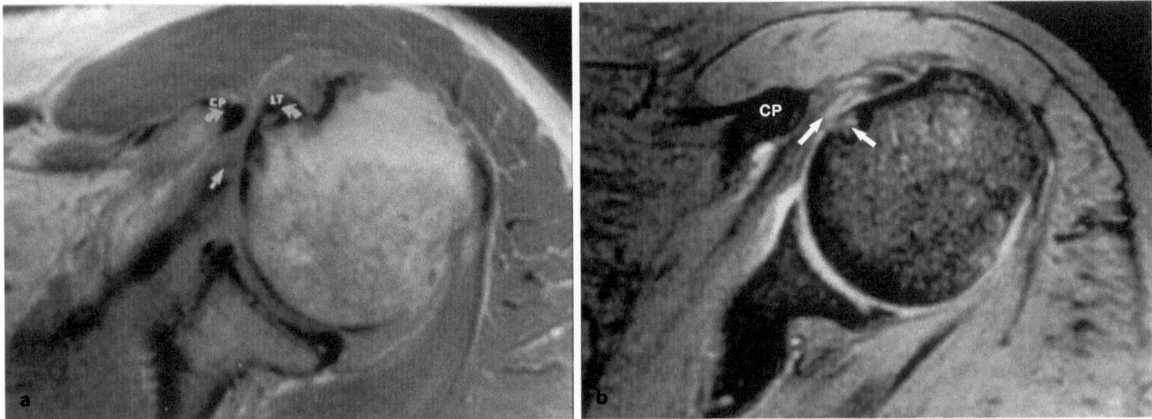

Abb. 21.29 a,b. Impingement des Korakoids mit Einengung des Raumes zwischen dem Humeruskopf und dem Processus coracoideus. Der Befund wird begleitet von einer Degeneration der Sehne des M. subscapularis (Tendosynovitis Grad II) und einer subchondralen Zystenbildung im Bereich des medialen Humeruskopfes. **a** SE T1-gewichtet, axial, **b** FSE T2-gewichtet, axial

anterioren Bereich bewirkt. Bei einem eventuellen Impingement sind dabei die Sehne des M. supraspinatus und die Sehne des M. subscapularis betroffen.

5. *Schultergelenkinstabilität.* Diese Pathologie wird gesondert erläutert. In diesem Fall ist die Einengung des subakromialen Raumes Folge eines Hochstandes des Humeruskopfes. Dieser Hochstand kann eine Reihe von Ursachen haben, so z. B. eine Läsion des superioren Labrums und der superioren Kapsel, eine Ruptur der Sehne des langen Bizepskopfes oder auch eine abnorm erweiterte Kapsel.
6. Auslösung des Impingements durch eine *Prominenz des Tuberculum majus.* Es handelt sich hierbei um einen weniger häufigen Mechanismus, der jedoch ebenfalls zu einem Impingement führen kann, z. B. bei Vorliegen einer Abscherfraktur.
7. Auch der *Verlust des glenohumeralen Gelenkknorpels durch Oberflächendestruktion,* z. B. bei Vorliegen einer akuten Arthritis, kann eine begleitende Läsion der Sehne der Rotatorenmanschette bewirken.
8. Ebenso ist eine *verminderte kapsuläre Rotation* bedingt durch eine *Paralyse des M. trapezius* in seltenen Fällen die Ursache für ein Impingement-Syndrom.
9. Auch eine *Hypertrophie der Rotatorenmanschette,* z. B. bei Gewichthebern und anderen Sportarten, kann bei normaler Weite des subakromialen Raumes eine Einengung und damit ein Impingement-Syndrom bewirken.
10. Die *Bursitis subacromialis* geht mit einer intrakavitären Flüssigkeitsvermehrung einher, die bei chronischem Zustand ebenfalls über die Einengung des

subakromialen Raumes ein Impingement bewirken kann. Eine Bursitis subacromialis kommt allerdings bei einer normalen Rotatorenmanschette nicht vor.

Das so genannte Rotatorenmanschettensyndrom mit Nachweis einer Läsion, insbesondere der Supraspinatussehne, ist also ein häufiges Ereignis. Scheer u. Col. untersuchten in einer Studie asymptomatische Patienten und fanden dabei im Alter von 20 - 40 Jahren in 4 % partielle Risse, im Alter von 40 - 50 Jahren in 34 % partielle und komplette Risse der Supraspinatussehne und im Alter von mehr als 60 Jahren in 54 % partielle und komplette Rupturen. Aus dem Ergebnis dieser Studie kann geschlossen werden, dass es für das Auftreten von Schmerzen beim Impingement-Syndrom ergänzende auslösende Ursachen geben muss.

Das schmerzhafte Impingement-Syndrom ist aufgrund der erheblichen Zunahme des Freizeitsportes eine sehr häufige Erkrankung geworden, mit der bereits im jugendlichen Alter Werfer, Tennisspieler, Basketballspieler und Schwimmer als Hochrisikopopulation konfrontiert werden. Ein Rotatorenmanschettensyndrom bei Patienten bis zur 4. Lebensdekade ist in erster Linie bedingt durch eine sportliche Überbeanspruchung des Armes mit den resultierenden repetitiven Mikrotraumen an der Sehne des M. supraspinatus. Bei Patienten über 50 Jahre dürfte die Hauptursache dieses Syndroms die Einengung des subakromialen Raumes, also ein mechanisches Impingement sein.

Im Folgenden werden grundsätzliche Erkenntnisse über die Inzidenz von Läsionen der Sehne des M. supraspinatus zusammengefasst.

1. Eine Tendinopathie führt in etwa 25 % zu einem Riss.
2. In ca. 15 % kann bei Sektionen ein kompletter Riss der Supraspinatussehne gefunden werden, davon waren rund die Hälfte der Patienten während ihres Lebens asymptomatisch.
3. Teilrisse fanden sich in 13 % bei Patienten über 50 Jahre, davon auf der Seite des Gelenkes 3,6 %, auf der bursalen Seite 2,4 % sowie intratendinös 7,2 %.
4. 50 % der Patienten mit einem Rotatorenmanschettensyndrom können sich an kein Trauma erinnern.
5. Ausgedehntere Risse, das bedeutet Risse nicht nur im Bereich der Supraspinatussehne, sondern auch im Bereich der Sehnen der anderen Muskeln der Rotatorenmanschette, haben in der Anamnese in 80 % ein akutes Trauma ergeben.
6. Multitendinöse Risse kommen jedoch auch bei Älteren und bei Personen vor, die keinen Sport betreiben. Möglicherweise handelt es sich hierbei um akute Risse bei chronischer Degeneration.
7. Beim Riss nur einer Sehne handelt es sich weniger häufig um ein Trauma, die Patienten sind jünger, athletischer und geben in der Voranamnese Schmerzen an. Es handelt sich hierbei um ein chronisches Impingement mit einer degenerierten, ausgedünnten oder auch entzündlich veränderten Sehne.
8. Die Veränderungen der Bursa subacromialis et subdeltoidea im Sinne einer Bursitis können als ein Teil des Impingements angesehen werden und werden häufig, ja fast immer mit chronischen oder akuten Läsionen der Rotatorenmanschette gemeinsam gefunden. Sie stellen also ein indirektes Zeichen für das Vorliegen eines Impingements dar.

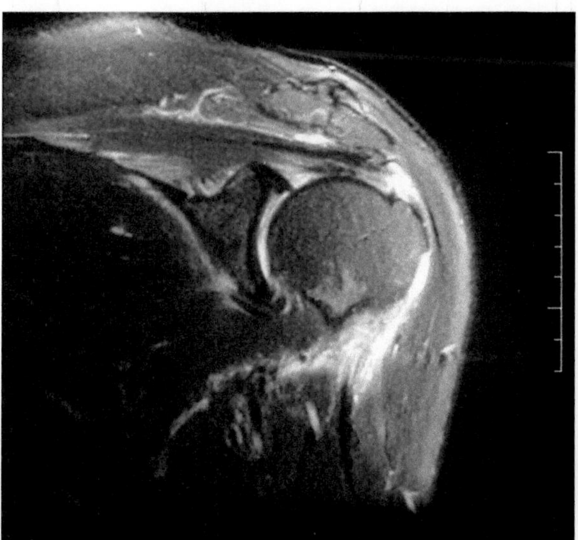

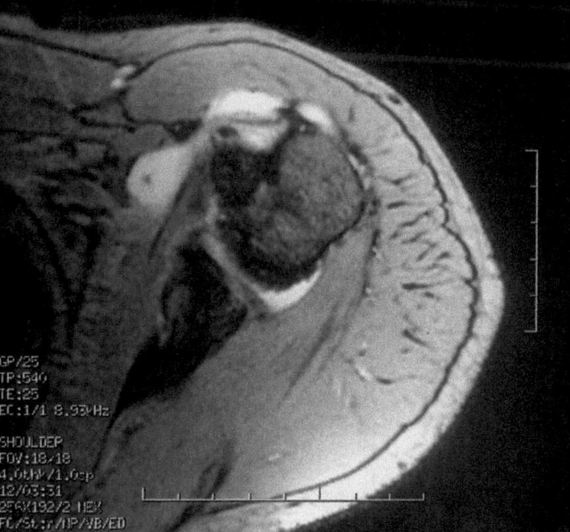

Abb. 21.30 a,b. Anamnese: 54-jähriger Patient, der vor einigen Wochen eine erhebliche Schulterprellung erlitten hat. Diagnose: Ruptur der Supraspinatussehne im lateralen Bereich. Bursitits subdeltoidea et subacromialis. Schultergelenkerguss. Luxation der Supraspinatussehne nach medial. **a** FSE T2-gewichtet, fettsupprimiert, koronar, **b** GRE T2*-gewichtet, axial

9. Eine Läsion der Subskapularissehne kommt nicht selten bei gleichzeitigem Vorliegen von Läsionen im Bereich der Supraspinatussehne und der Infraspinatussehne vor. Findet sich jedoch eine alleinige Läsion der Subskapularissehne, so muss bei Vorliegen eines Traumas auch an eine abgelaufene Schultergelenkluxation oder -subluxation nach anterior gedacht werden.

Klinische Diagnostik des Rotatorenmanschettensyndroms

Das Leitsymptom ist der Schmerz, der sich im Falle eines akuten Geschehens nach ventrolateral projiziert und als dumpf und relativ lokalisiert beschrieben wird, gelegentlich auch mit Ausstrahlung in den Oberarm. Die Schmerzen nehmen bei Abduktion des Armes, häufig auch bei Retroversion, deutlich zu und sind bei Anhebung des Armes über die Horizontale hinaus am intensivsten. Dies kann dadurch erklärt werden, dass es bei Abduktion über 90° zu einer weiteren Einengung des an sich oft bereits zu engen subakromialen Raumes kommt und damit zu einer Zunahme der Kompression. Liegt die Ursache der Einengung des subakromialen Raumes im Bereich des Lig. coracoacromiale, dann wird von den Patienten häufig auch ein Schmerz bei Elevation im Bereich der Skapula beschrieben.

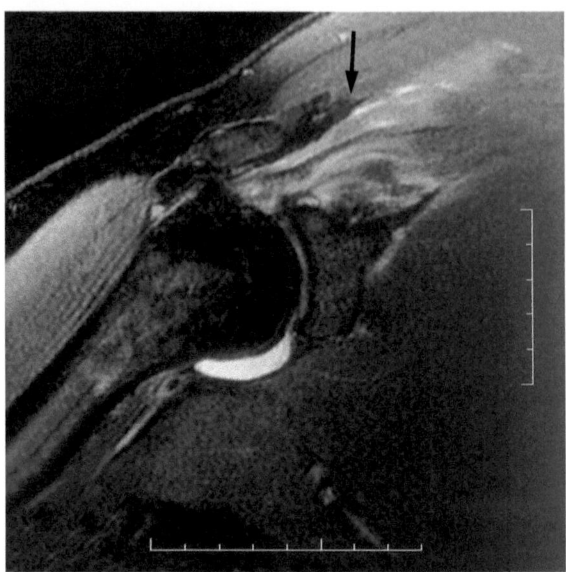

Abb. 21.32. Anamnese: 38-jähriger Patient, der sich vor fünf Wochen eine Schultergelenkstauchung zugezogen hat. Seit dieser Zeit erhebliche Schmerzen. Diagnose: Zerrung des M. supraspinatus und der Supraspinatussehne mit ausgedehnter Einblutung und Teilruptur. Schultergelenkerguss (FSE T2-gewichtet, fettsupprimiert, koronar obligue)

Definition des Impingements

Das Impingement wird auf verschiedene Weise definiert: Neer (1982) verstand darunter eine Insertionstendinopathie, die durch Anstoßen der Rotatorensehnen im Bereich des vorderen Akromions, des Ligamentum coracoacromiale bzw. der Unterfläche des Acromioclaviculargelenkes, bewirkt wird. Dem primären Impingement liegt eine mechanische Raumeinengung zugrunde (Outlet-Impingement). Analog dazu bezeichnet das Non-Outlet-Impingement eine funktionelle Einengung der Supraspinatussehne, z. B. durch eine

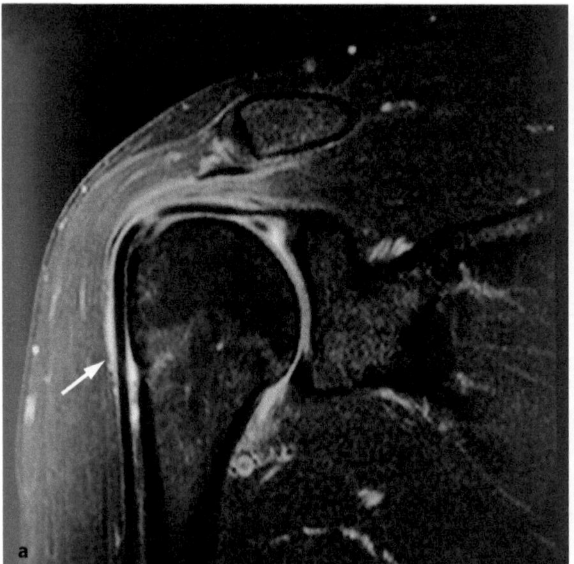

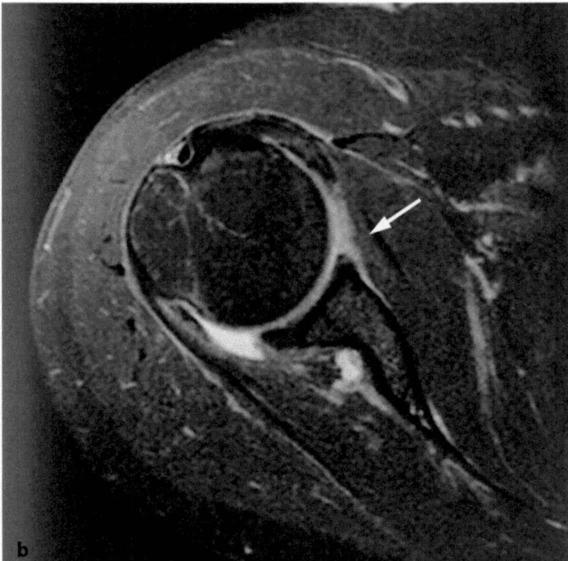

Abb. 21.31 a,b. Anamnese: Vor acht Wochen ist die Patientin als Fußgängerin von einem Fahrrad angefahren worden und erlitt dabei eine erhebliche Prellung der rechten Schulter. Diagnose: Tendosynovitis der langen Bizepssehne. Impingement-Syndrom Grad I mit Tendinitis im Bereich der Supraspinatussehne. Buford-Komplex. **a** FSE T2-gewichtet, fettsupprimiert, koronar obligue, **b** FSE T2-gewichtet, fettsupprimiert, axial

Tendinosis oder eine Bursitis calcarea, eine Instabilität der Rotatorenmanschette, ein prominentes Tuberkulum oder eine Dislokation des AC-Gelenkes. Neer unterscheidet im Hinblick auf den Zustand der Sehne des M. supraspinatus darüber hinaus drei Stadien:

- *Stadium I*: Es findet sich ein Ödem und evtl. auch eine Blutung im Bereich der Supraspinatussehne.
- *Stadium II*: Es findet sich neben der Tendinitis auch eine Sehnenfibrose.
- *Stadium III*: Es findet sich eine partielle oder komplette Ruptur der Supraspinatussehne.

Stoller (1997) definiert das Impingement wie folgt:

- *Typ I*: Es liegt eine Degeneration der Sehne der Rotatorenmanschette oder eine Tendinose vor, ohne nachweisbare Einrisse an der Ober- oder Unterfläche (Abb. 21.30 a,b, Abb. 21.31 a,b).
- *Typ II*: Es besteht eine Rotatorenmanschettendegeneration oder Tendinose mit teilweisem Einriss, entweder gelenknah oder bursanah (Abb. 21.32).
- *Typ III*: Es liegt ein kompletter Riss der Supraspinatussehne mit unterschiedlicher Lokalisation vor (Abb. 21.33 a–d, 21.34 a,b).

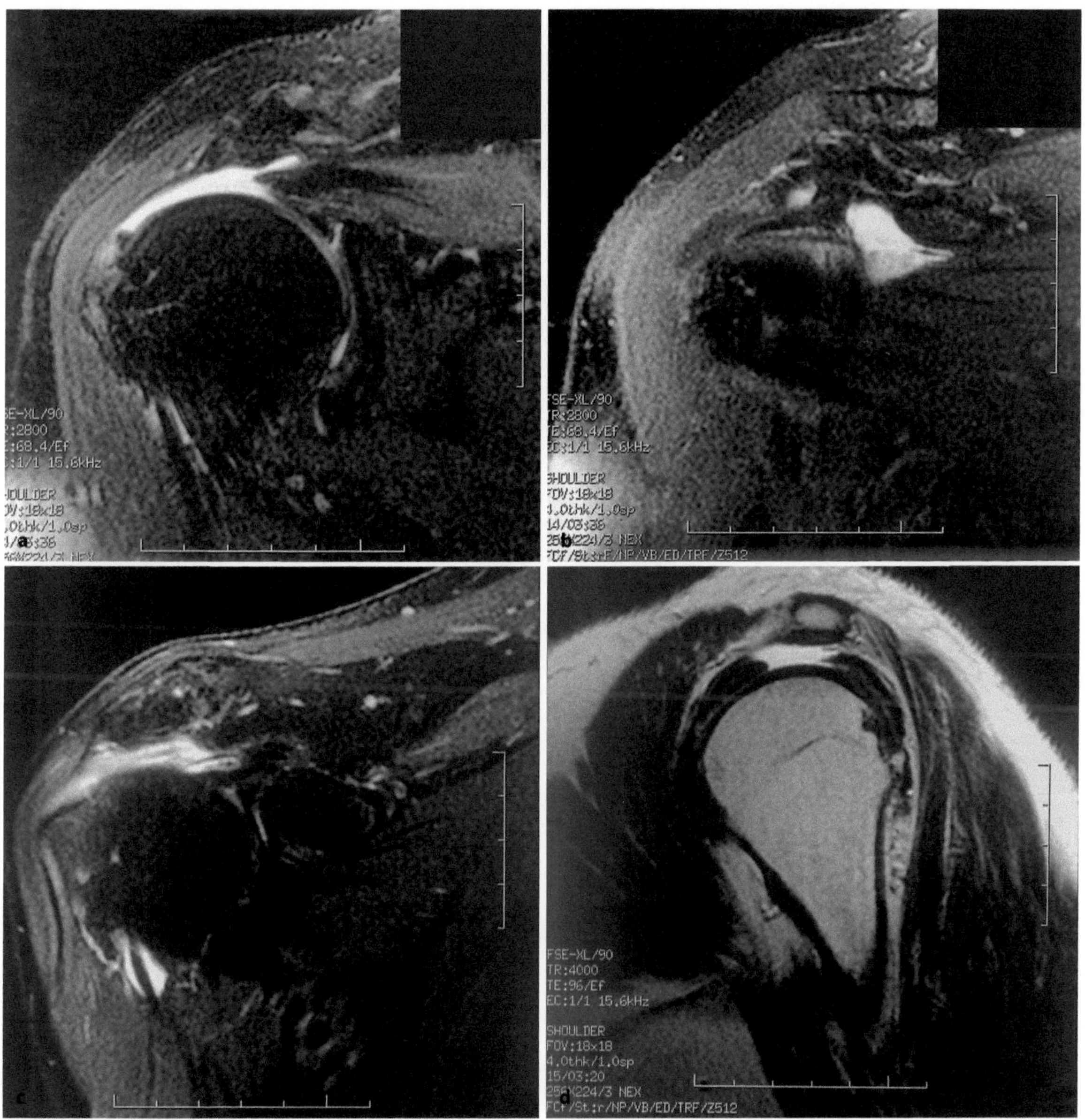

Abb. 21.33 a–d. Anamnese: 66-jähriger Patient, der vor einem Jahr ein Schultergelenktrauma rechts erlitten hat. Seit dieser Zeit permanente Schmerzen, vorwiegend bei Abduktion und Retroversion. Diagnose: Komplettruptur der Supraspinatussehne. Bursitis subcoracoidalis. Tendosynovitis der langen Bizepssehne. **a–c** FSE T2-gewichtet, fettsupprimiert, koronar obligue, **d** FSE T2-gewichtet, sagittal obligue

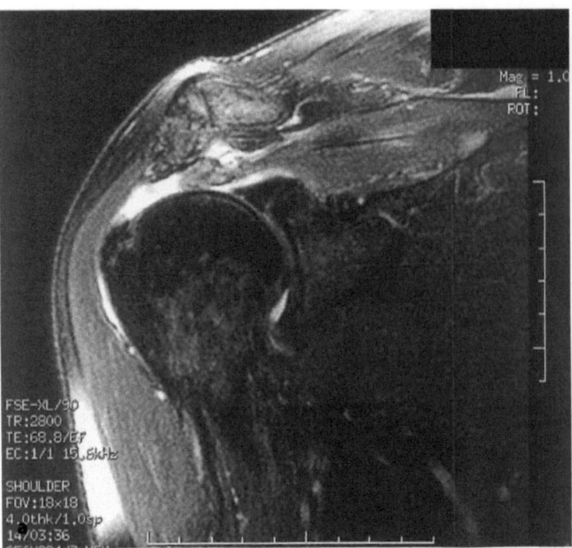

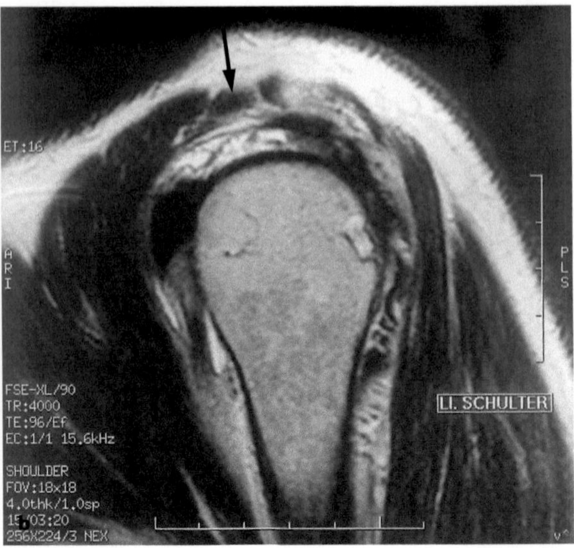

Abb. 21.34 a,b. Anamnese: Zustand nach Schulterzerrung. Diagnose: Komplettruptur der Supraspinatussehne, Impingementsyndrom Grad IV mit Atrophie des M. supraspinatus. **a** FSE T2-gewichtet, fettsupprimiert, schräg koronar, **b** FSE T2-gewichtet, schräg sagittal

Eine weitere Einteilung, ebenfalls in drei Typen, hat Seeger (1988) vorgeschlagen:

- *Typ I*: Er ist charakterisiert durch eine gleichzeitige subakromiale Bursitis, wobei allerdings die Entität in der Supraspinatussehne normal ist. Eine isolierte subakromiale Bursitis ist nämlich ein seltenes Ereignis, sie ist jedoch häufig bei Vorliegen einer Tendinitis.
- *Typ II*: Hier weist die Supraspinatussehne eine angehobene Signalintensität auf T1-gewichteten Bildern auf. Liegt gleichzeitig auch eine vermehrte Signalintensität auf T2-gewichteten Bildern vor, wird dies als Typ IIb bezeichnet und spricht für das Vorliegen einer Teilruptur.
- *Typ III*: Typ III des Impingements ist charakterisiert als ein kompletter Riss der Rotatorenmanschette mit oder ohne Retraktion.

Das Impingement, d. h. die Irritation der Sehne des M. supraspinatus wird auch wie folgt eingeteilt:

I. Es finden sich ein Ödem und evtl. Blut im Bereich der Sehne des M. supraspinatus. Die Patienten sind unter 25 Jahre, die Ursache ist eine exzessive Überbeanspruchung im Sport.
II. Es finden sich eine Sehnenfibrose und eine Verdickung der subakromialen und subdeltoiden Bursa sowie auch der Sehne des M. supraspinatus. Es findet sich darüber hinaus eine Tendinitis der Rotatorenmanschette. Die Patienten sind über 25 Jahre alt. Es kommt seltener vor als das Stadium I, die Behandlung besteht in einer Operation mit Transektion des korakoakromialen Bandes und mit Abtragen der Bursa subacromialis.
III. (a) Teilruptur der Supraspinatussehne, (b) komplette Ruptur der Spinatussehne. Gleichzeitig Nachweis einer Degeneration und Entzündung der Sehne des langen Bizepskopfes und sekundär auch Nachweis von knöchernen Erosionen. Dieses Impingement kommt gewöhnlich bei Patienten über 40 Jahren vor.

Das Impingement-Syndrom nach Neer ist außerdem ein klinischer Begriff, der wie folgt definiert ist: Wird in den subakromialen Raum ein Anästhetikum injiziert und tritt nach einer Viertelstunde eine deutliche Besserung der Beschwerden ein, so wird dies als Beweis für das Vorliegen einer Läsion der Rotatorenmanschette angesehen (Abb. 21.35 a–c).

Ein weiteres klinisches Impingement-Zeichen wurde von Hawkins u. Belle (1989) beschrieben: Eine Vorwärtselevation von etwa 90° mit anschließender Flexion des Ellenbogens zu 45° verursacht bei gleichzeitiger maximaler Innenrotation Schmerzen, die dann dem Kontakt der Sehne des M. supraspinatus und der Ecke des Akromions zugeschrieben werden.

Es besteht eine wichtige Beziehung im Spektrum der Impingement-Erkrankungen zwischen der Rotatorenmanschette, dem langen Kopf des Bizeps, der subakromialen Bursa, dem Schultereckgelenk, der Form des Akromions und des Korakoids sowie dem Humeruskopf.

Die häufigste Lokalisation des Impingements befindet sich zwischen dem anterioren Drittel des Akromions und den darunter liegenden Sehnen. Lange Zeit wurde fälschlich angenommen, dass auch eine Einengung des subakromialen Raumes unter dem dorsalen Anteil des Akromions im Bereich des lateralen Winkels

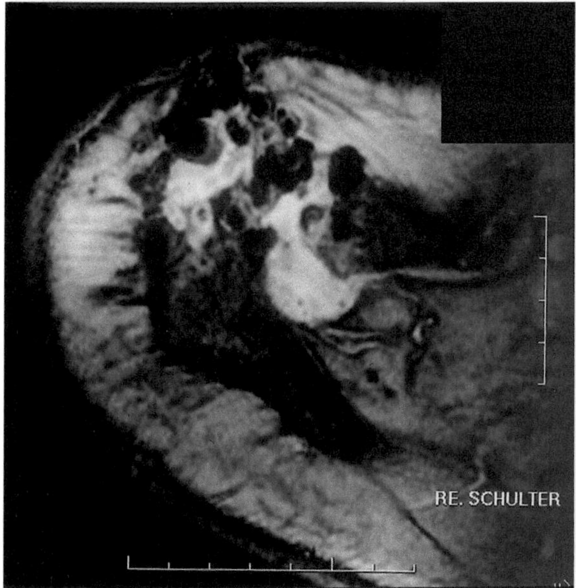

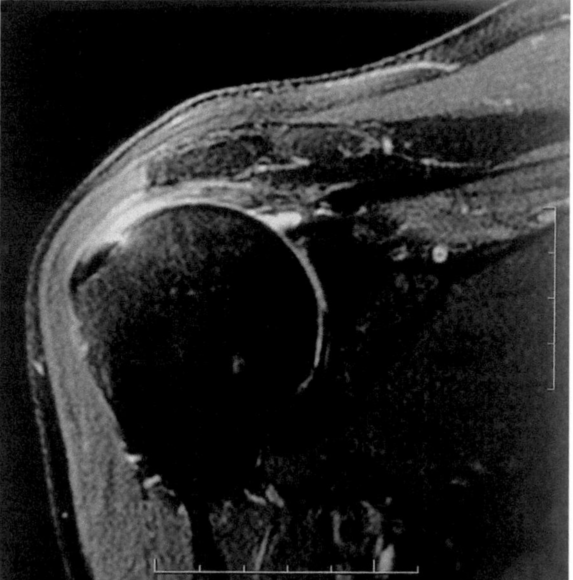

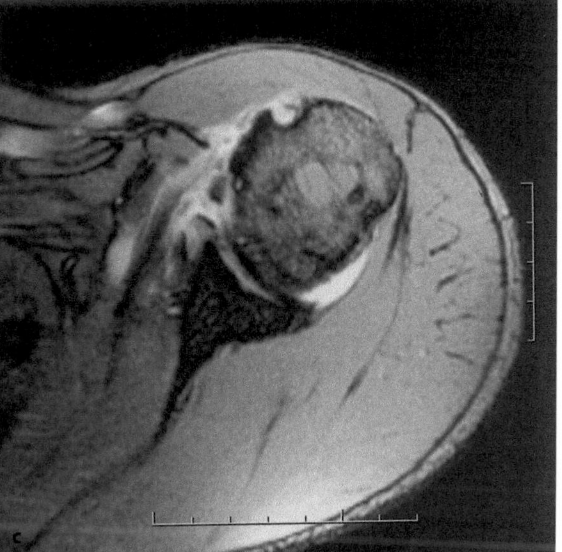

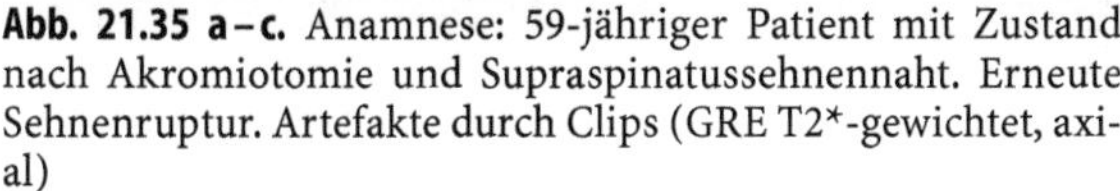

Abb. 21.35 a–c. Anamnese: 59-jähriger Patient mit Zustand nach Akromiotomie und Supraspinatussehnennaht. Erneute Sehnenruptur. Artefakte durch Clips (GRE T2*-gewichtet, axial)

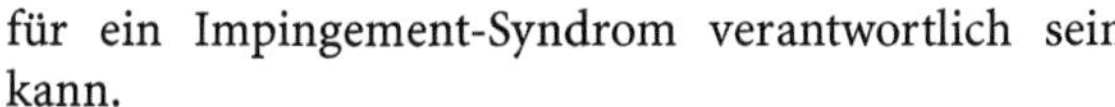

für ein Impingement-Syndrom verantwortlich sein kann.

Es gibt auch eine arthroskopische Klassifikation des Impingements in drei Typen:

- Der *Typ I* beinhaltet alle Zeichen einer Degeneration im Bereich der Sehne und im Bereich des Lig. coracoacromiale. Er ist aufgeteilt in einen
  - *Typ Ia* bei Sehnenveränderungen gelenknah,
  - *Typ Ib* mit bursanahen Sehnenveränderungen und
  - *Typ Ic* mit einem partiellen intratendinösen Riss. Eine Degeneration in der Sehne selbst kann mittels Arthroskopie nicht diagnostiziert werden.
- Beim arthroskopischem *Typ IIa* finden sich zusätzlich zur Degeneration auch partielle Risse an der artikulären Oberfläche der Sehne, beim *Typ IIb* Risse an der bursalen Oberfläche.
- Der arthroskopische *Typ IIIa* ist charakterisiert durch einen kompletten Riss der Rotatorenmanschette ohne Retraktion. Der *Typ IIIb* beinhaltet den kompletten Riss und eine Sehnen- und Muskelretraktion.

Die arthroskopischen Typen Ia und Ib des Impingements sind praktisch mit der MRT-Klassifikation des Impingements Typ I identisch. Eine Diagnosestellung ist arthroskopisch nicht immer möglich, weil die intratendinöse Läsion weder die artikuläre noch die bursale Oberfläche erreicht (vgl. Abb. 21.30 a,b).

In der MRT dagegen ist diese Rissform gut - wenn auch nicht immer - diagnostizierbar und charakterisiert durch eine abgrenzbare linear erhöhte Signalintensität in T2-gewichteten fettsupprimierten Bildern ohne Konturunterbrechung zur Oberfläche hin (Abb. 21.36 a,b).

Der arthroskopische Typ II ist praktisch identisch mit dem von Stoller definierten magnetresonanztomographischen Typ II. Sowohl partielle gelenknahe als auch bursanahe Sehnenrisse lassen sich durch die magnetresonanztomographische Untersuchung sicher diagnostizieren und differenzieren.

Der arthroskopische Typ IIIa und IIIb ist mit dem von Stoller für die MRT angegebenen Typ III identisch. Dieser Typ kann auch mit der MRT sicher diagnostiziert und klassifiziert werden, allerdings unter der Voraussetzung, dass ein umschriebener Defekt oder die Retraktion des Muskelbauches nachgewiesen werden

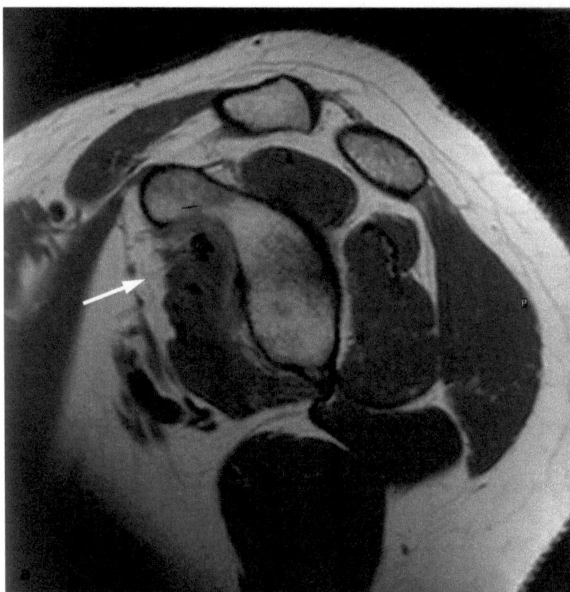

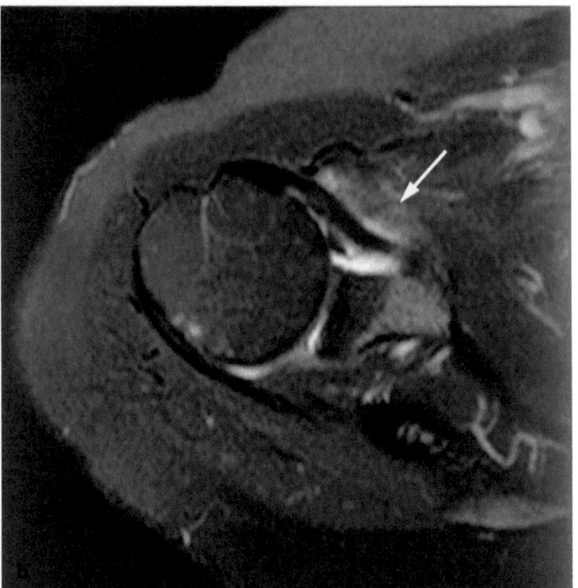

Abb. 21.36 a,b. Anamnese: ohne erinnerliches Trauma eingeschränkte Beweglichkeit der rechten Schulter, insbesondere bei Außenrotation. Diagnose: peritendinöser Reizzustand im Bereich der Sehne des M. subscapularis. **a** TSE T2-gewichtet, sagittal, **b** TSE T2-gewichtet, fettsupprimiert, axial

können. Besteht magnetresonanztomographisch eine direkte Verbindung zwischen der Flüssigkeit innerhalb der Bursa subacromialis und dem Gelenkspalt, kann dies als primäres Zeichen für das Vorliegen eines kompletten Rotatorenmanschettenrisses angesehen werden.

Lokalisation des Impingements

Man unterscheidet ein *externes Impingement* und ein *internes Impingement.*

a. *Externes Impingement, auch anterior-superiores Impingement*: Es handelt sich hierbei um einen Verletzungsmechanismus bei dem es durch repetitive Mikrotraumen bei extremer Innenrotation und Abduktion zu einer Auffaserung des vorderen Labrums, zu einer partiellen Ruptur oder Tendinopathie des anterior-superioren Anteils der Rotatorenmanschette, zu fibrozystischen Erosionen und zu einer Kapselirritation kommen kann. Typische Bewegungen zur Auslösung dieses Impingements finden sich bei Hochleistungsschwimmern, z. B. beim Kraulen und beim Butterfly, aber auch bei Werfern (Abb. 21.37 a–c).
b. *Internes Impingement, auch posterior-superiores Impingement*: Es handelt sich hierbei um Verletzungen, die durch repetitive Mikrotraumen bei extremer Außenrotation und Abduktion verursacht werden. Es gibt mindestens fünf Strukturen, bei denen das Risiko dieser Verletzungen besteht. Sie betreffen das superiore hintere Labrum, den dorsalen Anteil der Sehne der Rotatorenmanschette, den möglichen Abriss des Tuberculum majus und auch eine mögliche Verletzung des glenohumeralen inferioren Ligaments. Ferner kann es auch zu einem knöchernen Ausriss aus dem oberen Glenoid kommen. Aus diesem Grunde wird das interne Impingement auch als posterior superiores Impingement oder auch als Glenoid-Impingement bezeichnet, weil es den posterioren oder auch superioren Winkel betrifft, in dem die Sehne des M. supraspinatus und auch des M. infraspinatus irritiert wird. Als ein Ergebnis dieser Kompression wird die artikuläre Oberfläche der Rotatorenmanschette verletzt. Die hierfür typisch auslösende Bewegung findet sich bei Tennisspielern, bei Werfern und bei Baseballspielern (Abb. 21.38).
c. Bei Wochenendsportlern im Alter von 40–60 Jahren können beide Arten des Impingements, also das interne und das externe Impingement miteinander kombiniert vorkommen.
d. Bei älteren Menschen ab ca. 60 Jahren, die einen geringen Aktivitätslevel aufweisen, ist das Impingement-Syndrom fast ausschließlich Folge degenerativer Veränderungen im Bereich des subakromialen Raumes.

Zusammengefasst bezieht sich demnach der Begriff des Impingement-Syndroms allein auf die Veränderungen der Supraspinatussehne, während das Rotatorenmanschettensyndrom das gesamte Krankheitsbild im Bereich der Schulter charakterisiert, das verschiedenste Ursachen haben kann.

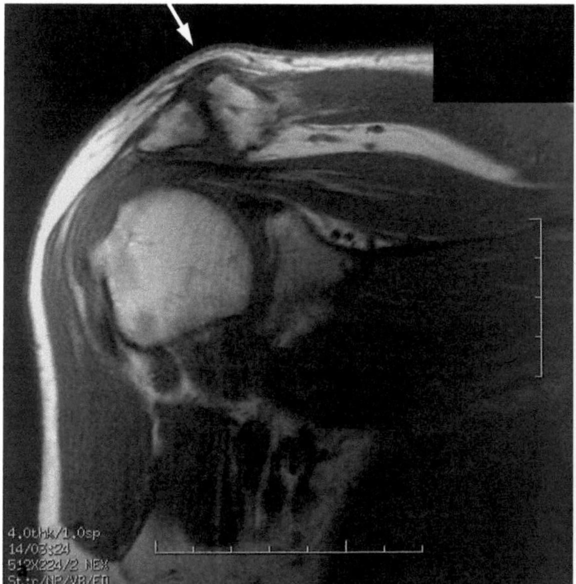

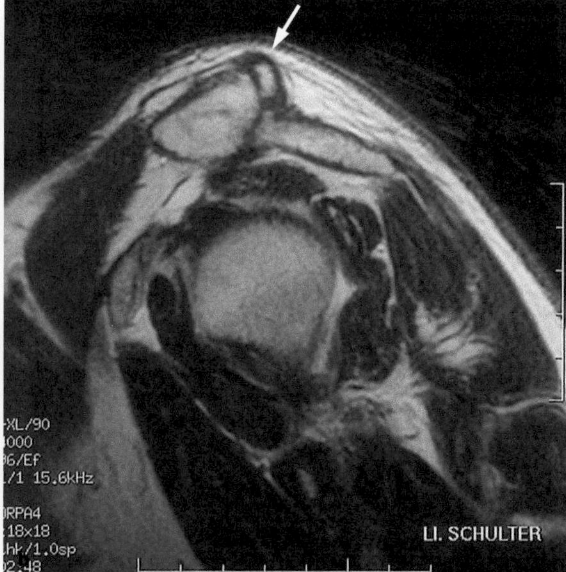

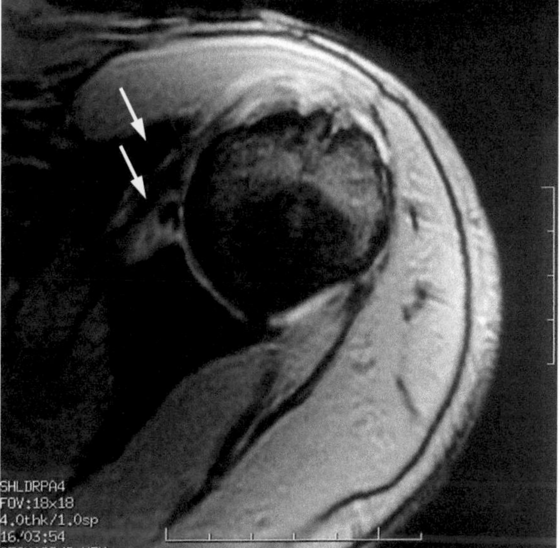

Abb. 21.37 a–c. Anamnese: 27-jähriger Patient, der nach einer Schultergelenkdistorsion vor einigen Monaten permanent über Schmerzen im Bereich des linken Schultergelenkes klagt. Diagnose: Impingement-Syndrom mit Zeichen einer Tendosynovitis im Bereich der lateralen Supraspinatussehne Grad II (Teilruptur). Zustand nach alter lateraler gelenknaher Klavikulafraktur mit erheblicher Einengung des subakromialen Raumes und konsekutiver Arthrose. Läsion des anterioren Labrums. **a** FSE T2-gewichtet, koronar obligue, **b** FSE T2-gewichtet, sagittal obligue, **c** GRE T2*-gewichtet, axial

Das nicht von einer Einengung des subakromialen Raumes abhängige Impingement wird eingeteilt nach dem Ort der Pathologie (Tabelle 21.1).

Bei der Interpretation der Schulterpathologie neigen insbesondere Radiologen dazu, bei Nachweis einer Einengung des subakromialen Raumes und einer Tendinopathie der Supraspinatussehne automatisch einen Zusammenhang zwischen diesen beiden Ereignissen herzustellen. Dies mag in der Mehrzahl der Fälle richtig sein, einige Fakten sprechen jedoch dagegen, dass dies immer so ist:

Mehr als 50% der Menschen, bei denen eine deutliche Einengung des subakromialen Raumes festgestellt wurde, weisen keinerlei Beschwerden oder Schmerzen auf. Ebenso konnte nur bei einem Teil der Patienten, die eine Einengung des subakromialen Raumes aufweisen, auch eine Tendinopathie der Supraspinatussehne nachgewiesen werden. Besonders bedenklich ist es, wenn – wie dies nicht selten gutachterlich geschieht – bei Vorliegen einer angeborenen oder erworbenen Einengung des subakromialen Raumes automa-

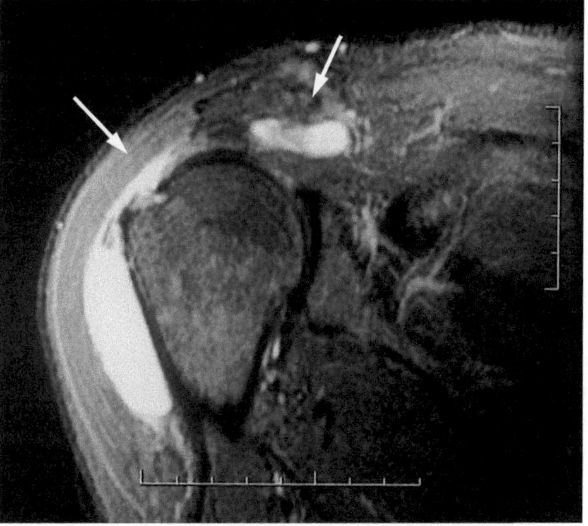

▷

Abb. 21.38. Ausgedehnte Bursitis subdeltoidea et subacromialis. Läsion der Supraspinatussehne (FSE T2-gewichtet, fettsupprimiert, koronar obligue)

Tabelle 21.1. Einteilungen des Impingement-Syndroms

	Externes Impingement, auch anterior-superiores Impingement	**Internes Impingement, auch posterior-superiores Impingement**	**Kombiniertes internes und externes Impingement**
Lokalisation der Verletzung	Anterior-superior	Posterior-superior	
Mögliche Verletzungen	Auffaserung des vorderen Labrums, partielle Ruptur oder Tendinopathie des anterior-superioren Anteils der Rotatorenmanschette. Fibrozystische Erosionen im Bereich des Ansatzes der Rotatorenmanschette	Auffaserung des posterior-superioren Labrums, Ruptur oder Tendinopathie der posterior-superioren Anteils der Rotatorenmanschette. Möglicher Abriss des Tuberculum majus. Verletzung des glenohumeralen inferioren Ligaments und Ausriss aus dem knöchernen oberen Glenoid	
Traumatischer Bewegungsmechanismus für die Auslösung dieses Syndroms durch repetitive Mikrotraumen	Innenrotation, Abduktion, z. B. bei Kraulern und Buterfly-Schwimmern, jedoch auch bei Werfern	Extreme Außenrotation und Abduktion, z. B. bei Tennisspielern und bei Werfern	
Lokalisation innerhalb der Sehne	Verletzung mehr der bursanahen Sehne der Rotatorenmanschette	Verletzung der artikulären Oberfläche der Rotatorenmanschette	
Patientenkollektiv	Hochleistungssportler in jungen Jahren	Hochleistungssportler in jungen Jahren	Wochenendsportler im mittleren Alter (40–60 Jahre)

tisch auch ohne MRT eine Degeneration der Supraspinatussehne angenommen wird, denn primär tendinöse Degenerationen sind ein seltenes Ereignis.

Die Aufgabe eines MRT-Diagnostikers besteht daher darin, neben der reinen Feststellung und Klassifikation eines Impingement-Syndroms, die *Ursachen* dieses Impingements herauszufinden. So kommt es, wie bereits erwähnt, bei Abduktion über die Horizontale zu einer zunehmenden Einengung des subakromialen Raumes, die auch bei primär nicht eingeengtem subakromialen Raum u. U. durch Mikrotraumen zu einer Irritation der Supraspinatussehne führen kann. Dies kann dann geschehen, wenn bei der Berufsausübung, z. B. bei Malern, oder beim Sport Abduktionsbewegungen ständig durchgeführt werden. Daher darf bei Vorliegen eines Impingement-Syndroms der Nachweis einer Einengung des subakromialen Raumes erst dann als Ursache angeschuldigt werden, wenn andere Ursachen ausgeschlossen wurden.

Hilfreich bei der Ursachenforschung ist neben einer sorgfältigen Anamneseerhebung auch die genaue Analyse des Ortes der Sehnenläsion. So ist die partielle Läsion mehr im anterioren oder im posterioren lateralen Bereich der Supraspinatussehne ein Hinweis auf ein durch repetitive Mikrotraumen oder auch durch ein akutes Trauma bewirktes Impingement. Ebenso spricht die gelenknahe Lokalisation einer partiellen Sehnenruptur gegen einen Zusammenhang mit der gleichzeitig festgestellten Stenose des subakromialen Raumes.

Darstellung des Rotatorenmanschettensyndroms mit bildgebenden Verfahren

Konventionelle *Röntgenaufnahmen* müssen so angefertigt werden, dass der subakromiale Raum frei projiziert wird. Dies kann im Einzelfall sehr schwierig sein. Die Röntgenuntersuchung erlaubt sekundäre Hinweise auf ein Impingement-Syndrom, so auf eine Verkalkung im Ansatzbereich der Sehne des M. supraspinatus, auf eine Zystenbildung im Bereich des Tuberculum majus oder auch auf eine Enthesiopathie sowie eine subakromiale Osteophytenbildung und auch eine eventuelle Osteophytenbildung im Bereich des Schultereckgelenkes.

Die *Arthrographie* hat heute ihre Bedeutung bei der Beurteilung eines Rotatorenmanschettensyndroms praktisch vollständig verloren.

Die *Sonographie* hat sich als Verfahren zur Abklärung einer Rotatorenmanschettenveränderung bei der Frage einer Rotatorenmanschettenruptur durchgesetzt. Sie ist überall verfügbar, die Untersuchung preiswert. Die lokale Unterbrechung der Rotatorenmanschette ist gut diagnostizierbar und gegenüber einer normalen Sehne abzugrenzen. Schwierigkeiten bereitet die Diagnose einer Tendinose oder Tendinitis im Stadium I und II. Ferner kann dem sonographischen Verfahren ein Rotatorenmanschettendefekt entgehen, wenn sich Granulationsgewebe, ein Erguss oder Sehnenreste im Zwischenraum befinden. Eine Tendinitis calcarea ist ebenso wie eine Bursitis subdeltoidea gut diagnostizierbar.

Die *CT* spielt bei der Diagnose eines Rotatorenmanschettensyndroms praktisch keine Rolle. Sie erlaubt nur in Form der so genannten *CT-Arthrographie* eine gewisse Beurteilung der Supraspinatussehne.

Degenerative und traumatisch bedingte Veränderung der Sehne des M. supraspinatus in der MRT

Technik

Die MRT ist bei der Untersuchung und Darstellung der Rotatorenmanschette und der assoziierten Strukturen das aussagekräftigste Verfahren und stellt daher seit längerer Zeit den Goldstandard dar. Als Standard haben sich folgende Einstellungen bewährt:

1. schräg koronar senkrecht auf dasGlenoid bzw. parallel zum M. supraspinatus in T1- und in T2-Wichtung mit Fettsuppression,
2. schräg sagittal parallel zum Glenoid in T1- oder in T2-Wichtung,
3. axial in T2 *-gewichteter GRE-Technik,
4. ABER-Position, SE T1-gewichtet, nach intraartikulärer Kontrastmittelgabe (s. a. S. 176).

Das FOV sollte zwischen 12 und 16 cm liegen. Die Standardmatrix beträgt 192×256 Pixel. Die Verwendung einer speziellen Schulterspule ist zwingend erforderlich. Wegen der möglichen Artefakte ist ferner eine Präsaturation der thorakalen Strukturen notwendig.

Gadolinium-DTPA als MRT-Kontrastmittel kann in einem Verdünnungsverhältnis von 1:250 intraartikulär instilliert werden. Die anschließend angefertigten Schichten in T1-Wichtung mit Fettsuppression erlauben eine ausgezeichnete Darstellung des Schultergelenkes und der möglichen Läsionen. Bei der indirekten Form der MR-Arthrographie wird intravenös Kontrastmittel injiziert, das dann in den Gelenkraum ausgeschieden wird. Hierzu ist eine aktive Mitarbeit des Patienten erforderlich. Die MR-Arthrographie bietet gegenüber der Standard-MRT-Untersuchung Vorteile im Hinblick auf eine genauere Unterscheidung zwischen Degeneration und Partialriss bzw. komplettem Riss der Rotatorenmanschette. Eine Reihe von Studien kommen jedoch zu dem Ergebnis, dass für die Diagnostik der Rotatorenmanschette eine direkte Arthrographie nicht unbedingt erforderlich ist.

Eine besondere Erläuterung erfordert die ABER-Position („abduction extern rotation"), die insbesondere für die Diagnostik der Labren und der Rotatorenmanschette Vorteil bieten kann. Bei dieser Einteilung wird der Arm oberhalb des Kopfes mit gebeugtem Ellenbogen positioniert und ein koronarer Localizer angefertigt. Anschließend erfolgt die Anfertigung einer schräg axialen Schicht in T1-Wichtung mit Fettsuppression nach intraartikulärer oder intravenöser Kontrastmittelgabe.

Pathologische Veränderungen

Degenerative Sehnenveränderungen können als ein altersabhängiges Phänomen bei älteren Patienten, aber auch bei normalen asymptomatischen Personen angesehen werden.

Eine Degeneration besitzt in der T1- und in der Protonenwichtung eine intermediäre Signalintensität ohne weiteren Signalanstieg in der T2-Wichtung. Fettsupprimierte leicht T2-gewichtete FSE-Sequenzen mit TE von etwa 50 ms lassen degenerative Veränderungen am besten nachweisen, wenn partielle oder komplette Rupturen nicht vorhanden sind, und zwar durch Areale mit umschriebener Hyperintensität. Mit T2*-gewichteten GRE-Bildern werden allerdings Signalintensitäten erzeugt, die es schwierig machen, zwischen degenerativen Veränderungen und partiellen Rissen zu unterscheiden.

Ausgedehntere degenerative Veränderungen sind charakterisiert durch eine intermediäre bis ansteigende Signalintensität auf T1-gewichteten Bildern mit kurzem TE und auf protonengewichteten Bildern, ohne weiteren Signalanstieg auf T2-gewichteten Bildern. Diese Sehnen erscheinen dann grau in der T2-Wichtung. Eine deutliche Signalzunahme auf T2-gewichteten Bildern im Vergleich zu dem T1- und dem protonengewichteten Bild spricht für eine partielle oder komplette Läsion.

Die Differenzierung zwischen einer schweren Tendinose und einem partiellen Riss erfordert eine sorgfältige Beobachtung der Kontinuität der bursalen und der artikulären Oberfläche der Manschette, ebenso wie der Signalanhebung auf Schichten sowohl mit kurzem als auch mit langem TE. Sekundäre Befunde, wie z. B. die Retraktion des Muskels und seine Atrophie werden nur bei kompletten Rissen beobachtet. Eine geringe Signalintensität auf T2- und auf T1-gewichteten Bildern können ein Hinweis auf eine degenerativ bedingte Obliteration der Sehne sein.

Es muss jedoch festgehalten werden, dass im Einzelfall die Differenzierung zwischen einer tendinösen Degeneration und einer aufgrund einer Kompression aufgetretenen Tendinitis im Stadium I schwierig sein kann. Das Gleiche gilt jedoch nicht im Stadium II, also bei Vorliegen einer Teilruptur: Ein partieller Riss bei einer Degeneration ist charakterisiert durch eine gelenknahe Läsion der Sehne im unteren Anteil, eine mechanisch bedingte Irritation mit der Folge einer Tendinitis ist charakterisiert durch eine bursanahe Läsion im oberen Bereich. Eine sorgfältige Beobachtung der Kontinuität der bursalen und der artikulären Oberfläche der Manschette ermöglicht hier häufig eine Differenzierung, wobei allerdings sowohl T1-gewichtete als auch T2-gewichtete Schichten in schräg koronarer und in schräg sagittaler Schnittrichtung angefertigt werden sollten.

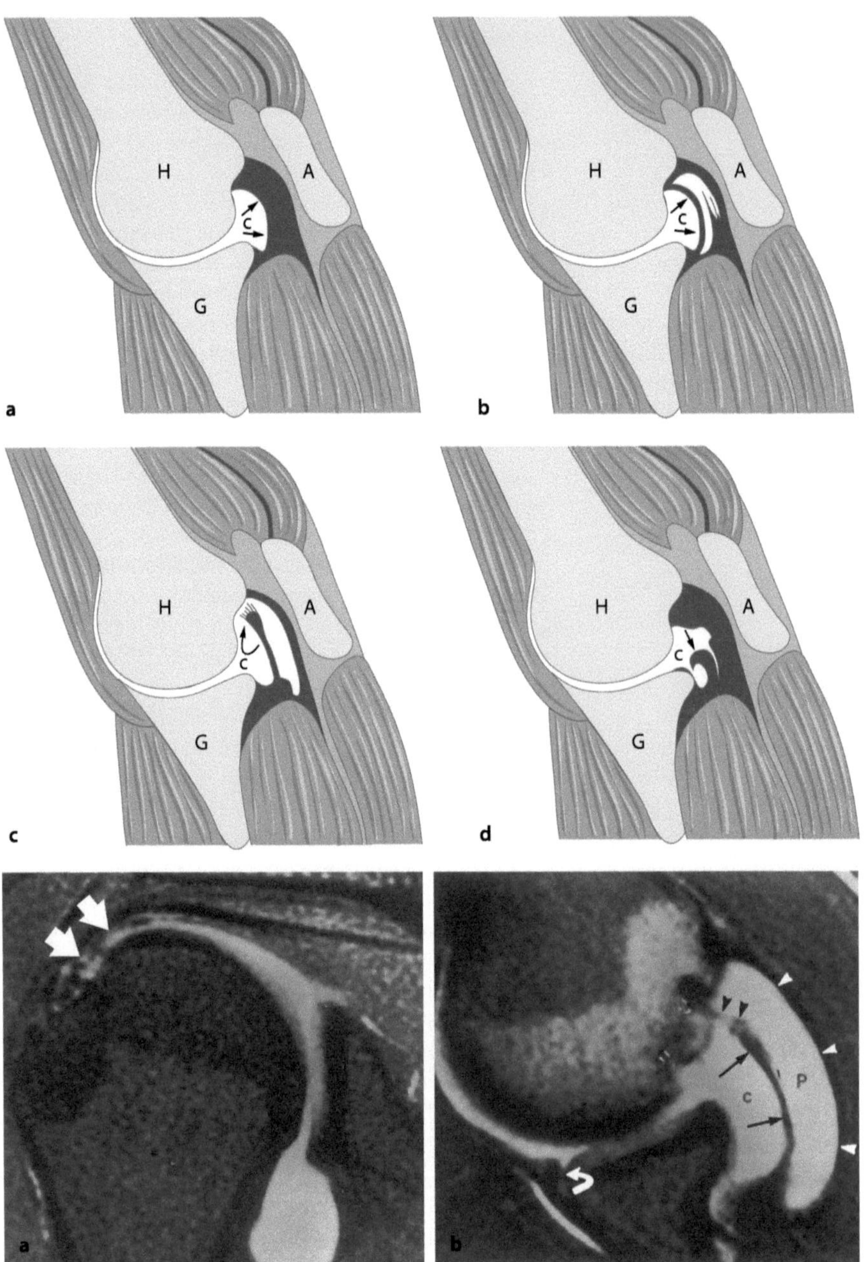

Abb. 21.39 a–d. Klassifikation nach Sang der horizontalen Komponente der partiellen Ruptur im Hinblick auf das Erscheinungsbild der artikulären Oberfläche. **a** Normalbefund, **b** Typ-A-Läsion: horizontaler intrameniskaler Defekt, jedoch ohne Veränderung der artikulären Oberfläche, **c** Typ-B-Läsion: Irregularität der artikulären Oberfläche, **d** Typ-C-Läsion: FLAP-Läsion entlang der artikulären Oberfläche (Lee 2002)

Abb. 21.40 a,b. Nur in der ABER-Position gelingt sicher der Nachweis einer horizontalen Komponente der Teilruptur. **a** MR-Arthrografie T1-gewichtet, fettsupprimiert, schräg koronar, **b** MR-Arthrografie in ABER-Position, schräg axial (Lee 2002)

Bei Vorliegen des Stadium III, also einer Komplettruptur mit oder ohne Retraktion, ist eine Differenzierung bezüglich der Ursache der Ruptur nicht mehr möglich. Hier können gelegentlich eine geringe Signalintensität und eine erhebliche Atrophie der Restsehne ein Hinweis auf eine primäre degenerativ bedingte Obliteration der Sehne sein.

Auch die konventionelle MRT, nicht nur die MR-Arthrographie, erlaubt daher häufig eine Differenzierung zwischen einer tendinösen Degeneration und einer Tendinitis bzw. Tendosynovitis im Stadium Ia und Ib. Der artikuläre oder bursale Typ IIa bzw. IIb, also das Vorliegen einer partiellen Läsion, ist dagegen so gut wie immer nachweisbar. Die umschriebene stärkere Signalanhebung in der T2-Wichtung, möglichst mit Fettsuppression, auf der bursalen oder auf der artikulären Oberfläche der Rotatorenmanschette ist charakteristisch für diese Läsion. Darüber hinaus findet sich bei diesem Typ fast immer eine vermehrte Flüssigkeit in der subakromialen Bursa, insbesondere beim Typ IIb. Daneben gibt es sowohl oberflächliche Risse als auch intratendinöse Risse, die weder die artikuläre noch die bursale Oberfläche erreichen. Sie sind charakterisiert durch eine gut abgrenzbare linear erhöhte Signalintensität in den T2-gewichteten Bildern ohne Konturunterbrechung zur Oberfläche hin.

Lee (2002) unterteilt die partielle Ruptur der Supraspinatussehne zusätzlich auf der Basis der vertikalen Dicke der Läsion:

- *Grad I*: kürzer als 3 mm,
- *Grad II*: 3 – 6 mm,
- *Grad III*: länger als 6 mm.

Diese horizontale Betrachtung der Sehnenteilruptur ist erstmalig von Klinikern beschrieben worden, wurde jedoch weder von orthopädischen Chirurgen noch von Radiologen beachtet und ist daher auch nicht in die spezielle Klassifikation der partiellen Läsionen der Rotatorenmanschette nach Ellmann (1990) eingegangen. Diese horizontale Komponente der Läsion ist in der MRT allerdings nur in der ABER-Position (Abduktion/Außenrotation) unter Verwendung von intraartikulärem Kontrastmittel nachweisbar. Die MRT-Einteilung der Läsion in der ABER-Position erfolgt nach Lee (Abb. 21.39, Abb. 41.40)

- in einen Typ A mit einer intratendinösen Läsion,
- in einen Typ B mit einer irregulären Läsion an der gelenknahen Oberflächen und
- in einen Typ C mit einem Flap entlang der gelenknahen Oberfläche.

Zusammengefasst bietet also die MR-Arthrographie der Schulter bei Patienten in der ABER-Position eine zusätzliche Information über den Grad der partiellen Sehnenläsion. Dieses präoperative Wissen, dass eine horizontale Komponente vorliegt, kann die chirurgische Planung ergänzen.

Bezüglich der Pathogenese der Teilrupturen bei älteren Patienten über 40 Jahren ist von Nischl (1994) die Einteilung in zwei Gruppen erfolgt:

1. diejenigen, die einen intrinischen Faktor aufweisen, z. B. einen intratendinösen Riss mit Degeneration als Folge einer Durchblutungsstörung bei Überbeanspruchung,
2. ein extrinsischer Faktor, wie z. B. eine Ausgangsstenose als subakromiales Impingement oder eine glenohumerale Instabilität.

Die Pathogenese einer horizontalen Komponente des Teilrisses kann also sowohl durch degenerative Veränderungen als auch traumatisch bedingt sein.

Der Typ IIIa ist charakterisiert durch einen kompletten Riss der Rotatorenmanschette ohne Retraktion, der Typ IIIb mit Retraktion. Dieser Typ ist in der MRT gut zu diagnostizieren. Allerdings darf ohne den Nachweis eines umschriebenen Defektes bei einer Retraktion des Muskelbauches oder einer Flüssigkeitsausbreitung in der Supraspinatussehne im Bereich des subakromialen Raumes ein kompletter Riss nicht diagnostiziert werden. Besteht eine direkte Verbindung zwischen der Flüssigkeit innerhalb der Bursa subacromialis und dem Gelenkspalt, so kann dies als primäres Zeichen auf das Vorliegen eines Rotatorenmanschettenrisses angesehen werden.

Zusammengefasst ist also das wichtigste MRT-Zeichen für das Vorliegen eines Impingements im Sinne einer entzündlichen Reaktion die angestiegene Signalintensität innerhalb der Supraspinatussehne in der fettsupprimierten T2-Wichtung auf schräg koronaren Schichten, da die T1-Wichtung häufig eine Stadieneinteilung nicht erlaubt.

In der T1-Wichtung ist die Signalintensität gering bis intermediär, in der Protonenwichtung intermediär bis hell.

Gelegentlich kann im Stadium I in der T1-Wichtung auch eine vermehrte Signalintensität nachgewiesen werden, das entspricht dann einer nicht ganz frischen Hämorrhagie.

Im Stadium II ist die Signalintensität in der T1-Wichtung im Wesentlichen identisch mit dem Stadium I. Das Signal in der T2-Wichtung im Bereich der Supraspinatussehne ist ebenfalls jedoch deutlich geringer.

Im Stadium II, also bei Vorliegen einer Teilruptur, erlaubt die MRT nicht nur den Nachweis der Läsion, sondern, wie bereits erwähnt, auch eine Information darüber, ob der Riss artikulär oder bursal gelegen ist.

Die Feststellung der genauen Lokalisation der Läsion, artikulär oder bursal, kann von Wichtigkeit sein, weil sie Hinweise auf die Genese des Risses erlaubt. Partielle Risse bursanah sprechen für ein Impingement-Syndrom, bedingt durch eine Einengung des subakromialen Raumes, gelenknahe Läsionen mehr für eine Degeneration oder für einen Zustand nach Sportverletzung.

Schwierigkeiten bei der Erstellung einer korrekten Diagnose kann allerdings bereiten, wenn die Rotatorenmanschette primär verdickt ist und oberflächlich Irrigularitäten aufweist. Die evtl. vorhandenen partiellen Rupturen können in diesen Fällen übersehen werden.

Eine unsichere Diagnose stellt eine Indikation für die Gabe von intraartikulärem paramagnetischem Kontrastmittel dar, um die Läsionen innerhalb der Sehne darzustellen. Das intraartikulär verabreichte Kontrastmittel ermöglicht bei einer Tendinose bzw. einer degenerativ veränderten Sehne eine gute Abgrenzung dieser Sehne gegenüber dem Gelenkkavum, sodass die Frage einer möglichen Läsion besser beantwortet werden kann (Abb. 21.41 a,b).

Im Stadium III, also dem kompletten Riss der Rotatorenmanschette mit oder ohne Retraktion, findet sich in der T2-gewichteten Fettsuppression eine Unterbrechung der Sehne mit Flüssigkeitseinlagerung im Defekt. Gelegentlich jedoch kann im Defekt Granulationsgewebe oder geronnenes Blut interponiert sein

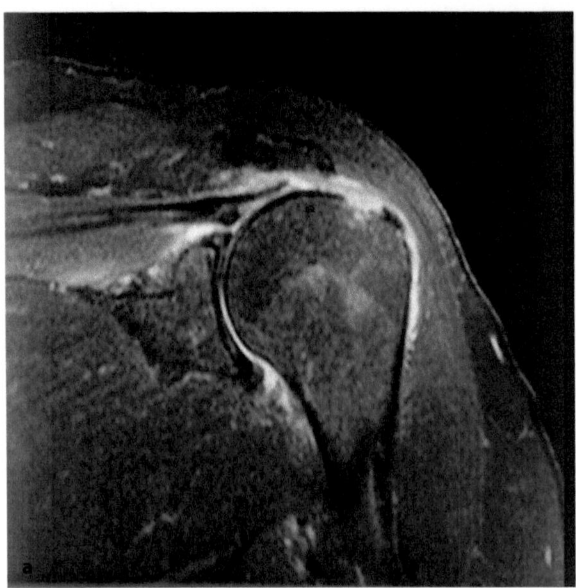
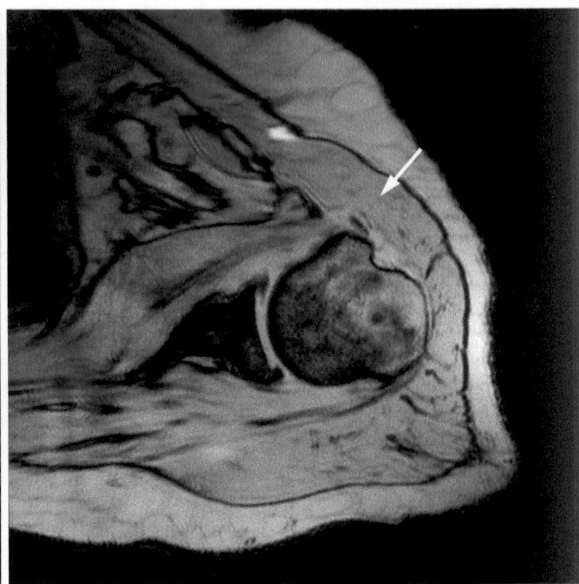

Abb. 21.41 a,b. Anamnese: Die Patienten erlitt vor einigen Jahren eine Schultergelenkluxation mit Reposition in Narkose. Seit dieser Zeit rezidivierend Schmerzen. Vor fünf Wochen erneuter Sturz auf die linke Schulter in Abduktionsstellung. Anschließend erhebliche Schmerzen insbesondere volar mit Ausstrahlung in den Oberarm und Zunahme bei Abduktion. Diagnose: Rotatorenmanschettensyndrom mit Ruptur der Sehne des M. supraspinatus im lateralen Anteil. Bursitis subacromialis et subdeltoidea mit Luxation der Sehne des langen Bizepskopfes. **a** FSE T2-gewichtet, fettsupprimiert, koronar, **b** GRE T2*-gewichtet, axial

und damit die Läsion maskieren. Die fettsupprimierte T2-Wichtung eignet sich ferner zum Ausschluss oder zum Beweis des Vorliegens einer Bursitis subdeltoidea bzw. subacromialis. Die Bursitis ist charakterisiert durch eine sichelförmige Signalanhebung in der schräg koronaren und in der axialen Schnittrichtung, die um den Humeruskopf herum lokalisiert ist, als Hinweis auf eine Flüssigkeitsvermehrung in der Bursa.

Folge eines chronischen Rotatorenmanschettensyndroms mit Tendosynovitis oder Supraspinatussehnenruptur ist regelmäßig eine Atrophie des M. supraspinatus.

Nicht selten ist gleichzeitig auch eine Atrophie des M. infraspinatus nachweisbar und zwar in mehr als der Hälfte der Fälle, ohne dass gleichzeitig eine Tendosynovitis der Infraspinatussehne vorliegt. Der Grund für diese Atrophie könnte wohl die bei einem Rotatorenmanschettensyndrom bestehende Schultergelenksinaktivität sein, sie stellt jedoch einen negativen prognostischen Faktor dar, insbesondere wenn operative Maßnahmen geplant sind. Gegen die Annahme einer Bewegungsinaktivität als Ursache der Infraspinatusmuskelatrophie spricht allerdings die Tatsache, dass der M. subscapularis und der M. teres minor generell nicht atrophiert sind, im Gegenteil ist der M. teres minor häufig in diesen Fällen hypertrophiert. Isolierte Atrophien des M. infraspinatus ohne das Vorliegen eines Rotatorenmanschettensyndroms sind fast immer Folge einer Läsion des N. suprascapularis (s. a. S. 205).

Tabelle 21.2 fasst die MRT-Bildparameter bei einem Rotatorenmanschettensyndrom zusammen.

Tabelle 21.2. Zusammenfassung der MRT-Bildparameter bei Vorliegen der verschiedenen Grade eines Rotatorenmanschettensyndroms

Grad	T1-gewichtet	T2-gewichtet	Befunde
0	Dunkel	Dunkel	Normal
I	Intermediär	Dunkel	Normal oder möglicherweise beginnende Tendinitis oder degenerative Veränderungen
II	Intermediär	Intermediär	Tendinose oder degenerative Veränderungen
III	Intermediär	Hell	Deutliche Tendinose, praktisch immer symptomatisch, oder partieller Riss
IV	Intermediär	Hell	Kompletter Riss, möglicherweise mit dem sekundären Befund einer muskulären Retraktion oder Atrophie des Supraspinatusmuskels

Diagnostik des korakoakromialen Bandes

Das korakoakromiale Ligament hat eine trapezoide Form und setzt an der Unterfläche des Akromions entweder schmal oder breit an; die Dicke variiert zwischen 2 und 5,6 mm. Diese Variation macht die Feststellung einer Hypertrophie des korakoakromialen Ligaments nahezu unmöglich.

Arthroskopische Untersuchungen bei einem Impingement lassen ferner erosive Veränderungen am akromialen Ansatz sowie eine enthesiopathische Transformation am Ansatz des korakoakromialen Bandes im Bereich des Akromions, aber auch des Korakoids erkennen. Diese verschiedenen enthesiopathischen Knochenveränderungen können unterschiedliche Konfigurationen aufweisen, und zwar in Form von Winkelbildungen oder Exostosen, insbesondere an der Unterfläche des Akcromions.

Leider ist das Lig. coracoacromiale mit den Standard-MRT-Schichten nur inkonstant darstellbar. Die Darstellung gelingt nur sicher auf reformatierten T1-gewichteten Schichten in 3D-Technik parallel zum Verlauf des Bandes (vgl. Abb. 21.25).

Im Gegensatz dazu kommt das Lig. coracoclaviculare regelmäßig auf sagittalen Schichten in T1- oder T2-Wichtung zur Darstellung. Der Ansatz dieses Ligaments ist vom darüber liegenden anterioren Deltamuskel überdeckt und hat eine fibröse Beziehung zur Faszie des Deltamuskels entlang des lateralen Akromions.

Begutachtungsprobleme bei Vorliegen eines Rotatorenmanschettensyndroms

Wie bereits erwähnt, ist das Rotatorenmanschettensyndrom der Schulter und seine klassische Form, das schmerzhafte Impingement, in den letzten 20 Jahren zu einer der häufigsten Gelenkläsionen geworden, in erster Linie bedingt durch die Zunahme des Freizeitsports.

Wenn eine Unfallversicherung abgeschlossen wurde und der Versicherungsfall eintritt, ist der Begutachter häufig in der misslichen Lage, entscheiden zu müssen, ob das jetzt vorhandene schmerzhafte Impingement-Syndrom Folge des Unfalls gewesen ist oder nicht. Diese Beurteilung kann im Einzelfall schwierig sein.

In mehr als 80 % erfolgt eine Ablehnung der Ansprüche, weil das jetzt vorhandene Rotatorenmanschettensyndrom in erster Linie bereits vorbestehenden degenerativen Veränderungen zugeschrieben wird. Bereits der Nachweis einer Einengung des subakromialen Raumes reicht Gutachtern häufig zur Ablehnung eventueller Ansprüche aus. Ebenso werden z. B. Verkalkungen im Bereich der Insertion der Rotatorenmanschette als Hinweis auf eine Degeneration gedeutet. Es wird oft nicht berücksichtigt, dass ein Teil der Ursachen für die Einengung des subakronialen Raumes nicht degenerativ, sondern kongenital bedingt ist.

Häufig wird die Ablehnung weder durch eine Arthroskopie noch eine MRT-Gelenkuntersuchung untermauert. In vielen Fällen reicht dem Gutachter der Nachweis einer hypertrophen Degeneration des Schultereckgelenkes mit daraus resultierender Einengung des subakromialen Raumes im Eingang für eine Ablehnung von Ansprüchen aus, obwohl längst bekannt ist, dass nur etwa ein Drittel der Patienten bei Bestehen der Schultereckgelenkhypertrophie ein schmerzhaftes Impingement-Syndrom aufweisen.

Das Lig. coracoacromiale, das, wie bereits erwähnt, in der Mehrzahl der Fälle zusammen mit anderen Veränderungen am Ansatz dieses Bandes eine Einengung des subakromialen Raumes bewirkt und als wichtige Ursache für ein Impingement der Supraspinatussehne gelten kann, ist nur arthroskopisch sicher beurteilbar. Das Vorliegen einer derartigen Bandpathologie reicht häufig ebenfalls für eine Verneinung des Zusammenhanges zwischen Unfallereignis und Schmerzsymptomatik aus.

Zusammengefasst ist es sicherlich zweifelhaft, wenn ein Gutachter bei Vorliegen einer primären oder sekundären Einengung des subakromialen Raumes in jedem Falle und automatisch annimmt, dass bei einer posttraumatischen Ruptur oder Teilruptur der Supraspinatussehne bereits vor dem Trauma eine Sehnenschädigung als prädisponierender Faktor vorgelegen haben muss. Diese Schlussfolgerung mag in einigen Fällen richtig sein, jedoch keinesfalls immer und ist insbesondere auch nicht beweisbar, da aus Untersuchungen bekannt ist, dass nicht jeder, bei dem eine Einengung des subakromialen Raumes bekannt ist, sich eine Irritation und Schädigung der Supraspinatussehne entwickeln muss.

Wenn also gutachterlich bei Vorliegen eines adäquaten Unfalls oder nach sportlicher Betätigung, insbesondere bei Werfern oder auch Tennisspielern, der Zusammenhang zwischen dem jetzigen Unfallereignis und dem schmerzhaften Impingement-Syndrom abgelehnt wird, so sollte dafür auch der Beweis angetreten werden, insbesondere, da bei Vorliegen von partiellen Rissen eine Differenzierung zwischen degenerativen und unfallbedingten Läsionen durchaus möglich ist. Hierbei sollte auch berücksichtigt werden, dass ein Vorliegen einer Einengung des subakromialen Raumes und der ursächlich dadurch bedingten Tendinitis bereits geringe Traumen ausreichen, um eine akute Verletzung auzulösen.

Häufig ist außerdem eine kongenitale Fehlstellung die Ursache einer degenerativ bedingten Einengung der Rotatorenmanschette, z. B. des Akromions oder des Korakoids. Diese Fehlstellungen als Ursache für das Vorliegen eines chronischen Impingements müssten allerdings vor Eintreten des Versicherungsschutzes als Risikoursache eines möglichen Impingement-Syndroms ausgeschlossen werden.

Gutachterlich bezieht man sich also bei der Ablehnung des Versicherungsfalles in erster Linie auf vorbestehende degenerative Veränderungen. Damit meint der Gutachter jedoch nicht etwa die primäre Degeneration der Supraspinatussehne, die im Übrigen im Stadium I sowohl mit der Arthroskopie als auch mit der MRT schwierig nachzuweisen ist, sondern das mechanische Impingement, nämlich die durch eine Einengung des subakromialen Raumes bewirkte Tendinitis. In der Tat bezieht sich auch die Definition von Neer bezüglich der histologischen Struktur des Impingements nicht auf die primäre Degeneration, sondern auf den Folgezustand der chronischen Sehnenkompression. Das Problem wird noch komplizierter angesichts der Tatsache, dass mindestens 50 % der Menschen vom 50. Lebensjahr an nach der Definition ein chronisches Impingement besitzen, jedoch oft keinerlei klinische Symptomatik aufweisen. Der plötzliche Auslöser für den Schmerz ist dann meist eine durch sportliche Betätigung oder durch einen Unfall bewirkte Zerrung der vorgeschädigten Sehne. Sie wird begleitet von allen Zeichen eines akuten Ereignisses, nämlich dem Auftreten eines peritendinösen Ödems und möglicherweise einer umschriebenen Blutung. Sicher hat die durch das mechanische Impingement bewirkte Vorschädigung der Supraspinatussehne den Level für die Auslösung einer klinischen Symptomatik deutlich herabgesetzt, d. h. es reicht bereits ein relativ geringes Trauma aus, um die klinische Symptomatik auszulösen.

Daher sei die Frage erlaubt, ob in diesen Fällen eine Ablehnung des Versicherungsfalles nicht rechtlich anfechtbar ist, es sei denn, man hätte im Versicherungsvertrag den Versicherungsschutz bei Vorliegen einer Einengung des subakromialen Raumes ausgeschlossen. Zudem kann bei bestimmten Traumata, z. B. bei einer erheblichen Oberarmstauchung, nicht sicher beurteilt werden, ob nicht das eigentliche Trauma ausgereicht hätte, um auch eine gesunde Supraspinatussehne zu irritieren.

Postoperative Rotatorenmanschette und MRT

Therapeutische Maßnahmen sind im Bereich der Schulter immer dann indiziert, wenn die konservative Therapie versagt hat. Im Falle eines Rotatorenmanschettensyndroms besteht eine Indikation zur Durchführung einer Operation bei Vorliegen erheblicher therapieresistenter Schmerzen und einer Funktionseinschränkung der Schulter.

Die arthroskopische subakromiale Dekompression ist das therapeutische Verfahren der Wahl bei einem chronischen Impingement. Der Vorteil gegenüber einer offenen Akromioplastie ist die relative Schonung des δ-Muskels und der darüberliegenden deltotrapezialen Faszie. Das primäre Ziel dieses Verfahrens ist, den subakromialen Raum für die Sehnen der Rotatorenmanschette zu vergrößern, da die Vergrößerung des Raums zwischen dem Acromion und dem Humeruskopf die Symptome eines Impingements herabsetzt. Die verschiedenen Schritte der subakromialen Dekompression bestehen aus einer diagnostischen Arthroskopie, der Resektion des korakoakromialen Ligaments, der anterioren und posterioren Resektion des Acromions, der Resektion von akromioklavikularen Osteophyten und falls notwendig auch in der Resektion der distalen Klavikel.

Der postoperative Status ist gut auf MRT-Bildern darstellbar. Allerdings gibt es einige Fakten, die die Trefferrate der MRT bei der Untersuchung der postoperativen Schulter herabsetzen: die möglichen Veränderungen der regionalen Anatomie durch den chirurgischen Eingriff, die Veränderungen der Signalintensität des Gewebes, metallische Artefakte und nicht selten auch die fehlende Erfahrung des Radiologen mit neuen arthroskopischen Verfahren bei der postoperativen Schulter.

Wegen der erheblich vermehrten magnetischen Suszeptibilitätsartefakte bei einem postoperativen Status sollte ein Gradientenecho nicht zur Anwendung kommen. Bewährt haben sich konventionelle T1- und T2-Spinechos sowie auch FSE-Sequenzen mit Fettsuppression. Die Einstellung der Schichtebenen unterscheidet sich nicht von der einer normalen Schulteruntersuchung.

In 30 % können bei Patienten mit subakromialen Impingement Knorpelläsionen im Bereich des Humeruskopfes, in 20 % im Bereich des Glenoids nachgewiesen werden.

Daher sollte bei bestehenden Läsionen der Rotatorenmanschette dem Knorpel kernspintomografisch besondere Beachtung geschenkt werden, insbesondere auch deshalb, weil frühe degenerative Veränderungen des glenohumeralen Knorpels klinisch Beschwerden eines subakromialen Impingementsyndroms simulieren können. Da die Knorpelschicht des Schultergelenks im Gegensatz zum Kniegelenk sehr dünn ist, ist die kernspintomografische Diagnose einer Läsion allerdings nicht einfach und sicher nur mit einer MR-Arthrografie zu stellen.

Fettsupprimierte 3D Spoiled-Gradientenechosequenzen eignen sich jedoch ebenfalls in der axialen Schnittrichtung zum Nachweis.

Hidden Rotator Interval Läsion (Abb. 21.42, 21.43)

Diese Läsion hat einige Eigenheiten, die sie vom Rotatorenmanschettensyndrom unterscheidet. Es handelt sich hierbei um eine Verletzung im humeralen Anteil des Lig. glenohumerale superior oder des Lig. coracohumerale und zwar im Bereich des sog. „rotator intervals". Dieser beschreibt einen Raum, der durch die Supraspinatussehne, durch die Sehne des M. subscapu-

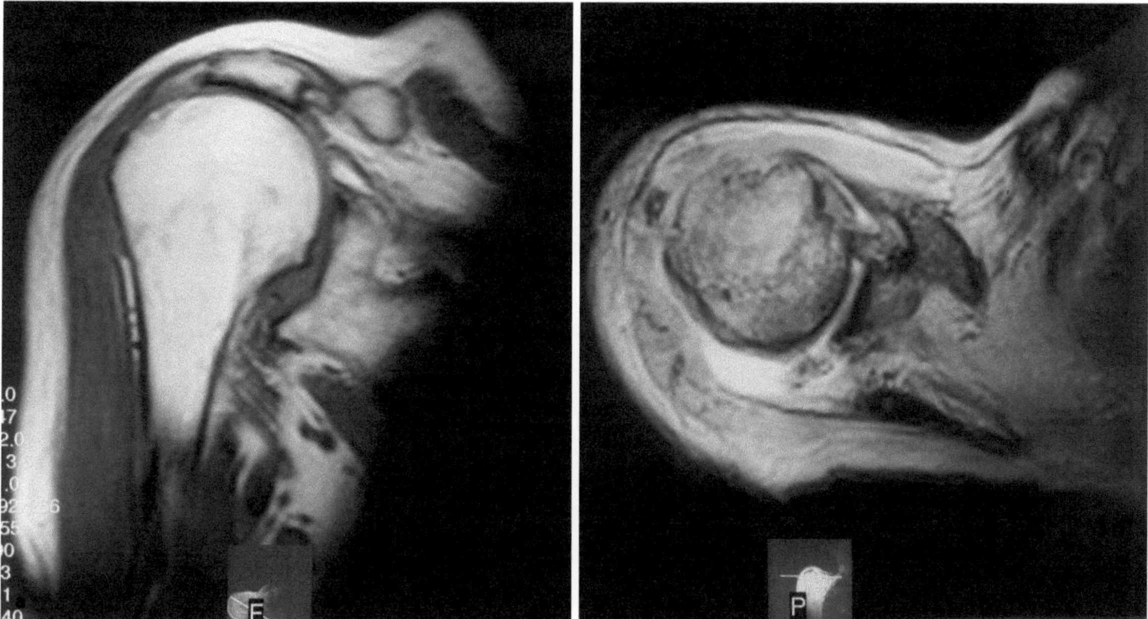

Abb. 21.42 a,b. Anamnese: 73-jährige Patientin. Zustand nach erheblicher kranialer Oberarm- und Schulterstauchung. Diagnose: Anteroproximale Subluxation des Humeruskopfes bei Ruptur des Lig. glenohumerale superior und daraus resultierend erhebliche Einengung des subakromialen Raumes. **a** Se T1-gewichtet schräg koronar, **b** GRE T2*-gewichtet axial

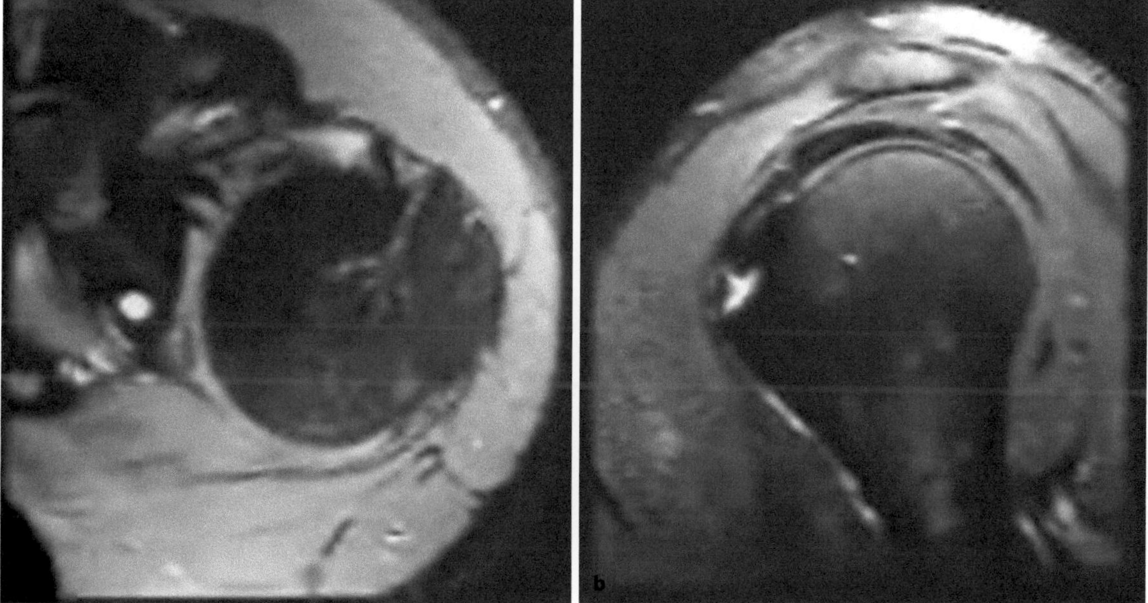

Abb. 21.43 a,b. Hidden Rotator Interval-Läsion mit Ruptur des Lig. glenohumerale superior bei einem 46-jährigen Mann mit Zustand nach Stauchungstrauma des Schultergelenks. **a** GRE T2-gewichtet, axial, **b** FSE T2-gewichtet, sagittal

laris und durch das Lig. glenohumerale superior gebildet wird. Da das Lig. glenohumerale superior die Sehne des M. biceps im Bereich des Eintritts in den Sulcus bicipitalis verankert und eine Rollenzugfunktion ausübt, haben Verletzungen dieses Bandes eine Subluxation und Instabilität der Bizepssehne zur Folge. Häufig sind gleichzeitig auch die Sehnen des M. subscapularis und des M. supraspinatus verletzt, so dass dann die Abgrenzung gegenüber einem echten Rotatorenmanschetteimpingement schwierig wird.

Da die Läsion des Lig. glenohumerale superior arthroskopisch nur sehr schwierig nachgewiesen werden kann, der Nachweis mit der Kernspintomographie jedoch regelmäßig gelingt, fällt dieser Untersuchungsmethode eine entscheidende Rolle bei der Diagnostik zu. Es findet sich nicht nur im Bereich der ligamentären Läsion eine ödematöse Schwellung, sondern es gelingt auch die Feststellung der immer anzutreffenden Subluxation und Instabilität der verdickten Bizepssehne.

Empfohlen werden schräg koronare und schräg sagittale Schnitte in fettsupprimierter T2-Wichtung sowie in T1-Wichtung vor und nach KM-Gabe.

Pitfalls bei der Diagnose eines Rotatorenmanschettenrisses

1. Im vorderen Abschnitt der Rotatorenmanschette findet sich ein Bereich mit intermediärer Signalintensität, dort wo die Sehne des langen Bizepskopfes ihren Verlauf hat. Die Bizepssehne und das korakohumerale Band sind zwischen dem obersten Abschnitt des M. subscapularis und der vorderen Ecke des Supraspinatus lokalisiert. Hier im Sulcus intertubercuclaris vorhandene Gelenkflüssigkeit kann eine Tendinitis der Rotatorenmanschette vortäuschen.
2. Das wechselnde Signal einer Hypointensität, durch die Sehne bedingt, das intermediäre Signal, durch den Muskel oder die Kapsel bedingt, und ein helles Signal, bedingt durch Fett, ergibt in der T1-Wichtung für die Supraspinatussehne häufig ein gestreiftes Aussehen.
3. Mukoide Degeneration: eine geringe Hyperintensität in der kritischen Zone der Rotatorenmanschette, die bedingt durch eine mukoide Degeneration weniger in der T2-Wichtung auffällt, könnte einen Riss simulieren, da die Grenzen und das Aussehen dieser Läsion amorph und unscharf abgegrenzt ist.
4. „Magic-angle-Phänomen“: Es findet sich ein angehobenes Signal bei kurzer TE-Zeit, wenn die Sehne einen Winkel von genau 55° zur Hauptmagnetfeldachse aufweist.
5. Flüssigkeit im Bereich der Bizepssehnenscheide: An der Stelle, an welcher die Bizepssehnenscheide im oberen Teil des Humerus verläuft, kann dies einen kleinen Riss der Rotatorenmanschette simulieren.
6. Ein isolierter Riss der Sehen des M. subscapularis oder des M. infraspinatus können auf konventionellen koronaren Schichten übersehen werden.

21.3.2 Akromioklavikuläre Luxation

Hierbei wird das laterale Klavikulaende durch ein direktes oder indirektes Trauma nach kranial, seltener nach dorsal, verlagert. Nach Tossi werden sechs Typen einer akromioklavikulären Luxation unterschieden.

- *Typ I*: Gelenkkapselzerreißung bei weitgehend intaktem Bandapparat.
- *Typ II*: Neben der Gelenkkapsel ist auch das Lig. acromioclaviculare rupturiert. Das Lig. coracoclaviculare ist allenfalls gezerrt, aber in der Kontinuität erhalten.
- *Typ III*: Zusätzlich zu dem eben aufgeführten ist das Lig. coracoclaviculare rupturiert.
- *Typ IV*: Es liegt eine Dorsaldislokation der Klavikula in den M. trapezius vor.
- *Typ V*: Es besteht eine extreme Vertikalverlagerung der Klavikula.

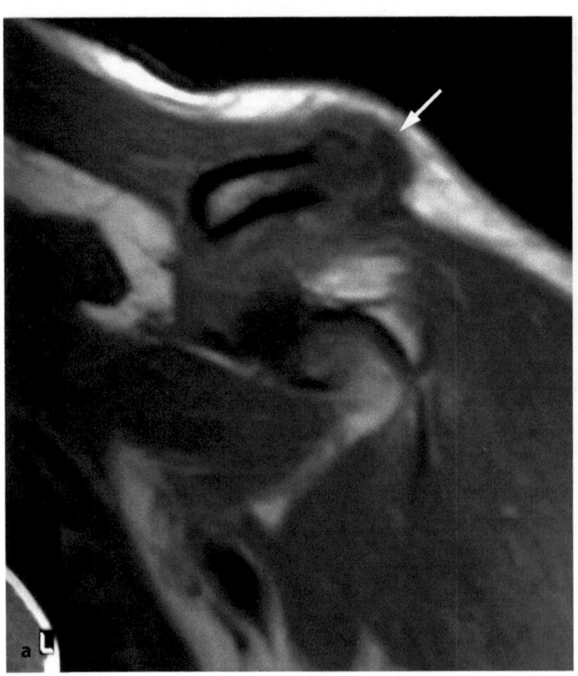

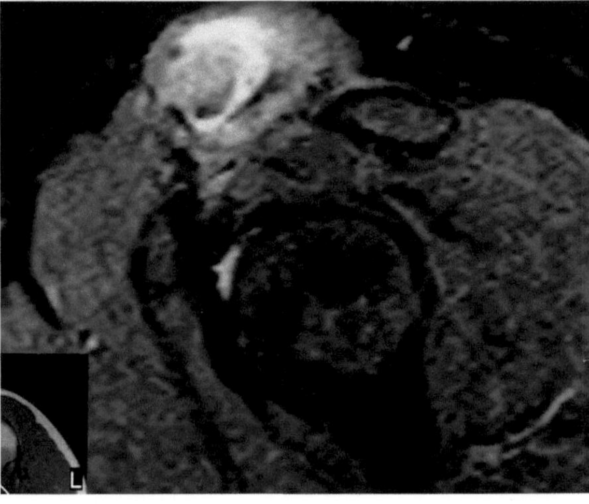

Abb. 21.44 a,b. Grad III einer akromioklavikulären Separation. **a** SE T1-gewichtet, koronar, **b** STIR T2-gewichtet, fettsupprimiert, sagittal

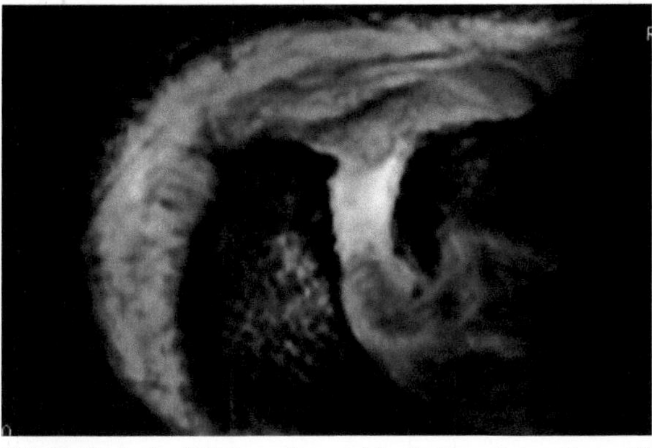
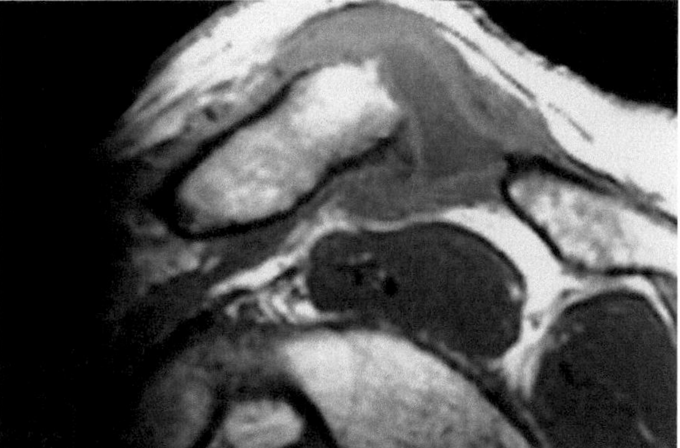

Abb. 21.45 a,b. Grad III einer akromioklavikulären Separation. **a** STIR T2-gewichtet, fettsupprimiert, axial, **b** SE T1-gewichtet, koronar. (Pomeranz)

- *Typ VI*: Die Klavikula ist nach kaudal in eine subakromiale oder subkorakoidale Position verlagert.

Eine korrekte Diagnostik mittels Röntgenaufnahmen ist bei Typ I und II praktisch nicht möglich. Hier stellt die MRT den diagnostischen Goldstandard dar. Typ III, IV und V sind sicher mit konventionellen Röntgenaufnahmen zu diagnostizieren (Abb. 21.44 a,b, Abb. 21.45 a,b).

21.3.3 Schultergelenkinstabilität

Die Schulter ist das beweglichste Gelenk des menschlichen Körpers und hat bekanntlich eine recht weite Kapsel. Diese Konfiguration ist prädestiniert für das Auftreten einer Instabilität und einer Luxation des Humeruskopfes. 85% aller Gelenkluxationen des menschlichen Körpers betreffen das Schultergelenk. Die Stabilität des glenohumeralen Gelenkes hängt von den stabilisierenden muskulotendinösen Strukturen der Rotatorenmanschette ebenso ab wie von fast allen übrigen Muskeln des Schultergürtels. Von großer Bedeutung für die Stabilität des Gelenkes sind ferner die verschiedenen Bänder, insbesondere das Lig. glenohumerale inferior.

Die Instabilität des Schultergelenkes ist nach allen Richtungen hin möglich, die anteriore Instabilität herrscht dabei vor. Eine wichtige Rolle für die Stabilität spielen das glenoidale Labrum und der anteriore Kapselmechanismus. Dieser Mechanismus besteht aus einer Reihe von Strukturen, die im oberen und vorderen Bereich der Schulter lokalisiert sind. Es handelt sich hierbei um die Bizepssehne, das Lig. coracohumerale, die glenohumeralen Ligamente und um die Sehne des M. subscapularis.

Ferner sind verschiedene Normvarianten der Sehne des langen Bizepskopfes bekannt:

1. Sie kann allein am posterioren Labrum ansetzen.
2. Sie kann hauptsächlich am posterioren Labrum ansetzen.
3. Sie kann sowohl am anterioren als auch am posterioren Labrum ansetzen.
4. Sie kann ausschließlich im Bereich des anterioren Labrums ansetzen.

Der 3. Typ kommt am häufigsten vor.

Die Bestimmung des Ansatzes der Bizepssehne im Bereich des superioren Labrums ist wichtig und der erste Schritt zur genauen Differenzierung von normalen Varianten, z. B. dem sublabralen Recessus, dem sublabralen Foramen, aber auch von pathologischen Veränderungen.

Der bizepslabrale Komplex bezeichnet die enge räumliche Beziehung zwischen der Sehne des langen Bizepskopfes und dem superioren Labrum. Der Ansatz findet sich:

1. im Bereich des oberen Labrums,
2. 2–4 mm medial des oberen Labrums mit einem schmalen Sulcus,
3. als meniskoide Struktur mit einem großen Sulcus.

Der 3. Variantentyp des bizepslabralen Komplexes bewirkt die Bildung des sublabralen Recessus zwischen dem Komplex und dem angrenzenden glenoidalen Knochen. Diese meniskoidähnliche Darstellung unterscheidet sich von der noch zu erläuternden labralen Läsion vom SLAP-I-Typ dadurch, dass hier kein Zwischenraum exzistiert.

Von den drei glenohumeralen Ligamenten wird das Lig. glenohumerale inferior auch als inferiorer glenohumeraler Ligamentkomplex bezeichnet, der aus einem anterioren Band, einem posterioren Band und aus der axillären Höhle besteht. Dieser inferiore glenohumerale Ligamentkomplex stellt eine der wesentlichen Komponenten für die Stabilität des Schultergelenkes dar. Der superiore glenohumerale Ligamentkomplex entwickelt sich aus dem mittleren und oberen glenohumeralen Ligament, aus der Bizepssehne und aus dem anterioren Labrum.

Das mittlere glenohumerale Ligament entwickelt sich aus dem anterioren Labrum.

Die Fossa glenoidalis wird oft als eine Uhr dargestellt, wobei sich in schräg sagittaler Projektion der superiore Anteil bei 12 Uhr, der inferiore Anteil bei 6 Uhr, der anteriore Anteil bei 3 Uhr und der posteriore Anteil bei 9 Uhr befindet. Zwischen 11 und 3 Uhr finden sich das superiore Labrum, der bizepslabrale Komplex, die Sehne des langen Kopfes des M. biceps, das korakohumerale Ligament und die Ligg. glenohumerale superior et mediale.

Zwischen der 3- und 6-Uhr-Position finden sich das anteroinferiore Labrum, die Sehne des M. subscapularis, der inferiore glenohumerale Ligamentkomplex und die Gelenkkapsel. Hierbei ist für die Stabilität der inferiore glenohumerale Ligamentkomplex der wichtigste.

Das anteriore Band des inferioren glenohumeralen Ligamentkomplexes ist zwischen 2 und 4 Uhr, das posteriore Band bei 7 bis 9 Uhr nachweisbar.

Eine Schulterinstabilität erlaubt eine anormale Bewegung des Humeruskopfes aus der Fossa glenoidalis heraus. Dieser Vorgang kann folgende Ursachen haben:

1. eine muskuläre Dysfunktion, insbesondere im Bereich der Rotatorenmanschette,
2. eine zu weite Kapsel,
3. eine Verletzung, insbesondere des Lig. glenohumerale inferior.

Etwa 10–15% der Menschen weisen eine abnorme Bewegungsmöglichkeit des Humeruskopfes in der Fossa glenoidalis auf, die eine permanente Subluxation bewirkt und zunächst klinisch asymptomatisch ist. Zu einem späteren Zeitpunkt jedoch treten klinische Symptome auf. Betroffen sind hierbei in erster Linie Überkopfaktivitäten bei Tennisspielern, bei Basketballspielern, bei Werfern und auch bei Hochleistungsschwimmern.

Diese häufig mit anhaltenden Schmerzen einhergehende abnorme Bewegungsmöglichkeit wird als *Instabilität* definiert. Dabei wird unterschieden zwischen einer *unidirektionalen* und einer *multidirektionalen Instabilität.*

Die multidirektionale Instabilität entspricht einer im Vergleich zur Norm zu weiten Gelenkkapsel, die in erster Linie kongenital bedingt ist. Diese Fehlbildung prädestiniert das Auftreten von Luxationen des Humeruskopfes in alle Richtungen, auch ohne Trauma. Meist erfolgt diese so genannte habituelle Schulterluxation jedoch nach vorn und unten.

Die unidirektionale Instabilität betrifft eine Ausweitung oder eine Läsion der Kapsel in einem bestimmten Gelenkabschnitt, und zwar in mehr als 70% im anterioren inferioren Bereich. Diese wichtigste Instabilität in der vorderen unteren Region des glenohumeralen Gelenkes ist überwiegend Folge von vorangegangenen traumatisch bedingten Dislokationen des Humeruskopfes.

Außerdem ist bei einer Reihe von Patienten eine Instabilität in diesem Bereich nachweisbar, ohne dass eine Dislokation in der Anamnese gefunden wird, und zwar häufig bei Athleten, die in ihrem Sport Überkopfbewegungen des Armes durchführen.

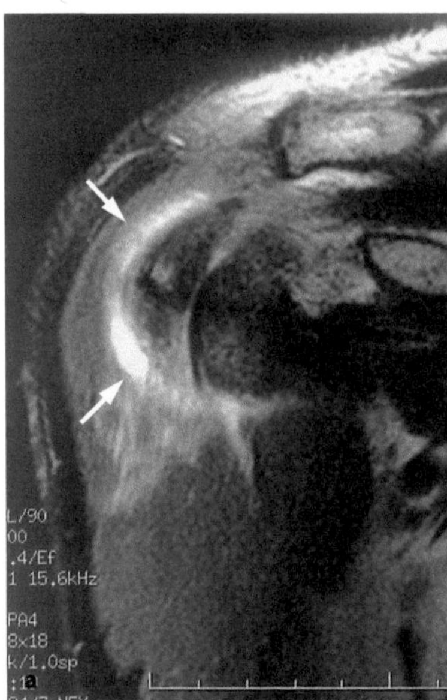

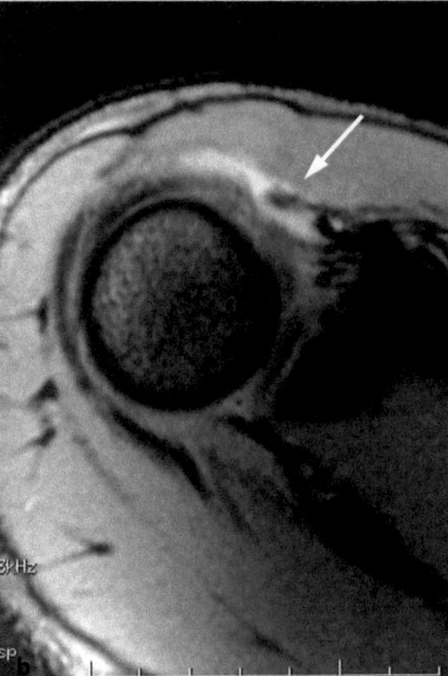

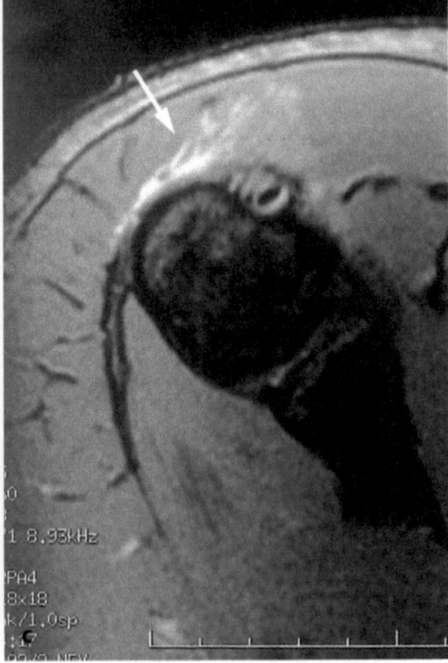

Abb. 21.46 a–c. Anamnese: Vor drei Tagen erlitt der Patient eine erhebliche Prellung mit Stauchung des Schultergelenkes. Anschließend ausgeprägte Schmerzen mit kompletter Bewegungseinschränkung. Diagnose: Läsion des Lig. glenohumerale mediale mit perifokaler muskulärer Einblutung (GRE T2*-gewichtet, axial). **a** FSE T2-gewichtet, koronar. (Pomeranz)

Der Nachweis der Instabilität eines Schultergelenkes kann nur durch eine klinische Untersuchung erbracht werden. Den bildgebenden Verfahren, insbesondere der MRT, fällt die Aufgabe zu, die Frage nach der Ursache der Instabilität zu beantworten.

Es gibt eine Reihe von klinischen Tests zur Feststellung der Instabilität, die in klinisch-orthopädischen Lehrbüchern nachgelesen werden können, z. B. den Zug- und Belastungstest von Hawkins, den Lachmann-Test oder auch den Greif-Test von Fowler und von Jobé sowie den Test von Neer (1982).

Glenohumerale Dislokationen entsprechen einem inkompletten oder kompletten Austritt des Humeruskopfes aus der Fossa glenoidalis. Eine „glenohumerale Dislokation" ist einer Luxation gleichzusetzen (Abb. 21.46 a,b).

Dislokationen im Bereich des Schultergürtels kommen nicht nur in der Region des glenohumeralen Gelenkes (85 %), der wichtigsten und weitaus häufigsten Lokalisation, sondern auch im Akromioklavikulargelenk (12 %) und im Sternoklavikulargelenk (3 %) vor.

Die Dislokation des glenohumeralen Gelenkes lässt sich ferner einteilen:

- in eine subkorakoidale Luxation,
- in eine subglenoidale Luxation,
- in eine subklavikuläre Luxation und
- in eine intrathorakale Luxation.

Bei einer subkorakoidalen und subglenoidalen Dislokation können sich Läsionen an der posterolateralen Oberfläche des Humerus und an der anterioren Oberfläche des Glenoids entwickeln. Im 1. Fall spricht man von Hill-Sachs-Läsionen, im 2. Fall von Bankart-Läsionen.

Die glenohumerale Gelenkinstabilität stellt jedoch einen außerordentlich komplizierten Vorgang dar. Vielfältige Fortschritte in den letzten Jahren in der orthopädischen Chirurgie und speziell in der Arthroskopie haben den Mechanismus jedoch weitgehend aufgeklärt. Bildgebende Methoden wie die MRT und die MR-Arthrographie haben dabei eine wichtige Rolle gespielt.

Alle Faktoren, die zu einer Zunahme der Stabilität des Schultergelenkes führen, setzen jedoch gleichzeitig seine Mobilität herab.

Die glenohumerale Gelenkstabilität ist von zwei Faktoren abhängig:

- von der reaktiven Kraft des humeralen Gelenkes und
- von der Effektivität des glenoidalen Bogens.

Ersteres ist das Ergebnis einer Reihe von Kräften, die auf den Humeruskopf einwirken, das Letztere bezieht sich auf den Rand des Glenoids, insbesondere auf das Labrum zur Unterstützung des Humeruskopfes. Wichtig für die Stabilität ist ferner eine Reihe von Ligamenten mit ihren elastischen Eigenschaften. Nicht unterschätzt werden dürfen für die Funktion und Stabilität des Schultergelenkes auch einige andere Faktoren, wie z. B. die Adhäsion und die Kohäsion, der glenohumerale Unterdruck und schließlich der Deckeneffekt der Rotatorenmanschette.

Die häufigste Lokalisation der glenohumeralen Gelenkinstabilität befindet sich bekanntlich im anterioren Bereich. In dieser Region ist die Stabilität des Gelenkes gleichermaßen vom glenoidalen Labrum wie auch vom anterioren kapsulären Mechanismus abhängig, der in erster Linie die glenohumeralen Bänder, aber auch die Sehne des M. subscapularis beinhaltet. Ferner darf der Einfluss der Bizepssehne und des korakohumeralen Ligaments auf die Stabilität des Schultergelenkes nicht unterschätzt werden.

Schultergelenkluxation

Die komplette Dislokation des Schultergelenkkopfes aus der Pfanne entspricht einer Luxation und ist als Komplikation der Schulterinstabilität anzusehen. Schultergelenkluxationen sind ein häufiges Ereignis. 85 % aller Gelenkluxationen beim Menschen finden sich im Bereich der Schulter.

Die anterioren Luxationen machen 70 % aller kompletten Dislokationen aus und setzen eine Schultergelenkabduktionsbewegung voraus, wobei der Humeruskopf aus der Fossa glenoidalis in externer Rotation in Neutralposition oder auch in interner Rotation gleiten kann. Sehr häufig kommt es dann zu einer Hill-Sachs-Impressionsfraktur (Abb. 21.47 a – c; s. S. 194). Der weitere Komplex, der hierbei verletzt wird, besteht aus dem inferioren glenohumeralen Ligament und dem anterioren Labrum.

Es werden mehrere Ursachen einer Schultergelenkluxation unterschieden:

1. atraumatisch, bei der bereits erwähnten generalisierten Erweiterung der Ligamente und der Kapsel,
2. als Folge eines Traumas, meist als so genannte Bankart-Läsion,
3. willkürlich, bei muskulärer Instabilität, z. B. bei psychiatrischen Patienten.

Labrale Verletzungen

Labrale Läsionen kommen nicht nur bei traumatischen glenohumeralen Dislokationen vor, sondern auch bei Vorliegen von Gelenkinstabilitäten, die zu permanenten glenohumeralen Subluxationen führen. Der auslösende Faktor sind hier repetitive Mikrotraumen. Das Labrum kann in sechs verschiedene Regionen eingeteilt werden (Abb. 21.48 a – e):

1. das superiore Labrum,
2. das anterior-superiore Labrum, oberhalb des Lig. glenohumerale mediale,
3. das anterior-inferiore Labrum,

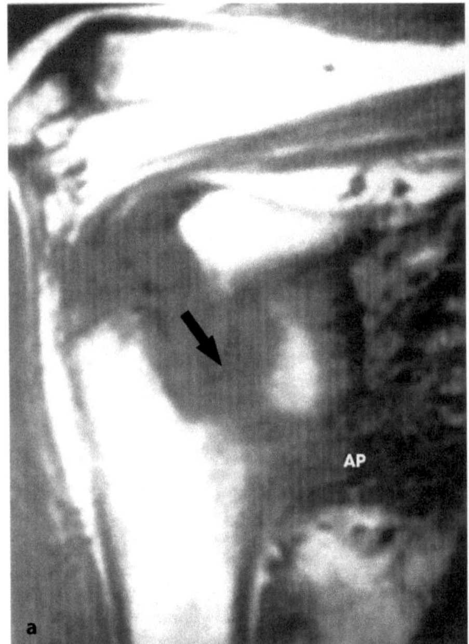

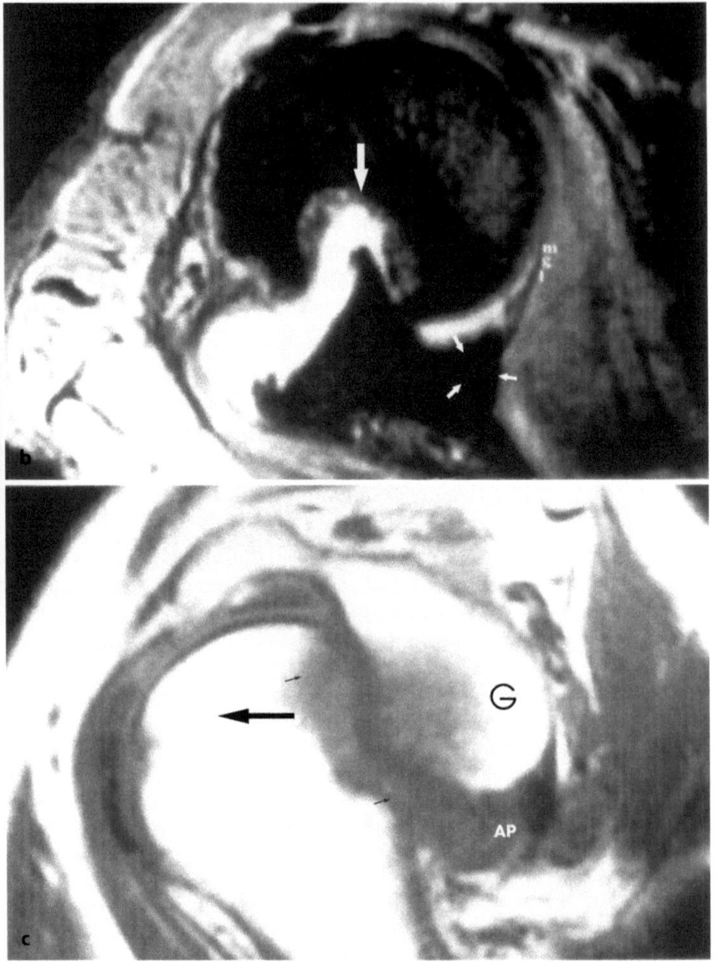

Abb. 21.47 a – c. Hill-Sachs-Läsion. **a** T1-gewichtet, koronar: anteromediale Verlagerung des Humeruskopfes mit Nachweis einer posterolateral gelegenene Hill-Sachs-Fraktur und komplettem Abriss des axilären Anteils des inferioren glenohumeralen Ligaments. **b** T2-gewichtet, axial: großer Hill-Sachs-Defekt verursacht durch einen Stoß gegen die anteroinferiore Gelenkrinne (*Pfeil*). **c** T2-gewichtet, sagittal: anteriore Verlagerung (*Pfeil*) des Humeruskopfes relativ zur vorderen Gelenkkapsel. Die Hill-Sachs-Fraktur wird ebenso wie der Abriss im Bereich der Axilla erkennbar

4. das inferiore Labrum,
5. das posterior-inferiore Labrum,
6. das posterior-superiore Labrum.

Labrale Verletzungen haben eine unterschiedliche Ausprägung:

1. *Degeneration.* Bei einer degenerativen Läsion findet sich ein ausgefranstes Labrum, meist vergesellschaftet mit anderen degenerativen Veränderungen. Diese Art der Läsion kommt am häufigsten im superioren Labrum vor.
2. *FLAP-Risse.* FLAP-Risse des Labrums sind die häufigsten Läsionen bei akuten oder subakuten Verletzungen. Diese Läsionen können in allen Bereichen des Labrums auftreten, jedoch in erster Linie im posterior-superioren Segment. Sie sind häufig Folge einer repetitiven Subluxation bei Überkopfathleten, z. B. bei Werfern, Tennisspielern, Basketballspielern. Ein nicht stabiler FLAP-Riss kann mechanische Symptome mit Knacken oder Reiben verursachen und damit eine Instabilität imitieren.
3. *Vertikaler Einriss des Labrums.* Ein vertikaler Einriss mit oder ohne Korbhenkelausbildung ist relativ selten. Es kann bei dieser Form auch zu einem kompletten Abriss von Teilen des Labrums kommen, wobei das abgerissene Labrum als Sequester im Gelenkspalt positioniert ist. Die Symptome sind hier ähnlich wie bei einem einfachen Korbhenkelriss. Sowohl vertikale Einrisse als auch Korbhenkelrisse kommen in erster Linie im oberen Quadranten vor. Die SLAP-III-Läsion (s. S. 190) ist durch einen Korbhenkelriss im superioren Quadranten charakterisiert.

Der Unfallmechanismus für das Auftreten von Läsionen dieser Art besteht in einer erheblichen intraartikulären Kompression beim Fall auf den ausgestreckten Arm oder auch in einer erheblichen Oberarmrotation, verbunden mit einer anterioren oder posterioren labralen Kompression. Die Symptome können eine Subluxation mit Blockierung und Knacken imitieren. Eine gleichzeitige Instabilität ist allerdings selten.

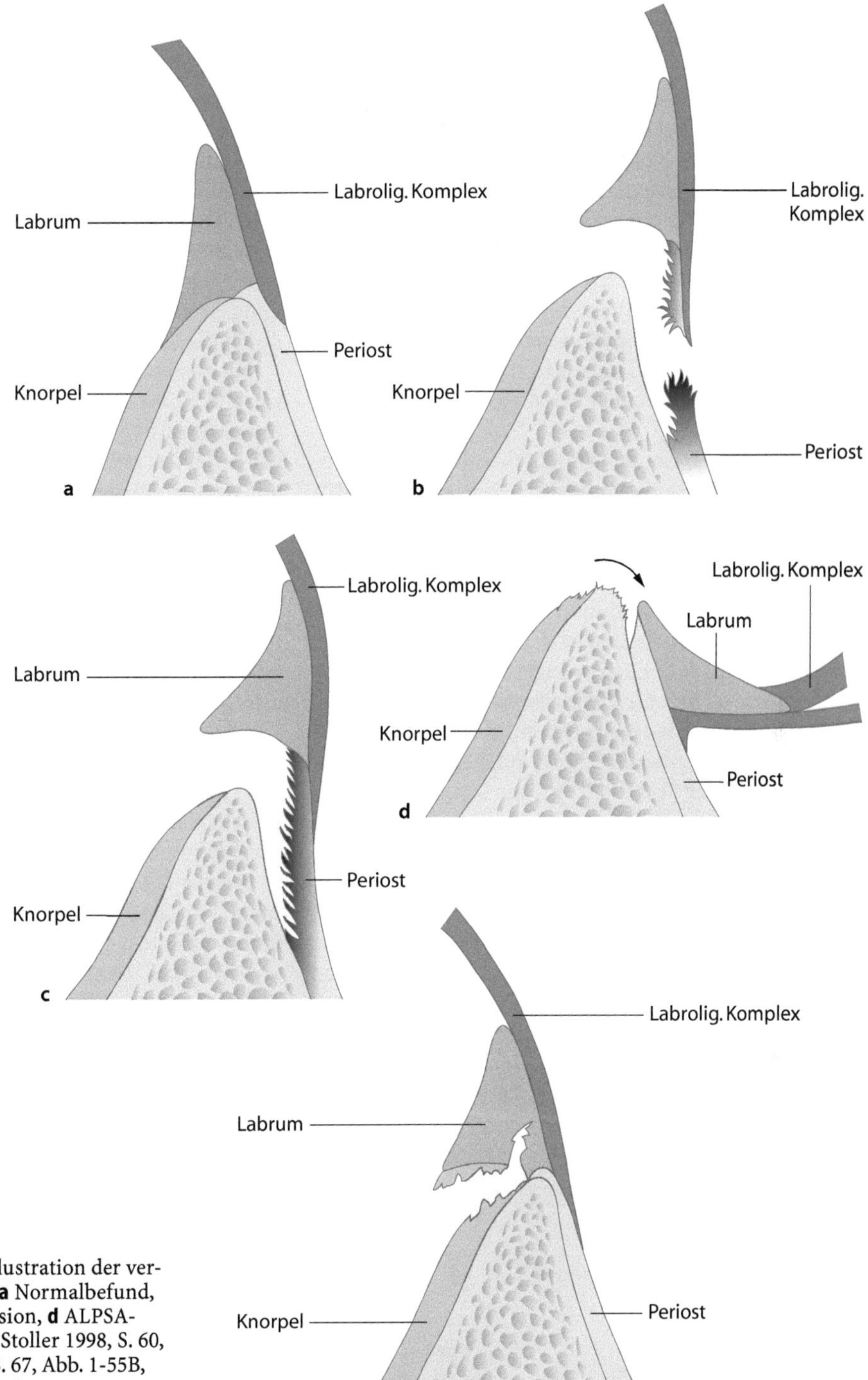

Abb. 21.48 a–e. Anatomische Illustration der verschiedenen labralen Läsionen. **a** Normalbefund, **b** Bankart-Läsion, **c** Perthes-Läsion, **d** ALPSA-Läsion, **e** GLAD-Läsion. (Nach Stoller 1998, S. 60, Abb. 1-51A, S. 65, Abb. 1-54A, S. 67, Abb. 1-55B, S. 68, Abb. 1-56A, S. 70, Abb. 1-57)

MRT-Untersuchung bei Schultergelenkinstabilitäten und labralen Verletzungen

Die MRT-Darstellung der Schulter bei einer glenohumeralen Instabilität wird entweder durchgeführt, um die Diagnose einer klinisch vermuteten Instabilität zu beweisen oder als vorchirurgische Maßnahme zur Behandlungsplanung. Im letzteren Fall ist die Diagnose einer glenohumeralen Instabilität bereits klinisch und auch radiologisch gestellt und die Operationsindikation gegeben.

Die Hauptaufgabe der MRT besteht dann darin, das Ausmaß der evtl. vorhandenen kapsulolabralen Läsion festzulegen, gewissermaßen als Führungsschiene für das chirurgische Vorgehen. Die chirurgische Klassifikation der Ausdehnung und der Art der kapsulolabralen Läsionen sollte dabei auch als Richtlinie für die MRT-Klassifikationen gelten.

Es gibt verschiedene MRT-Techniken zur Darstellung der Ursachen einer Schulterinstabilität: Zur Darstellung einer glenohumeralen Gelenkinstabilität liegen viele unterschiedliche Vorschläge vor. Alle Untersucher stimmen darin überein, dass die axiale Schnittebene die wichtigste ist. Die zum Einsatz kommenden Sequenzen variieren allerdings erheblich. Typische Protokolle enthalten konventionelle SE- und FSE- sowie 2D- und 3D-GRE-Sequenzen. Darüber hinaus setzen viele Untersucher auch Fettsuppressionstechniken ein.

Auch die Lagerung des Patienten wird unterschiedlich gehandhabt. Der Patient wird bequem auf dem Rücken gelagert, der zu untersuchende Arm neben dem Körper positioniert. Der Ellenbogen wird entweder abgewinkelt oder gestreckt. Andere Untersucher wiederum bevorzugen die Position in Abduktion und Außenrotation (ABER/„abduction externe rotation"), mit der es besser als mit der üblichen Lagerung gelingt, Kapselläsionen im vorderen unteren Bereich nachzuweisen. Andere Autoren wiederum führen grundsätzlich MR-Arthrographien entweder direkt oder indirekt durch. Der Vorteil dieser Technik ist für die Verifizierung von SLAP-Läsionen eindeutig erwiesen.

Die MRT stellt den Goldstandard für die Untersuchung der Instabilität und der damit häufig verbundenen labralen Verletzungen dar. Das Verfahren weist eine hohe Sensitivität, Spezifität und Trefferrate auf. Vergleichende Studien zwischen Arthroskopie und MRT haben eine Sensitivität für die MRT von 90% und eine Spezifität von 93% ergeben, mit einer Übereinstimmung von mehr als 90%: Zahlen wie sie in ähnlicher Größenordnung auch für die Arthroskopie bekannt sind.

Das glenoidale Labrum wird routinemäßig in allen drei Schnittebenen dargestellt. Wie bereits erwähnt, enthält die axiale Schnittrichtung die größte diagnostische Information. In dieser Schichtebene wird empfohlen, T1-gewichtete, T2-gewichtete fettsupprimierte und T2*-gewichtete Bilder, möglichst in 3D-Technik mit einer Schichtdicke von 2 mm, anzufertigen. Es wird ein FOV von 14–16 cm empfohlen. Ferner führen fast alle Untersucher auch eine Präsaturation, insbesondere der Axilla und der thorakalen Region durch, um Bewegungsartefakte, bedingt durch die Gefäßpulsation und durch die Atmung, zu vermeiden.

Die zusätzliche Gabe von intraartikulär direkt appliziertem Kontrastmittel in einem Verhältnis von 1:150 (etwa 10 ml) verbessert die Diagnostik, insbesondere bei der Frage nach einer Kapselläsion, erheblich. Hierbei werden T1-gewichtete Bilder vor und nach Kontrastmittelgabe in allen drei Schichtebenen empfohlen. Viele Untersucher bevorzugen allerdings die indirekte MR-Arthrographie, mit der in 90% der Fälle ähnliche Ergebnisse erreichbar sind, wie mit der direkten Arthrographie. Verabreicht wird hierbei das Kontrastmittel Gadolinium-DTPA intravenös. Die Untersuchung erfolgt etwa nach 20 Minuten.

In der schräg koronaren Schnittebene ist es möglich, die superiore und die inferiore humerale Anheftung des Lig. glenohumerale superior et inferior gut darzugestellen. Daher ist diese Ebene besonders geeignet, die so genannten SLAP-Läsionen nachzuweisen (s. S. 190).

Mit der schräg sagittalen Ebene gelingt es, die Beziehung zwischen dem inferioren glenohumeralen Ligament und dem anterioren und posterioren Labrum darzustellen. Sowohl für die schräg koronare als auch für die schräg sagittale Schnittebene werden T1-gewichtete und fettsupprimierte T2-gewichtete Sequenzen empfohlen.

Mögliche Variationen des mittleren glenohumeralen Ligaments, z. B. ein Buford-Komplex lassen sich am

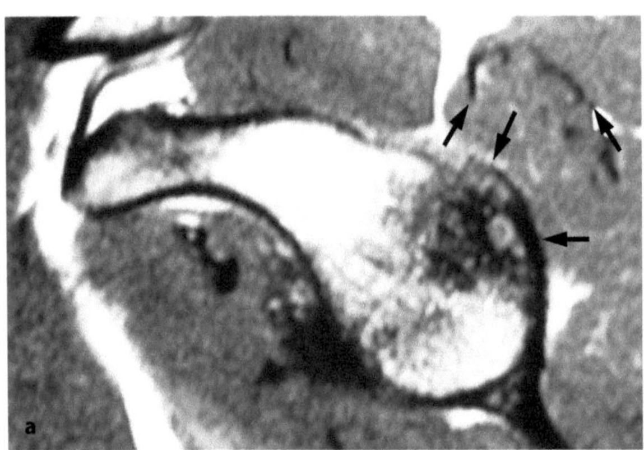

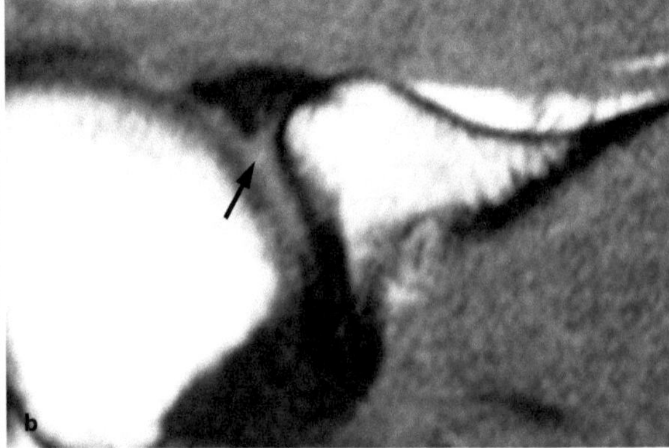

Abb. 21.49 a,b. Anamnese: Schulterschmerzen links. Diagnose: chronischer labraler Abriss. Befund: geringe Arthropathie des Schultereckgelenkes. Tiefe Fissur im posterosuperioren Labrum, verbunden mit einer glenohumeralen Arthropathie und einer prominenten glenoidalen Erosion. Beurteilung: tiefe Fissur des posterosuperioren Labrums als Folge eines chronischen Abschereffektes und begleitenden arthropathischen Veränderungen. **a** SE T1-gewichtet, axial, **b** SE T1-gewichtet, koronar. (Pomeranz)

besten in der sagittalen Schnittrichtung nachweisen. Der kapsulolabrale oder labralligamentöse Komplex, insbesondere im kaudalen Abschnitt, ist ebenfalls am besten auf schräg sagittalen MRT-Schnitten erkennbar.

Risse im Bereich des inferioren glenohumeralen Ligaments finden sich fast obligat bei traumatischen Dislokationen oder Subluxationen. Hierbei kann das labrale Gewebe zwischen dem Humeruskopf und dem glenoidalen Rand interponiert sein. Stellt sich das Labrum mehr meniskoid dar, so ist die Wahrscheinlichkeit eines Korbhenkelrisses im superioren Bereich relativ groß. Das Labrum kann hierbei zwischen dem Humeruskopf und der Oberfläche des Glenoids eingeklemmt sein.

Nach Zlatkin, der vier Klassifikationen einer veränderten Labrumsignalintensität eingeführt hat, findet sich:

- Beim *Typ I* eine angehobene Signalintensität innerhalb des Labrums, aber ohne Oberflächenausdehnung. Dies ist mit einer labralen intratendinösen Degeneration ohne Riss vereinbar.

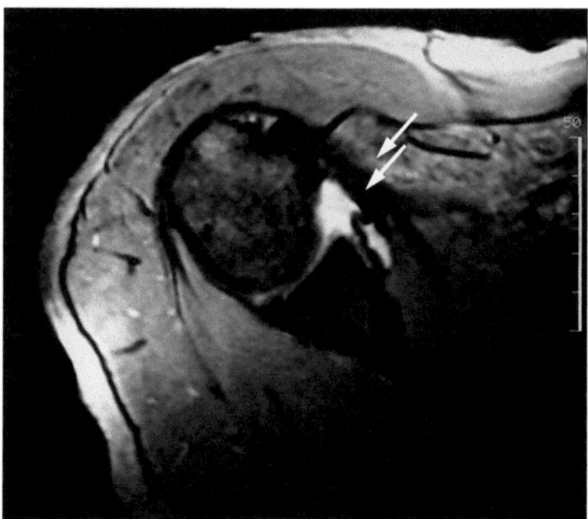

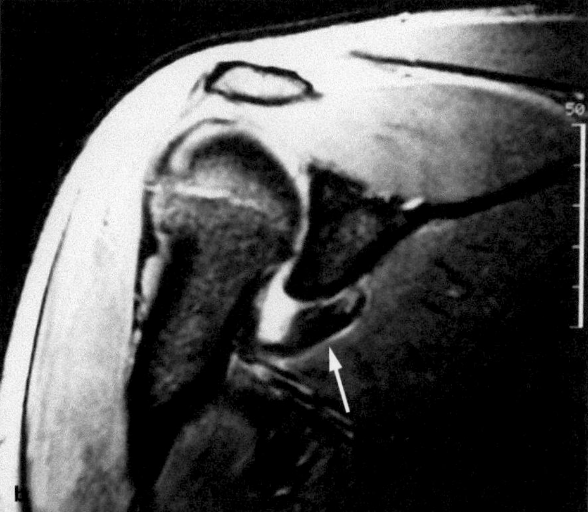

Abb. 21.50 a,b. Labrale Verletzung volar kaudal. **a** FSE T2-gewichtet, fettsupprimiert, axial, **b** FSE T2-gewichtet, fettsupprimiert, koronar. (Pomeranz)

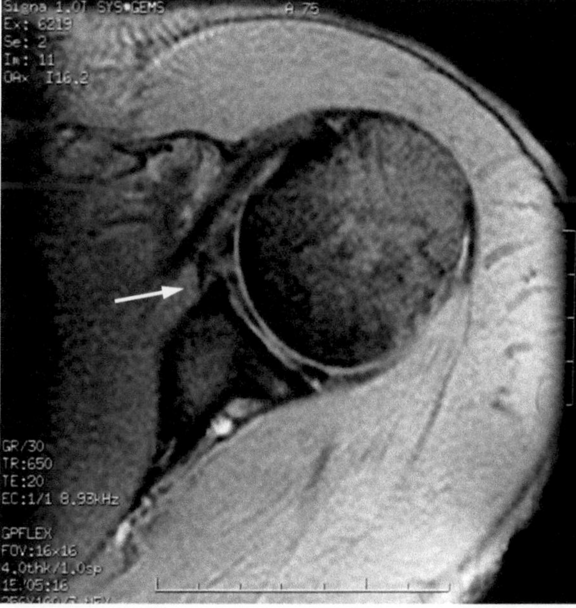

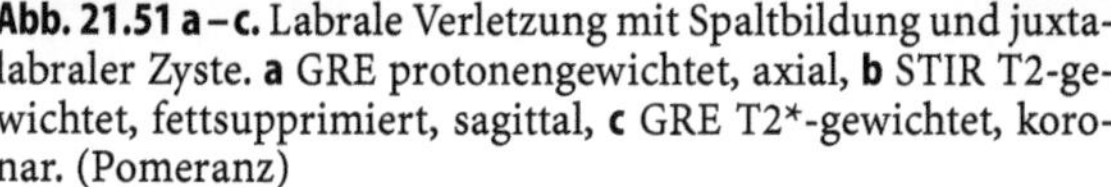

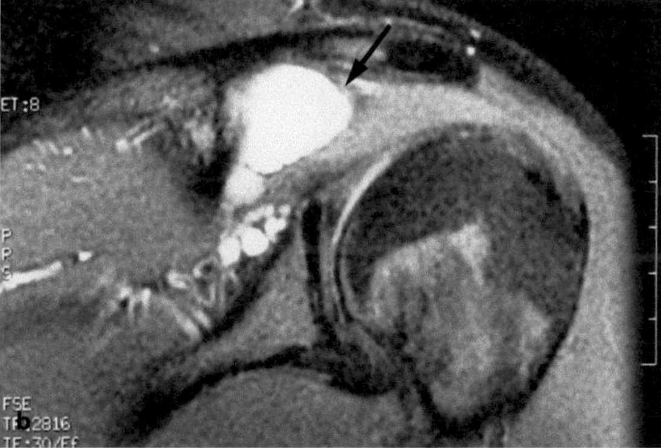

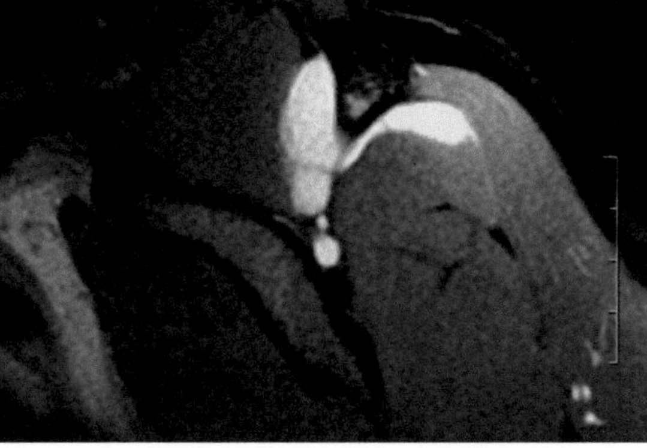

Abb. 21.51 a–c. Labrale Verletzung mit Spaltbildung und juxtalabraler Zyste. **a** GRE protonengewichtet, axial, **b** STIR T2-gewichtet, fettsupprimiert, sagittal, **c** GRE T2*-gewichtet, koronar. (Pomeranz)

- Beim *Typ II* findet sich eine normale dunkle Signalintensität, jedoch eine Unregelmäßigkeit der Oberfläche.
- Beim *Typ III* findet sich in der T1-Wichtung oder auch in der T2*-Wichtung eine angehobene Signalintensität, die die Oberfläche überschreitet und damit die labrale Verletzung beweist.
- Beim *Typ IV* ist die labrale Verletzung charakterisiert durch eine Kombination einer veränderten Morphologie wie beim Typ II und einer angehobenen Signalintensität bis zur Oberfläche des Labrums bei Typ III (Abb. 21.49 a,b, Abb. 21.50 a,b, Abb. 21.51 a–c, Abb. 21.52 a–c).

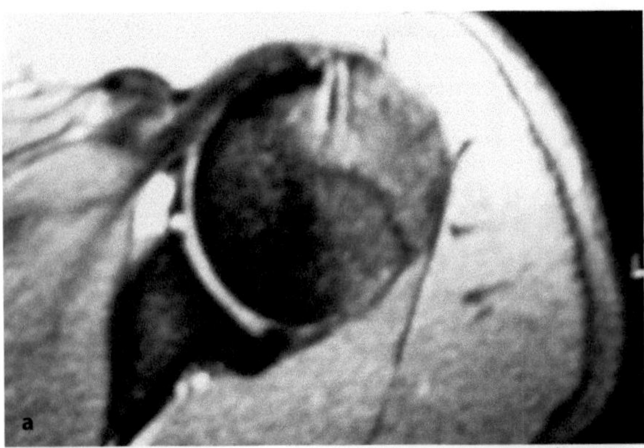

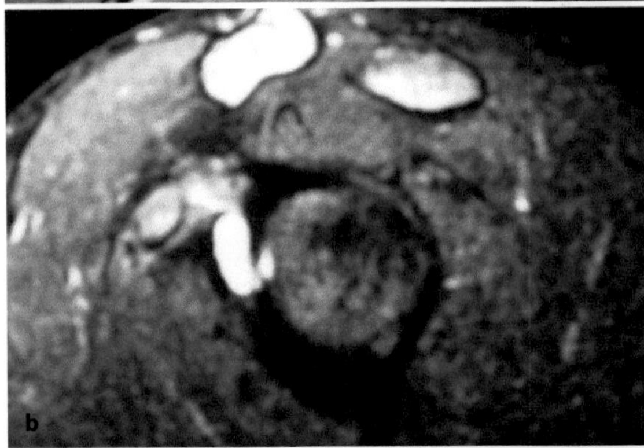

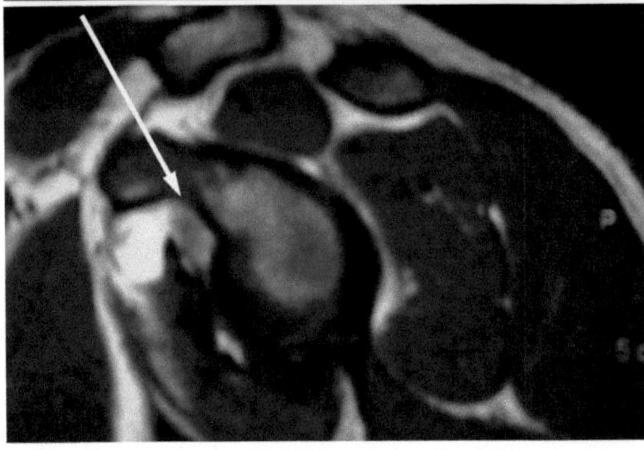

Abb. 21.52 a–c. Labrale Verletzung und perilabrale Zyste. **a** GRE T2-gewichtet, axial, **b** SE T2-gewichtet, sagittal, **c** SE T2-gewichtet, fettsupprimiert, sagittal. (Pomeranz)

Superiore labrale Läsionen

Läsionen, die das obere Labrum betreffen, waren vor dem Einsatz der Arthroskopie nahezu unbekannt. Seit der Beschreibung der superioren labralen Läsionen bei Athleten aus Wurfdisziplinen von Andrews im Jahre 1985 und der Einführung des Begriffs SLAP (Superior Labrum Anterior et Posterior) von Snyder im Jahre 1990 wurde der Diagnose und auch der Behandlung dieser Läsion ein steigendes Interesse zuteil. Obgleich die wirkliche Inzidens der SLAP-Läsion in der Patientenpopulation mit Schulterproblemen schwierig zu bestimmen ist, haben Studien ergeben, dass bei allen Patienten, die sich einer Schulterarthroskopie unterzogen haben, etwa 5% SLAP-Läsionen aufwiesen.

Die klinische Bedeutung der SLAP-Läsion besteht darin, dass sie mit unspezifischen Schulterschmerzen einhergeht und daher klinisch schwierig zu diagnostizieren ist.

Sie stellt eine traumatische Läsion des superioren Labrumsegments unter Einbeziehung des Bizepssehnenbogens dar und wird in 10 verschiedene Rissformen je nach Ausdehnung und Grad eingeteilt. Die häufigste ist die so genannte Slap-IV-Läsion mit Abtrennung der Bizepssehne.

Chirurgisch wird zwischen vier Typen oder Graden unterschieden:

- *Typ I*: partielle Separation,
- *Typ II*: komplette Abtrennung, einschließlich des Bizepssehnenbogens,
- *Typ III*: kabraler Korbhenkelriss,
- *Typ IV*: Ausdehnung der Labrumverletzung in die Bizepssehne.

Diese verschiedenen Kategorien können in gleicher Weise auch für die Katalogisierung einer MRT gelten.

Nach rein anatomisch-pathologischen Kriterien allerdings ist die Einteilung der Läsionen differenzierter. Hiernach unterscheidet man, je nach Ausdehnung, 10 verschiedene Rissformen, die in der folgenden Übersicht aufgelistet werden:

Beschreibung der SLAP-Läsionen („superior lesion from anterior to posterior")

- SLAP Typ I: Repräsentiert einen fokalen Riss mit einem ausgefransten und degenerativen superioren Labrum im Bereich der Labrum-/Bizepssehnenverankerung.
- SLAP Typ II: Repräsentiert eine Ausfransung des superioren Labrums mit zusätzlicher Abtrennung sowohl des Labrums als auch der Bizepssehne mit Ausdehnung nach hinten oder nach vorn. Damit besteht eine Instabilität.
- SLAP Typ III: Repräsentiert eine Läsion des superioren Labrums mit inferiorer Verlagerung des

Labrumfragments, ähnlich wie ein Korbhenkelriss des Meniskus.

- SLAP Typ IV: Ist ähnlich wie Typ III, aber es findet sich zusätzlich ein Riss der Bizepssehne. Damit besteht auch hier eine Instabilität.
- SLAP Typ V: Hierbei handelt es sich um eine Läsion des superioren Labrums mit Ausdehnung nach anterior und anteroinferior sowie Abriss der Bizepssehne. Es kann hierbei Schwierigkeiten der Abgrenzung gegenüber einem Bankart-Typ geben.
- SLAP Typ VI: Repräsentiert eine superiore labrale Verletzung mit einem FLAP-Riss an der Basis der Bizepssehne, ähnlich wie beim FLAP-Riss des Meniskus.
- SLAP Typ VII: Entspricht einem Abriss des Bizepsbogens und einer Läsion des superioren Labrums, der sich über das gesamte anteriore Labrum erstreckt und sich in das mittlere glenohumerale Ligament ausdehnt.
- SLAP Typ VIII: Entspricht einer zusätzlichen Läsion des posterioren Labrums.
- SLAP Typ IX: Entspricht einer Komplettverletzung des Labrums über die gesamte Zirkumferenz.
- SLAP Typ X: Entspricht einem zusätzlichen Riss der proximalen medialen Kapsel und des Lig. glenohumerale mediale et superior.

Außerordentlich wichtig für die Beurteilung von SLAP-Läsionen in der MRT ist die genaue Kenntnis möglicher anatomischer Variationen, so z. B. der normalen Unterhöhlung des glenoidalen artikulären Knorpels und des sublabralen Recessus.

Labrale Verletzungen im superioren Bereich kommen sowohl bei Unfällen als auch bei Überkopfsportlern, z. B. bei Tennisspielern und Werfern vor. Der Unfallmechanismus besteht in einer erheblichen intraartikulären Kompression des proximalen Labrums beim Fall auf den ausgestreckten Arm, wenn gleichzeitig eine Außen- oder Innenrotation im Schultergelenk besteht.

Bei Hochleistungssportlern, die eine werfende Bewegung ausführen, wird der lange Kopf des Bizeps auf das anteriore superiore Labrum während der Verlangsamungsphase des Werfens gepresst. Die dabei auftretenden SLAP-Läsionen variieren von simpler Ausfransung und Fragmentation des Labrums über einen Korbhenkelriss bis hin zu einem ausgedehnten Riss, der bis in den posterioren oder anterioren labralen Bereich reichen kann.

Ein weiterer Unfallmechanismus, der zu einer Läsion des superioren Labrums führen kann, ist die plötzliche Kontraktion der Bizepssehne, die dann das obere Labrum komprimiert. Weniger schwerwiegend sind repetitive Stressaktionen der Bizepssehne, die jedoch ebenfalls SLAP-Läsionen hervorrufen können. Ein weiterer Unfallmechanismus für die Entstehung einer SLAP-Läsion ist die Traktion des Armes durch einen plötzlichen Zug.

Die klinische Feststellung einer SLAP-Läsion kann schwierig sein, weil die Symptome oft nicht spezifisch sind und Ähnlichkeit mit den Symptomen bei einer Pseudoluxation oder einem so genannten Schnapp-Syndrom haben. Differenzialdiagnostisch müssen außerdem das Impingement-Syndrom, die Tendinitis der Bizepssehne und die glenohumerale globale Instabilität abgegrenzt werden. SLAP-II- und SLAP-IV-Läsionen bewirken ferner eine Schulterinstabilität. Auch ist eine zusätzliche Verletzung des Lig. coracohumerale häufig.

Bei allen SLAP-Läsionen kommt es nach kürzerer oder längerer Zeit außerdem zum Auftreten eines sekundären symptomatischen Impingements. Auf der anderen Seite jedoch kann ein chronisches Impingement auch eine anteriore Instabilität bewirken, ohne dass ein SLAP nachgewiesen werden kann.

MRT-Nachweis von SLAP-Läsionen

Es sind eine Reihe von MRT-Studien zu superioren labralen Läsionen durchgeführt worden und, zwar in Korrelation mit arthroskopischen und chirurgischen Befunden. Die Sensitivität betrug durchschnittlich 88 %, die Spezifität 93 %. Nach Snyder hat die MRT bei der Verifizierung von SLAP-Verletzungen ebenfalls eine Sensitivität von 89 %, eine Spezifität von 90 % und eine Trefferrate von 90 %. Bei der Fragestellung nach SLAP-Läsionen ist die MR-Arthrographie sicherlich von Nutzen (Abb. 21.53, Abb. 21.54, Abb. 21.55 a,b). Die zusätzliche intraartikuläre Kontrastmittelgabe erhöht die Trefferrate von 90 auf 98 %.

Allerdings können gelegentlich das sublabrale Foramen und der sublabrale Recessus als SLAP-Läsionen vom Typ I und II missgedeutet werden. Bekanntlich handelt es sich beim sublabralen Foramen und beim sublabralen Recessus um wichtige Normvariationen. Charakteristisch für den SLAP Typ I ist die Unregelmäßigkeit des freien Labrumrandes, der wie ausgefranst wirkt. Ein weiteres Indiz für die Verletzung ist die abnorme intralabrale Signalalteration.

Von Tuid wurden drei MRT-Zeichen in T2-gewichteten Bildern zur Differenzierung und Abgrenzung, insbesondere des superioren Recessus beschrieben:

1. eine helle Signalintensität, die bis zur Gelenkoberfläche reicht, und zwar dorsal des Bizepsbogens,
2. irregulär oder lateral bogenförmig verlaufendes Areal von hoher Signalintensität,
3. zwei Linien mit starker Signalintensität als so genanntes „Double-oreo-cookie-Zeichen" (Tuid 2000).

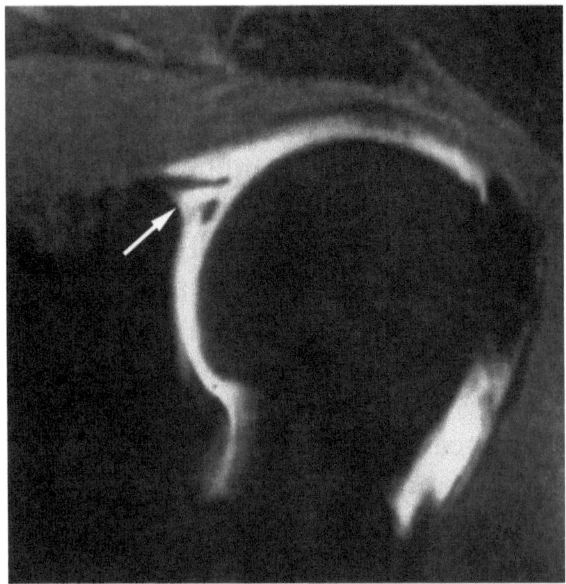

Abb. 21.53. SLAP-II-Läsion (MR-Arthrographie; SE T1-gewichtet, fettsupprimiert, nach Kontrastmittelgabe, schräg koronar)

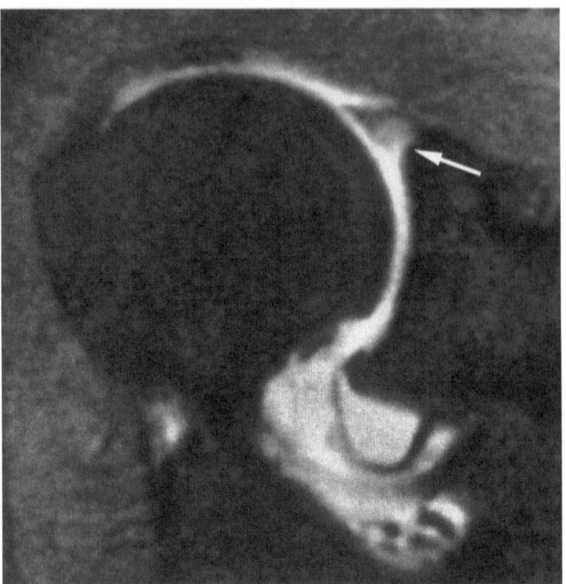

Abb. 21.54. SLAP-III-Läsion (MR-Arthrographie; SE T1-gewichtet, fettsupprimiert, nach Kontrastmittelgabe, schräg koronar)

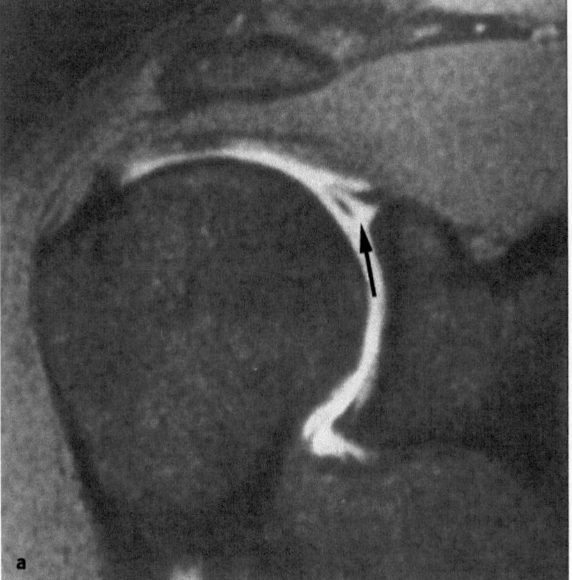

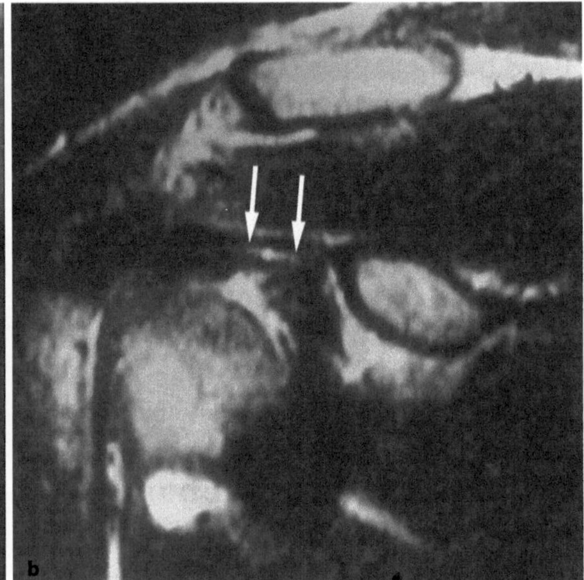

Abb. 21.55 a,b. SLAP-IV-Läsion (MR-Arthrographie; **a** SE T1-gewichtet, fettsupprimiert, koronar, **b** SE T1-gewichtet, schräg koronar)

Es wurde bereits darauf hingewiesen, dass insbesondere bei dieser Fragestellung eine Differenzierung mit der MR-Arthrographie wesentlich einfacher ist. Hiermit kann die fehlende labrale Anheftung beim Typ I wesentlich besser diagnostiziert werden, ebenso die angehobene Signalintensität unterhalb der Basis des superioren Labrums. Auch die Abtrennung des oberen Labrums vom glenoidalen Rand bei der Typ-II-Läsion vs. einem sublabralen Foramen ist wesentlich besser mit Kontrastmittel differenzierbar. Hierzu sind schräg sagittale und schräg koronare Schnittrichtungen in fettsupprimierter T2- und in einer T1-Sequenz erforderlich. Eine begleitende Synovitis mit einer Fetteinlagerung zwischen dem Korakoid und dem anterioren superioren glenoidalen Rand spricht für das Vorliegen einer akuten oder subakuten SLAP-Läsion. Bei einem sublabralen Foramen kommt es nicht zum Auftreten einer begleitenden Synovitis.

Die sagittale Schnittrichtung ist besonders bei der Identifizierung eines Korbhenkelrisses wertvoll und zur Darstellung der SLAP Typen III und IV, die häufig mit einem Korbhenkel einhergehen. Dieser ist dadurch

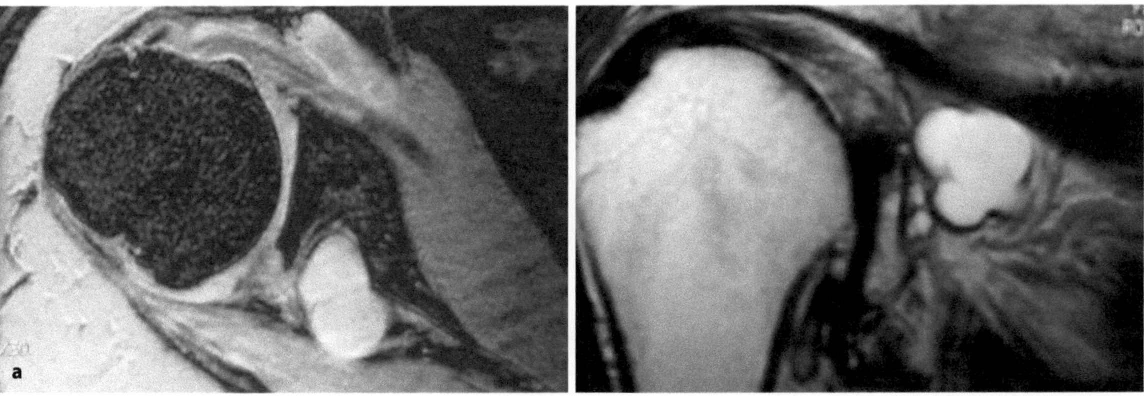

Abb. 21.56 a,b. Juxtalabrale Zystenbildung bei SLAP-IV-Verletzung. **a** GRE T2*-gewichtet, axial, **b** FSE T2-gewichtet, koronar. (Pomeranz)

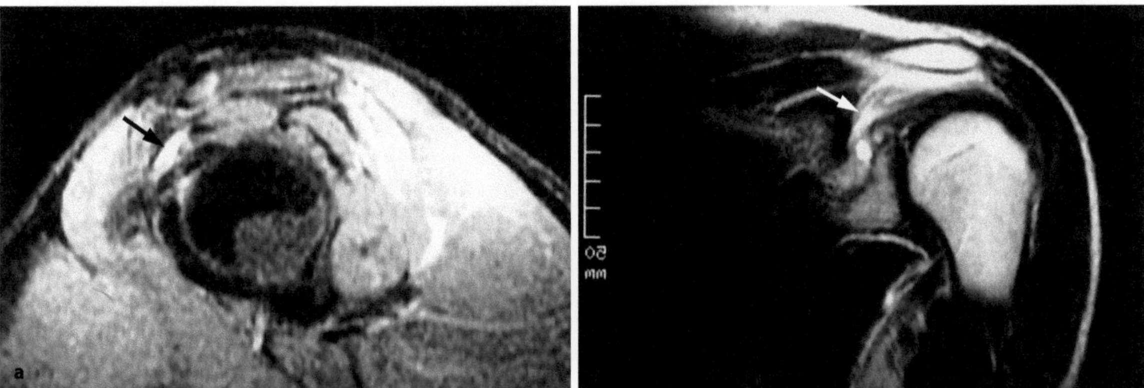

Abb. 21.57 a,b. SLAP-III-Läsion. **a** GRE T2*-gewichtet, sagittal, **b** FSE T2-gewichtet, koronar. (Pomeranz)

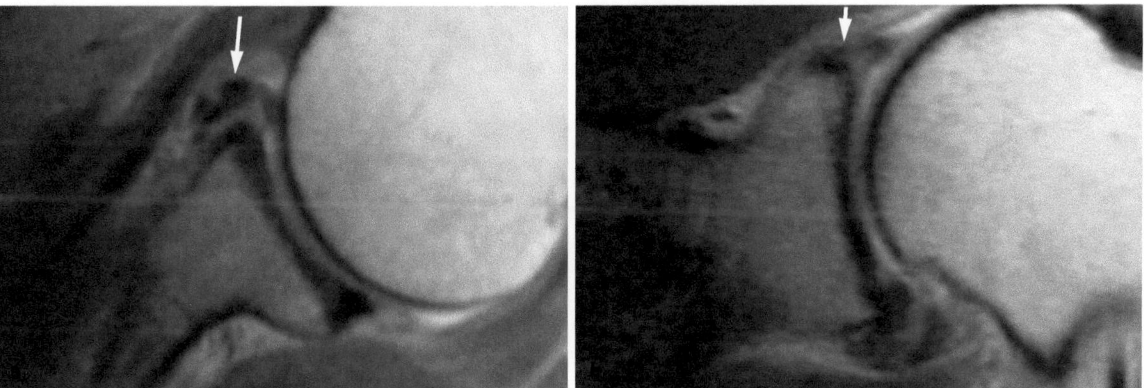

Abb. 21.58 a,b. SLAP-Läsion Grad III oder IV. **a** SE T1-gewichtet, axial, **b** SE T1-gewichtet, koronar. (Pomeranz)

charakterisiert, dass ein Abstand zwischen dem Bizepsansatz und dem Riss besteht, der am besten in der sagittalen Schnittrichtung nachgewiesen werden kann. Das verlagerte labrale Gewebe beim Typ III und IV der SLAP-Läsionen kann darüber hinaus als umschriebenes Fragment mit geringer Signalintensität innerhalb des gleneohumeralen Gelenkes sowohl in der axialen als auch in der schräg koronaren Schnittrichtung nachgewiesen werden (Abb. 21.56 a,b, Abb. 21.57 a,b, Abb. 21.58 a,b). Gelegentlich findet sich auch ein Vakuumphänomen, das als ein zirkuläres oder lineares Areal verminderter Signalintensität innerhalb des glenohumeralen Gelenkes, in erster Linie auf GRE-Bildern nachgewiesen werden kann. Diese Veränderungen dürfen allerdings nicht als verlagerte labrale Fragmente missgedeutet werden.

Keine Schwierigkeiten machen die Differenzierung der SLAP Läsionen V bis X, die sowohl in der sagittalen als auch in der schräg koronaren Schnittrichtung gut zur Darstellung kommen.

Traumatische anteroinferiore Schultergelenkinstabilität

Diese Instabilität ist die bei weitem häufigste. Sie entsteht durch eine Läsion eines Komplexes, der aus dem inferioren glenohumeralen Ligament und dem dort vorhanden anterioren Labrum gebildet wird. Die Bankart-Läsion und ihre etwas selteneren Varianten, die Perthes-Läsion und die ALPSA-Läsion stellen, die überwiegende Mehrzahl der Verletzungen dar (vgl. Abb. 21.48 a–e).

Bankart-Läsion

Es handelt sich als Folge einer Luxation um einen Abriss des labralen ligamentären Komplexes an seiner Anheftung am anterioren und am anteroinferioren Glenoid, der mit einer Fraktur des gleichen Bereiches einhergehen kann. Eine chirurgische Klassifkation sollte auch als Richtlinie für die MRT-Klassifikation dieser Läsion gelten.

- *Typ I*: kleine Bankart-Läsion,
- *Typ II*: große Bankart-Läsion,
- *Typ III*: Degeneration des Labrums, das nicht mehr identifizierbar ist,
- *Typ IV*: ossärer Bankart.

Typ-I- und Typ-II-Läsionen sind für eine operative anatomische Restaurierung geeignet. Diese kann entweder offen oder mit arthroskopischen Techniken vorgenommen werden. Typ III und IV erfordern eine chirurgische Verschiebungstechnik zur Wiederherstellung. Typ-IV-Läsionen erfordern eine offene Operation.

Man unterscheidet ferner zwischen einer *akuten* und einer *chronischen* Bankart-Läsion. Die chronische

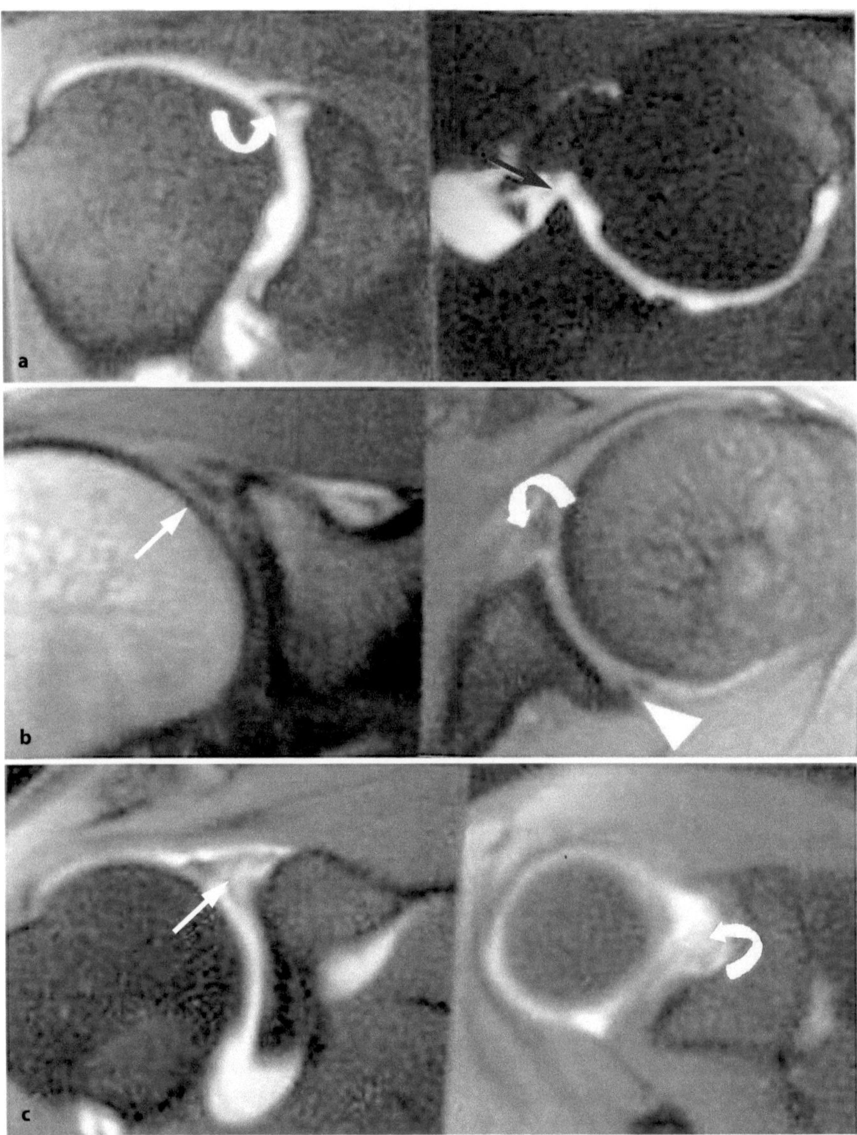

Abb. 21.59a–c. Typ VIII–X einer SLAP-Läsion. **a** Typ VIII-Läsion mit posteriorer Ausdehnung, **b** Typ IX: nahezu komplette Ausdehnung des Labrums, **c** Typ X: Labrumläsion bei gleichzeitiger Läsion des Lig. glenohumerale superior. (Pomeranz)

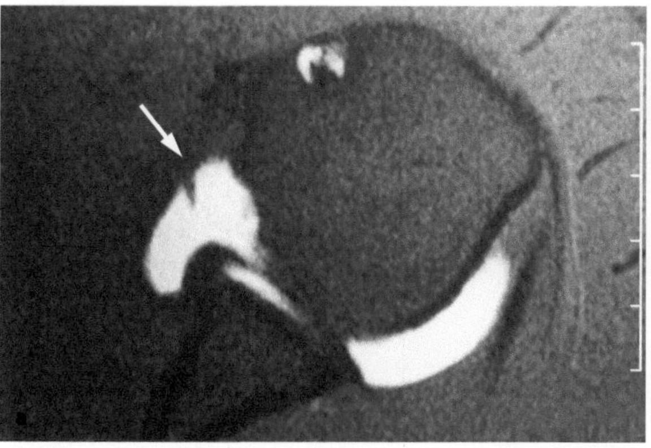
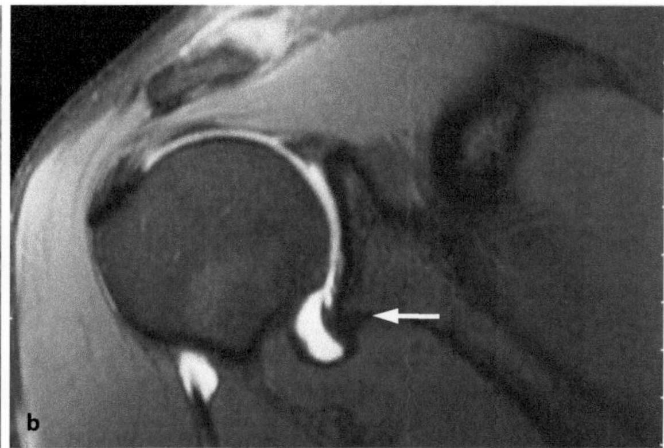

Abb. 21.60 a,b. Läsion des vorderen Labrums mit ausgedehntem Gelenkerguss bei Zustand nach Luxation, Bankart-Läsion mit fraglichem Hill-Sachs Grad I. **a** STIR T2-gewichtet, fettsupprimiert, axial, **b** STIR T2-gewichtet, fettsupprimiert, koronar. (Pomeranz)

Bankart-Läsion entwickelt sich häufig, wenn das akute Ereignis nicht operativ behandelt wurde. Falls die Läsion nur partiell abgeheilt und durch eine Fibrose am Glenoid fixiert ist, besteht das Risiko von Reluxationen (Abb. 21.60 a,b).

MRT von Bankart-Läsionen. Die MRT ist zuverlässig in der Lage, die vier angegebenen Typen zu unterscheiden. Hierzu ist allerdings die Kenntnis der normalen anatomischen Variationen des kapsulolabralen Komplexes und der zu erwartenen pathologischen Befunde unbedingte Voraussetzung, ebenso wie die Anwendung geeigneter hochauflösender Imaging-Techniken.

Vorgeschlagen werden bei Patienten, die jünger als 40 Jahre sind und bei denen eine Instabilität und eine Labrumverletzung im Sinne einer Bankart-Läsion vermutet werden, drei unterschiedliche Sequenzen in axialer Schnittrichtung; eine Protonenwichtung, eine T2-Wichtung mit Fettsatturation und ein GRE (FLASH 2D, Flipwinkel 30°). Die Schichtdicke sollte 3 mm, das FOV 14–16 cm betragen. Von gleicher Wichtigkeit ist die Korrelation der MRT-Befunde mit den klinischen Befunden unter Einschluss der Art der Verletzung und des physikalischen Befundes. Auch das Alter des Patienten ist ein wichtiger Faktor, da über 90 % der Erstluxationen bei jungen Patienten ein Rezidiv entwickeln. Die Inzidenz der Bankart-Läsion und die Rezidivrate nimmt mit dem Alter deutlich ab, die degenerativen Veränderungen jedoch zu.

Mit der MTR-Technik kann also die Bankart-Läsion mit einer hohen Trefferrate nachgewiesen werden. Allerdings sollten die verschiedenen Varianten im Bereich des anterioren inferioren Quadranten unterhalb der glenoidalen Grube bekannt sein, da dieses Segment sowohl in der Größe als auch im Aussehen deutlich variieren kann. Es ist jedoch immer am glenoidalen Rand angeheftet.

Das Charakteristikum der Bankart-Läsion ist dagegen die Separation des Labrums vom glenoidalen Rand durch eine Zone, die eine intermediäre oder eine hohe Signalintensität in der Protonen- und in der T2-Wichtung aufweist. Der Nachweis von Flüssigkeit in diesem Bereich ist ein Hinweis auf eine komplette Separation des kapsulolabralen Komplexes vom glenoidalen Rand sowohl bei akuten als auch bei chronischen Läsionen. Das intermediäre Signal in GRE T2-gewichteten Bildern weist auf das Vorhandensein von Granulationsgewebe oder von Narbengewebe hin.

Das Labrum kann eine irreguläre Kontur haben oder sogar in einigen Fällen sich dem Nachweis entziehen, und zwar abhängig vom Schweregrad der Verletzung. Eine Verformung des glenoidalen Ansatzes im Bereich der Kapsel wird im Übrigen häufig nachgewiesen.

Die Verletzungen der Kapsel, speziell bei Erstluxationen, lassen sich in der MRT ebenfalls mit einer hohen Trefferrate nachweisen. Der Nachweis des Sitzes und des Ausmaßes der kapsulären Verletzung ist bekanntlich ein extrem wichtiger Faktor für die Durchführung der primären Wiederherstellung mit arthroskopischer Technik. Ein wichtiges Kriterium zur Erkennung einer kapsulären Läsion ist der Austritt der Gelenkflüssigkeit in den anteroinferioren paraartikulären Raum.

Einige Autoren empfehlen nach einer Kapselverletzung die direkte MR-Arthrographie, die bei dieser Fragestellung eine deutlich höhere Trefferrate als die konventionelle MRT aufweist. Eine MR-Arthrographie wird ferner empfohlen, wenn die Abhebung des Labrums vom Glenoid im Rissbereich in der konventionellen MRT nicht eindeutig nachzuweisen ist. Eine MR-Arthrographie wird ferner bei Verdacht auf das Vorliegen einer chronischen Bankart-Läsion empfohlen. Für die Darstellung der so genannten okkulten Bankart-Läsion hat sich die ABER-Stellung bewährt, und zwar in erster Linie deshalb, weil durch diese Einstellungstechnik das Lig. glenohumerale inferior gestreckt und damit die partiell rupturierte labrale Verletzung demaskiert wird. Gelegentlich kann die ABER-Position aber auch eine Subluxation oder Dislokation des Humeruskopfes erkennbar machen.

Bei einer knöchernen Bankart-Läsion ist die Fraktur auf T2-gewichteten axialen Schichten als eine Region mit umschriebener Signalanhebung nachweisbar, auf T1-gewichteten Schichten häufig als eine lineare Struktur mit verminderter Signalintensität und variabler Abhebung vom Ausgangspunkt des Glenoids. Konventionelle Röntgenaufnahmen und CT sind ebenfalls in der Lage, diese Fraktur nachzuweisen.

Die MRT-Darstellung ist unterschiedlich und hängt vom Alter der Läsion ab. Im akuten Stadium ist zusätzlich fast immer eine Hämorrhagie erkennbar, und das Labrum sowie die Kapsel sind vom darunter liegenden Glenoid abgehoben. Das knöcherne Fragment besitzt eine deutliche Inhomogenität mit angehobener Signalintensität in der T2-Wichtung.

MRT-Untersuchungen nach Operation einer Bankart-Läsion. Das chirurgische Vorgehen bei einer Bankart-Läsion besteht in der Wiederanheftung des abgerissenen anterioren Labrums und des anterioren Anteils des Lig. glenohumerale inferior an die glenoidale Kante. Damit wird die anteriore Instabilität der Schulter behoben. Bei der Mehrzahl der Patienten ist die postoperative Erfolgsrate gut, bei einigen Patienten jedoch besteht postoperativ weiter eine Instabilität, ja sogar eine humeroglenoidale Dislokation. In beiden Fällen ist u. U. eine Reoperation erforderlich.

Die Aufgabe der MRT besteht im Nachweis dieser postoperativen Komplikationen.

Empfohlene Technik: Einstellung der Schulter in ABER-Position mit Anfertigung von axialen schrägen Schichten in T2-gewichteter STIR-, SPIR- oder CHESS-Technik, besser noch als MR-Arthrographie in T1-Wichtung und fettsupprimiert. Mit dieser Technik lässt sich

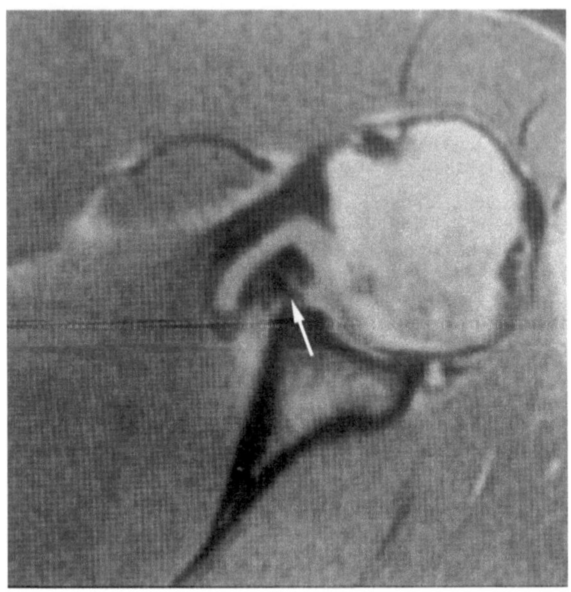

Abb. 21.62. Bankart-Läsion einer akuten anterioren Luxation. Das Labrum ist von der glenoidalen Rinne getrennt. Man beachtet, dass die Kapsel weiter am Labrum befestigt ist (SE T1-gewichtet, axial)

das anteriore Lig. glenohumerale inferior gestreckt ebenso wie die Kapsel nachweisen. Im Falle einer Kapselerweiterung oder einer labralen Läsion finden sich eine Erweiterung des Gelenkspaltes und häufig eine posteriore Subluxation des Humeruskopfes (Abb. 21.62, Abb. 21.63).

Bankart-Variationen

Bei der Bankart-Läsion besteht eine kapsuläre periostale Ruptur und eine labrale ligamentöse Zerstörung der Anheftung am Glenoid. Bei Bankart-Variationen

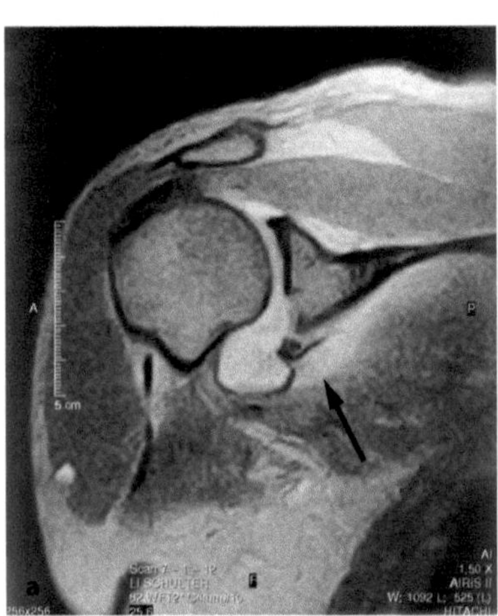

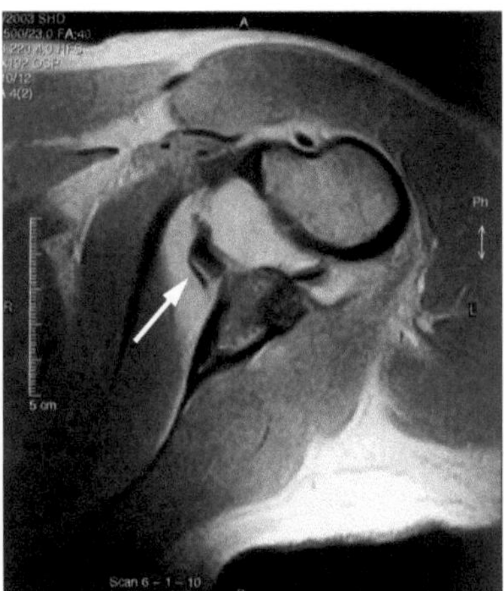

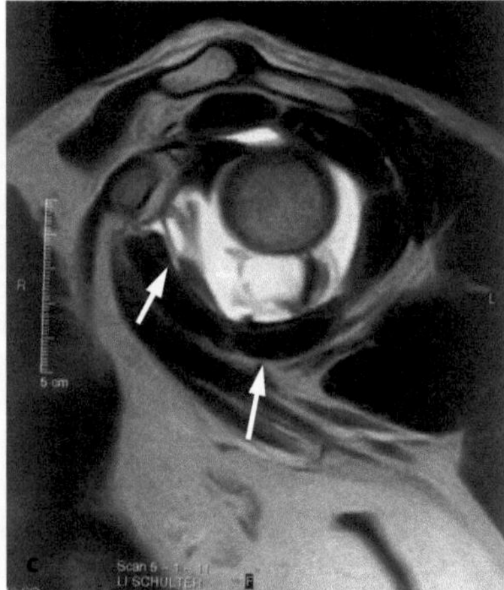

Abb. 21.61a–c. Zustand nach erheblicher Prellung der rechten Schulter bei einem Skitrauma. Diagnose: knöcherner Bankart Typ IV mit zusätzlicher Ruptur des Lig. glenohumerale inferior, operativ bestätigt. **a** GRE T2-gewichtet, schräg koronar, **b** GRE T2-gewichtet, axial, **c** FSE T2-gewichtet, sagittal

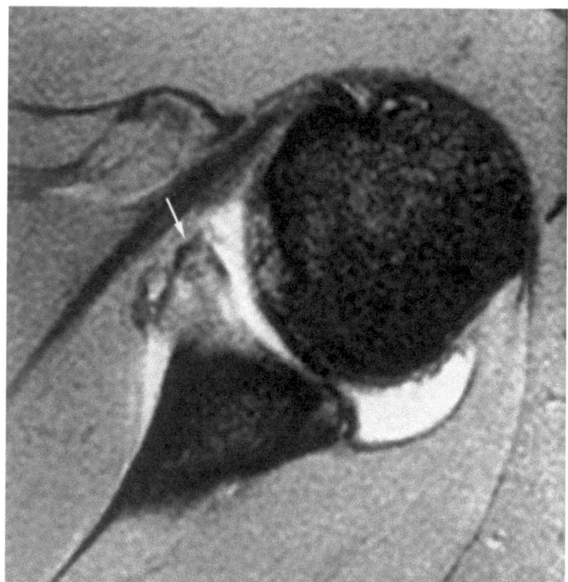

Abb. 21.63. Chronische Bankart-Läsion bei Zustand nach vorderer Luxation (GRE T2*-gewichtet, axial)

kann das skapuläre Periost auch im Bereich des labralen ligamentösen Komplexes angeheftet geblieben sein. Falls der ligamentöse Komplex dann nach medial verlagert und nach kaudal verschoben ist, aufgerollt ähnlich wie ein langer Hemdsärmel, handelt es sich um eine so genannte ALPSA-Läsion (s. unten).

ALPSA-Läsion

ALPSA ist ein Akronym für „anterior labroligamentoes periostal sleeve avulsion". In der akuten Phase haben Arthroskopiker keinerlei Schwierigkeiten, diese Läsion nachzuweisen. Ein Problem stellt allerdings der chronische Zustand dar, der bei den meisten Patienten eintritt, die konservativ behandelt wurden. Bei einer ALPSA-Läsion befindet sich das Labrum nämlich dann nicht mehr in seiner ursprünglichen Lage und heilt in seiner medial verlagerten Position ein. Dabei besteht die große Gefahr einer Reluxation. Bei einer chronischen ALPSA-Läsion ist fibröses Gewebe oberhalb des medial verlagerten labroligamentösen Komplexes eingelagert, wobei diese Läsion dann medial der Gelenkfläche resynovialisiert wird. Das Synovium erstreckt sich dann sowohl über das Glenoid als auch über das glenoidale Labrum. Unter diesen Umständen kann es für den Chriurgen schwierig sein zu unterscheiden, ob die nunmehr verdickte Region, die mit Synovia überzogen ist, dem Labrum entspricht oder dem synovial überzogenen fibrösen Gewebe, das sich medial des verlagerten Labrums gebildet hat. Dies hat dazu geführt, dass ein Teil dieser Läsionen im chronischen Zustand übersehen wurde.

Die MRT bietet daher im chronischen Stadium einer ALPSA-Läsion den Vorteil, dass ein verlagertes Labrum diagnostiziert werden kann, insbesondere wenn Flüssigkeit oder Kontrast im Gelenk vorhanden sind. Auch ALPSA-Läsionen lassen sich besser in ABER-Stellung diagnostizieren, wobei die mediale Verlagerung vom Anheftungspunkt des Lig. glenohumerale inferior vom darunter liegenden Glenoid besser nachgewiesen werden kann.

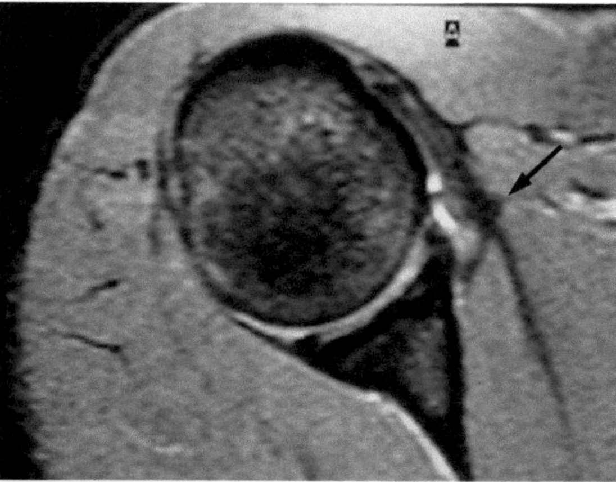

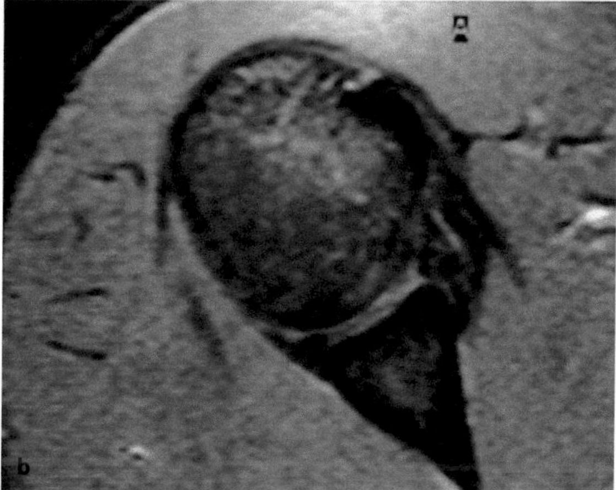

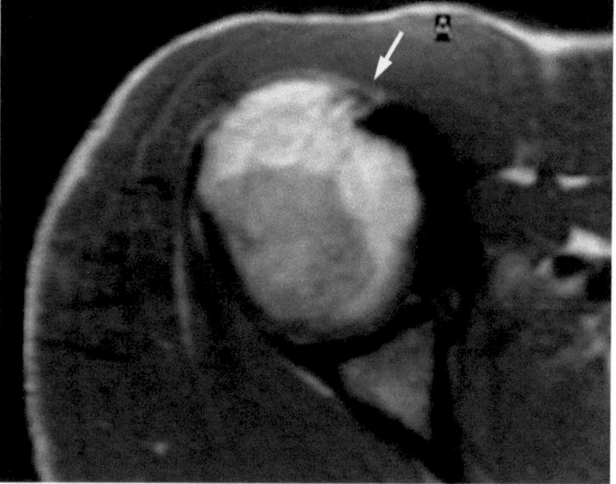

Abb. 21.64 a–c. Chronische Perthes-Läsion und labrale Verletzung und Verlagerung. **a,b** GRE T2*-gewichtet, axial, **c** SE T1-gewichtet, axial. (Pomeranz)

Empfohlen wird zum Nachweis der chronischen ALPSA-Läsion auch die Durchführung einer MR-Arthrographie, da die fibröse, nach medial verlagerte resynovialisierte Raumforderung in einer konventionellen MRT durchaus als normal angesehen werden kann.

Perthes-Läsion

Eine weitere Variation der Bankart-Läsion wird als Perthes-Läsion bezeichnet. Hierbei handelt es sich um eine Ablösung des kapsulolabralen Komplexes entlang des skapulären Periostes. Der verletzte Komplex kann abgetrennt verbleiben und dann eine umschriebene Raumforderung vor dem Glenoid bilden oder auch direkten Kontakt mit dem Glenoid durch Granulationsgewebe aufweisen. Ohne eine Gelenkflüssigkeitsvermehrung kann allerdings die Abschätzung der Ausdehnung der kapsuloperiostalen Ablösung und die Differenzierung zur Bankart-Läsion schwierig sein. Diese Differenzierung ist jedoch von geringerer Bedeutung, da die Behandlungsplanung für beide Läsionen gleich ist.

Ist eine Perthes-Läsion „eingeheilt", findet sich ein intermediäres Signal zwischen dem Glenoid und dem kapsulolabralen Komplex sowohl in der T1- als auch in der T2-Wichtung, das Granulationsgewebe entspricht. Häufig lässt sich auch ein residualer Defekt in der Verbindung zwischen dem glenoidalen Gelenkknorpel und dem Labrum nachweisen. Sowohl die ALPSA-Läsion als auch die abgelöste Perthes-Läsion stellen schwere Verletzungen dar, die ebenso wie die Bankart-Läsion operativ behandelt werden müssen. Die Perthes-Läsion unterscheidet sich von der ALPSA-Läsion durch die fehlende mediale und kaudale Verlagerung des Periosts. Beide Läsionen gehen mit einer Schultergelenkinstabilität einher. Allerdings kann eine Perthes-Läsion, bei der sich das Labrum wieder annähernd in der normalen Position befindet und dort resynovialisiert wurde, in einer Arthroskopie und auch in einer MRT u. U. normal erscheinen (Abb. 21.64 a–c).

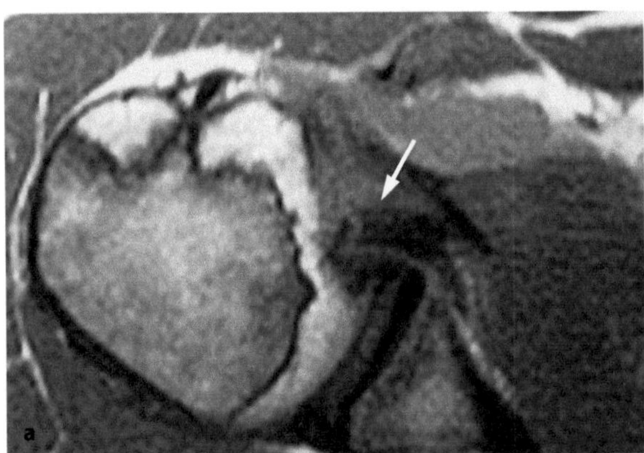

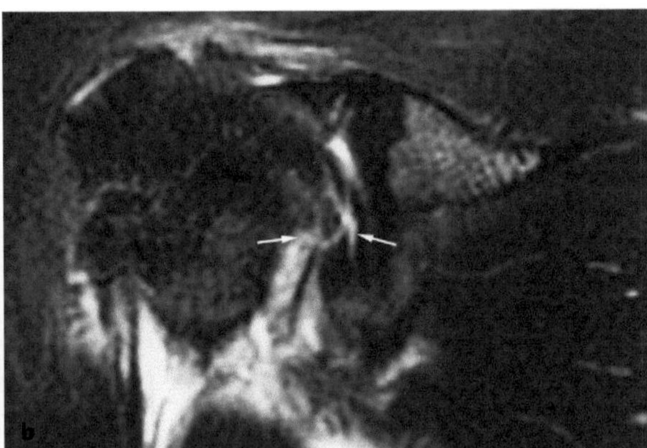

Abb. 21.65 a,b. HAGL-Läsion. **a** SE T1-gewichtet, axial, **b** FSE T2-gewichtet, fettsupprimiert, koronar. (Pomeranz)

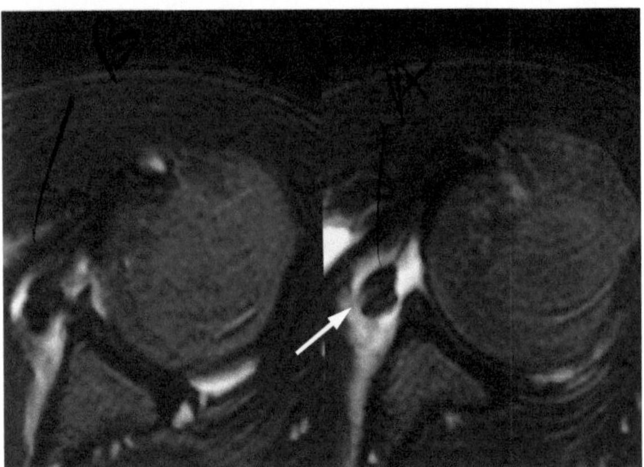

Abb. 21.66. Anamnese: 25-jähriger Mann mit der Frage einer anterioren Instabilität und einer Verletzung des glenohumeralen Ligaments. Diagnose: HAGL-Läsion. Befund: Es handelt sich um eine partielle Verletzung des mittleren glenohumeralen Bandes an der posterioren Grenze des Tuberculum minor im Sinne einer HAGL-Läsion Typ A. Eine HAGL-Läsion Typ B entspricht einer knöchernen Avulsion mit Abriss des glenohumeralen Ligaments vom Humerus (FSE T2-gewichtet, fettsupprimiert, axial). (Pomeranz)

HAGL-Läsion

Bei einer HAGL-Läsion („humero avulsion of the glenohumeral ligament") handelt sich um eine Verletzung des inferioren glenohumeralen Ligaments im Bereich des kaudalen Humerushalses. Hierbei kann die axilläre Tasche eine veränderte Konfiguration aufweisen, da die humerale Anheftung des inferioren glenohumeralen Ligaments nach kaudal verlagert ist. Die HAGL-Läsion macht etwa 10% der Läsionen im anterior-inferioren Bereich aus, ist also deutlich seltener als die klassische Bankart-Läsion.

Der Nachweis in der MRT ist auf axialen Schichten schwierig. Empfohlen werden schräg koronare Schichten in der T1- und in der fettsupprimierten T2-Wichtung. In dieser Ebene lassen sich nicht nur die Abhebung des Labrums, sondern häufig auch die Läsion des Lig. glenohumerale inferior und der Kapsel in diesem Bereich darstellen. Als indirekter Hinweis gilt der Austritt der Gelenkflüssigkeit in die paraartikuläre kaudale axilläre Weichteilregion. Auch bei dieser Läsion wird die intraartikuläre Gabe von Kontrastmittel empfohlen (Abb. 21.65 a,b, Abb. 21.66 a,b).

GLAD-Läsion

GLAD-Läsionen („gleno labral articular disruption") stellen Verletzungen des artikulären Knorpels in unmittelbarer Nachbarschaft eines labralen Risses im anterior-inferioren Bereich dar. Sie sind relativ selten, entstehen durch eine forcierte Außenrotation des Armes bei Abduktion und gehen regelmäßig mit einer Schultergelenkinstabilität einher.

In der konventionellen MRT kann dieser Knorpeldefekt kaum diagnostiziert werden. Es wird daher zum Nachweis dieser Läsion eine direkte MR-Arthrographie empfohlen (Abb. 21.67 a–c, Abb. 21.68 a,b).

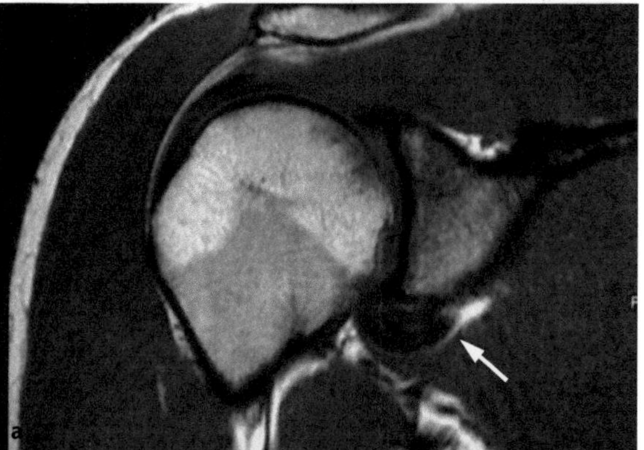

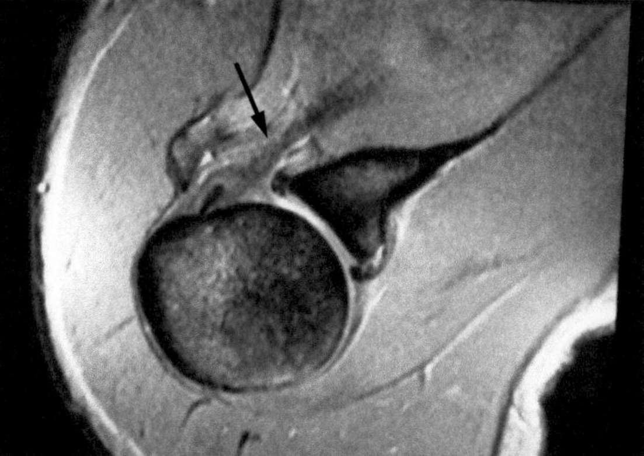

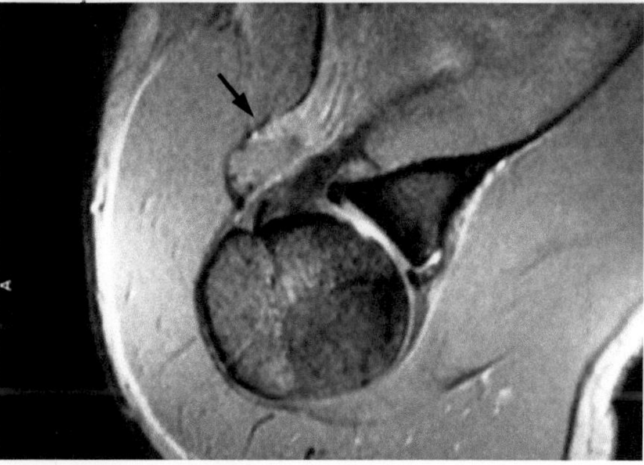

Abb. 21.67 a–c. GLAD-Läsion. Befund: Veränderung des Labrums im Bereich des Humeruskopfes im Sinne einer chronischen Abscherverletzung. **a** SE T1-gewichtet, koronar, **b** FSE T2-gewichtet, axial, **c** FSE T2-gewichtet, axial. (Pomeranz)

Hill-Sachs-Läsion

Eine Hill-Sachs-Läsion setzt immer eine Luxation des Schultergelenkes nach vorn und unten voraus (Abb. 21.69 a–c; vgl. Abb. 21.47 a–c). Sie ist charakterisiert durch eine Impressionsfraktur im posterior-superioren Bereich des Humeruskopfes, wobei die knöcherne Impression Folge des Anpralls des Humeruskopfes an der vorderen Glenoidkante ist. Man unterscheidet die Luxation

- in Neutralposition (I),
- in Außenrotation (II) und
- in Innenrotation (III).

Je nach der Ausgangsposition des Armes kommt es zu unterschiedlich lokalisierten Impressionsfrakturen im Bereich des Humeruskopfes. Vergesellschaftet ist die Hill-Sachs-Läsion fast immer auch mit einer Läsion des vorderen Labrums, evtl. auch des Lig. glenohumerale inferior. In weniger ausgeprägten Fällen wird im Bereich des Humeruskopfes lediglich eine Veränderung des hyalinen Knorpels nachgewiesen.

Man teilt die Hill-Sachs-Läsionen daher in drei verschiedene Kategorien je nach Ausmaß ein (vgl. Abb. 21.47 a–c):

1. chondrale Impression bzw. Läsion,
2. osteochondrale Impressionsfraktur, wenig ausgedehnt,
3. osteochondrale Impressionsfraktur, ausgedehnt.

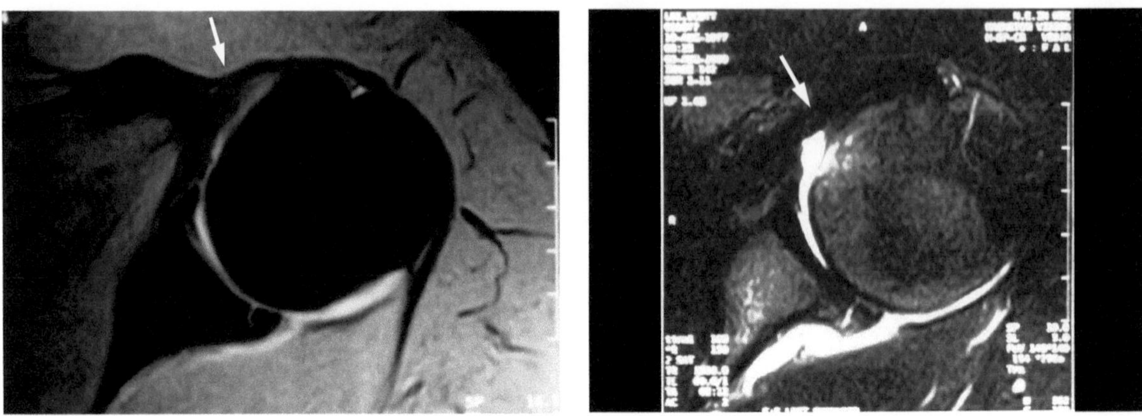

Abb. 21.68 a,b. GLAD-Läsion oder GART-Läsion. **a** GRE T2-gewichtet, axial, **b** IR T2-gewichtet, fettsupprimiert, axial. (Pomeranz)

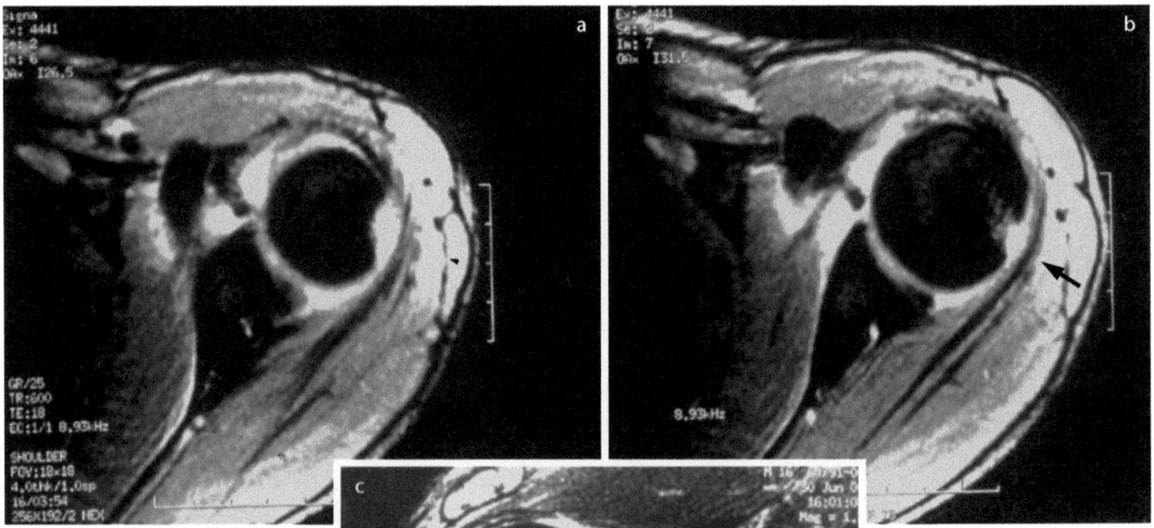

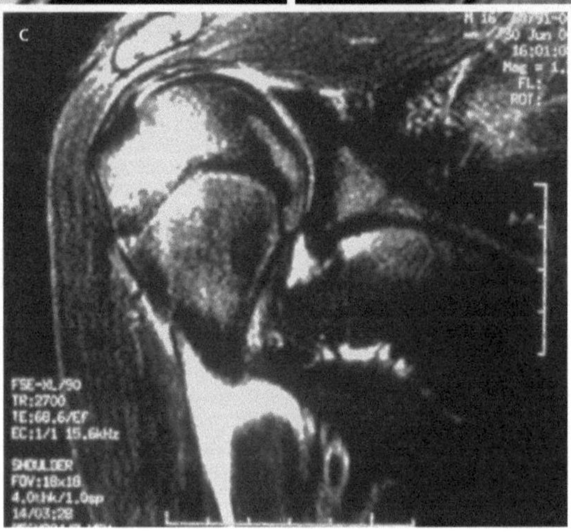

Abb. 21.69 a–c. Bankart-Hill-Sachs-Läsion bei Zustand nach vorderer Luxation (FSE T2-gewichtet, fettsupprimiert, schräg koronar)

Ist eine Hill-Sachs-Fraktur vorhanden, besteht eine hohe Gefahr einer Rezidivdislokation. Differenzialdiagnostisch kann eine inkomplette Hill-Sachs-Impressionsfraktur (Grad II) durchaus einer Enthesiopathie im lateralen posterioren Humeruskopf ähneln.

Der Nachweis einer Hill-Sachs-Fraktur gelingt in der konventionellen Röntgendiagnostik durch eine spezielle Einstellungstechnik, wobei der Humerus in mehreren unterschiedlichen Innenrotationspositionen aufgenommen wird. Die transaxialen Schnitte der CT oder der MRT sind jedoch bei weitem sensitiver. Besteht vor der Luxation bereits eine chronische Rotatorenmanschettenläsion, kann die Hill-Sachs-Läsion auch oberhalb des angegebenen Levels im Bereich des Processus coracoideus lokalisiert sein.

Empfohlen werden Schichten in allen drei Schichtebenen in fettsupprimierter T2-Wichtung und in T1-Wichtung.

Posteriore Instabilität

Der posteriore Anteil des glenohumeralen Bandkomplexes ist primär verantwortlich für die Einschränkung der posterioren Bewegung bei 90°-Abduktion.

Eine posteriore Instabilität wird in 2–4% der Patienten mit einer Schulterinstabilität gefunden. Sie ist fast immer mit einer posterioren labralen Verletzung und einer Fragmentation vergesellschaftet.

Man unterscheidet zwei verschiedene Formen:

- *Reverse Bankart-Läsion*: Hierbei kann eine Läsion des hinteren Labrums und der Kapsel sowie häufig auch des M. infraspinatus nachgewiesen werden.
- *Bennet-Läsion*: Diese Läsion entspricht einer extraartikulären posterioren Ossifikation, die mit einer posterioren Labrumverletzung und einer Verletzung der posterioren Rotatorenmanschette einhergeht. Es wird angenommen, dass sie das Ergebnis eines posterioren Kapselabrisses und des posterioren Anteils des unteren glenohumeralen Ligaments ist. Die extraartikuläre Ossifikation erstreckt sich vom posterioren inferioren medialen Glenoid bis zum posterioren Labrum.

Für die Darstellung sowohl der Reverse Bankart-Läsion als auch der Bennet-Läsion in der MRT werden Schichten in allen drei Ebenen empfohlen, wobei die sagittale Schnittebene am aussagekräftigsten ist, mit Abstand auch die koronare und die axiale Schnittebene, und zwar in T1- und in fettsupprimierten T2-gewichteten Sequenzen (Abb. 21.70 a,b, 21.71 a,b, 21.72 a,b).

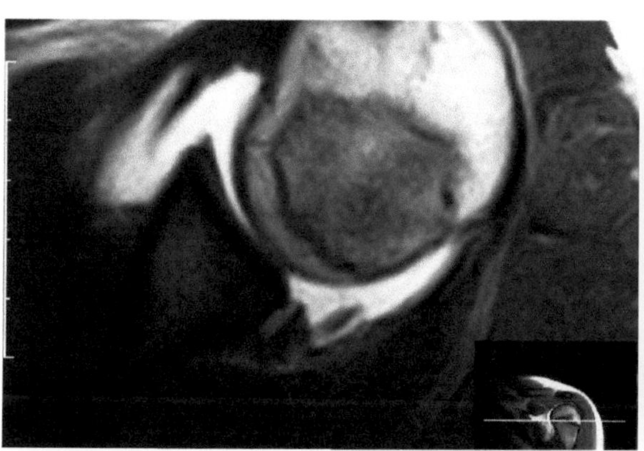
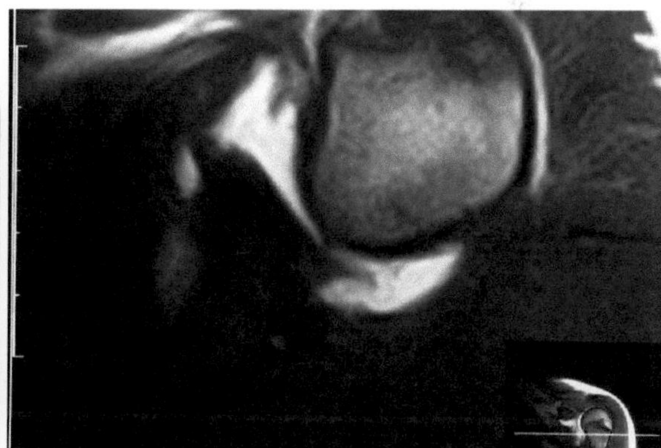

Abb. 21.70 a,b. Reverse-Bankart. Beurteilung: Es handelt sich um eine Reverse-Bankart-Fraktur mit geringer Verlagerung, assoziiert mit einer posterioren labralen Ablösung und Verletzung. Keine SLAP-Läsion. **a** SE T1-gewichtet, nach Kontrastmittelgabe, axial, **b** FSE T2-gewichtet, fettsupprimiert, axial. (Pomeranz)

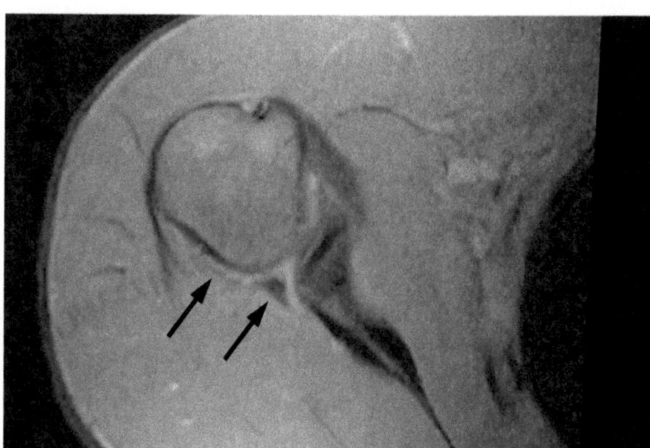
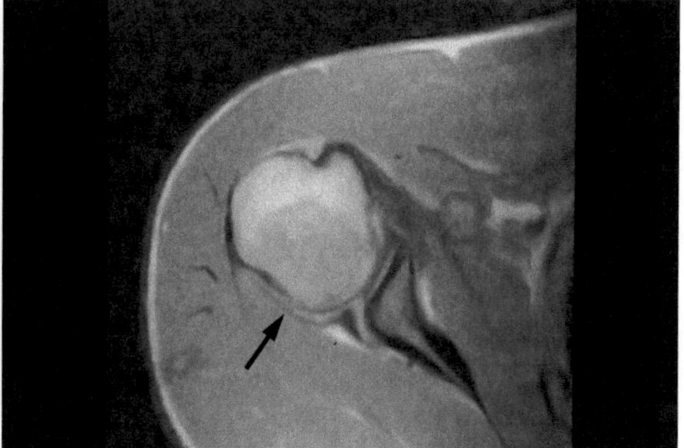

Abb. 21.71 a,b. Reverse-Bankart. **a** GRE protonengewichtet, axial, **b** GRE protonengewichtet, axial. (Pomeranz)

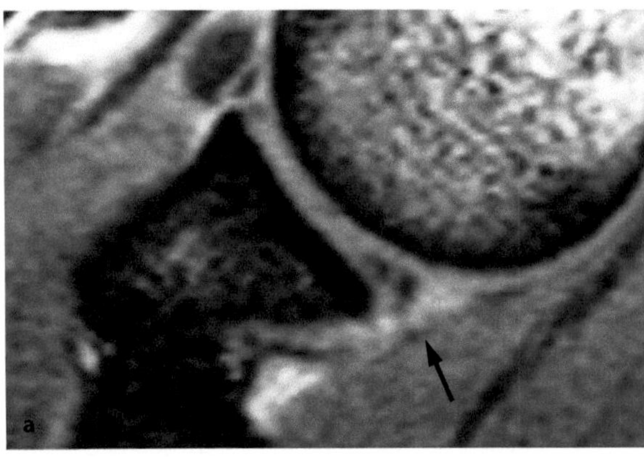

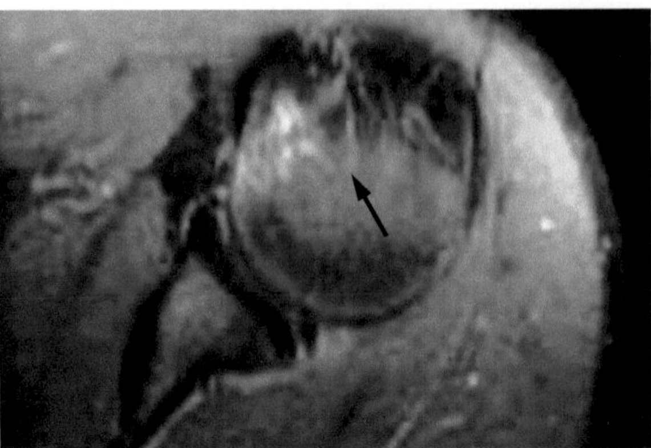

Abb. 21.72 a,b. Reverse-Bankart und posteriore labrale Abscherverletzung. Beurteilung: Tendinopathie der Supraspinatussehne mit Peritendinitis. Keine Rotatorenmanschettenverletzung. Posteroinferiore labrale nichtverlagerte Rissbildung vereinbar mit einem Reverse-Bankart und assoziiert mit einer Reverse-Hill-Sachs-Verletzung. Dieser Befund findet sich bei einer posterioren Schultergelenkdislokation (GRE T2*-gewichtet, axial). (Pomeranz)

Tabelle 21.3 fasst die Verletzungsarten und ihre Stabilität zusammen.

Tabelle 21.3. Schulterinstabilität – kapsulolabrale Läsion

Instabil Glenoidale Verletzung	Stabil Labrale Verletzung (FLAP/Korbhenkelriss)
Bankart	Labrale Verletzung mit Knorpelausriss
ALPSA	GLAD
Perthes	SLAP I + III
Kapsuläre Läsionen	
HAGL	
SLAP II, IV, VI–X	

Läsionen der glenohumeralen Ligamente und des Labrums in der MRT – Zusammenfassung

Superiores Labrum

Stellt sich das Labrum in der MRT mehr meniskoid dar, so ist die Wahrscheinlichkeit eines Korbhenkelrisses im superioren Bereich relativ groß, wobei das Labrum zwischen dem Humeruskopf und der Oberfläche des Glenoids eingeklemmt sein kann.

Wichtig ist, dass man nicht jede Veränderung im superioren Bereich im Sinne eines SLAP Typ I oder II überinterpretieren darf. Die SLAP-I-Läsion ist in der MRT schwierig zu diagnostizieren. Insbesondere bei dieser Fragestellung ist die MR-Arthrographie von Nutzen.

Bei der SLAP-Läsion Typ II findet sich eine angehobene Signalintensität unterhalb des superioren Labrums, und zwar sowohl in der T2-Wichtung als auch in der MR-Arthrographie. Gelegentlich kann es aber auch zur Darstellung einer superioren glenoidalen labralen Zyste kommen. Besteht eine Separation zwischen dem oberen Labrum und dem glenoidalen Rand, stellt sich damit die spezifische Differenzialdiagnose zwischen einer Typ-II-Läsion und einem sublabralen Foramen, das mehr vorn lokalisiert ist. Zum Nachweis von Flüssigkeit an der Basis des superioren Labrums oder auch des Bizepsbogens eignet sich die sagittale Schnittrichtung. Die sagittale Schnittrichtung ist darüber hinaus besonders wertvoll beim Nachweis eines Korbhenkelrisses des Typs III und IV. Auch der Abriss der langen Bizepssehne ist in dieser Ebene gut erkennbar.

Anteriores inferiores Labrum, anteriorer Ligamentkomplex

Risse im Bereich des inferioren glenohumeralen Ligaments finden sich fast obligat bei traumatischen Dislokationen oder Subluxationen. Zum Nachweis einer posterior-lateralen Hill-Sachs-Läsion und einer anterior-inferioren Verletzung des knöchernen glenoidalen Randes ist die MRT-Darstellung in allen drei Ebenen erforderlich.

Eine subakute oder chronische knöcherne Bankart-Läsion ist am besten in der T1-gewichteten axialen Schnittrichtung nachweisbar, bei der sich die Sklerose als geringe Signalintensität gegenüber der hohen Signalintensität des Fettes gut abgrenzen lässt.

Eine nachgewiesene Subluxation beweist bei gleichzeitiger ossärer Läsion im Bereich des Humeruskopfes das Vorliegen einer Hill-Sachs-Läsion.

Findet sich eine niedrige Signalintensität im Bereich des glenoidalen Randes, entspricht dies häufig einer subchondralen Sklerose, die auch mit einer fettigen Degeneration der angrenzenden Spongiosa vergesellschaftet sein kann.

Akute labrale Verletzungen weisen immer eine vermehrte Signalintenistät auf den fettsupprimierten T1 -ewichteten Bildern nach intraartikulärer Kontrastmittelgabe auf.

Lineare Risse und Fragmentierungen des posterioren Labrums sind viel seltener und finden sich häufig kombiniert mit einer hinteren Instabilität und einer rezidivierenden posterioren Subluxation.

21.3.4 Tendosynovitis und Instabilität der Sehne des langen Bizepskopfes

Die MRT-Darstellung der Sehne erfolgt in axialer und in sagittaler Schnittrichtung in T2-Wichtung.

Eine Tendosynovitis der Bizepssehne entspricht einem degenerativen Prozess mit sekundärer entzündlicher Komponente im Bereich des Sulcus bicipitalis. Wenn eine Signalanhebung in der T2-Wichtung sowohl innerhalb der Sehne als auch außerhalb der Sehne nachweisbar ist, liegt meistens ein Zustand nach Trauma vor (Abb. 21.73).

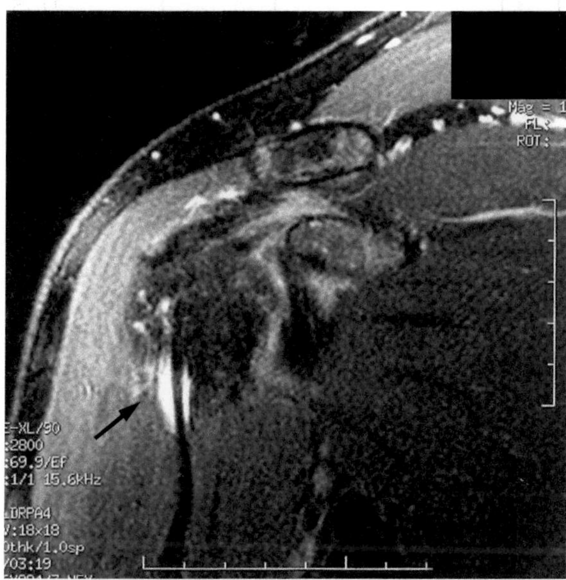

Abb. 21.73. Anamnese: 52-jähriger Patient, der seit Jahren über Schmerzen im Bereich der rechten Schulter, insbesondere bei Abduktion, klagt. Diagnose: Tendosynovitis der Sehne des langen Bizepskopfes (FSE T2-gewichtet, fettsupprimiert, koronar oblique)

In der MRT findet man häufig diesen Befund, der jedoch nicht unbedingt einer synovialen Schwellung entspricht. Da bekanntlich über die Vagina intertubercularis eine Verbindung mit dem glenohumeralen Gelenkspalt besteht, ist eine Signalanhebung peritendinös, bei Vorliegen eines Schultergelenkergusses, obligat.

Liegt kein Gelenkerguss vor, handelt es sich um eine Tendosynovitis, die in der T1-Wichtung ein niedriges, in der SE T2-Wichtung und auch in der FSE T2-Wichtung ein hohes Signal aufweist. Man kann die Tendinitis der Sehne des langen Bizepskopfes von einem Impingement der Rotatorenmanschette auch klinisch abgrenzen. Bei Vorliegen einer Tendinitis des Bizeps findet sich bei forcierter Supination eine deutliche Schmerzverstärkung im Bereich des Sulcus bicipitalis.

Eine Bizepssehnentendinitis oder Tendosynovitis kann jedoch auch das erste Zeichen einer Bizepsmuskelerkrankung sein. Eine Ruptur des langen Kopfes der Bizepssehne erfolgt nahezu ausschließlich im Bereich des Sulcus bicipitalis. Sie kommt praktisch nur bei Personen über 40 Jahren vor und ist dann kombiniert mit einem Impingement.

Man unterscheidet hier drei Typen:

- Typ I: Sehnenruptur ohne Retraktion,
- Typ II: Sehnenruptur mit partieller Retraktion,
- Typ III: Ruptur mit Dislokation und Retraktion.

Ferner findet sich in seltenen Fällen auch eine kongenitale Ausbildung einer doppelten Bizepssehne.

Die Instabilität der Sehne des langen Bizepskopfes kann als einer der Hauptgründe für Schmerzen im vorderen Bereich der Schulter angesehen werden, ursächlich fast immer als Folge einer chronischen Tendosynovitis. Die Instabilität kann langsam aber auch abrupt nach einem Unfall auftreten und führt in vielen Fällen zu einer Bizepssehnendislokation. Diese Dislokation erfolgt vorwiegend nach mdial und lässt sich am besten im anterioren Bereich der schräg koronaren, aber auch in der axialen und sagittalen Schnittrichtung nachweisen. Das Ausmaß der klinischen Beschwerden hängt dann vom Grad der Dislokation und von begleitenden weiteren Verletzungen ab.

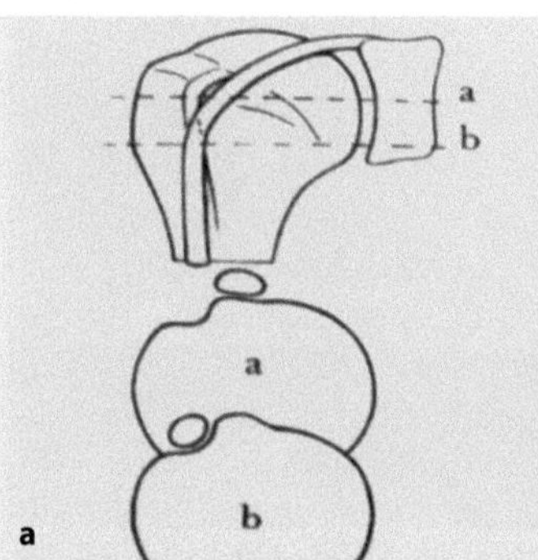

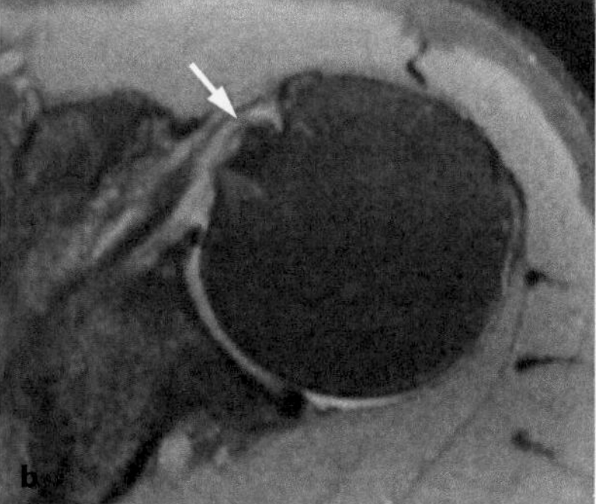

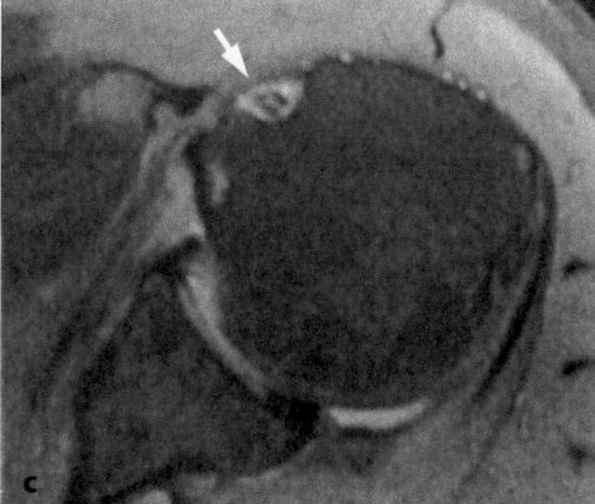

Abb. 21.74a–c. Typ IA: Subluxation der Sehne des langen Bizepskopfes im oberen Teil des Sulcus bicipitalis, GRE T2*-gewichtet. (Pomeranz)

Eine geeignete Klassifikation der Instabilität ist bisher nicht bekannt. Die Einteilung kann nach Resnick nach der Art und der Richtung der Subluxation oder Luxation der langen Bizepssehne erfolgen:

Typ I A: Subluxation oberhalb des Sulcus bicipitalis. Hierbei findet sich eine Versetzung der Sehne des langen Bizepskopfes im oberen Anteil des Sulcus bicipitalis und eine Dickenreduktion sowie häufig auch eine Subluxation des Bizeps bei gleichzeitiger Läsion der Subscapularissehne. Nicht selten findet sich auch eine Läsion des Lig. glenohumerale superior und des Lig. coracohumerale. Häufig wird daher diese Subluxation mit einer Hidden-rotator-interval-Läsion begleitet (Abb. 21.74 a–c).

Typ I B: Die Subluxation findet sich innerhalb des Sulcus bicipitalis, wobei die Versetzung nach medial im Bereich des Eingangs im distalen Anteil des Sulcus bicipitalis erfolgt. Häufig findet sich dabei eine Läsion der Subscapularissehne (Abb. 21.75 a–c).

Typ II A: Extraartikuläre Dislokation (selten). Hierbei findet sich die Sehne des langen Bizepskopfes disloziert über der intakten Subscapularissehne. Häufig ist hierbei die Supraspinatussehne und das Lig. coracohumerale verletzt (Abb. 21.76 a–c).

Typ II B: Intratendinöse Dislokation. Sie stellt eine fortgeschrittene Subluxation dar, generell findet sich hierbei eine Tendinitis der langen Bizepssehne (Abb. 21.77 a–c).

Typ II C: Intraartikuläre Dislokation. Hierbei ist die Subscapularissehne komplett rupturiert, die Fascia clavipectoralis jedoch ist intakt (Abb. 21.78 a–c).

Zusammengefasst ist also die Instabilität der Bizepssehne abhängig vom Grad der Versetzung. Sie wird häufig begleitet von Verletzungen weiterer stabilisie-

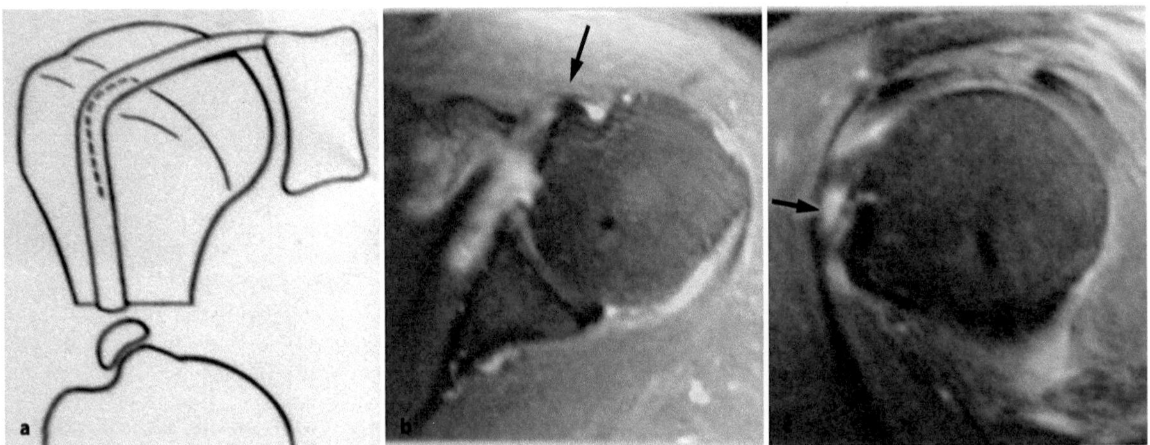

Abb. 21.75a–c. Typ IB: Die Sehne ist nach medial im Bereich des Eingangs des Sulcus bicipitalis im distalen Abschnitt verlagert, **b** GRE T2*-gewichtet, axial, **c** GRE T2*-gewichtet, sagittal. (Pomeranz)

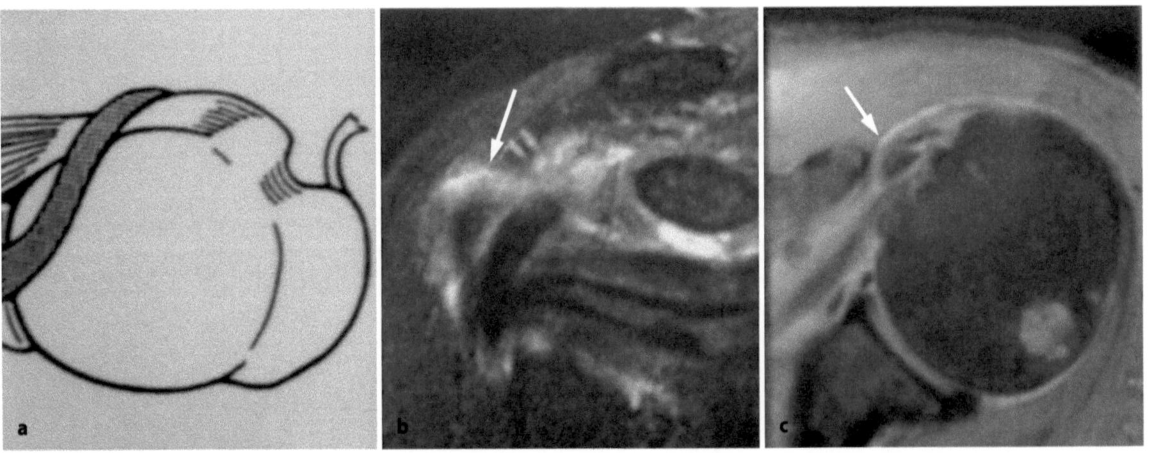

Abb. 21.76a–c. Typ IIA: Extraartikuläre Verlagerung der Bizepssehne oberhalb der Sehne des M. subscapularis, **b** SE T1-gewichtet, fettsupprimiert, koronar nach KM, **c** SE T1-gewichtet, fettsupprimiert, axial nach KM. (Pomeranz)

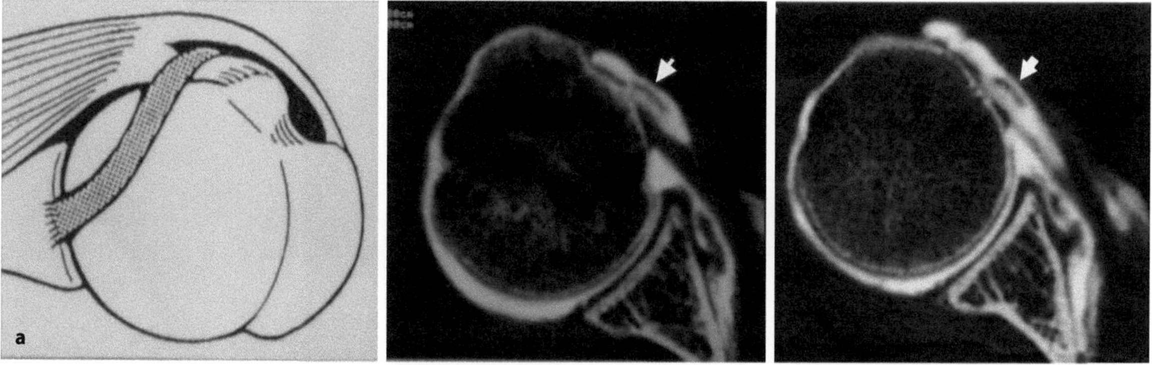

Abb. 21.77a–c. Typ IIB: Intratendinöse Dislokation der Bizepssehne mit Tendinitis, MR-Arthrogramm, axial. (Pomeranz)

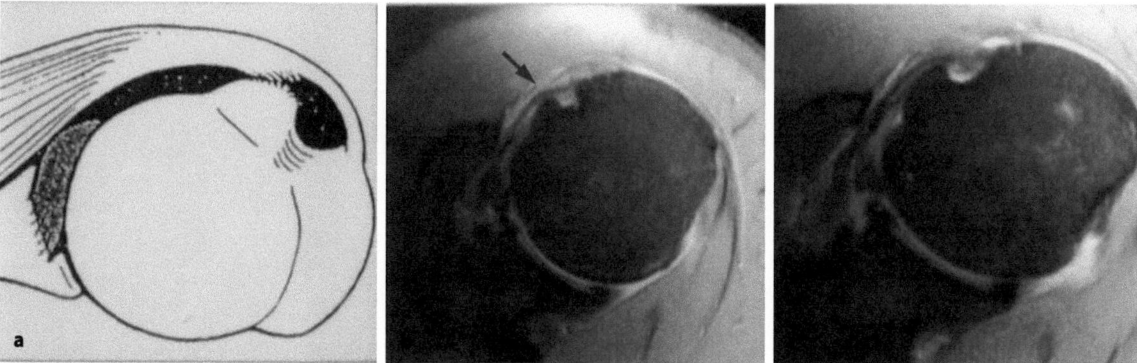

Abb. 21.78a–c. Typ IIC: Intraartikuläre Dislokation mit intakter Fascia clavipectoralis, jedoch Ruptur der Sehne des M. subscapularis, FSE T2-gewichtet, fettsupprimiert, axial. (Pomeranz)

render Strukturen. Die MRT-Untersuchung sollte sich daher nicht nur auf den Nachweis der tendinösen Luxation oder Subluxation beschränken, sondern auch weitere stabilisierende Strukturen sorgfältig untersuchen. Es werden schräg sagittale und axiale Schnitte bei Innenrotation des Armes zur Diagnostik empfohlen. Bei Durchführung einer MRT-Arthrographie wird die Trefferrate deutlich verbessert.

21.3.5 Adhäsive Kapsulitis

Die adhäsive Kapsulitis ist ein klinisches Schmerzsyndrom mit erheblicher Einschränkung der Gelenkbeweglichkeit (eingefrorene Schulter). Bedingt ist sie durch eine Verdickung und Kontraktion der Gelenkkapsel und der Synovia.

Eine Diagnose kann enteder durch eine konventionelle Arthrographie oder auch durch eine MR-Arthrographie erfolgen. Hierbei findet sich ein vermindertes Flüssigkeitsgelenkvolumen. Bewiesen ist dieser Befund, wenn die Synovia eine Dicke von mehr als 4 mm aufweist. Dieser Befund kann am besten im axillären Recessus erhoben werden. Die Feststellung des absoluten Flüssigkeitsvolumens im Gelenk ist für die Erkennung der adhäsiven Kapsulitis unzuverlässig.

21.3.6 Nervale Kompressionssyndrome

Kompressionssyndrom des N. suprascapularis, auch spinoglenoidales Engpasssyndrom

Die supraskapuläre Neuropathie ist ein seltenes Ereignis und nur in etwa 1–2% für vorhandene Schulterschmerzen verantwortlich, und zwar in erster Linie bei Sportlern und Jugendlichen.

Der N. suprascapularis ist ein gemischter Nerv, der sowohl aus sensiblen als auch aus motorischen Anteilen besteht und aus den C5- und C6-Nervenwurzeln entspringt. Er entwickelt sich aus dem oberen Anteil des Plexus brachialis und verläuft von der supraskapulären Kerbe zur Fossa supraspinatus, wo er den M. supraspinatus versorgt (Abb. 21.79). Er verläuft dann weiter um die Basis der Spina scapulae herum und betritt anschließend die Fossa infraspinatus, wo er den M. infraspinatus versorgt. Diese anatomische Anordnung erklärt die Topographie der pathologischen Veränderungen. Der N. suprascapularis besitzt also einen Z-artigen Verlauf mit zwei Fixpunkten, deren erster im Bereich der supraskapulären Kerbe und der zweite im Bereich der spinoglenoidalen Kerbe positioniert ist. Ein Kompression dieses Nerven kann also sowohl im

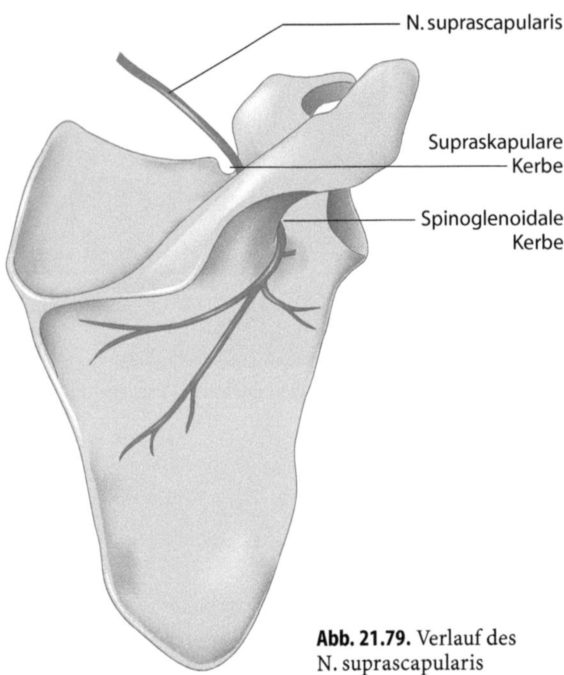

Abb. 21.79. Verlauf des N. suprascapularis

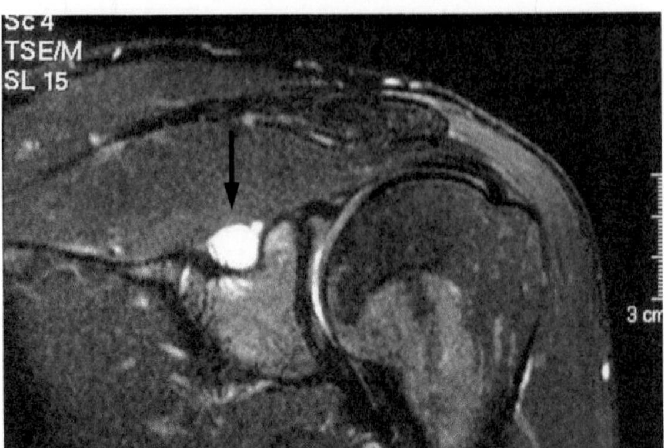

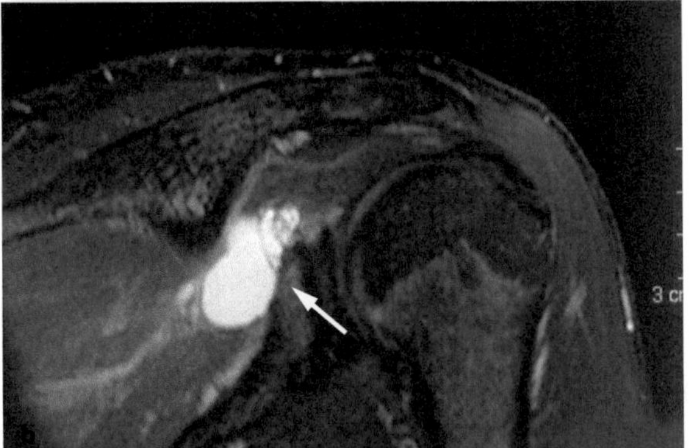

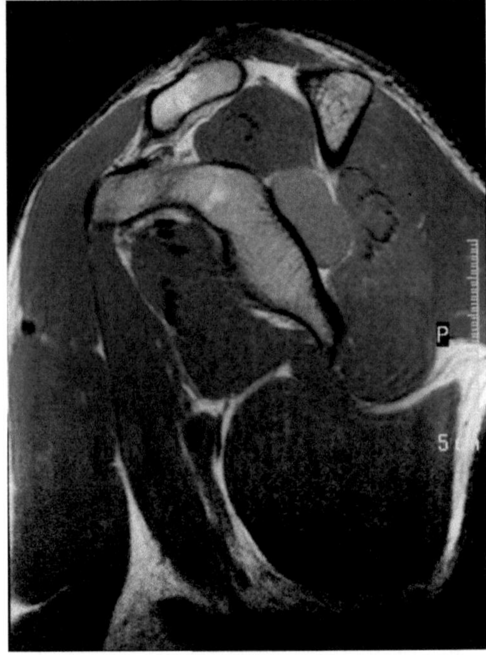

Abb. 21.80 a–c. Anamnese: Der Patient, der Handball spielt, klagt seit mehreren Monaten über Schmerzen im Bereich der linken Schulter bei Elevation und Retroversion. Diagnose: ausgedehntes Ganglion mit Ursprung im Bereich der Fossa suprascapularis, sich weit nach kaudal hin in die Region der spinoglenoidalen Kerbe ausdehnend. Kompressionssyndrom des N. suprascapularis. **a** FSE T2-gewichtet, fettsupprimiert, koronar obligue, **b** FSE T2-gewichtet, koronar obligue, **c** FSE T1-gewichtet, sagittal oblique

Bereich der supraskapulären als auch der spinoglenoidalen Enge erfolgen.

Ursächlich für eine Kompression ist in erster Linie eine Ganglionzyste im Bereich der supraskapulären Enge, die sich aus einer labralen Verletzung entwickelt hat. Ein weiterer Grund kann eine Fraktur der Skapula sein. Auch eine chronische Hyperabduktion oder Außenrotation bei Überkopfathleten (Gewichtheber, Volleyballspieler, Tennisspieler) kann zu diesem Kompressionssyndrom führen.

Wenn sich die nervale Kompression im Bereich der supraskapulären Kerbe ereignet, sind sowohl des M. supraspinatus als auch des M. infraspinatus denerviert. Wenn eine Kompression an der Basis der Spina scapulae vorliegt, findet sich ausschließlich eine Denervierung das M. infraspinatus, während der M. supraspinatus intakt ist.

Die Patienten klagen über Schmerzen im Ausbreitungsgebiet dieses Nerven. Als Folge der Denervierung sind eine Reihen von muskulären Veränderungen nachweisbar, die nach der Klassifikation von Goutallier (1994) in vier (bis fünf) Grade eingeteilt werden. Häufig ist hierbei auch eine kompensatorische Hypertrophie des M. teres minor zu beobachten.

- *Grad I*: Nachweis eines muskulären Ödems, das durch eine muskuläre Hydratation erklärt werden kann,
- *Grad II*: partieller geringer Fettersatz des Muskels,
- *Grad III*: stärkerer Fettersatz des Muskels,
- *Grad IV und V*: zunehmende Atrophie des Muskels.

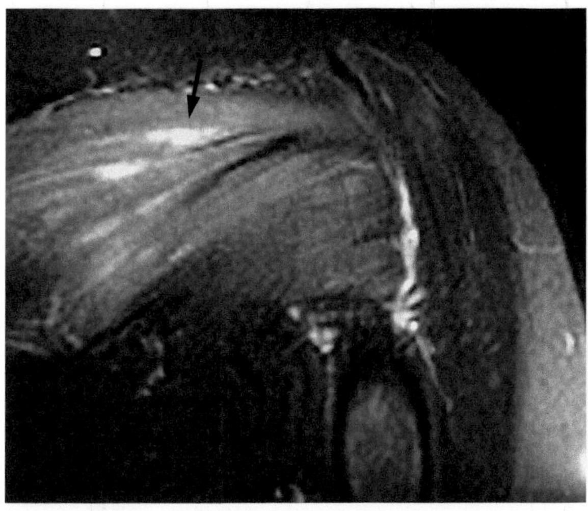
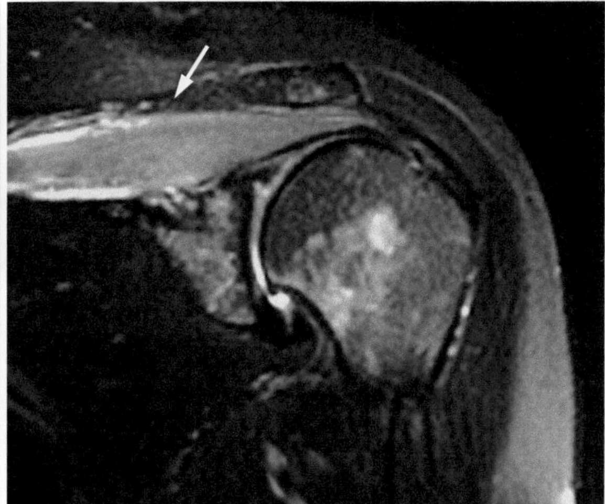

Abb. 21.81 a,b. Supraskapuläres Nervenkompressionssyndrom (STIR fettsupprimiert, koronar). (Pomeranz)

Nach wie vor stellt die Elektromyographie den Goldstandard dar, um die Diagnose einer muskulären Denervation zu sichern. Sie wird allerdings insbesondere im Bereich der Schulter nur selten durchgeführt, weil die klinische Feststellung dieses Syndroms nicht nur schwierig ist, sondern auch selten erfolgt.

Daher kommt der MRT aufgrund ihrer exzellenten Eigenschaften im Hinblick auf die Gewebedifferenzierung seit einiger Zeit eine erhebliche Bedeutung zu.

In der MRT ist allerdings die direkte Darstellung des komprimierten N. suprascapularis nicht möglich, wohl jedoch die Evaluierung der Ursache einer Nervenkompression, insbesondere wenn es sich um ein traumatisches Geschehen, z. B. um eine Skapulafraktur oder auch um eine chronisch-mechanische Irritation handelt. Hier gelingt der Nachweis einer die Kompression bewirkenden Raumforderung fast immer (Abb. 21.80 a–c).

Ferner erlaubt die MRT auch eine Differenzierung der verschiedenen Grade der muskulären Veränderung, und zwar in erster Linie auf den schräg sagittalen Schnitten in der T1-Wichtung. In dieser Ebene lassen sich der M. supraspinatus und der M. infraspinatus ausgezeichnet darstellen, zusätzlich werden allerdings auch T2-gewichtete fettsupprimierte Schichten in sagittaler, axialer und schräg koronarer Schnittrichtung empfohlen, sowie ein FOV von 16 × 16 cm unter Einbeziehung der lateralen Skapula. Von einigen Anwendern wird auch die intravenöse oder intraaurikuläre Gabe von Kontrastmittel vorgeschlagen. Beide Applikationen ermöglichen eine bessere Abgrenzung (Abb. 21.81 a,b, Abb. 21.82 a–c).

Im Grad I fällt in der T2-Wichtung eine erhebliche Signalanhebung im Bereich des M. supra- bzw. des M. infraspinatus als Folge des muskulären Ödems auf, in der fettsupprimierten T1-Wichtung darüber hinaus ein deutliches Enhancement im Bereich des denervierten Muskels. Ferner kann auch in diesem Stadium bereits eine geringe Atrophie des Muskels vorliegen.

Die Grade II und III sind durch einen zunehmenden muskulären Fettersatz und eine Muskelatrophie charakterisiert, die sich in erster Linie in der T1-gewichteten Sequenz nachweisen lässt.

Die hohe Sensitivität und Spezifität von 80–90 % im Hinblick auf den Nachweis von Veränderungen des denervierten Muskels prädestinieren die MRT als das Verfahren zur Sicherung der klinischen Verdachtsdiagnose.

Eine Parese des N. suprascapularis kann jedoch auch Folge von Traktionsmechanismen bei Hochleistungssportlern sein und zwar in erster Linie bei Überkopfaktivitäten, z. B. beim Volleyball. Die klinischen Symptome und die pathologisch anatomischen Veränderungen unterscheiden sich nicht von denen eines nervalen Kompressionssyndroms. Da in der MRT eine nervale Läsion nur in Ausnahmefällen feststellbar ist, handelt es sich hierbei um eine Ausschlussdiagnose.

Das Hyperabduktionssyndrom

Es kommt hierbei zu einer Kompression der neurovaskulären Strukturen, die innerhalb des M. pectoralis minor im Bereich des Ansatzes des Korakoids verlaufen. Eine weitere Möglichkeit der nervalen Kompression besteht im Bereich des kostoklavikulären Raumes.

Ursache ist in erster Linie der Schlaf auf dem abduzierten Arm mit gleichzeitiger Flexion des Ellenbogens. Es kommt hierbei klinisch zu einer passageren, sehr selten auch bleibenden Plexuslähmung des Armes mit vorübergehendem Ödem und evtl. auch zu einer Ischämie. Dieses Hyperabduktionssyndrom kommt jedoch nicht nur gelegentlich beim verlängerten Schlaf, sondern auch bei Elektrikern und Malern vor, die per-

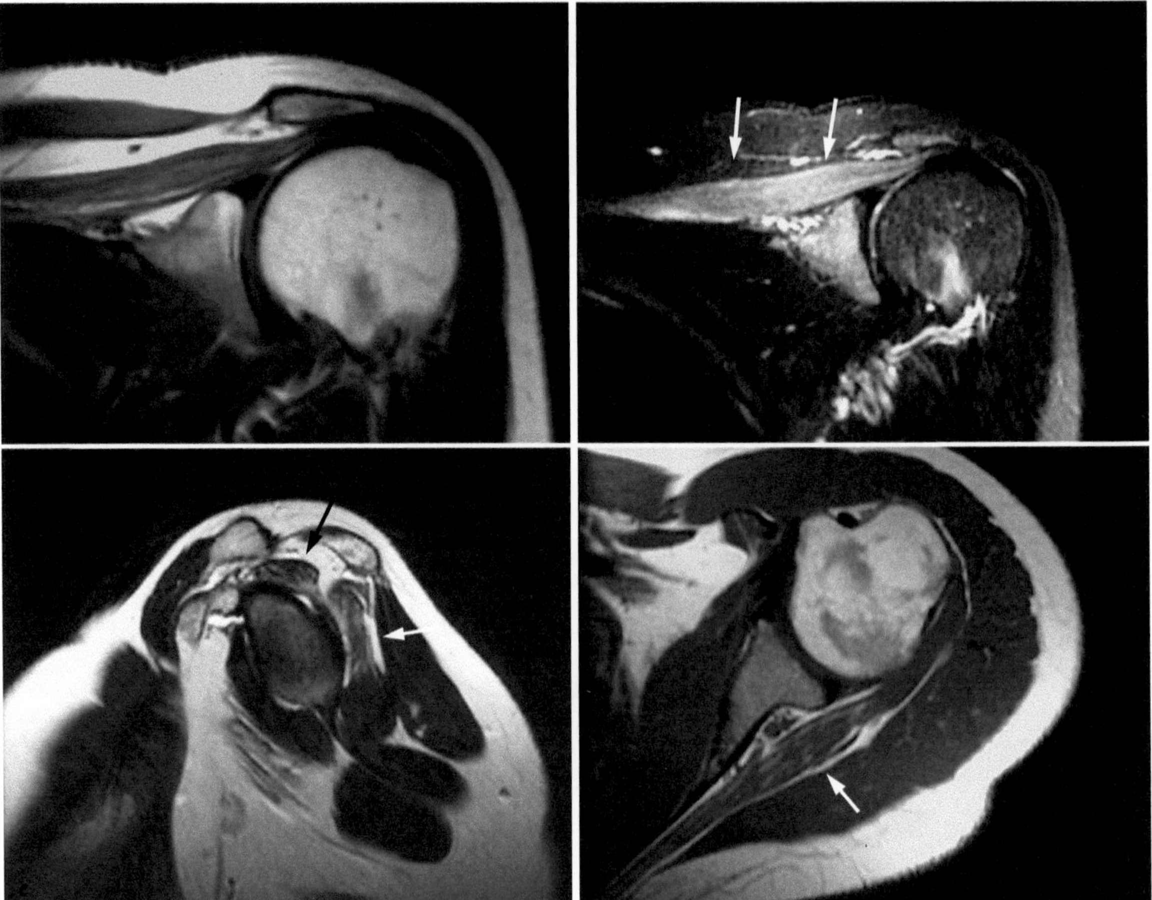

Abb. 21.82 a–c. Supraskapuläres Nervenkompressionssyndrom mit Atrophie des M. supraspinatus und des M. infraspinatus. **a** STIR T2-gewichtet, fettsupprimiert, koronar, **b** SE T1-gewichtet, axial, **c** STIR, fettsupprimiert, koronar, **d** SE T1-gewichtet, axial. (Pomeranz)

manent eine Überkopftätigkeit ausführen. Da die klinische Symptomatik charakteristisch ist, ist eine Abklärung durch die MRT kaum erforderlich.

Die Darstellung der Kompression gelingt ausschließlich in Hyperabduktionsstellung in koronarer evtl. auch in axialer Schnittrichtung, möglichst in T2-Wichtung. Es lässt sich dann im Kompressionsbereich eine perifokale Signalanhebung bei Anwendung T2-gewichteter Sequenzen mit Fettsuppression nachweisen (Abb. 21.83 a–c; Ludik et al. 2001).

Parsonage-Turner-Syndrom – akute brachiale Neuritis

Es handelt sich hierbei um eine entzündliche Veränderung des N. brachialis, deren Ätiologie unbekannt ist; wahrscheinlich besteht eine virale Genese.

Klinisch kommt es zum plötzlichen Auftreten erheblicher Schmerzen und einer erheblichen Schwäche. Der N. suprascapularis ist hierbei am häufigsten involviert und es besteht in der Spätphase eine Atrophie des M. supra- und infraspinatus.

In der MRT findet sich bei dieser akuten neuromuskulären Erkrankung zu Beginn ein Muskelödem mit einer Signalanhebung in der T2-Wichtung und später eine Muskelatrophie mit Fettinfiltration, die in der T1-Wichtung eine Signalanhebung aufweist. Betroffen sind der M. supraspinatus, der M. infraspinatus oder auch der M. deltoideus.

Quadrilaterales Engpasssyndrom

Das quadrilaterale Engpasssyndrom resultiert aus einer Kompression des N. axillaris im quadrilateralen Raum. Dieser Raum liegt im posterioren Anteil der Axilla und wird lateral durch den Humeruskopf sowie medial durch den langen Kopf des M. triceps begrenzt. Die obere Begrenzung erfolgt durch den M. teres minor und die untere Begrenzung durch den M. teres major. Der N. axillaris verläuft durch diesen Raum und kann durch fibröse Bänder, durch eine Raumforderung oder auch durch eine Fraktur der Skapula oder des proximalen Humerus komprimiert werden.

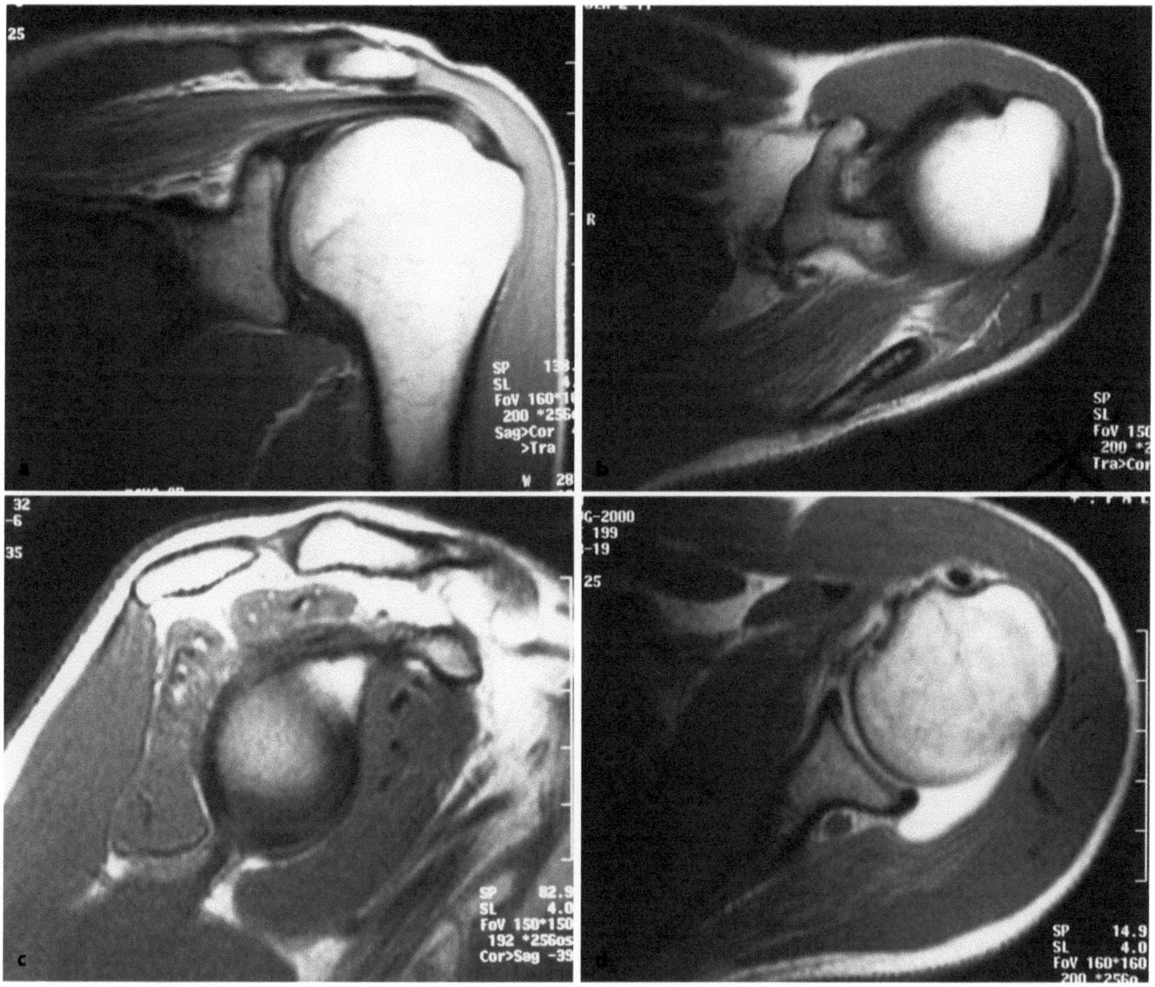

Abb. 21.83 a–c. Supraskapuläres Nervenkompressionssyndrom mit Atrophie des M. supraspinatus und des M. infraspinatus. **a** FSE protonengewichtet, koronar, **b** SE T1-gewichtet, axial, **c** SE T1-gewichtet, sagittal, **d** MR-Arthrographie, T1-gewichtet, axial. (Pomeranz)

Klinisch kommt es hierbei zum Auftreten erheblicher Schmerzen und zu einer Parästhesie im lateralen Abschnitt der Schulter und in der posterosuperioren Region des Armes, die bei Abduktion und Außenrotation zunehmen. Im weiteren Verlauf besteht eine Schwäche und eine Atrophie des M. deltoideus sowie auch des M. teres minor.

In der MRT findet sich in der T1-Wichtung eine deutliche intramuskuläre Signalanhebung und eine Atrophie in der T1-Wichtung, am besten in der axialen Schnittrichtung (Abb. 21.84 a–c).

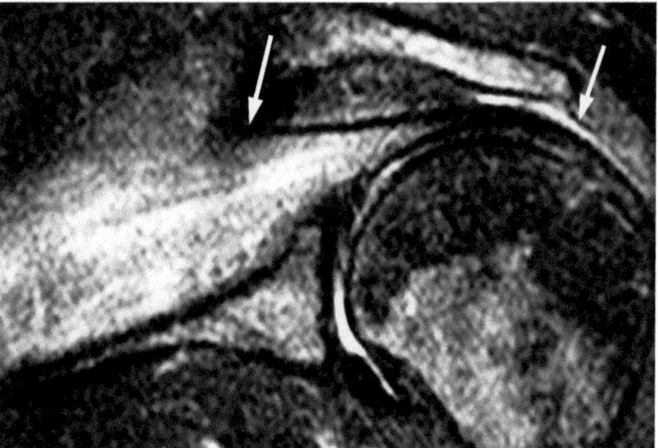

Abb. 21.84 a–c. Supraskapuläre Neuropathie (Parsonage-Turner-Syndrom). Es finden sich ein Ödem des M. infraspinatus und des M. supraspinatus, die charakteristisch für das Vorliegen einer Kompressionsneuropathie des N. suprascapularis sind. Ferner Nachweis einer Supraspinatustendinopathie und Peritendinitis Grad II. **a** FSE T2-gewichtet, koronar

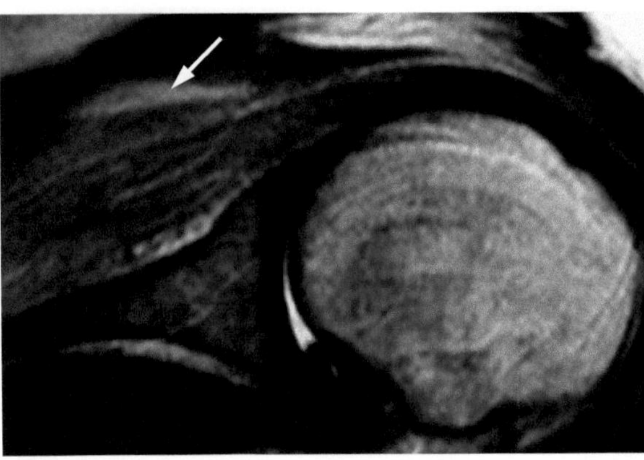

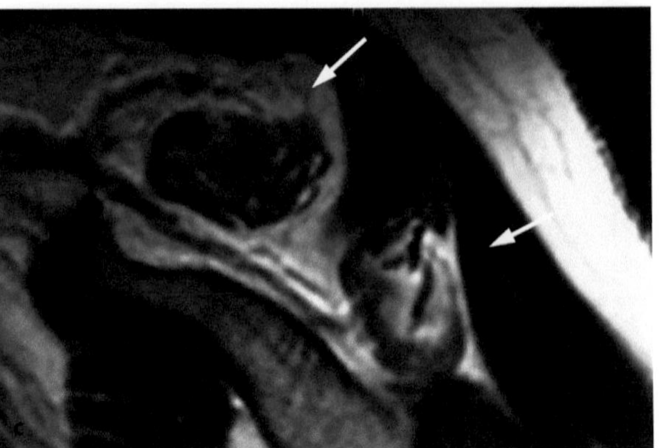

Abb. 21.84.b FSE T2-gewichtet, koronar, **c** STIR, fettsupprimiert, sagittal. (Pomeranz)

21.3.7 Artefakte, ihre Erkennung und ihre Abgrenzung gegenüber pathologischen Befunden („pitfall")

Es gibt eine Reihe von Pitfalls im Bereich des Schultergelenkes, deren Kenntnis extrem wichtig ist, um nicht normale Gewebeformationen und Strukturen als Läsionen zu interpretieren (Abb. 21.85, Abb. 21.86 a,b). Sie werden in der folgenden Übersicht zusammengefasst:

Pitfalls im Bereich des Schultergelenkes

1. Bewegungsartefakte,
2. peribursales Fett, das eine Extravasation der Gelenkflüssigkeit simulieren kann,
3. Magic-angle-Phänomen,
4. Interposition und Überlappung von muskulären Fasern,
5. bei Innenrotation Schwierigkeiten der Beurteilung der Manschette,
6. Partialvolumeneffekte zwischen Flüssigkeit und Fett,
7. hyaliner Knorpel, welcher den Humeruskopf überdeckt,
8. Chemical-shift-Artefakte,
9. postoperative Veränderungen,
10. fokale Tendinopathie, die einen Riss vortäuscht,
11. inkomplette peribursale Fettlinie,
12. Flüssigkeit in der subakromialen Bursa,
13. suboptimale Pulssequenzparameter,
14. Bewegungsartefakte,
15. Suszeptibilitätsartefakte,
16. Gradientecho-, Fastspinechosequenz,
17. Kontrastmittelextravationen, die peribursales Fett simulieren,
18. inadäquate anterior-posteriore Darstellung,
19. geringes Signal-zu-Rausch-Verhältnis,
20. Einwachsen von Granulations- und fibrotischem Gewebe in einen Riss,
21. eine geringe Teilruptur bei ausgedünnter Sehne.

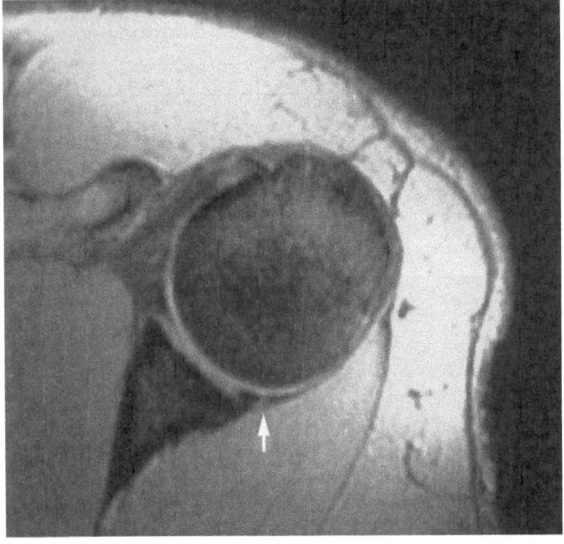

◁ **Abb. 21.85.** Das Bild zeigt fibromatöses Gewebe, das zwischen dem posterioren Labrum und der posterioren Gelenkkapsel interpositioniert ist. Dieser Befund simuliert einen Riss des posterioren Labrums (GRE protonengewichtet, axial)

Bewegungsartefakte können von der Atmung und von der vaskulären Pulsation sowie auch von „Wrap-aro-und-Effekten" ausgelöst werden. Zur Minimierung der respiratorischen Bewegungen sind in den Geräten bestimmte Mechanismen implementiert, die Atemunschärfen minimieren, ohne dass eine längere Untersuchungszeit erforderlich ist. Die Präsaturation medial der Schulter ist jedoch die wichtigste Möglichkeit, ins-

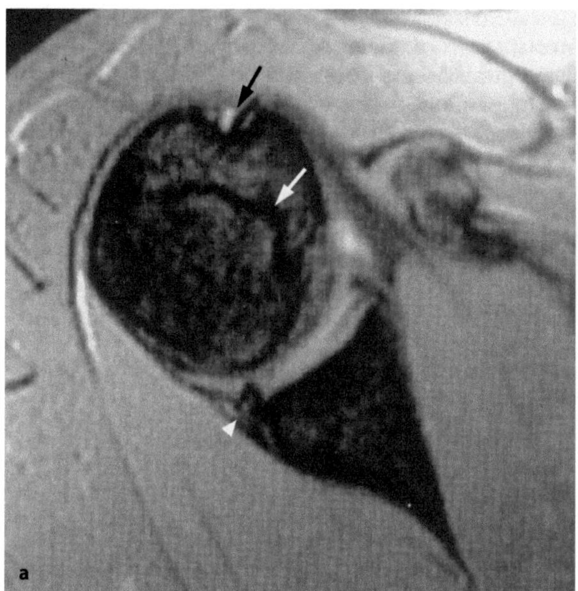

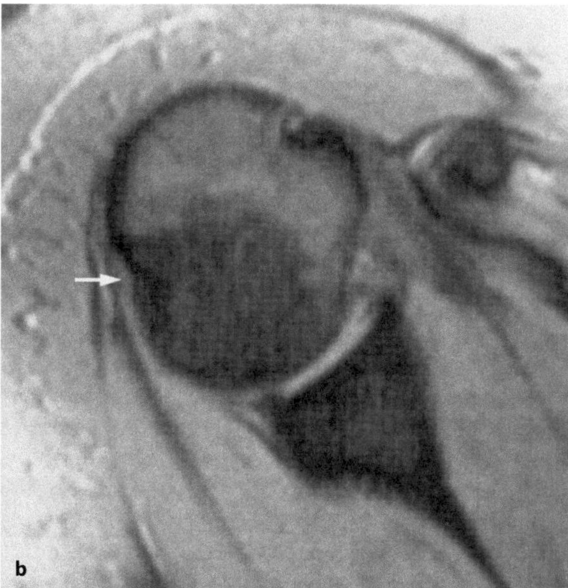

Abb. 21.86. a Inkomplette Fusion im Bereich des Humeruskopfes. Kein Labrumriss. Die angehobene Signalintensität innerhalb der Sehnengrube des M. biceps entspricht der A. circumflexa humeri (FSE T2-gewichtet, fettsupprimiert, axial). **b** Es findet sich eine normale Abflachung des posterolateralen Humeruskopfes, die durchaus eine Hill-Sachs-Deformität Grad I simulieren kann (FSE T2-gewichtet, axial)

besondere die Signalintensität der fließenden vaskulären Protonen zu vermindern.

Die Fettsuppression in der T2-Wichtung ist eine der wichtigsten Sequenzen zur Verminderung von Pitfalls. Sie hat jedoch den Nachteil gegenüber der normalen T2-Wichtung, dass nur eine geringere Zahl von Schichten in einer Zeiteinheit gewonnen werden kann.

Es besteht ferner eine zunehmende Wahrscheinlichkeit für das Auftreten anderer Artefakte. Bei Anwendung von CHESS, also einer „chemical shift saturation" sind ferner auch Inhomogenitäten der Fettsupression bekannt.

Die MR-Arthrographie wird und wurde eingesetzt, um Verletzungen der Rotatorenmanschette und des labralen kapsulären Komplexes besser zu diagnostizieren. Gegenüber einer konventionellen MRT-Untersuchung steigt die Sensitivität und die Trefferrate jeweils bis auf 96% an. Allerdings sind auch bei der MR-Arthrographie Pitfalls bekannt geworden. So füllen sich in einer Reihe von Fällen die subakromiale und die subdeltoide Bursa über eine Gelenkverbindung ebenfalls mit Kontrastmittel. Ferner werden häufig Teilrisse als Komplettrisse überbewertet. Es besteht darüber hinaus die Gefahr einer falsch-negativen Befundung, wenn das extrakapsulär ausgetretene Kontrastmittel als normales peribursales Fett fehlinterpretiert wird. Daher sind fettsupprimierte T1-gewichtete Bilder bei Anwendung von intraartikulärem Kontrastmittel wichtig. Zur Überprüfung der Rotatorenmanschette wird im Allgemeinen ein intraartikuläres Kontrastmittel nicht für erforderlich gehalten. Eine Reihe von Autoren empfehlen jedoch die indirekte Arthrographie auch zur Diagnostik der Rotatorenmanschette.

Bei Verdacht auf das Vorliegen einer Läsion im Bereich der Kapsel und des Labrums allerdings wird von vielen Untersuchern die MR-Arthroskopie als zwingend notwendig empfohlen. Pomeranz (1997) beschreibt bei Anwendung der MR-Arthrographie eine Trefferrate von 95%. Am schwierigsten ist wohl die Diagnostik eines SLAP, bei dem lediglich eine Trefferrate von 75–80% – auch unter günstigen Voraussetzungen – erreicht wird.

21.4 Omarthritis

Wie bereits im allgemeinen Teil dargelegt, sind eine Vielzahl von entzündlichen Gelenkveränderungen unterschiedlichster Genese bekannt. Das Schultergelenk macht dabei keine Ausnahme (Abb. 21.87).

Die MRT ist in der Lage, auch im Bereich des Schultergelenkes akute bakterielle Schulterinfekte gut darzustellen (Abb. 21.88 a,b). Hierbei findet sich typischerweise ein Gelenkerguss und eine Irregularität der Synovia. Im fortgeschrittenen Zustand lässt sich die zunehmende Knorpelarrosion ebenfalls nachweisen. Allerdings kann bei Vorliegen einer septischen Arthritis die MRT eine Gelenkpunktion mit anschließender bakteriologischer und biochemischer Untersuchung nicht ersetzen. Sie hat jedoch die Potenz, begleitende Erkran-

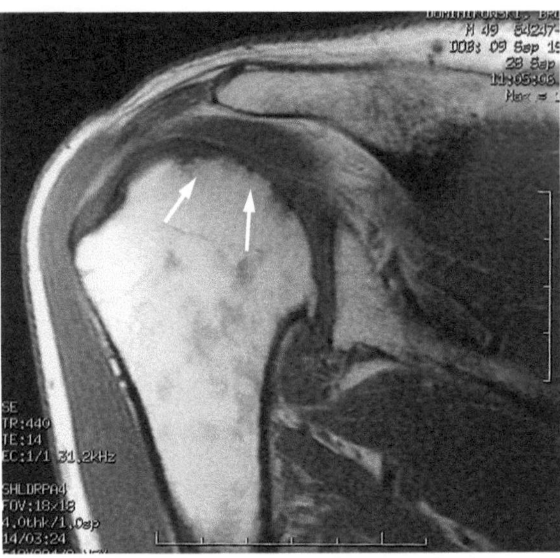

Abb. 21.87. Anamnese: Bei dem 49-jährigen Patienten ist seit 20 Jahren eine primär-chronische Polyarthritis bekannt. Seit 1 1/2 Jahren Schmerzen im Bereich der rechten Schulter. Diagnose: erheblicher Knorpelschaden im Bereich des Humeruskopfes mit Abflachung und ausgedehnter Knorpelglatze medial (SE T1-gewichtet, koronar obligue)

kungen, wie z. B. eine Osteomyelitis oder eine zusätzliche Infektion des umgebenden Weichteilgewebes, auszuschließen.

Die Abgrenzung der bakteriellen gegenüber einer viralen Infektion oder auch einer Pilzinfektion ist differenzialdiagnostisch mit der MRT kaum möglich.

Dagegen stellt die MRT den Goldstandard bei den bildgebenden Verfahren dar, wenn klinisch ein Befall durch eine Erkrankung aus dem rheumatoiden Formenkreis vermutet wird. Hierbei ist die Applikation von intravenösem Kontrastmittel erforderlich.

Im Stadium I der primär-chronischen Polyarthritis bei akutem Schub findet sich neben der Ergussbildung eine erhebliche Schwellung der Synovia, die reichlich Kontrastmittel aufnimmt und dementsprechend in der T1-Wichtung einen relativ breiten Randsaum mit stärkerer Signalintensität erkennen lässt. Im fortgeschrittenen Stadium II ist neben der bereits beschriebenen Veränderung auch eine eventuelle Pannusbildung und eine Erosion des Knorpels nachweisbar.

Rheumatoide Erosionen finden sich mehr an der Oberfläche des artikulären Knorpels.

Die MRT kann ebenfalls eingesetzt werden, um eine Überprüfung therapeutischer Maßnahmen bei Vorliegen rheumatoider oder infektiöser Arthritiden vorzunehmen.

Weitere Einzelheiten über Sequenzfolge und Einsatz der Schichtebenen im allgemeinen Teil.

21.5 Omarthrose

Diese Erkrankung tritt mit zunehmendem Alter immer häufiger auf. Sie ist charakterisiert durch eine Dickenabnahme des Knorpels und daraus resultierend durch eine Einengung des Gelenkspaltes sowie einer hypertrophen Knochenformation, durch subchondrale Zysten und begleitende Veränderungen des umgebenden Weichteilgewebes im Bereich der Rotatorenmanschette (Abb. 21.89 a,b, Abb. 21.90 a,b).

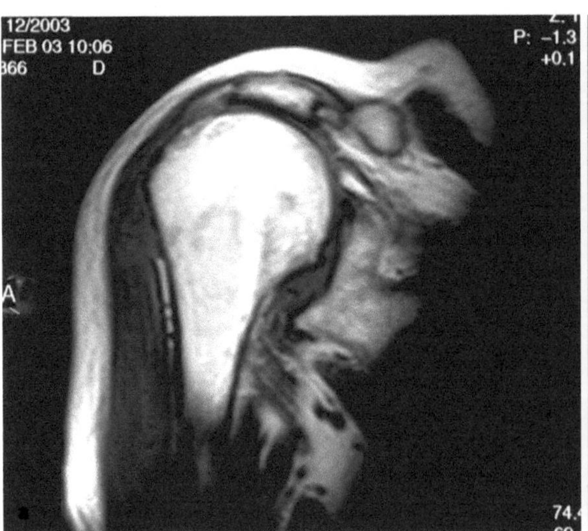

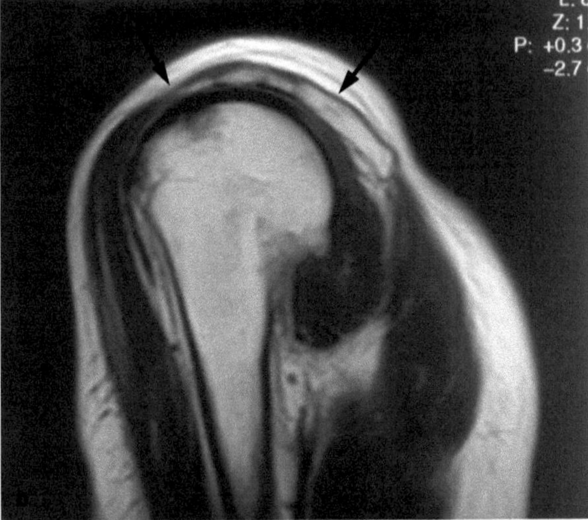

Abb. 21.88. 78jährige Patientin, die vor 3 Jahren ein Schultertrauma mit Prellung und Stauchung erlitten hat. Seither erhebliche Schmerzen, Bewegungseinschränkung. Diagnose: Ruptur des Lig. glenohumerale superior und als Folge Humeruskopfhochstand mit Einengung des subakromialen Raumes, Ruptur der Supraspinatussehne. Deutliche posttraumatische aktivierte Omarthrose. **a** SE T1-gewichtet, schräg koronar, **b** SE T1-gewichtet, schräg sagittal

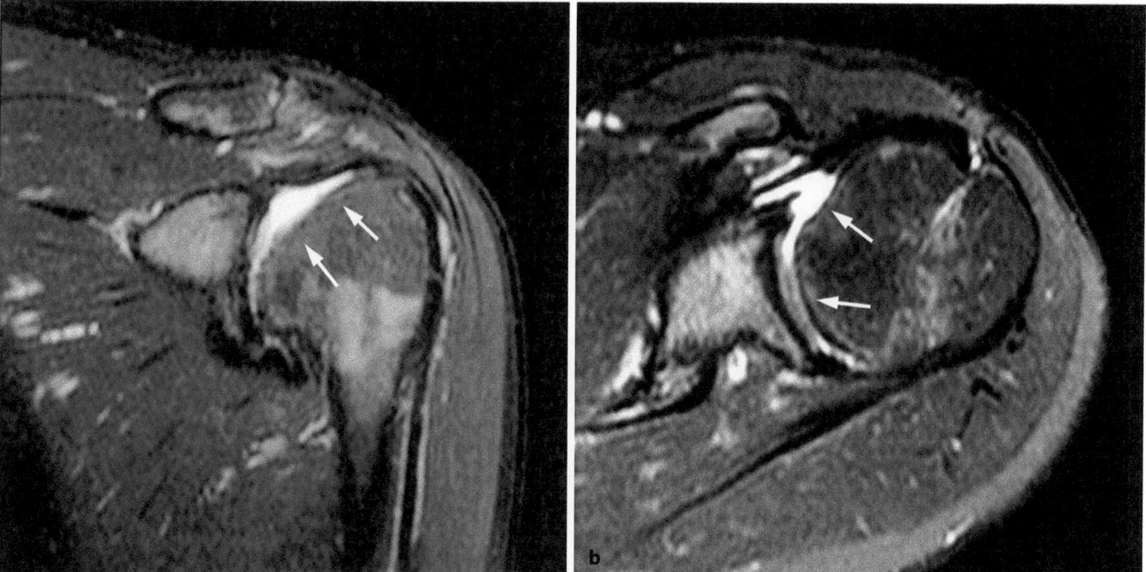

Abb. 21.89 a,b. Anamnese: Die 30-jährige Patientin ist vor sechs Monaten vom Pferd gestürzt mit der Folge einer schweren Schulterprellung und Luxation. Anschließend wegen Labrumverletzung im superioren Bereich arthroskopische Fixationsoperation mit Einbringung eines Schraubenankers. Anschließend unverändert erhebliche Schmerzen. Bei Rearthroskopie Entfernung des Schraubenankers und Feststellung einer ausgedehnten Knorpelschädigung. Diagnose: erhebliche Abflachung und schwere Knorpelschädigung im Bereich des ventralen Humeruskopfes, teilweise mit Knorpelglatze. Ausgefranstes vorderes Labrum. **a** FSE T2-gewichtet, fettsupprimiert, koronar obligue, **b** FSE T2-gewichtet, fettsupprimiert, axial

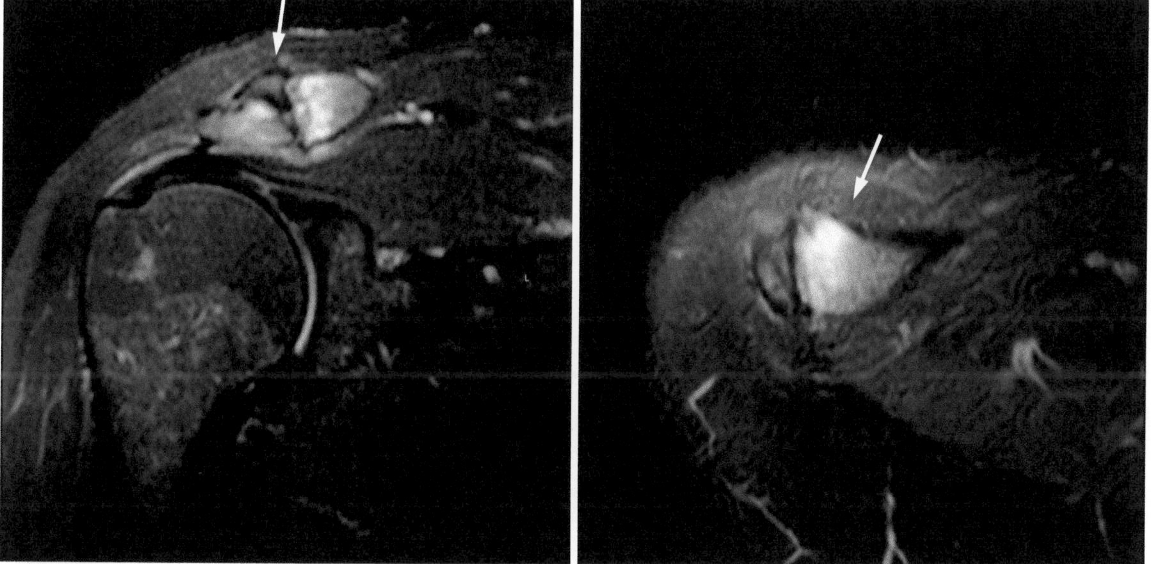

Abb. 21.90 a,b. Anamnese: Die Patienten klagt ohne erinnerliches Trauma seit einigen Monaten über Schmerzen in der proximalen rechten Schulter, insbesondere bei Abduktion. Diagnose: schwere aktivierte Arthrose mit Einengung des subakromialen Raumes. Bursitis subdeltoidea. **a** TSE SPIR T2-gewichtet, koronar obligue, **b** TSE SPIR T2-gewichtet, fettsupprimiert, axial

Die Arthrose kann jedoch auch schon bei jüngeren Patienten nachgewiesen werden, insbesondere wenn Operationen nach einer Luxation vorgenommen wurden. Obwohl eine Operation nach einer Bankart- oder nach anderen Läsionen ein Luxationsrezidiv verhindert, kann dadurch die Bewegung des Gelenkes signifikant verändert und damit eine degenerative Gelenkerkrankung eingeleitet werden.

Charakteristisch hierfür ist ein permanenter Schmerz und klinisch eine Bewegungseinschränkung. Ferner können bei einer Arthrose auch freie Gelenkkörper in der MRT nachgewiesen werden. Subchond-

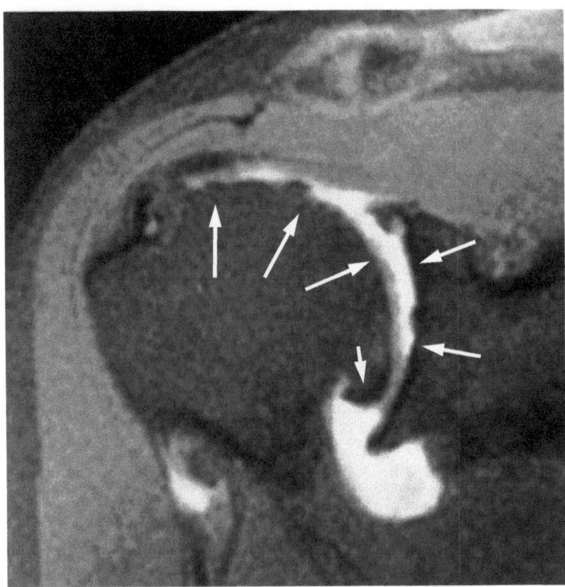

Abb. 21.91. Aktivierte schwere Omarthrose mit Ergussbildung (FSE T2-gewichtet, fettsupprimiert, schräg koronar)

rale Zysten mit synovialer Flüssigkeit können in unmittelbarer Umgebung des Schultereckgelenkes sowohl im Bereich der Klavikula als auch des Akromions ebenso wie im Bereich des Schultergelenkes nachgewiesen werden. Eine sichere Beurteilung des Knorpels gelingt allerdings nur nach Gabe von intraartikulärem Kontrastmittel, mit anschließender Anfertigung von fettsupprimierten T1-Bildern (Abb. 21.91).

21.6 Osteomyelitis

Die MRT weist außerdem bei der Frage nach einer Osteomyelitis eine hohe Sensitivität und Trefferrate auf, und zwar sowohl bei akuten als auch bei chronischen Veränderungen. Hierbei lassen sich in der T1-Wichtung eine niedrige Signalintensität und in der T2-Wichtung eine hohe Signalintensität nachweisen. Das umgebende Weichteilgewebe zeigt typische Veränderungen eines Ödems.

Der Grad der spongiösen Strukturzerstörung bei einer Osteomyelitis, insbesondere im akuten Stadium, ist allerdings besser mit einer CT erkennbar.

21.7 Aseptische Knochennekrose

Diese Erkrankung kommt auch im Bereich des Schultergelenkes relativ häufig vor, möglicherweise als Folge der großen Beweglichkeit des Gelenkes. Verantwortlich dafür werden in erster Linie eine passagere Ischämie, jedoch auch rezidivierend auftretende Mikrotraumen gemacht.

Die Prädilektionsstelle findet sich im Bereich des oberen Humeruskopfes. Risikofaktoren sind eine langjährige Kortisoneinnahme, der Alkoholismus, rezidivierende Mikrotraumen und auch eine Sichelzellanämie. Ferner kommt es nicht selten auch nach einer lokalen Steroidtherapie zum Auftreten dieser Erkrankung. Aseptische Knochennekrosen stellen außerdem

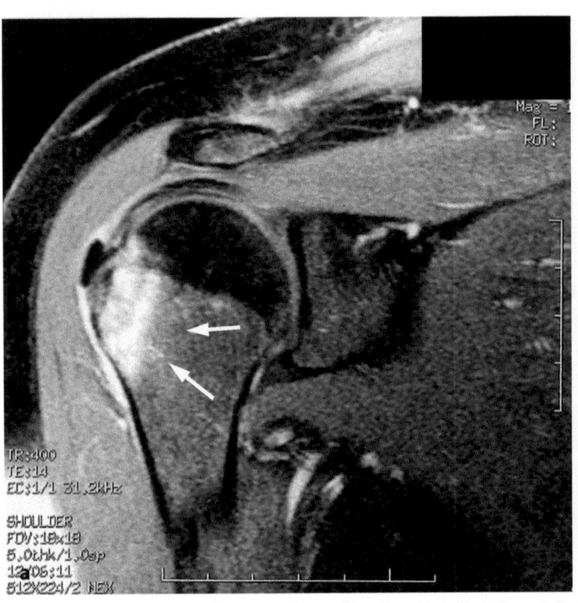

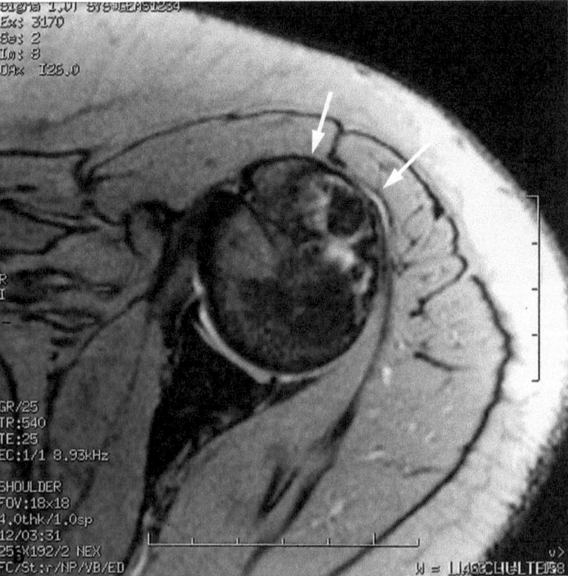

Abb. 21.92 a,b. Osteonekrose im lateralen Humeruskopfbereich. Verkalkung im Ansatzbereich der Supraspinatussehne. Bursitis subdeltoidea. **a** SE T1-gewichtet, koronar obligue, **b** GRE T2*-gewichtet, axial

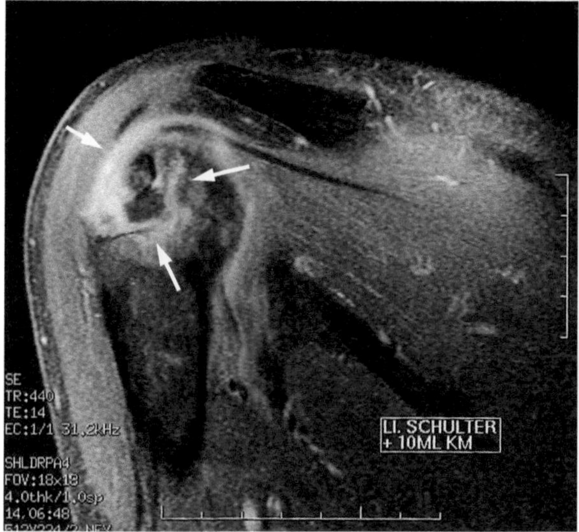

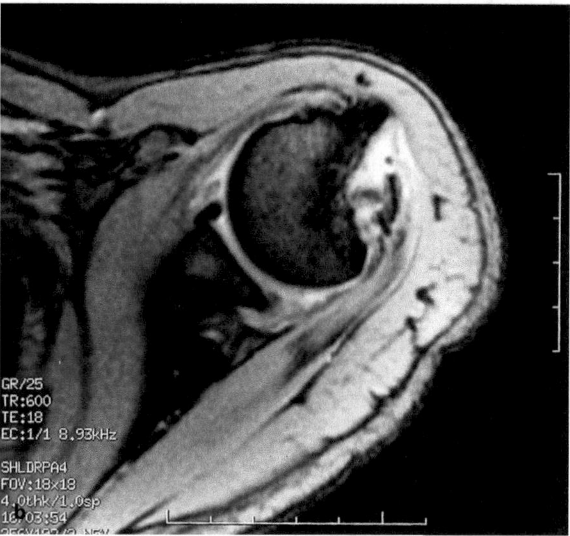

Abb. 21.93 a,b. Anamnese: 58-jährige Patientin, die sich vor drei Monaten eine erhebliche Prellung im Bereich des linken Schultergelenkes mit Luxation zugezogen hat. Diagnose: Osteonekrose bei Zustand nach Schulterprellung Grad III nach Hill-Sachs-Impression, Impingement-Syndrom der Supraspinatursehne Grad II. **a** SE T1-gewichtet, nach Kontrastmittelgabe, koronar oblique, **b** GRE T2*-gewichtet, axial

eine häufige Komplikation nach einer Schulterverletzung, insbesondere nach Humerusfrakturen dar (Abb. 21.92 a,b, Abb. 21.93 a,b).

In der MRT finden sich charakteristische Veränderungen je nach Stadium der Erkrankung (Abb. 21.94).

- *Stadium I*: Man erkennt eine fokale bandartige subchondrale Signalreduktion in der T1-Wichtung.
- *Stadium II*: Es findet sich in der T1-, aber auch in der T2-Wichtung ein signalreiches Zentrum, das Granulationsgewebe entspricht. Auf T2-gewichteten Bildern ist darüber hinaus eine Abgrenzung zur Nachbarschaft durch eine bandförmige Signalerhöhung auffällig, die auch als Doppellinienzeichen bezeichnet wird und als pathognomonisch für das Vorliegen einer aseptischen Nekrose gilt. Hierbei entspricht die anschließende signalarme Zone einer Sklerose, die signalreiche Zone einem reaktivem Bereich zwischen dem vitalen und dem nekrotischen Knochenmark. Die Erkrankung ist häufig doppelseitig lokalisiert.

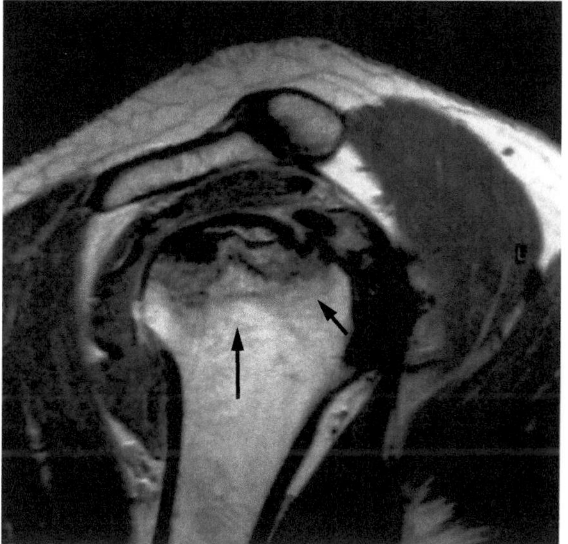

Abb. 21.94. Akute avaskuläre Osteonekrose des Humeruskopfes (FSE protonengewichtet, sagittal)

21.8 Paralabrale Zysten/Ganglionzysten

Die Bezeichnung paralabrale Zyste zeigt den Zusammenhang zwischen dieser Zyste und dem glenoidalen Labrum auf. Sie wird auch als Ganglionzyste bezeichnet. Ein Ganglion kann als Folge einer Kompression des N. supraspinatus eine Atrophie des M. supra- und infraspinatus bewirken.

Ist das Ganglion weiter dorsal lokalisiert, kommt es zu einer dorsalen Kompression des N. subscapularis. Im ersten Stadium einer Kompression des N. suprascapularis erkennt man ödematöse Veränderungen im Bereich des Infraspinatusmuskels mit einer geringen bis intermediären Signalintensität auf T1-gewichteten Bildern und einer Hyperintensität auf T2-gewichteten Bildern sowie auch auf GRE T2*-gewichteten Bildern. Eine chronische Kompression bewirkt eine fettige Muskelatrophie.

Diese Zysten habe eine unmittelbare Beziehung zum posterior-superioren Labrum. Paralabrale Zysten, die im anterior-inferioren Bereich liegen, stehen häufig in

Verbindung mit labralen Läsionen in diesem Bereich. Ebenso kommt eine SLAP-II-Läsion sehr häufig gleichzeitig mit einer im superioren Bereich positionierten labralen Zyste vor. Posterior-superior gelegene paralabrale Zysten sind nicht selten assoziiert mit einer labralen Verletzung in diesem Bereich (vgl. Abb. 21.57 a,b).

21.9 Neoplasmen im Bereich der Schulter

Die MRT-Untersuchung stellt seit einigen Jahren den Goldstandard beim Nachweis von muskuloskelettalen Neoplasmen auch im Bereich des Schultergelenkes dar. Vorteile gegenüber anderen bildgebenden Verfahren sind die wesentlich bessere Kontrastauflösung, die es erlaubt, den Tumor bereits in einem sehr frühen Stadium nachzuweisen. Ein zweiter Vorteil ist die Möglichkeit der exakten Abgrenzung des tumorösen Prozesses. MRT-Befunde jedoch sind nur selten wirklich spezifisch im Hinblick auf die Ätiologie des Tumors. Sie können daher weder die konventionelle Röntgenuntersuchung noch insbesondere die Biopsie zur Gewinnung einer Histologie ersetzen.

Die MRT wird heute auch eingesetzt, um den Ort für die bioptische Gewebeentnahme zu markieren. Das eben Gesagte gilt im Übrigen nicht nur beim Vorliegen von primären Tumoren im Bereich der Schulter, sondern auch von Metastasen, die im Bereich des Schultergelenkes ungleich häufiger sind als Primärtumoren.

Tabelle 21.4 zeigt eine Auflistung der neoplastischen Läsionen im Bereich des Schultergelenkes.

Tabelle 21.4. Neoplasmen im Bereich des Schultergelenkes

Benigne	Prozent	Maligne	Prozent
Chondroblastom	25	Entdifferenziertes Chondrosarkom	23
Osteochondrom	19	Differenziertes Chondrosarkom	16
Chondrom	13	Ewing-Sarkom	15
Riesenzelltumor	4	Lymphom	12
Hämangiom	4	Fibrosarkom	11
Osteoidosteom	4	Osteosarkom	11
Osteoblastom	2	Myelom	7

21.10 Zusammenfassung

Schulterschmerzen kommen häufig vor. Sie stellen in einer orthopädischen Praxis die dritthäufigste Gruppe nach Rücken- und nach Kniegelenkschmerzen. Die Anatomie und die Funktion des Schultergelenkes sind extrem komplex und stellen insbesondere für den Radiologen hohe Anforderungen bei der Diagnostik pathologischer Veränderungen.

Die MRT gilt heute für fast alle Erkrankungen des Schultergelenkes als der Goldstandard, allerdings mit der Einschränkung, dass der sehr hohen Sensitivität eine schlechtere Spezifität gegenübersteht. Daher können Trefferraten von mehr als 90 %, wie sie in den Vereinigten Staaten obligat sind, bei uns nur erreicht werden, wenn dem erfahrenen Radiologen auch die klinische Symptomatik und bei Traumen der Ablauf des Unfalls bekannt ist. Dies gilt im Übrigen nicht nur für das Schultergelenk.

Literatur

Bankart ASB (1923) Recurrent habitual dislocation of the shoulder joint. Br Med J 2: 1132

Beyer D, Steinbrich W, Krestin G, Koebke J, Kummer B, Bunke J (1987) MR des Schultergelenkes mit Oberflächenspulen bei 1,5 Tesla: Anatomie und mögliche klinische Anwendungen. Fortschr Röntgenstr 146: 294–299

Bigliani LU et al. (1986) The morphology of the acromion and its relationship to rotator cuff tears. Orthop Trans 10: 216

Bigliani LU, Morrison DS (1989) Subacromial impingement syndrome. In: Dee R (ed) Principles of orthopaedic practice. McGraw Hill, New York, pp 627

Burk DL, Karasick D, Kurtz AB et al. (1989) Rotator cuff tears: Prospective comparison of MR imaging with arthrography, sonography, and surgery, AJR Am J Roentgenol 153: 887

Cho J, Resnick L. Instability of the tendon of the long head of the biceps brachii muscle: MR imaging with emphasis on pattern of subluxation/dislocation and associated injuries. San Diego, Space 0848 MK-e, Poster RSNA 02

Cooper D, Warner JP, Deng X et al. (1991) Anatomy and function of the coracohumeral ligament. Presented at the American Academy of Orthopaedic Surgeons. Anaheim/CA

Ellmann H (1990) Diagnosis and treatment of incomplete rotator cuff tear. Clin Orthop 254: 64–74

Erickson SJ, Fizgerald SW, Quinn SF, Carrera GF, Black KP, Lawson TL (1992) Long bisipital tendon of the shoulder: Normal anatomy and pathologic findings an MR imaging. AJR Am J Roentgenol 158: 1091–1096

Fehrmann DA, Ortwin JF (1995) Suprascapular Nerve Entrappment by Ganglion Cysts: A Report of Six Cases with Atroscopic Finding and Review of the Literature. Arthroscopy 11: 727–734

Ferretti A, De Carli A (1998) Injury of the suprascapular nerve at the spinoglenoid notch: The natural history of infraspinatus atrophy in volleyball players. Am J Sports Med 26: 759–763

Field LD, Warren RF, O'Brien SJ et al. (1995) Isolated closure of rotator interval detl shoulder instability, Am J Sports Med 3: 557

Fritz RC, Stoller DW (1992) Fat-suppression MR arthrography of the shoulder. Radiology 185: 614

Fritz RD, Helms CA, Steinbach LS, Genant HK (1992) Suprascapular nerve entrapment: Evaluation with MR imaging. Radiology 182: 437–444

Goutallier D (1994) Fatty muscle degeneration in cuff ruptures: Pre- and postoperative evaluation by CT scan. Clin Orthop 304: 78–83

Guntern DV, Pfirrmann C, Hodler J (2003) Articular Cartilage Lesions of the Glenohumeral Joint: Diagnostic Effectiveness of MR Arthrography and Prevalence in Patient with Subacromial Impingement Syndrome. Radiology 226: 165–175

Gusmer PB, Potter HG, Schatz JA et al. (1996) Labral injuries: Accuracy of detection. Radiology 200: 519

Hawkins RJ, Belle RM (1989) Posterior instability of the shoulder. Instr Course Lect 38: 211

Heuck A, Appel M, Kaiser E, Lehner K, Luttke G (1990) Magnetresonanztomographie (MRT) der Schulter: Möglichkeiten der Überinterpretation von Normalbefunden. Fortschr Röntgenstr 152: 587–594

Hodler J, Kursunoglu-Brahme S, Flannigan B et al. (1992) Injuries of the superior portion of the glenoid labrum involving the insertion of the biceps tendon: MR imaging findings in nine cases. AJR Am J Roentgenol 159: 565

Hunter JS, Blatz DJ, Escobedo EM (1992) SLAP lesions of the glenoid labrum: CT arthrographic and arthroscopic correlation. Radiology 184: 513–518

Hurley JA (1995) Anatomy of the shoulder. In: Nicholas JA, Hershman EB (eds) The upper extremity in sports medicine, 2nd edn. Mosby Year Book, St. Louis, pp 23

Iannotti JP, Zlatkin MB, Esterhai JL, Kressel HY, Dalinka MK, Spindler KP (1991) Magnetic resonance imaging of the shoulder: Sensitivity, specificity and predictive value. J Bone Joint Surg Am 73: 17–29

Jee Won (2001) Superior Labral Anterior-posterior Lesions (SLAP) of the glenoid Labrum: Reliability and accuracy of MR-Arthrography for Diagnosis. Radiology 218: 127–133

Kaplan PA, Bryans KC, Davick JP, Otte M, Stinson WW, Dussault RG (1992) MR imaging of the normal shoulder: Variants and pitfalls. Radiology 184: 519–524

Kaplan PA, Helms CA, Dussault R, Anderson MW, Major NM (2001) Musculoskeletal MRI. WB Saunders, Philadelphia

Kieft GJ, Sartoris DJ, Bloem JL et al. (1987) Magnetic resonance imaging of glenohumeral joint diseases. Skeletal Radiol 16: 285

Lee SY, Lee JK (2002) Horizontal Component of Partial-Thickness Tears of Rotator Cuff: Imaging Characteristics and Comparison of ABER View with oblique Coronal View at MR-Arthrography-Initial Results. Radiology 224: 470–476

Moseley HF et al. (1962) The anterior capsular mechanism in recurrent anterior dislocation of the shoulder. J Bone Joint Surg Br 44: 913

Neer CS (1982) Impingement lesions. Clin Orthop 173: 70–77

Neer CS, Welsh RP (1977) The shoulder in sports. Orthop Clin North Am 8: 583–591

Nischl RP (1994) Rotator cuff disease: Etiology, pathology, treatment. In: Pettrone EA (ed). McGraw-Hill, New York, pp 155–160

O'Donoghue DH (1982) Subluxing biceps tendon in the athlete. Clin Orthop 164: 26

Owen RS, Iannotti JP, Kneeland JB, Dalinka MK, Deren JA, Olega L et al. (1993) Shoulder after surgery: MR imaging with surgical validation, Radiology 186: 443–447

Pfirrmann C, Hodler J (1999) Subscapularis tendon tears: Detection and grading at MR-Arthrography. Radiology 213: 709–714

Pomeranz SJ (1997) Gamuts and pearls in MRI and orthopedics. Merten, Cincinnati/OH

Reiser M, Erlemann R, Bongartz G, Pauly T, Kunze V, Mathiass H, Peters PE (1988) Möglichkeiten der Magnetischen Resonanz Tomographie (MRT) in der Diagnostik des Schultergelenkes. Radiology 28: 79–83

Seeger LH et al. (1988) Shoulder impingement syndrome. MR findings in 53 shoulders. AJR Am J Roentgenol 150: 343

Seeger LL (1989) Magnetic resonance imaging of the shoulder. Clin Orthop 244: 48

Seeger LL, Gold RH, Bassett LW (1988) Magnetic resonance imaging of glenohumeral joint disease. Invest Radiol 23: 650

Spielmann A, Hawkins R (1999) Shoulder after Rotator cuff Repair: MR-Imaging findings in assymptomatic Individuals Initial Experience. Radiology 213: 705–708

Stoller DW (1997) Magnetic resonance imaging in orthopaedics and sports medicine. Lippincott-Raven, Philadelphia New York

Stoller DW (1998) MRI, arthroscopy, and surgical anatomy of the joints. Lippincott-Raven, Philadelphia New York

Sugimoto H (2002) MR-Arthroskopy of Shoulders after Suture-Anchor Bankart Repair. Radiology 224: 105–111

Tsai NC et al. (1990) Magnetic resonance imaging of the shoulder. Radiol Clin North Am 28: 279

Tuite M, Orwin J (2002) Sublabral Foramen and Buford-Complex: Inferior Extent of the unattached or absent Labrum in 50 patients. Radiology 223: 127–136

Vahlensieck M, Majumdar S, Lang P, Genant HK (1992) Shoulder MRI: Routine examinations using gradient recalled and fatsaturated sequences. Eur J Radiol 2: 142–147

Vahlensieck M, Möller F, Nägele M, Deimling U (1994) Habituelle Schulterluxation: Kernspintomographie nach Knochenspansplastik. Zentralbl Radiol 150: 210

Vogler JB, Murphy WA (1988) Bone marrow imaging, Radiology 168: 679

Wagner S, Bartolozzi AR (2002) Shoulder Instability: Accuracy of MR-Imaging performed after Surgery in Depicting Recurrent Injury: Initial findings. Radiology 222: 196–203

Williams MM, Snyder SJ, Buford DJ (1994) The Buford complex: The „cord-like" middle glenohumeral ligament and absent anterosuperior labrum complex: A normal anatomic capsulolabral variant. Arthroscopy 10: 241

Yao L, Uday M (2003) Infraspinatus Muscle Atrophy Implications? Radiology 226: 161–164

Zlatkin MB (1991) MRI of the shoulder. Raven, New York

Zlatkin MB, Bjorkengren AG, Gylys MV et al. (1988 a) Cross-sectional imaging of the capsular mechanism of the glenohumeral joint. AJR Am J Roentgenol 150: 151

Zlatkin MB, Dalinka MK (1989) The glenohumeral joint. Top Magn Reson Imaging 1

Zlatkin MB, Dalinka MK, Kressel HY (1989 a) Magnetic resonance imaging of the shoulder. Magn Reson Q 5: 3

Zlatkin MB, Reicher MA, Kellerhouse LE, McDade W, Vetter L, Resnick D (1988 b) The painful shoulder: MR imaging of the glenohumeral joint. J Comput Assist Tomogr 12: 995–1001

Zlatkin MR et al. (1989 b) Rotator cuff tears: Diagnostic performance of MR imaging. Radiology 172: 223

Ellenbogen 22

Das Ellenbogengelenk weist häufig Verletzungen durch Überbeanspruchung auf. Der Grund hierfür ist die Zunahme des Freizeitsportes. Insbesondere das Golfen und Tennisspielen, aber auch die Ausübung von Schlag- und Wurfsportarten, führen häufig zu akuten oder chronischen Läsionen.

Die Tatsache, dass die MRT in der Lage ist, Nerven, Knochenmark und hyalinen Knorpel sowie Muskeln, Ligamente und Sehnen direkt darzustellen, prädestiniert dieses Verfahren als wertvolle Ergänzungsmethode zu der klinischen Untersuchung. Sie stellt bei der Untersuchung des Ellenbogengelenkes mittlerweile den Goldstandard dar, sollte jedoch die konventionelle Röntgenuntersuchung ebenso wenig ersetzen wie die Sonographie.

22.1 Anatomie

22.1.1 Knochen- und Gelenkanatomie

Ebenso wie für alle anderen Gelenke gilt, dass die genaue Kenntnis der Anatomie und der Funktion des Ellenbogens Voraussetzung ist für eine genaue Interpretation der MRT-Bilder, um normale Strukturen von pathologischen Strukturen abgrenzen zu können.

Der Ellenbogen ist ein modifiziertes Scharniergelenk, das neben der Flexion und Extension auch auch eine Supination und Pronation erlaubt. Es besteht aus drei separaten Gelenken, die gemeinsam die Funktion des Ellenbogengelenkes sicherstellen. Es sind dies

- das Gelenk zwischen dem Radiusköpfchen und dem Capitulum humeri,
- das Gelenk zwischen der Ulna und der Trochlea des Humerus und
- das proximale Radioulnargelenk.

Die beiden erstgenannten Gelenke erlauben die Scharnierbewegung des Unterarmes gegnüber dem Oberarm. Die Supination und Pronation erfolgt im Radioulnargelenk, welches funktionell das Bindeglied zwischen dem distalen Radioulnargelenk und dem Handgelenk darstellt. Alle drei Gelenke stellen eine anatomische Einheit dar, die von einer gemeinsamen Kapsel umgeben wird.

Der distale Humerus besteht aus einem medialen und einem lateralen Kondylus sowie aus den Gelenkoberflächen der Trochlea und des Capitulums. Die Trochlea hat eine rollenähnliche Oberfläche, die mit den Gelenkflächen des Pocessus coronoides und des Olekranons der Ulna artikuliert. Diese Gelenkfläche ist sowohl im Bereich des Humerus als auch im Bereich der Ulna mit Knorpel überzogen. Eine trochleäre Rinne, verlaufend von anterior lateral nach posterior medial, trennt den medialen und lateralen Anteil der Trochlea. Das Capitulum, das auch als Capitellum bezeichnet wird, findet sich radial und stellt die Verbindung zum Radiusköpfchen sicher. Es ist leicht nach vorn gerichtet, die entsprechende Gelenkfläche des Radius ist leicht imprimert. Die trochleokapitelläre Rinne artikuliert mit dem medialen Rand des Radiusköpfchens während der Flexion und Extension. Diese Region und der mediale Rand des Radiusköpfchens weisen am frühesten Knorpelschäden auf. Der mediale ulnare Epikondylus ist deutlich prominenter ausgebildet als der laterale radiale Epikondylus und dient als Ansatz der Flexorpronatormuskelgruppe. Man kann auch eine Einteilung dergestalt vornehmen, dass der laterale Kondylus aus dem Capitulum und dem lateralen Epikondylus besteht, der mediale Kondylus des Humerus aus dem medialen Epikondylus und der Trochlea.

Die Trochlea ist auf ihrer Oberfläche leicht konkav. Dies erlaubt ihr, sich der proximalen Ulna anzupassen. Drei Vertiefungen des distalen Humerus erlauben eine ossäre Adaptation zu den Unterarmknochen. Auf der anterioren Seite kommuniziert die radiale und die koronoide Fossa mit dem Radiuskopf und dem koronoiden Processus der Ulna während der Ellenbogenflexion. Auf der Hinterseite kommuniziert die Fossa olecrani mit dem Processus olecrani der Ulna während der Extension.

Die proximale Ulna besteht aus dem Processus coronoides im anterioren Bereich und aus dem Processus olecrani im posterioren Bereich. Diese beiden Strukturen sind getrennt durch die trochleare Kerbe der Ulna. Diese kleine lineare Vertiefung zwischen dem Processus coronoides und dem Olekranon enthält keinen Knorpel. Im Bereich der lateralen Ulna findet sich eine umschriebene Vertiefung, die mit dem medialen Anteil des Radiusköpfchens articuliert und damit das proximale Radioulnargelenk bildet.

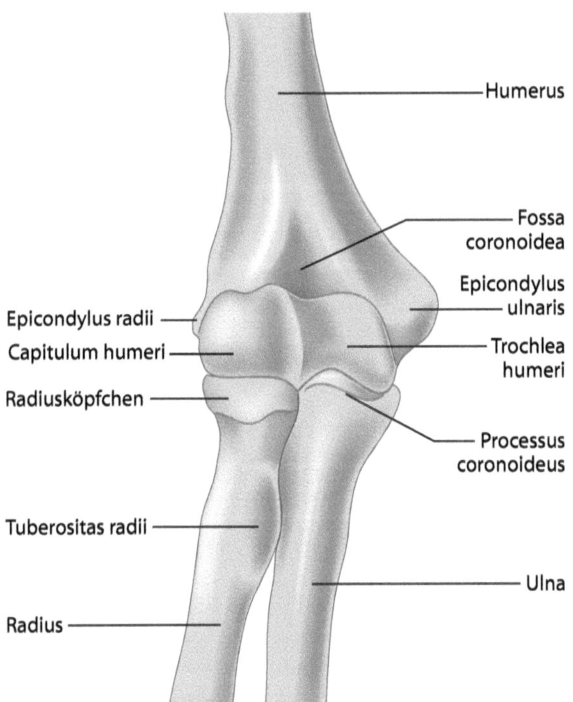

Abb. 22.1. Darstellung des knöchernen Ellenbogengelenks, Ansicht von vorne. (Nach Pomeranz 1997, S. 51, Abb. B.1)

Zwei anteriore Fettpolster sind zwischen der koronoiden und der radialen Fossa des distalen Humerus lokalisiert und kommen hier in Kontakt mit dem radialen Kopf und dem Processus coronoides der Ulna während der Flexion des Ellenbogens. Ein Fettpolster in der Fossa olecrani des distalen Humerus dient als Polster für den Processus olecrani der Ulna. Jede Art von Flüssigkeit oder Raumforderung innerhalb des Gelenkes bewirkt eine Verschiebung dieses Fettkörpers von seinen ossären Vertiefungen. Dieses gilt als wertvoller klinischer und radiologischer Befund für die Gelenkpathologie (Abb.22.1).

22.1.2 Gelenkkapsel und Ligamente

Wie bereits erwähnt, werden alle drei Gelenke von einer gemeinsamen Kapsel umschlossen. Die Gelenkkapsel heftet sich am Rand der Incisura semilunaris trochlearis ulnae an, sodass das Olekranon selbst außerhalb des Gelenkes liegt. Dagegen ist die Epiphysenlinie der Ulna in das Gelenk einbezogen. Auch die proximale Epiphyse des Radius und die distale Epiphyse des Humerus liegen intrakapsulär. Die Kapsel lässt beide Epikondylen als Muskelursprungsstellen frei und weist unterhalb des Radiusköpfchens eine Ausstülpung der Membrana synovialis auf, den so genannten Recessus sacciformis, der die Drehbewegungen des Radius ermöglicht. Das Lig. collaterale ulnare und das Lig. collaterale radiale sind als Verstärkungsbänder der Gelenkkapsel zu betrachten.

Das mediale bzw. ulnare Kollateralband ist wesentlich stärker ausgeprägt als das radiale bzw. laterale Kollateralband. Es besteht aus drei Komponenten:

- einem anterioren Bandzügel,
- einem posterioren Bandzügel und
- einem transversalen Bandzügel.

Der anteriore Bandzügel entspringt vom medialen Epikondylus und setzt an der medialen Fläche des Processus coronoides der Ulna an. Der posteriore Bandzügel entspringt an der gleichen Lokalisation, er setzt jedoch am Olekranon an. In der dreieckförmigen Fläche, die durch das anteriore und das posteriore Band geformt wird, verläuft der N. ulnaris. Die untere Begrenzung dieses Triangels ist durch ein breites transversales Ligament, das so genannte Ligamentum Cooper, überbrückt, welches die untere Begrenzung der beiden Bänder darstellt. Ein weiteres Ligament umgibt das Radiusköpfchen, ist relativ schmal ausgebildet und nennt sich entsprechend seines Verlaufes Lig. anulare. Es verhindert die Luxation des Radiusköpfchens bei Pronation oder Supination.

Das radiale Kollateralband besteht aus zwei Bandzügeln, dem Lig. collaterale radiale, das vom Epicondylus radialis zum Radiusköpfchen zieht, und dem Lig. collaterale ulnare, welches vom lateralen Epikondylus zur lateralen Ulna zieht.

Das ligamentäre Bündel des lateralen Kollateralbandes, das zur Ulna verläuft, entspringt direkt im Bereich des Epikondylus, verläuft oberhalb des Lig. anulare und setzt dann an der proximalen Ulna an. Die ligamentäre Funktion ist die Stabilisierung des posterioren lateralen Ellenbogens.

Die ulnaren und die radialen Kollateralbänder verstärken die Kapsel des Ellenbogengelenkes seitlich und sichern die Bewegung im Ellenbogengelenk. Sie sind allerdings hinten und vorn relativ schwach ausgebildet. Hierdurch wird die Schanierbewegung des Ellenbogens ermöglicht. Die Kapsel ist, wie bei jedem Gelenk, mit einer Synovia ausgekleidet.

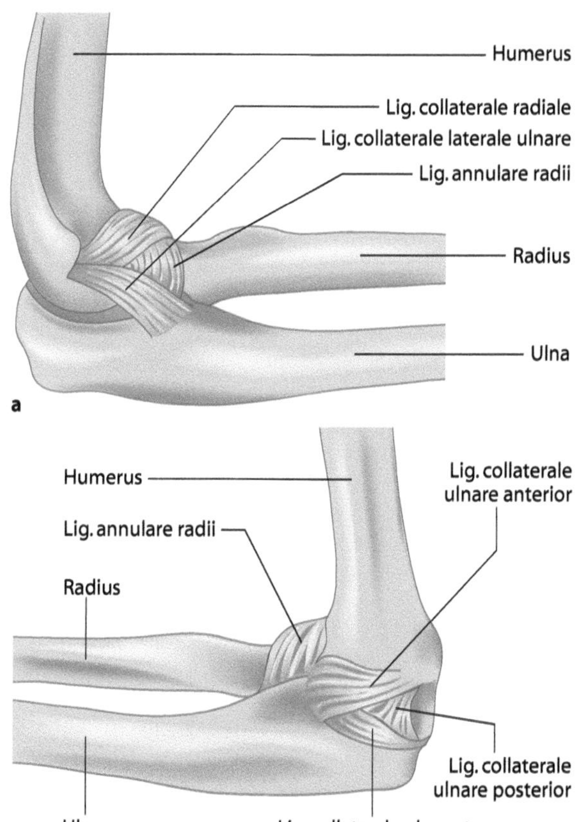

Abb. 22.2 a. Lateraler Kollateral-Ligament-Komplex. **b** Medialer Kollateral-Ligament-Komplex. (Nach Pomeranz 1997, S. 52, Abb. B.3 und B.4)

Um die Gelenkbewegung zu ermöglichen, ist die Kapsel relativ weit und besitzt fünf synoviale Ausziehungen oder Recessus. Es sind dies der Recessus olecrani als größter, der oberhalb des Olekranons lokalisiert ist. Ein weiterer Recessus findet sich im anterioren humeralen Bereich. Dieser ist ebenso wie der dorsal gelegene Processus olecrani am besten auf sagittalen Schnitten nachweisbar. Er wird verdeckt durch den M. brachialis und besteht aus zwei Teilen, welche auf axialen Bildern am besten dargestellt werden, und zwar aus dem Recessus des Koronoids und dem Recessus der Fossa radialis. Der anuläre Recessus, der den Radiushals umgibt, stellt die 3. Gelenkaussackung dar und ist im Bereich des Lig. anulare lokalisiert. Er kann auf axialen, aber auch auf koronaren Bildern gut nachgewiesen werden. Der 4. und 5. Recessus finden sich im Bereich der Kollateralbänder beidseits. Sie sind am besten auf koronaren Bildern nachweisbar (Abb. 22.2 a,b).

22.1.3 Muskeln und Sehnen

Die Muskeln im Bereich des Ellenbogens sind eingeteilt in vier größere Gruppen:

- die anteriore Gruppe,
- die posteriore Gruppe,
- die mediale Gruppe,
- die laterale Gruppe.

Das anteriore Muskelkompartiment enthält den M. brachialis und den M. biceps brachii. Beide Muskeln bilden den ventralen Anteil der Oberarmmuskulatur, wobei der M. biceps mehr oberflächlich, der M. brachialis in der Tiefe liegt. Der M. biceps besitzt zwei Köpfe. Das Caput longum entspringt an der Tuberositas supraarticularis der Skapula am oberen Rand des Glenoids, verläuft über den Sulcus intertubercularis nach kaudal. Der kurze Kopf entspringt vom Processus coracoideus. Beide Köpfe vereinigen sich ziemlich weit distal zu einem gemeinsamen Bauch, der nach distal hin scharf abgesetzt in eine platte Sehne übergeht. Diese entlässt dann ulnar den Lacertus fibrosus, welcher in die Faszie der Muskulatur des Caput commune der Unterarmflexoren einstrahlt. Die Bizepssehne selbst setzt dann als starker Strang am Tuberculum radii an. Es handelt sich also um einen zweigelenkigen Muskel.

In der unteren Schicht findet sich der M. brachialis, ein eingelenkiger Muskel, dessen zwei Ursprungszacken im Bereich der Ansatzstellen des M. deltoides am Oberarm entspringen und deren Sehne relativ tief im Bereich der Tuberositas ulnae endet.

Die gesamte Muskulatur der ventralen Seite des Oberarmes wird vom N. musculocutaneus sensibel und motorisch innerviert. Die dorsale Muskelgruppe besteht aus dem M. triceps brachii und dem M. anconeus. Der M. triceps enthält drei Köpfe.

- Das Caput longum entspringt an der Tuberositas infraarticularis der Skapula am unteren Rand des Glenoids.
- Das Caput radiale entspringt an der dorsalen Seite des Humerus proximal des Sulcus nervi radialis und
- das Caput ulnare distal davon am Septum intermusculare ulnare.

Alle drei Köpfe vereinigen sich zu einer starken Platte, die scharf abgesetzt als Sehne fungiert und die am Olekranon ansetzt.

Der M. anconeus wird gelegentlich auch als Verlängerung des Caput radiale des M. triceps angesehen. Er entspringt am Epicondylus radialis und verläuft zur radialen Fläche des Olekranons sowie zur dorsalen Kante der Ulna. Es handelt sich hierbei um einen kurzen dreieckförmigen Muskel. In weniger als einem Drittel der Fälle findet sich noch ein kleiner akzessorischer Muskel, nämlich der M. anconeus epitrochlearis. Er ist im posterioren medialen Abschnittes des Ellenbogens lokalisiert und liegt oberhalb des N. ulnaris in der Region des Kubitaltunnels. Das dorsale Muskelkompartiment ermöglicht die Ellenbogenstreckung.

Obwohl der M. anconeus bei der Durchführung der Extension deutlich schwächer ist als der M. triceps, stellt er eine dynamische Unterstützung des lateralen Kollateralligaments dar, um eine Überstreckung des Ellenbogens zu verhindern.

Im Bereich des lateralen Epicondylus humeri findet sich der Ursprung von mehreren muskulotendinösen Strukturen, die dem lateralem Muskelkompartiment entsprechen. Dieses entspringt gemeinsam im Bereich des radialen Epicondylus humeri und verläuft entlang des dorsolateralen Unterarmes. Es sind dies der M. brachioradialis, der M. extensor carpi radialis longus, der M. extensor carpi radialis brevis, der M. extensor digitorum, der M. extensor carpi ulnaris und der M. extensor digiti minimi. Von dieser oberflächlichen Extensorengruppe abgegrenzt wird als tiefe Gruppe der M. supinator. Der M. brachioradialis, der M. extensor carpi radialis longus und der M. extensor carpi radialis brevis entspringen mit einer gemeinsamen Sehne vom lateralen suprakondylären Humerus. Der M. extensor digitorum, der M. extensor digiti minimi, der M. extensor carpi ulnaris und auch der M. supinator entspringen direkt vom lateralen Epikondylus des Humerus. Der M. brachioradialis hat seinen Ansatz im Bereich des lateralen distalen Radius, der M. extensor carpi radialis longus inseriert an der Basis des zweiten Os metacarpale, der M. extensor radialis brevis im Bereich der Basis des dritten Os metacarpale. Der M. extensor digitorum inseriert in der Extensoraponeurose der M. extensor digiti minimi an der Basis des fünften distalen Fingergrundgliedes, der M. extensor carpi ulnaris an der Basis des fünften Os metacarpale und der M. supinator im dorsolateralen Bereich des Radius.

Der M. brachioradialis ist für die Flexion des Vorderarmes, der M. supinator für die Supination des Vorderarmes verantwortlich. Sämtliche übrigen Muskeln sind für die Extension im Bereich des Handgelenkes und auch der Finger zuständig. Die tiefe, auch zu den Extensoren gehörende Muskelgruppe bezieht sich nicht mehr auf das Ellenbogengelenk, sondern auf die Hand. Die Muskeln entspringen allerdings im Bereich des Unterarmes. Hierbei handelt es sich um den M. abductor pollicis longus, den M. extensor pollicis brevis, den M. extensor pollicis longus und den M. indicis proprius. Der M. abductor pollicis longus entspringt im Bereich der dorsalen Ulna und des dorsalen Radius und inseriert an der Basis des Os metacarpale I. Der M. extensor pollicis brevis entspringt im Bereich des dorsalen Radius und inseriert im Bereich des proximalen Daumengrundgelenkes. Der M. extensor pollicis longus entspringt an der dorsolateralen Ulna und setzt an der Basis des Daumengrundgliedes an, der M. extensor indicis proprius entspringt an der dorsolateralen Ulna und setzt im Bereich der Grundglieder der Finger an.

Der M. abductor pollicis longus, der M. extensor pollicis longus und der M. extensor pollicis brevis bewirken die ubiquitäre Beweglichkeit des Daumens im Sinne einer Extension und Abduktion sowie auch einer Rotation. Der M. extensor proprius ist für die Extension der Finger zuständig. Sämtliche Extensormuskeln der oberflächlichen und der tiefen Gruppe sowie auch die Muskeln zur Daumenbewegung werden durch den N. radialis innerviert.

Das mediale bzw. das ulnare Kompartiment besteht ebenfalls aus mehreren muskulotendinösen Strukturen, deren oberflächlicher Anteil im Bereich des medialen Epicondylus humeri und z. T. vom Koronoid entspringen. Die tiefen Flexoren gehören zum Unterarm und haben alleinige Funktionen im Bereich des Handgelenkes. Zu den oberflächlichen Flexoren gehören der M. pronator teres, der M. flexor carpi radialis, der M. palmaris longus, der M. flexor carpi ulnaris und der M. flexor digitorum superficialis.

Der M. pronator teres entspringt mit zwei Köpfen vom Epicondylus ulnaris und vom Koronoid und setzt am mittleren lateralen Radius an, der M. flexor carpi radialis entspringt ebenfalls am Epicondylus medialis und setzt an der Basis des zweiten und dritten Os metacarpale an. Der M. flexor palmaris longus entspringt am medialen Epikondylus und mündet in die Palmaraponeurose, der M. flexor carpi ulnaris entspringt am medialen Epikondylus und am hinteren Teil der Ulna und setzt am Os pisiforme an. Der Flexor digitorum superficialis entspringt am Epicondylus und am medialen Radius und setzt im Bereich der Basis der mittleren Phalangen an.

Die tiefe Gruppe besteht aus dem M. flexor digitorum profundus und dem M. flexor pollicis longus sowie dem M. pronator quadratus. Der M. digitorum profundus entspringt im anterioren und mittleren Teil der Ulna und setzt an der Basis der distalen Phalangen II–IV an. Der Flexor pollicis longus entspringt im anterioren und lateralen Radius und setzt an der Basis des Daumenendgliedes an. Der M. pronator quadratus entspringt an der distalen Ulna und setzt am volaren Radius an.

Die Funktion des M. pronator teres besteht in einer Pronation und Flexion des Vorderarmes, die übrigen Flexoren bewirken eine Flexion des Handgelenkes. Der M. flexor digitorum superficialis bewirkt ebenso wie der Flexor digitorum profundus eine Flexion der Finger II–IV, der M. flexor pollicis longus eine Flexion des Daumens und der M. pronator quadratus eine Pronation der Hand.

Während der M. pronator teres, der M. flexor carpi radialis und der M. palmaris longus sowie der M. flexor digitorum superficialis durch den N. medianus versorgt werden, wird der M. flexor carpi ulnaris durch den N. ulnaris versorgt. Die tiefen Flexoren werden durch den tiefen Ast des N. medianus und z. T. auch des N. ulnaris versorgt.

Eine Degeneration oder ein Einriss der Fasern der Sehne des M. extensor carpi radialis brevis ist verantwortlich für die klinische Erscheinung der lateralen Epikondylitis, die auch als Tennisellenbogen bekannt ist.

Pathologische Veränderungen im Bereich der Muskelgruppe, die am medialen Epikondylus ansetzt, werden auch als mediale Epikondylitis oder als Golferellenbogen bezeichnet.

Alle Sehnen des Ellenbogens mit Ausnahme der Sehne des M. triceps weisen in der MRT in allen Sequenzen eine niedrige Signalintensität auf. Die Sehne des M. triceps ist dadurch charakterisiert, dass sie, ähnlich wie die Quadrizepssehne im Bereich des distalen Oberschenkels Streifen mit hoher Signalintensität zwischen den beiden kollagenen Bündel aufweist. Es handelt sich hierbei um eine Fettinterposition, die nicht als Einrisse in der MRT fehlgedeutet werden darf.

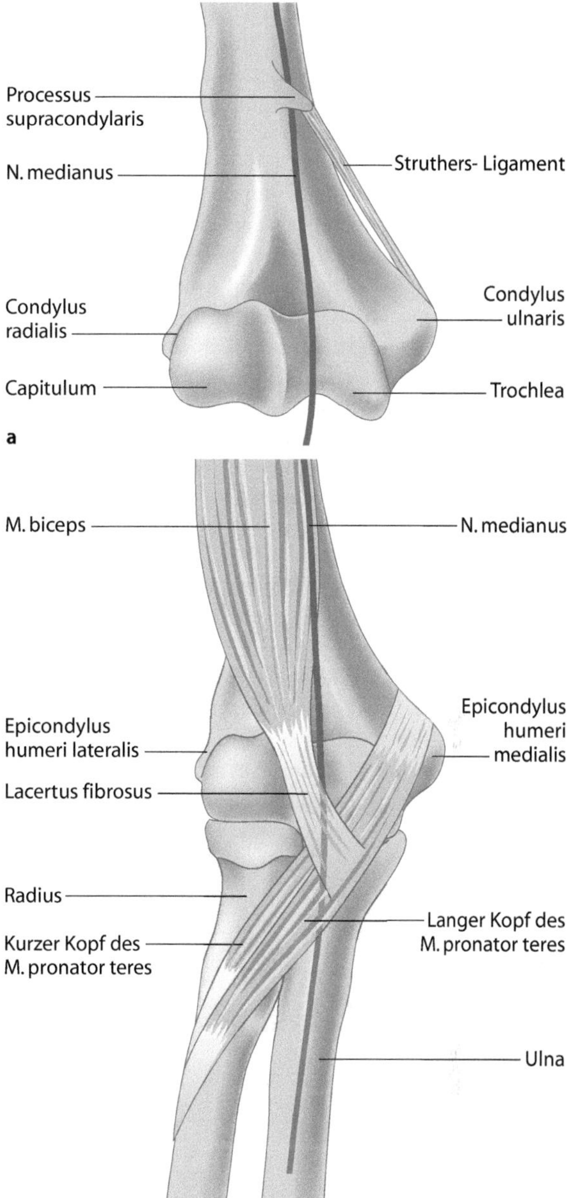

Abb. 22.3. a,b. Verlauf des N. medianus im Bereich des Ellenbogengelenks. (Nach Pomeranz 1997)

22.1.4 Neurovaskuläre Strukturen

Die A. brachialis stellt die Fortsetzung der A. axillaris im Bereich der Achselhöhle dar und verläuft entlang der Medialseite des M. biceps und seiner Sehne. Sie teilt sich in der Fossa cubitalis in die A. radialis und in die A. ulnaris auf. Diese Arterien werden begleitet von paarigen tiefen Venen. Der Verlauf der A. brachialis kann durch eine Linie definiert werden, welche den ulnaren Umfang des M. coracobrachialis mit der Mitte der Fossa cubiti verbindet. Im ersten Teil dieses Verlaufes liegt sie dem M. coracobrachialis sowie dann dem M. brachialis an deren ulnaren Seite an. Ihre Äste führen zum größten Teil direkt zu den Muskeln. Es sind dies die A. profunda brachii, die A. collateralis ulnaris proximalis et distalis. Die A. profunda brachii entspringt unterhalb der Sehne des M. latissimus dorsi und schließt sich dem N. radialis an, mit dem sie durch den Sulcus nervi radialis dorsal um den Humerusschaft verläuft. Die A. collateralis radialis zieht mit dem N. radialis in die Tiefe des Sulcus cubitalis radialis zwischen dem M. brachialis und dem M. brachioradialis. Die A. collateralis ulnaris proximalis ist entweder ein direkter Ast aus der A. brachialis oder entspringt auch aus der A. profunda brachii. Sie begleitet den N. ulnaris durch das Septum intermusculare ulnare hindurch bis hinter den Epicondylus ulnaris, wo sie sich mit einem Ast der A. recurrens ulnaris verbindet. Die A. collateralis ulnaris distalis ist viel schwächer als die eben genannte Arterie, sie versorgt vor allem den M. brachialis.

Der N. medianus ist im anterioren Kompartiment lokalisiert und wird bedeckt durch die Aponeurose des M. biceps. Weiter distal verläuft der Nerv zwischen dem ulnaren und humeralen Kopf des M. pronator teres und unterhalb des tendinösen Anteils des M. flexor digitorum superficialis. Er besitzt im Gegensatz zum N. ulnaris kein umgebendes Fett in dieser Höhe und lässt sich daher nur schwierig in der MRT darstellen. Distal des Ellenbogengelenkes gibt der N. medianus einen Ast ab, der als N. interosseus bezeichnet wird. In Höhe des Ellenbogengelenkes versorgt der N. medianus motorisch die Flexormuskeln mit Ausnahme des M. flexor carpi ulnaris und des M. pronator teres sowie des M. palmaris.

Der N. ulnaris durchbricht etwa 8 cm oberhalb des medialen Epikondylus das mediale intermuskuläre Septum und passiert unter einem fibrovaskulären Band, das auch als Arkade bezeichnet wird, den medialen Kopf des M. triceps sowie das mediale intermuskuläre Septum, zusammen mit der A. brachialis. In dieser Höhe wechselt der N. ulnaris seine Richtung und betritt das hintere Kompartiment in posterolateraler Lokalisation. Mehr distal davon, und zwar in Höhe des Epicondylus medialis, passiert er dann den fibroossären Tunnel, der auch als Kubitaltunnel bezeichnet wird, wobei der Boden durch den posterioren medialen Epikondylus die mediale Grenze durch die Trochlea und das Dach durch das Lig. arcuatum gebildet wird, welches die beiden Köpfe des M. flexor carpi ulnaris überbrückt.

Beim Sulcus ulnaris dagegen handelt es sich um einen fibroossären Tunnel zwischen dem medialen Epikondylus und dem Olekranon, in dem der N. ulnaris ungeschützt, lediglich von wenig Fett umgeben, in einer Rinne im Sulcus ulnaris verläuft. Dieser Sulcus wird begrenzt durch das Olekranon einerseits und den Epikondylus andererseits und im Bereich des Daches durch das Lig. epicondyloolecrani. In diesem Bereich ist der N. ulnaris frei beweglich, liegt oberflächlich und bewegt sich bei der Flexion um einige Millimeter nach volar. Der N. ulnaris kann sowohl im Bereich des Sulcus ulnaris als auch im Kubitaltunnel komprimiert werden, die Folgen davon werden als Sulcus-ulnaris- bzw. Kubitaltunnelsyndrom bezeichnet. Im Bereich des Unterarmes verläuft der N. ulnaris am Rand des M. flexor carpi ulnaris und tritt unterhalb des Handgelenkes in den so genannten Guyon-Tunnel ein.

Der N. ulnaris versorgt motorisch den M. flexor carpi ulnaris und den ulnaren Anteil des M. flexor digito-

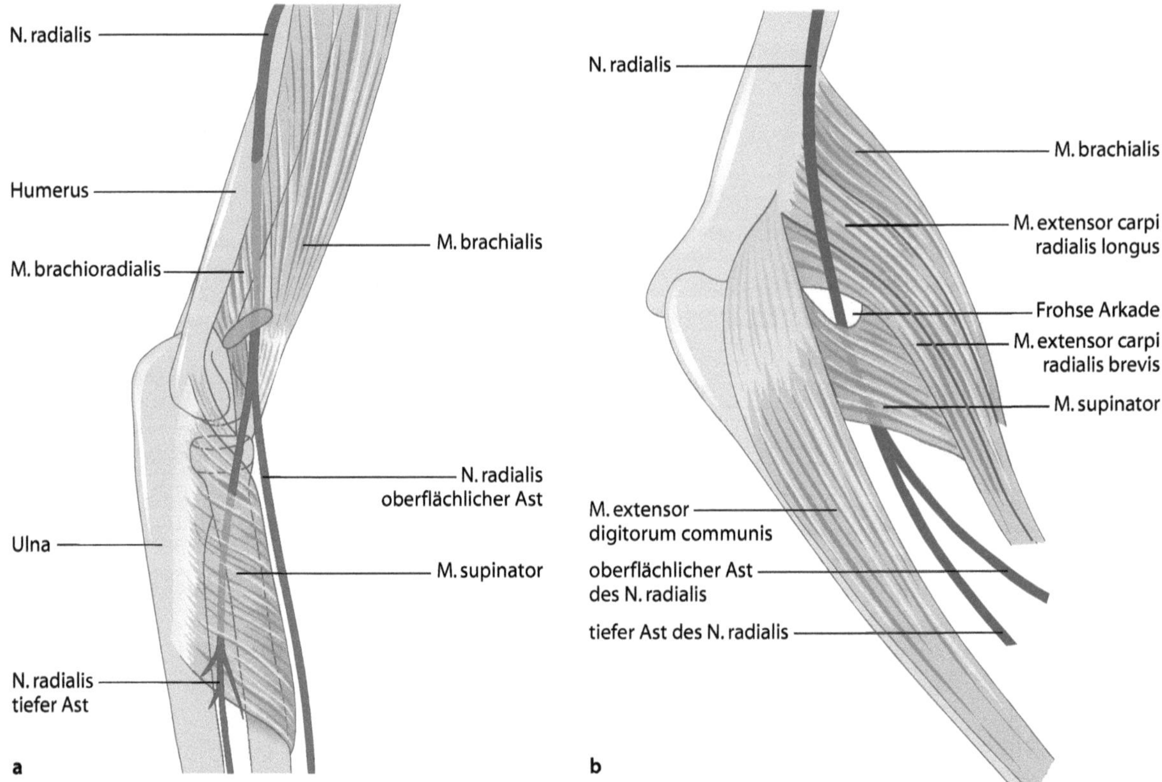

Abb. 22.4 a,b. Verlauf des N. radialis im Bereich des Ellenbogens in zwei unterschiedlichen Projektionen

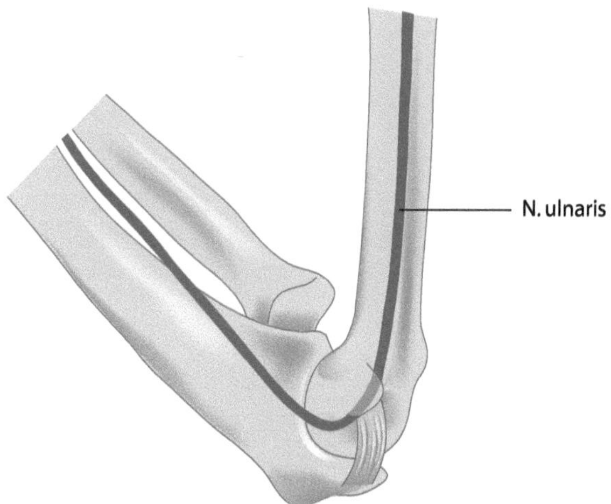

Abb. 22.5. Verlauf des N. ulnaris im Bereich des Ellenbogens. (Aus Pomeranz 1997)

rum profundus sowie im Bereich der Hand den M. abductor digiti V, den M. flexor digiti V brevis sowie die beiden ulnaren Mm. lumbricalis.

Der N. radialis verläuft im posterioren Bereich des Armes und durchstößt das laterale interossäre Septum etwa 10 cm oberhalb des lateralen Epikondylus. In dieser Höhe ist der Nerv zwischen dem M. brachialis und dem M. brachioradialis vor dem Epicondylus lateralis lokalisiert. Er teilt sich in dieser Höhe in einen superfizialen sensorischen und einen tiefer gelegenen motorischen Ast. Der tiefe Ast tritt unterhalb des Ursprungs des M. extensor carpi radialis brevis in den so genannten Supinatorkanal ein. Der M. extensor carpi radialis brevis kann in diesem Bereich den tiefen Ast des N. radialis während der Pronation komprimieren. Am unteren Rand des M. supinatus teilt sich dann der tiefe Ast des N. radialis in zwei weitere Äste, nämlich den muskulären motorischen Ast und in den superfiziellen sensorischen Ast. Der Supinatorkanal hat etwa eine Länge von 5 cm, wird von dorsal durch das Capitellum, von anterior lateral durch den M. brachioradialis, von distal von dem M. extensor carpi radialis longus sowie von medial durch den M. brachialis begrenzt. Das distale Tunnelende findet sich in Höhe des M. supinatus. Innerhalb dieses Tunnels können fibröse Bänder den N. radialis und seine Äste komprimieren.

Der N. radialis versorgt motorisch sämtliche Extensormuskeln im Bereich des Unterarmes, jedoch keine Muskeln im Bereich der Hand.

Die ausführliche Beschreibung der nervalen Strukturen im Bereich des Ellenbogens und des Unterarmes ist an dieser Stelle vorgenommen worden, weil Neuropathien bedingt durch Zerrungen und Kompressionen in diesem Bereich kein seltenes Ereignis sind und eine gute MRT-Diagnostik mit Darstellung der Läsion nur mit großer Erfahrung im Hinblick auf die anatomisch-topographischen Verhältnisse möglich ist (Abb. 22.3, Abb. 22.4, Abb. 22.5).

22.2 MRT des Ellenbogengelenkes

22.2.1 Technik und Einstellung

Es gibt zwei Möglichkeiten der Positionierung des Ellenbogens bei einer MRT-Untersuchung:

1. in Bauchlage, mit dem Arm oberhalb des Kopfes in Supinationsstellung des Unterarmes,
2. in Rückenlage des Patienten, mit dem Arm seitlich positioniert.

Die 2. Möglichkeit ist nur dann gegeben, wenn die Größe des Patienten in der Röhre eine seitliche Lage des Armes erlaubt. Von Vorteil ist die deutlich ruhigere, für den Patienten auch bequemere Lage, leicht nachteilig wirkt sich aus, dass die Untersuchung im Offcenter durchgeführt wird, mit der Folge eines nicht ganz so homogenen Magnetfeldes. In einem offenen MRT bestehen diese Einschränkungen nicht.

Die Position oberhalb des Kopfes ist für den Patienten beschwerlicher, mit der daraus resultierenden Gefahr einer Bewegungsunschärfe. Daher wird von der Mehrzahl der MRT-Untersucher die komfortable Position neben dem Körper bevorzugt. Die meisten Untersucher bevorzugen darüber hinaus eine Stellung des Handgelenkes in Neutralposition, da die Supination in beiden Positionen, also sowohl oberhalb des Kopfes als auch neben dem Körper, schwierig über einen längeren Zeitraum einzuhalten ist.

Zur Anwendung kommen heute ausschließlich Oberflächenspulen, entweder als Rundspule oder besser noch als Phased-array-Spule. Da Spezialspulen für das Ellenbogengelenk bisher kaum angeboten werden, wird im Allgemeinen entweder eine 3- oder 5-Inch-Flexspule oder die Kniespule verwendet.

Als Sequenzen werden protonengewichtete und T2-gewichtete Bilder in der axialen und sagittalen Schichtrichtung unter Verwendung von SE- und FSE-Techniken empfohlen. Darüber hinaus ist eine koronare Schichtrichtung, insbesondere bei der Fragestellung nach einer Läsion im Bereich des Epicondylus medialis oder lateralis erforderlich. Zusätzlich sollte in einer dieser Ebenen in jedem Fall eine T2-gewichtete Fettsuppression zur Anwendung kommen, entweder als STIR oder als CHESS. Gelegentlich kann es auch notwendig sein, Gadolinium-Kontrastmittel zu verabreichen.

Die Ausdehnung der Schicht sollte kranial des Ellenbogengelenkes ein Drittel und kaudal des Ellenbogengelenkes zwei Drittel betragen, als Schichtdicke werden 3 oder 4 mm empfohlen. Die Schichten sollten grundsätzlich anguliert werden, und zwar die koronare Schicht parallel der Linie der humeralen Epikondylen und die sagittalen Schnitte senkrecht auf diese Linie. Die axialen Schnitte werden von vielen Autoren in GRE-Technik durchgeführt, jedoch hat dies bei Vorlie-

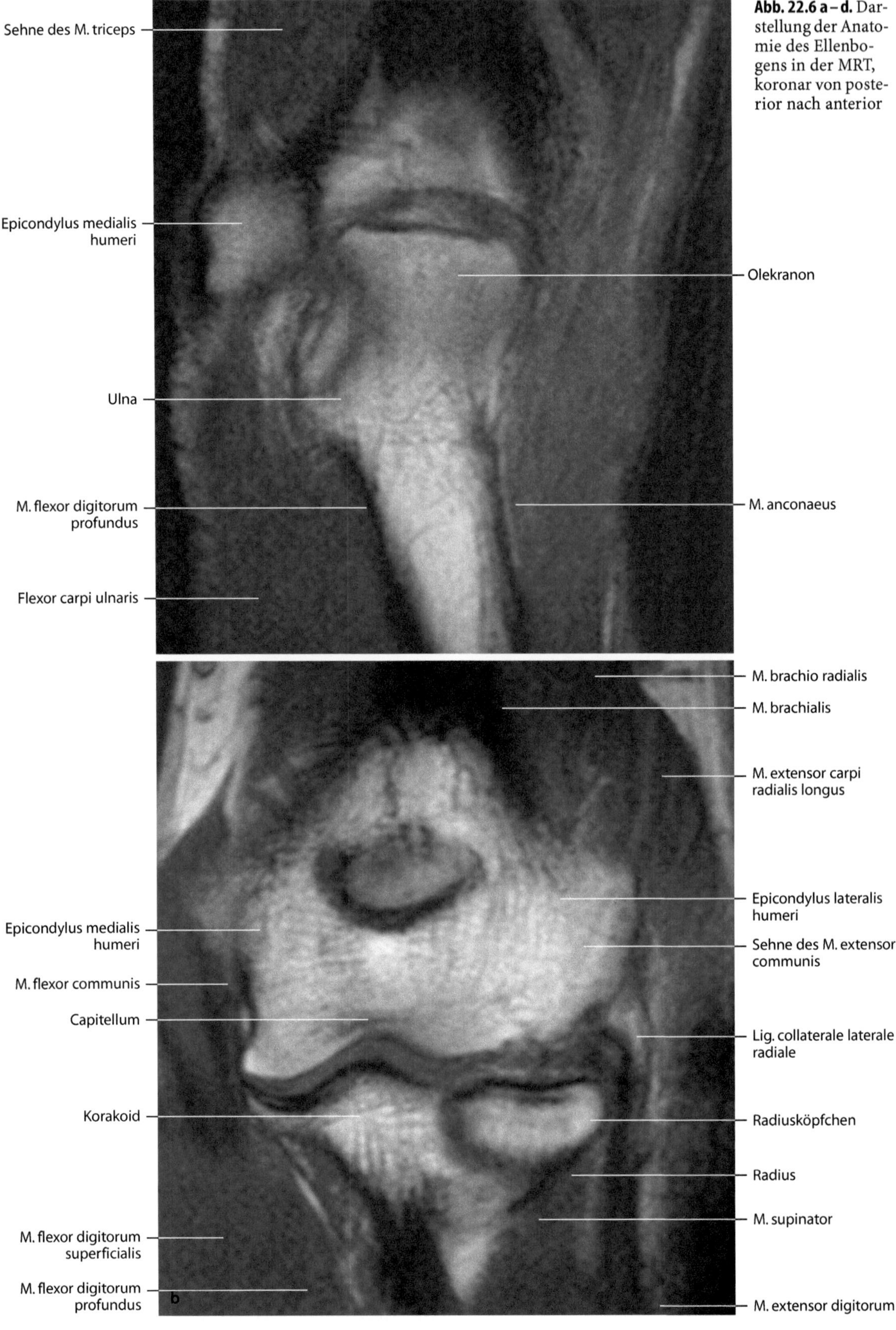

Abb. 22.6 a–d. Darstellung der Anatomie des Ellenbogens in der MRT, koronar von posterior nach anterior

Abb. 22.6 c, d

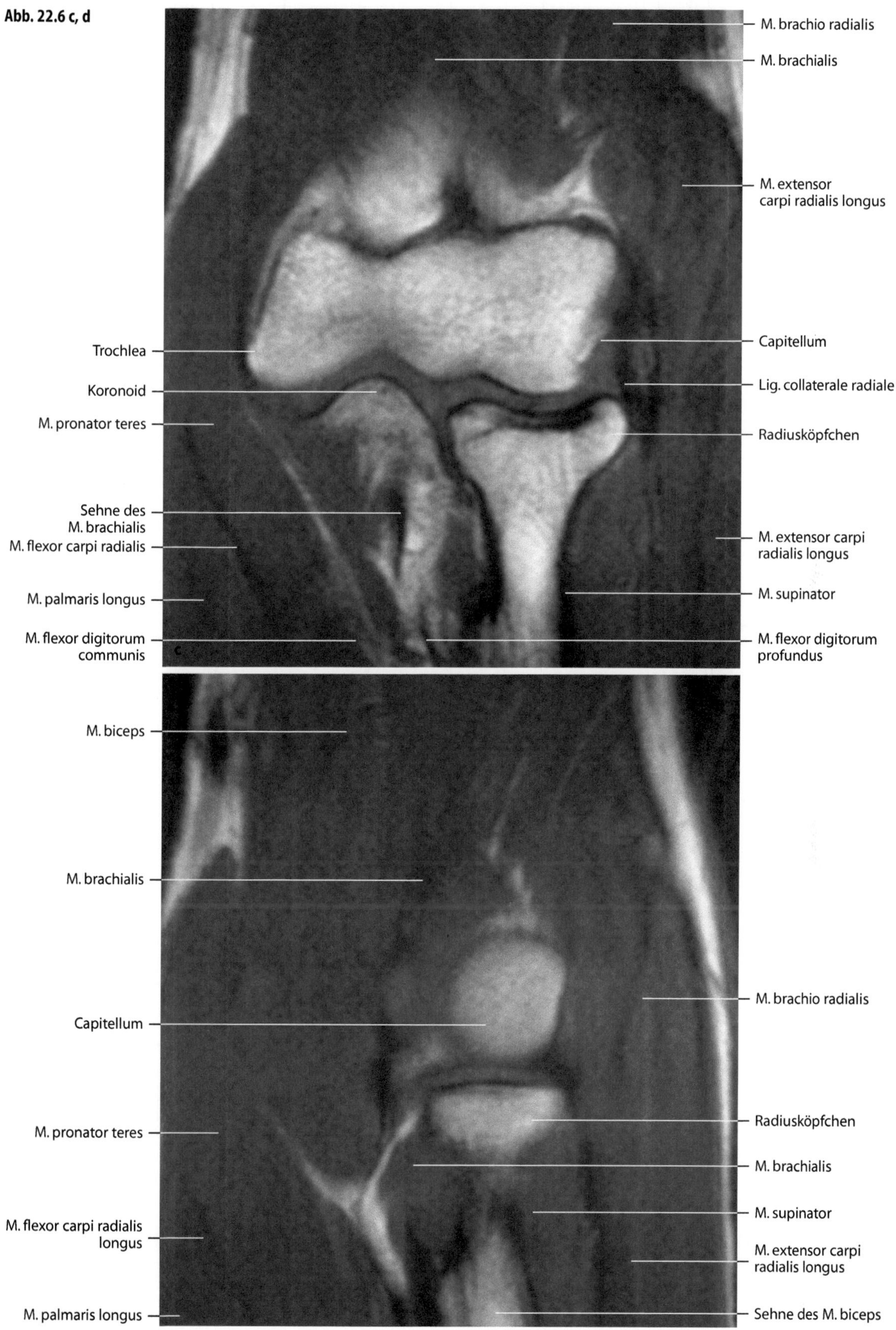
M. brachio radialis
M. brachialis
M. extensor carpi radialis longus
Trochlea
Capitellum
Koronoid
Lig. collaterale radiale
M. pronator teres
Radiusköpfchen
Sehne des M. brachialis
M. flexor carpi radialis
M. extensor carpi radialis longus
M. palmaris longus
M. supinator
M. flexor digitorum communis
M. flexor digitorum profundus
c
M. biceps
M. brachialis
M. brachio radialis
Capitellum
M. pronator teres
Radiusköpfchen
M. brachialis
M. supinator
M. flexor carpi radialis longus
M. extensor carpi radialis longus
M. palmaris longus
Sehne des M. biceps

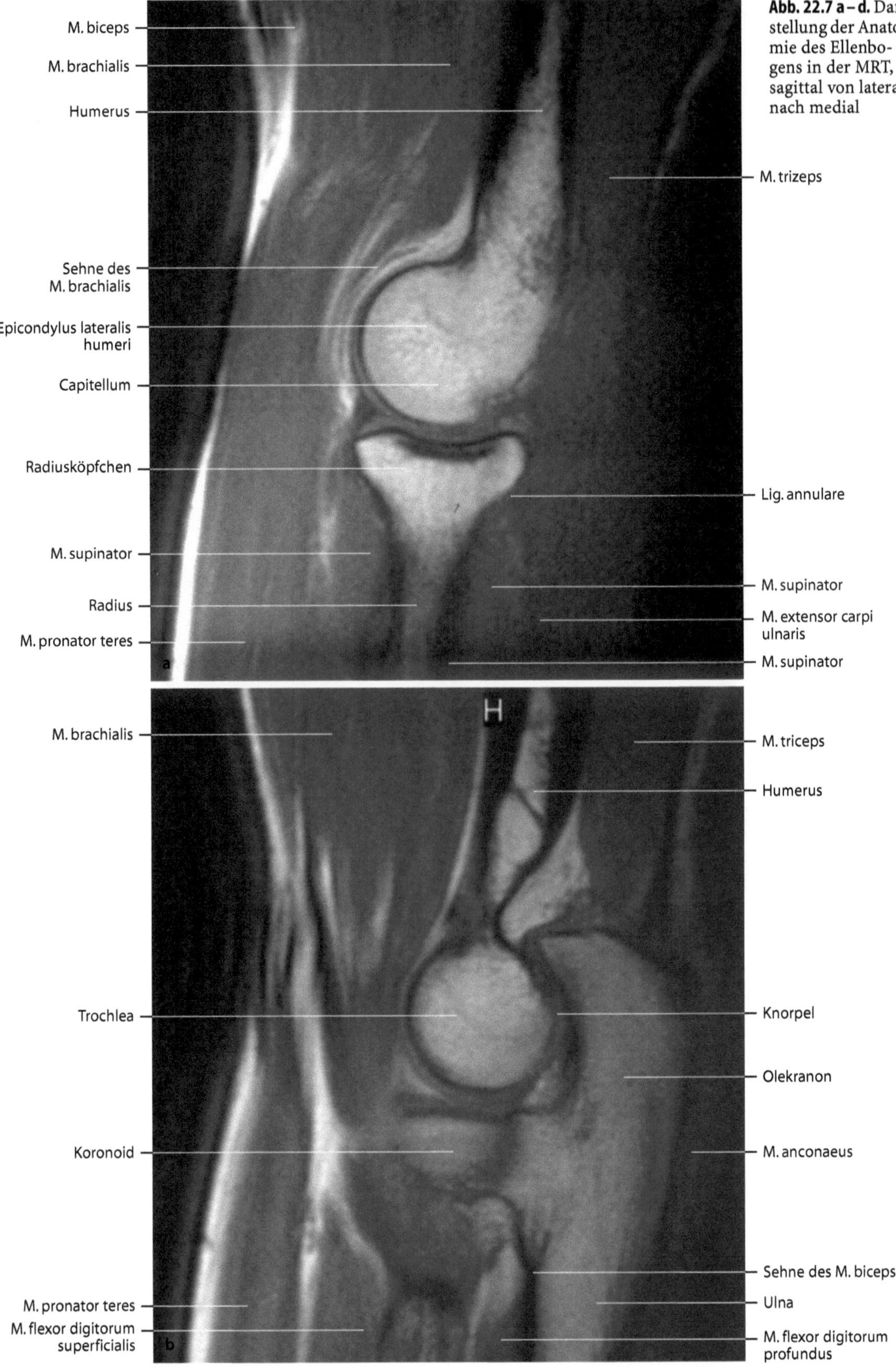

Abb. 22.7 a – d. Darstellung der Anatomie des Ellenbogens in der MRT, sagittal von lateral nach medial

Abb. 22.7 c, d

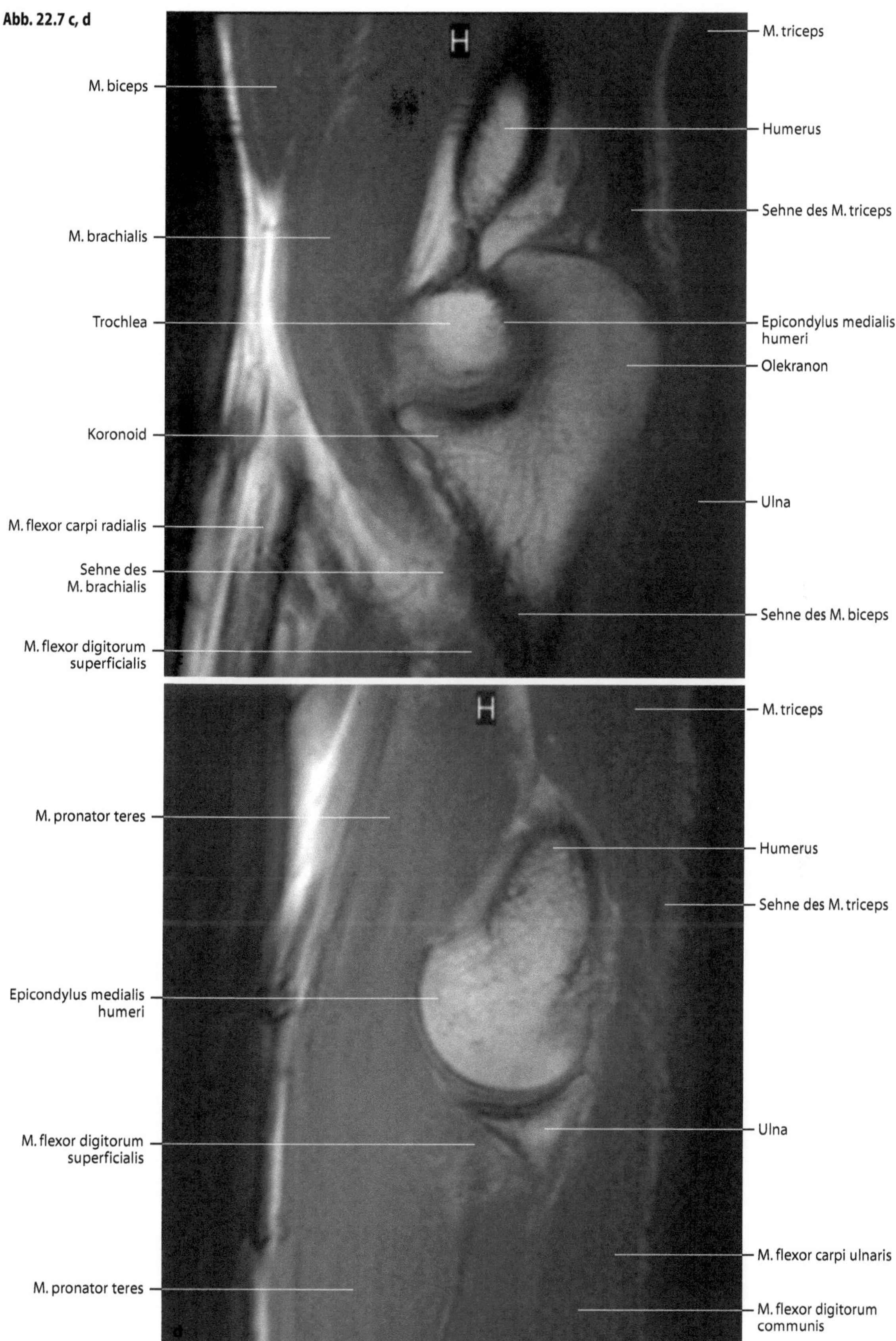
M. biceps
M. brachialis
Trochlea
Koronoid
M. flexor carpi radialis
Sehne des M. brachialis
M. flexor digitorum superficialis
M. triceps
Humerus
Sehne des M. triceps
Epicondylus medialis humeri
Olekranon
Ulna
Sehne des M. biceps
M. pronator teres
Epicondylus medialis humeri
M. flexor digitorum superficialis
M. pronator teres
M. triceps
Humerus
Sehne des M. triceps
Ulna
M. flexor carpi ulnaris
M. flexor digitorum communis

gen von Verletzungen im Bereich der Kollateralbänder den Nachteil der geringen Abgrenzbarkeit möglicher Infiltrationen perifokal, sodass auch in dieser Ebene zusätzlich eine T2-gewichtete fettsupprimierte Sequenz oder nach Kontrastnittel eine T1-gewichtete fettsupprimierte Sequenz empfehlenswert ist.

22.2.2 MRT-Anatomie

In der sagittalen Schnittrichtung lassen sich die Trochlea, das Olekranon und das Koronoid ausgezeichnet darstellen, ebenso ist eine Beurteilung des Knorpels in dieser Ebene möglich. Des Weiteren erlaubt diese Ebene eine Beurteilung der Sehnen des M. brachialis und des M. biceps sowie auch der Trizepssehne. Ferner ist eine Beurteilung des Radiusköpfchens und evtl. auch des Lig. anulare möglich.

Ebenso kann im Bereich des Epicondylus ulnaris in dieser Ebene u. U. auch der N. ulnaris im Sulcus nervi ulnaris dargestellt werden.

Auch die Komplettdarstellung des N. ulnaris im Bereich des Unterarmes ist möglich, in erster Linie durch T1-gewichtete dünne Schichten, weil dieser Nerv von

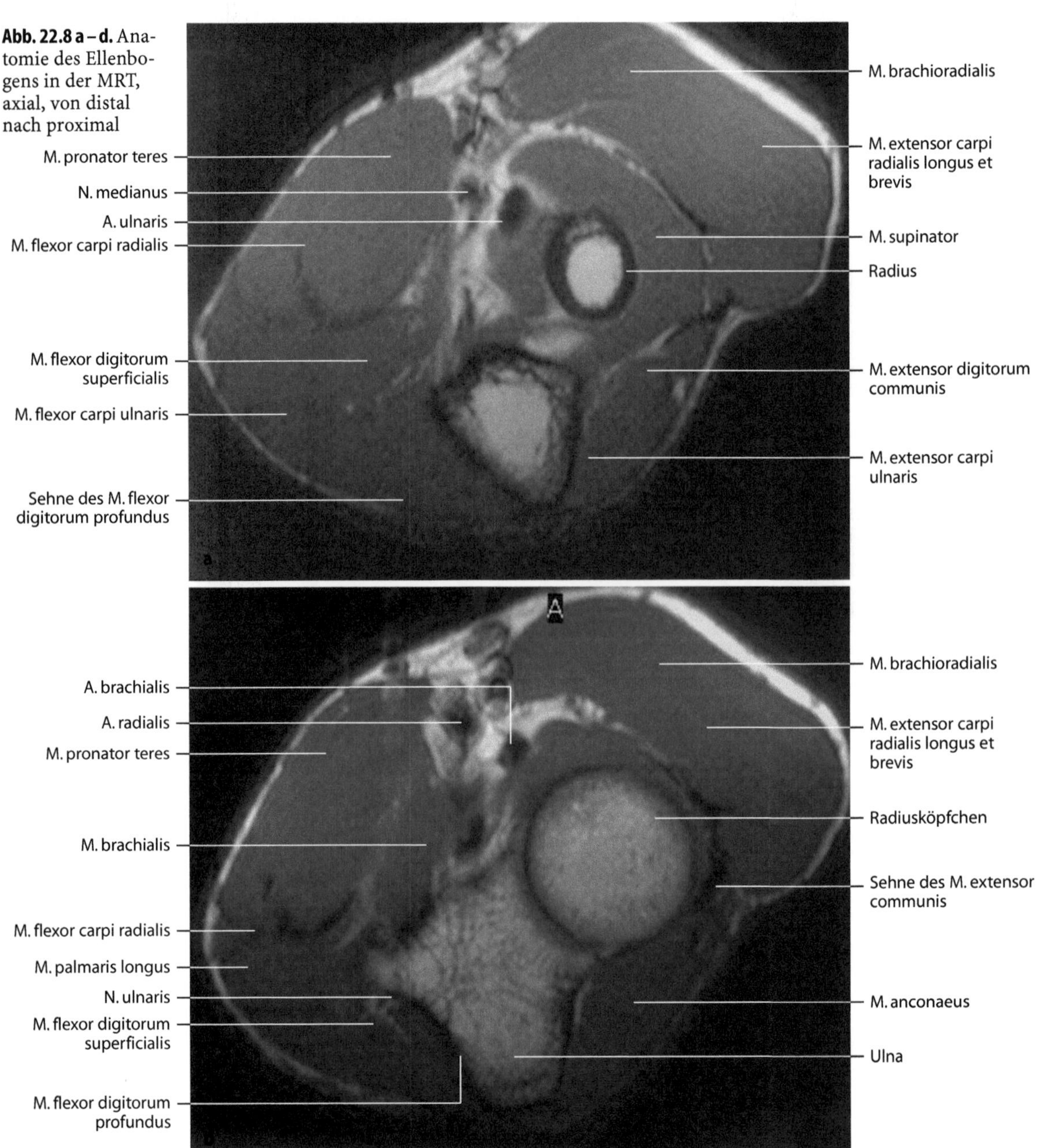

Abb. 22.8 a–d. Anatomie des Ellenbogens in der MRT, axial, von distal nach proximal

Fett umgeben ist, das ihn gegen die Umgebung abgrenzt und damit darstellbar macht.

In der angulierten koronaren Schnittebene ist das Kollateralligament sowohl medial, als auch lateral in allen Bandzügeln gut darstellbar, ebenso im Bereich des Epicondylus humeri der Ansatz der Flexorsehnen medial bzw. der Extensorsehnen lateral. Darüber hinaus kann bei Extension des Ellenbogengelenkes u. U. auch der N. ulnaris im Bereich des Sulcus ulnaris dargestellt werden. Ferner ist das Gelenk zwischen Radius und Capitellum gut erkennbar, ebenso die Gelenkflächen zwischen dem Koronoid und der Trochlea.

In der axialen Schnittfläche können der M. biceps und auch der M. brachialis im vorderen Bereich gut abgegrenzt werden, ebenso der M. triceps mit seinem Ansatz im Bereich des Olekranons. Des Weiteren ist auch in dieser Ebene eine Beurteilung des Epicondylus medialis et lateralis sowie der Nachweis einer möglichen Läsion der Kollateralbänder und/oder des Sehnenkomplexes möglich. Diese Ebene eignet sich ferner ausgezeichnet zur Darstellung sowohl des N. radialis als auch des N. medianus.

Die MR-Arthrographie, die zur gängigen Praxis bei bestimmten Fragestellungen im Bereich des Schulter-

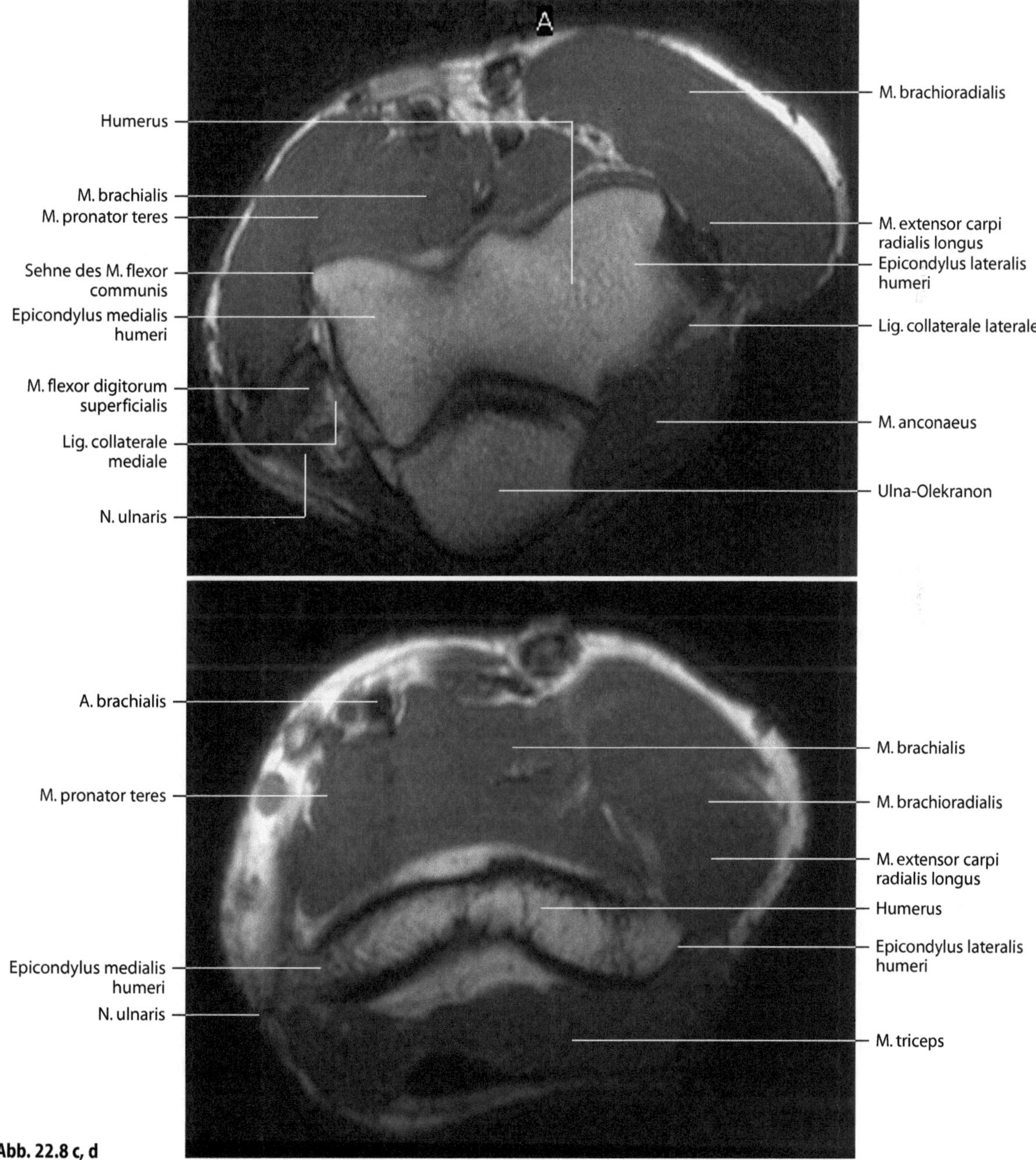

Abb. 22.8 c, d

und des Kniegelenkes geworden ist, bietet auch im Bereich des Ellenbogengelenkes deutliche Vorteile, insbesondere bei der Beurteilung von Band- und Kapselverletzungen. Größere Erfahrungen mit diesem Verfahren sind aber bislang nicht publiziert worden.

Zusammengefasst stellt das Verfahren der MRT bei abgelaufenen Traumen mit Verletzung des medialen und des lateralen Kollateralbandes sowie auch der Sehnen der Flexor- und der Extensorgruppe ein wichtiges Verfahren zur Differenzierung dar. Es wird vielerorts als Goldstandard angesehen (Abb. 22.6 a–d, Abb. 22.7 a–d, Abb. 22.8 a–d).

22.2.3 Klinische Untersuchung

Die klinische Untersuchung umfasst eine Inspektion und eine Palpation, darüber hinaus ist eine Überprüfung der Bewegungsmöglichkeit, der Muskelstärke, der Reflexe sowie der Stabilität notwendig. Außerdem sollte die Frage geklärt werden, ob möglicherweise eine Valgusausdehnungsschnappung besteht.

Eine klinische Untersuchung des Ellenbogens sollte neben einer genauen Anamnese auch folgende Fragen zum Inhalt haben:

1. Wo befindet sich der Schmerz?
2. Wann hat der Schmerz begonnen?
3. Wie beginnt der Schmerz?
4. Wie fühlt sich der Schmerz an?
5. Bei welcher Phase einer Bewegung tritt der Schmerz hauptsächlich auf?

22.3 Pathologische Veränderungen im Bereich des Ellenbogengelenkes durch ein Trauma

22.3.1 Frakturen

Man unterscheidet Frakturen im distalen Humerus von Frakturen im Bereich des proximalen Unterarmes. Die Frakturen des distalen Humerus können epikondylär, suprakondylär, trochleär, capitellär, bikondylär im Sinne einer Y-Fraktur, interkondylär und komplex sein.

Im Bereich des proximalen Unterarmes ist die Monteggia-Fraktur mit ihren vier Typen die wichtigste. Für die Diagnose aller dieser Frakturen im Bereich des Ellenbogens reichen jedoch im Allgemeinen röntgenologische Nativaufnahmen des Ellenbogengelenkes aus.

Die Durchführung einer MRT scheint also nur dann notwendig, wenn mittels konventioneller Aufnahme oder CT der Nachweis einer klinisch vermuteten Fraktur nicht zu führen ist oder wenn der Verdacht auf eine okkulte Fraktur oder eine nicht darstellbare Ermüdungsfraktur besteht. Dieser Umstand betrifft häufig Athleten, bei denen eine Frühdiagnose eine sofortige Operation zur Folge hätte.

Die MRT wird außerdem dazu benutzt, um bei bekannter Fraktur die Ausdehnung und die Lokalisation der Fragmente besser darzustellen, insbesondere auch, um Komplikationen zu beweisen oder auszuschließen, so z. B. Gefäßabrisse, Läsonen nervaler Strukturen, Kapselrisse usw.

Bei Frakturen bei Kindern ist gelegentlich die konventionelle Diagnostik nicht aussagekräftig. Auch hier bietet das Verfahren der MRT ausgezeichnete Möglichkeiten zum Nachweis von Grünholzfrakturen und um die Ausdehnung einer Verletzung besser einschätzen zu können.

Des Weiteren kann eine Epiphysiolyse oder auch eine Epiphysenverletzung mit der MRT besser dargestellt werden als mit anderen Verfahren.

Ferner hat das Verfahren Vorteile beim Nachweis von osteochondralen Frakturen, die sich überwiegend im Bereich der konvexen Oberfläche des Capitulums befinden und bei Baseballspielern häufig vorkommen. Der Mechanismus dieser Verletzung ergibt sich aus der abscherenden Kraft, ausgelöst durch den radialen Kopf bei der Bewegung gegen das Capitulum, das gleichzeitig rotiert. Das osteochondrale Fragment kann vollständig abgerissen sein und stellt sich dann als freier Gelenkkörper im Gelenk dar. Ein partiell abgerissenes Fragment kann auch in seiner Lage verbleiben und so einheilen.

Für die Diagnose einer Infraktion, einer Fraktur oder einer osteochondralen Verletzung haben sich folgende Sequenzen als optimal erwiesen: Die Einstellung der koronaren Schnittebene erfolgt an einem axialen Lokalicer in der Verbindungslinie beider Epikondylen. Die Einstellung der sagittalen Schnittebene erfolgt senkrecht darauf.

1. Koronar SE T1-gewichtet + STIR T2-gewichtet,
2. sagittal SE T1-gewichtet + STIR T2-gewichtet,
3. auf die axiale Schnittrichtung kann hierbei u. U. verzichtet werden.

22.3.2 Luxationen im Bereich des Ellenbogengelenkes

Die Einteilung der Luxationen im Ellenbogengelenk richtet sich nach der Fehlstellungsrichtung von Radius und Ulna im Verhältnis zum Humerus. Die dorsolaterale Luxation ist die häufigste; sie geht in etwa 50 % mit Frakturen einher. Im Kindesalter sind Ellenbogenluxationen die häufigsten Verrenkungen. Eine Sonderforrn der Ellenbogenluxation ist die Verlagerung des Radiusköpfchens bei begleitender Ulnarschaftfraktur, die so genannte Monteggia-Fraktur. Darüber hinaus gibt es auch eine Subluxation des Radiusköpfchens als Folge eines abrupten Zuges am Unterarm, das aus dem Lig. anulare herausrutscht, mit anschließender Blockade der Pronationsbewegung. Diese Subluxation ist die häufigste Verletzung des kindlichen Ellenbogens bis zum 5. Lebensjahr.

Die Verdachtsdiagnose einer Subluxation oder Luxation kann häufig durch die klinische Untersuchung gestellt werden. In einer Reihe von Fällen werden jedoch bildgebende Verfahren zusätzlich benötigt, um die Diagnose zu sichern.

Neben der konventionellen Röntgenaufnahme stellt die MRT das entscheidende Verfahren dar, mit dem es nicht nur möglich ist, die Diagnose zu stellen, sondern auch eine eventuelle Beteiligung der umgebenden Weichteile zu diagnostizieren.

Die empfohlenen Sequenzen und Schnittrichtungen sind mit denen identisch, die bei Frakturen zur Anwendung kommen, mit der Ausnahme, dass bei klinischem Verdacht auf eine Luxation des Radiusköpfchens auch die Durchführung axialer Schichten in Extensionsstellung wichtig ist.

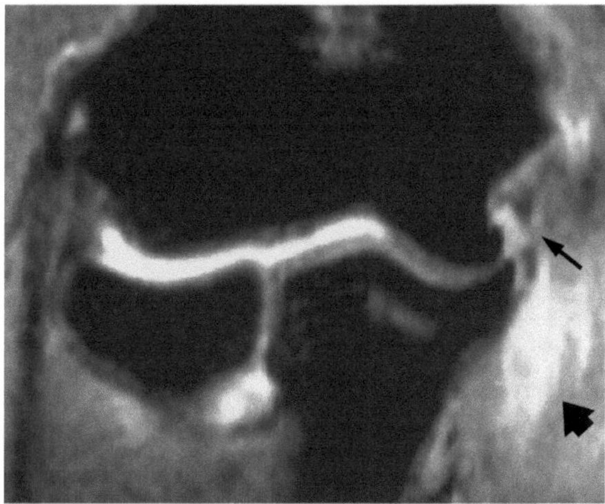

Abb. 22.9. Ruptur des ulnaren Kollateralligaments. Ferner Läsion des M. flexor digitorum superficialis (STIR koronar)

22.3.3 Ligamentäre und tendinöse Verletzungen

Verletzung des medialen Kollateralbandes

Eine Degeneration oder eine Verletzung des medialen Kollateralbandes mit oder ohne gleichzeitige Verletzung der Flexorsehnen ereignet sich insbesondere bei werfenden Athleten. Die Verletzungen dieser medial der Stabilisierung dienenden Strukturen sind ursächlich bedingt durch chronische Mikrotraumen, die von einem repetitiven Valgusstress herrühren, und zwar während der Beschleunigungsphase des Werfens, insbesondere bei Handballern, Baseballspielern und Tennisspielern.

Die akute Verletzung des medialen Kollateralbandes kann mit der MRT ausgezeichnet diagnostiziert werden. Auch im Hinblick auf die Ermittlung der Ausdehnung ist die MRT ein gutes Verfahren.

Der Status des funktionell wichtigen vorderen Bündels des Kollateralbandkomplexes kann am besten auf axialen und koronaren Schichten dargestellt werden. Eine komplette Ruptur des anterioren Bündels stellt meistens ein akutes Ereignis dar.

Mit der MRT wird bei dieser Fragestellung eine T2-gewichtete fettsupprimierte koronare Schnittrichtung bevorzugt.

Ein partieller Riss des medialen Kollateralbandes, insbesondere des anterioren Bündels mit intakter Oberfläche kann im Übrigen bei einem chirurgischen Eingriff nicht nachgewiesen werden, es sei denn das Ligament ist eingerissen. Die MRT ist daher besonders wichtig, um einem partiellen Riss nachzuweisen. Dies gelingt am besten mit einer direkten MR-Arthrographie. Hierbei ist der sich unter der Oberfläche befindliche intraligamentäre Riss erkennbar, weil das interponierte Kontrastmittel eine umschriebene Signalanhebung bewirkt.

Rupturen des medialen Kollateralbandes sind mit 87% im mittleren Bereich am häufigsten. Nur 3% kommen im proximalen Bereich, 10% im distalen Bereich vor. Eine Ruptur des medialen Kollateralbandes tritt ferner häufig bei einer posterioren Dislokation des Ellenbogens auf. Der Mechanismus, der zu einer Dislokation des Ellenbogens nach hinten führt, ist der Fall auf den gestreckten Arm. Hierbei kann es zu einer Ruptur sowohl des medialen als auch des lateralen Kollateralbandes kommen, ebenso wie zu einer Läsion der anterioren und der posterioren Kapsel während des Vorganges der Dislokation.

Klinisch kann es schwierig sein, bei Klagen über Schmerzen im Bereich des medialen Epikondylus zwischen einer Läsion des medialen Kollateralbandes und einer Läsion des sehnigen Ansatzes im Bereich des Epikondylus oder auch einem Impingement des N. ulnaris zu unterscheiden. Generell gilt, dass sich akute Verletzungen mehr im Bereich des Kollateralbandes, chronische Verletzungen mehr im Bereich des Sehnenansatzes abspielen.

Die MRT ist in der Lage, die verschiedenen Schmerzursachen voneinander zu differenzieren und auch einen Nachweis über die Schwere der Verletzung zu führen (Abb. 22.9).

Verletzung des lateralen Kollateralbandes

Diese Läsion ist im Vergleich zur Verletzung des medialen Kollateralbandes eher selten und häufig mit einer Epicondylitis lateralis bzw. einem Riss des M. extensor carpi radialis brevis kombiniert. Auch eine Fraktur im Bereich des Epicondylus lateralis kann dieses Band verletzen. Da dieses Ligament für die Stabilisierung des Ellenbogens im posterior-lateralen Bereich verantwortlich ist, führt eine Verletzung zu einer Instabilität und sekundär auch zu einer Subluxation oder einer Dislokation des radiohumeralen Gelenkes zwischen Capitulum und Radiusköpfchen. Eine Komplettruptur des lateralen Kollateralbandes stellt daher wegen der drohenden Instabilität eine Indikation zur Operation dar. Klinisch ist eine Teilruptur oder eine Zerrung des lateralen Kollateralbandes nur schwierig zu erkennen, daher kommt der MRT eine wichtige Rolle bei der Erkennnung dieser Läsion zu.

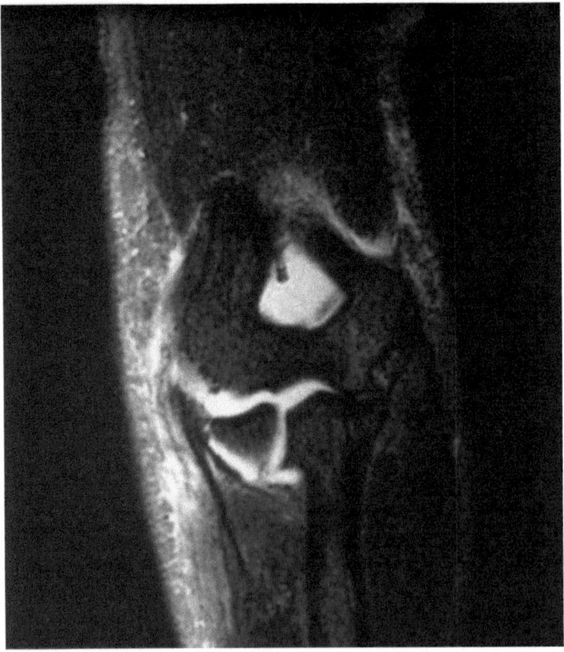

Abb. 22.10. Anamnese: Der Patient ist vor zwei Wochen auf den linken Ellenbogen und auf das Handgelenk gestürzt. Anschließend Auftreten von Schmerzen und Schwellung im Bereich des linken Ellenbogengelenkes mit Streckhemmung. Diagnose: partielle Ruptur des radialen Kollateralbandes proximal sowie partielle Ruptur auch der Sehne des M. extensor cummunis mit deutlicher perifokaler Weichteilreaktion und Gelenkergussbildung (FSE T1-gewichtet, fettsupprimiert, koronar)

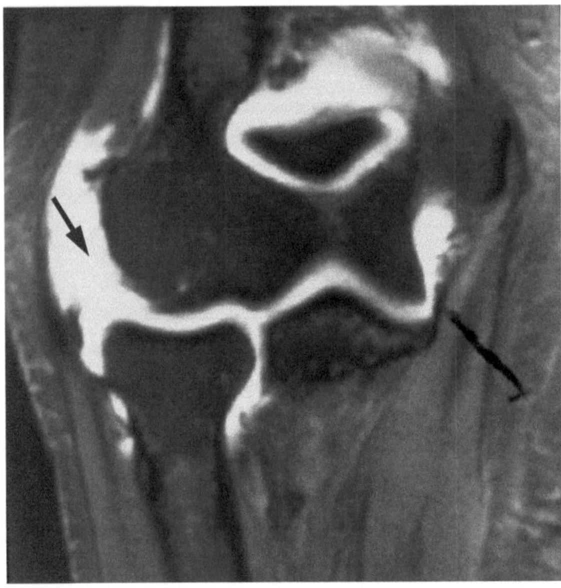

Abb. 22.11. Riss der Sehne des M. extensor communis und des darunter liegenden Lig. collaterale radiale (MR-Arthrographie mit Fettsuppression)

Eine Verletzung des Lig. collaterale laterale ulnare findet sich auch häufig bei Patienten mit einem Tennisellenbogen, bei denen gleichzeitig auch Verletzungen der Sehne des M. extensor communis nachgewiesen werden können.

Eine Instabilität des Ellenbogengelenkes führt häufig als Folge der Insuffizienz des Lig. collaterale laterale ulnare zu einer rezidivierenden posterolateralen Rotationsluxation.

Die MRT-Parameterempfehlungen sind identisch mit denen zur Darstellung des medialen Kollateralbandes (Abb. 22.10, Abb. 22.11).

Mediale Epikondylitis

Hierbei handelt es sich um eine Degeneration der Sehne des M. flexor communis als sekundäre Folge einer Überbelastung der Flexorpronatorgruppe, die im Bereich des medialen Epikondylus ihren Ursprung hat. Der Vergleich der medialen und der lateralen Epikondylitis im Hinblick auf die Frequenz ergibt, dass lediglich 15 % aller Epikondylitiden im medialen Bereich auftreten. Die mediale Epikondylitis wird auch als Golferellenbogen bezeichnet. Gleichzeitig finden sich in 50 – 60 % Symptome, die auf eine Läsion des N. ulnaris hindeuten. Die Verletzung betrifft fast ausschließlich den dominanten Arm. Die beteiligten Muskeln sind der M. pronator teres, der M. flexor carpi radialis, der M. palmaris longus und gelegentlich auch der M. flexor carpi ulnaris.

Folgende Sportarten prädestinieren für das Auftreten einer medialen Epikondylitis:

- Golf,
- Bowling,
- Baseball,
- Gewichtheben,
- Speerwerfen,
- Football.

Der Nachweis einer ausgedehnteren Läsion im muskulotendinösen Bereich und insbesondere der Nachweis einer Läsion des N. ulnaris stellen eine Indikation zur Operation dar. Wie bereits erwähnt, ist in einem nicht geringen Prozentsatz eine gemeinsame Läsion des medialen Kollateralbandes und der muskulotendinösen Strukturen nachweisbar.

Die Aufgabe der MRT ist es, ergänzend zur klinischen Untersuchung das Ausmaß der muskulotendinösen Verletzung festzustellen und eine zusätzliche Beteiligung des ulnaren Kollateralbandes zu beweisen bzw. auszuschließen. Ziel ist es, die Frequenz einer chirurgischen Exploration herabzusetzen, wenn nicht zu verhindern.

In der MRT ist die wichtigste Sequenz die fettsupprimierte T2-gewichtete in koronarer Schnittrichtung, mit der es nicht nur gelingt, die mehr oberflächlich gelegenen Sehnenansätze von dem Lig. collaterale anatomisch zu trennen, sondern auch Läsionen nachzuweisen. Darüber hinaus sind sagittale und axiale Schnitte

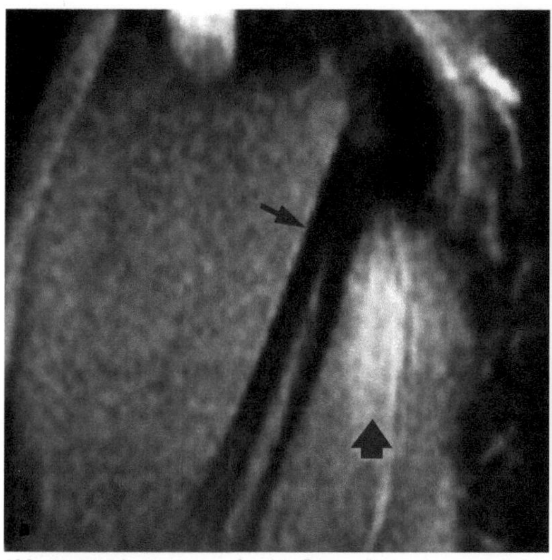

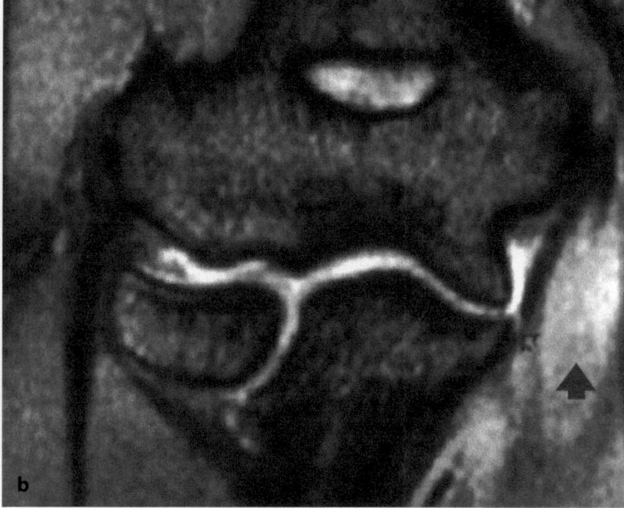

Abb. 22.12 a,b. Zerrung des M. flexor digitorum superficialis, partielle Ruptur des Lig. collaterale ulnare. **a** GRE T2*-gewichtet, sagittal, **b** FSE T2-gewichtet, fettsupprimiert, koronar

notwendig, insbesondere auch, um den Grad der Sehnenverletzung festzulegen (Abb. 22.12 a,b).

Laterale Epikondylitis

Die laterale Epikondylitis, auch Tennisellenbogen genannt, ist, wie bereits erwähnt, deutlich häufiger als die mediale Epikondylitis und Folge einer Läsion und chronischen Reizung der Sehne des M. extensor carpi radialis brevis. Ursache sind repetitive Mikrotraumen. Etwa in 35% (Stoller 1997, S. 784) liegt nicht nur eine ödematöse Auftreibung der Sehne, sondern eine Teilruptur vor. Etwa 10% dieser Fälle lassen sich durch konservative Maßnahmen nicht bessern.

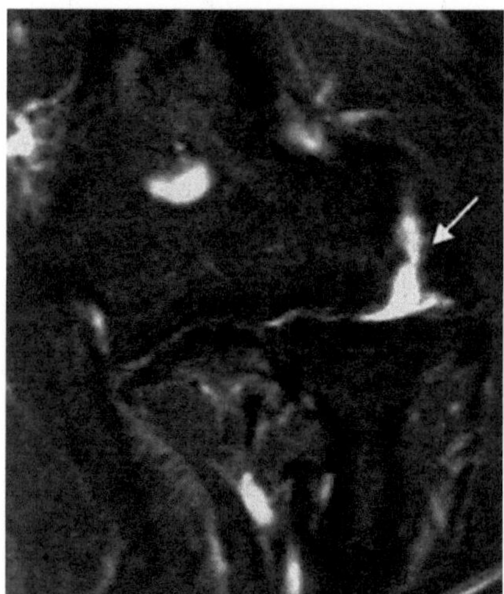

Abb. 22.13. Gelenkerguss mit Sehnenabriss lateral (STIR T2-gewichtet, fettsupprimiert)

Die MRT ist in der Lage, den Grad einer partiellen Sehnenruptur festzulegen. Gleichzeitig kann eine Beurteilung des Lig. collaterale laterale erfolgen und eine eventuelle Läsion in diesem Bereich ausgeschlossen oder

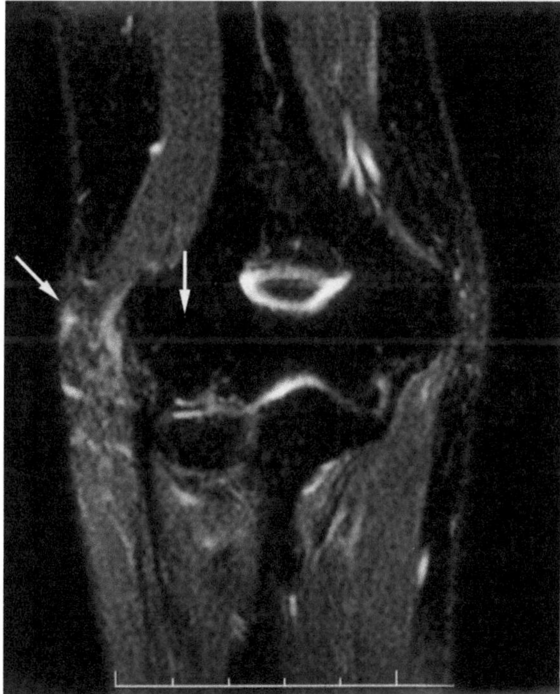

Abb. 22.14. Anamnese: Die 49-jährige Patientin klagt seit vier Monaten über Schmerzen im Bereich des rechten Ellenbogens radial, mit Ausstrahlung in den Unterarm und Zunahme nach Tennisspielen. Diagnose: Epicondylitis radialis mit Irritation der Sehne des M. extensor carpi radialis brevis in Höhe des Ansatzes. Beginnende Osteochondrosis dissecans im Bereich des Capitellums (FSE T2-gewichtet, fettsupprimiert, koronar)

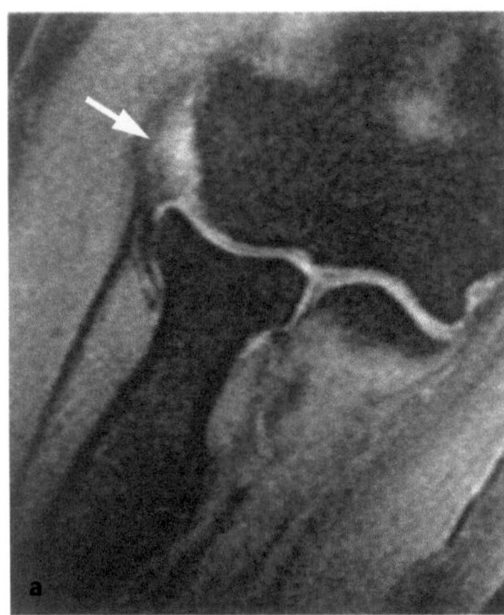

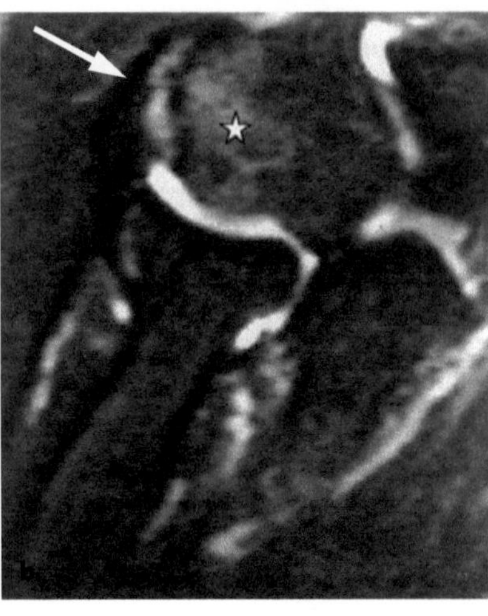

Abb. 22.15 a,b. Chronische Epicondylitis humeri radialis. **a** SE T1-gewichtet, koronar, **b** STIR T2-gewichtet, fettsupprimiert, koronar

bewiesen werden. Darüber hinaus erlaubt das Verfahren, das gleichzeitige Vorliegen einer Läsion des N. medianus auszuschließen. Die Veränderungen im Sinne einer Tendinitis müssen gegenüber einer reinen Degeneration (Tendinose) abgegrenzt werden. Hierbei ist in der MRT lediglich eine Verdickung der Sehne des M. extensor communis ohne peritendinöse Signalanhebung nachweisbar.

Zeichen einer lateralen Epicondylitis in der MRT (Abb. 22.13, Abb. 22.14, Abb. 22.15 a,b):

- Flüssigkeit im radialen Recessus oder in der Bursa,
- Entzündungszeichen, Verdickung oder Ödem im Bereich der Sehne des M. extensor communis,
- Ödem im Bereich des M. anconeus,
- partielle Unterbrechung der Sehne des M. extensor communis,
- Ödem und Blutung und/oder Raumforderung im Bereich des M. extensor carpi radialis brevis.

Ellenbogenverletzungen bei verschiedenen Sportarten

Baseballspieler können folgende Verletzungen im Bereich des Ellenbogens aufweisen:

1. eine bilaterale Olekranonbursitis,
2. eine posterior-mediale Olekranonosteophytose (65%),
3. intraartikuläre freie Gelenkkörper (39%),
4. Verletzung des ulnaren Kollateralbandes (25%),
5. Neuritis des N. ulnaris (15%).

Tennisspieler können folgende Verletzungen aufweisen:

1. laterale Epikondylitis des dominanten Armes,
2. Verletzung des ulnaren Kollateralbandes des dominanten Armes,
3. Neuritis des N. ulnaris.

Mögliche Verletzungen eines Golfers:

1. Mediale Epikondylitis im Bereich des Ellenbogens am dominanten Arm,
2. Läsion des N. ulnaris,
3. laterale Epikondylitis am nichtdominanten Arm,
4. Quervain-Erkrankung (Entzündung der Sehne des M. abductor pollicis longus und des M. extensor pollicis brevis, bedingt durch Kompression bei der Passage durch das erste dorsale Kompartiment),
5. Kubitaltunnelsyndrom,
6. Supinatorsyndrom,
7. Kompressionssyndrom des N. interosseus anterior.

Verletzung der Bizepssehne

Die Sehne des M. biceps im distalen Bereich weist die häufigsten Verletzungen sowohl als partielle als auch als komplette Ruptur auf. Die Läsion entsteht gewöhnlich durch eine plötzliche exzessive Extension im Ellenbogengelenk und kommt bei bestimmten Allgemeinerkrankungen wesentlich häufiger vor, als bei gesunden Menschen, so z. B. bei einem Hyperparathyreoidismus, bei Diabetes mellitus, bei Gicht, aber auch bei Zustand nach Steroidinjektionen.

Die Verletzung findet sich in erster Linie bei Männern, und zwar in 80% am dominanten Arm. Das durchschnittliche Alter beim Auftreten beträgt 55 Jahre. Jedoch kommt sie bei Bodybuildern und bei Gewichthebern auch im jugendlichen Alter vor. Hauptsächlich reißt die Sehne im Bereich der Insertion an der Tuberositas radialis ab. Komplette Rupturen sind wesentlich häufiger als partielle Rupturen. Daneben kann eine Ruptur, wie bereits erwähnt, auch im proximalen Anteil, nämlich im Bereich des langen Kopfes der Bizepssehne auftreten.

Der Mechanismus, der zu einem Riss der distalen Bizepssehne führt, ist eine exzentrische Kontraktion

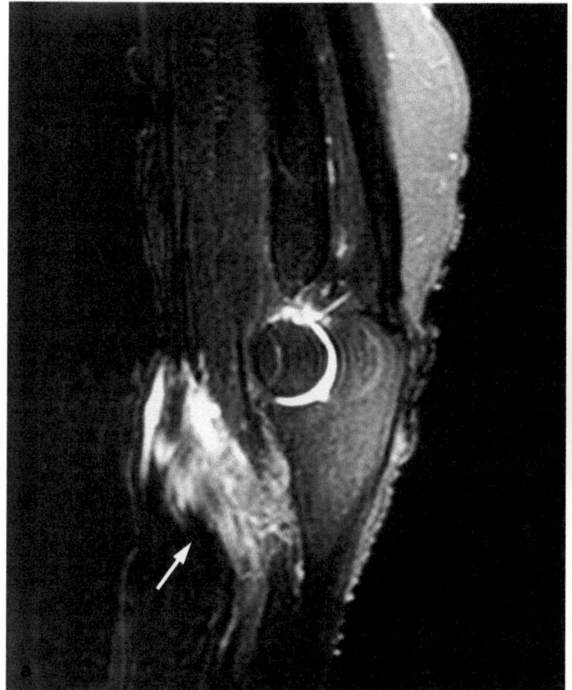

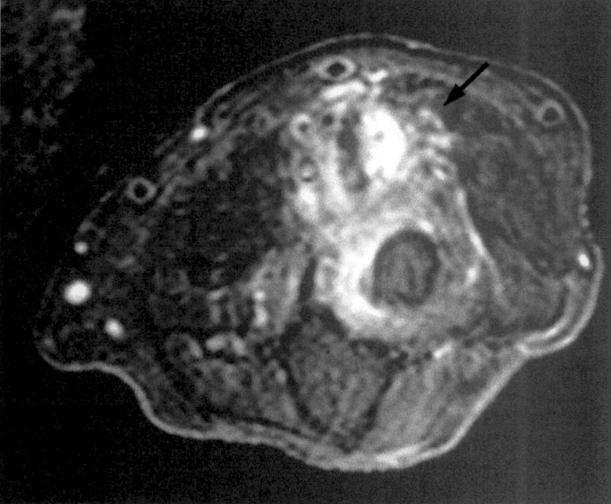

Abb. 22.16 a,b. Anamnese: 78-jährige Patientin, die vor vier Wochen nach Anheben eines schweren Gegenstandes plötzlich erhebliche Schmerzen im Bereich des volaren Ellenbogens mit stärkerer Schwellung verspürte. Diagnose: Komplettruptur der distalen Sehne des M. biceps mit leichter Retraktion und Zustand nach perifokaler deutlicher Einblutung. **a** FSE T2-gewichtet, fettsupprimiert, sagittal, **b** FSE T2-gewichtet, fettsupprimiert, axial

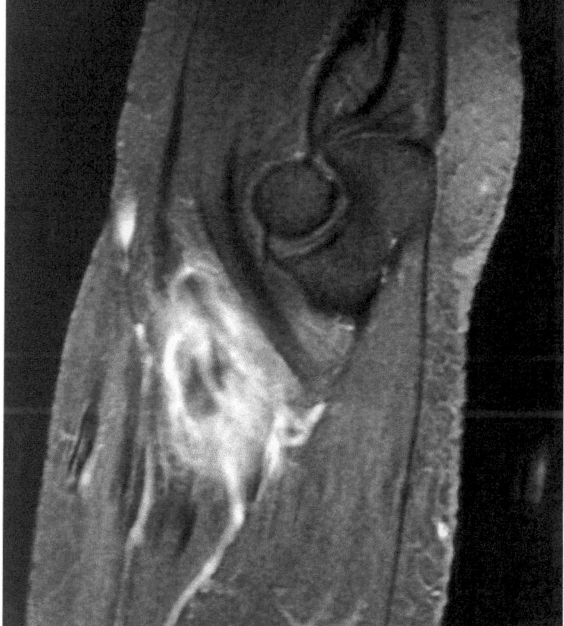

Abb. 22.17. Anamnese: 77-jährige Patientin, die seit einigen Wochen über Schmerzen im volaren Ellenbogengelenk klagt. Diagnose: chronische Ruptur der Bizepssehne (SE T2-gewichtet, fettsupprimiert, nach Kontrastmittelgabe, sagittal)

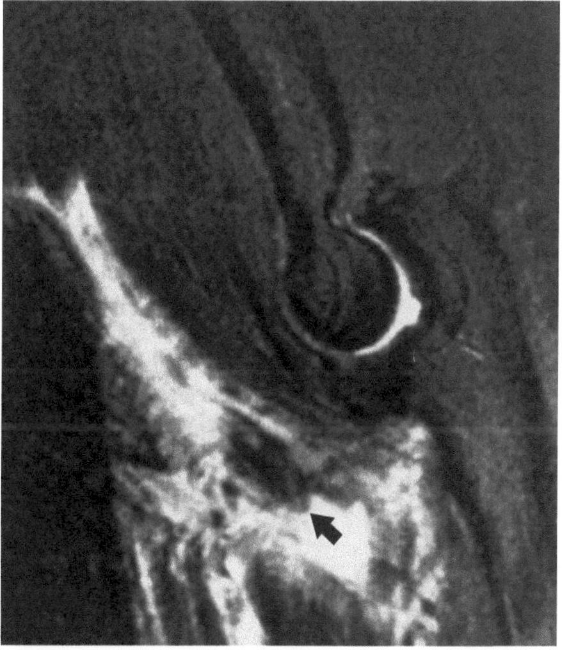

Abb. 22.18. Komplette Ruptur der distalen Bizepssehne bei einem 37-jährigen Gewichtsheber (STIR T2-gewichtet, fettsupprimiert, sagittal)

des Bizeps gegen einen Widerstand. Dabei kann auch der Larcertus fibrosus zerreißen.

Ferner sollte auf Folgendes hingewiesen werden: Die Tendinose, also die Degeneration der distalen Bizepssehne, ist wahrscheinlich ein komplexer Vorgang, der durch ein repetitives mechanisches Impingement im distalen Segment ausgelöst wird. Diese hypovaskuläre Zone wird bei der Pronation zwischen Ulna und Radius gequetscht und ist daher bei einem entsprechenden repetitiven Bewegungsmechanismus prädestiniert für

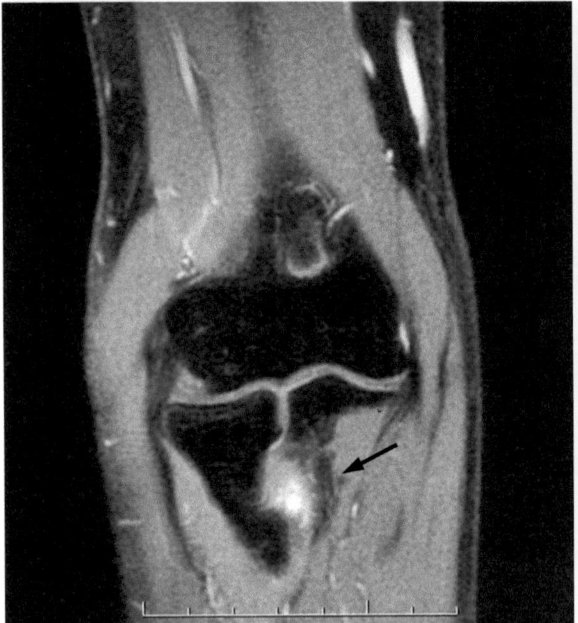

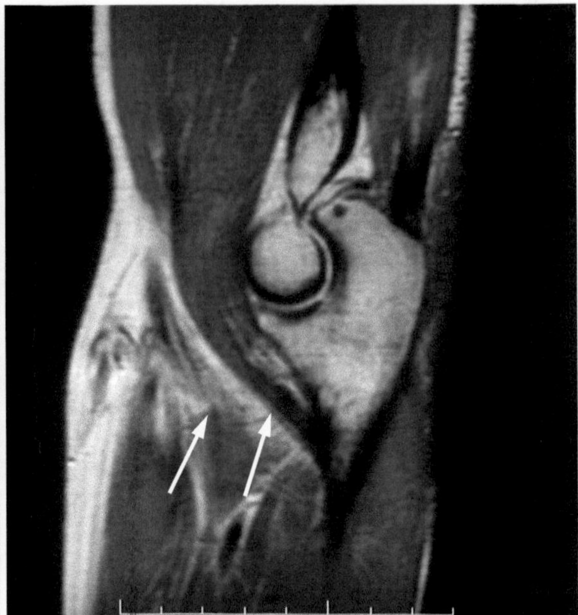

Abb. 22.19 a–c. Anamnese: 54-jähriger Patient, der vor zwei Wochen eine erhebliche volare Kontusion des Ellenbogengelenkes erlitt. Diagnose: Zerrung des M. brachialis mit Teilruptur im muskulotendinösen Übergang. **a** FSE T1-gewichtet, fettsupprimiert, nach Kontrastmittelgabe, koronar, **b** FSE protonengewichtet, sagittal, **c** GRE T2*-gewichtet, axial

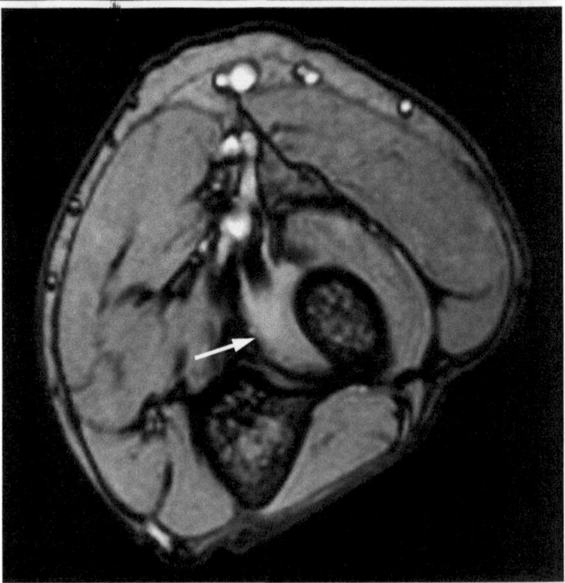

den Abriss. Häufig ist neben der Tendinose auch eine Bursitis im Kubitalbereich nachweisbar. Dies wiederum kann eine Irritation des N. medianus bewirken.

Mit der MRT ist eine Darstellung der Sehnenverletzung am ehesten auf axialen T2-gewichteten Bildern möglich, auf denen gleichzeitig auch der Lacertus fibrosus beurteilt werden kann. Mit der sagittalen Darstellungsebene gelingt es häufig, den distalen Anteil der Sehne auf einer Strecke von 4–5 cm auf einer Schicht darzustellen.

Die Diagnose einer Bizepssehnenruptur distal ist jedoch oft bereits durch die klinische Untersuchung zu stellen. Hierbei findet sich eine rundliche Verdickung im Bereich des Bizepsmuskels im Oberarm.

Der MRT kommt daher in erster Linie die Aufgabe zu, den Ort der Läsion exakt zu analysieren und bei Retraktion das distale Ende zu lokalisieren. Dies ist umso wichtiger, da ein chirurgischer Eingriff möglichst früh nach der Verletzung erfolgen sollte (Abb. 22.16 a,b, Abb. 22.17, Abb. 22.18).

Verletzung der Brachialissehne

Die Sehne des M. brachialis setzt am unteren Rand des Koronoids an. Eine isolierte Läsion dieser Sehne ist ein ausgesprochen seltenes Ereignis, sie kommt jedoch gelegentlich als Komplikation von anderen Veränderungen vor. Luxationen im Ellenbogengelenk mit Dislokation des Unterarmes nach dorsal werden bekanntlich häufiger von einem knöchernen Sehnenausriss des M. brachialis begleitet. Hierbei kommt es zu einer Abscherfraktur des Processus coronoides ulnae. Die Sehne des M. brachialis ist ferner eine Prädilektionsstelle für das Auftreten einer Myositis ossificans traumatica nach lokalen Überbelastungstraumen, aber auch häufig als begleitende Folge anderer Verletzungen des Ellenbogens.

In der MRT sind zur Verifizierung in erster Linie sagittale T1- und fettsupprimierte T2-gewichtete Sequenzen empfehlenswert, ergänzend auch zusätzlich axiale Schichten (Abb. 22.19 a–c, Abb. 22.20).

Differenzialdiagnostisch kann bei Vorliegen eines ausgedehnten Hämatoms die Brachialissehnenläsion

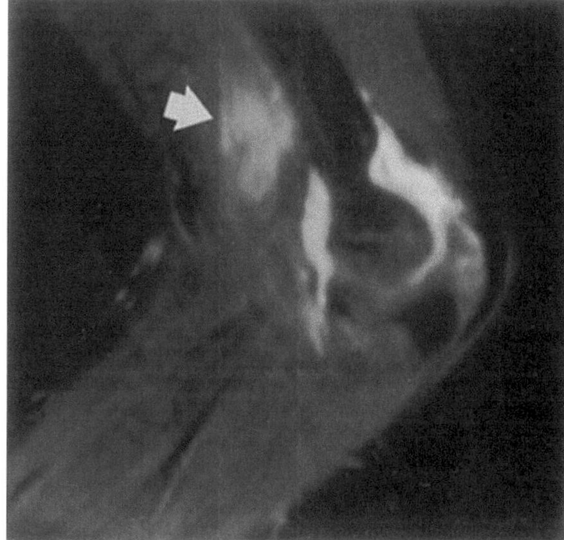

Abb. 22.20. Zustand nach Fall auf den gestreckten Ellenbogen. Zerrung des M. brachialis bei abgelaufener Subluxation (STIR T2-gewichtet, sagittal; *Pfeil* M. brachialis). (Aus Fritz 1997, S. 36, Abb. 9)

auch mit einer Bizepssehnenläsion verwechselt werden, allerdings ist der Ansatz der Bizepssehne deutlich distaler im Bereich des Tuberculum radii lokalisiert.

Verletzung der Trizepssehne

Die Verletzung der distalen Trizepssehne ist ein seltenes Ereignis, insbesondere kommen komplette Rupturen kaum vor. Typischerweise finden sich tendinöse Verletzungen im Bereich der Olekranoninsertion und bei Komplettrupturen fast immer auch ein kleiner knöcherner Ausriss. Partielle Rupturen betreffen in erster Linie den mittleren Bereich der Sehne oberhalb des Olekranons. Auch eine Ruptur im muskulotendinösen Übergang ist beschrieben worden, jedoch außerordentlich selten.

Der klinische auslösende Mechanismus ist eine forcierte Flexion des Ellenbogens gegen einen Widerstand, z. B. bei Sturz auf den ausgestreckten Arm. Trizepssehnenrupturen bei Sportlern können auch durch einen direkten Schlag auf die Sehne ausgelöst werden oder ebenfalls durch eine extreme Kontraktion, z. B. bei Gewichthebern. Auch die Lokalinjektion anabolischer Steroide fördert die Gefahr einer Trizepssehnenruptur.

Eine Tendinose ist in diesem Bereich kein seltenes Ereignis und kommt insbesondere nach langjähriger Korticoidtherapie z. B. bei einer rheumatischen Arthritis vor. Sie stellt eine Prädisposition für eine Sehnenruptur dar.

Ein Riss ist häufig mit einer Bursitis dorsal des Olekranons vergesellschaftet, die ebenfalls als Prädisposition gilt.

Die klinische Diagnosestellung kann wegen der Schmerzen und der Schwellung schwierig sein. Daher

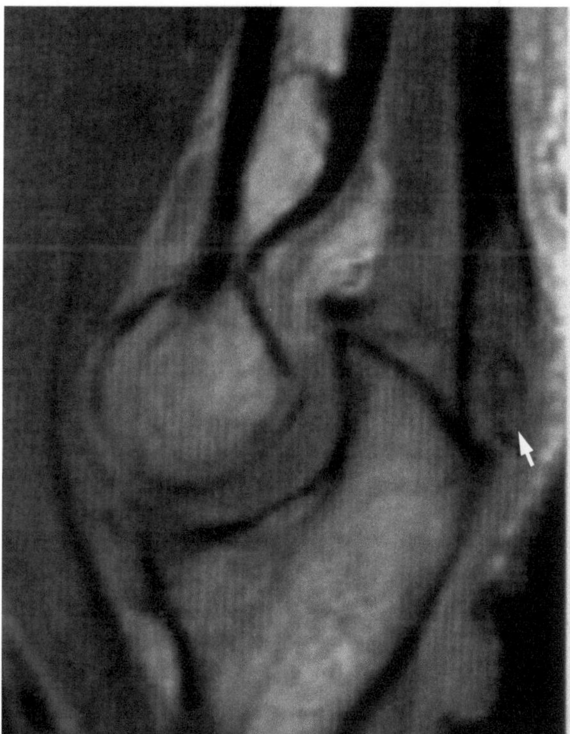

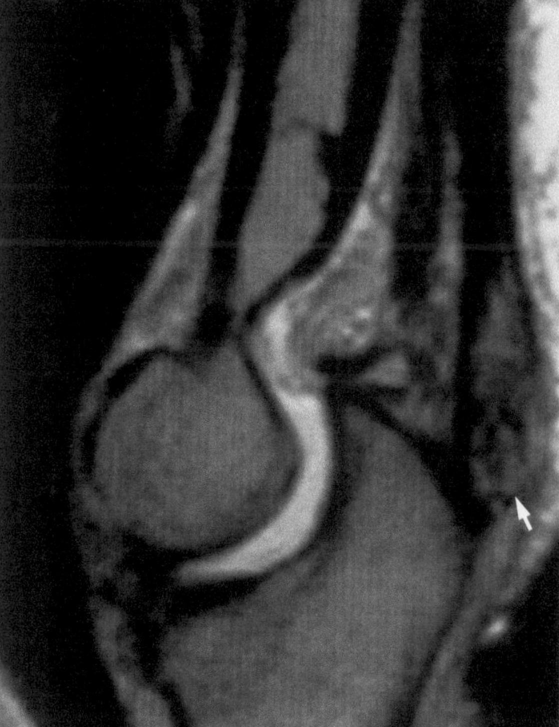

Abb. 22.21 a,b. Degenerative Tendinose im Bereich der Sehne des M. triceps. **a** SE protonengewichtet, sagittal, **b** FSE T2-gewichtet, sagittal

kommt der MRT eine größere Bedeutung zu. Zur Anwendung sollten axiale und sagittale Schnittrichtungen kommen, möglichst in T2-gewichteter fettsupprimierter Technik. Die Abklärung ist deshalb so wichtig, weil bei einer kompletten Ruptur eine sofortige Operation erforderlich ist (Abb. 22.21 a,b).

22.3.4 Muskuläre Verletzungen

Verletzungen der Muskulatur in der Umgebung des Ellenbogens können Folge einer Zerrung, aber auch einer direkten Gewalteinwirkung auf den betreffenden Muskel sein. Es kommt in einem solchen Fall zur Zerreißung von muskulären Fasern und fast immer auch zum Auftreten eines intramuskulären Hämatoms. Eine Prädilektionslokalisation im Bereich des Ellenbogens für solche Verletzungen findet sich nicht.

In der MRT lassen sich muskuläre Verletzungen am besten in der T2-gewichteten fettsupprimierten Schicht darstellen. Hierbei erkennt man ein intramuskuläres Ödem, das streifen- aber auch fleckförmig angeordnet sein kann, und das bereits erwähnte Hämatom, das erhebliche Ausmaße annehmen kann. Es weist zunächst eine geringe Signalintensität auf und kommt nach Bildung des Methämoglobins als helle Signalintensität zur Darstellung. Bei Vorliegen einer subakuten oder chronischen Zerrung ist auch die Gabe von Kontrastmittel sinnvoll, da es dann innerhalb der Läsion zu einem umschriebenen Enhancement kommt.

Zur Anwendung kommen in dieser Region alle drei Schichtebenen in fettsupprimierter T2-Wichtung und in T1-Wichtung vor und nach Kontrastmittelgabe.

22.3.5 Posteriore Verrenkungsverletzung und Instabilität

Die posteriore Ausrenkung des Ellenbogengelenkes ist die zweithäufigste Luxation nach der Schulter bei Erwachsenen und die häufigste Dislokation bei Kindern unterhalb von 10 Jahren. Wegen der relativ schlechten Kongruenz des noch nicht ausgereiften knorpeligen kindlichen Gelenkes im Vergleich zu der knöchernen Artikulation bei Erwachsenen sind Kinder für eine Ellenbogenverrenkung prädisponiert. Viele Ausrenkungen verlaufen allerdings bei Kindern unentdeckt, da es meist zu einer spontanen Reposition kommt. Der einzige Hinweis auf eine abgelaufene Luxation des Ellenbogens ist dann ein Hämatom.

In der MRT finden sich gewöhnlich eine Gelenkergussbildung und Hinweise auf eine Zerrung des M. brachialis. Gelegentlich lassen sich auch knöcherne Kontusionsherde im Bereich des hinteren Randes des Capitellums ebenso wie im Bereich des Radiusköpfchens und des Processus coronoides nachweisen.

Bei Erwachsenen ist der Fall auf die ausgestreckte Hand der hauptsächlichste Grund für das Auftreten einer Luxation, und zwar im Sinne eines Hyperextensionsmechanismus. Es gibt jedoch auch die Möglichkeit der Subluxation nach posterolateral bei einer Hyperflexion des Ellenbogens, mit gleichzeitiger Supination des Unterarmes und Valgusstress.

Die Folge einer Luxation ist häufig eine Gelenkinstabilität, die in drei Stadien eingeteilt werden kann. Alle Stadien sind mit einer Weichteilverletzung entweder lateral oder medial vergesellschaftet.

- Das *Stadium I* beinhaltet eine posterolaterale Subluxation der Ulna und des Radius relativ zum Humerus, mit einer Ruptur des lateralen Kollateralligaments. Die Ruptur dieses Ligaments wird als die wesentlichste Läsion bei einer posterolateralen Rotationsinstabilität angesehen.
- Das *Stadium II* beinhaltet eine inkomplette Verrenkung, sodass sich der Processus coronoides gewissermaßen vor der Trochlea befindet. Hierbei lässt sich neben der Verletzung der lateralen ligamentösen Strukturen häufig auch eine Verletzung der anterioren und der posterioren Gelenkkapsel nachweisen.
- Im *Stadium III* findet sich eine komplette posteriore Luxation mit einer ausgedehnten Ruptur des medialen Kollateralbandkomplexes, sodass der Ellenbogen in allen Richtungen instabil erscheint. Die komplette Ruptur des medialen Kollateralbandes stellt also den Hauptbefund nach einer kompletten Luxation dar. Ebenso sind sowohl die Flexor- als auch die Extensorsehnen häufig bei einer kompletten posterioren Dislokation des Ellenbogens rupturiert.

Die klinische Feststellung einer Ellenbogeninstabilität ist schwierig, weil eine gezielte Untersuchung häufig wegen der Schmerzen nicht möglich ist.

Die MRT ist beim Nachweis einer Ruptur des Lig. collaterale laterale ulnare recht zuverlässig. Bekanntlich besteht das laterale Kollateralligament aus zwei Schenkeln, nämlich dem Lig. collaterale laterale radiale und dem Lig. collaterale laterale ulnare. Die Rupturlokalisation im Bereich des Lig. collaterale laterale ulnare findet sich hierbei oberhalb des lateralen Randes des Capitellums und lässt sich am besten auf koronaren und axialen Schnitten nachweisen. Sie kann häufig das einzige Zeichen einer Stadium-I-Dislokation mit der Folge einer posterolateralen Rotationsinstabilität darstellen. Sie findet sich jedoch ebenfalls im Stadium III, vergesellschaftet mit einer Ruptur des Lig. collaterale mediale.

Die Darstellung einer Luxation vom Stadium II oder III in der MRT erfolgt am besten in der sagittalen Schnittrichtung in T2-Wichtung möglichst mit Fettsuppression, während die Läsionen der Bandzügel des lateralen oder medialen Kollateralbandes und eine mögliche Verletzung der Sehnen der Flexor- und Extensor-communis-Muskulatur am besten in der koro-

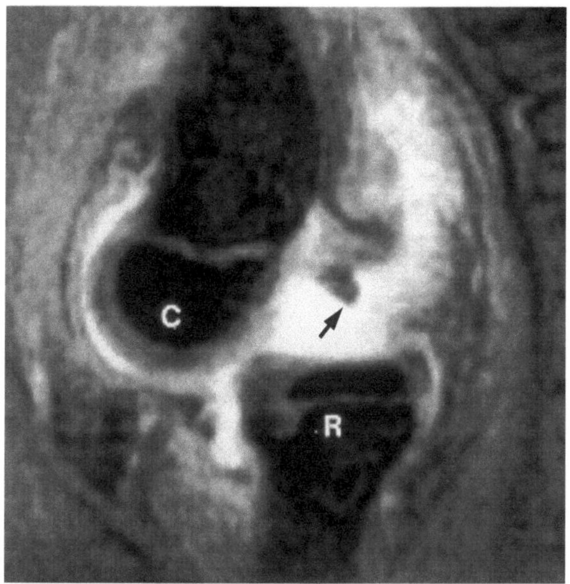

Abb. 22.22. Stadium-II-Instabilität bei einem 13-jährigen Kind, bei dem es zu rezidivierenden Luxationen im Bereich des Ellenbogens nach vorne gekommen ist. Posteriore Dislokation des Radius (*R*) relativ zum Capitellum (*C*). Ruptur des Lig. collaterale laterale ulnare (*Pfeil*; GRE T2*-gewichtet, sagittal)

naren und axialen Schnittrichtung, möglichst ebenfalls in einer fettsupprimierten T2-Wichtung sichtbar werden. Von einigen Untersuchern wird zur besseren Diagnostik auch eine direkte oder indirekte MR-Arthrographie empfohlen, und in der Tat lassen sich Kapselläsionen am besten auf diese Weise darstellen (Abb. 22.22).

22.3.6 Neuropathien im Bereich des Ellenbogens und des Unterarmes durch Zerrung und insbesondere durch Kompression

Das Nervenkompressionssyndrom im Bereich des Ellenbogens und des Unterarmes kann alle drei Nerven, nämlich den N. medianus, den N. ulnaris und den N. radialis betreffen.

Der N. ulnaris ist aufgrund seiner oberflächlichen Lage, und weil er dem Knochen direkt im Bereich des medialen Kondylus aufliegt, am häufigsten betroffen.

Nervus ulnaris

Sulcus-ulnaris-Syndrom

Der N. ulnaris passiert, wie bereits erläutert, die anterior-mediale Grenze des medialen Kopfes des M. triceps und tritt dann in den Sulcus ulnaris hinter dem medialen Epikondylus ein. 90% der Menschen besitzen ein Kubitaltunnelretinaculum, das vom medialen Epikondylus zur Spitze des Olekranons verläuft und das Dach des Sulcus ulnaris bildet. Bei 10% fehlt dieses Retinaculum oder ist ersetzt durch den M. anconeus epitrochlearis, der vom Olekranon zum Epikondylus medial verläuft und einen Druck auf den N. ulnaris ausüben kann. Fehlt das Retinaculum, wird der N. ulnaris bei Flexion des Ellenbogens aus dem Sulcus ulnaris disloziert, mit der Folge einer Irritation und einer Neuritis.

Die Patienten klagen über Parästhesien und Hyperästhesien, gelegentlich auch über Hypästhesien im Bereich des Dermatoms des sensorischen Astes des N. ulnaris sowie über lokale Schmerzen im Bereich des Sulcus ulnaris. Ferner kommt es bei gleichzeitiger Beteiligung des motorischen Anteils u. U. auch zum Auftreten von neurologischen Läsionen im Bereich des M. adductor pollicis und des tiefen Kopfes des M. flexor pollicis brevis sowie auch des M. flexor carpi ulnaris (Abb. 22.23, Abb. 22.24, Abb. 22.25).

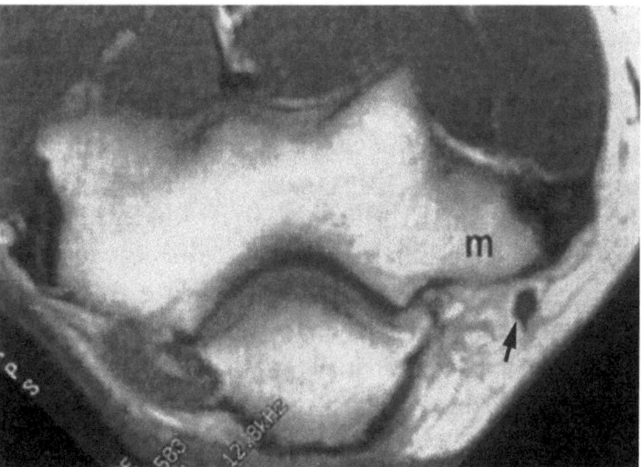

Abb. 22.23. Asymptomatische Luxation des N. ulnaris bei Fehlen des Lig. arcuatum (SE T1-gewichtet, axial)

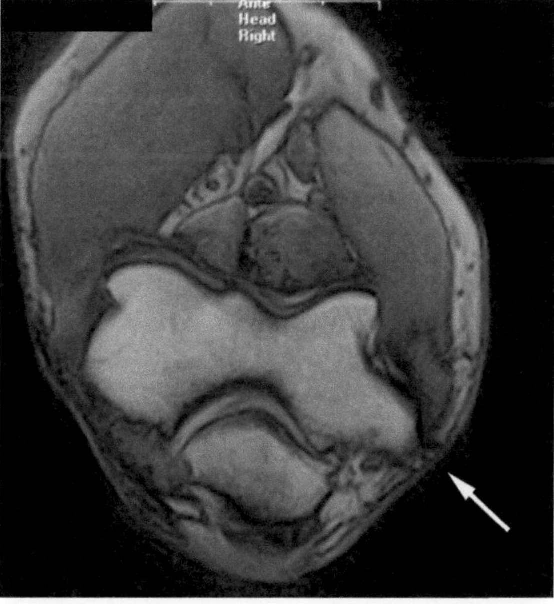

Abb. 22.24. Anamnese: 62-jähriger Patient, der seit drei Monaten über permanente Schmerzen im Bereich des ulnaren Ellenbogens, insbesondere bei Flexion, klagt. Diagnose: Sulcus-ulnaris-Syndrom ohne Luxation (GRE protonengewichtet, axial)

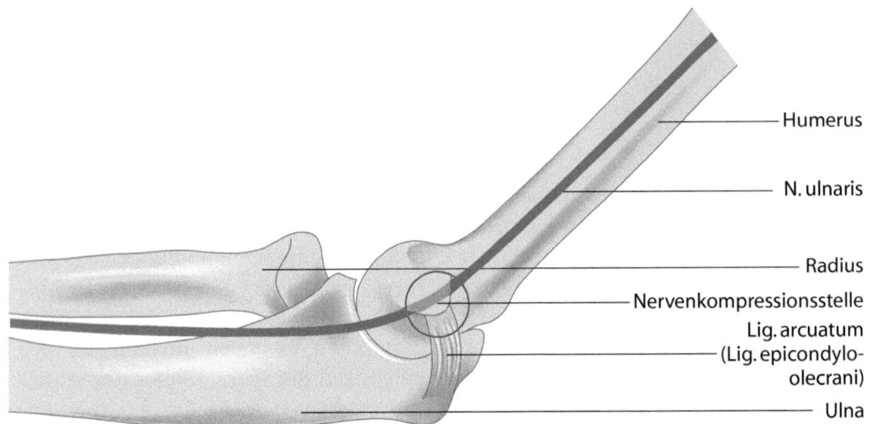

Abb. 22.25. Sulcus-ulnaris-Syndrom mit Kompression des N. ulnaris unter dem Lig. arcuatum (Lig. epicondyloaleecrani). (Nach Pomeranz 1997, S. 64, B.14)

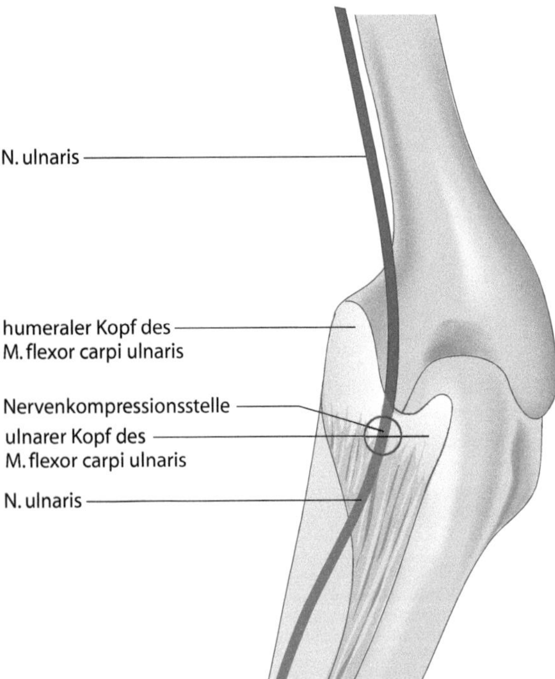

Kubitaltunnelsyndrom

Es handelt sich hierbei um einen fibroossären Tunnel distal des Sulcus ulnaris. Der Boden des Kubitaltunnels wird durch die Kapsel des Ellenbogens und den transversalen Anteil des medialen Kollateralbandes gebildet, die beiden Seiten durch die Köpfe des M. flexor carpi ulnare. Das Dach bildet das Lig. arcuatum.

In diesen Tunnel tritt der N. ulnaris ein und kann hier auf verschiedenste Weise komprimiert werden, so durch eine Verdickung oder Ossifikation des medialen Kollateralbandes, durch einen medialen Knochenvorsprung, durch freie Gelenkkörper, Tumoren, Ganglien und Narben sowie durch in Fehlstellung verheilte Frakturen. Weitere Ursachen können rheumatoide Veränderungen des medialen Epikondylus, Osteophytosen

◁
Abb. 22.26. Kubitaltunnelsyndrom mit Kompression des N. ulnaris zwischen dem ulnaren und humeralen Kopf des M. flexor carpi ulnaris. (Nach Pomeranz 1997, S. 65, B.15)

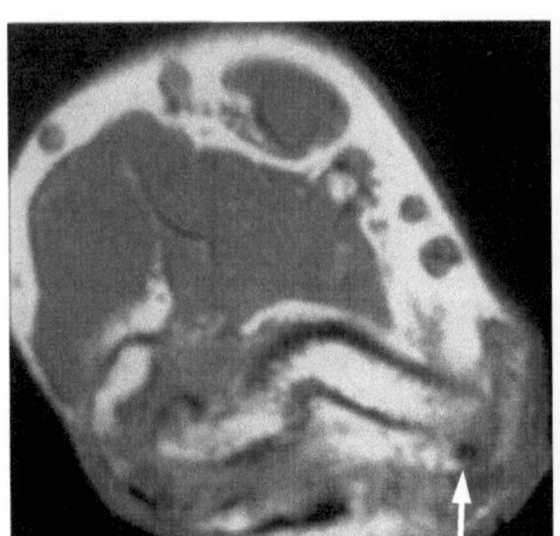

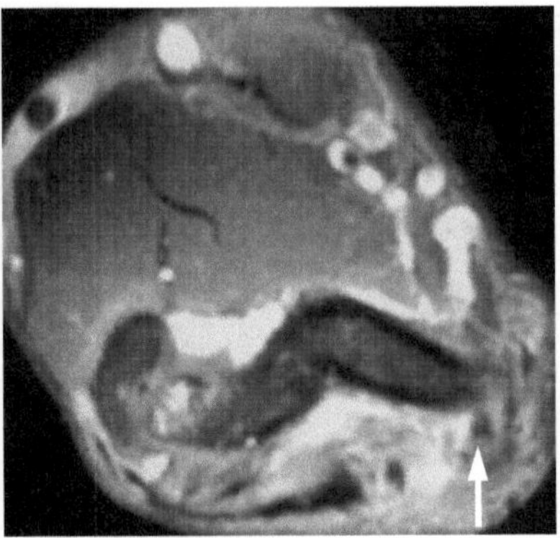

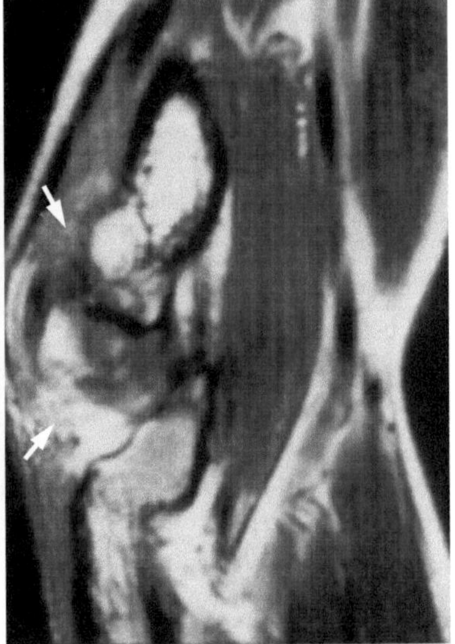

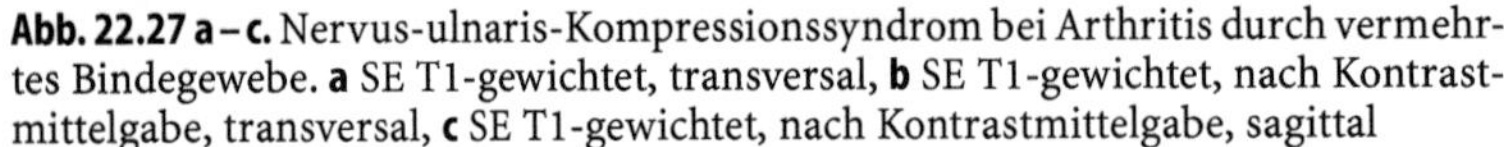
Abb. 22.27 a–c. Nervus-ulnaris-Kompressionssyndrom bei Arthritis durch vermehrtes Bindegewebe. **a** SE T1-gewichtet, transversal, **b** SE T1-gewichtet, nach Kontrastmittelgabe, transversal, **c** SE T1-gewichtet, nach Kontrastmittelgabe, sagittal

und Hämatome sein sowie permanente Mikrotraumen, z. B. bei Baseballspielern, Boxern und Überkopfsportlern wie Speerwerfern. Die Patienten klagen ähnlich wie beim Sulcus-ulnaris-Syndrom über Parästhesien und Hypästhesien im Bereich des medialen Unterarmes. und es kommt nicht selten zum Auftreten einer so genannten Klauenhand als Zeichen einer motorischen Läsion im Innervationsgebiet des N. ulnaris (Abb. 22.26, Abb. 22.27 a–c).

Guyon-Tunnel-Syndrom

Der N. ulnaris kann darüber hinaus auch im Bereich des Guyon-Tunnels komprimiert werden. Dieser Tunnel befindet sich im Bereich der volaren Handwurzel medial des Karpaltunnels. Das so genannte Guyon-Tunnel-Syndrom wird zu einem späteren Zeitpunkt abgehandelt.

MRT-Diagnostik

In der MRT finden sich beim Sulcus-ulnaris-Syndrom eine Hyperintensität in der T2-Wichtung im Sulcus ulnaris oder in der Umgebung desselben und eine lineare hypointense Verdickung des Epikondyloolekranonligamentkomplexes sowie Hinweise auf die auslösende Ursache.

Beim Kubitaltunnelsyndrom lassen sich eine Verbreiterung des N. ulnaris sowie eine Hyperintensität in der T2-Wichtung nachweisen. Ferner findet sich häufig eine hypointense Verdickung des Lig. arcuatum oder auch ein idiopathisch veränderter Kubitaltunnel.

Die die koronare und die axiale Schichtrichtung eignen sich bevorzugt zur Darstellung.

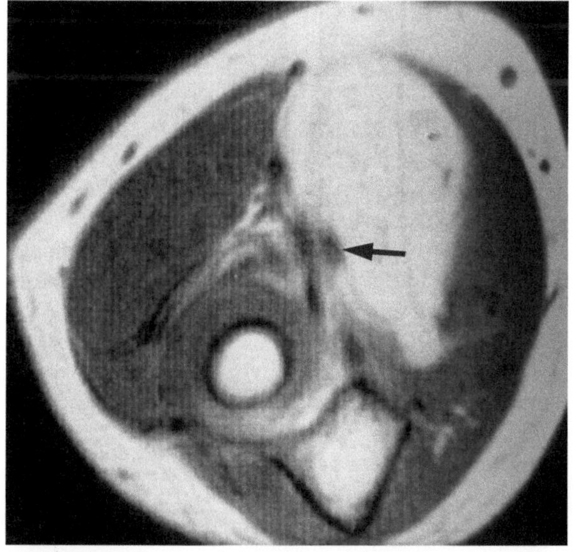

Abb. 22.28. Nervus-medianus-Kompressionssyndrom. Großes Lipom, welches den N. medianus im Bereich des proximalen Unterarmes komprimiert (SE T1-gewichtet, axial)

Nervus-medianus-Kompressionssyndrom

Der N. medianus verläuft medial der A. brachialis im distalen Oberarm unterhalb der Aponeurose in die Fossa cubitalis. Er tritt dann zwischen die beiden Köpfe des M. pronator teres ein, wobei der ulnare Kopf zwischen dem N. medianus und der A. brachialis interponiert ist. Der N. medianus gibt in diesem Bereich als Ast den N. interosseus anterior ab. Dieser Nerv verläuft dann mit der A. interossea anterior entlang der vorderen Oberfläche der Membrana interossea zwischen dem M. flexor digitorum profundus und dem M. flexor pollicis longus. Der N. medianus dagegen verläuft zwischen dem M. flexor digitorum superficialis und dem M. flexor digitorum profundus. Er besitzt im Gegensatz zum N. ulnaris kein umgebendes Fett und stellt sich daher in der MRT nur schwierig dar (Abb. 22.28).

Mehrere Prädilektionsstellen für eine Kompression des N. medianus sind bekannt:

Suprakondyläres Prozesssyndrom

Die Ursache ist ein fibröses Band, das als anatomische Variante vom medialen Epikondylus zur anterior-medialen Humerusoberfläche verläuft und an einer kleinen Exostose inseriert. Der dadurch entstandene Tunnel wird oberflächlich durch dieses fibröse Band gebildet. Das Band hat eine Länge von ca. 7 cm und ist in der Lage, den N. medianus, aber auch die ihn begleitende A. brachialis zu komprimieren (Abb. 22.29).

Weitere Ursachen einer Kompression des N. medianus in diesem Bereich ist eine Fraktur des Humerus im suprakondylären Bereich.

Klinisch kommt es zum Auftreten von Parästhesien im Dermatom des N. medianus und zu Schmerzen im Bereich des Vorderarmes und der ersten drei Finger. Ferner kann eine motorische Schwäche vorhanden sein,

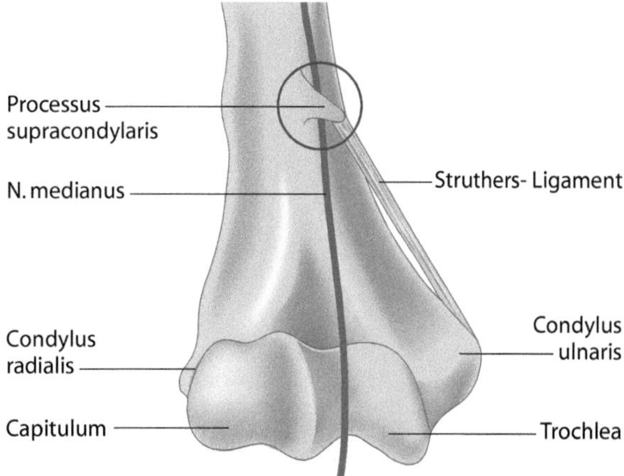

Abb. 22.29. Verlauf des N. medianus im distalen Oberarm. Lokalisation des supracondylären Prozeß-Syndroms. (Nach Pomeranz 1997, S. 60, Abb. B.9)

mit einer verminderten Flexion der Finger I bis III, wenn der motorische nervale Anteil mit beschädigt ist.

In der MRT kann das erwähnte Band nachgewiesen werden, ebenso eine Fibrose und hypointenses Granulationsgewebe im Bereich des suprakondylären Prozesses, und zwar am besten in der axialen und in der coronaren Schnittrichtung in fettsupprimierter T2-Wichtung.

Pronator-teres-Syndrom

Eine weitere Prädilektionsstelle für eine Kompression des N. medianus befindet sich im oder in der Umgebung des M. pronator teres (Abb. 22.30). Dieses Syndrom wird daher auch als Pronator-teres-Muskelsyndrom bezeichnet.

Es betrifft folgende Kompressionsstellen:

1. Die Stelle, wo der Lacertus fibrosus über den humeralen Kopf des M. pronator teres zieht. Eine Kompression ist möglich bei forcierter Flexion bei bestehender Pronation.

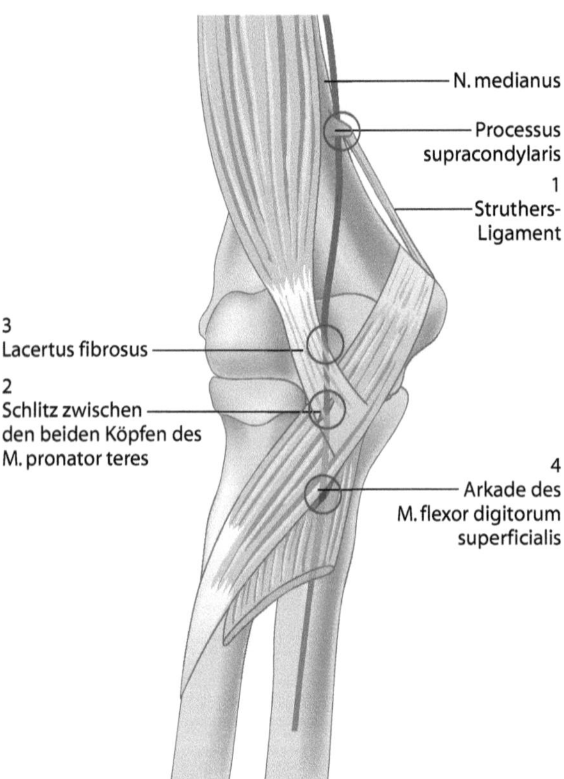

Abb. 22.30. Darstellung der verschiedenen Kompressionslokalisationen des N. medianus. *1* Supracondyläres Prozeß-Syndrom mit Kompression 1. durch das Lig. Struther, 2. durch eine Fraktur des Prozessus supra condylaris. *2* Pronatar teres-Syndrom mit Kompression zwischen den beiden Köpfen des M. pronator teres. *3* Kompression durch Lacertus fibrosus. *4* Kompression durch die Arcade des M. flexor digitorum superficialis. (Nach Pomeranz 1997, S. 60, Abb. B.10)

2. Die Nerveneintrittsstelle, an der sich der ulnare und der humerale Kopf des M. pronator teres vereinigen. Eine Kompression erfolgt bei Extension des Ellenbogens und Supination.
3. Die Stelle, an der der M. flexor digitorum superficialis und der M. flexor digitorum profundus eine Arkade bilden.

Die Ätiologie kann eine Myositis, ein fibröses Band zwischen den beiden Köpfen des M. pronator teres, ein Vorderarmtrauma oder auch eine Hypertrophie des M. pronator teres sein, wie sie bei intensiver muskulärer Überbeanspruchung, z. B. bei Hochleistungsschwimmern, insbesondere bei Kraulern auftreten kann.

In der MRT lässt sich dann eine Kompression des N. medianus entweder im Bereich des M. pronator teres oder in der Arkade des M. flexor digitorum longus nachweisen, die sich als nervale Hyperintensität in der fettsupprimierten T2-Wichtung in erster Linie in der axialen Schnittrichtung darstellt. Ferner ist sehr häufig auch im Bereich des anterioren Kompartiments des Unterarmes, unter Aussparung des M. flexor carpi ulnaris und der ulnaren Häfte des M. flexor digitorum profundus, eine Signalanhebung in der T2-Wichtung zu beobachten. Der Nachweis gelingt am besten in der sagittalen und in der axialen Schnittrichtung (Abb. 22.31 a,b).

Kiloh-Nevin-Syndrom

Eine weitere nervale Kompression betrifft einen Ast des N. medianus, nämlich des N. interosseus anterior, auch Kiloh-Nevin-Syndrom genannt. Die Kompression dieses Nerven ist Folge fibröser Anomalien in der Tiefe des anterioren Unterarmes, eines Traumas und evtl. auch durch Raumforderungen im Bereich des N. medianus oder durch Kallusbildung nach Unterarmfrakturen im mittleren und oberen Bereich bedingt.

Klinisch fällt eine Instabilität zwischen Daumen und Zeigefinger auf und die Unfähigkeit, den Daumen zu beugen. Ferner werden auch Schmerzen im Bereich des proximalen Drittels des Oberarmes angegeben.

In der MRT findet sich häufig im beschriebenen Bereich sowohl in der T1- als auch in der T2-Wichtung eine umschriebene Signalminderung als Hinweis auf eine interossäre Kalzifikation oder auch auf ein älteres Hämatom. Eine interossäre Hyperintensität in der T2-Wichtung kann einem Tumor, aber auch einer Entzündung entsprechen. Im Bereich des M. flexor pollicis longus, des M. pronator quadratus und auch in einem Teil des M. flexor digitorum profundus ist eine Signalanhebung in der T2-Wichtung erkennbar.

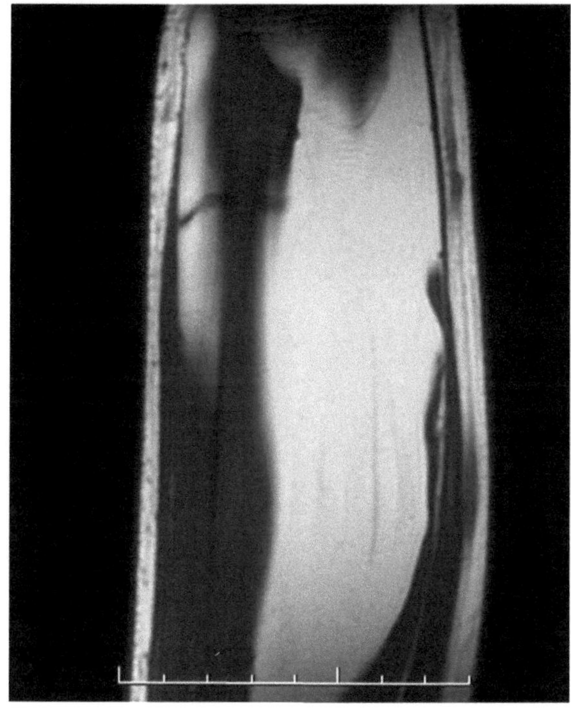

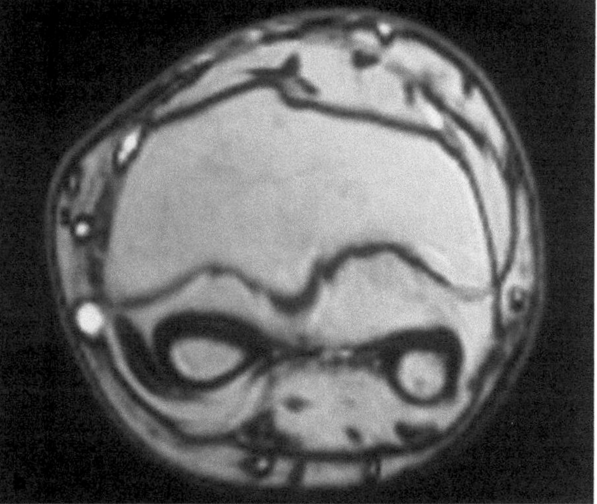

Abb. 22.31 a,b. Anamnese: 65-jähriger Patient, der seit ca. drei Jahren eine zunehmende Schwellung im Bereich des linken Oberarmes an der Beugeseite mit deutlichem Spannungsgefühl bemerkt, mit Kribbeln und Taubheitsgefühl im Bereich der Finger I–III. Diagnose: ausgedehntes Lipom im Bereich des volaren Unterarmes mit Kompression des N. medianus oberhalb des M. pronator teres. **a** FSE T1-gewichtet, sagittal, **b** GRE T2*-gewichtet, axial

Karpaltunnelsyndrom

Der distalste Bereich, in dem der N. medianus komprimiert werden kann, ist der Karpaltunnel. Dieser wird zu einem späteren Zeitpunkt abgehandelt.

Kompression des Nervus radialis

Supinatorsyndrom

Der N. radialis verläuft mit der A. brachialis profunda im Bereich des Sulcus radialis des Humerusschaftes. Lateral und distal davon betritt er das anteriore Kompartiment, nachdem das laterale intermuskuläre Septum oberhalb des Ansatzes des M. brachioradialis perforiert wurde. Er verläuft dann zwischen dem M. brachialis und dem M. brachioradialis und dem M. extensor carpi radialis longus. In Höhe des Epicondylus radialis teilt er sich in einen tiefen und in einen oberflächlichen Ast. Der oberflächliche Ast verläuft zwischen dem M. supinator und dem M. brachioradialis. Er gibt in diesem Bereich einige motorische Äste für die Extensormuskulatur ab (Abb. 22.32).

Unterhalb dieses Punktes handelt es sich um einen reinen sensorischen Nerven. Er verläuft zum posterioren Unterarmkompartiment zwischen der oberflächlichen und tiefen Schicht des M. supinator.

Im proximalen Bereich des M. supinator, im so genannten Frohse-Bogen, findet sich die Stelle, an der durch Kompression eine Neuropathie dieses Nerven verursacht werden kann. Ursache dieser Kompression

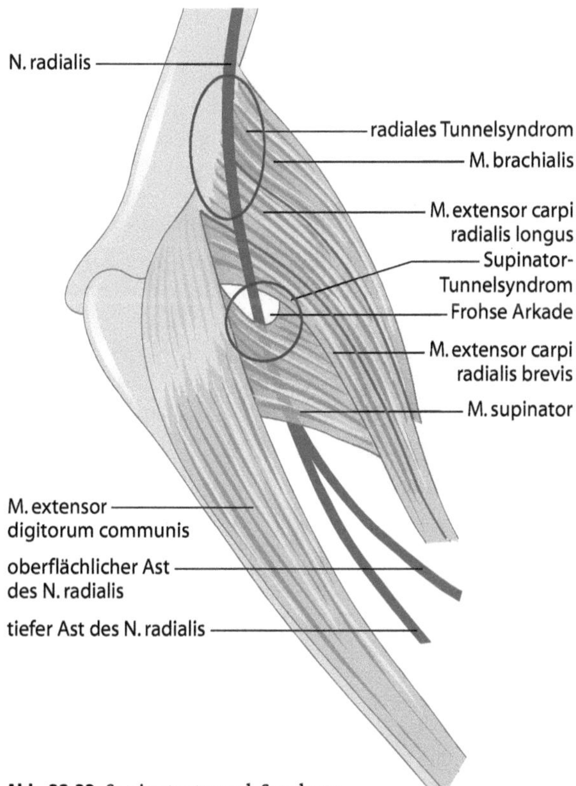

Abb. 22.32. Supinatortunnel-Syndrom

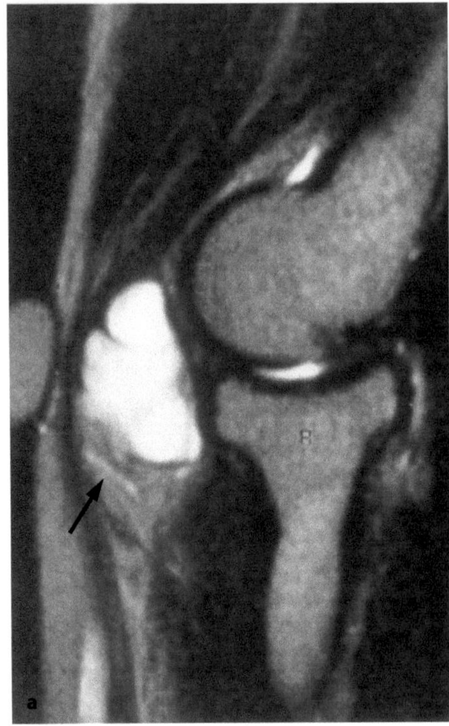

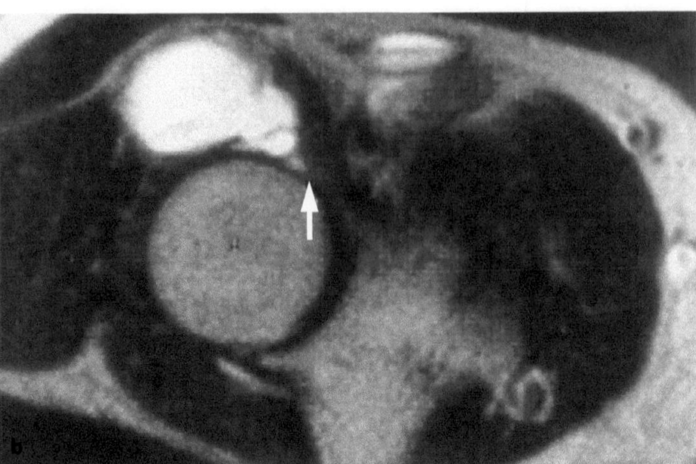

Abb. 22.33 a,b. Kompressionssydrom des N. radialis durch eine Ganglionzyste bei einer 35-jährigen Frau mit Schmerzen und einer palpablen Raumforderung sowie einer Schwäche des M. extensor communis. **a** SE T2-gewichtet, sagittal, **b** SE T2-gewichtet, axial

kann ein Neurinom, ein Neurom, eine Bursitis, eine rheumatoide Arthritis oder auch eine dynamische Kompression sein, hervorgerufen durch eine Hypertrophie des M. supinator und durch eine repetitive Kompression, z. B. bei Dirigenten, bei Geigenspielern, aber auch bei Kugelstoßern. Des Weiteren kann ein Supinatorsyndrom durch eine Subluxation des Radiusköpfchens, durch eine distale Humerusfraktur und durch eine Monteggia-Fraktur hervorgerufen werden.

Die Darstellung in der MRT erfolgt in erster Linie auf axialen Schnitten in fettsupprimierter SE-T2-Sequenz. Das Verfahren ist in der Lage, die Veränderungen des N. radialis darzustellen. Der eigentliche Wert besteht jedoch darin, dass die verschiedenen angegebenen Ursachen einer Neuropathie nachgewiesen und differenziert werden können (Abb. 22.33 a,b).

Radiales Tunnelsyndrom

Das radiale Tunnelsyndrom betrifft einen größeren Abschnitt einer möglichen Kompression des N. radialis, und zwar von der Stelle seiner Penetration durch das laterale intermuskuläre Septum bis hin zu der Stelle, an der der N. interosseus posterior in den M. supinator eintritt.

Weitere Kompressionsmöglichkeiten des N. radialis

Andere Stellen einer möglichen Kompression im Bereich des Ellenbogens betreffen die akzessorischen Ursprünge des M. extensor carpi radialis brevis. Abhängig von der Höhe der Kompression kommt es klinisch zu sensorischen und/oder motorischen Ausfällen.

Die klinische fachneurologische Untersuchung erlaubt im Allgemeinen die Zuordnung der klinischen Beschwerden zu einer Läsion des N. radialis. Schwierigkeiten kann jedoch die Angabe der Lokalisation der nervalen Kompression bereiten.

Nicht nur beim Supinatorsyndrom, sondern auch bei allen anderen Kompressionsmöglichkeiten des N. radialis ist die MRT ein wertvolles Verfahren zur Abklärung.

Kompression des Nervus cutaneus antibrachialis

Eine weitere Neuropathie betrifft den N. cutaneus antibrachialis, der als sensorischer Endast des N. musculocutaneus angesehen werden kann. Auch im Verlauf dieses Nerven können Kompressionen eine klinische Symptomatik mit Schmerzen im Bereich des Unterarmes hervorrufen, dies ist jedoch ein sehr seltenes Ereignis.

Zusammenfassung

Die MRT wird beim Verdacht auf das Vorliegen eines Nervenkompressionssyndroms zur Sicherung der Diagnose und zur Feststellung des genauen Sitzes der Kompression eingesetzt.

Eine durch Kompression bedingte Neuropathie weist in der MRT folgende Charakteristika auf:

- eine unscharfe Begrenzung und eine Signalanhebung im Bereich des Nervenfaszikels,
- eine fokale oder diffuse Verdickung,

- ein neurogenes Ödem im Bereich der innervierten Muskulatur, das sich als Signalanhebung in der T2-Wichtung zeigt, und als Spätbefund eine muskuläre Atrophie. Der pathologische Befund ist in erster Linie in der axialen Schnittrichtung nachweisbar.

Die MRT weist eine hohe Sensitivität beim Nachweis einer Neuropathie und auch bei der Ursachenfindung für eine Kompression auf. Sie stellt neben der klinischen Untersuchung das wichtigste bildgebende Verfahren dar, das stets vor weiteren therapeutischen Erwägungen zum Einsatz kommen sollte.

22.4 Entzündliche Veränderungen des Ellenbogengelenkes und seiner Umgebung

Entzündungen im Bereich des Ellenbogengelenkes haben vielfältige Ursachen, die sich von denen im Bereich anderer Gelenke nicht unterscheiden.

Eine Sonderstellung nimmt die *rheumatoide Arthritis* ein, die gewöhnlich das Ellenbogengelenk innerhalb der ersten fünf Jahre nach Beginn der Erkrankung bei ca. 50% der Patienten befällt. Die Patienten klagen über Schmerzen bei Bewegung des Gelenkes, insbesondere bei Dehnung der Kapsel.

Diese Form der Arthritis ist durch eine Synovitis, eine Ergussbildung und durch eine hyaline Knorpelerosion der Gelenkoberfläche charakterisiert. Aufgrund der zunehmenden Destruktion kommt es dann zu einer Verschmälerung des Gelenkspaltes und zu einer Instabilität. Die Synovitis kann in das periartikuläre Weichteilgewebe hernieren und auf diese Weise eine Kompression aller drei peripheren Nerven im Bereich des Ellenbogens verursachen. Ferner kann es aufgrund der Synovitis zur Ausbildung von großen intraartikulären synovialen Zysten kommen. Im späteren Stadium ist die Ausbildung eines chronischen Pannus und einer Fibrose obligat.

In der MRT finden sich charakteristische Veränderungen bei Vorliegen einer rheumatoiden Arthritis. So lässt sich in der konventionellen T1-Sequenz eine verdickte Synovia darstellen, deren Signalintensität etwas heller ist als die der Gelenkflüssigkeit. Nach Kontrastmittelgabe kommt es zu einer erheblichen Signalanhebung im Bereich der gesamten geschwollenen Synovia als typischer Befund eines akuten Rheumagelenkschubes. In der T2-Wichtung findet sich eine Erniedrigung des Signals gegenüber der Flüssigkeit.

Die MRT ist ferner in der Lage, das Vorhandensein eines chronischen Pannus und einer Fibrose festzustellen. Hier findet sich eine verminderte Signalintensität innerhalb des Gelenkspaltes sowohl in der T1- als auch in der T2-Wichtung.

Mögliche intraartikuläre Einblutungen können bei einem akuten Rheumaschub vorkommen, sie sind jedoch eher charakteristisch für die villonoduläre Synovitis.

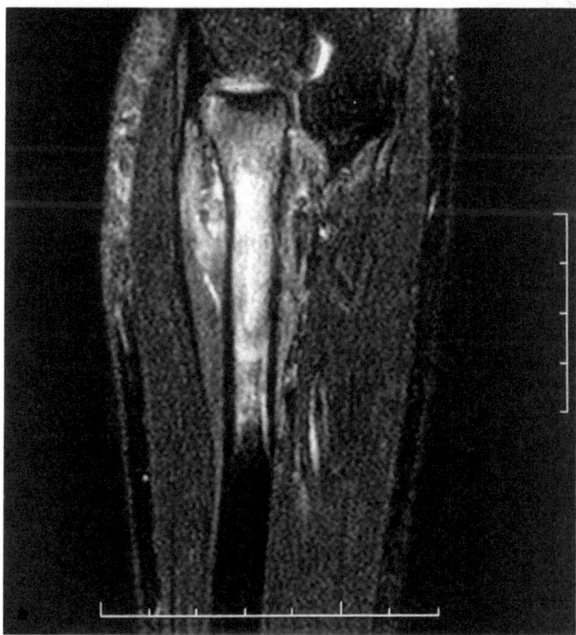

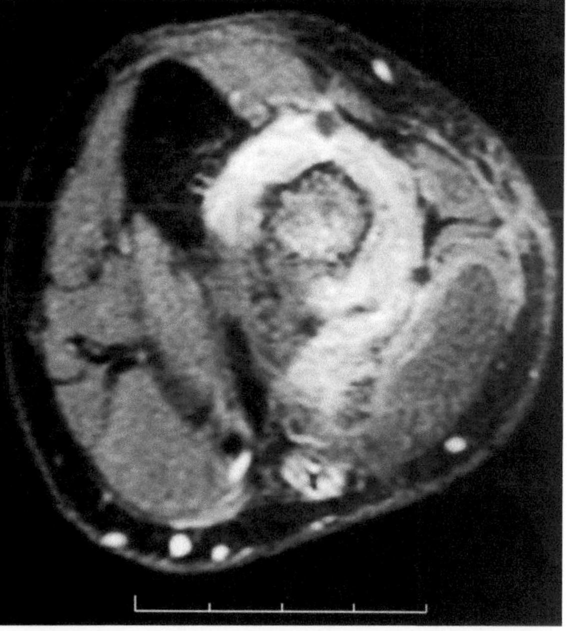

Abb. 22.34 a,b. Anamnese: Bei der 34-jährigen Patientin wurde vor einem halben Jahr bei einer Operation eine Teilentfernung des Radiusköpfchens wegen einer reaktiven Exostose bei florider chronischer Entzündung vorgenommen. Seit dieser Zeit Klage über Schmerzen insbesondere bei Supination und Pronation. Diagnose: ausgedehnte chronische Osteomyelitis im Bereich des proximalen Radius mit perifokaler Weichteilreaktion in der Umgebung und deutlicher Verlagerung des M. brachioradialis sowie des M. supinator. **a** FSE T2-gewichtet, fettsupprimiert, sagittal, **b** FSE T1-gewichtet, fettsupprimiert, nach Kontrastmittelgabe, axial

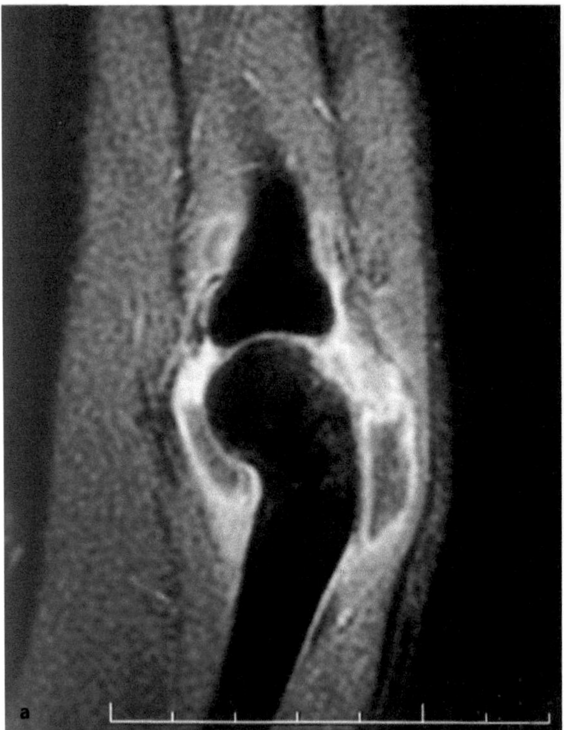

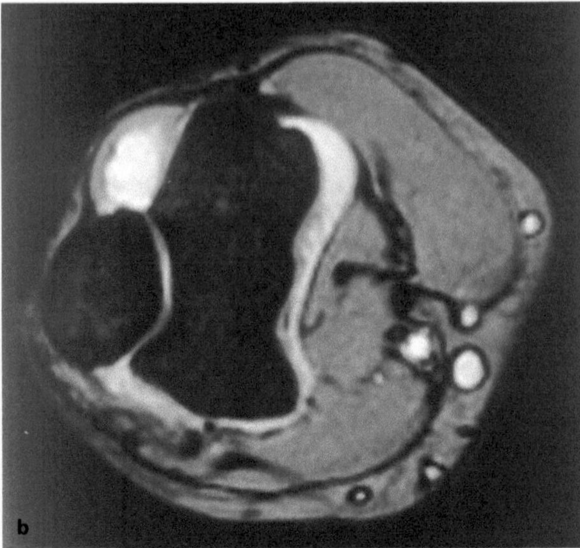

Abb. 22.35 a,b. Anamnese: 30-jährige Patientin, die seit einem halben Jahr über Schmerzen und Schwellung im Bereich des Ellenbogengelenkes klagt. Diagnose: monoartikulärer Erstbefall einer primär chronischen Polyarthritis mit erheblicher synovialer Reaktion und Ergussbildung. **a** SE T1-gewichtet, fettsupprimiert, nach Kontrastmittelgabe, sagittal, **b** FSE T2-gewichtet, fettsupprimiert, axial

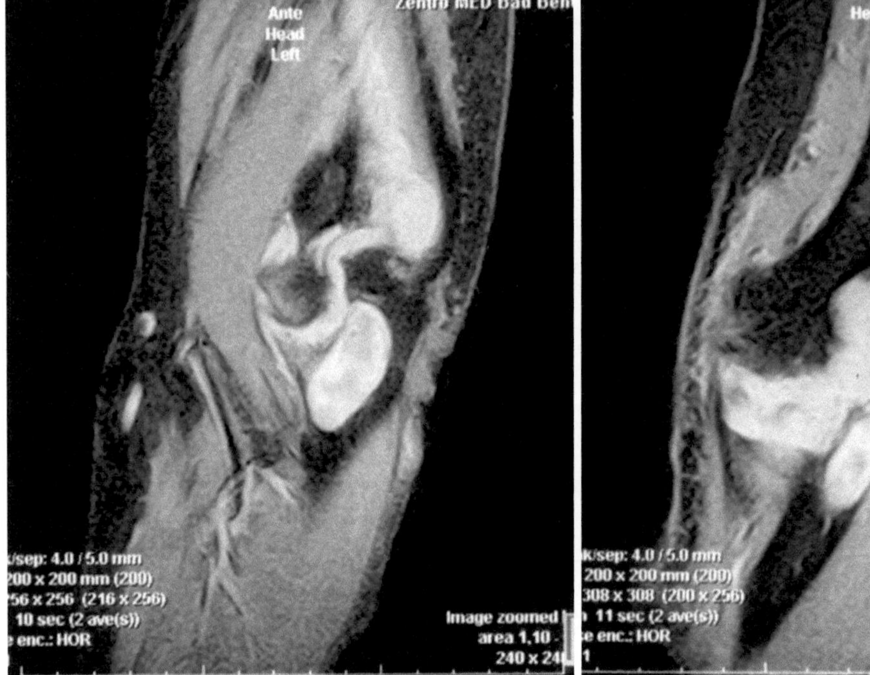

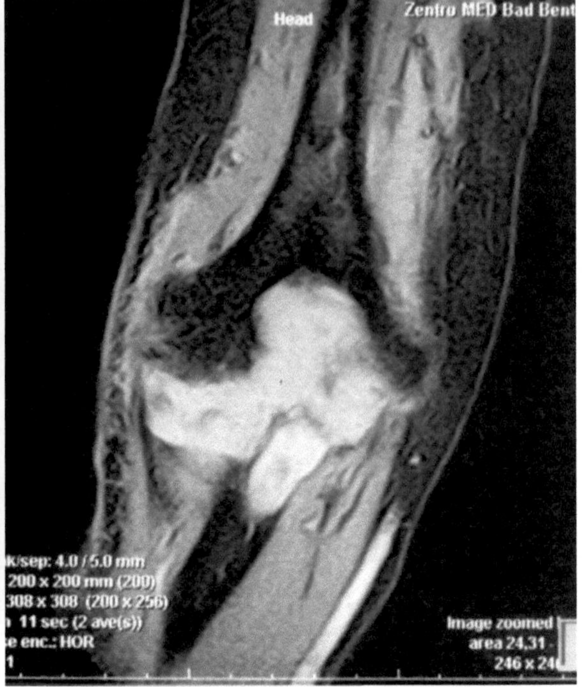

Abb. 22.36 a–c. Anamnese: Bei dem 60-jährigen Patienten ist seit ca. 10 Jahren eine primär-chronische Polyarthritis (PCP) bekannt. Jetzt seit zwei Monaten Schmerzen im Bereich des rechten Ellenbogengelenkes mit Schwellung. Diagnose: PCP-Befall mit Destruktion des Knorpels und des Knochens im Bereich des Olekranons, des Radiusköpfchens, des Capitulums, der Trochlea und der proximalen Ulna sowie Ausbildung eines erheblichen Ergusses mit synovialer Reaktion. Nachweis eines Ganglions dorsal des Olekranons. **a** STIR T2-gewichtet, fettsupprimiert, sagittal, **b** STIR T2-gewichtet, fettsupprimiert, koronar, **c** STIR T2-gewichtet, fettsupprimiert, axial

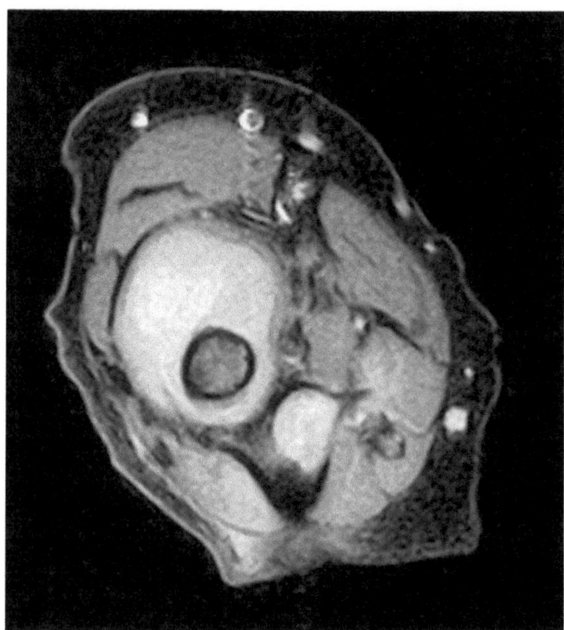

Abb. 22.36 c

Das Hämarthros stellt sich in der T2-Wichtung als Aussparung im signalreichen Gelenkerguss dar.

Es ist die Durchführung aller drei Schnittebenen erforderlich (Abb. 22.34 a,b, Abb. 22.35 a,b, Abb. 22.36 a–c, Abb. 22.37 a,b).

22.5 Degenerative Veränderungen des Ellenbogengelenkes im Sinne einer Osteoarthrose

Die Osteoarthrose des Ellenbogens findet sich in zunehmender Frequenz bei Patienten über 40 Jahren, wenn diese aufgrund ihres Berufes oder einer sportlichen Betätigung das Gelenk überbeansprucht haben.

Degenerationen sind wesentlich häufiger bei manuell tätigen Personen. Sie betreffen den dominanten Arm in 80–90% und kommen bilateral nur in 25% vor.

Die Patienten klagen über Schmerzen und über eine Bewegungseinschränkung im Bereich des gesamten Ellenbogengelenkes, die in erster Linie bedingt ist durch Knochenausziehungen, durch freie Gelenkkörper oder durch eine Knorpelschädigung.

Radiographisch lässt sich hierbei häufig eine Ausziehung der Vorderkante des Koronoids und der hinteren Begrenzung des Olekranons nachweisen.

Sowohl das konventionelle Röntgen, als auch die CT- und die MRT-Untersuchung sind in der Lage, freie Gelenkkörper und knöcherne Ausziehungen im Bereich des Ellenbogengelenkes nachzuweisen.

Eine Chondromalazie und ein chondraler Defekt als Folge der Degeneration lassen sich am besten im Bereich der posterior lateralen Trochlea, insbesondere bei werfenden Athleten nachweisen. Bei älteren Menschen ist der Verlust des Knorpels mehr im radiohumeralen Gelenk als im ulnohumeralen Gelenk nachweisbar. Die frühe Knorpelschädigung betrifft die mediale Kante des radiohumeralen Gelenkes sowie auch den medialen

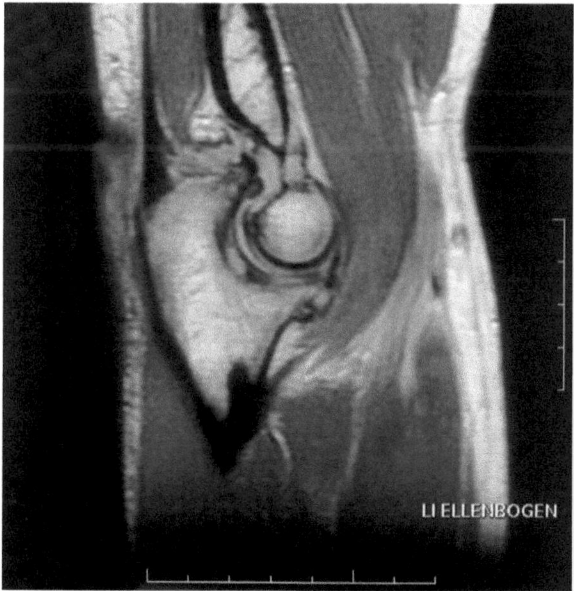

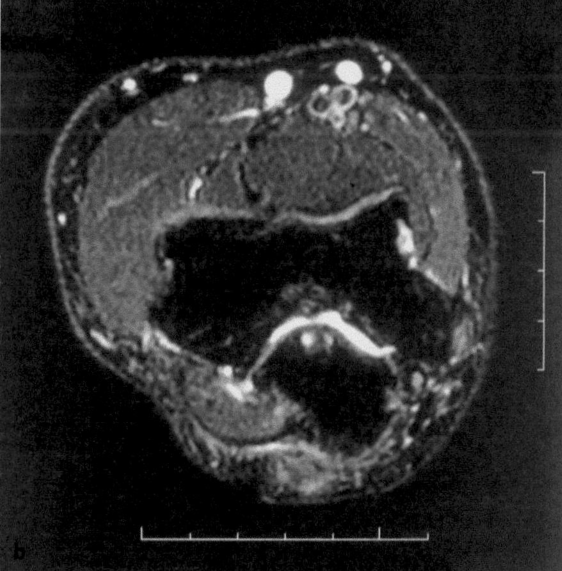

Abb. 22.37 a,b. Anamnese: 41-jähriger Patient, der seit drei Monaten über Schmerzen im Bereich des Ellenbogens, mehr ulnar, klagt, insbesondere bei Belastung. Diagnose: deutliche Zeichen einer Arthrose mit Unregelmäßigkeit und Ausdünnung des Knorpels sowie subchondralen zystoiden Aufhellungen. **a** FSE protonengewichtet, sagittal, **b** FSE T2-gewichtet, fettsupprimiert, axial

Rand des Radiusköpfchens und die laterale Grenze der Trochlea. Fortgeschrittene degenerative Veränderungen des Knorpels sind dann im Bereich des gesamten Ellenbogengelenkes nachweisbar.

Die MRT ist das Verfahren der Wahl, mit dem Knorpelläsionen nachgewiesen werden können. Der Knorpel und eventuelle Läsionen stellen sich im Bereich des Ellenbogenglenkes mit T2-gewichteten fettsupprimierten Sequenzen, am besten jedoch mit einer direkten MR-Arthrographie in T1-Wichtung dar. Hierbei sollten alle drei Schichtebenen zur Anwendung kommen.

22.6 Entzündungen der Schleimbeutel

Grundsätzlich können alle im Bereich des Ellenbogengelenkes lokalisierten Schleimbeutel eine Entzündung aufweisen. Am häufigsten ist die Bursitis olecrani.

Bursitiden entstehen überwiegend durch mechanische Reizungen. Eine differenzialdiagnostische Abgrenzung gegenüber einem Ganglion, einer synovialen Zyste oder auch gegenüber einer Frühmanifestation einer chronischen Polyarthritis oder einer Arthritis urica ist wichtig und durch die MRT möglich.

Die Darstellung erfolgt in der MRT mittels Anfertigung von Schichten in allen drei Ebenen, möglichst in fettsupprimierter T2-Wichtung. Die Bursitis stellt sich an typischer Stelle als umschriebene scharf begrenzte Signalanhebung dar (Abb. 22.38 a,b).

22.7 Villonoduläre Synovitis

Es handelt sich hierbei um eine hyperplastische Veränderung der Synovia, die eine Tendenz zur transsynovialen und intraartikulären Blutung aufweist und auch im Bereich des Ellenbogengelenkes vorkommen kann. Die Ätiologie ist unklar. Es werden Zusammenhänge zu Traumen oder auch zu einer Störung des Lipidmetabolismus, ja sogar zu Neoplasmen vermutet. Differenziert werden muss zwischen einer diffusen synovialen Form und einer fokal nodulären Form, die auch als Riesenzelltumor der Sehnenscheide aufgefasst wird. Die diffuse Form ist deutlich häufiger. Hierbei findet sich ebenso wie beim akuten Schub der primärchronischen Polyarthritis eine erhebliche Schwellung der Synovia und bereits frühzeitig auch eine Schädigung des Knorpels und des subchondralen Knochens.

Die Abklärung gelingt am besten mittels MRT. Hier findet sich eine erhebliche Verdickung der Synovia und ein stärkeres Enhancement der Synovia nach Kontrastmittelgabe.

Im Gegensatz zum rheumatischen Schub allerdings sind in der T2-Wichtung innerhalb des Gelenkergusses kleine dunkle Aussparungen in der hellen Gelenkflüssigkeit nachweisbar, die bei Zustand nach Einblutung Hämosiderin entsprechen.

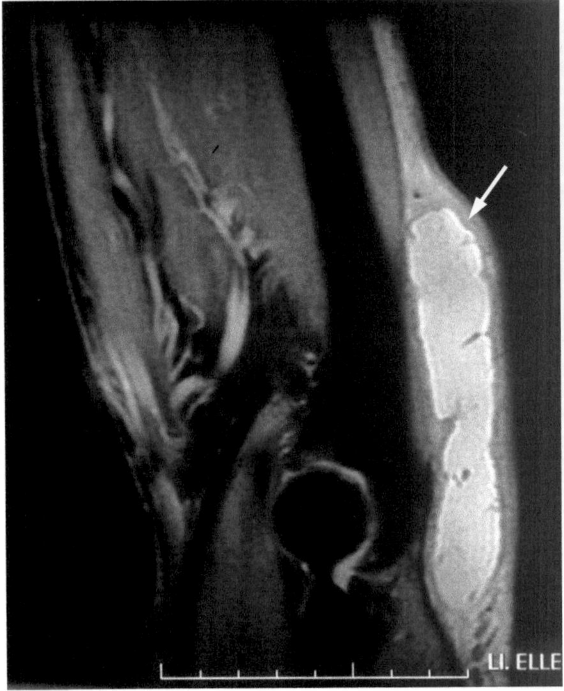

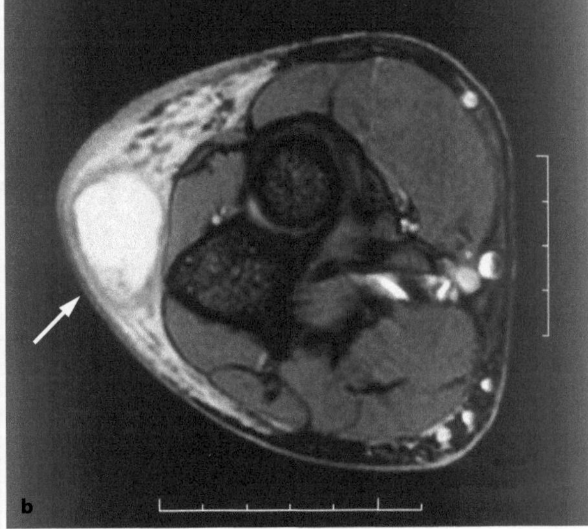

Abb. 22.38 a,b. Anamnese: Der Patient erlitt vor drei Wochen einen Wespenstich dorsal oberhalb des Olekranons. Anschließend erhebliche Schwellung und Juckreiz. Diagnose: ausgedehnte Bursitis olecrani. **a** FSE T2-gewichtet, fettsupprimiert, sagittal, **b** FSE T2-gewichtet, fettsupprimiert, axial

22.8 Osteochondrosis dissecans, Osteonekrosen (Morbus Panner)

Die Prädilektionsstellen der Osteonekrose sind das humeroulnare Gelenk, das Capitulum humeri und das Radiusköpfchen.

Im Bereich des Capitulum humeri wird nach Bruns (1996) zwischen einer Osteochondrose und der aseptischen Knochennekrose unterschieden. Die aseptischen Knochennekrose in diesem Bereich entspricht dem Morbus Panner. Der Morbus Panner findet sich fast ausschließlich im kindlichen Alter von 5–10 Jahren, kommt jedoch gelegentlich auch bei exzessiver sportlicher Betätigung, z. B. bei Baseballspielern, im späteren Alter vor. Sie wird dann durch eine sich ständig wiederholende Verdrehung des Radiusköpfchens gegenüber dem Capitulum, wobei eine starke Kompressionskraft auf den lateralen Ellenbogen ausgeübt wird, die zu einer Unterbrechung der Blutzufuhr im Capitulum humeri führen kann.

Die eigentliche Osteochondrosis dissecans kommt ebenfalls im Bereich des Capitulum humeri vor, ist jedoch wesentlich kleiner dimensioniert und Folge eines sich ständig wiederholenden Valgusstresses bei Jugendlichen. Hier ist besonders häufig der dominante Arm beteiligt, jedoch tritt der Prozess auch in 20% bilateral auf.

Die Pathogenese und auch der histologische Befund sind in diesem Fall auf beiden Seiten identisch. Die verschiedenen Stadien der Osteochondrosis dissecans sind bereits im allgemeinen Teil abgehandelt worden.

Von differenzialdiagnostischer Wichtigkeit ist, dass es bei Lokalisation im Bereich des Capitulums in einem hohen Prozentsatz im Falle einer Osteochondrosis dissecans regelhaft zur Bildung eines Dissekates kommt, während freie Gelenkkörper beim Morbus Panner die Ausnahme sind. Die freien Gelenkkörper wandern in erster Linie nach dorsal und führen dort aufgrund der Enge des Gelenkspaltes zu einer schmerzhaften Streckhaltung.

Freie Gelenkkörper allerdings können auch auf dem Boden primärer oder sekundärer Arthrosen entstehen.

Die MRT ist wie kein anderes Verfahren geeignet, eine Osteochondrosis dissecans und eine Osteonekrose sowie das Stadium des Prozesses festzustellen. Sie erfüllt damit eine wichtige Funktion bei der Therapieplanung. Das Mausbett enthält nach Absetzung des Dissekats gewöhnlich Granulationsgewebe, das nach intravenöser Applikation von Gadolinium eine erhöhte Signalintensität aufweist.

Ausgedehntere Osteonekrosen, die von der Osteochondrosis dissecans abgegrenzt werden müssen, kommen im Bereich des Ellenbogens bei Erwachsenen im Rahmen von systemischen Erkrankungen sowie unter Steroidtherapie vor, ebenfalls am häufigsten im Bereich des Capitulum humeri.

Für die Durchführung der MRT werden T1- und T2-gewichtete Sequenzen mit und ohne Fettsuppression in sagittaler und koronarer Schnittebene empfohlen. Auf T1-gewichteten Bildern ist bei der Osteochondrosis dissecans die Region der Nekrose häufig isointens mit dem normalen Knochenmark und wird von einem niedrig signalintensen Rand umgeben, der einer Hyperämie entspricht. Auf T2-gewichteten Bildern findet sich eine hohe Signalintensität in dieser hyperämischen Zone, die von außen her durch einen hypointensen Rand umgeben ist. Man nennt diesen Befund deshalb auch „double line sign" (Abb. 22.39 a–c, 22.40 a,b).

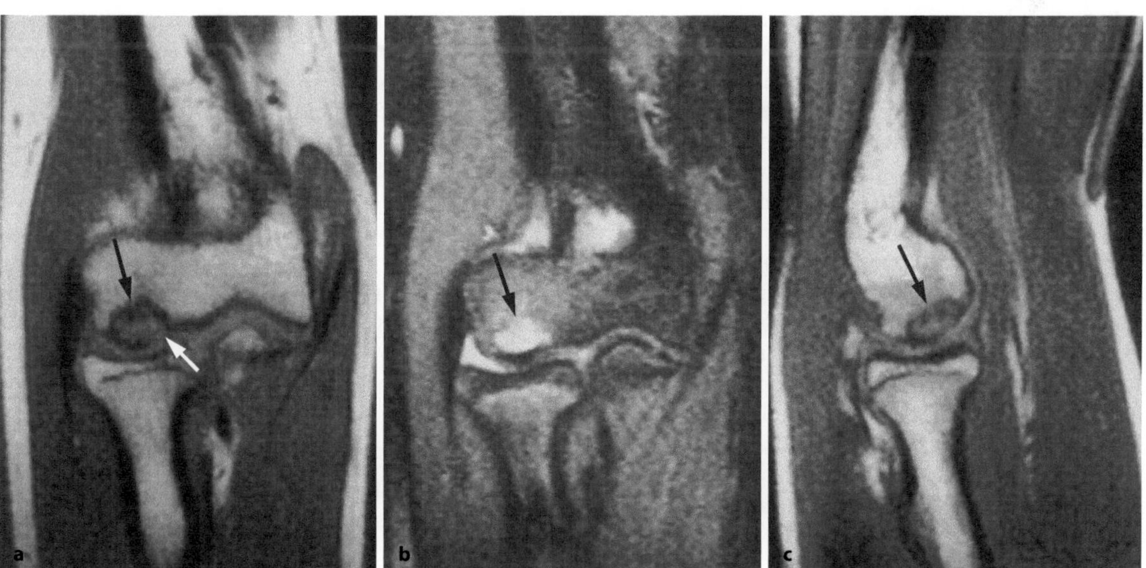

Abb. 22.39 a–c. Morbus Panner. **a** SE T1-gewichtet, koronar, **b** STIR, koronar, **c** SE T1-gewichtet, sagittal

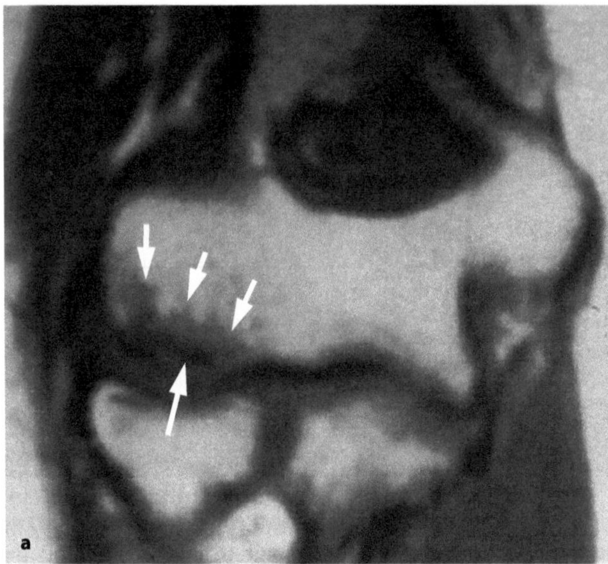

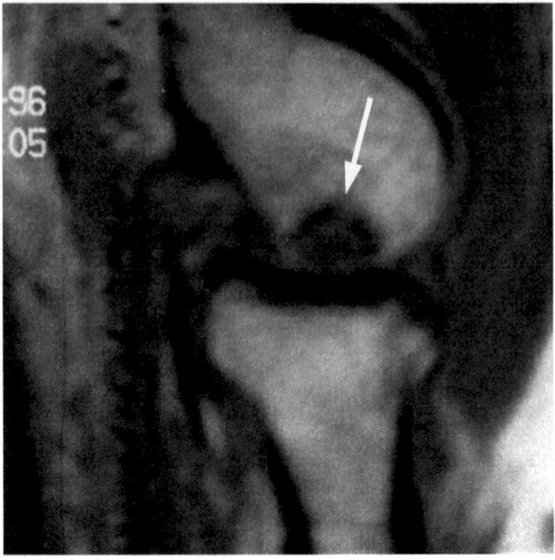

Abb. 22.40 a,b. Impressionsfraktur des Capitellums. **a** SE T1-gewichtet, koronar, **b** SE T1-gewichtet, sagittal

Osteonekrosen können ähnliche Veränderungen aufweisen, jedoch ist der Befund wesentlich ausgedehnter und häufig unscharf begrenzt.

22.9 Neoplasmen im Bereich des Ellenbogengelenkes

Tumoröse Prozesse benigner und maligner Natur im Bereich des Ellenbogengelenkes und der umgebenden Weichteile sind bereits in einem Kapitel im allgemeinen Teil abgehandelt worden, sodass sich eine Wiederholung an dieser Stelle erübrigt.

Es soll jedoch noch darauf hingewiesen werden, dass eine Differenzierung zwischen Benignität und Malignität mit der MRT bei Weichteiltumoren nur in Einzelfällen möglich ist, z. B. durch eine Irregularität des Kontrastenhancements nach Gadolinium-Gabe.

Einige gutartige Raumforderungen wie Lipome sowie zystische und vaskuläre Läsionen können jedoch mit der MRT zugeordnet werden.

Die Indikation zur Durchführung der MRT kann sich daher ergeben, wenn unklare Raumforderungen gegenüber Neoplasmen abgegrenzt werden sollen, z. B. eine kompensatorische Muskelhypertrophie, ein Pseudotumor des Muskels durch Sehnenretraktion oder auch ein Hämatom. Bei Vorliegen einer Raumforderung im Bereich des knöchernen Ellenbogengelenkes allerdings sind differenzialdiagnostische Abgrenzungen der verschiedenen gut- und bösartigen Tumoren durchaus möglich.

Differenzialdiagnostische Hinweise in der MRT bei Vorliegen einer Raumforderung

An dieser Stelle folgen noch einige differenzialdiagnostische Hinweise bei Vorliegen einer Raumforderung im Bereich des Ellenbogengelenkes und insbesondere des Unterarmes.

Am häufigsten sind Ganglien, die in der T1-Wichtung eine Hypointensität, in der T2-Wichtung eine Hyperintensität aufweisen und peritendinös lokalisiert sind.

Häufig ist auch eine Bizepssehnenruptur, wobei die Raumforderung Folge der Muskelretraktion ist, die wegen des begleitenden Ödems mit einem intermediären bis hyperintensen Signal in der T2-Wichtung einhergeht und bei einem bereits länger zurückliegenden Ereignis aufgrund der Hämosiderinanwesenheit in der T2-Wichtung eine Hypoinensität aufweist. Ungewöhnlich und selten sind ein Sarkom, ein Hygrom oder auch ein Neurom des N. ulnaris.

22.10 Indikationen zur Durchführung einer MRT im Bereich des Ellenbogens

Die MRT-Untersuchung des Ellenbogengelenkes kann indiziert sein:

1. bei Traumen zur Beurteilung des Knochens (Ausschluss einer okkulten Fraktur) sowie der ligamentären tendinösen und muskulären Umgebungsstrukturen,
2. bei fraglichen Läsionen der Kollateralbänder,

3. bei fraglichen tendinösen Verletzungen der Flexor- und Extensormuskulatur sowie auch des M. biceps und des M. triceps,
4. bei klinischem Verdacht auf das Vorliegen eines Nervenkompressionssyndroms,
5. bei entzündlichen Veränderungen des Gelenkes und der periartikulären Region,
6. bei der Frage nach einer akuten oder chronischen Arthritis zur Abklärung der Ausdehnung und des Stadiums,
7. bei der Frage nach einer Osteomyelitis,
8. bei der Frage nach Weichteilabszessen oder entzündlichen Infiltrationen,
9. bei der Frage nach dem Vorliegen einer Osteochondrosis dissecans oder einer Osteonekrose,
10. bei der Frage nach neoplastischen Veränderungen.

Literatur

Beltran J, Rosenberg ZS, Kawelblum M et al. (1994) Pediatric elbow fractures: MRI evaluation. Skeletal Radiol 123: 277

Coomad RW (1991) Tendinopathies at the elbow. Instr Course Lect 40: 25

Fritz RC (1997) MR imaging in sports medicine: The elbow. Semin Musculoskeletal Radiol 1: 29–49

Fritz RC, Steinbach LS (1994) The elbow. In: Chan WP, Lang P, Genant HK (eds) MRI of the musculoskeletal system. WB Saunders, Philadelphia, pp 193

Herzog RJ (1993) Magnetic resonance imaging of the elbow. Magn Reson Q 9: 188–198

Jobe FW, Nuber G (1986) Throwing injuries of the elbow. Clin Sports Med 5: 621

Kramer J, Recht MP, Imhof H et al. (1994) Postcontrast MR arthrography in assessment of cartilage lesions. J Comput Assist Tomogr 18: 218

Peters PE, Bongartz G (1990) MR-Anatomie des Ellenbogengelenkes. In: Peters PE, Matthiaß HH, Reiser M (Hrsg) Magnetresonanztomographie in der Orthopädie. Enke, Stuttgart, S 39

Pomeranz SJ (1997) Gamuts and pearls in MRI and orthopedics. Merten, Cincinnati/OH

Rosenberg ZS, Beltran J, Cheung YY (1993) The elbow: MR features of nerve disorders, Radiology 188: 235

Rosenberg ZS, Beltran J, Cheung YY (1994) Pseudodefect of the capitellum: Potential MR imaging pitfall, Radiology 191: 821

Rosenberg ZS, Beltran J, Cheung Y, Broker M (1995) MR imaging of the elbow: Normal variant and potential diagnostic pitfalls of the trochlear groove and cubital tunnel. AJR Am J Roentgenol 164: 415–420

Stoller DW (1993) Magnetic resonance imaging in orthopaedics and sports medicine. Lippincott, Philadelphia, p 633, p 784

Tiger E, Mayer DP, Glazer R (1993) Complete avulsion of the triceps tendon: MRI diagnosis, Comput Med Imaging Graph 17: 51

Wadsworth TG (1977) The external compression syndrome of the ulnar nerve at the cubital U tunnel. Clin Orthop 124: 189

Waite RJ (1996) Injuries to the musculotendinous unit. In: Edelman RR, Hesselink JR, Zlatkin MB (1996) Clinical resonance imaging, 2nd edn. WB Saunders, Philadelphia

Woods GW, Tullos HS (1977) Elbow instability and medial epicondyle fractures, Am J Sports Med 5: 23

Handgelenk und Hand

23

Die magnetresonanztomographische Untersuchung der Hand und des Handgelenkes erfordert mehr noch als bei den großen Gelenken eine gute räumliche Auflösung und eine sehr gute Gesamtqualität, andernfalls können aussagekräftige Schichten mit der Möglichkeit der Beurteilung von Sehnen und Ligamenten nicht gewonnen werden. Die Voraussetzungen hierfür finden sich erst seit einigen Jahren mit den kommerziell angebotenen Mittel- und Hochfeldsystemen. Dies – und auch die geringere Frequenz der Verletzungen im Vergleich z. B. zum Knie- oder Schultergelenk – mag dafür verantwortlich sein, dass die MRT-Untersuchung der Hand und des Handgelenkes erst in neuerer Zeit zum festen Repertoir der Diagnostik gehört.

Traumatische, entzündliche und degenerative Veränderungen gehören in den Indikationskatalog.

Um die Möglichkeiten der MRT-Untersuchung voll auszuschöpfen, sind dünne Schichten, ein kleines FOV sowie eine Matrix von mindestens 256 × 256 Pixel erforderlich. Diese Voraussetzungen sind nur mit speziellen, auf die Belange der Hand angepassten Empfangsspulen gegeben.

Obwohl innerhalb der letzten Jahre bei Niederfeldgeräten eine erhebliche Verbesserung der Bildqualität zu verzeichnen ist, sind hier Handuntersuchungen nach wie vor problematisch, insbesondere auch wegen der langen Untersuchungszeiten und der damit verbundenen zunehmenden Gefahr einer Bewegungsunschärfe. Eine Ausnahme machen allerdings offene MRT-Geräte mit Permanentmagneten und 0,3 Tesla, die ein vertikales Magnetfeld aufweisen und bezüglich der Magnetfeldhomogenität und der Bildqualität durchaus mit Mittelfeld-MR-Geräten vergleichbar sind, z. B. Hitachi AIRIS II.

Die Untersuchung des Patienten erfolgt entweder in Bauch- oder in Seitenlage, wobei der Patient den Arm über den Kopf platziert. Eine weitere Möglichkeit der Untersuchung ist die Lagerung der Hand neben dem Patienten. Dies ist nur realisierbar, wenn die Relation zwischen der Größe des Patienten und der Öffnung in einem geschlossenen Magneten stimmt. In einem offenen System besteht diese Schwierigkeit nicht.

Die Sequenzfolge ist in erster Linie von der klinischen Fragestellung abhängig. Sie erfolgt mit FSE-Sequenzen T1- und T2-gewichtet, als STIR- oder Chess-Sequenz und als GRE-Sequenz in 3D-Technik T2*-gewichtet. Es kommen ferner alle drei Schichtrichtungen, also koronar, sagittal und axial zur Anwendung. Die 3D-Akquisition ist deshalb von Vorteil, weil sehr dünne Schichten möglich sind, die auch die Darstellung von kleineren anatomischen Strukturen erlauben. Ferner gelingt mit dieser Sequenz auch eine Darstellung des Knorpels.

Die direkte MR-Arthrographie wird von einigen Autoren empfohlen. Sie bietet jedoch keine so gravierenden Vorteile und sollte daher nicht angewandt werden, da mit ihr eine schmerzhafte Kontrastmitteleinbringung in alle drei Karpalgelenke verbunden ist. Anders verhält es sich bei der indirekten MR-Arthrographie. Hier kommt es etwa 20 min nach intravenöser Kontrastmittelinjektion in mindestens 80 % der Fälle zu einer ausgezeichneten kontrastreichen Darstellung aller drei Gelenkbinnenräume. Auf diese Weise wird die Beurteilbarkeit, insbesondere der intrinsischen Bänder und auch des Discus triangularis deutlich verbessert.

23.1 Anatomie der Hand und des Handgelenkes

23.1.1 Ossäre Strukturen

Die ossären Strukturen des Handgelenkes bestehen aus dem distalen Radius und dem distalen Ulnaende, der proximalen und der distalen Handwurzel, der Mittelhand und den Fingern. Die Handwurzel kann in drei Kompartimente aufgeteilt werden:

1. das proximale Kompartiment, das identisch ist mit dem Radiokarpalgelenk,
2. das mittlere Kompartiment, das dem Interkarpalgelenk entspricht,
3. das distale Kompartiment, das dem Karpometakarpalgelenk entspricht.

Der Gelenkraum des proximalen Kompartiments wird auf der ulnaren Seite durch den Discus triangularis abgeschlossen, welcher an der Incisura ulnaris radii ansetzt und zur Spitze des Processus styloides ulnae zieht. Dieser Diskus trennt das distale radioulnare Gelenk vom proximalen Handgelenk.

Für die Bewegung der Hand sind drei Gelenke verantwortlich:

1. das Radiokarpalgelenk,
2. das Interkarpalgelenk,
3. das distale Radioulnargelenk.

Flexion und Extension als Bewegungen in der Sagittalebene sowie Radial- und Ulnarabduktion als Bewegungen in der Frontalebene erfolgen in erster Linie im Bereich des Radiokarpalgelenkes. Das Interkarpalgelenk zwischen der proximalen und der distalen Handwurzelreihe ist deutlich geringer beteiligt. Bei Radial- und Ulnarabduktion bewegen sich die proximale und die distale Handwurzelknochenreihe gegenläufig zu einander. Zusätzlich kommt es bei der Radialabduktion zu einer Flexionsbewegung und bei Ulnarabduktion zu einer Extensionsbewegung der proximalen Reihe (wichtig für die exakte Lagerung in der Neutralstellung).

Alle Gelenke sind mit einer Synovia ausgekleidet und weisen nur in Ausnahmefällen eine Verbindung untereinander auf. Das dritte Gelenk, nämlich das Radioulnargelenk, kommuniziert in einem relativ hohen Prozentsatz mit dem Radiokarpalgelenk.

Das distale Radioulnargelenk bildet eine Einheit mit dem proximalen Radioulnargelenk und ermöglicht die Funktionen der Pronation und Supination.

Die im Radiokarpalgelenk artikulierenden Gelenkflächen werden proximal von der konkaven Gelenkfläche des Radius und dem Discus triangularis gebildet, auf der distalen Seite findet sich eine einheitlich ausgebildete Gelenkfläche des Os scaphoideum, des Os lunatum und des Os triquetrum.

Die Handwurzel besteht aus acht Knochen, die in einer proximalen und in einer distalen Reihe angeordnet sind und durch diverse Ligamente miteinander in Verbindung stehen. In der proximalen Reihe finden sich die bereits erwähnten Os scaphoideum, Os lunatum, Os triquetrum sowie das Os pisiforme, das sich allerdings an der proximalen Gelenkfläche nicht beteiligt. Die distale Handwurzelreihe besteht aus dem Os trapezium, dem Os trapezoid, dem Os capitatum und dem Os hamatum. Diese distale Handwurzelreihe artikuliert mit den Metakarpalen, wobei die proximalen

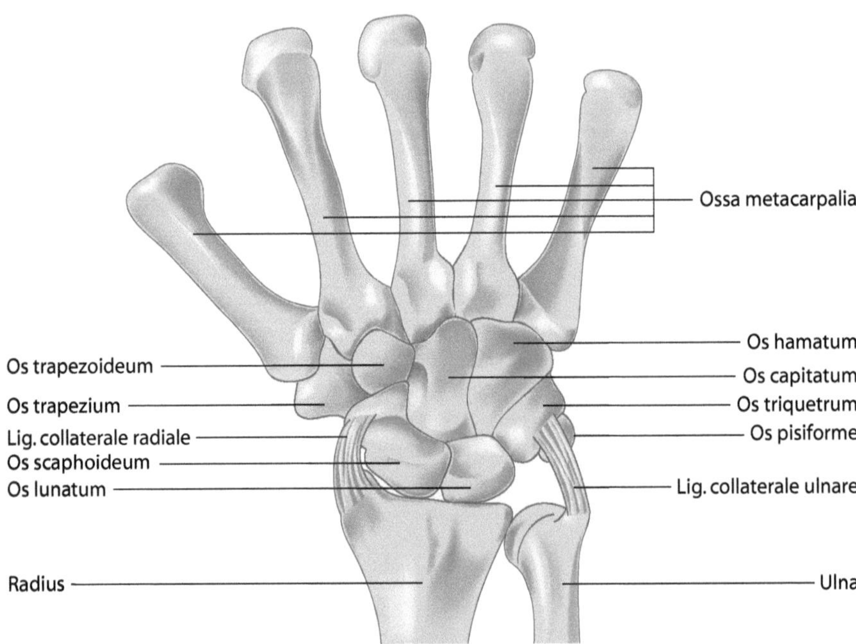

Abb. 23.1. Darstellung der Handwurzel- und Mittelhandknochen. (Nach Stoller 1997, S. 859, Abb. 11-7)

Gelenkflächen eher konvex, die distalen als Basis der Metakarpalen eher konkav sind. Die Basis des Os metacarpale des Daumens bildet ein so genanntes Sattelgelenk (Abb. 23.1).

23.1.2 Kapsel und ligamentäre Strukturen

Die Kapsel des Radiokarpalgelenkes inseriert dicht am Rande der Gelenkflächen und erhält durch die Hilfsbänder eine dorsale und volare Verstärkung, die sowohl das Radiokarpalgelenk überbrücken als auch die Handwurzelknochen untereinander verbinden. Die einzelnen Handwurzelknochen sind darüber hinaus untereinander durch die interkarpalen intrinsischen Ligamente verbunden, während die Stabilität der distalen Unterarm- und der Metakarpalknochen durch extrinsische Bänder gewährleistet wird. Sie werden unterteilt in dorsale und volare Bänder, wobei Letztere stärker und dicker ausgebildet sind.

Extrinsische volare Bänder

Ligamente, die vom distalen Radius entspringen

1. Lig. collaterale radiale, das vom Processus styloideus radii zum Os scaphoideum und zum Os trapezium zieht,
2. Lig. radiocarpeum volare, das wie ein Fächer schräg vom Radius nach ulnar über die Handwurzel zieht; es lässt sich unterteilen in:
   a) Lig. radioscaphocapitatum (auch Sling-Ligament), das vom Radius über das Skaphoid zum Os capitatum zieht und
   b) Lig. radiolunatotriquetrale, welches vom Radius über das Os lunatum zum Os triquetrum reicht; es geht bogenförmig über in die von der Ulna ausgehenden Faserzüge;
3. das kurze Lig. radiolunatum,
4. Lig. radioscapholunatum, das als schwächstes Band vom Radius über das Skapoid zum Os lunatum zieht und in das Lig. radiolunatum (testud) und in das sehr elastische Lig. radioscaphoideum oder „Ligament of Kuenz“ unterteilt wird.

Das Os lunatum ist in das Bandsystem am wenigsten eingespannt und luxiert daher am leichtesten aus dem Verband. Das intrinsische Lig. scapholunatum verhindert die lunare Angulation, das Lig. radioscaphocapitatum (auch Sling-Ligament) verhindert die volare Verlagerung des Skaphoids und seine Drehung.

Ligamente, deren Ursprung im Bereich der Ulna liegen

Das Lig. ulnocarpeum volare hat schwächere Faserzüge und lässt sich unterteilen in:

1. Lig. ulnolunate, das vom Processus styloides ulnae zum Lunatum zieht,
2. Lig. ulno triquetrale, welches zum Os triquetrum zieht,
3. Lig. collaterale ulnare, das sich von der Ulna zum Os triquetrum und zum Os pisiforme erstreckt, und in
4. den triangulären Faserkomplex (s. unten).

Extrinsische dorsale Ligamente

Das Lig. radiocarpeum dorsale verläuft gleichfalls fächerförmig vom distalen Rand des Processus styloides ulnae nach ulnar zur Handwurzel. Es zieht im Wesentlichen als Lig. radioscapholunatotriquetrale zum Os triquetrum. Ein schwächerer Faserzug geht als Lig. radioscaphoideum über in das Lig. collaterale radiale.

Intrinische interossäre Ligamente

Die intrinsischen interossären Ligamente verbinden entsprechend ihrer Bezeichnung die Handwurzelknochen untereinander. Es sind dies:

1. Lig. carpi radiatum, welches volarseitig vom Os capitatum sternförmig in alle Richtungen ausstrahlt; damit ist das Os capitatum im Gegensatz zum Os lunatum am besten im Gefüge verankert,
2. Lig. scapholunatum,
3. Lig. lunatotriquetrum,
4. Lig. arcuatum (auch Deltaligament) das den dorsalen Abschluss des Karpaltunnels darstellt und in ein radiales und in ein ulnares Ligament unterteilt wird,
5. Lig. trapezium trapezoid,
6. Lig. trapezoid capitatum,
7. Lig. capitatohamatum.

Das Lig. radiocarpeum volare ist das stärkste volare Ligament, das Lig. radioscapholunatum ist die schwächste Verbindung im Bereich des Radiokarpalgelenkes.

Die intrinsischen karpalen Ligamente haben die Funktion der interkarpalen Gelenkstabilisierung, nehmen aber an der Gelenkbewegung nur unwesentlich teil. Auch die extrinsischen Ligamente haben die Funktion der interkarpalen Gelenkstabilisierung, nehmen jedoch an der Gelenkbewegung teil.

Das Gelenk des Daumens zwischen dem Os trapezium und dem Os metacarpale I bildet im Hinblick auf die Beweglichkeit eine Ausnahme, weil es als Sattelgelenk eine sehr große Beweglichkeit gestattet, die nicht durch straffe Bänder gehemmt wird. Alle anderen Bänder des Handgelenkes haben eine stärkere Begrenzungsfunktion der Beweglichkeit.

Da die Handwurzelknochen eine Gewölbekonstruktion bilden mit der Konkavität nach volar, entsteht auf der volaren Seite ein Tunnel, der Karpaltunnel, in dem die Sehnen der Flexorenmuskulatur, ebenso wie der

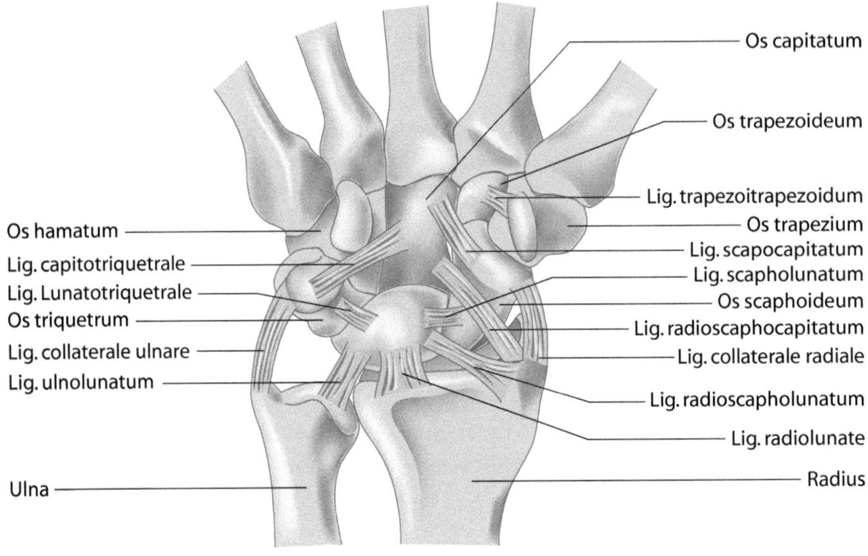

Abb. 23.2. Volare intrinsische und extrinsische Ligamente des Handgelenkes. (Nach Pomeranz 1997, S. 72, Abb. C.1)

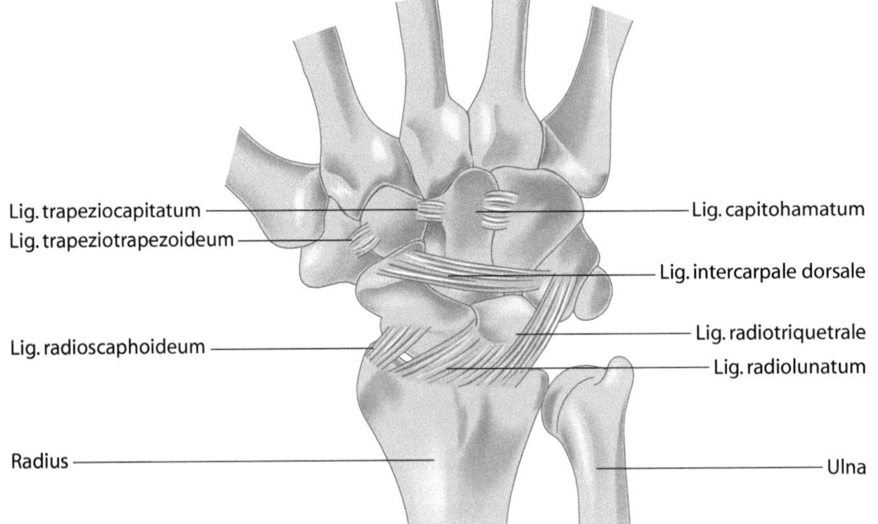

Abb. 23.3. Dorsale intrinsische und extrinsische Ligamente des Handgelenkes. (Nach Pomeranz 1997, S. 72, Abb. C.2)

N. medianus, verlaufen. Die dorsale Abgrenzung erfolgt durch ein Band, das als Deltaligament bezeichnet wird. Zwischen dem Deltaband und den Handwurzelknochen findet sich ein mit Fett ausgefüllter Raum oder Spalt, das „Spatium Fouriere". Auf der Dorsalseite laufen die Sehnen der Extensormuskulatur, die nebeneinander in insgesamt sechs Fächern angeordnet sind. Der Karpaltunnel wird nach volar durch eine bindegewebige Struktur umschlossen, die auch als Retinaculum flexorum bezeichnet wird (Abb. 23.2, Abb. 23.3).

23.1.3 Muskuläre und tendinöse Strukturen

Innerhalb des Karpaltunnels finden sich folgende Sehnen, die von radial nach ulnar hin aufgelistet werden:

1. M. flexor pollicis longus,
2. M. flexor digitorum superficialis,
3. mehr volar gelegen der M. flexor digitorum profundus.

Außerhalb des Retinaculums volar sind der M. flexor carpi ulnaris und der M. flexor carpi radialis angeordnet. Zu den Flexoren gehören, ebenfalls außerhalb des Karpaltunnels gelegen, der M. palmaris longus und der M. brachioradialis.

Der M. flexor pollicis longus entspringt im Bereich der Tuberositas radii und am anterioren Radiusschaft und inseriert im Bereich der distalen Phalanx des Daumens. Der M. flexor digitorum superficialis entspringt im Bereich des Koronoids der Ulna und setzt in der Mitte der mittleren Phalangen der Finger II–IV an. Der

M. flexor digitorum profundus hat seinen Ursprung an der proximalen Ulna und der Membrana interossea und setzt im Bereich der distalen Phalangen der Finger II–V an. Der M. flexor carpi radialis entspringt am Epicondylus ulnaris humeri und inseriert an der Basis des II. und III. Os metacarpale. Der Flexor carpi ulnaris entspringt ebenfalls vom Epicondylus ulnaris humeri und vom Olekranon und setzt an der Basis des V. Os metacarpale an. Der M. brachioradialis entspringt im suprakondylären Humerusbereich und setzt am Processus styloides radii an. Der M. flexor carpi ulnaris verläuft gemeinsam mit dem N. ulnaris durch einen weiteren Tunnel, nämlich den Guyon-Tunnel.

Auf der Extensorenseite finden sich folgende Sehnen von lateral nach medial in sechs Fächern angeordnet:

- Im 1. Fach verläuft der M. extensor pollicis brevis und der M. abductor pollicis longus. Der M. extensor pollicis brevis entspringt vom posterioren Anteil des Radiusschaftes und setzt an der dorsalen Basis der I. Phalanx des Daumens an. Der M. abductor pollicis longus enspringt im Bereich des dorsalen Radius und des Ulnarschaftes und setzt an der lateralen Basis des I. Os metacarpale an.
- In der 2. Loge finden sich der M. extensor carpi radialis longus und der M. extensor carpi radialis brevis. Beide haben ihren Ursprung im Bereich des Epicondylus radialis. Der M. extensor carpi radialis brevis setzt an der Dorsalseite der Basis des III. Os metacarpale an, der M. extensor carpi radialis longus an der Basis des II. Os metacarpale.
- Die 3. Loge enthält den M. extensor pollicis longus, der ebenfalls an der Dorsalseite des Radiusschaftes entspringt und zur distalen Basis der I. Phalanx des Daumens zieht.
- In der 4. Loge befinden sich die Sehnen des M. extensor digitorum communis und die Sehne des M. extensor indicis proprius. Der M. extensor digitorum communis entspringt im Bereich des Epicondylus radialis humeri und setzt als Dorsalaponeurose an den mittleren und distalen Phalangen des II.–IV. Fingers dorsal an. Der M. extensor indicis proprius entspringt im Bereich des Schaftes der Ulna und setzt an der Extensorseite der proximalen Phalanx des II. Fingers an.
- Die 5. Loge beinhaltet den M. extensor digiti quinti. Dieser gehört ebenfalls zum M. extensor communis und setzt im Bereich der mittleren distalen und dorsalen Phalanx des V. Fingers an.
- Die letzte 6. Loge beinhaltet den M. extensor carpi ulnaris, der ebenfalls im Bereich des Epicondylus radialis mit einer gemeinsamen Sehne entspringt und an der dorsalen Basis des V. Os metacarpale inseriert.

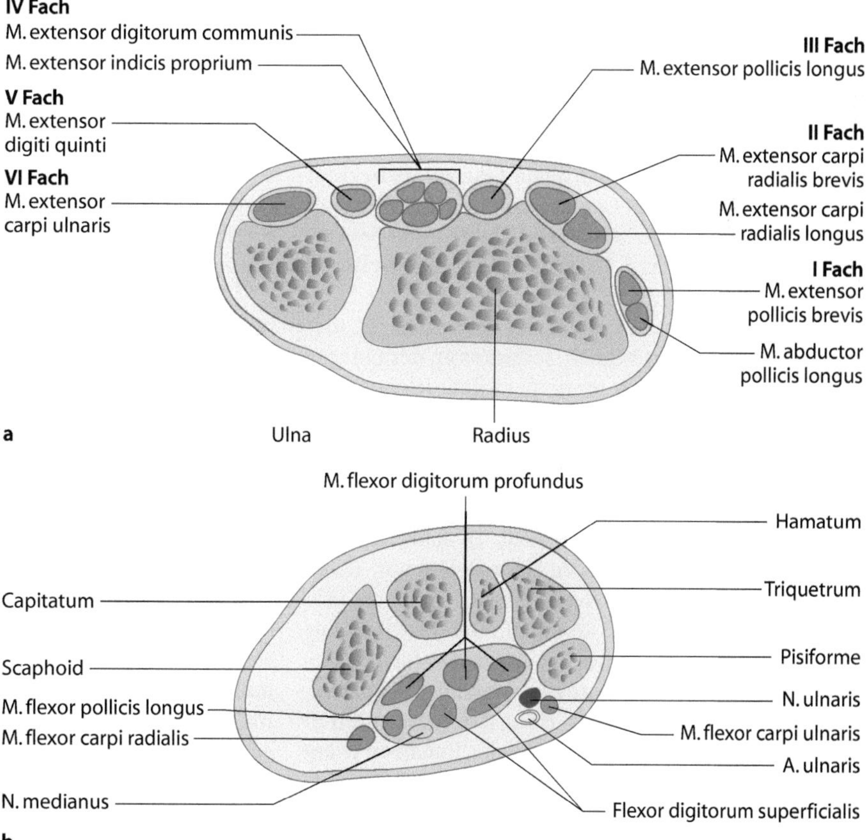

Abb. 23.4. Axiale Darstellung der Flexor- (**a**) und Extensor-(**b**)Sehnen im Bereich des Handgelenkes und der Handwurzel

Sämtliche Sehnen sind beim Durchtritt durch die Pforten und Kanäle des Handgelenkes von Sehnenscheiden umgeben (Abb. 23.4 a,b).

23.1.4 Nerven und Gefäßsystem

Die A. radialis verläuft im Sulcus antebrachii radialis und liegt im Bereich des Handgelenkes oberflächlich auf der Volarseite, sodass an dieser Stelle der Puls getastet werden kann. In dieser Höhe geht auch der Ramus volaris superficialis ab.

Die ulnare neurovaskuläre Unterarmstraße beginnt in der Tiefe der Fossa cubiti und führt unter den Muskeln des Caput commune der Flexoren und dem N. medianus hindurch nach ulnar und distal in den Sulcus antebrachii ulnaris. Hier wird die A. ulnaris begleitet vom N. ulnaris. Dieses neurovaskuläre Bündel liegt nicht so oberflächlich wie die Gebilde der radialen Straße, da es vom M. flexor carpi ulnaris teilweise überdeckt wird. Der N. ulnaris entlässt nach seinem Eintritt in den volaren Unterarmbereich die motorischen Äste für den M. flexor carpi ulnaris und den ulnaren Anteil des M. flexor digitorum profundus. Er gibt ferner sensible Rami dorsalis für den dorsalen Handbereich ab und gelangt zwischen der Ulna und der Sehne des M. flexor carpi ulnaris auf das Dorsum.

Der N. ulnaris versorgt den M. abductor digiti V, den M. flexor digiti V brevis sowie die beiden ulnaren Mm. lumbricales. Sensibel wird der Kleinfinger und die ulnare Seite des Ringfingers ebenfalls durch den N. ulnaris versorgt.

Die Medianusstraße liegt zwischen den Schichten der oberflächlichen und der tiefen Beuger. Sie beginnt unter den Muskeln des Caput commune der Flexoren und ihren Sehnen und betritt im distalen Ende des Unterarmes die Hohlhand. In der Medianusstraße liegen der N. medianus und die A. comitans nervi mediani. Im distalen Bereich des Unterarmes verläuft der N. medianus ziemlich oberflächlich, sodass er an der ulnaren Seite der Sehne des M. flexor carpi radialis leicht aufzufinden ist. Gerade proximal des Handgelenkes ist die oberflächliche Lage des N. medianus von praktischer Bedeutung, da bei starker Dorsalflexion des Handgelenkes, z. B. beim Sturz auf eine Hand, die Gefahr einer Kompression und Zerrung besteht. Es kann also bei diesem Unfallmechanismus zu einer Parese von Teilen der Handmuskulatur, die durch den N. medianus motorisch versorgt werden, kommen. Der N. medianus entlässt proximal die motorischen Zweige für die Flexoren und auch den N. interosseus antebrachii volaris.

Der N. radialis teilt sich in Höhe der Fossa cubiti in den Ramus profundus, der sämtliche Extensoren am Unterarm motorisch versorgt und in den Ramus superficialis, der zwischen den Sehnen des M. brachioradialis und des M. extensor carpi radialis longus auf dem Handrücken verläuft, als einziger Ast die Hand erreicht und die radiale dorsale Seite des Handrückens und der Finger sensibel versorgt.

Die A. radialis und die A. ulnaris stehen in der Hohlhand durch zwei Bögen, den Arcus volaris superficialis und den Arcus volaris profundus miteinander in Verbindung. Die beiden Bögen geben Gefäße an die Mittelhand und an die Finger ab. Hinsichtlich der Ausbildung dieser Bögen finden sich zahlreiche Varianten.

23.1.5 Wertigkeit und Technik der MRT

Bis vor einigen Jahren waren die Radiologen und Kliniker bei der Untersuchung der Hand und des Handgelenkes allein auf die Standardröntgenuntersuchung, auf die CT, die Szintigraphie sowie auf die Arthrographie des Handgelenkes angewiesen. Jede dieser Methoden hat ihre Vor- und Nachteile. Die Erkennung vieler Erkrankungen war bis dahin vor allem im Hinblick auf die Differenzialdiagnose schwierig, insbesondere wenn es um die Frage von Bandverletzungen oder um die Beurteilung des Karpaltunnels ging.

So stellte die konventionelle Arthrographie lange Zeit den Goldstandard bei der Untersuchung des Discus triangularis und der intrinsischen Bänder dar. Dieses Verfahren hat allerdings den Nachteil, dass eine Beurteilung aller drei Gelenke und ihrer ligamentären Verbindungen nur dann gelingt, wenn in jedes Gelenk separat direkt Kontrastmittel instilliert wird. Diese Manipulation ist für den Patienten schmerzhaft und unangenehm, sodass viele Radiologen aus diesem Grunde darauf verzichten.

Auch die computertomographische Untersuchung ergibt lediglich Hinweise auf ossäre Läsionen, eine Beurteilung von ligamentären oder tendinösen Verletzungen gelingt nicht.

Ähnliches gilt für die Knochenszintigraphie, die wohl eine hohe Sensitivität, jedoch nur eine geringe Spezifität aufweist.

Daher stellt die MRT als nichtinvasives Verfahren seit ihrer Etablierung vor einigen Jahren einen erheblichen Fortschritt bei der Diagnostik dar, weil sie gleichzeitig die Darstellung und Beurteilung des Knochens und der Weichteile ermöglicht. Diese Methode erlaubte außerdem erstmalig eine direkte Beurteilung der inneren und äußeren Ligamente des Handgelenkes und von geringgradigen Veränderungen im Bereich des Knochenmarkes im Sinne eines „bone bruise“. Darüber hinaus gestattete die MRT die Anfertigung von multiplanaren Schichten mit einer Vielzahl von Bildern und unterschiedlichen Sequenzen stets mit anderer diagnostischer Information.

Voraussetzung für eine gute Diagnostik ist allerdings ein exzellentes Signal-zu-Rausch-Verhältnis. Dies konnte zum einen durch die Erhöhung der Magnetfeldstärke, zum anderen aber auch durch stärkere Gradienten und durch eine erhebliche Verbesserung der Empfangsspulen erreicht werden. Dies führte zur Entwicklung speziell geformter Quadraturspulen oder auch von „Phased-array-Spulen".

Ein weiterer wichtiger Qualitätsfaktor, der besonders wichtig für die Darstellung der Hand ist, ist die räumliche Auflösung, die nur durch ein kleines FOV von 8–10 cm und eine Matrix von mindestens 256×256 Pixel erreicht werden kann.

Da das Signal-zu-Rausch-Verhältnis mit der Verbesserung der räumlichen Auflösung sich kontinuierlich verschlechtert, sind bei MRT-Untersuchungen der Hand zur Kompensation vermehrt Mittelungen erforderlich, die insbesondere bei Niederfeldgeräten die Untersuchungszeiten erheblich verlängern, um eine ähnliche Bildqualität zu erreichen wie in einem Hochfeldsystem. Die verlängerten Untersuchungszeiten bergen jedoch die Gefahr von Bewegungsunschärfen in sich.

Den besten anatomischen Überblick bietet die 3D-GRE-Technik in koronarer Schnittrichtung, T2*-gewichtet, weil hier Schichten von nur 1–2 mm ohne Verlust an Qualität möglich sind.

Wichtig ist auch, insbesondere für die Pathologie, die Anfertigung von fettsupprimierten T2-gewichteten Bildern in STIR-, SPIR- oder in CHESS-Technik. Hierbei kommt es zu einem arthrographieähnlichen Effekt, da die Gelenkflüssigkeit ein helles Signal ergibt, im Gegensatz zu der geringen Signalintensität der Ligamente und der mittleren Signalintensität des Knorpels. Die T2-gewichteten Schichten sollten darüber hinaus in FSE-Technik unter Verwendung einer Repetitionszeit von über 3.000 ms und einer Echozeit von 60 ms vorgenommen werden, um ein T2-gewichtetes Bild, aber auch ein sehr gutes Signal-zu-Rausch-Verhältnis bei Reduktion der Untersuchungszeit zu erhalten.

Aus dem 3D-Volumen sind ferner durch Reformatierung auch Schichten in anderen Ebenen errechenbar. Dabei hängt die Qualität von der primär gewählten Anzahl der Schichten bzw. von der Schichtdicke ab. Daher sind 3D-Schichten in GRE-Technik, aus der durch Reformatierung andere Schichtebenen gewonnen werden sollen, nur dann qualitativ gut erstellbar, wenn mindestens 3–4 Mittelungen vorgenommen werden.

Eine weitere Möglichkeit ist der Einsatz einer GRE-Technik, mit der man durch Einstellung des Flipwinkels auf etwa 30° auch einen T2-gewichteten Kontrasteffekt erzielt.

In der axialen Schichtrichtung wird von vielen Untersuchern eine STIR- oder eine fettsupprimierte T2-gewichtete FSE-Technik empfohlen, weil damit am besten eine Tendinitis, eine Tendosynovitis sowie Veränderungen im Bereich des Karpaltunnels unter besonderer Berücksichtigung des N. medianus dargestellt werden können. Ebenso ist eine Beurteilung des Retinaculums mit dieser Sequenz möglich.

T1-gewichtete und fettsupprimierte T2-gewichtete FSE-Sequenzen empfehlen sich für die sagittale Schnittrichtung. Diese Schnittrichtung ist wichtig für die Überprüfung des capitatolunaten Winkels oder für den Nachweis, ob die Position des Os scaphoideum bei Flexion bzw. Extension unauffällig ist.

Die Verabreichung von intravenösem Gadolinium-DTPA hat den Vorteil, dass es bei entzündlichen Veränderungen nicht nur zu einer Anfärbung der verdickten Synovia kommt, sondern auch zum Enhancement des Pannusgewebes.

Ferner wird auch durch die Diffusion des Kontrastmittels in den intraartikulären Raum die Diagnostik ligamentärer Strukturen verbessert.

Zum Studium der Handwurzelknochen empfiehlt sich wiederum in erster Linie die fettsupprimierte STIR-Technik in koronarer Schnittrichtung.

Die direkte MR-Arthrographie oder auch die intraartikuläre Applikation von physiologischer Kochsalzlösung verbessert ebenfalls die Trefferrate bei der Entdeckung von ligamentären Rupturen unter Einschluss von Flaprissen und von interkarpalen Flüssigkeitseinlagerungen. So kann eine kleine Perforation des Discus triangularis mit Kontrastdarstellung auch des Radioulnargelenkes ein Hinweis auf eine Läsion an der triangulären Spitze sein.

Darüber hinaus ist es heute möglich, auch Bewegungsstudien mit der MRT durchzuführen, d. h. Aufnahmen in verschiedenen Winkeln der Flexion und Extension. Diese erfolgen sinnvollerweise in sagittaler Schnittrichtung. Die nunmehr abgeschlossene Entwicklung der Echoplanar- und HASTE-Sequenzen erlaubt auch eine kinematographieähnliche dynamische Gelenkdiagnostik.

Die Darstellung der volaren extrinsischen Bänder bereitet allerdings in allen Techniken auch im Handbereich gewisse Schwierigkeiten.

In der koronaren Schnittrichtung lassen sich sämtliche Handwurzelknochen und die intrinsischen Bänder sicher darstellen, ebenso alle drei Gelenkformationen der Handwurzel. Ferner ist eine sichere Beurteilung des Discus triangularis in dieser Ebene möglich. Ebenso lassen sich die Kollateralligamente und die Sehnen des M. extensor carpi ulnaris sowie auch die Sehne des M. abductor pollicis brevis in den lateralen Weichteilen beidseits gut differenzieren. Es ist möglich bei Schichtdicken um 2–3 mm den Karpaltunnel und die darin befindlichen Sehnen darzustellen, das Gleiche gilt auch für die dorsalen Ligamente, die allerdings nicht mit der gleichen Sicherheit differenziert werden können wie die intrinsischen volaren Ligamente.

In der axialen Schnittrichtung stellt sich der Karpaltunnel mit seinem Inhalt exzellent dar, wobei die Sehnen als signalarme Struktur erkennbar sind. Der

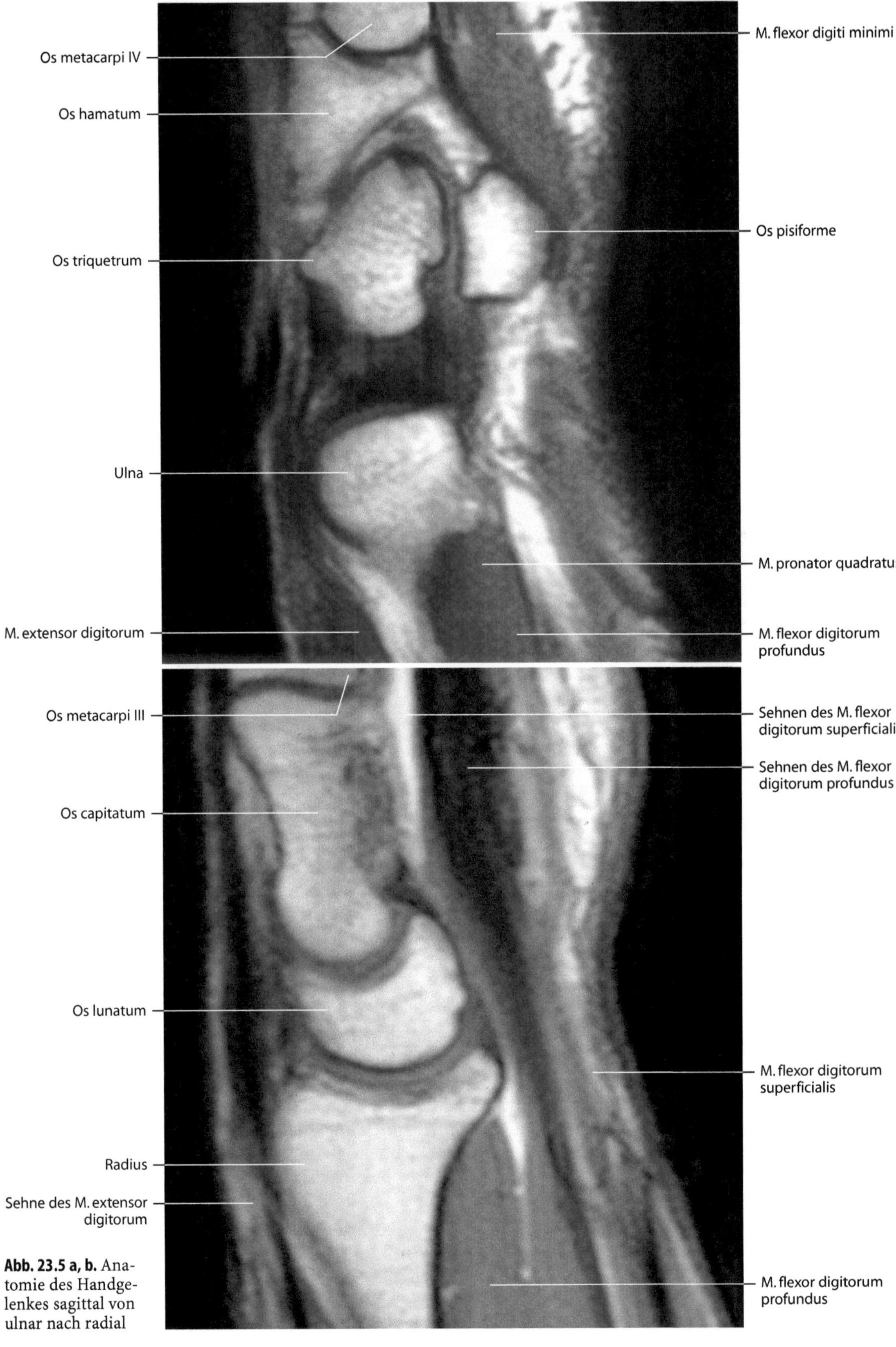

Abb. 23.5 a, b. Anatomie des Handgelenkes sagittal von ulnar nach radial

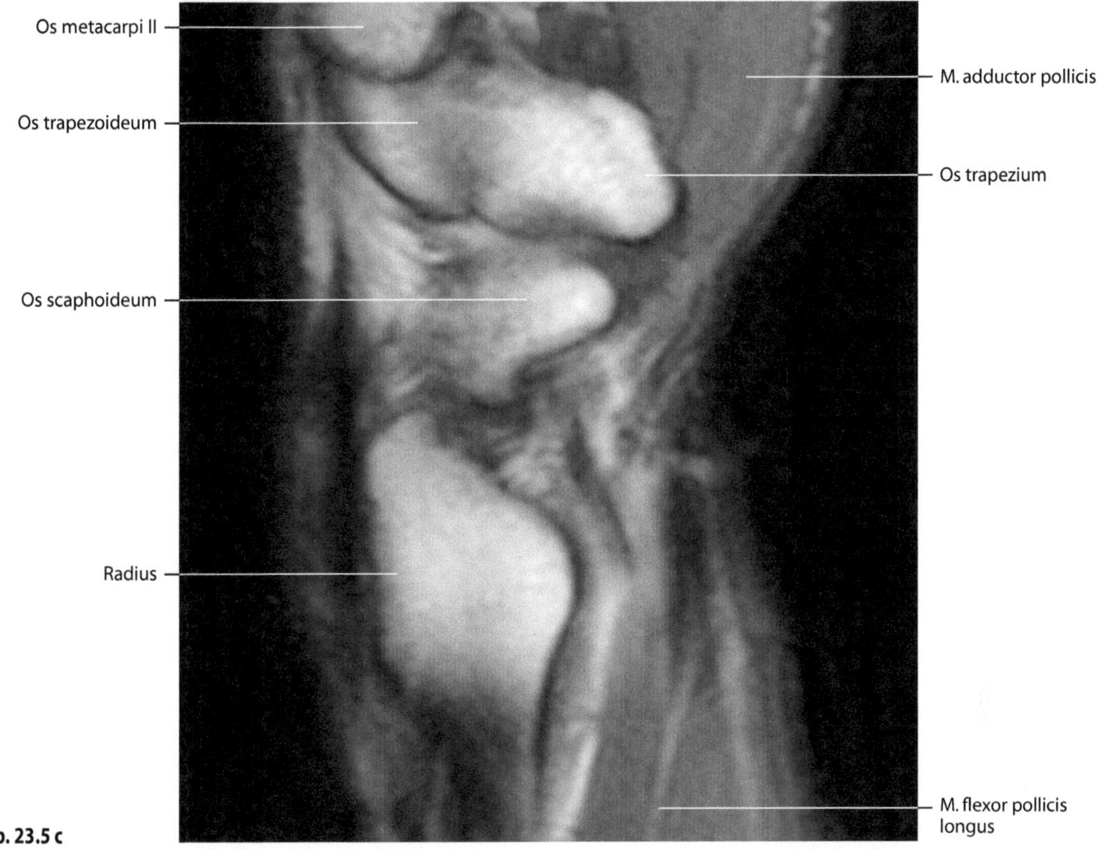

Abb. 23.5 c

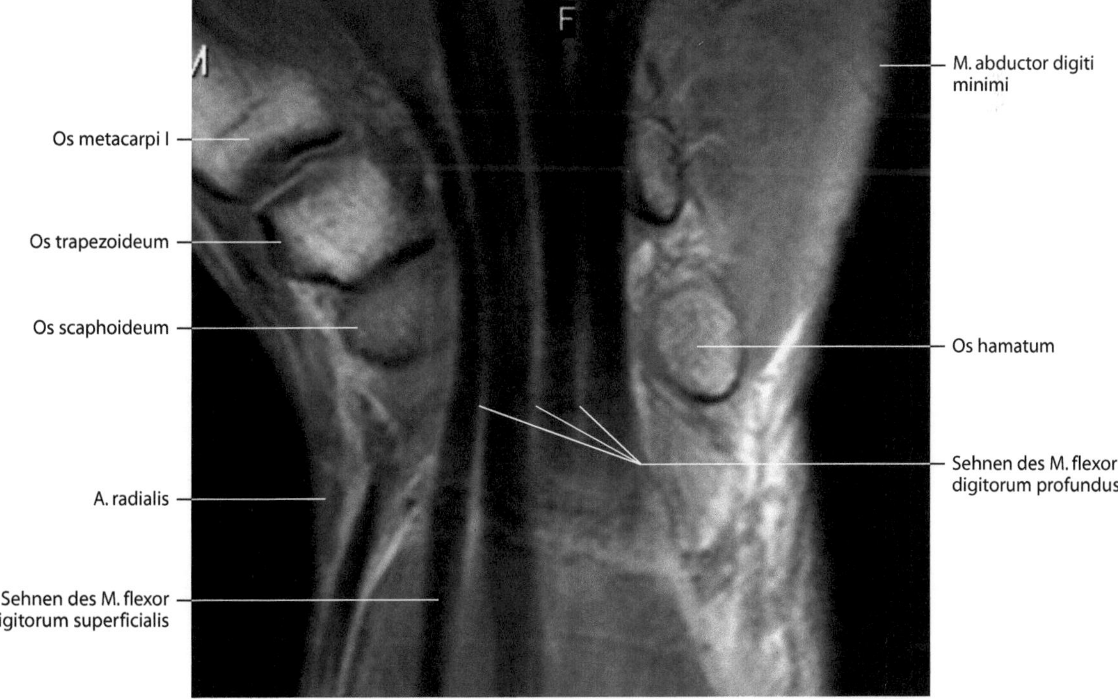

Abb. 23.6 a,b. Darstellung der Anatomie des Handgelenkes in der MRT, koronar von volar nach dorsal

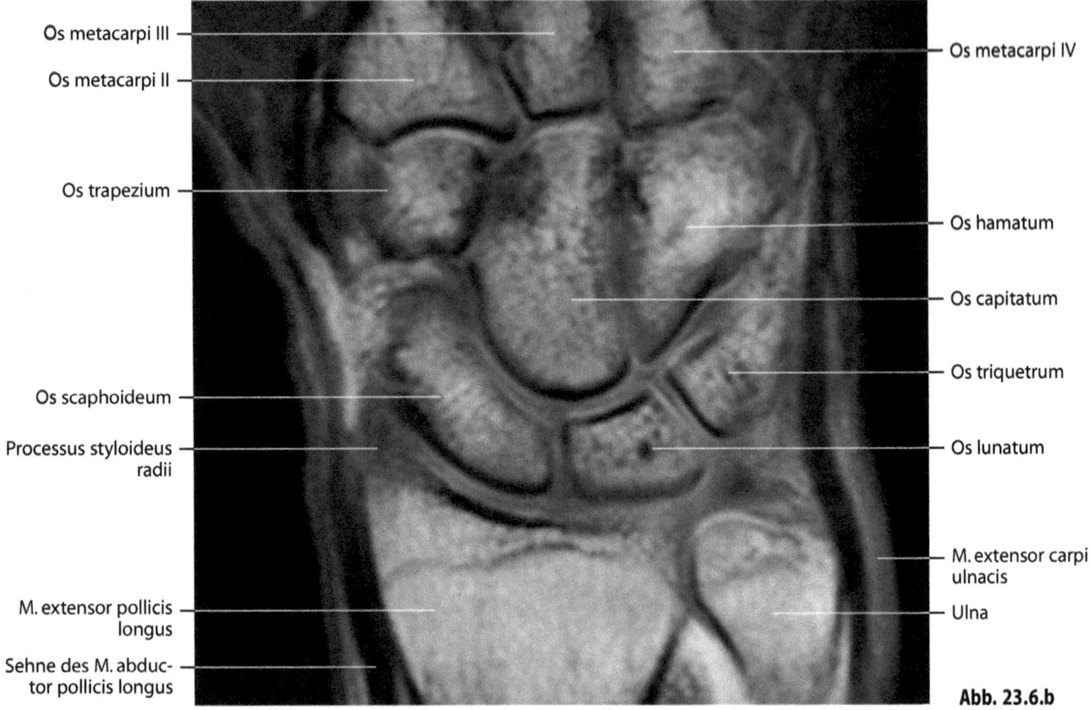

Abb. 23.6.b

N. medianus, der mehr radial unterhalb des volaren Anteils des Retinaculums lokalisiert ist, weist aufgrund seines Wasser- und Lipidanteiles eine höhere Signalintensität, im Vergleich zu den axial getroffenen Flexorsehnen, in allen Sequenzen auf. In dieser Schnittführung ist auch die so genannte Guyon-Loge mit dem darin verlaufenden N. ulnaris gut zu beurteilen. Das Gleiche gilt auch für die Beurteilung der Extensorsehnen in Höhe der Handwurzel und des Handgelenkes.

In der sagittalen Schnittführung werden, wie bereits erwähnt, die Achsenverhältnisse der Carpalia untereinander, insbesondere die des Radius, des Os lunatums, des Os capitatums und des Os scaphoideum, überlagerungsfrei dargestellt und beurteilbar. Subluxationen

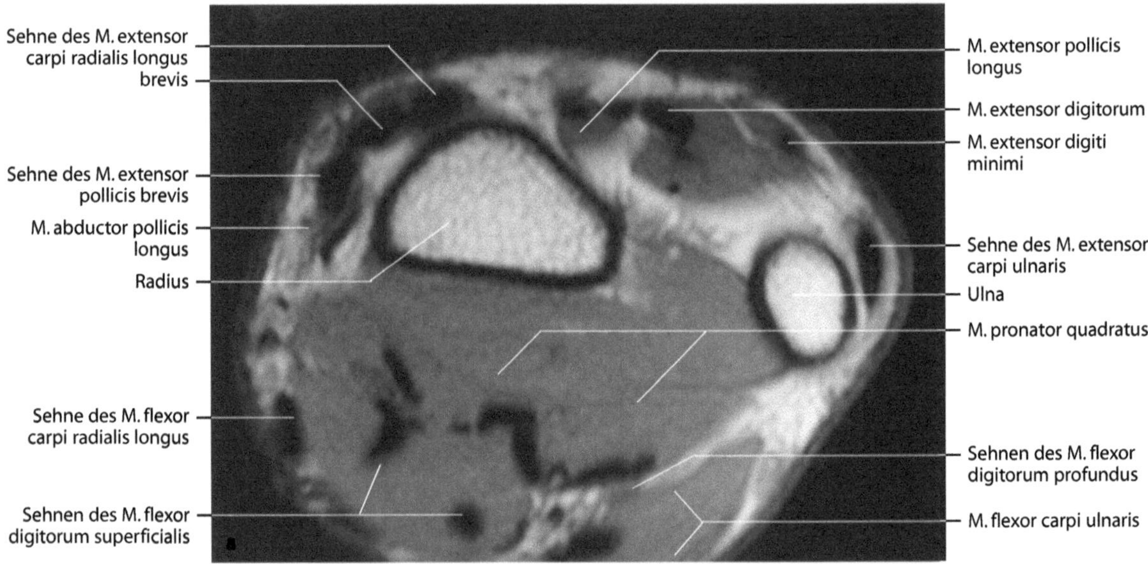

Abb. 23.7 a–c. Darstellung der Anatomie des Handgelenkes in der MRT, axial von proximal nach distal

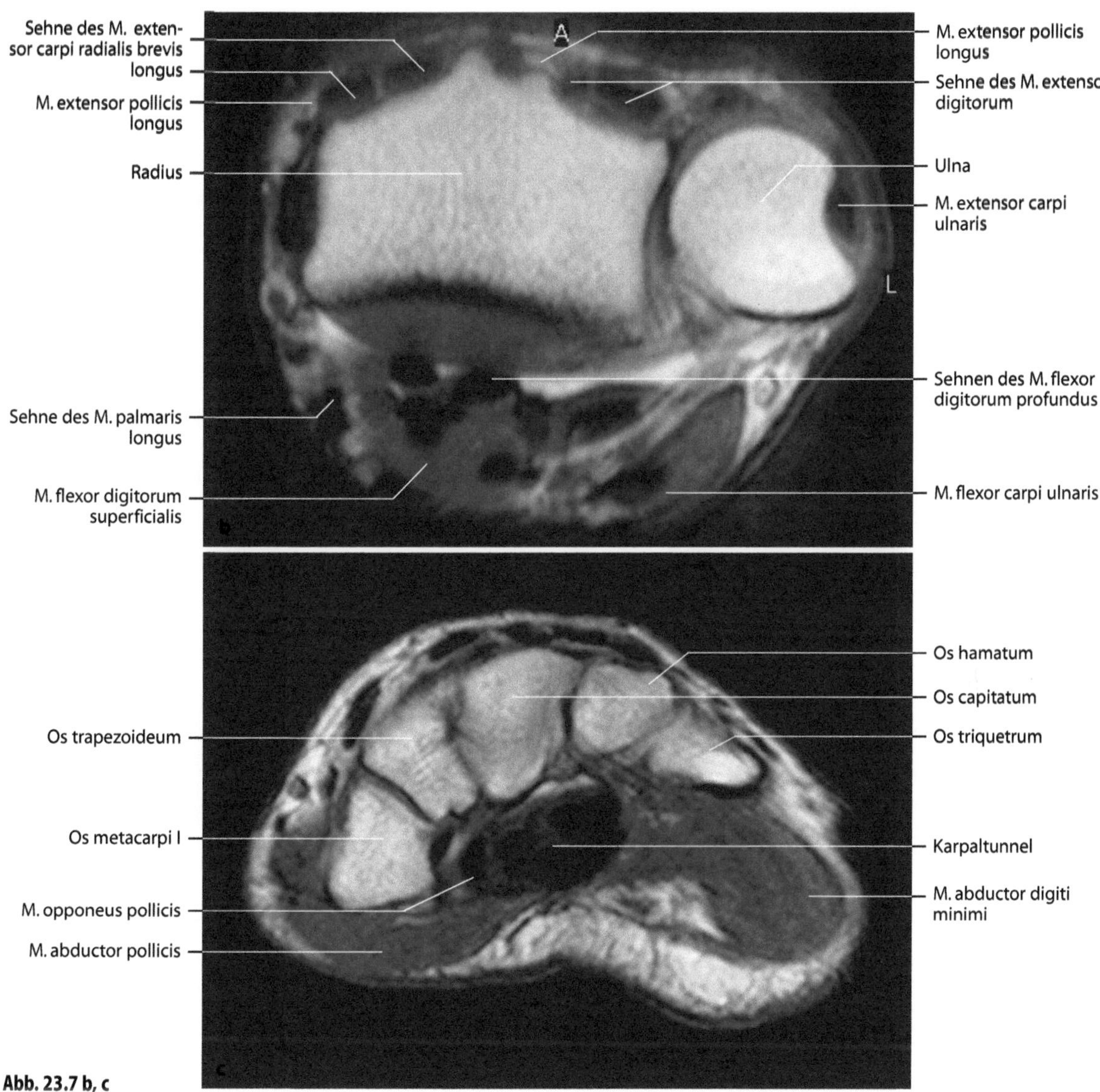

Abb. 23.7 b, c

oder Luxationen sind nur in dieser Schnittrichtung exakt nachzuweisen, ebenso ist dies die Schnittrichtung der Wahl für die Beurteilung von Knorpeldegenerationen.

Abschließend sei auf eine Arbeit hingewiesen, die kürzlich veröffentlicht wurde (Hoppy 2001). Sie hat den Einfluss der MRT-Diagnostik auf die klinische Diagnose und die Patientenbehandlung zum Thema. In dieser kontrollierten Studie, die 98 Patienten umfasste, wurde die klinische Diagnose durch das Ergebnis der MRT bei 55 Patienten geändert. Bei den verbleibenden 43 Patienten wurde die Diagnose in 23 Fällen ergänzt. Die MRT hat daher bei 67 von 98 Patienten die Diagnose eindeutig verbessert. Der Therapieplan wurde bei 45 der 98 Patienten durch das Ergebnis der MRT-Untersuchung geändert mit Vermeidung einer chirurgischen Behandlung (ebd.; Abb. 23.5 a–c, Abb. 23.6 a,b, Abb. 23.7 a–c, Abb. 23.8 a,b, Abb. 23.9).

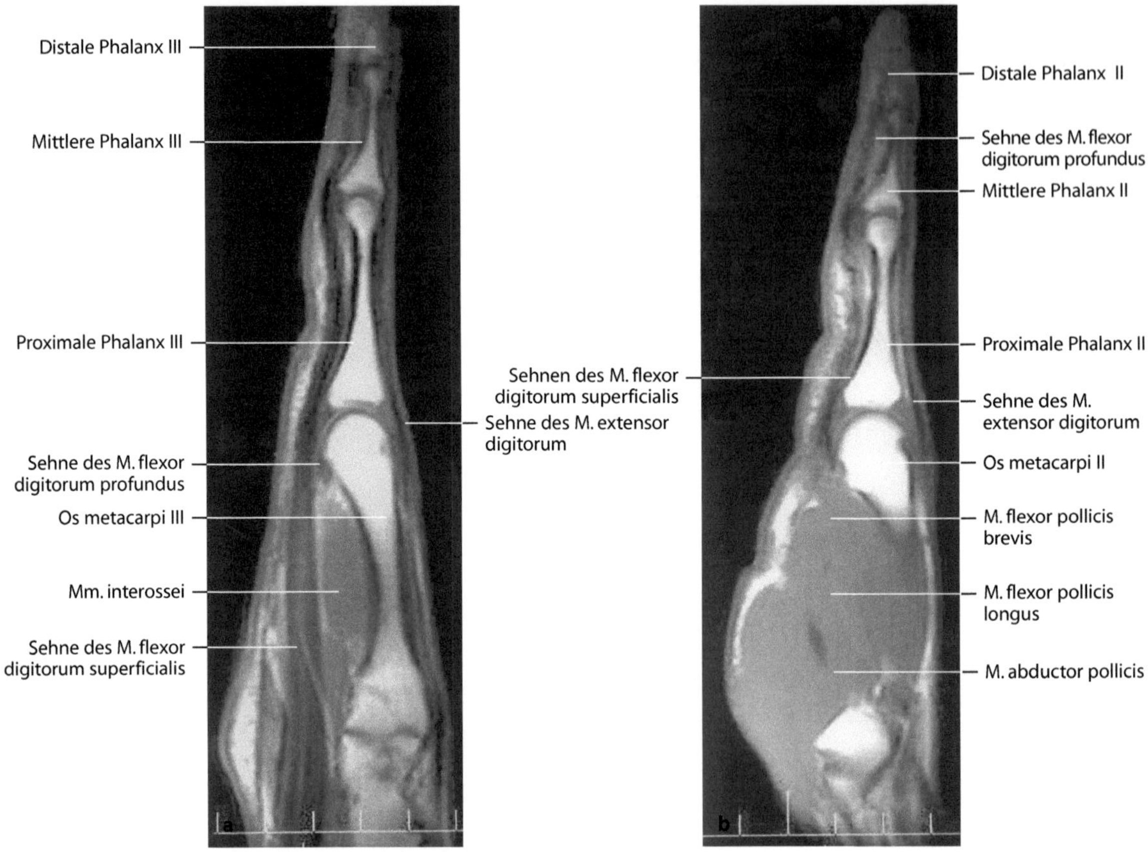

Abb. 23.8 a,b. Darstellung der Anatomie der Finger in der MRT, sagittal

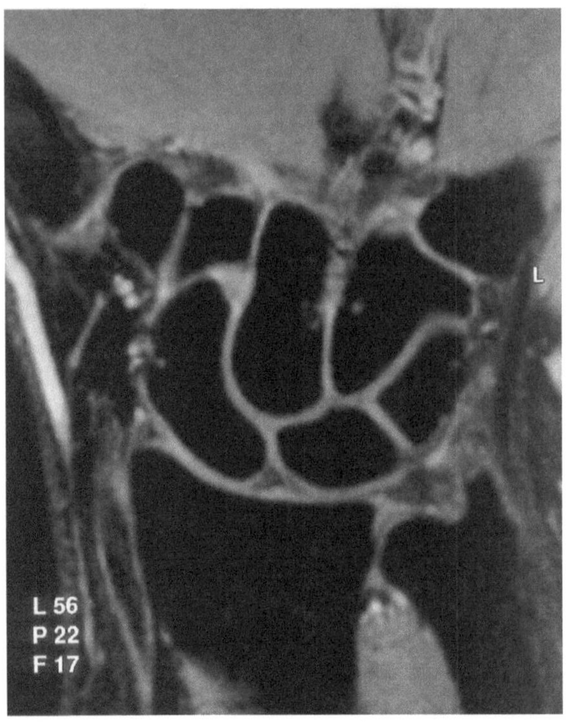

◁
Abb. 23.9. Beispiel einer indirekten MR-Arthrographie des Handgelenkes und der Handwurzel (SE T1-gewichtet, fettsupprimiert, koronar)

23.2 Pathologische Veränderungen im Bereich der Hand und des Handgelenkes

Wie auch für alle anderen Gelenke gilt, dass eine exakte Diagnostik im Bereich der Hand und des Handgelenkes mittels MRT nur dann gewährleistet ist, wenn eine fundierte klinische Fragestellung vorliegt, die beantwortet werden soll.

23.2.1 Traumatische Veränderungen

Knochenfrakturen und Infraktionen

Frakturen der Hand und des Handgelenkes sind ein häufiges Ereignis und betreffen sowohl den distalen Radius, die Handwurzel, die Mittelhand als auch die Finger. Sie können in der überwiegenden Mehrzahl der

Fälle mit Nativröntgenaufnahmen in zwei Ebenen, mit zusätzlichen konventionellen Schichtaufnahmen, ergänzt durch Szintigraphie und in Einzelfällen auch mit der CT, nachgewiesen werden. Dies gilt insbesondere für die häufigste Fraktur, die im Bereich des distalen Radius lokalisiert ist.

Eine Indikation für die Durchführung einer MRT ist gegeben, wenn die klinische Verdachtsdiagnose einer knöchernen Gefügestörung durch die konventionellen Verfahren nicht bestätigt werden kann. Die MRT ermöglicht in diesen Fällen den Nachweis okkulter Frakturen, insbesondere im Bereich des Os scaphoideum und des distalen Radius sowie den Nachweis einer spongiösen Einblutung. Auch der klinische Verdacht auf das Vorliegen einer Pseudarthrose im Bereich des Os scaphoideum oder einer beginnenden Lunatummalazie stellt eine Indikation zur Durchführung einer MRT dar.

Die distale Radiusfraktur stellt die häufigste Fraktur im Erwachsenenalter dar. Es handelt sich hierbei überwiegend (in 85%) um Hyperextensionbrüche, die in drei Hauptgruppen unterteilt werden können, und zwar in:

- extraartikulär,
- partiell intraartikulär und
- vollständig artikulär.

Des Weiteren ist auch eine Einteilung vorgenommen worden, die den Grad der Dislokation des peripheren Fragments berücksichtigt. Diese Einteilung ist sicherlich ebenso sinnvoll, da die mögliche Indikation einer operativen Intervention von der Ausdehnung der Dislokation abhängt. Ferner gibt es einige klinische Zeichen für das Vorliegen einer Instabilität bei distalen Radiusfrakturen. So ist der zusätzliche Bruch des Processus stydoides ulnae immer ein Hinweis auf eine Instabilität. Ferner spricht eine Luxationsfraktur ebenfalls für eine Instabilität. Das Gleiche gilt bei dorsaler Abkippung des distalen Radiusfragments um mehr als 20°. Eine Fraktur kann klinisch außerdem vermutet werden bei Vorliegen eines ausgedehnten subkutanen Hämatoms mit Aufhebung der Fettlamelle im Bereich des M. pronator quadratus (Abb. 23.10 a,b).

Mit der MRT gelingt es, mit einer gleichen oder besseren Trefferwahrscheinlichkeit im Vergleich zu anderen bildgebenden Verfahren eine Infraktion oder eine Fraktur im Bereich des distalen Radius nachzuweisen und die Frage nach der Ausdehnung und möglichen Dislokation exakt zu beantworten. Hierzu eignen sich am besten eine T2-gewichtete fettsupprimierte SE-Schichten in axialer und in koronarer Schnittebene.

Traumatische Läsionen im Bereich des Os scaphoideum (auch Os naviculare). Frakturen im Bereich des Os scaphoideum kommen im Bereich des Halses in 5–10%, im Bereich des proximalen Pols in 15–20% und im Bereiche des Körpers in 70–80% vor.

Die konventionelle Röntgenaufnahme und die konventionelle Tomographie reichen im Allgemeinen zum Nachweis aus. Eine Indikation zur Durchführung der MRT besteht dann, wenn eine klinisch vermutete In-

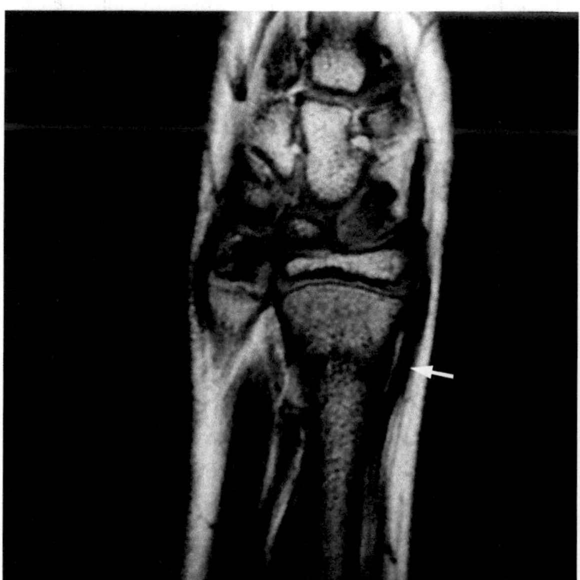

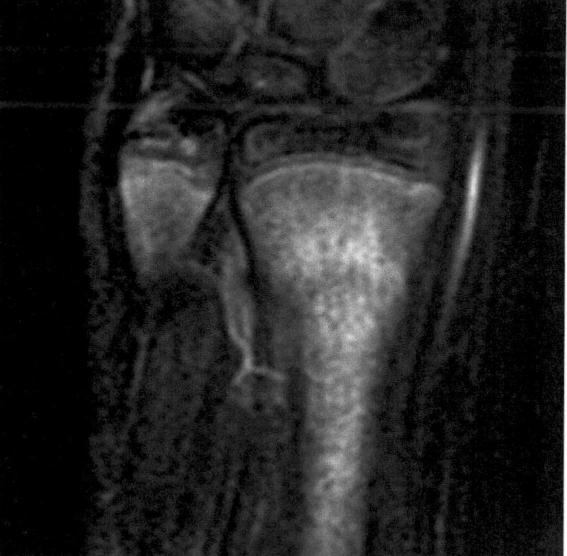

Abb. 23.10 a,b. Anamnese: Der 11-jährige Patient gibt an, dass er vor drei Wochen eine Prellung des distalen Unterarmes und des Handgelenkes erlitten hat. Anschließend ist es zu einer deutlichen Schwellung und zum Auftreten eines Hämatoms gekommen sowie zu Schmerzen, die bis heute persistieren. Diagnose: Grünholzinfraktion im Bereich des distalen Radius. **a** GRE protonengewichtet, koronar, **b** TSE T2-gewichtet, fettsupprimiert, koronar

fraktion sich mit der konventionellen Röntgendiagnostik nicht nachweisen lässt und wenn die Knochenszintigraphie als hoch sensitives Verfahren einen positiven Befund erbringt.

Frakturen im Bereich des Os scaphoideum sind häufig vergesellschaftet mit radialen Deviationsmechanismen. Die Patienten klagen bei Vorliegen einer Infraktion über diffuse Schmerzen im Bereich des mittleren Handgelenkes mit deutlicher Zunahme bei Extension und über einen umschriebenen gezielten Druckschmerz. Frakturen mit einem Frakturspalt von 1 mm oder weniger, werden als stabil angesehen. Die Wahrscheinlichkeit der Ausbildung einer Nekrose ist umso größer, je weiter proximal die Frakturlinie nachgewiesen werden kann. Ferner weisen instabile Skaphoidfrakturen eine Komplikationsrate mit Ausbildung einer Pseudarthrose in 50 % der Fälle bei konventioneller Behandlung auf. Daher ist die nachgewiesene Frakturinstabilität eine Operationindikation.

Die Blutversorgung des Os scaphoideum erfolgt primär durch den distalen Pol über Äste aus der A. radialis. Der proximale Pol des Os naviculare ist aus diesem Grund geringer durchblutet. Diese Minderdurchblutung stellt wohl die Ursache dar für das häufige Auftreten einer verzögerten Heilung und für die mögliche Ausbildung einer Osteonekrose im proximalen Anteil. Weitere Komplikationen einer Skaphoidfraktur sind die karpale Instabilität, die sekundäre Arthrose, das Karpaltunnelsyndrom und die sympathische Dystrophie.

Eine Ursache für eine Pseudarthrose ist eine übersehene oder nicht ausreichend ruhig gestellte Fraktur. Die Häufigkeit des Auftretens wird mit 5 – 10 % angegeben. Die Pseudarthrose kann in mehrere Stadien eingeteilt werden:

- *Stadium I*: Persistierung und Aufweitung des Frakturspaltes im Resorptionsstadium,
- *Stadium II*: Zystenbildung,
- *Stadium III*: Sklerosierung der Fragmente.

Im Stadium I wird therapeutisch eine konservative Ruhigstellung empfohlen, im Stadium II und III eine Operation.

In der MRT stellt sich der Pseudarthrosespalt inhomogen dar mit Signalminderung oder auch einem intermediären Signal in der T1-Wichtung und mit einer Signalerhöhung in der T2-Wichtung. Ferner lässt sich in der fettsupprimierten T2-Wichtung immer ein perifokales Knochenmarködem nachweisen. Im Stadium III ist eine Signalminderung in der Umgebung des Frakturspaltes in beiden Sequenzen nachweisbar. Von einigen Autoren wird auch die Gabe von Kontrastmittel empfohlen, weil sie Aussagen über die Vitalität insbesondere des proximalen Fragments erlaubt. Eine deutliche Kontrastanhebung im proximalen Bereich ist als günstige Prognose zu bewerten. Von einer Pseudarthrose muss

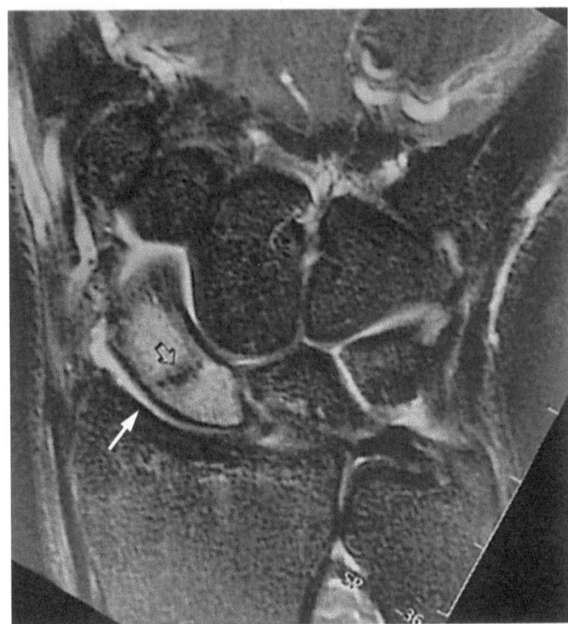

Abb. 23.11. Okkulte Fraktur des Skaphoids (STIR T2-gewichtet, koronar). (Aus Kaplan et al. 2001, S. 268, Abb. 12-34 B)

die fibröse Überbauung des Frakturspaltes abgegrenzt werden, die ebenfalls zu einer Stabilisierung und weitgehender Wiederherstellung der Belastbarkeit führt. Mit der konventionellen Diagnostik ist der Nachweis und die Differenzierung dieser fibrösen Überbrückung gegenüber einer Pseudarthrose schwierig. Da der Nachweis der fibrotischen Struktur regelmäßig mit der MRT gelingt, stellt bei dieser Fragestellung die MRT eine wertvolle Ergänzungsmethode dar. Das fibröse Gewebe ist nämlich sowohl in der T1- als auch in der T2-Wichtung homogen dunkel, ohne Hinweis auf ein perifokales Knochenmarködem (Abb. 23.11).

Fraktur des Os triquetrum. Die Fraktur des Os triquetrum ist die zweithäufigste Fraktur im Bereich der Handwurzelknochen und lässt sich mit konventionellen Röntgenaufnahmen in Schrägprojektion ausreichend identifizieren. Das Gleiche gilt für die CT-Untersuchung, sodass eine magnetresonanztomographische Analyse im Allgemeinen nicht erforderlich ist.

Zusätzliche Informationen durch die MRT, die in mehreren Ebenen am besten in der T2-Wichtung mit Fettsuppression durchgeführt werden sollte, ist der Nachweis eines Bone bruise im Bereich der Spongiosa des Os triquetrum (Abb. 23.12 a,b).

Lunatumfraktur. Die Fraktur des Os lunatum ist eine recht seltene Verletzung und kommt gelegentlich als Komplikation bei einer distalen Radiusfraktur vor. Häufiger allerdings sind pathologische Frakturen bei Vorliegen einer Lunatumnekrose.

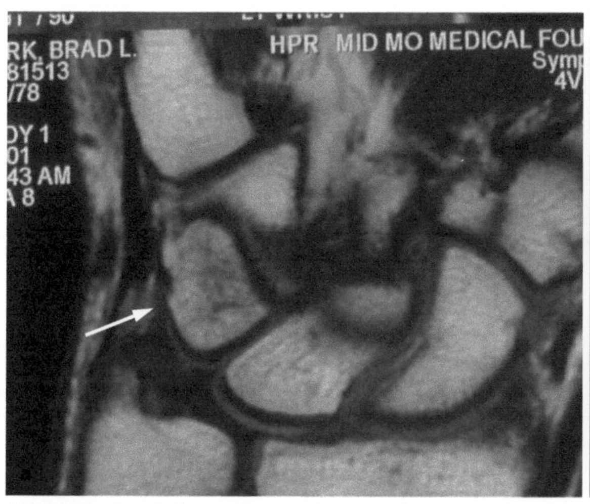

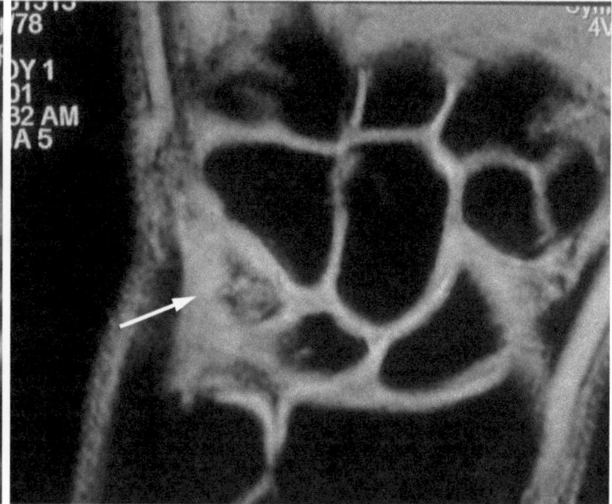

Abb. 23.12 a,b. Infraktion des Os triquetrum bei Zustand nach Prellung ohne Verschiebung. **a** SE T1-gewichtet, koronar, **b** FSE T2-gewichtet, fettsupprimiert, koronar

Fraktur des Os pisiforme. Beim Os pisiforme handelt es sich um ein Sesambein innerhalb der Sehne des M. flexor carpi ulnaris. Eine mögliche Fraktur ist Folge eines direkten Traumas, z. B. bei einem Schlag mit der Handkante auf einen festen Gegenstand. In einem relativ hohen Prozentsatz entwickelt sich sekundär eine Nekrose.

Die Darstellung mittels MRT gelingt am besten mit T2-gewichteten fettsupprimierten koronaren Schichten.

Fraktur des Os hamatum. Diese Fraktur macht etwa 2% der Karpalfrakturen aus und kann alle Anteile des Os hamatum betreffen. Ausgelöst wird es durch ein direktes Trauma im Bereich des volaren Handgelenkes, z. B. durch eine Distorsion der Hand, die einen Stiel, z. B. einen Tennisschläger, fest umgreift. Hierbei kann es auch zu einer Läsion des tiefen Astes des N. ulnaris kommen.

Magnetresonanztomographisch ist der Befund am ehesten in der axialen Schnittrichtung in T1- und in fettsupprimierter T2-Wichtung nachweisbar (Abb. 23.13 a,b).

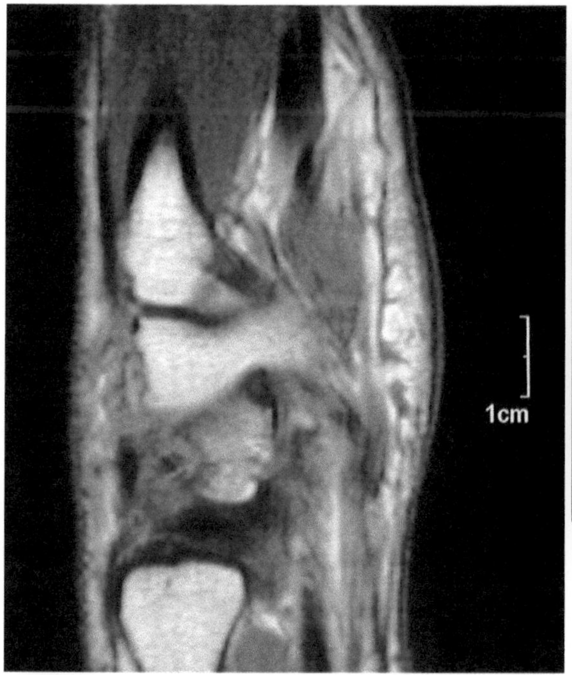

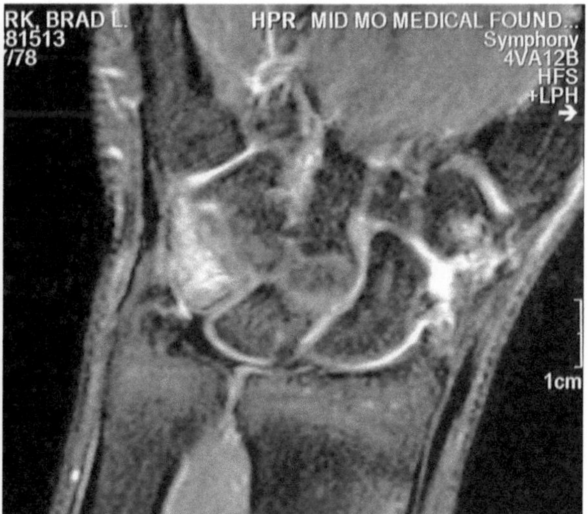

Abb. 23.13 a,b. Nichtverschobene Fraktur des Os triquetrum. **a** SE T1-gewichtet, koronar, **b** direkte Arthrographie, SE T1-gewichtet, fettsupprimiert, koronar. (Pomeranz)

Fraktur des Os capitatum. Auch diese Fraktur macht etwa 2% der Frakturen im Bereich der Handwurzelknochen aus. Ähnlich wie beim Os scaphoideum besteht hier die Gefahr einer Nekrose im proximalen Anteil.

Hervorgerufen wird diese Fraktur entweder durch ein direktes Trauma oder durch eine forcierte Dorsalflexion der Hand. Sie ist hauptsächlich im Bereich des Halses des Os capitatum lokalisiert.

Bei einer Dorsalflexion kann es zu einem Abriss des Kopfes des Os capitatums kommen, der dann um 180° gedreht erscheint.

Für den Nachweis mittels MRT wird eine sagittale Schnittrichtung in der T1- und in der fettsupprimierten T2-Wichtung empfohlen.

Fraktur des Os trapezium und des Trapezoids. Frakturen in diesem Handwurzelbereich, insbesondere im Bereich des Trapezoids sind extrem selten. Häufiger sind in dieser Region jedoch Frakturen an der Basis des Os metacarpale I (Bennet-Fraktur).

Sie können in der MRT durch koronare Schichten in T2-Wichtung fettsupprimiert am besten nachgewiesen werden.

Traumatisch bedingte knöcherne Läsionen im Bereich der Mittelhand und der Finger. Frakturen in diesem Bereich der Hand sind ein häufiges Ereignis. Im Gebiet der Mittelhand kommen sie vor bei Rotationsdistorsionen der Hand, aber auch bei direkter Gewalteinwirkung oder einer Quetschung. Dies gilt für den gesamten Metacarpus.

Frakturen der Finger sind ebenfalls Folge einer Distorsion im Sinne einer Hyperextension oder einer forcierten Lateralisierung. Sie können jedoch auch Folge einer Quetschung sein. Dies gilt nicht nur für die Finger II–IV, sondern auch für den Daumen.

Magnetresonanztomographisch besteht kaum Handlungsbedarf, weil diese Frakturen mit großer Sicherheit durch konventionelle Röntgenaufnahmen in mehreren Ebenen nachgewiesen werden können.

Die Durchführung einer MRT hätte allenfalls ergänzende Funktion, z. B. zum Nachweis oder Ausschluss einer zusätzlichen ligamentären oder tendinösen Verletzung.

Traumatische Läsionen im Bereich des Bandapparates

Die wichtigste und häufigste Form einer traumatischen Läsion im Bereich des Handgelenkes stellt die Verletzung des Discus triangularis und des angrenzenden Kapsel-Band-Apparates dar. Der Discus-triangularis-Faserkomplex stabilisiert das distale Radioulnargelenk und ermöglicht die Absorption und Verteilung von einwirkenden mechanischen Kräften entlang der Längsachse des Handgelenkes. Er besteht aus einer dreieckförmigen knorpelig fibrösen Substanz, dem eigentlichen Discus articularis und dem ulnaren Karpalmeniskus, auch als Meniscus homologue bezeichnet, sowie weiterhin aus dem dorsalen und dem volaren radioulnaren Ligament, dem ulnaren Kollateralligament und den Fasern der Sehne des M. extensor carpi ulnaris.

Der prästyloide Recessus ist zwischen dem Meniscus homologus und dem Discus triangularis lokalisiert. Es trennt daher das Radiokarpalkompartiment vom distalen Radioulnargelenk. Die Oberfläche des Discus triangularis ist bikonkav und hat direkten Kontakt zum Processus styloides ulnae und zur Fossa lunata des Radius. Der Diskus ist im ulnaren Handgelenk fest fixiert, und zwar auf der Ulnarseite im Bereich des Processus styloides und an der Radialseite mit der Spitze im Bereich des distalen medialen Radius.

Läsion des Discus triangularis (TFC/„triangular fibrocartilage"). Traumatische Verletzungen des Discus-triangularis-Faserkomplexes können in mehrere Stadien eingeteilt werden:

- Stadium Ia: Es handelt sich hierbei um eine Perforation oder um eine traumatische Rissbildung im Bereich der Spitze des Discus triangularis radiusnah.
  - Stadium Ib: Hier besteht eine ulnare Läsion des TFC-Komplexes mit oder ohne Abriss des Processus stydoides ulnae.
  - Stadium Ic: Es liegt eine distale Läsion des TFC-Komplexes mit Verletzung des Lig. lunato ulnare und des Lig. triquetro ulnare vor.
  - Stadium Id: stellt eine radiale Läsion des TFC im Bereich der distalen sigmoidalen Rinne dar, mit oder ohne begleitender knöcherner Fraktur.
- Stadium II: bezeichnet eine degenerative Läsion des TFC als Folge eines Abrisses der angrenzenden ulnokarpalen Ligamente.
  - Stadium IIa: beinhaltet eine Verletzung des gesamten Komplexes.
  - Stadium IIb: umfasst eine gesamte Verletzung des Komplexes sowie außerdem eine begleitende Malazie des Os lunatum.
  - Stadium IIc: entspricht einer Komplettverletzung des TFC-Komplexes in Vergesellschaftung mit einer Lunatum- oder Ulnarchondromalazie.
  - Stadium IId: beinhaltet eine Perforation des TFC-Komplexes, eine Lunatum- und Ulnarchondromalazie sowie eine Sehnenverletzung im Bereich der Sehne des M. flexor carpi ulnaris.
  - Stadium IIe: Hierbei lässt sich zusätzlich zu den bereits beschriebenen Veränderungen auch eine Arthrose im Ulnokarpalgelenk nachweisen.

Akute traumatische Rupturen des Diskus sind am häufigsten im radialen dünnen Bereich des Diskus nahe der Einstrahlung in den hyalinen Gelenkknorpel des distalen Radius gelegen. Sie verlaufen vertikal und werden gelegentlich auch im Bereich der ulnaren Anheftung beobachtet.

MRT-Diagnostik. Die MRT ist als einziges Verfahren in der Lage, den Discus triangularis und dessen mögliche Pathologie exakt darzustellen. Am wichtigsten ist dabei in der koronaren Schnittrichtung die T2-gewichtete Sequenz mit Fettsuppression als STIR und die GRE-3D-Technik mit T2*-Wichtung. Unter Berücksichtigung aller diagnostischen Kriterien weist die MRT im Hinblick auf die Verletzungen des TFC-Komplexes eine Sensitivität und eine Trefferrate von über 90 % auf.

MRT-Befunde bei Vorliegen einer Läsion des Discus triangularis:

1. ein intermediäres Signal in der T1-Wichtung, welches die Oberfläche erreicht,
2. ein hyperintenses Signal in der GRE-Sequenz oder auch in der FSE-T2-Wichtung, das ebenfalls die Oberfläche erreicht,
3. ein angehobenes T2-Signal im Bereich des Radioulnargelenkes.

Es lässt sich ferner eine Synovitis im Radiokarpalgelenk nachweisen, mit angehobenem T2-Signal und einer Synoviaverdickung in der T1-Wichtung. Ferner finden sich dabei häufig erosive Veränderungen des hyalinen Gelenkknorpels.

Eine Läsion des Discus triangularis ist häufig assoziiert mit einer positiven Ulnarvarianz und mit einer isolierten Perforation im Spitzenbereich des Discus triangularis, die gewöhnlich asymptomatisch verläuft.

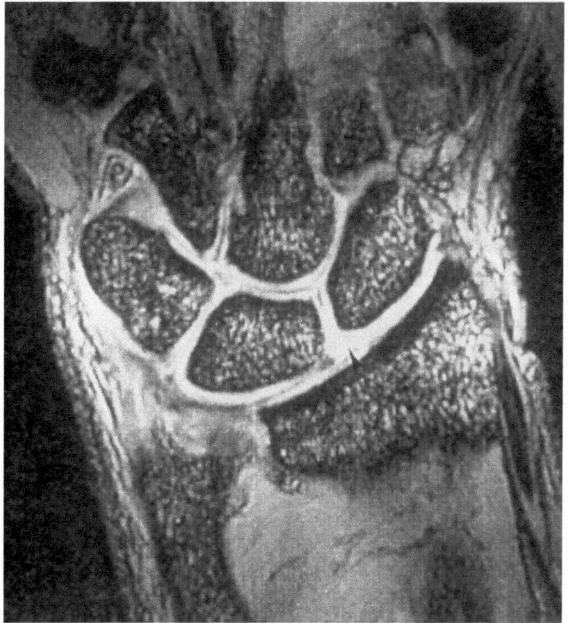

Abb. 23.15. Ruptur des Lig. scapholunatum (GRE T2*-gewichtet, 3D, koronar)

Degenerativ bedingte Risse sind 5-mal häufiger als akute Perforationen. Perforationen finden sich selten im Alter von 20 Jahren, jedoch häufig im Alter von 50 Jahren.

Zentrale Risse sind gewöhnlich degenerativ, exzentrische Risse oft traumatisch verursacht.

Bei akutem Trauma können sowohl eine zentrale Perforation als auch eine distale und eine radiale Rissbildung auftreten (Abb. 23.14 a,b, Abb. 23.15, Abb. 23.16).

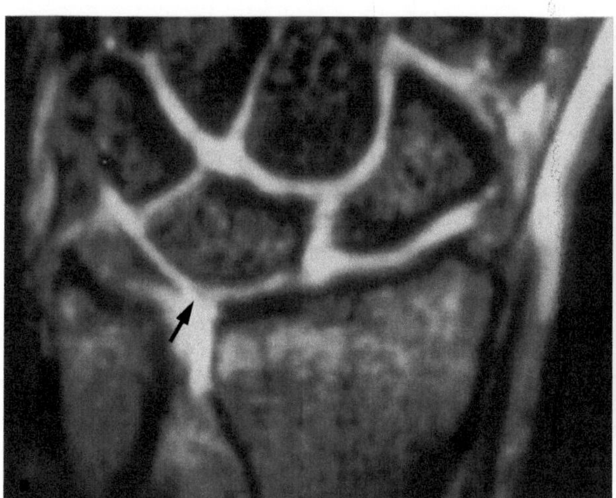

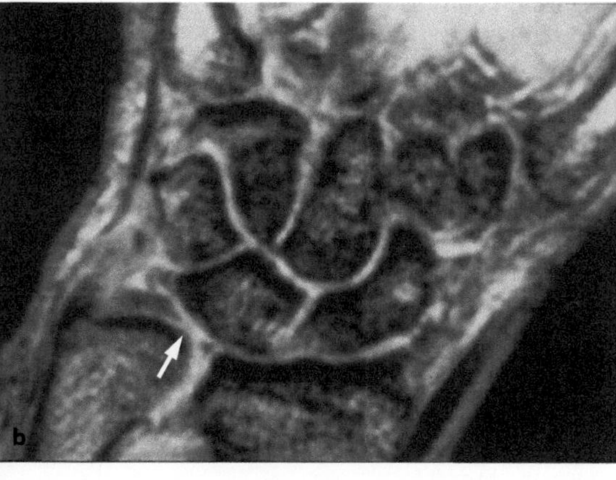

Abb. 23.14. a Abriss der radialen Anheftung des Discus triangularis (MR-Arthrogaphie, SE T1-gewichtet, koronar). **b** Vertikaler Riss an der Basis (Stadium Id nach Palmer; GRE T2*-gewichtet, koronar)

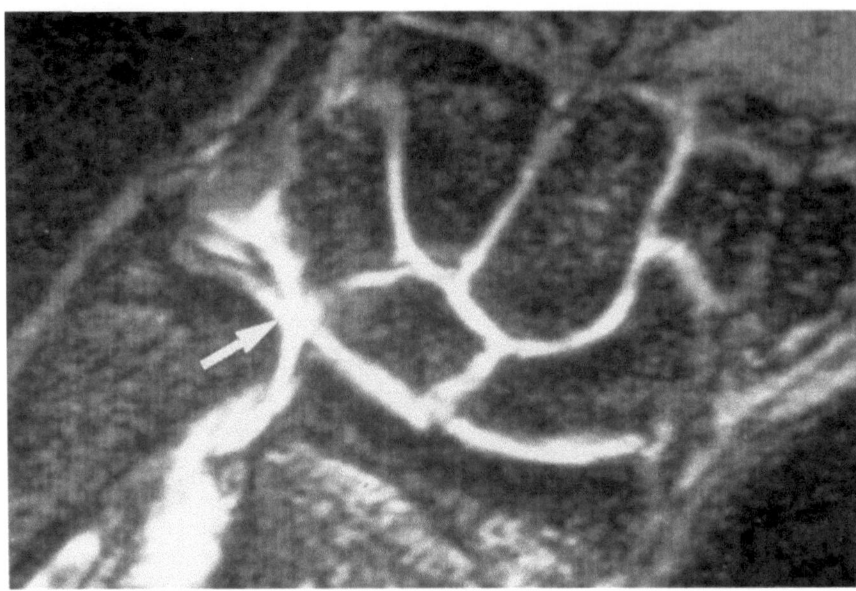

Abb. 23.16. Abriss des medialen Discus triangularis mit Herstellung einer Verbindung zum distalen Radioulnargelenk (GRE T2-gewichtet, koronar)

Bandverletzungen. Man unterscheidet, wie bereits ausgeführt, volare und dorsale radiokarpale extrinsische Ligamente und zusätzlich auf der volaren und dorsalen Seite auch intrinsische Ligamente. Die interossären Bänder sind intrinsische Ligamente und verbinden die Handwurzelknochen untereinander. Hierbei sind die Ligamente zwischen dem Os lunatum und dem Os scaphoideum sowie zwischen dem Os lunatum und dem Os triquetrum die wichtigsten für die Handstabilität. Verletzungen dieser Bänder sind häufige Gründe für einen chronischen Schmerzzustand im Bereich des Handgelenkes und für eine Instabilität. Die schwächsten Glieder zwischen dem Radius und der proximalen und distalen Karpalreihe sind das Lig. ra-

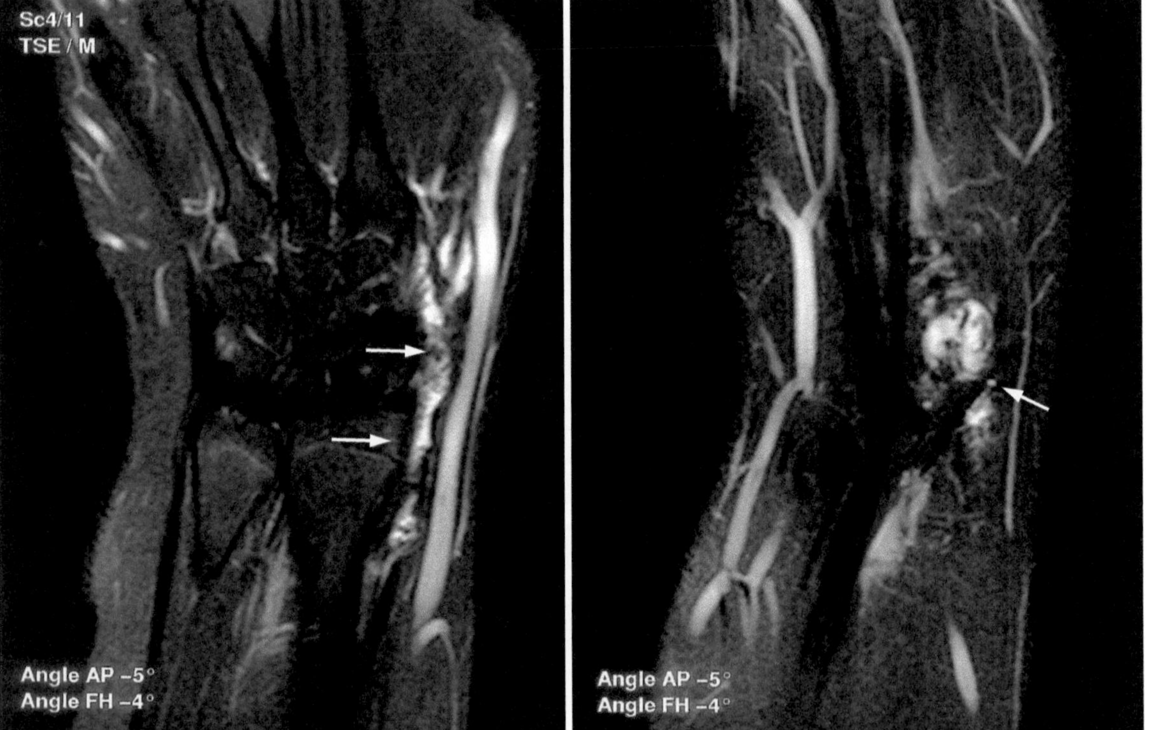

Abb. 23.17 a,b. Zustand nach Einblutung distal des Processus styoideus radii in der Region des radialen Kollateralbandes (FSE T2-gewichtet, fettsupprimiert, koronar)

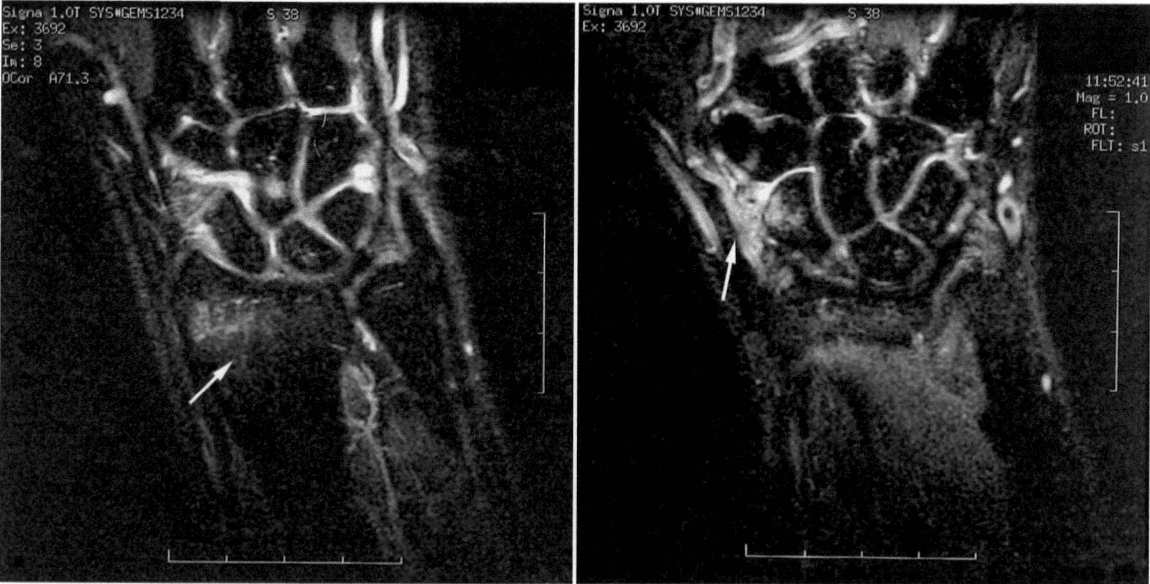

Abb. 23.18 a,b. Anamnese: Vor zwei Wochen erlitt die 41-jährige Patientin eine Prellung des Handgelenkes in Hyperextensionsstellung. Anschließend erhebliche Schmerzen im Bereich des radialen Handgelenkes und im Sattelgelenk des Daumens, die bei Abduktion und bei Adduktion sowie in erster Linie bei Flexion deutlich zunehmen. Diagnose: Reizerguss im Bereich des Interkarpalgelenkes. Zustand nach Zerrung des radialen Kollateralbandes mit erheblicher perifokaler Weichteilreaktion. Bone bruise im Bereich des distalen Skaphoids, möglicherweise beginnende Nekrose. Bone bruise ebenfalls im distalen Radius (FSE T2-gewichtet, fettsupprimiert, koronar)

dioscapholunatum und das Lig. radioscaphocapitatum. Das Lig. scaphoulnatum ist das stärkste interossäre Ligament.

Läsionen der extrinsischen Ligamente und hier insbesondere des Lig. ulnolunatum und des Lig. radioscaphoideum sind nicht selten und können ebenfalls zu einer Instabilität des Handgelenkes führen. Hierbei wird zwischen einer volaren und einer dorsalen Segmentinstabilität unterschieden, beide sind im Interkarpalgelenk lokalisiert. Die volare oder auch palmare Segmentinstabilität ist unter dem Begriff VISI bzw. PISI („volar/palmar intercalated segment instability"), die dorsale Segmentinstabilität unter dem Namen DISI („dorsal intercalated segment instability") bekannt (Abb. 23.17 a,b, Abb. 23.18 a,b).

Karpale Instabilität. Die karpale Instabilität ist als eine abnorme Anordnung der Handwurzelknochen definiert, mit pathologischer interkarpaler Beweglichkeit. Sie ist ein wichtiger Grund für Schmerzen im Bereich des Handgelenkes und für eine Fehlfunktion, die sich sekundär als Folge einer ligamentären Schwächung oder Ruptur entwickelt.

Die karpale Instabilität kann in eine statische und in eine dynamische Instabilität eingeteilt werden. Bei der statischen Instabilität findet sich bereits auf konventionellen Röntgenaufnahmen eine pathologische Anordnung der Handwurzelknochen. Bei der dynamischen Instabilität findet sich die abnorme Anordnung der Handwurzelknochen nur bei bestimmten Handbewegungen und Stresspositionen.

Eine Einteilung kann auch in dissoziative und in nichtdissoziative Formen erfolgen. Bei den dissoziativen Formen (CID/„carpal instability dissociative") findet sich eine Ruptur des Lig. scapholunatum und/oder des Lig. lunatotriquetrum. Bei der nichtdissoziativen Form (CIND/„carpal instability non dissociative") sind diese Ligamente intakt. Hierbei sind allein die extrinsischen Ligamente betroffen (Abb. 23.19).

Die Subluxation des Os scaphoideum ist die häufigste Ursache einer posttraumatischen Handgelenkinstabilität. Hierbei kann das Skaphoid die normale Position zum Radius nicht aufrecht erhalten, weil eine Ruptur des Lig. scapholunatum und zusätzlich auch eine Ruptur entweder des dorsalen oder des volaren Lig. radioscapholunatum besteht. Gleichzeitig ist hierbei das Os lunatum palmarwärts verlagert. Diese Verlagerung ist in der sagittalen und in der koronaren Schnittrichtung entweder mit konventionellen Aufnahmen, aber besser mit der MRT nachweisbar.

Läsionen der extrinsischen Ligamente sowohl dorsal als auch volar, insbesondere des Lig. ulnolunatum und des Lig. radioscaphoideum sind nicht selten und können ebenfalls zu einer Instabilität des Handgelenkes führen.

Hierbei wird unterschieden zwischen einer palmaren bzw. volaren und einer dorsalen Segmentinstabilität, die sich in erster Linie im Interkarpalgelenk lokalisiert ist.

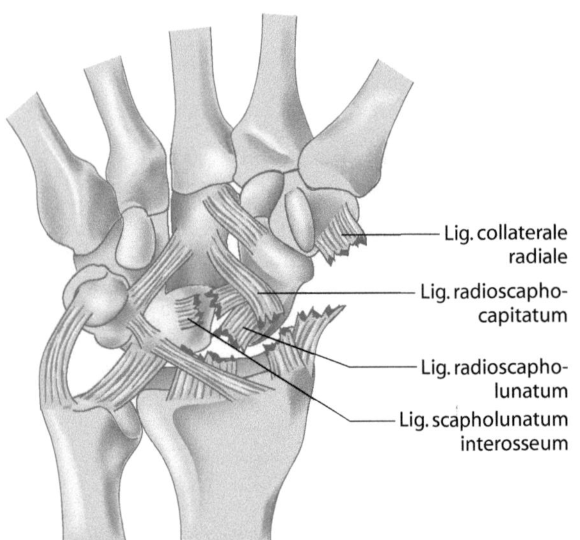

Abb. 23.19. Skapholunate Dissoziation und DISI. (Aus Pomeranz 1997, S. 88, Abb. C.12)

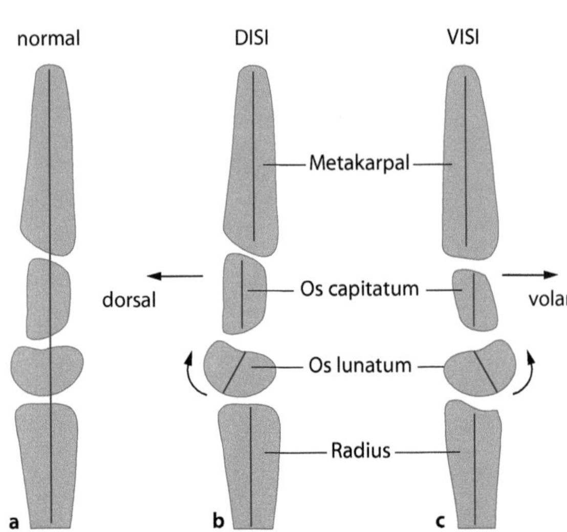

Abb. 23.20. a Normal, **b** DISI, dorsal-proximale Abkippung des Os lunatum, **c** VISI, volar-proximale Abkippung des Os lunatum

Die palmare oder volare Segmentinstabilität (PISI oder VISI) ist durch eine palmare Verlagerung sowohl des Os scaphoideum als auch des Os lunatum charakterisiert, mit einem verkleinerten Winkel zwischen dem Os lunatum und dem Skaphoid, einem normalen oder vergrößerten Winkel zwischen dem Os capitatum und dem Os lunatum und einer palmaren Subluxation des Os capitatum.

VISI bzw. PISI ist gewöhnlich mit einer Instabilität des Lig. lunotriquetrum als Folge einer partiellen oder kompletten Ruptur vergesellschaftet. Ferner können auch eine Reihe von weiteren unterstützenden extrinsischen kapsulären Ligamenten rupturiert sein.

Die dorsale Segmentinstabilität (DISI) ist die häufigste Form einer interkarpalen Instabilität, die durch eine palmare Verlagerung und dorsale Angulation des Os lunatum und durch eine dorsale Subluxation des Os capitatum charakterisiert ist. Fast immer findet sich hierbei eine Ruptur des Lig. scapholunatum und ein vergrößerter Winkel zwischen dem Os scaphoideum und dem Os lunatum (normal 30-60°) sowie ein vergrößerter Winkel auch zwischen dem Os capitatum und dem Os lunatum.

Zusammenfassung (Abb. 23.20 a,b):

- DISI: Drehung des Os lunatum nach dorsal ohne dorsale Verschiebung, Verlagerung des Os capitatum relativ zum Radius nach dorsal,
- VISI: Drehung des Os lunatum nach ventral ohne dorsale Verschiebung, aber mit deutlicher volarer Verlagerung des Os capitatum.

DISI und SLD („scapholunate dissociation") sind die häufigsten Verletzungen, wenn Patienten auf die ausgestreckte Hand fallen und finden sich nicht selten gleichzeitig neben einer Radius- oder Skaphoidfraktur.

Bei einer Läsion des dorsalen oder auch des volaren Lig. radioscapholunatum können daraus resultierende degenerative Veränderungen, insbesondere im Bereich des Os lunatum, auch zu einem karpalen Kollaps führen, der als „scapho-lunato advanced collaps" (SLAC) bezeichnet wird. Für die SLAC-Verletzungen sind mehrere Stadien bekannt:

1. Stadium: betrifft den Processus styloides radii und das Os scaphoideum,
2. Stadium: betrifft die Gelenkfläche zwischen dem Radius und dem Os scaphoideum,
3. Stadium: betrifft das Skaphocapitatum-Gelenk und das Capitatolunatum-Ligament,
4. Stadium: Hier ist eine Dissoziation zwischen dem Os scaphoideum und dem Os lunatum sowie eine Migration des proximalen Os capitatum nachweisbar.

Ein SLAC ist allerdings häufiger Folge einer Handgelenkarthritis. Hierbei wird die proximale Handwurzelreihe zerstört und von Pannusformationen und hypointensem Granulationsgewebe umgeben. Dies führt zu einer rotatorischen Subluxation des Skaphoids, zu einer proximalen Migration des Os capitatum und zu einer ulnaren Translokation des Os lunatum. Die Folge ist häufig ein sekundäres Karpaltunnelsyndrom.

Wenn gleichzeitig das Lig. collaterale ulnare rupturiert ist, kann auch die Läsion des Lig. lunatotriquetrum eine Instabilität des Handgelenkes bewirken (Abb. 23.21).

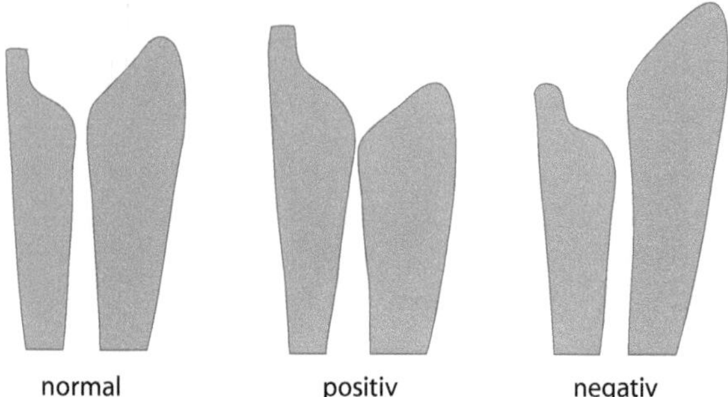

Abb. 23.21. Ulnare Varianzen. (Nach Pomeranz 1997, S. 90, Abb. C.17)

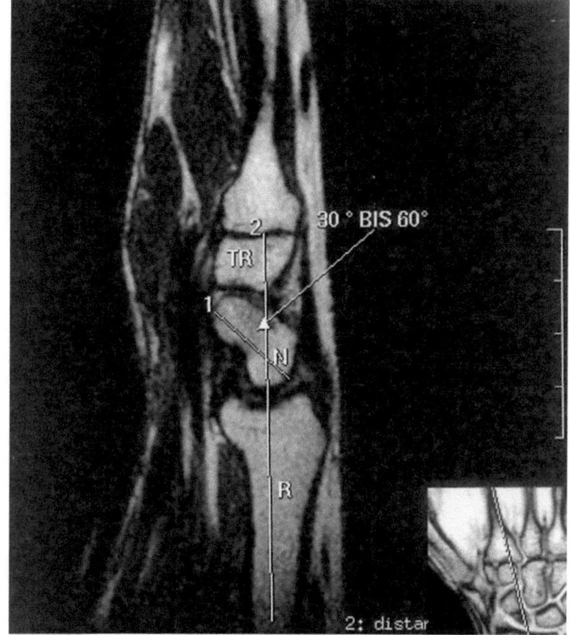

Abb. 23.22. Demonstration der Bestimmung einer möglichen Dislokation des Os naviculare bei Verdacht auf Instabilität (SE T1-gewichtet, sagittal)

MRT-Diagnostik. Verletzungen der interossären Ligamente stellen sich als eine Unterbrechung der Bänder in allen Pulssequenzen dar. Ihre Darstellung in der MRT erfordert allerdings eine größere Erfahrung und eine sorgfältige Einstellungstechnik.

Die berichtete Trefferrate für den Nachweis der interkarpalen ligamentären Risse ist für das meistens nachweisbare lunatoskaphoide Ligament mit 80–90% bei einer Spezifität von 90% etwas besser als für das lunatotriquetrale Ligament. Die bessere Trefferrate für das lunatoskaphoide Ligament ist in erster Linie dadurch bedingt, dass es im Vergleich zum Lig. lunatotriquetrum anatomisch etwas dicker ist.

Charakteristisch für eine Läsion ist ferner die Distanzvergrößerung zwischen dem Os lunatum und dem Os scaphoideum bzw. dem Os triquetrum.

Schwieriger ist mit der MRT der Nachweis von Läsionen der extrinsischen Ligamente sowohl volar als auch dorsal. Die berichteten Trefferraten liegen bei extrinsischen Ligamenten nicht höher als maximal 70%.

Der Nachweis von Läsionen der intrinsischen interkarpalen Ligamente gelingt am besten in der koronaren Schnittrichtung, die der extrinsischen Ligamente dorsal und volar am besten in der sagittalen und axialen Schnittrichtung.

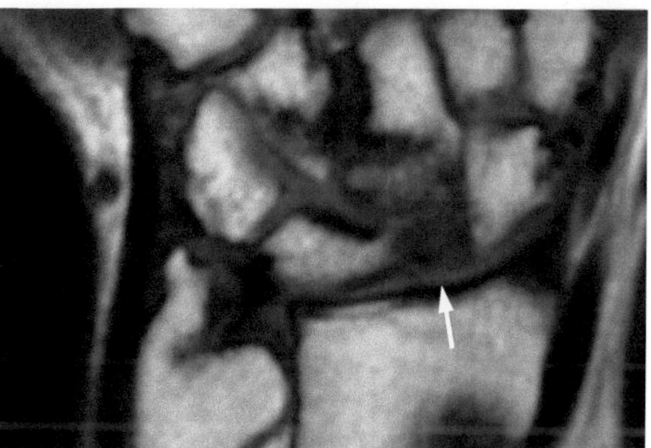

Abb. 23.24. Läsion des Lig. scapholunatum 3 (SE T1-gewichtet, koronar). (Pomeranz)

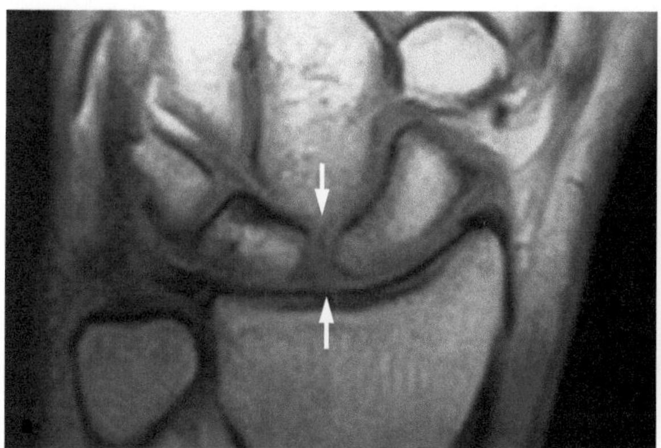

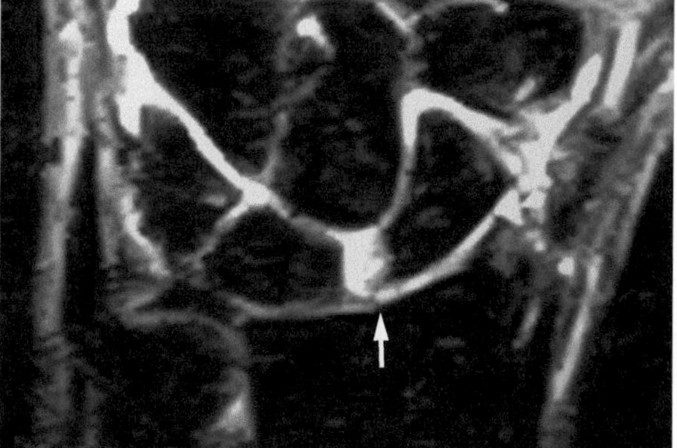

Abb. 23.23 a,b. Läsion des Lig. scapholunatum 2. **a** SE T1-gewichtet, koronar, **b** STIR T2-gewichtet, fettsupprimiert, koronar. (Pomeranz)

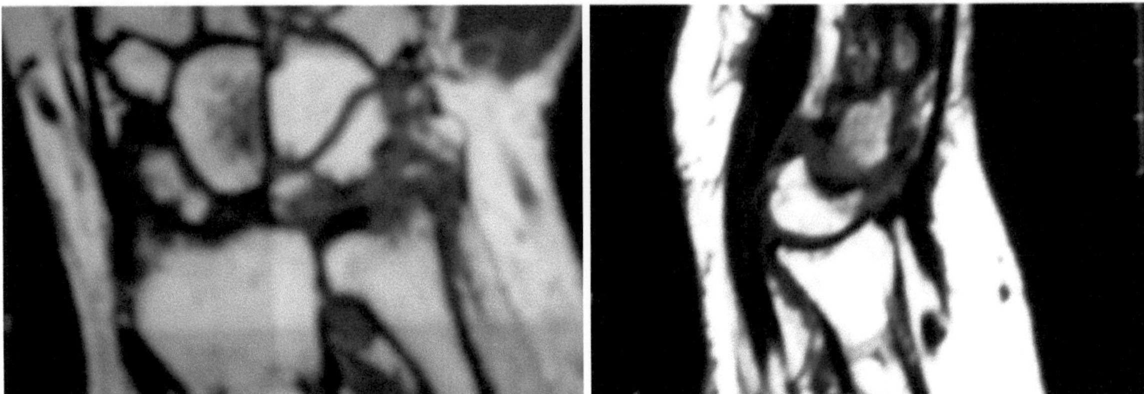

Abb. 23.25 a,b. DISI 1. Traumatische komplette Ruptur des Lig. scapholunatum mit assoziierter Dissoziation zwischen Skaphoid und Lunatum sowie Nachweis von DISI. Die fokale Signaländerung im proximalen Pol des Skaphoids entlang der Gelenkoberfläche spricht für eine erhebliche osteochondrale Anprallverletzung und für die erste Manifestation einer posttraumatischen Arthropathie. Möglicherweise auch Verletzung des Discus triangularis. **a** SE T1-gewichtet, koronar, **b** SE T1-gewichtet, sagittal. (Pomeranz)

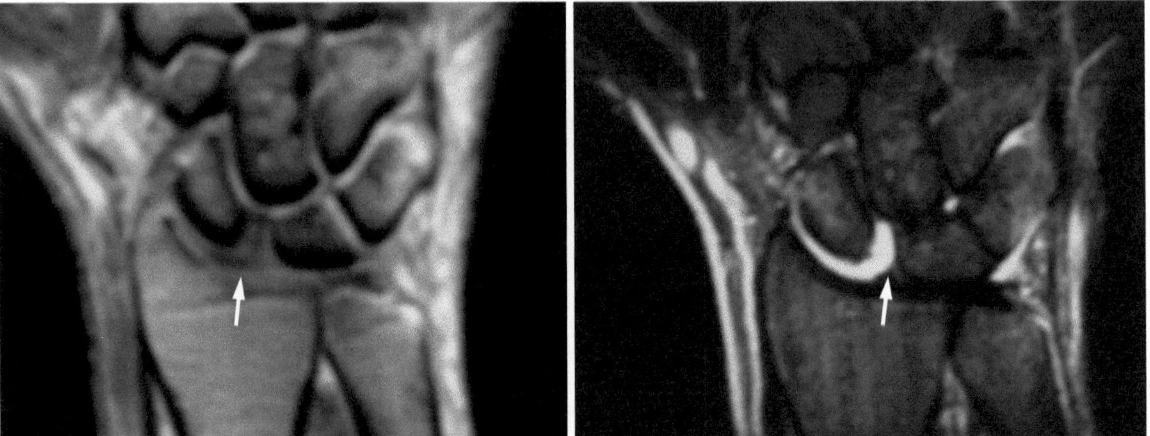

Abb. 23.26 a,b. DISI mit Läsion des Lig. scapholunatum. **a** GRE T2*-gewichtet, koronar, **b** STIR T2-gewichtet, fettsupprimiert, koronar. (Pomeranz)

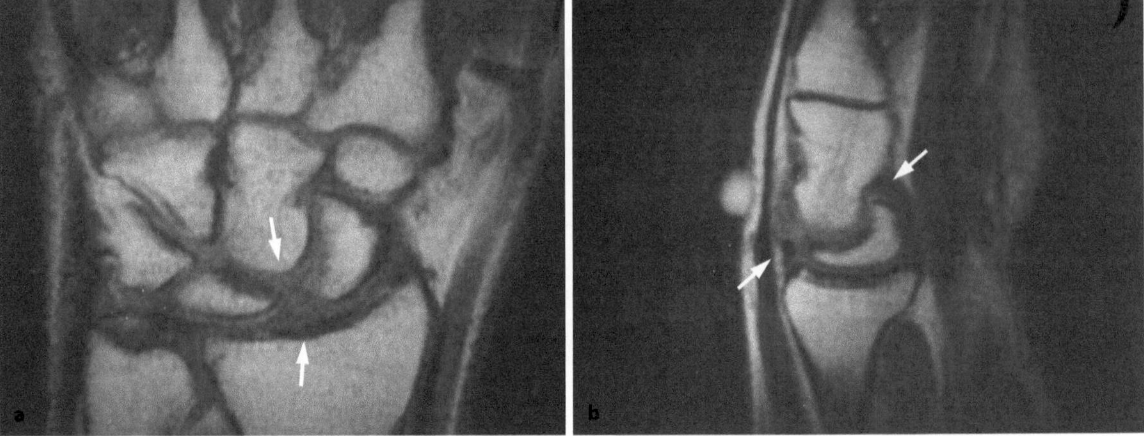

Abb. 23.27 a,b. DISI mit Läsion des Lig. scapholunatum bei Zustand nach erheblicher Stauchung und Prellung. **a** SE T1-gewichtet, koronar, **b** SE T1-gewichtet, sagittal. (Pomeranz)

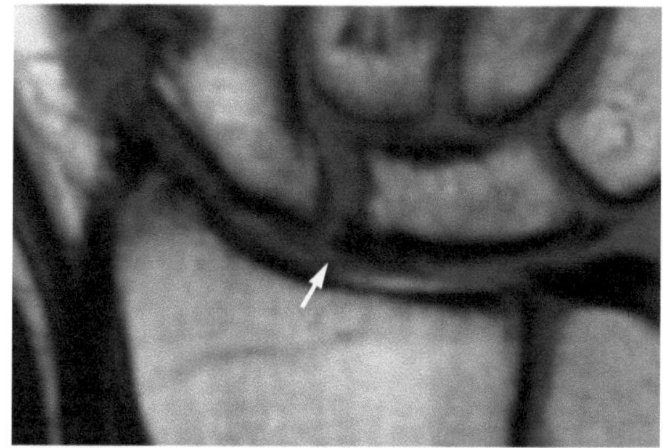

Abb. 23.28. Läsion des Lig. scapholunatum, SE T1-gewichtet, koronar. (Pomeranz)

Zur Anwendung kommen als Sequenzen für die koronare Schnittrichtung 3D-GRE-Techniken in T2*-Wichtung. In sagittalen und axialen Schnittrichtungen werden T2*-gewichtete GRE-Techniken und fettsupprimierte STIR-Techniken am häufigsten eingesetzt.

Mit der MRT gelingt es ferner, auch Subluxationen und Luxationen einzelner Handwurzelknochen zu analysieren und differenzieren, am besten in sagittaler und in axialer Schnittrichtung in T1-Wichtung oder in fettsupprimierter T2-Wichtung.

Das Lig. scapholunatum weist innerhalb seiner Struktur ein intermediäres Signal auf und ist gewöhnlich auf koronaren Schichten von 3 mm Dicke und weniger nachweisbar. Es stellt sich in 90 % dreieckförmig, in 10 % linear dar.

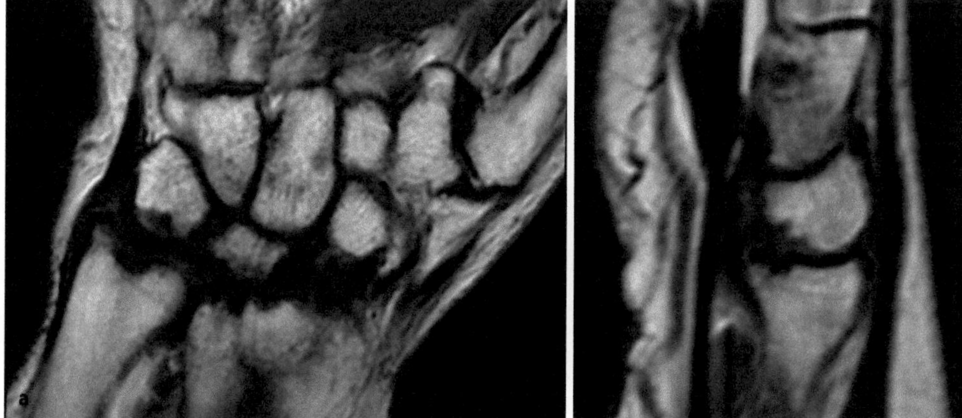

Abb. 23.29 a,b. VISI mit Läsion des Discus triangularis sowie alter Radiusfraktur. Arthropathische Veränderung und diffuse kapsulosynoviale Verdickung mit Verschmälerung des Radiokarpalgelenkes. Positive Ulanarvarzianz und Zustand nach Lunatum-Impingement sowie Nachweis einer Läsion des Discus triangularis. **a** T1-gewichtet, koronar, **b** T1-gewichtet, sagittal. (Pomeranz)

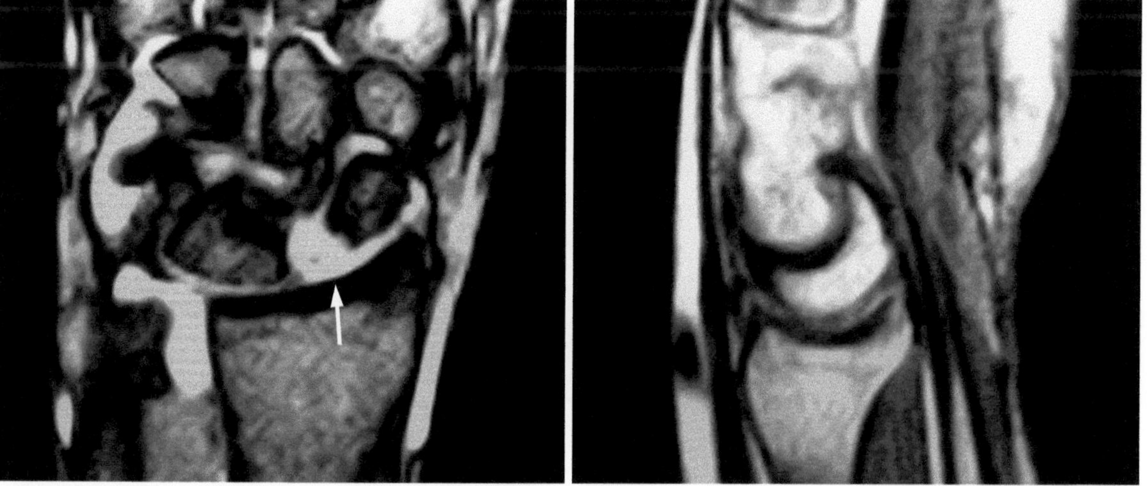

Abb. 23.30 a,b. VISI mit skapholunater Dissoziation. **a** GRE T2*-gewichtet, koronar, **b** SE T1-gewichtet, koronar. (Pomeranz)

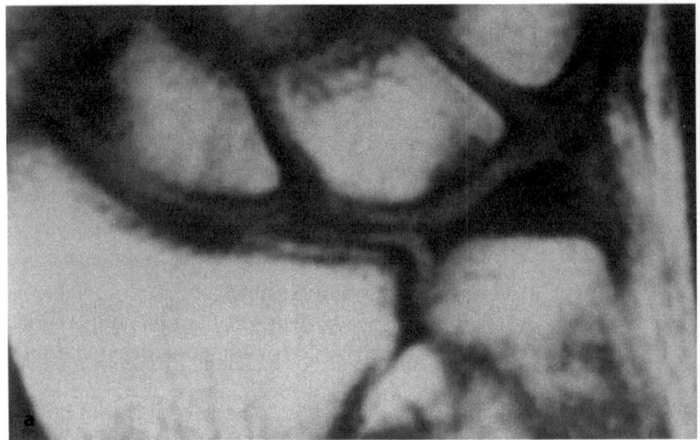

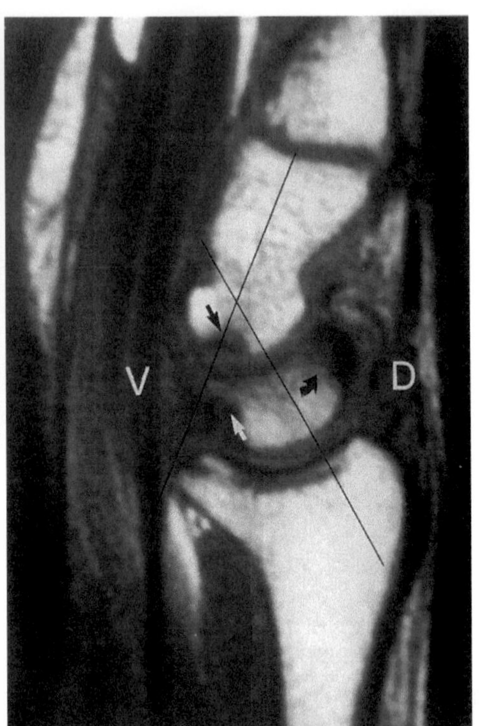

Abb. 23.31 a,b. VISI bei klinischer Instabilität. Volare Kippung des Os lunatum (*gebogener schwarzer Pfeil*) mit zunehmendem Winkel zwischen Capitatum (*gerader schwarzer Pfeil*) und Lunatum (*weißer Pfeil*), mit Subluxation. **a** SE T1-gewichtet, koronar, **b** SE T1-gewichtet, sagittal (*V* ventral, *D* dorsal, Lunatum, *gerader schwarzer Pfeil*. (Aus Stoller 1997, S. 912, Abb. 11-55 A,B)

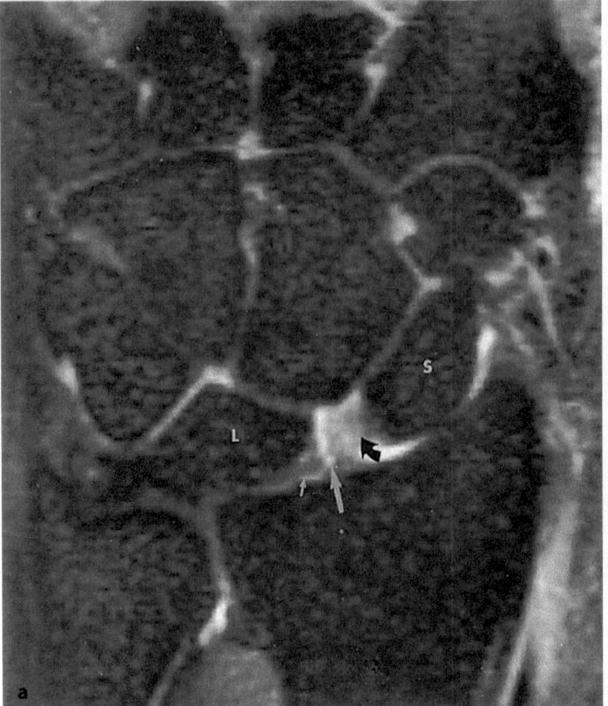

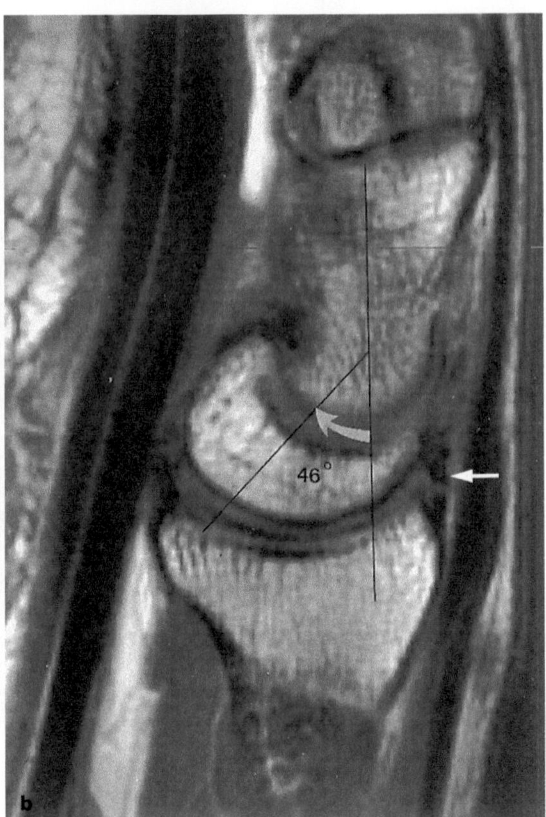

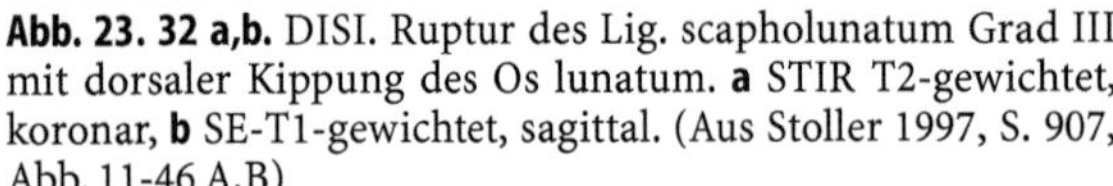

Abb. 23. 32 a,b. DISI. Ruptur des Lig. scapholunatum Grad III mit dorsaler Kippung des Os lunatum. **a** STIR T2-gewichtet, koronar, **b** SE-T1-gewichtet, sagittal. (Aus Stoller 1997, S. 907, Abb. 11-46 A,B)

Rupturen weisen eine Unterbrechung des Ligaments auf, wobei der abgerissene Anteil häufig dicker als normal erscheint. Bei partieller Ruptur findet sich eine Irregularität und eine Verdünnung mit intraligamentärem Flüssigkeitssignal. Diese Veränderungen sind jedoch mit den meisten kommerziell vorhandenen MRT-Scannern nur schwer nachzuweisen.

Eine direkte MR-Arthrographie erbringt keine signifikant besseren Ergebnisse bei der Erkennung einer Läsion des Lig. lunatoscaphoideum und des Lig. lunatotriquetrum. Das Gleiche gilt im Übrigen auch für die Läsion des Discus triangularis. Dagegen soll die Anfertigung von MRT-Schichten in einer ulnaren Deviationsstellung die Trefferrate für den Nachweis einer Läsion des Lig. scapholunatum erhöhen (Abb. 23.22, Abb. 23.23 a,b, Abb. 23.24, Abb. 23.25 a,b, Abb. 23.26 a,b, Abb. 23.27 a,b, Abb. 23.29 a,b, Abb. 23.30 a,b, Abb. 23.31 a,b, Abb. 23.32 a,b).

Skidaumen. Es handelt sich hierbei um eine Läsion des Lig. collaterale ulnare im Daumengrundgelenk. Überwiegend liegt eine traumatische Genese zugrunde mit forcierter Radialabduktion, wie etwa beim Sturz auf die Hand beim Skisport, ein so genannter typischer „Skidaumen".

Gelegentlich ist diese Erkrankung vergesellschaftet mit einer abgelaufenen Entzündung, die eine Gelenkinstabilität bewirken kann. Ferner kommt dabei eine Fraktur im Bereich der Basis des Daumengrundgelenkes vor.

Mit der MRT ist es möglich, Einrisse des ulnaren Kollateralligaments sowie eine eventuelle Instabilität nachzuweisen. Die Sensitivität der MRT beträgt 100%, die Spezifität beim Nachweis einer Verlagerung des ulnaren Kollateralligaments beträgt 94%. Ähnlich gute Ergebnisse erreicht übrigens die Sonographie.

Ulnares Drucksyndrom. Die Ulna übernimmt in der Neutralposition etwa 20% der axialen Kraft, die vom Handgelenk auf den Unterarm übertragen wird. Eine geringe Verlängerung der Ulna relativ zum distalen Radius, die so genannte *ulnare positive Varianz* ergibt eine signifikante Erhöhung des Druckes im Bereich der Ulna. Diese ulnare positive Varianz ist nicht selten und kommt fast immer verbunden mit einer verminderten Dicke des Discus triangularis vor. Diese beiden Faktoren stellen eine Prädisposition für das Auftreten einer Degeneration und Perforation des Discus triangularis dar. Mit dem Fortschreiten dieses Prozesses kommt es auch zu einer Degeneration des Gelenkknorpels im Bereich der distalen Ulna, der proximalen Gelenkfläche des Os lunatum sowie auch des Os triquetrum. Häufig ist dann auch eine Ruptur des Lig. lunatotriquetrum nachweisbar. Liegen diese Veränderungen vor, wird von einem ulnaren Drucksyndrom („ulnar impaction syndrome") gesprochen. Dieses Syndrom kommt bei Turnern wegen der häufigen axialen Druckerhöhung nicht selten vor. Die Patienten klagen dann über ulnarseitige Schmerzen, die sich bei ulnarer Deviation oder bei Unterarmpronation und -supination deutlich verstärken.

In der MRT findet sich eine Signalveränderung sowohl im Bereich des Os lunatum, des Köpfchens der Ulna und gelegentlich auch im Os triquetrum. In der T1-Wichtung ist dann eine Verminderung der Signalintensität innerhalb des subchondralen Knochenmarks nachweisbar. In fettsupprimierten T2-gewichteten STIR-Techniken findet sich ferner eine verminderte Signalintensität, die bedingt ist durch eine knöcherne Sklerose oder durch eine Fibrose oder auch eine vermehrte Signalintensität als Folge eines Ödems, einer subchondralen zystischen Formation oder durch eine Kombination von beiden. Gelegentlich ist auch eine Läsion des Lig. lunatotriquetrum nachweisbar (Abb. 23.33, Abb. 23.34).

Die negative ulnare Varianz bezeichnet einen Zustand, bei dem die Ulna gegenüber dem Radius eine deutliche Verkürzung aufweist. Dadurch entsteht eine Stufenbildung im Bereich des Radiokarpalgelenkes mit ulnarer proximaler Absenkung. Aufgrund der nunmehr vorhandenen hundertprozentigen axialen Kraftübertragung vom radialen Handgelenk auf den Unter-

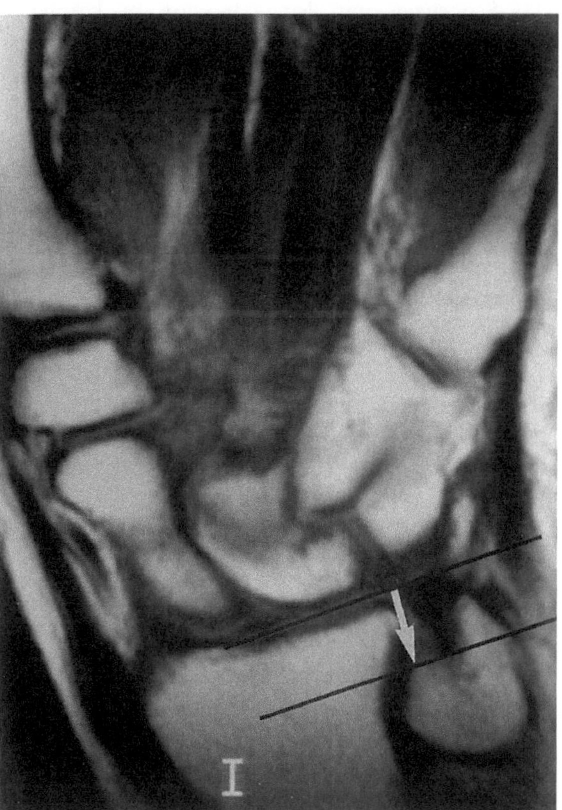

Abb. 23.33. Negative ulnare Varianz. (Aus Stoller 1997, S. 917, Abb. 11-57)

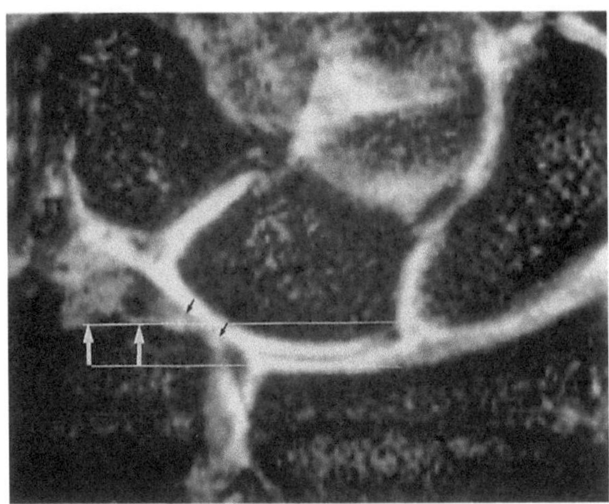

Abb. 23.34. Positive ulnare Varianz (*weiße Pfeile*) mit Läsion des Discus triangularis und Ruptur des Lig. lunatotriquetrale (MR-Arthrographie, SE T1-gewichtet, fettsupprimiert, koronar). (Aus Stoller 1997, S. 917, Abb. 11-58 B)

arm ist der Befund einer negativen Ulnavarianz häufig mit einer Lunatumnekrose assoziiert.

Die Diagnose ist bereits sicher mit konventionellen Röntgenaufnahmen zu stellen. Die MRT kann allenfalls die diagnostische Aussage ergänzen. Empfohlen werden T1-gewichtete SE-Sequenzen mit T2-gewichtete STIR-Sequenzen mit Fettsuppression in koronarer Schnittrichtung.

Zusammenfassung: Man unterscheidet eine positive und eine negative ulnare Varianz. Die positive ulnare Varianz bewirkt häufig eine Verletzung des Discus triangularis oder eine ulnolunates Impingement. Eine negative ulnare Varianz bewirkt häufig eine Lunatumnekrose (vgl. Abb. 23.21).

Traumatische Sehnenverletzungen

Läsionen im Bereich der Sehnen können traumatisch bedingt sein, z. B. bei Zustand nach Zerrung oder auch als Folge eines chronischen Überbeanspruchungssyndroms. Sie können sich jedoch auch als sekundäre Reaktion, z. B. bei einer Arthritis oder einer Infektion, entwickeln.

Die am meisten betroffenen Sehnen im Bereich des Handgelenkes sind die des I. Extensorkompartiments, das die Sehnen des M. extensor pollicis brevis und des M. abductor pollicis longus enthält. Sie machen ca. 60% aller Sehnenveränderungen im Bereich des Handgelenkes aus.

Bei älteren Patienten kann es auch ohne Trauma zu einer Läsion der Sehnen dieser beiden Muskeln kommen. Hierbei findet sich eine umschriebene Stenose des I. Kompartiments in Höhe des Handgelenkes. Diese Veränderung wird auch als *Quervain-Läsion* bezeichnet.

Es handelt sich hierbei um die häufigste Tendosynovitis im Bereich des Handgelenkes. Sie ist in 30% bilateral vorhanden. Häufig lassen sich in der Anamnese repetitive Mikrotraumen nachweisen. Diese Traumen entstehen gewöhnlich beim Zufassen in Ulnardeviation. Die Quervain-Erkrankung kommt allerdings auch bei Arthritiden vor.

Die chronische Quervain-Tendosynovitis ist häufig ursächlich bedingt durch eine Stenose des fibroossären Tunnels oder durch ein Ganglion. Klinisch finden sich Schmerzen und eine Schwellung im Bereich des M. extensor pollicis brevis und im Bereich des M. abductor pollicis longus.

Eine Tendosynovitis des 2. Faches betrifft den M. extensor carpi radialis longus et brevis. Es ist ein seltenes Syndrom und wird auch als Oarsman-Gelenk- oder Intersektionssyndrom bezeichnet. Diese Läsion findet sich in dem Bereich, in dem die Sehne des M. extensor pollicis longus die Sehnen des M. extensor carpi radialis longus et brevis kreuzt.

Eine chronische Überanspruchung der genannten Sehnen kann ebenfalls zu einer peritendinösen inflammatorischen Irritation führen.

Eine Läsion des III. Kompartiments im Bereich der Sehne des M. extensor pollicis longus kommt in 7% vor.

Die Läsion der Sehne des M. extensor carpi ulnaris im VI. Kompartiment geht mit einem repetitiven Schnapp- und Knackgefühl bei Bewegung des Handgelenkes sowie mit Schmerzen im Bereich des Processus styloides ulnae einher. Veränderungen in diesem Bereich kommen in 25% vor.

Sämtliche übrigen Läsionen der Sehnen im Bereich des IV. und V. Faches umfassen unter 5% der Fälle.

In der MRT lässt sich eine Verdickung der Sehnenscheide am besten in der Protonenwichtung nachweisen. Eine Flüssigkeit um die Sehne herum ist am deutlichsten in der T2-Wichtung mit Fettsuppression in der Schnittrichtung erkennbar. Bei chronischer Läsion findet sich eine Fibrose, die nur eine geringe Signalintensitätsanhebung in der T2-Wichtung aufweist.

Empfohlen werden ferner koronare axiale und sagittale Schnitte in T1- und fettsupprimierter T2-Wichtung sowie auch in GRE-Techniken.

Eine Tendosynovitis der digitalen Flexoren ist häufig bedingt durch chronische repetitive Mikrotraumen, durch Verletzungen bei Hyperextension oder auch durch inflammatorische Arthritiden. Da hierbei der N. medianus in unmittelbarer Nähe lokalisiert ist, kann eine Tendosynovitis im Bereich des Karpaltunnels durchaus auch zu einer Läsion des N. medianus innerhalb des Karpaltunnels führen (s. unten, Karpaltunnelsyndrom).

Rupturen oder Teilrupturen der Sehnen im Bereich des Handgelenkes sind relativ selten und können auch klinisch diagnostiziert werden. Eine partielle Ruptur

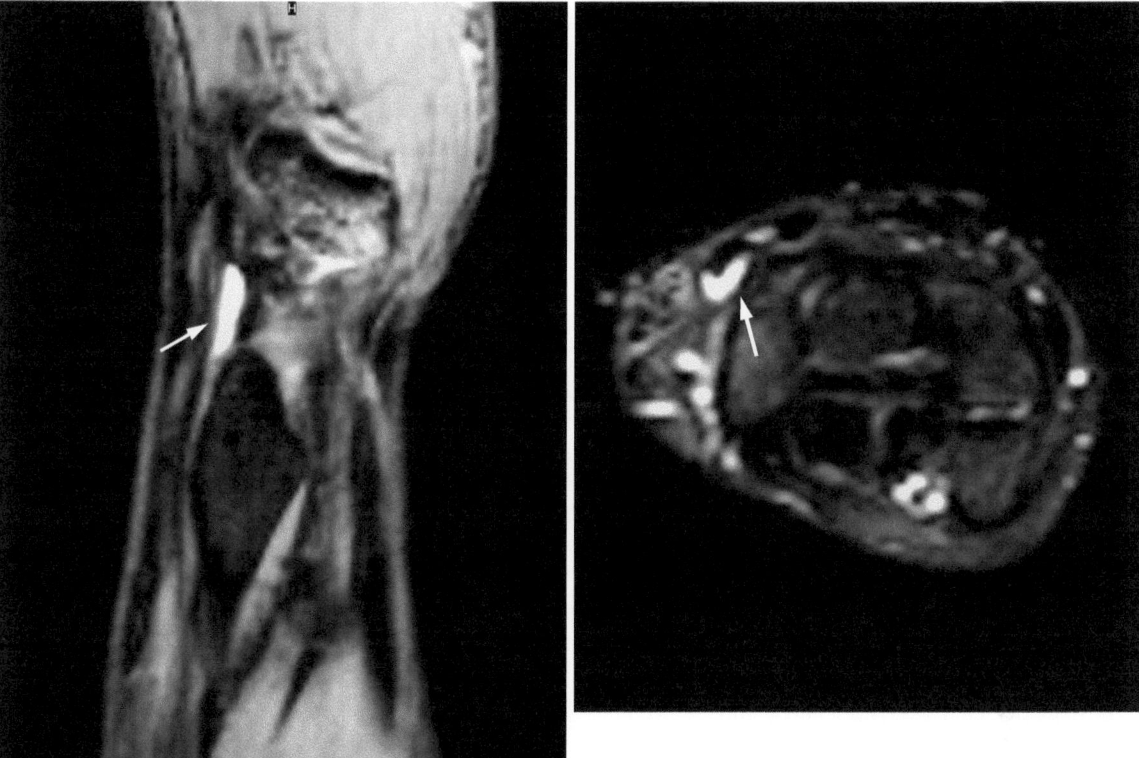

Abb. 23.35 a,b. Anamnese: Die 36-jährige Patientin klagt seit etwa einem Jahr über permanente Schmerzen im Bereich des radialen Handgelenkes, insbesondere bei Belastung. Diagnose: Tendosynovitis im Bereich der Sehne des M. extensor carpi radialis longus im II. Extensorenfach. **a** GRE T2*-gewichtet, sagittal, **b** STIR T2-gewichtet, axial

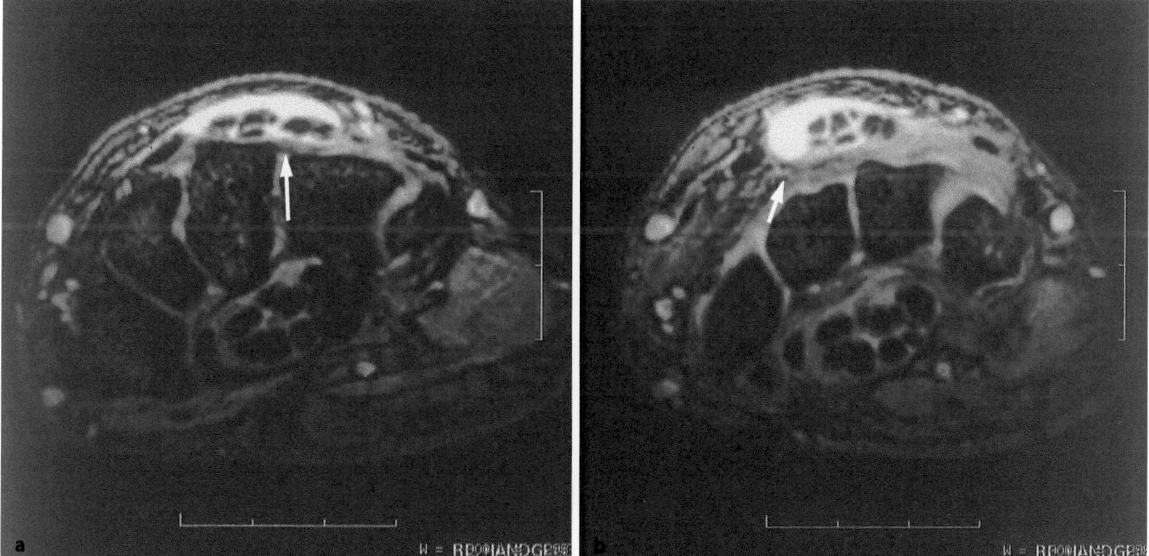

Abb. 23.36 a,b. Anamnese: Der 43-jährige Patient klagt seit mehreren Wochen über permanente Schmerzen im Bereich der Handwurzel dorsal, insbesondere bei Extension. Diagnose: Tendosynovitis im Bereich der Sehne des M. extensor digitorum longus mit zusätzlicher Darstellung eines Ganglions (FSE T2-gewichtet, fettsupprimiert, axial)

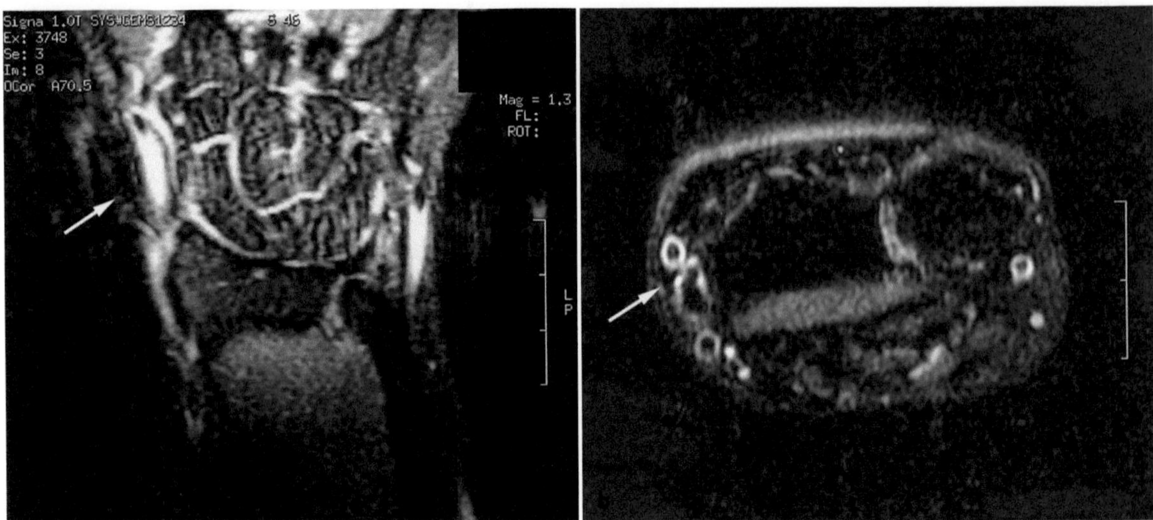

Abb. 23.37 a,b. Die 39-jährige Patientin erlitt vor drei Monaten eine Prellung des radialen Handgelenkes mit anschließendem Auftreten einer Schwellung und Schmerzen. Trotz Ruhestellung weiterhin Schmerzen im Bereich des distalen Radius mit Zunahmetendenz bei Belastung. Diagnose: Tendosynovitis im Bereich der Sehne des M. abductor pollicis longus. **a** FSE T2-gewichtet, fettsupprimiert, koronar, **b** FSE T2-gewichtet, fettsupprimiert, axial

ist in der MRT charakterisiert durch eine Schwellung der Sehne und durch eine fokale Signalanhebung in der T2-Wichtung, jedoch ohne komplette Kontinuitätstrennung der Sehne. Eine komplette Ruptur der Sehne ist charakterisiert durch eine Konturunterbrechung mit Flüssigkeitseinlagerung in der Lücke. Hierfür eignen sich zum Nachweis mit der MRT am besten T2-gewichtete koronare und sagittale Schichten mit Fettsuppression.

Bei Vorliegen einer chronischen rheumatoiden Arthritis kommt es häufig zu einer Mitbeteiligung der Sehnen und sehr selten auch zu einer spontanen kompletten Sehnenruptur im Flexorenbereich (Abb. 23.35 a,b, Abb. 23.36 a,b, Abb. 23.37 a,b).

Karpaltunnelsyndrom. Der Karpaltunnel stellt einen hypoossären Raum dar, der volar gelegen von beiden Seiten durch die Handwurzelknochen begrenzt wird. Das Dach des Karpaltunnels bildet das Retinaculum flexorum, welches aus fibrösen Bändern besteht und zwischen dem Os pisiforme, dem Haken des Os hamatum auf der ulnaren Seite und dem Os naviculare und dem Trapezium auf der radialen Seite aufgespannt ist.

Das Karpaltunnelsyndrom ist charakterisiert durch eine Läsion der motorischen und sensorischen Funktion des N. medianus, der oberflächennah volar mehr radial neben den tiefen und oberflächlichen Flexorsehnen im Karpaltunnel verläuft. Diese Läsion ist Folge einer Druckeinwirkung auf den Nerven. Der vermehrte Druck hat eine Reihe von Ursachen, so z. B. Frakturen und Dislokationen des Handgelenkes und einzelner Handwurzelknochen, ein Lipom oder ein Ganglion, eine intraneurale Blutung, eine Infektion insbesondere aus dem rheumatischen Formenkreis, aber auch bakterieller Natur und eine Vielzahl von unterschiedlichen Weichteilverletzungen, ferner auch ein Morbus Dupuytren. In all diesen Fällen kann es zu einer Nervenschwellung im Karpaltunnel und proximal davon kommen.

Das Karpaltunnelsyndrom wird in erster Linie bei Patienten zwischen 30 und 60 Jahren gefunden, mit Bevorzugung des weiblichen Geschlechtes. 50 % der Fälle treten bilateral auf.

Die klinische Symptomatik beinhaltet nächtliche Schmerzen und Brennen, die den Daumen, den Mittelfinger und den Zeigefinger betreffen sowie die radiale Hälfte des Ringfingers. Sensorische Befunde beinhalten sämtliche Stadien von einer minimalen Hypästhesie bis zu einer kompletten Anästhesie. Bei chronischem Bestehen kommt es zur Muskelatrophie und zum Verlust der Muskelfunktion, insbesondere derjenigen des Muskelballens und hier des M. opponens.

Eine Ursache kann die Schwellung des Nerven innerhalb seiner synovialen Nervenscheide sein.

Die Hauptaufgabe der MRT, die bei der Untersuchung des Karpaltunnels als Goldstandard angesehen werden kann, ist die Differenzierung der verschiedensten Ursachen eines klinisch diagnostizierten Karpaltunnelsyndroms.

Die Fähigkeit der Darstellung von axialen Schnitten des gesamten Karpaltunnels und insbesondere auch des N. medianus, der auch physiologisch durch perineurales Fettgewebe im Vergleich zu den axial getroffenen Sehnen ein deutlich helleres Signal aufweist, macht dieses Verfahren so wertvoll bei der Differenzierung der Pathologie.

Eine Läsion des N. medianus bewirkt eine Schwellung und eine Signalanhebung in der T2-Wichtung.

Die Anfertigung von Schichten in koronarer Schnittrichtung ist nicht weniger wichtig, weil sie ebenfalls die entzündlichen Veränderungen im Bereich der Sehnen und der Sehnenscheiden diagnostizieren kann. Es findet sich eine dunkle Sehnendarstellung in der T1-Wichtung und ein deutlich ansteigendes Signal in der T2-Wichtung, in der T2*-Wichtung sowie auch in der STIR-Sequenz.

Bei Vorliegen eines chronischen Karpaltunnelsyndroms allerdings findet sich auch in der T2-Wichtung ein intermediäres Signal als Folge der Fibrose des Nervens. Ein weiteres Zeichen ist der gespannte Verlauf des Retinaculum flexorum.

Auch eine fortgeschrittene Arthrose kann eine Einengung des Karpaltunnels von beiden Seiten her bewirken und die Symptome eines Karpaltunnelsyndroms auslösen.

Die MRT ist in der Lage, den Querdurchmessser des Karpaltunnels zu bestimmen.

Eine Schwellung des N. medianus proximal des Karpaltunnels kann auch Hinweis auf ein Pseudoneurom sein. Diese Diagnose ist mit der MRT gut zu dokumentieren.

Eine weitere Ursache für ein Karpaltunnelsyndrom ist eine Durchblutungsstörung, die durch eine dynamische Kontrastverstärkung in der MRT von einer Kompression oder Deformation des N. medianus als Ursache eines Karpaltunnelsyndroms abgegrenzt werden kann.

Am häufigsten ist eine Kompression des N. medianus im Karpaltunnel jedoch bedingt durch eine Volumenzunahme bei Vorliegen von Raumforderungen oder durch entzündliche Veränderungen. Diese Zunahme des Volumens ist in der axialen Schnittrichtung ausgezeichnet diagnostizierbar, wobei ein wichtiges Zeichen der gespannte Verlauf des Flexor-Retinaculums ist (Abb. 23.38 a–c, Abb. 23.39 a,b).

Guyon-Tunnel-Syndrom. Beim Guyon-Tunnel handelt es sich um einen fibroössären Tunnel im ulnaren Bereich der volaren Handwurzel, der zwischen dem Os pisiforme über dem Os hamatum verläuft und der die oberflächlichen und tiefen Äste des N. ulnaris und die A. ulnaris enthält. Der superfiziale Ast innerviert den M. palmaris brevis, die palmare Haut des 5. Fingers und die ulnare Haut des 4. Fingers. Der tiefe Ast innerviert die zwei lateralen Lumbrikalmuskeln, den M. adductor pollicis und den tiefen Kopf des M. flexor polli-

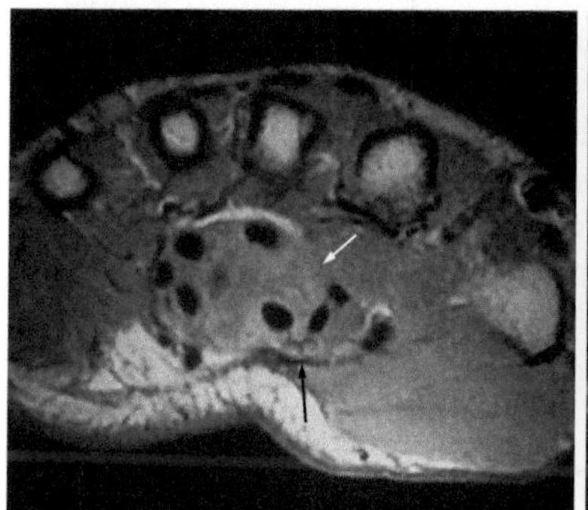
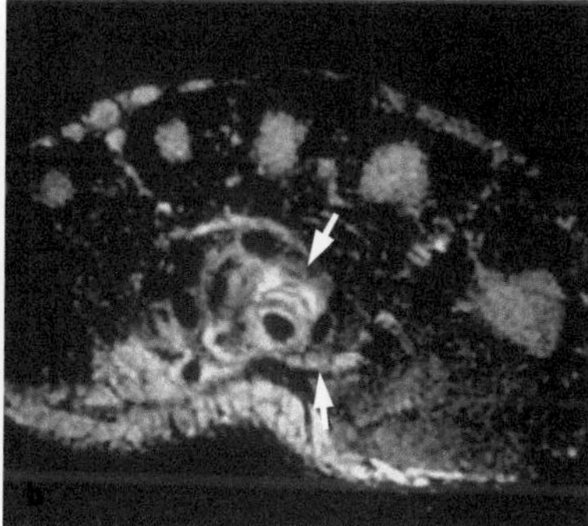
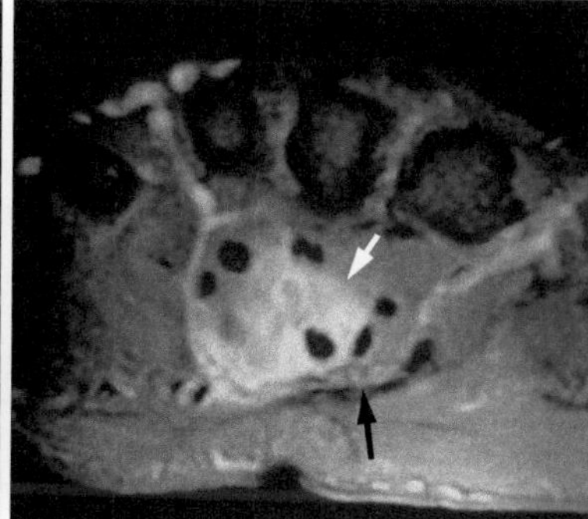

Abb. 23.38 a–c. Karpaltunnelsyndrom bei rheumatoider Arthritis. **a** SE protonengewichtet, axial, **b** SE T2-gewichtet, axial, **c** FSE protonengewichtet, fettsupprimiert, axial

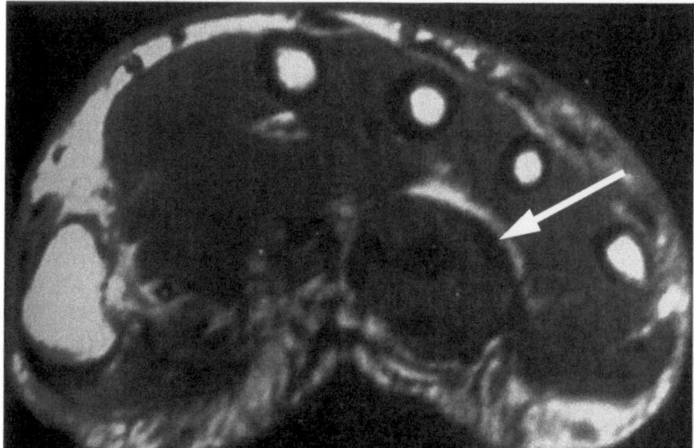
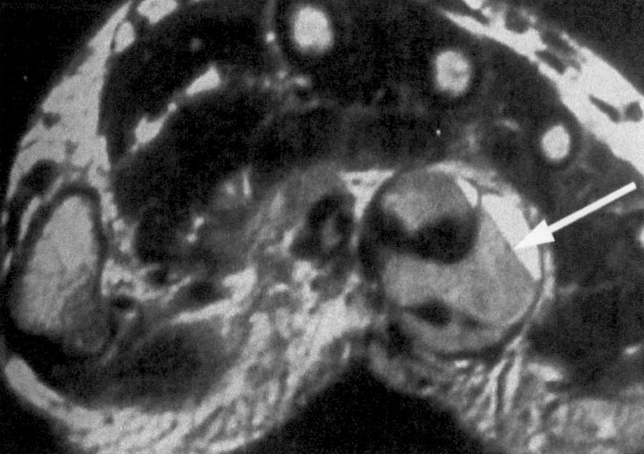

Abb. 23.39 a,b. Karpaltunnensyndrom bei ausgedehntem Hämatom. Zustand nach Antikoagulationstherapie. **a** SE T1-gewichtet, axial, **b** FSE T2-gewichtet, axial

cis brevis. Sowohl der tiefe als auch der oberflächliche Teil des N. ulnaris sind oberflächlich und medial des Flexor retinaculum positioniert, wobei der N. ulnaris medial von der A. ulnaris verläuft. Der volare Anteil der Karpalligamente deckt den Guyon-Tunnel von volar her ab.

In diesem Tunnel kommt es im Falle des oben genannten Syndroms zu einer Kompression des N. ulnaris. Diese geht mit Parästhesien und Schmerzsensationen einher, die sich bei Extension der Hand verstärken und auch nachts, insbesondere im Bereich des 3., 4. und 5. Fingers vorhanden sind. Es kommt außerdem zu Parästhesien des 4. und 5. Fingers bei forcierter palmarer Flexion. Die Adduction des 5. Fingers und die Abduction und Adduction des Daumens und anderer Finger ist aber nicht beeinträchtigt. Es kann allerdings eine motorische Läsion der ulnaren lumbrikalen Muskeln vorliegen.

Es wird zwischen einer proximalen und einer distalen Kompression des N. ulnaris unterschieden. Bei der proximalen Lokalisation wird allein der tiefe Ast des N. ulnaris komprimiert mit der Folge einer motorischen Dysfunktion. Bei der distalen Lokalisation wird allein der oberflächliche Ast komprimiert, und zwar proximal des Kleinfingerballens, woraus sensorische Symptome resultieren.

Ursachen einer Kompression des N. ulnaris können sein:

1. Frakturen der hakenförmigen Ausziehung des Os hamatum,
2. lokale Sehnenanomalien,
3. Ganglien,
4. vaskuläre Veränderungen,
5. eine Arthritis im pisotriquetralen Bereich,
6. eine Bursitis in der Umgebung des Os pisiforme,
7. ein Riesenzelltumor der Sehnenscheide,
8. Ödeme,
9. Aneurysmen der A. ulnaris,
10. eine idiopathische Hypertrophie des M. flexor carpi ulnaris.

Eine intermittierende Kompression des N. ulnaris kommt gelegentlich auch beim Hochleistungssport, z. B. beim Tennisspielen, vor.

In der MRT lässt sich der Guyon-Tunnel am besten in der axialen Schnittrichtung in T2*-gewichteter GRE-3D-Technik und in T2-gewichteter STIR-Technik mit Fettsuppression darstellen. Bei Vorhandensein einer nervalen Kompression weist der N. ulnaris in seinem oberflächlichen oder in seinem tiefen Ast eine Signalanhebung in der T2-Wichtung und eine Schwellung auf. Besteht eine nervale Kompression länger, kann als Folge der einsetzenden Fibrose sowohl in der T1- als auch in der T2-Wichtung ein vermindertes oder auch ein intermediäres Signal vorhanden sein (Abb. 23.40 a–c, Abb. 23.41 a–c, Abb. 23.42 a,b).

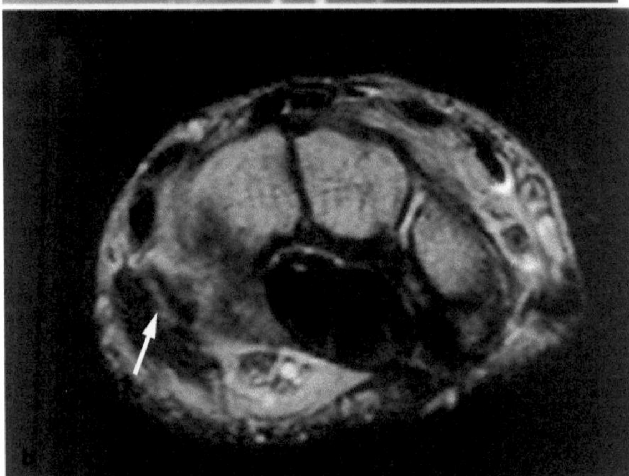

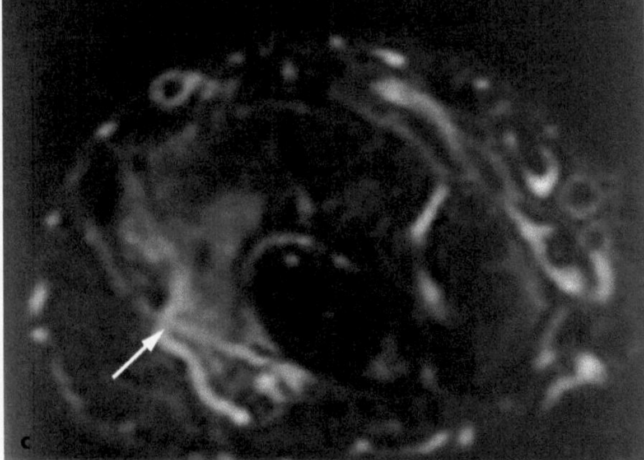

Abb. 23.40 a–c. Anamnese: 23-jährige Patientin, die seit einigen Wochen über Schmerzen im Bereich des ulnaren Handgelenkes, insbesondere bei Belastung, klagt. Diagnose: Guyon-Tunnel-Syndrom, lokal entzündlich bedingt. **a** FSE SPIR T2-gewichtet, fettsupprimiert, koronar, **b** FSE T2-gewichtet, axial, **c** FSE SPIR T2-gewichtet, fettsupprimiert, axial

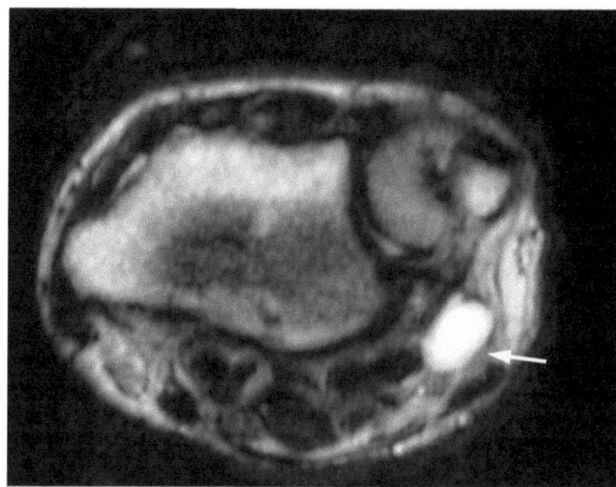

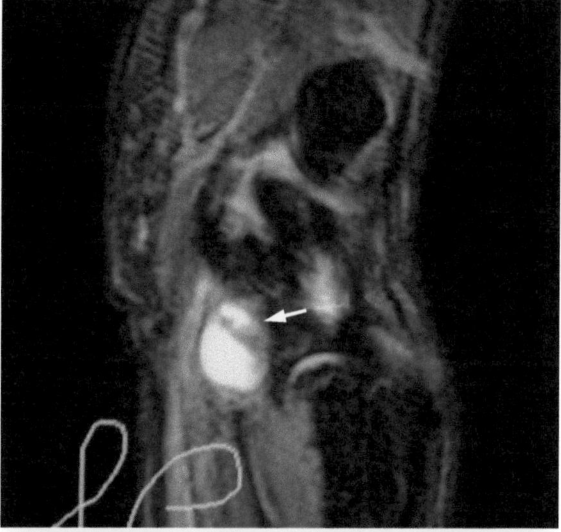

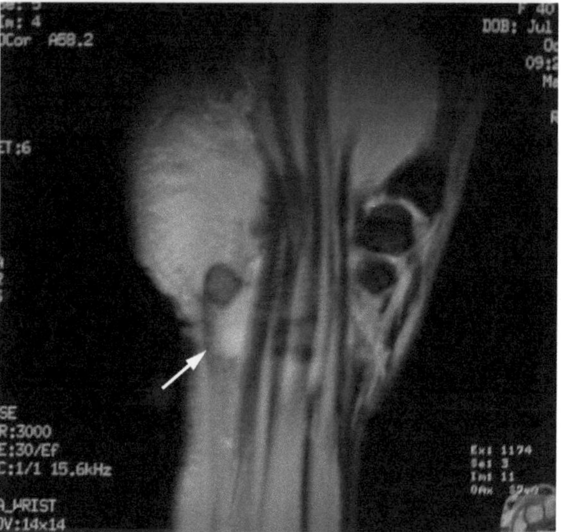

Abb. 23.41 a–c. Guyon-Tunnel-Syndrom mit Nachweis eines Ganglions oder einer Kapselzyste im Bereich des Guyon-Tunnel-Kanals. **a** FSE T2-gewichtet, axial, **b** FSE T2-gewichtet, fettsupprimiert, sagittal, **c** FSE T2-gewichtet, fettsupprimiert, koronar. (Pomeranz)

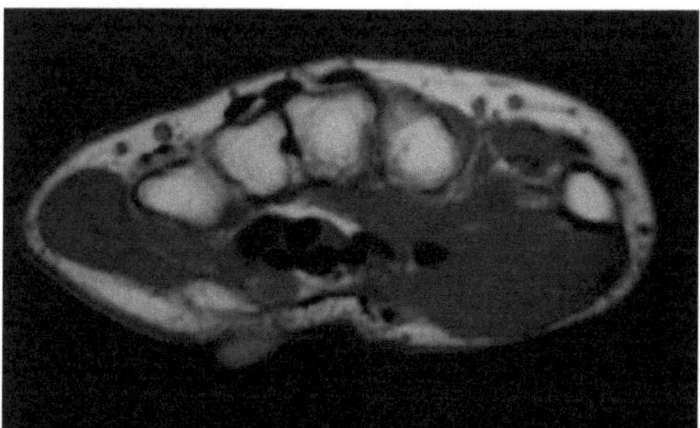

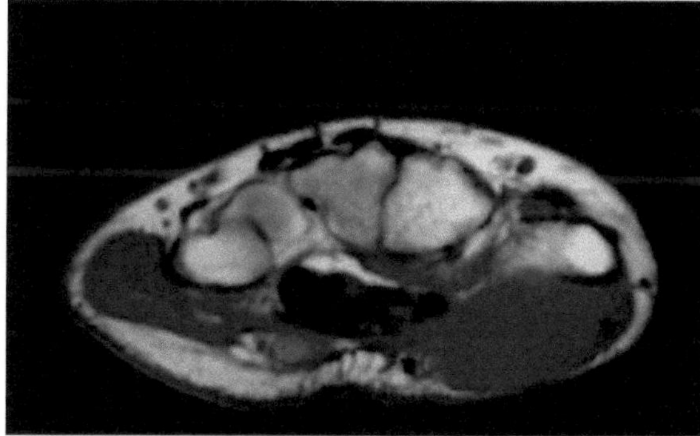

Abb. 23.42 a,b. Raumforderung im Bereich des Guyon-Tunnels durch eine vaskuläre Thrombose. Differenzialdiagnose: Neurom des N. ulnaris (SE T1-gewichtet, axial). (Pomeranz)

Das pisohamate Hiatussyndrom. Hierbei wird ebenso wie bei der ersten Form des Guyon-Tunnel-Syndroms mit proximaler Kompression allein der tiefe Ast des N. ulnaris komprimiert, mit motorischen Läsionen, jedoch unter Aussparung des M. adductor digiti minimi. Daher wird dieses Syndrom auch als die motorische Form des ulnaren Tunnelsyndroms bezeichnet. Die nervale Kompression erfolgt in Höhe des Lig. pisohamatum und ebenfalls zwischen dem Os pisiforme und dem Os hamatum. Da der tiefe Ast des N. ulnaris auch Fasern zum Kleinfingerballen abgibt und außerdem die zwei ulnaren Lumbrikalmuskel, den M. adductor pollicis und den tiefen Ast des M. flexor pollicis brevis innerviert, kommt es unter Aussparung des M. palmaris brevis und des M. abductor digiti minimi ohne eine Parästhesie oder Hypästhesie zu einer motorischen muskulären Läsion mit Atrophie.

Ursachen können sein:

1. eine Ganglionzyste,
2. eine umschriebene Muskelhypertrophie,
3. eine intraneurale Zyste,
4. Frakturen im Bereich der Handwurzel, insbesondere des Os hamatum,
5. Anomalien der A. ulnaris,

6. chronische Handgelenktraumen,
7. eine Neuritis.

Die Diagnose kann fachneurologisch klinisch gestellt werden. Die MRT ist das Verfahren der Wahl, um die Ursachen aufzuklären. Hierfür werden die gleichen Frequenzen wie bei einem Guyon-Tunnel-Syndrom empfohlen.

23.2.2 Entzündliche Veränderungen

Die häufigsten Arthritiden im Bereich des Handgelenkes und der Hand sind:

- die rheumatoide Arthritis,
- die juvenile rheumatoide Arthritis,
- die psoriartrische Arthritis,
- metabolische synoviale Veränderungen,
- eine Arthritis urica und
- eine septische Arthritis.

Davon abzugrenzen ist die degenerativ bedingte Arthrose im aktivierten Stadium. All diese entzündlichen Veränderungen gehen mit einer synovialen Hypertrophie einher.

Einteilung der rheumatoiden Arthritiden nach Stadien

Das frühe Stadium der chronischen Polyarthritis ist auch im Bereich des Handgelenkes charakterisiert durch eine Ergussbildung und eine Schwellung der Gelenksynovia. Des Weiteren können häufig eine Schwellung der Synovia der Sehnenscheiden mit vermehrter perifokaler Flüssigkeitsanreicherung und eine synoviale Unregelmäßigkeit in der Umgebung nachgewiesen werden sowie bereits im frühen Stadium eine Knorpelarrosion. Im frühen Stadium eines ersten Schubes oder eines Rezidivs findet sich bereits häufig auch eine synoviale Proliferation und eine Pannusbildung.

Im 2. Stadium sind dann ein deutlicher Knorpelschaden und evtl. auch eine Einblutung in das Gelenk sowie eine zunehmende Pannusbildung nachweisbar.

Darstellung entzündlicher Veränderungen der Hand bzw. des Handgelenkes in der MRT

Die MRT ist aufgrund ihrer ausgezeichneten Kontrastauflösung in der Lage, sowohl den Erguss als auch die geschwollene Synovia und die beginnenden Knorpelerosionen exakt darzustellen. Hierfür wird seit einigen Jahren eine zusätzliche Applikation von Gadolinium als Kontrastmittel empfohlen. Nach intravenöser Kontrastmittelgabe lässt sich in der fettsupprimierten T1-Wichtung ein isoliertes erhebliches Enhancement im Bereich der Synovia nachweisen.

Die häufigen umschriebenen fleckförmigen Signalabschwächungen in der T2-Wichtung im Bereich der ansonsten hellen Gelenkflüssigkeit entsprechen Hämosiderin, möglicherweise auch einer fibrösen Ablagerung.

Zur Anwendung für die MRT-Untersuchung sollte ferner eine stark T2-gewichtete FSE-Sequenz, d. h. TE (über 120 ms) kommen, weil dann die vermehrte helle Gelenkflüssigkeit gegenüber dem denkbaren Pannus abzugrenzen ist.

Eine bessere Differenzierung zwischen Gelenkflüssigkeit und Pannus ist ebenfalls durch die zusätzliche intravenöse Gabe von Gadolinium-DTPA möglich.

Bereits in einem relativ frühen Stadium kommt es bei der rheumatoiden Arthritis zu einer Beteiligung der Ligamente und insbesondere auch der Sehnen, die gelegentlich als Folge der Läsion rupturieren können.

Die Durchführung einer MRT ist in jedem Stadium zur Abklärung indiziert. Eine der wichtigsten Indikationen zur Durchführung der MRT ist es jedoch, Komplikationen bei Vorliegen einer rheumatoiden Arthritis auszuschließen.

Von den anderen Arthritiden ist die wichtigste und häufigste die Psoriasisarthritis. Hierbei kommt es zu einer Zerstörung des Knorpels mit erheblicher Gelenkspaltverschmälerung. In der MRT findet sich eine erniedrigte Signalintensität sowohl in der T1- als auch in der T2-Wichtung als Hinweis auf eine Sklerose im Bereich des Carpus. Charakteristisch ist auch eine Synovitis der Sehne des M. flexor carpi radialis und des distalen radioulnaren Kompartiments. Ferner ist häufig entzündliches Gewebe mit intermediärer Signalintensität in der T2-Wichtung nachweisbar (Abb. 23.43, Abb. 23.44 a,b).

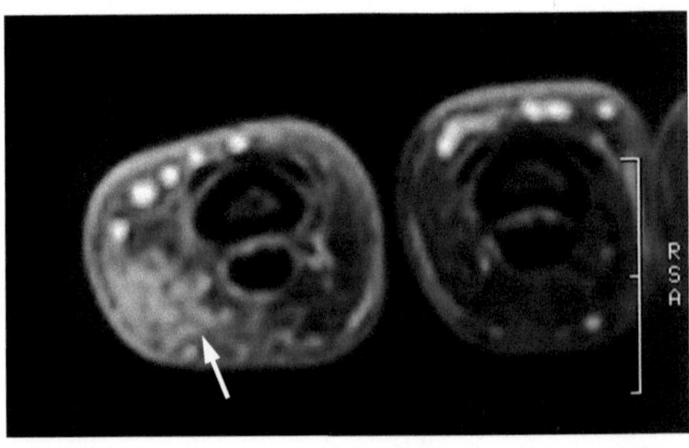

Abb. 23.43. Anamnese: 39-jährige Patientin, die vor einigen Wochen eine Stichverletzung im Bereich des linken Zeigefingers erlitten hat. Diagnose: Panaritium im Bereich des Mittelgliedes des Zeigefingers links (SE T1-gewichtet vor (rechts) und nach (links) Kontrastmittelgabe, axial)

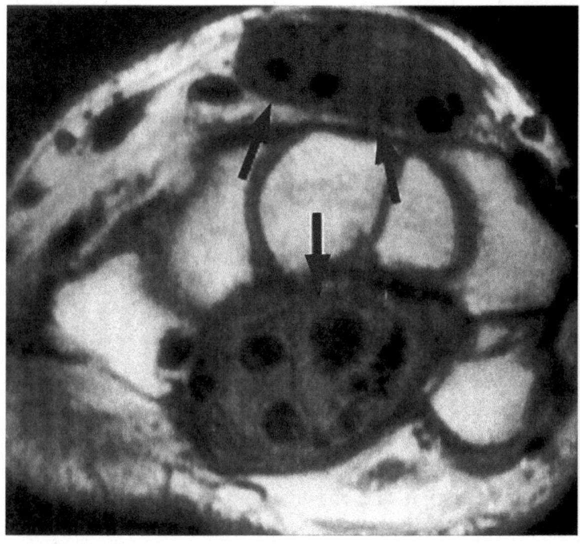
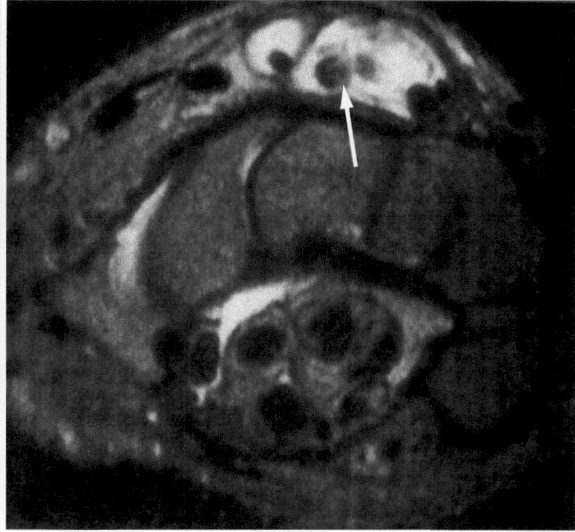

Abb. 23.44 a,b. Rheumatoide Arthritis mit Degeneration der Extensorsehnen und Ausbildung eines Pannus im Karpaltunnel. **a** SE T1-gewichtet, axial, **b** FSE T2-gewichtet, fettsupprimiert, axial

Pigmentierte villonoduläre Synovitis

Hierbei handelt es sich um eine Veränderung der Synovia, für die eine intrasynoviale und intraartikuläre Blutung charakteristisch ist. Die Ätiologie ist unklar. Diskutiert werden vorangegangene Traumen, eine Störung des Lipidmetabolismus, eine rheumatische Genese und auch neoplastische Veränderungen. Man unterscheidet eine diffuse synoviale Form und eine fokale noduläre Form, die auch als Riesenzelltumor der Sehnenscheide bezeichnet wird. Die diffuse Form ist wesentlich häufiger.

In der MRT ist eine erhebliche Signalanhebung nach intravenöser Kontrastmittelgabe in der hypervaskularisierten Synovia in der T1-Wichtung charakteristisch sowie eine generelle punktförmige Signalabschwächung im Gelenkerguss in der T2-Wichtung als Folge des gebildeten Hämosiderins.

23.2.3 Nekrosen, Osteochondrosis dissecans

Osteonekrose des Os lunatum (Kienböck-Erkrankung)

Die Kienböck-Erkrankung entspricht einer avaskulären Nekrose des Os lunatum. Diese Erkrankung kommt zwischen dem 20. bis 40. Lebensjahr überwiegend bei Männern vor. Eine gelegentliche Doppelseitigkeit ist beschrieben worden.

Die Patienten klagen über einen umschriebenen Druckschmerz im Bereich des Os lunatum und über einen Bewegungsschmerz, der eine Bewegungseinschränkung nach sich zieht. Ätiologisch wird in erster Linie eine umschriebene Durchblutungsstörung diskutiert. Die Blutversorgung des Os lunatum erfolgt zu 80 % über Nutritialgefäße aus der A. palmaris und zu 20 % über die Palmararterie direkt. Der proximale Pol ist relativ avaskulär.

80 % der Patienten mit einer Lunatumnekrose weisen eine negative ulnare Varianz auf, assoziiert mit einer Madelung-Deformität (Abb. 23.45, Abb. 23.46, Abb. 23.47 a,b).

Man unterscheidet vier verschiedene Stadien:

- *Stadium I*: Eine knöcherne Läsion ist nicht nachweisbar, die Röntgenaufnahmen sind normal. In der MRT fällt in diesem Stadium ein deutlicher Bone bruise in der fettsupprimierten T2-Wichtung auf.
- *Stadium II*: Die Größe und die Konfiguration des Os lunatum erscheinen normal, jedoch finden sich eine ansteigende Dichte oder evtl. auch feine Frakturlinien auf dem Röntgenbild. Die MRT ist in diesem Stadium bei weitem sensitivste Untersuchungsmethode. Es findet sich in einem ungleich höheren diagnostischen Prozentsatz bereits eine spongiöse komplette Infiltration in der fettsupprimierten T2-Wichtung und auch eine okkulte Fraktur kann teilweise nachgewiesen werden.
- *Stadium III*: Röntgenaufnahmen lassen in diesem Stadium einen Kollaps des Os lunatum erkennen, das Os capitatum hat sich nach proximal verlagert. In diesem Stadium ist zur Diagnosestellung eine MRT nicht mehr erforderlich.
  - *Stadium IIIa*: Es besteht keine Luxation des Os scaphoideum.
  - *Stadium IIIb*: Es ist eine Luxation des Os scaphoideum mit der Kienböck-Nekrose assoziiert.
- *Stadium IV*: Es finden sich zusätzlich generalisierte degenerative Veränderungen der angrenzenden Karpalknochen.

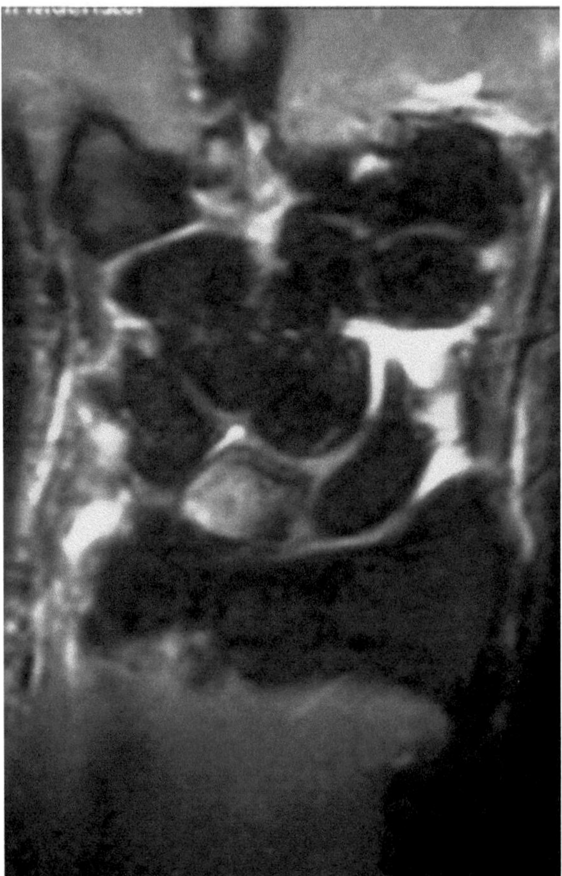

Abb. 23.45. Zustand nach Handwurzelprellung, beginnende Lunatumosteonekrose, ausgedehnte Ergußbildung (FSE T2-gewichtet, fettsupprimiert, koronar)

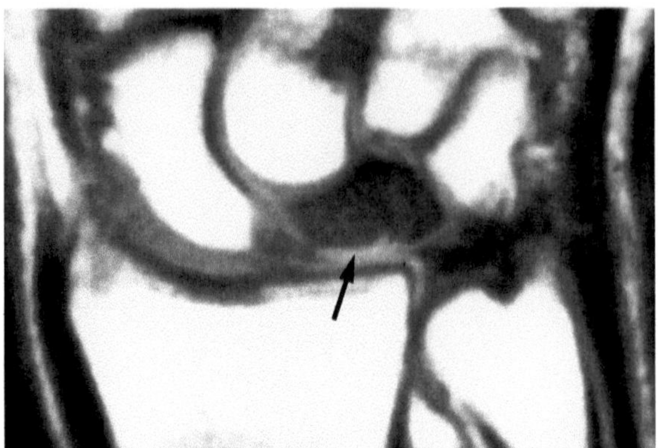

Abb. 23.46. Lunatummalazie (SE T1-gewichtet, koronar)

Charakteristika in der MRT, die eine Differenzierung dieser Stadien ermöglichen:

- *Stadium I*: Es findet sich entweder eine homogene oder eine lineare Signalhypointensität in der T1-Wichtung und eine Hyperintensität in der T2-Wichtung.
- *Stadium II*: Es zeigt sich eine deutliche Hypointensität in der T1-Wichtung mit oder ohne eine Veränderung der Form des Os lunatum.
- *Stadium III*: Es besteht eine Signalhypointensität des Os lunatum in der T1-Wichtung und ein deutlicher Kollaps sowie eine Verlagerung des Os capitatum in der sagittalen Projektion.
- *Stadium IV*: Es sind die gleichen Veränderungen wie im Stadium III nachweisbar, zusätzlich jedoch erkennt man in der T1- und in der T2-Wichtung eine

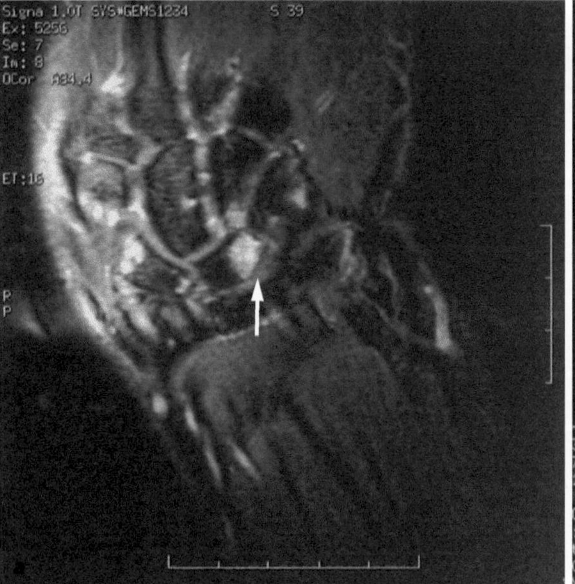

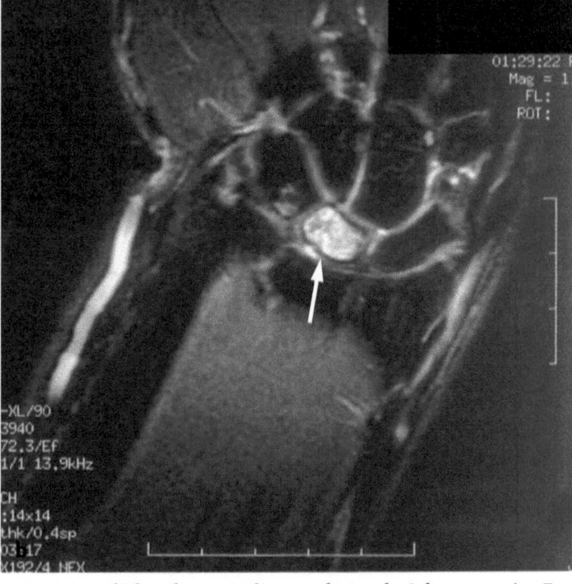

Abb. 23.47 a,b. Anamnese: Der 41-jährige Patient klagt seit einem Dreivierteljahr über ständig zunehmende Schmerzen im Bereich des Handgelenkes beidseits, rechts stärker als links. Es besteht ein Zustand nach Karpaltunneloperation. Diagnose: Osteomalazie im Bereich des Os lunatum beidseits, rechts ausgedehnter als links (Morbus Kienböck; FSE T2-gewichtet, fettsupprimiert, koronar)

erhebliche Arthropathie mit Hypointensität in den angrenzenden Handwurzelknochen als Hinweis auf eine Sklerose.

Die Untersuchung erfolgt in der koronaren und axialen Schnittrichtung in T1- und fettsupprimierter T2-Wichtung sowie gelegentlich auch in der T1-Wichtung nach Kontrastmittelgabe.

Avaskuläre Nekrose des Os scaphoideum

Es handelt sich hierbei um ein posttraumatisches Ereignis, das sekundär im Bereich des proximalen Poles des Os scaphoideum nach einer Fraktur auftritt, ursächlich bedingt durch eine umschriebene Durchblutungsstörung. Bei etwa 10–15% ist bei Vorliegen einer Skaphoidfraktur mit einer Nekrose zu rechnen, wobei das Risiko des Auftretens einer Nekrose bei proximalem Fraktursitz deutlich zunimmt.

Die MRT ist seit längerer Zeit der Goldstandard unter den bildgebenden Verfahren bei dieser Erkrankung. Ihr gelingt nicht nur der Nachweis der Fraktur mit hoher Treffersicherheit, sondern auch der Nachweis der beginnenden Nekrose im proximalen Anteil. Eine intravenös verabreichte Gadolinium-Kontrastmittelgabe erzeugt ein Enhancement des hypervaskularisierten

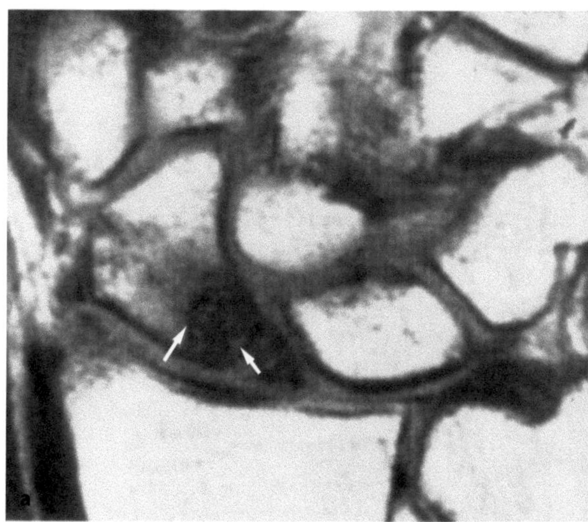

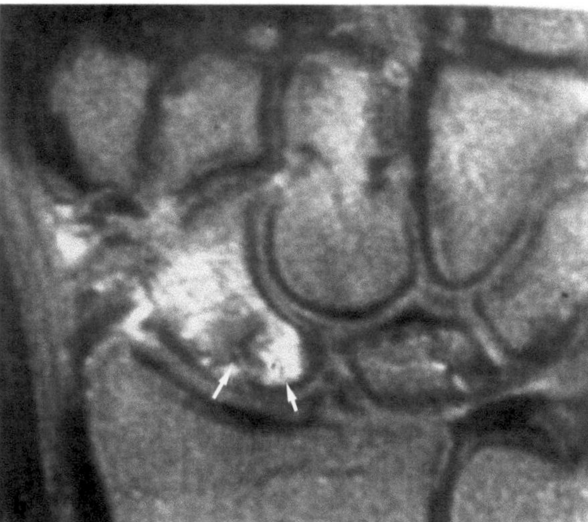

Abb. 23.48 a,b. Avaskuläre Nekrose des Skaphoids proximal bei Zustand nach Trauma mit okkulter Infraktion. **a** SE T1-gewichtet, koronar, **b** FSE T2-gewichtet, fettsupprimiert, koronar

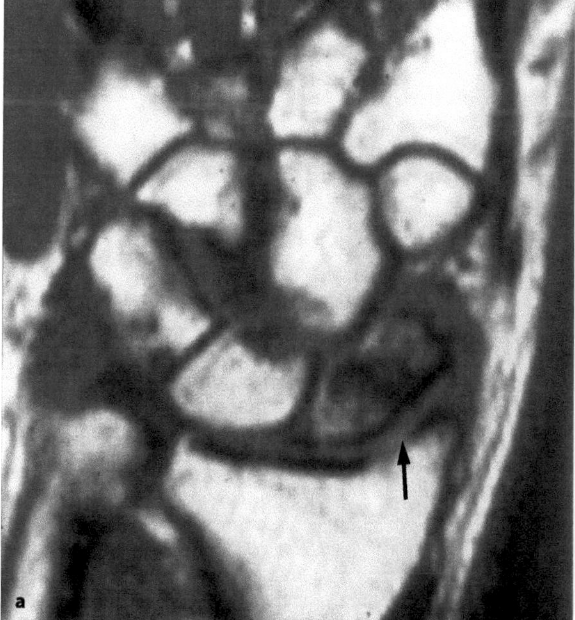

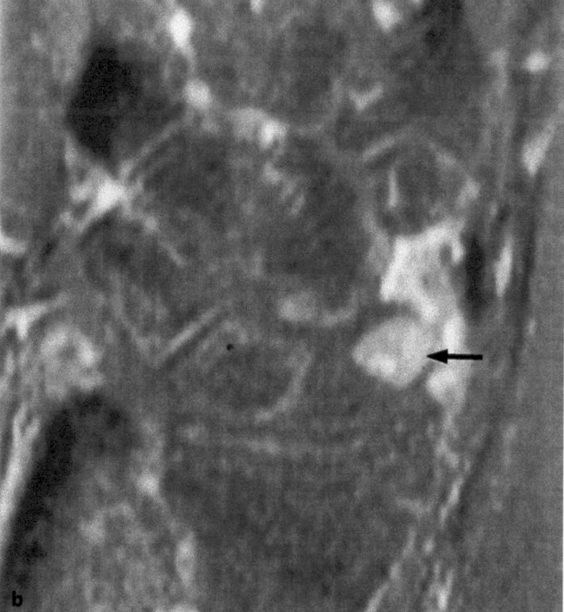

Abb. 23.49 a,b. Posttraumatische Pseudoarthrose des Skaphoids mit avaskulärer Nekrose proximal. **a** SE T1-gewichtet, koronar, **b** SE T1-gewichtet, fettsupprimiert, nach Kontrastmittelgabe

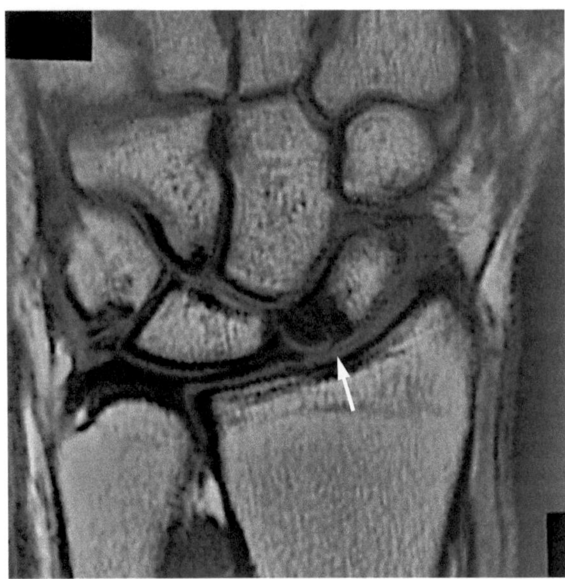

Abb. 23.50. Osteonekrose des Skaphoids proximal nach Trauma. (Aus Kaplan et al. 2001, S. 269, Abb. 12-36)

Gewebes in der Region des Frakturspaltes entlang des subchondralen Knochenmarkes.

Zum Einsatz kommen koronare und sagittale Schrägschichten tangential oder parallel zur langen Achse des Skaphoids mit T1-, T2 gewichteten SE-Sequenzen (Abb. 23.48 a,b, Abb. 23.49 a,b, Abb. 23.50, vgl. Abb. 23.11).

Pitfalls bei der MRT-Diagnostik sind möglich bei abgeheilten Frakturlinien im Bereich des Os scaphoideum und bei chronischer Osteonekrose.

23.2.4 Raumfordernde Prozesse

Eine ausführliche Abhandlung raumfordernder Prozesse im Gelenkbereich ist bereits im allgemeinen Teil erfolgt. In der Mehrzahl der Fälle handelt es sich im Bereich der Hand um gutartige Raumforderungen, von denen das Ganglion, der Riesenzelltumor der Sehnenscheide sowie Hämangiome und neurale Fibrolipome am häufigsten sind.

Ganglien

Ganglien stellen die häufigste Raumforderung im Bereich des Handgelenkes dar. Trotz ihres ubiquitären Vorkommens wird die Ätiologie kontrovers diskutiert. Einige Untersucher glauben, dass es sich hierbei um eine Pseudokapsel im Bereich der fibrösen Gelenkkapsel handelt. Andere wiederum nehmen an, dass es sich um eine synoviale Hernierung oder eine periartikuläre Degeneration handelt. Ganglien können ohne Prädilektionsstelle im Bereich des gesamten Gelenkes periartikulär nachgewiesen werden.

In der MRT sind sie praktisch immer rund oder oval, lobuliert oder homogen mit geringem oder intermediärem Signal in einer T1-Wichtung und mit einer

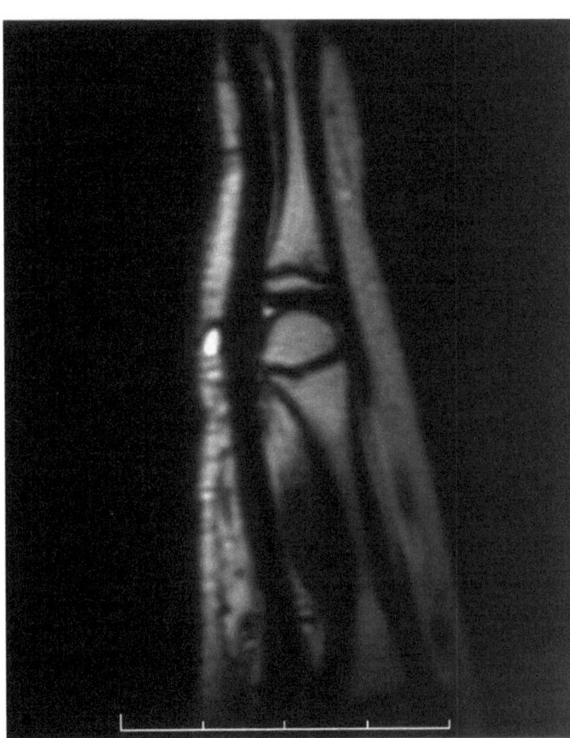

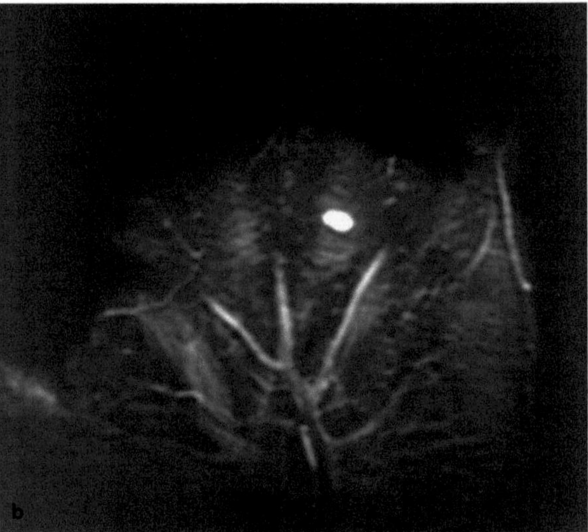

Abb. 23.51 a,b. Anamnese: Die 10-jährige Patienten klagt seit einer Woche über Schmerzen im Bereich des Grundgelenkes des 4. Fingers links volar, hauptsächlich bei Belastung und beim Faustschluss. Ferner Klage über Taubheitsgefühl im Bereich des Ringfingers. Diagnose: Kleines Ganglion der Sehne des M. flexor digitorum longus IV in Höhe des Köpfchens des Os metacarpale IV. **a** FSE T2-gewichtet, sagittal, **b** FSE T2-gewichtet, fettsupprimiert, koronar

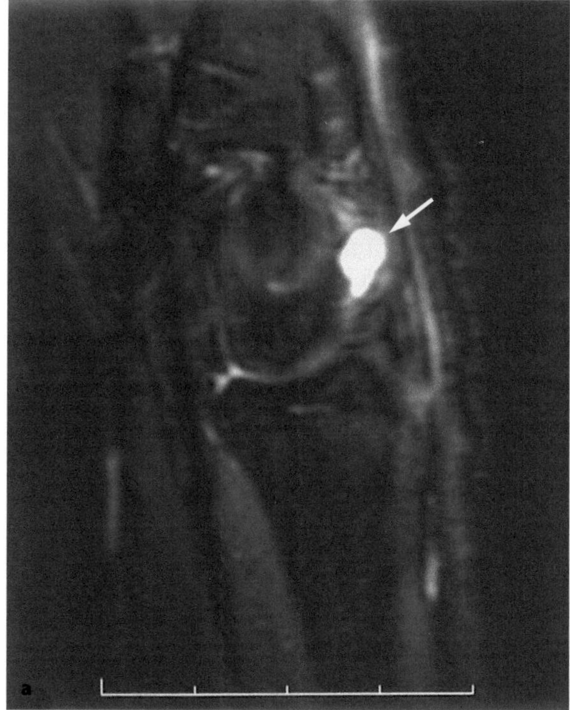

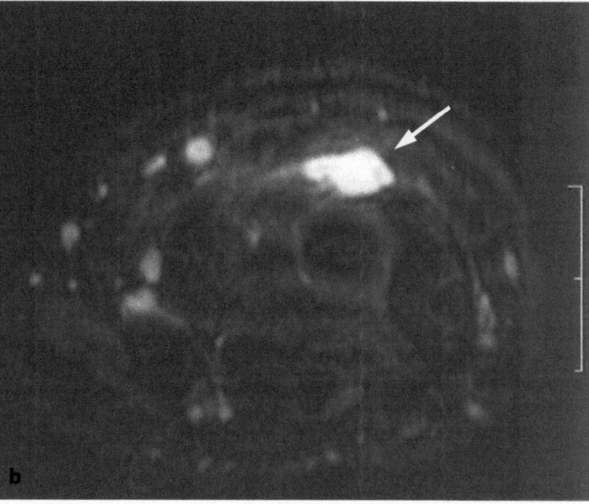

Abb. 23.52 a,b. Anamnese: 18-jährige Patientin, die seit 14 Tagen ohne erinnerliches Trauma über Schmerzen im Bereich des Handrückens links klagt, mit Ausstrahlung in den Daumen. Sie hat ferner eine noduläre Struktur in Höhe der Handwurzel dorsal radial getastet. Zunahme der Schmerzen bei Extension. Diagnose: Ganglion, das oberflächlich dorsal zwischen dem Os capitatum und dem Os naviculare lokalisiert ist. **a** FSE T2-gewichtet, fettsupprimiert, sagittal, **b** FSE T2-gewichtet, fettsupprimiert, axial

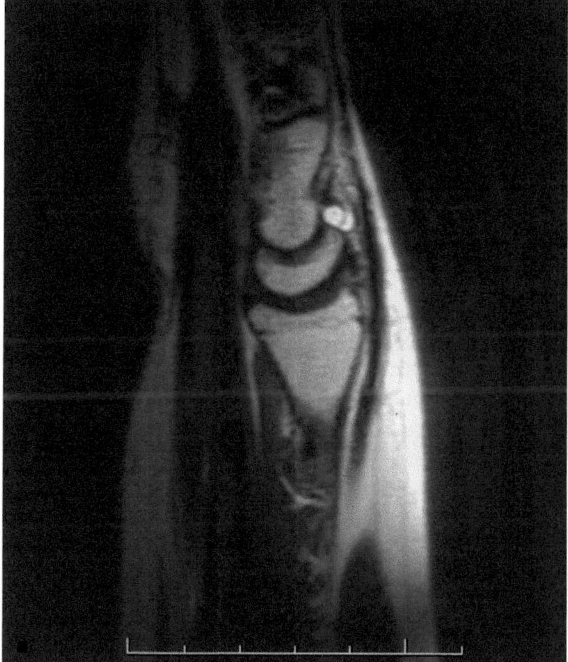

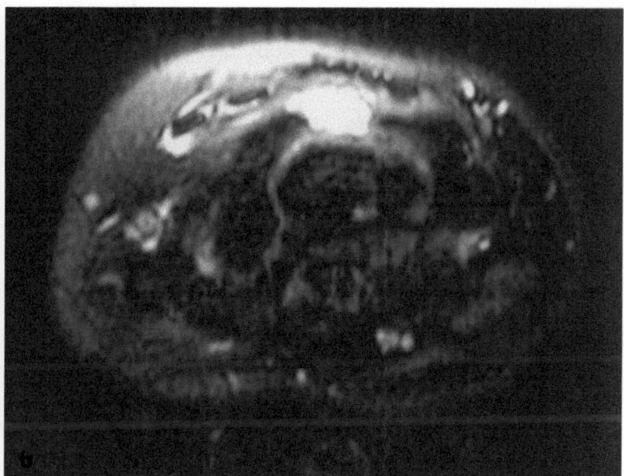

Abb. 23.53 a,b. Anamnese: 16-jährige Patientin, die seit zwei Jahren über Schmerzen im Bereich des Handgelenkes nach einer Prellun klagt. Diagnose: Ganglion, das oberflächlich dorsal zwischen dem Os capitatum und dem Os naviculare lokalisiert ist. **a** FSE T2-gewichtet, sagittal, **b** FSE T2-gewichtet, fettsupprimiert, axial

Signalanhebung in der T2-Wichtung (Abb. 23.51 a,b, Abb. 23.52 a,b, Abb. 23.53 a,b).

Riesenzelltumor

Der Riesenzelltumor ist, wie bereits erwähnt, eine Variante der villunodulären Synovitis. Er entwickelt sich im Bereich der Sehnenscheide und kommt in erster Linie in der 3. bis 6. Lebensdekade vor. Der Tumor ist gutartig und charakterisiert durch eine häufige intraartikuläre Blutung und daraus resultierender Bildung von Hämosiderindepots in der Gelenkflüssigkeit. Er wächst langsam und verursacht häufig erst spät Symptome.

In der MRT findet sich eine knotige Raumforderung, typischerweise begleitet von einer Tendinitis im Bereich der volaren Handwurzel und insbesondere im Bereich der drei radialen Finger.

Neurales Fibrolipom

Das neurale Fibrolipom ist ein benigner Tumor, der in ca. 80 % im Bereich des N. medianus lokalisiert ist.

In der MRT findet sich in der T1-Wichtung ein intermediäres Signal, in der T2-Wichtung eine leichte Signalanhebung von intermediär zu beginnend hell. Die Schnittrichtung erfolgt nach der Lokalisation des Tumors.

Fibromatose

Hierbei handelt es sich um eine proliferative fibröse Läsion, die histologisch benigne, jedoch aufgrund ihrer Aggressivität gelegentlich lokal maligne sein kann.

Die Dupuytren-Kontraktur ist die wichtigste Form der Fibromatose. Sie befällt die Palmaraponeurose und ihre Ausläufer, wobei zwei Typen unterschieden werden müssen:

- die superfiziale Fibromatose und
- die tiefe Fibromatose, die gleichzeitig in die Tiefe der Hohlhand reicht und strangförmig die Muskulatur umscheidet.

Der Verlauf ist über Monate bis Jahre nur langsam progredient. Im fortgeschrittenen Stadium bestehen noduläre Läsionen im Subkutangewebe und besonders im Bereich der distalen Palmaraponeurose mit konsekutiven Beugekontrakturen der Finger.

Die MRT wird zur Darstellung der Fibromatose bzw. des Morbus Dupuytren kaum benötigt, da die klinische Diagnostik mittels Inspektion und Palpation in über 90 % zur Diagnosestellung ausreicht.

Enchondrome

Es handelt sich hierbei um den häufigsten Knochentumor der Hand, der in erster Linie im Bereich des Os metacarpale und der proximalen Phalangen nachgewiesen werden kann. Häufig ist in der Anamnese eine pathologische Fraktur nachweisbar.

In der MRT-Untersuchung findet sich ein isointenses geringes Signal in der T1-Wichtung und ein homogenes helles Signal in der T2-Wichtung, in erster Linie in der koronaren und in der axialen Schichtrichtung.

Kongenitale Gefäßläsionen

Es handelt sich hierbei um pathologische Veränderungen im Versorgungsgebiet der A. brachialis unterhalb des Ellenbogens. Sie sind selten.

In der MRT ist ein Nachweis am ehesten durch eine kontrastverstärkte MR-Angiographie möglich.

Maligne Tumoren

Der häufigste maligne Tumor im Bereich der Hand und des Handgelenkes ist das maligne fibröse Histiozytom. Relativ häufig sind ferner das epitheloide Sarkom und maligne vaskuläre Tumoren. Die Darstellungsmöglichkeiten durch die MRT sind bereits im allgemeinen Teil abgehandelt worden.

23.3 Pitfalls bei der Untersuchung der Hand und des Handgelenkes

1. Truncation-Artefakte,
2. „Magic-angle-Phänomen",
3. fehlerhafte Positionierung des Handgelenkes, wodurch Subluxationen und Instabilitäten vorgetäuscht werden können,
4. knöcherne Varianten und Muskelvariationen,
5. Vortäuschung zystoider Läsionen im Bereich der Handwurzel durch Nutritialkanäle.

23.4 Indikationen zur Durchführung einer MRT im Bereich der Hand und des Handgelenkes

Die Durchführung einer MRT ist indiziert:

1. bei allen Fragen, die eine traumatische Läsion der intrinsischen und extrinsischen Bandformationen sowie des Discus triangularis beinhalten,
2. bei allen Fragen nach okkulten, im Röntgenbild nicht sichtbaren Frakturen, insbesondere im Bereich der Handwurzel und auch des distalen Radius,
3. bei der Frage nach einer verzögerten Knochenheilung oder einer Pseudarthrose, insbesondere im Bereich des Os naviculare, wenn die Abklärung mittels anderer bildgebender Verfahren nicht möglich ist,
4. bei der Frage nach der Ursache eines klinisch festgestellten Karpal- oder Guyon-Tunnel-Syndroms,
5. bei der Frage nach Vorliegen von raumfordernden Prozessen zur Abklärung der Ausdehnung und der möglichen Malignität,
6. bei klinisch festgestellter Instabilität des Handgelenkes zur Frage der Ursache,
7. bei der klinischen Frage nach einer Osteonekrose,
8. bei der Frage der Ausdehnung einer Tendosynovitis,
9. bei der Frage nach der Art und Ausdehnung einer Arthritis zur differenzialdiagnostischen Abwägung der möglichen Ursachen.

Literatur

Bruckner JD, Alexander AH, Lichtman DM (1995) Acute dislocations of the distal radio-ulnar joint. J Bone Joint Surg Am 77: 958

Cerezal L (2002) Imaging findings in ulnar-sided wrist Impaction Syndroms. Radiographics 22: 105–121

Clavero JA, Salvador A (2002) MR-Imaging of Ligament and Tendon Injuries of the fingers. Radiographics 22: 237–255

Connell D, Potter G (2002) Contrast enhanced MR-Angiography of the hand. Rdaiographics 22: 583–600

Düppe H, Johnell O, Lundborg G et al. (1994) Long-term results of fracture of the scaphoid. J Bone Joint Surg Am 76: 249

Gabel G, Bishop AT, Wood MB (1994) Flexor carpi radialis tendinitis. J Bone Joint Surg Am 76: 1015

Heuck A et al. (1989) Possibilities of MR tomography of diseases of the hand and wrist. Radiologe 29: 53

Hobby J, Metthewson MH (2001) MR-Imaging of the wrist: Effect of Clinical Diagnosis and Patient Care. Radiology 220: 589–593

Jonathan L, Hoppy, Adrian K, Dickseon. MR-imaging of the wrist: Effect on clinical diagnosis and patient care. Radiology 220: 589

Kaplan PA, Helms CA, Dussault R, Anderson MW, Major NM (2001) Musculoskeletal MRI. WB Saunders, Philadelphia

Mayfield JK (1988) Pathogenesis of wrist ligament instability. WB Saunders, Philadelphia

Mooney J, Poehling G (1991) Disruption of the ulnolunate ligament as a cause for chronic ulnar wrist pain. J Hand Surg [Am] 16: 347

O'Brien ET (1988) Acute. fractures and dislocations of the carpus. In: Lichtman D (ed) The wrist and its disorders. WB Saunders, Philadelphia, pp 129

Pomeranz SJ (1997) Gamuts and pearls in MRI and orthopedics. Merten, Cincinnati/OH

Renner WR et al. (1988) Early changes of rheumatoid arthritis in the hand and wrist. Radiol Clin North Am 26: 1185

Smith DK (1994) Scapholunate interosseous ligament of the wrist: MR appearances in asymptomatic volunteers and arthrographically normal wrists. Radiology 192: 217

Stoller DW (1997) Magnetic resonance imaging in orthopaedics and sports medicine, 2nd edn. Lippincott-Raven, Philadelphia New York

Sugimoto H, Miyaji N, Ohsawa T (1994) Carpal tunnel syndrome: Evaluation of median nerve circulation with dynamic contrast-enhanced MR imaging. Radiology 190: 459

Testut L (1928) Traite d'anatomie humaine. Gaston Dom, Paris

Watanabe K, Nakamura R, Imaeda T (1995) Arthroscopic assessment of Kienböck's disease. Arthroscopy 2: 257

Watson H, Ryu J (1984) Degenerative disorders of the carpus. Orthop Clin North Am 15: 337

Yacoe M, Bergman AG, Ladd AL, Hellman BH (1993) Dupuytren's contracture: MR imaging findings and correlation between MR signal intensity and cellularity of lesions. AJR Am J Roentgenol 160: 813

Zlatkin MB et al. (1989) Chronic wrist pain: Evaluation with high resolution MR imaging. Radiology 173: 723

Becken und Hüftgelenk 24

Schmerzen im Bereich des Beckens und hier in erster Linie in der Region der Hüfte stellen ein häufiges Ereignis dar. Sie können eine Vielzahl von Ursachen haben, z. B. Veränderungen nach Trauma, Arthrose, Infektion, Arthritis, transienter Osteoporose und avaskulärer Nekrose. Eine Diagnosefindung ist bei Vorliegen eines chronischen Hüftschmerzes oft schon mit der Evaluierung eines Nativröntgenbildes möglich. Die fehlende Pathologie auf der Röntgenübersichtsaufnahme stellt dann eine Indikation zur Durchführung einer MRT dar.

Während der Wert der MRT bei Erkrankungen im Bereich des Schultergelenkes und des Kniegelenkes bereits vor längerer Zeit erkannt wurde, gilt dies für das Becken und hier insbesondere für das Hüftgelenk erst seit einigen Jahren. Die MRT stellt heute ein wertvolles bildgebendes Verfahren dar, um pathologische Veränderungen festzustellen. Dies betrifft sowohl traumatische als auch neoplastische, entzündliche und degenerative Veränderungen.

24.1 Anatomie

24.1.1 Knöchernes Becken

Das knöcherne Becken besteht aus den Ossa coxae beidseits und dorsal aus dem Os sacrum und dem Os coccygis. Das Os coxae wird unterteilt in die Darmbeinschaufel (Os ilium), das Sitzbein (Os ischii) und das Schambein (Os pubis). Beide Schambeine stoßen vorne im Bereich der Symphyse zusammen. Dorsal ist das Os sacrum zwischen die beiden Schenkel des Os ilium eingeschaltet, wobei eine Verbindung durch die Iliosakralgelenke besteht. Die Form des knöchernen Beckens kann mit einem Trichter verglichen werden, bei dem die unvollständigen Wände durch die Darmbeinschaufel gebildet werden, die das große Becken umfassen. An der Linea terminalis geht der Trichter in ein verhältnismäßig weites Ansatzrohr über, welches das kleine Becken darstellt. Die knöcherne Wand des kleinen Beckens wird durch einen vollständigen knöchernen Ring gebildet. Dabei erfolgt eine Unterbrechung durch die Symphyse vorne sowie durch die Iliosakralfugen hinten. Im Knochen der Beckenwand liegt vorne eine rundliche Öffnung, die als Foramen obturatum bezeichnet wird und die durch die Membrana obturans verschlossen ist. Hinter dem Foramen obturatum befindet sich an der Außenseite das Acetabulum zur Aufnahme des Femurgelenkkopfes. Dorsal bilden das Os sacrum und das Steißbein die Wand des Beckenkanals. Der kraniale Abschnitt des Kreuzbeines artikuliert mit der Darmbeinschaufel.

Das Hüftgelenk erlaubt eine multiaxiale Bewegung. Die Fossa acetabuli befindet sich im femoromedialen Anteil des Acetabulums. Am tiefsten Punkt der Pfanne liegt die Incisura acetabuli, welche durch das Lig. transversum acetabulum zum Foramen hin ergänzt wird. In der Pfanne umgreift die überknorpelte Fascies lunata die vom Fettgewebe ausgefüllte Fossa acetabuli. Das harte fibrokartilagenöse Labrum des Acetabulums verbreitert die Gelenkfläche des Acetabulums. Es finden sich drei Rinnen peripher dieses Labrums. Hierbei handelt es sich um einen perilabralen Sulcus und um eine anteriore und posteriore synoviale Rinne, die die Grenzen des Hüftgelenkes markieren.

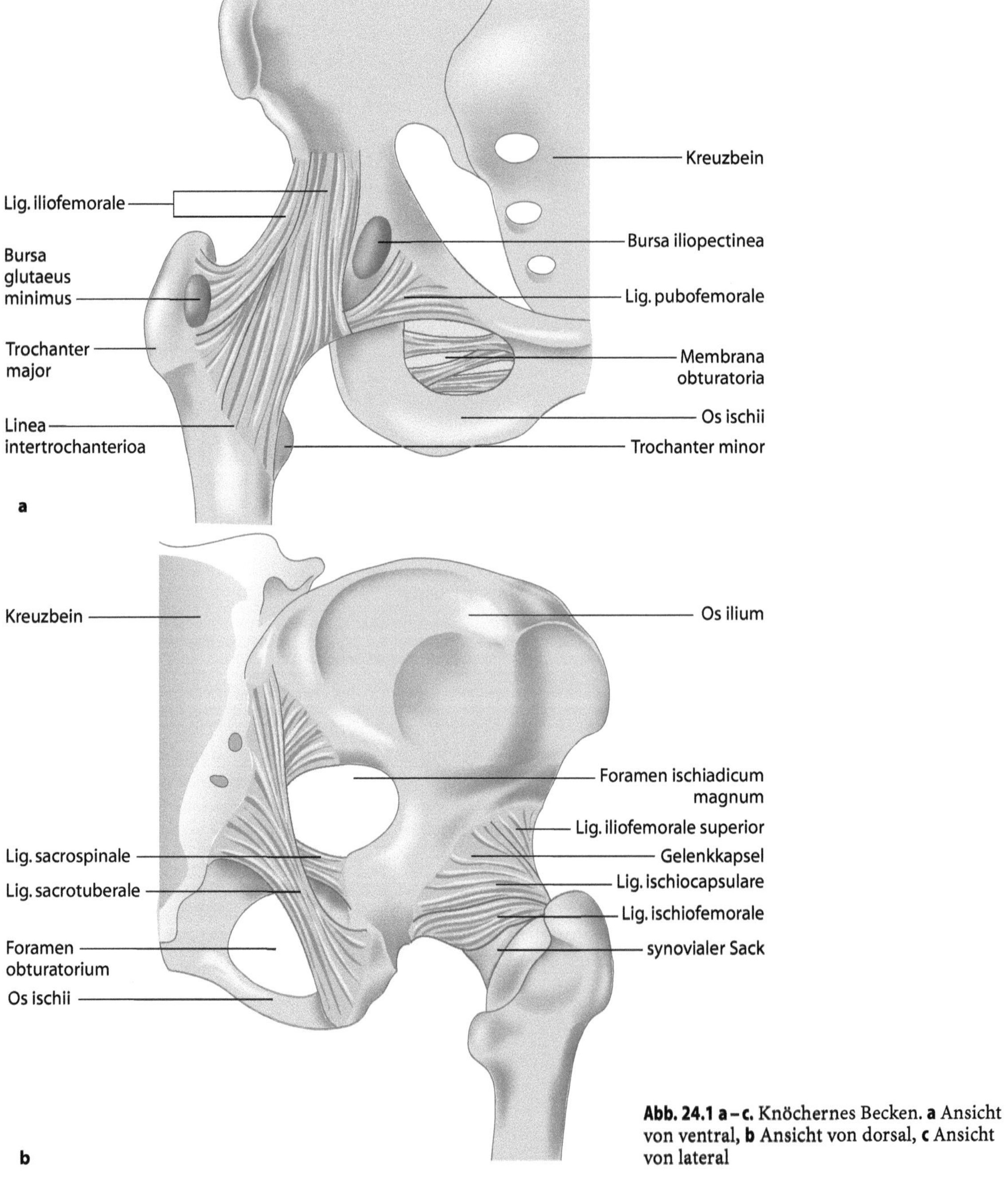

Abb. 24.1 a–c. Knöchernes Becken. **a** Ansicht von ventral, **b** Ansicht von dorsal, **c** Ansicht von lateral

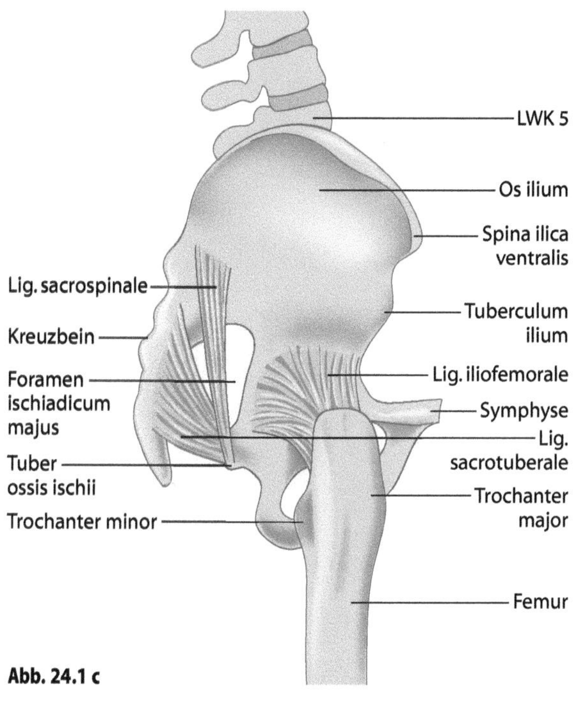

Abb. 24.1 c

24.1.2 Ligamentäre Formationen

Das Os sacrum und das Os ilium werden durch zwei starke Bänder, nämlich durch das Lig. sacrospinale und das Lig. sacrotuberale, miteinander verbunden. Das Lig. sacrotuberale entspringt an der ventralen Seite des Os sacrum und endet am Tuber ossis ischii. Das Lig. sacrospinale entspringt ebenfalls an der ventralen Seite des Os sacrums und verläuft zur Spina ossis ischii, einer Ausziehung der dorsokaudalen Darmbeinschaufel. Diese starken Bänder dienen der Stabilisierung des Beckens und bilden hier einen gewissen Ersatz für die fehlenden Knochenmassen. Oberhalb dieser Bänder bildet sich dadurch das Foramen ischiadicum majus, unterhalb dieser Bänder das Foramen ischiadicum minus. Weitere Bänder verbinden die Darmbeinschaufel mit den unteren Lendenwirbelkörpern als so genannte Ligg. iliolumbale. Ferner werden die Sakroiliakalgelenke durch ventrale und durch dorsale Ligg. sacroiliaca verstärkt.

Beim Hüftgelenk handelt es sich um eine Enarthrose, wobei der Kopf des Femurs zu mehr als der Hälfte von der so genannten Facies lunata mit ihrem Labrum articulare umfasst wird. Die Gelenkkapsel geht vom Rand des Acetabulums außerhalb des Labrums ab und setzt vorn und hinten gleich weit vom Femurkopf entfernt am Collum femoris an. Dadurch wird der Femurhals bis in die Region der Linea intratrochanterica in den Gelenkraum einbezogen.

Mehrere Bänder verstärken die Kapsel des Gelenkes. Das stärkste Band, das so genannte Lig. iliofemorale, liegt vorne. Es entspringt an der Spina iliaca anterior inferior und breitet sich spiralig gegen die Linea intertrochanteria aus, wo sich seine Fasern verankern. Medial findet sich das Lig. pubofemorale, hinten das Lig. ischiofemorale, die jeweils in die so genannte Zona orbicularis einstrahlen. Zwischen diesen Bändern ist die Kapsel dünner und daher weniger widerstandsfähig. Daher erfolgt bei einer Luxation der Austritt des Femurkopfes aus der Pfanne an drei Schwachstellen, medial, dorsal und vorn (Abb. 24.1 a–c).

24.1.3 Muskuläre Strukturen

Die Außenfläche der Darmbeinschaufel dient der Glutealmuskulatur als Ursprung, die innere Fläche der Darmbeinschaufel ist zur Fossa iliaca ausgehöhlt, deren oberer Rand von der Crista iliaca gebildet wird. Diese dient dem Ansatz der Bauchmuskulatur und reicht von der Spina iliaca ventralis bis zur Spina iliaca dorsalis cranialis.

Der M. piriformis entspringt an der ventralen Seite des Os sacrum in der Umgebung des 2. bis 4. Foramen sacrale und verlässt die Beckenhöhle durch das Foramen ischiadicum majus, um am Trochanter major zu inserieren. Da das Foramen ischiadicum majus durch diesen Muskel nur unvollständig abgeschlossen wird, entstehen ober- und unterhalb des M. piriformis das so genannte Foramen suprapiriforme und das Foramen infrapiriforme, das dem Durchtritt von Nerven und Gefäßen für die Glutealregion dient.

Der M. obturatorius internus entspringt von der Membrana obturatoria und dem knöchernen Rahmen des Foramen obturatum bis hin zur Spina ischiadica und verläuft durch das Foramen ischiadicum minus zur Fossa trochanterica femoris. Hier vereinigt er sich mit dem M. gemellus superior et inferior und endet mit ihm gemeinsam an der Innenfläche des Trochanter major in der Fossa trochanterica.

Der M. gemellus superior entspringt im Bereich der Spina ossis ischii, der M. gemellus inferior am Tuber ossis ischii. Sie verlaufen gemeinsam mit dem M. obturatorius internus zum Trochanter major. Ein weiterer Muskel, der unterhalb davon das Becken mit dem Oberschenkel verbindet, ist der M. quadratus femoris.

Zu den inneren Hüftmuskeln gehört der M. iliopsoas, der sich aus dem M. iliacus und dem M. psoas major zusammensetzt. Der M. psoas major entspringt im Bereich des 5. Brustwirbels sowie der vier oberen Lendenwirbel, seine Sehne vereinigt sich mit dem M. iliacus, welcher in der Fossa iliaca entspringt, zum so genannten M. iliopsoas, der am Trochanter minor des Oberschenkels ansetzt.

Dorsal findet sich der M. gluteus maximus, der vom dorsalen Seitenrand des Os sacrums und des Os coccygis in der Region des Lig. sacrotuberale entspringt. Der größere proximale Anteil des M. gluteus maximus geht in den Tractus iliotibialis über, der kleinere distale Anteil endet an der Tuberositas glutea im Bereich des Oberschenkels.

Der M. gluteus medius entspringt am Ileum zwischen der Linea glutea dorsalis sowie im Bereich der Fascia lata. Seine konvergierenden Fasern enden an der Spitze des Trochanter major. Im gleichen Bereich findet sich auch der M. tensor fasciae latae, der sich ventral an den M. gluteus medius anschließt und an der Spina iliaca ventralis seinen Ursprung hat.

In der tiefsten Schicht liegt der M. gluteus minimus, der an der Linea glutea cranialis entspringt und zur Spitze des Trochanter major zieht. Ferner ist noch der M. obturator externus zu nennen, der von der Außenseite der Membrana obturans und ihrer knöchernen Umrahmung ausgeht, sich um das Collum femoris schlingt und dann dorsal in der Fossa trochanterica ansetzt.

Im Bereich des proximalen Oberschenkels liegt medial die Adduktorengruppe, die sich als Keil zwischen Flexormuskeln und Extensormuskeln schiebt und beim Menschen besonders stark ausgebildet ist. Die dazu gehörenden sechs Muskeln entspringen vom Os pubis und vom Os ischii in zwei halben Bögen, welche von medial das Foramen obturatum umgeben. Es sind dies der *M. pectineus*, der zur Linea pectinea des Femurs zieht, der *M. gracilis*, der im Bereich der Symphyse an der Innenseite des Oberschenkels nach distal verläuft und am Pes anserinus der Tibia ansetzt. Ferner der *M. adductor longus*, der unterhalb des Tuberculum pubicum enspringt und zum mittleren Teil des Femurs zieht, der *M. adductor brevis*, der distal des M. adductor longus entspringt, jedoch proximal dieses Muskels am Femurschaft inseriert. Ferner ist es der *M. adductor magnus*, der vom Ramus inferior des Os ischii fächerförmig ebenfalls zum Femurschaft verläuft, sowie der *M. adductor minus*. Der M. adductor magnus besitzt Öffnungen zum Durchtritt von Gefäßen, deren größte als Adduktorenschlitz bezeichnet wird.

Im Bereich des Oberschenkels ist der M. biceps femoris zu nennen, der mit seinem Caput longum gemeinsam mit dem M. semitendinosus am Tuber ossis ischii und mit dem Caput brevis am distalen Anteil des lateralen Femurschaftes entspringt. Beide Köpfe enden zu einer starken Sehne vereint an der Spitze des Capitulum fibulae. Der M. semitendinosus hat den gleichen Ursprung wie das Caput longum des M. biceps femoris und erreicht mit einer langen Sehne die Tibia, an welcher er dorsal und distal vom M. gracilis als 3. Muskel am Pes anserinus der Tibia inseriert. Der M. semimembranaceus entspringt mit einer platten Sehne ventral auch im Bereich des Tuber ossis ischii, der Muskelbauch geht nach distal hin in eine Sehne über, die sich in drei Teile spaltet. Ein Teil inseriert am Epicondylus tibialis, der 2. Teil setzt in der Nähe des Lig. collaterale tibiale am Knochen an, der 3. Teil wendet sich nach fibular und kranial und formt das Lig. popliteum obliquum der Kniegelenkkapsel. Zu erwähnen ist noch der Tractus iliotibialis, der ein aponeurotisch verstärktes Blatt der Sehne des M. gluteus medius darstellt und der lateral im Bereich des Köpfchens der Fibula ansetzt.

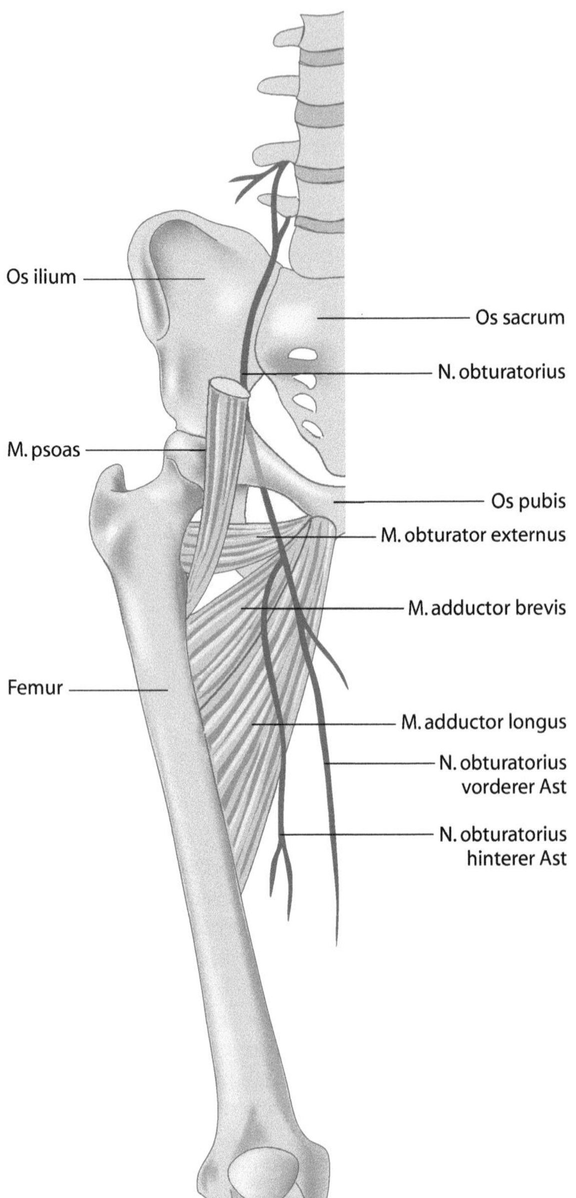

Abb. 24.2. Anatomie des proximalen Oberschenkels und Verlauf des N. obturatorius

Ein wichtiger Muskel für die Stabilisierung des Hüftgelenkes ist ventral auch der M. quadriceps femoris, der den Femurschaft wie einen Mantel umfasst. Er entspringt mit vier Köpfen:

- dem M. rectus femoris, mit Ursprung von der Spina iliaca anterior inferior sowie

- dem M. vastus medialis,
- dem M. vastus intermedius und
- dem M. vastus lateralis,

die alle proximal vom Femur entspringen. Die vier Muskelbäuche vereinigen sich distal zur Quadrizepssehne, die auch als supra- oder infrapatelläre Sehne bezeichnet wird. Der M. quadriceps ist volar positioniert und wirkt auf das Hüftgelenk wie ein Flexormuskel, auf das Kniegelenk wie ein Extensormuskel (Abb. 24.2). Der M. semimembranaceus, der M. semitendinosus und der M. biceps femoris werden gemeinsam als *Hamstring-Muskelgruppe* bezeichnet.

24.1.4 Neurovaskuläre Strukturen

Die A. iliaca communis zweigt sich in die A. iliaca externa und in die A. iliaca interna auf, und zwar etwa in Höhe der präsakralen Bandscheibe mit anschließender enger Nachbarschaft zum Iliosakralgelenk, von welchem sie nur durch die Vene und den Truncus lumbosacralis getrennt ist. Die A. iliaca interna teilt sich dann in einen ventralen und einen dorsalen Ast, wobei der ventrale Ast viszerale, der dorsale parietale Zweige entlässt. Zu den viszeralen Ästen gehört die A. umbilicalis, die A. vesicalis superior, die A. vesicalis inferior sowie auch die A. rectalis media. Zu den parietalen Ästen rechnet man die A. iliolumbalis et sacralis lateralis, wobei die A. iliolumbalis rückläufig über die Linea terminata verläuft und unter dem M. psoas major hindurch die Fossa iliaca erreicht. Dort verzweigt sie sich in den Ramus iliacus und den Ramus lumbalis. Der Ramus lumbalis versorgt den M. psoas major und den M. quadratus lumborum und entlässt einen Ramus spinalis zum Foramen intervertebralis. Die A. sacralis lateralis entlässt Äste zu den Foramina sacralia. Die Arterien werden von entsprechenden Venen begleitet.

Der kaudale Abschnitt des nervalen Plexus lumbosacralis wird als Plexus sacralis bezeichnet. Seine Wurzeln entstammen dem 4. und 5. Lumbalsegment und den Sakralsegmenten. Der Plexus sacralis gliedert sich in den Plexus ischiadicus und den Plexus pudendalis. Der Plexus ischiadicus entsteht aus den kaudalen Abschnitten des 4. und 5. Lumbalsegments sowie den Sakralsegmenten 1, 2 und 3. Die beiden lumbalen Wurzeln des Plexus bilden einen starken Stamm, nämlich den Truncus lumbosacralis, der sich im Becken dann mit dem sakralen Abschnitt vereinigt. Aus dem Plexus ischiadicus münden eine Reihe von Nerven, deren der größter der N. ischiadicus ist, der das Becken durch das Foramen infrapiriforme verlässt. Mit ihm zusammen verlaufen der N. gluteus caudalis und der N. cutaneus femoris dorsalis, während der N. gluteus cranialis durch das Foramen suprapiriforme führt. Der N. gluteus cranialis innerviert den M. gluteus medius und den M. tensor fasciae latae. Der N. gluteus caudalis versorgt den M. gluteus maximus.

Der N. ischiadicus tritt als breites starkes Band in die Glutealregion ein und wird hier vom M. gluteus maximus bedeckt, an dessen inneren Rand er in den Oberschenkel gelangt. Nach seinem Austritt aus dem Foramen infrapiriforme verläuft er zwischen zwei tastbaren Knochenpunkten, nämlich dem Tuber ossis ischii medial und dem Trochanter major lateral. Bei Beugung des Hüftgelenkes und gleichzeitiger Streckung des Kniegelenkes wird daher der Nerv stark gespannt, sodass eine Entzündung dieser Nerven in dieser Stellung besonders starke Schmerzen hervorruft. Tastbar ist der N. ischiadicus bei mäßig gebeugtem Hüftgelenk in dem Winkel zwischen dem unteren Rand des M. gluteus maximus und dem Tuber ossis ischii.

Die Arterien des Hüftgelenkes sind die A. circumflexa femoris beiderseits, die den Hals des Oberschenkels von ventral und dorsal her umgreifen und hier Äste zur Kapsel abgeben, welche außerdem Zweige der A. glutea caudalis erhält.

24.1.5 Bursae

In der Umgebung des Hüftgelenkes sind eine Reihe von Schleimbeutel bekannt, die für die Klinik eine unterschiedliche Bedeutung haben.

Die Bursa iliopectinea (iliopsoas) ist der größte Schleimbeutel der Hüftregion und kommuniziert in 15% mit dem Gelenk.

Alle Bursae werden in der folgenden Schemazeichnung veranschaulicht (Abb. 24.3).

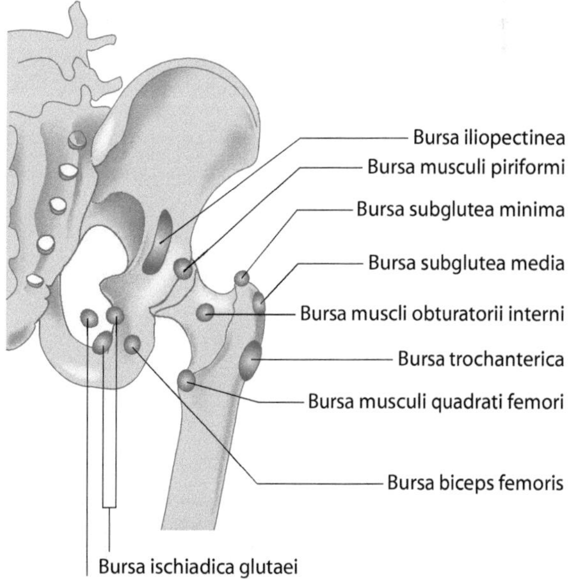

Abb. 24.3. Darstellung der Schleimbeutel in der Umgebung des Hüftgelenkes

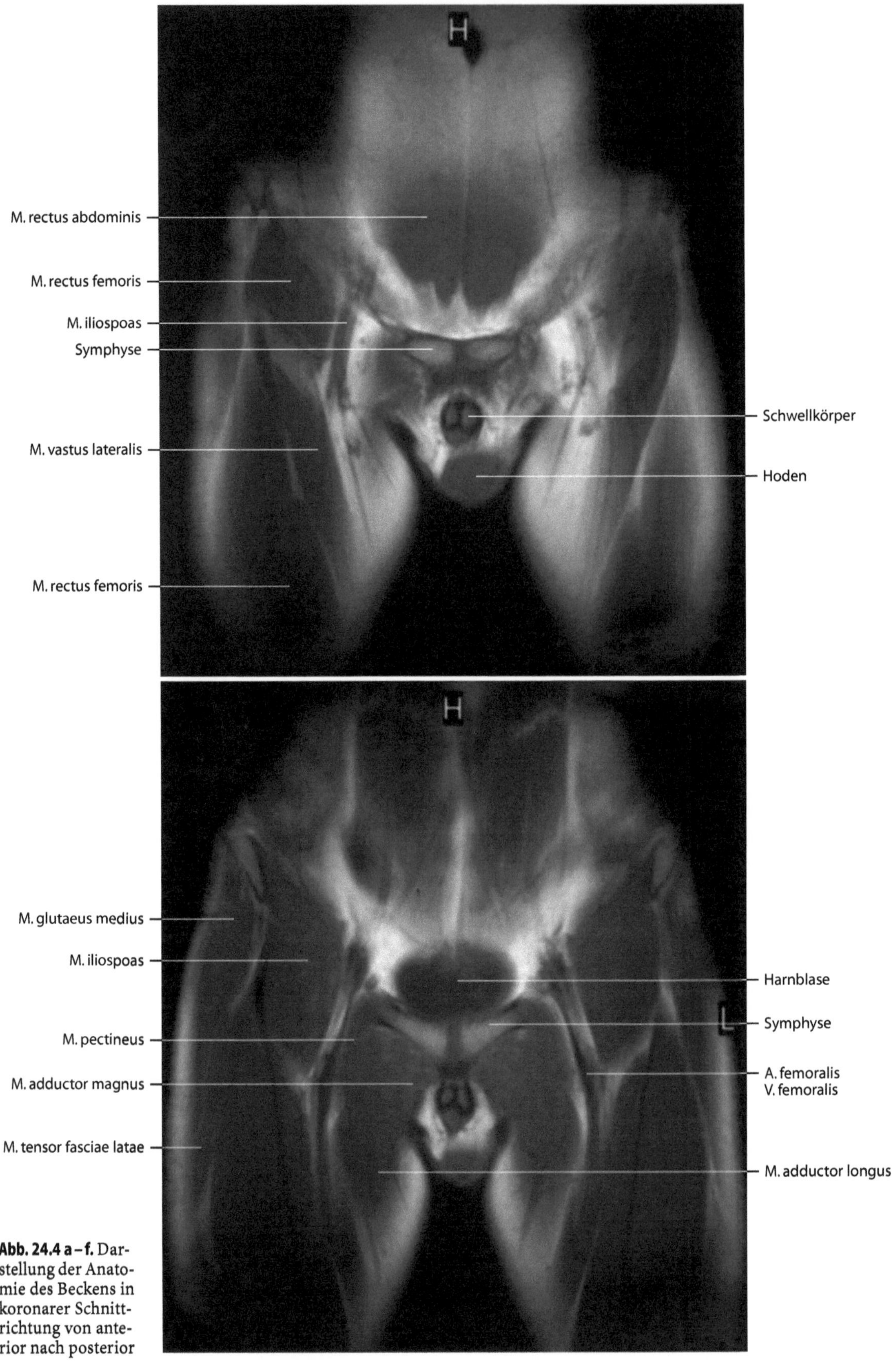

Abb. 24.4 a–f. Darstellung der Anatomie des Beckens in koronarer Schnittrichtung von anterior nach posterior

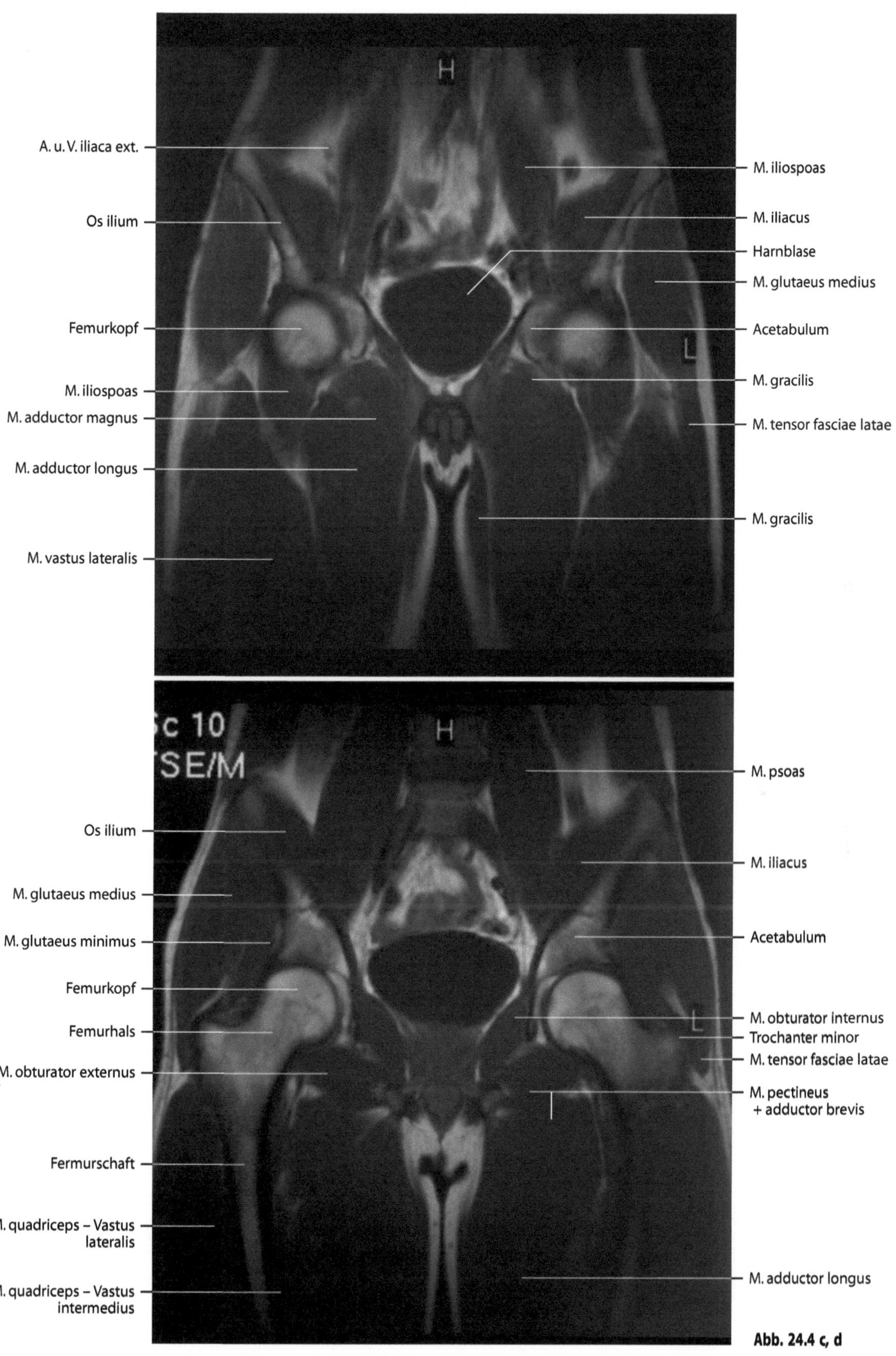
H
A. u. V. iliaca ext.
Os ilium
Femurkopf
M. iliospoas
M. adductor magnus
M. adductor longus
M. vastus lateralis
M. iliospoas
M. iliacus
Harnblase
M. glutaeus medius
Acetabulum
L
M. gracilis
M. tensor fasciae latae
M. gracilis
c 10
SE/M
H
Os ilium
M. glutaeus medius
M. glutaeus minimus
Femurkopf
Femurhals
M. obturator externus
Fermurschaft
M. quadriceps – Vastus lateralis
M. quadriceps – Vastus intermedius
M. psoas
M. iliacus
Acetabulum
L
M. obturator internus
Trochanter minor
M. tensor fasciae latae
M. pectineus + adductor brevis
M. adductor longus

Abb. 24.4 c, d

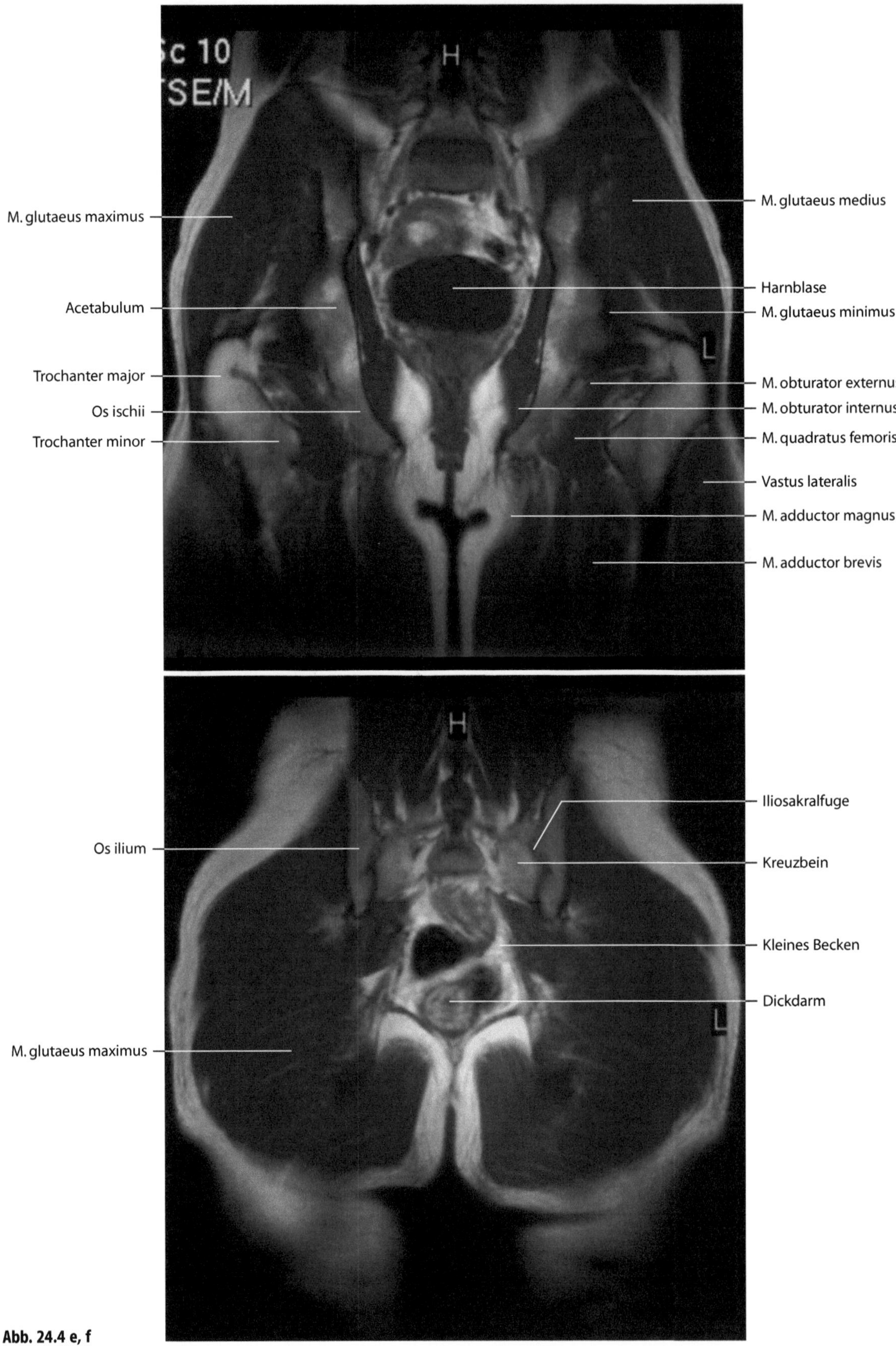
Sc 10
TSE/M
H
L
M. glutaeus maximus
Acetabulum
Trochanter major
Os ischii
Trochanter minor
M. glutaeus medius
Harnblase
M. glutaeus minimus
M. obturator externus
M. obturator internus
M. quadratus femoris
Vastus lateralis
M. adductor magnus
M. adductor brevis
H
L
Os ilium
M. glutaeus maximus
Iliosakralfuge
Kreuzbein
Kleines Becken
Dickdarm

Abb. 24.4 e, f

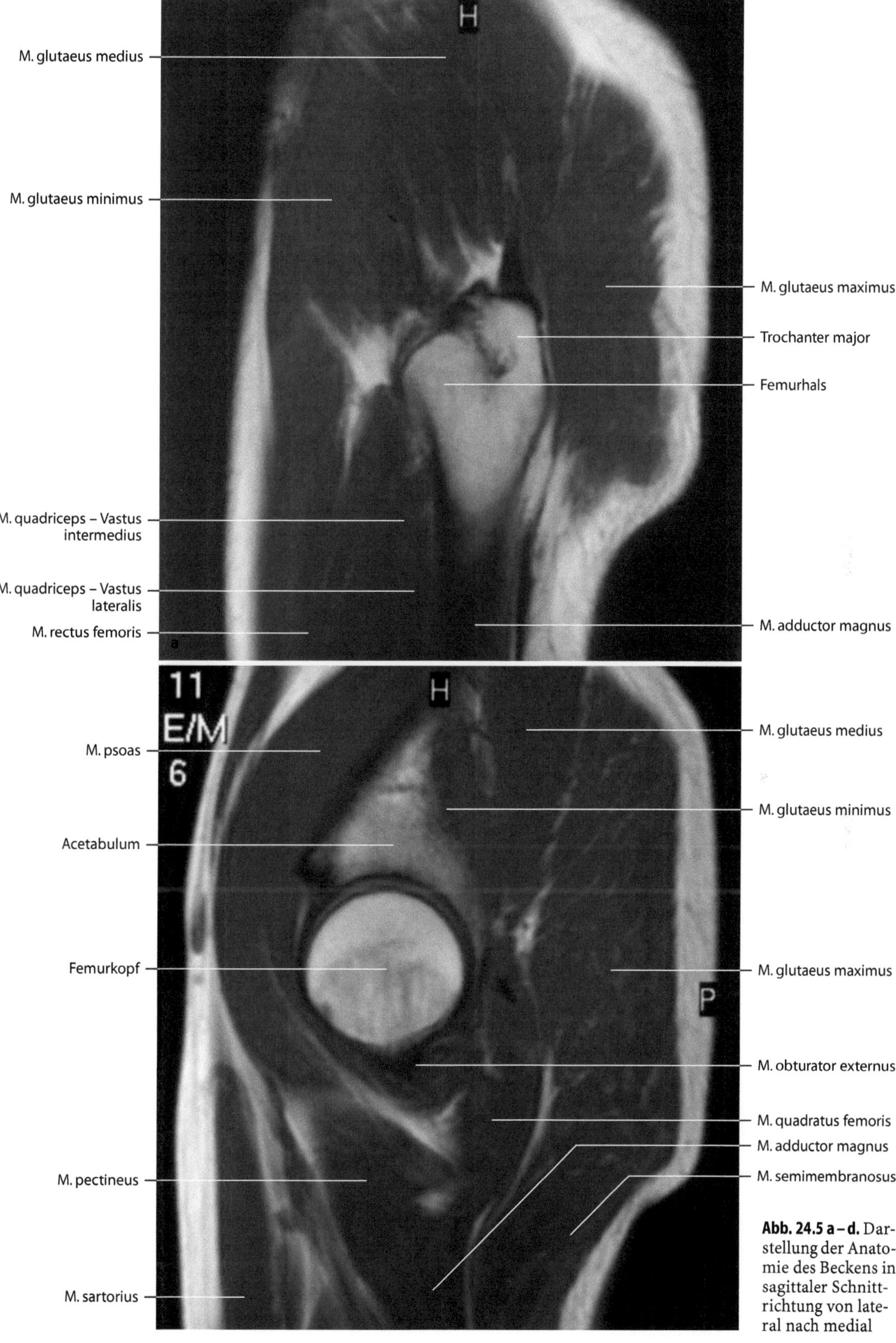

Abb. 24.5 a – d. Darstellung der Anatomie des Beckens in sagittaler Schnittrichtung von lateral nach medial

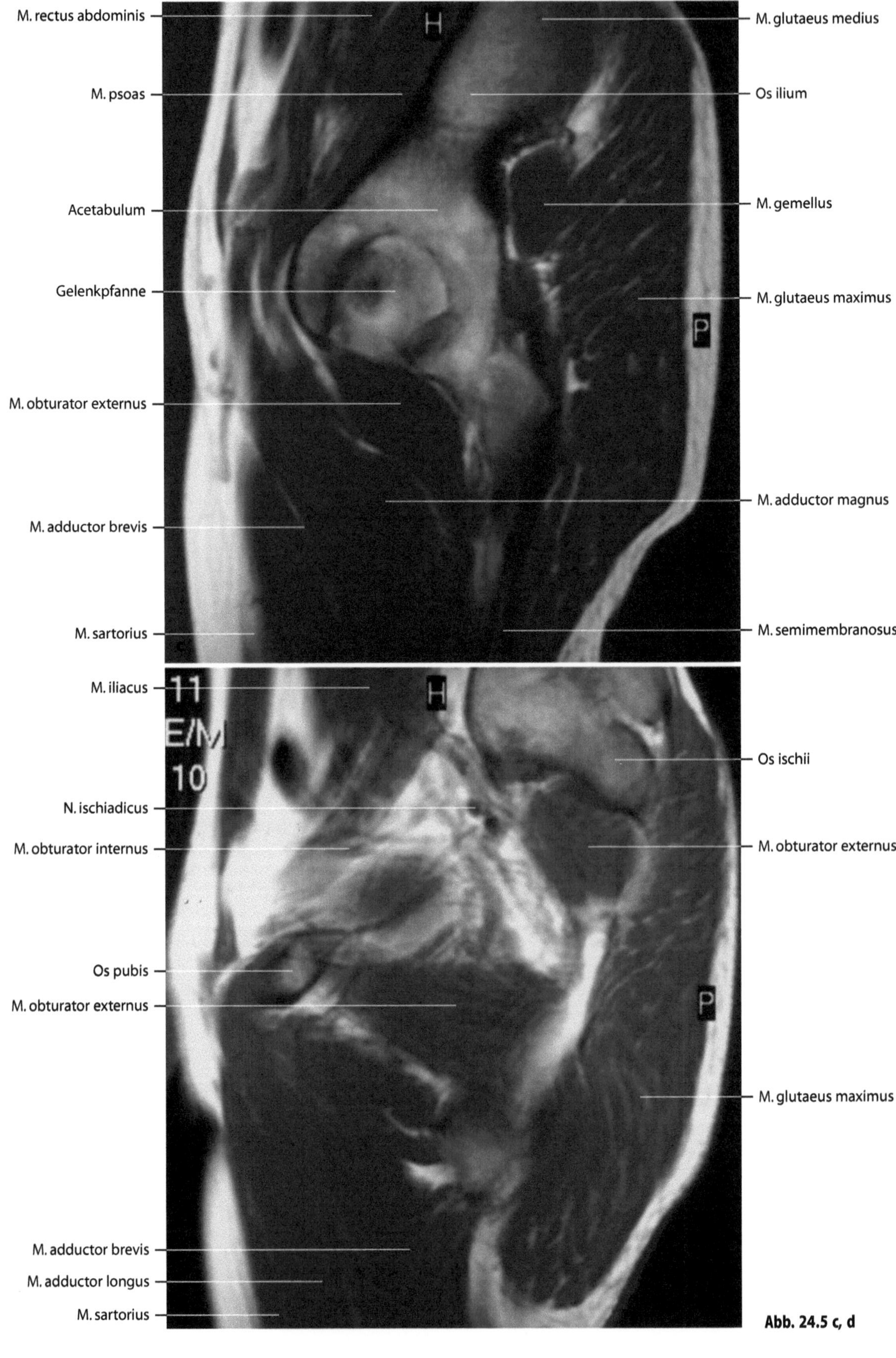
M. rectus abdominis
M. psoas
Acetabulum
Gelenkpfanne
M. obturator externus
M. adductor brevis
M. sartorius
M. glutaeus medius
Os ilium
M. gemellus
M. glutaeus maximus
M. adductor magnus
M. semimembranosus
H
P
M. iliacus
N. ischiadicus
M. obturator internus
Os pubis
M. obturator externus
M. adductor brevis
M. adductor longus
M. sartorius
Os ischii
M. obturator externus
M. glutaeus maximus
11
E/M
10

Abb. 24.5 c, d

24.2 MRT des Beckens und des Hüftgelenkes

Ähnlich wie bei allen Gelenken erlaubt die MRT eine exzellente Darstellung der Anatomie und auch der Pathologie in mehreren Ebenen, wobei die Anwahl der verschiedenen Sequenzen dazu dient, die Darstellung, insbesondere bei pathologischen Veränderungen, zu optimieren. Die Vielfalt und die Kompliziertheit der Anatomie stellt eine Herausforderung an den Untersucher dar, denn nur bei ausgezeichneter Kenntnis der Normalverhältnisse, ist eine genaue Zuordnung eventueller pathologischer Veränderungen möglich (Abb. 24.4 a–f, Abb. 24.5 a–d, Abb. 24.6 a–e).

24.2.1 MRT-Anatomie in verschiedenen Ebenen

Koronare Schnittebene

Die koronare Schnittebene eignet sich zur Darstellung und zum Vergleich der Hüftgelenke. In dieser Ebene können die Form des Hüftgelenkes, eventuelle Umwandlungen des Kopfes, die Knorpelschicht und das Labrum sowie der Hüftgelenkspalt ausgezeichnet beurteilt werden. Darüber hinaus erlaubt diese Ebene eine Beurteilung der kranialen und der kaudalen Hüftgelenkkapsel sowie der periartikulären Muskulatur, hier in erster Linie der Adduktorengruppe, sowie auch der muskulären Verbindungen zwischen dem Kreuzbein und dem Rahmen der Fossa obturaturia einerseits und dem Femur andererseits. Insbesondere bei kli-

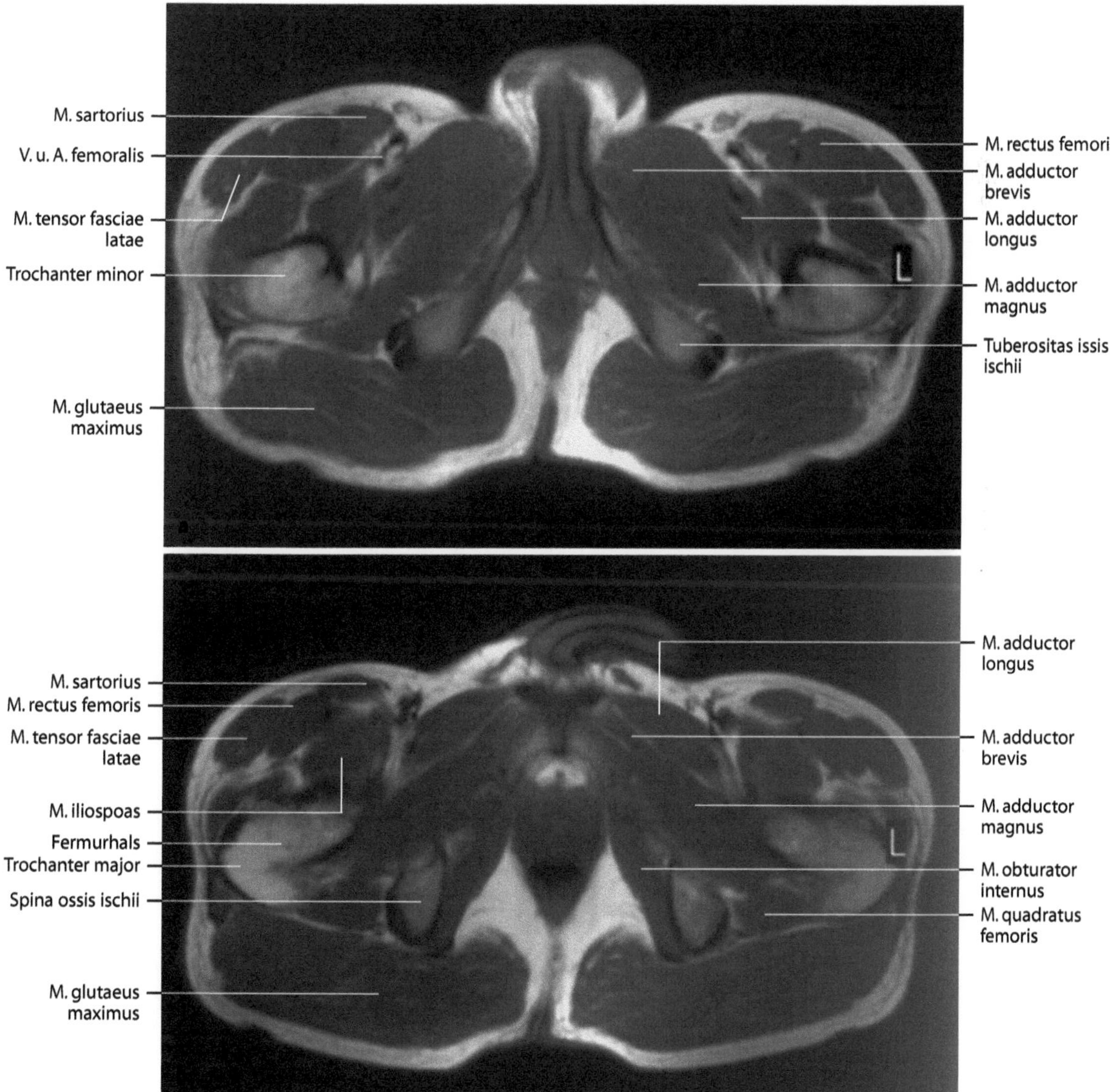

Abb. 24.6 a–e. Darstellung der Anatomie des Beckens in axialer Schnittrichtung von distal nach proximal

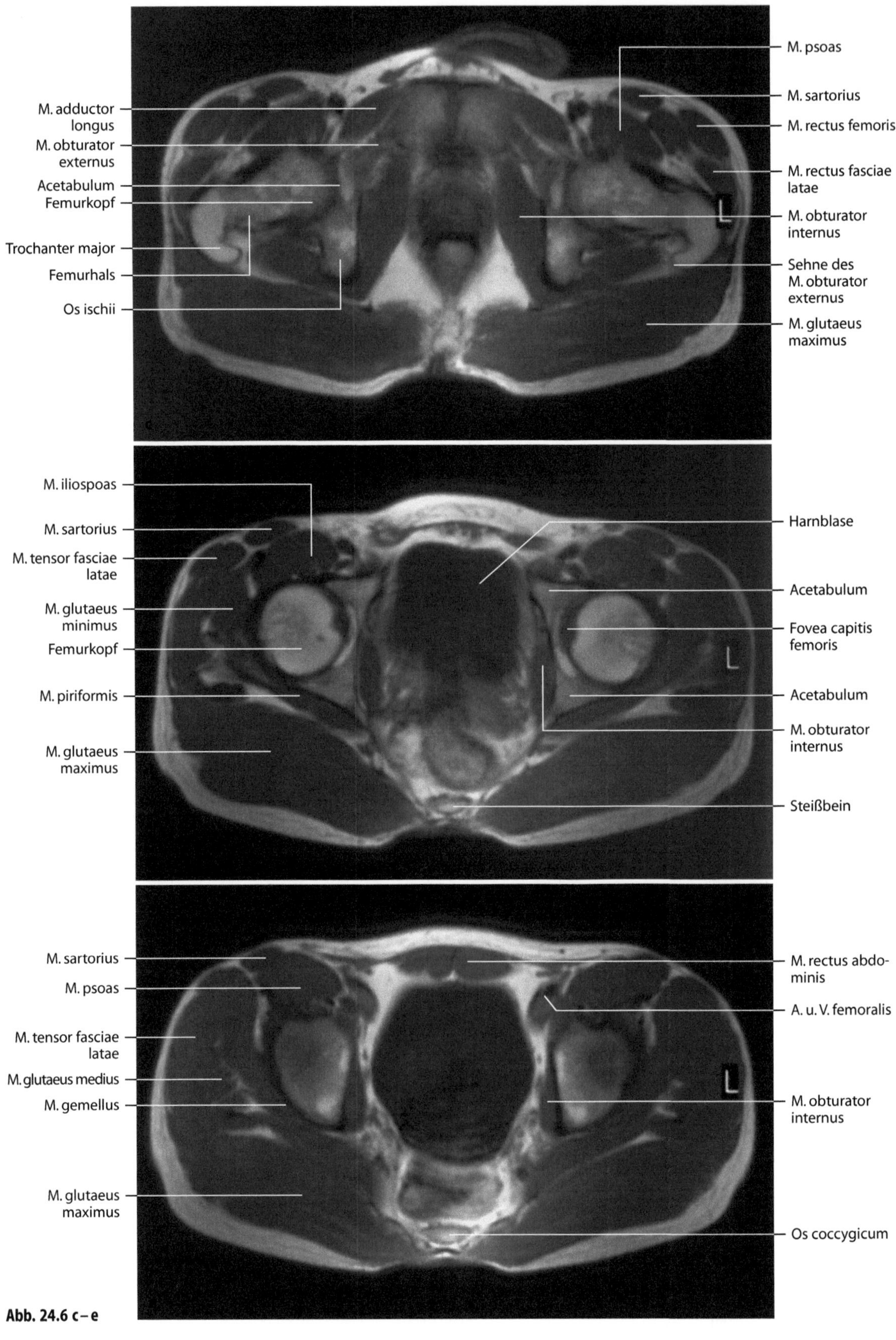
M. adductor longus
M. obturator externus
Acetabulum
Femurkopf
Trochanter major
Femurhals
Os ischii
M. psoas
M. sartorius
M. rectus femoris
M. rectus fasciae latae
M. obturator internus
Sehne des M. obturator externus
M. glutaeus maximus
L
M. iliospoas
M. sartorius
M. tensor fasciae latae
M. glutaeus minimus
Femurkopf
M. piriformis
M. glutaeus maximus
Harnblase
Acetabulum
Fovea capitis femoris
Acetabulum
M. obturator internus
Steißbein
L
M. sartorius
M. psoas
M. tensor fasciae latae
M. glutaeus medius
M. gemellus
M. glutaeus maximus
M. rectus abdominis
A. u. V. femoralis
M. obturator internus
Os coccygicum
L

Abb. 24.6 c–e

nisch vermuteten traumatischen Läsionen im Bereich der Adduktorengruppe kann das Ausmaß dieser Verletzung beurteilt werden.

Des Weiteren stellt sich in dieser Ebene auch eine eventuelle Bursitis iliopectinea ausgezeichnet dar, und es lassen sich darüber hinaus der proximale Tractus iliotibialis, der M. gluteus medius und der M. gluteus maximus gut beurteilen. Das Gleiche gilt auch für den M. iliopsoas.

Die Muskulatur stellt sich sowohl in der T1- als auch in der T2-Wichtung mit einem intermediären Signal dar, die Gelenkflüssigkeit ist in der T1-Wichtung dunkel, in der T2-Wichtung hell, der Knorpel weist ein intermediäres Signal, das Labrum aufgrund der fehlenden anregbaren Protonen ein dunkles Signal auf. In einer GRE-Technik in T2*-Wichtung erscheinen die Muskulatur und auch die Flüssigkeit hell. Mit dieser Technik ist am ehesten eine Beurteilung des Knorpels möglich.

Ferner lässt sich das iliofemorale Ligament gut darstellen, ebenso wie die ligamentären Verbindungen zwischen dem Kreuzbein und der Spina ossis ischii und dem Tuber ossis ischii sowie auch das Ligamentum transversum und das Ligamentum teres. Ebenfalls lassen sich der supraartikuläre und der infraartikuläre Recessus, insbesondere auf fettsupprimierten T2-gewichteten Aufnahmen, erkennen.

Sagittale Schnittebene

In der sagittalen Schnittrichtung können die Sehnen des M. obturator externus, des M. piriformis und des M. gluteus medius dorsal gut beurteilt werden. Auf den lateralen Schichten kommen das Os ilium sowie die Spina iliaca inferior anterior und auch der Femurkopf gut zur Darstellung. Die iliofemoralen Ligamente sind auch in dieser Ebene vorn und hinten gut beurteilbar. Des Weiteren lassen sich die Mm. gemellus inferior et posterior sowie auch die Sehne des M. obturator internus ausgezeichnet darstellen und beurteilen. Mit der sagittalen Schnittebene lässt sich außerdem der Knorpel im Bereich des Hüftgelenkes am besten darzustellen. Hierbei benötigt man allerdings ein kleines FOV (15 × 15 cm) und eine spezielle Sequenztechnik.

Und schließlich erlaubt die sagittale Ebene die Darstellung der Ansätze des M. quadriceps und auch des M. biceps femoris. Auf sehr weit medialen Schichten durch das Hüftgelenk kann auch das Lig. teres innerhalb der Fossa acetabuli sichtbar gemacht werden.

Ferner kann die Bursa iliopectinea ausgezeichnet dargestellt und beurteilt werden.

Axiale Schnittrichtung

Die axiale Schnittrichtung erlaubt eine Beurteilung der Beziehung zwischen dem Femurkopf und dem Acetabulum sowie der umgebenden Muskulatur. Der kraniale Beginn der Schichten wird im Bereich des Acetabulumdaches platziert, die distalste Schicht etwas unterhalb der unteren Grenze des Acetabulums. In dieser Ebene ist eine gute Darstellung der gesamten Beckenmuskulatur möglich, ebenso erlaubt die Schicht die Darstellung der Labren und auch eine Beurteilung des Gelenkspaltes.

Auch die axiale Ebene erlaubt eine gute Beurteilung des Knorpels.

Der M. gluteus medius und der M. gluteus maximus können differenziert werden, weil sich zwischen ihnen eine fetthaltige Faszie mit angehobener Signalintensität befindet. Der M. iliopsoas vor dem Femurkopfgelenk ist ebenso wie der M. sartorius, der M. rectus femoris, der M. semimembranosus und der M. semitendinosus in der axialen Schnittrichtung gut differenzierbar. Der N. ischiadicus liegt direkt hinter dem Os acetabulum und stellt sich mit einem intermediären Signal dar. Auch das sakrotuberale und das sakrospinale Ligament sowie auch der M. piriformis sind in dieser Ebene differenzierbar.

Nur in der axialen Ebene lässt sich ferner das so genannte Piriformissyndrom, das eine Drucksymptomatik durch eine Hypertrophie des M. piriformis beinhaltet, nachweisen.

Ebenso ist in dieser Schnittrichtung eine Beurteilung sämtlicher Gefäßformationen und des N. ischiadicus möglich. So stellen sich in Höhe des distalen Femurkopfes die A. femoralis und auch die V. femoralis dar. Außerdem ist in dieser Ebene eine Beurteilung der vorderen und hinteren Labren möglich. Auch das iliofemorale Ligament und der Tractus iliotibialis sind differenzierbar, wie auch der M. pectineus und der M. obturator internus sowie die Adduktorenmuskulatur, wenn Schichten auch im distalen kleinen Becken angefertigt werden.

Zusätzlich können in der axialen Ebene mögliche Bursitiden, und zwar in erster Linie der Bursa iliopectinea, dargestellt werden.

24.2.2 MRT-Untersuchungstechnik

Die Lagerung des Patienten sollte in Neutralstellung beider Hüftgelenke oder in leichter Innenrotation erfolgen. Zur Anwendung kommen entweder die Körperspule oder – heute fast obligat – eine spezielle Phased-array-Becken- und -Abdomenspule, mit denen eine gute räumliche Auflösung erreicht werden kann.

Zum Vergleich beider Hüftgelenke ist die koronare Schnittrichtung empfehlenswert. Sie sollte allerdings durch eine schräg sagittale, senkrecht auf den Schenkelhals angeordnete Schicht ergänzt werden, wenn die Fragestellung eindeutig nur ein Hüftgelenk betrifft.

Folgende Sequenzen und Schichtrichtungen werden für die Routine empfohlen:

- koronar SE T1-gewichtet (Becken),
- schräg koronar SE T1-gewichtet parallel zum Schenkelhals,
- falls Kontrastmittel verabreicht werden soll, Wiederholung der schräg koronaren T1-gewichteten Schicht,
- schräg koronar SE T2-gewichtet, fettsupprimiert (bei bestimmten Fragestellungen, z. B. bei der Frage nach labralen Verletzungen oder entzündlichen Veränderungen),
- axial 3D-GRE-Technik (Knorpeldiagnostik),
- schräg sagittal SE T2-gewichtet, senkrecht auf die schräg koronare Schnittrichtung (Knorpeldiagnostik).

Die Sequenzauswahl ist allerdings wie bei allen Gelenken abhängig von der Fragestellung. Zur Beurteilung der Labren im Bereich des Acetabulums und zur Beurteilung der Gelenkkapsel wird in letzter Zeit auch die Durchführung einer direkten oder auch indirekten MR-Arthrographie empfohlen.

24.2.3 Technik der direkten MR-Arthrographie des Hüftgelenkes

Die hierzu erforderliche Punktion des Hüftgelenkes erfolgt in der Regel unter Röntgenkontrolle am Durchleuchtungsgerät: Zur Punktion sollte eine kurz geschliffene Lumbalpunktionsnadel mit Mandrin verwendet werden. In Rückenlage des Patienten erfolgt der Einstich von ventral her etwa 2 cm lateral der A. femoralis und 2 cm unterhalb des Leistenbandes. Die Nadel wird leicht nach medial und proximal gerichtet und gegen den medialen Anteil des Schenkelhalses vorgeschoben, bis man auf einen knöchernen Widerstand stößt. Das Zurückziehen der Nadelspitze um 2 mm bringt diese in die richtige Lage. Das widerstandslose Injizieren von einigen cm^3 einer physiologischen Kochsalzlösung beweist die richtige Position der Nadelspitze. Anschließend erfolgt unter Fernsehkontrolle die Injektion von einigen ccm eines Röntgenkontrastmittels. Verteilt sich dieses innerhalb des Gelenkspaltes, beweist dies die richtige Lage der Nadelspitze. Anschließend werden 10 cm^3 einer 1:50 bis 1:100 mit physiologischer Kochsalzlösung verdünntes Gadolineum DTPA Kontrastmittel injiziert und der Patient auf den MRT-Tisch umgelagert. Dann werden die Schichten und Sequenzen angefertigt.

24.3 Traumatische muskuläre Läsionen im Bereich des Beckens

24.3.1 Adduktorengruppe

Schmerzen im Bereich der Hüfte bei Sportlern sind gewöhnlich Folge einer Überanstrengung. Es kann hierbei zu einer Tendinitis, zu einer Bursitis oder auch zu einer Muskelzerrung mit der Folge eines intramuskulären Ödems kommen. Muskelödeme betreffen am meisten die Adduktorenmuskelgruppe. Sie können bei Marathonläufern ohne einen Riss nachgewiesen werden. Auch die entsprechende antagonistische Muskelgruppe ist verletzungsanfällig.

Obgleich die Verletzung des Muskels an jeder Stelle erfolgen kann, ist der Muskelansatz am häufigsten betroffen. In der Adduktorengruppe resultiert daraus eine Tendinitis oder Periostitis am Ansatz des Schambeines. Die Erkrankung ist klinisch durch Leistenschmerzen charakterisiert. Um eine derartige Verletzung mit Hilfe der MRT richtig werten zu können, ist eine sorgfältige vorherige Anamnese und Untersuchung erforderlich.

Adduktorenmuskel- oder -sehnenverletzungen können in der MRT in mehrere Grade eingeteilt werden:

- *Grad I*: intratendinöse und myotendinöse Signalanhebung in der T2-Wichtung,
- *Grad II*: intra- und peritendinöse T2-Hyperintensität mit oder ohne umschriebene Signalanhebung in der T1-Wichtung oder in der Protonenwichtung; das intra- und das peritendinöse Signal verlaufen linear strichförmig,
- *Grad III*: wie Grad II, jedoch mit Nachweis einer rundlichen oder ovoiden Signalhypointensität in der T1-Wichtung und einer Signalanhebung in der T2-Wichtung oder auch ein größeres Areal mit einem hyperintensen T1- und T2-Signal (es handelt sich dann um ein Hämatom),
- *Grad IV*: komplette Unterbrechung der linearen Hypointensität der Sehne oder der myotendinösen Verbindung, mit einem damit einhergehenden Pseudotumor im Bereich der Sehnenretraktion; es können hierbei auch ein Hämatom oder ein Ganglion vorhanden sein.

Klinik

Eine Muskelzerrung des Grades I kann einen Muskelspasmus oder einen Krampf verursachen. Eine Muskelzerrung des Grades II geht mit sofortigen Schmerzen einher und ist Folge einer sportlichen Aktivität oder eines Trainings, wobei die Schmerzen in Ruhe nicht vorhanden sind. Grad III der Muskelzerrung entspricht einer echten Muskelverletzung innerhalb des Muskels am muskulotendinösen Übergang oder auch am Ansatz. Grad IV entspricht einer Komplettruptur.

Die Abgrenzung dieser verschiedenen Grade ist insbesondere bei Hochleistungssportlern für die Prognose wichtig. So weisen Grad I und II mit einer sehr kurzen Rekonvaleszenzzeit von etwa zwei Wochen eine gute Prognose auf. Bei Grad III ist eine längere Rekonvaleszenzzeit erforderlich, wenn mehr als 50 % der Sehne ▷

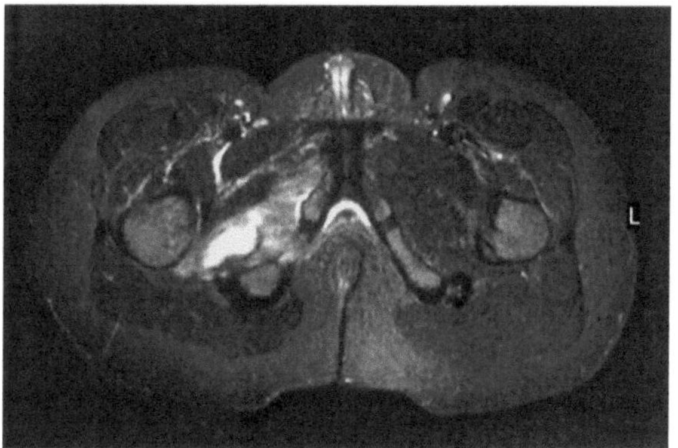

Abb. 24.7. Anamnese: Bei dem 12-jährigen Patienten ist eine Hämophilie bekannt. Diagnose: nicht ganz frische Einblutung im Bereich des M. obturator externus, des M. pectineus und des M. adductor longus rechts (STIR T2-gewichtet, axial)

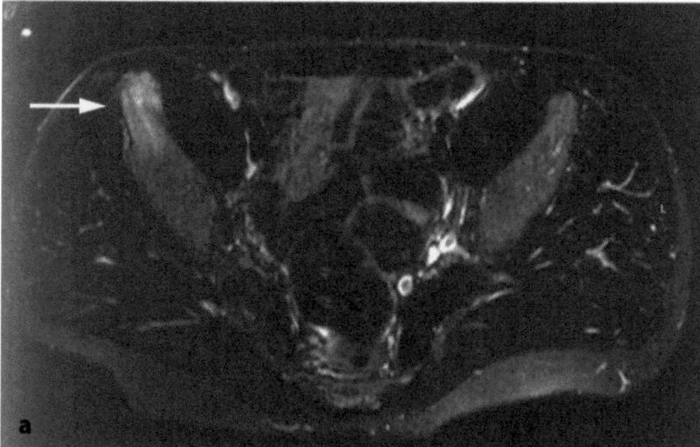

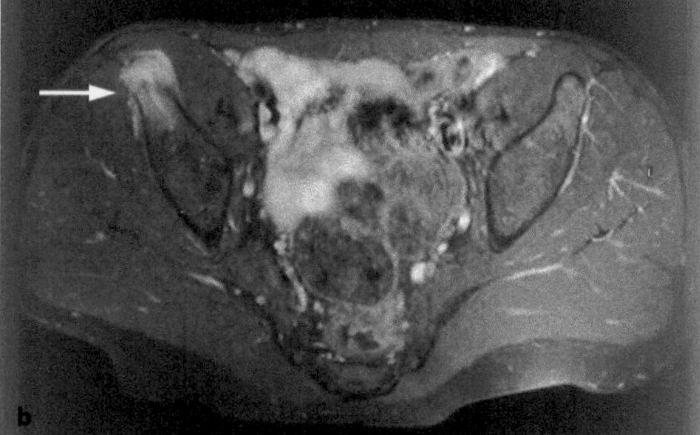

Abb. 24.8 a,b. Anamnese: 15-jähriger Patient, der nach einem Fußballspiel vor fünf Wochen plötzlich Schmerzen im Bereich der proximalen Adduktoren rechts verspürt hat. Diese Beschwerden blieben bestehen. Diagnose: Umschriebene Zerrung im Ansatzbereich des M. iliacus ventral rechts. **a** STIR T2-gewichtet, sagittalt, **b** FSE T1-gewichtet, fettsupprimiert, nach Kontrastmittelgabe

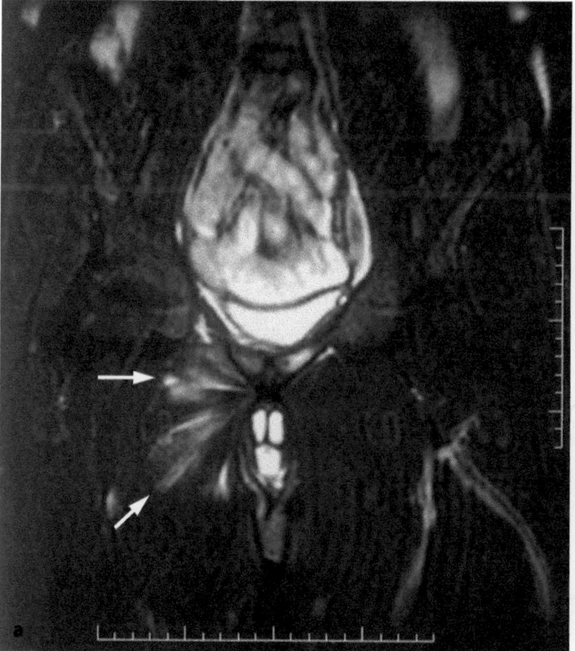

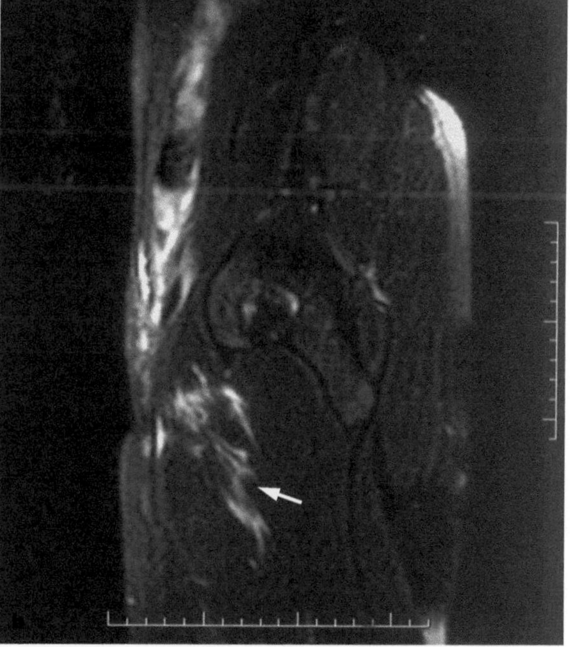

Abb. 24.9 a,b. Anamnese: Der Patient zog sich vor einigen Wochen eine erhebliche Zerrung im Bereich der Leiste zu. Diagnose: Zerrung im Bereich des M. obturator externus und des M. adductor brevis rechts. Grad II mit intramuskulärem Ödem und Einblutung. Zerrung auch im Bereich des M. rectus femoris und des proximalen M. sartorius mit intramuskulärer Einblutung. **a** FSE T2-gewichtet, fettsupprimiert, koronar, **b** FSE T2-gewichtet, sagittal

partiell gerissen sind. Bei einem ganglionähnlichen Wassersignal (Grad III und IV) ist mit einer Rekonvaleszenzzeit von mindestens vier Wochen zu rechnen. Ist ein Ganglion und gleichzeitig ein Bluterguss vorhanden, so beträgt die Rekonvaleszenzzeit wenigstens sechs Wochen.

Die Veränderungen sind am besten in fettsupprimierten T2-gewichteten FSE- oder STIR-Sequenzen nachzuweisen. Alle drei Schnittrichtungen besitzen Vorteile und Nachteile bei der Darstellung. Es ist immer ein Vergleich mit der kontralateralen Extremität notwendig (Abb. 24.7, Abb. 24.8 a,b, Abb. 24.9 a,b).

24.3.2 Zerrung des Musculus rectus femoris

Eine Zerrung des M. rectus femoris wird bei Sprintern oder auch bei Fußballern häufig gefunden. Hierbei werden drei chronische Zerrungsverletzungen, die den mittleren Teil des M. rectus femoris betreffen, beschrieben. Die häufigste Verletzung ist eine Minimalzerreißung mit Oberschenkelschmerzen auf der Seite der Verletzung. Eine partielle oder eine komplette Zerreißung der Muskelsehne ist häufig kombiniert mit einer Ruptur der distalen Muskelfasern von der posterioren Sehne mit einer damit einhergehenden proximalen Muskelretraktion. Außerdem kann es zu einer Verletzung des Muskelbauches mit einer Zerreißung der Muskelsehnenverbindung und einer distalen Retraktion der Muskelfasern kommen. In den beiden letzten Fällen finden sich lokal eine Blutung und ein Ödem (Abb. 24. 10 a,b, Abb. 24.11 a,b).

24.3.3 Zerrung der Hamstring-Muskelgruppe

Bei den folgenden Muskeln handelt es sich um die so genanntenHamstring-Muskeln:

- M. semimembranosus,
- M. semitendinosus,
- M. biceps femoris.

Man unterscheidet auch hier akute, subakute als chronische Verletzungen.

Bei der akuten Verletzung findet sich eine Läsion der Sehne, verbunden mit einem Muskelödem, einer Blutung und einer partiellen Läsion im Bereich des muskulotendinösen Überganges. Muskulotendinöse Übergangsverletzungen mit Ödem oder Blutung können sich in der T2-gewichteten fettsupprimierten FSE-Sequenz oder auch in einer STIR- oder SPIR-Sequenz als federähnliches Areal mit hoher Signalintensität darstellen.

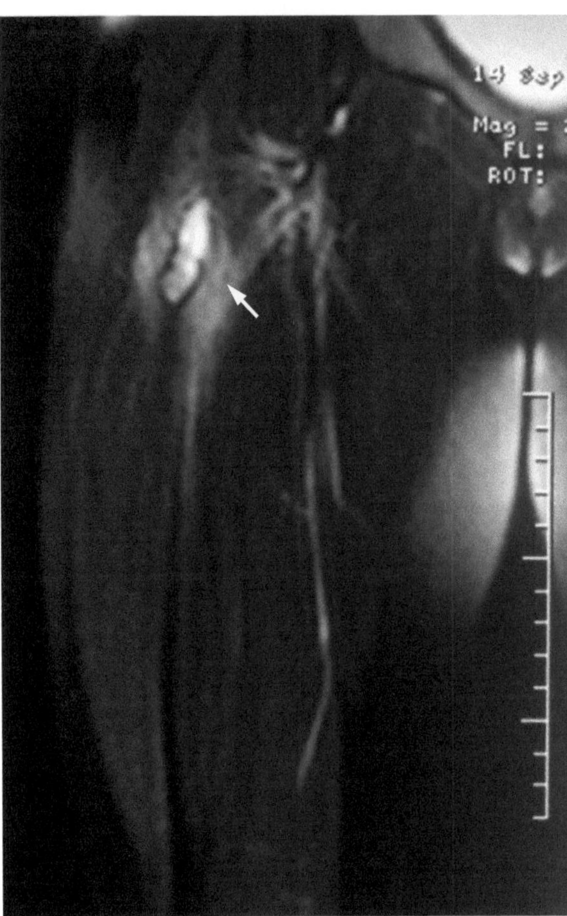

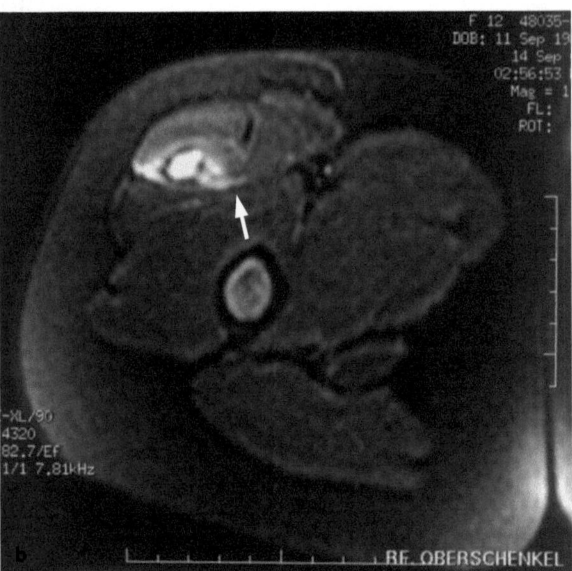

Abb. 24.10 a,b. Anamnese: 12-jährige Patientin, die seit einigen Wochen über permanente Schmerzen im Bereich des ventralen proximalen Oberschenkels unterhalb der Leiste rechts klagt, ohne erinnerliches Trauma. Diagnose: Zustand nach subakuter Zerrung im Bereich der proximalen ventralen Oberschenkelmuskulatur mit Einblutung in den M. rectus femoris rechts. **a** FSE T2-gewichtet, fettsupprimiert, koronar, **b** FSE T2-gewichtet, fettsupprimiert, axial

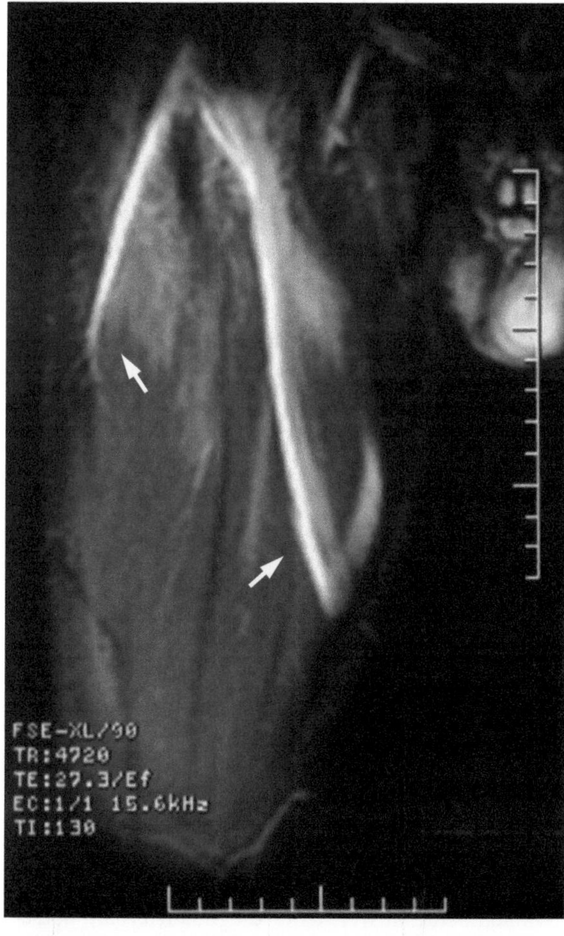

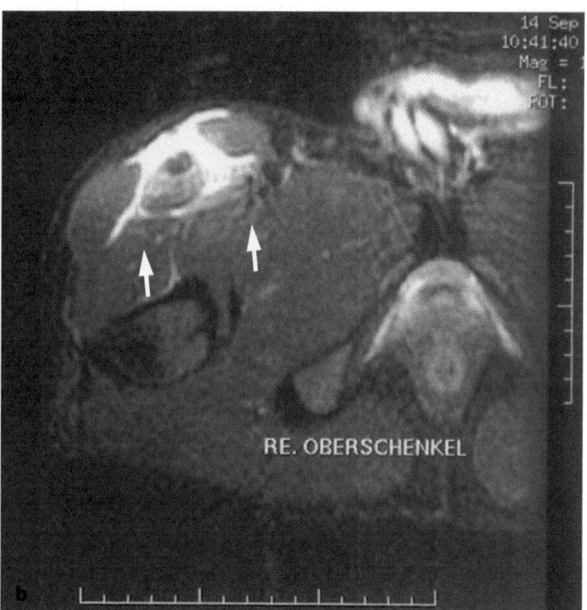

Abb. 24.11 a,b. Anamnese: 31-jähriger Patient, bei dem es vor zwei Monaten bei einem Fußballtraining plötzlich zum Auftreten von Schmerzen und einer Schwellung im Bereich des volaren proximalen Oberschenkels gekommen ist. Seit dieser Zeit erhebliche Schmerzen, Abnahme der Schwellung. Diagnose: ausgedehnte Einblutung in den M. rectus femoris und in den M. sartorius sowohl intramuskulär als auch septal mit Teilruptur. **a** FSE T2-gewichet, fettsupprimiert, koronar, **b** FSE protonengewichtet, fettsupprimiert, axial

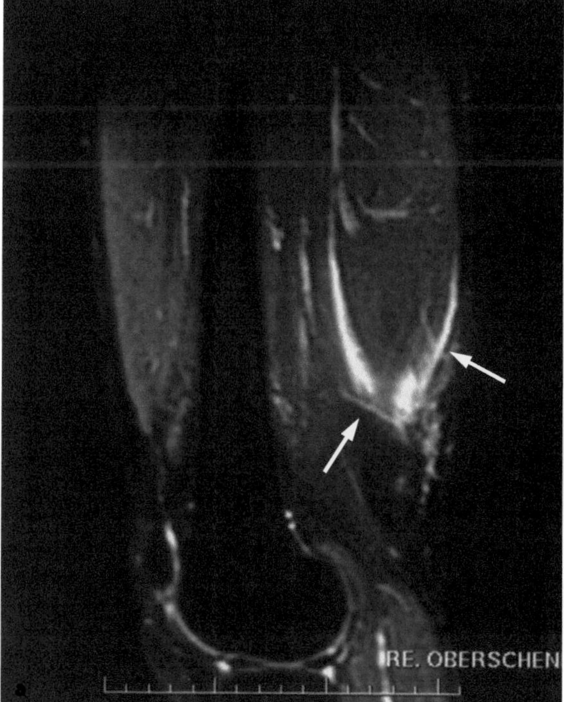

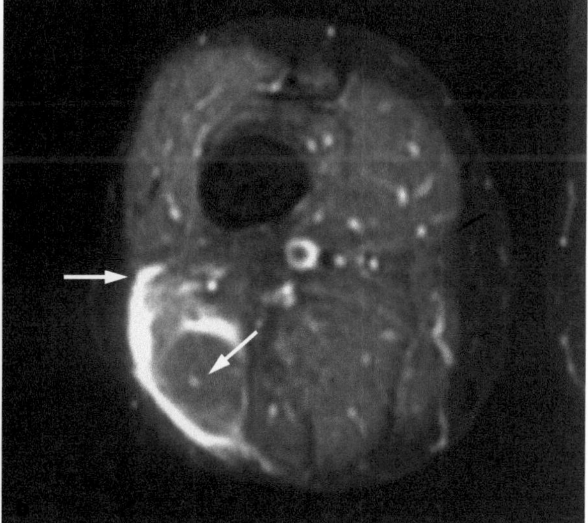

Abb. 24.12 a,b. Anamnese: 36-jähriger Patient, der sich vor einer Woche eine Zerrung im Bereich des distalen hinteren Oberschenkels zugezogen hat. Diagnose: Zerrung des M. biceps in intraseptaler und intramuskulärer Einblutung. **a** FSE T2-gewichtet, fettsupprimiert, sagittal, **b** FSE T2-gewichtet, fettsupprimiert, axial

Subakute Verletzungen weisen eine vermehrte Signalintensität in der T1- und in der T2-Wichtung auf, eine subakute Verletzung im Bereich des Ansatzes an der Tuberositas ischii kann auch als Osteomyelitis oder als Neoplasma missgedeutet werden.

Chronische Verletzungen sind durch eine Atrophie und einen Fettersatz des Muskels charakterisiert. Eine Entzündung des Muskels und des Weichteilgewebes kann ähnlich wie eine Grad-I-Muskelzerrung erscheinen. Eine akute Entzündung der Muskelfaszie stellt sich als diffuse Signalintensitätsanhebung im Bereich der involvierten Muskelgruppe dar. Ein Weichteilödem bei Infektion weist in der T1-Wichtung eine niedrige Signalintensität auf und eine Anhebung des Signals in der T2-Wichtung (Abb. 24.12 a,b).

24.3.4 Weitere Zerrungssyndrome

Es gibt eine Reihe von weiteren Zerrungssyndromen, die mit der MRT ausgezeichnet diagnostiziert werden können. Die MRT stellt damit ein wertvolles Instrument zur Sicherung der klinischen Verdachtsdiagnose dar.

So kann das Grazilissyndrom, das ebenfalls Folge einer Überanstrengung ist und den Ansatz des M. gracilis im Bereich des Tuberculum pubicum des Os pubis betrifft, gut mit der MRT dargestellt werden. Magnetresonanztomographisch findet sich in diesem Ansatz in der T2-Wichtung, möglichst mit Fettsuppression, eine umschriebene Signalanhebung.

Ein weiteres Syndrom ist das Osteitis-pubis-Syndrom. Es betrifft die längeren Adduktormuskeln im Bereich des vorderen und mehr oberen Ansatzes des Os pubis nahe der Symphyse. Auch dieses Syndrom ist Folge einer Überanstrengung und durch Mikroeinrisse am Ansatz charakterisiert. In der MRT kann im Bereich des Ansatzes am oberen Schambeinrand in der fettsupprimierten T2-Wichtung in der axialen und auch in der koronaren Schnittrichtung eine Signalanhebung nachgewiesen werden.

24.4 Frakturen im Bereich des proximalen Femurs und des Acetabulums

Frakturen des proximalen Femurs werden eingeteilt in intrakapsuläre oder extrakapsuläre Läsionen. Intrakapsuläre femorale Halsfrakturen können subkapital, transzervikal oder auch basozervikal lokalisiert sein. Die posttraumatische Osteonekrose stellt eine Komplikation dieser Fraktur dar. Die Inzidenz der Osteonekrose ist umso höher, je weiter proximal die Fraktur im Bereich des Femurkopfes liegt. Sie beträgt 30% bei der medialen Schenkelhalsfraktur. Diese weniger häufige Fraktur ist intrakapsulär gelegen. Extrakapsuläre Frakturen verlaufen intratrochantär oder auch subtrochantär (Abb. 24.13 a,b, Abb. 24.14 a,b).

Neben den medialen Schenkelhalsfrakturen sind also auch femorale Frakturen, insbesondere des lateralen Schenkelhalses, bekannt. Sie sind in erster Linie trochantär und subtrochantär lokalisiert und treten infolge entsprechender Traumen, erheblicher Stauchungen oder Prellungen, auf. Diese Frakturen können eingekeilt sein, sie können jedoch auch eine deutliche Dislokation zeigen. Sie sind mittels konventioneller Röntgendiagnostik ausreichend diagnostizierbar, sodass hier der Einsatz der MRT nur in Ausnahmefällen erforderlich ist. Der Einsatz der CT kann bei Stückbrüchen zur Lokalisierung und örtlichen Zuordnung der einzelnen Fragmente erforderlich sein.

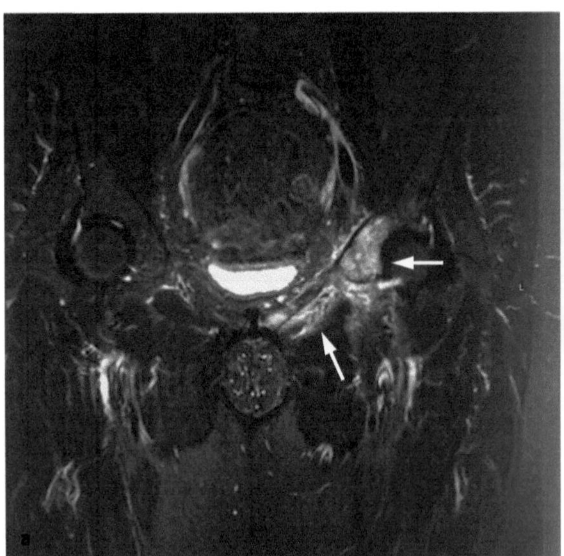

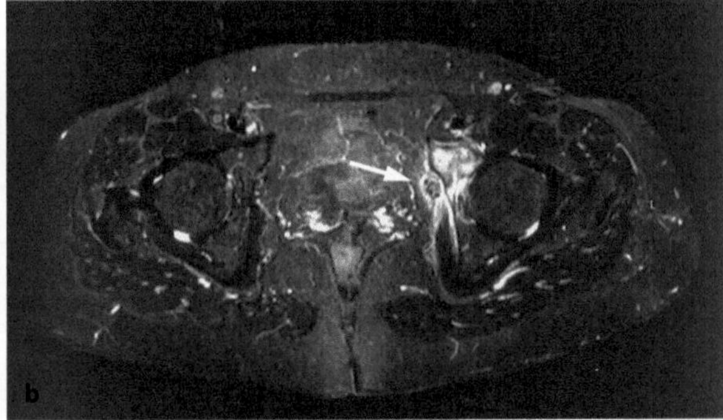

Abb. 24.13 a,b. Anamnese: 66-jährige Patientin, die vor einigen Wochen vom Fahrrad gestürzt ist und sich dabei eine Prellung des Beckes links zugezogen hat. Diagnose: Infraktion im Bereich des Schambeins links am Übergang zum Acetabulum mit ausgedehnetem perifokalem Bone bruise. **a** STIR T2-gewichtet, fettsupprimiert, koronar, **b** STIR T2-gewichtet, fettsupprimiert, axial

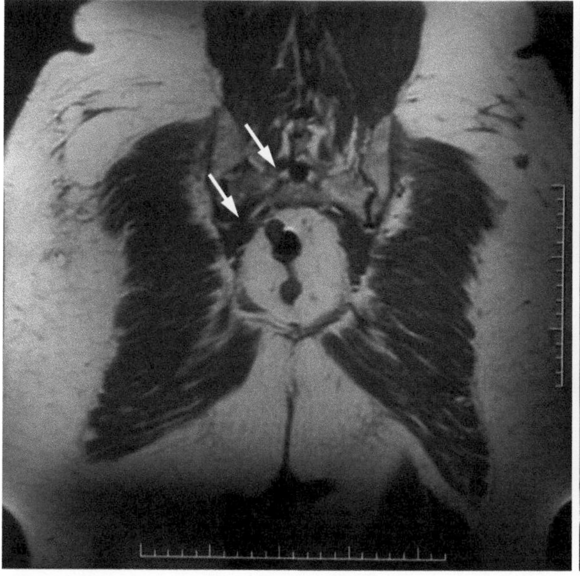

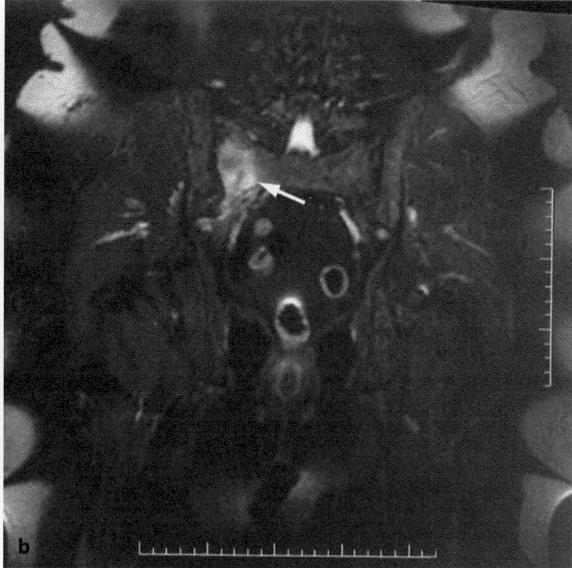

Abb. 24.14 a,b. Anamnese: Die Patientin erlitt vor zwei Wochen einen Autounfall mit Kreuzbeinprellung. Seit dieser Zeit erhebliche Schmerzen im Bereich des Kreuzbeines mit Ausstrahlung in die Glutealregion und die Leiste rechts. Diagnose: Infraktion im Bereich des lateralen Kreuzbeines rechts in Höhe S3 mit ausgedehntem perifokalem Bone bruise. **a** SE T1-gewichtet, koronar, **b** FSE T2-gewichtet, fettsupprimiert, koronar

24.4.1 Stressfraktur

Stressfrakturen kommen am häufigsten im Bereich des Schenkelhalses vor. Sie betreffen zwei Patientengruppen:

1. junge Erwachsene, bei denen ein wiederholter Stress auf den normalen Knochen die Folge einer Überanstrengung ist, z. B. bei Rekruten, aber auch bei Läufern,
2. Patienten mit Osteoporose, speziell Frauen; diese Stressfrakturen werden auch als Insuffizienzfrakturen bezeichnet und können bereits bei normaler Aktivität oder bei nur geringer Aktivitätsvermehrung auftreten.

Die Patienten klagen über plötzlich auftretende Schmerzen bei Belastung, aber auch die passive Bewegung kann schmerzhaft sein, inbesondere bei Rotation. Da konventionelle Röntgenaufnahmen oft einen Normalbefund aufweisen und die Symptome nicht immer eindeutig sind, ist neben einer sorgfältigen Anamnese bei entsprechendem Verdacht die magnetresonanztomographische Untersuchung das Verfahren der Wahl.

Stressfrakturen können auf konventionellen Röntgenaufnahmen in drei Typen eingeteilt werden:

1. In *Typ I* findet sich ein enostaler oder ein periostealer Kallus, ohne eine echte Frakturlinie.
2. Beim *Typ II* ist eine Frakturlinie eindeutig erkennbar.
3. Beim *Typ III* findet sich eine Dislokation des proximalen Frakturendes.

In der MRT stellen sich Stressfrakturen am besten in der koronaren Schnittebene dar, wobei in der T1-Wichtung im Frakturspalt eine Signalabschwächung nachweisbar ist, in der fettsupprimierten T2-Wichtung eine Signalanhebung. Ferner ist in der fettsupprimierten T2-Wichtung in der Umgebung der Fraktur ein Bone bruise nachweisbar, der im Sinne einer umschriebenen Einblutung und evtl. auch eines Ödems zu bewerten ist.

Die okkulte Fraktur kann auch in der schräg koronaren parallel zum Schenkelhals ausgerichteten Schnittrichtung nachgewiesen werden.

Stressfrakturen können auch im Bereich des Acetabulums, des Os iliums und des Os pubis auftreten. Eine acetabuläre Infraktion ist am häufigsten im dorsalen Abschnitt nachweisbar, und zwar in erster Linie als posteriore Lippen- oder posteriore Randfraktur. Eine durchgehende Fraktur verläuft sowohl durch den anterioren iliopubischen als auch durch den ilioischialen Anteil des Acetabulums.

Eine alleinige Fraktur des vorderen Anteiles ist sehr selten. Der Verletzungsmechanismus für eine Fraktur im Bereich des hinteren Anteils ist die Hyperabduktion bei gleichzeitiger Hüftflexion. Bei Frakturen im anterioren und im posterioren Anteil findet sich häufig eine Dislokation.

Die MRT stellt insbesondere als Ergänzung zur CT auf sagittalen, koronaren und axialen Schichten die Ausdehnung der Fraktur dar und ist auch in der Lage, das subchondrale Knochenmark zu beurteilen.

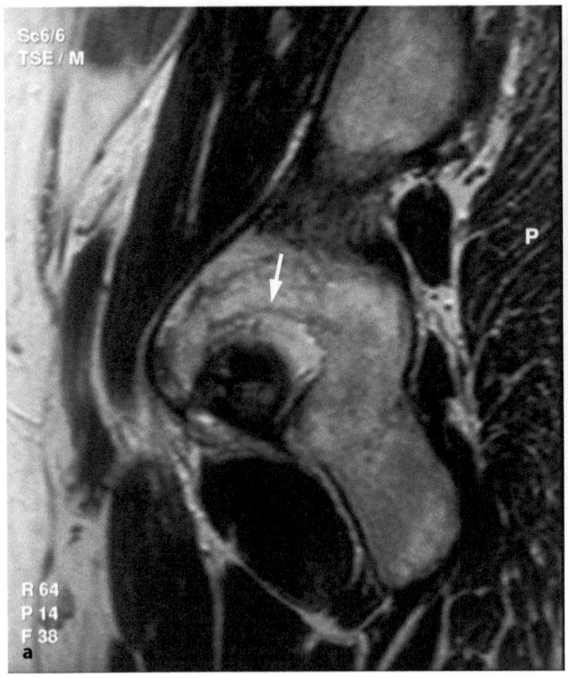

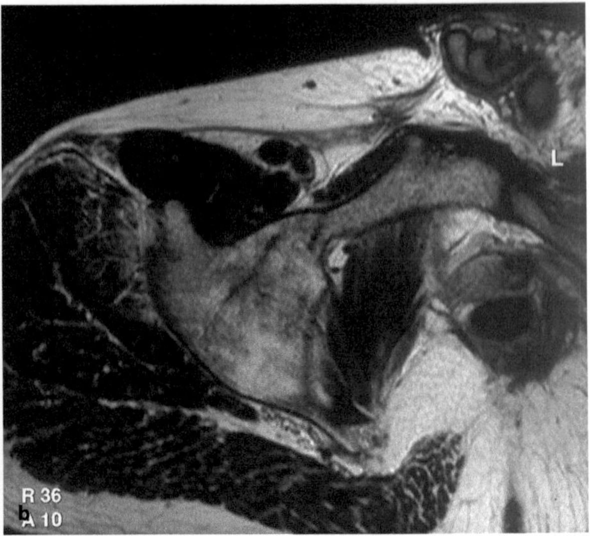

Abb. 24.15 a,b. Infraktion im proximalen Acetabulum. **a** SE T1-gewichtet, sagittal, **b** SE T1-gewichtet, axial

Verschobene Fragmente innerhalb des Hüftgelenkes sind ebenfalls eine Indikation zur Durchführung einer MRT, allerdings ist auch die CT zur Identifizierung der ossären Fragmente geeignet.

Die MRT-Untersuchung ist ferner besonders nützlich, um nichtdislozierte femorale Halsfrakturen darzustellen, die auf normalen Röntgenaufnahmen nicht zur Darstellung gekommen sind.

Es kann an nahezu allen tendinösen Insertionsstellen am Knochen im Bereich des Beckens, bei entsprechendem Trauma, nicht nur zu einer Sehnenruptur in diesem Bereich, sondern auch zu einem knöchernen Ausriss kommen. Dies betrifft sowohl die Tuberositas ischii (Hamstring-Verletzung) als auch die Verletzung der Adduktorengruppe mit Ausriss aus dem vorderen und unteren Schambein. Ferner sind auch knöcherne Ausrisse aus der Spina iliaca anterior superior sowie aus der Spina iliaca anterior inferior, an denen der M. sartorius und der M. rectus femoris ihren Ursprung haben, bekannt. Diese knöchernen Ausrisse sind häufig mit der konventionellen Röntgenuntersuchung nur schwierig darzustellen. In der MRT dagegen gelingt die Darstellung fast immer. Man erkennt in diesem Bereich neben dem knöchernen Defekt einen umschriebenen Bone bruise um den knöchernen Ausriss herum und

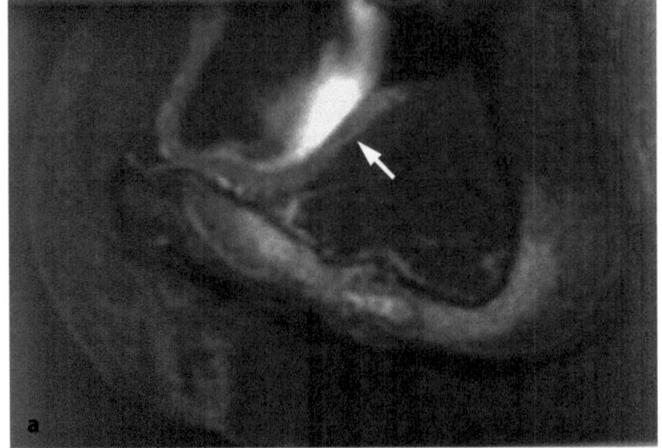

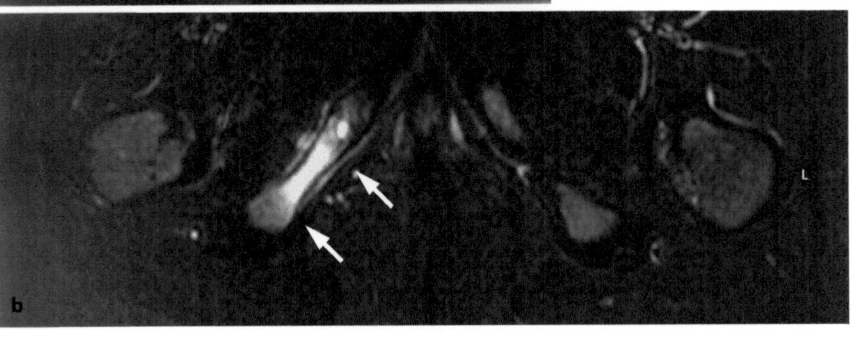

Abb. 24.16 a,b. Fehlende atypische Mineralisation einer ischiopubischen Synchondrose, keine Infraktion (FSE T2-gewichtet, fettsupprimiert, axial oblique)

kann außerdem den Grad der möglichen Sehnenretraktion feststellen. Es kann ferner in diesem Bereich, aber auch bei alleinigen Läsionen am Sehnenansatz, zu einer heterotopen Ossifikation kommen.

Heterotope muskuläre Ossifikationen sind zudem bekannt bei Zustand nach Hüftgelenktotalendoprothesen. Diese umschriebenen Verkalkungen sind mit der CT und auch mit konventionellen Aufnahmen besser zu diagnostizieren als mit der MRT (Abb. 24.15 a,b, Abb. 24.16 a,b).

24.5 Hüftgelenkluxationen

Dislokationen des Femurkopfes gehen meist mit einer Fraktur des Acetabulums, als so genannte zentrale Luxation, einer Fraktur des Femurkopfes oder auch mit beiden einher. Die posteriore Luxation ist wesentlich häufiger als die anteriore. Die traumatischen anterioren Luxationen werden eingeteilt in superiore und inferiore Typen. Kommen gleichzeitig eingekeilte Frakturen vor, kann dies in der Folge zu einer traumatischen Arthritis führen. Anteriore kortikale Frakturen des Femurkopfes und gleichzeitige Frakturen des acetabulären Randes kommen häufig bei posterioren Luxationen vor. Sowohl die chronische Arthritis als auch die avaskuläre Nekrose stellen eine Komplikation der Dislokationen und auch der Frakturen der Hüfte dar.

Nicht nur bei der Diagnose der Hüftgelenkluxation, sondern insbesondere auch zur Darstellung möglicher Komplikationen zu einem sehr frühen Zeitpunkt ist die MRT ausgezeichnet geeignet. Die MRT stellt sowohl die eingekeilte femorale Fraktur als auch die acetabuläre Randfraktur und mögliche multiple intraartikuläre Fragmente ausgezeichnet dar.

Der Frakturspalt bei einer eingekeilten Fraktur kommt in einer T1-Wichtung in der koronaren Schnittrichtung als niedrige Signalintensität innerhalb des Fettmarks zur Darstellung. Die acetabuläre Randfraktur zeigt in dieser Schnittrichtung nach einigen Tagen eine hohe Signalintensität, bedingt durch eine Blutung.

Das Verfahren der MRT ist außerdem außerordentlich wertvoll, um die mögliche Entwicklung einer Osteonekrose frühzeitig zu erkennen.

Axiale MRT-Schnitte sind in der Lage, den Verlauf des N. ischiadicus zu verfolgen, der in bis zu 20% der Fälle bei einer Luxation des Femurkopfes nach hinten verletzt ist.

Die optimale Sequenz bei Hüftgelenkluxationen ist die FSE T2-Wichtung mit Fettsuppression möglichst in allen 3 Ebenen.

24.6 Labrale Verletzungen

Das normale Labrum weist eine trianguläre Konfiguration auf und kann auf koronaren Schichten mit geringer Signalintensität zwischen dem lateralen Acetabulum und dem Femurkopf dargestellt werden. Ähnlich wie im Bereich der Schulter vergrößert das Labrum die Gelenkfläche des Acetabulum und sitzt dem hyalinen Knorpel im Bereich der lateralen peripheren Acetabulumgrenze auf. Die Synovia findet sich im perilabralen Sulcus und erstreckt um die Peripherie des Labrums, das jedoch nicht von Synovia bedeckt ist. Das Labrum ist im posterior-superioren Bereich stärker ausgebildet als im anterior-inferioren Bereich. Es kann auch in Ausnahmefällen beweglich sein. Abgesehen von der Synovia im perilabralen Sulcus ist das Labrum nicht vaskularisiert.

Die Form des Labrums variiert, es kann dreieckförmig, jedoch auch abgerundet sein, wobei die abgerundete Form mit zunehmendem Alter vermehrt vorkommt. Das Fehlen eines Labrums ist ein seltenes Ereignis, das aber als Normvariante gilt.

Im Gegensatz zum Schultergelenk, wo labrale Läsionen fast ausschließlich Folge traumatischer Ereignisse sind, kommen diese im Bereich des Hüftgelenkes auch als Folge degenerativer Veränderungen regelmäßig vor. Eine Korrelation zwischen der Häufigkeit des Auftretens degenerativer labraler Veränderungen und der Schwere einer Gelenkdegeneration besteht allerdings nicht.

Labrale Verletzungen gehen mit Schmerzsymptomen einher, die häufig mit einer Bewegungseinschränkung und einem Gelenkknacken verbunden sind.

Weder die Arthrographie noch die konventionelle Röntgenaufnahme sind in der Lage, labrale Verletzungen festzustellen. Daher ist immer dann, wenn der klinische Verdacht auf das Vorliegen einer labralen Verletzung besteht, die Indikation zur Durchführung einer MRT-Untersuchung gegeben.

Die meisten labralen Verletzungen finden sich im anterosuperioren Bereich des Labrums. Verletzungen im posterioren und posterosuperioren Labrum betreffen in erster Linie jüngere Patienten, die adäquate Traumen erlitten haben. Etwa 30% der Labrumverletzungen sind mit chondralen Defekten kombiniert.

Die Morphologie der Labrumveränderungen ist außerordentlich vielfältig. So können die Labren abgerundet oder auch im Sinne eines FLAP teilrupturiert sein. Perlilabrale Zysten sind insbesondere bei labralen Abrissen und Einrissen nachweisbar. Sie finden sich typischerweise extraartikulär und können hier eine Knochenarrosion bewirken. Werden sie nachgewiesen, ist der Befund hochgradig verdächtig auf eine labrale Verletzung.

Diagnostik mit der MRT, vorgeschlagene Schichtebenen und Sequenzen bei Verdacht auf Labrumverletzungen

Empfohlen wird die Anwendung von hochauflösenden Phased-array-Spulen dorsal und ventral angeordnet, FOV 20 × 20 cm, FSE T2-gewichtet, koronar.

Von einigen Anwendern wird auch die GRE-Sequenz, T2*-gewichtet für die koronare Schnittrichtung empfohlen. Für die sagittale und axiale Schnittrichtung werden T2-gewichtete Schichten mit Fettsuppression vorgeschlagen.

Viele Untersucher empfehlen zur labralen Diagnostik die direkte oder auch die indirekte MR-Arthrographie mit anschließender Anfertigung von T1-gewichteten fettsupprimierten Schichten in mehreren Ebenen. Mit der konventionellen MRT gelingt die Darstellung von Labrumläsionen nämlich nur mit einer Sensitivität und Trefferrate von ca. 50–60%. Mit der direkten MR-Arthrographie steigt die Sensitivität und auch die Trefferrate auf über 90% (Scherni u. Hoffmann 1996).

Das normale Labrum weist eine geringe Signalintensität in der T1-Wichtung und eine etwas angehobenen Signalintensität in den Gradientenechos auf. In der T2-Wichtung haben die Labren in einem Drittel der Fälle eine intermediäre, in zwei Dritteln eine geringe Signalintensität. Sie lassen sich im lateralen und im mediokaudalen Bereich am besten in der koronaren Schnittebene nachweisen und überragen hierbei die Peripherie des Gelenkknorpels. Eine intermediäre Siganlintensität in der T1- und in der T2-Wichtung ist offenbar Ausdruck fibrovaskulärer Veränderungen innerhalb des Labrums, die sich in erster Linie in der T1-Wichtung mit zunehmendem Alter nachweisen lassen,

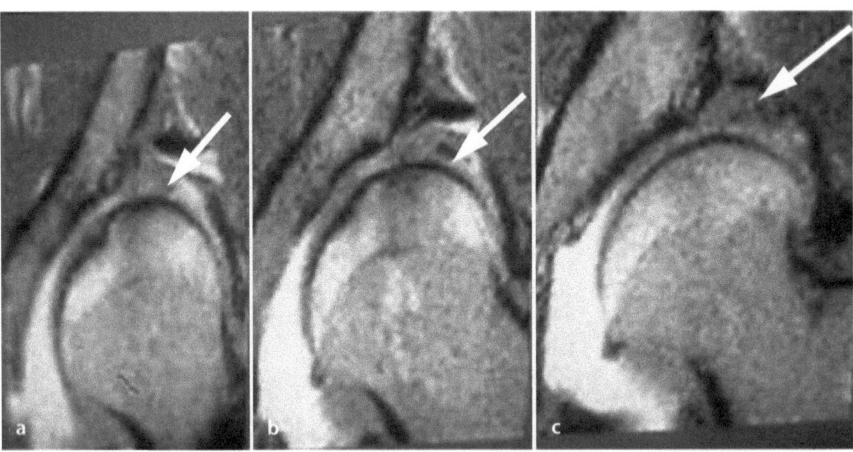

Abb. 24.17 a–c. Ruptiertes (**a**), verlagertes (**b**), degeneratives (**c**) Labrum FSE T2-gewichtet, koronar

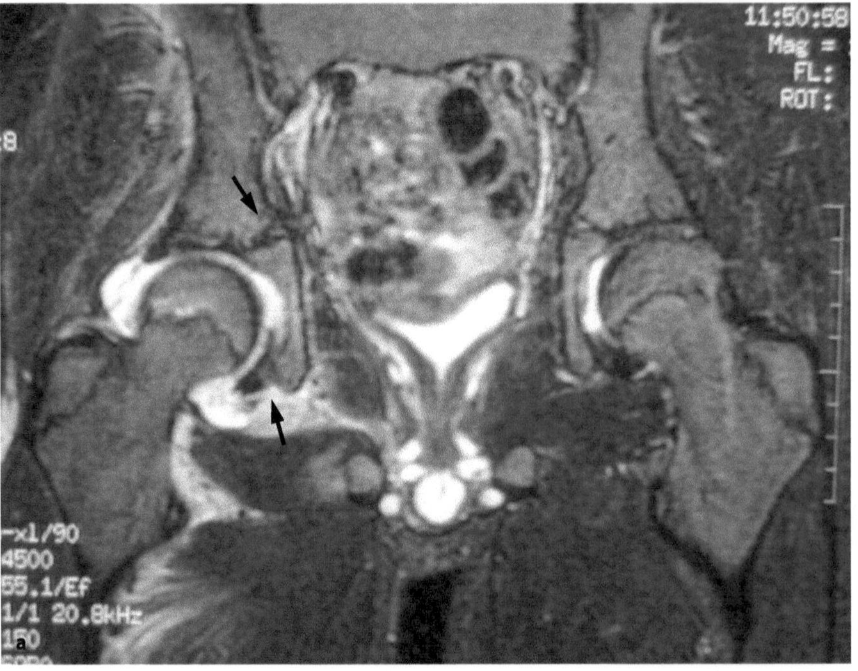

Abb. 24.18 a,b. Anamnese: Der Patient erlitt vor einer Woche eine Prellung der rechten Hüfte und hat seit dieser Zeit erhebliche lokale Schmerzen. Diagnose: Dislokationssyndrom mit typischen schulterähnlichen Stigmata wie eine Mikroinfraktion oder Kontusion des Femurkopfes und einer osteochondralen posterioren Infraktion (Bankart-Typ) und labraler Verletzung. **a** FSE T2-gewichtet, fettsupprimiert, koronar. (Pomeranz)

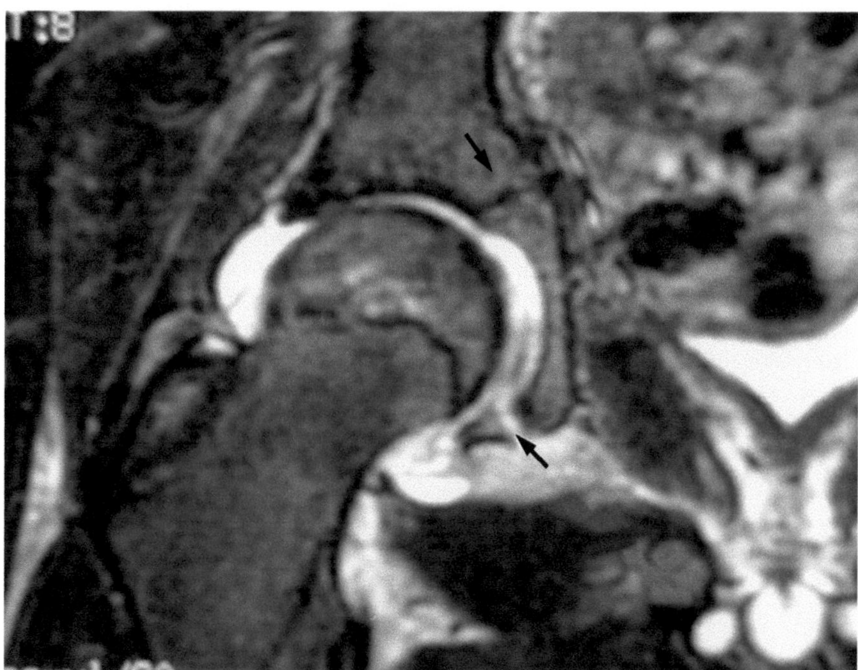

Abb. 24.18.b SE T2-gewichtet, axial. (Pomeranz)

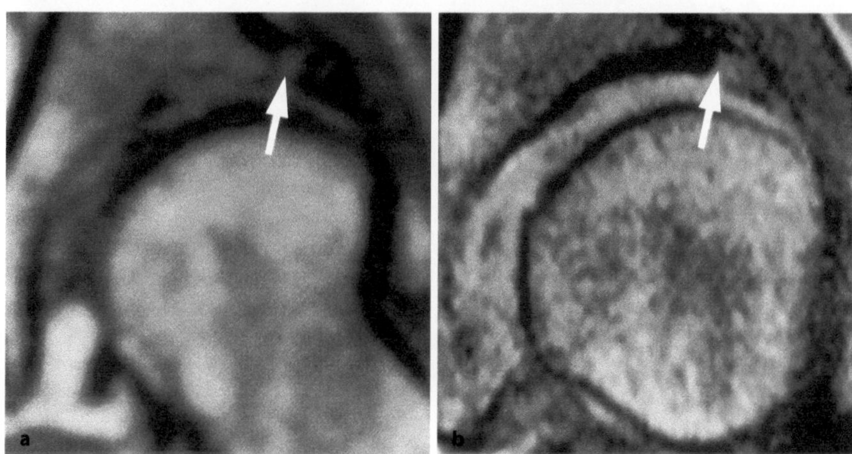

Abb. 24.19 a,b. Abgerissenes proximales Labrum Typ III. **a** SE T1-gewichtet, **b** MR-Arthrographie, GRE T1-gewichtet, sagittal

wahrscheinlich als Hinweis auf eine Degeneration. Ebenso ist eine Volumenzunahme des Labrums mit Abstumpfung der Spitze Ausdruck einer Degeneration.

Ähnlich wie im Bereich des Schultergelenkes beim Bufort-Komples fehlt ein Labrum in etwa 5% der Fälle abschnittsweise (Cotton 1998).

Bei traumatisch bedingten Läsionen finden sich Einrisse des Labrums in erster Linie im kranialen Bereich.

Eine Differenzierung zwichen traumatisch und degenerativ verändertem Labrum ist jedoch nur in Ausnahmefällen unter Berücksichtigung der Anamnese möglich (Abb. 24.17 a–c, Abb. 24.18 a,b, Abb. 24.19 a,b).

24.7 Avaskuläre Hüftkopfnekrose und Osteochondrosis dissecans

24.7.1 Avaskuläre Hüftkopfnekrose

Eine avaskuläre Hüftkopfnekrose stellt eine Komplikation bei einer dislozierten Schenkelhalsfraktur und weniger häufig bei einer Luxationsfraktur der Hüfte dar. Sie tritt immer dann auf, wenn die vaskuläre Versorgung des Femurkopfes durch die Verletzung unterbrochen wird.

Nichttraumatische avaskuläre Nekrosen (AVN) treten bei jüngeren Patienten auf und sind häufig bilateral. Auch hier wird eine vaskuläre Ätiologie und in zweiter Linie eine Fettembolisation als Ursache diskutiert, die dann zu einer Entzündung und zu einer fokalen intravaskulären Koagulation führt.

Eine nichttraumatische avaskuläre Hüftkopfnekrose kommt z. B. bei Alkoholikern, bei einer Langzeit-Kortisontherapie, beim Morbus Gaucher und bei einer Pankreatitis vor. Falls derartige Erkrankungen nicht vorliegen, kann von einer idiopathischen Form der avaskulären Nekrose gesprochen werden.

Während die traumatisch bedingte avaskuläre Nekrose häufig das gesamte proximale Frakturfragment betrifft, ist die nichttraumatische avaskuläre Nekrose kleiner dimensioniert und häufig doppelseitig. Hierbei ist der anterior-laterale Anteil des Femurkopfes in erster Linie involviert. Eine avaskuläre Nekrose kann jedoch in allen Teilen des Femurkopfes vorkommen. Die unterschiedlichen Grade und Stadien einer avaskulären Nekrose wurden bereits besprochen (Tabelle 24.1).

Die artikuläre Gelenkfläche ist während des Stadiums I intakt und lediglich der subchondrale Knochen infiltriert. In diesem Stadium überwiegen die ineffektiven Heilungsvorgänge im Hinblick auf die Resorption des nekrotischen Gewebes, das mit der Zeit durch fibröses Granulationsgewebe ersetzt wird. Die Absetzung des normalen Knochens von der Nekrosezone erzeugt ein verdicktes Trabeculum, das eine teils zystische, teils sklerotische Struktur haben kann.

Die MRT ist deutlich sensitiver als die CT oder das Knochenszintigramm. Es hat eine Spezifität von 98% und eine Sensitivität von 97%. Das MRT ist darüber hi-

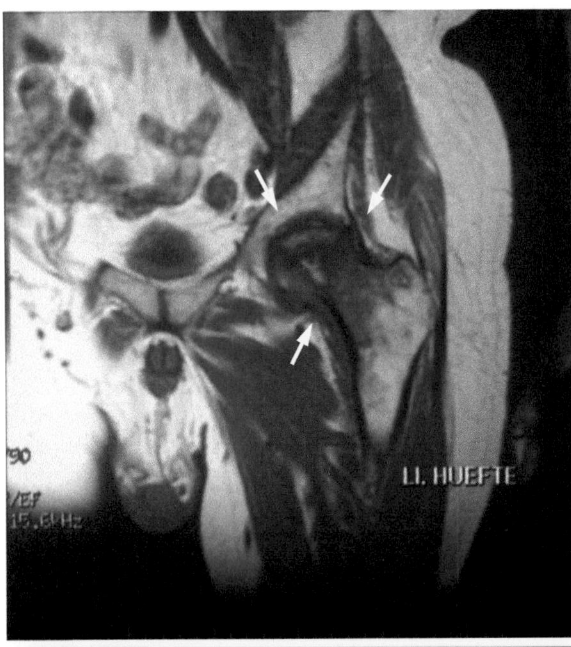

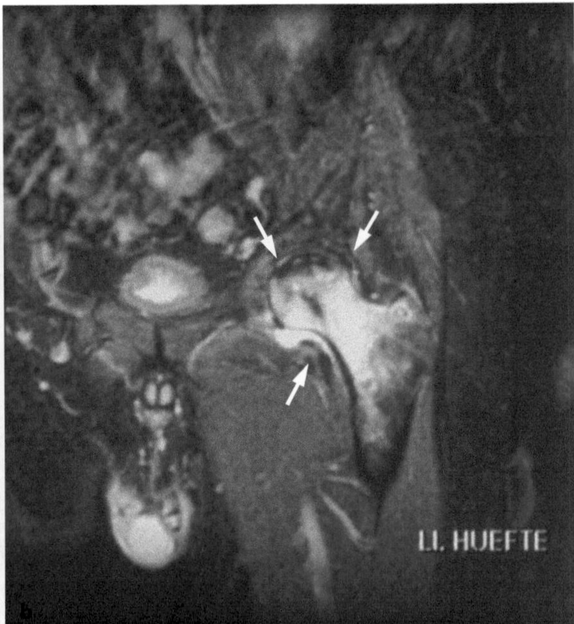

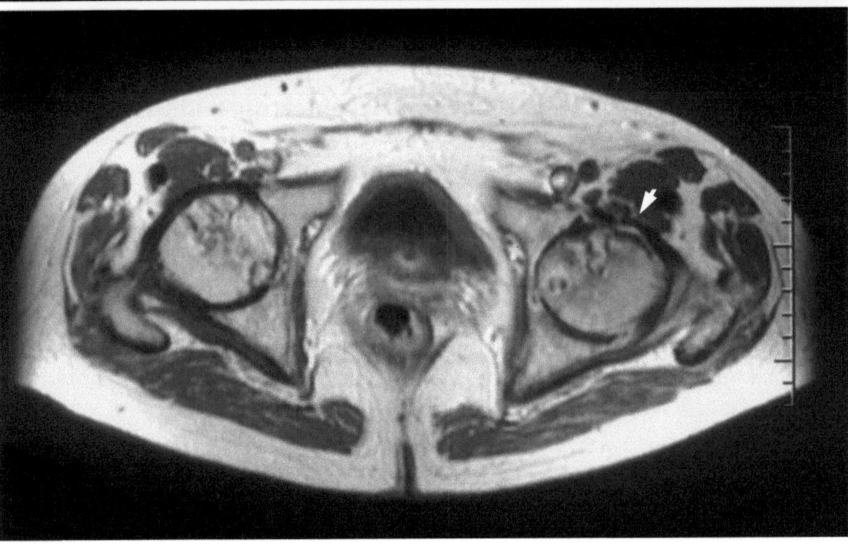

Abb. 24.20 a–c. Anamnese: 51-jähriger Patient, der seit mehreren Monaten über zunehmende Schmerzen im Bereich des linken Hüftgelenkes klagt, insbesondere bei Belastung. Diagnose: avaskuläre Nekrose des Femurkopfes links, beginnend auch rechts, mit typischer serpigenöser Zeichnung links, Grad II–III. **a** SE T1-gewichtet, koronar, **b** FSE T2-gewichtet, fettsupprimiert, koronar, **c** SE T1-gewichtet, axial

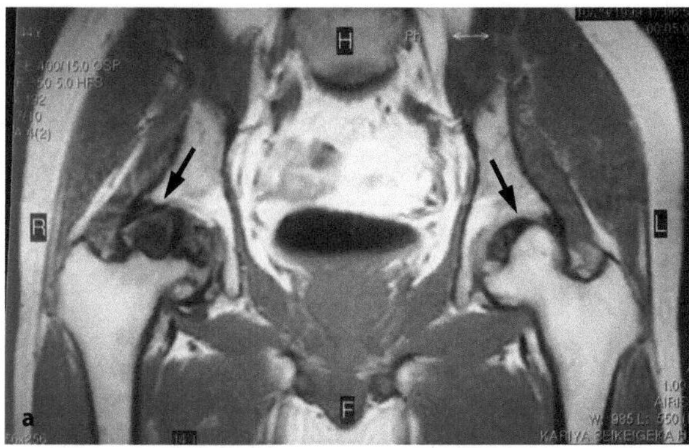
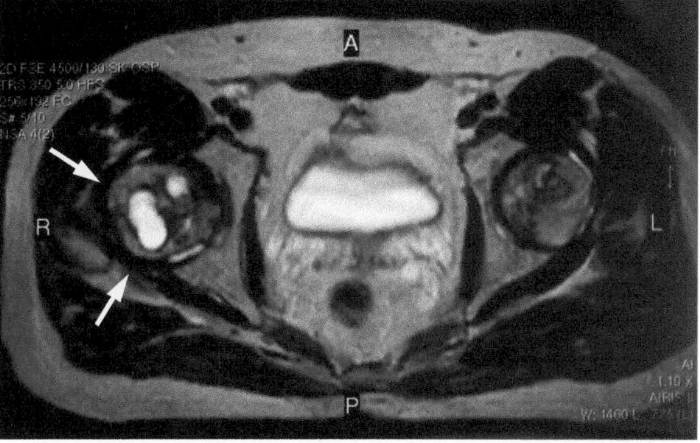

Abb. 24.21 a,b. Ausgedehnte avaskuläre Osteonekrose im Bereich der Femurköpfe beidseits, rechts stärker als links ausgedehnt, Grad III. **a** SE T1-gewichtet, koronar, **b** FSE T2-gewichtet, fettsupprimiert, axial

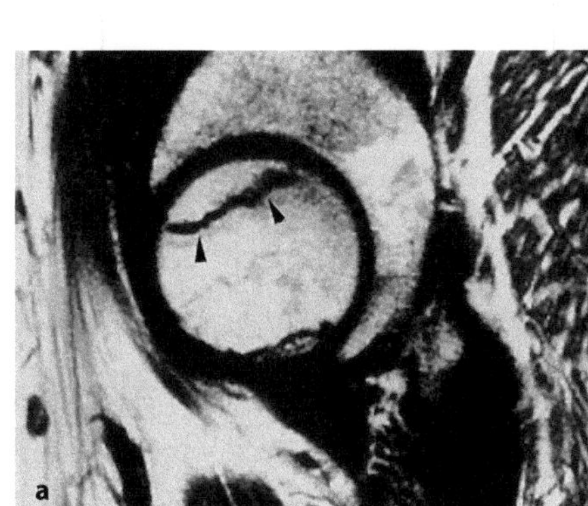
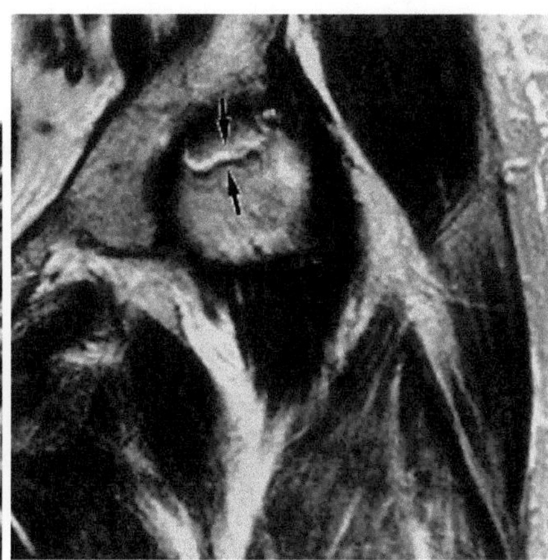

Abb. 24.22 a,b. Avaskuläre Nekrose des Femurkopfes, Stadium II. **a** SE T1-gewichtet, sagittal, **b** FSE T2-gewichtet, koronar

Tabelle 24.1. Stadienbeurteilung der avaskulären Nekrose des Hüftgelenkes. (Nach Ficat 1983)

	Symptomatik	Röntgen	MRT	Morphologische Veränderung
Stadium 0:	Keine	Normal	Umschriebene Signalanhebung subchondral in der T2-gewichteten Fettsuppression	
Stadium I:	Schmerzen, Bewegungseinschränkung	Normal	Umschriebene Signalanhebung in der fettsupprimierten T2-Wichtung und nach Kontrastmittelgabe in der fettsupprimierten T1-Wichtung	Bioptisch: Nekrose des Knochenmarks
Stadium II:	Schmerzen, Bewegungseinschränkung	Umschriebene Aufhellung	Umschriebenes Ödem, Nachweis des „double-line signs" in der T2-Wichtung	Nekrose subchondral
Stadium III:	Zunehmende Beschwerden	Abflachung des Hüftkopfes, subchondrale Fraktur	Ausgedehnte Signalanhebung in der T2-Wichtung. Abgrenzung der Nekrosezone bereits in der T1-Wichtung mittels dunklem Signal	Abflachung des Femurkopfes
Stadium IV:	Zunehmende Beschwerden	Arthrose, Gelenkdestruktion	Ausgedehnte Destruktion des Knochens, möglicherweise auch „double-line sign" in der T2-Wichtung (eine signalreiche zur Nekrose hin gerichtete Linie und eine daran anschließende zum gesunden Knochenmark gerichtete signalarme Linie charakterisieren dieses Zeichen), evtl. Defekt	Nekrose, Arthrose

naus in der Lage, den perifokalen Knorpel und umschriebene knöcherne Ödeme nachzuweisen. Ein Vorteil der MRT besteht auch darin, bereits das 1. Stadium sicher diagnostizieren zu können. Die klinischen Symptome der avaskulären Nekrose korrelieren gut mit der MRT-Klassifikation.

Am besten geeignet ist die koronare Schnittebene, mit T1- oder T2-gewichteten SE-Sequenzen und einer fettsupprimierten T2-gewichteten FSE-Sequenz (Abb. 24.20 a–c, Abb. 24.21 a,b, vgl. Abb. 24.22 a,b).

Folgende Erkrankungen gehen gehäuft mit einer nichttraumatischen avaskulären Hüftkopfnekrose einher:

1. Zustand nach Kortikoidtherapie,
2. Morbus Cushing,
3. Kollagenosen,
4. Pankreatitis,
5. Hyperlipidämie,
6. Sichelzellenanämie,
7. Diabetes mellitus,
8. Alkoholabusus,
9. Morbus Gaucher,
10. Hyperurikämie,
11. Polycythaemia rubra vera.

In Tabelle 24.1 ist eine Stadienbeurteilung der avaskulären Nekrose aufgeführt.

Indikation zur Durchführung einer MRT bei vermuteter avaskulärer Nekrose

1. Wenn klinisch eine avaskuläre Nekrose bei negativen oder zweifelhaften Röntgenbefund vermutet wird,
2. zum Ausschluss eines kontralateralen Befalls bei einseitig nachgewiesener avaskulärer Nekrose,
3. zur Bestimmung der Ausdehnung der Nekrosezone,
4. zur Abgrenzung anderer Hüftgelenkerkrankungen.

Protokoll:

- bilaterale, koronare Darstellung in der T1-, T2- und STIR-Technik,
- unilaterale Darstellung der suspekten Seite in einer fettsupprimierten T2-Wichtung, evtl. vor und nach Kontrastmittelgabe koronar oblique.

Sensitivität beim Nachweis einer avaskulären Nekrose:

- Szintigraphie 82 %,
- CT 67 %,
- MRT 93 %,
- dynamische und STIR-MRT 96 %.

24.7.2 Osteochondrosis dissecans

Die Osteochondrosis dissecans (OD) muss von der avaskulären Nekrose abgegrenzt werden. Die Osteochondrosis dissecans kommt fokal oder multifokal vor, sie ist scharf begrenzt und rund mit einem kleinen Radius und tritt häufig doppelseitig auf. Sie weist oft einen entzündlichen Gelenkerguss auf, und zwar ohne ein umgebendes Marködem (Abb. 24.23 a,b).

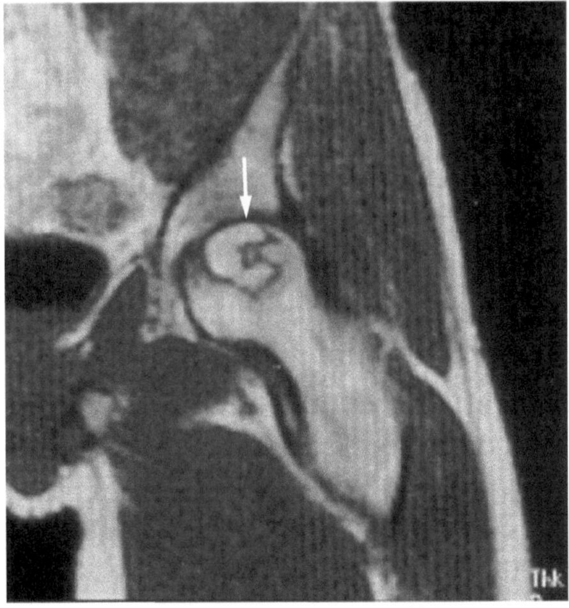

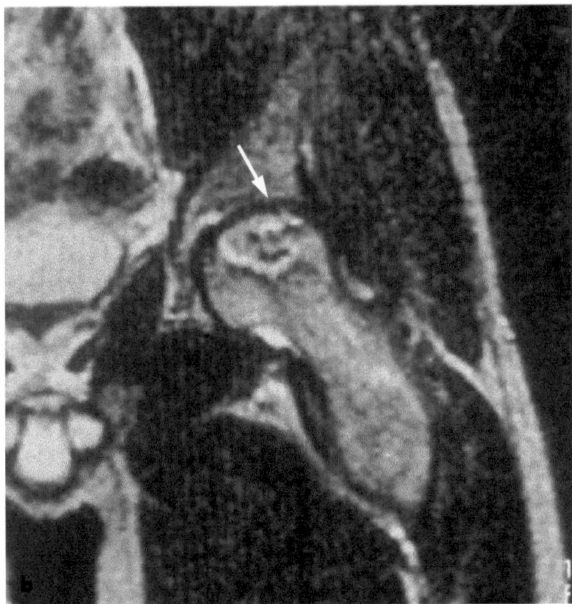

Abb. 24.23 a,b. Osteonekrose bei bekanntem Morbus Wegner. **a** SE T1-gewichtet, koronar, **b** FSE T2-gewichtet, koronar

Die avaskuläre Nekrose ist dagegen meistens fokal unscharf begrenzt, breit oder elyptisch nur auf einer Seite, es sei denn, es besteht eine gleichzeitige Arthritis oder eine Kapsulitis. Auch eine Ergussbildung ist bei der avaskulären Nekrose häufig erst spät vorhanden, der Bone bruise jedoch fast immer.

Legg-Calve-Perthes-Erkrankung

Die Ätiologie dieser Erkrankung ist nicht endgültig geklärt. Es wird angenommen, dass es sich um eine idiopathische Form der Osteonekrose des Hüftkopfes im Kindesalter handelt, und zwar als Folge eines Infarktes der Epiphyse des Femurkopfes. Hierfür sind einige Risikofaktoren bekannt geworden. So sind Jungen 4-mal häufiger betroffen als Mädchen, des Weiteren Kinder mit geringem Geburtsgewicht, mit einer inguinalen Hernie oder mit genitourinalen Anomalien.

Die Kinder im Alter zwischen vier und neun Jahren klagen über Schmerzen im Bereich der Hüfte, aber auch im Bereich des Kniegelenkes. Die Prognose dieser Erkrankung ist abhängig von der Ausdehnung der Nekrose im Bereich der Epiphyse.

Keterel hat folgende Klassifikation bezüglich der Ausdehnung der Erkrankung aufgestellt:

- *Gruppe I* (Initialstadium): Man erkennt im Bereich der vorderen Epiphyse einen Befall, ohne Reaktion der Metaphyse und ohne eine Sequesterbildung oder eine subchondrale Fraktur.
- *Gruppe II* (Fragmentationsstadium): Hierbei findet sich ein ausgedehnterer Befall des anterioren Bereiches der Epiphyse mit Bevorzugung der lateralen und medialen Segmente. Es kann in diesem Stadium bereits zu einer Sequestrierung gekommen sein. Auch eine subchondrale Frakturlinie kann nicht selten nachgewiesen werden.
- *Gruppe III* (Raparationsstadium): Die gesamte Epiphyse ist verdichtet, mit einer diffusen metaphysealen Reaktion im Bereich des Femurhalses sowie Nachweis auch einer subchondralen Frakturlinie im posterioren Bereich des Femurkopfes. Es handelt sich hierbei um eine ausgedehnte metaphysäre Reaktion, verbunden mit einer posterioren Destruktion.

In der MRT werden die gleichen Identifikationssequenzen benutzt wie bei einer avaskulären Nekrose.

Die MRT ist besonders nützlich bei Verifizierung der Gruppe II, weil es in der T1- und T2-Wichtung bereits zu einer Verminderung des Signals im Bereich der epiphysialen Reaktion kommt, mit einer intraartikulären Ergussbildung und einem kleinen subchondralen knöchernen Defekt. Es kann zu einer Revaskularisation des nekrotischen Anteils der Femurepiphyse kommen. Das initiale geringe Signal in der T1-, aber auch in der T2-Wichtung wird etwas später ersetzt durch eine hohe Signalintensität. Auch hier ist die Beurteilung des Knorpels durch die MRT äußerst wichtig.

Klinisch weist das Initialstadium deutliche Beschwerden ohne auffälligen Röntgenbefund auf.

Im Fragmentationsstadium finden sich in der MRT eine fleckige Aufhellung sowie eine Abflachung der Hüftkopfepiphyse.

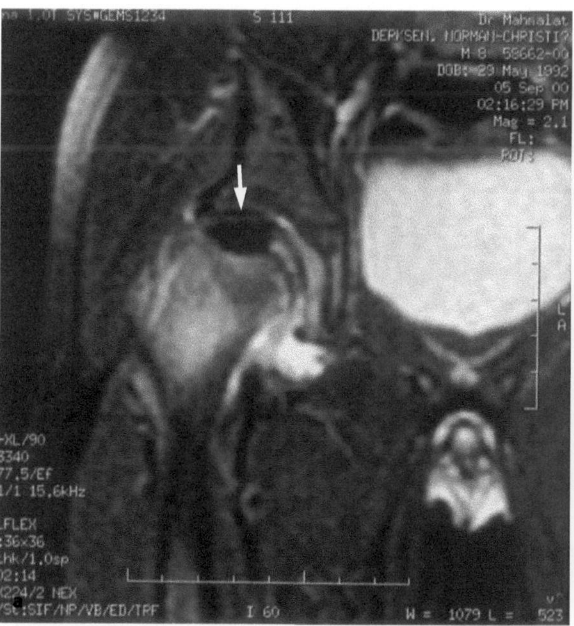

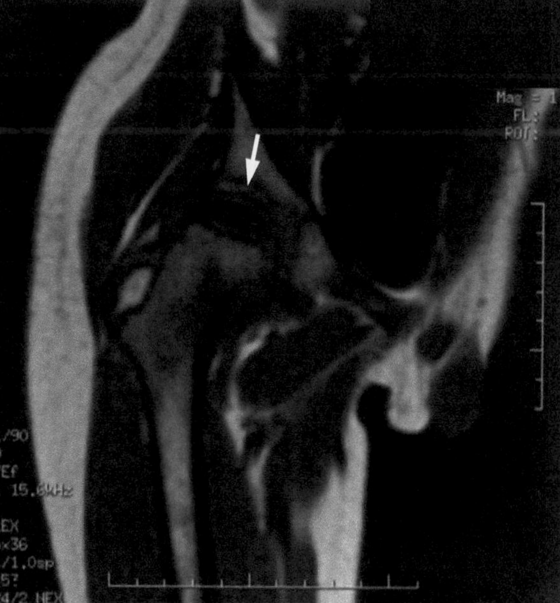

Abb. 24.24 a,b. Anamnese: 8-jähriger Patient, der seit einigen Wochen über Schmerzen im Bereich der rechten Hüfte klagt. Diagnose: Osteochondrosis dissecans im Bereich der Femurepiphyse Grad III mit ausgedehntem perifokalem Bone bruise und Gelenkerguss (Morbus Perthes). **a** FSE T2-gewichtet, fettsupprimiert, koronar, **b** FSE T1-gewichtet, koronar

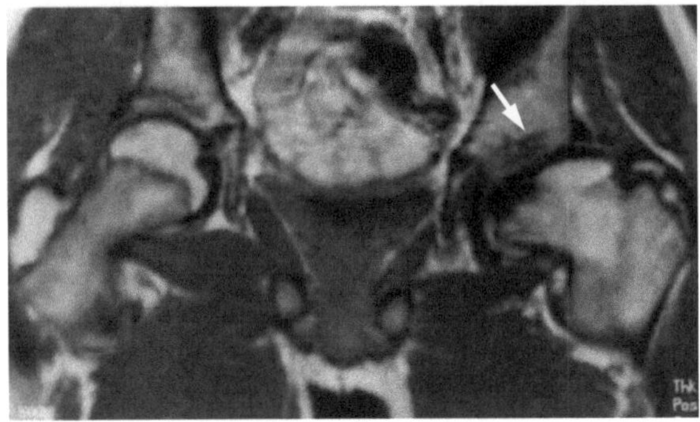

Abb. 24.25. Legg-Calve-Perthes-Erkrankung (SE T1-gewichtet, koronar). (Aus Kaplan et al. 2001, S. 339, Abb. 14-9 A)

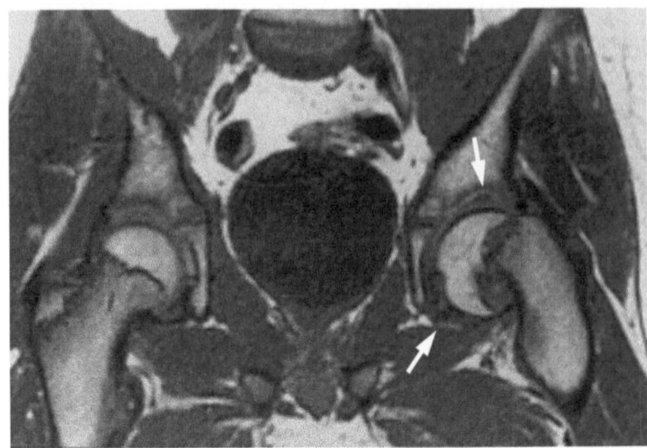

Abb. 24.26. Femorale Epiphysiolyse (SE T1-gewichtet, koronar). (Aus Kaplan et al. 2001, S. 344, Abb. 14-19)

Im Reparationsstadium mit Wiederaufbau der Epiphyse findet sich eine zunehmende Signalanhebung in der T2-Wichtung (Abb. 24.24 a,b, Abb. 24.25).

Ferner erkennt man bei einem Morbus Perthes häufig eine deutliche ödematöse Schwellung des Knorpels. Wichtig ist, darauf hinzuweisen, dass diese Erkrankung häufig progressiv verläuft und in mehr als 20% der Fälle eine Epiphysenlösung nach sich zieht.

Die Prognose ist schlecht, wenn mehr als 50% des Femurkopfes involviert sind. Falls nur 8% des Kopfes einer Nekrose unterliegen, ist die Prognose gut.

24.8 Epiphysiolyse

Es handelt sich hier um eine Erkrankung des Kindesalters, bei der die Epiphyse nach posterior und inferior abweicht. Die Ätiologie ist nicht bekannt, es werden Zusammenhänge mit einem Trauma oder auch mit hormonellen Störungen vermutet. Histologisch erfolgt die Lyse in der Zone der Hypertrophie der Wachstumsplatte.

Die Kinder klagen über Schmerzen im Bereich der Hüfte, die häufig auch in das Knie lokalisiert werden. Es ist daher wichtig zu wissen, dass Knieschmerzen auf eine sekundäre Hüfterkrankung hinweisen können.

Die Erkrankung wird entweder nach den Symptomen oder auch nach dem Grad der Abweichung klassifiziert.

Eine akute Epiphysiolyse kann bereits drei Wochen nach Beginn der klinischen Symptome nachgewiesen werden. Symptome die länger als drei Wochen vorhanden sind, sprechen für eine chronische Epiphysiolyse. Es kann außerdem bei einer chronischen Form auch ein Übergang in eine akute Epiphysiolyse beobachtet werden.

Die MRT spielt bisher nur eine eingeschränkte Rolle bei der Erkennung dieser Erkrankung. Sie ist jedoch in der Lage, bereits zu einem sehr frühen Zeitpunkt die beginnende Epiphysiolyse nachzuweisen. Hierbei findet sich eine sehr helle Signalintensität des Fettes innerhalb des femoralen Ossifikationszentrums. Eine bereits abgelaufene Epiphysiolyse kann eindeutig mittels MRT diagnostiziert werden. Es ist bekannt, dass die konventionelle Diagnostik in 15% der Fälle einen falsch-negativen Befund ergibt.

Wichtig ist bei der MRT-Diagnostik die Beurteilung der Kongruenz der Gelenkoberflächen und der möglichen Veränderungen des Knorpels im Bereich des Femurkopfes und des Acetabulums.

Empfohlen wird die koronare Schnittebene mit fettsupprimierter T2-Wichtung oder die fettsupprimierte T1-Wichtung nach Kontrastmittelgabe (Abb. 24.26).

Die Abweichung der femoralen Epiphyse weist in der MRT folgende Charakteristiken auf:

1. eine abnehmende Höhe der femoralen Epiphyse,
2. eine Erweiterung des femoralen Gelenkspaltes,
3. einen Verlust der normalen Form der lateralen femoralen Epiphyse,
4. einen Verlust des so genannten Triangelzeichens.

Übergewicht und traumatische Erreignisse sind prädisponierende Faktoren. Außerdem findet sich häufig ein moderater Gelenkerguss. Ein größerer sollte abpunktiert werden, um einer sekundären avaskulären Nekrose vorzubeugen.

24.9 Transiente Osteoporose

Die Ursache dieser Erkrankung ist nicht vollständig aufgeklärt. Häufig findet sich in der Anamnese eine Infektion oder auch ein Trauma. Betroffen sind Jugendliche und Erwachsene im jüngeren und im mittleren Alter. Es werden Zusammenhänge vermutet zwischen einer transienten Osteoporose bzw. dem hierbei vorhandenen Knochenmarködem und einer Hüftkopfnekrose.

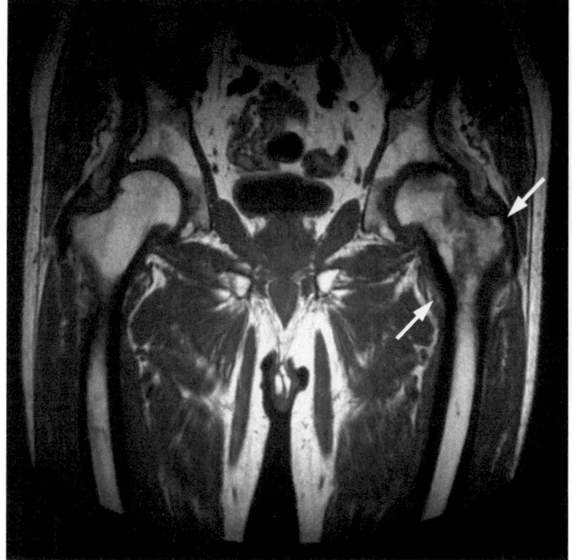

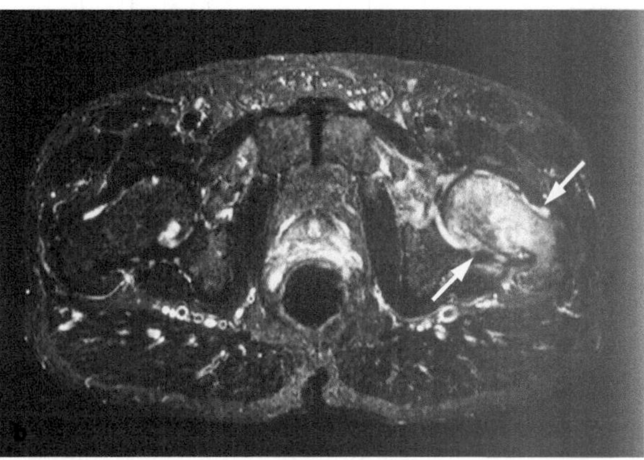

Abb. 24.27 a,b. Anamnese: 81-jähriger Patient, der seit sieben Wochen über erhebliche Schmerzen im Bereich des linkes Hüftgelenkes mit Zunahmetendenz in den letzten Wochen klagt, insbesondere bei Belastung. Diagnose: Koxarthrose links, transiente Osteoporose. **a** SE T1-gewichtet, koronar, **b** FSE T2-gewichtet, fettsupprimiert, axial

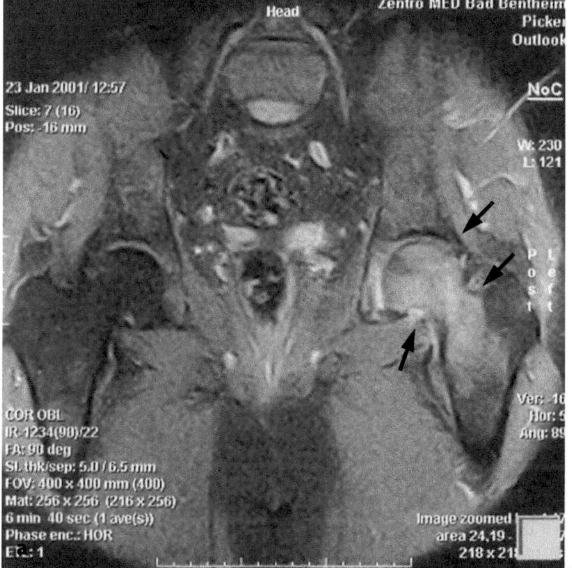

Histopathologisch lassen sich ein vermehrter Knochenumbau sowie eine entzündliche Veränderung nachweisen. Es finden sich außerdem Hinweise auf eine Synovitis geringen Grades. Eine Abgrenzung gegenüber tuberkulösen und entzündlich-rheumatischen Erkrankungen ist von entscheidender Bedeutung, wegen der daraus resultierenden unterschiedlichen therapeutischen Maßnahmen. Die Labren sind hierbei normal strukturiert, im Röntgenbild findet sich eine Osteoporose.

Abb. 24.28 a–c. Anamnese: 56-jähriger Patient, der seit drei Monaten über Schmerzen in der linken Hüfte klagt. Diagnose: transiente Osteoporose linker Femurkopf. **a** STIR T2-gewichtet, koronar, **b** SE T1-gewichtet, axial, **c** SE T1-gewichtet, nach Kontrastmittelgabe, axial

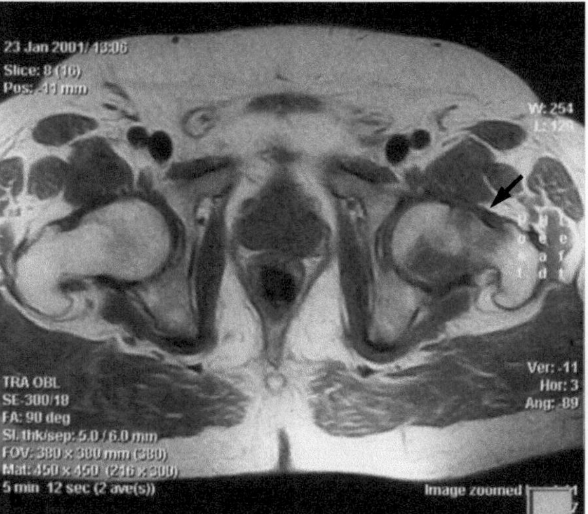

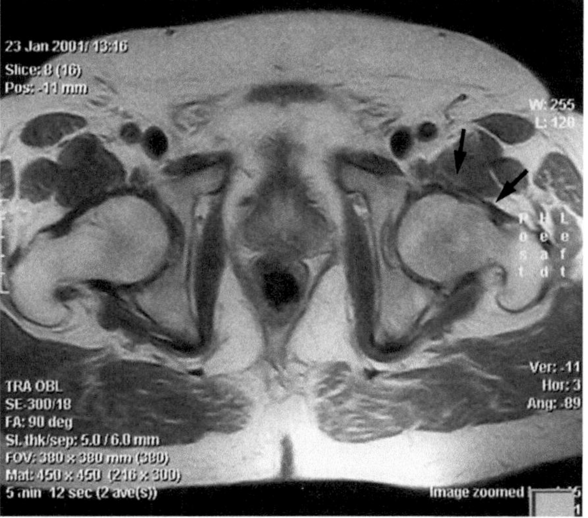

Eine seltene Komplikation stellt die Schenkelhalsfraktur dar. Charakterisiert ist dieser Befund durch eine deutliche Osteoporose unter Einbeziehung des Acetabulums und durch einen sehr frühen Gelenkerguss. Die Prognose ist insgesamt gut, eine klinische Besserung des Befindens ist nach zwei bis sechs Monaten anzunehmen.

Empfohlen werden für die MRT-Untersuchung koronare T1-gewichtete SE-Schichten, koronare T1-gewichtete Schichten nach Kontrastmittelgabe sowie axiale T2-gewichtete fettsupprimierte Schichten.

In der MRT finden sich diffuse Signalveränderungen im Hüftkopf und im Schenkelhals, die auf den Femurschaft übergreifen können. In der T1-Wichtung lassen sich daher deutliche Signalminderungen des Knochenmarkes und dementsprechend eine Signalzunahme in der T2-Wichtung nachweisen. Diese Veränderungen werden bei der transienten Osteoporose als ein Ödem im Knochenmark angesehen, das sich innerhalb der nächsten 10 Monate spontan zurückbildet.

Frühzeichen einer transienten Osteoporose in der MRT ist eine verminderte Signalintensität in den marginalen Abschnitten des Femurkopfes in der T1-Wichtung. Gerade dann ist eine Abgrenzung gegenüber der beginnenden avaskulären Nekrose nicht immer leicht (Abb. 24.27 a,b, Abb. 24.28 a–c).

24.10 Entzündliche Veränderungen im Bereich des Beckens

24.10.1 Koxitis (Koxarthritis)

Die entzündlichen Veränderungen im Bereich des Hüftgelenkes sind ähnlich denen anderer Gelenke.

Man unterscheidet die bakterielle Koxitis von der rheumatoiden juvenilen Form einer Arthritis des Hüftgelenkes. Die bakterielle Koxarthritis kann im Säuglings- und Kleinkindalter, selten jedoch auch bei Erwachsenen vorkommen. Die Koxarthritis des Kleinkindes ist durch eine erhebliche periartikuläre Weichteilschwellung sowie durch eine gelenknahe Osteomyelitis charakterisiert. Sie ist wesentlich häufiger einseitig, selten allerdings auch doppelseitig nachweisbar und führt zur Zerstörung des Hüftgelenkes.

Eine Koxitis kann gelegentlich auch als Komplikation nach operativen Hüfteingriffen als Folge einer pyogenen Infektion auftreten oder auch als Folge eines traumatischen sekundär infizierten Hämatoms.

Die juvenile rheumatoide Arthritis kommt ebenfalls in erster Linie bei Kindern vor. Wie im Bereich von anderen Gelenken ist eine erhebliche synoviale Reaktion und eine periartikuläre Weichteilbeteiligung charakteristisch. Sie führt im Endzustand zu speziellen Form- und Strukturveränderungen des Hüftgelenkes, so zu einer Glockendeformität des Hüftkopfes, zu einer Coxa valga oder auch zu Fehlstellungen des Femurkopfes, die denen einer kongenitalen Hüftluxation gleichen. Gelegentlich kommt es auch zu einer Hüftgelenkankylose.

Von der sehr schwerwiegenden bakteriellen oder rheumatoiden Arthritis muss die Coxitis fugax abgegrenzt werden. Sie wird auch als „Wachstumsalterarthritis" bezeichnet und stellt nicht selten ein Vorstadium eines Morbus Perthes dar. Dieser Erkrankung liegt eine allergische Reaktion der Synovialmembran zugrunde, z. B. bei Streptococceninfektion im Rahmen einer Tonsillitis, möglicherweise auch ein traumatisches Ereignis. Die Kinder klagen über schleichend oder akut aufgetretene bewegungsabhängige erhebliche Schmerzen im Hüftgelenk.

Die klinische Symptomatik kann jedoch nach einigen Tagen schon wieder abklingen.

MRT-Diagnostik der Koxarthritis

Die bereits erwähnten weitreichenden Möglichkeiten der MRT-Diagnostik erlauben den Nachweis des Gelenkergusses, der möglichen Knorpelerosionen, einer synovialen Hypertrophie sowie auch von knöchernen Strukturveränderungen. Insbesondere die knöchernen Veränderungen sind in der MRT wesentlich früher nachweisbar als mit der konventionellen Röntgendiagnostik.

Die erhebliche Schwellung der Synovia als Charakteristikum der Entzündung ist ebenso wie in anderen Gelenken durch die Gabe von Gadolinium-DTPA ausgezeichnet darstellbar.

Auch im Bereich des Hüftgelenkes gelingt die Abgrenzung der akuten synovialen Schwellung von einer fibroblastischen granulomatösen Proliferation im Sinne eines Pannus ausgezeichnet.

Ebenfalls ist im akuten Stadium die Abgrenzung zwischen einer bakteriellen und einer rheumatoiden Arthritis gut möglich, weil die synoviale Reaktion bei einer Rheumagenese ungleich stärker ausgebildet ist und weil praktisch nur bei einer bakteriellen Genese fast obligat auch osteomyelitische Veränderungen nachweisbar sind. Auch ist die Mitbeteiligung des umgebenden Weichteilgewebes bei einer bakteriellen Genese ungleich ausgedehnter.

Bei der Coxitis fugax finden sich eine milde synoviale Schwellung und eine geringe periartikuläre Weichteilbeteiligung, jedoch niemals knöcherne Veränderungen.

Empfohlen werden T2-gewichtete fettsupprimierte Sequenzen sowie T1-gewichtete ebenfalls fettsupprimierte Sequenzen vor und nach Kontrastmittelgabe.

Die MRT stellt das wichtigste ergänzende Verfahren neben der klinischen Diagnostik dar. Es gelingt nicht

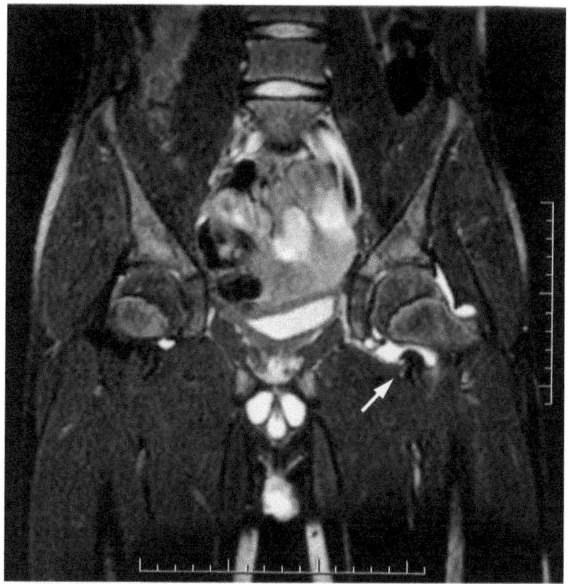

Abb. 24.29. Anamnese: 12-jähriger Patient, der seit vier Wochen über zunehmende Schmerzen im Bereich des linken Hüftgelenkes insbesondere bei Belastung klagt. Diagnose: akute Koxitis mit deutlichem Hüftgelenkerguss links (FSE T2-gewichtet, fettsupprimiert, koronar)

nur, die anatomisch-pathologischen Veränderungen exakt darzustellen, sondern die MRT ist auch in der Lage, die Ausdehnung des Prozesses exakt zu definieren (Abb. 24.29).

24.10.2 Infektiöse Veränderungen im Bereich des Beckens paraartikulär

Umschriebene entzündliche Veränderungen, insbesondere Abszesse, sind ein seltenes Ereignis als Komplikation nach Durchführung einer intramuskulären Injektion. Sie sind in erster Linie in der Glutealmuskulatur lokalisiert, kommen jedoch je nach Punktionsort auch in anderen Regionen des Beckens vor.

Die Entwicklung von Abszessen äußert sich klinisch im Auftreten von heftigen lokalen Schmerzen, insbesondere auf Druck und bei Belastung, und häufig durch eine lokale Schwellung. Aufgrund der laborchemischen Entzündungsmerkmale und des zeitlichen Zusammenhanges mit einer Punktion ist die Diagnose klinisch leicht zu stellen.

Der MRT kommt die Aufgabe zu, die Ausdehnung der Infektion festzustellen als Hilfe für eine häufig notwendige Inzision. Auch der M. iliopsoas ist nicht selten Ort einer Infektion. Primäre Iliopsoasabszesse sind selten. Patienten mit einer Immunschwäche, insbesondere wenn sie Kortikoide oder Chemotherapie erhalten, und HIV-Patienten sind prädisponiert für das Auftreten einer Iliopsoasinfektion. Eine sekundäre Infektion wird ferner nach ausgedehnten Infektionen des Darms beschrieben, z. B. bei einer Appendizitis, einer Divertikulitis, einem Morbus Crohn und auch als Folge eines perinephritischen Abszesses. Da im Anfangsstadium die klinische Diagnosestellung schwierig sein kann, kommt der MRT insbesondere bei der Frühdiagnostik große Bedeutung zu, nicht nur zur Diagnosesicherung, sondern auch zur Feststellung der Ausdehnung.

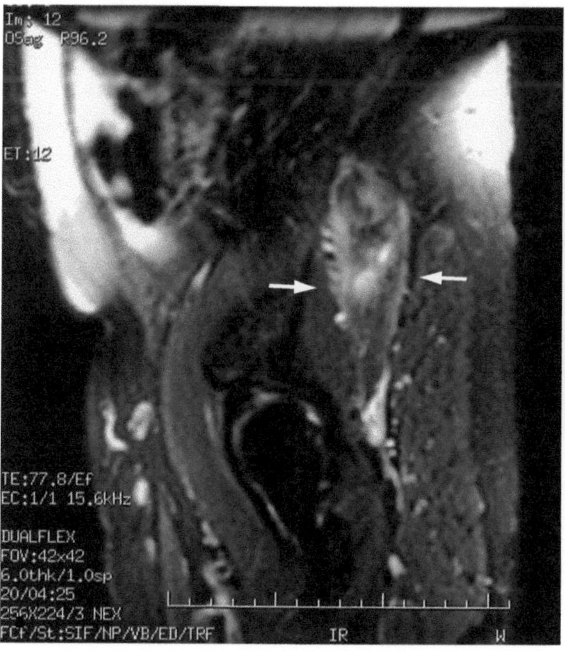

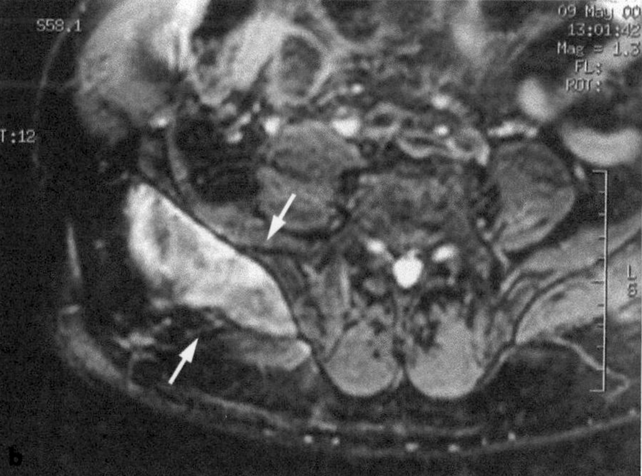

Abb. 24.30 a,b. Anamnese: Der 64-jährige Patient klagt seit zwei Jahren über rezidivierend auftretende Schmerzen im Bereich der rechten Hüfte mit Ausstrahlung in das rechte Bein bis zu den Zehen. Vor einigen Monaten waren mehrfach intramuskuläre Injektionen durchgeführt worden. Diagnose: ausgedehnter entzündlicher Prozess im Bereich des M. glutaeus medius rechts mit Einschmelzung. **a** FSE T2-gewichtet, fettsupprimiert, sagittal, **b** FSE T2-gewichtet, fettsupprimiert, axial

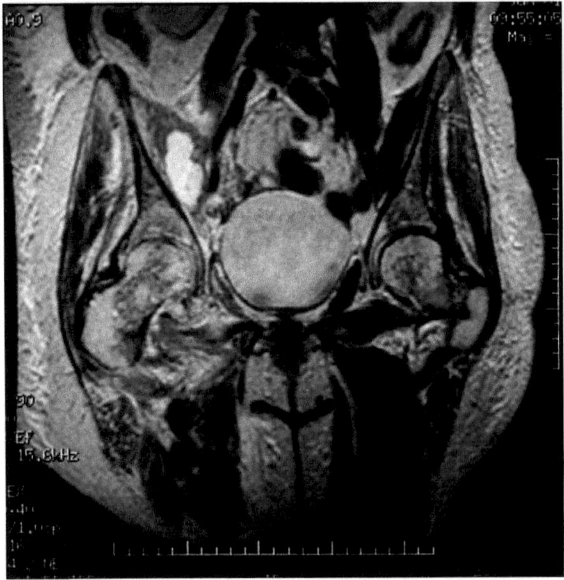

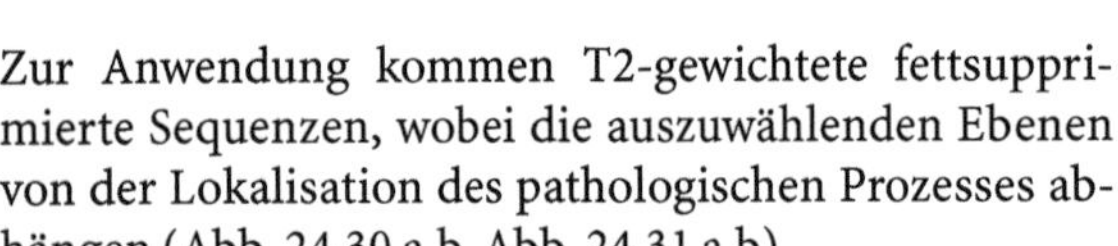

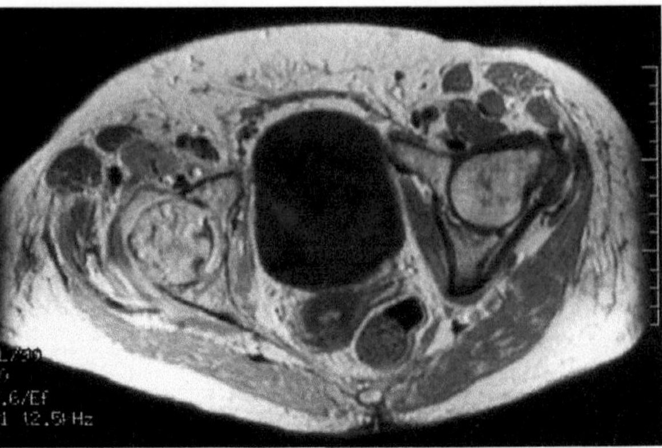

Abb. 24.31 a,b. Anamnese: 62-jährige Patientin, die seit sieben Wochen über permanente Schmerzen im Bereich der rechten Hüfte mit Ausstrahlung in die Glutealregion klagt. Diagnose: Abszess im Bereich des M. iliacus mit Ausbreitung nach infraacetabulär paraartikulär unter Einbeziehung des M. obturator externus und ossärer Beteiligung. **a** FSE T2-gewichtet, koronar, **b** SE T1-gewichtet, nach Kontrastmittelgabe, axial

Zur Anwendung kommen T2-gewichtete fettsupprimierte Sequenzen, wobei die auszuwählenden Ebenen von der Lokalisation des pathologischen Prozesses abhängen (Abb. 24.30 a,b, Abb. 24.31 a,b).

24.11 Bursitis

Die Bursitis in der Umgebung des Hüftgelenkes ist ein häufiges Ereignis. Sie betrifft die Bursa trochanterica, die Bursa subglutealis media und die Bursa subglutealis minima. Weitere Bursae finden sich in den Ansatzbereichen des M. piriformis, des M. quadratus femoris und weiter medial im Bereich des proximalen Sitzbeines die Bursa obturaturia interna und ventral gelegen die Bursa iliopectinea.

Man unterscheidet an der knöchernen Oberfläche des Trochanter major vier kleine Areale: den anterioren, den lateralen, den posterioren und den superoposterioren Anteil. Der M. gluteus medius setzt an der superoposterioren und lateralen Fläche an, der M. gluteus minimus im anterioren Bereich.

Die Bursa trochanterica bedeckt den posterioren Bereich und die laterale Insertion des M. gluteus medius. Sie ist die größte der drei Bursae, die sich bis zum Ansatz des M. vastus lateralis unterhalb des M. gluteus maximus und dem Tractus iliotibialis ausdehnt. Sie ist von beiden Seiten von Fett umgeben und lässt sich mit der MRT am besten in der T1-Wichtung und in der fettsupprimierten T2-Wichtung auf schräg koronaren Schnitten als zartes strichförmiges Areal erkennen, die den posterioren Anteil des Trochanter major umgibt.

Am häufigsten entsteht eine Bursitis trochanterica, wenn der M. tensor fasciae latae, der den proximalen Abschluss des Tractus iliotibialis bildet, über dem Trochanter major scheuert. Hierbei kommt es klinisch häufig zum so genannten Schnappsyndrom.

Die Bursa subglutealis media ist im oberen Anteil der lateralen Facette lokalisiert und dehnt sich in der Tiefe, mehr am lateralen Rand der Sehne des M. gluteus medius, aus. Sie kommuniziert inkonstant mit der Bursa subglutealis minima.

Die Bursa subglutealis minima befindet sich in der Region der anterioren Facette unterhalb der Sehne des M. gluteus minimus und medial bzw. oberhalb seiner Insertion. Sie bedeckt den distalen anterioren Anteil der Gelenkkapsel und kann in der MRT manchmal als lineare Struktur direkt neben der Sehne des M. gluteus medius auf axialen konventionellen Schichten nachgewiesen werden (Abb. 24.32 a,b, Abb. 24.33 a,b).

Eine Entzündung im Bereich der Bursa subglutealis media und der Bursa subglutealis minima kommt häufig bei Insertionstendinopathien vor. Sie geht mit Gesäßschmerzen einher und kann differenzialdiagnostische Schwierigkeiten bereiten bei der Abgrenzung gegenüber anderen Erkrankungen in dieser Region. Diese können an pathologischen Veränderungen neben der klassischen Bursitis trochanterica auch eine Arthritis des Hüftgelenkes, eine Erkrankung der unteren Lendenwirbelsäule oder auch ein Nervenkompressionssyndrom beinhalten. Auch eine pseudotrochantäre Bursitis und eine Abduktorenzerrung müssen differenzialdiagnostisch abgegrenzt werden.

In der konventionellen MRT ist eine normale kollabierte Bursa nur selten zu differenzieren. Bei Vorliegen einer Bursitis allerdings stellen sich alle in der Umgebung des Trochanters lokalisierten Schleimbeutel als mehr oder weniger schmale flüssigkeitsgefüllte Areale

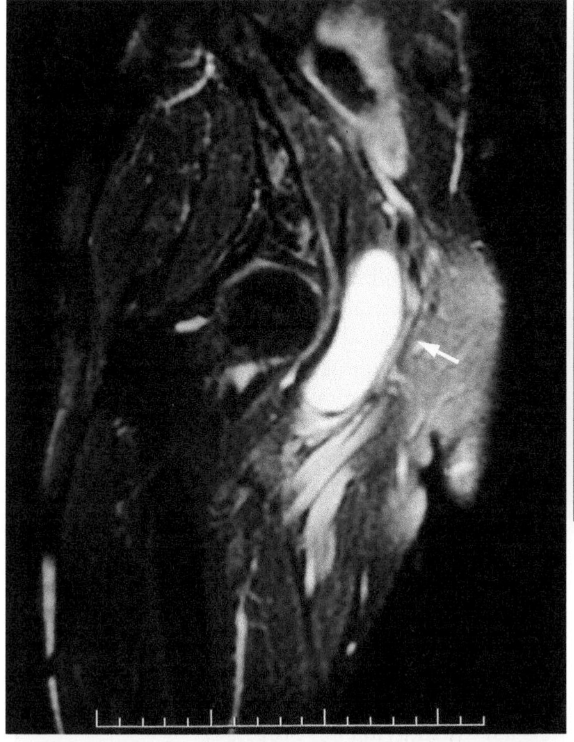

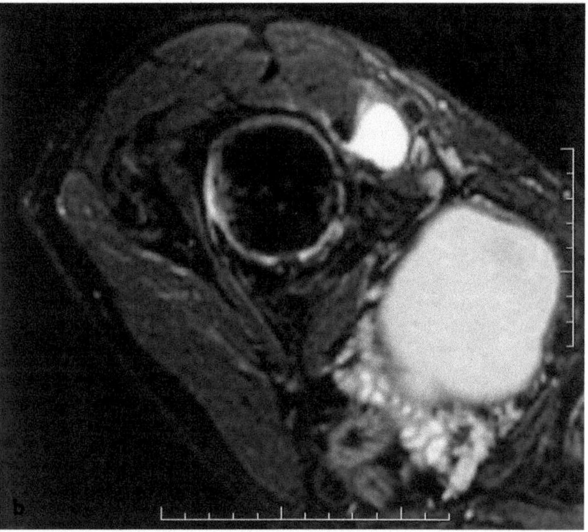

Abb. 24.32 a,b. Anamnese: 57-jähriger Patient, der seit einigen Monaten zunehmende Schmerzen im Bereich des linken Hüftgelenkes verspürt, insbesondere bei Abduktion. Diagnose: Bursitis iliopectinea. **a** FSE T2-gewichtet, fettsupprimiert, sagittal, **b** FSE T2-gewichtet, fettsupprimiert, axial

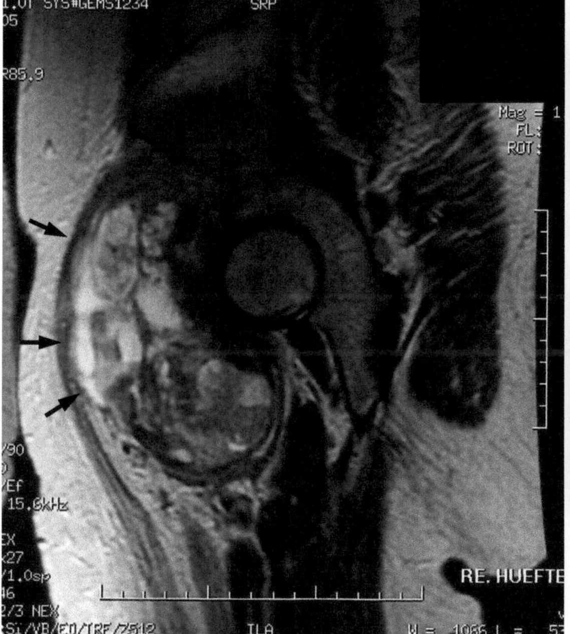

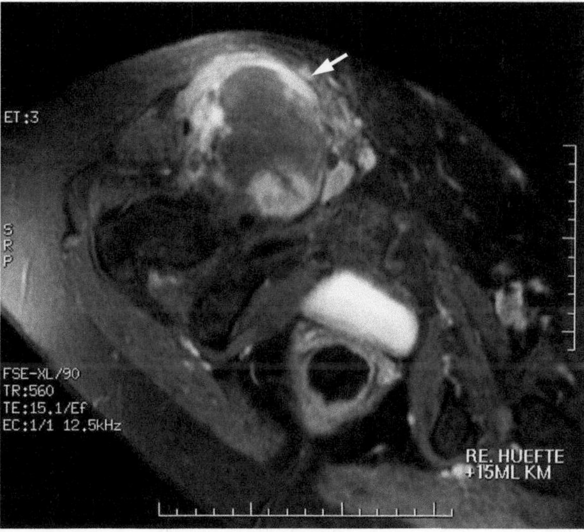

Abb. 24.33 a,b. Anamnese: Die 68-jährige Patientin klagt seit sechs Monaten über Schmerzen im Bereich der rechten Hüfte mit stärkerer Schwellung im Bereich der Leiste. Diagnose: ausgedehnte Bursitis iliopectinea mit sekundärer Abszedierung. **a** FSE T2-gewichtet, sagittal, **b** SE T1-gewichtet, fettsupprimiert, nach Kontrastmittelgabe, axial

dar, mit Signalanhebung in der T2-Wichtung, möglichst mit Fettsuppression.

Empfohlen wird auch eine direkte oder indirekte MR-Bursographie. Mit dieser Untersuchungsvariante könnten normale Bursae diagnostiziert werden. Sie ist jedoch aufwendig und erbringt im Krankheitsfall allenfalls in Bezug auf die Differenzialdiagnose weitere Erkenntnisse.

Die Bursitis iliopectinea, auch Bursitis iliopsoas, ist eine gelegentliche auftretende Erkrankung, die mit uncharakteristischen Schmerzen im vorderen Bereich des Hüftgelenkes einhergeht, mit Zunahmetendenz bei

Flexion. Differenzialdiagnostisch ist eine Arthritis oder Arthrose des Hüftgelenkes ebenso wie eine Zerrung der Adduktoren abzugrenzen.

In der MRT ist eine Bursitis iliopectinea leicht zu diagnostizieren, das Verfahren stellt daher einen wesentlichen diagnostischen Fortschritt dar. Man erkennt hierbei in der sagittalen und axialen Schnittrichtung mit der T2-gewichteten fettsupprimierten Sequenz ein unterschiedlich großes flüssigkeitsgefülltes Areal ventral des M. iliopsoas mit deutlicher Signalanhebung.

24.12 Degenerative Veränderungen im Bereich des Hüftgelenkes im Sinne einer Osteoarthrose (Koxarthrose)

Arthrotische Veränderungen sind insbesondere im Bereich des Hüftgelenkes ein häufiges Ereignis und die Hauptursache von Hüftgelenkbeschweden ab der 5. Lebensdekade. Es kommt zum Auftreten von lokalen Schmerzen und schmerzhaften Muskelanspannungen, die den Patienten sowohl mit und ohne Belastung quälen.

In der überwiegenden Mehrzahl der Fälle ist die Diagnose auch im Anfangsstadium mit der konventionellen Röntgendiagnostik zu stellen. Der MRT kommt lediglich bei der Frage nach bestimmten Zusatzinformationen eine Aufgabe zu.

Röntgenologisch findet sich im Frühstadium bekanntlich eine beetartige Knochenaposition an der Femurhalsvorderseite als Hinweis auf eine Überbelastung des Gelenkknorpels. Im weiteren Verlauf kommt es dann zum Auftreten marginaler Osteophyten an den Pfannenrändern und zu subchondralen Spongiosaverdichtungen, Geröllzysten und zu einer exzentrischen Verschmälerung des Gelenkspaltes. Die Veränderungen können unilateral oder auch symmetrisch sein. Sie betreffen in erster Linie den superioren medialen Abschnitt des Femurkopfes.

Die osteophytären Randwulstbildungen sind lateral oder medial sowohl im Bereich des Femurs als auch des Acetabulums lokalisiert. Subchondrale zystische Veränderungen finden sich sowohl im Bereich des proximalen Acetabulums als auch im Bereich des proximalen Femurkopfes.

Mit der MRT sind wir in der Lage, Knorpelschäden zu einem sehr frühen Zeitpunkt der Arthroseentwicklung festzustellen. Ebenso ist der Nachweis eines Ergusses und/oder einer synovialen Schwellung ein Hinweis auf die Aktivität des Prozesses.

Die MRT des Hüftgelenkes empfiehlt sich also im-

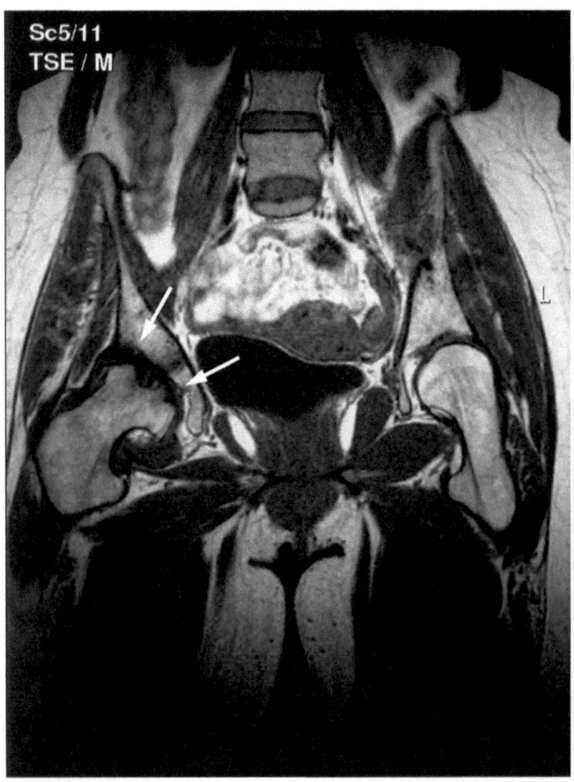

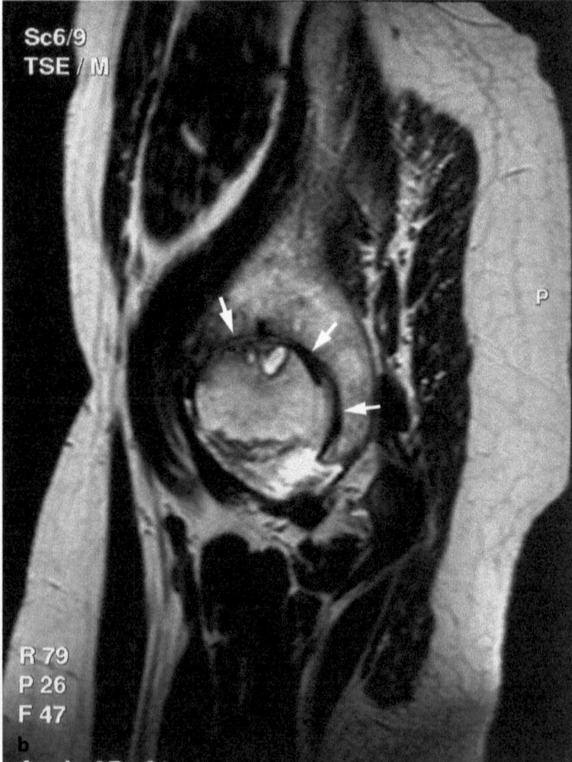

Abb. 24.34 a,b. Anamnese: Die 47-jährige Patientin klagt seit fünf Jahren über permanente Schmerzen im Bereich des rechten Hüftgelenkes mit Zunahme bei Belastung. Diagnose: schwere Koxarthrose rechts, Grad IV, mit Entrundung des Femurkopfes, Knorpelverlust und subchondralen zytischen Strukturen. **a** FSE T1-gewichtet, koronar, **b** FSE protonengewichtet, sagittal

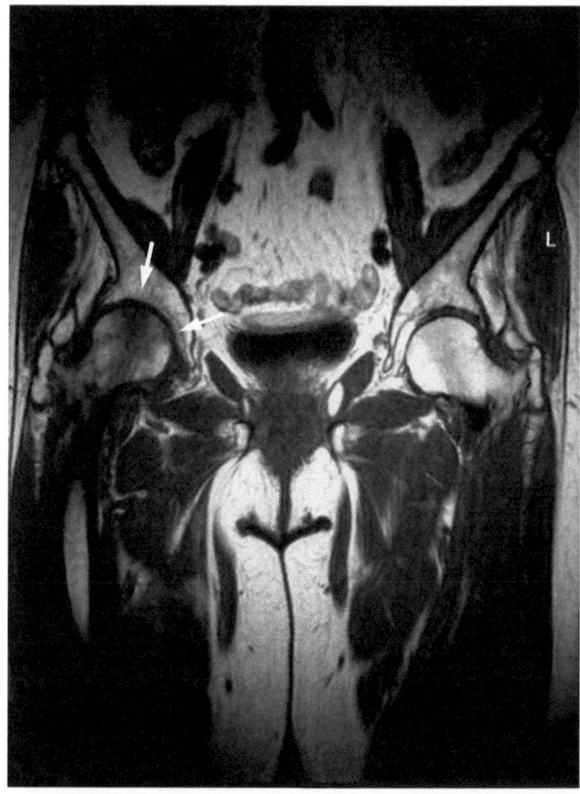

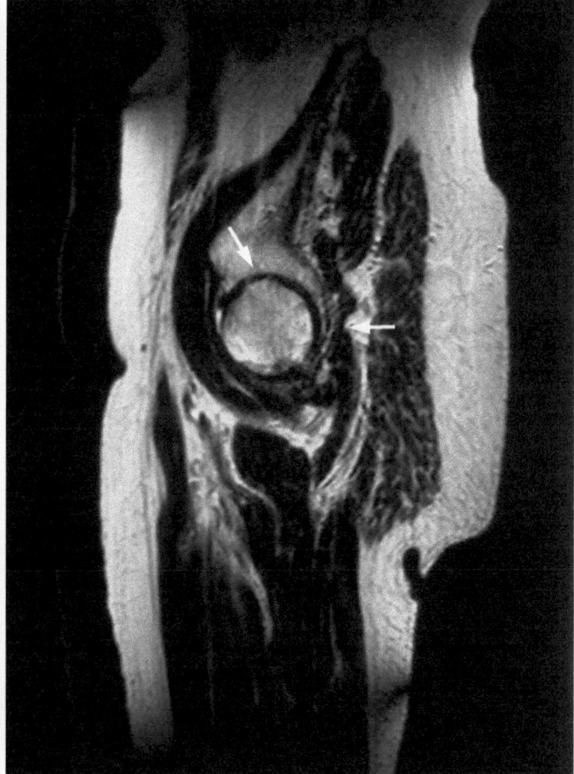

Abb. 24.35 a,b. Anamnese: Die 75-jährige Patientin erlitt vor einem halben Jahr eine subtrochantäre Femurfraktur. Jetzt seit fünf Wochen ständig zunehmende Schmerzen im Bereich der rechten Hüfte. Diagnose: Koxarthrose rechts, Grad II–III, mit deutlicher Knorpeldickenreduktion und Bone bruise im Bereich des Femurkopfes. **a** FSE T1-gewichtet, koronar, **b** FSE T1-gewichtet, sagittal

mer dann, wenn in konventionellen Rötgenbildern eine Verschmälerung des Gelenkspaltes als Hinweis auf einen fortgeschrittenen Knorpelschaden nicht nachgewiesen werden kann.

Die Indikation für eine MRT-Untersuchung besteht also in erster Linie bei Vorliegen von wenig ausgedehnten Knorpelschäden, bei denen auch sekundäre Zeichen wie eine Sklerose, Osteophyten oder Cysten fehlen.

Es muss jedoch festgestellt werden, dass insbesondere dann, wenn beginnende Knorpeldegenerationen vorliegen, die Ergebnisse der MRT-Untersuchung des Hüftgelenkes deutlich schlechter sind als die des Kniegelenkes.

Zum Einsatz kommen in erster Linie koronare, aber auch sagittale und axiale Schnitte in T1- und in fettsupprimierter T2-Wichtung. Von vielen Radiologen werden auch schräg koronare, parallel zum Schenkelhals gelegte Schichten empfohlen (Abb. 24.34 a,b, Abb. 24.35 a,b).

Zur gezielten Beurteilung des Knorpels gelten ähnliche Kriterien wie im Bereich des Knie- oder des Schultergelenkes. Der Knorpel stellt sich in einer T2*-gewichteten GRE-Technik, aber auch in der T2-gewichteten SE-Technik als schmaler homogener Saum mit intermediärem Signal dar, wobei beim hüftgesunden Erwachsenen die Knorpeldicke mehr als 2 mm betragen sollte.

Bei etwa 10% der Koxarthrosen kommt es zu einer schmerzhaften Zerstörung vor allem des Femurkopfes ohne stärkere Osteophytenreaktion unter dem Bild der destruktiven Koxarthrose. Wahrscheinlich handelt es sich hierbei um eine lokale Durchblutungsstörung mit stärker reaktiver Synovialitis.

Hierbei kann es auch in der MRT zu Schwierigkeiten bei der differenzialdiagnostischen Abgrenzung gegenüber einem akut entzündlichen Prozess kommen.

Die Einteilung einer Koxarthrose in verschiedene Grade zeigt Tabelle 24.2.

Labrale Veränderungen

Im Gegensatz zum Schultergelenk, bei dem labrale Läsionen fast ausschließlich Folge traumatischer Ereignisse sind, kommen diese im Bereich des Hüftgelenkes auch als Folge degenerativer Veränderungen regelhaft vor. Es findet sich allerdings keine Korrelation zwischen der Häufigkeit des Auftretens und der Schwere der Gelenkdegeneration.

In der MRT werden koronare, sagittale und axiale

Tabelle 24.2. Einteilung der Koxarthrosen

Grad	Röntgendiagnostik	MRT-Diagnostik
0	Normal	Normal
I	Beginnende Verschmälerung des Gelenkspaltes, beginnende Osteophytenbildung	Inhomogene Signalanhebung des Knorpels in der T2-Wichtung
II	Eindeutige Verschmälerung des Gelenkspaltes, Osteophytenbildung, beginnende Sklerose, insbesondere in der acetabulären Region	Inhomogenität mit umschriebenen Signalanhebungen des Knorpels in der T2-Wichtung, umschriebene Signalabschwächung der subchondralen Trabekel, Signalverlust im Bereich des Femurkopfes und -halses in der T1-Wichtung
III	Deutliche Verschmälerung des Gelenkspaltes, eindeutige Osteophytenbildung mit zystischen Strukturen und beginnender Deformität des Femurkopfes	Neben den Kriterien des Stadiums I und II findet sich hier ein zunehmender Signalverlust subchondral sowohl in der T1- als auch in der T2-Wichtung als Ausdruck der Knochensklerose
IV	Verlust des Gelenkspaltes mit zusätzlichem Nachweis ausgedehnter Osteophyten und zunehmender Deformität des Femurkopfes und des Acetabulums	Neben den bereits genannten Kriterien findet sich jetzt auch eine Deformität des Femurkopfes

Schnitte empfohlen, jedoch hat die koronare Schnittebene die größte Aussagekraft.

Das normale Labrum weist eine geringe Signalintensität in der T1-Wichtung und eine etwas angehobene Signalintensität in den Gradientenechos auf. In der T2-Wichtung weisen die Labren in einem Drittel der Fälle eine intermediäre, in zwei Dritteln der Fälle eine geringe Signalintensität auf. Sie lassen sich im lateralen und im mediokaudalen Bereich am besten in der koronaren Schnittebene nachweisen und überragen hierbei die Peripherie des Gelenkknorpels. Eine intermediäre Signalintensität in der T1- und in der T2-Wichtung ist offenbar Ausdruck fibrovaskulärer Veränderungen innerhalb des Labrums. Diese lassen sich in erster Linie in der T1-Wichtung nachweisen, bei zunehmendem Lebensalter, was einen Hinweis auf eine Degeneration darstellt. Ebenso ist die Volumenzunahme des Labrums mit Abstumpfung der Spitze Ausdruck einer Degeneration.

Ähnlich wie im Bereich des Schultergelenkes beim Bufort-Komplex fehlt in verschiedenen Abschnitten ein Labrum in etwa 5–10% der Fälle (Cotten 1998).

Die meisten labralen Verletzungen finden sich im anterosuperioren Bereich des Labrums. Verletzungen im posterioren und posterosuperioren Labrum betreffen in erster Linie jüngere Patienten, die entsprechende Traumen erlitten haben. Etwa 30% der Labrumverletzungen sind mit chondralen Defekten kombiniert. Die Morphologie der Labrumveränderungen ist außerordentlich vielfältig. So können die Labren abgerundet oder auch im Sinne eines FLAP teilrupturiert sein. Perilabrale Zysten sind insbesondere bei labralen Abrissen und Einrissen nachweisbar. Sie finden sich typischerweise extraartikulär und können hier eine Knochenarrosion bewirken. Werden sie nachgewiesen, besteht der dringende Verdacht auf eine labrale Verletzung.

Mit der konventionellen MRT gelingt die Darstellung von Labrumläsionen nur mit einer Sensitivität und Trefferrate mit 50%.

Mit der direkten MR-Arthrographie jedoch steigt die Sensitivität und Trefferrate auf über 90% (Scherni u. Hoffmann 1996).

24.13 Nervenwurzelkompressionsyndrome

24.13.1 Iliakusmuskelsyndrom

Der N. femoralis verläuft zwischen dem M. psoas und dem M. iliacus im Bereich des iliopektinalen Winkels

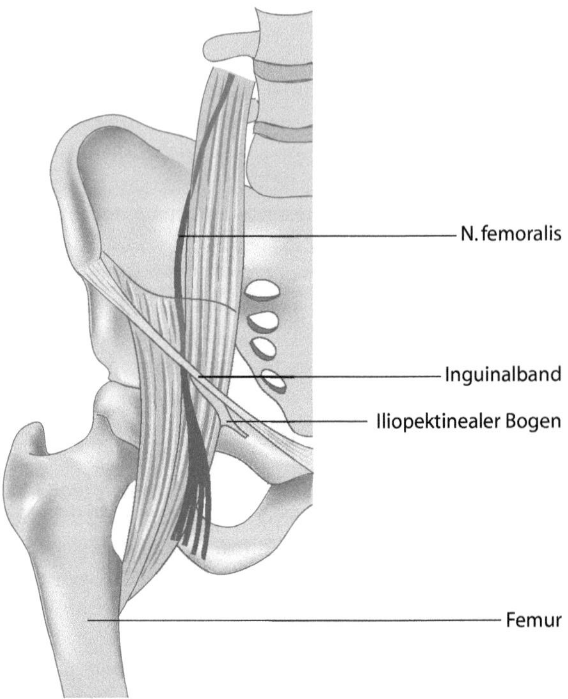

Abb. 24.36. Verlauf des N. femoralis, der bei einem Iliakussyndrom in der Lacuna muscularis im Bereich des iliopektinalen Bogens und durch das vordere Inguinalband komprimiert wird

und wird begrenzt durch das Darmbein, den M. iliopsoas, den iliopektinalen Bogen und von vorn durch das Lig. inguinale. Er innerviert die gesamte anteriore Muskulatur außer dem Tensor fasciae latae (Abb. 24.36).

Das Musculus-iliacus-Syndrom ist Folge einer Kompression dieses Nerven, entweder durch chirurgische Eingriffe, durch Hämatome, durch eine Blutung innerhalb der Nervenscheide oder durch Hernien oder knöcherne Frakturen.

Die Patienten klagen über Schwierigkeiten beim Stehen und bei Streckung des Kniegelenkes und geben eine Verstärkung der Schmerzen bei Hüftextension an. Der Patellarreflex ist nicht auslösbar.

Die MRT ist, insbesondere auf axialen T2-gewichteten Schichten mit Fettsuppression, nicht nur in der Lage, die Nervenschwellung als Folge der Kompression nachzuweisen, sondern auch die Ursache der Kompression zu eruieren.

24.13.2 Ilioinguinalsyndrom

Der N. ilioinguinalis kommt aus der ersten sakralen Nervenwurzel und verläuft entlang des M. quadratus lumborum und des M. iliacus. Er wechselt dann seine Richtung und begleitet den Ductus spermaticus bei Männern und das runde Ligament bei Frauen medial der Spina iliaca superior.

Der N. ilioinguinalis kann durch eine muskuläre retroperitoneale und durch eine renale Pathologie komprimiert werden.

Die Patienten klagen über Schmerzen in der Inguinalregion, die bei Druck auf das inguinale Band verstärkt werden. Ferner besteht eine abdominelle muskuläre Schwäche und muskuläre Atrophie.

Auch hierbei ist die MRT das einzige bildgebende Verfahren, mit dem eine Abklärung gelingt. Zum Einsatz kommen fettsupprimierte T2-gewichtete Schichten in axialer Schnittrichtung.

24.13.3 Das lumbosakrale Tunnelsyndrom

Es beinhaltet eine Kompression der 5. Nervenwurzel innerhalb eines fibroossären Tunnels, der von vorn durch das Lig. iliolumbale und von dorsal durch die Wand des Os sacrum begrenzt ist. Die 5. Nervenwurzel verlässt das Foramen intervertebrale und verläuft nach inferior lateral, wobei es die obere Grenze des Os ilium kreuzt, bevor er die vordere Oberfläche des Os sacrums erreicht. Hierbei verläuft der 5. Lumbalnerv unter dem Lig. iliolumbale, die 4. Nervenwurzel verläuft oberhalb des iliolumbalen Ligaments und vereinigt sich dann mit der 5. Nervenwurzel unterhalb davon (Abb. 24.37).

Diverse Prozesse können eine Nervenkompression bewirken, so Osteophyten, neurale Tumoren, Entzündungen, Frakturen im Bereich des Os sacrum sowie primäre oder sekundäre Knochentumoren im Bereich des Beckens.

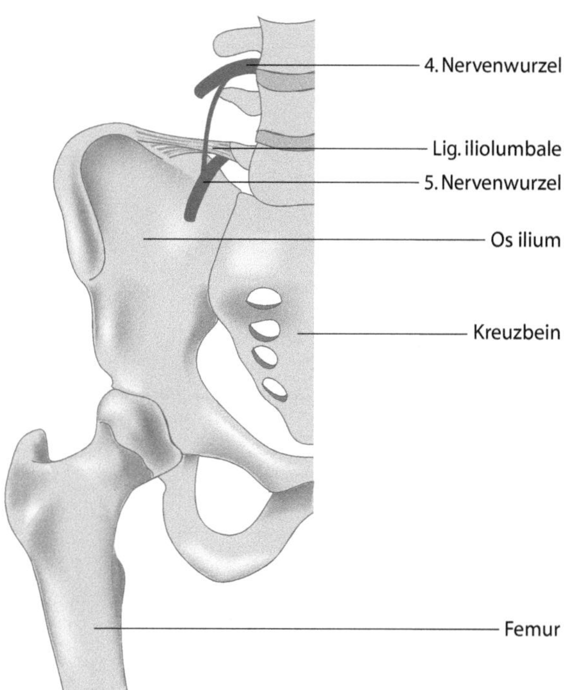

Abb. 24.37. Lumbosakrales oder L5-Tunnelsyndrom. Die L5-Nervenwurzel wird unterhalb des Lig. iliolumbale im lumbosakralen Tunnel durch diverse Prozesse komprimiert (z. B. Osteophyten, neurale Tumoren, Entzündungen, pathologische Gefäßformationen)

Klinisch finden sich eine Schwäche und Atrophie der unteren Extremität und eine Hypästhesie im Versorgungsgebiet der 5. Nervenwurzel. In anderen Fällen kann es jedoch auch nur zu einer L5-Radikulopathie kommen.

Empfehlenswerte MRT-Sequenzen sind: FSE T2-Wichtung, fettsupprimiert, koronar oblique und axial. Die Schichten sollten den gesamten Verlauf des fibroossären Tunnels darstellen. Eine Abklärung dieses Syndroms wird fast immer erreicht.

24.13.4 Obturatortunnelsyndrom

Der N. obturatorius bildet sich aus dem Plexus lumbalis und passiert den M. psoas im Bereich des Beckens. Er überkreuzt dann das Sakroiliakalgelenk und verläuft entlang der Beckenwand, die den Obturatortunnel bildet.

Eine Kompression dieses Nerven erfolgt, wenn der Nerv den fibroossären Tunnel im Sulcus obturatorium passiert. Der Tunnel wird begrenzt durch den M. obturator internus et externus (Abb. 24.38).

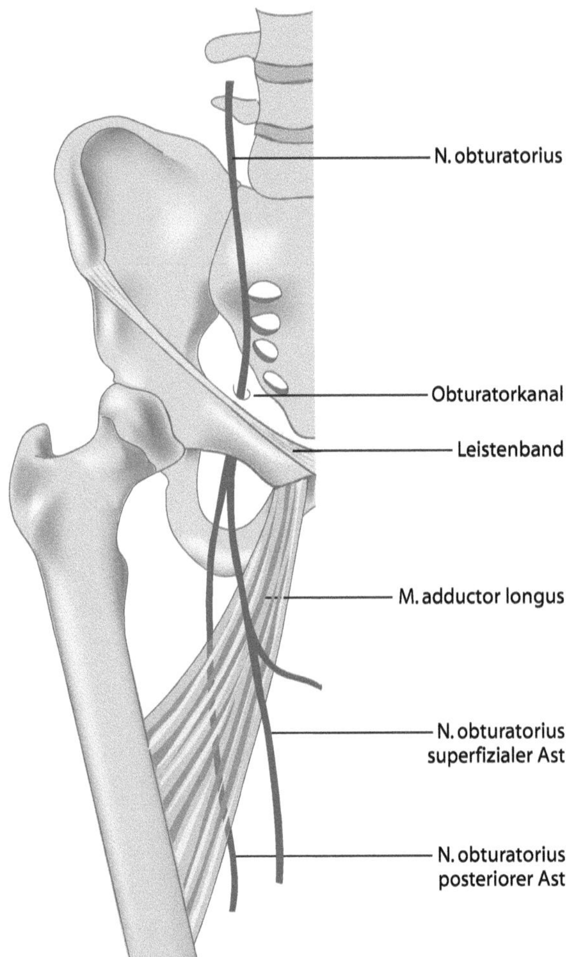

Abb. 24.38. Obturatortunnelsyndrom besteht dann, wenn der N. obturatorius im Bereich des Obturatortunnels oder unterhalb davon im Bereich der Adduktorenmuskulatur komprimiert wird

Ätiologie dieses Kompressionssyndroms sind retroperitoniale Raumforderungen, Raumforderungen im Becken, Schwangerschaft, neuropathische Veränderungen, Hämatome im Becken, Obturatorhernien sowie Entzündungen im Becken. Auch hier wird unterschieden zwischen einer akuten Läsion und einer chronischen Läsion, wobei es dann zu einer Fibrosierung des Nerven kommt.

Klinisch finden sich nicht lokalisierbare Schmerzen im Bereich des Beckens, sowohl bei Belastung als auch in Ruhe, die sich in die Symphyse und bis zum Knie hin ausdehnen.

Die MRT ist wie beim lumbosakralen Tunnelsyndrom auch beim Obturatorsyndrom das Verfahren der Wahl, um die Ursache der Kompression und die Folge der Kompression, nämlich die Nervenveränderung nachzuweisen. Zur Anwendung sollten T2-gewichtete fettsupprimierte Sequenzen kommen, in erster Linie in axialer Schnittrichtung.

24.13.5 Syndrom des M. piriformis

Der N. ischiadicus verläuft im Foramen ischiadicum proximal des M. piriformis und ist Verlaufsvariationen unterworfen.

Ursache des Syndroms des M. piriformis ist eine Kompression des N. ischiadicus im fibroossären Tunnel in der Region des M. piriformis, die eine Irritation dieses Nerven bewirkt.

Ätiologisch können Muskelspasmen, inflammatorische oder degenerative Veränderungen der piriformis Muskelsehne, Knochendegeneration und Deformitäten an den Muskelansätzen sowie posttraumatische Narbenbildungen Ursache des Syndroms sein.

Klinisch finden sich Hinweise auf eine Irritation des N. ischiadicus in der Peripherie und evtl. eine palpable Raumforderung im Bereich des Piriformismuskels, evtl. auch ein Spasmus des M. piriformis. Die Schmerzen nehmen bei Innenrotation der Hüfte zu.

Die MRT ist auch beim Musculus-piriformis-Syndrom das bildgebende Verfahren der Wahl, um die Ursache der Kompression aufzudecken. Dies geschieht in erster Linie in koronaren und in axialen Schnittrichtungen in fettsupprimierter T2-Wichtung, evtl. auch in GRE-T2*-Wichtung.

24.13.6 Nervus-saphenus-Syndrom

Der N. saphenus ist der längste sensorische Ast des N. femoralis, der innerhalb des Adduktorenkanals zusammen mit der A. femoralis und der V. femoralis verläuft und die Haut des medialen Beines versorgt. Der Vastus medialis stellt die mediale Wand, der M. adductor longus die laterale Wand des Adduktorenkanals dar. Der M. sartorius kreuzt den mittleren und proximalen Anteil dieses Kanals.

Eine Nervenkompression ist im distalen Anteil des Adduktorenkanals, aber auch unterhalb davon im Bereich des Fasziengewebes möglich. Hauptursache sind Traumen der Adduktorenmuskulatur, entweder im Sinne einer Zerrung oder einer Kontusion, z. B. bei Fußballern und bei Rugbyspielern.

Die Patienten klagen hauptsächlich bei Belastung über Schmerzen im Bereich des medialen Beines und des Kniegelenkes.

Magnetresonanztomographisch lassen sich im Falle einer Nervenkompression Veränderungen im Adduktorenkanal oder unterhalb davon nachweisen, und zwar in erste Linie in der T2-gewichteten Fettsuppression. Hierbei kommt es zur Darstellung einer umschriebenen Signalanhebung im betreffenden Bereich.

24.14 Tumoröse Veränderungen

Es gibt eine Vielzahl von tumorösen Prozessen im kleinen Becken. An dieser Stelle werden jedoch nur diejenigen raumfordernden Prozesse abgehandelt, die knöchernen Ursprungs sind oder von den paraossalen Weichteilen ausgehen. Hierbei ist als kongenitaler Tumor das sakrokokzygeale Teratom zu nennen, das bei Kindern vor allem in der präsakralen Region nachgewiesen wird. Es kann sich hierbei um einen gutartigen, jedoch auch um einen bösartigen Tumor handeln. In erster Linie führt die neurovaskuläre Kompression zu einer klinischen Drucksymptomatik.

In der MRT findet sich in der T1- und in der T2-Wichtung eine größere Raumforderung, die runde, scharf begrenzte Areale mit unterschiedlicher Signalintensität aufweist, bedingt durch zystisch solide Strukturen mit einer kalzifizierenden Komponenete. Die Teratome verlagern häufig das Os sacrum und infiltrieren es. Sakrokokzygeale Teratome können leicht von intrapelvinen Tumoren abgegrenzt werden, weil allein durch das Teratom das Rektum nach vorn abgedrängt wird. Differenzialdiagnostisch sind allerdings bei Kindern eine anteriore Meningozele, eine rektale Duplikation, ein Neuroblastom und auch ein Lymphom in Erwägung zu ziehen. Diese Abgrenzung kann manchmal schwierig sein, weil die zystische Komponente bei einem sakralen Teratom derart überwiegen kann, dass die übrigen Strukturen nicht nachgewiesen werden können.

Eine weitere nicht seltene Raumforderung im Bereich des Os sacrums ist die sakrale aneurysmale Knochenzyste. Diese Raumforderung ist bekanntlich histologisch gutartig, jedoch lokal aggressiv und knochenzerstörend. Sie kann multilokulär angeordnet sein. Klinisch wird sie meist erst durch eine neurovaskuläre Kompressionssymptomatik auffällig, insbesondere im Bereich der S2- bis S4-Wurzeln im Neuroforamen und im Spinalkanal. Diese Raumforderung ist mit konventionellen Röntgenaufnahmen und der CT als glatt berandete Strukturaufhebung des normalen Knochens sicher nachweisbar. Die MRT kann als ergänzendes Verfahren eingesetzt werden, wenn z. B. eine paraossale Ausbreitung nachgewiesen werden soll.

Weitere raumfordernde Prozesse und Tumoren, die auch im Bereich des Os sacrums vorkommen, sind bereits im allgemeinen Teil abgehandelt worden. Es handelt sich hierbei um osteogene oder um chondrogene Tumoren oder auch um Tumoren, die von der fibrösen Matrix und vom Muskel ausgehen, und um Metastasen. Des Weiteren sind sehr selten auch Neurofibrome und Hämangiome sowie Lipome nachweisbar (Abb. 24.39 a,b, Abb. 24.40 a–c).

Eine Sonderstellung nehmen die perineuralen Zysten ein, die in erster Linie im Bereich von S1 bis S3 lokalisiert sind und häufig Druckusuren am Knochen, insbesondere im Neuroforamen verursachen. Es handelt sich hierbei um Aussackungen des Duralsackes und der Meningen, sodass sie auch als lokalisierte Meningozelen bezeichnet werden können. Eine ausführlichere Abhandlung erfolgt in Kap. 28, „Wirbelsäule".

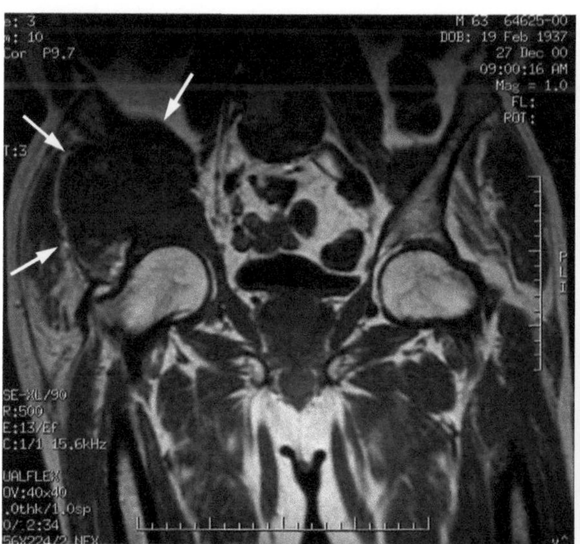

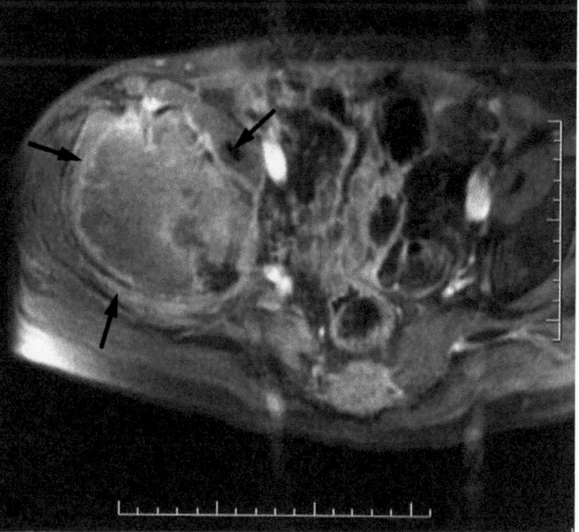

Abb. 24.39 a,b. Anamnese: Der 63-jährige Patient klagt seit drei Monaten über ständig zunehmende Schmerzen im Bereich der rechten Hüfte mit Ausstrahlung in den rechten Oberschenkel und über eine Gewichtsabnahme von 7 kg. Diagnose: ausgedehnter knochendestruierender, wahrscheinliche metastatischer Prozess im Bereich des Os ilium, des Acetabulums und des Os ischii rechts. **a** FSE T1-gewichtet, koronar, **b** FSE T1-gewichtet, nach Kontrastmittelgabe, axial

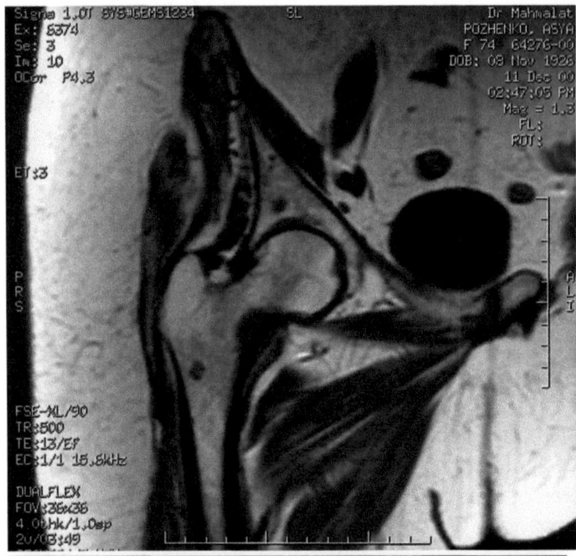

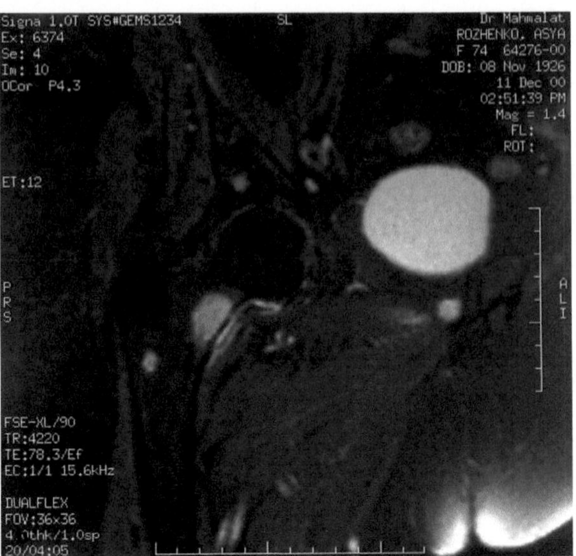

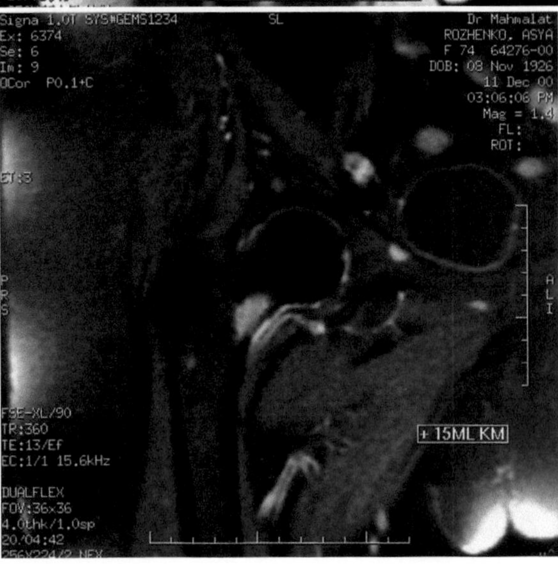

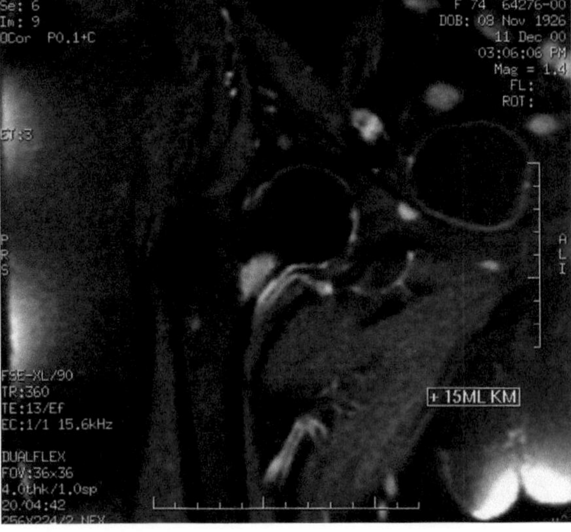

Abb. 24.40 a–c. Anamnese: Die 74-jährige Patientin hat vor einigen Wochen eine Infraktion im Bereich des Schenkelhalses erlitten. Jetzt seit vier Wochen erhebliche Schmerzen, insbesondere bei Belastung. Diagnose: umschriebene Läsion im Bereich des medialen dorsalen Schenkelhalses (Histologie: Osteoblastom). **a** SE T1-gewichtet, koronar, **b** FSE T2-gewichtet, fettsupprimiert, koronar, **c** SE T1-gewichtet, fettsupprimiert, nach Kontrastmittelgabe, koronar

Literatur

Beltran J, Herman LJ, Burk JM et al. (1988) Femoral head avascular necrosis: MR Imaging with clinical-pathologic and radionuclide correlations. Radiology 166: 215–220

Coleman BG, Kressel HY, Dalinka MK et al. (1988) Radiographically negative avascular necrosis: Detection with MR Imaging. Radiology 168: 525–528

Ficat RR (1983) Treatment of avascular necrosis of the femoral head Hip 2: 279–295

Gabriel H, Fitzgerald SW, Myers MT et al. (1994) MR Imaging of hip disorders. Radiographics 14: 763–781

Hodler J, Yu JS, Goodwin D (1995) MR arthrography of the hip: Improved imaging of the acetabular labrum with histologic correlation in cadavers. AJR Am J Roentgenol 165: 887

Kaplan PA, Helms CA, Dussault R, Anderson MW, Major NM (2001) Musculoskeletal MRI. WB Saunders, Philadelphia

Mitchell DG, Rao VM, Dalinka MK et al. (1987) Femoral head avascular necrosis correletion of MR Imaging, radiographic staying, radionuclite imaging and clinical findings. Radiology 162: 709–715

Nishii T, Nakanishi K, Sugano N et al. (1996) Acetabular labral tears: Contrast-enhanced MR Imaging under continuous leg traction. Skeletal Radiol 25: 349–356

Pfirrman C, Resnick D (2001) Greater Trochanter of the hip: Attachment of the Abductor Mechanism and a complex of three Bursae-MR-Imaging and MR-Bursography in Cadavers and MRI in assymptomatic Volunteers. Radiology 221: 469–477

Pomeranz SJ (1997) Gamuts and pearls in MRI and orthopedics. Merten, Cincinnati/OH

Rix J, Maas R, Eggers-Stroeder GM (1992) Legg-Calve-Perthes. Wertigkeit der MRT in der Frühdiagnostik und Verlaufsbeurteilung. Fortschr Röntgenstr 156: 77–82

Rush BH, Bramson RT, Ogden JA (1988) Legg-Calve-Perthes disease: Detection of cartilaginous and synovial changes with MR Imaging. Radiology 167: 473–476

Scherni, Hoffmann (1996) Radiology

Schmid M, Hodler J (2003) Cartilage Lesions in the Hip: Diagnostic Effectiveness of MR-Arthrography. Radiology 266, 382–386

Steinbach LS, Schneider R, Goldman AB et al. (1985) Bursae and cavities communicating wich the hip. Radiology 156: 303–307

Wilson AJ, Murphy WA, Hardy DC et al. (1988) Transient osteoporosis: Transient bone marrow edema? Radiology 167: 757–760

Os sacrum und Iliosakralgelenke 25

Das Os sacrum stellt den unteren Abschluss der Lendenwirbelsäule dar, ist aber entwicklungsgeschichtlich mehr dem Becken zugehörend. Im Bereich des Kreuzbeines kommen entzündliche, degenerative, traumatische und neoplastische Prozesse vor. Die Differenzierung und Abklärung erfolgte bis vor einigen Jahren durch gezielte konventionelle Röntgenaufnahmen, die Skelettszintigraphie, die konventionelle Tomographie und durch die CT. Erst in letzter Zeit wurde der Wert der MRT bei der Diagnostik pathologischer Veränderungen im Bereich des Os sacrum erkannt. Seit dieser Zeit besitzt das Verfahren einen hohen Stellenwert. Die Szintigraphie weist bekanntlich eine hohe Sensitivität, jedoch nur eine geringe Spezifität auf. Gegen die CT und die konventionelle Tomographie spricht trotz der hohen Trefferrate die damit verbundene Strahlenexposition der Gonaden, die insbesondere bei Kindern und bei Frauen im gebärfähigen Alter nicht mehr toleriert werden sollte.

25.1 Anatomie

Das Os sacrum ist im kranialen Anteil durch Gelenke mit dem Os ilium beidseits verbunden und bildet so eine feste Einheit und den Abschluss des Beckens nach dorsal. Die Iliosakralgelenke haben aufgrund ihrer straffen Artikulation nur eine geringe Beweglichkeit, sind jedoch wie jedes Gelenk mit einem Gelenkknorpel ausgestattet, der mit einer zottenarmen Synovia überzogen ist. Es handelt sich hierbei um eine Amphiarthrose. Der Gelenkknorpel weist im Gegensatz zu anderen Gelenken einen größeren fibrösen Anteil auf. Auf der sakralen Gelenkfläche hat der hyaline Knorpel eine Dicke von 3 mm, auf der iliakalen Seite weist der dort vorhandene Faserknorpel nur eine Dicke von 1 mm auf. Die Gelenkkapseln beidseits werden ventral durch die Ligg. sacroiliaca ventralia und dorsal durch die Ligg. sacroiliaca interossea gebildet. Sie werden verstärkt durch die Ligg. sacrospinale und durch die Ligg. sacrotuberale. Den dorsalen unteren Abschluss bildet das Os coccygis. Von der Vorderfläche des 2. bis 4. Sakralwirbels lateral der Foramina sacralia entspringt beidseits der M. piriformis, der das Becken durch das Foramen ischiadicum majus verlässt. An der medialen Fläche des Trochanter major kaudal in Höhe des Steißbeines hat der M. levator ani seinen Ursprung. Sein kranialer Anteil wird auch als Fascia diaphragmatis bezeichnet. Die Levatormuskeln beidseits bilden eine zentrale Einheit als so genannte Levatorplatte. Dorsal ist das Os sacrum frei von Muskelansätzen.

Der Rückenmarkkanal setzt sich auch im Os sacrum fort. Der Duralsack endet blind im Bereich des 1. bis 2. Sakralwirbels. Er entlässt eine Reihe von Nervenwurzeln, die unterhalb davon durch die Neuroforamina nach dorsal und ventral hin austreten. Das Filum terminale stellt die Verlängerung des Rückenmarks unterhalb des Conus medullaris dar und verläuft innerhalb des Spinalkanals bis zum 1. Steißbeinwirbel.

Die Funktion des Os sacrum und seiner Gelenke besteht im Abschluss des kleinen Beckens nach dorsal. Es dient dem Schutz der im kleinen Becken lokalisierten Organe. Die nervale Innervation erfolgt aus den Rami dorsalis der Spinalnerven S1 und S2. Die arterielle Versorgung der Iliosakralgelenke erfolgt über die Äste der Aa. iliolumbales sowie über die Aa. sacrales laterales und auch durch die Aa. gluteae inferiores et superiores (Abb. 25.1 a–c, Abb. 25.2 a–c).

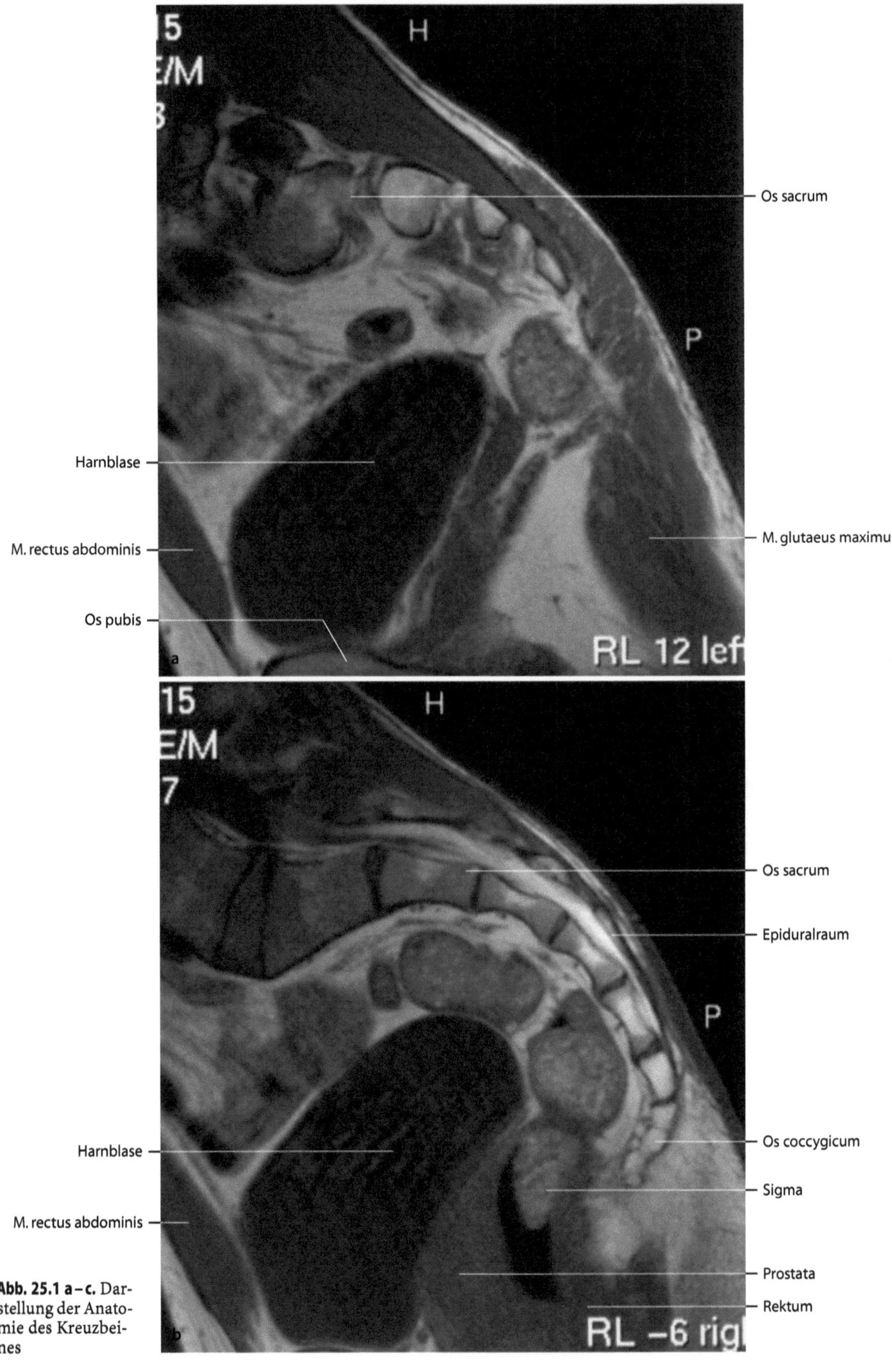

Abb. 25.1 a–c. Darstellung der Anatomie des Kreuzbeines

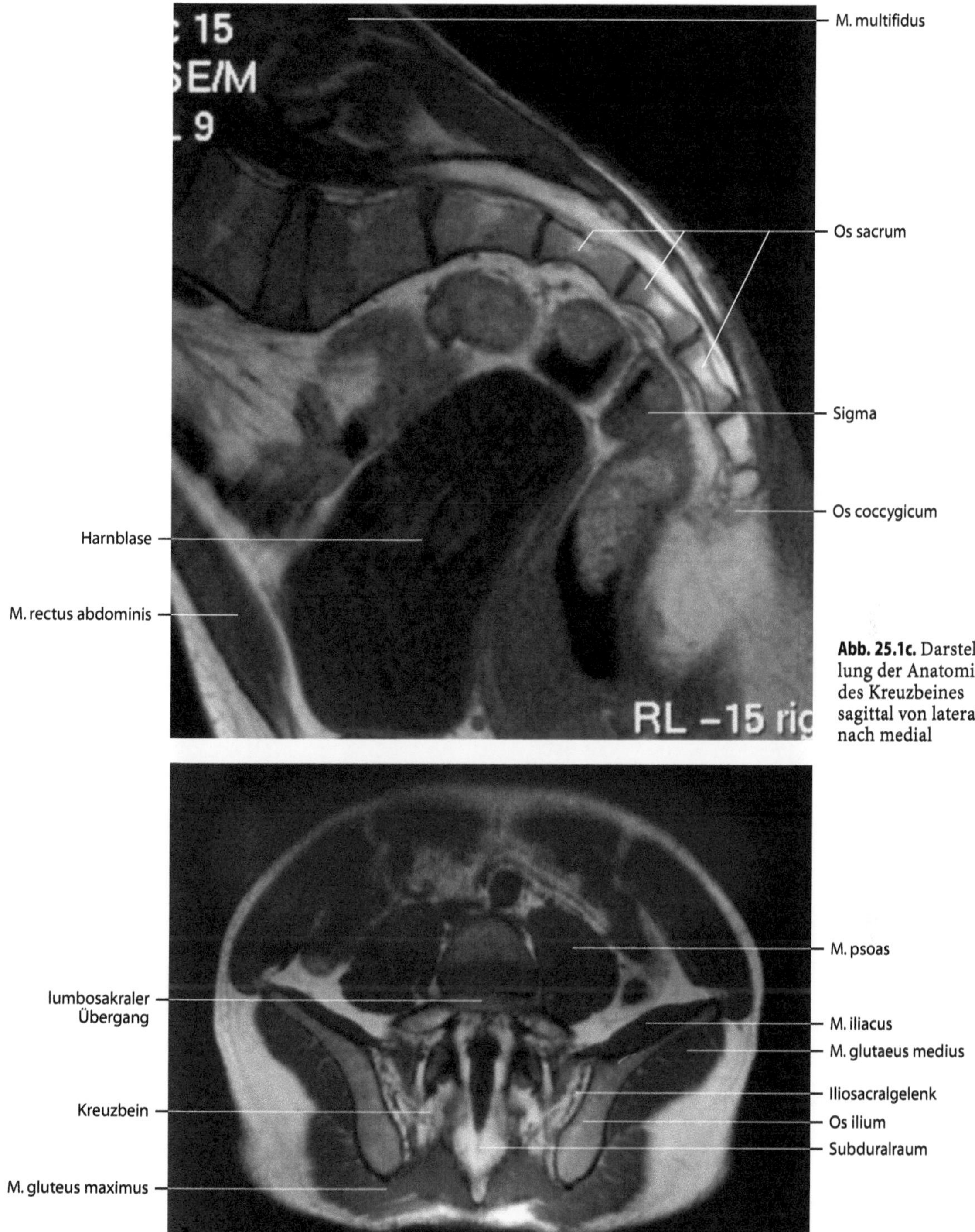

Abb. 25.1c. Darstellung der Anatomie des Kreuzbeines sagittal von lateral nach medial

Abb. 25.2 a–c. Darstellung der Anatomie des Kreuzbeines axial von kranial nach kaudal

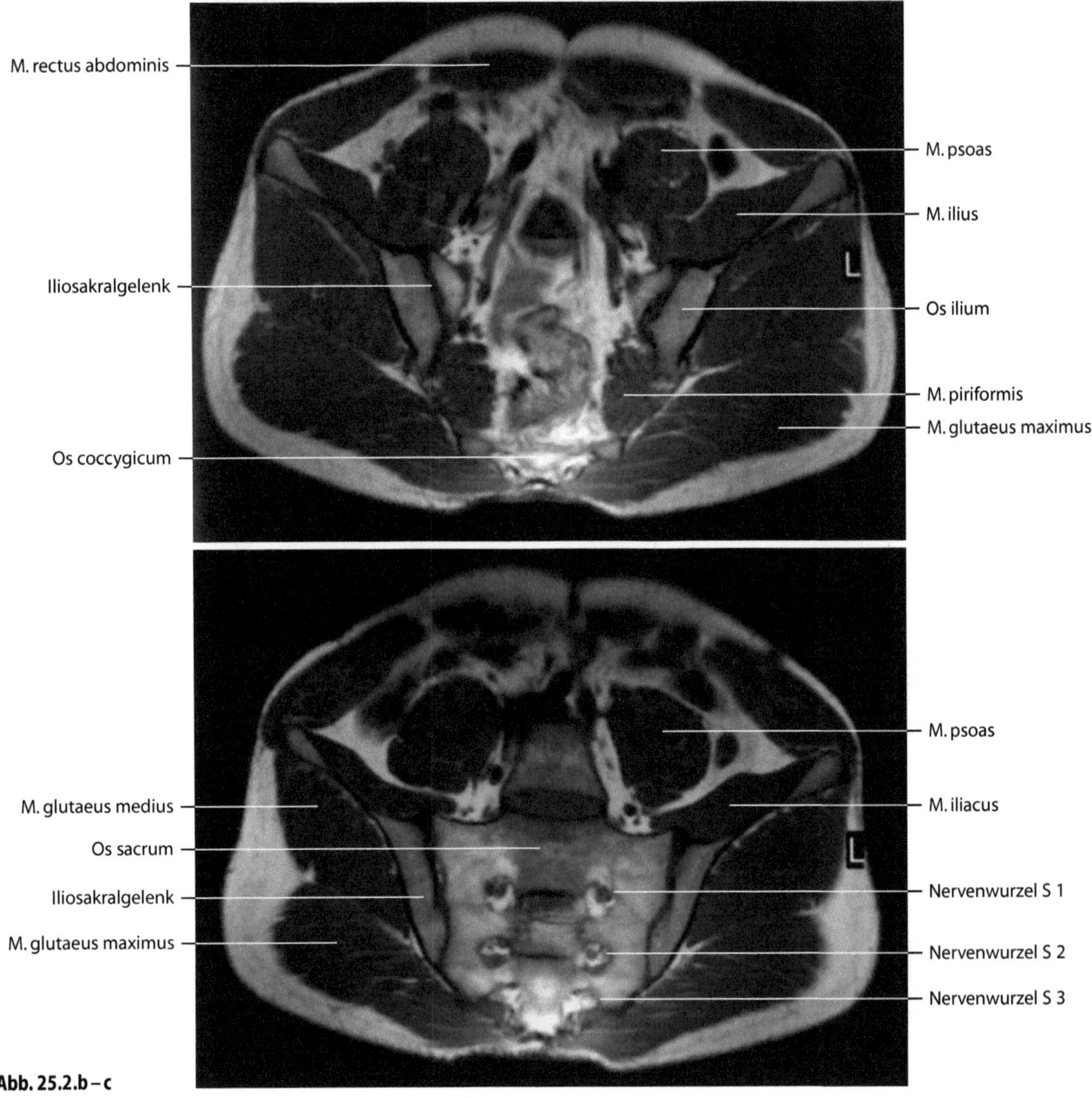

Abb. 25.2.b–c

25.2 Magnetresonanztomographische Darstellung des Os sacrum sowie der Iliosakralgelenke

In der MRT lassen sich sämtliche Ligamente, die das Os sacrum mit der Umgebung verbinden, als signalarme Areale in den verschiedenen Schnittrichtungen darstellen. Auch die im Bereich des Os sacrum inserierende Muskulatur stellt sich ausgezeichnet dar. Schwierigkeiten kann gelegentlich die Darstellung der neurovaskulären Strukturen machen.

25.2.1 Einstelltechnik und Sequenzabfolge

Die Untersuchung des Patienten erfolgt in Rückenlage, möglichst mit Unterpolsterung der Kniegelenke. Zur Darstellung des Kreuzbeines sollte eine schräg koronare Schnittrichtung parallel zum proximalen Anteil des Os sacrum und der Iliosakralgelenke angefertigt werden, und zwar mit einer Angulation von 30–40°. Ferner ist senkrecht auf diese Richtung die Anfertigung schräg axialer Aufnahmen erforderlich.

Ausnahme bilden Fragestellungen, die sich auf den unteren Teil des Os sacrum beziehen. Hierbei sind die einfache koronare und die sagittale Schnittebene empfehlenswert. Die auszuwählenden Sequenzen richten sich eindeutig nach der klinischen Fragestellung. Die schräg koronare Schnittrichtung sollte jedoch in jedem Falle ergänzend mit einer T2-gewichteten, fettsupprimierten Einstellung durchgeführt werden. Die Gabe von Kontrastmittel bei der Frage nach entzündlichen oder neoplastischen Veränderungen erfolgt obligatorisch.

Auf die Anfertigung von Schichten in sagittaler Schnittrichtung sollte nicht verzichtet werden, weil sie einen guten Überblick über das gesamte Os sacrum einschließlich des Os coxygicum erlauben.

Zur Knorpelbeurteilung im Bereich der Iliosakralgelenke hat sich die T2*-gewichtete GRE-Technik mit Fettsuppression bewährt. Man erhält hierbei einen hohen Kontrast des Knorpels gegenüber den subchondralen Regionen. Der Gelenkspalt kommt zwischen dem hyalinen Gelenkknorpel und dem iliakalen Fasergelenkknorpel gut zur Darstellung. Zur Verminderung von Artefakten wird eine Links-Rechts-Präparation der Phasenkodierung empfohlen. Als Localizer dient die sagittale Schnittrichtung.

Ferner kann eine dynamische MRT-Untersuchung zur Verifizierung von pathologischen Veränderungen im Bereich der Iliosakralfugen durchgeführt werden.

25.2.2 Darstellung des Os sacrum und der Umgebungsstrukturen in der MRT mit verschiedenen Sequenzen und Schichtrichtungen

In der schräg koronaren Schnittrichtung ist ein guter Überblick über die Iliosakralgelenke gegeben, die sich in der T1-Wichtung wenig signalintensiv, in der T2-Wichtung signalintensiv darstellen. Nach Kontrastmittelgabe kommt es aufgrund der synovialen Kontrastmittelanreicherung zu einem Signalanstieg in der T1-Wichtung. Ferner sind in dieser Ebene die ersten drei sakralen Neuroforamina gut überblickbar. Auch der M. iliospoas stellt sich beidseits paravertebral und im Bereich des ventralen Os ilium dar, ebenso der M. gluteus maximus et medius mit einem intermediären Signal.

In der angulierten axialen Schnittebene wird der Sakralkanal ausgezeichnet dargestellt, ebenso das Os sacrum und die Iliosakralgelenke. Darüber hinaus ist eine Beurteilung der vorderen und hinteren iliosakralen Bänder möglich. Die dorsalen Abschnitte des kleinen Beckens sind ebenfalls gut dargestellt. Des Weiteren kommen im kaudalen Bereich die Levatorplatte und der M. piriformis zur Darstellung und in den laterokaudalen Abschnitten auch die Glutealmuskulatur. Die periartikulären Knochenmarkareale weisen entsprechend ihrem Fettgehalt eine intermediäre bis hyperintense Signalintensität auf. Wird eine T2*-gewichtete GRE-Sequenz gewählt, ist der Gelenkknorpel als relativ glatt abgrenzbare homogen hyperintense Zone erkennbar.

In der sagittalen Schnittrichtung ist das Os sacrum in allen Abschnitten übersichtlich dargestellt. Die Schnittrichtung erlaubt außerdem eine Beurteilung des Steißbeines, wenn die Schnitte ausreichend dünn sind. Auch die Organe des kleinen Beckens sind gut beurteilbar. Insbesondere der Verdacht auf das Vorliegen eines retroperitonealen präsakralen raumfordernden Prozesses stellt eine absolute Indikation zur Durchführung dieser Schnittrichtung dar.

25.3 Pathologische Veränderungen

25.3.1 Traumatische Veränderungen

Stressfrakturen, entweder bedingt durch eine Osteoporose, oder auch durch Überanstrengung, kommen auch im Bereich des Os sacrums vor. Sie sind gewöhnlich symmetrisch und verlaufen horizontal. Aufgrund dieser Richtung des Frakturspaltes ist der Nachweis mittels CT schwierig, wenn nicht unmöglich.

Die MRT weist demgegenüber eine höhere Trefferrate auf. In der MRT stellt sich der Frakturspalt am besten in der schräg koronaren Schnittrichtung als Signalabschwächung in der T1- und als Signalanhebung in der fettsupprimierten T2-Wichtung dar. Es kann jedoch sein, dass sich in diesem Bereich lediglich eine diffuse intraspongiöse Signalanhebung im Sinne eines Bone bruise nachweisen lässt, ohne dass eine spezifische Frakturmorphologie nachgewiesen werden kann. In einem solchen Fall ist die Abgrenzung gegenüber einer neoplastischen Metastasierung nicht leicht. Nach Kontrastmittelgabe findet sich jedoch nur bei Vorliegen einer Raumforderung eine deutliche Signalanhebung im pathologischen Bereich.

Gegenüber einer Sakroiliitis mit periartikulärer ödematöser Infiltration des Os sacrum kann eine okkulte Fraktur deshalb sicher abgegrenzt werden, weil eine Fraktur niemals in kraniokaudaler Richtung verläuft. Ferner lassen sich bei entzündlichen Veränderungen irreguläre kortikale Grenzen und Erosionen nachweisen.

Von den Stressfrakturen müssen unfallbedingte Frakturen des Os sacrum abgegrenzt werden. Diese werden durch erhebliche direkte Gewalteinwirkung oder auch durch eine stärkere Distorsion verursacht. Bei einer Distorsion kommt es häufig zusätzlich zu einer Lockerung der Iliosakralgelenke als Folge einer Bandläsion. Die MRT kann nicht nur die Fraktur mit einer hohen Trefferrate analysieren, sondern auch die möglichen komplizierenden Folgen, so das retroperitoneale Hämatom oder auch die bereits erwähnte Lockerung der Iliosakralfugen. Auch muskuläre Verletzungen in der Umgebung des Os sacrum kommen zur Darstellung (Abb. 25.3).

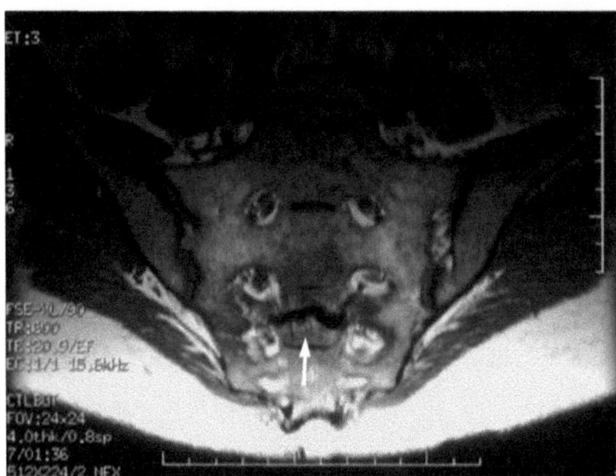

Abb. 25.3. Infraktion des Os sacrum in Höhe S3 (SE T1-gewichtet, schräg koronar)

25.3.2 Entzündliche Veränderungen der Iliosakralgelenke

Spondylarthropathien spielen sich in 95% der Fälle im Bereich der Iliosakralgelenke ab. Es handelt sich dabei um eine Vielzahl von verschiedenen entzündlichen oder entzündungsähnlichen Erkrankungen. Dabei kann zwischen seropositiven Erkrankungen aus dem rheumatoiden Formenkreis und seronegativen Formen unterschieden werden. Diese letztgenannten umfassen mehrere typische Krankheitsbilder, so die Psoriasarthropathie, den Morbus Reiter, die Arthritiden im Rahmen akuter oder chronischer Darmerkrankungen als reaktive Arthritis sowie die undifferenzierte Spondylarthropathie.

Die ankylosierende Spondylitis ist die häufigste Form der Sakroiliitis. Hierbei handelt es sich um eine chronisch-entzündliche Systemerkrankung, bei der im Bereich der Wirbelsäule drei Phasen differenziert werden können.

Im Bereich der Iliosakralgelenke allerdings findet sich bei einer ankylosierenden Spondylitis ein Nebeneinander von destruierenden und proliferativen Veränderungen, die schließlich in eine vollständige Ankylose einmünden. Regelhaft findet sich hierbei ein bilateraler symmetrischer Befall.

Klinisch ist dieses Krankheitsbild charakterisiert durch Rückenschmerzen, eingeschränkte Beweglichkeit der Lendenwirbelsäule und in fortgeschrittenen Stadien auch der Brust- und Halswirbelsäule mit Einschränkung der Atemexkursionen durch Mitbefall der Kostotransversalgelenke.

Bei der Psoriasisarthropathie findet sich ebenfalls fast immer ein bilateraler Befall, während die reaktiven Arthritiden meist unilateral auftreten.

Die typische Klinik einer Sakroiliitis ist durch Rückenschmerzen charakterisiert, die in Ruhe auftreten besonders als sog. Aufwachschmerz und sich meist bei Bewegung bessern.

Eine Sacroiliitis kann auch bei Stoffwechselerkrankungen, z. B. bei Gicht, beim Morbus Gaucher, bei einem Hyperparathyreoidismus sowie beim Morbus Cushing beobachtet werden.

Eine Sonderform der Sakroiliitis stellt die juvenile Spondylarthropathie dar. Sie entspricht einer juvenilen rheumatoiden Arthritis, die im Bereich der Iliosakralfugen lokalisiert ist und die zweithäufigste chronisch-entzündliche Gelenkerkrankung im Kindes- und Jugendalter darstellt.

Es wird ferner auch eine senile ankylosierende Spondylitis und Sakroiliitis als Sonderform abge-

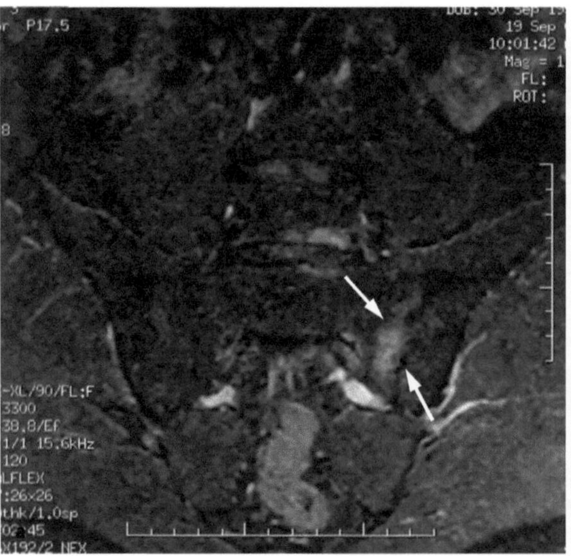

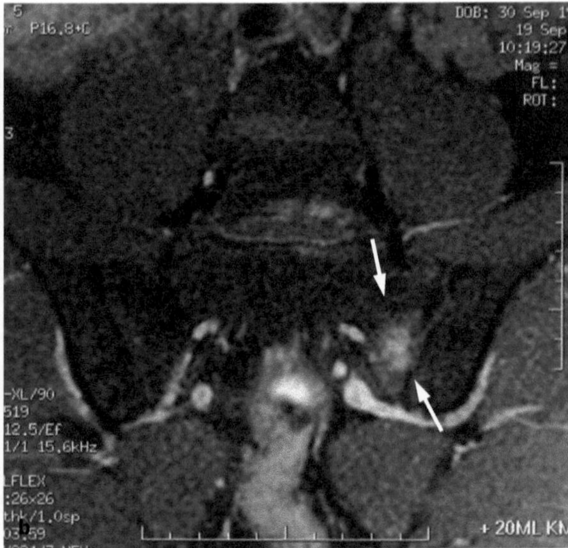

Abb. 25.4 a,b. Anamnese: 42-jähriger Patient, der seit einem halben Jahr über Schmerzen im Bereich der linken Hüfte und der linken Glutealregion klagt, unabhängig von der Belastung. Diagnose: Sakroiliitis links. **a** FSE T2-gewichtet, fettsupprimiert, koronar, **b** FSE T1-gewichtet, fettsupprimiert, nach Kontrastmittelgabe

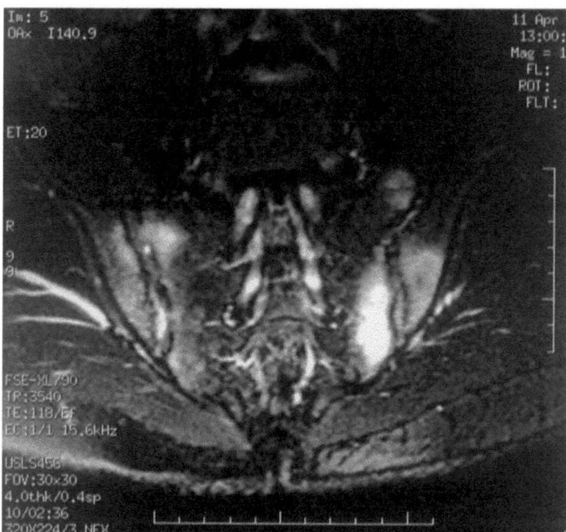

Abb. 25.5. Anamnese: Der 28-jährige Patient klagt seit 2 1/2 Jahren über rezidivierend auftretende Schmerzen im Bereich des Kreuzbeines, mehr links. Diagnose: bilaterale Sakroiliitis, links ausgeprägter als rechts (FSE T2-gewichtet, fettsupprimiert, schräg koronar)

grenzt. Hierbei kommt es in der zweiten Lebenshälfte zu einer Ossifikation der iliosakralen Gelenkkapsel und der Ligg. sacroiliaca ventralia (Abb. 25.4 a,b, Abb. 25.5).

Darstellung von entzündlichen Veränderungen im Bereich der Iliosakralgelenke mit der MRT

Die normalen, nichterkrankten Iliosakralgelenke kommen als signalarme bis signalfreie Säume in allen Sequenzen zur Darstellung. Sie weisen nach Kontrastmittelgabe nur eine sehr geringe Signalzunahme auf. Bei Vorliegen einer Entzündung lassen sich Knorpelläsionen, insbesondere auf der sakralen Seite, in der schräg koronaren Schnittebene als Erosionen und Defekte nachweisen.

Bei Vorliegen entzündlicher Veränderungen kommt regelhaft zur Ausbildung eines paraartikulären intraspongiösen Ödems subchondral. In diesem Fall ist in der T1-Wichtung ein paraartikuläres dunkles Signal erkennbar, als Folge einer ödematösen Infiltration des hier normalerweise vorhandenen Fettmarkes. Diese Veränderung ist sakralseitig ausgeprägter als iliakalseitig. Im chronischen Stadium können auch generalisierte Verfettungen in der gelenknahen Spongiosa vorhanden sein, weil das Ausmaß der Fettakkumulation in der Regel eng mit dem Grad der Entzündung assoziiert ist. Es kommt dann in der T1-Wichtung zu einer deutlichen Signalzunahme und zu einer intermediären Signalintensität im T2*-gewichteten GRE-Bild.

Erosionen kommen als Aussparungen und Defekte in der T1-gewichteten Sequenz dunkel, in der T2*-gewichteten Sequenz hyperintens zur Darstellung mit Kontinuitätsunterbrechung in der juxtaartikulären Kortikalis. Nach Kontrastmittelgabe kommt es in der T1-Wichtung fast immer zu einer Kontrastanhebung in den pathologischen Arealen. Diese Erosionen entsprechen dann einem destruktiven Pannus.

Von den verschiedenen Formen einer Sakroiliitis sollte die juxtaartikuläre Osteitis abgrenzt werden. Hierbei handelt es sich nach Dihlmann (1987) um subchondrale chondroide, aggressiv proliferierende Metaplasien, die dadurch charakterisiert sind, dass es nach Kontrastmittelgabe zu einem erheblichen Enhancement der entzündlichen Veränderungen innerhalb der Spongiosa kommt. Dieses hohe Kontrastmittelenhancement ist durch eingesprosste und neu gebildete Gefäße im Pannusgewebe zu erklären.

Abzugrenzen von den bisher genannten Formen einer Sakroiliitis ist ferner die septische Sakroiliitis, die als Folge eines parenteralen Drogenabusus in den letzten Jahren deutlich zugenommen hat. Die häufigsten Erreger sind der Pseudomonas aeruginosa und der Staphylococcus aureus. Klinisch im Vordergrund stehen hohe Temperaturen sowie ein erheblicher Schmerzzustand im Bereich des Os sacrum, insbesondere bei Belastung. Die akute Form kann nach etwa sieben Tagen in eine subakute Verlaufsform übergehen.

Mit der MRT können bei dieser Erkrankung folgende Befunde erhoben werden: Das Gelenk kommt im T1-gewichteten Bild hypointens, in der T2-Wichtung mit Fettsuppression hyperintens zur Darstellung, wobei sich die Signalveränderungen nach ventral in die Iliopsoasmuskulatur und nach sakral in das iliakale Knochenmark fortsetzen und eine unscharfe Begrenzung charakteristisch ist. Häufig finden sich auch Gelenkergüsse sowie periartikuläre Ödeme in den Weichteilen.

Dynamische MRT-Untersuchung

Die dynamische MRT-Untersuchung der Iliosakralgelenke hat bei der Diagnostik entzündlicher Veränderungen in den letzten Jahren zunehmend an Bedeutung gewonnen. Damit kann ein Signalanstieg in der T1-Wichtung nach Kontrastmittelgabe als Folge der synovialen Hyperplasie nachgewiesen werden. Da die synoviale Schwellung in unterschiedlichem Grade stets bei einer Sakroiliitis nachgewiesen werden kann, stellt das Verfahren eine Möglichkeit dar, entzündliche Veränderungen von degenerativen Veränderungen abzugrenzen. Darüber hinaus können differenzialdiagnostische Aussagen gemacht werden bei der Frage, ob es sich um eine Erkrankung aus dem rheumatoiden Formenkreis oder um eine seronegative Sakroiliitis handelt.

Zunächst werden die Iliosakralfugen in schräg koronarer Schnittrichtung mit 2–4 Schichten optimal dargestellt, und zwar in einer T2-gewichteten Sequenz mit

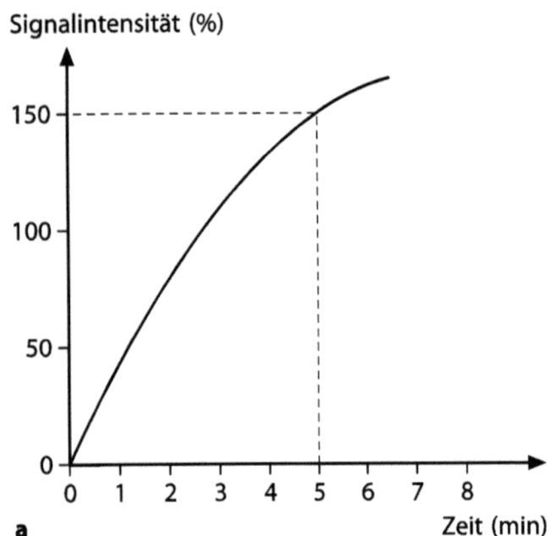

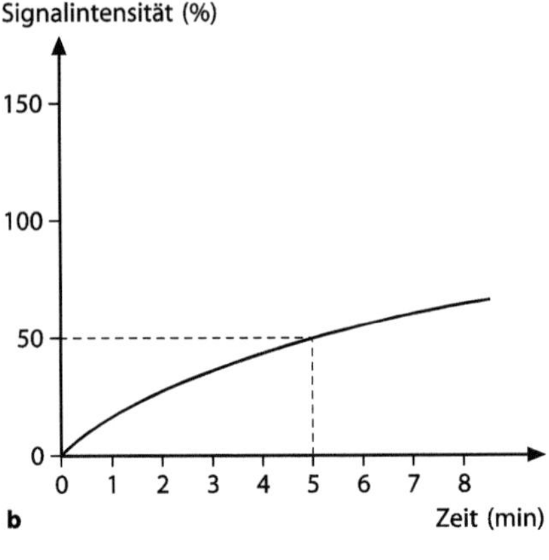

Abb. 25.6 a,b. Beispiel eines Signalanstiegs nach Kontrastmittelgabe über beiden Iliosakralfugen. **a** Linke Iliosakralfuge, Anstieg auf 150%: pathologischer Befund, **b** rechte Iliosakralfuge, Anstieg auf 50%: normaler Befund

Fettsuppression. Anschließend erfolgt in der gleichen Schnittrichtung die Darstellung in einer T1-Wichtung, entweder als GRE oder mittels FSE. Dann wird intravenös Kontrastmittel verabreicht und die Anfertigung von identischen Schichten minütlich oder alle zwei Minuten bis sieben bis acht Minuten nach der Injektion vorgenommen. Anschließend erfolgt eine computertechnische Subtraktion des Leerbildes vom Post-Kontrastbild und die Selektion einer ROI innerhalb des mittleren Iliosakalspaltes beidseits, möglichst als ovaläre Konfiguration. Dann wird für jede Schichtwiederholung eine Messung des Signals über der ROI vorgenommen, und die erhaltenen Ergebnisse werden in einem Diagramm gegen die Zeit aufgetragen.

Die hierdurch erhaltene Kurve erlaubt eine differenzialdiagnostische Aussage, wobei drei Stadien unterschieden werden:

- *Stadium 0*: kein oder ein sehr geringes Enhancement: keine Entzündungsaktivität.
- *Stadium A*: Anhebung des ursprünglichen Signals um 25–50%: Es handelt sich um eine mäßige Entzündungsaktivität, die auch als latente Sakroiliitis interpretiert werden kann.
- *Stadium B*: Anstieg des Enhancements auf über 70% des Ursprungswertes. Dieser Befund entspricht einer stärkeren Entzündungsaktivität und wird als floride Sakroiliitis bewertet. Diese Befundkonstellation kommt vor bei einer akuten rheumatischen Sakroiliitis, aber auch bei juxtaartikulären Ostitiden.

Ein weiterer Hinweis auf eine entzündungsbedingte Sakroiliitis ist ferner das Ausmaß der paraartikulären Infiltration der trabekulären Strukturen, insbesondere auf der sakralen Seite. Für eine rheumatische Genese typisch ist der Winkel des Anstiegs der Aktivität, die im Falle eines Rheumas den Gipfel bereits nach einer Minute erreicht (Abb. 25.6 a,b).

25.4 Indikationen zur Durchführung einer MRT des Kreuzbeines und der Iliosakralgelenke

1. Bei einem Trauma zum Nachweis okkulter Frakturen und Infraktionen sowie unklarer ossärer Weichteilreaktionen, wenn die Abklärung erheblicher posttraumatischer Beschwerden durch die Knochenszintigraphie, die konventionelle Röntgenuntersuchung und durch die CT nicht gelingt;
2. bei der Frage nach einer traumatisch bedingten Lockerung der Iliosakralgelenke und der paraartikulären Bänder;
3. bei klinischen Verdacht auf das Vorliegen von tumorösen Prozessen, in erster Linie Metastasen, zur eventuellen Abklärung und besseren Abschätzung der Ausdehnung;
4. bei der Frage nach entzündlichen Veränderungen im Bereich der Iliosakralfugen, insbesondere zur Abgrenzung gegenüber degenerativen Veränderungen.

Literatur

Dihlmann W (1987) Gelenke – Wirbelverbindungen. Thieme, Stuttgart

Kniegelenk

26

Gelenkerkrankungen unterschiedlicher Genese gehören zu den häufigsten Leiden unserer Zeit. Ihnen kommt wegen der damit verbundenen häufigen Arbeitsunfähigkeit und Frühinvalidität eine erhebliche sozialmedizinische Bedeutung zu. Als eines der wichtigsten gewichttragenden Gelenke des menschlichen Körpers ist das Kniegelenk von traumatischen und degenerativen Läsionen am häufigsten betroffen. Die Aussagekraft klinischer Tests im Hinblick auf die Diagnostik des Kniegelenkes ist häufig ungenügend, daher kommt den bildgebenden Verfahren eine zunehmend größere Bedeutung zu.

Insbesondere die MRT hat in den letzten Jahren eine erhebliche Bereicherung der Diagnostik erbracht und stellt heute den Goldstandard unter den bildgebenden Verfahren bei der Untersuchung des Kniegelenkes dar. Die Bedeutung des Verfahrens wird auch durch die Häufigkeit der Anwendungsfrequenz dokumentiert. Nach dem Gehirn und der Wirbelsäule sind Untersuchungen des Kniegelenkes der dritthäufigste Einsatz der MRT. Aufgrund der hohen Trefferrate kann die MRT die Zahl der Arthroskopien bei rein diagnostischer Fragestellung nicht nur zu reduzieren, sondern sie mittelfristig sogar weitgehend abzulösen. Ziel muss es sein, dass in der Zukunft das Verfahren der MRT der therapeutisch orientierten Arthroskopie den Weg bereitet.

26.1 Wertigkeit von bildgebenden Verfahren außerhalb der Kernspintomographie

26.1.1 Konventionelle Röntgendiagnostik

Das Röntgenbild ist für die Diagnose vieler Gelenkerkrankungen nur bedingt geeignet. So ist die Frühdiagnose einer Arthritis nicht möglich, da die mit einer Arthritis einhergehende subchondrale Osteoporose frühestens sechs Wochen nach Beginn der Erkrankung nachgewiesen werden kann.

Bei der Diagnostik von degenerativen Veränderungen sind lediglich die Folgeerscheinungen einer Meniskus- und Knorpeldegeneration als Ausziehung der Gelenkkanten und als Verschmälerung des Gelenkspaltes nachweisbar. Hierbei handelt es sich zudem um Spätzeichen.

Auch zur Verlaufskontrolle nach Operationen ist die Röntgenübersichtsaufnahme nicht geeignet. Ähnliches gilt für okkulte Infraktionen und Frakturen, die häufig mit konventionellen Röntgenaufnahmen nicht festgestellt werden können.

Ferner ist der Nachweis einer knöchernen Metastasierung in der Frühphase mit Röntgenaufnahmen nicht möglich, da eine Reduktion des Kalksalzgehaltes von mindestens 30 % für einen Nachweis erforderlich ist.

26.1.2 Nuklearmedizinische Verfahren

Die Drei-Phasen-Knochenszintigraphie kommt bei der Untersuchung von Gelenken zur Anwendung. Herdförmige Aktivitätsanreicherungen im Knochen sind nach intravenöser Injektion einer knochensuchenden, radioaktiv markierten Verbindung bei den verschiedensten Erkrankungen des Knochens nachweisbar. Sie zeigen jedoch lediglich Umbauzonen des Knochens oder Zonen vermehrter Durchblutung und Mineralstoffwechselaktivität. Durch das Verteilungsmuster der Aktivitätsanreicherung ist eine gewisse Aussage bezüglich der Ätiologie möglich.

Die heute übliche Drei-Phasen-Knochenszintigraphie weist in der Frühphase bei Vorliegen einer hyperämischen Synovitis eine Mehranreicherung im Gelenk auf. In der Spätphase stellen sich dann pathologische Knochenumbauprozesse dar. Die Indikation zur Durchführung einer Gelenkszintigraphie besteht demnach vor allem, wenn primär entzündliche Prozesse oder aktivierte Arthrosen vermutet werden. Von einigen Untersuchern wird ein Gelenkszintigramm auch bei chronischen Meniskusläsionen empfohlen, da es hierbei zu typischen marginalen halbmondförmigen Anreicherungsmustern kommt. Weitere Indikationen zur Anwendung dieses Verfahrens sind klinisch vermutete Osteonekrosen und okkulte Infraktionen sowie neoplastische Veränderungen.

Zur Darstellung von Veränderungen in den Weichteilen wird Technetiumpertechnetat intravenös verabreicht. Indikationen für die Anfertigung eines Ganzkörpergelenkstatus sind eine vermutete Polyarthropathie und die Erkennung von Gelenkveränderungen bei Skelettsystemerkrankungen. Ferner können auch entzündlich veränderte Weichteile der Gelenke durch die verstärkte Durchblutung und die dort bestehenden entzündlich bedingten Ödeme szintigraphisch durch Aktivitätsanreicherung erkannt werden.

26.1.3 Arthrosonographie

Als nebenwirkungsfreies Verfahren ist die Sonographie für die Beurteilung der Gelenkweichteile, der Kreuzbänder und der Menisken geeignet. Es lassen sich ferner bereits kleine Ergussmengen im supra- und infrapatellären Recessus nachweisen. Auch die Dicke des hyalinen Gelenkknorpels kann relativ zuverlässig beurteilt werden. Der hyaline Knorpel ist als eine echoarme Struktur vom Totalreflex der Kortikalis abgrenzbar. Zystische Meniskusdegenerationen sowie auch Meniskusganglien sind ebenfalls recht gut beurteilbar. Flottierende proliferative Synovialzotten und freie Gelenkkörper lassen sich dann nachweisen, wenn ein Erguss vorhanden ist. Das Gleiche gilt für Raumforderungen wie Baker-Zysten, Abszesse und Hämatome. Begrenzt wird die Aussagekraft des Verfahrens durch die geringe räumliche Auflösung und durch die Tatsache, dass die Untersuchung nur durch ein Weichteilfenster erfolgen kann.

26.1.4 Arthrographie

Die Doppelkontrastarthrographie war lange Zeit das wichtigste bildgebende Verfahren insbesondere zum Nachweis von Meniskusläsionen und von Knorpeldefekten. Allerdings betrugen falsch-positive und falschnegative Befunde immerhin zwischen 15 und 20 %. Ferner musste in etwa 10 % mit Früh- oder Spätkomplikationen gerechnet werden. Für die Meniskusläsion wurde eine Trefferrate von 90 %, für den Nachweis von Knorpeldefekten von 70 % angegeben.

In den letzten Jahren ist diese Methode aufgrund der Invasivität und der Belastung mit Röntgenstrahlen weitgehen zugunsten der MRT aufgegeben worden.

26.1.5 Computertomographie

Die CT wird entweder nativ oder nach Applikation von Luft oder auch von einem Luft-Kontrastmittel-Gemisch, im Sinne eines Doppelkontrastes, durchgeführt. Im letzteren Fall erfolgt die Anfertigung von computertomographischen Schichten nach Durchführung einer Arthrographie. Die hochauflösende CT mit einer Schichtdicke von 1 mm scheint jedoch die Applikation von Luft oder von positivem Kontrastmittel unnötig zu machen. Gute Ergebnisse sind beim Nachweis von Kreuzbandläsionen erzielbar, wobei die Treffersicherheit bei ca. 90 % liegt.

Der Schwachpunkt der CT-Untersuchung liegt darin, dass ausschließlich axiale Schichten angefertigt werden können. So können horizontal verlaufende Risse der Menisken in der CT nur schwierig dargestellt werden. Ebenso lässt sich der Knorpel im Bereich des Condylus femoris nicht ausreichend beurteilen.

26.1.6 Diagnostische und therapeutische Arthroskopie

Die diagnostische Arthroskopie stellte lange Zeit den Goldstandard für die Untersuchung des Kniegelenkes bei unklaren klinischen Beschwerden dar. Die Treffersicherheit beträgt zwischen 95 und 100 %, die Komplikationsraten werden mit 5 – 8 % angegeben.

Erst seit den letzten Jahren wird die Arthroskopie in diagnostischer Zielrichtung zunehmend durch die MRT ersetzt.

26.1.7 Klinische Tests

Eine Reihe von provokativen Tests erlaubt es dem Kliniker, die Verletzungen der Bänder des Knieglenkes zu diagnostizieren.

Der McMurray-Test analysiert den Meniskus und ist positiv, wenn ein Knacken bei bestimmten Bewegungen des Kniegelenkes zu hören ist.

Varus- und Valgusstresstests erlauben den Nachweis von Verletzungen der Kollateralbänder.

Der Lachmann- und der Pivot-shift-Test erlauben beide die Analyse des vorderen Kreuzbandes und sind positiv, wenn eine abnorme Gelenkbeweglichkeit nachgewiesen werden kann.

Der 90°-Quadriceps-Aktivierungstest erlaubt ebenso wie der posteriore Drawer-Test eine Analyse des hinteren Kreuzbandes.

26.2 Anatomie

26.2.1 Knöchernes Kniegelenk, Ligamente, Kapsel, Bursae

Knöcherne Bestandteile des Kniegelenkes sind distal die Tibia und proximal der Femur. Die Fibula als Teil des Unterschenkels beteiligt sich an der Gelenkbildung nicht, ist jedoch über eine Amphiarthrose auf der laterodorsalen Seite mit der Tibia fest verbunden. An der Fibula setzen eine Reihe von tendinösen und ligamentären Strukturen an. Der Tibiakopf bildet die distale Gelenkfläche, die – leicht konkav ausgebildet – im mittleren Bereich unterbrochen ist und damit aus zwei Teilen besteht. Der proximale Anteil des knöchernen Kniegelenkes besteht aus dem lateralen und dem medialen Condylus femoris, die sich walzenförmig ausgebildet der Fläche des Tibiakopfes anpassen. Diese Konfiguration der Femurkondylen erlaubt die kombinierte Roll- und Gleitbewegung von Femur und Tibia, wobei auf 1 mm Abrollstrecke 4 mm Tibiagleitfläche kommen. Die maximale Femurkontaktfläche ist daher 4-mal größer als die der Tibia.

Femur und Tibia stehen in einer physiologischen Valgusstellung von ca. 170° zueinander. Die maximale aktive Beugung beträgt 130 – 140°, die Innenrotation beträgt in Beugestellung maximal 10°, die Außenrotation maximal 40°.

Bezogen auf die artikuläre Oberfläche, stellt das Kniegelenk das größte Extremitätengelenk dar. Es handelt sich um ein Scharniergelenk mit großen Hebelarmen, die einen kräftigen Gelenkkörper und einen besonders starken Bandapparat erfordern. Unterstützt wird dieser durch die Anordnung der Sehnen der Streck- und Beugemuskulatur, durch ligamentäre Strukturen und auch durch die Patella, die als gelenkbildender Bestandteil eine wichtige Funktion bei der Stabilität spielt.

Bei der Gelenkkapsel wird zwischen dem Stratum synoviale und dem Stratum fibrosum unterschieden. Das Stratum synoviale besteht, wie bei jedem Gelenk, aus einer synovialen Auskleidung der inneren Gelenkkapsel. Es schließt die Gelenkhöhle vollständig ab, wobei sein Ansatz der überknorpelten Fläche des Femurs folgt. Die Fossa intercondylica des Femurs befindet sich außerhalb dieses Stratum synoviale. Das Stratum fibrosum liegt dem Femur überall zusammen mit dem Stratum synoviale an, nur in der Fossa intercondylica überbrückt sie diese und folgt dem Stratum synoviale nicht. Auf tibialer Seite umgreift das Stratum fibrosum den Rand des proximalen Endes der Tibia vollständig, wobei es unterschiedlich stark entwickelt ist und durch verschiedene Bänder weiter verstärkt wird, so durch das Lig. obliquum, das eine Ausstrahlung der Sehne des M. semimembranosus darstellt und durch die Ligg. collaterale tibiale et fibulare, die sich lateral bzw. medial befinden.

Im Bereich der Patella finden sich Ausstrahlungen der Sehne des M. quadriceps und unterhalb der Patella auch Einstrahlungen in das Lig. patellae bis hin zur Tuberositas tibiae. Zwei seitliche Züge bilden das Retinaculum patellae auf der tibialen und auf der fibularen Seite, wobei zwischen einem oberen, mittleren und unteren Abschnitt unterschieden wird. Der obere und mittlere Teil strahlt seitlich in den Kapselapparat ein, der untere Anteil inseriert im Bereich der Tibia Das Retinaculum patellae dient der Stabilisierung dieser Region.

Die Gelenkflächen der Tibia und des Femurs sind mit einem hyalinen Knorpel ausgekleidet, der aufgrund seiner Eigenschaften die Gelenkbewegung erst ermöglicht. Die Knorpelschichtdicke variiert im Bereich des Kniegelenkes zwischen 8 und 10 mm, die basale Knorpelschicht ist verkalkt und grenzt an den subchondralen Knochen an, mit dem sie durch Fibrillen verbunden ist.

Im Inneren des Gelenkes verbinden die Kreuzbänder die proximale Fläche der Tibia mit den Seitenwänden der Fossa intercondylica femoris. Sie liegen intrakapsulär, jedoch extrasynovial und sind von einem synovialen Schlauch umgeben. Das vordere Kreuzband entspringt von der Innenseite des lateralen Femurkondylus im Bereich der Regio intercondylica und inseriert in der Area intercondylaris anterior der Tibia anterolateral der Eminencia intercondylaris anterior. Es verläuft also von anterior medial schräg kranial nach posterior lateral und besteht aus mehreren Komponenten, dem anteromedialen, dem intermediären und dem posterolateralen Bündel, die jeweils durch eine schmale Fettschicht von einander getrennt sind.

Ihr tibialer Ansatz ist stärker ausgeprägt als der femorale. Die Fasern des anterioren Kreuzbandes verdrehen sich während der Bewegung des Kniegelenkes. Es besitzt eine Länge von 35 mm und eine Dicke von 11 mm.

Bei gestrecktem Kniegelenk ist das gesamte Band gleichmäßig angespannt, bei Beugung ist das anteromediale Bündel gespannt, während die übrigen Anteile entspannt sind. Die Aufgabe besteht darin, eine Verschiebung der Tibia nach vorn vorzubeugen und einer hinteren Verschiebung des Femurs Widerstand entgegen zu setzen.

Das hintere Kreuzband entspringt von der Innenseite des medialen Femurkondylus im dorsalen Abschnitt und inseriert in der Area intercondylaris posterior der Tibia von der Mittellinie aus leicht nach lateral versetzt. Dabei kreuzt es das vordere Kreuzband. Es hat durchschnittlich eine Länge von 38 mm und eine Breite von 13 mm im mittleren Abschnitt, wobei der Durchmesser von kranial nach kaudal hin abnimmt. Das hintere Kreuzband besteht aus zwei Teilen, nämlich dem anterolateralen und dem posteromedialen Band. Das längere anterolaterale Band spannt sich bei Knieflexion und entspannt sich bei Extension des Kniegelenkes. Das kleinere posteromediale Band entspannt sich bei der Flexion und spannt sich bei der Extension an. Das hintere Kreuzband wirkt als zentraler Stabilisator des Kniegelenkes. Es verhindert eine posteriore Verlagerung der Tibia gegenüber dem Femur. Daneben stabilisiert es das Gelenk gegen exzessive Varus- und Valgusangulationen und setzt der Innenrotation der Tibia gegenüber der Fibula einen Widerstand entgegen.

Für die Stabilisierung des Kniegelenkes sorgen die Kollateralbänder (Ligg. collaterale tibiale et fibulare). Das mediale Kollateralband ist 8–10 cm lang, entspringt im Bereich des medialen Condylus femoris und inseriert 4–5 cm unterhalb des tibialen Plateaus hinter dem Ansatz des Pes anserinus. Diese Insertion wird durch die Muskelgruppe überdeckt, die am Pes anserinus ansetzt. Das mediale Kollateralband besteht aus zwei Schichten:

- einer tiefen Schicht, die fest mit der Pars intermedia des Innenmeniskus verbunden ist und
- einer mehr oberflächlichen Schicht.

Zwischen beiden Schichten ist eine schmale Fettschicht interponiert. Mehr im oberen Abschnitt ist das Kollateralband von der darunter liegenden Kapsel und vom medialen Meniskus durch eine Bursa synovialis getrennt, die eine Reibung während der Knieflexion reduziert. Ferner wird anatomisch ein mediales Kapselligament als 3. Schicht angenommen, das der meniskofemoralen und der meniskotibialen Anheftung entspricht.

Das laterale Kollateralband ist 5–7 cm lang, liegt extrakapsulär und hat keine Verbindung zum Meniskus. Es entspringt im lateralen femoralen Kondylus und inseriert zusammen mit der Sehne des M. biceps femoris am Kopf der Fibula. Die intrakapsulär gelegene Sehne des M. popliteus verläuft medial des Kollateralbandes. Die posterioren Fasern vereinigen sich mit der tiefen Kapsel und dem Lig. arcuatum.

Die ligamentöse Anatomie ist im lateralen Bereich des Kniegelenkes komplexer als im medialen Bereich. Es kann in drei verschiedene Schichten unterteilt werden:

- *Schicht 1*: Sie ist die oberflächlichste und besteht aus dem Tractus iliotibialis im vorderen Abschnitt und dem oberflächlichen Anteil des M. biceps femoris im hinteren Abschnitt.
- *Schicht 2*: besteht aus dem Quadrizeps-Retinaculum vorn und einem Retinaculum hinten.

Schicht 1 und 2 befinden sich lateral der Patella.

- *Schicht 3*: ist die tiefste Schicht und besteht aus der lateralen Gelenkkapsel, dem lateralen Kapselligament und seiner meniskofemoralen und meniskotibialen Komponente. Das Kollateralband ist im posterioren Abschnitt zwischen dem oberflächlichen und dem tiefen Anteil der Schicht 3 eingebettet. Der posterolaterale Anteil enthält neben dem lateralen Kollateralband auch die Sehne des M. popliteus und den lateralen Kopf des M. gastrognemius sowie das Lig. arcuatum.

Die inkongruenten Gelenkflächen der Tibia und des Femurs werden durch den medialen und durch den lateralen Meniskus teilweise ausgeglichen und zwar im Sinne einer gleichmäßigen Kraftübertragung ohne Punktbelastung. Es handelt sich hierbei um trianguläre faserknorpelartige Halbscheiben. Der mediale Meniskus ist halbmondförmig konfiguriert und mit dem Kapselligament fest verwachsen. Sein Vorderhorn ist darüber hinaus mit der Tibiakante und mit dem vorderen Kreuzband ebenfalls oft verwachsen. Der laterale Meniskus ist nahezu kreisförmig konfiguriert und wesentlich beweglicher als der mediale Meniskus, da keine Verwachsung mit dem lateralen Kollateralband besteht. Sowohl der laterale als auch der mediale Meniskus sind mit ihrem jeweiligen Vorder- und Hinterhorn an der Gelenkfläche des Tibiakopfes fest angeheftet. Die Insertion des lateralen Meniskus am Tibiakopf ist wesentlich weiter zur Mitte hin orientiert als die des medialen Meniskus. Beide Menisken können bei Bewegungen sowohl gegen die Tibia als auch gegen den Femur verschoben werden. Diese Beweglichkeit bedingt auch das Risiko von Läsionen der Menisken, wobei Schädigungen des Innenmeniskus wegen der beschriebenen eingeschränkten Exkursionsmöglichkeit weitaus häufiger sind.

Die Menisken haben außen eine Höhe von 3 – 5 mm, die nach innen zum freien Rand hin bis auf unter 0,5 mm abnimmt. Die Sehne des M. popliteus verläuft innerhalb der Gelenkkapsel. Im Bereich der Unterkreuzung des Hinterhorns des Außenmeniskus liegt sie frei.

Beide Vorderhörner der Menisken werden durch das Lig. intermeniscale, auch als Ligamentum Winslow bezeichnet, miteinander verbunden. Es existieren ferner zwei meniskofemorale Ligamente, die vom Hinterhorn des lateralen Meniskus schräg nach oben verlaufen und an der dorsalen Fläche des Femurs inserieren. Es sind dies das Ligamentum Wrisberg, das dorsal des hinteren Kreuzbandes lokalisiert ist und das Ligamentum Humphrey, das ventral des hinteren Kreuzbandes verläuft und dieses damit unterkreuzt.

Zu erwähnen ist noch der Tractus iliotibialis, der sich aus dem M. tensor fasciae latae entwickelt und als kräftiges Band auf der lateralen Seite zum Fibulaköpfchen zieht und dort inseriert. Er stellt eine Verstärkung der lateralen Aponeurose dar.

Das laterale Kniegelenk wird durch einen Komplex stabilisiert, der aus Ligamenten, Sehnen und Muskeln besteht. Die anterolaterale Stabilisierung erfolgt durch die Kapsel und den Tractus iliotibialis, die posterolaterale Stabilisierung durch den Ligamentum-arcuatum-Komplex, der wiederum aus dem lateralen Kollateralligament, der Sehne des M. biceps femoris und dem M. popliteus und dessen Sehne sowie den popliteomeniskalen und den popliteofibulären Ligamenten und dem lateralen M. gastrocnemius besteht. Das Y-förmige Lig. arcuatum verläuft nach unten parallel zum Kollateralband und spannt die posterolaterale Kapsel an. Es hat einen medialen Anteil, der von der posterioren Kapsel bis hin zum distalen Femur verläuft und sich medial bis zum M. popliteus und dem Lig. popliteum obliquum ausdehnt. Der laterale Anteil des Lig. arcuatum erstreckt sich von der posterioren Kapsel nach lateral über den M. popliteus und dessen Sehne hinweg, um dann am hinteren Teil des Fibularköpfchens anzusetzen. Das Lig. popliteum obliquum entsteht aus der Sehne des M. semimembranosus und bildet den hinteren Anteil der Kapsel. Das popliteofibuläre Ligament verläuft vom posterioren Anteil des Fibularköpfchens, also hinter der Insertion des M. biceps femoris bis hin zum muskolotendinösen Übergang des M. popliteus.

Mehrere Schleimbeutel stehen als Komplementärräume der Synovialflüssigkeit mit der Gelenkhöhle in Verbindung. Sie finden sich an den Ansätzen und Ursprüngen der Sehnen. Zwischen der Gelenkkapsel und dem tibialen Kopf des M. gastrocnemius liegt die Bursa capitis tibialis musculi gastrocnemii. Sie kommuniziert sehr häufig mit dem Kniegelenkraum. Die Bursa capitis fibularis musculi gastrocnemii kommt viel seltener vor und weist keine Kommunikation mit dem Gelenkspalt auf. An der Sehne des M. biceps femoris liegt die Bursa musculi bicipitis femoris. Ebenso wird die Sehne des M. popliteus von einer Bursa musculi poplitei begleitet, welche sich beim Eintritt der Sehne in den Gelenkraum in diesen öffnet. Im Spalt zwischen dem M. semimembranosus und dem Caput tibiale des M. gastrocnemius liegt die Bursa gastrocnemio semimembranosa, die oft mit der Bursa capitis tibialis musculi gastrocnemii und durch diese mit dem Kniegelenk in Verbindung steht. Ferner finden sich auch Schleimbeutel unterhalb des proximalen Ansatzes der Kollateralbänder. Weitere wichtige Schleimbeutel finden sich in der Umgebung der Patella lateral ober- und unterhalb davon. Die Bursae suprapatellares beidseits werden auch als Bursae subtendineae des M. quadriceps bezeichnet und kommunizieren lateral und oberhalb der Patella mit dem Gelenkspalt. Die Membran dieser Bursae ist mit der Hinterseite der Quadrizepssehne fest verwachsen, mit der Vorderseite des Femurs allerdings nur locker verbunden. Wichtig sind ferner die Bursa praepatellaris und die Bursa infrapatellaris, die vor und unterhalb der Patella lokalisiert sind. Es gibt ferner einen Recessus subpopliteus, der hinter der Ursprungssehne des M. popliteus lokalisiert ist. Dieser Recessus kann zusätzlich mit dem tibiofibulären Gelenkspalt kommunizieren. Die Patella ist in die Quadrizepssehne eingebettet und Bestandteil des Kniegelenkes.

Das patellofemorale Gelenk besitzt eine retropatelläre Gelenkfläche, die mit dem Gleitlager des Femurs, der so genannten Trochlea, artikuliert. Dieses Gleitlager weist eine umschriebene Impressionsform auf und ist ebenso wie die patelläre Gelenkfläche mit Knorpel bedeckt. Bei der Flexion wandert die Patella nach kranial, bei der Extension nach kaudal. Die Patella dient bei Streckstellung der ventralen Stabilisierung und tritt

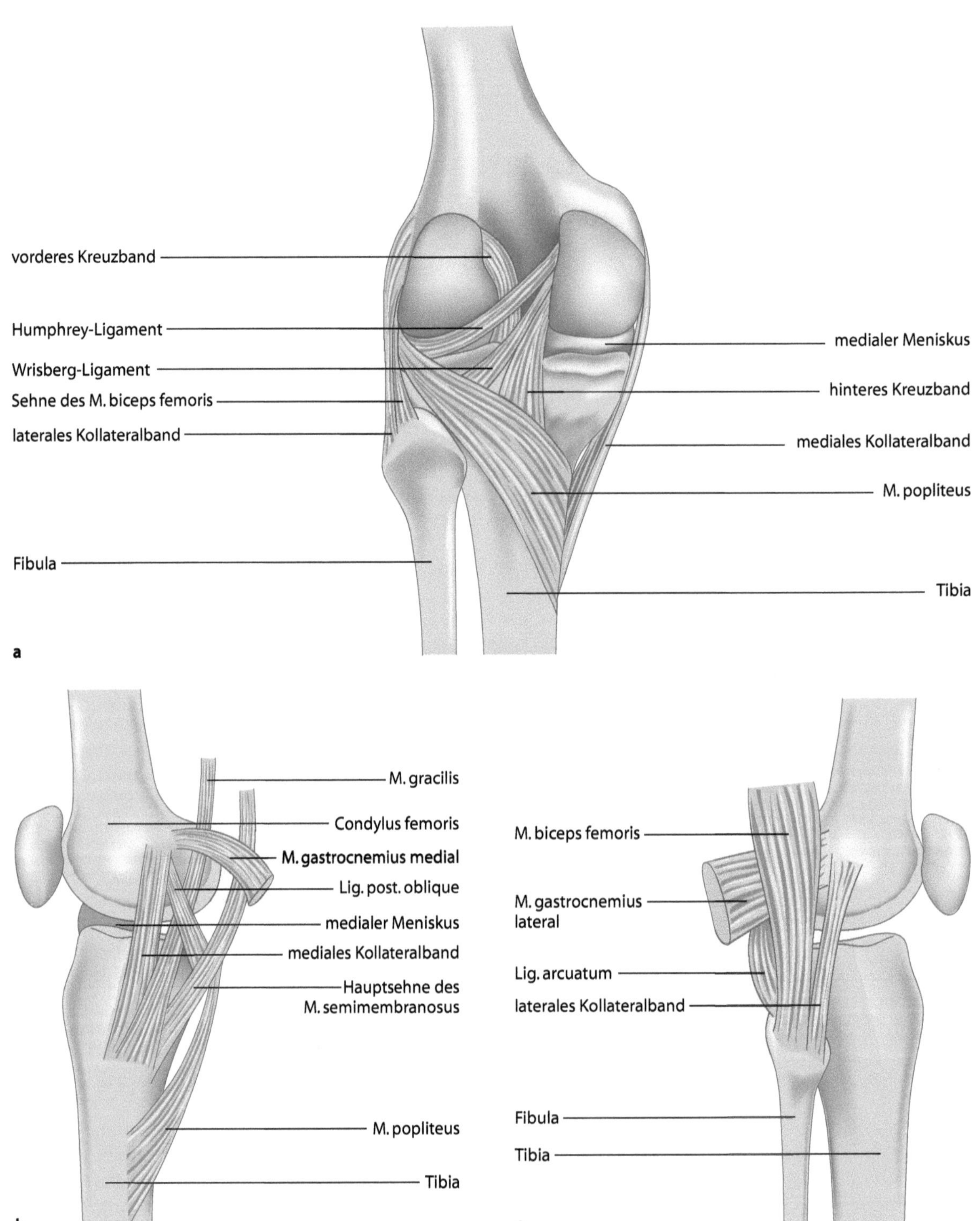

Abb. 26.1 a–c. Kniegelenk aus verschiedenen Ansichten; **a** von dorsal, **b** von medial, **c** von lateral. (Nach Pomeranz 1997, S. 151, Abb. E.9, S. 149, Abb. E.2 und E.3)

bei Kniebeugung tiefer in die ventrale Rinnenbildung zwischen den Kondylen ein, wobei der retropatelläre Knorpel vor extremen Druckbelastungen geschützt wird.

Eine weitere Stabilisierung erfolgt durch die seitlichen Retinacula, die von der Quadrizepssehne ausgehend in die laterale und mediale Gelenkkapsel einstrahlen (Abb. 26.1 a–c).

Zusammenfassung der wichtigsten Schleimbeutel im Bereich des Kniegelenkes

Folgende Schleimbeutel haben für die Pathologie des Kniegelenkes eine Bedeutung, weil sie häufig entzündlich verändert sein können und dann symptomatisch werden, wobei die Abgrenzung gegenüber einer intraartikulären Erkrankung klinisch manchmal schwierig sein kann.

1. Bursa poplitea oder Baker-Zyste. Sie entwickelt sich vom posterioren Gelenk zwischen den Sehnen des medialen Kopfes des M. gastrocnemius und des M. semimembranosus und enthält auch im Normalfall etwas Flüssigkeit. Es findet sich ferner in der Mehrzahl der Fälle eine Gelenkkommunikation. Sie kann daher im Falle einer Entzündung oder eines Gelenkergusses erheblich an Größe zunehmen und sogar ein muskuläres Kompartmentsyndrom auslösen.
2. Bursa praepatellaris. Die Bursa praepatellaris ist vor der Patella und gelegentlich auch unterhalb davon lokalisiert. Wegen der häufigen Entzündungsanfälligkeit ist sie für die Pathologie des Kniegelenkes von Bedeutung.
3. Bursa pes anserinus. Dieser Schleimbeutel ist im Bereich der anteromedialen Tibia lokalisiert, und zwar direkt unterhalb der Insertion der Sehnen des M. gracilis, des M. sartorius und des M. semitendinosus.
4. Bursa im Bereich der Sehne des M. semimembranosus und des tibialen Kollateralligaments. Sie findet sich direkt im Bereich der distalen Sehne des M. semimembranosus und kann sowohl in koronaren als auch in sagittalen Schnitten nachgewiesen werden. Eine Beziehung zu einem Meniskusriss besteht nicht.
5. Bursa des tibialen Kollateralligaments. Sie befindet sich in der Tiefe des medialen Kollateralligaments und erstreckt sich nach kaudal bis hin zur Bursa semimembranosus und unterhalb davon.

26.2.2 Muskulatur

Man unterscheidet

- eine anteriore Gruppe,
- eine posterolaterale Gruppe und
- eine posteromediale Gruppe.

Die anteriore Muskelgruppe wird gebildet durch den M. quadriceps femoris, der den Femurschaft wie einen Mantel umfasst und von beiden Seiten her bis an die Linea aspera femoris heranreicht. Er enthält vier Köpfe: den M. rectus femoris, den M. vastus medialis, den M. vastus intermedius und den M. vastus lateralis. Der M. rectus femoris entspringt an der Spina iliaca anterior inferior und vom Acetabulum und schmiegt sich in eine Rinne, die von den Vastusmuskeln gebildet wird. Er geht etwa 4 cm oberhalb der Patella in die Quadrizepssehne über, in welche die Patella eingelagert ist. Der M. vastus medialis und auch der M. vastus lateralis entspringen am Femurschaft im Bereich des Septum intermusculare. Sie vereinigen sich teils in der gemeinsamen Quadrizepssehne, teils verlaufen ihre Sehnenfasern in das Retinaculum der Patella seitlich ein. Der M. vastus intermedius entspringt ebenfalls vom Femurschaft und geht auch in die Quadricepssehne über. Es lassen sich jedoch hier einige Faserbündel abtrennen, die an der Kniegelenkkapsel inserieren und die dann als M. articularis genus bezeichnet werden.

Die posteromediale Gruppe wird gebildet durch den M. sartorius, der von der Spina iliaca anterior superior entspringt und im Bereich der medialen Tibia inseriert. Ferner gehört zur medialen Gruppe der M. gracilis, der an der Unterseite des Sitzbeines entspringt, der M. semimembranosus und der M. semitendinosus, wobei sich der runde M. semitendinosus eng an den rinnenförmigen M. semimembranosus anschmiegt. Diese Muskelgruppen setzen alle im Bereich des medialen Tibiakopfes in der Region des Pes anserinus an.

Zur posterolateralen Gruppe gehört der M. biceps femoris, dessen Caput longum im Bereich der Tuberositas ischii entspringt, das Caput breve im Bereich des lateralen Femurs. Dieser Muskel inseriert am Fibulaköpfchen. Der M. popliteus, der ebenfalls zur dorsolateralen Gruppe gehört, entspringt im Bereich des Condylus femoris lateralis und verläuft schräg absteigend zur hinteren medialen Seite der Tibia.

Der M. biceps femoris, der M. semimembranosus und der M. semitendinosus werden zusammen auch als Hamstring-Gruppe bezeichnet.

Die Muskulatur in der Umgebung des Kniegelenkes besitzt – neben den ligamentären Strukturen – eine entscheidende zusätzliche Funktion bei der Stabilisierung des Kniegelenkes, das in Kompartimente zusammengefasst wird. Diese Kompartimente und ihre Funktion sowie die diversen Verletzungsmöglichkeiten und ihre Darstellung in der MRT werden im Rahmen der myotendinösen Läsionen behandelt.

26.2.3 Vaskuläre Versorgung

Das Kniegelenk wird arteriell durch die A. poplitea versorgt, die sich im Bereich des Hiatus tendineus aus der A. femoralis superficialis entwickelt und distal bis zum Soleusschlitz reicht. Ihre Äste zum Kniegelenk bilden zusammen mit den Muskelästen der A. femoralis zwei ausgedehnte Arteriennetze, nämlich das Rete artikulare genus und das Rete patellare. Der venöse Abfluss aus der Kniegelenkregion erfolgt über die V. saphena magna und die V. saphena parva, die beide in der Fossa poplitea verlaufen.

26.2.4 Nervale Versorgung der paraartikulären Muskulatur

In der Fossa poplitea findet sich der N. ischiadicus, der sich bei seinem Eintritt in den proximalen Winkel der Fossa poplitea, gelegentlich auch weiter oben, in seine beiden Endäste, nämlich den N. tibialis und den N. peroneus communis, aufteilt. Der N. tibialis zieht senkrecht nach abwärts zum unteren Winkel der Kniekehle, wo er in der Tiefe zwischen den beiden Köpfen des M. gastrocnemius verschwindet. Hier entlässt er den N. suralis. Der N. peroneus communis verläuft im oberen Winkel der Fossa poplitea, dem M. biceps femoris eng angeschlossen schräg nach fibular. Er findet sich in diesem Bereich oberflächlich dicht unter der Fascia poplitea und entlässt etwa in der Mitte der Fossa poplitea den N. cutaneus surae fibularis. Am Capitulum fibulae windet er sich dann um die Fibula auf der Vorderseite des Unterschenkels und teilt sich in den N. peroneus superficialis und in den N. peroneus profundus auf. Der N. peroneus superficialis versorgt die gesamte Wadenbeinmuskulatur, der N. peroneus profunda liegt in der Tiefe zwischen den Extensoren und versorgt diese. Der N. tibialis versorgt die Flexoren des Unterschenkels und den distalen Teil des M. biceps sowie die übrigen Muskeln der Hamstring-Gruppe.

26.2.5 Einteilung der ligamentären Strukturen des Kniegelenkes in verschiedene Komplexe

Die Zusammenfassung bestimmter Kniegelenkstrukturen zu Komplexen ist deshalb wichtig, weil die einzelnen Bestandteile eines Komplexes gemeinsam eine Einheit bilden, die für die Funktion des Kniegelenkes und insbesondere für seine Stabilität eine wichtige Rolle spielen.

Medialer Kollateralligamentkomplex

Der mediale Kollateralligamentkomplex teilt sich von außen nach innen in drei Schichten:

- Die 1. oberflächliche Schicht besteht aus der tiefen Fascia cruralis, die den M. sartorius umgibt.
- Die 2. Schicht entspricht dem oberflächlichen Anteil des medialen Kollateralligaments.
- Die 3. Schicht bildet im mittleren Bereich die tiefe Schicht des medialen Kollateralligaments und ist mit der Kapsel fest verbunden.

Ventral dienen zur Stabilisierung aponeurotisch verstärkte Sehnenfasern des Vastus medialis (Vastus medialis obliquus), die in das mediale Retinaculum patellae einstrahlen. Dorsal verläuft das Lig. popliteum obliquum, welches sich von der Sehne des M. semimembranosus im Bereich des Ansatzes an der posteromedialen Fläche des Epicondylus medialis abspaltet und schräg nach lateral-kranial verlaufend mit der dorsalen Gelenkkapsel verschmilzt.

Das mediale Kollateralband erstreckt sich vom Condylus femoris leicht nach dorsal verlaufend bis etwa 5 cm unterhalb des Tibiaplateaus, wo es hinter dem Ansatz des Pes anserinus inseriert. Diese Insertion an der Tibia wird durch die mediale Muskelgruppe, die am Pes anserinus ansetzt, bedeckt. Das mediale Kollateralband ist also sowohl der 2. als auch der 3. Schicht zugehörig und kann weiter in einen anterioren und in einen posterioren Abschnitt unterteilt werden.

In Streckstellung ist das ganze Band gespannt und verhindert die Abduktion des Unterschenkels.

Da die vorderen Faserzüge des Seitenbandes weiter proximal am Femur verankert sind als die hinteren, wird das in Streckstellung breit entfaltete Seitenband bei der Beugung des Kniegelenkes in sich gedreht. Daher ist bei Flexion nur die hintere Portion des medialen Kollateralbandes gespannt, eine Kreiselbewegung ist somit möglich. Wenn nun in Beugestellung gleichzeitig eine Bewegung in Außenrotation erfolgt, ist die posteriore mediale Kapsel an der Stabilität ebenfalls beteiligt, und zwar durch den Verbund zwischen Ligament und Kapsel. Da Letztere in diesem Bereich wiederum mit dem Seitenstück des Innenmeniskus verwachsen ist, erklärt sich der häufig gleichzeitige Verletzungsmechanismus des medialen Seitenbandes und des Innenmeniskus sowie auch des vorderen Kreuzbandes als „unhappy triad".

Zwischen dem Kollateralband und der darunter liegenden Kapsel ist im oberen Bereich ein Schleimbeutel eingelagert, der die Aufgabe hat, die Reibung während der Knieflexion zu vermindern.

Lateraler Kollateralligamentkomplex

Der laterale Kollateralligamentkomplex besteht von außen nach innen aus drei Schichten:

- Die 1. oberflächliche Schicht beinhaltet den Tractus iliotibialis in seiner vorderen Ausdehnung und den oberflächlichen Anteil der Sehne des M. biceps in seiner hinteren Ausdehnung.
- Die 2. Schicht besteht ventral, analog der medialen Seite, aus aponeurotischen Faserzügen des Vastus lateralis, die als Vastus lateralis obliquus bezeichnet werden und die sich wiederum mit dem lateralen Retinaculum patellae verbinden. Der Tractus iliotibialis verschmilzt hier mit der ventralen Gelenkkapsel.
- Die 3. Schicht entspricht dem eigentlichen Kollateralligament, wozu jedoch auch die laterale Gelenkkapsel gehört.

Posterolateraler Komplex

Der posterolaterale Komplex beinhaltet mehrere Komponenten, nämlich das laterale Kollateralband, die Sehne des M. popliteus, den lateralen Kopf des M. gastrocnemius und das Lig. arcuatum. Das Y-förmige Lig. arcuatum verläuft nach kaudal parallel zum Kollateralband und spannt die posterolaterale Kapsel an. Es hat einen medialen Anteil, der von der posterioren Kapsel bis hin zum distalen Femur verläuft und sich medial bis zum M. popliteus und zum Lig. poplitem obliquum ausdehnt. Der laterale Anteil des Lig. arcuatum erstreckt sich von der posterioren Kapsel nach lateral über den M. popliteus und dessen Sehne hinweg, um dann am hinteren Teil des Fibulaköpfchens anzusetzen.

Das popliteofibuläre Ligament verläuft vom posterioren Anteil des Fibulaköpfchens, also hinter der Insertion des M. biceps bis hin zum muskulotendinösen Übergang des M. popliteus. Das eigentliche laterale Kollateralband verläuft extrakapsulär, hat also keine Verbindung der Gelenkkapsel mit dem Meniskus. Es entspringt im Bereich des Epicondylus femoris lateralis und inseriert am Fibulaköpfchen. Das Lig. arcuatum und der posterolaterale Kapselkomplex stabilisieren gemeinsam den posterolateralen Anteil des Kniegelenkes gegenüber einer forcierten Varusposition und ebenfalls einer forcierten Außenrotation.

26.3 MRT des Kniegelenkes

Dank den erheblichen Fortschritten in technischer Hinsicht ist die MRT bereits seit längerer Zeit das bildgebende Verfahren der Wahl bei der Untersuchung nahezu aller Kniegelenkerkrankungen. Dies betrifft nicht nur die Diagnostik der Pathologie des Meniskus, der Kreuzbänder sowie der Kollateralbänder, sondern auch die Beurteilung des Knorpels und von entzündlichen und tumorösen Veränderungen.

Die MRT ist außerdem ein wertvolles Verfahren bei der präoperativen Planung geworden. Sie ist bei der anatomischen und der anatomisch-pathologischen Definition der Weichteile, der Ligamente, der Menisken und des Knorpels der CT deutlich überlegen und weist außerdem auch Vorteile im Vergleich zur Arthrosonographie auf. Des Weiteren erlaubt das MRT-Verfahren, die Biomechanik des patellofemoralen Gelenkes und die normale Funktion der ligamentären Strukturen mit dynamischer und kinomatographischer Technik darzustellen. Ferner stellte die Anwendung von MRT-Kontrastmitteln (Gadolinium-DTPA) – entweder direkt intraartikulär verabreicht oder indirekt transvenös – für eine Reihe von Fragestellungen einen deutlichen Fortschritt in der Diagnostik dar, so z. B. bei der Differenzierung zwischen Pannus und synovialer Schwellung oder auch bei der Knorpelanalyse.

Im Hinblick auf die anzuwendenden Sequenzen gibt es eine Vielzahl von Empfehlungen. So werden als „Basissequenzen" T1-gewichtete oder protonengewichtete SE-Sequenzen in mehreren Schnittrichtungen empfohlen. Keinesfalls sollte man auf eine fettsupprimierte T2-gewichtete Sequenz verzichten, entweder als STIR oder als CHESS. Wird ein FSE gewählt, sollte der Echozug möglichst klein gewählt werden, um das sonst obligatorische „blurring" zu vermeiden. Auch GRE in T1- und in T2*-Sequenzen gehören zum Anwendungskatalog.

Die MRT-Untersuchung des Kniegelenkes erfolgt in bequemer Rückenlage des Patienten mit einer speziellen Phased-array-Spule, die mittlerweile von jeder MRT-Firma angeboten wird und daher zum Routineequipment gehört. Das Knie des Patienten wird unterpolstert und in die röhrenförmige Spule eingebracht, wobei der Gelenkspalt an der Grenze zwischen dem mittleren und unteren Drittel der Spule lokalisiert sein sollte. Das FOV sollte 24×24 cm nicht überschreiten, die Matrix sollte 192×256 Pixel betragen, für die Schichtdicke empfehlen sich 3 mm.

Die Einstellung der Schichten erfolgt an einer axialen Schicht als Localizer, die durch das patellofemorale Gelenk angefertigt werden sollte. An diesem Localizer können dann die sagittalen und die koronaren Schichtebenen eingestellt werden. Die koronare Schicht wird parallel zu einer Linie, die die Hinterkante des Condylus femoris verbindet, durchgeführt. Die sagittalen Schnitte erfolgen senkrecht darauf oder auch parallel zum vorderen Kreuzband, wenn die Verdachtsdiagnose einer vorderen Kreuzbandläsion besteht. Hierbei erfolgt die Einstellung Kreuzband-parallel, entweder in der axialen Schnittrichtung, Kippung um 15° nach außen oder an der koronaren Schnittebene etwa 5–10° parallel zum vorderen Kreuzband.

Es wird ferner bei der Frage nach einer Meniskusläsion eine 3D-Volumendarstellung empfohlen, bei Schichtdicken von 0,7 mm und Anfertigung von acht Schichten in radialer Schichtrichtung durch die Menisken. Diese Technik könnte zur Anwendung kommen, wenn mit den konventionellen Aufnahmen eine Differenzierung zwischen einem FLAP, einem radialen Riss und einem Korbhenkelriss nicht eindeutig gelingt.

Bei der Knorpeldiagnostik ist nicht nur die Beurteilung des retropatellären Knorpels wichtig, den gleichen Stellenwert hat auch die Beurteilung des Knorpels im Bereich der Femurkondylen, der Trochlea und des Tibiakopfes.

Für die Darstellung des Knorpels wird eine Vielzahl von Sequenzen empfohlen (s. im allgemeinen Teil).

Zur Anwendung kommen T1-gewichtete und T2-gewichtete SE- und FSE-Sequenzen sowie auch GRE-Sequenzen mit einer T2*-Wichtung in sagittaler, koronarer und axialer Schnittrichtung, wobei die axiale Schnittrichtung allein der Beurteilung des retropatellären Knorpels dient. Wichtig zur Beurteilung des Knorpels ist in erster Linie der Kontrastunterschied zwischen Gelenkflüssigkeit und Knorpel. Eine deutliche Verbesserung der Knorpelbeurteilbarkeit wird durch spezielle aufwendige Techniken erreicht, so z. B. durch die „driven equilibrium fourier-transformation“ (DEFT).

Auch die direkte und indirekte MR-Arthrographie verbessert die Knorpeldiagnostik erheblich, insbesondere werden intrachondrale Veränderungen, z. B. partielle Einrisse und Ödeme, exakter erfasst. Hierbei hat sich als Sequenz die GRE-Technik im steadystate und in T1-Wichtung am besten bewährt.

Darüber hinaus verbessert eine 3D-Technik die Knorpeldiagnostik im Vergleich zu 2D-Technik deutlich. Empfohlen werden hier für die axialen 3D-Schichten ein TR von 55 ms, ein TE von 15 ms und ein Flip-Winkel von 10°.

26.3.1 Normale Anatomie bei verschiedenen Schichtebenen

Sagittale Schichten

Hierbei kommen in den mittleren Schichten das patellofemorale Kompartiment, der M. quadriceps im unteren Abschnitt sowie die Quadrizepssehne selbst gut zur Darstellung. Ferner kann auch der Pes anserinus, der dem M. semitendinosus, dem M. gracilis und dem M. sartorius als Ansatz dient, gut beurteilt werden. Des Weiteren stellen sich der M. biceps auf den lateralen Schichten und der M. semimembranosus, M. semitendinosus und der M. sartorius auf den medialen Schichten gut dar. Dorsal sind auch der mediale und der laterale Schenkel des M. gastrocnemius beurteilbar. Innerhalb des Gelenkes werden die Menisken im Bereich des Hinter- und Vorderhorns sowie in den lateralen Schichten auch im Bereich der Pars intermedia gut dargestellt. Das Gleiche gilt für die Kreuzbänder. In allen Sequenzen weisen die Menisken eine signalfreie Darstellung und eine trianguläre Form auf. Das hintere Kreuzband ist ebenfalls dunkel, das vordere Kreuzband zeigt eine mehr intermediäre Signalgebung.

Das Signal der umgebenden Muskulatur ist abhängig von der ausgewählten Sequenz. Bei T2*-gewichteten GRE-Techniken ist die Muskulatur hell, bei T2-gewichteten dunkel. In T1- und in T2-Wichtung mit SE-Technik weist die Muskulatur ein intermediäres Signal auf. Ferner sind auch der Hoffa-Fettkörper infrapatellär und der Knorpel im Bereich des Condylus femoris und des Tibiaplateaus beidseits ausreichend darstellbar.

Koronare Schichten

Auf den koronaren Schichten stellt sich die kollaterale Ligamentanatomie ausgezeichnet dar. Koronare Schichten erlauben ferner eine Beurteilung des Knorpels im Bereich des Condylus femoris und der Menisken in der Pars intermedia. Auf den dorsalen Schichtenlassen sich auch das Lig. popliteum und arcuatum sowie die hintere Kapsel gut darstellen. Auch in dieser Ebene ist eine Beurteilung der Kreuzbänder möglich. Des Weiteren kann der Tractus iliotibialis nachgewiesen werden. Im hinteren Abschnitt stellen sich fast obligat die meniskofemoralen Ligamente dar, und zwar das Ligamentum Wrisberg und das Ligamentum Humphrey. In tangentialer Schnittrichtung ist auch die Patella ausgezeichnet beurteilbar.

Axiale Schichten

Die wichtigste Aufgabe der axialen Schnittrichtung ist die Beurteilung des retropatellären Knorpels. Daneben lassen sich Bursitiden im Bereich der Patella sowie auch eventuelle Bursitiden im Bereich der Kollateralbänder gut darstellen. Ebenso erlaubt diese Schicht eine gute Darstellung der Muskulatur. So stellen sich die Schenkel des M. gastrocnemius wie auch die Muskulatur der Hamstring-Gruppe übersichtlich dar, ebenso sind axial die Kollateralbänder gut differenzierbar. Die Kapselwand mit der Synovia ist in der axialen Schnittrichtung am besten zu beurteilen. Der infrapatelläre Hoffa-Fettkörper und das mediale und laterale Retinaculum, die Kreuzbänder und gelegentlich – bei optimaler Einstellung – auch die Menisken können ebenfalls ausgezeichnet beurteilt werden (Abb. 26.2 a–f, Abb. 26.3 a–d, Abb. 26.4 a–d).

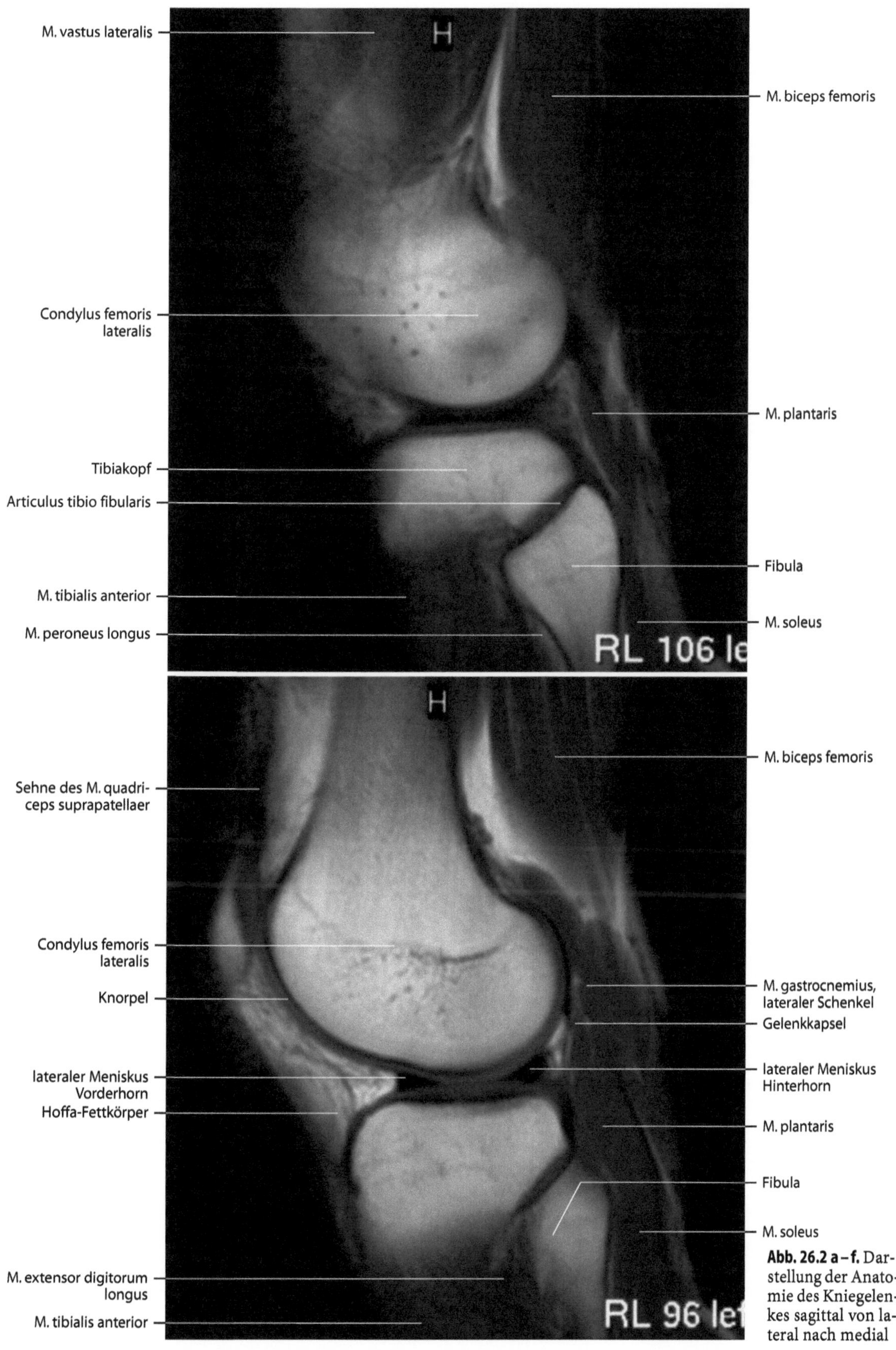

Abb. 26.2 a–f. Darstellung der Anatomie des Kniegelenkes sagittal von lateral nach medial

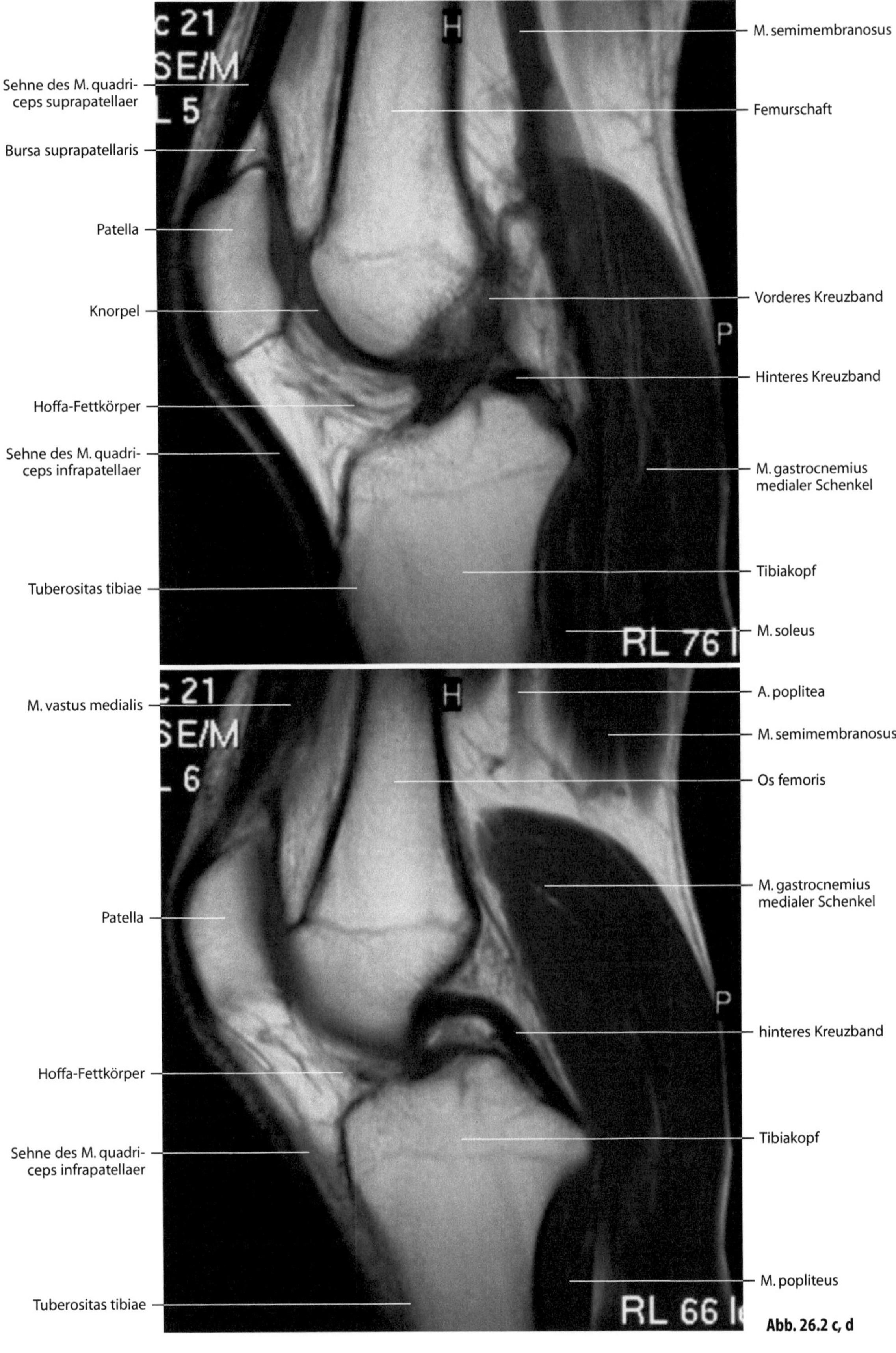
c 21
SE/M
L 5
H
P
RL 76
Sehne des M. quadriceps suprapatellaer
Bursa suprapatellaris
Patella
Knorpel
Hoffa-Fettkörper
Sehne des M. quadriceps infrapatellaer
Tuberositas tibiae
M. semimembranosus
Femurschaft
Vorderes Kreuzband
Hinteres Kreuzband
M. gastrocnemius medialer Schenkel
Tibiakopf
M. soleus
c 21
SE/M
L 6
H
P
RL 66
M. vastus medialis
Patella
Hoffa-Fettkörper
Sehne des M. quadriceps infrapatellaer
Tuberositas tibiae
A. poplitea
M. semimembranosus
Os femoris
M. gastrocnemius medialer Schenkel
hinteres Kreuzband
Tibiakopf
M. popliteus

Abb. 26.2 c, d

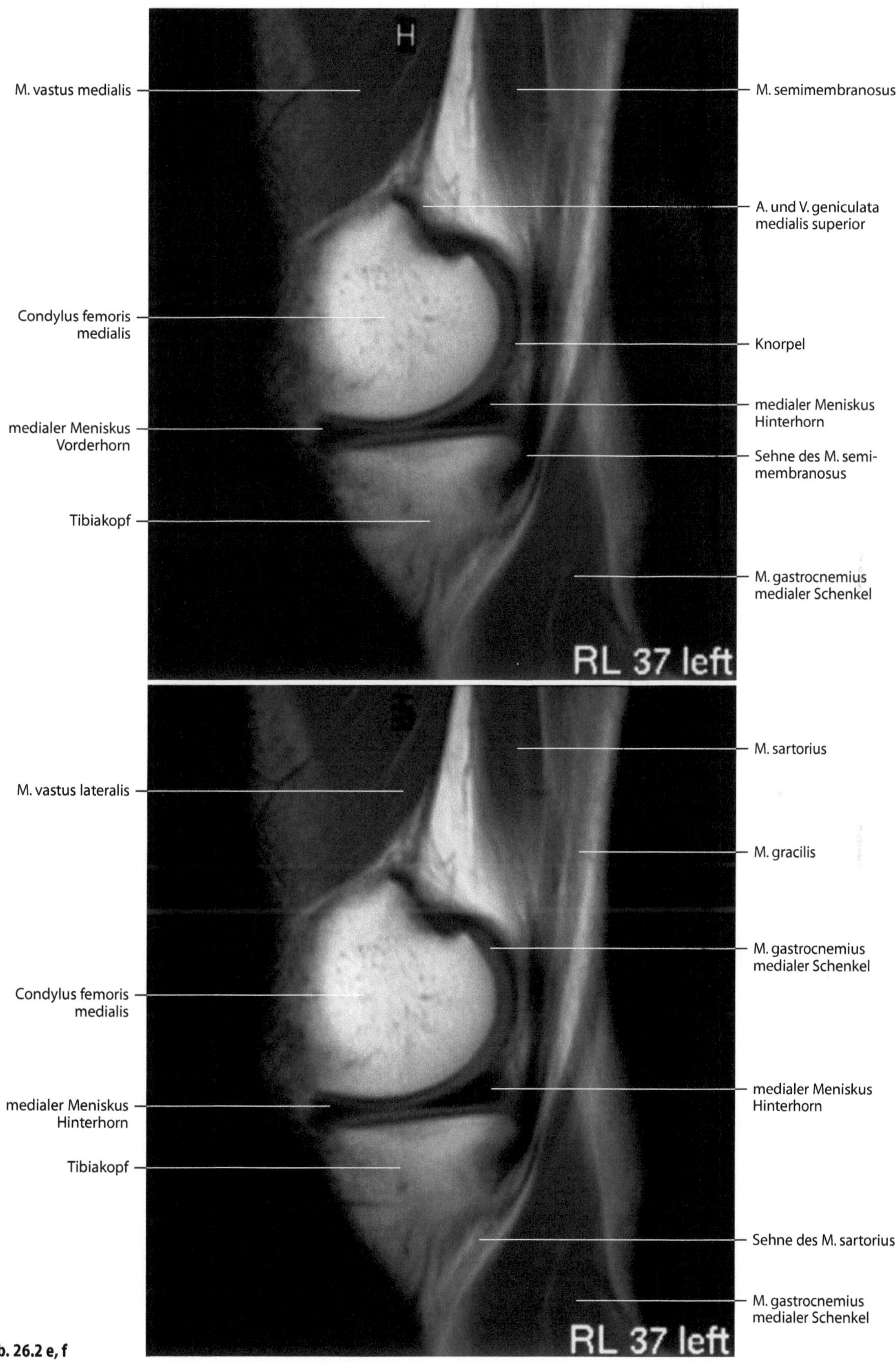
H
M. vastus medialis
M. semimembranosus
A. und V. geniculata medialis superior
Condylus femoris medialis
Knorpel
medialer Meniskus Hinterhorn
medialer Meniskus Vorderhorn
Sehne des M. semimembranosus
Tibiakopf
M. gastrocnemius medialer Schenkel
RL 37 left
M. sartorius
M. vastus lateralis
M. gracilis
M. gastrocnemius medialer Schenkel
Condylus femoris medialis
medialer Meniskus Hinterhorn
medialer Meniskus Hinterhorn
Tibiakopf
Sehne des M. sartorius
M. gastrocnemius medialer Schenkel
RL 37 left

Abb. 26.2 e, f

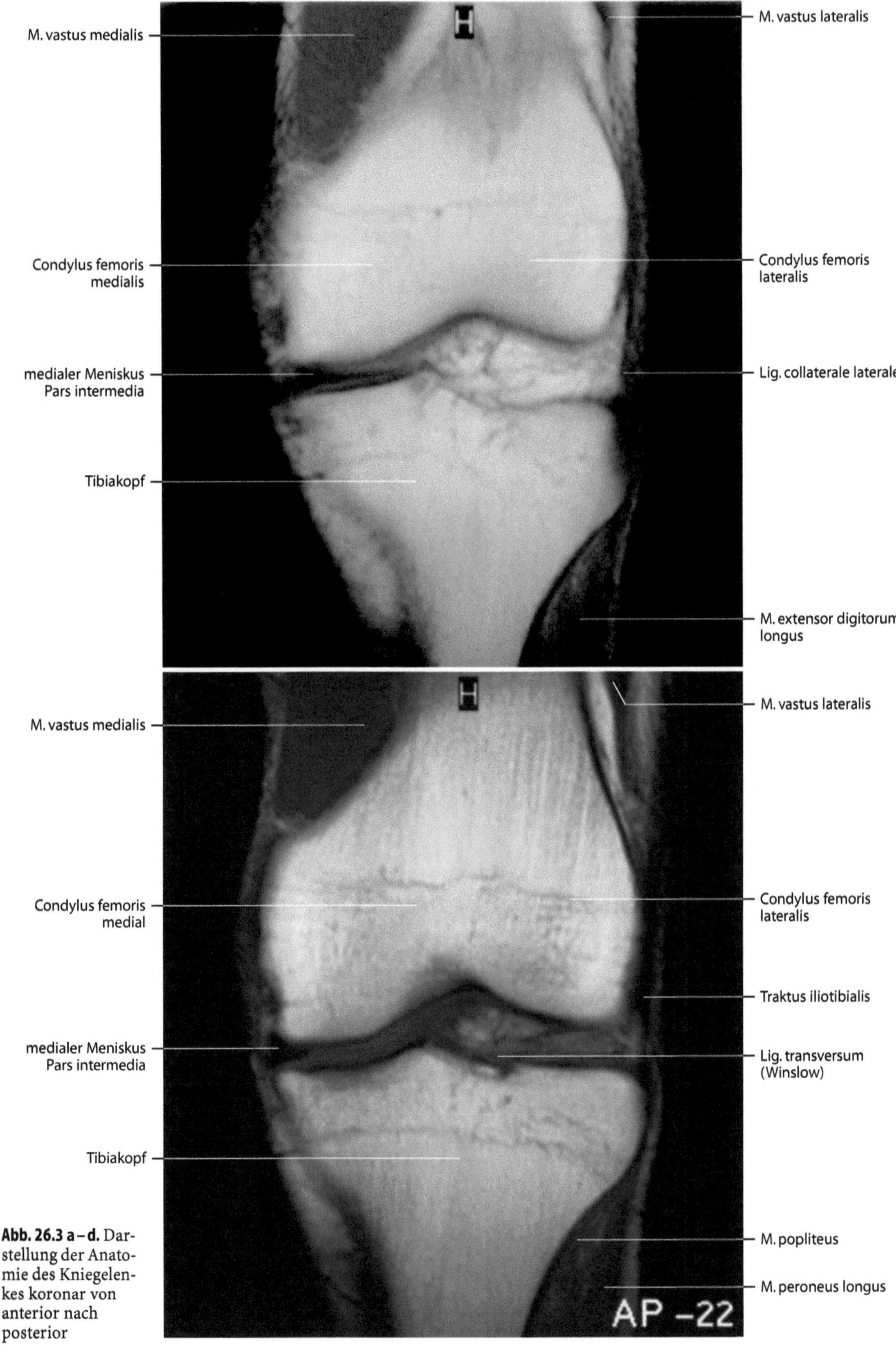

Abb. 26.3 a–d. Darstellung der Anatomie des Kniegelenkes koronar von anterior nach posterior

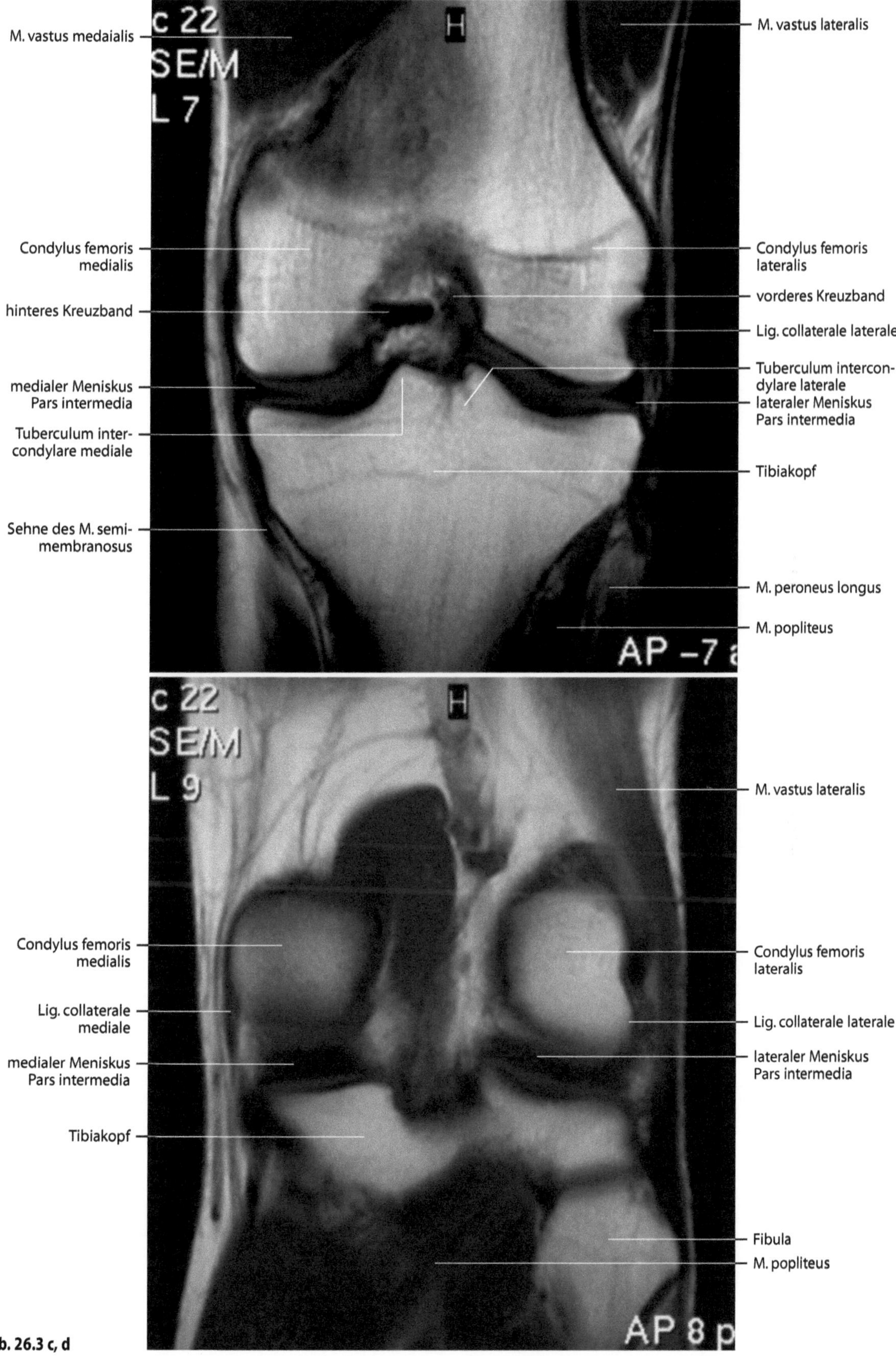
M. vastus medaialis
c 22
SE/M
L 7
H
M. vastus lateralis
Condylus femoris medialis
Condylus femoris lateralis
hinteres Kreuzband
vorderes Kreuzband
Lig. collaterale laterale
medialer Meniskus Pars intermedia
Tuberculum intercondylare laterale
lateraler Meniskus Pars intermedia
Tuberculum intercondylare mediale
Tibiakopf
Sehne des M. semimembranosus
M. peroneus longus
M. popliteus
AP −7
c 22
SE/M
L 9
H
M. vastus lateralis
Condylus femoris medialis
Condylus femoris lateralis
Lig. collaterale mediale
Lig. collaterale laterale
medialer Meniskus Pars intermedia
lateraler Meniskus Pars intermedia
Tibiakopf
Fibula
M. popliteus
AP 8 p

Abb. 26.3 c, d

Abb. 26.4 a–d. Darstellung der Anatomie des Kniegelenkes axial von kaudal nach kranial

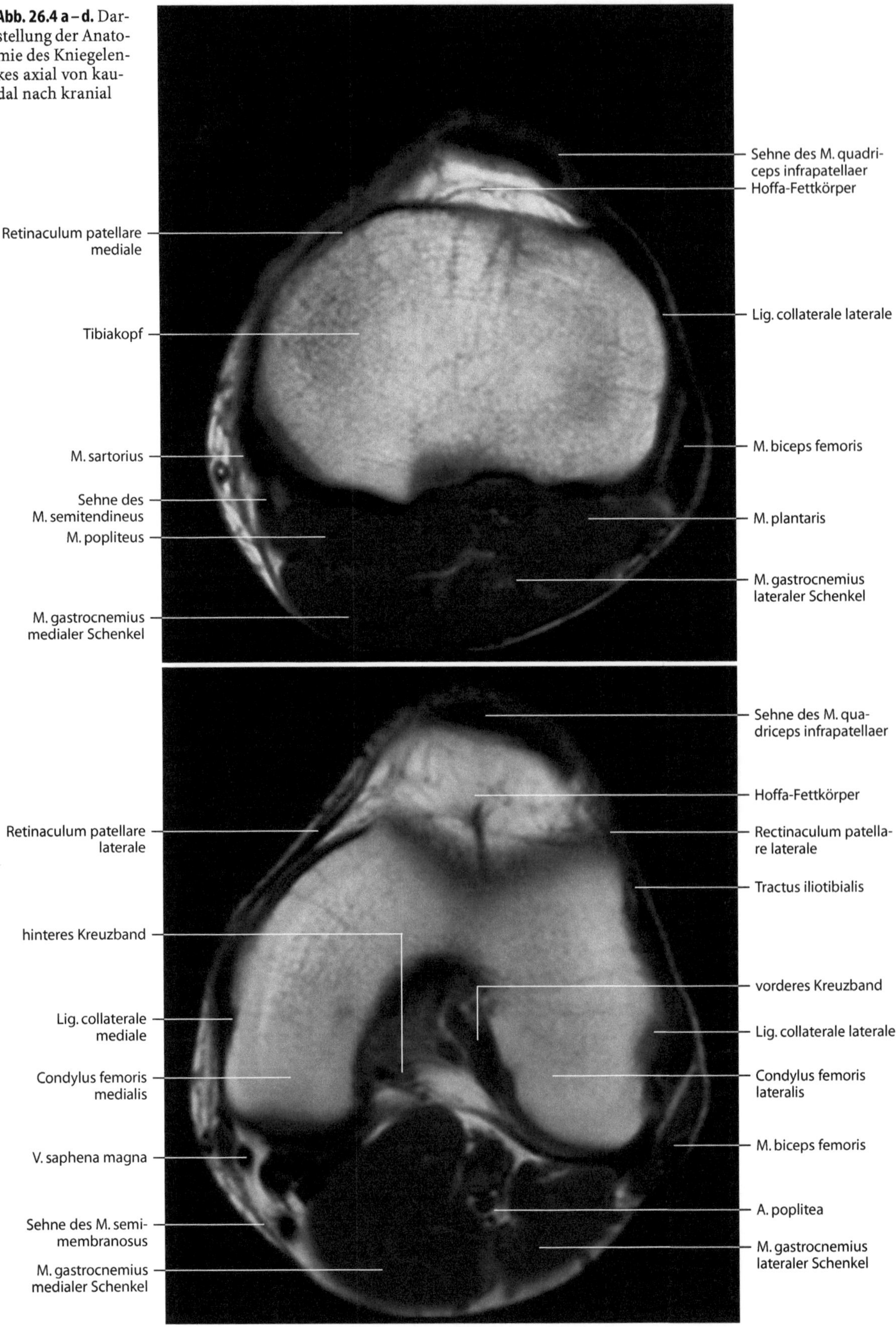

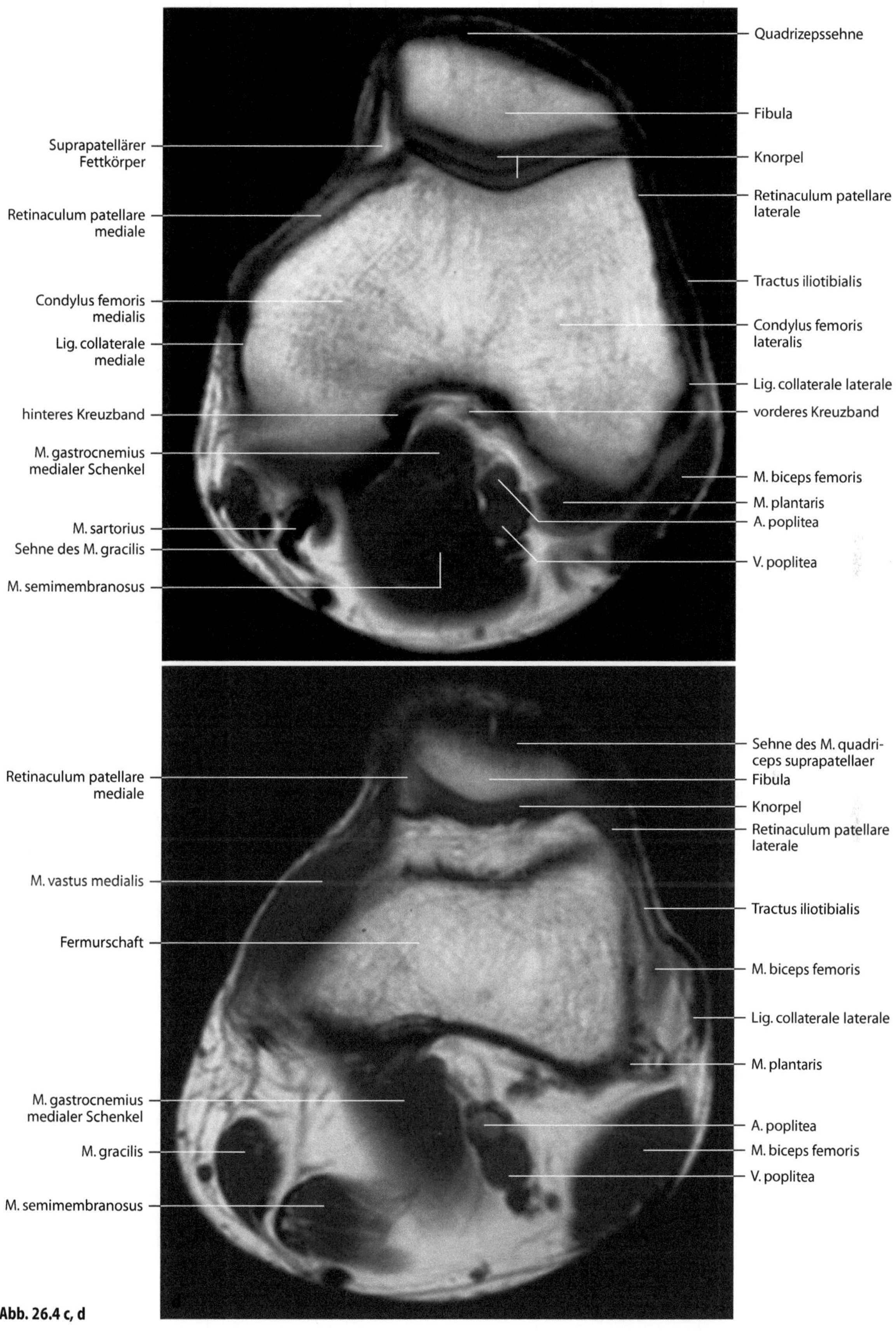
Quadrizepssehne
Fibula
Suprapatellärer Fettkörper
Knorpel
Retinaculum patellare mediale
Retinaculum patellare laterale
Tractus iliotibialis
Condylus femoris medialis
Condylus femoris lateralis
Lig. collaterale mediale
Lig. collaterale laterale
hinteres Kreuzband
vorderes Kreuzband
M. gastrocnemius medialer Schenkel
M. biceps femoris
M. plantaris
M. sartorius
A. poplitea
Sehne des M. gracilis
V. poplitea
M. semimembranosus
Sehne des M. quadriceps suprapatellaer
Retinaculum patellare mediale
Fibula
Knorpel
Retinaculum patellare laterale
M. vastus medialis
Tractus iliotibialis
Fermurschaft
M. biceps femoris
Lig. collaterale laterale
M. plantaris
M. gastrocnemius medialer Schenkel
A. poplitea
M. gracilis
M. biceps femoris
V. poplitea
M. semimembranosus

Abb. 26.4 c, d

26.3.2 Einige wichtige Strukturen innerhalb des Kniegelenkes und ihre MRT-Darstellung

Menisken

Für die MRT-Darstellung der Menisken und insbesondere der Meniskusläsionen gibt es in der Literatur eine Vielzahl von Vorschlägen.

Die Mehrzahl der Untersucher empfiehlt protonengewichtete oder T1-gewichtete Bilder zum Nachweis von meniskalen Läsionen, weil sich z. B. auch muzinöse Degenerationen gut darstellen lassen. Die Abgrenzung des Meniskus gegenüber Gelenkflüssigkeit innerhalb von Rissen erfolgt allerdings mit der T1-Wichtung deutlich schlechter als mit anderen Sequenzen. Andere Autoren dagegen empfehlen T2-gewichtete SE-Sequenzen, weil dabei eine gute Abgrenzung der Gelenkflüssigkeit gegenüber dem Meniskus besteht. Es hat sich ferner herausgestellt, dass fettsupprimierte T1- und T2-gewichtete Bilder offenbar sensitiver sind als T2-gewichtete Bilder ohne Fettsuppression.

Neuere Techniken zur Darstellung der Menisken sind GRE mit T2*-Gewichtung im 3D-Modus. Die Rate der falsch-positiven Befunde beim Nachweis einer meniskalen Pathologie scheint nämlich bei Anwendung von 3D-GRE geringer zu sein im Vergleich zu konventionellem 2D-SE.

FSE haben bekanntlich deutliche Vorteile wegen der kürzeren Untersuchungszeit. Sie scheinen jedoch bei der Untersuchung der meniskalen Pathologie eine deutlich geringere Sensitivität im Vergleich zu konventionellen SE-Sequenzen zu haben. Auch wenn ein kürzerer Echozug zur Anwendung kommt, beträgt die Sensitivität nicht mehr als 65 %.

Ein deutlicher Anstieg der Trefferrate ist bei allen Sequenzen zu verzeichnen, wenn zusätzlich zur konventionellen Untersuchungstechnik auch die radiale Technik ergänzend eingesetzt wird.

Die Frage nach der besten Darstellungssequenz ist noch nicht endgültig entschieden. Alle Sequenzen weisen Vor- und Nachteile auf, die offenbar auch von der Gerätekonfiguration abhängig sind.

Kreuzbänder

Die MRT-Diagnostik der Kreuzbänder erfolgt in der sagittalen Schnittrichtung, und zwar mit T1-gewichteten SE-Sequenzen und T2-gewichteten fettsupprimierten Sequenzen. Bei zusätzlicher axialer Schnittführung ist der femorale Ansatz am besten zu beurteilen, bei koronarer Schnittebene der mittlere Bandverlauf.

Bei der Frage nach einer Läsion des vorderen Kreuzbandes kann auch eine gezielte kreuzbandparallele koronare Schichtrichtung empfohlen werden. Das Gleiche gilt, wenn das vordere Kreuzband in der sagittalen Schnittrichtung nur suboptimal dargestellt wird. Wie bereits erläutert, erfolgt die Einstellung der Schichtrichtung parallel zum vorderen Kreuzband, entweder am axialen Localicer mit 10–15° Außenrotation oder an der koronaren dorsalen Schicht mit 5–10° nach lateral gekippt.

Kollateralligamentkomplexe

Medialer Kollateralligamentkomplex. Die Zugehörigkeit der verschiedenen Strukturen zum medialen Kollateralligamentkomplex wurden bereits erläutert (s. S. 350).

Mit der MRT lässt sich die Anatomie aller drei Schichten des Kollateralligamentkomplexes nur schwierig differenzieren. Dies gelingt, wenn überhaupt, am besten auf koronaren und axialen sehr dünnen Schichten unter Anwendung T1-gewichteter SE-Sequenzen sowie mit T2*-gewichteten GRE-Sequenzen in 3D-Technik. Hilfreich können auch angulierte koronare Schichten sein.

Wichtig ist die Differenzierung der verschiedenen Schichten, wenn unfallbedingte Läsionen vermutet werden. Dann bietet die fettsupprimierte STIR- oder CHESS-Technik in T2-Wichtung und ergänzend evtl. die Darstellung in fettsupprimierter T1-Wichtung nach Kontrastmittelgabe die besten Chancen des Nachweises.

Lateraler Kollateralligamentkomplex. Die Erläuterung dieses Komplexes ist bereits erfolgt (s. S. 351).

In der MRT sind die einzelnen Strukturen dieses Komplexes gut von einander differenzierbar. So stellen sich in der koronaren Schnittrichtung der Tractus iliotibialis ventral und die Sehne des M. biceps femoris dorsal gut dar. Das Gleiche gilt für das eigentliche Kollateralligament und für die Gelenkkapsel. Das Retinaculum stellt sich am besten auf axialen Schnitten dar, wobei sich T1-gewichtete Schichten, aber auch GRE-Sequenzen in T2*-Wichtung eignen.

Posterolateraler Ligamentkomplex. Die beste Darstellung in der MRT erfolgt ebenfalls in der koronaren Schnittebene. Das Kollateralband bildet sich in erster Linie in der T1-Wichtung auf den mehr posterioren Schichten als vertikal verlaufendes schwarzes Band ab. Die Sehne des M. popliteus, der laterale Kopf des M. gastrocnemius und das Lig. arcuatum stellen sich auf saggitalen oder anguliert sagittalen Schichten in der T1-Wichtung am besten dar. Empfohlen werden auch axiale Schnitte, auf denen sich die Anatomie des posterolateralen Komplexes ebenfalls gut abbilden lässt. Die fettsupprimierte T2-gewichtete Sequenz ist die wichtigste, wenn Verletzungen in diesem Bereich vermutet werden.

Technik der direkten MR-Arthrographie des Kniegelenkes

Die Untersuchung erfolgt in der Regel unter Röntgenkontrolle. Der Patient wird in Rückenlage gelagert, die günstigste Punktionsstelle findet sich 1 cm dorsal vom Hinterrand des oberen lateralen Patella. Die Patella wird manuell lateralisiert, wobei sich der laterale Anteil des femoropatellaren Gelenkraumes erweitert. Anschließend erfolgt die Punktion mit einer 5–6 cm langen, ungefähr 1 mm dicken kurz geschliffenen Nadel, wobei die Kanüle leicht schräg nach ventral vorgeschoben wird, bis man den Widerstand der Patellahinterfläche verspürt. Ein geringes Zurückziehen um etwa 2 mm bringt die Nadelspitze in die richtige Lage. Das Ansaugen vom Gelenkflüssigkeit oder das widerstandslose Injizieren einer physiologischen Kochsalzlösung bestätigt den intraartikulären Sitz der Nadelspitze. Anschließend werden 1–2 ml eines Röntgenkontrastmittels injiziert. Verteilt sich das Kontrastmittel bei der Röntgenkontrolle innerhalb des Gelenkspaltes, beweist dies den richtigen Sitz der Nadelspitze. Anschließend werden 7–8 ml von Gadolineum DTPA, das mit 1:50 bis 1:100 mit physiologischer Kochsalzlösung verdünnt wurde, in den Gelenkspalt appliziert und eine Verteilung des Kontrastmittels durch Bewegung des Kniegelenkes vorgenommen. Anschließend erfolgt dann die Umlagerung des Patienten auf den Tisch des Kernspintomographen und die Anfertigung der vorgegebenen MR-Schichten und Sequenzen.

Der in der Technik der Arthrographie erfahrene Radiologe wird möglicherweise die Punktion und die intraartikuläre Gadolineum-Applikation unter Verzicht auf eine Röntgenkontrolle direkt auf dem kernspintomographischen Tisch durchführen können, da auch nach Injektion von einigen cm^3 physiologischer Kochsalzlösung die widerstandsfreie Rückaspiration den richtigen Sitz der Nadel beweist.

26.4 Traumen im Bereich des Kniegelenkes mit ligamentären und meniskalen Verletzungen

26.4.1 Meniskusveränderungen

Meniskusläsionen

Meniskale Läsionen sind eine der häufigsten Ursachen für Kniegelenkbeschwerden (Abb. 26.5 a,b, Abb. 26.6). Unterschieden werden muss zwischen

- *akut-traumatisch bedingten Verletzungen* eines vorher normalen Meniskus bei Sportlern, insbesondere bei Fußballern, aber auch bei anderen Sportarten und
- durch *chronisch-repetitive Traumen* bedingte Verletzungen eines bereits primär degenerativ veränderten Meniskus.

Die zuletzt genannten Läsionen sind sicherlich in der Mehrzahl.

Akute traumatische Risse der Menisken treten bei abrupten kombinierten Bewegungen des Kniegelenkes mit starker Rotation und Flexion auf. Sie führen zu Längsrissen oder zu quer-radiären Rissen. Längsrisse finden sich überwiegend an der Basis, Querrisse dagegen häufiger am freien Rand des Meniskus. Wichtig ist

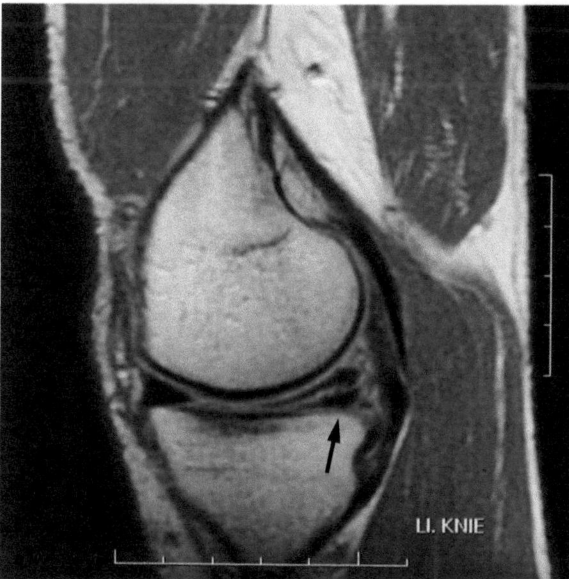

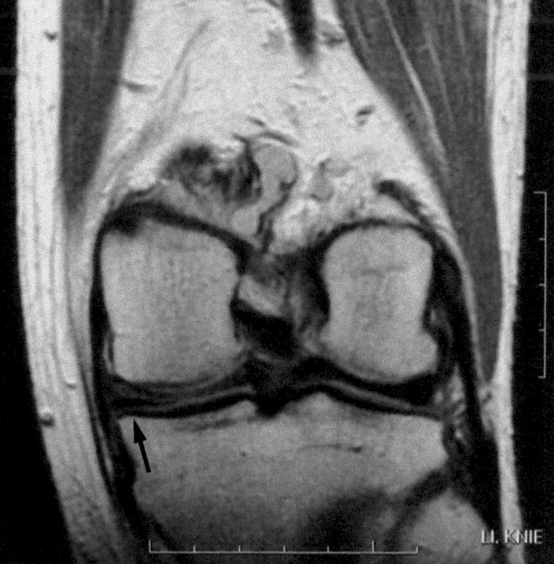

Abb. 26.5 a,b. Anamnese: Der 51-jährige Patient klagt seit zwei Jahren über rezidivierend auftretende Schmerzen im Bereich des linken Kniegelenkes ohne erinnerliches Trauma. Diagnose: Läsion des medialen Meniskus in der Pars intermedia und im Hinterhorn, Grad III. **a** FSE protonengewichtete, sagittal, **b** FSE protonengewichtet, koronar

die Feststellung, dass Verletzungen an einem degenerativen Meniskus bereits bei geringen Traumen auftreten können, weil die kollagenen Fasern durch die Degeneration ihre normale spiralige Spannung verloren haben und daher leichter rupturieren.

Man unterscheidet zwischen horizontalen und vertikalen Läsionen. Die vertikalen Läsionen wiederum werden in longitudinale und radiale Risse eingeteilt. Häufige schräge Risse oder auch Kombinationsrisse können je nach Rissverlauf der einen oder anderen Gruppe zugeordnet werden.

Die meisten Läsionen betreffen den mittleren Anteil und das Hinterhorn des medialen Meniskus. Verletzungen des lateralen Meniskus im Bereich des Vorderhorns sind außerordentlich selten. Charakteristisch für die Verletzung eines degenerativen Meniskus ist der horizontale oder schräge Rissverlauf.

Man unterscheidet bei meniskalen Degenerationen

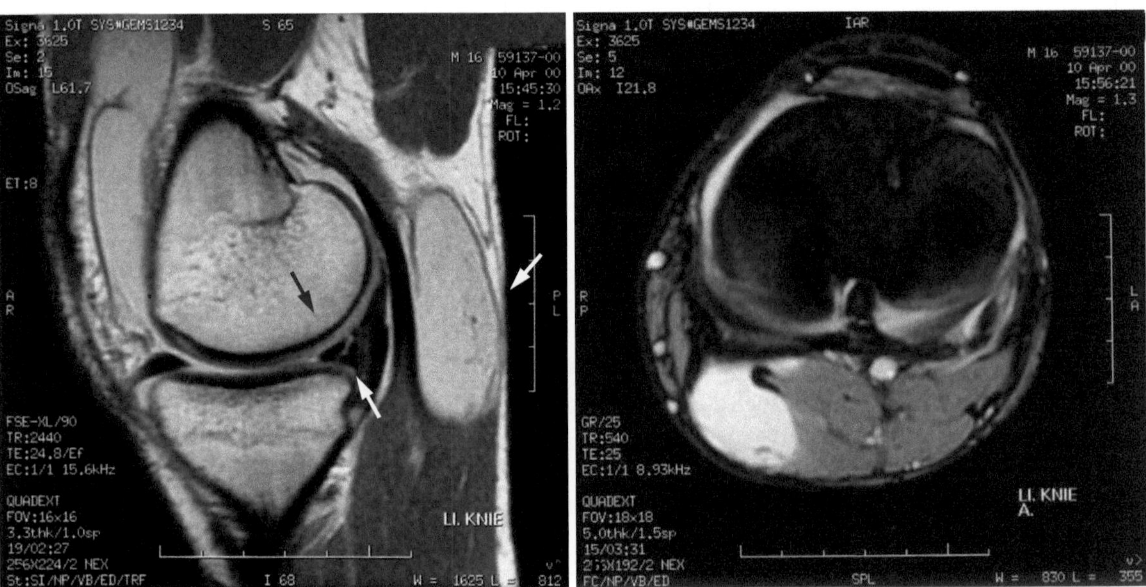

Abb. 26.6 a,b. Anamnese: 17-jähriger Patient, der vor vier Wochen eine Rotationsdistorsion des linken Knies erlitten hat. Diagnose: vertikaler Riss des medialen Meniskus im Bereich des Hinterhorns. Großer Baker-Zyste, Ergussbildung. **a** FSE protonengewichtet, sagittal, **b** GRE T2*-gewichtet, axial

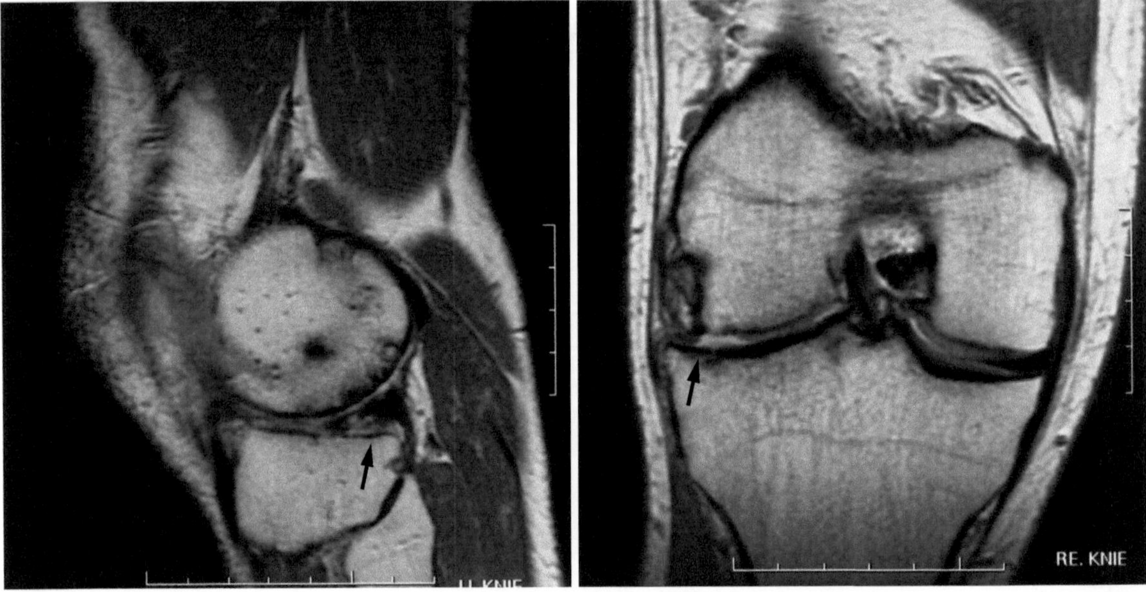

Abb. 26.7 a,b. Anamnese: 53-jähriger Patient, der seit 12 Jahren über rezidivierend auftretende Schmerzen im Bereich des linken Kniegelenkes klagt, meist nach Belastung, mehr lateral mit gelegentlichen Schwellungen. Diagnose: ausgedehnte Läsion des lateralen Meniskus im Hinterhorn und in der Pars intermedia mit deutlichem Knorpelschaden im Bereich des Condylus femoris als Ausdruck einer Arthrose. **a** FSE protonengewichtet, sagittal, **b** FSE protonengewichtet, koronar

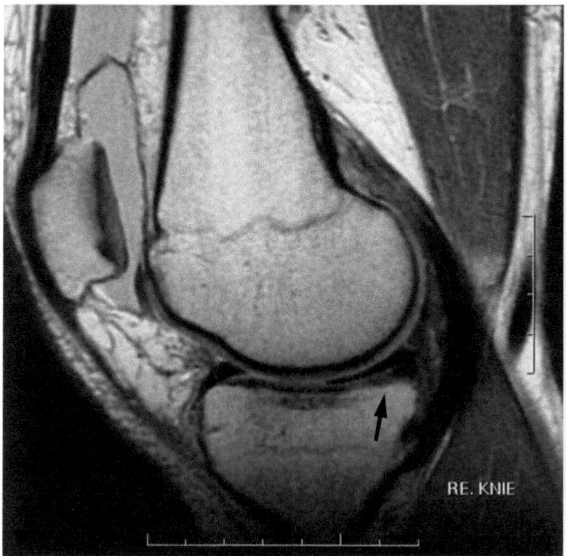

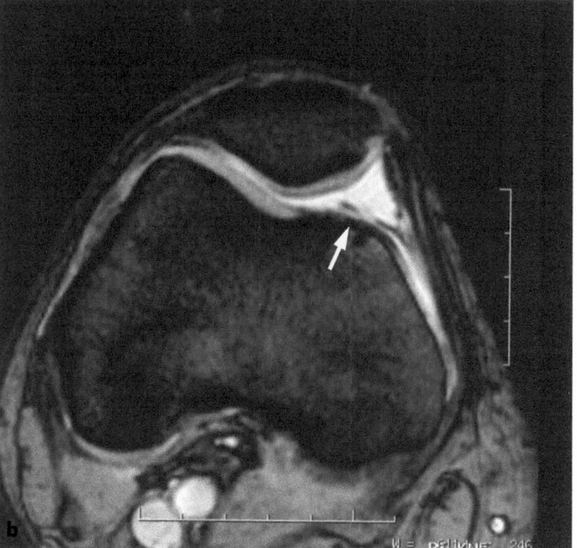

Abb. 26.8 a,b. 44-jähriger Patient, der seit zwei Jahren über permanente Schmerzen im Bereich des rechten Kniegelenkes retropatellär klagt, mit häufiger Schwellung. Diagnose: degenerativ bedingte Läsion des medialen Meniskus, Grad III. Plicabildung mit Interposition im Bereich des medialen femoropatellären Gelenkes und leichter Lateralisierung der Patella mit Ergussbildung. **a** FSE protonengewichtet, sagittal, **b** GRE T2*-gewichtet, axial

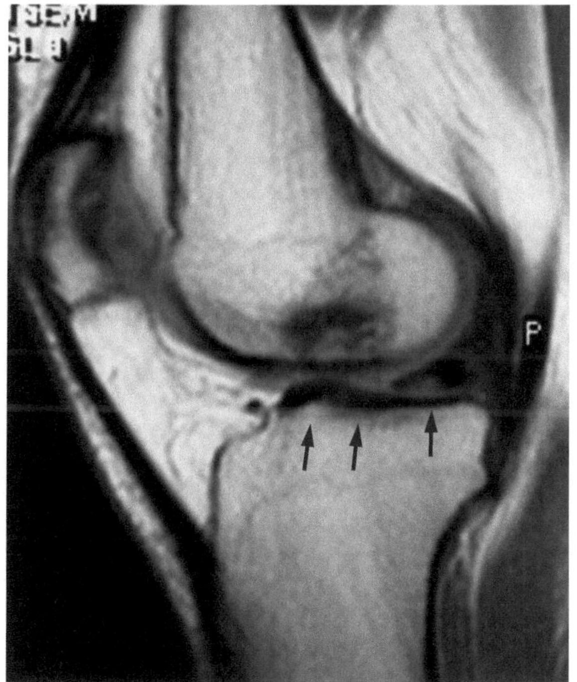

Abb. 26.9. Korbhenkelriss anteromedial (SE protonengewichtet, sagittal)

mehrere Ausdehnungsgrade (Abb. 26.7 a,b, Abb. 26.8 a,b, Abb. 26.9, Abb. 26.10 a,b):

- *Grad I:* vakuolige Aufhellungen innerhalb des Meniskus, die mukoiden oder eosinophilen Veränderungen entsprechen,
- *Grad II:* horizontal oder schräg verlaufende Risse innerhalb des Meniskus, die jedoch die artikuläre Oberfläche nicht erreichen,
- *Grad III:* horizontal oder schräg verlaufende Risse des Meniskus, die die Oberfläche eindeutig erreichen.

Akute traumatische Läsionen bei einem nichtdegenerativ veränderten Meniskus führen mehr zu vertikalen, longitudinalen oder radiären Rissen. Der Korbhenkelriss oder der FLAP sind als Komplikation der radiären Risse anzusehen. Kleine papageienschnabelähnliche Risse können jedoch auch bei degenerativ veränderten Menisken vorkommen.

Nicht alle akuten meniskalen Risse weisen in der MRT ein Grad-III-Signal innerhalb des Meniskus auf. Häufig finden sich bei einem FLAP oder einem Korbhenkelriss lediglich eine Abstumpfung und Verkürzung des Meniskus (Abb. 26.11, Abb. 26.12 a,b, Abb. 26.13).

MRT-Darstellung von meniskalen Läsionen

Beim Nachweis eines meniskalen Risses hat die Repetitionszeit (TR) in der MRT offenbar nur einen geringen Einfluss auf den Kontrast dieser Läsion. Vielmehr hängt der Nachweis eines Risses in erster Linie von der Echozeit (TE) ab. Eine Trefferrate von mehr als 90 % ist erzielbar, wenn die TE kürzer als 26 ms ist. Bei einer TE von mehr als 60 ms ist dagegen die Trefferrate deutlich niedriger.

Der Meniskus erscheint triangulär und in allen Sequenzen dunkel. Eine Aufhellung des Meniskus in der T2- oder in der Protonenwichtung spricht für eine Was-

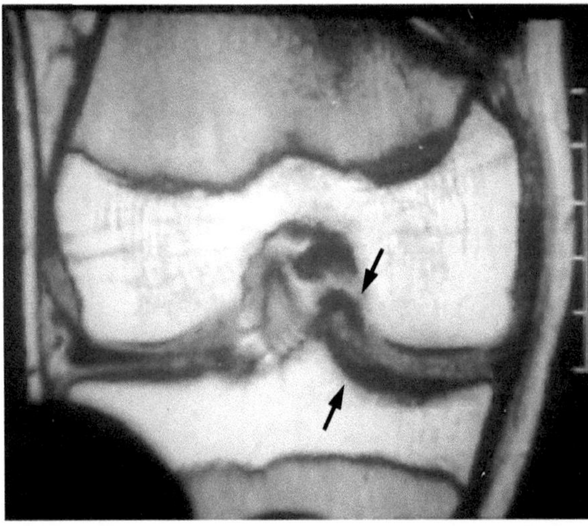

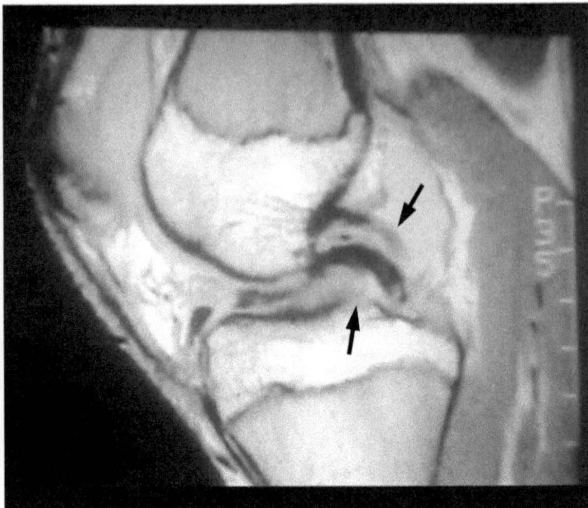

Abb. 26.10 a,b. Meniskaler Korbhenkelriss medial. Zeichen des doppelten Kreuzbandes

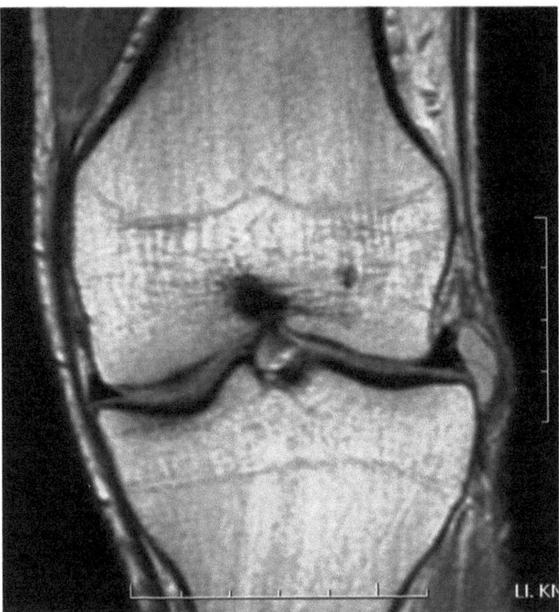

Abb. 26.11. Anamnese: 23-jähriger Patient, der seit einigen Monaten über Schmerzen im Bereich des lateralen Kniegelenkes klagt. Diagnose: parameniskale laterale synoviale Zyste (FSE protonengewichtet, koronar)

sereinlagerung als Hinweis auf eine Läsion. Bei Anwendung von GRE mit einer T2*-Wichtung stellen sich meniskale Läsionen ebenfalls hell dar. Das ansteigende Signal bei meniskaler Degeneration und bei Rissen ist Folge der T2*-Effekte des gebundenen Wassers in der Region der rupturierten kollagenen Fasern. Die Wertigkeit von intraartikulär eingebrachtem Kontrastmittel ist vielfach untersucht worden. Es wird von einer hohen Trefferrate bei Vorliegen von meniskalen Rissen berichtet. Wegen der hohen Sensitivität und Trefferrate bereits mit der konventionellen MRT verzichten die meisten Untersucher auf die Gabe von intraartikulär eingebrachtem Kontrastmittel vor allem wegen der damit verbundenen Invasivität.

Die direkte oder die indirekte MR-Arthrographie sollte jedoch bei vermuteten Komplikationen nach Operationen zur Anwendung kommen, weil die Trefferraten bei Vorliegen eines Rezidivrisses im Vergleich zur konventionellen MRT-Diagnostik deutlich besser sind.

Das Grading der Meniskusläsion in der MRT korreliert im Wesentlichen mit der Morphologie und dem intraoperativen Befund.

Im *Grad I* findet sich eine umschriebene helle Linie oder auch eine ovaläre Struktur innerhalb des Meniskus, z. T. etwas irregulär, die die Oberfläche nicht erreicht.

Im *Grad II* ist das Signal einer Läsion linear hell in der Protonen- und T2-Wichtung und erreicht die kapsuläre Grenze des Meniskus, jedoch nicht die artikuläre Oberfläche. Anatomisch pathologisch finden sich hierbei stärkere degenerative Veränderungen.

Im *Grad III* erreicht die Läsion die artikuläre Oberfläche. Hierbei ist ein ein relativ scharf begrenztes lineares helles Signal mit unterschiedlichem Verlauf zu beobachten.

Nicht alle meniskalen Risse Grad III weisen in der MRT auch ein intrameniskales Signal auf, da sich radiale und longitudinale vertikale Risse innerhalb des Meniskus nur schwierig in der sagittalen und koronaren Schnittrichtung darstellen lassen. Hierzu sind radiale oder axiale Schichten erforderlich.

Ferner kann es bei vertikalen Rissen zu einem Korbhenkeleinriss oder zu einem FLAP kommen. Beide Läsionsarten sind sowohl in der sagittalen als auch in der koronaren Schnittebene erkennbar.

Der flottierende Meniskusanteil ist in der sagittalen Schnittrichtung vor dem hinteren Kreuzband und in

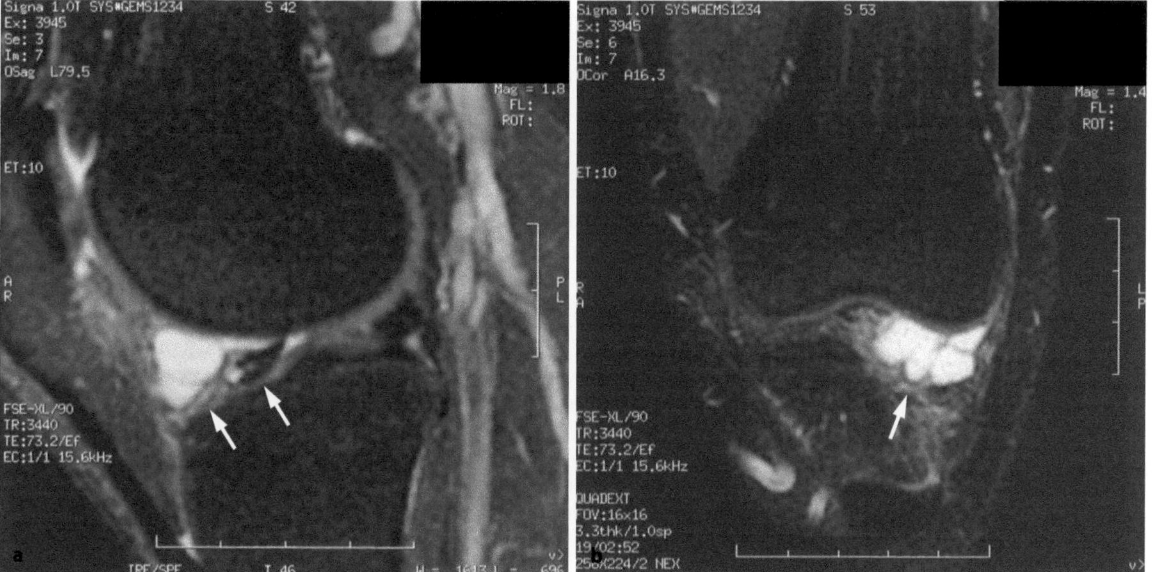

Abb. 26.12 a,b. Anamnese: 50-jährige Patientin, die seit acht Jahren über Schmerzen im Bereich des ventrolateralen Kniegelenkes klagt. Diagnose: Läsion des lateralen Meniskus im Vorderhorn mit ausgedehnter parameniskaler zystischer, mehrfach septierter Raumforderung/Ganglion. **a** FSE T2-gewichtet, fettsupprimiert, sagittal, **b** FSE T2-gewichtet, fettsupprimiert, koronar

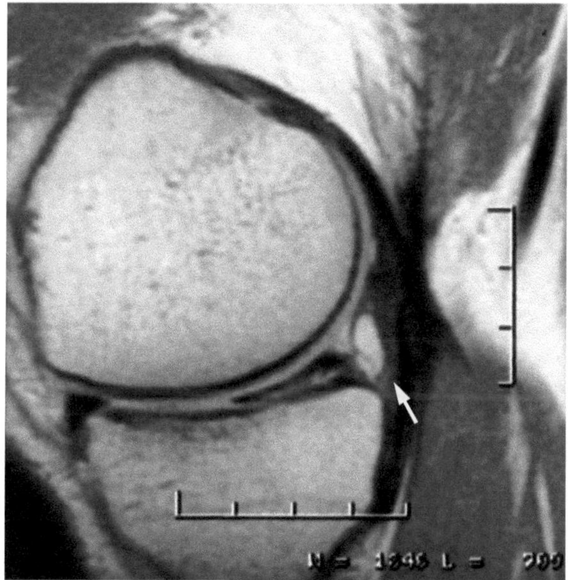

Abb. 26.13. Läsion des medialen Hinterhorns, Grad III, mit parameniskaler Zyste (FSE protonengewichtet, sagittal)

der koronaren Schnittrichtung häufig in der Regio intercondylica als umschriebene zusätzliche Raumforderung unterschiedlicher Konfiguration und mit dunklem Signal nachweisbar. Man spricht auch von einem gedoppelten hinteren Kreuzband. Charakteristisch ist jedoch nicht nur der Nachweis des freien flottierenden Meniskusteils, sondern auch der abgestumpfte und verkürzte Meniskus in diesen Ebenen.

Ferner lassen sich sowohl ein FLAP als auch ein Korbhenkelriss bei dünner Schichttechnik auch auf axialen Schichten nachweisen (Abb. 26.14).

Pitfalls

Es gibt eine Reihe von normalen anatomischen Strukturen, bei denen ein Meniskusriss simuliert werden kann. Sie werden im Folgenden aufgelistet:

1. im Bereich der meniskotibialen Anheftung,
2. das Lig. transversum (Ligamentum Winslow),
3. die posterioren Ligamente nach Humphrey und Wrisberg (meniskofemorale Ligamente),
4. die Sehne des M. popliteus, die innerhalb des Meniskus gelegene Risse simuliert,

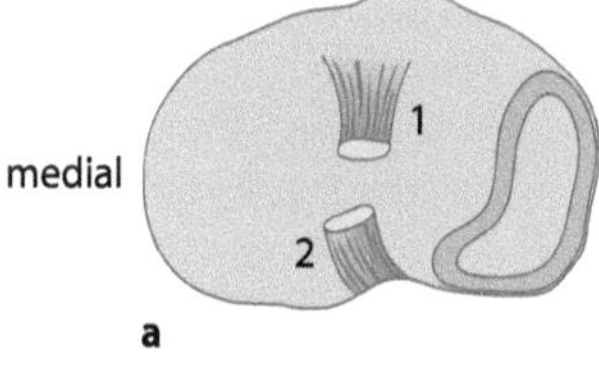

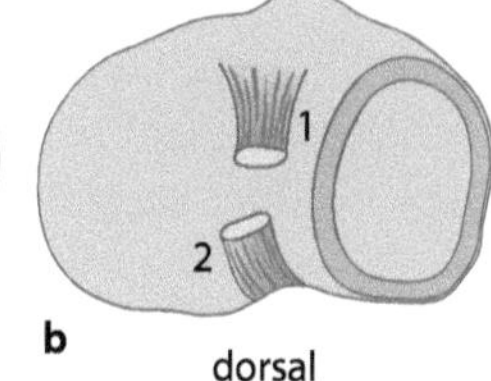

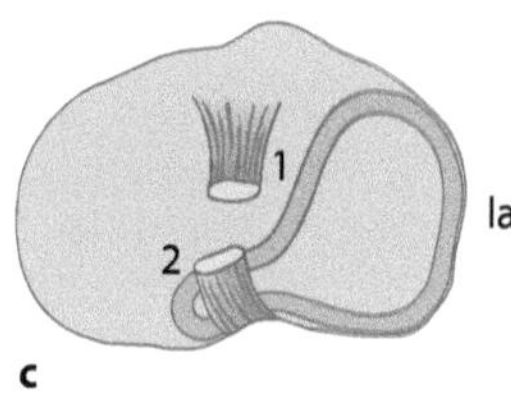

Abb. 26.14 a–c. Verschiedene ausgeprägte Korbhenkelrisse. **c** mit Zeichen eines doppelten Kreuzbandes (*1.* vorderes Kreuzband, *2.* hinteres Kreuzband)

5. Anschnittprobleme,
6. diffuse Degeneration,
7. Magic-angle-Phänomen.
8. Veränderungen der Menisci nach sportlicher Belastung
9. Bildebene
10. Truncation-Artefakt
11. Bewegungsartefakt
12. Partialvolumeneffekte
13. Suszeptibilitätsartefakte
14. Chemical shift-Artefakte
15. Pseudokorbhenkelriss
16. Hypoplasie oder Agenesie des Meniskus

Zu 1. Das Hinter- und das Vorderhorn der Menisken sind bekanntlich an tibialen knöchernen Vorwölbungen angeheftet. Gelegentlich kann diese Anheftung eine Fettschicht enthalten und damit einen meniskalen Riss imitieren, wenn man nicht berücksichtigt, dass dieses Fett außerhalb des Ansatzes vorhanden ist.

Zu 2. Das Lig. transversum verbindet die Vorderhörner des medialen und lateralen Meniskus und ist bei mindestens 30% der Patienten auf der sagittalen Schnittrichtung nachzuweisen. Da sich im Bereich der Anheftung eingelagertes Fettgewebe befindet, kann dadurch insbesondere lateral ein Meniskusriss imitiert werden.

Zu 3. Die meniskofemoralen Ligamente verbinden das Hinterhorn des lateralen Meniskus mit dem lateralen Bereich des medialen Femurkondylus. Beide Ligamente können bei etwa 30% der Patienten nachgewiesen werden. Es kann im Bereich des Hinterhorns des lateralen Meniskus zu einem Signalanstieg kommen, der immerhin in 22% der Fälle einen Riss imitiert.

Zu 4. Die Sehnenscheide des M. popliteus zeigt schräg verlaufende Linien lateral im Bereich des femoralen Ansatzes. Dies darf ebenfalls nicht als ein lateraler Meniskusriss fehlgedeutet werden.

Zu 5. Es kann gelegentlich auch eine Grad-III-Verletzung des Meniskus vorhanden sein, die in der MRT eine normale Meniskusoberfläche aufweist. Die Ursache hierfür ist, dass der Riss schräg oder senkrecht in der Schichtebene verläuft und daher z. T. in einer Schicht nicht sichtbar wird.

Zu 6. Menisken können auch eine diffus erhöhte Signalintensität bei kurzem TE oder bei einer GR-Sequenz aufweisen. Wenn dieses Signal schlecht abgegrenzt und minimal hell ist, spricht es für degenerative Veränderungen. Helle diffuse Signale innerhalb des Meniskus sprechen immer für ernstere degenerative Veränderungen mit multiplen begleitenden Rissen.

Zu 7. Ein Meniskusriss kann auch durch das Magic-angle-Phänomen simuliert werden, hervorgerufen durch die 55°-Orientierung des Meniskussegments zum magnetischen Feld.

Zu 8. Eine vermehrte intrameniskale Signalintensität wird häufig als vorübergehende Reaktion nach intensiver Belastung bei Hochleistungssportlern gefunden.

Zu 9. Die Menisci werden gewöhnlich in der sagittalen Schnittebene beurteilt. Häufig sind jedoch schräg sagittale Schnitte zusätzlich erforderlich, da Risse, die parallel zur gewählten sagittalen Schnittebene verlaufen, sich nicht abbilden.

Zu 10. Aufgrund dieses Artefaktes kann es zu vermehrten oder zu verminderten Signalintensitätslinien parallel zur Meniskuskante kommen.

Zu 11. Die durch Bewegungsartefakte bedingte Phasenverschiebung kann einen meniskalen Riss vortäuschen.

Zu 12. Im Bereich des freien Randes oder des mittleren Drittels des Meniskus können Partialvolumeneffekte einen Meniskusriss simulieren.

Zu 13. Eine intraartikuläre Blutung oder auch Luft können Suszeptibilitätsartefakte produzieren, die zur Auslöschung in der Umgebung des Meniskus führen und damit Meniskusläsionen simulieren können.

Zu 14. Auch Chemical shift-Artefakte können einen Meniskusriss vortäuschen.

Zu 15. Das posterolaterale Horn des Meniskus kann getrennt in zwei Teilen auf koronaren Schnitten und damit einen Korbhenkelriss vortäuschen.

Zu 16. Eine Hypoplasie des Meniskus hauptsächlich anterolateral oder auch eine Agenesie des Meniskus hauptsächlich posterolateral können aufgrund der meniskalen Verkleinerung als Hinweis auf einen Korbhenkelriss missgedeutet werden.

Postoperative Menisken

Die partielle Meniskotomie hat die komplette Meniskotomie praktisch abgelöst, mit dem Ziel, die meniskale Funktion soweit wie möglich zu erhalten und einem Fortschreiten degenerativer Veränderungen des Knorpels vorzubeugen. Wenn postoperativ nach einer partiellen Meniskotomie oder auch nach einer meniskalen Rekonstruktion Kniegelenkschmerzen auftreten, ist es oft klinisch schwierig, einen möglichen meniskalen Rezidivriss von anderen Ursachen abzugrenzen.

Wie bereits erläutert, stellt die MRT ein außerordentlich wertvolles Verfahren beim Nachweis der primären meniskalen Verletzung mit einer Sensitivität, Spezifität und Trefferrate von etwa 90 % dar.

Bei der Untersuchung der postoperativen Menisk allerdings ist die Stellung der richtigen Diagnose gelegentlich problematisch, insbesondere wenn mehr als 25 % des Meniskus rezeziert wurden. Der Meniskus erscheint postoperativ verkürzt und abgestumpft, wobei charakteristisch für ein gutes Operationsergebnis das Fehlen eines intrameniskalen Signals in der Protonen- und in der T2*-Gradientenwichtung ist. Rezidivrisse im Restmeniskus sind deshalb häufig schwierig zu diagnostizieren, weil bereits primär eine Deformierung und Verkürzung des Meniskus postoperativ vorliegt und weil die Resektionsstelle, z. B. bei einer Grad-II- oder -III-Degeneration, sekundär Kontakt zur Oberfläche haben kann, wodurch ein Riss vorgetäuscht werden kann. Die Grenzen des Restmeniskus sind häufig irregulär und weisen eine pathologische Signalintensität an der neuen Oberfläche auf, die nicht als neuerlicher Meniskusriss missgedeutet werden darf.

Aus diesen Gründen findet sich in der MRT bei der Diagnose von Rezidivläsionen bei Zustand nach Meniskotomie lediglich eine Trefferrate von 70 – 80 %.

Als spezifisches Zeichen für einen Rezidivriss nach Meniskotomie wird der Befund einer Signalanhebung in der T2-Wichtung im Bereich der Spalte zwischen dem ursprünglichen Meniskus und dem neuerlichen Meniskusfragment angesehen.

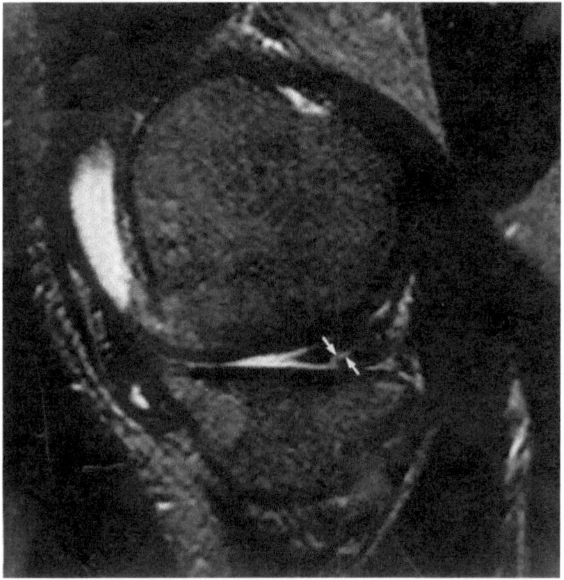

Abb. 26.15. Es findet sich eine zunehmende flüssigkeitsähnliche Signalintensität in einem Riss bei Zustand nach partieller medialer Meniskotomie im Hinterhorn, „Rezidivriss" (FSE T2-gewichtet, sagittal). (Aus Recht u. Kramer 2002, S. 767, Abb. 3)

Auch wurde der Versuch unternommen, die Trefferrate der MRT durch eine direkte MR-Arthrographie zu verbessern, in der Vorstellung, dass das intraartikuläre Kontrastmittel den Spalt zwischen dem Fragment und dem ursprünglichen Meniskus besser in der T1-Wichtung darstellt.

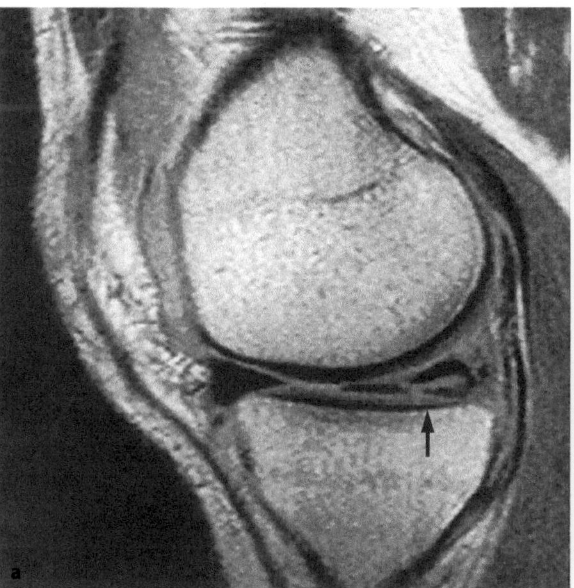

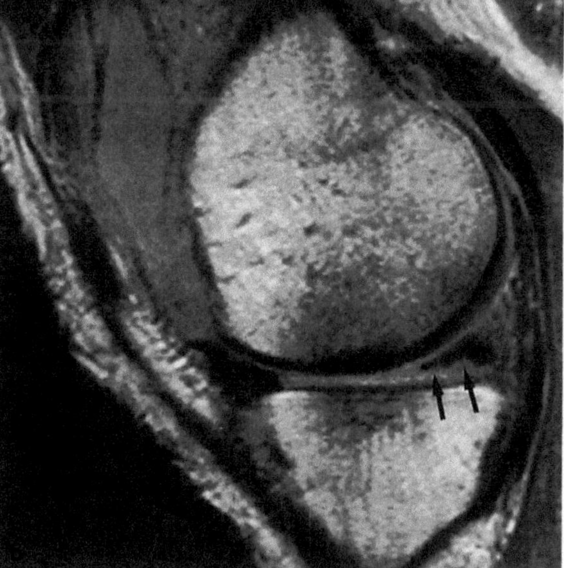

Abb. 26.16. **a** Komplexer Riss im Bereich des Hinterhorns des medialen Meniskus präoperativ, **b** Durchführung einer partiellen Meniskotomie. Unregelmäßigkeit im Bereich des Meniskusrestes, ein Befund, der in Übereinstimmung mit dem Ergebnis der Arthroskopie nicht als pathologisch zu bewerten ist (FSE protonengewichtet, sagittal). (Aus Recht u. Kramer 2002, S. 767, Abb. 2 a,b)

Bei einer Meniskusrekonstruktion ist die Anlegung einer Naht eines Meniskusrisses bekanntlich nur im Bereich der Basis möglich, da nur hier die Blutversorgung durch Einsprossen von Granulationsgewebe gewährleistet ist und damit eine Reparation möglich wird. Nach einer Naht können monatelang Grad-III-Signalveränderungen im Bereich der Nahtstelle bestehen, sodass zwischen dem Heilungsvorgang mit Granulations- und Narbenbildung und einer neuerlichen Ruptur häufig nicht unterschieden werden kann. Spezifische Zeichen eines Rezidivs nach einer meniskalen Rekonstruktion sind ähnlich denen eines Meniskusrisses nach partieller Meniskotomie:

Eine angehobene Signalintensität im Bereich der Nahtflächen auf T2-gewichteten Bildern, ein verlagertes meniskales Fragment und angehobene Signalintensität im Fragment (Abb. 26.15, Abb. 26.16 a,b).

Es ist ferner wichtig, sich in Erinnerung zu rufen, dass nicht alle postoperativen Beschwerden nach einer partiellen Meniskotomie durch den Meniskus bedingt sind. Als Folge der Meniskotomie kann es zu chondralen und ossären Veränderungen kommen. Daher sollten diese Regionen sorgfältig untersucht werden. Die subchondralen Veränderungen der Spongiosa können ein ähnliches Aussehen wie eine spontane Osteonekrose haben, mit fokaler Demarkierung und diffusen Signalveränderungen in der Umgebung des Knochenmarks. Diese Veränderungen sind wahrscheinlich Folge der durch die Meniskotomie bedingten mechanischen Veränderungen des Kniegelenkes. Die gefürchtete Spätkomplikation nach Komplettmeniskotomie besteht in der umschriebenen postoperativen Arthrose, die auch als Fairbank-Veränderung bezeichnet wird (Abb. 26.17, Abb. 26.18 a,b).

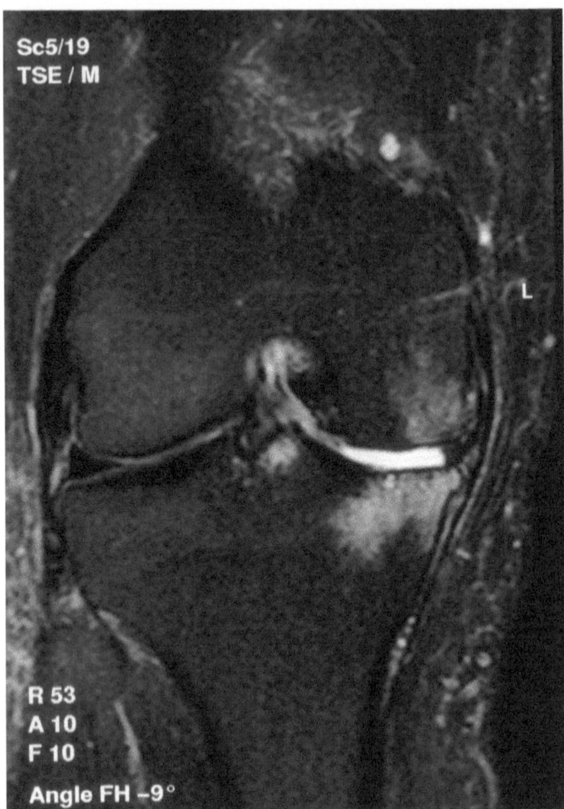

Abb. 26.17. Anamnese: Zustand nach Komplettmeniskotomie medial vor drei Jahren. Jetzt erhebliche Schmerzen im medialen Kniegelenk. Diagnose: kompletter Knorpelverlust im medialen Condylus femoris und im Tibiaplateau mit ausgedehntem subchondralem Bone bruise, Fairbanks-Veränderung (SE T2-gewichtet, fettsupprimiert, koronar)

Meniskale Zysten

Meniskale Zysten kommen in etwa 1 % der Fälle vor. Sie können eingeteilt werden in intrameniskale, parameniskale und synoviale Zysten sowie in Ganglien. Intrameniskale Zysten sind selten und weisen eine intrameniskale Flüssigkeitsansammlung im Zusammenhang mit einem meniskalen Riss auf. Synoviale Zysten sind ebenfalls selten und eindeutig nicht mit meniskalen Rissen assoziiert. Sie repräsentieren Ausziehungen der Gelenkkapsel bzw. des Recessus.

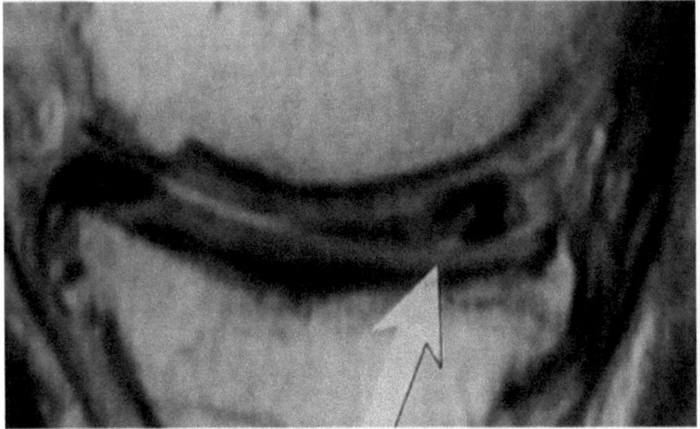

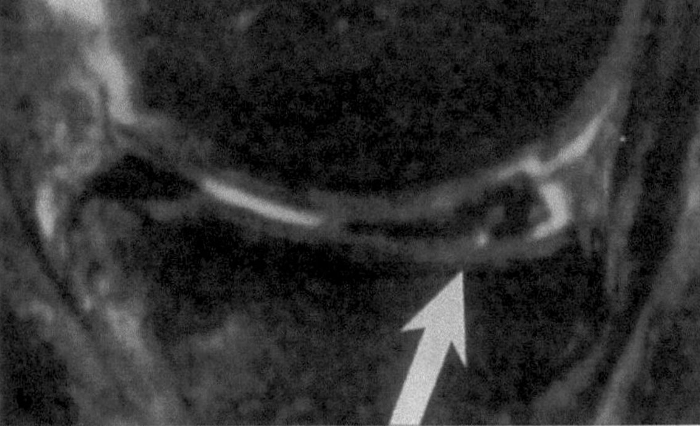

Abb. 26.18 a,b. Rezidiv eines Meniskusrisses medial. **a** FSE protonengewichtet, sagittal, **b** FSE T2-gewichtet, fettsupprimiert, sagittal

Die häufigere parameniskale Zyste ist meistens lobuliert und enthält ebenfalls Flüssigkeit. Sie wird in erster Linie in der Pars intermedia des Meniskus gefunden, und zwar praktisch immer in Verbindung mit einer Meniskusläsion. Sie ist entweder Folge eines Traumas oder auch von degenerativen Veränderungen. Sie kommt auch bei Zustand nach Meniskotomie vor. Mediale parameniskale Zysten scheinen größer zu sein als laterale. Sie dehnen sich vom Hinterhorn häufig bis zum Vorderhorn aus.

90% der lateralen meniskalen Zysten gehen mit einer horizontalen FLAP-Verletzung einher. Sie sind sehr häufig vor dem lateralen Kollateralband oder zwischen dem Kollateralband und der Sehne des M. popliteus lokalisiert.

Die medialen meniskalen Zysten sind überwiegend in der Tiefe des medialen Kollateralbandes oder in der posteromedialen Ecke unterhalb des Lig. popliteum obliquum gelegen.

Meniskale Zysten weisen in der T1-Wichtung ein niedriges Signal auf, in der fettsupprimierten T2-Wichtung bei FSE oder auch T2*-GRE oder auf STIR-Bildern eine angehobene Signalintensität. Sie können jedoch gelegentlich auch Blut oder gelatinöse proteinhaltige Flüssigkeit enthalten und bieten dann das gesamte Spektrum der Signalintensität in allen Sequenzen.

Differenzialdiagnostisch muss die parameniskale Zyste gegenüber einer traumatischen Bursitis oder auch einer villonodulären Synovitis, einem Hämatom, einem Lipom und einem synovialen Sarkom abgegrenzt werden.

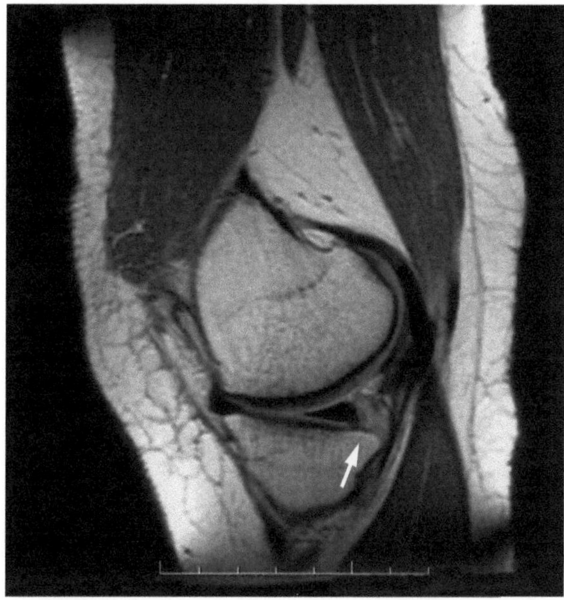

Abb. 26.19. Anamnese: 35-jähriger Patient, der vor einer Woche ein volares Anpralltrauma erlitt. Anschließend lokale Schmerzen volar mit Schwellung. Diagnose: meniskokapsuläre Separation des medialen Meniskus (FSE protonengewichtet, sagittal)

Meniskokapsuläre Separation

Die meniskokapsuläre Separation kommt ausschließlich im Bereich des medialen Meniskus vor, da hier eine Verbindung zwischen der Kapsel und dem Meniskus besteht.

Das mediale Drittel der Gelenkkapsel oder auch das mediale kapsuläre Ligament können eingeteilt werden in einen meniskofemoralen und in einen meniskotibialen Anteil. Die Fasern sind von den oberflächlichen Fasern des medialen Kollateralbandes durch eine dazwischenliegende Fettschicht getrennt. Diese Verletzung ist am besten auf radialen Schichten erkennbar; in einer Routineuntersuchung mit koronaren bzw. sagittalen Schichten ist der Nachweis schwierig.

Kleine oder nichtverlagerte meniskokapsuläre Risse können ohne chirurgische Intervention ausheilen, weil sich diese Risse im Bereich der vaskularisierten Peripherie des Meniskus nahe des perimeniskalen kapillären Plexus befinden. Bei einer Verlagerung des Hinterhorns des medialen Meniskus von mehr als 5 mm wird der artikuläre Knorpel in diesem Bereich bloßgelegt oder es wird Flüssigkeit zwischen der peripheren Ecke des Meniskus und der Kapsel eingelagert. Der Nachweis des unbedeckten tibialen artikulären Knorpels jedoch kann nicht als spezifisches Zeichen einer meniskokapsulären Verletzung angesehen werden, weil im gleichen Bereich auch umschriebene Recessus vorkommen, ohne dass eine meniskokapsuläre Verletzung vorliegt.

In Fällen einer meniskokapsulären Abtrennung sind SE T2- oder FSE T2-gewichtete Bilder oder auch GRE-Bilder in der sagittalen Schnittrichtung in der Lage, die Flüssigkeit zwischen dem Hinterhorn und dem medialen Meniskus sowie der Gelenkkapsel darzustellen. Koronare und radiale koronare Schichten zeigen die Anatomie einer meniskokapsulären Läsion noch besser (Abb. 26.19).

Meniskokalzinose

Eine Kalzinose der Menisken kann bereits auf konventionellen Röntgenaufnahmen diagnostiziert werden, eine Darstellung mittels MRT erübrigt sich daher. Die Abgrenzung gegenüber dem eigentlichen Meniskus ist häufig schwierig, da die verminderte Signalintensität des Meniskus und des Kalkes fast identisch sind. Man kann in einer MRT im Bereich dieser Kalksalzeinlagerungen häufig ein Suszeptibilitätsartefakt erkennen, das jedoch nicht als spezifisch für eine Kalzinose angesehen werden kann. Häufig sind Meniskusverkalkungen asymptomatisch, sie kommen in erster Linie im Bereich des Hinterhorns des medialen Meniskus vor.

26.4.2 Verletzungen des vorderen Kreuzbandes

Viele Verletzungen des vorderen Kreuzbandes kommen beim Sport vor.

Der Lachmann-Test weist die pathologische Versetzung der Tibia gegenüber dem Femur nach und erlaubt auf diese Weise die Diagnose von Verletzungen des vorderen Kreuzbandes, die eine Reihe von Ursachen haben können. Der Verletzungsmechanismus besteht entweder in einer Außenrotation, einer Abduktion mit Hyperextension, einer direkten Verlagerung der Tibia nach vorn oder auch in einer Innenrotation des Kniegelenkes bei voller Extension.

Im Folgenden werden die häufigsten Verletzungsmechanismen aufgelistet:

1. Eine forcierte Abduktion in Außenrotation ist der häufigste Verletzungsmechanismus. Zusätzlich kommt es hierbei oft zu einer Zerreißung des medialen Kollateralbandes und der medialen unterstützenden Strukturen, z. B. bei Fußballspielern.
2. Der zweithäufigste Verletzungsmechanismus des vorderen Kreuzbandes, der bei etwa 30% der Patienten nachweisbar ist, ist die Hyperextension, bei der es fast obligat gleichzeitig zu einer Meniskusverletzung medial oder lateral kommt, z. B. bei Turnern und Basketballspielern.
3. Eine isolierte Verletzung des vorderen Kreuzbandes ist sowohl bei Fußballern als auch bei Basketballern möglich. Auslösender Faktor ist der plötzliche Richtungswechsel beim Laufen. Die damit bewirkte Verlagerung der proximalen Tibia nach anterior ist Folge einer plötzlichen Kontraktion des M. quadriceps.
4. Verletzungen des vorderen Kreuzbandes können auch durch eine direkte Prellung des Unterschenkels von dorsal her erfolgen. Häufig sind damit auch Verletzungen des Hinterhorns des lateralen Meniskus verbunden.

Meniskale Verletzungen sind in mehr als 40% mit akuten Verletzungen des vorderen Kreuzbandes vergesellschaftet, und zwar häufiger am Innenmeniskus.

Die mit einer anterioren tibialen Subluxation einhergehende Läsion des vorderen Kreuzbandes bewirkt häufig auch eine Läsion des Knorpels, überwiegend im mittleren Anteil der lateralen Femurrolle sowie im dorsolateralen Anteil des Tibiakopfes. Die Verletzungen des Knorpels beinhalten Erosionen und osteochondrale Frakturen. Sie lassen sich immerhin in 23% bei akuten und in 54% bei chronischen Verletzungen des vorderen Kreuzbandes nachweisen.

Ferner findet sich bei einer Verletzung des vorderen Kreuzbandes in immerhin 75% der Fälle auch ein Hämarthros, der bereits in den ersten Stunden nach dem Unfall nachweisbar ist.

Subakute Verletzungen des vorderen Kreuzbandes führen häufig zu einer Weitstellung der Kapsel mit daraus resultierender Kniegelenkinstabilität.

Die Frequenz der partiellen Rupturen des vorderen Kreuzbandes wird im Vergleich zu Komplettrupturen unterschiedlich zwischen 10–30% angegeben. Eine Teilruptur kann operativ, aber auch konservativ behandelt werden.

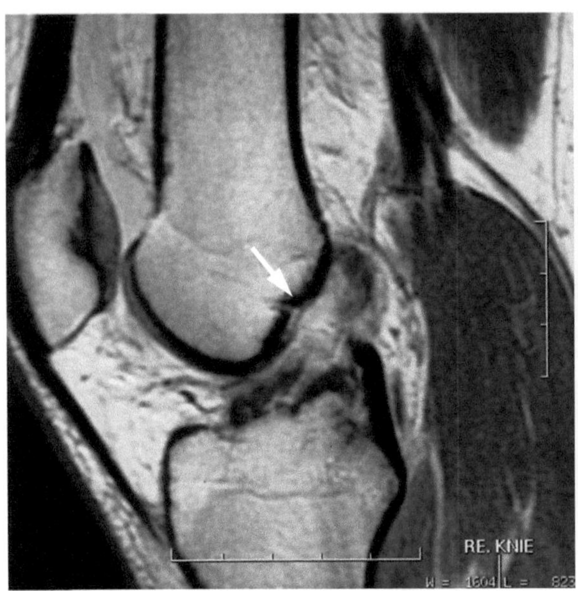

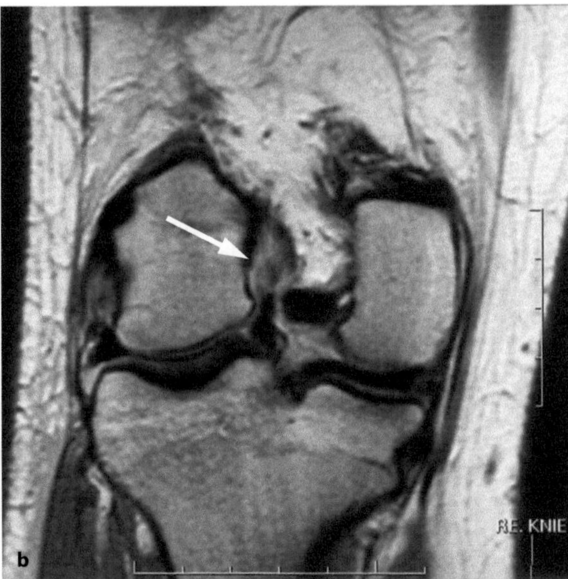

Abb. 26.20 a,b. Anamnese: 20-jährige Patientin, die vor drei Tagen eine Kniegelenkdistorsion rechts erlitten hat. Anschließend Schmerzen und Instabilitätsgefühl sowie Schwellung. Diagnose: Komplettruptur des vorderen Kreuzbandes. **a** FSE protonengewichtet, sagittal, **b** FSE protonengewichtet, koronar

Ein Komplettriss dagegen kann auf konservative Weise nicht behandelt werden, da keinerlei Heilungschancen bestehen. Wird also eine Komplettläsion des vorderen Kreuzbandes keiner operativen Intervention unterzogen, ist in vielen Fällen die Instabilität des Kniegelenkes die Folge (Abb. 26.20 a,b).

Trotzdem wird in einigen Fällen bei Hochleistungssportlern bei Vorliegen eines kompletten Risses des vorderen Kreuzbandes auf einen operativen Ersatz verzichtet, in der durch Erfahrung belegten Vorstellung, dass die extrem stark ausgebildete paraartikuläre Muskulatur auch ohne Kreuzband die Stabilität gewährleistet.

Nicht selten ist die Verletzung des vorderen Kreuzbandes auch mit einem ossären Ausriss aus der tibialen Gelenkfläche verbunden. Diese Ausrisse können jedoch auch im Bereich des lateralen Kompartiments des Femurkondylus erfolgen. Als Beispiel sei die Segond-Fraktur angeführt (s. S. 390).

MRT-Nachweis von Läsionen des vorderen Kreuzbandes

Die MRT-Darstellung von Läsionen des vorderen Kreuzbandes kann manchmal schwierig sein. Sie erfolgt in erster Linie durch Anfertigung von sagittalen oder auch vor schräg-sagittalen kreuzbandparallelen Schichten.

Die koronaren und auch die axialen Schnitte haben ergänzenden Charakter.

Mehrere Zeichen sprechen für das Vorliegen einer akuten Läsion:

- die Diskontinuität des vorderen Kreuzbandes in einer Ebene,
- der Nachweis eines Bone bruise an der gewichttragenden Oberfläche des lateralen femoralen Kondylus und des posterolateralen Tibiaplateaus,
- eine Buckelung des hinteren Kreuzbandes,
- ein positives posteriores femorales Linienzeichen, d. h. der Nachweis einer Verschiebung der Tibia gegenüber dem Femur nach dorsal.

Ein rupturiertes Kreuzband weist auf den sagittalen Schnitten einen mehr schräg-horizontalen Verlauf auf. Es findet sich außerdem eine erhöhte Signalintensität auf T2-gewichteten oder auf T2*-gewichteten fettsupprimierten Bildern. Ferner kann es im Bereich der zerrissenen Fasern auch zum Auftreten einer ödematösen Raumforderung kommen.

Diese in der sagittalen bzw. der schräg-sagittalen Schichtebene diagnostizierbaren Kriterien dürfen jedoch bei Fehlen nicht dazu führen, dass die Läsion des vorderen Kreuzbandes ausgeschlossen wird. Für den Nachweis sind dann neben den sagittalen auch koronare und axiale Schnitte ergänzend erforderlich.

In der koronaren Schnittrichtung lässt sich der femorale Kreuzbandansatz gut beurteilen. Die axialen Schnitte weisen im Falle einer Läsion eine Flüssigkeitsansammlung innerhalb des proximalen vorderen Kreuzbandes in der Region des lateralen femoralen Ansatzes nach. Ein Hämarthros bei einer akuten Verletzung des vorderen Kreuzbandes ist charakterisiert durch eine Synovitis mit irregulären Einlagerungen im Hoffa-Fettkörper. Diese kann die eigentliche Verletzung aber auch maskieren.

Die subakute Läsion des vorderen Kreuzbandes ist dagegen besser zu diagnostizieren, weil sie nicht durch eine umschriebene initiale Blutung überlagert wird. Das distale Segment weist hierbei ebenso wie bei der akuten Verletzung einen mehr horizontalen Verlauf innerhalb des Gelenkes auf. Außerdem ist Flüssigkeit im Bereich zwischen den zerrissenen Fasern nachweisbar. Es wurde eine große Anzahl von indirekten MRT-Befunden im Zusammenhang mit einem kompletten Riss des vorderen Kreuzbandes nachgewiesen. Einige dieser Befunde kommen auch bei partiellen Rissen vor.

Hierzu gehört die bereits beschriebene Buckelung des hinteren Kreuzbandes, die noch zu beschreibende Segond-Fraktur, das positive fibulare Kollateralligamentzeichen und die Buckelung der Patella-Sehne. Ferner findet sich nicht selten als indirekter Hinweis auch eine Verletzung des infrapatellaren Fettkörpers als Folge der anterioren Translation. Des weiteren läßt sich eine Flüssigkeitseinlagerung im triangulären Raum zwischen den Kreuzbändern nachweisen als Hinweis, dass die darüberliegende synoviale Membran verletzt ist.

Bei chronischen Rissen des vorderen Kreuzbandes sind ein Ödem oder eine Synovitis nicht mehr nachweisbar. Es findet sich dann auch keine Irregularität im Bereich des Hoffa-Fettkörpers. Aus diesem Grunde kann es sein, dass das vordere Kreuzband weder in der sagittalen noch in der koronaren Schnittebene nachweisbar ist. Ein chronischer Riss des vorderen Kreuzbandes ist daher am ehesten in der axialen Schnittrichtung als Retraktion im Bereich der lateralen femoralen kondylären Anheftung erkennbar. Ferner kann auch eine Adhärenz des Fragments im Bereich des hinteren Kreuzbandes vorliegen.

Nicht selten findet sich bei einer chronischen Kreuzbandläsion auch eine Ganglionzyste interkondylär.

Eine Segond-Fraktur, die oft mit einer Ruptur des vorderen Kreuzbandes zusammen vorkommt, lässt sich häufig bereits mit konventionellen Röntgenaufnahmen nachweisen. Mit der MRT ist eine Identifizierung des elliptischen Frakturfragments auf koronaren Schichten möglich. Dieses Fragment zeigt eine geringe Signalintensität auf T1-gewichteten und eine Hyperintensität auf den fettsupprimierten T2-gewichteten Aufnahmen.

Die MRT weist bei einer Komplettläsion des vorderen Kreuzbandes eine Trefferrate von 95 % auf. Die Sensitivität und die Spezifität erhöhen sich noch, wenn T2-

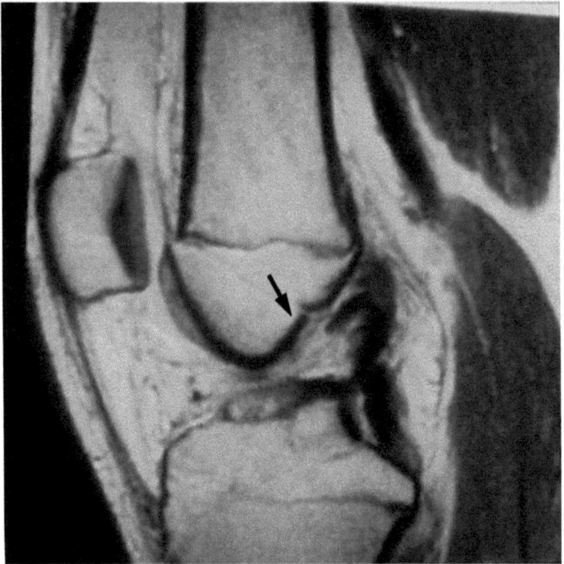

Abb. 26.21. Anamnese: Der 32-jährige Patient erlitt vor drei Tagen ein Valgusrotationstrauma. Diagnose: Komplettruptur des vorderen Kreuzbandes (FSE T2-gewichtet, sagittal)

gewichtete Bilder - möglichst zusätzlich in Fettsuppression - angefertigt werden. Die Trefferrate und auch die Sensitivität der MRT-Diagnostik sind damit deutlich höher angesiedelt als die der klinischen Teste, die Raten zwischen 61 und 65 % aufweisen.

Um eine Fehlinterpretation eines Dehnungstraumas oder einer Teilruptur im distalen tibialen Abschnitt zu vermeiden, muss bedacht werden, dass hier häufig separierte Faszikel zur Darstellung kommen: ein anteromediales, ein posteromediales sowie ein intermediäres Faserbündel. Dieser Normalbefund muss von einem Trauma, das natürlich auch diese Faserbündel betreffen kann, abgegrenzt werden.

Wichtig ist, nochmals darauf hinzuweisen, dass bei Vorliegen einer Verletzung des vorderen Kreuzbandes zusätzliche Verletzungen, in erster Linie der Menisken, aber auch der Kollateralbänder, ein häufiges Ereignis sind.

Dem Radiologen sollten die häufigsten Verletzungsmechanismen und die daraus resultierenden möglichen Kombinationsverletzungen bekannt sein. Nur dann werden ihm weitere mit der Verletzung des vorderen Kreuzbandes vergesellschaftete Kniegelenksläsionen nicht entgehen (Abb. 26.21, Abb. 26.22).

Wiederherstellungsoperationen bei Vorliegen einer Läsion des vorderen Kreuzbandes

Wiederherstellungsoperationen von rupturierten vorderen Kreuzbändern mit knöchernem distalen Ausriss beinhalten eine direkte Knochenfixation.

Eine primäre Wiederherstellung von Verletzungen des Kreuzbandes im mittleren Anteil jedoch ist wenig

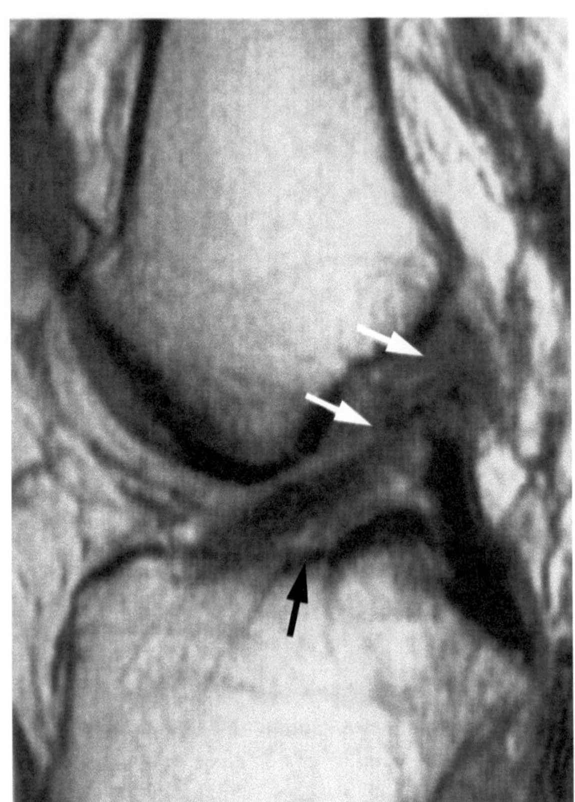

Abb. 26.22. Anamnese: 21-jähriger Patient mit Kniegelenkdistorsionstrauma vor einer Woche. Diagnose: Ruptur des vorderen Kreuzbandes proximal (FSE T2-gewichtet, sagittal)

erfolgversprechend und wird daher nicht mehr empfohlen. In diesen Fällen erfolgt eine operative Rekonstruktion des vorderen Kreuzbandes. Bevorzugt wird die Verwendung von autologem körpereigenem Material, das aus der Quadrizepssehne, aus der Patellarsehne oder aus der Sehne des M. semitendinosus entnommen wird.

Es wird ein Tunnel durch den lateralen Epicondylus femoris und durch den medialen Tibiakopf gebohrt und der Kreuzbandersatz sowohl kranial als auch kaudal durch Schrauben an der knöchernen Oberfläche fixiert. Als Folge kommt es zu einer Reihe von charakteristischen Veränderungen, insbesondere in der frühen postoperativen Phase, die dem Radiologen bekannt sein sollten. So findet sich granulomatöses Gewebe um das rekonstruierte vordere Kreuzband sowie eine kapsulosynoviale Verdickung, die den Kreuzbandersatz überdecken kann. Ist eine synoviale Einscheidung des Kreuzbandersatzes operativ erfolgt, kann die mit einer späteren Gelenkergussbildung häufig vergesellschaftete synoviale Schwellung auch den Kreuzbandersatztunnel betreffen. Liegt also eine synoviale Schwellung vor, ist eine Beurteilung des Kreuzbandersatzes bei Verdacht auf eine Läsion kaum möglich.

Bis ein Jahr nach dem Eingriff weist der Kreuzband-

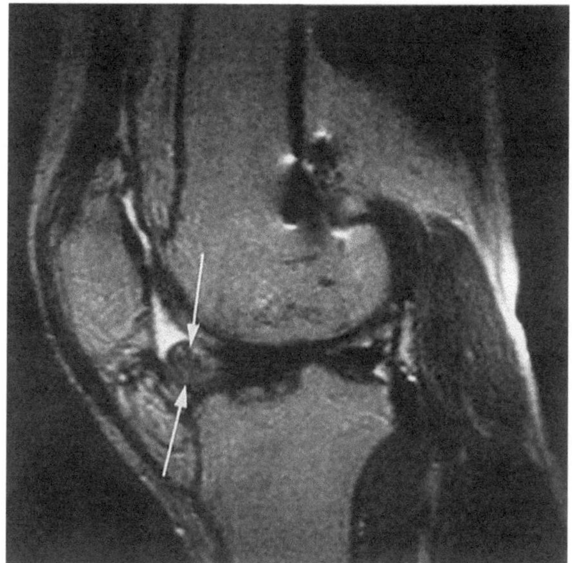

Abb. 26.23. Neun Monate nach einem Ersatz des hinteren Kreuzbandes findet sich eine noduläre heterogene Signalintensität im vorderen Bereich des medialen Kniegelenkspaltes. Es handelt sich um eine anteriore Arthrofibrose (FSE T2-gewichtet, sagittal). (Aus Recht u. Kramer 2002, S. 771, Abb. 9 b)

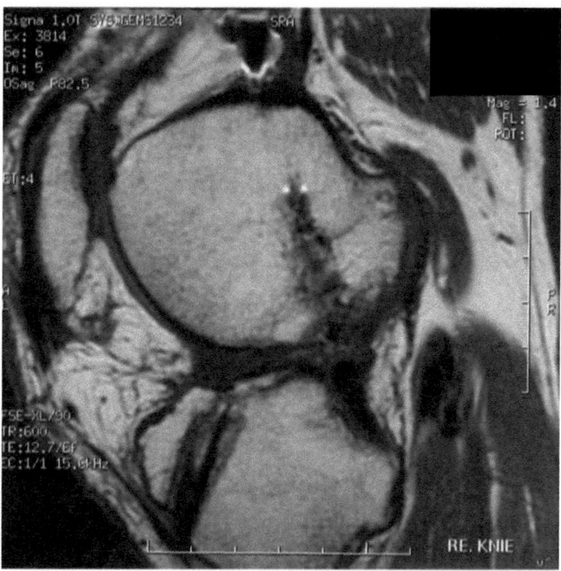

Abb. 26.25. Anamnese: 35-jähriger Patient, der vor mehreren Jahren wegen einer Ruptur des vorderen Kreuzbandes eine Kreuzbandplastik erhalten hatte. Jetzt nach Valgustrauma erhebliche Schmerzen. Diagnose: Ruptur des Kreuzbandimplantates (FSE T1-gewichtet, sagittal)

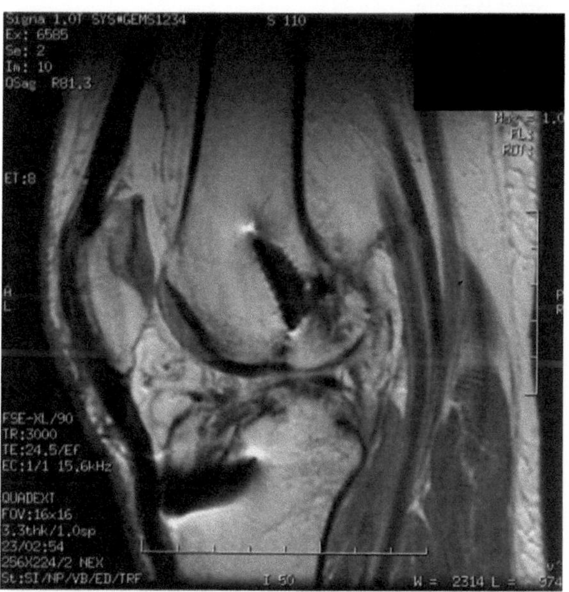

Abb. 26.24. Anamnese: Zustand nach Ersatz des vorderen Kreuzbandes vor acht Jahren. Jetzt bei einem Skiunfall erhebliche Kniegelenkdistorsion mit anschließenden Schmerzen und Instabilitätsgefühl sowie Hämarthros. Diagnose: Ruptur des Kreuzbandersatzes (FSE protonengewichtet, sagittal)

ersatz ein intermediäres Signal auf. Erst dann kommt es zu einer regulären Hypointensität sowohl in der T1- als auch in der T2-Wichtung.

Eine Reihe von postoperativen Komplikationen sind bekannt geworden, so eine Arthrofibrose, ein Verlust an Beweglichkeit, gelegentlich auch ein Ausriss des Kreuzbandersatzes, eine Ruptur der Patellarsehne im Bereich der Ausdünnung bei Zustand nach Entnahme des Sehnenersatzes, eine patelläre Subluxation, eine intraoperative oder auch postoperative patelläre Fraktur und äußerst selten auch eine suprakondyläre femorale Fraktur.

Die nicht seltene Arthrofibrose stellt eine vermehrte Narbenbildung im hinteren Gelenkspalt in der Region des Kreuzbandersatzes dar und ist als noduläre Resistenz in der MRT gut erkennbar (Abb. 26.23).

Auch alle anderen Komplikationen sind durch die MRT überwiegend gut nachweisbar, und zwar mit den bereits erläuterten Sequenzen und Schichtrichtungen (Abb. 26.24, Abb. 26.25).

26.4.3 Verletzungen des hinteren Kreuzbandes

Das hintere Kreuzband ist zweimal so stark ausgebildet wie das vordere Kreuzband. Allein diese Eigenschaft erklärt, warum das hintere Kreuzband wesentlich seltener eine Ruptur erleidet. Verletzungen des hinteren Kreuzbandes bilden lediglich 10 % aller ligamentären Knieverletzungen.

Die Funktion des hinteren Kreuzbandes besteht in der Verhinderung einer posterioren Verschiebung der Tibia gegenüber dem Femur. Neben dem hinteren Kreuzband gibt es jedoch eine Reihe von weiteren Strukturen, die einer posterioren Verschiebung der Tibia gegenüber dem Femur vorbeugen: die posterolaterale Kapsel, der M. popliteus, das mediale Kollateralligament, die posteromediale Kapsel, das laterale Kollateralligament sowie auch der mittlere Abschnitt der Kapsel. Dies erklärt, warum die isolierte Ruptur des hinteren Kreuzbandes nur geringe Auswirkungen auf die Varus- und Valgusangulation hat.

Eine alleinige Ruptur des hinteren Kreuzbandes ist allerdings außerordentlich selten. In der Regel findet sich eine kombinierte Verletzung des hinteren Kreuzbandes und des posterolateralen Komplexes. Die Risse erfolgen in 36 % im mittleren Abschnitt, in 40 % am Ansatz des Femurs und in 20 % im Bereich der tibialen Insertion.

Eine Ruptur kann verursacht werden durch eine exzessive Rotation und Hyperextension oder auch durch ein direktes Trauma auf die vordere proximale Tibia während einer Flexion des Kniegelenkes. Ebenso kann eine Verletzung des hinteren Kreuzbandes Folge eines Sturzes auf das gebeugte Kniegelenk sein. Typischer Mechanismus für die Verletzung des hinteren Kreuzbandes und der posterioren Kapsel bei gebeugtem Knie ist der Vorwärtsfall des Skiläufers auf sein Knie in Außenrotations- und Valgusstellung. Hierbei ist die Verletzung des hinteren Kreuzbandes sehr häufig mit einer Läsion des posterolateralen Komplexes und des lateralen Meniskus vergesellschaftet.

Auch eine Hyperflexion kann einen Riss des hinteren Kreuzbandes nach sich ziehen, wobei der Riss dann nahe des tibialen Ansatzes lokalisiert ist.

Bei einer Hyperextension findet sich der Riss mehr im proximalen Anteil im Bereich des Ansatzes am Femur. Dieser Verletzungsmechanismus kommt häufig mit einem gleichzeitigen Riss des vorderen Kreuzbandes vor. Liegt zusätzlich eine Varus- oder Valgusrotation vor, können auch die Kollateralbänder rupturiert sein (s. Auch Abschn. 26.4.6 „Kombinationsverletzungen des Kniegelenkes").

MRT-Darstellung einer Läsion des hinteren Kreuzbandes

Das normale hintere Kreuzband stellt sich als ein Band mit gleichmäßiger hypointenser Signalintensität scharf begrenzt dar, und zwar sowohl in der axialen, koronaren und insbesondere in der sagittalen Schnittrichtung. Es weist einen bogenförmigen Verlauf bei einem Knie in Neutralstellung auf, wird gespannt bei der Flexion und entspannt bei der Hyperextension. Wie bereits erwähnt, ist die Hakenbildung des hinteren Kreuzbandes ein indirektes Zeichen für das Vorliegen einer Ruptur des vorderen Kreuzbandes.

Vorgeschlagen wird zur Darstellung des hinteren Kreuzbandes eine Kombination von T1-gewichteten und fettsupprimierten T2-gewichteten FSE-Bildern in allen drei Ebenen. Falls im Bereich des ansonsten normalen hinteren Kreuzbandes in der T1-Wichtung eine erhöhte Signalintensität gefunden wird, sollte zusätzlich eine T2*-GRE-Technik zur Anwendung kommen. Mit dieser Technik stellt sich Blut oder Ödem hell dar. Es kann u. U. schwierig sein, einen partiellen Riss zu diagnostizieren. Man findet hierbei eine deutliche Signalanhebung und Verdickung des Ligaments. Ähnliche Veränderungen kommen allerdings auch bei einer erheblichen Zerrung ohne Faserläsion vor.

Ein Ausriss des Ligaments aus dem Tibiaplateau stellt sich in der MRT als deutliche Signalanhebung in der T2-gewichteten fettsupprimierten Sequenz dar. Diese Anhebung der Signalintensität ist einmal bedingt durch die stets vorhandene Blutung im Band selbst, aber auch durch Blut im Knochenfragment. Ferner lassen sich obligat auch ein subchondrales intraspongiöses Ödem und eine Blutung in der Umgebung des tibialen Ausrisses nachweisen – ebenfalls in erster Linie auf T2-gewichteten fettsupprimierten STIR-Sequenzbildern.

Häufig sind auch zusätzlich Knochenkontusionen im anterolateralen Tibiaplateau und im Bereich der posterolateralen Femurkondyle nachweisbar.

Handelt es sich um eine Hyperextensionsverletzung, findet sich häufig ein Bone bruise gleichfalls im anterioren Bereich des Tibiaplateaus. Der Bone bruise im Bereich der Femurkondyle allerdings findet sich anterior und medial.

Gelegentlich besteht auch eine gleichzeitige Verletzung des vorderen Kreuzbandes mit den typischen bereits beschriebenen MRT-Zeichen.

Statistische Auswertungen haben ergeben, dass in etwa 40 % der Fälle eine komplette Läsion, in 30 % eine partielle Läsion und ebenfalls in 30 % eine intraligamentäre Läsion vorliegt.

Chronische Risse weisen eine abnorme ligamentäre

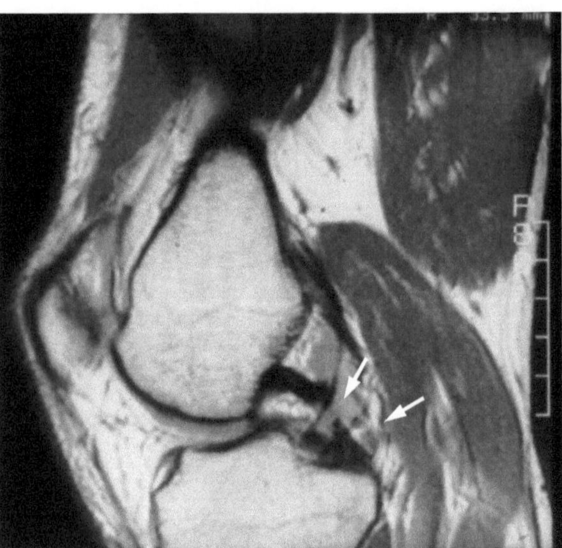

Abb. 26.26. Anamnese: 48-jähriger Mann, der vor vier Tagen bei einem Auffahrunfall eine Armaturenbrettverletzung erlitten hat. Diagnose: Ruptur des hinteren Kreuzbandes (FSE protonengewichtet, sagittal)

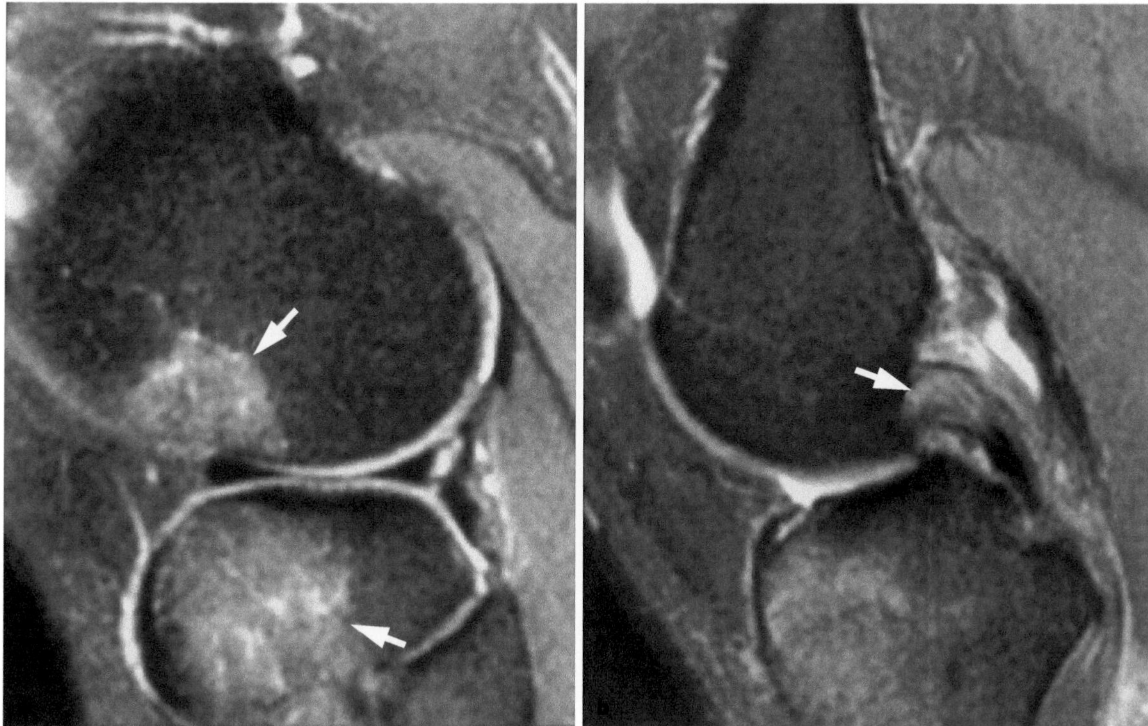

Abb. 26.27 a,b. Laterales Anpralltrauma mit partieller Ruptur des hinteren Kreuzbandes proximal sowie Kontusionsherde im lateralen Condylus femoris und des Tibiakopfes subchondral (FSE T2-gewichtet, fettsupprimiert, sagittal)

Morphologie auf, die mit einer intermediären Signalintensität sowohl in der T2- als auch in der T1-Wichtung einhergeht. Man erkennt häufig auch aufgrund der Ausweitung der Fasern eine Verlängerung des hinteren Kreuzbandes (Abb. 26.26, Abb. 26.27 a,b).

Ein typischer Pitfall ist das Magic-angle-Phänomen, das eine Inhomogenität der Signalintensität bei ansonsten arthroskopisch normalem hinterem Kreuzband aufweist.

Tabelle 26.1 fasst die verschiedenen Mechanismen, die zu einer Verletzung des hinteren Kreuzbandes führen, einschließlich der zu erwartenden Zusatzverletzungen, zusammen.

Die Sensitivität und auch die Spezifität der MRT bei der Diagnostik von kompletten Rissen des hinteren Kreuzbandes werden mit 100 % angegeben. Die Trefferrate bei einer partiellen Ruptur liegt aus den bereits angegebenen Gründen deutlich niedriger. Bei chroni-

Tabelle 26.1. Verletzungen des hinteren Kreuzbandes

Verletzungsmechanismus	Lokalisation der Verletzung	Eventuelle zusätzliche Verletzungen
1. Exzessive Rotation mit Valguskrafteinwirkung und Hyperextension	Riss am Ansatz des Femurs	Riss des vorderen Kreuzbandes, Ruptur des medialen Kollateralbandes, Riss der posterolateralen Kapsel
2. Exzessive Rotation bei Varuskrafteinwirkung	Riss im proximalen Anteil	Riss des vorderen Kreuzbandes, Riss der hinteren Kapsel des lateralen Kollateralbandes
3. Direkte Krafteinwirkung auf die proximale Tibia bei gebeugtem Knie (Autounfall mit Prellung am Armaturenbrett, klassische Verletzung des Skilaufens mit Vorwärtsfall des Läufers auf sein Knie in Außenrotations- und Valgusstellung)	Riss im mittleren oder unteren Anteil	Riss des posterolateralen Komplexes, Riss des lateralen Meniskus
4. Reine Hyperflexion	Riss am tibialen Ansatz	Patellafraktur, Fraktur der Quadrizepssehne, Bone bruise im dorsalen Abschnitt der Tibia und des Femurs subchondral

schen Verletzungen stellt ein Knorpelschaden im Bereich des medialen und des lateralen Kondylus femoris einen indirekten Hinweis dar.

26.4.4 Verletzungen des medialen und des lateralen Kollateralbandes

Mediales Kollateralband

Zu einer Verletzung des medialen Kollateralbandes kommt es gewöhnlich, wenn bei gebeugtem Knie eine Valguskraft auf das Kniegelenk einwirkt.

Partielle Rupturen betreffen überwiegend die Anheftung am Epicondylus femoris. Komplette Rupturen kommen in allen Abschnitten des medialen Kollateralbandes vor, jedoch ebenfalls überwiegend im proximalen Abschnitt und können mit Verletzungen der medialen und der posterioren Kapsel, des vorderen Kreuzbandes und des medialen Meniskus vergesellschaftet sein. Weniger häufig sind isolierte komplette Rupturen des medialen Kollateralbandes. Klinisch kann es in diesem Fall schwierig sein, zwischen einer Läsion des medialen Meniskus und einer isolierten Innenbandverletzung zu unterscheiden.

Es werden klinisch drei Schweregrade der Verletzung des medialen Kollateralbandes unterschieden:

- *Grad I:* Zerrung mit lokalem Druckschmerz ohne Nachweis einer Instabilität,
- *Grad II:* partielle Zerreißung des Bandes, lokaler Druckschmerz, mäßige Aufklappbarkeit bei Valgusstress mit festem Anschlag,
- *Grad III:* komplette Zerreißung des Bandes mit deutlicher Instabilität.

Eine weitere Einteilung betrifft das Ausmaß der Aufklappbarkeit des medialen Gelenkspaltes:

- *Grad I:* 0 – 5 mm,
- *Grad II:* 6 – 10 mm,
- *Grad III:* 11 – 15 mm,
- *Grad IV:* 16 – 20 mm.

Die Überprüfung der Aufklappbarkeit sollte bei einer Flexion des Kniegelenkes von 25° erfolgen. Sie wird in erster Linie durch eine konventionelle Röntgenaufnahme vorgenommen. Eine Aufklappbarkeit von mehr als 15 mm wird als Komplettläsion des Kollateralbandes angesehen. Die Überprüfung des Schweregrades einer Läsion ist jedoch mit der MRT genauer.

MRT bei Läsionen des medialen Kollateralbandes

Die MRT ist ein wichtiges Verfahren bei der Diagnostik des medialen Kollateralbandes, weil die klinische Untersuchung im Hinblick auf eine Seitenbandläsion und bei der Abgrenzung gegenüber einer Meniskusläsion relativ unsicher ist. Auch die Arthroskopie hat nur limitierte Möglichkeiten beim Nachweis einer Läsion des medialen Kollateralbandes in den ersten 48 Stunden, da ein perifokales Hämatom die Läsion überdecken kann.

In der MRT ist die koronare Schnittebene die wichtigste, und zwar mit Schichten in fettsupprimierter T2-Wichtung. Folgende Einstellungen habensich bewährt:

- SE T1- oder protonengewichtet, koronar,
- FSE T2-gewichtet mit Fettsuppression (CHESS) oder STIR, koronar,
- GRE T2*-gewichtet, axial.

Auch die MTC-Technik ist eine überlegenswerte Alternative.

Hochfeldgeräte ermöglichen eine verbesserte räumliche Auflösung aufgrund des höheren Signal-zu-Rausch-Verhältnisses. Hierbei sind die tiefen Lagen des medialen Kollateralbandes, das fibrös-fettige Gewebe des mittleren Anteils und auch die oberflächliche Lage detaillierter zu beurteilen. Ebenso ist eine Abgrenzung zwischen der Bursa des medialen Kollateralbandes und einer meniskokapsulären Separation wesentlich besser möglich.

Da bei bestimmten Traumamechanismen kombinierte Verletzungen auftreten können, sind bei Nachweis einer medialen Seitenbandläsion auch das vordere Kreuzband und der mediale Meniskus einer sorgfältigen Inspektion zu unterziehen.

Das normale Kollateralband stellt sich auf koronaren Schichten als eine Region mit geringer Signalintensität, einschließlich der Anheftungsstellen am Epikondylus und an der Tibia, dar. Gelegentlich findet sich auch eine Abgrenzung zwischen der tiefen und der oberflächlichen Schicht auf T2-gewichteten Bildern. Zwischen den beiden Schichten lässt sich nämlich nicht selten eine schmale Zone mit einem intermediären Signal nachweisen, die entweder Fett entspricht oder auch der intraligamentär gelegenen Bursa, und zwar zwischen dem vorderen Anteil des medialen Kollateralbandes und dem tiefen medial gelegenen Kapsel-Ligament-Komplex.

Eine Anhebung der Signalintensität oberhalb des Niveaus des Meniskus muss als pathologisch angesehen werden, insbesondere im posterioren Bereich, in dem die 2. und 3. Schicht des Ligamentkomplexes eine Einheit bilden.

Folgende pathologische Veränderungen können in Abhängigkeit vom Schweregrad der Verletzungen nachgewiesen werden:

- *Grad I*: eine unscharf begrenzte lokalisierte Signalerhöhung in der T2-Wichtung im Bereich des Seitenbandes, überwiegend in Höhe des Epicondylus medialis als Hinweis auf ein umschriebenes Ödem oder eine Einblutung bei erheblicher Zerrung, möglicherweise auch bei Teilruptur,

- *Grad II*: eine Kontinuitätsunterbrechung des Bandes mit welliger Bandkontur und Ablösung vom knöchernen Ursprung,
- *Grad III*: ein Verlust der Abgrenzbarkeit des Innenbandes vom subkutanen Fettgewebe,
- *Grad IV*: ein zusätzliches Knochenmarködem im Femur- und im Tibiabereich medial.

Bei einer Grad-I-Läsion kann gelegentlich ein Ödem oder eine Blutung, die sich in das intrakutane Fett ausbreitet, parallel mit dem oberflächlichen Kollateralband, nachgewiesen werden. Hierbei ist das Kollateralband selbst von normaler Dicke und liegt dem darunter befindlichen kortikalen Knochen direkt auf.

Bei Vorliegen eines Grad II mit partiellem Riss findet sich eine Verlagerung der ligamentösen Fasern von dem darunter liegenden Knochen mit unterschiedlichen Graden eines Ödems oder einer Blutung.

Beim Grad III findet sich ein kompletter Verlust der Kontinuität der ligamentären Fasern; diese Veränderung kann sich bis in die Kapselschicht erstrecken.

Eine Läsion des medialen Kollateralbandes kann mit einem ausgedehnten Gelenkerguss einhergehen, möglicherweise auch mit einem Hämarthros sowie mit Austritt von Gelenkflüssigkeit in die umgebenden Weichteile im Bereich der Läsion. Auch dieser Befund ist in der MRT gut nachweisbar. Eine subakute Hämorrhagie erzeugt eine zunehmende Signalintensität sowohl in der T1- als auch in der T2-Wichtung.

Eine Läsion im Bereich des tibialen Ansatzes des Kollateralbandes kann außerdem mit einer serpigenösen ligamentären Kontur mit Verbreiterung einhergehen. Im Bereich des lateralen Tibiaplateaus kann es zusätzlich aufgrund des Verletzungsmechanismus zu einer nichtverlagerten Kompressionsfraktur bei Verletzungen des medialen Kollateralbandes kommen. Diese

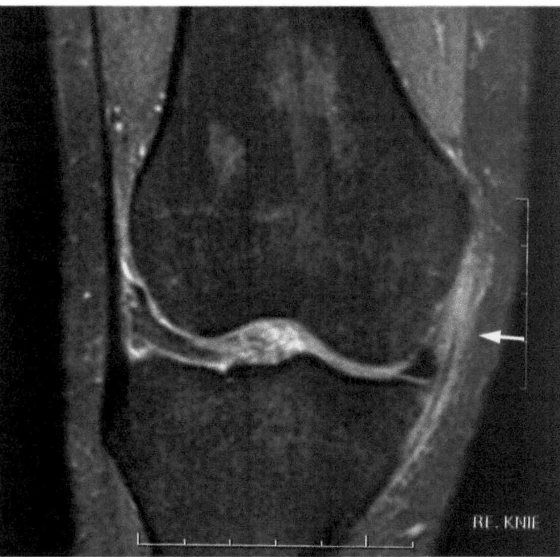

Abb. 26.29. Anamnese: 53-jährige Patientin, die vor 10 Tagen ein laterales Anpralltrauma erlitten hat. Diagnose: Teilruptur des medialen Kollateralbandes (FSE T2-gewichtet, fettsupprimiert, koronar)

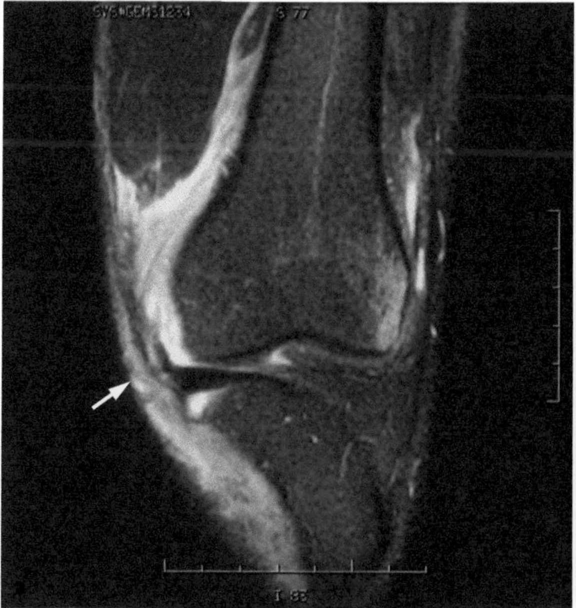

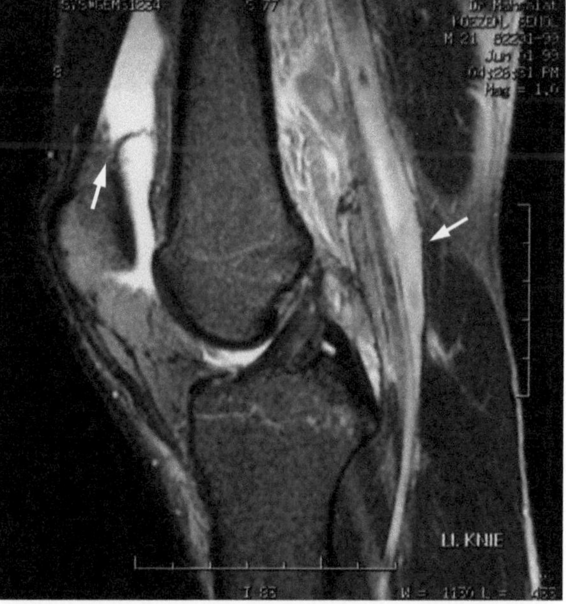

Abb. 26.28 a,b. Anamnese: 23-jähriger Patient, der vor fünf Tagen beim Fußballspielen ein laterales Kniegelenkanpralltrauma mit Patellaluxation nach lateral erlitten hat. Diagnose: Zustand nach Valgustrauma mit Bone bruise im Bereich des lateralen Condylus femoris und des medialen Tibiakopfes. Läsion des medialen Kollateralbandes mit Bursitis proximal und Einblutung in den distalen Anteil des M. vastus medialis. Gelenkerguß, Plica suprapatellär Menisken und Kreuzbänder unauffällig. **a** FSE T2-gewichtet, fettsupprimiert, koronar, **b** FSE T2-gewichtet, fettsupprimiert, sagittal

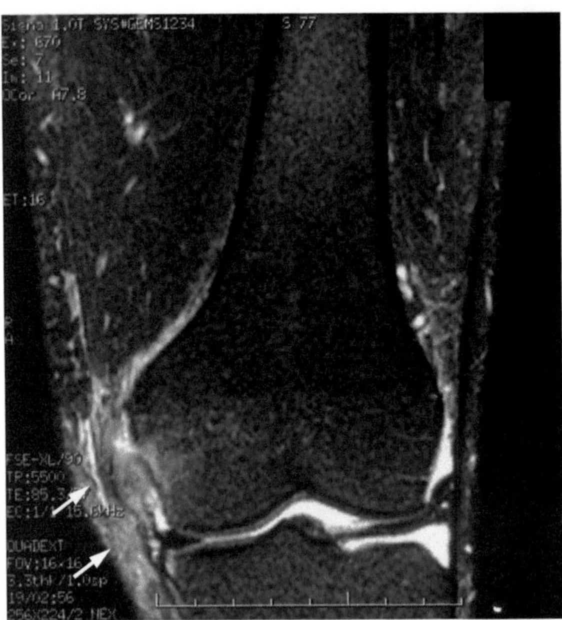

Abb. 26.30. Anamnese: 51-jähriger Patient, der vor einer Woche eine Valgusrotationstrauma erlitten hat. Diagnose: Läsion des medialen Kollateralbandes mit Teilruptur. Kniegelenkreizererguss (FSE T2-gewichtet, fettsupprimiert, koronar)

Fraktur ist ebenfalls in der MRT auf koronaren, aber auch auf sagittalen Schichten in der T1-Wichtung als geringe Signalintensität, in der T2-Wichtung als starke subchondrale Signalintensität erkennbar.

Der Nachweis gelingt mit einer wesentlich höheren Trefferrate als mit konventionellen Röntgenaufnahmen.

Empfehlenswert sind auch zusätzliche radiale Schichten bei unklaren Fällen zum Beweis einer Ruptur des medialen Kollateralbandes.

Chronische Verletzungen des medialen Kollateralbandes stellen sich als eine Verdickung dar, jedoch ohne Nachweis einer Signalintensität innerhalb des Ligaments oder in der Umgebung.

Zu erwähnen ist noch die Pellegrini-Stieda-Erkrankung. Hier findet sich ein Kalkdepot im Bereich der Ansätze des medialen Kollateralbandes. Zur diagnostischen Abklärung reicht die konventionelle Röntgenaufnahme (Abb. 26.28 a,b, Abb. 26.29, Abb. 26.30).

Laterales Kollateralband

Verletzungen des lateralen Kollateralbandes sind signifikant seltener als die des medialen Kollateralbandes. Sie finden sich in erster Linie in der posterolateralen Ecke und sind Folge einer kombinierten Varuskrafteinwirkung bei Außenrotation. Auch ein Trauma mit Innenrotation, bei gleichzeitigem Varusdruck, kann das laterale Kollateralband und die Kapsel verletzen.

Eine Verletzung der posterolateralen Ecke ist Folge einer direkten Gewalteinwirkung von medial her, entweder bei einer Hyperextension oder auch bei Hyperextension und Außenrotation.

Ein direkter Schlag auf das Knie, entweder in Flexion oder in Hyperextension oder auch in Außen- oder Innenrotation, führt meistens zu einer gleichzeitigen Verletzung des vorderen oder des hinteren Kreuzbandes.

Die Kombination einer Läsion des lateralen Kollateralbandes mit einer Verletzung des hinteren Kreuzbandes und der posterolateralen Kapsel wird bei der ersten klinischen Untersuchung häufig übersehen.

Ebenso kann es gleichzeitig zu einer Läsion des lateralen Meniskus kommen.

MRT bei Läsionen des lateralen Kollateralbandes

Das laterale Kollateralband ist, ähnlich wie das mediale Kollateralband, am ehesten in der koronaren Schichtrichtung in T1-Wichtung und in der fettsupprimierten T2-Wirkung erkennbar.

Gelegentlich auftretende Ödeme und Blutungen stellen sich dagegen in erster Linie in einer fettsupprimierten T2-Wichtung dar. Eine ligamentäre Verdickung ist mit einer Signalzunahme in der T2-Wichtung verbunden.

Die Signalintensitätszunahme ist im Vergleich zu Verletzungen des medialen Kollateralligaments etwas geringer. Dies lässt sich wahrscheinlich damit erklären, dass die normale kapsuläre Separation des lateralen Kollateralbandes die Ausbreitung einer extravasalen Flüssigkeit verhindert.

In der MRT stellt sich die Ruptur des lateralen Kollateralligaments mit serpigenöser Kontur oder auch wellenförmig dar. Fast immer kann auch eine fehlende Kontinuität nachgewiesen werden.

Die Einteilung der Schweregrade erfolgt in gleicher Weise wie beim medialen Kollateralband. Im Unterschied zum medialen Kollateralband sind bei Verletzungen des lateralen Kollateralbandes fast immer auch weitere Läsionen in der Umgebung, insbesondere dorsal, nachweisbar. So sind häufig gleichzeitig der Tractus iliotibialis und die Sehne des M. popliteus verletzt (Abb. 26.31 a,b).

Die bereits erwähnte Segond-Fraktur stellt einen knöchernen Ausriss im Bereich des Ansatzes der lateralen Kapsel dar. Oft kann dabei eine Verletzung sowohl des vorderen Kreuzbandes als auch des lateralen Kollateralbandes nachgewiesen werden.

Die Folge einer chronischen Läsion des lateralen Kollateralbandes und der Strukturen im posterolateralen Bereich ist eine posterolaterale Instabilität des Kniegelenkes.

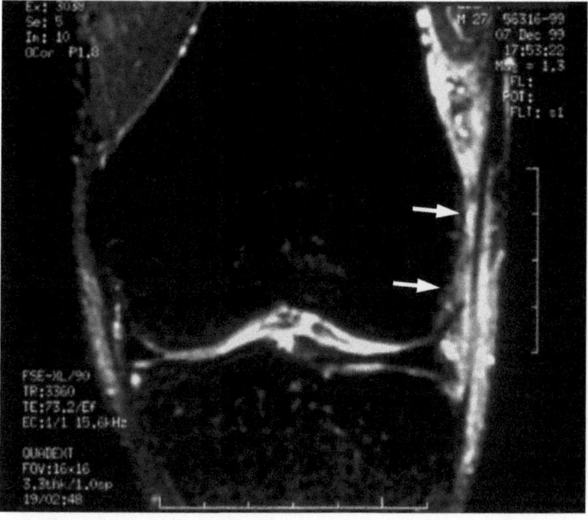

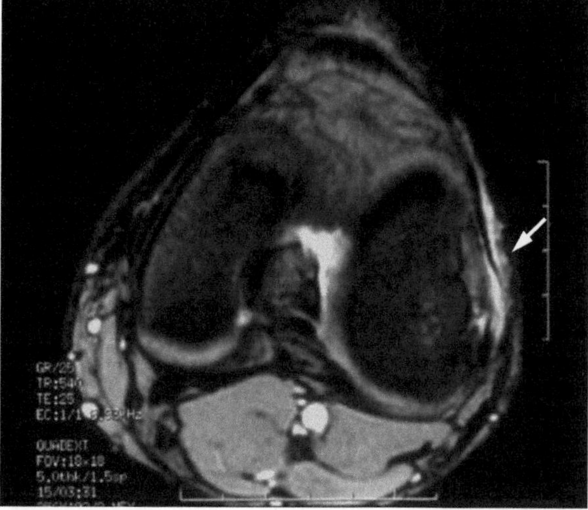

Abb. 26.31 a,b. Anamnese: Zustand nach Varusrotationstrauma. Diagnose: Läsion des lateralen Kollateralbandes, Grad II. **a** FSE T2-gewichtet, fettsupprimiert, koronar, **b** GRE T2*-gewichtet, axial

26.4.5 MRT bei einer Läsion des Tractus iliotibialis

Eine isolierte Läsion des Tractus iliotibialis ist fast immer im unteren Teil im Bereich der lateralen Femurkondyle lokalisiert, als Folge einer Reibung oder auch einer Überanstrengung bei Langläufern und Geländeläufern. Hierbei ist fast ausschließlich der hintere Anteil des iliotibialen Bandes im Bereich des lateralen Kondylus betroffen, entweder im Sinne einer Verdickung des Tractus oder auch einer fokalen Ausdünnung. Weitere Risikofaktoren stellen ein verkürztes Bein und eine Varusstellung des Kniegelenkes dar. Eine Verletzung des Tractus iliotibialis kann jedoch auch Teil einer Kombinationsverletzung sein.

In der MRT findet sich in der koronaren Schnittrichtung auf Schichten mit fettsupprimierter T2-Wichtung eine umschriebene Signalanhebung medial des Bandes in den Fettweichteilen, meist oberhalb und in Höhe des lateralen Kondylus. Diese Signalalteration ist Ausdruck eines Ödems.

Bei der allerdings seltenen Komplettruptur ist in der koronaren Schnittrichtung bei Anwendung einer T1-gewichteten SE-Sequenz eine Kontinuitätstrennung

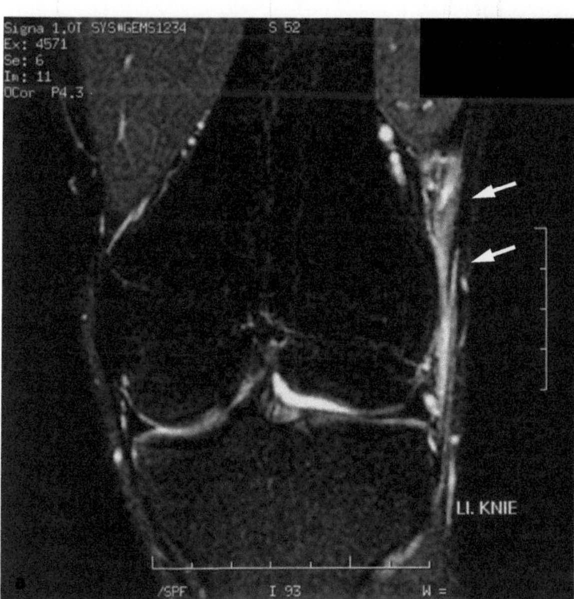

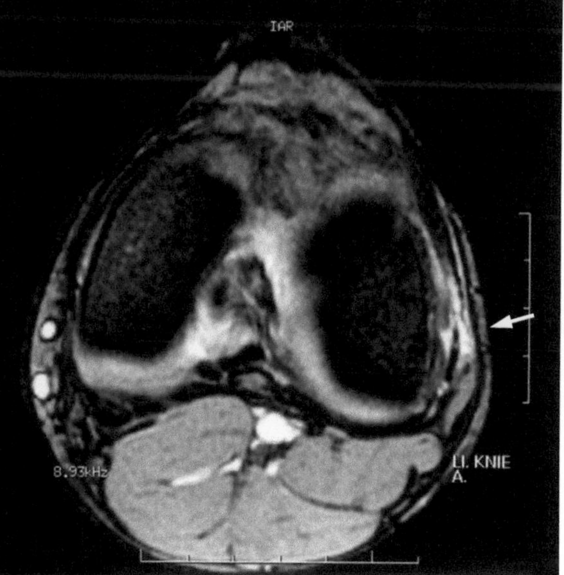

Abb. 26.32 a,b. Anamnese: Der 22-jährige Patient ist Marathonläufer und klagt seit einigen Wochen über Schmerzen im lateralen proximalen Kniegelenk. Diagnose: Reizung und Zerrung des Tractus iliotibialis distal. **a** FSE T2-gewichtet, fettsupprimiert, koronar, **b** GRE T2*-gewichtet, fettsupprimiert, axial

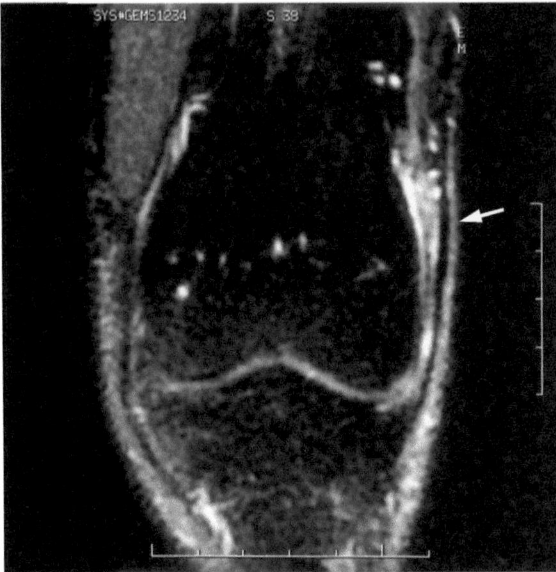

Abb. 26.33. Anamnese: Der 29-jährige Patient klagt seit einem Monat bei Belastung über Schmerzen im lateralen proximalen Kniegelenk nach Marathonlauf. Diagnose: Zustand nach Zerrung des Tractus iliotibialis distal mit perifokaler Reaktion (FSE T2-gewichtet, fettsupprimiert, koronar)

des Tractus in erster Linie im kaudalen Abschnitt nachweisbar. In der fettsupprimierten T2-Wichtung findet sich eine ausgedehnte perifokale Signalanhebung (Abb. 26.32 a,b, Abb. 26.33, Abb. 26.34, Abb. 26.35 a,b).

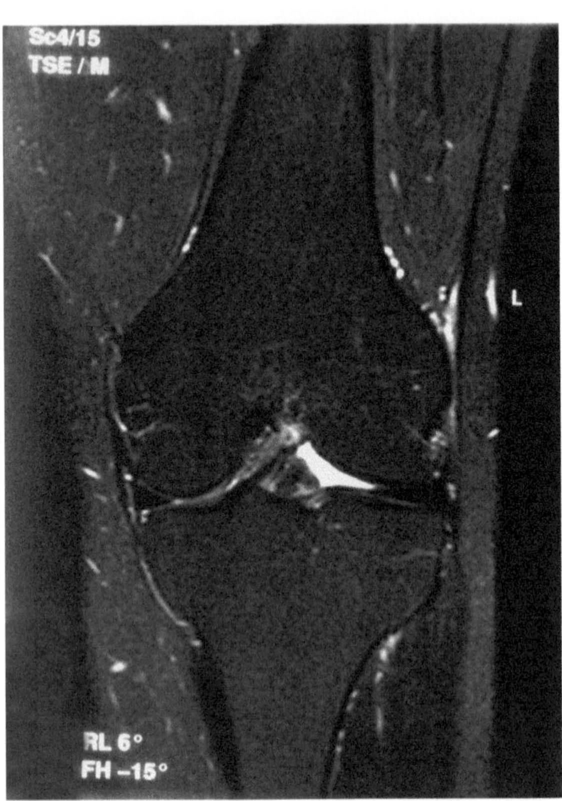

Abb. 26.34. Anamnese: Die 25-jährige Patientin klagt seit mehreren Monaten über Schmerzen im Bereich des lateralen proximalen Kniegelenkes nach Jogging. Diagnose: Reizzustand im distalen Tractus iliotibialis (Tractussyndrom; FSE T2-gewichtet, fettsupprimiert, koronar)

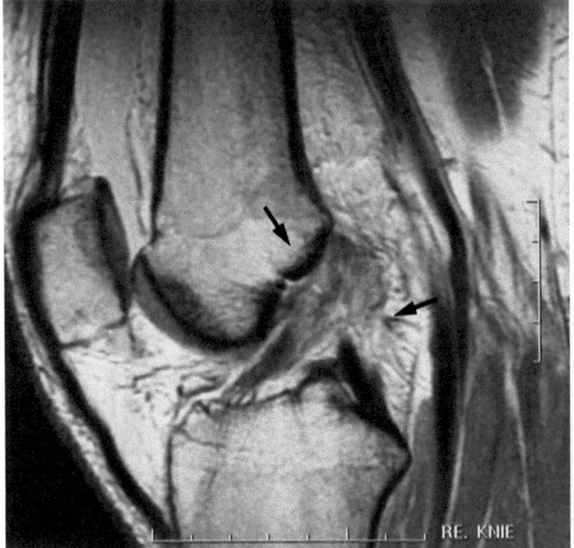

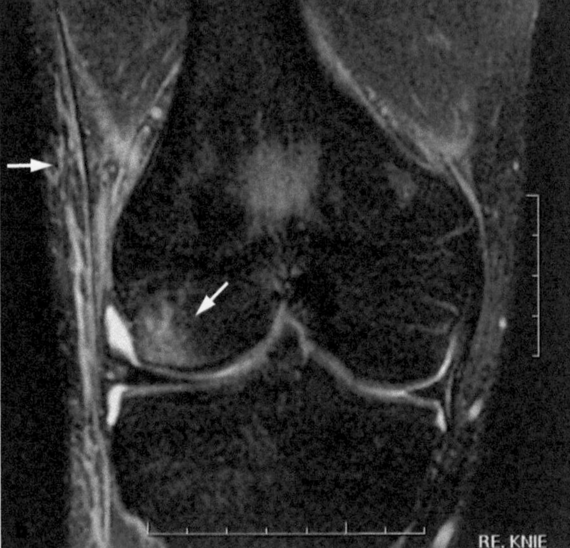

Abb. 26.35 a,b. Anamnese: Der Patient hat vor drei Tagen eine Kniegelenkdistorsion beim Fußballspielen im Sinne eines Varusrotationstraumas erlitten. Diagnose: erhebliche Zerrung des proximalen vorderen Kreuzbandes mit Teilruptur. Dorsal periartikuläre Weichteileinblutung. Zerrung des lateralen Kollateralbandes, des Tractus iliotibialis, Bone bruise im Bereich des lateralen Condylus femoris. **a** FSE T2-gewichtet, fettsupprimiert, sagittal, **b** FSE T2-gewichtet, fettsupprimier, koronar

26.4.6 Kombinationsverletzungen des Kniegelenkes

Bei der Erläuterung der unfallbedingten Verletzungen des Kniegelenkes darf die abschließende zusammenfassende Abhandlung von Kombinationsverletzungen nicht fehlen. Die Verletzungsfrequenz steht in unmittelbarem Zusammenhang mit der Größe der einwirkenden Kraft und dem abgelaufenen Unfallmechanismus. Eine Vielzahl von Kombinationen sind möglich, von denen ein Teil bereits bei der Erläuterung der Verletzung des vorderen Kreuzbandes, des hinteren Kreuzbandes und der Kollateralligamente angesprochen wurde. Kombinationsverletzungen im Bereich des Kniegelenkes sind also nicht die große Ausnahme, sondern kommen recht häufig vor. Dabei ist die Kenntnis der wichtigsten Kombinationen immer in Abhängigkeit vom Unfallmechanismus sowohl für den erfahrenen Unfallchirurgen und Orthopäden als auch für den MRT-Radiologen von großer Wichtigkeit, da ein Übersehen zusätzlicher Verletzungen den Erfolg therapeutischer Maßnahmen nicht nur gefährden kann, sondern häufig zunichte macht.

Klinisch kann es u. U. auch bei Kenntnis des Unfallhergangs und der sich daraus ergebenen Komplikationsmöglichkeiten außerordentlich schwierig sein, diese auszuschließen oder zu beweisen, da z. B. ein Hämarthros, ein Patientenschock oder auch ein erheblicher Schmerzzustand die Untersuchung häufig erschweren.

Ein Kliniker mag auf dem Standpunkt stehen, dass bei Vermutung oder auch klinischer Sicherung einer gravierenden Kniegelenkverletzung, z. B. einer Ruptur des vorderen Kreuzbandes, in jedem Falle eine operativ-arthroskopische oder offene Intervention zur Sanierung erforderlich ist. Dabei werde man evtl. weitergehende komplizierende Verletzungen feststellen und anschließend behandeln können. Das dies nicht immer so ist, sei an einem Beispiel belegt. Der Sanierungserfolg einer operativen Rekonstruktion des vorderen rupturierten Kreuzbandes hängt entscheidend davon ab, ob weitere vorhandene Verletzungen, insbesondere im posterolateralen Bereich – wie z. B. eine Kapselläsion, eine gleichzeitige Ruptur des hinteren Kreuzbandes, des M. popliteus oder auch des Lig. collaterale mediale – gleichzeitig erkannt und evtl. operativ behandelt werden. Es ist jedoch bekannt, dass nicht selten ein unbefriedigendes Operationsergebnis deshalb vorliegt, weil prä- oder auch intraoperativ gerade diese Kombinationsverletzungen übersehen wurden.

Noch fataler ist, wenn bei bestimmten Verletzungen – z. B. einer partiellen Ruptur des vorderen Kreuzbandes, des Kollateralbandes oder bei schweren Kniegelenkkontusionen – das ganze Ausmaß der Verletzungen nicht richtig diagnostiziert wurde und man sich zu einer konservativen Therapie entschließt. Die fehlende Kenntnis der Zusatzverletzungen gefährdet dann nicht nur den Erfolg der häufig langwierigen therapeutischen Maßnahme, sondern macht ihn in vielen Fällen zunichte.

Es ist der Verdienst einiger Radiologen und Orthopäden, den immensen Wert der MRT gerade beim Nachweis von Kombinationsverletzungen des Kniegelenkes entdeckt und herausgestellt zu haben.

Mit einer Trefferrate von mehr als 90% stellt das Verfahren mittlerweile den Goldstandard unter den bildgebenden Methoden bei der Untersuchung des unfallverletzten Kniegelenkes dar.

Um allerdings die vorhandenen diagnostischen Möglichkeiten der MRT-Untersuchung auch voll ausnutzen zu können, muss der MRT-Radiologe umfangreiche Erfahrungen und Kenntnisse über die verschiedenen Verletzungsformen des Kniegelenkes erwerben. Er muss den genauen Unfallmechanismus kennen, um bestimmte Zusatzverletzungen nicht zu übersehen, die vielleicht unter Anwendung weiterer Sequenzen und Schichten zur Darstellung kommen würden. Nur in enger Kooperation zwischen Klinikern und Radiologen kann die immense diagnostische Potenz der MRT im Bereich des Kniegelenkes bei Unfallverletzten auch voll ausgenutzt werden.

Dies ist natürlich an die Voraussetzung gebunden, dass auch der Orthopäde bzw. Traumatologe dem Radiologen Mitteilung über das Traumageschehen, von wichtigen Befunden und von der Verdachtsdiagnose gibt.

Die Verletzung einzelner Ligamente ist eher selten, viel häufiger ist mehr als 1 Ligament verletzt oder eine einzelne ligamentäre Verletzung ist kombiniert mit einer meniskalen oder chondralen Läsion. Um diesen Komplex von möglichen Verletzungen besser verständlich zu machen, kann das Kniegelenk in 4 Quadranten aufgeteilt werden, wobei die Klassifikation der Knieverletzungen auf einem Shift aus der vertikalen Achse vom Center der Tibia in eine der 4 Quadranten basiert (Abb. 26.36; nach Recondo).

Abhängig vom traumatischen Mechanismus der Einwirkung der Kraft in Valgus- oder in Varusrichtung können Strukturen der verschiedenen Quadranten verletzt werden, nämlich anterolateral, anteromedial, posterolateral und posteromedial. Die Kombinationsmöglichkeiten sind vielfältig. So kann sowohl bei Einwirkung einer Varus- als auch bei einer Valguskraft eine anterolaterale Instabilität mit oder ohne Verletzung des vorderen Kreuzbandes auftreten, eine posterolaterale Instabilität mit oder ohne Verletzung beider Kreuzbänder, eine kombinierte anterolaterale, anteromediale und posterolaterale Instabilität oder auch eine kombinierte posterolaterale und posteromediale Instabilität.

Bei schweren Traumen sind alle stabilisierenden Strukturen verletzt. In diesen Fällen können auch der

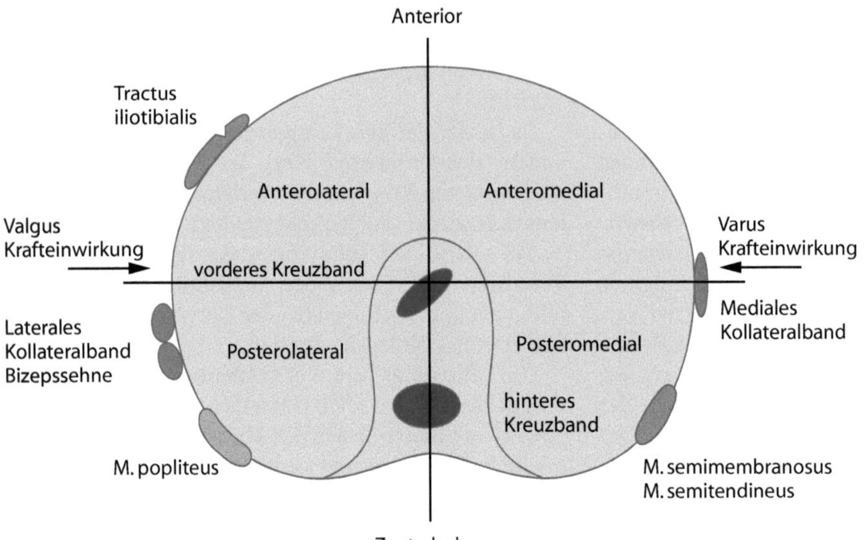

Abb. 26.36. Schematische Darstellung der unterschiedlichen Krafteinwirkungen auf das Kniegelenk (nach Recondo)

N. peroneus und der M. gastrocnemius im Bereich beider Schenkel verletzt sein. Valguseinwirkung oder Valgusstress ist definiert als eine Krafteinwirkung von lateral her, die eine Verbiegung im Valgussinne bewirkt. Auf der Medialseite kommt es konsekutiv zu einer Überdehnung bis zum Zerreißen der Weichteilstrukturen. Gleichsinnig bedeutet Varuseinwirkung oder Varusstress eine Krafteinwirkung von medial her mit Überdehnung oder auch Zerreißung der lateralen Weichteilstrukturen.

Mögliche Verletzungen im antero- und posteromedialen Bereich des Kniegelenkes sind bereits bei der Behandlung der Läsionen des vorderen und hinteren Kreuzbandes, des medialen Meniskus und des medialen Kollateralbandes abgehandelt worden.

Im folgenden wird daher in erster Linie auf die Verletzungen im anterolateralen und im posterolateralen Kniegelenk näher eingegangen.

Bekanntlich sind Verletzungen der lateralen Kniegelenksstrukturen weniger häufig als die Blessuren des medialen Bereiches, aber sie behindern den Patienten generell mehr. Sie sind deshalb so komplex, weil in vielen Fällen weitere Strukturen, wie z. B. die Kreuzbänder oder auch der mediale Kniegelenkskomplex mit verletzt sein können.

Anterolaterale Verletzungen

Die häufigste Verletzung mit anterolateraler Lokalisation wird durch den Mechanismus einer Varuskraft auf das Kniegelenk bei gleichzeitiger Innenrotation der Tibia hervorgerufen. Hierbei kommt es zu einer Läsion des anterolateralen Quadranten und des vorderen Kreuzbandes sowie häufig auch der posterioren Fasern des Tractus iliotibialis, der dann nicht selten in der Region des Gerdy-Tuberkels im Bereich der lateralen Tibia ausgerissen ist.

Gelegentlich ist auch eine Läsion des lateralen Retinaculums und der Sehne des M. vastus lateralis zusätzlich nachweisbar.

Als Folge einer anterolateralen Verletzung kann eine Kniegelenkinstabilität auftreten.

Verletzungen des anterolateralen Kniegelenkkomplexes in der MRT

Ist dem Radiologen der Verletzungsmechanismus bekannt, wird es ihm nicht schwerfallen, die daraus resultierenden Kniegelenkläsionen in der MRT nachzuweisen. Dies gelingt am besten mit T2-gewichteten fettsupprimierten Sequenzen in der koronaren und schräg koronaren Schnittrichtung. Auch zusätzliche axiale Schnitte sind sinnvoll, insbesondere zum Nachweis von tendinösen und muskulären Veränderungen sowie auch einer möglichen Verletzung des Retinaculums. Der umschriebene partielle dorsale Ausriss des Tractus iliotibialis stellt sich am besten in der koronaren Schnittrichtung dar.

Eine allerdings relativ seltene Kapselläsion ist durch eine extraartikuläre Flüssigkeit in der paraartikulären Region charakterisiert.

Posterolaterale Verletzungen

Die posterolaterale Instabilität, als Folge einer Verletzung in diesem Bereich, ist deutlich seltener als die anterolaterale Instabilität. Der Mechanismus, der zu einer posterolateralen Verletzung führt, besteht entweder in einer direkten Krafteinwirkung in Varusrichtung oder in einer plötzlichen Hyperextension des Kniegelenkes.

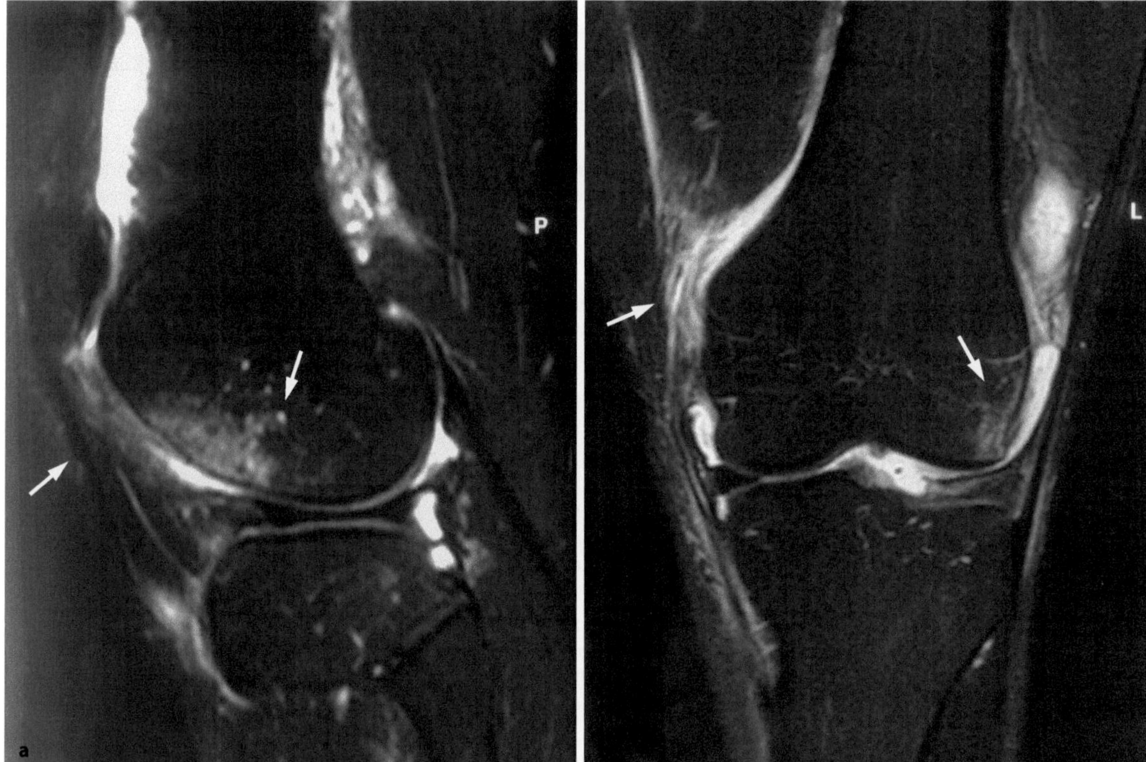

Abb. 26.37 a,b. Anamnese: Der Patient erlitt vor zwei Tagen beim Fußballspielen ein laterales Anpralltrauma in leichter Flexionsstellung. Diagnose: partielle Ruptur des medialen Retinaculums mit septaler Einblutung in den distalen M. vastus medialis. Kniegelenkerguss. **a** FSE T2-gewichtet, fettsupprimiert, sagittal, **b** FSE T2-gewichtet, fettsupprimiert, koronar

Gerade dieser Instabilitätstyp wird klinisch häufig übersehen, da die klinischen Zeichen subtil sind und durch andere auffälligere Symptome, ausgehend von einer Verletzung des Kreuzbandes, überdeckt werden. So ist die übersehene posterolaterale Verletzung eines der Gründe für eine erfolglose chirurgische Intervention im Bereich des Kreuzbandes mit der Folge einer chronischen Instabilität des Kniegelenkes.

Verletzungen des lateralen Kollateralbandes können auch gleichzeitig mit Verletzungen der posterolateralen Kniestrukturen vorkommen, z. B. mit Kapselläsionen, Abrissfrakturen der oberen Kante der Tibia als so genannte Segond-Fraktur, Verletzungen der Sehne des M. biceps femoris, Kreuzbandverletzungen usw.

Auch ist eine Ausrissfraktur des lateralen Kollateralligaments aus der Fibula oft mit einem Abriss der Bizepssehne in diesem Bereich vergesellschaftet.

Häufig kommen auch Läsionen des M. popliteus und dessen Sehne vor. Die Mehrzahl der Popliteusrisse sind extraartikulär lokalisiert und betreffen den Muskel bzw. den muskulotendinösen Übergang. Es kommen jedoch auch intraartikuläre Verletzungen, insbesondere im Bereich der femoralen Insertion vor, ja es gibt sogar Verletzungen, die kombiniert intraartikulär und extraartikulär vorhanden sind. Die meisten Verletzungen des M. popliteus und seiner Sehne sind mit anderen Verletzungen des Kniegelenkes vergesellschaftet, wie z. B. mit einer Verletzung des Lig. arcuatum, der Kreuzbänder, der Menisken oder auch mit Knochenfrakturen. Nur weniger als 10 % der Popliteusverletzungen treten isoliert auf (Abb. 26.37 a,b, Abb. 26.38).

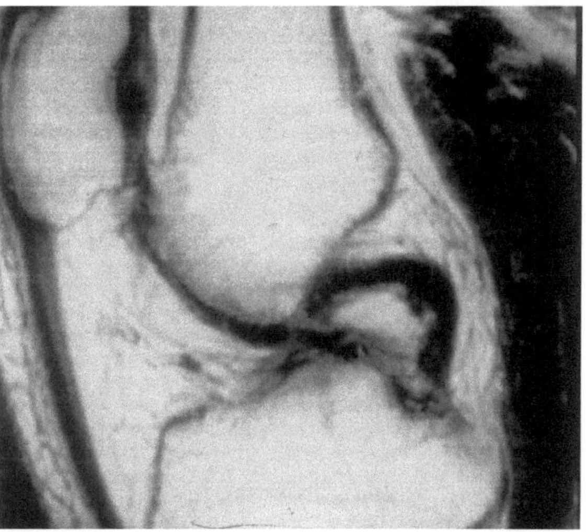

Abb. 26.38. Ruptur des vorderen Kreuzbandes mit Angulation des hinteren Kreuzbandes (SE T1-gewichtet, sagittal)

Tabelle 26.2. Kombinationsverletzungen des Kniegelenkes

Mechanismus	Frequenz	Ligamentäre Verletzungen	Bone bruise oder Fraktur, Lokalisation im Bereich	Ergänzende Kommentare
Hyperextension	2%	Mediales Kollateralband, posteriore Kapsel, posteriores Kreuzband, posteromediale Ecke	Condylus femoris medial, evtl. auch antero- oder posterolaterale Tibia	Benachbarte („kissing") Knochenmarködeme im Bereich der lateralen Tibia und des lateralen Condylus femoris sind Hinweise auf diese Verletzung
Reine Hyperextension	2%	Hinteres Kreuzband, vorderes Kreuzband, posteriore Kapsel	Anteriore zentrale Tibia sowie anteriorer Condylus femoris	Häufig begleitet von einer anterioren Verlagerung der Tibia durch die Verletzung des vorderen Kreuzbandes oder auch von einer posterioren Verlagerung durch die Verletzung des hinteren Kreuzbandes
Krafteinwirkung von medial (Varus)	8%	Vorderes Kreuzband, Sehne des M. popliteus, posteriore Kapsel, posterolaterale Ecke	Anteromediale Tibia und Condylus femoris lateral, proximale Fibula	Instabile Verletzung der posterolateralen Ecke
Krafteinwirkung von medial (Varus)	9%	Vorderes Kreuzband, Sehne des M. popliteus, posteriore Kapsel posterolaterale Ecke	Segond-Abscherfraktur, Impression der lateralen Femurkondyle und der posterolateralen Tibia sowie des Fibularköpfchens	Instabile Verletzung der posterolateralen Ecke, möglicherweise auch Verletzung des lateralen und des medialen Meniskus
Reine Krafteinwirkung von medial (Varus)	1%	Tractus iliotibialis, laterales Kollateralband	Mediale Tibia und medialer Condylus femoris	Selten, da eine Varusverletzung gewöhnlich in Flexion und Innenrotation vorkommt
Krafteinwirkung von lateral (Valgus)	46%	Mediales Kollateralband, vorderes Kreuzband	Lateraler Condylus femoris und posterolaterale Tibia	Eventuell auch Läsion des lateralen und medialen Meniskus
Reine direkte Krafteinwirkung von lateral (Valgus)	6%	Mediales Kollateralband, vorderes Kreuzband, hinteres Kreuzband (abhängig von der Stärke der Krafteinwirkung)	Laterale Tibia und lateraler Condylus femoris	Eine reine Valgusverletzung ist ungewöhnlich
Flexion mit posteriorer tibialer Verlagerung	8%	Isolierte Verletzung des hinteren Kreuzbandes mit posteriorer Dislokation der Tibia bei stärkerer Krafteinwirkung	Bei stärkerer Krafteinwirkung mit axialem Druck Bone bruise im Bereich der anterioren Tibia und im Bereich der posterioren Femurkondylen	Es ist der hauaptsächlichste Mechanismus für eine Verletzung des hinteren Kreuzbandes
Patelladislokation in Flexion und Innenrotation des Femurs bei fixierter Tibia	6%	Mediales patelläres Retinaculum, mediales Kollateralband, vorderes Kreuzband	Mediale Patella, lateraler Condylus femoris	Häufig verbunden mit chondralen Defekten und prädisponierenden Faktoren, z. B. Patella alta, einer lateralen Hyperkompression und einer lateralen Hypoplasie und einer Hypoplasie des Femurkondylus lateral
Direktes Trauma	5%	Häufig	Mögliche Impressionsfraktur unterhalb der Traumaeinwirkung	Neben der Knochenkontusion kommt es häufig zu Verletzungen der Weichteile

Verletzungen des posterolateralen Kniegelenkkomplexes in der MRT

Die Tatsache, dass Verletzungen des lateralen Kniegelenkkomplexes Kombinationsläsionen darstellen und häufig mit weiteren Verletzungen des Kniegelenkes, z. B. Kreuzbandverletzungen, vergesellschaftet sind, die klinisch z. T. nur schwierig diagnostiziert werden können, macht das Verfahren der MRT so wertvoll.

So erscheint in der MRT eine komplette Ruptur des lateralen Kollateralligaments als eine Bandunterbrechung, während bei einer partiellen Ruptur eine Verdickung und eine vermehrte Signalintensität im mittleren Bereich am besten in der fettsupprimierten T2-Wichtung auffallen.

Kapselläsionen sind dadurch charakterisiert, dass in der paraartikulären Umgebung der Läsion extraartikulär Flüssigkeit nachgewiesen werden kann.

Läsionen des M. popliteus und des M. biceps femoris und ihrer Sehnen sind ebenfalls in der MRT durch eine intratendinöse, peritendinöse sowie intramuskuläre Signalanhebung in der T2-gewichteten fettsupprimierten Sequenz nachweisbar. Hierbei haben allerdings die Popliteusläsionen ein unterschiedliches Aussehen, und zwar abhängig von der Lokalisation und dem Ausmaß der Verletzung. So kann sich ein Abriss der Popliteussehne von seiner femoralen Insertion als eine irreguläre Kontur der Sehne im Bereich des Hiatus popliteus mit perifokalem Ödem oder auch als Schwellung des Popliteusmuskels darstellen. Bei Vorliegen einer kompletten Popliteussehnenruptur findet sich sehr häufig eine Muskelretraktion. Flüssigkeit dorsal der Popliteussehne spricht dagegen für das zusätzliche Vorliegen einer kapsulären Verletzung oder auch für eine Flüssigkeitsfüllung der poplitären Bursa und damit für eine Bursitis.

Zusammengefasst kann folgendes festgestellt werden:

1. Komplexe Verletzungsmechanismen werden durch eine Reihe von Gewalteinwirkungen in mehr als 1 Ebene bewirkt.
2. Ein kompletter Riss eines Ligaments erfordert eine eindeutige Gelenkverschiebung.
3. Eine komplette Ruptur eines einzelnen Ligaments kommt selten vor ohne eine zusätzliche makroskopische und mikroskopische Veränderung einer oder mehrerer weiterer unterstützender Strukturen.
4. Begleitende Knochenveränderungen sind Folge eines Anpralls, einer Abscherwirkung, einer indirekten Gewalteinwirkung oder einer Kombination von allen.
5. Begleitende meniskale Veränderungen sind häufiger, wenn pathologische Drehbewegungen vorliegen.
6. Klinisch sind ligamentäre Verletzungen häufig um so schwerer dann zu diagnostizieren, wenn Rotationskräfte eingewirkt haben.

Beispiele für typische und häufige Kombinationsverletzungen des Kniegelenkes (Tabelle 26.2)

Hyperextensionsverletzung

Es handelt sich hierbei um eine Überstreckung des Kniegelenkes, entweder bedingt durch eine direkte Gewalteinwirkung von anterior oder auch durch eine indirekte Gewalteinwirkung, z. B. als Folge eines kraftvollen Trittes gegen einen Fußball. Die meisten schweren Verletzungen sind Folge einer direkten Gewalteinwirkung,

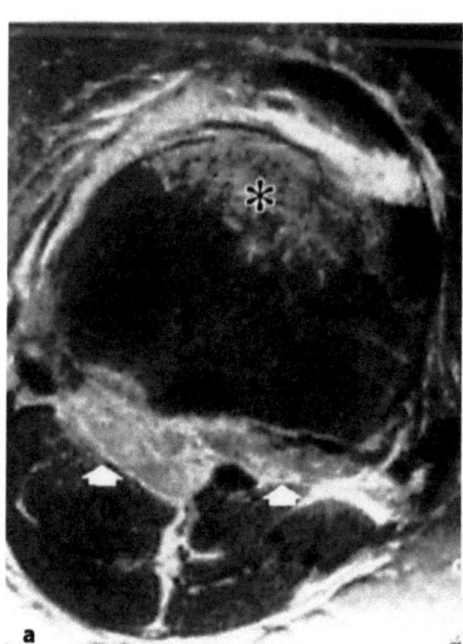

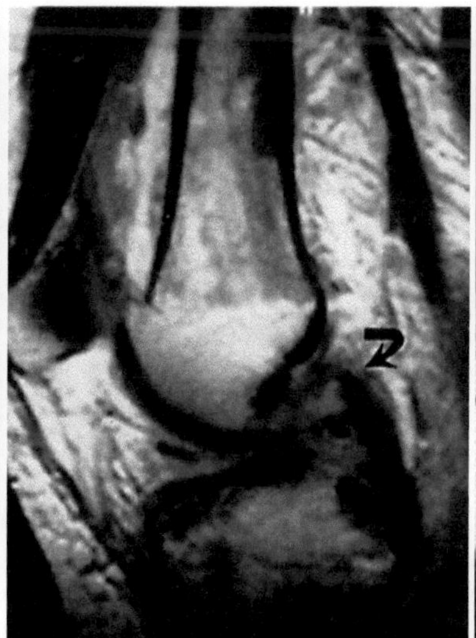
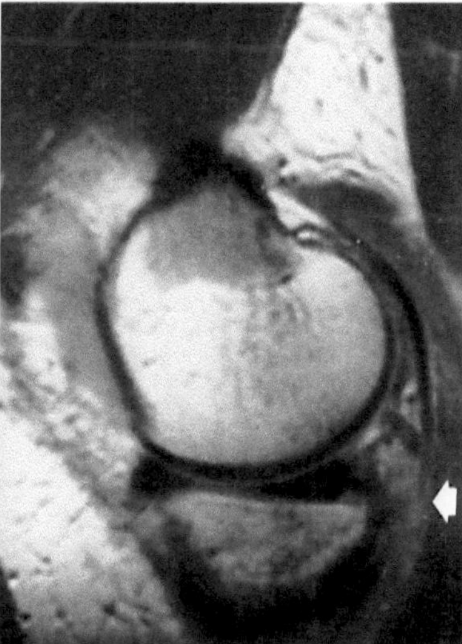

Abb. 26.39 a–c. Reine Hyperextensionsverletzung bei Anprall im Bereich der vorderen proximalen Tibia mit Läsion des hinteren Kreuzbandes und hinterer Kapselverletzung. **a** FSE protonengewichtet, fettsupprimiert, axial, **b,c** FSE protonengewichtet, sagittal. (Aus Hayes et al. 2000, S. S125, Abb. 4 a–c)

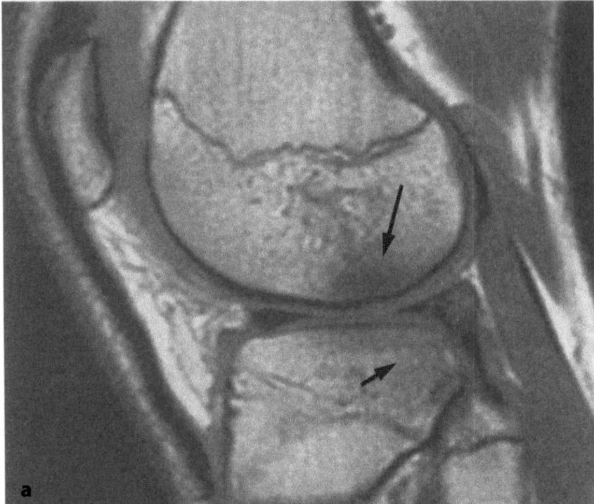

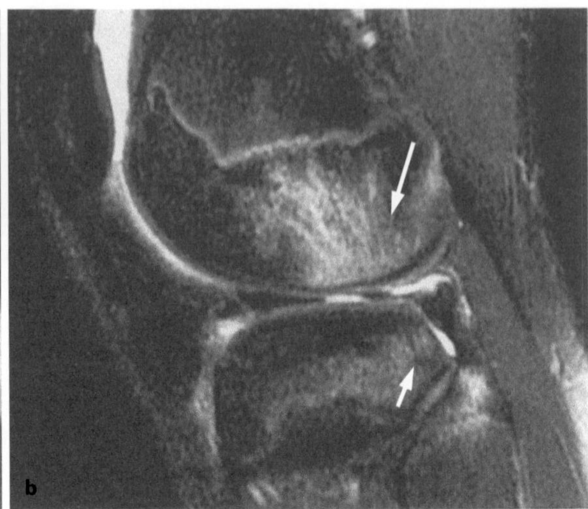

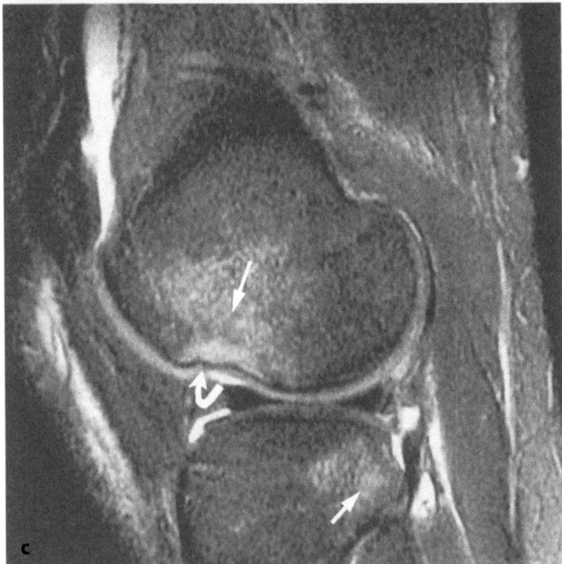

Abb. 26.40. a–c. Beziehung zwischen dem Grad der Flexion des Kniegelenkes bei einem Pivot-shift-Trauma, **a** bei einem Jungen in mäßiggradiger Flexion, SE-T1-gewichtet sagittal, **b** beim gleichen Patienten, FSE-T2-gewichtet, Diagnose: Bone-bruise mehr posterior im Bereiche des Condylus femoris; **c** bei einem 28jährigen Mann mit geringgradiger Flexion, FSE-T2-gewichtet, fettsupprimiert sagittal, Diagnose: Bone-bruise mehr anterior. (Hayes 2000)

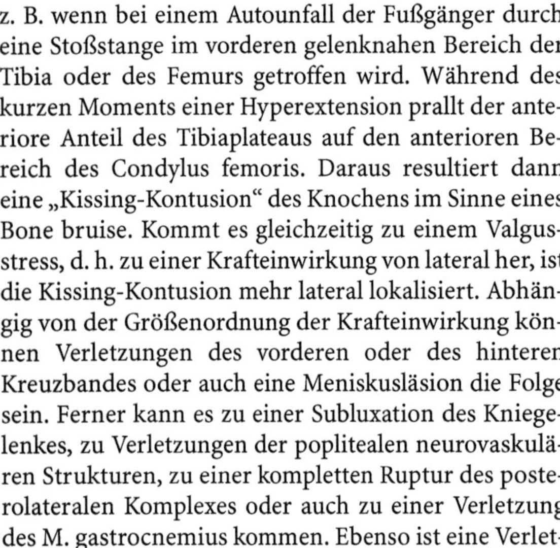

z. B. wenn bei einem Autounfall der Fußgänger durch eine Stoßstange im vorderen gelenknahen Bereich der Tibia oder des Femurs getroffen wird. Während des kurzen Moments einer Hyperextension prallt der anteriore Anteil des Tibiaplateaus auf den anterioren Bereich des Condylus femoris. Daraus resultiert dann eine „Kissing-Kontusion" des Knochens im Sinne eines Bone bruise. Kommt es gleichzeitig zu einem Valgusstress, d. h. zu einer Krafteinwirkung von lateral her, ist die Kissing-Kontusion mehr lateral lokalisiert. Abhängig von der Größenordnung der Krafteinwirkung können Verletzungen des vorderen oder des hinteren Kreuzbandes oder auch eine Meniskusläsion die Folge sein. Ferner kann es zu einer Subluxation des Kniegelenkes, zu Verletzungen der poplitealen neurovaskulären Strukturen, zu einer kompletten Ruptur des posterolateralen Komplexes oder auch zu einer Verletzung des M. gastrocnemius kommen. Ebenso ist eine Verletzung der posterolateralen Kapsel möglich, wobei dann in der MRT perifokal in den Weichteilen ein ausgedehntes Ödem, möglicherweise auch eine Blutung, nachgewiesen werden kann (Abb. 26.39 a–c, Abb. 26.40).

Laterales Anpralltrauma

Der typische Mechanismus dieser Verletzung besteht in einem Valgusstress auf den lateralen Anteil des Kniegelenkes bei gleichzeitiger gering- bis mäßiggradiger Flexion.

Die Verletzung kommt in erster Linie bei amerikanischen Footballspielern vor, wobei es aufgrund der direkten Krafteinwirkung auf das Kniegelenk von lateral her zu einer erheblichen Zerrung und eventueller Verletzung diverser Strukturen des medialen Kniegelenkes kommen kann. Es handelt sich typischerweise um eine Kontaktverletzung durch die Schulter des Gegenspielers. Diese Verletzungsart kommt auch bei anderen Kampfsportarten vor.

In der MRT ist der Nachweis eines Bone bruise im Bereich des lateralen Condylus femoris als Folge der direkten Gewalteinwirkung obligat, während ein zweites kleineres Ödem auch im Bereich des medialen femoralen Kondylus als Folge der Zerrung des medialen Kollateralbandes ebenfalls nachweisbar ist. Es lassen sich hierbei außerdem unterschiedliche Grade einer Zerrung oder einer Ruptur des medialen Kollateralbandes nachweisen, wobei in erster Linie der proximale Anteil des Bandes nahe dem femoralen Ansatz betroffen ist.

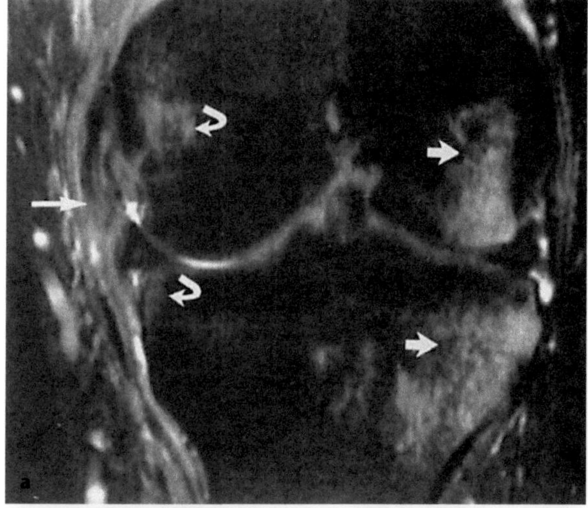

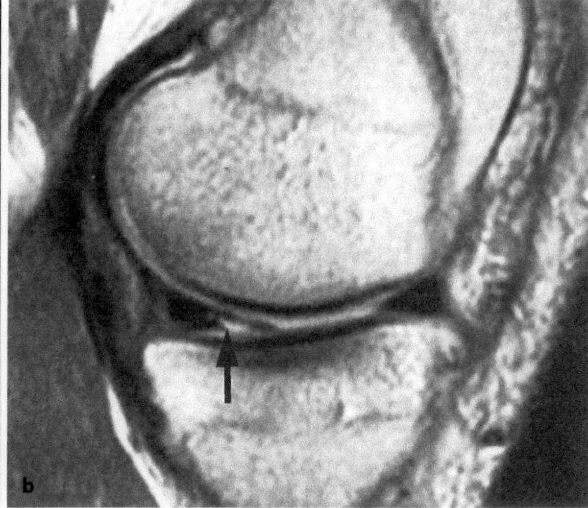

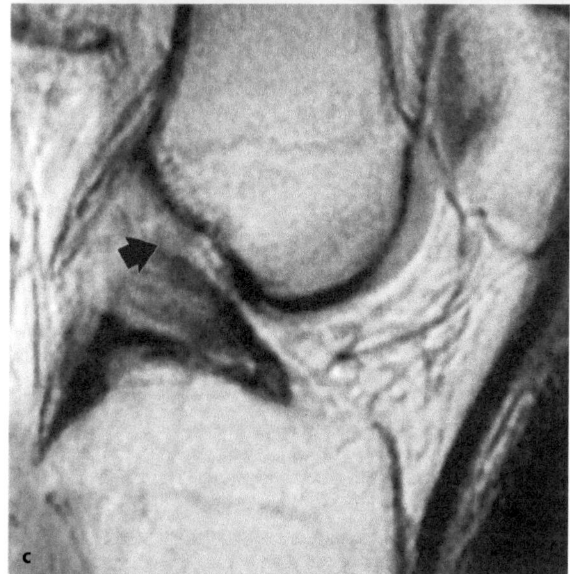

Abb. 26.41 a–c. Anamnese: Laterales schweres Anpralltrauma bei einem 23-jährigen Fußballspieler. Diagnose: Unhappy triad mit Ruptur des vorderen Kreuzbandes, des medialen Kollateralbandes, Grad III, und des medialen Meniskus. Ferner Bone bruise im Bereich des lateralen Tibiaplateaus subchondral sowie im Bereich des medialen und lateralen Condylus femoris. **a** FSE T2-gewichtet, fettsupprimiert, koronar, **b,c** FSE protonengewichtet, fettsupprimiert, sagittal. (Aus Sanders et al. 2000, S. S146, Abb. 16 a–c)

Diese ausgedehnte Verletzung wurde erstmalig von O'Donoghue 1970 beschrieben und ist unter dem Begriff der „unhappy triad" in die Literatur eingegangen. Sie betrifft als Verletzungsmuster eine Ruptur des vorderen Kreuzbandes, des medialen Seitenbandes und des medialen Meniskus. Der Unfallmechanismus stellt hierbei, wie bereits beschrieben, eine Kombination von Flexion, Außenrotation und Valgusstress dar. Prozentual finden sich hierbei neben den bereits beschriebenen obligaten

Bei einer Grad-I-Zerrung finden sich in der MRT eine Konturunregelmäßigkeit und ein oberflächliches Ödem im Bereich des medialen Kollateralbandes. Die Fasern jedoch erscheinen intakt, mit erhaltener Kontinuität.

Bei einer Grad-II-Verletzung des medialen Kollateralbandes findet sich partiell eine fehlende Kontinuität der Fasern mit einem Signalanstieg in der T2-Wichtung in der Umgebung.

Bei einer Grad-III-Verletzung des medialen Kollateralbandes ist eine komplette Unterbrechung der Fasern des medialen Kollateralbandes nachweisbar, mit einem erheblichen umgebenden Signalanstieg in der T2-Wichtung in der akuten Phase.

Besteht während des Unfallereignisses eine zunehmende Flexion des Kniegelenkes kann es auch zu einer Ruptur des vorderen Kreuzbandes und zu einer Verletzung des medialen Meniskus kommen.

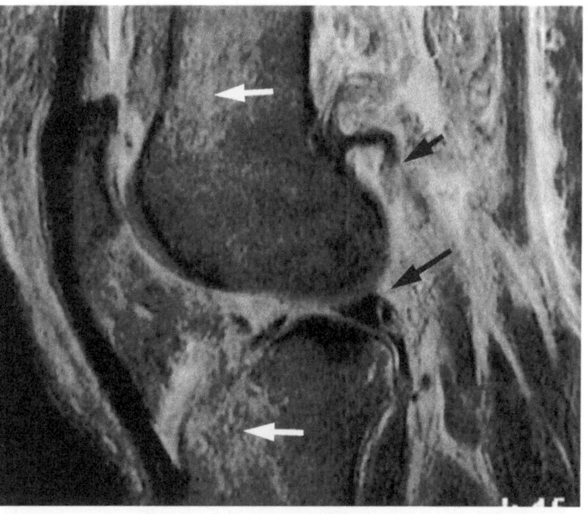

Abb. 26.42. Ruptur der posterioren Kapsel nach Hyperextensionsverletzung sowie Ruptur der Sehne des lateralen Gastrocnemiuskopfes, FSE T2-gewichtet, sagittal. (Aus Sanders et al. 2000, S. 144, Abb. 12a)

Bone-bruise-Veränderungen im Bereich des lateralen Condylus femoris in 25 % isolierte Rupturen des vorderen Kreuzbandes und in 40 % Läsionen des Innenmeniskus. Bei weiteren 30 % sind Verletzungen des medialen Kollateralbandes und in 4 % zusätzlich Rupturen auch des hinteren Kreuzbandes nachweisbar.

Im Zeitalter der MRT hat sich jedoch herausgestellt, dass über die als „unhappy triad" bekannten Kniegelenkläsionen hinaus zusätzliche Verletzungen nachgewiesen werden können, die klinisch ohne den Einsatz des bildgebenden Verfahrens kaum zu erkennen sind.

Es handelt sich hierbei um Fissuren und Fragmentationen des Knorpels, ebenso wie um Kontusionen und Mikrofrakturen des subchondralen Knochens, die sich insbesondere im mittleren Anteil der lateralen Femurrolle und im dorsolateralen Anteil des Tibiakopfes darstellen. In einigen Fällen ist darüber hinaus eine Berstung des Knorpels an der Außenseite der Patella festzustellen. Die Ursache dieser Knorpelschädigung ist ein vermehrter Anpressdruck an der lateralen Patellafacette bei Außenrotation und stärkerer Flexion.

In den letzten Jahren hat sich bei den Skiverletzungen hinsichtlich der Kombination der verletzten Strukturen bei einer „unhappy triad" eine Variante vollzogen. So ist die häufige gleichzeitige Läsion des Innen-

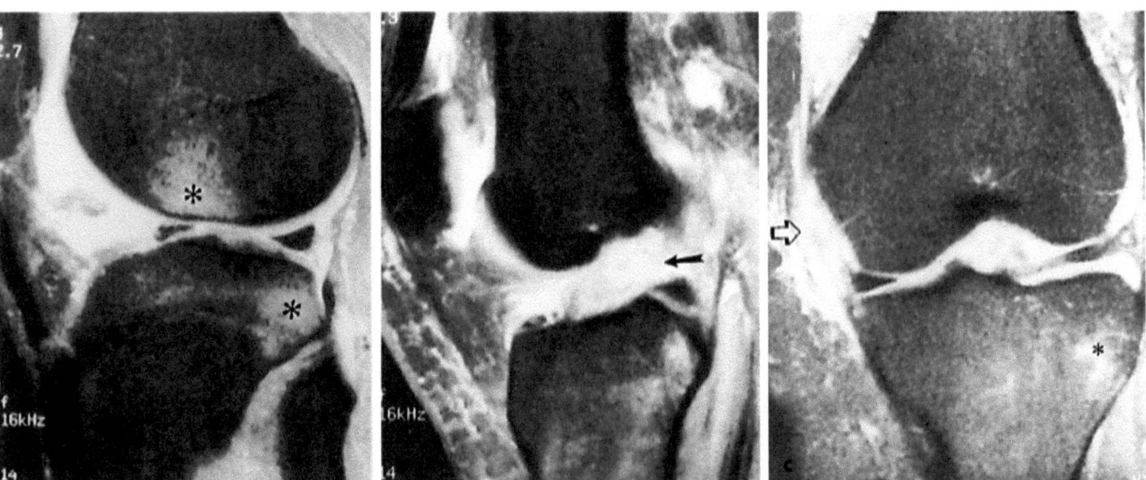

Abb. 26.43 a – c. Anamnese: Laterales Anpralltrauma bei Flexion und Außenrotation. Diagnose: Läsion des vorderen Kreuzbandes und des medialen Kollateralbandes, Grad III, sowie Bone bruise im dorsalen und medialen Tibiaplateau sowe im mittleren Abschnitt des lateralen Condylus femoris. Keine Meniskusläsion. **a,b** FSE protonengewichtet, fettsupprimiert, sagittal, **c** FSE protonengewichtet, fettsupprimiert, koronar. (Aus Hayes et al. 2000, S. S129, Abb. 9 a – c)

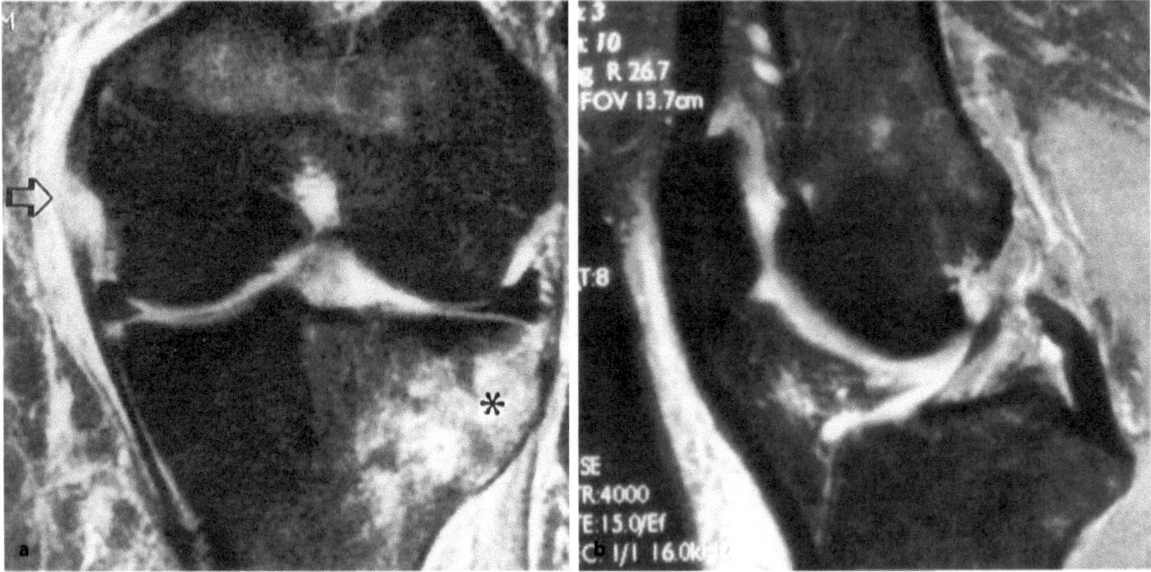

Abb. 26.44 a,b. Reine Valgusverletzung bei lateralem Anpralltrauma mäßigen Grades mit Bone bruise des lateralen Tibiaplateaus und einer Läsion des medialen Kollateralbandes, Grad II. **a** FSE protonengewichtet, fettsupprimiert, koronar, **b** FSE protonengewichtet, fettsupprimiert, sagittal. (Aus Hayes et al. 2000, S. S128, Abb. 7 a,b)

meniskus gegenüber Schädigungen des Außenmeniskus zurückgetreten. Ein Beispiel dafür ist der Sturz mit vorderem Überkreuzen der Skier. Hierbei gerät das vordere Kreuzband bei Innenrotation unter Spannung. Reicht die Rotationskraft aus und setzt sie abrupt ein, so wird in Kombination mit der vorderen Kreuzbandläsion nicht der mediale, sondern der laterale Meniskus gezerrt und verletzt (Abb. 26.36, Abb. 26.41 a–c, Abb. 26.42 a,b, Abb. 26 43 a–c, Abb. 26.44).

Armaturenbrettverletzung

Zu einer Armaturenbrettverletzung des Kniegelenkes kommt es, wenn eine umschriebene Kraft auf den anterioren Anteil der proximalen Tibia bei Flexion des Kniegelenkes einwirkt. Diese Verletzung ereignet sich am häufigsten, wenn in Flexionsstellung bei einem Autoauffahrunfall das Knie gegen das Armaturenbrett prallt. Diese Verletzung kann sich jedoch auch bei einem frontalen Sturz auf den Boden ereignen.

In der MRT lässt sich hierbei im anterioren Anteil des Tibiakopfes und gelegentlich auch in der retropatellaeren Fläche ein Bone bruise nachweisen. Zusätzliche Weichteilverletzungen betreffen eine Zerrung, möglicherweise auch eine Ruptur des hinteren Kreuzbandes und der hinteren Gelenkkapsel.

Es ist der einzige Verletzungsmechanismus, bei dem häufiger das hintere als das vordere Kreuzband betroffen ist. Der Grund ist, dass bei Flexion des Kniegelenkes das hintere Kreuzband gespannt und das vordere

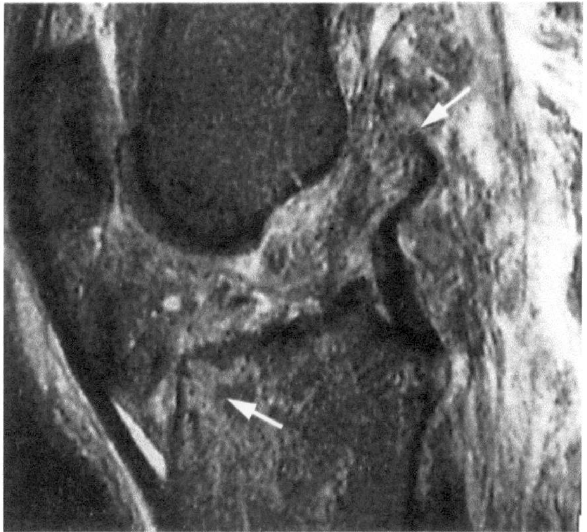

Abb. 26.46. Anamnese: Armaturenbrettverletzung bei einem 33-jährigen Mann. Diagnose: ausgedehnter Bone bruise im Bereich der proximalen vorderen Tibia, Ruptur des hinteren Kreuzbandes und der posterioren Kapsel (FSE T2-gewichtet, fettsupprimiert, sagittal). (Aus Sanders et al. 2000, S. S141, Abb. 8)

Kreuzband entspannt ist. Die Ruptur des hinteren Kreuzbandes erfolgt bei diesem Verletzungsmechanismus überwiegend im mittleren Bereich, weniger häufig im Bereich des femoralen oder tibialen Ansatzes.

In der MRT findet sich hierbei eine komplette Kontinuitätstrennung der Fasern mit einer hohen Signalin-

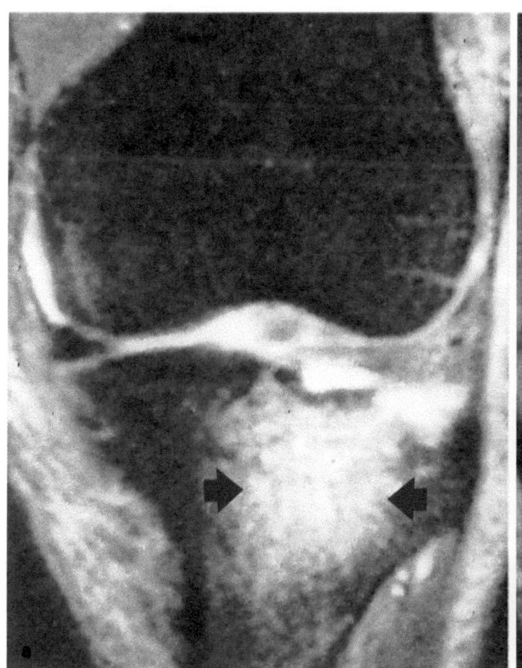

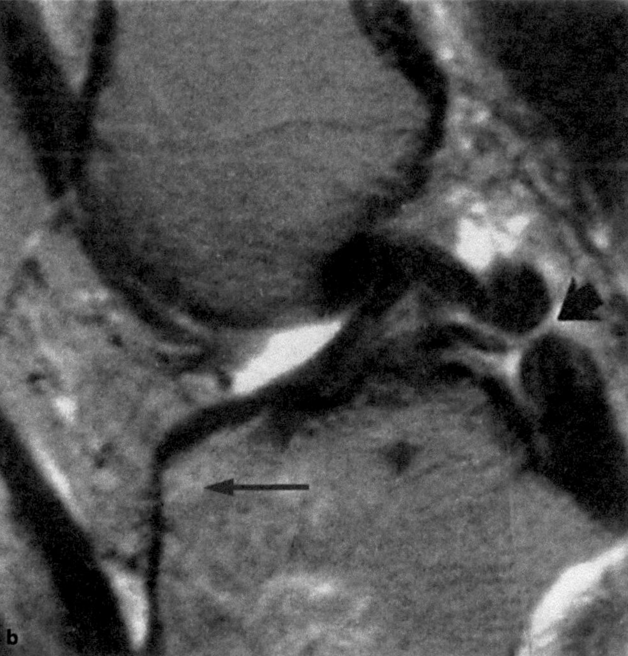

Abb. 26.45 a,b. Anamnese: 42-jährige Frau, die ein erhebliches Direkttrauma der proximalen vorderen Tibia erlitten hat. Diagnose: ausgedehnter Bone bruise im Bereich der proximalen vorderen Tibia, komplette Ruptur des hinteren Kreuzbandes. **a** FSE T2-gewichtet, fettsupprimiert, koronar, **b** FSE T2-gewichtet, sagittal. (Aus Sanders et al. 2000, S. S141, Abb. 7 a,b)

tensität in der Umgebung des hinteren Kreuzbandes in der T2-Wichtung mit Fettsuppression.

Eine ebenfalls mögliche partielle Verletzung stellt sich als ein Areal mit hoher Signalintensität im Bereich des hinteren Kreuzbandes auf T2-gewichteten Bildern dar, mit erkennbarem Restfaserverlauf.

Ferner lassen sich nicht selten ossäre Verletzungen nachweisen, z. B. Frakturen oder osteochondrale Strukturveränderungen der Patella und auch Verletzungen der Hüfte (Abb. 26.45 a,b, Abb. 26.46).

Segond-Fraktur

Es handelt sich hierbei um einen knöchernen und ligamentären Ausriss aus dem mittleren Drittel der proximalen Tibia im meniskotibialen Bereich des lateralen kapsulären Ligaments. Der Verletzungsmechanismus, der zu einer Segond-Fraktur führt, ist ein erheblicher Varusstress bei exzessiver Innenrotation. Er kommt beim Skifahren, beim Basketball und beim Baseball vor.

Eine Reihe von Studien hat gezeigt, dass die Segond-Fraktur mit Verletzungen des vorderen Kreuzbandes (75–100% der Patienten), mit meniskalen Verletzungen (66–75%) sowie mit posterolateralen Verletzungen des Kniegelenkes und auch mit anderen Ausrissverletzungen einhergeht, so z. B. mit einem vertikalen Ausriss des lateralen Kollateralbandes. Daher ist der Nachweis einer Segond-Fraktur fast immer ein Hinweis auf eine darüber hinaus bestehende meniskoligamentäre Verletzung. Bis zum Beweis des Gegenteils besteht immer der Verdacht auf eine anterolaterale Drehungsinstabilität. Der kortikale Ausriss ist mit konventionellen Röntgenaufnahmen in einem hohen Prozentsatz nachweisbar. Auch die abgeheilte Segond-Fraktur stellt sich charakteristisch als umschriebene Knochenausziehung unterhalb des lateralen Tibiaplateaus dar.

Die Aufgabe der MRT besteht darin, die fast obligat dabei vorkommenden zusätzlichen Verletzungen nachzuweisen. Zur Anwendung sollten koronare fettsupprimierte T2-gewichtete Sequenzen, schräg sagittale T1-gewichtete Sequenzen sowie axiale GRE-Sequenzen T2*-gewichtet, kommen. Die koronaren fettsupprimierten Sequenzen können das Vorliegen der Fraktur selbst und des umgebenden Bone bruise beweisen, darüber hinaus auch den möglichen Teilabriss des lateralen Kollateralbandes und eine meniskokapsulären Verletzung. Die schräg sagittale Schnittrichtung erlaubt den Nachweis des ligamentären Ausrisses, ebenso wie den Nachweis einer möglichen Ruptur des vorderen Kreuzbandes. Auch die zusätzliche Gabe von Kontrastmittel kann für die Diagnostik von Vorteil sein, da sie eine bessere Abgrenzung der ligamentären Strukturen erlaubt. Aufgrund der nahezu obligaten Vergesellschaftung der Segond-Fraktur mit anderen Verletzungen ist es durchaus berechtigt, sie zu den Kombinationsverletzungen zu rechnen (Abb. 26.47, Abb. 26.48, Abb. 26.49 a,b, Abb. 26.50 a–c).

Pivot-shift-Verletzung

Diese Verletzungsart, die wohl am ehesten als Achsenverschiebungsverletzung bezeichnet werden kann, entsteht ohne direkte Gewalteinwirkung. Sie wird bei Ski-

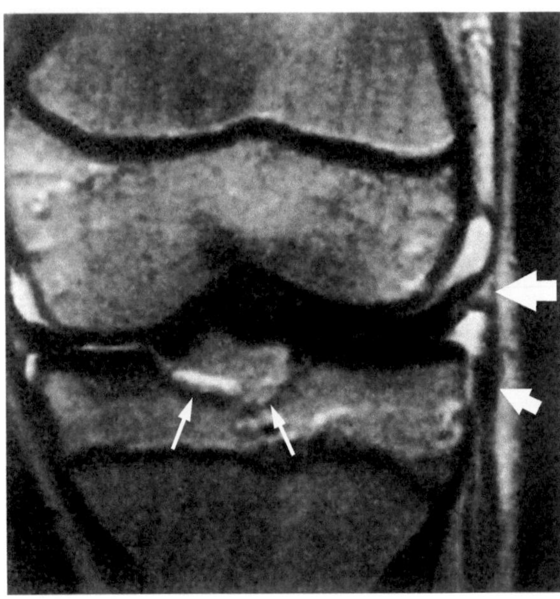

Abb. 26.47. Läsion des Tractus iliotibialis, Segond-Fraktur (SE-protonengewichtet, koronar)

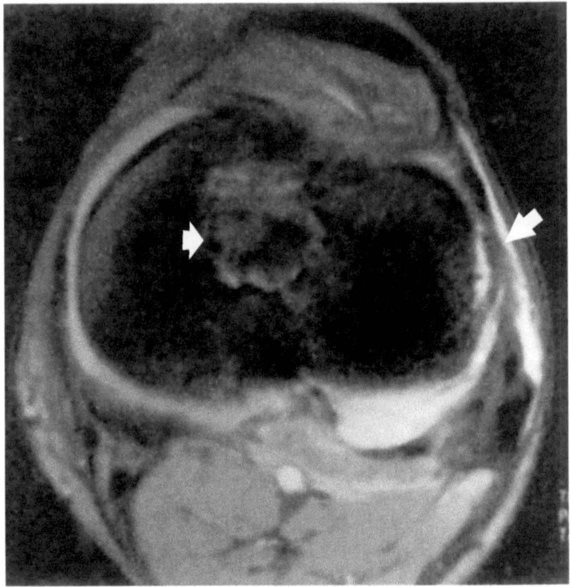

Abb. 26.48. Gleicher Patient wie Abb. 26.47. Tibiaplateaufraktur, Segond-Fraktur und Läsion des Tractus iliotibialis (GRE T2*-gewichtet)

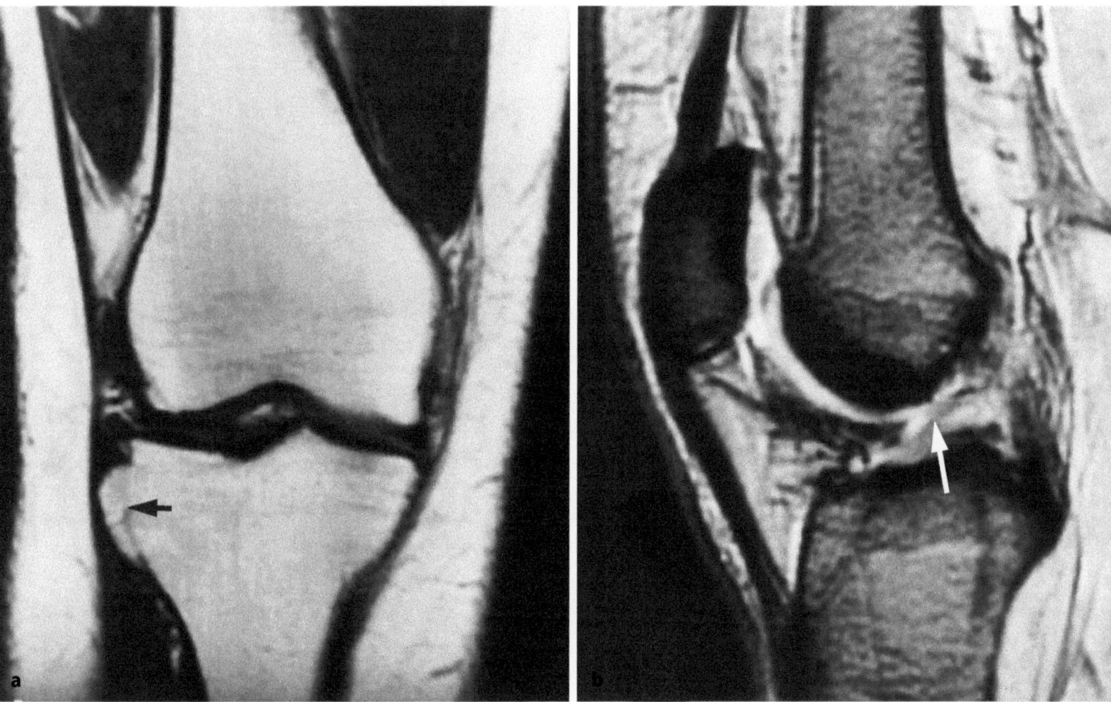

Abb. 26.49 a,b. Segond-Ausriss-Fraktur. Ruptur des vorderen Kreuzbandes. **a** SE T1-gewichtet, koronar, **b** GRE T2*-gewichtet, sagittal

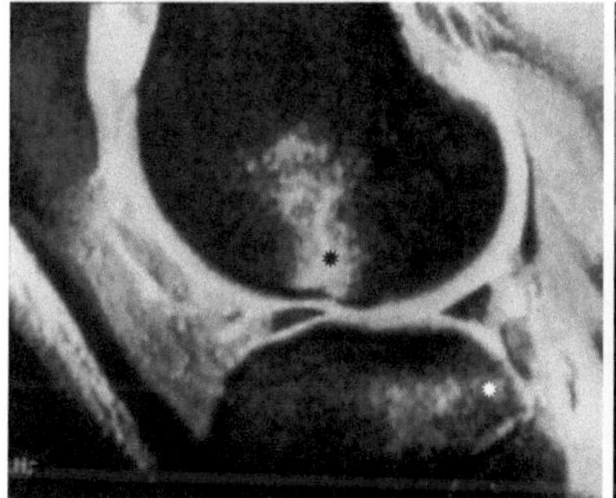

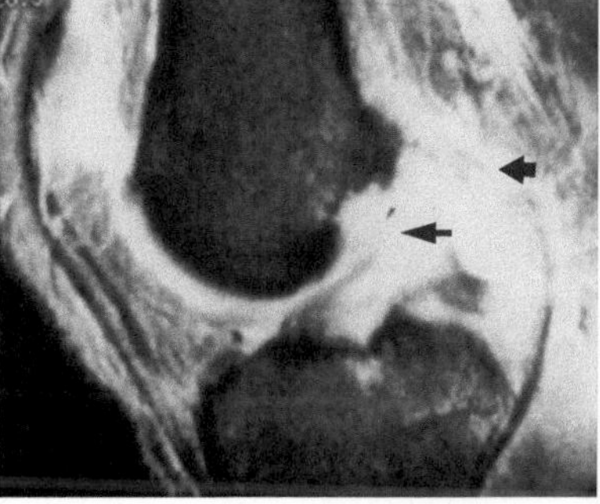

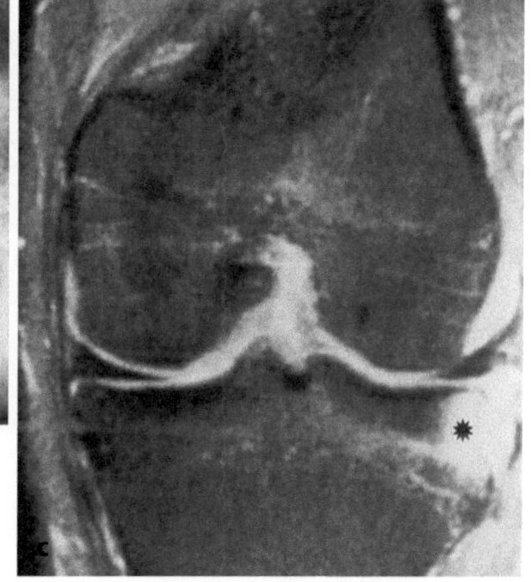

Abb. 26.50 a–c. Varustrauma bei Innenrotation und Flexion. **a** Typischer Bone bruise, FSE protonengewichtet, fettsupprimiert, sagittal, **b** Ruptur des vorderen Kreuzbandes, FSE protonengewichtet, fettsupprimiert, sagittal, **c** Segond-Fraktur, FSE protonengewichtet, fettsupprimiert, koronar

fahrern ebenso wie bei Football- und bei Fußballspielern häufig gefunden und ereignet sich, wenn eine Valguskraft auf das Kniegelenk in verschiedenen Flexionen bei gleichzeitiger Außenrotation der Tibia oder Innenrotation des Femurs einwirkt. Sie findet sich gewöhnlich bei bestimmten Bewegungsabläufen, die mit einer raschen Bewegungsverlangsamung bei gleichzeitiger Richtungsänderung einhergehen. Hier kommt es zu einer Krafteinwirkung auf das vordere Kreuzband, das rupturieren kann. Ist das vordere Kreuzband rupturiert, kommt es zu einer anterioren Subluxation der Tibia relativ zum Femur mit dem Ergebnis eines Anpralls des Condylus femoris lateralis gegen die posterolaterale Kante des lateralen Tibiaplateaus.

In der MRT lässt sich dann im posterioren Anteil des lateralen Tibiaplateaus und im mittleren Anteil des lateralen Condylus femoris nahe des Sulcus condylopatellaris ein Bone bruise nachweisen. Die genaue Lokalisation der knöchernen Verletzung des lateralen Kondylus hängt allerdings vom Grad der Flexion des Kniegelenkes bei der Verletzung ab. Mit zunehmender Flexion findet sich der Bone bruise mehr im posterioren Bereich des Condylus femoris, während eine geringe Flexion das Knochenmarködem mehr im anterioren Bereich erkennen lässt. Gelegentlich kann auch im posterioren Bereich des medialen Tibiaplateaus ein Bone bruise nachgewiesen werden, als Folge eines „contrecoup“ des medialen Kompartiments bei zunehmendem

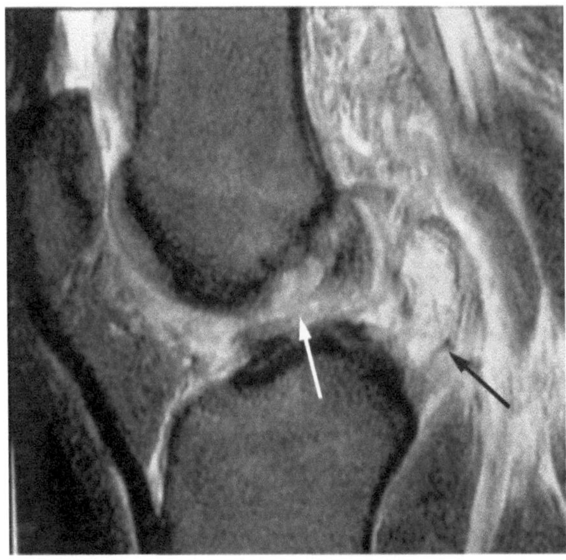

Abb. 26.51. Anamnese: 21-jähriger Footballspieler, der eine schwere Pivot-shift-Verletzung erlitten hat. Diagnose: komplette Ruptur des vorderen Kreuzbandes und der posterolateralen Kapsel (FSE T2-gewichtet, sagittal). (Aus Sanders et al. 2000, S. S139, Abb. 5)

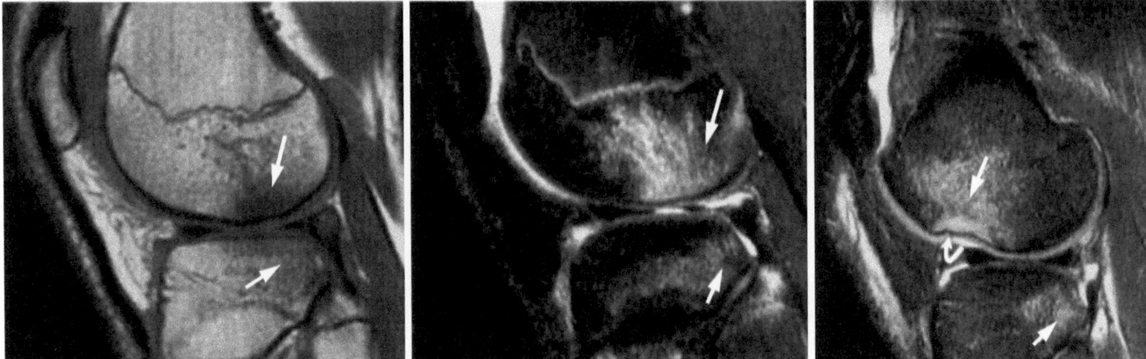

Abb. 26.52 a,b. Achsenverschiebungsverletzung bei einer Flexion von ca. 20°. **a** SE T1-gewichtet, sagittal, **b** FSE T2-gewichtet, fettsupprimiert, sagittal. **c** Achsenverschiebungsverletzung bei einer Flexion von ca. 40° (FSE T2-gewichtet, fettsupprimiert, sagittal)

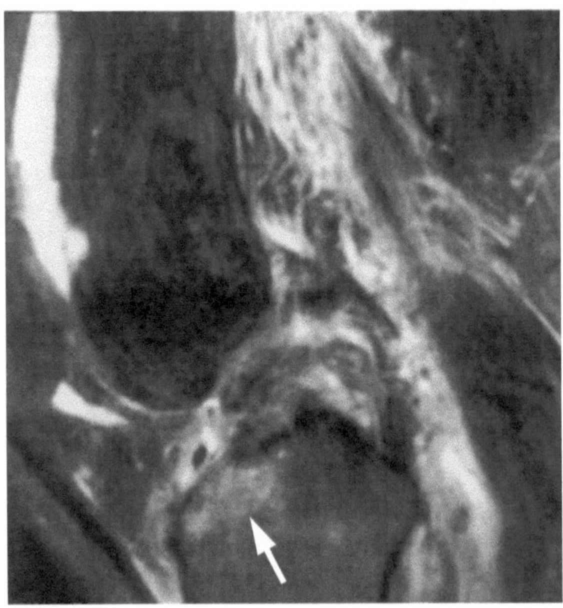

Abb. 26.53. Zustand nach schwerem Kniegelenksdistorsions- und Rotationstrauma mit Ruptur sowohl des vorderen als auch des hinteren Kreuzbandes sowie Kontusionsherde im Bereich des Tibiakopfes subchondral (SE T2-gewichtet, sagittal)

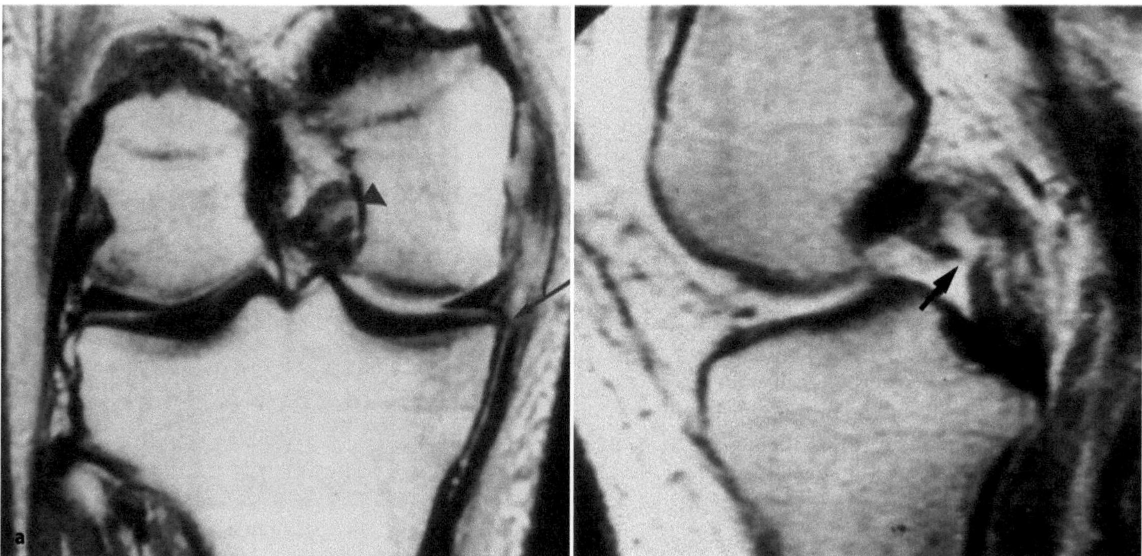

Abb. 26.54 a,b. Anamnese: Es besteht eine akutes Fußballtrauma des Kniegelenkes. Diagnose: partielle Ruptur des hinteren Kreuzbandes, erhebliche Zerrung des medialen Kollateralbandes. **a** FSE T2-gewichtet, koronar, **b** FSE T2-gewichtet, sagittal

Valgusstress. Die Verletzung des vorderen Kreuzbandes findet sich hierbei in erster Linie im mittleren Abschnitt. Weitere Weichteilverletzungen betreffen die hintere Kapsel und das Lig. arcuatum sowie das Hinterhorn des lateralen oder des medialen Meniskus sowie das mediale Kollateralband (Abb. 26.51, Abb. 26.52 a–c, Abb. 26.53, Abb. 26.54 a,b).

Die hierbei in der MRT nachweisbaren charakteristischen Veränderungen sind bereits an anderer Stelle beschrieben.

26.5 MRT und myotendinöse Verletzungen

Den weiteren Ausführungen vorangestellt wird nochmals eine anatomische Einteilung und Systematisierung der Muskulatur entsprechend ihrer Lokalisation und Funktion, weil dadurch das Verständnis über die vielfältigen Verletzungsmöglichkeiten und ihre Darstellung in der MRT erleichtert wird.

In der weiteren Umgebung des Kniegelenkes wird die Muskulatur in vier Kompartimente eingeteilt.

26.5.1 Anteriores Kompartiment

Das anteriore Kompartiment besteht aus der Quadrizepsmuskelgruppe, die eine Extension des Kniegelenkes bewirkt. Der M. quadriceps weist eine trilaminäre Konfiguration auf, dessen oberster Anteil der M. rectus femoris darstellt. Der mittlere Anteil beinhaltet den M. vastus lateralis und den M. vastus medialis und der tiefe Anteil besteht aus dem M. vastus intermedius. Die Patellarsehne ist in erster Linie aus Fasern des M. rectus femoris und zu einem geringen Grade auch aus den Fasern des M. vastus intermedius zusammengesetzt.

Der M. vastus medialis obliquus stellt einen muskulären Ausläufer des M. vastus medialis dar und spielt eine Rolle bei der Stabilisierung der Patella. Er hat ferner eine unmittelbare Beziehung zur Sehne des M. adductor magnus und setzt im medialen Bereich der Patella an. Die Aponeurose dieses Muskels ist mit den darunter liegenden mediofemoralen Patellaligamenten adhärent. Eine Verletzung dieses Muskels ist häufig Folge einer akuten lateralen Patelladislokation und wird in einem hohen Prozentsatz sowohl klinisch als auch kernspintomographisch übersehen.

Im Bereich des Quadrizepsmuskels findet sich eine Verletzung fast ausschließlich im myotendinösen Übergang des M. rectus femoris.

Verletzungen des M. quadriceps sind bei jüngeren Athleten häufig entweder bedingt durch eine forcierte Muskelkontraktion oder auch durch ein direktes Trauma. In erster Linie ist die Quadrizepssehne betroffen, die entweder suprapatellär oder infraapatellär gezerrt wird oder rupturieren kann.

Bei einer suprapatellären Ruptur handelt es sich um eine häufige Verletzung bei Athleten, die infrapatelläre Lokalisation kommt mehr bei Freizeitsportlern über 40 Jahren vor. Klinisch ist die Diagnose einer Komplettruptur gut zu stellen, bei inkompletter Ruptur bestehen dagegen klinisch erhebliche diagnostische Schwierigkeiten.

Darstellung in der MRT

Verletzungen des M. quadricepes im Bereich des myotendinösen Übergangs weisen in der MRT eine intratendinöse und eine distale muskuläre Signalanhebung in erster Linie in der fettsupprimierten T2-Wichtung sowohl auf axialen als auch auf sagittalen Schichten auf.

Bei einer Verletzung des M. vastus medialis obliquus findet sich in der MRT eine angehobene Signalintensität ebenfalls in der fettsupprimierten T2-Wichtung in Höhe der Sehne des M. adductor magnus und auch medial der Patella im Bereich des oberen Retinaculums. Man kann ferner eine anteriore und superiore Verlagerung sowie eine interstitielle und perimuskuläre öde-

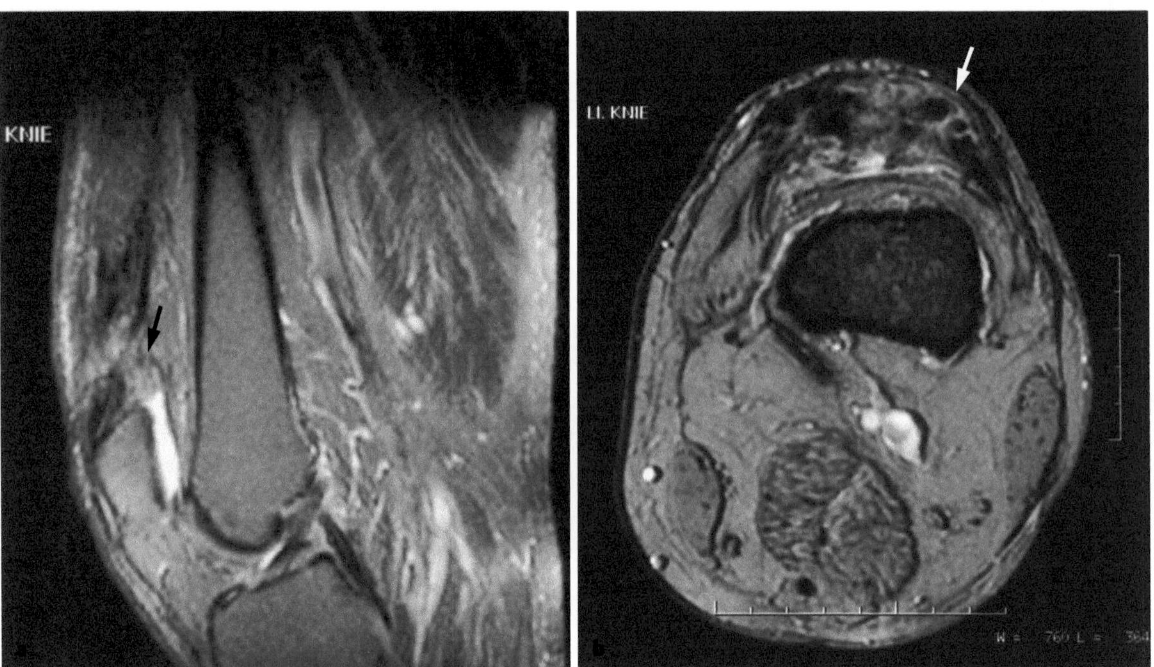

Abb. 26.55 a,b. Anamnese: Der 22-jährige Patient verspürte beim Fußballspiel plötzlich erhebliche Schmerzen suprapatellär. Diagnose: Läsion der suprapatellären Quadrizepssehne mit Teilruptur. **a** FSE T2-gewichtet, fettsupprimiert, sagittal, **b** FSE T2-gewichtet, fettsupprimiert, axial

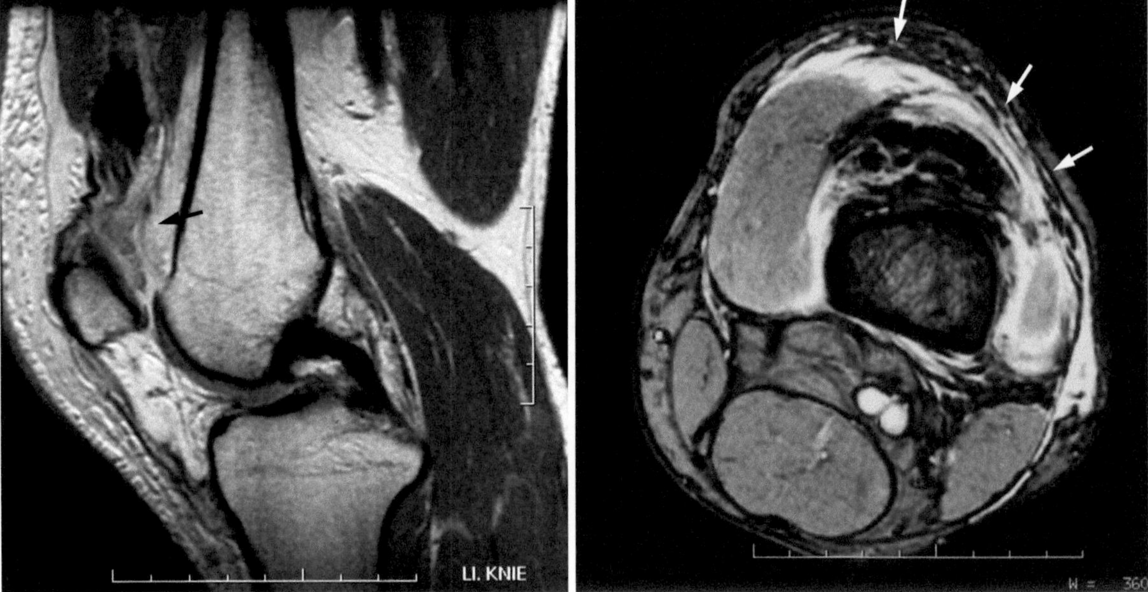

Abb. 26.56 a,b. Ruptur der Quadrizepssehne suprapatellär im Bereich des myotendinösen Übergangs mit ausgedehnter Einblutung in die Quadrizepsmuskulatur distal. **a** FSE protonengewichtet, sagittal, **b** GRE T2*-gewichtet, axial

matöse Veränderung des M. adductor magnus nachweisen.

Bei Verletzungen der Quadrizepssehne ist die MRT das Verfahren der Wahl und der Goldstandard. Hierzu sind in erster Linie sagittale und axiale Schnitte erforderlich. Zur Anwendung sollten auch hier fettsupprimierte T2-gewichtete FSE- oder STIR-Sequenzen kommen. GRE-Sequenzen sind nur in einer Spätphase sinnvoll, um Hämosiderindepots in einem chronischen Hämatom nachweisen zu können. Während insbesondere die sagittalen und die koronaren Schnitte der Festlegung der kraniokaudalen Ausdehnung eines Hämatoms oder einer muskulären Faserläsion dienen, sind die axialen Schnitte nützlich, um die genaue intratendinöse Lokalisation der Verletzung festzulegen.

Gelegentlich kann es schwierig sein, zwischen einem chronischen Hämatom und einem synovialen Sarkom auf den konventionellen Schichten zu unterscheiden. Dies stellt dann eine Indikation zur Gabe von MRT-Kontrastmittel dar. Das Hämatom zeigt hierbei ein peripheres Enhancement ohne eine zentrale Hyperintensität, während das maligne Neoplasma, insbesondere im mittleren Bereich, einen deutlichen Signalanstieg aufweist.

Sekundäre Zeichen eines Neoplasmas in der MRT sind die Schlaffheit der Patellarsehne und eine patelläre Verlagerung. Bei einer Verletzung der infra- und suprapatellären Sehne ist eine diffuse tendinöse Auftreibung mit deutlicher inhomogener Signalgebung in der fettsupprimierten T2-Wichtung in der sagittalen Schnittrichtung erkennbar. Ferner finden sich auch in der Umgebung ödematöse oder hämorrhagische Veränderungen, die ebenfalls eine diffuse Signalanhebung verursachen (Abb. 26.55 a,b, Abb. 26.56 a,b).

Jumpers-Knie

Das Beschwerdebild des „Jumpers-Knie" umfasst Verletzungen, die den peripatellären Streckapparat betreffen. Synonyme sind Patellatendinitis oder Patellaspitzensyndrom. Diese Veränderungen betreffen vor allen Dingen den unteren Patellapol, aber auch die proximale Patella und die Insertionsstelle im Bereich der Tuberositas tibiae. Es handelt sich hierbei um einen typischen Überlastungsschaden bei Sportarten mit Sprungbelastung. Ätiologisch muss weiterhin an eine muskuläre Dysbalance oder ein Fehlgleiten der Kniescheibe mit ungleichmäßiger Belastung der Patellarsehne gedacht werden.

Ein typisches Beispiel für das Jumpers-Knie ist die Verletzung bei Volleyballspielern, die bekanntlich mehr als 60-mal pro Stunde hochspringen. Das Syndrom geht mit plötzlich auftretenden erheblichen Schmerzen im distalen Bereich des M. quadriceps einher (Abb. 26.57 a,b).

Nach Bianzina werden vier Stadien unterschieden. In allen vier Stadien findet sich initial ein lokaler Schmerz,

- im *Stadium I* erst nach Beendigung der sportlichen Belastung,
- im *Stadium II* bereits zu Beginn der sportlichen Aktivität und
- im *Stadium III* und *IV* bereits als Ruheschmerz.

Stadium IV entspricht der Ruptur.

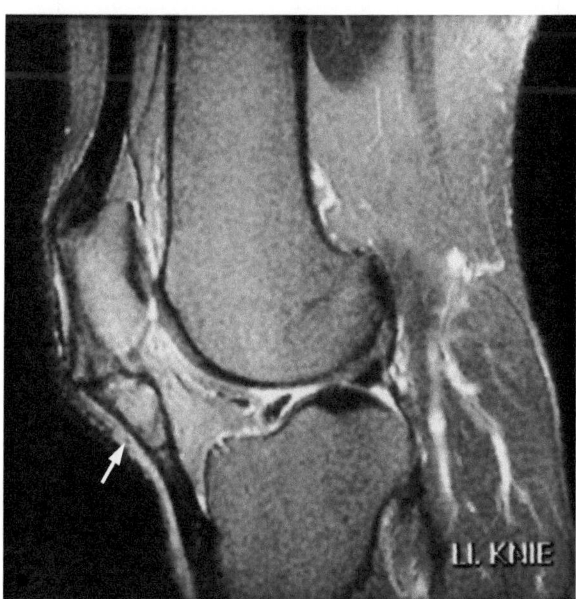

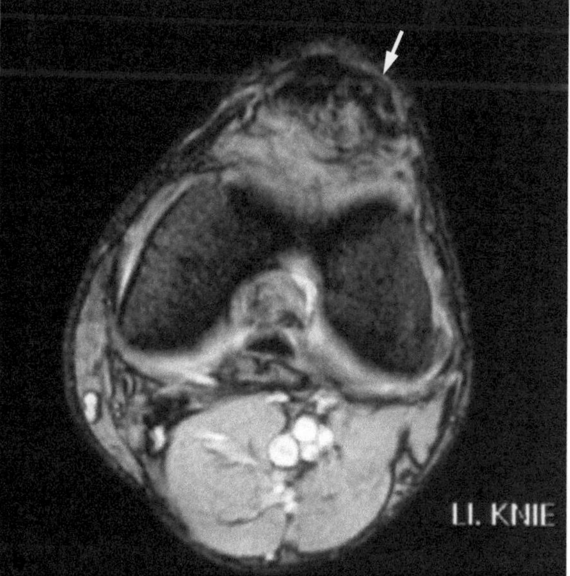

Abb. 26.57 a,b. Anamnese: Der 45-jährige Patient verspürte bei sportlicher Betätigung plötzlich akute Schmerzen im vorderen linken Kniegelenk infrapatellär. Diagnose: ausgedehnte Tendinitis der Quadrizepssehne infrapatellär mit Teilruptur. **a** FSE T2-gewichtet, koronar, **b** GRE T2*-gewichtet, axial

Diese Stadien können durch MRT ausgezeichnet diskriminiert werden.

Lässt sich ein Defekt nicht kernspintomographisch nachweisen, müssen folgende Erkrankungen differenzialdiagnostisch diskutiert werden:

1. Chondropathia patellae,
2. muskuläres Ungleichgewicht zwischen Antagonisten und Agonisten bei der Patellaführung,
3. insuffizienter Gleitvorgang der Patella,
4. muskuläre Dyskoordination.

26.5.2
Mediales Kompartiment

Zum medialen Kompartiment gehören der M. semimembranosus, der M. sartorius, der M. gracilis und der M. semitendinosus.

Diese vier Muskeln haben die Aufgabe der Flexion und der Innenrotation des Kniegelenkes. Der M. semimembranaceus hat darüber hinaus aufgrund seiner distalen posteromedialen Insertionen zusammen mit dem M. biceps femoris, der posterolateral inseriert, eine wichtige stabilisierende Funktion während der Kniegelenksflexion. Da der M. sartorius darüber hinaus zwei Gelenke überbrückt, besitzt er eine geringe Funktion bei der Flexion und Adduktion des Hüftgelenkes.

Der M. semimembranosus und der M. semitendinosus gehören zum medialen Abschnitt der so genannten Hamstring-Gruppe. Im Gegensatz zu anderen Muskeln besitzt der M. semimembranosus einen tendinösen Ursprung und eine tendinöse ziemlich komplexe Insertion. Der Hauptarm setzt am glenoidalen Tuberkel des posteromedialen Tibiaplateaus an, ein weiterer Teil inseriert an der Tibia unterhalb des medialen Kollateralligaments, ein weiterer Teil im Bereich der posteromedialen Kapsel. Eine Verletzung des Hauptarmes der Insertion ist Folge eines Valgusstresses des Kniegelenkes, wobei häufig gleichzeitig eine Läsion des vorderen Kreuzbandes sowie des Hinterhorns des medialen Meniskus vorliegt.

Der M. sartorius, der M. gracilis und der M. semitendinosus setzen mit ihren Sehnen im Bereich der proximalen medialen Tibia an, am so genannten Pes anserinus. Sowohl der M. semimembranosus als auch der M. sartorius sind aufgrund ihrer Konfiguration bzw. ihrer oberflächlichen Lage anfällig gegenüber Zerrungen.

In der MRT lassen sich alle Muskeln des medialen Kompartiments nicht nur anatomisch gut darstellen, sondern auch ihre Pathologie ist ausgezeichnet erkennbar. So finden sich bei Vorliegen einer akuten Zerrung oder einer Muskelkontusion im Bereich der Läsion in der T2-Wichtung mit Fettsuppression eine umschriebene intramuskuläre oder intratendinöse Signalanhebung, evtl. auch eine perifokale ödematöse Infiltration, die ebenfalls eine vermehrte Signalintensität aufweist.

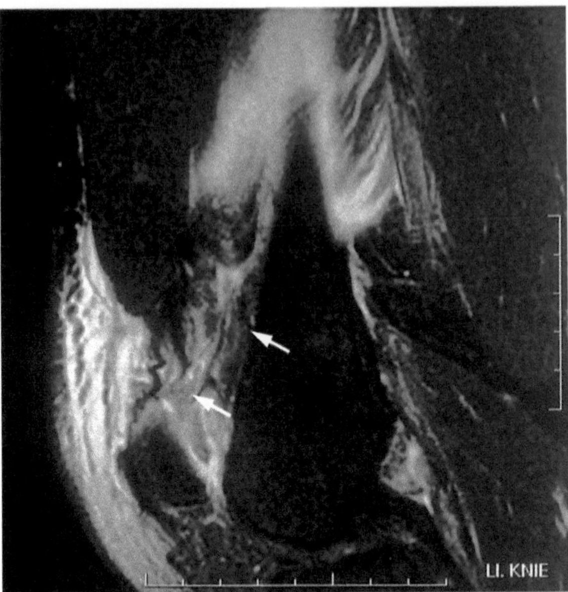

Abb. 26.58. Ausgedehnte suprapatelläre Teilruptur der Quadrizepssehne. SE T2-gewichtet, fettsupprimiert, sagittal

Eine Läsion im Bereich des Sehnenansatzes in der Region der medialen Tibia bzw. des Pes anserinus, ist häufig dadurch charakterisiert, dass eine subchondrale intraspongiöse Einblutung oder ödematöse Infiltration nachweisbar ist, die sich als so genannter Bone bruise in der MRT gut darstellen lässt.

Bei einem muskulären oder tendinösen Abriss ist ferner in der Mehrzahl der Fälle in der MRT auch eine Muskelretraktion zu beobachten (Abb. 26.58).

26.5.3
Laterales Kompartiment

Zum lateralen Kompartiment gehören der M. biceps femoris und der Tractus iliotibialis. Die Anatomie und die Pathologie des Tractus iliotibialis ist bereits hinreichend erörtert worden, sodass an dieser Stelle lediglich ein zusammenfassender Hinweis genügt: Es handelt sich bei dem Tractus iliotibialis um ein starkes Band, das sich aus der Fusion der oberflächlichen Aponeurose des Tensor fascie latae, des M. gluteus maximus und des M. gluteus medius zusammensetzt. Oberhalb des Kniegelenkes teilt sich der Tractus in mehrere Arme.

Ein Arm zieht zum supracondylären Tuberkel der lateralen Femurkondyle, ein weiterer Arm zieht zur Patella, der dritte und größte Arm setzt im Bereich des Gerdy-Tuberkels in der Region der lateralen Tibia an.

Der Tractus iliotibialis stabilisiert das Kniegelenk, beteiligt sich jedoch an der Bewegung nicht. Läsionen finden sich in erster Linie im mittleren Abschnitt des Tractus, gelegentlich auch im Bereich des tibialen Ansatzes.

Der M. biceps femoris stellt mit seinem langen und mit seinem kurzen Kopf den lateralen Anteil der Hamstring-Gruppe dar. Die Funktion besteht in einer Flexion und Außenrotation des Kniegelenkes. Der Hauptansatz findet sich im Bereich des lateralen Kopfes der Fibula. Weitere enge Verbindungen im Sinne einer Insertion lassen sich im Bereich des posterioren Tractus iliotibialis nachweisen. Der M. biceps femoris gilt als dynamischer und statischer Stabilisator des lateralen Kniegelenkes.

Patienten, bei denen es als Folge eines akuten Traumas zu einer anterolateralen und anteromedialen Instabilität des Kniegelenkes gekommen ist, weisen in über 70% auch eine Verletzung des M. biceps auf, wobei die Läsion in mehr als 95% im kurzen Kopf dieses Muskels lokalisiert ist. Bei gleichem Unfallmechanismus, der auch eine Läsion des Lig. arcuatum bewirkt, findet sich gelegentlich auch ein Abriss des M. biceps femoris von seiner fibulären Insertion.

Im lateralen Kompartiment ist die Ruptur des Tractus iliotibialis und im dorsolateralen Bereich die Verletzung des Lig. arcuatum im Bereich des fibulären Ansatzes als Folge eines Varustraumas am häufigsten.

Bei Vorliegen einer Ruptur des Tractus iliotibialis finden sich eine fehlende Kontinuität und ein Ödem, das sich am besten in der fettsupprimierten T2-Sequenz auf koronaren Schichten als Signalanhebung nachweisen lässt. Auch lässt sich häufig im Bereich des Condylus femoris eine subchondrale intraspongiöse Signalanhebung nachweisen, als Hinweis auf eine umschriebene Einblutung oder eine ödematöse Infiltration im Sinne eines „contra coup“.

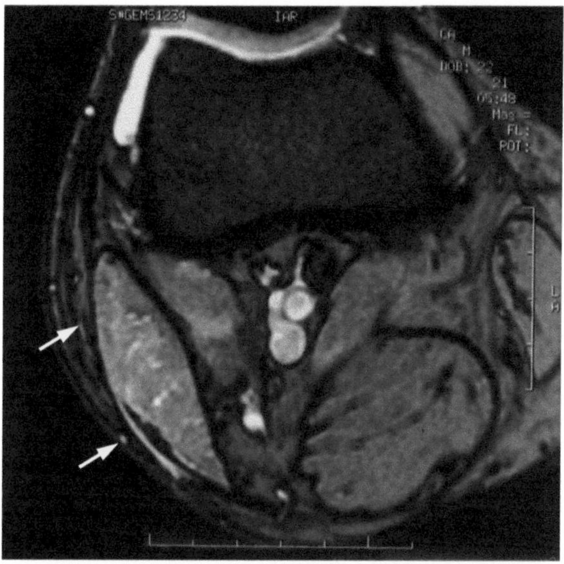

Abb. 26.60. Anamnese: Der 33-jährige Patient erlitt vor drei Wochen einen Treppensturz mit Distorsion des Kniegelenkes. Diagnose: Zustand nach Einblutung in des M. biceps femoris distal mit beginnendem Kompartmentsyndrom (GRE T2*-gewichtet, axial)

Bei Läsion des M. biceps femoris kann im kurzen Kopf dieses Muskels in der fettsupprimierten T2-Wichtung als eine umschriebene intramuskuläre etwas inhomogene Signalanhebung nachgewiesen werden. Bei Vorliegen eines Sehnenabrisses von der fibulären Insertion findet sich eine intraspongiöse Signalanhebung im Fi-

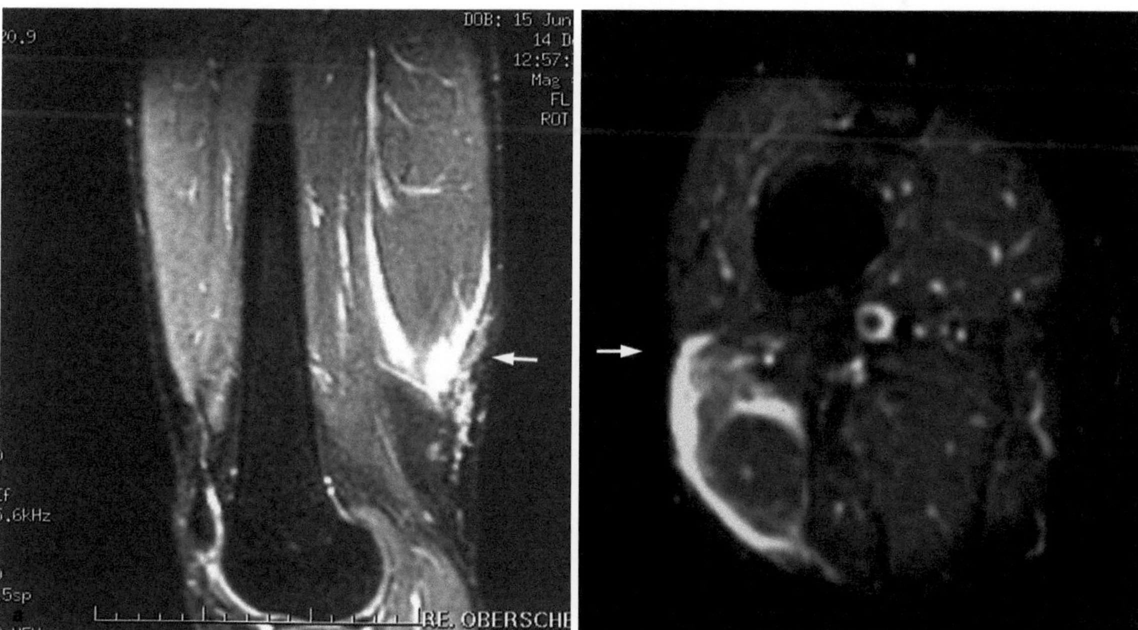

Abb. 26.59 a,b. Anamnese: Der 36-jährige Patient erlitt bei einem Sportunfall eine Verletzung der Sehne des M. biceps femoris. Diagnose: ausgedehnte intramuskuläre und septale Einblutung distal. **a** FSE protonengewichtet, fettsupprimiert, sagittal, **b** FSE protonengewichtet, fettsupprimiert, axial

bulaköpfchen und ein charakteristischer Bone bruise im anterioren Bereich des medialen Condylus femoris wiederum als kontralaterale Stauchung (Abb. 26.59 a,b, Abb. 26.60).

26.5.4 Posteriores Kompartiment

Zum posterioren Kompartiment gehören der M. gastrocnemius, der M. plantaris und der M. popliteus.

Musculus gastrocnemius

Die wichtigste Aktion dieses Muskels ist die Flexion sowohl des Fußes als auch des Kniegelenkes. Wegen seiner Funktion und seiner oberflächlichen Lage sind Verletzungen dieses Muskels nicht selten. Sie sind Folge einer starken Muskelkontraktion, wie sie bei vielen Sportarten vorkommen kann.

Klinisch gibt der Patient einen akut auftretenden Schmerz wie einen Schlag in die Wade an. Inspektorisch fällt posttraumatisch häufig ein subkutanes Hämatom im Bereich der Läsion auf. Beide Schenkel dieses Muskels sind in etwa gleich beteiligt. Zerrungen des medialen Kopfes des M. gastrocnemius im mittleren oder oberen Anteil können jedoch auch isoliert vorkommen sowie in Kombination mit einer Ruptur des M. soleus und des M. plantaris. Auch ein Abriss im Bereich der medialen femoralen Insertion ist nicht selten und geht mit ausgedehnter intramuskulärer Blutung einher. Diese Verletzungen werden auch als Tennisbein bezeichnet wegen des häufigen Auftretens bei diesem Sport (s. auch S. 395).

Klinisch ist die Diagnose mit relativ großer Wahrscheinlichkeit zu stellen. Der endgültige Beweis kann durch eine Sonographie, besser jedoch durch eine Kernspintomographie erfolgen.

Bei Patienten mit ausgedehnten Kniegelenkkombinationsverletzungen mit der Folge einer posteromedialen Instabilität sind Läsionen des medialen Kopfes des M. gastrocnemius nicht selten und dann häufig assoziiert mit Verletzungen der Sehne des M. semimembranosus. Bei Vorliegen einer Verletzung des posterolateralen Komplexes finden sich, wie bereits erläutert, häufig auch Risse im lateralen Kopf des M. gastrocnemius.

Zum Nachweis dieser Läsionen sind axiale und sagittale Schnittrichtungen am besten geeignet, wobei die wichtigste Sequenz die fettsupprimierte T2-gewichtete ist.

Musculus plantaris

Bei dem M. plantaris handelt es sich um einen dünnen Muskel, der suprakondylär oberhalb des Ansatzes des lateralen Kopfes des M. gastrocnemius entspringt und dann im Bereich des Calcaneus anteromedial der Achillessehne oder direkt mit der Achillessehne zusammen inseriert. Der Muskel befindet sich lateral des Gastrocnemiuskopfes, seine dünne und lange Sehne kreuzt den medialen Kopf des M. gastrocnemius und des M. soleus. Eine starke Kontraktion führt zu einer Ruptur. Häufig ist diese Ruptur vergesellschaftet mit einer Ruptur des vorderen Kreuzbandes, des gesamten Kreuzbandkomplexes oder auch der posterolateralen Muskeln (lateraler Kopf des M. gastrocnemius, M. popliteus). Als eine mögliche Komplikation der Ruptur des M. plantaris wird das posteriore Kompartmentsyndrom angesehen.

Das Aussehen dieses Muskels in der MRT hängt von dem Ausmaß der Verletzung ab. Man unterscheidet, wie auch bei anderen Muskeln, eine Verletzung im Bereich des myotendinösen Übergangs, eine Verletzung allein der Sehne und eine Verletzung des Muskels.

Musculus popliteus

Der M. popliteus entspringt im Bereich der proximalen Tibiametaphyse posteromedial und bildet einen Teil des Raumes der Fossa poplitea. Seine Sehne verläuft durch den Hiatus popliteus und setzt am lateralen Condylus femoris am Ende des Sulcus popliteus an. Zwei weitere ergänzende Insertionen finden sich im Bereich des posterioren Fibularköpfchens in der Region des Ansatzes des Lig. popliteum fibularis und im Bereich des Hinterhorns des lateralen Meniskus.

Der M. popliteus stellt den wichtigsten Stabilisator des posterolateralen Kniebereichs dar. Die Funktion besteht in einer Innenrotation der Tibia gegenüber dem Femur.

Verletzungen können sich in den verschiedensten Abschnitten, teils intraartikulär, teils extraartikulär ereignen. Sie sind selten im Bereich der femoralen Insertion und häufig im Bereich des myotendinösen Übergangs und im Bereich des Muskels selbst. Die Läsionen sind Folge einer direkten anteromedialen Gewalteinwirkung auf die proximale Tibia bei gleichzeitiger Hyperextension des Kniegelenkes, und sie treten gelegentlich auch bei einer Hyperextension in Außenrotation auf. Verletzungen dieses Muskels kommen sehr häufig zusammen mit Läsionen des vorderen und hinteren Kreuzbandes des medialen oder des lateralen Meniskus und auch bei Läsionen des Lig. arcuatum vor. Häufig lassen sich auch gleichzeitig Verletzungen des lateralen Kopfes des M. gastrocnemius und des Musculus-biceps-femoris-Komplexes nachweisen.

MRT-Darstellung von Läsionen des dorsalen Kompartiments

In der MRT stellen sich Verletzungen des M. gastrocnemius im myotendinösen Übergang in erster Linie in der fettsupprimierten T2-Wichtung als eine Signalanhebung dar, die im Sinne einer ödematösen Veränderung zu bewerten ist. Ferner finden sich im myotendinösen Übergang auch eine federartige Signalanhebung, ein intramuskuläres Hämatom und perifasziale Flüssigkeitsansammlung. Bei Vorliegen einer Komplettruptur lässt sich häufig eine Retraktion der Sehne nachweisen. Verletzungen des medialen Kopfes des M. gastrocnemius können sich ebenfalls in Höhe des Kniegelenkes ereignen. Bei Patienten mit einem nachgewiesenen posterolateralen Verletzungskomplex finden sich auch häufig Läsionen im Bereich des lateralen Kopfes des M. gastrocnemius, im Bereich der Sehne des M. popliteus, der Sehne des M. biceps femoris und auch der Sehne des M. plantaris. Diese Verletzungen stellen sich in der MRT im Muskelbauch als umschriebene Signalanhebung in der fettsupprimierten T2-Wichtung relativ unscharf begrenzt und etwas inhomogen dar, im Bereich der Sehne als intratendinöse und perifokale Signalanhebung.

Der Nachweis gelingt am besten in der sagittalen und in der axialen Schnittrichtung.

Das Erscheinungsbild in der MRT von Läsionen des Plantarismuskels hängt von dem Ausmaß der Verletzung ab. Man findet hierbei in der T2-Wichtung eine angehobene Signalintensität innerhalb des M. plantaris oder auch des myotendinösen Übergangs. Bei einer myotendinösen Ruptur lässt sich fast immer eine proximale Retraktion des Muskels nachweisen. Ferner findet sich nicht selten auch eine Flüssigkeitsansammlung zwischen dem medialen Kopf des M. gastrocnemius und dem M. soleus. Häufig sind gleichzeitig Läsionen des vorderen Kreuzbandes und des Lig. arcuatum sowie auch Knochenkontusionen im lateralen Kompartiment nachweisbar.

Bei Vorliegen einer Läsion des M. popliteus sind in der MRT in der T2-gewichteten fettsupprimierten Sequenz eine Auftreibung des Muskels und eine erhöhte Signalintensität nachweisbar. Die Aufgabe der MRT besteht hierbei in der Differenzierung einer Komplettruptur von einer partiellen Ruptur.

Tennisbein

Das so genannte Tennisbein ist ein relativ häufiges Ereignis, das erstmalig von Powell im Jahre 1883 beschrieben wurde. Es tritt typischerweise bei Personen im mittleren Alter als Folge einer Extension des Kniegelenkes bei forcierter Dorsalflexion des Fußgelenkes auf, und zwar in erster Linie bei Sportaktivitäten z. B. beim Tennis oder beim Joggen oder auch beim Treppensteigen.

Klinisch findet sich ein plötzlicher Schmerz im Bereich der Wade und häufig auch das Gefühl einer direkten Schlageinwirkung in diesem Bereich. In der Mehrzahl der Fälle lässt sich dann eine Ruptur oder Teilruptur im Bereich des medialen Kopfes des M. gastrocnemius im muskulotendinösen Übergang nachweisen. In etwa 20 % der Fälle findet sich entweder kombiniert mit der Läsion des M. gastrocnemius oder auch allein eine Verletzung der Plantarissehne, auffälligerweise ohne Verletzung des Muskels. Darüber hinaus lässt sich in vielen Fällen eine Flüssigkeitsansammlung zwischen Aponeurose des medialen Gastrocnemiuskopfes und dem M. soleus nachweisen, und zwar in mehr als 50 %. Es wird diskutiert, ob diese Flüssigkeitsansammlung nicht Folge der traumatisch rupturierten Baker-Zyste sein könnte (Gondalo 2000).

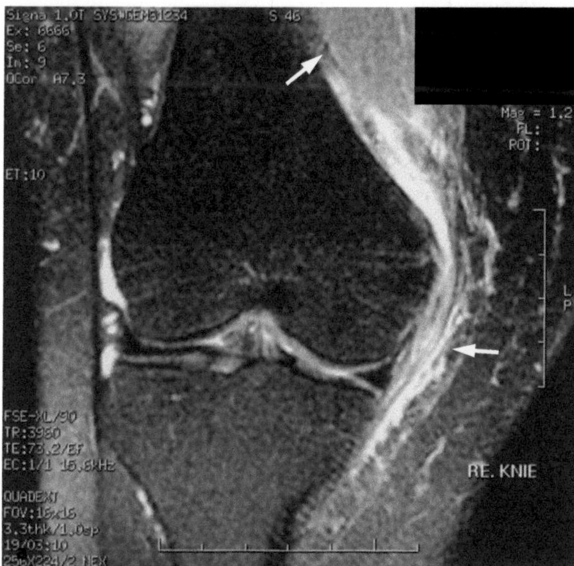

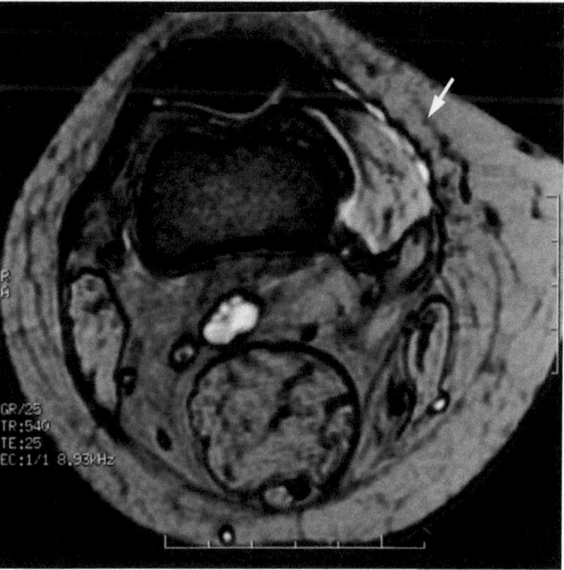

Abb. 26.61 a,b. Anamnese: Die 54-jährige Patientin ist vor sechs Wochen gestürzt und hat sich dabei eine Kniegelenkdistorsion rechts zugezogen. Anschließend Schwellung und Schmerzen, die in den letzten Wochen zugenommen haben. Diagnose: Teilruptur des medialen Kollateralbandes proximal bei Zustand nach Zerrung des M. vastus medialis und Einblutung. Zeichen eines Kompartmentsyndroms. **a** FSE T2-gewichtet, fettsupprimiert, koronar, **b** GRE T2*-gewichtet, axial

Die Diagnose erfolgt klinisch und mittels Ultraschall.

Die MRT-Untersuchung ist ebenfalls in der Lage, die Läsionen festzustellen, sie hat jedoch allenfalls ergänzenden Charakter. Empfohlen werden folgende Sequenzen: STIR oder CHESS T2-gewichtet, fettsupprimiert, koronar und axial, evtl. auch Spinecho T2-gewichtet, nach Kontrastmittelgabe.

26.5.5 Muskuläres Kompartmentsyndrom

Als muskuläres Kompartmentsyndrom wird die akute Ischämie eines Muskels oder einer Muskelgruppe bezeichnet, die Folge einer muskulären Kontusion oder einer Überbelastung ist und mit einer akuten Schmerzsymptomatik einhergeht. Es kann den M. quadriceps und auch den M. gastrocnemius betreffen.

In der MRT findet sich im Bereich der betreffenden Muskelgruppe in der T2-Wichtung eine diffuse Signalanhebung, die gegenüber einer Atrophie abgegrenzt werden muss (Abb. 26.61 a,b).

26.6 Erkrankungen des Hoffa'schen Fettkörpers

Die Erkrankungen des Hoffa'schen Fettkörpers sind für die Differentialdiagnose bei klinischem Vorliegen von anterioren Knieschmerzen von großer Bedeutung.

Anatomisch ist der Hoffa'sche Fettkörper im anterioren Bereich der Gelenkkapsel infrapatellär und dorsal der infrapatellären Quadricepssehne lokalisiert und zwar zwischen der Gelenkkapsel und der Synovia, so dass daraus eine intrakapsuläre extrasynoviale Lage resultiert. Er weist eine pyramidale Form auf und dient als Stabilisierer des Kniegelenkes. Seine Grenzen sind nach lateral der Tractus iliotibialis, nach medial das Retinaculum und die Gelenkkapsel, nach ventral die Quadricepssehne und der untere Pol der Patella und nach proximal die Tibia. Es besteht ferner eine Fixation im Bereich der Vorderhörner beider Menisci und im Bereich des tibialen Periosts.

Die krankhaften Veränderungen des Hoffa'schen Fettkörpers können in 2 Hauptkategorien eingeteilt werden:

1. Intrinsische Pathologie im Fettkörper,
2. Extrinsische Veränderungen.

Die letztere Gruppe kann wiederum eingeteilt werden in 3 Subkategorien, nämlich

a. artikulär,
b. synovial,
c. extrakasulär.

Zu 1: Die intrinsischen Veränderungen werden durch ein akutes oder auch repetitives Trauma ausgelöst, das ein Impingement bewirkt. Die Folge ist eine Entzündung oder Hypertrophie des Fettkörpers. Es kommt hierbei zu einer fibrösen oder fibrokartilaginösen Transformation, die gelegentlich verkalken kann. Eine Fibrose und eine Narbenbildung im Hoffa'schen Fettkörper kann jedoch auch Folge einer Arthroskopie oder offenen Knieoperation sein.

In der MRT können diese Veränderungen am besten in der T1-Wichtung sagittal nachgewiesen werden. Hierbei findet sich eine nahezu homogene verminderte Signalintensität im Bereich des Fettkörpers.

Zu 2: Extrinsische Veränderungen:

a. Artikulär: Zystische Läsionen im Bereich des Hoffa'schen Fettkörpers kommen vor als parameniskale Zysten oder auch Ganglionzysten. Parameniskale Zysten in diesem Bereich sind fast immer vergesellschaftet mit Läsionen im Bereich der meniskalen Vorderhörner.

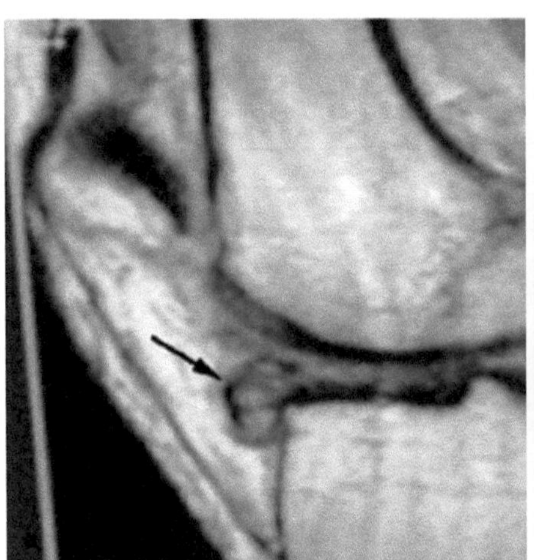
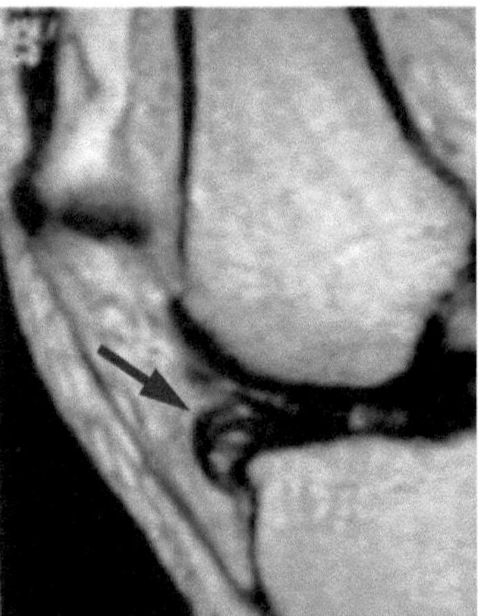
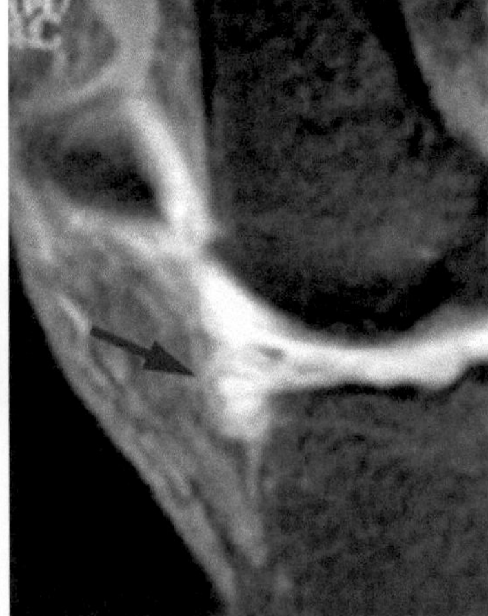

Abb. 26.62 a–c. Hoffa-Syndrom nach Trauma bei chronischer Hoffaitis, **a** FSE-Protonen-gewichtet, **b** FSE-T2-gewichtet, **c** STIR. (Pomeranz)

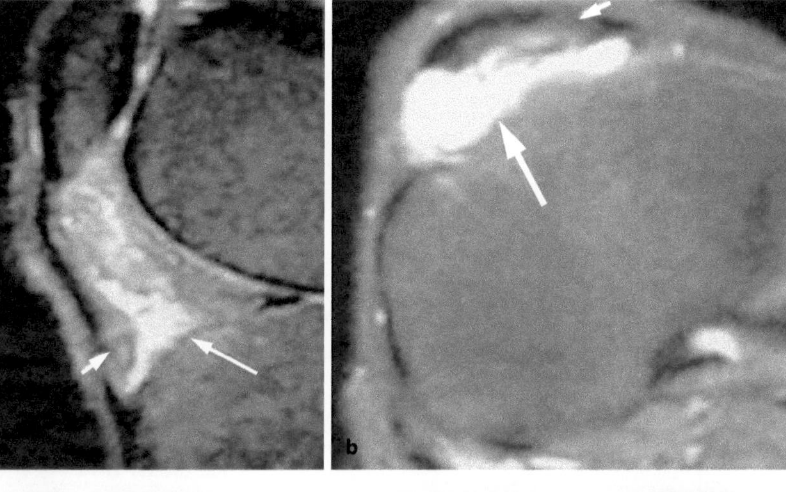

Abb. 26.63 a,b. Läsion des Hoffa'schen Fettkörpers extrakapsulär bei Osgood-Schlatter-Osteochondrosis. **a** SE-T1-gewichtet sagittal fettsupprimiert, nach KM, **c** FSE-T2-gewichtet, fettsupprimiert, axial. (Pomeranz)

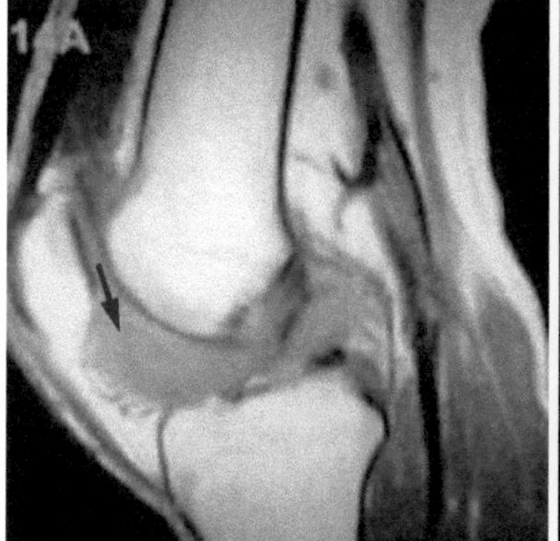

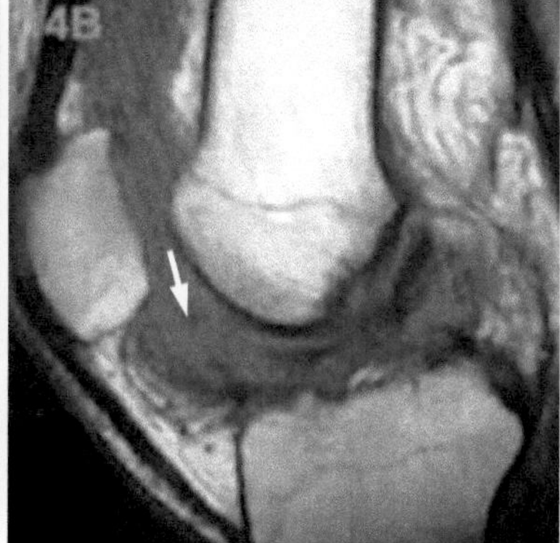

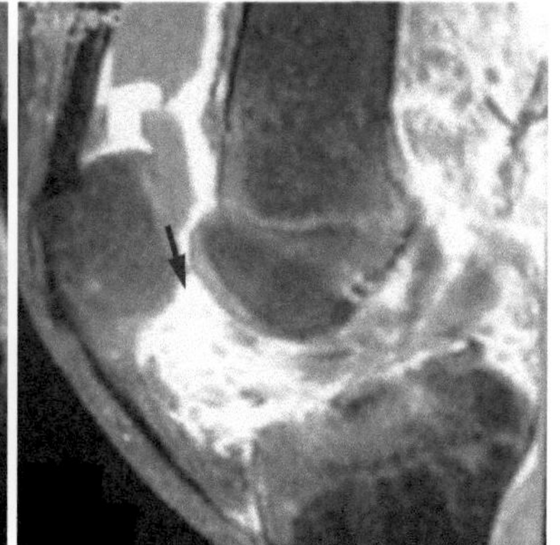

Abb. 26.64 a–c. Synoviale Erkrankung im Bereich des Hoffa'schen Fettkörpers, Pigmentierte villonoduläre Synovitis. **a** FSE-Protonen-gewichtet sagittal, **b** SE-T1-gewichtet, **c** SE-T1-gewichtet, fettsupprimiert, nach KM. (Pomeranz)

Ganglionzysten können bekanntlich auf dem Boden vieler Strukturen entstehen, so auch intraartikulär im Bereich des Hoffa'schen Fettkörpers.

b. Synovial: Zu den im Bereich des Hoffa'schen Fettkörpers vorkommenden synovialen Erkrankungen gehört in erster Linie die pigmentierte villonoduläre Synovitis und zwar in erster Linie als benigne monoartikuläre lokalisierte Form.

In der MRT lassen sich bei Vorliegen dieser Erkrankung fokale Areale mit variabler Signalintensität in der T2-Wichtung nachweisen. Ferner auch punktförmige Areale mit geringem Signal, die entweder einer Fibrose oder Hämosiderin entsprechen.

c. Extrakapsulär: In diese Gruppe gehört das Jumpers-Knie, das einer Tendosynovitis der infrapatellaren Quadrizepssehne entspricht. Es geht nicht selten im angrenzenden Bereich dorsal mit einer lokalen Signalvermehrung in der T2-Wichtung einher als Zeichen eines perifokalen begleitenden Ödems oder auch einer infrapatellären Bursitis.

Eine weitere Erkrankung, die häufig eine Beteiligung des Hoffa'schen Fettkörpers aufweist, ist das Osgood-Schlatter-Syndrom, eine Osteochondrose im Bereich des Tuberositas tibiae. Auch hierbei finden sich häufig Weichteilödeme im unteren Bereich des Hoffa'schen Fettkörpers.

Des weiteren findet sich gelegentlich auch beim Morbus Paget, bei einer Ruptur der Patella-Sehne oder einer Patella-Fraktur sowie bei Vorliegen von benignen oder malignen Tumoren in der Umgebung eine Beteiligung des Hoffa'schen Fettkörpers.

In der MRT können bei diesen Erkrankungen in der T1-Wichtung sagittal typische Signalminderungen im Hoffa'schen Fettkörper nachgewiesen werden.

26.7 Knochenfrakturen im Bereich des Kniegelenkes

Frakturen des Kniegelenkes können im Bereich der Femurkondylen, der Patella und auch im Bereich des Tibiakopfes auftreten.

Die Fraktur des Tibiaplateaus ist die häufigste und betrifft in erster Linie den lateralen Abschnitt. Die Impressionsfraktur des Tibiakopfes lateral wird durch den Anprall des vorderen Abschnittes der lateralen Femurkondyle bei einem Valgusmechanismus hervorgerufen. Häufig ist diese Fraktur vergesellschaftet mit einer Läsion des medialen Meniskus und des vorderen Kreuzbandes.

Es kann jedoch bei einem reinen Valgusstress auch zu einer Splitfraktur mit oder ohne Verschiebung kommen. Hier sei auf die Klassifikation z. B. nach Müller (1983) verwiesen.

Femorokondyläre Frakturen sind meist Folge einer direkten Gewalteinwirkung, entweder von volar oder von dorsal her, und können ubiquitär lokalisiert sein. Am häufigsten ist die perkondyläre Fraktur.

Verschobene Frakturen werden eingeteilt in

- lokale Kompressionen,
- Spaltkompressionen,
- totale kondyläre Depression sowie
- in bikondyläre Frakturen.

Patelläre Frakturen müssen gegenüber einer Patella bipartita abgegrenzt werden. Die Patella bipartita ist eine Entwicklungsvariante mit einer akzessorischen Ossifikation des superolateralen Anteils. Patellafrakturen verlaufen im Unterschied dazu entweder vertikal oder transversal. Sie sind fast ausschließlich durch ein direktes Trauma bedingt.

26.7.1 Diagnostik der Frakturen

Frakturen im Bereich des Kniegelenkes können in vielen Fällen auf konventionellen Röntgenaufnahmen nachgewiesen werden. Schwierigkeiten bereiten okkulte Frakturen, insbesondere im Bereich des Tibiakopfes, nicht verschobene Frakturen im Bereich des Condylus femoris und in vielen Fällen auch Frakturen der Patella.

Das Knochenszintigramm ergibt Hinweise auf ein abgelaufenes schweres Trauma, kann jedoch eine Fraktur oder Infraktion nicht beweisen.

Die CT hat den Nachteil, dass viele der Frakturen, insbesondere im Tibiakopf, in horizontaler oder Schrägrichtung verlaufen und daher durch die axialen Schichten nicht eindeutig erfassbar sind.

Die MRT ist daher sowohl bei Frakturen und Infraktionen der Patella als auch des Tibiakopfes und bei wenig ausgedehnten Frakturen des Condylus femoris allen anderen Verfahren deutlich überlegen. Zur Anwendung sollten konventionelle T2-gewichtete und fettsupprimierte T2-gewichtete FSE-Sequenzen kommen. Auch die GRE T2*-gewichteten Schichten können eine akute Fraktur nachweisen. Der Frakturspalt weist in der T2-Wichtung eine Hyperintensität, in der T1-Wichtung eine Hypointensität auf. Die Untersuchung sollte in koronarer und sagittaler Schnittrichtung durchgeführt werden. Bei schräg verlaufender Frakturlinie kann auch die axiale Schnittrichtung von Wert sein.

In der Umgebung des Frakturspaltes lässt sich regelmäßig in der T2-Wichtung mit Fettsuppression eine diffuse Signalanhebung in der Spongiosa nachweisen, die als Bone bruise Folge einer Hämorrhagie ist.

Ein weiterer Vorteil der MRT ist die Fähigkeit, evtl. vorhandene zusätzliche ligamentäre oder muskuläre bzw. tendinöse Verletzungen ebenfalls nachweisen zu können, wie z. B. eine Läsion des vorderen oder hinteren Kreuzbandes oder des Meniskus.

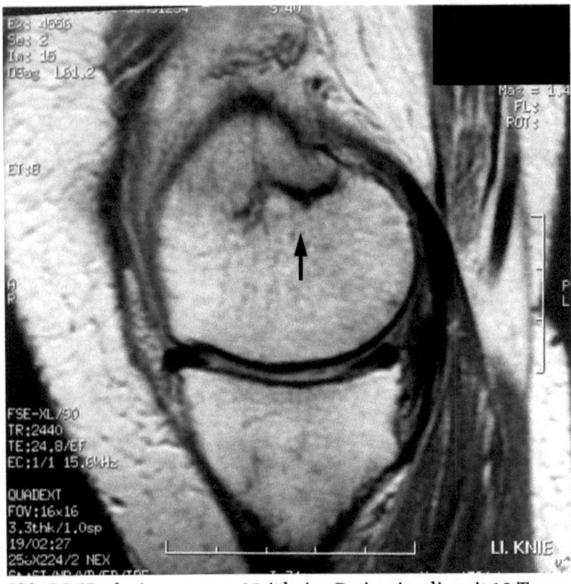

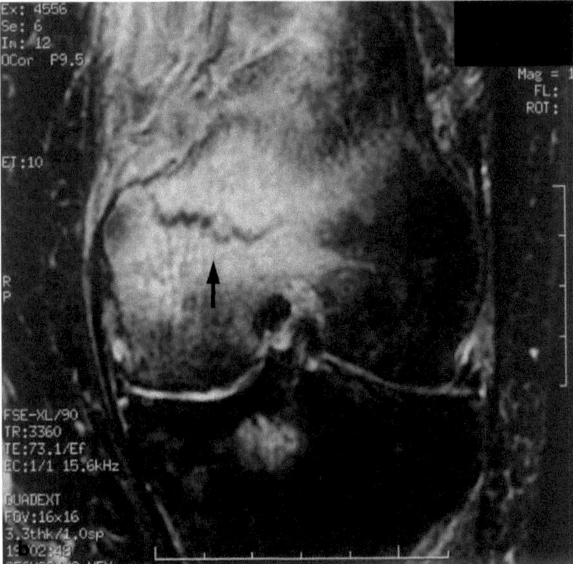

Abb. 26.65 a,b. Anamnese: 85-jährige Patientin, die seit 10 Tagen über Schmerzen im Bereich des proximalen linken Kniegelenkes medial klagt, mit deutlicher Weichteilschwellung. Röntgenaufnahme ohne Befund. Diagnose: ausgedehnter Ermüdungsbruch im Bereich des medialen Condylus femoris mit Bone bruise. **a** FSE protonengewichtet, sagittal, **b** FSE T2-gewichtet, koronar

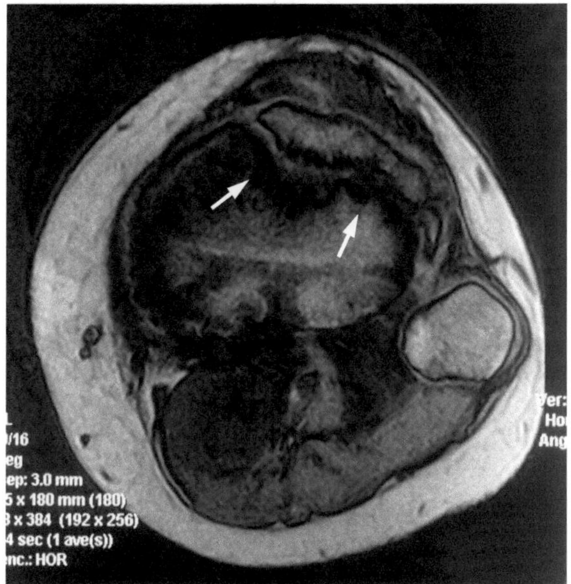

Abb. 26.66. Anamnese: 12-jähriger Patient, der vor einigen Tagen ein volares Anpralltrauma des rechten Kniegelenkes erlitten hat. Diagnose: Abscherfraktur im Bereich der tibialen proximalen Epiphysenkante (GRE protonengewichtet, axial)

In der Kernspintomographie wird die Morphologie einer Knochenkontusion und von Infraktionen in drei verschiedenen Typen (nach Cincinnati) eingeteilt:

- *Typ I* beinhaltet eine diffuse Signalminderung im Markraum der metaphysären und diaphysären Region in der T1-Wichtung sowie eine diffuse Signalanhebung in der T2-Wichtung und der STIR-Technik.
- *Typ II*: Bei dieser Läsion finden sich in der T1-Wichtung eher eine lineare Signalminderung bis nach subkortikal bzw. subchondral reichend und eine Signalanhebung in der T2- und in der STIR-Technik.
- *Typ III*: Hier erstrecken sich die genannten Signalveränderungen bis in die Kortikalis bzw. in den Knorpel.

Typ-I- und Typ-II-Läsionen sind in der konventionellen Röntgendiagnostik und auch in der Arthroskopie schwierig nachzuweisen und häufig vergesellschaftet mit Verletzungen des vorderen Kreuzbandes und des kontralateralen Kollateralligaments.

Von den rein knöchernen Frakturen müssen die osteochondralen und die chondralen Frakturen abgegrenzt werden. Osteochondrale Frakturen beinhalten eine traumatisch bedingte Verletzung des Gelenkknorpels und des darunter liegenden Knochens, während sich rein chondrale Frakturen auf die Verletzung des Gelenkknorpels beschränken. Osteochondrale Frakturen kommen nur bei einer direkten traumatischen Verletzung vor, mit häufig gleichzeitigen ligamentären Rupturen. Indirekte Traumen können jedoch ebenfalls eine ausreichende abscherende Wirkung haben, um eine Fraktur oder einen Ausriss sowohl aus dem Gelenkknorpel als auch aus dem subchondralen Knochen zu bewirken.

Osteochondrale Frakturen der Gewicht tragenden kondylären Oberfläche kommen bei Rotations-/Fle-

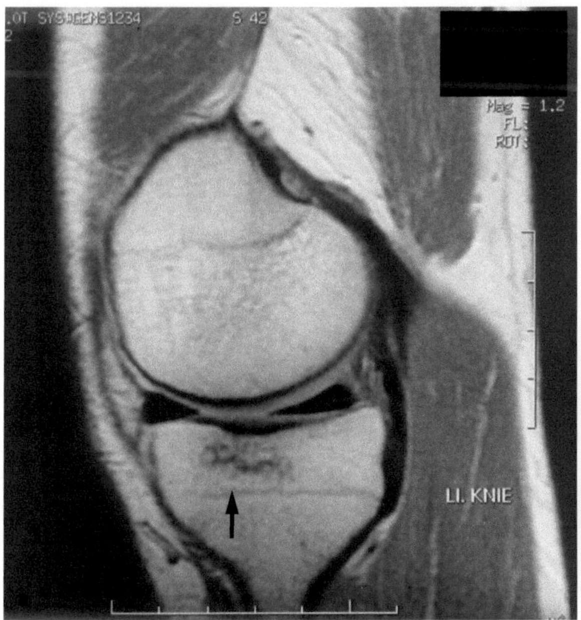

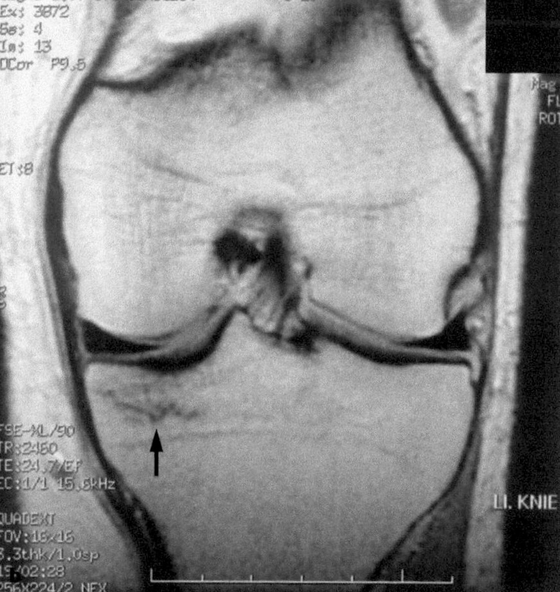

Abb. 26.67 a,b. Anamnese: 37-jähriger Patient mit Anpralltrauma medial. Röntgenaufnahme ohne Befund. Diagnose: okkulte Infraktion im Bereich des medialen Tibiakopfes. **a** FSE protonengewichtet, sagittal, **b** FSE protonengewichtet, koronar

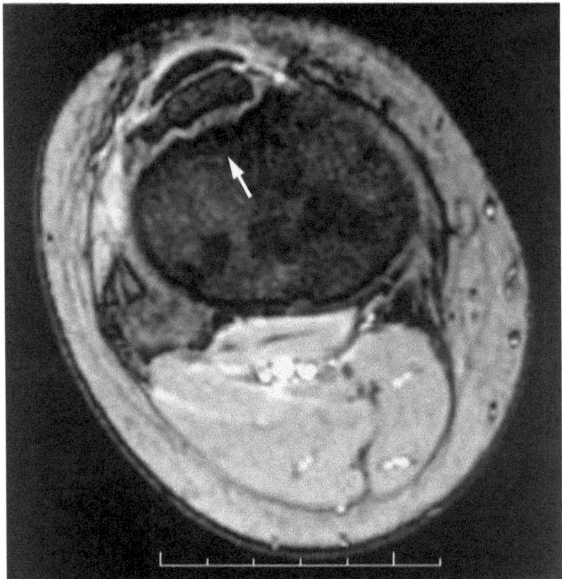

Abb. 26.68. Anamnese: 14-jähriger Patient, der ein direktes volares Anpralltrauma links erlitten hat. Diagnose: Abscherfraktur im Bereich der Epiphyse des volaren Tibiakopfes (GRE T2*-gewichtet, axial)

xionstraumen vor und können eine direkte Abscherwirkung im Bereich des anteromedialen femoralen Kondylus haben. Diese Frakturen werden in erster Linie bei Erwachsenen beobachtet und auch als eine besondere Form der traumatisch ausgelösten Osteochondrosis dissecans angesehen. Der Grund ist, dass es häufig nach Kniegelenktraumen zum Auftreten von umschriebenen Knorpelveränderungen und Veränderungen der subchondralen Spongiosa kommt, die sich von einer spontan aufgetretenen Osteochondrosis dissecans nicht unterscheiden lassen (Abb. 26.65 a,b, Abb. 26.66, Abb. 26.67 a,b, Abb. 26.68).

26.8 Entzündliche Veränderungen im Bereich des Kniegelenkes

Wie bereits im allgemeinen Teil erläutert, ist die Genese der Arthritis vielfältig und unterschiedlich. Der akuten bakteriellen und der viralen Arthritis steht die Arthritis aus dem rheumatoiden Formenkreis gegenüber. Das Kniegelenk ist eines der Prädilektionsgelenke für das Auftreten einer Entzündung.

Der primäre Manifestationsort im Gelenk bei einer Arthritis ist die Synovialmembran. Gemeinsamm ist allen Arthritiden zunächst eine Synovitis mit exsudativer Komponente. Hierauf reagiert der Gelenkknorpel mit einem fortschreitenden Proteoglykanverlust, der seine mechanische Belastbarkeit reduziert und zu einer fortschreitenden Defektbildung führt. Im 1. Stadium kommt es zunächst zu einer vorübergehenden Erhöhung des Wassergehaltes im Knorpel, der im weiteren

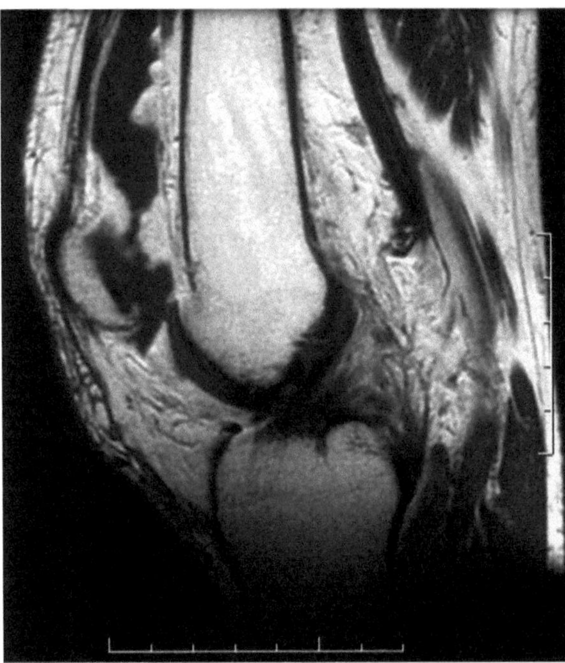

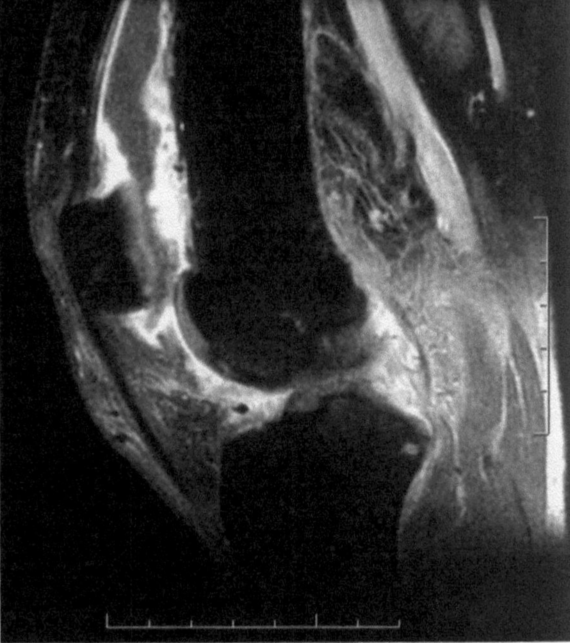

Abb. 26.69 a,b. Anamnese: Bei der Patientin ist seit 10 Jahren eine PCP bekannt. Jetzt Auftreten von Schmerzen und einer Schwellung im Bereich des linken Kniegelenkes. Diagnose: akuter Schub einer bekannten PCP mit Manifestation im Bereich des linken Kniegelenkes. Erhebliche synoviale Schwellung. **a** SE T1-gewichtet, sagittal, **b** SE T1-gewichtet, fettsupprimiert, nach Kontrastmittelgabe

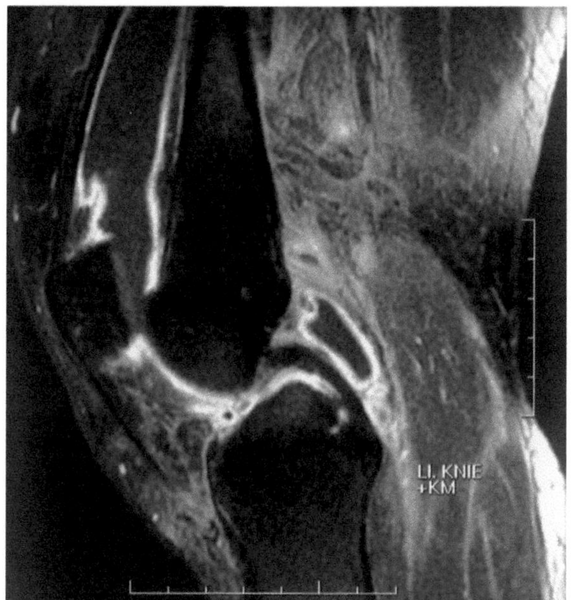

Abb. 26.70. Anamnese: Bei der 44-jährigen Patientin ist es spontan zu einer erheblichen Schwellung des linken Kniegelenkes mit Schmerzen gekommen. Diagnose: Erstmanifestation einer PCP. Deutlichen synoviale Schwellung (SE T1-gewichtet, fettsupprimiert, nach Kontrastmittelgabe)

Verlauf deutlich abnimmt. In dieser Phase wird der Chondrozytenmetabolismus umgestellt, mit der Folge der Freisetzung kataboler Enzyme. Diese sind verantwortlich für den kollagenen Abbau des hyalinen Knorpels und auch für das Auftreten eines fibrinoiden Gewebeumbaus der Menisken. Aus diesem Grund finden sich bei einer primär chronischen Polyarthritis Mikromenisken.

Alle Entzündungen führen daher bei fehlender Behandlung zu einem irreversiblen Knorpelschaden. Insbesondere bei der rheumatischen Arthritis kommt es ferner zu einer Proliferation der Synovia mit Ausbildung eines Gelenkpannus. Dieses aggressive Pannusgewebe spielt eine entscheidende Rolle bei der weitergehenden Gelenkdestruktion. Der ausgedehnte Kniegelenkerguss kann zur Ausbildung von poplitealen Zysten und zu einer synovialen Zottenbildung führen. Dieser Erguss ist in erster Linie suprapatellär nachweisbar. Die synoviale Reaktion stellt sich als eine Unregelmäßigkeit der Gelenkinnenfläche dar (Abb. 26.69 a,b, Abb. 26.70).

Da das Vorliegen von Pannusgewebe eine Indikation zur Durchführung einer operativen Synovektomie darstellt, ist der Nachweis des Pannus durch bildgebende Verfahren eines der wesentlichen Indikationen zur Durchführung einer MRT. Pannusgewebe ist allerdings mit der konventionellen MRT nur unzureichend differenzierbar, weil das hyperämische Pannusgewebe in der T2-Wichtung ähnlich homogen signalintensiv ist wie die Gelenkflüssigkeit. Auch kann die Abgrenzung gegenüber einer Synovialhypertrophie mit Zottenbildung schwierig sein.

Wesentlich bessere Trefferraten und Ergebnissen sind nach intravenöser Gabe von Gadolinium-DTPA zu erzielen. Hierbei kommt es etwa 20–30 s nach Injektion zu einem deutlichen Enhancement des Pannusgewebes, das nach ungefähr 60 s seinen Höhepunkt erreicht. Damit ist auf T1-gewichteten fettsupprimierten Schichten eine ausgezeichnete Abgrenzung des Pannus gegenüber der Gelenkflüssigkeit möglich. Eine Untersuchung zu einem späteren Zeitpunkt empfiehlt sich jedoch nicht, weil Gadolinium-DTPA sehr schnell aus dem Pannusgewebe in die Gelenkflüssigkeit diffundiert, sodass der Kontrastunterschied zwischen Pannus und Gelenkflüssigkeit schnell abnimmt.

Pannusgewebe kommt nicht nur bei entzündlichen Veränderungen aus dem rheumatoiden Formenkreis vor, sondern auch bei viralen und bakteriellen Arthritiden, jedoch nicht bei einer aktivierten Arthrose. Im Abheilungsstadium geht der Pannus in ein fibrotisches Gewebe über, das sich dann signalarm in allen Sequenzen darstellt.

26.8.1 Osteomyelitis

Die Osteomyelitis hat eine Reihe von Ursachen. So kann sie auf hämatogenem Wege, durch direkte Verletzung oder auch als Komplikation einer bakteriellen Arthritis auftreten. Im Bereich des Kniegelenkes betrifft sie in erster Linie den Femur, kann jedoch auch im Bereich des Tibiakopfes nachgewiesen werden. Die klinischen und die MRT-Charakteristika einer Osteomyelitis wurden bereits im Allgemeinen Teil dieses Buches abgehandelt.

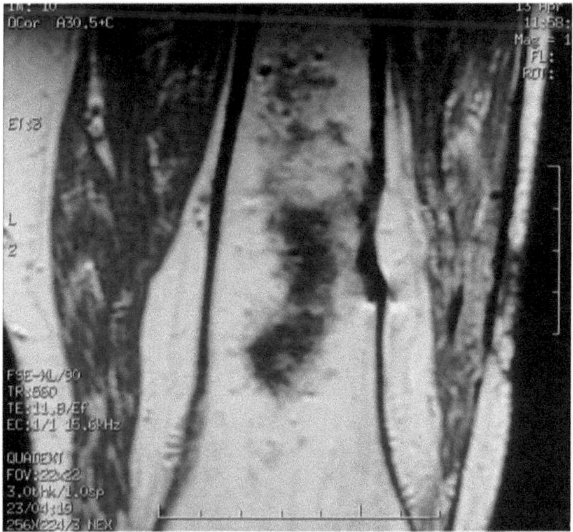

Abb. 26.71. Chronische Osteomyelitis im Bereich des distalen Femurs (FSE T1-gewichtet, koronar, mit Suszeptibilitätsartefakten)

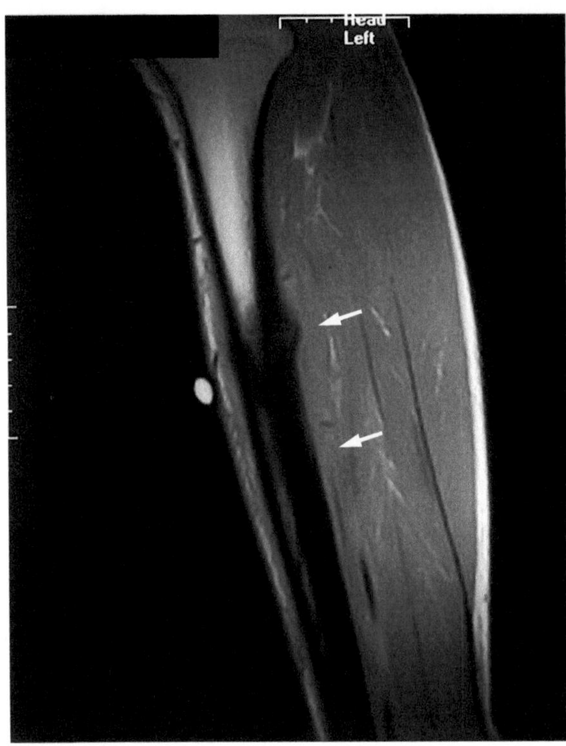

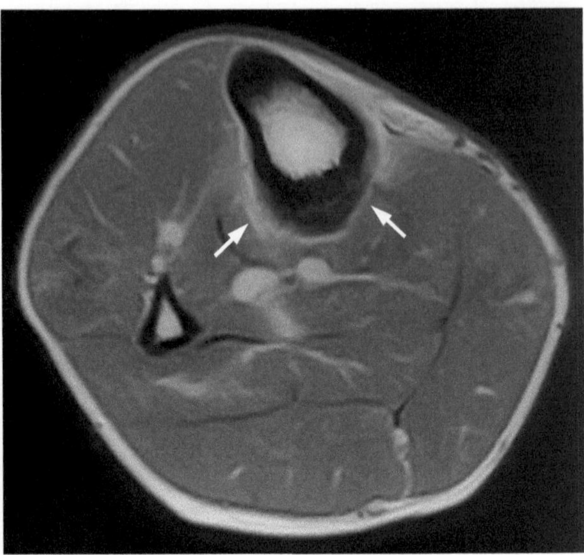

Abb. 26.72 a,b. Anamnese: seit einem Jahr Schmerzen im Bereich des proximalen Unterschenkels, mehr medial, hauptsächlich bei Belastung. Diagnose: chronische, nichteitrige Osteomyelitis vom Typ Morbus Garré. **a** SE T1-gewichtet, sagittal, **b** SE T1-gewichtet, axial

Eine Indikation zur Durchführung der MRT besteht ebenfalls bei Vorliegen einer subakuten Osteomyelitis einschließlich des Brodie-Abszesses. Hierbei findet sich im Zentrum in der fettsupprimierten T2-Wichtung eine Signalanhebung. Die ringförmige Sklerose um den Herd stellt sich in allen Sequenzen als signalarm dar. Der Brodie-Abszess muss gegenüber dem Osteoidosteom oder auch einer Stressfraktur differenzialdiagnostisch abgegrenzt werden (Abb. 26.71, Abb. 26.72 a,b, Abb. 26.73 a–c).

26.8.2 Schleimbeutelentzündungen

Bursitis

Das Kniegelenk ist von einer größeren Anzahl von Schleimbeuteln umgeben, die die Funktion haben, eine Reibung zwischen Sehnen bzw. Muskeln untereinander bzw. zwischen Sehnen und Knochen bei Bewegung zu vermeiden oder zumindest zu vermindern.

Eine Bursitis ist charakterisiert durch eine Wandverdickung und eine intrabursale Flüssigkeitsvermehrung. Die Bursa stellt sich dann als eine zystische Flüssigkeitsansammlung dar. Gründe für eine Bursitis sind eine Infektion, kollagene vaskuläre Erkrankungen sowie Veränderungen innerhalb des Gelenkes und Traumen.

Bursae sind nach Baker in folgenden Regionen lokalisiert:

1. im Bereich des proximalen medialen Kollateralbandes und der Insertion des M. semimembranosus,
2. im Bereich des M. semimembranosus medial der Tibiakondyle,
3. im Bereich des Pes anserinus und oberflächlich in der Region des medialen Kollateralbandes,
4. zwischen den Sehnen des medialen Kopfes des M. gastrocnemius und des M. semimembranosus bzw. der posteromedialen Kapsel; diese Bursa wird im Falle einer Pathologie auch als Baker-Zyste bezeichnet,
5. im Bereich des Ansatzes des M. semitendinosus,
6. im Bereich der Patella als Bursae supra- und infrapatellaris.

Einige Bursae weisen individuell unterschiedlich eine Kommunikation mit dem Gelenkspalt auf. Dies ist der Grund, dass dann bei Vorliegen eines Gelenkergusses häufig auch eine Flüssigkeitsvermehrung in der Bursa vorliegt. Diese bursale Flüssigkeitsfüllung unterscheidet sich von einer entzündlichen Bursitis durch die fehlende Wandverdickung.

Am häufigsten findet sich eine Bursitis im Bereich der präpatellären Bursa, und zwar als Folge eines chronischen Traumas. Sie wird häufig bei Menschen gefunden, die eine kniende Tätigkeit ausüben, z. B. Teppichverleger. Sie wurde daher früher als „Stubenmädchenknie" bezeichnet.

Eine weitere Bursa findet sich infrapatellär in der Tiefe hinter der Quadrizepssehne vor der Tuberositas

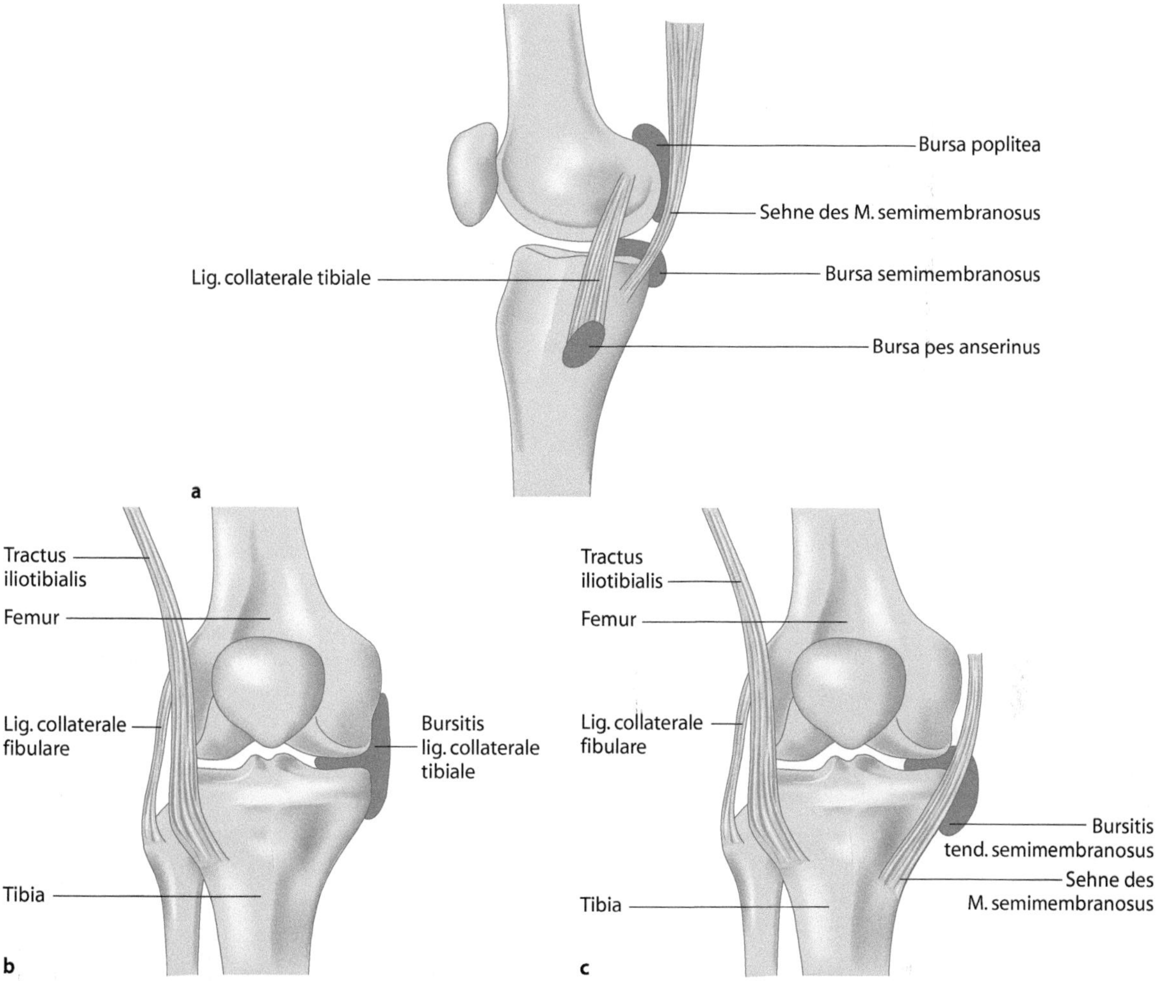

Bursa poplitea
Sehne des M. semimembranosus
Lig. collaterale tibiale
Bursa semimembranosus
Bursa pes anserinus

a

Tractus iliotibialis
Femur
Lig. collaterale fibulare
Bursitis lig. collaterale tibiale
Tibia

b

Tractus iliotibialis
Femur
Lig. collaterale fibulare
Bursitis tend. semimembranosus
Sehne des M. semimembranosus
Tibia

c

Abb. 26.73. Darstellung der verschiedenen Schleimbeutel im Bereich des Kniegelenkes. **a** Ansicht von medial, **b,c** Ansicht von vorn

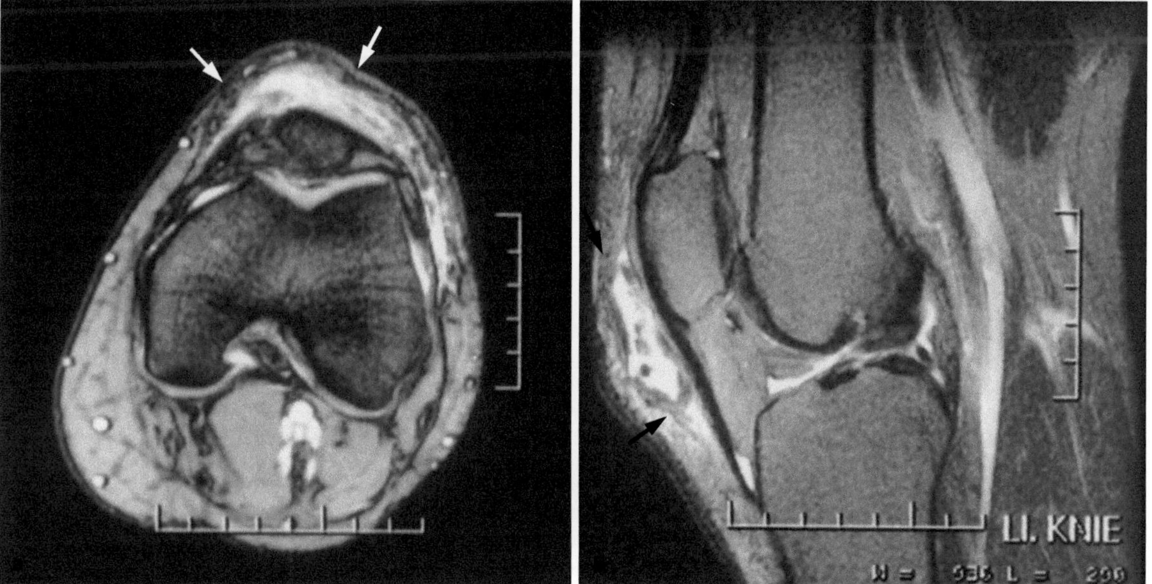

Abb. 26.74 a,b. Anamnese: 42-jähriger Mann, der seit einigen Monaten über Schmerzen präpatellär klagt, insbesondere bei Belastung. Diagnose: Bursitis praepatellaris. **a** FSE T2-gewichtet, fettsupprimiert, sagittal, **b** GRE T2*-gewichtet, axial

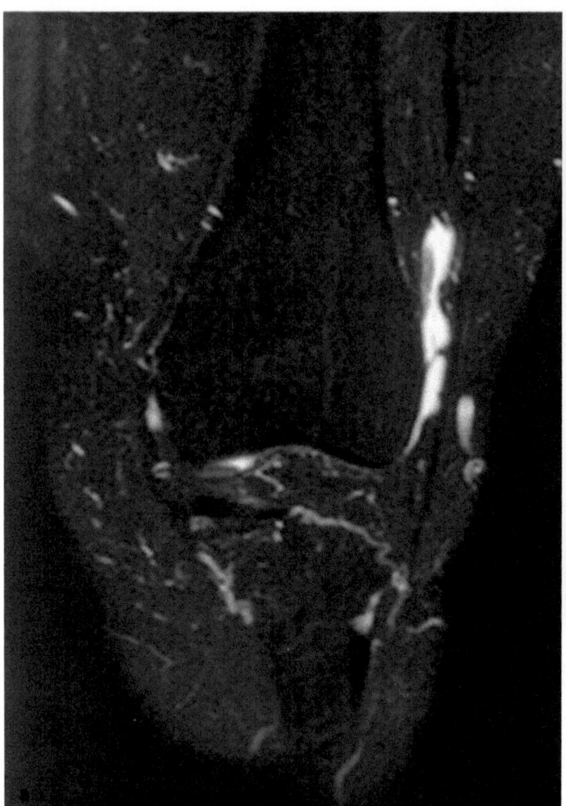

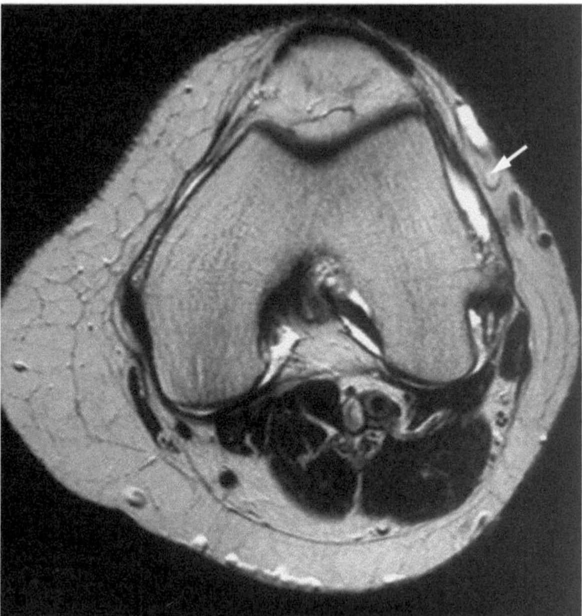

Abb. 26.75 a,b. Bursitis suprapatellaris lateral. **a** FSE T2-gewichtet, fettsupprimiert, koronar, **b** FSE T2-gewichtet, axial

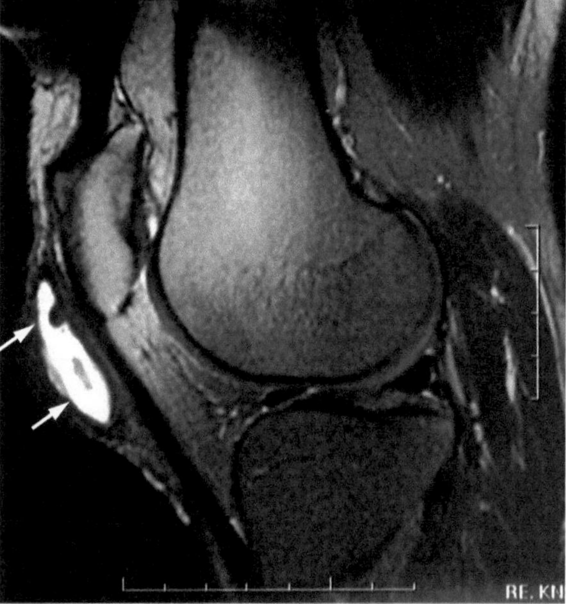

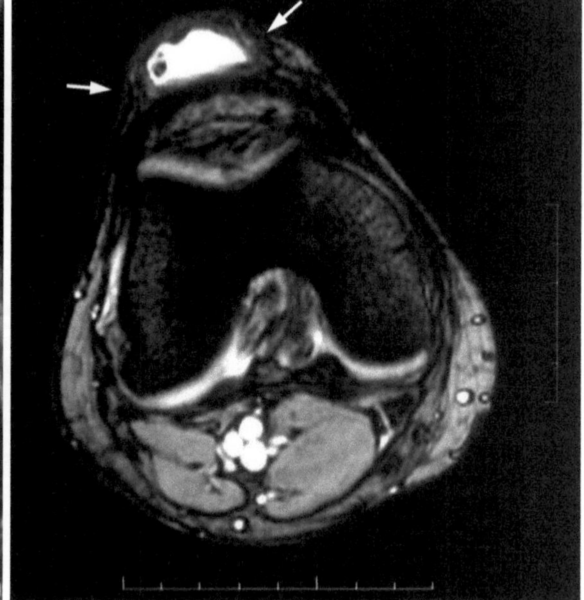

Abb. 26.76 a,b. Anamnese: 40-jährige Patientin, die seit mehreren Monaten über präpatelläre Schmerzen klagt, insbesondere bei Bewegung. Diagnose: Bursitis prae- und infrapatellaris. **a** FSE T2-gewichtet, fettsupprimiert, sagittal, **b** FSE T2-gewichtet, fettsupprimiert, axial

tibiae lokalisiert. Diese kommt in erster Linie ebenfalls bei kniender Tätigkeit vor und wird als „Nonnenbursitis" bezeichnet. Hierbei lässt sich in der MRT nicht nur eine umschriebene zystoide Signalanhebung, sondern auch eine perifokale ödematöse Imbibierung in den Weichteilen nachweisen und häufig auch ein perifokales Hämatom.

Sind die Schmerzen mehr oberhalb oder unterhalb

und lateral der Patella lokalisiert, findet sich in der Mehrzahl der Fälle eine Bursitis supra- oder infrapatellaris.

Die in der Umgebung der Patella lokalisierten Bursae stellen sich in der MRT am besten in sagittaler und in axialer Schnittrichtung in der T2-Wichtung dar.

Eine wichtige Bursa stellt die Bursa poplitealis dar, auch Baker-Zyste genannt. Sie enthält auch im Normalfall etwas Flüssigkeit, ca. 5–10 ml. Diese Bursa kann entweder bei Vorliegen eines Kniegelenkergusses oder auch bei entzündlicher Veränderung eine erhebliche Größe erreichen und sich nach unten hin ausdehnen. Sie kann rupturieren und eine Entzündung der umgebenden Muskulatur bewirken.

Nicht selten ist klinisch aufgrund der Symptomatik eine Abgrenzung gegenüber einer tiefen Venenthrombose schwierig.

Die Bursa pes anserinus findet sich unterhalb der Insertion der Sehnen des M. gracilis, des M. sartorius und des M. semitendinosus. Eine Entzündung ist selten, wenn jedoch vorhanden, ist sich schwierig gegenüber einem bösartigen Tumor abzugrenzen. Auch eine Abgrenzung gegenüber einer meniskalen Vorderhornläsion kann klinisch manchmal schwierig sein. Dieser Schleimbeutel ist bei einer Arthroskopie nicht zugänglich und normalerweise in der MRT nicht sichtbar. Er stellt sich nur bei Vorliegen einer Entzündung flüssigkeitsgefüllt an charakteristischer Stelle in der Tiefe des Pes anserinus dar.

Die Bursa semimembranosa muss gegenüber der Bursa des medialen Kollateralligaments abgegrenzt werden. Es besteht im Gegensatz zur meniskalen Zyste keine Beziehung zu einem meniskalen Riss.

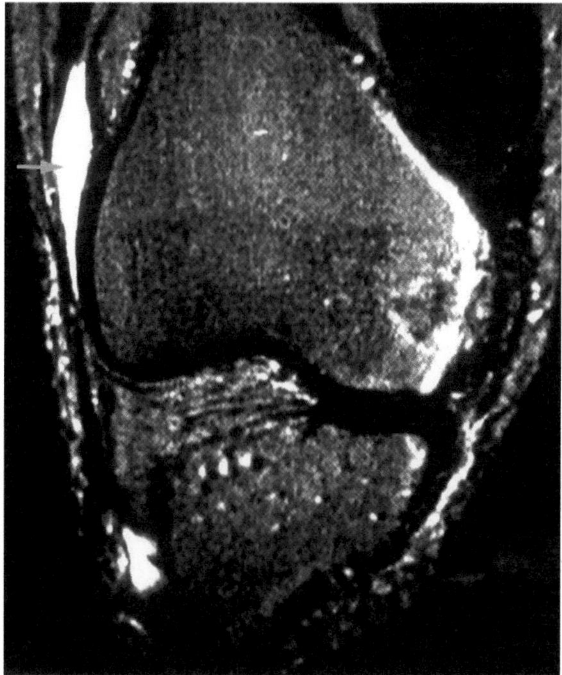

Abb. 26.77. Bursitis iliotibialis (FSE T2-gewichtet, fettsupprimiert, koronar)

Die Bursa des tibialen Kollateralbandes liegt proximal in der tiefen Schicht dieses Bandes und erstreckt sich kaudal oberhalb und unterhalb des Gelenkspaltes. Daher ist eine Fehldeutung als meniskokapsuläre Separation möglich, im Gegensatz zur traumatischen Separation ist sie jedoch nicht diffus ausgebreitet, sondern glatt begrenzt und zystenähnlich.

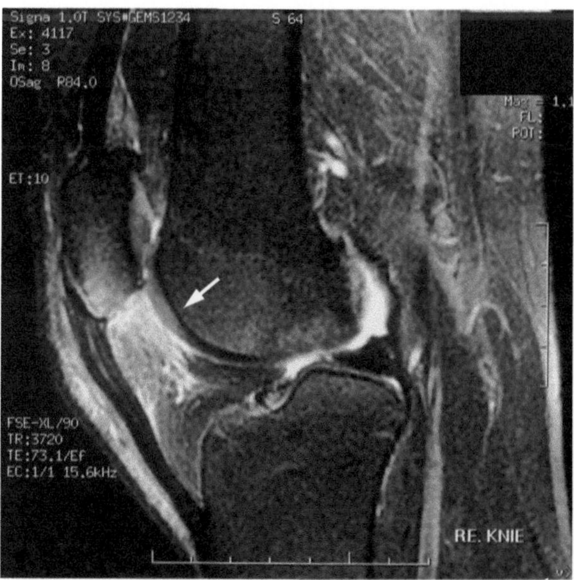

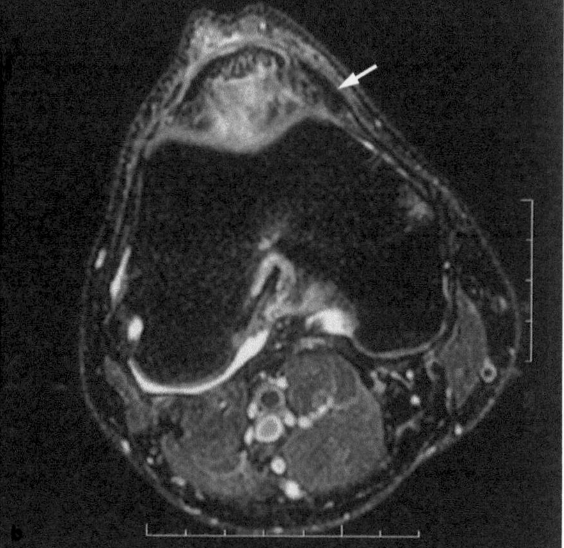

Abb. 26.78 a,b. Anamnese: 44-jähriger Patient mit Schmerzen im Bereich des vorderen Kniegelenkes seit einigen Wochen. Diagnose: akute Hoffaitis. **a** FSE T2-gewichtet, fettsupprimiert, sagittal, **b** FSE T2-gewichtet, fettsupprimiert, axial

Alle erwähnten Schleimbeutel finden sich medial und in unterschiedlichen Regionen. Gelegentlich jedoch kann ein Schleimbeutel so ausgedehnt sein, dass er Regionen überlappt, in denen andere Schleimbeutel vorhanden sind. Dann kann auch mit der MRT eine Zuordnung schwierig sein (Abb. 26.74 a,b, Abb. 26.75 a,b, Abb. 26.76 a,b, Abb. 26.77, Abb. 26.78 a,b).

26.9 Dysplasie und Dyskinesie des femoropatellären Gelenkes/Patellaluxation

Schmerzen im anterioren Kniegelenk sind eine der häufigsten Klagen in der Orthopädie und in der Sportmedizin. Der Ursachenkatalog ist vielgestaltig und beinhaltet Knorpeldefekte im Sinne einer Chondromalacia patellae, ebenso wie das Plica-Syndrom, die patelläre Tendinitis oder auch die patelläre Dislokation.

Die wohl wichtigste Ursache ist die Störung des Gleitvorgangs zwischen Patella und Femur im Sinne einer trochlearen femoropatellären Dysplasie, die zu retropatellären Schmerzen, zu einer Chondropathie und schließlich zu einer Arthrose führt. Hierbei kommt es zu Inkongruenzen der knorpeligen Gelenkfacetten zwischen Patella und Femur als Folge von chondralen Defekten entweder der Patella, des trochlearen Gleitlagers oder von beiden. Ferner können auch horizontale oder vertikale Dystopien vorliegen.

Bei der trochlearen Dysplasie handelte es sich um eine geometrische kongenitale Veränderung der Form und der Tiefe der trochlearen Grube, vorwiegend im oberen Abschnitt. Dies kann zu einer patellären Instabilität und daraus resultierend auch zu Patellasubluxationen oder -luxationen führen (Abb. 26.79, Abb. 26.80 a,b).

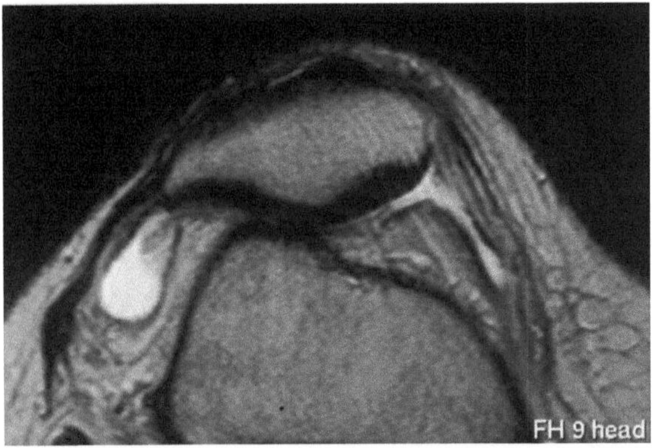

Abb. 26.79. Anamnese: Die Patientin erlitt vor einem Monat beim Strandjoggen eine Kniegelenkdistorsion rechts mit anschließenden erheblichen Schmerzen volar. Diagnose: Patelladysplasie mit Lateralisierung und Abflachung der trochlearen Gelenkfläche (FSE T2-gewichtet, fettsupprimiert, axial)

Die Folge einer femoropatellären Dysplasie ist eine Reihe von Syndromen, die im Folgenden aufgezählt werden:

1. die *laterale patelläre Subluxation*, wobei die Patella die laterale Facette des femoralen Gleitlagers bei geringer Beugung überragt;
2. das *laterale Hyperkompressionssyndrom*. Hierbei bewegt sich die laterale Patellafacette in Richtung auf den lateralen Femurkondylus, ohne den Nachweis einer Subluxation;
3. ein *mediales chronisches Subluxationssyndrom der Patella*. Hierbei überragt die Patella die mediale Trochlea femoris;
4. die *lateromediale Patellasubluxation*. Hierbei kommt es bei zunehmender Knieflexion zu einer Bewegung der Patella von lateral nach medial, die endgradig die Trochlea medial überragt;
5. die *rezidivierende Dislokation der Patella* im Sinne einer habituellen Luxation, als Folge einer stärkeren Abflachung des trochlearen Gleitlagers ganz überwiegend lateral.

Alle diese Fälle können zur Entwicklung einer sekundären Chondromalacia patellae und zu einer femoropatellären Arthrose führen.

Eine chronische Dislokation der Patella hat allerdings nicht nur kongenitale Ursachen, sondern kann auch erworben sein.

Die Ursachen, die zu rezidivierenden und habituellen Subluxationen oder Dislokationen der Patella führen, werden in der folgenden Übersicht aufgezählt:

Ursachen von Subluxationen und Dislokationen der Patella

1. Kongenitale Ursachen:
   a. Hypoplasie des lateralen femoralen Kondylus,
   b. Veränderungen der patellären Form, insbesonderer bei kleiner oder konvexer medialer patellärer Facette,
   c. kongenitale Abflachung des Gleitlagers,
   d. Patella alta oder Patella baja,
   e. abnorme Anheftung des Tractus iliotibialis und des M. vastus lateralis.
2. Erworbene Ursachen:
   a. zu schlaffe Ligamente,
   b. Muskel- und Weichteilverletzungen, einschließlich einer Verletzung des medialen patellären Retinaculums,
   c. Überkompensation nach Operation des lateralen patellären Drucksyndroms.

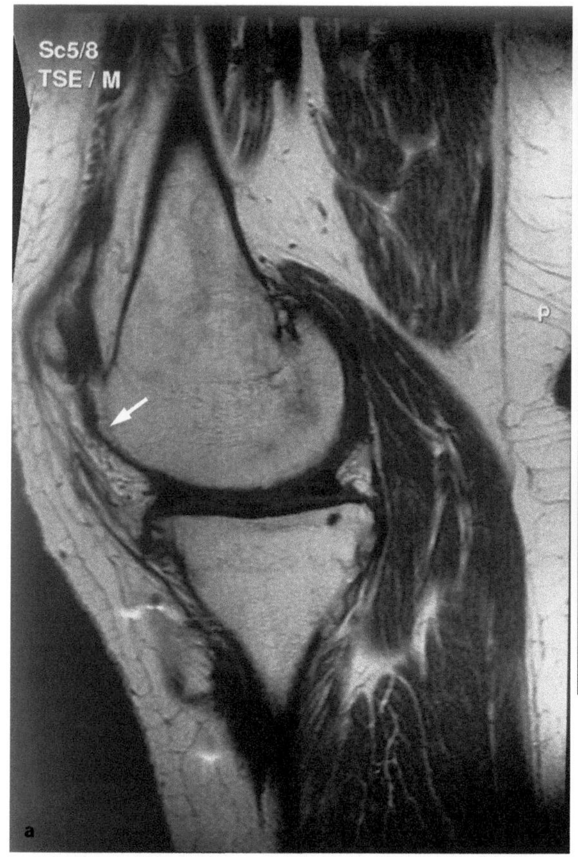

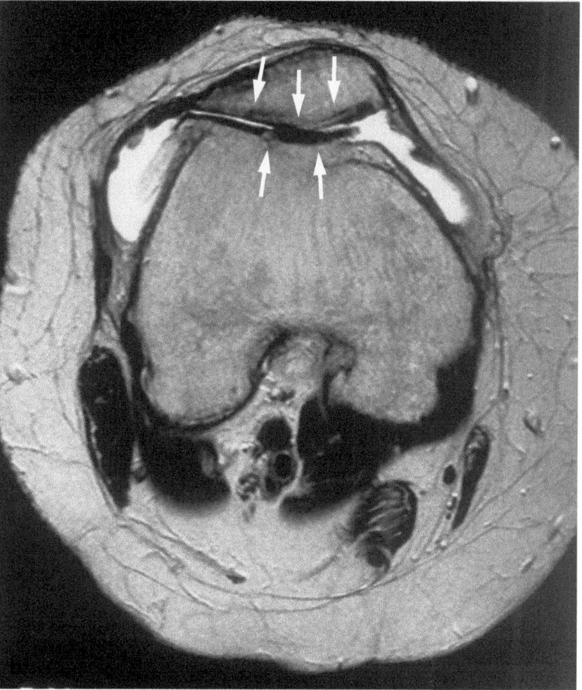

Abb. 26.80 a,b. Anamnese: Seit längerer Zeit ist eine Gonarthrose bekannt. Jetzt Zunahme der Schmerzen. Diagnose: nahezu vollständiger Knorpelverlust retropatellär bei Patelladysplasie. Kniegelenkreizerguss mit synovialer Reaktion. **a** FSE protonengewichtet, sagittal, **b** FSE T2-gewichtet, axial

26.9.1 Laterales Subluxationssyndrom

Das laterale Subluxationssyndrom der Patella ist die häufigste Anomalie und geht mit chronischen Schmerzen retropatellär einher, wobei sich bereits bei geringer Flexion des Kniegelenkes eine leichte laterale Subluxation nachweisen lässt. Zu einer echten habituellen Luxation kommt es hierbei so gut wie nie. Trotzdem kann dieser Befund eine Indikation zur Durchführung einer operativen Korrektur sein, um einer Chondromalazie und einer Arthrose vorzubeugen.

26.9.2 Laterales Kompressionssyndrom

Dieses Syndrom wurde erstmalig durch Ficard beschrieben. Es ist klinisch charakterisiert durch Schmerzen im anterioren Kniebereich und radiologisch durch eine abnorme Neigung der Patella mit funktioneller patellärer Lateralisation. Hierbei kann – ähnlich wie beim lateralen Subluxationssyndrom – eine geringe Verschiebung der Patella während der Flexion nach lateral in Richtung auf den Femurkondylus nachgewiesen werden, jedoch ohne Hinweis auf eine Subluxation. Es scheint heute erwiesen, dass das hiermit verbundene Schmerzsyndrom mit einer Spannung des lateralen Retinaculums während der Flexion zusammenhängt. Dieser vermehrte Druck führt schließlich zu einer Destruktion des artikulären Knorpels.

26.9.3 Mediales Subluxationssyndrom

Die mediale Subluxation der Patella geht mit einer medialen Verlagerung der Patellakante relativ zur femoralen trochlearen Grube einher. Dieses Syndrom tritt nicht selten als eine Komplikation oder Überkompensation nach Operationen des lateralen patellären Drucksyndroms auf, z. B. wenn die lateralen Bindegewebestrukturen des femoropatellären Gelenkes operativ zu stark entlastet wurden, sodass die bisher lateral subluxierte Patella nunmehr nach medial verlagert wird. Auch kann eine Atrophie des M. vastus lateralis zu einer medial subluxierten Patella führen.

26.9.4 Subluxation der Patella von lateral nach medial

Bei dieser Pathologie der Patella findet sich in der Streckung oder in geringer Flexionsstellung eine leichte Lateralisierung der Patella, die dann mit zunehmender

Flexion über die femorale Trochlea nach medial verlagert wird und schließlich dort eine Subluxationsstellung bei starker Flexion einnimmt. Eine solche Veränderung findet sich z. B. bei der Patella alta und bei dysplastischen Knochenveränderungen. Klinisch ist diese Pathologie charakterisiert durch Schmerzen im Bereich des vorderen Kniegelenkes bei Beugung. Ein Nachweis gelingt nur durch kinematograpahische Funktionsuntersuchungen.

26.9.5 Habituelle Patellaluxation

Die Diagnose einer habituellen Patellaluxation, die immer nach lateral hin erfolgt, ist in der Regel klinisch durch die Anamneserhebung zu stellen. Weil fast immer eine spontane Reposition erfolgt, ist der Palpationsbefund häufig unergiebig. Die traumatische Folge einer habituellen Patellaluxation ist daher nur mit der MRT zu erfassen. Sie kann morphologisch-pathologisch eine ähnliche typische Befundkonstellation aufweisen wie die rein traumatischen Patellaluxationen, die meist ebenfalls mit einer spontanen Reposition einhergehen.

26.9.6 Bildgebende Verfahren zur Abklärung der verschiedenen Syndrome

Dyskinesien können bereits durch die konventionelle Röntgenuntersuchung mit Aufnahmen nach Defileé in 30°-, 60°- und 90°-Flexion axial dargestellt werden. Als Standardverfahren gilt auch die Röntgenaufnahme in der sagittalen Schnittrichtung. Die trochleare Dysplasie bewirkt bekanntlich eine Inkongruenz der knorpeligen Gelenkfacetten zwischen Patella und Femur. Hierfür gibt es in der Röntgenuntersuchung zwei Zeichen:

- Der Boden der femoralen Trochlea darf die äußeren ventralen Konturen des femoralen Kondylus im Normalfall nicht kreuzen.
- Im Falle einer Dysplasie besteht eine Prominenz im proximalen Bereich der trochlearen Grube, die bei Parallelmessung mindestens 5 mm von der ventralen kortikalen Oberfläche des Femurs entfernt ist.

Auch mit den axialen Aufnahmen nach Defileé ist die Kongruenz der femoropatellären Gelenkflächen gut in den verschiedenen Flexionsstellungen überprüfbar und eine eventuelle Abflachung der Trochlea darstellbar. Die angegebenen Zeichen in der konventionellen Rröntgendiagnostik liefern relativ sichere Hinweise und haben eine Trefferrate von ca. 75%.

Eine kernspintomographische Untersuchung zur Abklärung einer Dysplasie kommt daher immer nur dann in Frage, wenn konventionelle Röntgenaufnahmen nicht zur Verfügung stehen oder der Befund unsicher ist.

Die Diagnose einer Dysplasie durch die MRT erfolgt nach Anfertigung einer sagittalen und einer axialen Schicht. Die sagittale Schicht sollte im tiefsten Punkt der Trochlea, also normalerweise in der Mitte der Patella vorgenommen werden. In der axialen Schnittrichtung werden drei Schichten oberhalb des femorotibialen Gelenkspaltes aufgenommen.

In der sagittalen Schicht erfolgt die Messung der Entfernung zwischen den Linien parallel zur ventralen kortikalen Oberfläche des distalen Femurs und der Oberfläche des Knorpels im Bereich der Trochleagrube, und zwar parallel zur Knorpelgleitfläche der Patella. In der axialen Schnittrichtung wird die Entfernung des medialen femoralen Kondylus vom lateralen femoralen Kondylus und die geringste anteroposteriore Entfernung zwischen dem tiefsten Punkt der Trochleagrube und den Linien parallel der äußeren Konturen der Femurkondylen gemessen. Die entscheidende Messgröße ist dann die Entfernung zwischen dem tiefsten Punkt des trochlearen Bodens und der dorsalen Linie zwischen den beiden femoralen Kondylen.

Bei Vorliegen einer Prominenz im proximalen Anteil der trochlearen Grube beträgt die Distanz zwischen der Hinterkante des Condylus femoris und dem tiefsten Punkt der Trochlea bei Vorliegen einer Dysplasie mehr als 6,9 mm, im Durchschnitt 9,3 mm, während der Normalwert im Mittel um 5 mm beträgt. Die relevanteren Unterschiede allerdings finden sich in der axialen Schnittrichtung 3 cm oberhalb des femorotibialen Gelenkspaltes, und zwar beträgt im Falle einer Dysplasie die Distanz nur 0,6 mm, bei einem Normalbefund aber 5,2 mm. Ein weiteres Zeichen einer Dysplasie ist, dass das femorale Gleitlager bei Vorliegen einer Dysplasie deutlich asymmetrisch strukturiert ist, und zwar im Sinne einer Lateralisation der Patella um mehr als 6 mm aus der Mittellinie.

Die qualitativen Kriterien in der sagittalen mittleren Schicht umfassen, wie bereits erwähnt, auch den Nachweis einer nippelähnlichen anterioren Prominenz im obersten Bereich der Trochlea, die immerhin in 70% der Fälle bei einer Dysplasie nachgewiesen werden kann.

Als weiteres Zeichen gilt, dass der Boden der femoralen Trochlea die äußeren ventralen Konturen des femoralen Kondylus nicht kreuzen darf.

Typische Befunde einer traumatischen Patellaluxation in der MRT sind:

- die Ruptur des gegenseitigen Retinaculums bei lateraler Luxation, also des medialen Retinaculums,
- der Gelenkerguss, meist als Hämarthros,
- der subchondrale Kontusionsherd der kontralateralen, d. h. der medialen Patellafacette,
- ein stark ausgeprägter Kontusionsherd des ipsolateralen, d. h. des lateralen Femurkondylus.

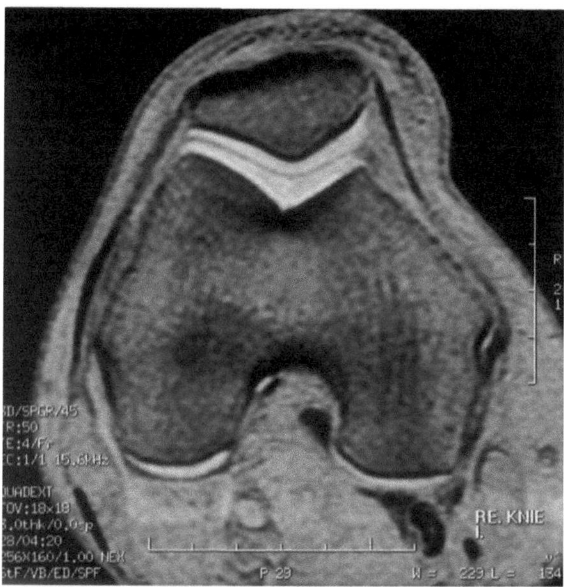

Abb. 26.81. Beispiel einer Darstellung des retropatellären Knorpels mit einer SGRE-Technik (SGRE protonengewichtet, axial)

Folgende Untersuchungstechniken werden empfohlen (Abb. 26.81):

- FSE protonengewichtet 3.800/17, sagittal,
- Gradientendoppelecho im Steady State 30/9/45, Flipwinkel 40°, 3D, Schichtdicke 0,4 mm, FOV 10 cm.

26.10 Chondromalacia patellae

Die Chondromalacia patellae ist klinisch charakterisiert durch das Auftreten von retropatellären Schmerzen, die sich bei Flexion des Kniegelenkes noch verstärken. Ferner klagen die Patienten häufig über eine Krepitation.

Diese Erkrankung tritt hauptsächlich bei Jugendlichen auf und ist dann entweder idiopatisch bedingt oder auch Folge eines akuten patellären Traumas oder einer Gelenkinstabilität. Die Ursachen für eine chronische Chondromalacie sind vielfältig. In erster Linie handelt es sich um eine patelläre Dysplasie mit Subluxation. Auch eine Verletzung des hinteren Kreuzbandes mit der Folge einer Gelenkinstabiblität kann für eine Chondromalacia patellae verantwortlich sein. Eine chronische Chondromalacie ist ferner nicht selten Folge einer inflammatorischen Arthritis. Ursächlich können jedoch auch degenerative Veränderungen für das Auftreten eines Knorpelschadens im Bereich der Patella verantwortlich sein.

Die bereits erwähnte idiopathische Form ist Folge einer primären Degeneration bei jüngeren Menschen, die zu einer Knorpelerweichung und Fragmentation führt. Sie stellt in dieser Altersgruppe die häufigste Ursache von Kniegelenkschmerzen dar.

Arthroskopisch werden mehrere Grade einer Chondromalacia patellae unterschieden:

- *Grad I*: Neovaskularisation und synoviale Invasion meist an der medialen Gelenkoberfläche,
- *Grad II*: lokalisierte Fibrillation, meist im Bereich der medialen artikulären Oberfläche,
- *Grad III*: eine Erweichung und Schwellung mit Fissuren und Fibrillenläsion im zentralen Abschnitt,
- *Grad IV*: lokalisierte degenerative Veränderungen auf beiden Seiten des patellofemoralen Gelenkes,
- *Grad V*: ausgedehnte degenerative Veränderungen auf beiden Seiten des patellofemoralen Gelenkes.

Läsionen des artikulären Knorpels stellen die frühesten Veränderungen im Sinne einer Erweichung und einer Schwellung des Knorpels dar (Grad III). Hierbei kann in der Histologie eine Veränderung des Knorpels, insbesondere der transitionellen Zone nachgewiesen werden. Diese frühen Veränderungen im Sinne einer Erweichung lassen sich mit der oben genannten Sequenz ebenfalls nachweisen (Abb. 26.82 a,b).

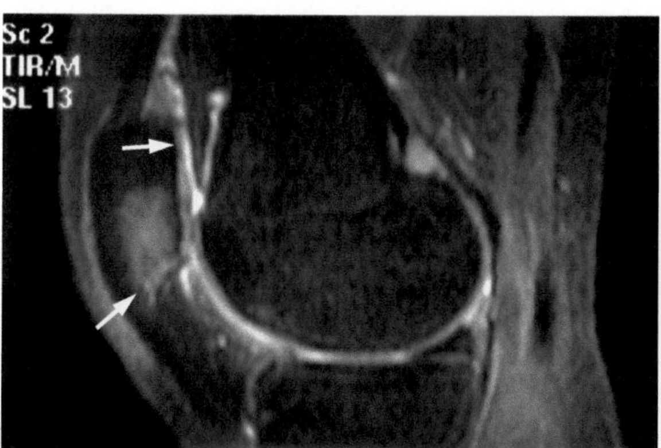

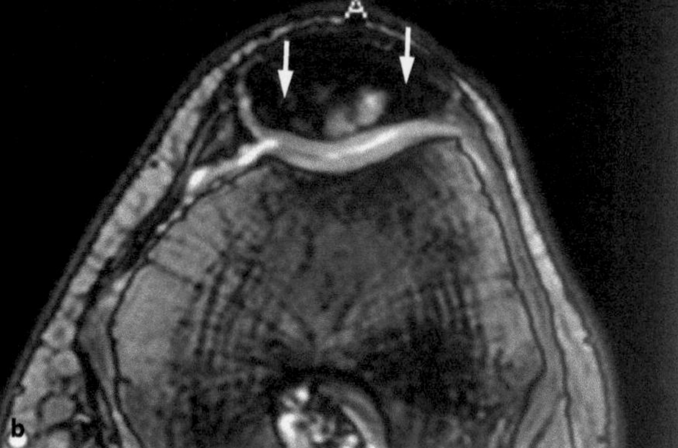

Abb. 26.82 a,b. Anamnese: Die 25-jährige Volleyballspielerin klagt seit drei Monaten über Schmerzen im volaren, mehr medialen Kniegelenk links nach Belastung. Diagnose: partielle distale Chondromalacia patellae links mit subchondralem Bone bruise und umschriebener Beteiligung der infrapatellären Quadrizepssehne. **a** STIR protonengewichtet, sagittal, **b** SPIR, T2-gewichtet, axial

26.10.1 MRT-Untersuchung einer Chondromalazie

Fettsupprimierte T2-gewichtete Bilder stellen die Knorpelveränderungen der Stadien I und II als fokale Areale einer Hyperintensität am besten dar. Empfohlen werden hierfür fettsupprimierte T2-gewichtete FSE-Bilder mit 1 mm Dicke, axial. Noch besser ist eine direkte MR-Arthrographie. Der Vorteil hierbei ist, dass es aufgrund des Injektionsvolumens und aufgrund des nach Kontrastmittelgabe eingetretenen Signalanstiegs in der Gelenkflüssigkeit zu einer ausgezeichneten Abgrenzung des hellgrauen Knorpels retropatellär auf den axialen T1-Schnitten kommt. Weiterhin kommen verschiedene SGRE-Techniken mit oder ohne Fettsuppression zur Anwendung, wobei diejenigen ohne Fettsuppression eine deutlich geringere Sensitivität im Hinblick auf die Erkennung der Knorpeldegeneration aufweisen.

Die STIR-Sequenzen verbessern ebenfalls die Differenzierung zwischen der hohen Signalintensität der Gelenkflüssigkeit und der intermediären Signalintensität des artikulären Knorpels.

T2*-gewichtete GRE-Sequenzen werden nicht länger zur Beurteilung von Knorpelschäden herangezogen, weil die hohe Signalintensität des artikulären Knorpels eine nicht ausreichende Abgrenzung von der ebenfalls hellen Flüssigkeit erlaubt.

Zur Beurteilung der Knorpelveränderungen scheinen auch T1-gewichtete fettsupprimierte 3D-GRE-Sequenzen geeignet zu sein.

Die Fettsignalintensität im Bereich der trochlearen Grube kann ferner zu einer falsch-positiven Interpretation des artikulären Knorpels führen und zwar im Sinne von Irregularitäten, es sei denn, es kommen fettsupprimierte axiale Schnitte in CHESS- oder STIR-Technik zur Anwendung.

T1-gewichtete axiale oder sagittale Schnitte dienen außerdem dazu, die Morphologie des artikulären Knorpels zu überprüfen. In T1-gewichteten axialen Schnitten ist die patelläre Knorpeloberfläche als homogene intermediäre Signalintensität dargestellt. Falls nur eine dünne Schicht intraartikulärer Flüssigkeit vorliegt, ist es häufig schwierig, diese von der darunter liegenden Knorpeloberfläche abzugrenzen. Nur mit T1-gewichteten Bildern ist eine ausreichende Charakterisierung oder der Nachweis einer artikulären Knorpelveränderung schwierig.

Folgende Grade der Chondromalacia patellae können durch die MRT unterschieden werden (Abb. 26.83 a,b, Abb. 26.84 a,b):

- *Grad I*: intrakartilaginäres hypointenses Signal sowohl in T1- als auch in der T2-Wichtung,
- *Grad II*: intrakartilaginäre Hypointensität mit Deformität und Unregelmäßigkeit der Knorpeloberfläche,

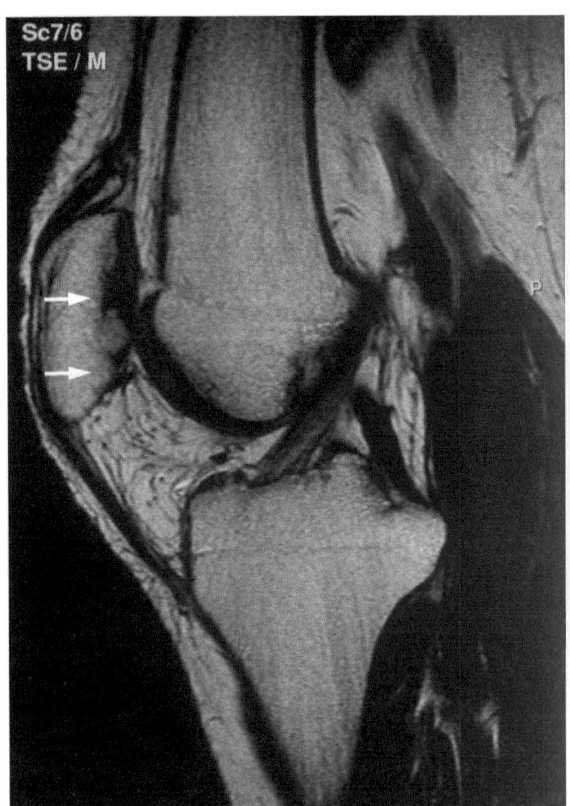

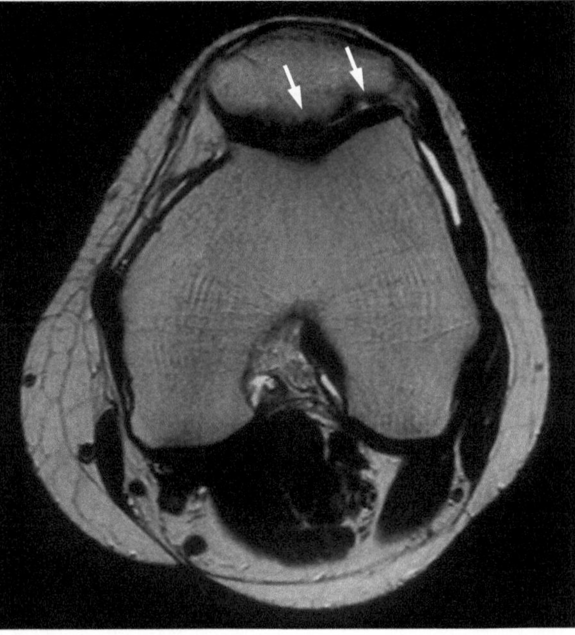

Abb. 26.83 a,b. Anamnese: Seit ca. drei Jahren ist eine Chondropathia patellae bekannt, mit partieller Knorpelablösung. Jetzt seit 10 Tagen Schmerzen und Schwellung. Diagnose: Knorpelschaden Grad III–IV retropatellär im unteren lateralen Bereich. **a** FSE protonengewichtet, sagittal, **b** FSE T2-gewichtet, axial

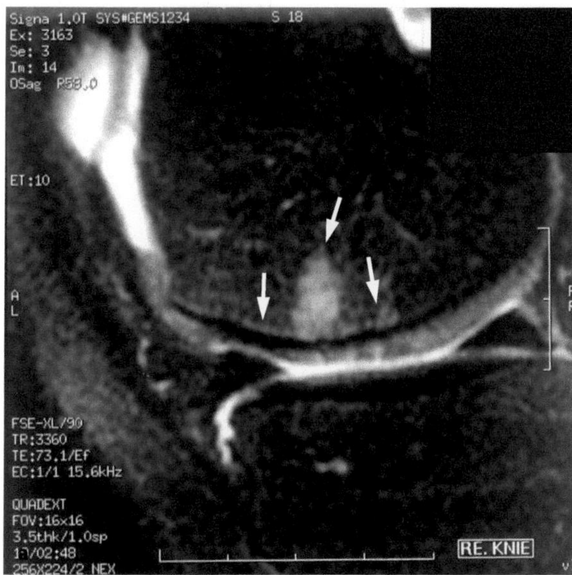

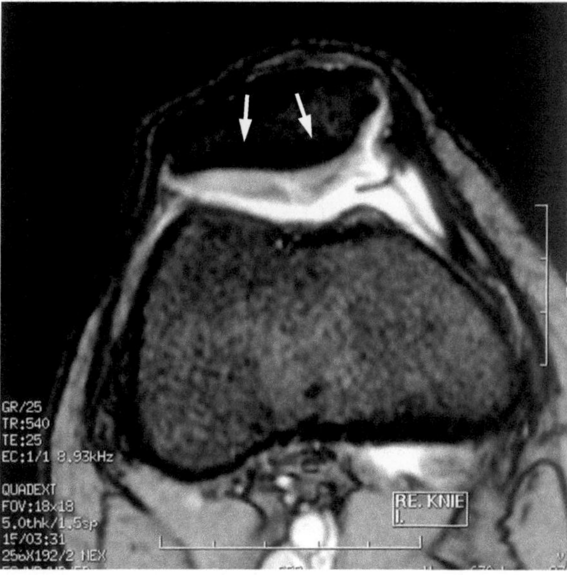

Abb. 26.84 a,b. Anamnese: 34-jähriger Patient, der nach einem Fußballspiel plötzlich eine Schwellung des rechten Kniegelendes bemerkt hat, mit mäßigen Schmerzen volar medial. Diagnose: Knorpelläsion im Bereich des medialen mittleren Condylus femoris sowie retropatellär Grad II. Nachweis einer Plica, die im femoropatellären medialen Gelenkspalt interponiert ist. **a** FSE T2-gewichtet, fettsupprimiert, sagittal, **b** GRE T2*-gewichtet, axial

- *Grad III*: ausgedehntes hypointenses Signal, das sich von der Knorpeloberfläche bis zur subchondralen Grenzlamelle erstreckt, jedoch noch mit normalem Knochensignal,
- *Grad IV*: ausgedehntes hypointenses Signal im Bereich des Knorpels bis in den subchondralen Knochen reichend in der T1-Wichtung und Hyperintensität in der T2-Wichtung als Ausdruck eines Ödems oder auch mit Hypointensität in der T1- und in der T2-Wichtung, die dann einer subchondralen Sklerose entspricht.

26.11 Traumata im Bereich des patellofemoralen Gelenkes

In der folgenden Übersicht werden die traumatischen Erkrankungen des patellofemoralen Gelenkes und ihre Ursachen zusammengefasst:

Ursachen von Traumata des patellofemoralen Gelenkes

a. akut
   Kontusion,
   Fraktur der Patella oder der femoralen Trochlea oder auch der proximalen tibialen Epiphyse,
   Dislokation,
   Ruptur der Quadrizepssehne oder der Patellarsehne.
b. Repetitive Traumen (Überbeanspruchungssyndrom)
   bei einer Patellatendinitis (Jumpers-Knie),
   bei einer Quadrizepstendinitis,
   bei einer peripatellären Tendinitis, z. B. bei einer Hamstring-Kontraktur,
   bei einer präpatellären Bursitis,
   bei einer Apophysitis, z. B. Osgood-Schlatter-Erkrankung oder auch bei einer Larsen-Johannson-Erkrankung.

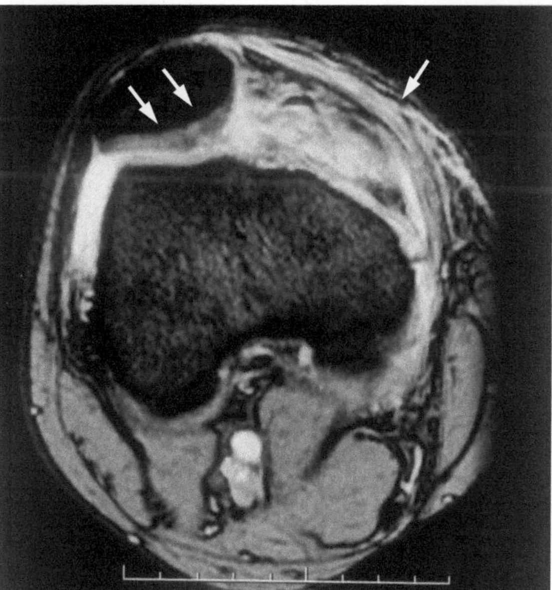

Abb. 26.85. Anamnese: 43-jähriger Patient, der eine traumatische Patellaluxation nach lateral erlitten hat. Diagnose: Ruptur des medialen Retinaculums mit Subluxationsstellung der Patella nach lateral, retropatelläre Knorpelläsion (GRE T2*-gewichtet, axial)

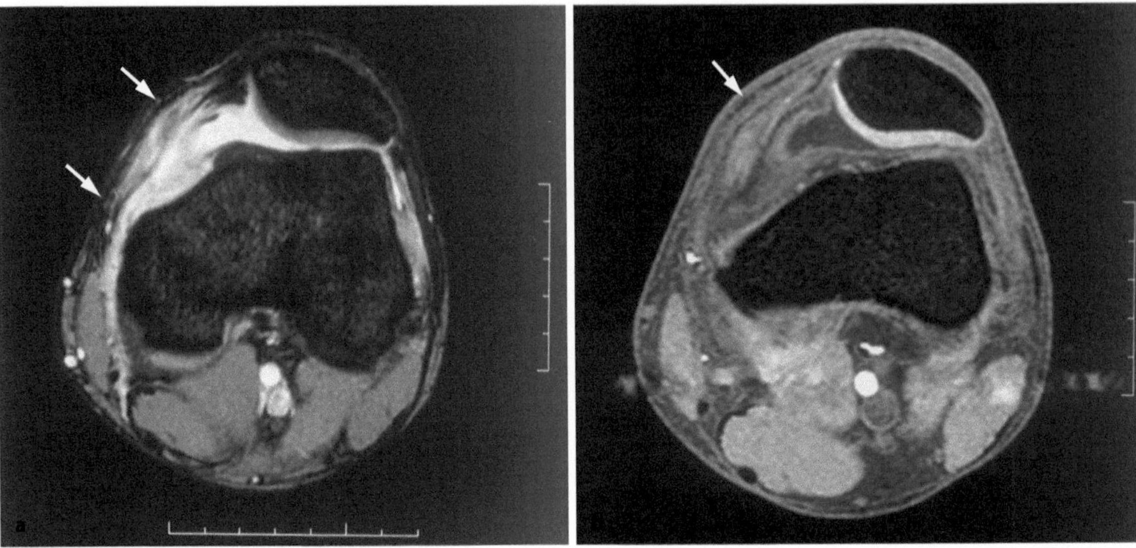

Abb. 26.86 a,b. Zustand nach Patellaluxation nach lateral mit persistierender Subluxationsstellung bei Abflachung der Trochlea. Bei Zustand nach Zerrung des medialen Retinaculums umschriebenen partielle Ruptur. Retropatellärer Knorpel unauffällig. **a** FSE T2-gewichtet, axial, **b** GRE T1-gewichtet, axial

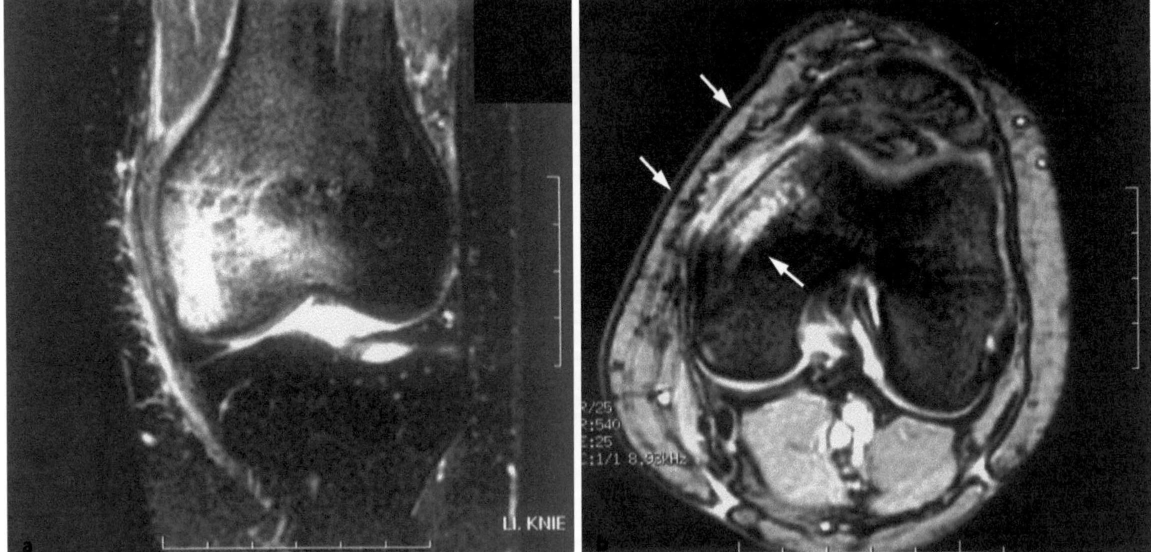

Abb. 26.87 a,b. Anamnese: 32-jährige Patientin, die vor 10 Tagen bei einem Skiunfall ein mediovolares Anpralltrauma erlitten hat. Diagnose: ausgedehnter Bone bruise im mediovolaren Condylus femoris mit Läsion des medialen Retinaculums. **a** FSE T2-gewichtet, fettsupprimiert, koronar, **b** GRE T2*-gewichtet, axial

Spätfolgen eines Traumas können sein:

- posttraumatische Chondromalacia patellae,
- posttraumatische patellofemorale Arthrose,
- patelläre ossäre Dystrophie,
- erworbene Quadrizepsfibrose.

Die diversen Folgen eines Traumas sind mit der MRT ausgezeichnet darstellbar. Empfohlen werden T1- und T2-gewichtete Sequenzen mit Fettsuppression in allen drei Schnittrichtungen (Abb. 26.85, Abb. 26.86 a,b, Abb. 26.87 a,b).

26.12 Plicasyndrom

Die synoviale Plica ist ein embryonaler Rest der septalen Aufteilung des Kniegelenkes in drei Kompartimente. Sie besteht aus einem bindegewebigen Strang, der mit einem Fettschlauch umgeben ist. Gewöhnlich ist die Plica suprapatellär, medial und lateral der Patella oder auch infrapatellär lokalisiert. Die infrapatelläre Lokalisation wird auch als Lig. mucosum bezeichnet, die suprapatelläre Plica als suprapatelläres Septum oder als superiore Plica.

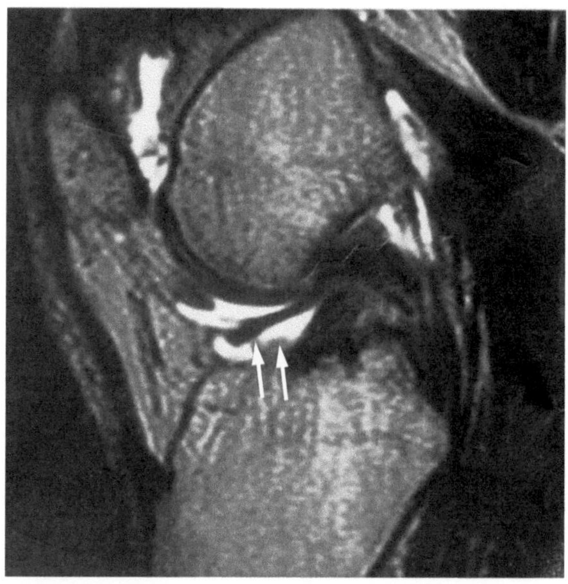

Abb. 26.88. Nachweis einer verdickten bandförmigen Struktur (*Pfeil*) im anterioren Bereich des Kniegelenkes parallel zum vorderen Kreuzband. Es handelt sich um eine Plica infrapatellaris (FSE T2-gewichtet, sagittal). (Aus Garcia-Valtuille et al. 2002, S. 778, Abb. 6)

Infrapatelläre Plica

Sie ist die häufigste Plica und in ihrer Dicke abhängig vom Grad der Regression des embrionalen Septums.

Man unterscheidet vier verschiedene Typen:

Typ A mit Ausbildung eines vertikalen Septums,
Typ B getrennt vom vorderen Kreuzband,
Typ C aufgesplittert oder auch zweifach ausgebildet,
Typ D gefenstert.

Die infrapatelläre Plica verläuft im anterioren Anteil interkondylär durch den infrapatellären Fettkörper bis zum unteren Pol der Patella. Ihre Dicke variiert erheblich.

Mit der MRT gelingt es leicht, die infrapatelläre Plica als eine lineare Struktur mit geringem Signal parallel zum vorderen Kreuzband auf sagittalen Schichten nachzuweisen. Wegen ihrer Lokalisation und ihres Verlaufs kann sie gelegentlich für ein vorderes Kreuzband gehalten werden, insbesondere wenn sie dick ausgebildet ist. Sie kann ebenfalls als fokale Synovitis, als postoperative Veränderung oder sogar als freier Gelenkkörper innerhalb des infrapatellären Hoffa-Fettkörpers fehlgedeutet werden (Abb. 26.88).

Suprapatelläre Plica

Die suprapatelläre Plica ist im Bereich der Grenze zwischen der Bursa suprapatellaris und dem Kniegelenkspalt lokalisiert. Sie verläuft schräg abwärts von der proximalen Synovia vom vorderen Anteil der femoralen Metaphyse zum hinteren Anteil der Quadrizepssehne und inseriert oberhalb der Patella. Sie kann den patellären Gelenkknorpel im superomedialen Winkel der Trochlea bei Flexionsstellung des Kniegelenkes irritieren.

Zidorn unterscheidet bei der suprapatellären Plica vier Gruppen auf der Basis des morphologischen Aussehens:

Typ I: Hier werden die Bursa suprapatellaris und das Kniegelenk komplett durch die Plica separiert.
Typ II (Septum perforatum): Hier bestehen eine oder mehrere Öffnungen des Septums.
Typ III (Septum residuale): Hier besteht eine Restfalte im medialen Anteil.
Typ IV (Septum extinctum): Hier ist das Septum völlig zurückgebildet.

Die suprapatelläre Plica findet sich in allen Formen bei Erwachsenen und kann in der Autopsie in 89% nachgewiesen werden.

In der MRT ist die suprapatelläre Plica an besten auf sagittalen Schnitten als eine bandförmige, wenig signalintensive Struktur hinter der Patella medial nachweisbar.

In der Arthroskopie lässt sich die suprapatelläre Plica nur nachweisen, wenn eine kleine suprapatelläre Tasche besteht (Abb. 26.89, Abb. 26.90).

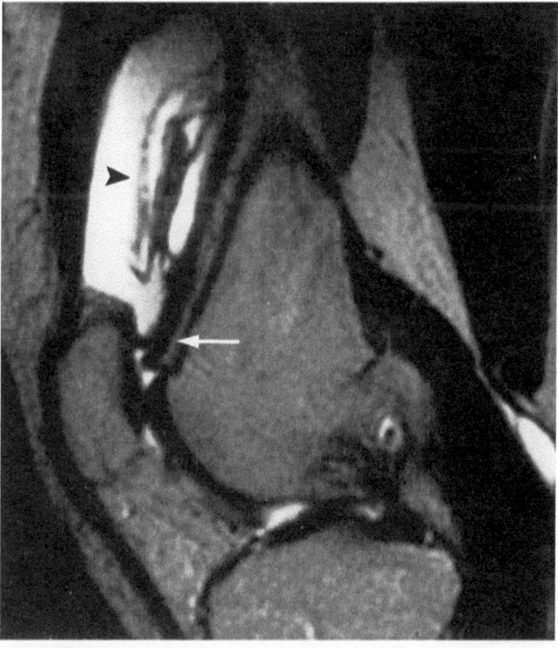

Abb. 26.89. Symptomatische komplette suprapatelläre Plica nach Zidorn IV. Ferner synoviale Schwellung und Ergussbildung (FSE T2-gewichtet, sagittal). (Aus Garcia-Valtuille et al. 2002, S. 778, Abb. 4)

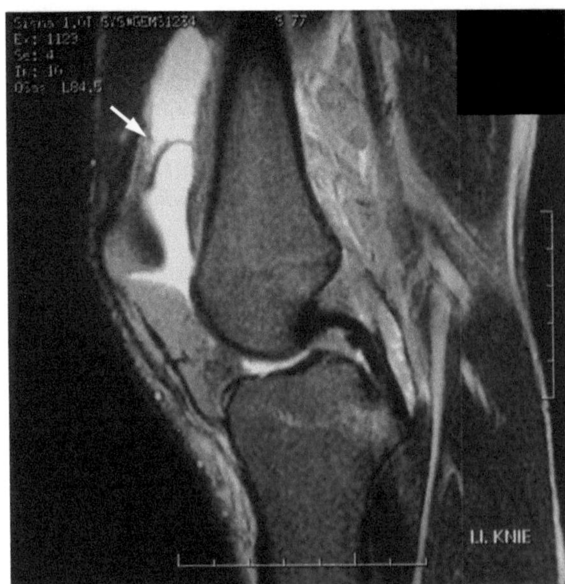

Abb. 26.90. Anamnese: 21-jähriger Patient, der seit einigen Monaten nach einer Kniegelenkdistorsion über rezidivierende Schwellungen und Schmerzen im Bereich des Kniegelenkes links klagt. Diagnose: Kniegelenkerguss, suprapatelläre Plica (FSE T2-gewichtet, fettsupprimiert, sagittal)

Mediopatelläre Plica

Die mediale patelläre Plica, die auch als Plica synovialis patellaris oder als Plica alaris, gelegentlich auch als patellärer Meniskus bezeichnet wird, entspringt von der medialen Wand des Kniegelenkes, verläuft schräg abwärts und inseriert in der Synovia, die den infrapatellären Hoffa-Fettkörper bedeckt. Sie kann mit der suprapatellären Plica verbunden sein, ist jedoch häufig davon getrennt oder findet sich bei fehlender suprapatellärer Plica. Ihre freie Grenze kann sich zwischen die mediale Facette der Trochlea und die mediale Facette der Patella schieben. Sakakaibara teilt die mediopatelläre Plica in vier verschiedene Typen auf, und zwar auf der Basis der Größe:

Typ A: kleine mediale Plica,
Typ B: etwas ausgedehntere mediale Plica,
Typ C: mediale Plica, die innerhalb des medialen patellofemoralen Gelenkspaltes interponiert ist,
Typ D: ähnlich konfiguriert wie Typ C, jedoch weit in den Gelenkspalt hineinreichend.

Während die Typen A und B asymptomatisch sind, verursachen die Typen C und D Beschwerden und führen häufig zu Verletzungen des Knorpels in der femoropatellären Gelenkfläche.

In der MRT gelingt der Nachweis der mediopatellären Plica in erster Linie in der axialen, aber auch in der sagittalen Schnittrichtung.

Eine Entzündung insbesondere der medialen Plica führt zu einer Verdickung und kann die normale Quadrizepsfunktion und auch die patellofemorale Artikulation insbesonere beim Typ C und D beeinflussen. Liegt als Folge eine Läsion des Knorpels entweder der femoralen oder retropatellären Gelenkfläche vor, kann die Patella eine Gleitstörung aufweisen (Abb. 26.91 a,b).

Laterale patelläre Plica

Die laterale patelläre Plica ist die seltenste Plica des Kniegelenkes, deren Existenz kontrovers diskutiert wird. Sie ist sehr dünn und 1 – 2 cm lateral der Patella lokalisiert. Sie entspringt an der lateralen Wand oberhalb des Hiatus popliteus und verläuft bis zum infrapatellären Hoffa-Fettkörper. Abhängig vom Verlauf wird hier zwischen zwei Typen unterschieden:

Typ A: komplett lateral,
Typ B: innerhalb des lateralen femoropatellären Gelenkspaltes.

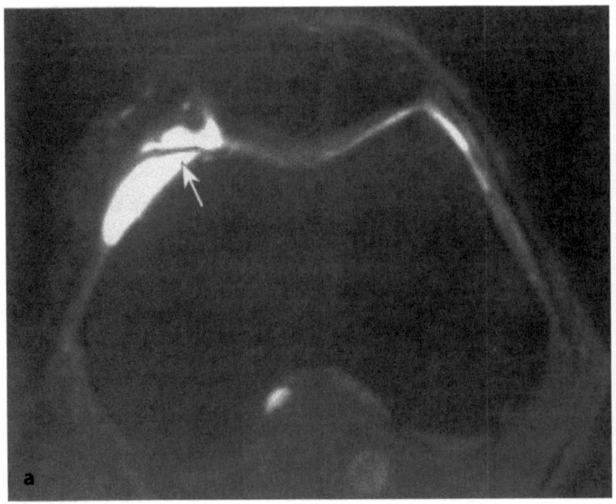

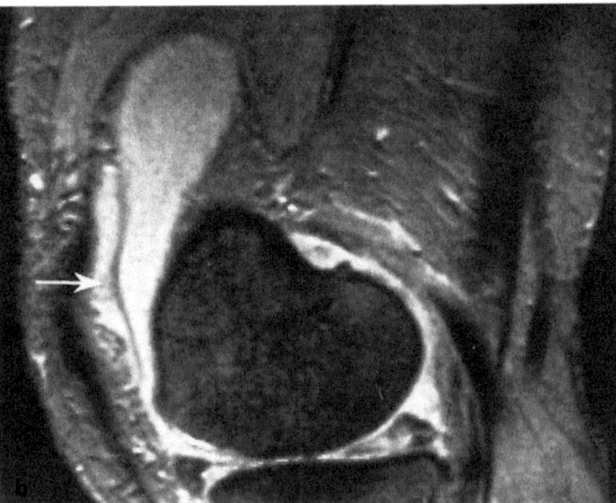

Abb. 26.91 a,b. Mediopatelläre Plica nach Sakakibara Typ B. **a** FSE protonengewichtet, fettsupprimiert, axial, **b** GRE T2*-gewichtet, sagittal. (Aus Garcia-Valtuille et al. 2002, S. 780, Abb. 9 a,b)

Klinische Beschwerden sind nur von Typ B bekannt. Hierbei kann es ähnlich wie beim Typ C und D der mediopatellären Plica zu Knorpelschäden kommen.

In der MRT stellt sich die laterale Plica am besten in der axialen Schnittrichtung als dünne Struktur dar.

26.13 Patella alta und Patella baja

Patella alta

Die Patella alta ist durch eine zu hohe Lokalisation der Patella bei Verlängerung der infrapatellären Quadrizepssehne charakterisiert. Sie kann vorkommen:

- bei rezidivierenden patellären Subluxationen,
- bei chronischer Chondromalazie und degenerativer Arthropathie,
- bei der Larsen-Johannson-Erkrankung,
- bei einem Zustand nach zerebralem Infarkt mit Hemiparese,
- bei einer Quadrizepsmuskelatrophie.

Der hauptsächlich angewandte Test zur Feststellung dieser Erkrankung ist der Insall-Vari-Index. Hierbei wird bei einer 30°-Flexion des Kniegelenkes das Längenverhältnis der infrapatellären Sehne zur größten diagonalen Länge der Patella berechnet. Normal ist ein Verhältnis von unter 1,2.

In der MRT kann in der sagittalen Schnittrichtung die Ausmessung und die Sicherung der Diagnose erfolgen.

Patella baja

Die Patella baja ist durch einen Tiefstand der Patella bei Verkürzung der infrapatellären Sehne charakterisiert. Diese Veränderung kann vorkommen:

- bei einer Poliomyelitis,
- bei einer Anchondroplasie,
- bei einer juvenilen rheumatoiden Arthritis,
- bei einer chronischen Polyarthritis,
- als postoperative Komplikation bei Zustand nach operativer Teilresektion der Patellarsehne, wobei dieses Sehnenresektat als Ersatz für ein verletztes vorderes Kreuzband verwandt wurde.

Zur Feststellung dieser Sehnenverkürzung ist der Insall-Vari-Index ebenfalls geeignet. Grundlage dieses Testes ist entweder eine konventionelle seitliche Röntgenaufnahme oder eine MRT-Schicht in sagittaler Schnittrichtung, am besten T1-gewichtet (Abb. 26.92).

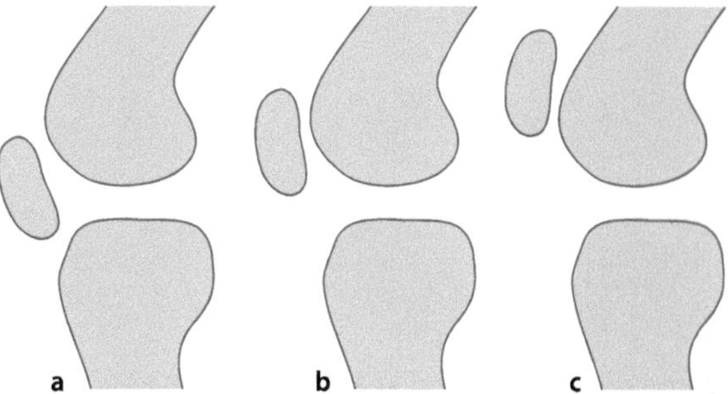

Abb. 26.92. Verschiedene Lokalisationen der Patella. **a** Patella Baja (zu niedrige Position, Gründe: Poliomyelitis, juvenile PCP). **b** normal. **c** Patella Alta (zu hohe Position, Gründe: Quadrizepsatrophie, Larsen-Johansson-Erkrankung, wiederholte Patellaluxation

Patella bi- und tripartita

Die Kniescheibenossifikation geht von mehreren kleinen Ossifikationszentren aus und beginnt im 3. Lebensjahr. Unterbleibt die Verschmelzung der Knochenzentren, so kommt es zur geteilten Kniescheibe. Dieser Befund ist fast immer doppelseitig und asymmetrisch vorhanden. Die Asymmetrie erklärt sich durch die Tatsache, dass der persistierende nichtverschmolzene Knochenkern gewöhnlich viel kleiner und auch häufig anders geformt ist.

Eine Abgrenzung gegenüber einer jahrelang zurückliegenden traumatischen Absprengung eines Ossifikationszentrums ist praktisch unmöglich, da der funktionelle Umbau auch im abgesprengten kleineren Anteil mit der Zeit zur typischen Patellaform führt. Auch die Abgrenzung gegenüber akuten Frakturen oder auch Pseudarthrosen ist in der konventionellen Diagnostik schwierig. Kommt es durch eine Bipartita zu einem Formfehler der femoropatellären Gleitbahn, kann dies die Entstehung einer Chondromalacia patellae begünstigen.

Die Diagnose kann häufig bereits mit der konventionellen Röntgendiagnostik in zwei Ebenen gestellt werden, sodass der MRT lediglich in Zweifelsfällen eine ergänzende Bedeutung zukommt. Sie besteht in erster Linie in der differenzialdiagnostischen Abgrenzung gegenüber Traumafolgen. Empfohlen werden axiale und koronare Schichtebenen in T1-Wichtung (Abb. 26.93 a,b).

26.14 Atraumatische Osteonekrose des Kniegelenkes

Die atraumatische Osteonekrose im Bereich des Kniegelenkes betrifft den Femurkondylus und den Tibiakopf. Nach der Hüfte ist das Kniegelenk die zweithäufigste Lokalisation einer Osteonekrose. Ebenso wie im Bereich der Hüfte führt der nekrotische Knochen zu

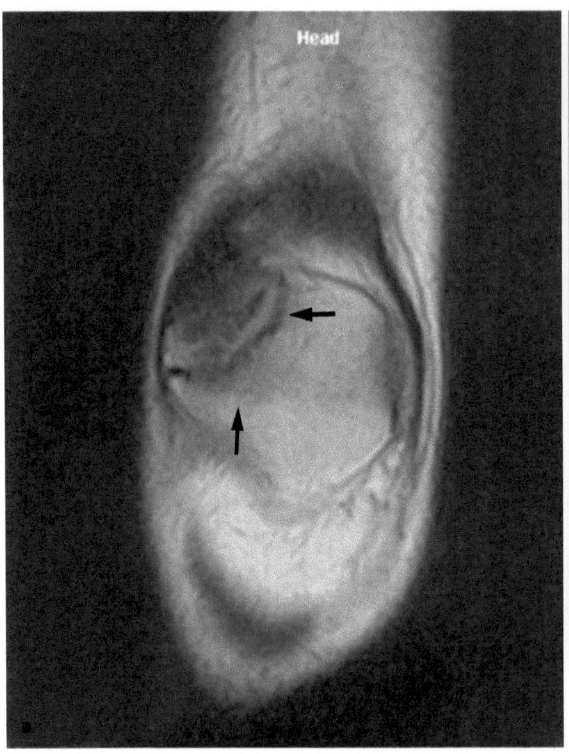

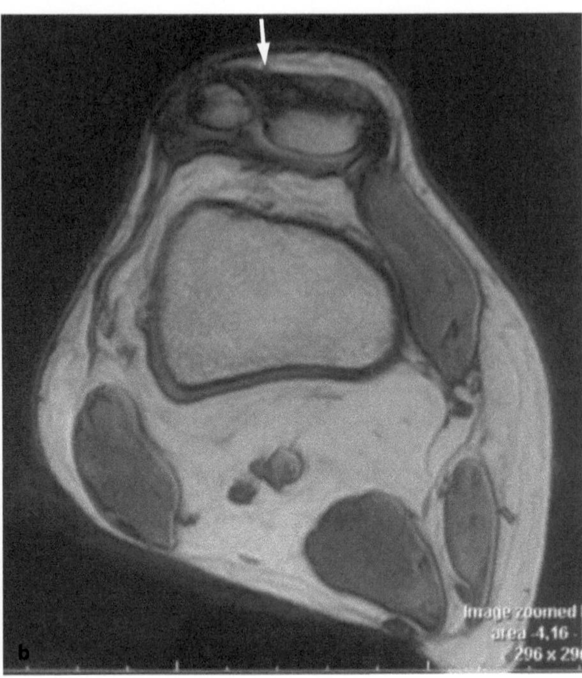

Abb. 26.93 a,b. Beispiel einer Patella bipartita. **a** SE T1-gewichtet, koronar, **b** GRE protonengewichtet, axial

subchondralen Frakturen und häufig später zum Einbruch des Knorpels. Die Diagnose einer Osteonekrose kann im Bereich des Kniegelenkes schwierig sein, da die auftretenden Schmerzen gelegentlich auch für fortgeleitete Hüftgelenkschmerzen gehalten werden können. Sie können ferner auch eine intraartikuläre Erkrankung, z. B. einen Meniskusriss, imitieren. Außerdem ist eine Verwechslung mit einer posttraumatischen Osteonekrose und einer Osteochondrosis dissecans möglich. Allerdings lässt sich bei der posttraumatischen Osteonekrose in der Anamnese regelmäßig ein Trauma oder auch ein chirurgischer Eingriff nachweisen.

Die Osteochondrosis dissecans, die im folgenden Abschnitt behandelt wird, kommt bei jüngeren Patienten unter 25 Jahre vor, und zwar ausschließlich im Bereich der Femurkondyle, ohne gleichzeitige Beteiligung anderer Gelenkanteile. Die spontane Osteonekrose beschränkt sich auf den Condylus femoris und das Tibiaplateau und tritt nur bei Patienten über 55 Jahren auf, ohne dass weitere Kniegelenkerkrankungen vorliegen. Kleinere Läsionen weisen hier eine Selbstlimitierung auf, größere Läsionen führen zu einem osteochondralen Einbruch.

Ursache der atraumatischen Osteonekrose ist häufig eine Ischämie, sie kommt jedoch auch nach Kortikoidinjektionen vor. Eine differenzialdiagnostische Abgrenzung gegenüber den genannten anderen Erkrankungen ist bei Berücksichtigung der genannten Faktoren nicht schwierig. Eine weitere Form der atraumatischen Osteonekrose wird in erster Linie bei Patienten zwischen 30 und 45 Jahren gefunden und kann das Kniegelenk multipel befallen. Sie tritt häufig bilateral auf, und die Patienten weisen darüber hinaus häufig Osteonekrosen anderer großer Gelenke auf. Sie kommt außerdem in Begleitung anderer systemischer Erkrankungen, wie z. B. dem Lupus erythematodes, vor. Alkoholismus stellt ebenfalls eine Prädisposition dar.

26.14.1 Osteochondrosis dissecans im Bereich des Femurs

Osteochondrosis dissecans im Bereich der Femurkondyle

Unterschiedliche Theorien der Genese, wie genetische oder vaskuläre Faktoren oder endogene Stoffwechselveränderungen, haben zunehmend an Bedeutung verloren gegenüber der traumatischen bzw. mikrotraumatischen Entstehung. Den traumatischen Ursprung der Erkrankung erhärten spannungsoptische Untersuchungen. Überdies ist in über 50 % der Fälle ein Trauma in der Anamnese nachweisbar.

Nach heutiger Vorstellung führen repetitive Impulsbelastungen zu einer subchondralen Trabekelfraktur. Durch das einsetzende „bone remodelling" kommt es normalerweise zur Ausheilung. Bei wiederholten Impulsbelastungen gelingt dieses Remodelling nicht, vielmehr kommt es zu einer Demarkation des Bezirkes mit

Sklerosesaum sowie innen gelegener pseudoarthrotischer Abgrenzung zu dem eigentlichen Defekt. Letzterer weist in seinem Zentrum eine Osteonekrose auf. Bei weiterer Belastung kommt es sekundär durch Zerstörung des Knorpels am Rande des Dissekats zur Abstoßung des osteochondralen Fragments (Abb. 26.94 a–c).

Folgende Stadien können eingeteilt werden:

- *Stadium I*: Die Läsion betrifft den subchondralen Knochen, der Knorpel ist intakt,
- *Stadium II*: Demarkation des subchondralen Dissekats durch eine Sklerosezone, der Knorpel ist intakt, weist jedoch ebenfalls eine zirkuläre Demarkation auf,
- *Stadium III*: Separation des Dissekats sowohl subchondral als auch im Bereich des Knorpels, wobei das Dissekat in situ verbleibt,
- *Stadium IV*: vollständig abgelöstes subchondrales Dissekat, welches sich aus seinem Gelenkbett gelöst hat, mit der weiteren Folge eines freien Gelenkkörpers.

In der MRT finden sich die typischen Veränderungen einer Osteochondrosis dissecans. Im Stadium I zeigt sich die subchondrale Signalminderung in der T1-Wichtung mit fokaler bzw. perifokaler Signalanhebung, in der T2-Wichtung im Sinne eines Ödems. Eine spontane Ausheilung ist möglich. In den weiteren Stadien wird die Demarkation zunehmend deutlicher sichtbar. Hierbei wird im II. bzw. III. Stadium in der fettsupprimierten T2-Wichtung sowohl in der koronaren als auch in der axialen Schnittrichtung das so genannte „double line sign" nachgewiesen. Es besteht aus zwei parallel verlaufenden Signallinien, die ein hypo- und ein hypertenses Signal aufweisen. Das hypointense Signal liegt außen und stellt gewissermaßen die Abgrenzung gegenüber dem gesunden Gewebe dar. Anatomisch-pathologisch handelt es sich um eine Sklerose.

Die 2., mehr innere Schicht besteht aus Granulationsgewebe und weist in der T2-Wichtung eine deutliche marginale Signalanhebung auf.

Eine 3. Schicht befindet sich subchondral zentral, besteht aus Nekrosegewebe und weist eine intermediäre Signalintensität auf.

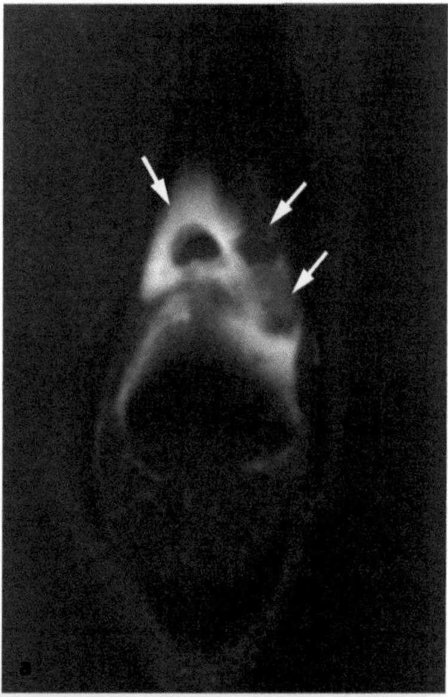

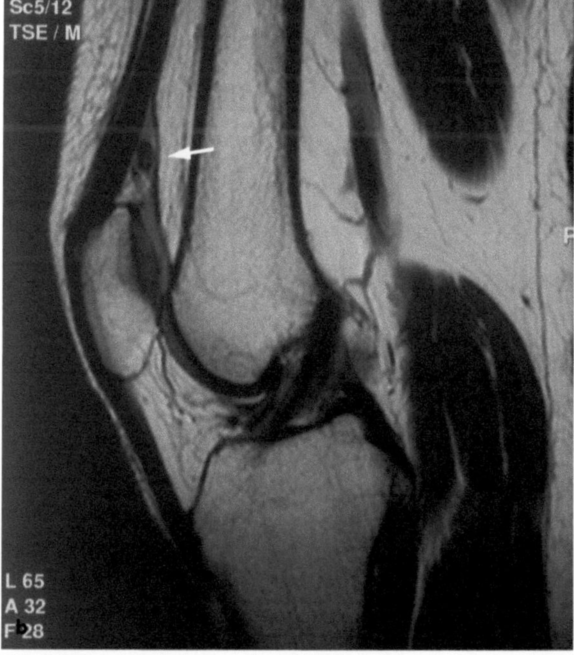

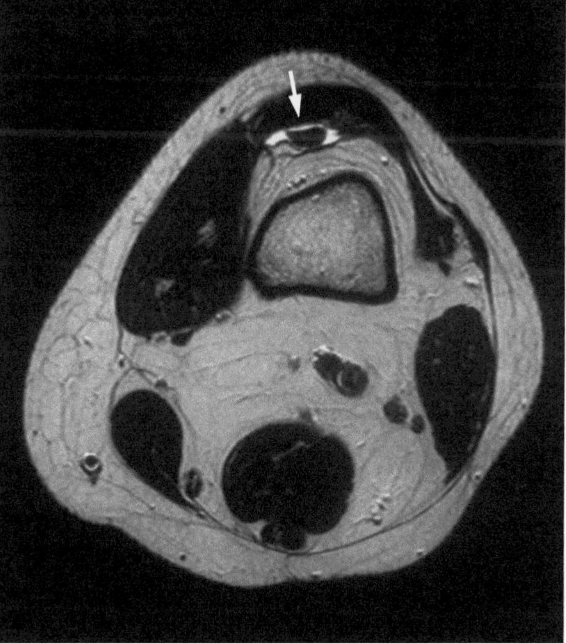

Abb. 26.94 a–c. Mindestens drei freie Gelenkkörper suprapatellär. **a** FSE T2-gewichtet, fettsupprimiert, koronar, **b** FSE, protonengewichtet, sagittal, **c** FSE T2-gewichtet, axial

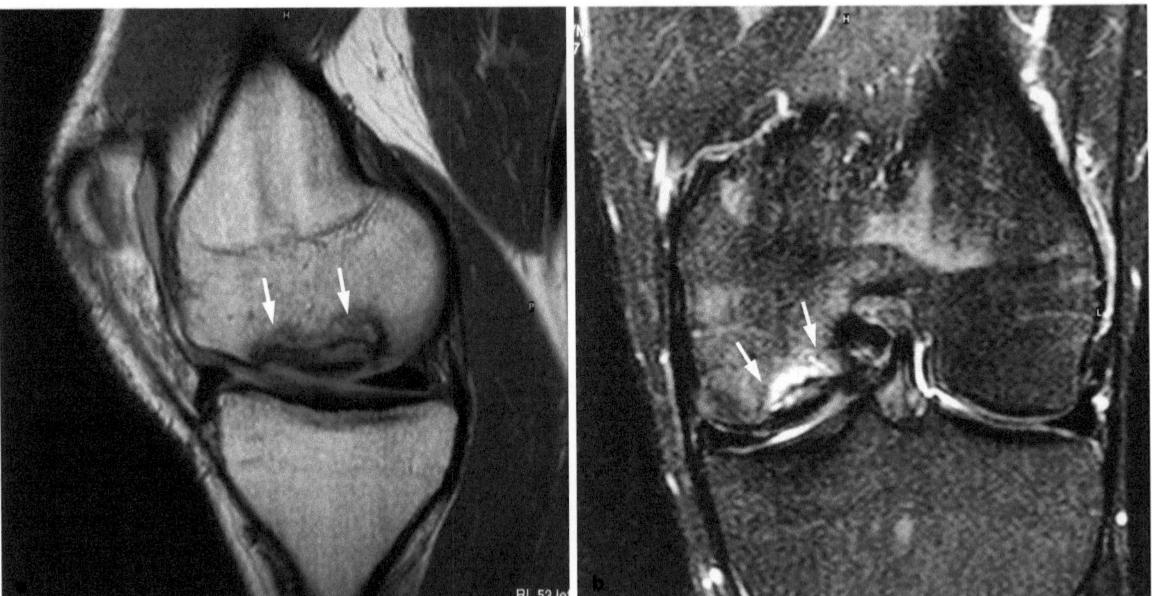

Abb. 26.95 a,b. Anamnese: Der Patient klagt seit einigen Monaten, insbesondere bei Belastung, über Schmerzen im medialen Bereich des Kniegelenkes. Diagnose: Osteochondrosis dissecans des medialen Condylus femoris Grad III. **a** FSE protonengewichtet, sagittal, **b** FSE T2-gewichtet, fettsupprimiert (SPIR), koronar

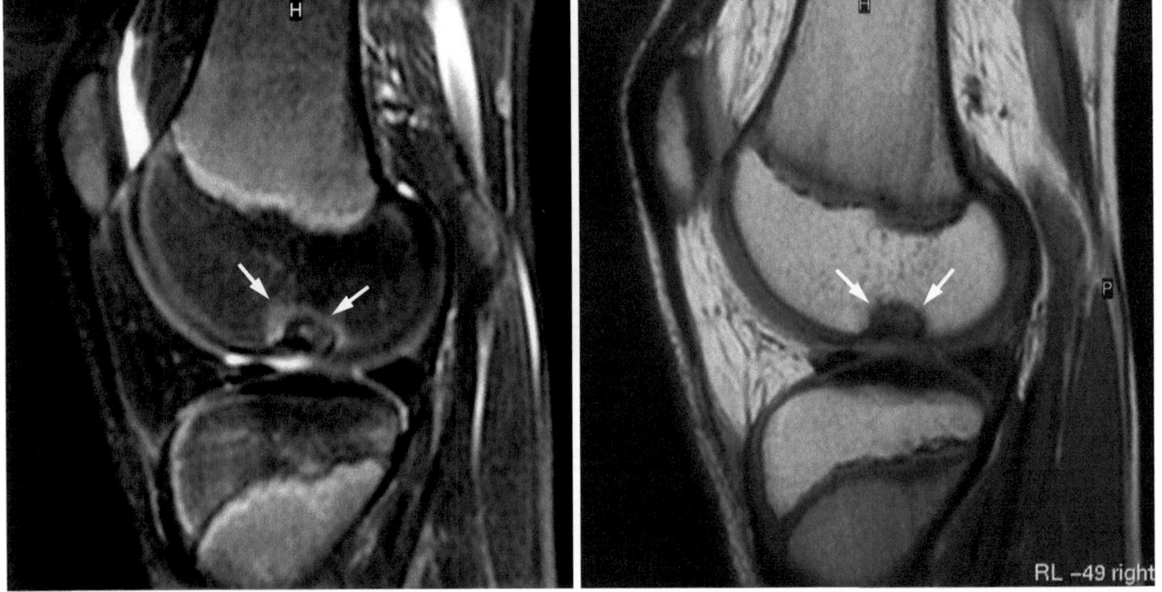

Abb. 26.96 a,b. Anamnese: Der 12-jährige Patient klagt seit einigen Monaten über permanente Schmerzen im Bereich des rechten Kniegelenkes, insbesondere bei Belastung. Diagnose: Osteochondrosis dissecans im Bereich des medialen Condylus femoris Grad II–III. **a** FSE T2-gewichtet, fettsupprimiert (SPIR), sagittal, **b** FSE protonengewichtet, sagittal

Im Stadium III kann Gelenkflüssigkeit in den Spalt zwischen dem gesunden Knochen und dem subchondralen Defekt eindringen und letzteren unterminieren. Ein solches Dissekat ist natürlich instabil und beginnt sich abzulösen. Dies führt zu der entscheidenden Frage, inwieweit das Dissekat noch in seinem Bett verankert ist, mit der therapeutischen Konsequenz einer noch möglichen operativen Fixation.

Während sich der Sklerosesaum in allen Sequenzen signalarm darstellt, weist das pseudoarthrotische Granulationsgewebe in der T2-Wichtung eine intermediäre bis hohe Signalintensität auf. Diese lässt sich nur schwer von der Signalanhebung um das Dissekat abgrenzen, die durch eingedrungene Gelenkkflüssigkeit bedingt ist. Die Differenzierung gelingt oft durch Kontrastmittelgabe, da das vaskularisierte Granulationsgewebe in der T1-Wichtung Kontrastmittel aufnimmt, im Gegensatz zur Gelenkflüssigkeit.

Abb. 26.97 a,b. Anamnese: 26-jähriger Patient, der seit ca. 10 Jahren über rezidivierend auftretende Schmerzen im Bereich des linken Kniegelenkes klagt, insbesondere bei Belastung. Diagnose: Osteochondrosis dissecans Grad III–IV im Bereich des medialen Condylus femoris. **a** FSE protonengewichtet, sagittal, **b** FSE protonengewichtet, fettsupprimiert, sagittal

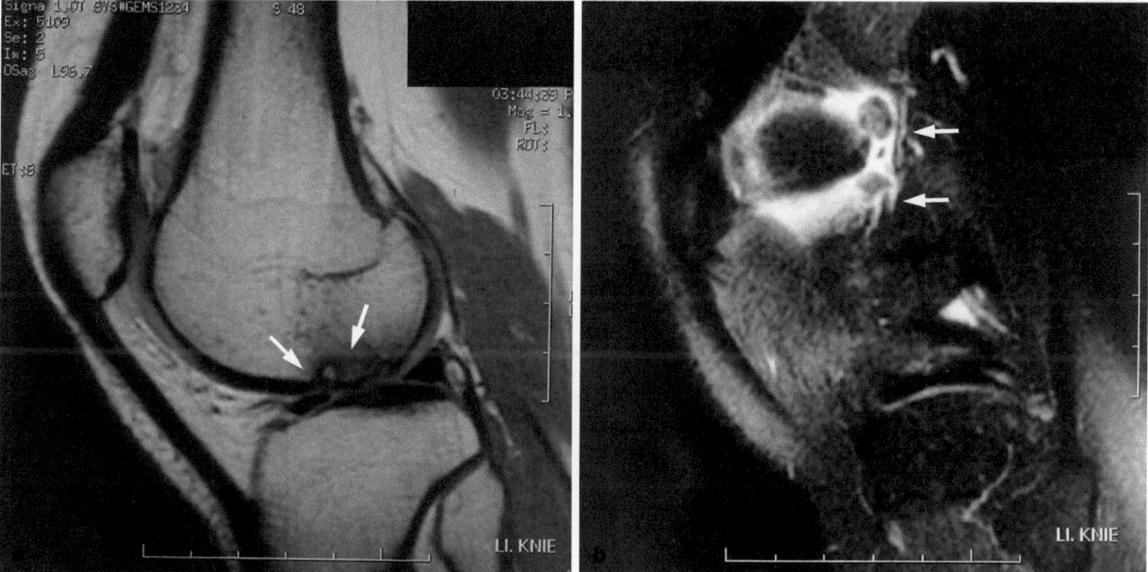

Abb. 26.98 a,b. Anamnese: 15-jährige Patientin, die seit längerer Zeit über Schmerzen im Bereich des Kniegelenkes mit rezidivierenden Patellaluxationen klagt. Diagnose: Osteochondrosis dissecans im Bereich des lateralen Condylus femoris Grad IV mit erheblichem Knorpelschaden und freiem Dissekat. **a** FSE protonengewichtet, sagittal, **b** FSE T2-gewichtet, fettsupprimiert, sagittal

Therapeutisch verbleibt im Stadium IV nur die operative Entfernung des Dissekats.

Die Kernspintomgraphie ist also der Goldstandard beim Nachweis der Osteochondrosis dissecans im Bereich des Kniegelenkes und bei der Abgrenzung gegenüber der ungleich ausgedehnteren Osteonekrose.

Mit der konventionellen Röntgendiagnostik sind Veränderungen bei einer Osteochondrosis dissecans bekanntlich erst im Stadium III nachweisbar. Die Osteochondrosis dissecans findet sich im Übrigen typischerweise an der lateralen Fläche des medialen Condylus femoris, während die Osteonekrose wesentlich ausgedehnter ist und größere Anteile des Femurkondylus betrifft. Im Einzelfall kann es jedoch bei Patienten mittleren Alters schwierig sein, zwischen einer Osteochondrosis dissecans und einer spontanen Osteonekrose zu unterscheiden (Abb. 26.95 a,b, Abb. 26.96 a,b, Abb. 26.97 a,b, Abb. 26.98 a,b, Abb. 26.99 a,b).

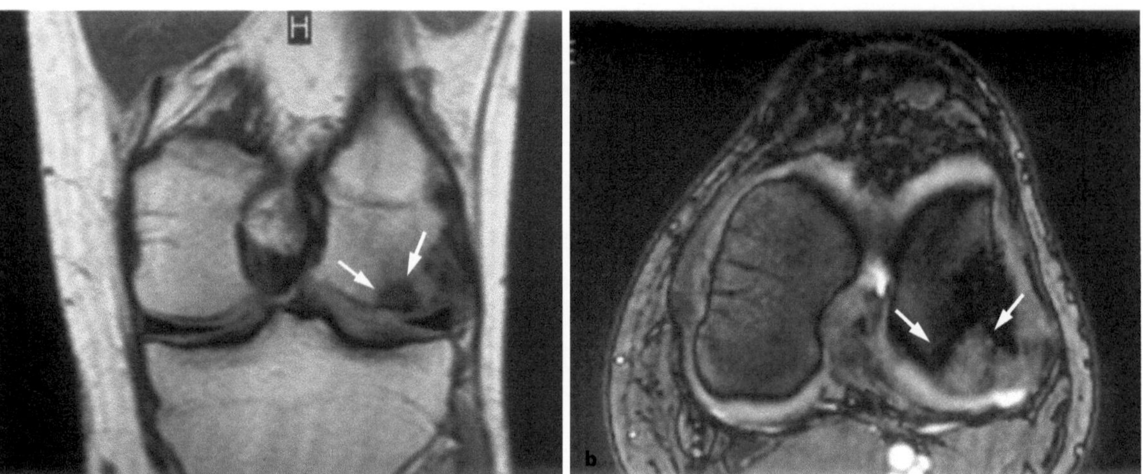

Abb. 26.99 a,b. Anamnese: Der 22-jährige Volleyballspieler klagt seit sieben Jahren nach mehrfachen Kniegelenkdistorsionen über Schmerzen im lateralen Kniegelenk mit Zunahme nach Belastung. Diagnose: Osteochondrosis dissecans im Bereich des hinteren lateralen Condylus femoris Grad III–IV. **a** FSE T1-gewichtet, koronar, **b** SPIR T2-gewichtet, fettsupprimiert, axial

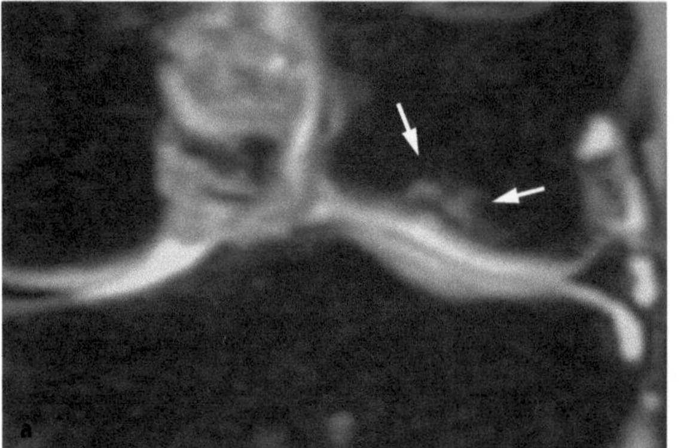

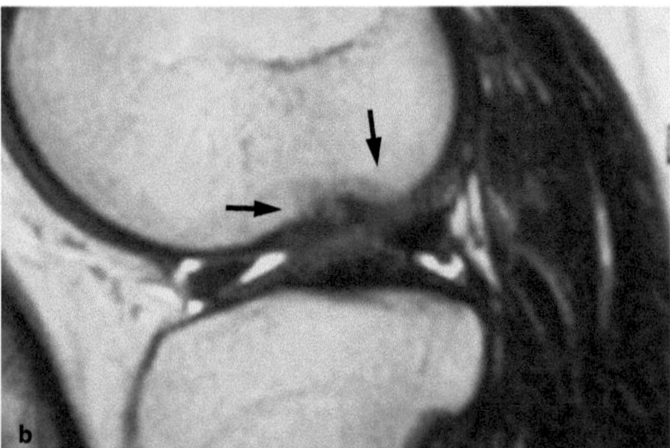

Abb. 26.100 a,b. Anamnese: 17-jähriger Patient mit Schmerzen im anterioren medialen Anteil des Kniegelenkes seit zwei Jahren und Verstärkungstendenz seit einigen Wochen. Diagnose: chronische, partiell bereits abgeheilte Osteochondrosis dissecans mit einem residualen osteochondralen Defekt und einer hochgradigen Chondromalacia patellae Grad II–III. Minimaler Gelenkerguss. **a** FSE T2-gewichtet, fettsupprimiert, sagittal, **b** FSE T2-gewichtet, koronar. (Pomeranz)

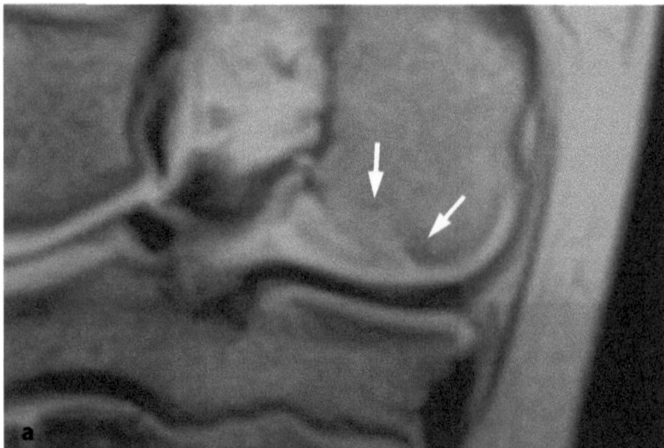

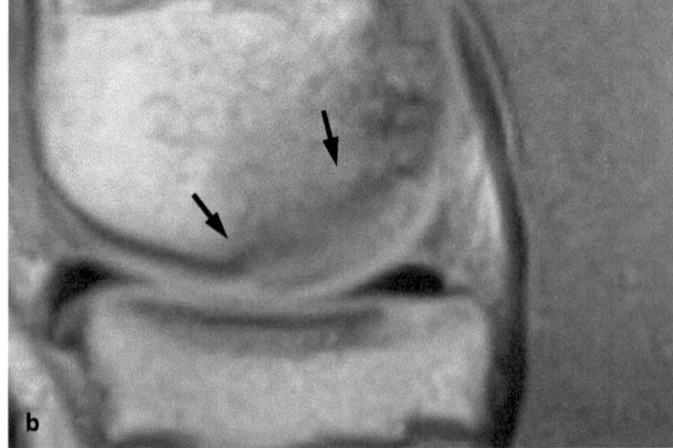

Abb. 26.101 a,b. Anamnese: 13-jähriger Patient mit Schmerzen im Bereich des Kniegelenkes seit einigen Monaten nach Anspannung des Quadrizeps. Diagnose: 1,8 × 1,8 × 1,4 cm großer osteochondraler Defekt im lateralen Bereich des medialen Condylus femoris im Sinne einer Osteochondrosis dissecans und umgebendem Ödem im Bereich des Knochenmarkes. Osteochondrosis dissecans Grad II. **a** SE protonengewichtet, koronar, **b** FSE protonengewichtet, sagittal. (Pomeranz)

Osteochondrosis dissecans der Patella

Eine Osteochondrosis dissecans der Patella ist häufig assoziiert mit einer patellären Subluxation. Das subchondrale Fragment im Stadium IV verbleibt gewöhnlich innerhalb des Mausbettes und verursacht retropatelläre Krepitationen und Schmerzen. Es kann jedoch auch zu einem Austritt des Dissekats kommen, das damit zu einem freien Gelenkkörper wird. Die Osteochondrosis dissecans bevorzugt die mediale Facette der Patella. Sie ist charakterisiert durch eine Läsion des Gelenkknorpels mit oder ohne Involvierung des subchondralen Knochens.

In der MRT finden sich die gleichen charakteristischen Zeichen wie im Bereich der Femurkondyle (Abb. 26.100 a,b, Abb. 26.101 a,b, Abb. 26.102 a,b, Abb. 26.103 a,b).

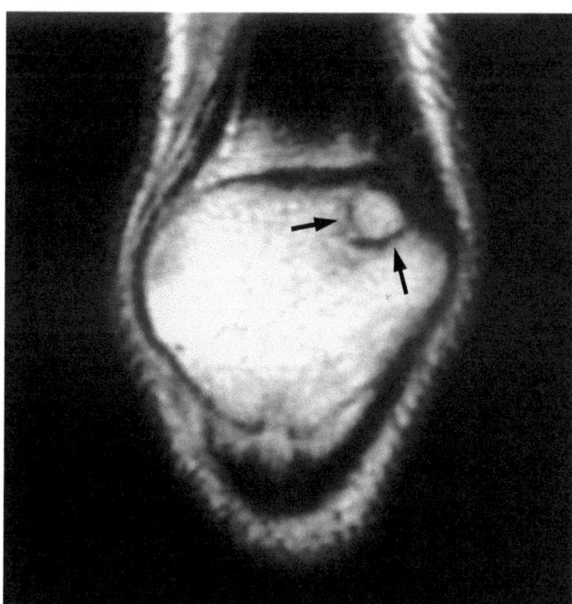

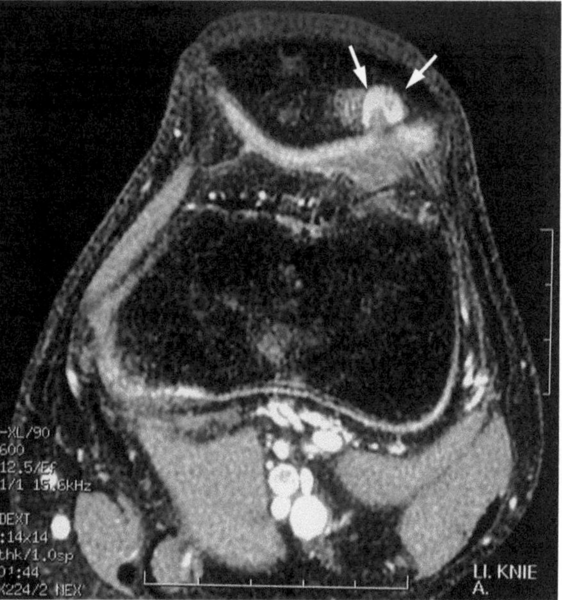

Abb. 26.102 a,b. Anamnese: 17-jähriger Patient, der seit vier Monaten über Schmerzen im Bereich des linken Kniegelenkes patellär und infrapatellär klagt, vor allem bei Belastung. Diagnose: Osteochondrosis dissecans Grad III im Bereich der lateralen proximalen Patella. **a** FSE protonengewichtet, koronar, **b** FSE protonengewichtet, fettsupprimiert, axial

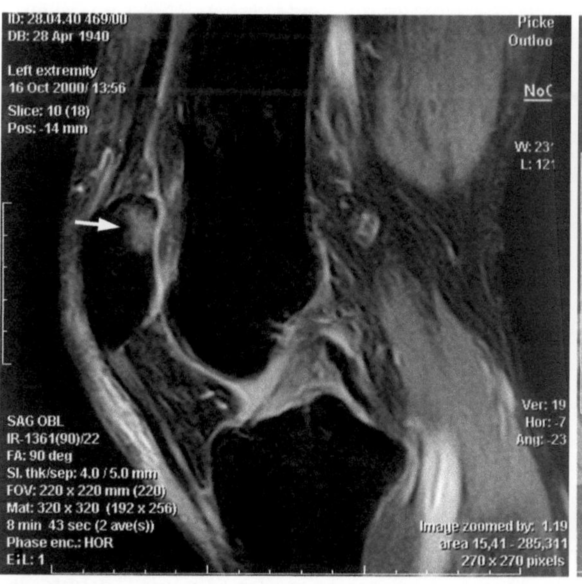

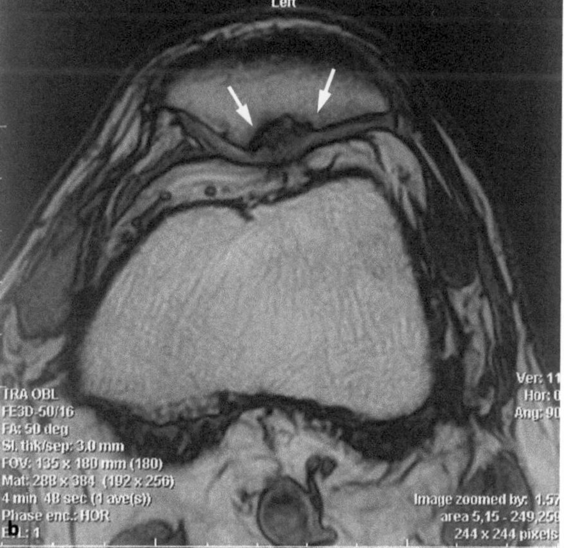

Abb. 26.103 a,b. Anamnese: 52-jähriger Patient, der seit einigen Monaten über Schmerzen im Bereich des Kniegelenkes volar retropatellär klagt, mit rezidivierender Schwellung. Diagnose: Osteochondrosis dissecans patellae Grad III–IV. **a** STIR T2-gewichtet, koronar, **b** GRE protonengewichtet, axial

Osgood-Schlatter-Erkrankung

Es handelt sich hierbei um eine Osteonekrose, die sich im Bereich der Tuberositas tibiae bzw. im Bereich der Apophyse entwickelt. Ursächlich werden für die Entstehung repetitive Mikrotraumen während der Wachstumsphase verantwortlich gemacht. Die Patienten klagen über belastungsabhängige Schmerzen im Bereich der vorderen proximalen Tibiakante. Es kann auch zu einer Schwellung der Patellarsehne und des peripatellären Weichteilgewebes kommen. Die Erkrankung ist im Vollstadium charakterisiert durch eine Fragmentation des apophysären Knochenkernes. Im Regelfall ist diese Erkrankung nach der Pubertät ausgeheilt.

Die MRT-Untersuchung ist das Verfahren der Wahl, um diese Läsion festzustellen. Man erkennt in der T2-gewichteten fettsupprimierten sagittalen Ebene eine umschriebene lokalisierte Hyperintensität. Auch ein Ödem im Bereich des Hoffa-Fettkörpers und Flüssigkeit zwischen der Patellarsehne und dem unteren Anteil des Hoffa-Fettkörpers werden beschrieben. Man erkennt ferner häufig einen umschriebenen Bone bruise in der Spongiosa des die Tuberositas umgebenden Knochens. Gelegentlich findet sich im Endstadium eine umschriebene Sklerose, die sowohl in der T1- als auch in der T2-Wichtung eine Signalauslöschung bewirkt.

26.15 Degenerative Kniegelenkerkrankungen

Degenerative Gelenkerkrankungen treten im mittleren bis hohen Lebensalter auf und befallen bevorzugt die unteren Extremitäten. In einem hohen Prozentsatz klagen die Patienten bei Vorliegen einer Gonarthrose über rezidivierend auftretende umschriebene belastungsabhängige Schmerzen im Bereich des Kniegelenkes. Die Kniegelenkarthrose hat auch eine große sozialökonomische Bedeutunng, weil immerhin 15% dieser Arthrosen zu einer Teil- oder Vollinvalidität führen.

Über die Pathogenese gibt es unterschiedliche Hypothesen. So kann eine primäre Störung der Zusammensetzung der synovialen Flüssigkeit zu einer Verminderung der Schmierfunktion und zu einer Reduktion der Knorpelernährung führen. Auch primäre Veränderungen des subchondralen Knochens mit Reduktion der Knochendurchblutung und daraus resultierender Minderbelastbarkeit könnten bei der Entwicklung eine Rolle spielen. Ein wesentlicher Faktor für die Progredienz einer Arthrose ist die Tatsache, dass ein einmal entstandener Knorpeldefekt nur durch ein chondroides Ersatzgewebe gedeckt werden kann, das aber keine knorpelspezifische Elastizität aufweist.

Im Übrigen werden insbesondere biomechanische Faktoren für die Auslösung einer Arthrose diskutiert: Durch körperliche Überbelastung, Achsenfehlstellungen und Bandlaxizität kommt es zu einer subchondralen Trabekelfraktur. Diese führt normalerweise zu einem Bone remodelling, welches jedoch durch die unverminderte Belastung gestört wird, sodass es zur Ausbildung einer subchondralen Sklerose kommt. Diese wiederum führt zu einer verstärkten Destruktion des hyalinen Knorpels.

MRT-Darstellung degenerativer Kniegelenkerkrankungen

Der normale hyaline Gelenkknorpel stellt sich kernspintomographisch im Bereich des Condylus femoris oder im Bereich der Hinterfläche der Patella dar. Je nach Sequenz ist er entweder hell bei intermediärer Signalgebung der umgebenden Gelenkflüssigkeit oder auch intermediär bei heller Umgebungsgelenkflüssigkeit.

Das Kernspinsignal des hyalinen Gelenkknorpels ist darüber hinaus abhängig von der Anzahl und von der Bindungscharakteristik der dort vorhandenen Wasserstoffprotonen. Da der degenerativ geschädigte Knorpel initial, d. h. bereits vor Auftreten morphologischer Strukturveränderungen verkürzte Protoglykanketten aufweist, die insgesamt weniger Wasser enthalten, ist über das Signalverhalten eine quantitative Aussage über den Grad der Knorpelschädigung möglich. Der Knorpel kann im Degenerationsgrad I deutlich Wasser aufnehmen und erscheint dann in der T1-Wichtung dunkler, in der T2-Wichtung heller. Auch GRE-Sequenzen haben sich bewährt, wobei Anregungswinkel zwischen 10° und 30° empfohlen werden.

Bei den weiter fortgeschrittenen Formen der Gonarthrose Grad II und III finden sich im Bereich der Hauptbelastungszone eine erhebliche Knorpelausdünnung und schließlich eine Knorpelglatze. Höhergradige degenerative Veränderungen sind außerdem mit Signalveränderungen des subchondralen Knochenmarkes verbunden. Hierbei kommt es perifokal in der T2-gewichteten fettsupprimierten Aufnahme zu einer umschriebenen perifokalen Signalanhebung und zu einer vom Stadium abhängigen unterschiedlichen Knorpelausdünnung sowohl im Bereich des Condylus femoris als auch der retropatellären Gelenkfläche.

In der Kernspintomographie ist darüber hinaus, ähnlich wie auf der koronaren konventionellen Röntgenaufnahme, eine Verschmälerung des Gelenkspaltes und eine Ausziehung der Gelenkflächen entweder medial oder lateral in koronarer Schnittrichtung zu beobachten.

Eine Sonderform der degenerativen Knorpelschädigung stellt die Chondromalacia patellae dar (s. S. 413).

Abschließend sei folgender Hinweis erlaubt: Bei einer MRT-Untersuchung genügt es nicht, den Knorpel ausschließlich retropatellär zu beurteilen. Mindestens

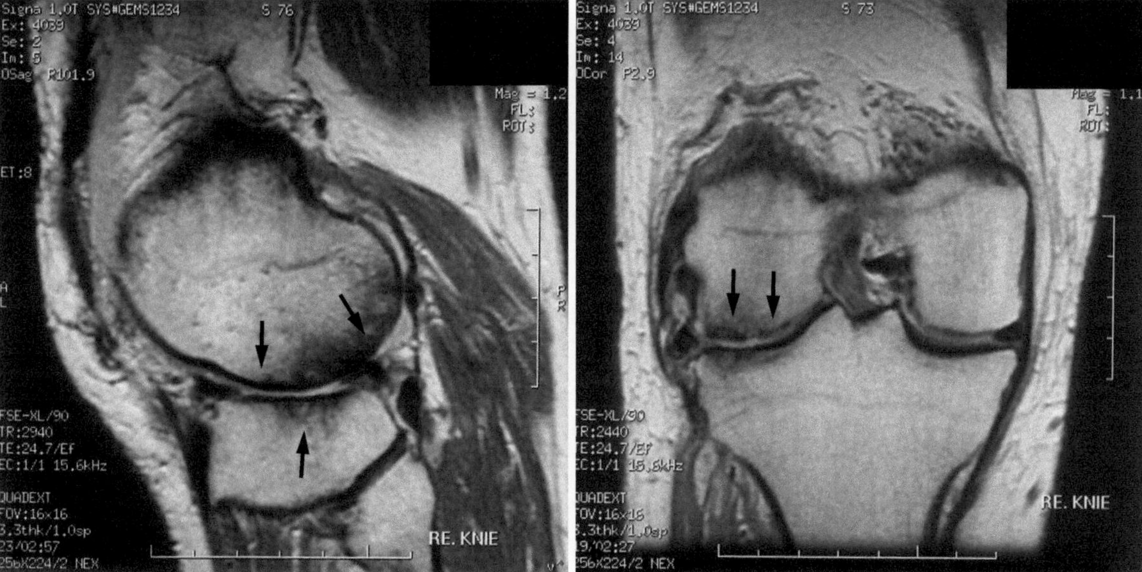

Abb. 26.104 a,b. Anamnese: 71-jähriger Patient, der seit mehreren Jahren über Schmerzen im Bereich des lateralen rechten Kniegelenkes klagt. Diagnose: schwerer Knorpelschaden Grad III im Bereich des lateralen Condylus femoris und der Tibiagelenkfläche mit nahezu vollständigem Knorpelverlust. **a** FSE protonengewichtet, sagittal, **b** FSE protonengewichtet, koronar

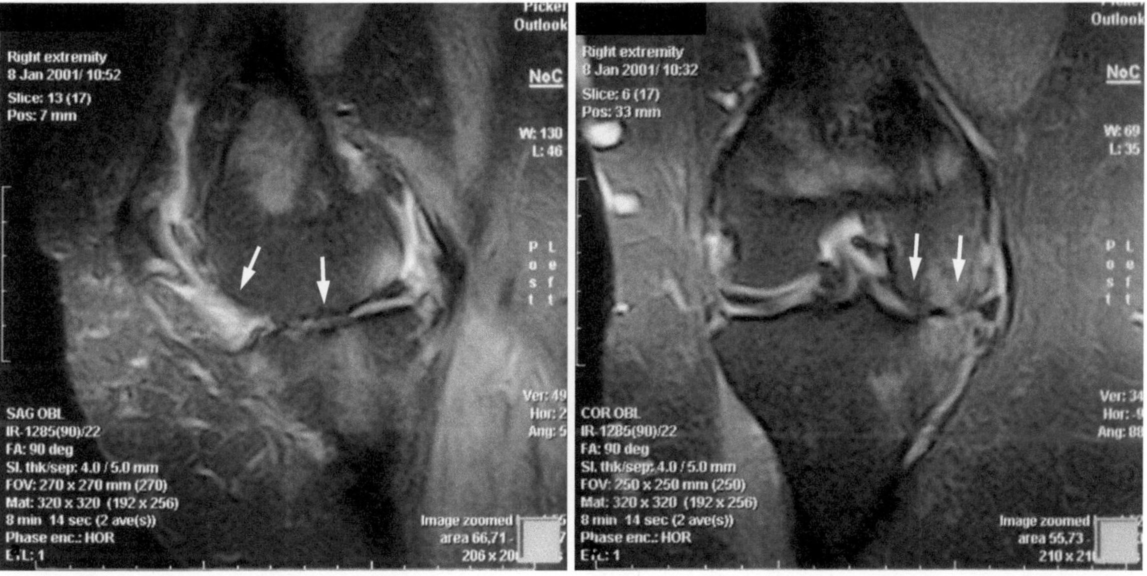

Abb. 26.105 a,b. Anamnese: 43-jährige Patientin, die seit mehreren Jahren über permanente Schmerzen im Bereich des Kniegelenkes medial klagt. Diagnose: Gonarthrose mit erheblicher Knorpelreduktion im Bereich des Condylus femoris medial und des Tibiaplateaus, Subluxation des medialen Meniskus, Ergussbildung im Sinne einer Aktivierung. **a** STIR T2-gewichtet, fettsupprimiert, sagittal, **b** STIR T2-gewichtet, fettsupprimiert, koronar

ebenso wichtig ist die genaue Analyse und Beurteilung des Knorpels im Bereich des Condylus femoris sowie im Bereich des Tibiaplateaus. Dies geschieht in der koronaren und in der sagittalen Schnittrichtung (Abb. 26.104 a,b, Abb. 26.105 a,b, Abb. 26.106 a,b).

26.16 Raumforderungen im Bereich des Kniegelenkes

Zu den Raumforderungen im weiteren Sinne werden neben neoplastischen Veränderungen auch Zysten unterschiedlichster Genese und entzündlich vergrößerte Schleimbeutel gerechnet. Die Abhandlung von Zysten und Bursitiden ist bereits an anderer Stelle erfolgt, daher werden im Folgenden nur noch die

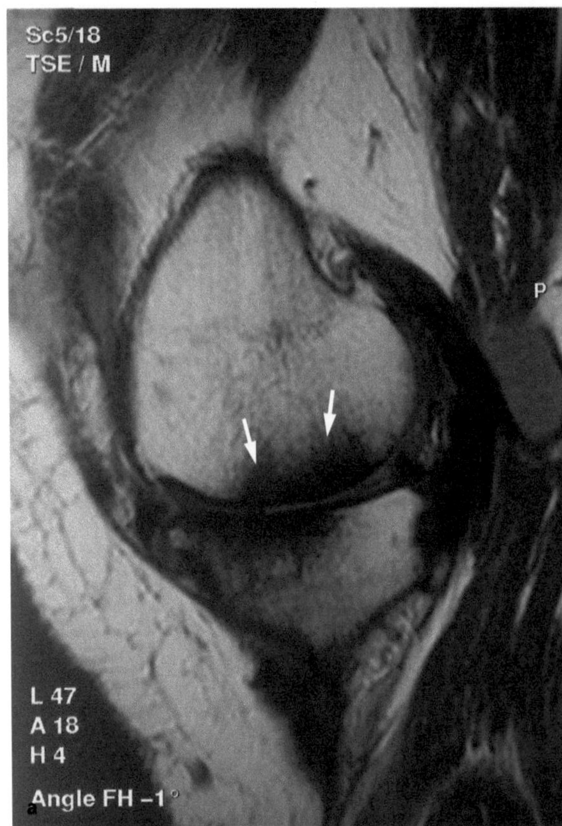

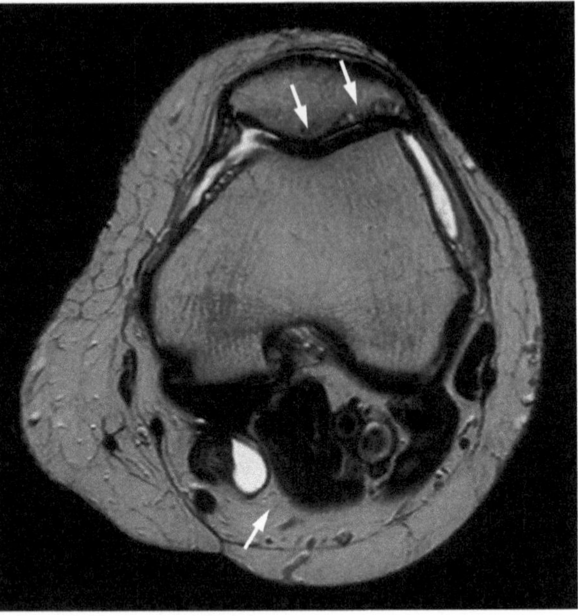

Abb. 26.106 a,b. Anamnese: Die 62-jährige Patientin klagt seit zwei Jahren über rezidivierend auftretende Schmerzen im linken Kniegelenk, insbesondere nach Belastung, mit Einklemmungssymptomatik und Zunahmetendenz und Flexion. Diagnose: schwere Gonarthrose mit nahezu vollständigem Knorpelverlust im Bereich des medialen Condylus femoris, der Tibiagelenkfläche und retropatellärer Grad III, kleine Baker-Zyste. **a** FSE protonengewichtet, sagittal, **b** FSE T2-gewichtet, axial

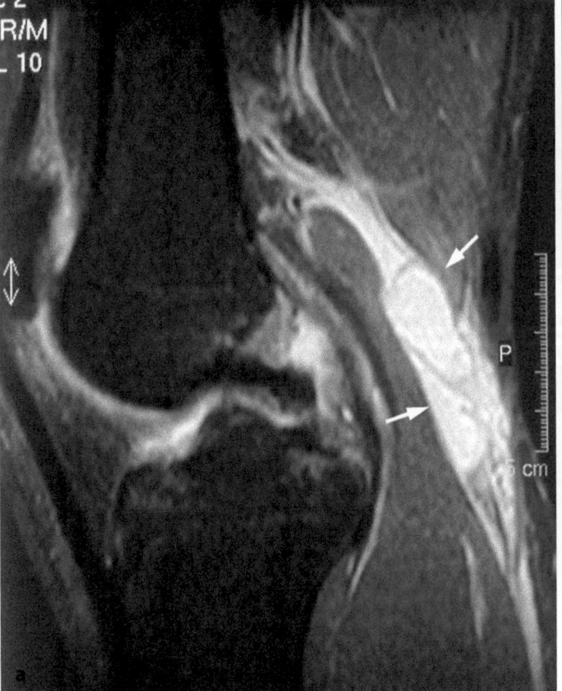

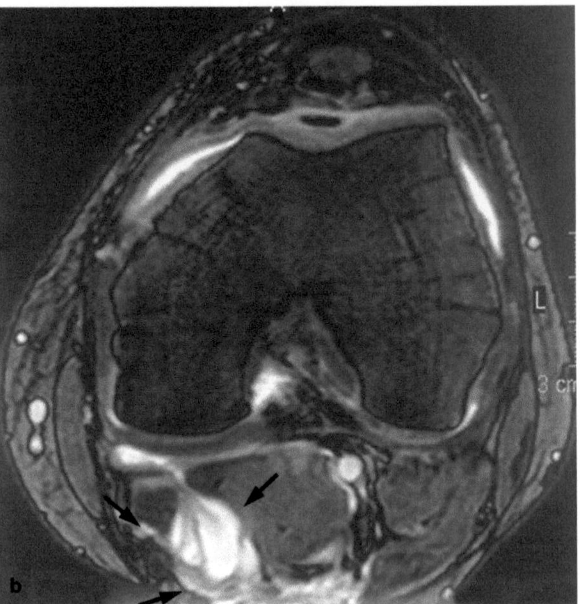

Abb. 26.107 a,b. Atpyische mehrfach septierte Baker-Zyste mit intraseptaler Einblutung, traumatisch bedingt. **a** STIR T2-gewichtet, sagittal, **b** FSE T2-gewichtet, axial

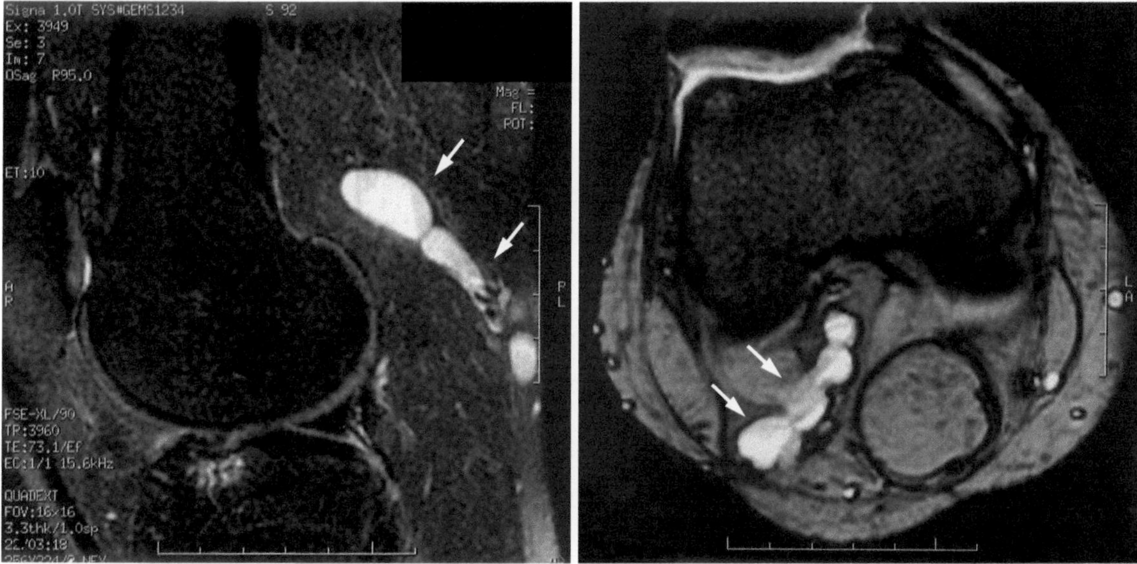

Abb. 26.108 a,b. Anamnese: 34-jähriger Patient, der seit einem Jahr über Schmerzen im Bereich der Kniekehle rechts klagt, mit rezidivierender umschriebener Schwellung. Diagnose: septiertes Ganglion im Bereich des lateralen Schenkels des M. gastrocnemius. **a** FSE T2-gewichtet, fettsupprimiert, sagittal, **b** GRE T2*-gewichtet, axial

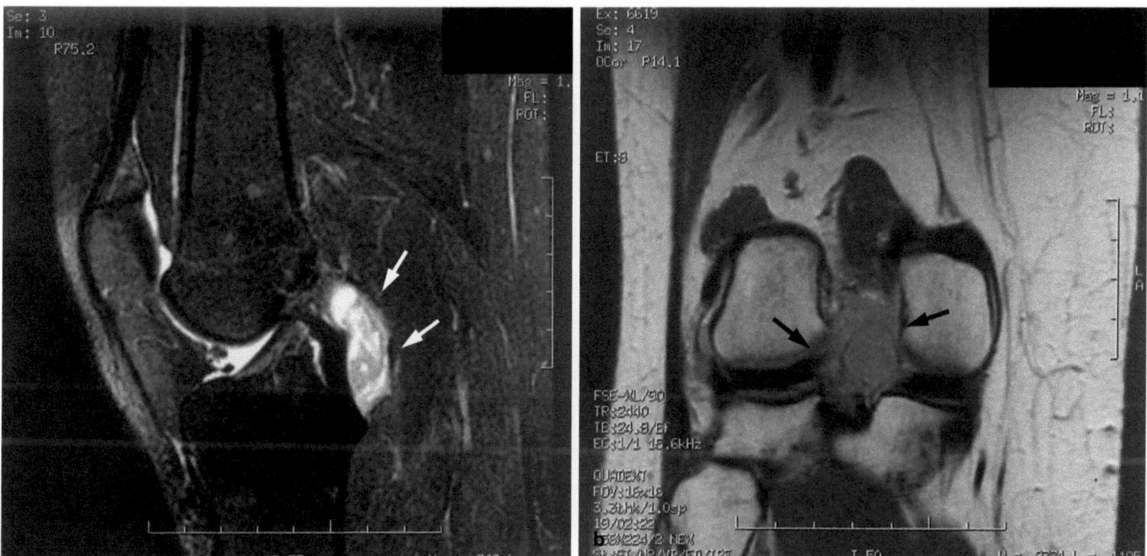

Abb. 26.109 a,b. Anamnese: Die 36-jährige Patientin klagt seit etwa zwei Jahren über rezidivierende Schmerzen im Bereich der Kniekehle. Diagnose: Ganglion im Bereich des dorsalen Kreuzbandes. **a** FSE T2-gewichtet, fettsupprimiert, sagittal, **b** FSE protonengewichtet, koronar

gutartigen und die bösartigen Neoplasmen angesprochen.

Ebenso wie in anderen Bereichen des muskuloskelettalen Systems ist die MRT auch im Bereich des Kniegelenkes in der Lage, mit hoher Trefferrate und Sensitivität bösartige und gutartige Tumoren nachzuweisen. Sie besitzt darüber hinaus die höchste Spezifität im Vergleich zu anderen bildgebenden Verfahren. Mit Ausnahme des Lipoms jedoch sollte man stets bedenken, dass trotz hoher Spezifität die MRT niemals in der Lage sein wird, die histologische Abklärung zu ersetzen.

Die Tumoren sind bereits im allgemeinen Teil gesondert behandelt worden, sodass in diesem Abschnitt nur die häufigsten Neoplasmen erwähnt werden.

Das osteogene Sarkom ist eines der häufigsten primären Neoplasmen im Bereich des Kniegelenkes und kommt in erster Linie im distalen Femur vor. Mit der MRT kann die intramedulläre Ausdehnung des Tumors in T1-gewichteten CHESS-Bildern nach Kontrastmittelgabe festgelegt werden, während die T2-gewichtete SE-Sequenz evtl. zusätzliche Informationen im Hinblick auf die Vaskularität des Tumors ergibt.

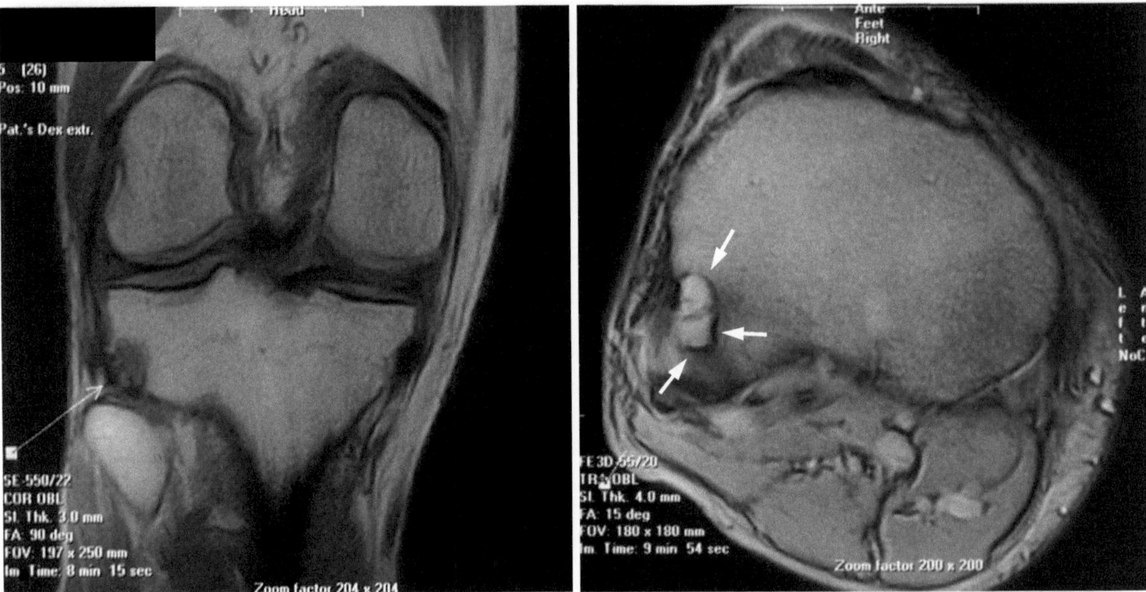

Abb. 26.110 a,b. Anamnese: Der 65-jährige Patient klagt seit fünf Jahren über Schmerzen im Bereich des rechten Kniegelenkes, mehr lateral. Diagnose: umschriebenes intraossäres Ganglion des lateralen Tibiakopfes oberhalb des Fibulaköpfchens. **a** SE T1-gewichtet, koronar, **b** GRE protonengewichtet, axial

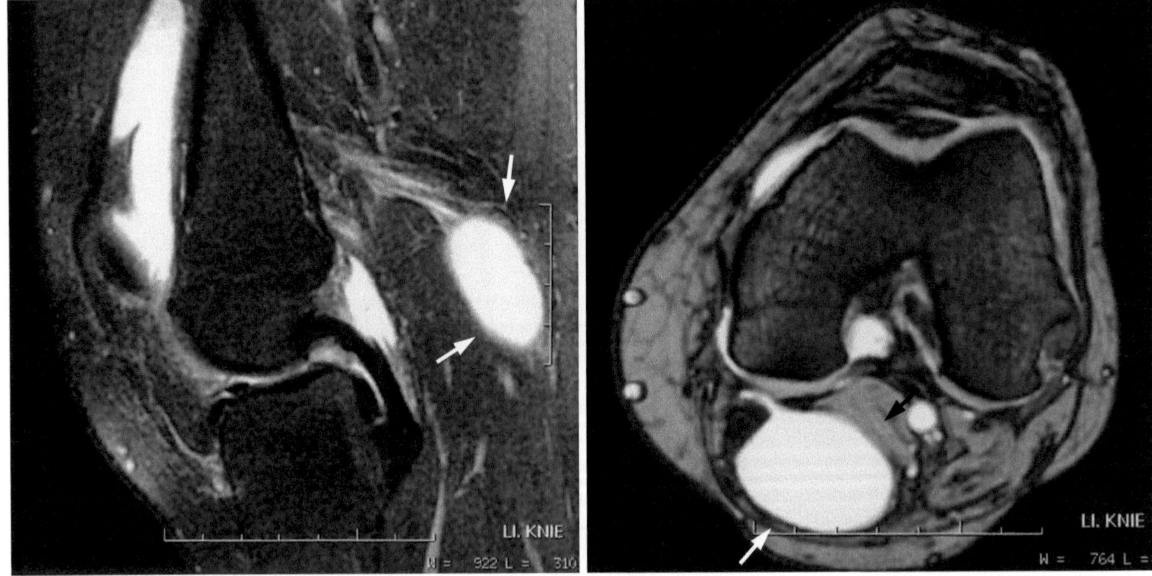

Abb. 26.111 a,b. Anamnese: 52-jährige Patientin, die seit mehreren Monaten über Schmerzen im Bereich der Kniekehle und rezidivierende Schwellungen des Kniegelenkes klagt. Diagnose: große Baker-Zyste an typischer Stelle mediodorsal mit Gelenkkommunikation. Mäßiggradige aktivierte Gonarthrose mit Ergussbildung. **a** FSE T2-gewichtet, fettsupprimiert, sagittal, **b** GRE T2*-gewichtet, axial

Eine weitere Indikation zur Durchführung einer MRT ist die Abklärung einer Infiltration bei bekannter Leukämie oder einer Lymphogranulomatose. In der MRT findet sich hierbei eine Signalinhomogenität des ansonsten normalen Knochenmarkes vor allem im Bereich der Femurmetaphyse. Die Abgrenzung gegenüber einem normalen blutbildenden Mark, das sich in Rückbildung befindet, kann manchmal schwierig sein. Blutbildendes Knochenmark ist inhomogen und unscharf gegenüber dem Fettmark abgegrenzt, während infiltrative Strukturen in der T1-Wichtung eine homogene geringe Signalintensität und relativ scharfe Grenzen aufweisen.

Die MRT ist außerdem hilfreich bei der Diagnostik von gutartigen Neoplasmen.

Knöcherne Metastasen sind auch im Bereich des Kniegelenkes die häufigsten malignen raumfordernden Prozesse. Die MRT ist in der Lage, nicht nur den

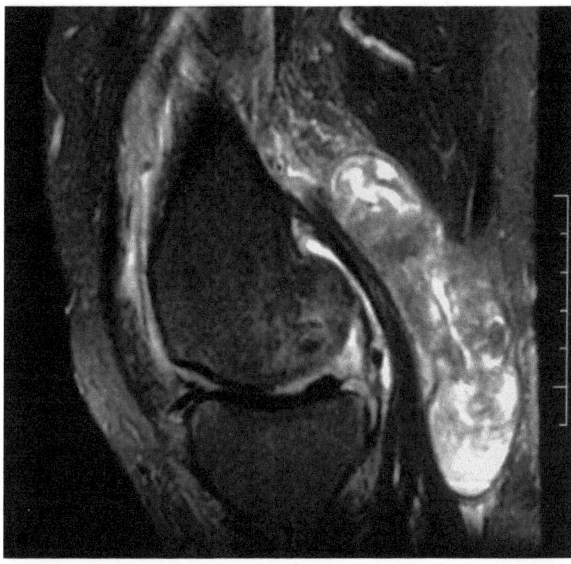

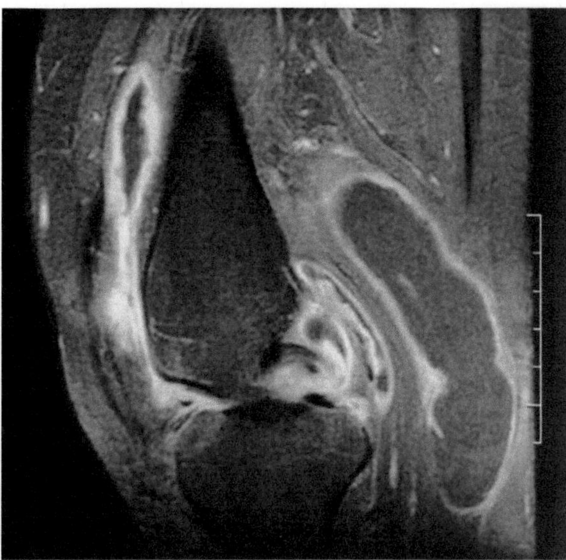

Abb. 26.112 a,b. Villonoduläre Synovitis. **a** FSE T2-gewichtet, fettsupprimiert, sagittal, **b** SE T1-gewichtet, fettsupprimiert, nach Kontrastmittelgabe, sagittal

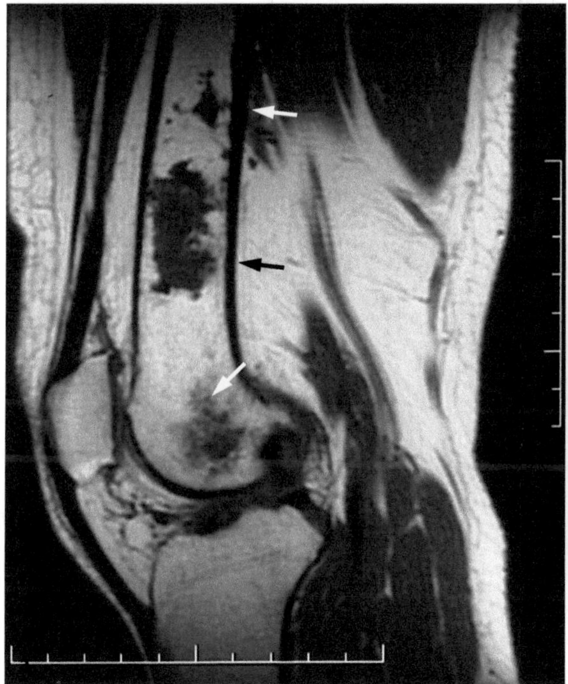

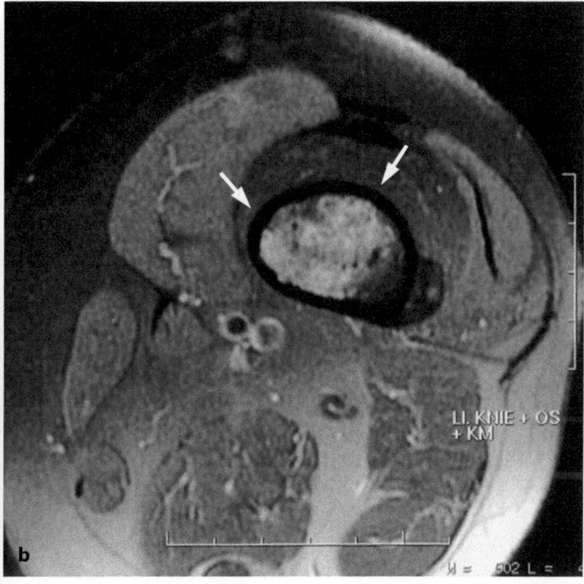

Abb. 26.113 a,b. Anamnese: Die 47-jährige Patientin klagt seit zwei Jahren über Schmerzen im Bereich des Kniegelenkes proximal. Diagnose: mulitlokuläres Enchondrom im Bereich des distalen Femurs. **a** SE T1-gewichtet, sagittal, **b** SE T1-gewichtet, fettsupprimiert, nach Kontrastmittelgabe, axial

Nachweis einer Metastasierung zu erbringen, sondern auch ihre genaue Ausdehnung festzustellen. Empfohlen werden T1-gewichtete Schichten vor und nach Kontrastmittelgabe. In der T1-Wichtung finden sich im Metastasenbereich eine Signalminderung und nach Kontrastmittelgabe eine inhomogene Signalzunahme.

Die folgende Übersicht (S. 433) listet die Raumforderungen in der Region des Kniegelenkes auf (Abb. 26.107 a,b, Abb. 26.108 a,b, Abb. 26.109 a,b, Abb. 26.110 a,b, Abb. 26.111 a,b, Abb. 26.112 a,b, Abb. 26.113 a,b, Abb. 26.114, Abb. 26.115, Abb. 26.116 a,b, Abb. 26.117 a,b).

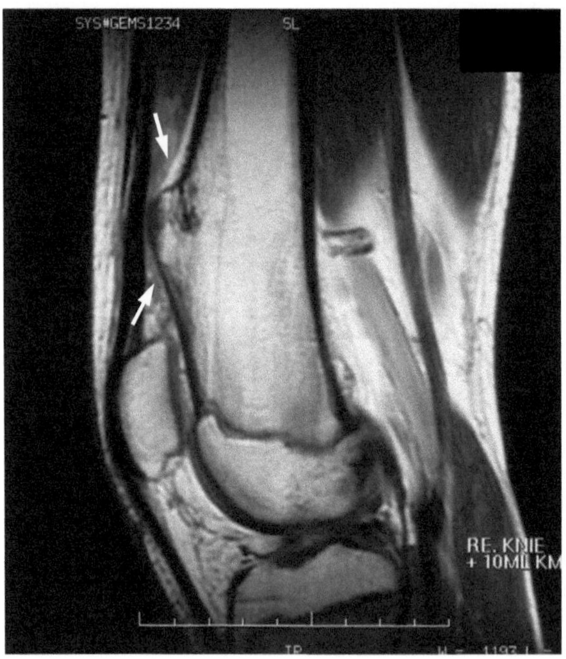

Abb. 26.114. Anamnese: 15-jähriger Patient, der seit einigen Monaten über Schmerzen im Bereich des distalen Oberschenkels klagt. Diagnose: Ekchondrom im Bereich des volaren distalen Femurs (FSE T1-gewichtet, sagittal)

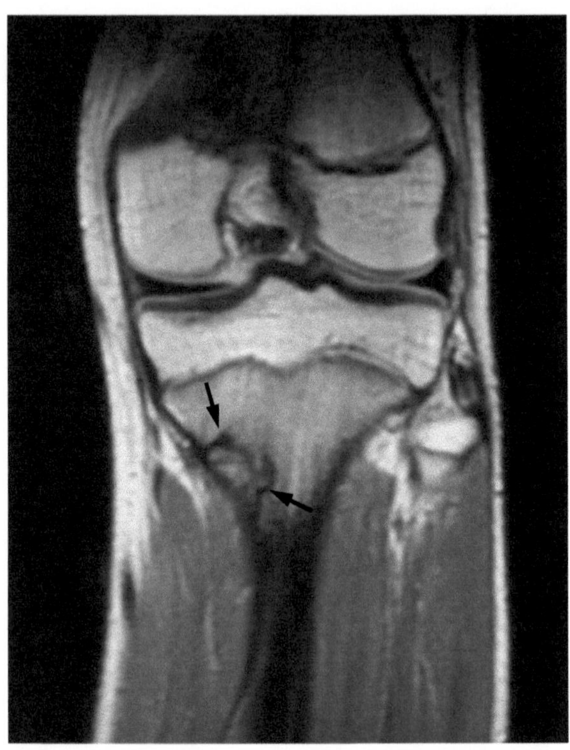

Abb. 26.115. Anamnese: 16-jähriger Patient, der seit etwa einem Monat über Schmerzen im Bereich des linken Kniegelenkes, mehr medial, klagt. Diagnose: nichtossifiziertes Fibrom im Bereich des medialen Tibiakopfes unterhalb der Epiphysenlinie (FSE protonengewichtet, koronar)

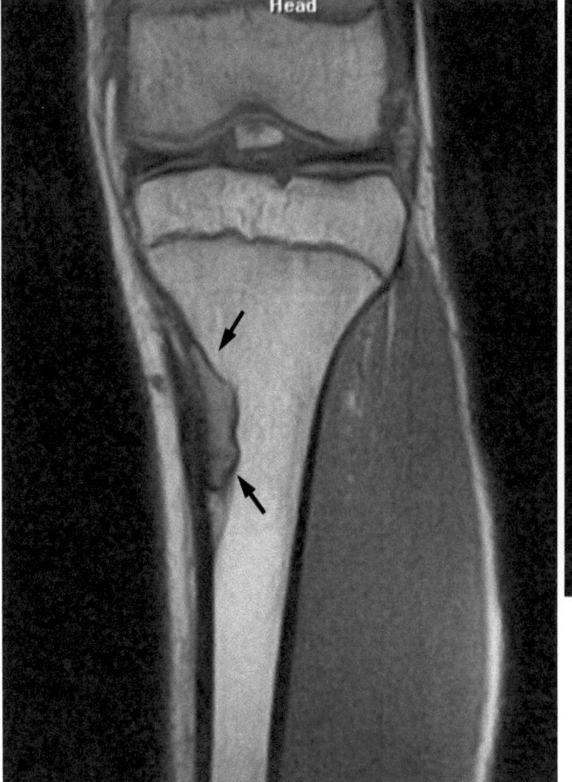

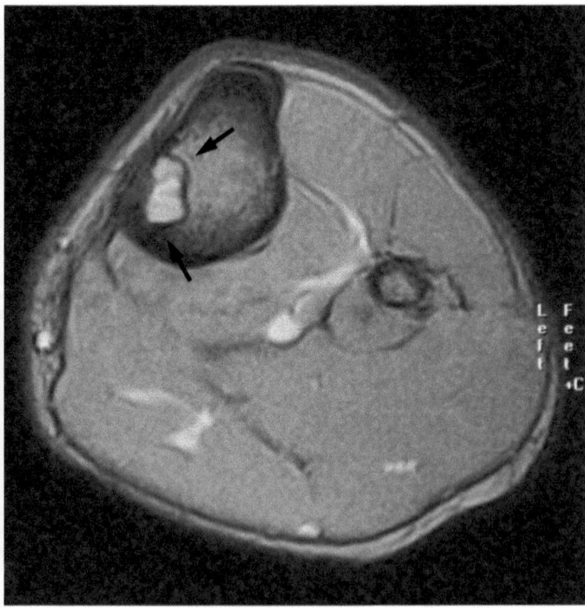

Abb. 26.116 a,b. Anamnese: 12-jähriger Patient, der seit einigen Wochen über Schmerzen im Bereich des proximalen Unterschenkels klagt. Diagnose: nichtossifizierendes Fibrom im Bereich des proximalen Unterschenkels. **a** SE T1-gewichtet, koronar, **b** GRE T2*-gewichtet, axial

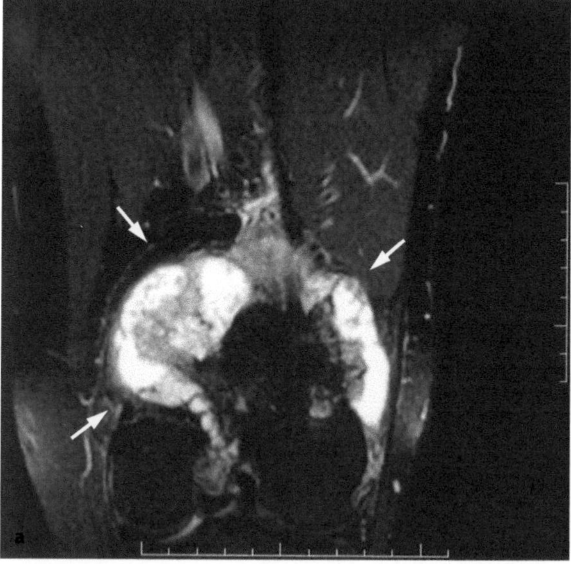

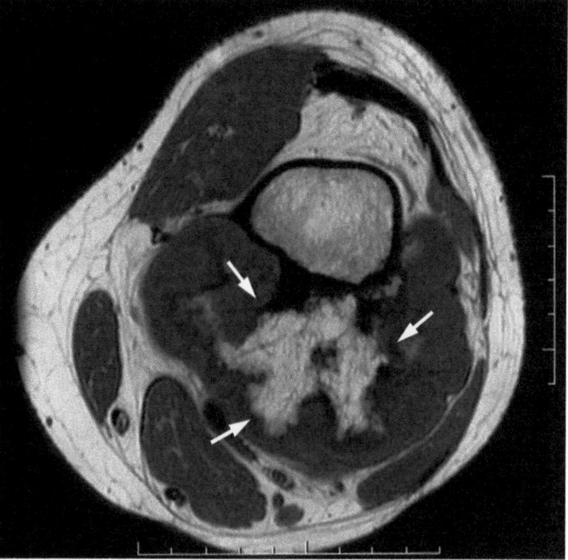

Abb. 26.117 a,b. Anamnese: Der 32-jährige Patient klagt seit einigen Monaten über Schmerzen im Bereich des distalen linken Oberschenkels. Röntgenologisch wurde ein Exostose festgestellt. Diagnose: großes Osteochondrom im dorsalen Bereich des distalen Femurs, das sich ohne Infiltration zu den Weichteilen hin entwickelt. **a** FSE T2-gewichtet, fettsupprimiert, sagittal, **b** FSE T1-gewichtet, axial

Raumforderungen in der Region des Kniegelenkes

- Im vorderen Bereich:
  1. Flüssigkeitsansammlung,
  2. meniskosynoviale Ausziehungen,
  3. anterolaterale meniskale Zysten,
  4. präpatelläre Bursitis oder Hämatom.
- Im medialen Bereich:
  1. mediale Meniskuszyste,
  2. Ganglion,
  3. Pes-anserinus-Bursitis,
  4. akzessorischer Recessus,
  5. Hämatom.
- Im lateralen Bereich:
  1. tibiofiboläre Bursitis,
  2. meniskale Zyste,
  3. intraossäres Ganglion,
  4. Neurom des N. peroneus,
  5. Dysplasie des Fibulaköpfchens,
  6. popliteare Zyste.
- Im dorsalen Bereich:
  1. Baker-Zyste,
  2. Aneurysma der A. poplitea,
  3. exzentrisches Ganglion,
  4. große meniskale Zyste,
  5. Hernie des M. gastrocnemius,
  6. Hämatom des M. gastrocnemius,
  7. Abszess,
  8. Tumor,
  9. Sehnenruptur,
  10. Myositis ossificans.

Die häufigsten Raumforderungen sind:

- Baker-Zyste 65%,
- meniskosynovialer Recessus 20%,
- meniskale Zysten 5%,
- Andere 10%.

26.16.1 Tumorähnliche Veränderungen

Hierzu gehören die villonuduläre Synovitis und die synoviale Chondromatose.

Die pigmentierte villonoduläre Synovitis ist durch eine fibröse synoviale Proliferation charakterisiert, wobei eine intermittierend auftretende Blutung obligat ist. Dementsprechend findet sich in der MRT eine erhebliche Schwellung der Synovia und als Ausdruck des vorhandenen Hämosiderins eine punktförmige multiple Signalauslöschung innerhalb des vorhandenen Gelenkergusses (Abb. 26.118).

Die synoviale Chondromatose stellt eine metaplastische Veränderung der Synovia dar, bei der sich multiple Knorpelinseln im Bereich der Synovia bilden, die schließlich verkalken. Diese multiplen Verkalkungen geben dem Röntgenbild ein charakteristisches Aussehen, sodass im Endstadium, nämlich der Chondrokalzinose, eine MRT zur Diagnostik nicht benötigt wird. Im Stadium der Chondromatose allerdings ist die MRT zur diagnostischen Verifizierung von hohem Wert. Zum Einsatz kommen T1-gewichtete Sequenzen, weil hier innerhalb der dunklen Flüssigkeit die kartilaginösen Strukturen hell erscheinen. Differenzialdiagnosti-

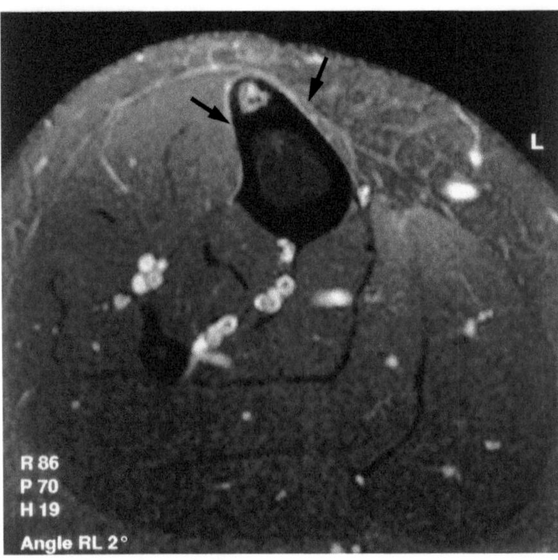

Abb. 26.118. Osteoidosteom (FSE T2-gewichtet, fettsupprimiert, axial)

sche Schwierigkeiten können kartilaginöse Fragmente bei Vorliegen von degenerativen Gelenkerkrankungen oder auch bei chronisch rezidivierenden Traumen bereiten. In beiden Fällen lassen sich nämlich auch freie Gelenkkörper nachweisen.

26.17 Zusammenfassung

Abschließend erfolgt nochmals eine Zusammenstellung über die Indikationen zur Durchführung einer Kernspintomographie bei Erkrankungen des Kniegelenkes.

Indikationen der MRT bei Erkrankungen des Kniegelenkes

1. Bei einem Kniegelenkstrauma zur Verifizierung eventueller Verletzungen des Knochens, des Knorpels, der Ligamente und der Sehnen,
2. bei unklaren Kniegelenkergüssen,
3. bei unklaren persistierenden Schmerzen im Bereich des Kniegelenkes zum Ausschluss bzw. zum Beweis von degenerativen Veränderungen mit Läsionen im Bereich der Menisken,
4. bei Verdacht auf entzündliche Veränderungen, insbesondere zum Ausschluss einer Pannusbildung und zur Frage der Knorpelläsion,
5. bei degenerativen Veränderungen, insbesondere zur Frage des Knorpelzustandes,
6. bei Verdacht auf das Vorliegen einer Osteochondrosis dissecans,
7. bei Verdacht auf das Vorliegen einer neoplastischen Erkrankung.

Literatur

Adam G, Neuerburg J, Peiß J, Bohndorf K, Günther RW (1994) Magnetresonanztomographie der Osteochondrosis dissecans des Kniegelenkes nach intravenöser Gadolinium-DTPA Gabe. Fortschr Röntgenstr 160: 459-464

Allgayer B, Gewalt Y, Flock K, Henze AI, Lehner K, Grabinger R, Luttke G (1991) Diagnostische Treffsicherheit der KST bei Kreuzbandverletzungen. Fortschr Röntgenstr 155: 159-164

Apple JS et al. (1982) Synovial plicae of the knee. Skeletal Radiol 7: 251

Araki Y, Ootani F, Tsukaguchi I et al. (1991) MR diagnosis of meniscal tears of the knee: Value of axial three-dimensional Fourier transformation GRASS images. AJR Am J Roentgenol 158: 587-590

Bentley G, Dowd G (1984) Current concepts of etiology and treatment of chondromalacia patellae. Clin Orthop 189: 209

Berlin RC, Levinsohn EM, Chrisman H (1991) The wrinkled patellar tendon: An indication of abnormality in the extensor mechanism of the knee. Skeletal Radiol 20: 181-185

de Jonge MC, van Knijk C (2002) Bildgebende Diagnostik von Verletzungsschäden und Überlastungsschäden bei Fußballern. Der Radiologe 42: 778-787

Björkengren AG, Al Rowaik A, Lindstrand A, Wingstrand H, Thorngren KG, Petterson H (1990) Spontaneous osteonecrosis of the knee: Value of MR Imaging in determining prognosis. AJR Am J Roentgenol 154: 331-336

Björkengren AG, Geborek P, Rydholm U et al. (1990) MR imaging of the knee in acute rheumatoid arthritis: Synovial uptake of gadolinium DTPA. AJR Am J Roentgenol 155: 329

Bowdy PA, Vallet KD, Fowler PJ, Marks PH (1994) Magnetic resonance imaging of the partially torn anterior cruciate ligament: An in vitro animal model with torrelative histopathology. Clin J Sports Med 4: 187

Burk BL, Dalinka MK, Kanal E et al. (1987) Meniscal and ganglion cysts of the knee: MR evaluation. AJR Am J Roentgenol 150: 331-336

Calvo RD et al. (1990) Managing plica syndrome of the knee. Physician Sports Med 18: 64

Campos J, Resnick D (2001) Pathogenesic of the Segond Fracture: Anatomic and MR-Imaging Evidence of an Iliotibial Tract or ant. Oblique Band avulsion. Radiology 219: 381-386

Carpenter WA (1990) Meniscofemoral ligament simulating tear of the lateral meniscus: Features. J Comput Assist Tomogr 14: 1033

Clanton TO, DeLee C (1982) Osteochondritis dissecans: History, pathophysiology and current treatment concepts. Clin Orthop 167: 50-64

Crues JV, Ryu R, Morgan FW (1990) Meniscal pathology: The expanding role of magnetic resonance imaging, Clin Orthop 252: 80

Crues JV, Stoller DW (1987) The menisci. In: Mink JH, Reicher MA, Crues JV (eds) Magnetic resonance imaging of the knee. Raven, New York

De Smet AA, Tuite MJ, Norris MA, Swan JS (1994) MR diagnosis of meniscal tears: Analysis of causes of errors. AJR Am J Roentgenol 163: 1419-1423

DeSmet AA, Norris MA, Yandows DR, Quintana FA, Graf BK, Keene JS (1993) MR diagnosis of meniscal tears of the knee: Importance of high signal in the meniscus that extends to the surface. AJR Am J Roentgenol 161: 101-107

Deutsch AD, Shellock FG, Mink JH (1993) Imaging of the patellofemoral joint: Emphasis an advanced techniques. In: Fox J, Del Pizzo W (eds) The patellofemoral joint. McGraw-Hill, New York

Disler DG, Peters TL, Muscoreil SJ, Ratner LM, Wagle WA, Cousins JP, Rifkin MD (1994) Fat-suppressed spoiled GRASS imaging of knee hyaline cartilage: Technique optimization and comparison with conventional MR imaging. AJR Am J Roentgenol 163: 887

Drape J-L, Thelen P, Gay-Depassier P, Silbermann O, Benacerraf R (1993) Intraarticular diffusion of Gd-DOTA after intravenous injection in the knee: MR imaging evaluation. Radiology 188: 227

Eckstein F, Sittek H, Gavazzeni A, Milz S, Kiefer B, Putz R, Reiser M (1995) Der Kniegelenksknorpel in der Magnetresonanztomographie. MR-Chondrovolumetrie (MR-CVM) mittels fettunterdrückter FLASH-3 D-Sequenz. Radiologe 35: 87–93

Eckstein F, Sittek H, Milz S, Putz R, Reiser M (1994) The morphology of articular cartilage assessed by Magnetic Resonance Imaging (MRI) – reproducibility and anatomical correlation. Surg Radiol Anat 16: 429–438

Frija G, Schouman-Claeys E, d'Anthouard F et al. (1989) Grossly normal knee menisci: Correlations with pathology and magnetic resonance imaging, Diagn Interv Radiol 1: 29

Garcia-Valtuille R, Absacal F, Cerezal L, Garcia-Valtuille A, Pereda T, Canga A, Cruz A (2002) Anatomy and MR imaging appearances of synovial plicae of the knee. RadioGraphics 22: 775–784

Gondalo J, Resnick D (2002) Tennis leg: Clinical US study of 141 Patients and Anatomic Investigation of four cadavers with MR-Imaging and US. Radiology 224: 112–119

Goodwin DW, Dunn JF. An optimized approach to MR imaging of articular cartilage injury and degeneration. New Hampshire, Poster RSNA 02

Hayes CW, Brigido MK, Jamadar DA, Propeck T (2000) Mechanism-based pattern approach to classification of complex injuries of the knee depicted at MR imaging. RadioGraphics 20: S121–S134

Howe J, Johnson RJ (1995) Knee injuries in skiing. Orthop Clin North Am 16: 303–313

Huang Gho (2002) Acute Anterior Crusiate Ligament Stump Entrapment in Anterior Cruciate Ligament Tears: MR-Imaging Appearance. Radiology 225: 537–540

Jacobsen JA, Lenschik L. MR imaging of the infrapatellar fat pad of Hoffa. Radiographics 97: 675–691

Janzen DL, Peterfy CG, Forbes JR, Tirman PF, Genant HK (1994) Cystic lesions around the knee joint: MR imaging findings. AJR Am J Roentgenol 163: 155–161

Kang CN, Lee SB, Kim SW (1995) Case Report. Symptomatic ganglion cyst within the substance of the anterior cruciate ligament. Arthroscopy 11: 612

Karence C, Seeger L (1999) Posteromedial Tibia Plateau Injury including Avulsion Fracture of the semimembranosus Tendon. Insertion site: Ancillary sign of acute cruciate ligament Tear at MR-Imaging. Radiology 211: 754–758

Kil-Ho Cho (2001) Normal and acutely Torn posterior cruciate Ligament of the knee at US Evaluation. Preliminary Experience. Radiology 219: 375–380

König H, Sieper J, Wolf K (1990) Rheumatoid arthritis: Evaluation of hypervascular and fibrous pannus with dynamic MR imaging enhanced with Gd-DTPA. Radiology 176: 473–477

Kramer J, Recht MP, Imhof H, Stiglbauer R, Engel A (1994) Postcontrast MR arthrography in assessment of cartilage lesions. J Comput Assist Tomogr 18: 218–224

Lee JK, Yao L (1991) Tibial collateral ligament bursa: MR imaging. Radiology 178: 855–857

Lotke PA, Ecker ML, Alavi A (1977) Painful knees in older patients. J Bone Joint Surg Am 59: 617

McLaughlin RF, Raber EL, Vallet AD, Wiley JP, Bray RC (1995) Patellar tendinitis: MR imaging features, with suggested pathogenesis and proposed classification. Radiology 197: 843–848

Muhle K, Resnick D (1999) Iliotibial Band friction-Syndrome: MR-Imaging findings in 16 Patients and MR-Arthrography Study of six cadaveric knees. Radiology 212: 103–110

Müller W (1983) The knee: Form, function, and ligamentous reconstruction. Springer, Berlin Heidelberg New York

Nägele M, Reiser MF, Vellet AI, Munk PL (1992) Synovial structure of the knee and arthritis. In: Munk P, Helms CA (eds) MRI of the knee. Aspen, Gaithersburg

Pomeranz SJ (1997) Gamuts and pearls in MRI and orthopedics. Merten, Cincinnati/OH

Quinn SF, BrownTF (1991) Meniscal tears diagnosed with MR imaging versus arthroscopy: How reliable a standard is arthroscopy? Radiology 181: 843–847

Recht MP, Kramer J (2002) MR imaging of the postoperative knee: A pictorial essay. RadioGraphics 22: 765–774

Recht MP, Kramer J, Marcelis S et al. (1993) Abnormalities of articular cartilage in the knee: Analysis of available MR techniques. Radiology 187: 473

Reiser M, Vahlensieck M, Schüller H (1992) lmaging of the knee joint with emphasis an Magnetic Resonance Imaging. Eur Radiol 2: 87–94

Robertson P, Schweitzer M, Bartolozzzi A et al. (1994) Anterior cruciate ligament tears: Evaluation of multiple signs with MR imaging, Radiology 193: 829

Rubin DA, Kneeland JB, Listerud J et al. (1994) MR diagnosis of meniscal tears of the knee: Value of fast spin-echo vs conventional spin-echo pulse sequences. AJR Am J Roentgenol 162: 1131

Sanders TG, Medynski MA, Feller JF, Lawhorn KW (2000) Bone contusion patterns of the knee at MR imaging: Footprint of the mechanism of injury. RadioGraphics 20: S135–S151

Schäfer FKW, Heller M (2002) Sportverletzungen des Knie-Streck-Apparates. Der Radiologe 42: 799–809

Schweitzer ME, Tran D, Deely DM, Hume EL (1995) Medial collateral ligament injuries: Evaluation of multiple signs, prevalence and location of associated bone bruises, and assessment with MR imaging. Radiology 194: 825–829

Sherman P, Nusser C (2001) MR-Imaging of the posterior cruciate ligament Graft: Initial Experience in 15 Patients with Clinical Correlation. Radiology 221: 191–198

Sherry CS, Harms SE (1989) MR evaluation of giant cell tumors of the tendon sheath, Magn Reson Imaging 7: 195

Steinbach LS, Neumann CH, Stoller DW et al. (1989) MRI of the knee in diffuse pigmented villonodular synovitis. Clin Imaging 13: 305–316

Stoller DW et al. (1987) Meniscal tears: Pathological correlation with MR imaging. Radiology 163: 452

Stoller DW, Mink J (1987) MRI detection of knee fractures. American Roentgen Ray Society, April 15 – May 1, 1987; Miami/FL (abstract)

Tervonen O, Dietz MJ, Carmichael SW, Ehman RL (1993) MR imaging of knee hyaline cartilage: Evaluation of two- and three-dimensional sequences. J Magn Reson Imaging 3: 663

Turner et al. (1985) Acute injury of the ligaments of the knee: Magnetic resonance evaluation. Radiology 154: 717

Tyrell RL, Gluckert K, Pathria M, Modic MT (1988) Fast three-dimensional imaging of the knee: Comparison with arthroscopy. Radiology 166: 865–872

Vellet AD, Marks P, Fowler P, Munro PH (1991) Occult posttraumatic osteochondral lesions of the knee: Prevalence, classification, and shortterm sequelae evaluated with MR Imaging. Radiology 178: 271–276

Vinchen WP (2002) Effectiveness of MR-Imaging in Selection of Patients for Arthroscopy of the knee. Radiology 223: 739–745

Watanabe AT et al. (1987) Normal variations in MR imaging of the knee: Appearance and frequency. AJR Am J Roentgenol 153: 341

Watanabe AT, Carter BC, Teitelbaum GP et al. (1989) Common pitfalls in magnetic resonance imaging of the knee. J Bone Joint Surg Am 71: 857

Watanabe AT, Carter BC, Teitelbaum GP, Bradley WG (1989) Common pitfalls in Magnetic Resonance Imaging of the knee. J Bone Joint Surg Am 71: 857–862

White L, Marks P (2002) Diagnosis of Recurrent Meniscal Tears: Prospective Evaluation of Conventional MR-Imaging, indirect MR-Arthrography and direct MR-Arthrography. Radiology 222: 421–429

Williams JL et al. (1973) Spontaneous osteonecrosis of the knee. Radiology 107: 15

Yao L, Lee JK (1988) Occult intraosseous fracture: Detection with MR imaging. Radiology 167: 749–751

Yasuda K, Tomiyama Y, Ihkoshi Y et al. (1989) Arthroscopic observations of autogenic quadriceps and patellar tendon grafts alter anterior cruciate ligament reconstruction of the knee. Clin Orthop 246: 127

Yulish BS, Montanez J, Goodfellow DB, Bryan PJ, Mulopulos GP, Modic MT (1987) Chondromalacia patellae: Assessment with MR Imaging. Radiology 167: 763–766

Fußgelenk und Fuß

27

Das Verfahren der MRT hat neue Perspektiven im Hinblick auf die Diagnose und die Behandlung von vielen muskuloskelettalen Erkrankungen des Fußes und des Fußgelenkes eröffnet. Die hervorragende Weichteilkontrastauflösung, die fehlende Invasivität und die Möglichkeit der multiplanaren Darstellung macht die MRT besonders wertvoll für die Diagnose einer Vielzahl von Veränderungen der Ligamente, der Sehnen, der Weichteilstrukturen, des Sinus-tarsi-Syndroms sowie der synovialen pathologischen Veränderungen. Auch Nervenkompressionssyndrome gehören inzwischen zum Indikationskatalog für eine MRT. Es hat sich außerdem herausgestellt, dass dieses Verfahren auch eine hohe Sensitivität beim Nachweis und beim Staging vom muskuloskelettalen Infektionen besitzt, z. B. bei Abszessen, bei einer Osteomyelitis oder auch bei einer Zellulitis und Myositis. Einzigartig ist das Verfahren ferner beim Nachweis von neoplastischen und von ossären Veränderungen, z. B. bei Knochenkontusionen, Stress- und Insuffizienzfrakturen, bei osteochondralen Frakturen, bei einer Osteonekrose und auch bei einer transienten Osteoporose. Damit ist dieses Verfahren in den letzten Jahren zu einer wertvollen Ergänzung, ja zu einem unverzichtbaren Bestandteil der klinischen Diagnostik geworden, das auch im Bereich des Fußes und des Fußgelenkes eine wegweisende diagnostische Verbesserung bewirkt hat.

27.1 Anatomie

27.1.1 Anatomie des Unterschenkels

Knochen und Muskulatur

Der Unterschenkel reicht von der Tuberositas tibiae bis zur Regio malleolaris, die den Übergang zum Fuß darstellt. Er wird auch als Regio cruris bezeichnet. Wie am Unterarm ist auch im Bereich des Unterschenkels das Skelett asymmetrisch exzentrisch gestaltet und liegt teilweise direkt unter der Haut. Es besteht aus der Tibia als allein Gewicht tragendem Element und der Fibula, die lateral angeordnet ist. Direkt unter der Haut findet sich die vordere Tibiakante im anterioren Bereich. Von der Fibula dagegen sind nur das Caput und das untere Drittel des Schaftes der direkten Palpation zugänglich, während der proximale Anteil durch die Peroneusmuskulatur überlagert ist.

Die Muskeln des Unterschenkels befinden sich in Faszienlogen, die in sich abgeschlossen sind. Nur die oberflächliche Wadenmuskulatur liegt in einer rein bindegewebigen Loge. Als Fortsetzung der Fascia lata und der Fascia poplitea überzieht die Fascia cruris die Unterschenkelmuskulatur und geht distal ohne Unterbrechung in die Fascia pedis über. Sie ist über den Ursprüngen der Extensoren aponeurotisch verstärkt und

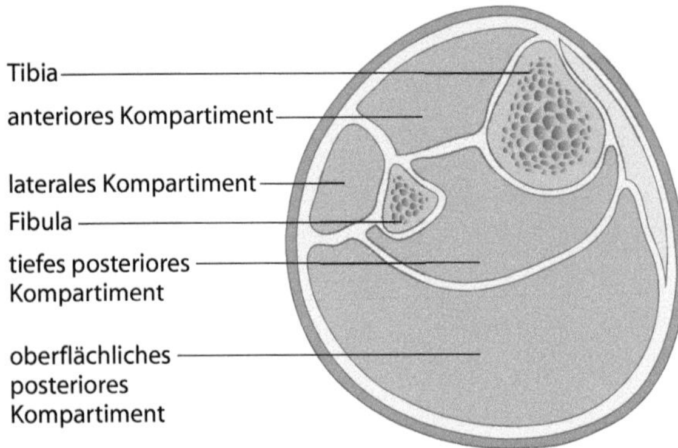

Abb. 27.1. Übersicht über die Muskellogen im Bereich des distalen Unterschenkels

dient dem M. tibialis anterior sowie auch dem M. extensor digitorum longus als Ursprung. Proximal ist sie mit der Tuberositas tibiae fest verwachsen. Am Übergang zum Fußrücken finden sich kräftige Querfasern, die auch als Retinaculum extensorum oder Lig. transversum bezeichnet werden. Weiter distal findet sich dann das Retinaculum extensorum inferius oder das Lig. cruciatum. Daneben sind lateral das Retinaculum peroneum superius und auf der medialen Seite der Wade die oberflächliche Schicht des Retinaculums flexorum vorhanden.

Man unterscheidet drei Muskellogen (Abb. 27.1):

1. Die *Extensorenloge* oder das *anteriore Kompartiment* enthält den M. tibialis anterior, den M. extensor digitorum longus, den M. extensor hallucis longus, ferner die A. und die V. tibialis anterior und den N. peroneus profundus.
2. Die 2. Loge ist die *Flexoren-* oder *Wadenloge*, auch als *posteriores Kompartiment* bezeichnet, das in zwei Abteilungen unterteilt wird: In der oberflächlichen Loge finden sich der M. tricips surae, der sich aus den beiden Schenkeln des M. gastrocnemius und dem M. soleus zusammensetzt sowie der M. plantaris. Die tiefe Kammer enthält den M. tibialis posterior, den M. flexor digitorum longus und den M. flexor hallucis longus.
3. Die 3. Loge ist die *Peroneusloge* oder das *laterale Kompartiment*, welches außer dem M. peroneus longus et brevis auch den N. peroneus superficialis einschließt.

Die Extensorenloge ist außerordentlich straff strukturiert. Die Muskeln der Extensorloge liegen in einer einzigen Schicht und entspringen am Skelett an der Membrana interossea und den aponeurotischen Partien der Fascia cruris. Der M. tibialis anterior lehnt sich in seinem gesamten Verlauf an die Tibia an, der M. extensor digitorum longus ist direkt neben der Fibula lokalisiert, während der M. extensor hallucis longus zwischen den beiden positioniert ist. Ihre Sehnen verlaufen zunächst hinter dem Retinaculum extensorum superius, dann jeweils in einem besonderen Fach hinter dem Retinaculum extensorum inferius fußwärts. Hier hat jede Sehne eine eigene Scheide. Das mediale Fach wird von der Sehne des M. tibialis anterior eingenommen, die auf der plantaren Seite des Fußes am Os cuneiforme mediale und am Os metatarsale I inseriert. Durch das Mittelfach verläuft die Sehne des M. extensor hallucis longus und durch das laterale Fach die Sehne des M. extensor digitorum longus. Hierbei teilt sich die Sehne des M. extensor digitorum longus in vier Sehnen, die zu den dorsalen Aponeurosen der 2. bis 5. Zehe ziehen. Am Übergang zum Dorsum pedis liegen sie in einer Scheide, die sie gegen die Unterlage fixiert. Eine 5. Sehne, die zum M. peroneus tertius gehört, setzt am Os metatarsale V an.

Im posterioren Bereich teilt sich die Regio cruris in eine oberflächliche Loge, die den M. triceps surae und die Sehne des M. plantaris enthält und in eine tiefe Loge, die die tiefen Flexoren und den Gefäßnervenstrang beherbergt. Die oberflächliche Wadenloge reicht von der Fossa poplitea bis oberhalb der beiden Knöchel. Die tiefe Wadenloge wird proximal vom Arcus tendineus musculi solei abgeschlossen, der sich in schräg aufsteigender Richtung von der Tibia zum Collum fibulare ausspannt. An diesem Arcus entspringt der M. soleus, der allerdings außerdem auch seinen Ursprung im Bereich der hinteren Tibiakante und der Fibula hat. Eine Öffnung unter dem Arcus tendineus gewährt dem Gefäßnervenstrang den Durchgang aus der Fossa poplitea in die Regio surae profunda. Der M. triceps surae besteht aus den zwei Schenkeln des M. gastrocnemius und dem M. soleus. Der M. gastrocnemius überbrückt zwei Gelenke. Er besteht aus einem medialen und aus einem lateralen Schenkel, die jeweils vom Condylus femoris fibularis und vom Condylus femoris tibialis entspringen. Im unteren Bereich des Unterschenkels geht der Muskel zusammen mit dem M. soleus in die Achillessehne über, die im posterioren Bereich des Kalkaneus breit ansetzt. Dieser Muskel hat eine Flexorfunktion für den Fuß und auch für das Kniegelenk.

Von den Muskeln der tiefen Wadenloge entspringt der M. flexor digitorum longus am weitesten tibial, der M. flexor hallucis longus am weitesten fibular. Zwischen den beiden liegt der Bauch des M. tibialis posterior. Diese Lage ändert sich am Übergang in die Regio malleolaris medialis, wo nämlich die Sehne des M. tibialis posterior die des M. flexor digitorum longus unterkreuzt. Der M. peroneus longus, der sich bereits im unteren Drittel des Unterschenkels sehnig umwandelt, gelangt an den lateralen Fußrand, biegt hier plantarwärts um und verläuft innerhalb des Sulcus tendinis musculi peronei longae in schräger Richtung zum inneren Fußrand, wo er an der Basis des Os metatarsale I und am Os cuneiforme mediale inseriert, und zwar an gleicher

Stelle wie die Sehne des M. tibialis anterior. Der M. peroneus brevis geht erst in Höhe der Knöchelspitze in eine Sehne über, die oberhalb der Trochlea peronealis zur Tuberositas ossis metatarsalis V zieht. Der M. tibialis posterior läuft in der medialen Rinne des Malleolus tibialis hinter den Talus hindurch zur Planta pedis, wo er an die Unterseite des unteren Sprunggelenkes zieht, um sich fächerartig aufzuspalten und am Os naviculare und an allen drei Os cuneiforme anzusetzen. Der M. flexor hallucis longus verläuft ebenfalls in einer Rinne der Tibia, dann über die Rückfläche des Talus zum Sustentaculum tali des Kalkaneus und weiter zur Endphalanx der großen Zehe. Die Sehne des M. flexor digitorum longus hat keine eigentliche Knochenführung, sondern verläuft in enger Anlehnung an diejenige des M. tibialis posterior zur Fußsohle.

Jede dieser Sehnen hat eine eigene Scheide, die stellenweise mit der Kapsel der beiden Sprunggelenke verwachsen ist. Dies erklärt das leichte Übergreifen von Sehnenscheidenentzündungen auf die Gelenkkapsel und die häufige Miterkrankung der Sehnenscheiden bei Gelenkprozessen.

Gefäße und Nerven im Bereich des Unterschenkels

Der Gefäßnervenstrang dringt aus der Fossa poplitea kommend unter dem Arcus tendineus musculi solei hindurch in die Regio surae profunda, wo er direkt unter dem tiefen Faszienblatt liegt. Gleich nach dem Durchtritt durch den Soleusschlitz teilt sich die A. poplitea in die A. tibialis anterior und in die A. tibialis posterior. Der N. tibialis liegt zuerst medial von den Gefäßen und kreuzt im weiteren Verlauf auf die laterale Seite hinüber. Er innerviert die tiefen Flexoren und teilt sich in der Regio malleolaris medialis in seine beiden Endäste, den N. plantaris medialis und den N. plantaris lateralis.

Die A. tibialis posterior, die von zwei Venen flankiert wird, entlässt die A. peronea noch oberhalb des Ursprungs des M. flexor hallucis longus und liegt in ihrem gesamten Verlauf in versteckter Lage unter diesem Muskel. Hinter dem Bauch des M. tibialis posterior entlässt sie den Ramus perforans, der am distalen Ende der Membrana ossea in die Streckermuskulatur übertritt und mit der A. tibialis anterior anastomisiert.

Der N. tibialis versorgt den M. gastrocnemius, den M. popliteus, den M. flexor hallucis longus, den M. flexor digitorum longus und den M. tibialis posterior. Der M. peroneus longus und der M. peroneus brevis werden versorgt durch den oberflächlichen und den tiefen Ast des N. peroneus. Der M. tibialis anterior wird durch den tiefen Ast des N. peroneus innerviert, ebenso der M. extensor hallucis longus und der M. peroneus tertius.

27.1.2 Anatomie des Fußes

Knochen, Bänder, Muskulatur

Der menschliche Fuß weist eine Reihe von Besonderheiten auf, die nur im Zusammenhang mit seiner Stützfunktion beim aufrecht gehenden Menschen verständlich werden. Während die Hand zum reinen Greiforgan geworden ist, stellt der Fuß ein reines Stützorgan für den aufrechten Gang dar. Er trägt den Körper und ermöglicht aber auch seine Fortbewegung.

Beim Stehen ist der Fuß gegenüber dem Unterschenkel rechtwinklig abgeknickt, wobei die Sohle auf dem Boden ruht. Man unterscheidet mehrere Teile, nämlich die Fußwurzel oder den Tarsus, den Mittelfuß oder den Metatarsus und die Zehen. Der Tarsus enthält die beiden Malleolen, den Talus, den Kalkaneus und die sie verbindenden Sprunggelenke sowie die Achillessehne. Bestandteil des Tarsus ist ferner das obere und untere Sprunggelenk, die in zwei Etagen übereinander angeordnet sind.

Das obere Sprunggelenk stellt die Verbindung zwischen dem Unterschenkel und dem Talus dar und wird von der Trochlea tali und der Malleolengabel gebildet. Die walzenförmige Trochlea tali hat drei überknorpelte Gelenkflächen, die obere, die mediale und die laterale, wobei die Trochlea tali vorn breiter ist als hinten, sodass das Gelenk nur in der Dorsalflexion des Fußes eine Knochenführung hat. In Plantarflexion ist die Sicherung ausschließlich den Seitenbändern übertragen. Tibia und Fibula bilden die Malleolengabel, die durch die kräftigen Ligg. tibiofibularia anterius et posterius in der so genannten Syndesmose federnd miteinander verbunden sind. Es handelt sich hierbei um eine Amphiarthrose, die nur eine geringfügige Bewegung erlaubt.

Die Kollateralbänder übernehmen also bei Plantarflexion die Führung des Gelenkes. Das laterale Seitenband besteht aus drei Bandzügeln, dem Lig. fibulotalare anterius, dem Lig. fibulotalare posterius und dem Lig. fibulocalcaneare. Auf der tibialen Seite findet sich das Lig. deltoideum, auch Deltaband genannt, das vier Bandzügel enthält: das Lig. tibiotalare anterius, das Lig. tibiotalare posterius, das Lig. tibiocalcaneare und das Lig. tibionaviculare. Sowohl das Lig. fibulocalcaneare als auch das Lig. tibiocalcaneare verlaufen von kranial ventral nach distal etwas nach dorsal.

Das untere Sprunggelenk wird vom Talus, vom Kalkaneus und vom Os naviculare gebildet. Es besteht aus zwei Kammern, dem Gelenk zwischen dem Talus und dem Kalkaneus dorsal und dem Gelenk zwischen dem Talus, dem Kalkaneus und dem Os naviculare ventral. Beide subtalare Gelenkkammern sind durch das Lig. talocalcaneare interosseum miteinander verbunden, das im Sinus tarsi entspringt. Sie sind vollständig voneinander getrennt, bilden aber in funktioneller Hinsicht eine Einheit und ermöglichen dem Fuß eine

Pronations- und Supinationsbewegung. Das talokalkaneare Gelenk wird von der Unterseite des Corpus tali und einer Gelenkfläche im hinteren Kalkaneus gebildet. Die Gelenkkapsel ist sehr dünn und hat keine eigenen Verstärkungsbänder.

Das Gelenk zwischen Talus, Kalkaneus und Os naviculare ist komplex aufgebaut, mit einem kugeligen Taluskopf, der die Bewegungsrichtung im Gelenk bestimmt. Die Pfanne besteht aus der Gelenkfläche des Os naviculare. Das Lig. calcaneonaviculare plantare verbindet den Kalkaneus mit dem Os naviculare am inneren Fußrand und ist an seiner Innenseite zum größten Teil überknorpelt. Es entspringt am Sustentaculum tali calcanei und inseriert an der plantaren Fläche des Os naviculare. Dieses Band, auch als Pfannenband oder wegen seiner Elastizität als Springband bezeichnet, hält als ligamentöse Klammer den Kalkaneus und das Os naviculare zusammen und ist für die Statik von eminenter Bedeutung. Es entspringt am Sustentaculum tali calcanii und inseriert an der plantaren Fläche des Os naviculare. Verstärkt wird es durch das Lig. plantare longum und durch die Sehne des M. tibialis posterior.

Außer den bereits erwähnten Muskeln, deren Sehnen in der Flexoren- und in der Extensorengruppe den Unterschenkel mit der Fußwurzel und dem Mittelfuß verbinden, gibt es einige Muskeln, die ihren Ursprung und ihren Ansatz ausschließlich im Bereich des Fußes haben. Hierzu gehören auf der plantaren Seite eine Reihe von Muskeln, die in Schichten angeordnet sind.

In der *1., oberflächlichen Schicht* findet sich der M. abductor hallucis, der am medialen Kalkaneus und im Bereich des Flexorretinaculums entspringt und im Bereich des Grundgliedes der Großzehe inseriert, der M. flexor digitorum brevis, der am medialen Kalkaneus entspringt und im Bereich der Mittelphalanx der 2. bis 5. Zehe inseriert und der M. abductor digiti minimi, der am Tuberkel des lateralen kalkanearen Processus entspringt und an der lateralen Basis der proximalen Phalanx der kleinen Zehe inseriert.

In der *2., mittleren Schicht* liegt der M. quadratus plantae, der an der medialen und lateralen kalkanearen Tuberositas entspringt und in die Sehne des M. flexor digitorum longus übergeht. Zu dieser Schicht gehören auch die Mm. lumbricales, die aus der Sehne des M. flexor digitorum longus hervorgehen und im Bereich der Grundgelenke der 2. bis 5. Zehe inserieren.

In der *3., tiefen Schicht* liegen der M. flexor hallucis brevis, der am Kuboid und am Os cuneiforme I entspringt und an der Großzehe inseriert, der M. abductor hallucis, der an der Basis des 2. bis 4. Os metatarsale entspringt und im Bereich der Großzehe inseriert und der M. flexor digiti minimi brevis, der am Kuboid und an der Basis des 5. Os metatarsale entspringt und am Grundglied der 5. Zehe ansetzt.

Eine *4. Schicht* enthält die dorsalen und plantaren Mm. interossei, die an der Basis des Os metatarsale entspringen und an der Basis der proximalen 2. bis 5. Grundglieder der Zehen ansetzen.

Auf der dorsalen Seite findet sich der M. extensor digitorum brevis, der am superioren Bereich des Talus und im Bereich des lateralen talokalkanearen Ligaments entspringt und im Bereich der lateralen 1. bis 4. Zehe ansetzt.

Als *Chopart-Gelenklinie* wird der Gelenkspalt zwischen dem Talus und dem Os naviculare einerseits und dem Kalkaneus und dem Os cuboideum andererseits bezeichnet. Die *Lisfranc-Gelenklinie* entspricht dem Gelenk zwischen dem Tarsus und dem Metatarsus.

Neben den Sprunggelenken unterscheidet man die *intertarsale* und die *tarsometatarsale Gelenkachse.*

An der Plantarseite des Fußes sind ebenfalls eine Reihe von kräftigen Bändern vorhanden. Das kräftigste ist das Lig. plantare longum, das an der Unterfläche des Kalkaneus entspringt und sich in mehrere Schichten aufteilt. Von diesen erstreckt sich die oberflächlichste unter der Sehne des M. peroneus hinweg zu den Basen der Mittelfußknochen, die tiefste Schicht erstreckt sich zum Sulcus cuboides, in dem die Sehne des M. peroneus longus verläuft. An das Lig. plantare longum schließt sich tibial das Lig. calcaneo naviculare plantare an. Zum medialen Bandapparat gehört auch noch das Lig. cuneonaviculare plantare, das durch die Sehne des M. tibialis posterior verstärkt wird.

Die Versorgung der plantaren Muskulatur erfolgt durch den medialen und lateralen N. plantaris. Die Versorgung des M. extensor digitorum brevis erfolgt durch den tiefen Ast des N. peroneus.

Von klinischer Bedeutung ist auch der Sinus tarsi. Er ist zwischen dem Talus und dem Kalkaneus lokalisiert mit einer trichterförmigen Öffnung nach lateral, die sich nach medial hin zunehmend röhrenförmig verjüngt. Er enthält fünf ligamentäre Strukturen von medial nach lateral:

- das Lig. talocalcaneare interosseus,
- das Lig. cervicale,
- die mediale Wurzel des Retinaculum extensorum inferius,
- die intermediäre Wurzel des Retinaculum extensorum inferius,
- die laterale Wurzel des Retinaculum extensorum inferius.

Weiter enthält der Sinus tarsi einen Schleimbeutel, Arterien, Venen, Nerven und Fett. Die klinische Bedeutung besteht darin, dass in diesem Bereich nicht selten pathologische Veränderungen nach traumatischen Ereignissen auftreten (Abb. 27.2).

Schleimbeutel finden sich an verschiedenen Stellen des Fußes, wobei die wichtigste die Bursa tendinis musculi tricipitis surae zwischen der Achillessehne und dem Tuber calcanii lokalisiert ist. Auch die Bursa subcutanea calcanearis und die Bursa subcutanea malleoli

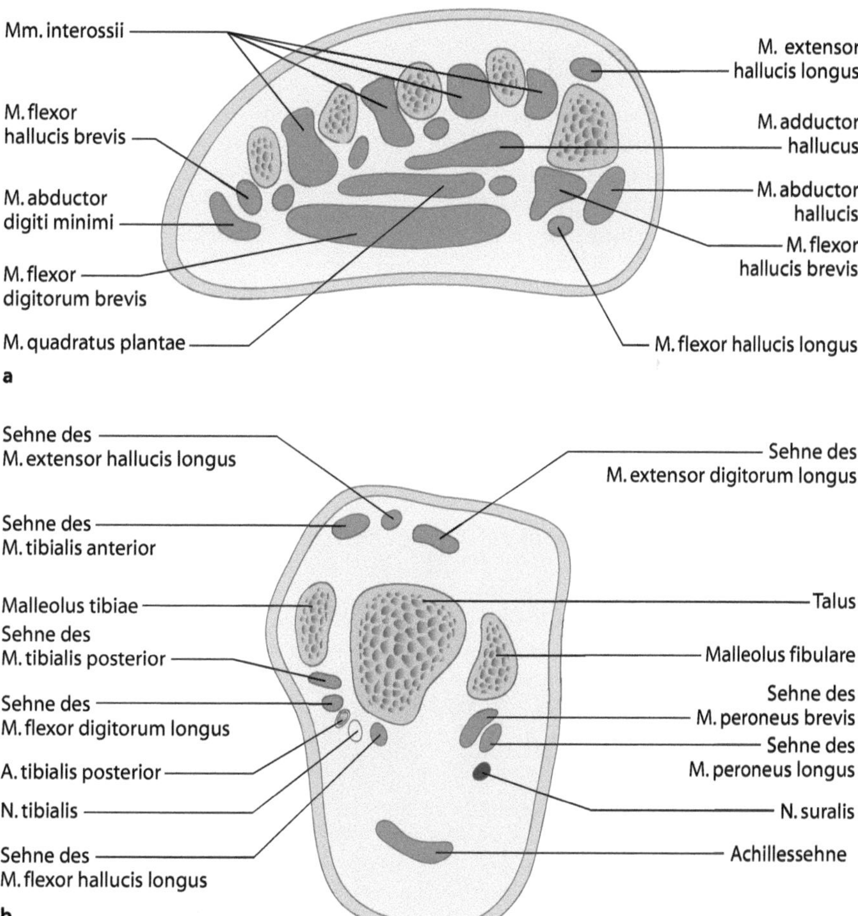

Abb. 27.3. a Anatomie des Mittelfußes in axialer Schnittrichtung. (Nach Pomeranz 1997, S. 237, Abb. F.5) **b** Anatomie des proximalen Fußgelenkes in axialer Schnittrichtung. (Nach Pomeranz 1997, S. 237, Abb. F.4)

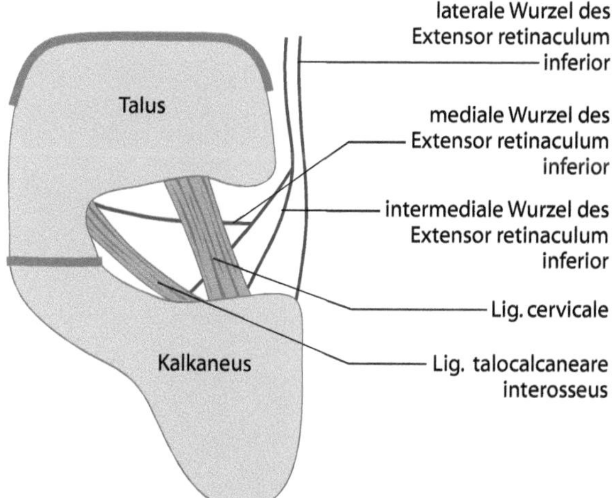

Abb. 27.2. Schemazeichnung des Sinus tarsi

fibulae et tibiae können bei verschiedenen Erkrankungen von Bedeutung sein.

Die Plantaraponeurose schließt die Fußsohle nach kaudal hin ab. Sie entspringt als mächtiges Band am Tuber calcanii und erstreckt sich bis zu den Köpfchen der Mittelfußknochen. Sie besteht aus dicken derben Sehnenfasern, ist hinten schmal und teilt sich nach vorne in fünf starke Strahlen auf, die durch quere Fasern noch zusammengehalten werden. Jeder dieser fünf Faszikel gabelt sich in Höhe der Zehenballen in zwei Streifen auf, welche die Flexorensehnen umfangen und auf jeder Zehenseite an der Basis der proximalen Phalanx ansetzen. Unterhalb dieser Aponeurose finden sich die bereits erwähnten plantaren unterschiedlichen Muskelschichten (Abb. 27.3 a,b).

Medialer Kollateralligamentkomplex. Der mediale Kollateralligamentkomplex (Deltaband) besteht aus einer tiefen Komponente, die vom Innenknöchel zum Talus verläuft, zum einen nach dorsal als Lig. tibiotalare posterius und zum anderen nach ventral als Lig. tibiotalare anterius. Die oberflächliche Komponente besteht aus dem tibionavikulären Ligament ventral, welches am besten in der MRT auf axialen Schrägaufnahmen mit dünnen Schichten nachweisbar ist, und dem tibiokalkanearen Ligament, welches am besten auf koronaren Bildern erkennbar ist. Es zieht längs nach distal zum Sustentaculum tali des Kalkaneus. Durch die fächerförmige Anordnung sind in jeder Gelenkstellung Teile des Bandkomplexes gespannt.

Lateraler Kollateralligamentkomplex. Der laterale Kollateralligamentkomplex besteht aus dem anterioren fibulotalaren Ligament, dem posterioren fibulotalaren Ligament und dem fibulokalkanearen Ligament. Das schwächste und am häufigsten verletzte Ligament ist das fibulotalare vordere Band, das in der axialen Projektion in der MRT nachweisbar ist. Das hintere fibulotalare Ligament ist am besten auf koronaren, aber auch auf axialen Schichten nachweisbar. Es ist selten verletzt, mit Ausnahme, wenn hintere malleolare Frakturen oder Frakturdislokationen vorliegen. Das fibulokalkaneare Ligament ist am besten in der schräg koronaren Projektion nachweisbar. Es ist selten allein verletzt und wenn, dann meistens kombiniert mit einer Ruptur des posterioren fibulotalaren Ligaments (Abb. 27.4 a,b, Abb. 27.5 a–c).

Syndesmosekomplex. Der Syndesmosekomplex besteht aus dem anterioren tibiofibularen Ligament, das das schwächste Glied des Komplexes ist, dem posterioren tibiofibularen Ligament und der intraossären Membran als straffe Faserplatte, die von variabler Dicke ist. Ferner findet sich unterhalb des Lig. tibiofibulare posterius das Lig. intermalleolare posterius. Die Membrana interossea wird durch die A. tibialis anterior weit proximal perforiert, nach distal oft durch Äste der A. tibialis posterior und der A. peronea.

Dieser Komplex hält Tibia und Fibula zusammen und kann im Sinne einer Sprengung bei schweren Inversions- oder Eversionsverletzungen, insbesondere bei Athleten, beschädigt werden.

Plantare Ligamente. Die plantare ligamentöse Anatomie besteht aus dem beschriebenen kalkaneonavikulären oder Springligament, das sich vom Sustentaculum

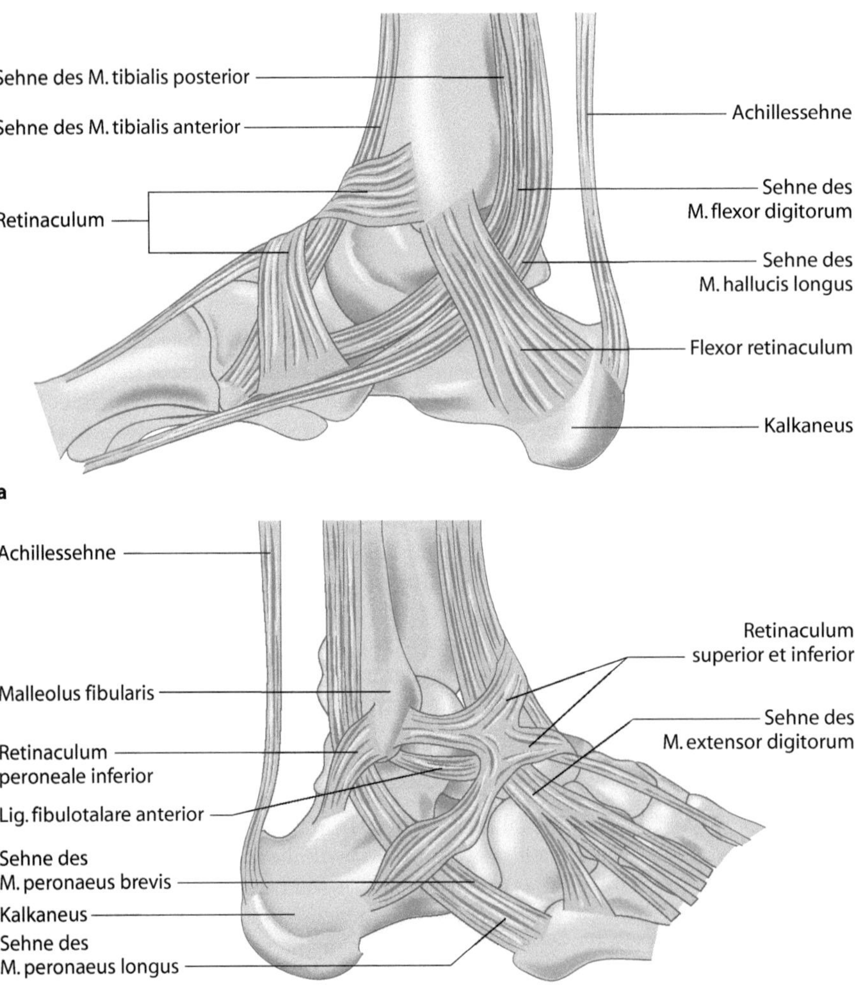

Abb. 27.4. Strukturen des Fußgelenkes. **a** Von medial, **b** von lateral. (Nach Pomeranz 1997, S. 239, Abb. F.7, und S. 238, Abb. F.6)

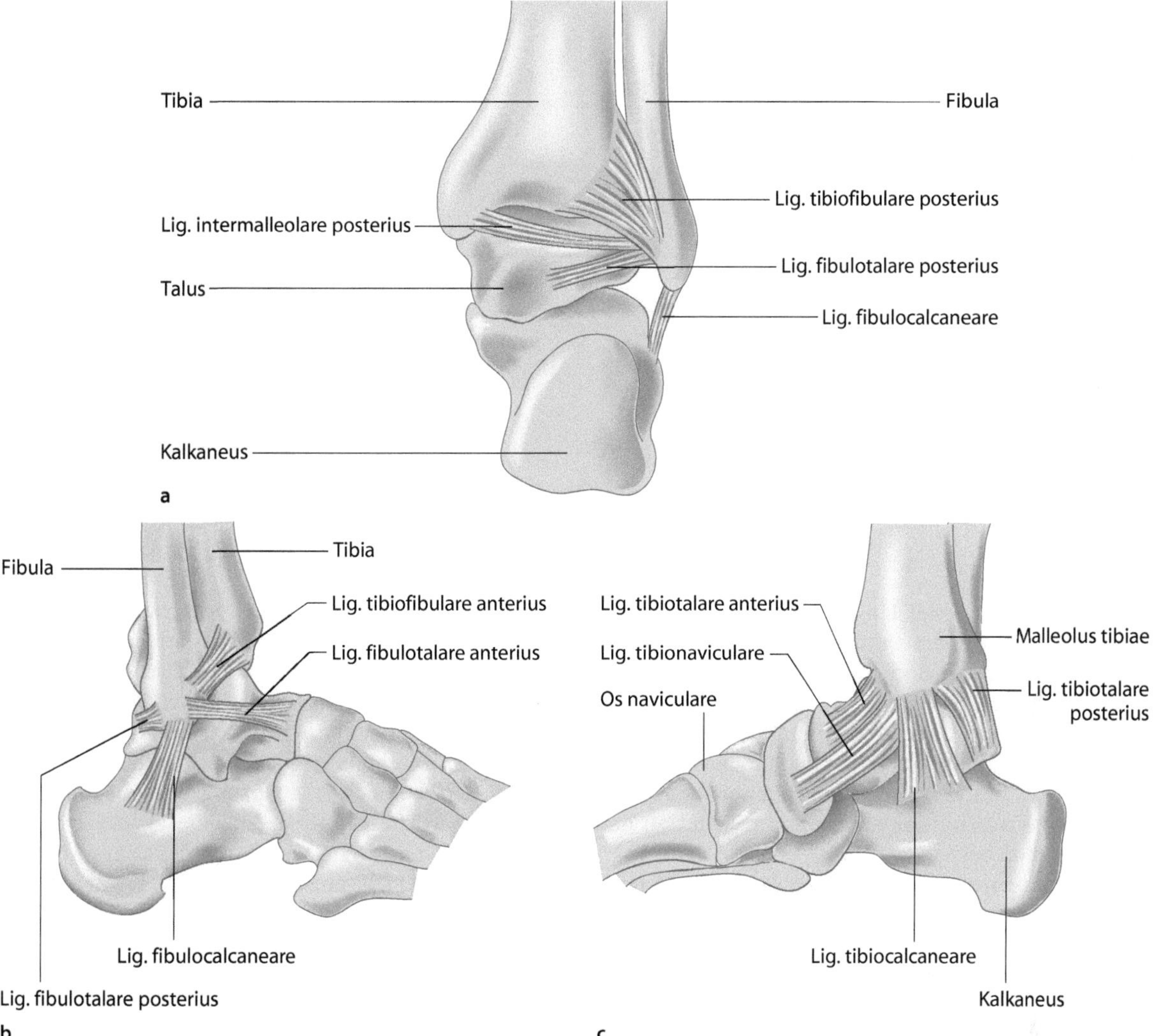

Abb. 27.5. a Posteriore Ligamente des oberen Sprunggelenkes. **b** Laterale Ligamente des oberen Sprunggelenkes. (Nach Stoller 1998, S. 595, Abb. 6-62 A). **c** Mediale Ligamente des oberen Sprunggelenkes. (Nach Stoller 1998, S. 595, Abb. 6-62 B)

tali calcanii zum Os naviculare erstreckt. Dieses Band ist der mediale Teilzug des Lig. bifurcatum, dessen lateraler Faserzug von der Dorsalfläche des distalen Fersenbeinendes dorsal zum Kuboid zieht, und zwar als Lig. calcaneocudoideum dorsale. Letzterem entspricht plantarseitig das Lig. calcaneocuboideum plantare als kurzes Plantarligament. Das lange Plantarligament, oder Lig. plantare longum, entspringt von der Plantarfläche des Fersenbeines und zieht zu den Basen der Metatarsalia II–V. Es bewirkt im Sinne einer Zuggurtung eine aktive Verspannung des Fußlängsgewölbes.

In der MRT ist es am besten in der Längsachsenprojektion erkennbar. In der axialen Projektion des Tarsus sind der subtalare Raum, die Ligg. interossea, der Tarsaltunnel sowie der M. quadratus plantae, die anderen kurzen Muskeln und im Querschnitt die langen Beugesehnen erkennbar.

Bewegungsmöglichkeiten des Fußes

Bei der Bewegung des oberen Sprunggelenkes hat der Malleolus tibialis eine vorwiegend statische Funktion. Er hemmt in Verbindung mit dem Lig. deltoideum die Pronation. Dagegen ist der Malleolus fibularis für die Gelenkmechanik von wichtiger Bedeutung. Beim Auftreten wird der Talus gegen den Malleolus fibularis gepresst. Die hierbei auftretenden Druck- und Scherkräfte werden von der Syndesmose und der Fibula aufgefangen. Beim Abstoßen vom Boden wird der Außenknöchel entlastet und der axiale Druck direkt an die tibiale Gelenkfläche weitergegeben. Das obere Sprung-

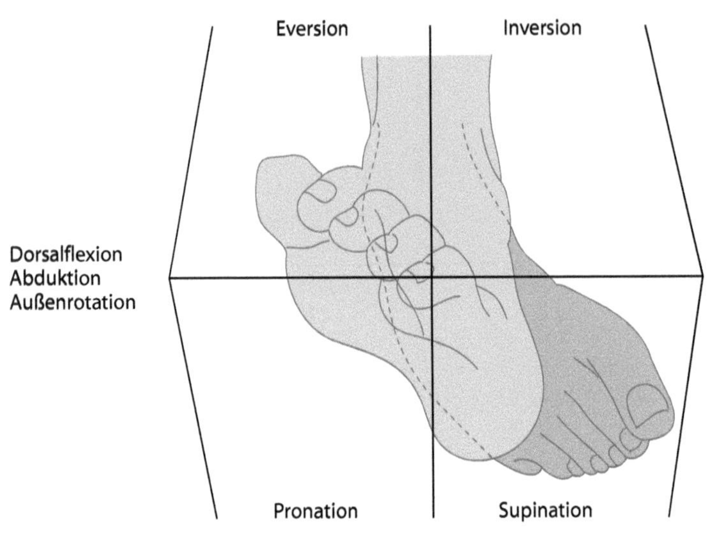

Abb. 27.6. Schematische Darstellung der verschiedenen Bewegungsmöglichkeiten des Fußes (nach Fick). (Nach Bücheler u. Thelen)

gelenk erlaubt in erster Linie Plantar- bzw. Dorsalflexionsbewegungen, das untere Sprunggelenk ermöglicht eine Inversion und Eversion. Daraus resultiert eine Supinationsbewegung, die aus einer Plantarflexion im oberen und einer Inversion im unteren Sprunggelenk sowie in einer Adduktion und Innenrotation des Gesamtfußes besteht, und eine Pronationsbewegung, die aus einer Dorsalflexion, Eversion, Abduktion und Außenrotation besteht.

Die verschiedenen Bewegungen fasst Abb. 27.6 schematisch zusammen.

27.2 MRT-Untersuchung des Fußes und der Fußgelenke

Die MRT-Untersuchung des Fußes und der Fußgelenke setzt – ähnlich wie beim Handgelenk – ein sehr gutes Signal-zu-Rausch-Verhältnis voraus, um eine gute Kontrast- und räumliche Auflösung zu erhalten. Daher sind Hochfeldmagnete generell bei der Fußuntersuchung von Vorteil. Mindestens ebenso wichtig sind jedoch starke Gradienten und spezielle Empfangsspulen. Ein Niederfeldgerät, das zudem unzureichende Gradientenspulen (10 mTesla/m und weniger) und keine speziell adaptierten Empfangsspulen aufweist, ist zur Untersuchung der Fußgelenke nicht geeignet.

Die meisten Hersteller bieten allerdings inzwischen spezielle Empfangsspulen für Niederfeldgeräte an, und auch MRT-Geräte mit niedrigen Magnetfeldstärken besitzen bereits Gradientenspulen mit 15 mTesla/m und mehr.

Die Untersuchung soll in Rückenlage des Patienten in Neutralposition erfolgen, wobei eine Abpolsterung seitlich erforderlich ist, um eine unwillkürliche Bewegung des Fußes zu vermeiden. Manche Untersucher empfehlen den Gebrauch der Kopfspule und die Darstellung beider Fußgelenke simultan. Der Vorteil dieser Technik ist, dass ein Vergleich zwischen beiden Füßen möglich ist und Bewegungsunschärfen praktisch nicht vorkommen. Nachteilig ist dabei die deutliche Verminderung der räumlichen Auflösung. Für die Untersuchung des Vorfußes sollten kleinere zirkuläre Empfangsspulen von 3 – 5 Inch im Durchmesser zur Anwendung kommen. Die normale Fußspule reicht für die Auflösung der Zehendarstellung, einschließlich des distalen Mittelfußes, nicht aus.

Wie überall an den Gelenken kommen alle drei orthogonalen Ebenen bei der Untersuchung des Fußgelenkes zur Anwendung. Localizer ist die axiale Schnittrichtung, auf der die koronare Schicht parallel zur bimalleolaren Linie eingestellt wird. Die sagittale Schnittrichtung erfolgt senkrecht auf die bimalleolare Linie. Für die Darstellung des Fußes beziehen sich die koronaren Schichten auf die kurze Achse des Fußes parallel zu den Mittelfußknochen. Die axialen Schichten beziehen sich auf die lange Achse des Fußes parallel zu den Mittelfußknochen. Gelegentlich kann auch eine schräg axiale Schnittrichtung sinnvoll sein zur Beurteilung der Sehnen im Bereich der Malleoli.

Manche Autoren empfehlen die Lagerung des Fußes in einer Plantarflexion für die axiale Schnittrichtung, weil in dieser Ebene das kalkaneofibulare Ligament und auch die Flexorsehnen besser beurteilt werden können.

Das FOV sollte 12 – 16 cm, die Schichtdicke 3 – 4 mm betragen. Ein noch kleineres FOV ist bei Darstellung des Vorfußes erforderlich (8 – 10 cm). Bei Hochfeldgeräten kommen zwei Mittelungen, bei Niederfeldgeräten drei bis vier Mittelungen zur Anwendung.

T1-gewichtete Bilder erlauben eine sehr gute Darstellung der normalen und pathologischen Strukturen der Sehnen, der Ligamente des kortikalen Knochens und des blutbildenden Markes. T2-gewichtete Pulssequenzen sind sensitiv, um pathologische Veränderungen, wie z. B. ein Ödem, Weichteiltumoren, ligamentäre Erkrankungen und Veränderungen im Bereich des Knochenmarkes, nachzuweisen. Der größte Nachteil der ansonsten zu empfehlenden SE-Techniken ist allerdings die lange Untersuchungszeit. Deshalb wird von vielen Autoren das FSE wegen der damit verbundenen reduzierten Untersuchungszeit empfohlen. Ein Nachteil ist die Überbetonung des Fettes, was allerdings bei gleichzeitiger Fettsuppression vermieden werden kann. Ein weiterer Nachteil des FSE mit Fourier-Akquisition ist der Verlust an Auflösung besonders, wenn lange Echozüge verwendet werden.

Ein fehlender Kontrast zwischen dem normalen Knochenmark und Läsionen innerhalb des Knochenmarkes, wie bei Tumoren, bei einer Osteomyelitis oder auch bei einem Bone bruise, können durch andere Untersuchungsstrategien vermieden werden, z. B. durch Anwendung einer STIR-(oder SPIR-)Technik. Weiterhin kann die CHESS mit kurzem TE und kurzem TR nach intravenöser Injektion von Gadolinium zur Anwendung kommen. Hier ist jedoch eine STIR-Technik nicht möglich, da diese das Signal des Gadoliniums unterdrückt.

Die GRE-Technik mit 2D- oder 3D-Akquisition kann mit T2*-gewichtetem Kontrast ebenfalls zur Anwendung kommen. Sie hat Vorteile bei der Beurteilung des artikulären Knorpels und der Ligamente im Bereich des Fußgelenkes. Die 3D-Akquisition ist trotz der längeren Untersuchungszeit empfehlenswert, weil dünnere Schichten möglich sind. Der Hauptnachteil der GRE-Technik ist der Verlust des Signals innerhalb des Knochenmarkes als Ergebnis der Suszeptibilitätsartefakte. Ein weiteres Problem ist das Magic-angle-Artefakt.

Erfahrungen mit Ultra-FGRE-Sequenzen, die z. B. kinomatographische Studien erlauben, gibt es bisher kaum.

Die folgende Übersicht listet die optimalen Einstellungen für die verschiedenen Gelenke des Fußes auf.

Optimale Darstellung der verschiedenen Gelenke des Fußes und des Fußes selbst in der MRT

1. Posteriores subtalares Gelenk: axial, koronar und sagittal,
2. mittleres und vorderes talokalkaneares Gelenk: koronar,
3. Kalkaneus: axial und sagittal,
4. kalkaneokuboides Gelenk: axial und sagittal,
5. mediale und laterale Sehnen: axial und koronar,
6. tibiofibulare Syndesmose: axial.

27.2.1 Darstellung des Fußes und des Fußgelenkes in den verschiedenen Ebenen mittels MRT, normale Anatomie

Fußgelenk und Fuß können *nicht* in einem Arbeitsgang untersucht werden. Die koronare Schnittrichtung des Fußgelenkes entspricht nämlich einer schräg axialen Schnittrichtung des Fußes, die axiale Schnittrichtung des Fußgelenkes einer schräg koronaren Schnittrichtung des Fußes nichtparallel zu den Mittelfußknochen. Lediglich die sagittale Schnittrichtung ist sowohl bei der Untersuchung des Fußgelenkes als auch des Fußes identisch.

Soll der Fuß im Bereich des Metatarsus und der Zehen koronar dargestellt werden, ist ein axialer Localizer in Höhe des Metatarsus erforderlich, um die Mittelfußknochen parallel zur Schichtebene darzustellen.

Sagittale Schnittrichtung

Im Bereich des medialen Malleolus verläuft die Sehne des M. tibialis posterior und des M. flexor digitorum longus ebenfalls dorsal des Malleolus, wobei sich die Sehne des M. flexor digitorum in vier Segmente distal des Malleolus in Höhe des Os naviculare aufteilt, nachdem die Sehne des M. flexor hallucis longus oberhalb des Malleolus überkreuzt wurde. Diese Segmente verlaufen dann plantar bis zur Basis der distalen Phalangen II–V. Der M. quadratus plantae inseriert genau an der Stelle der Aufzweigung. Die 3. nachweisbare Sehne, die des M. flexor hallucis longus, ist hinter der Sehne des M. tibialis posterior lokalisiert und zieht ebenfalls dorsal des Malleolus an der Hinterfläche des Talus und weiter an der Unterfläche des Sustentaculum tali des Kalkaneus in den Fuß.

Der M. flexor digitorum brevis und der M. quadratus plantae lassen sich ebenfalls in der sagittalen Schnittrichtung auf medialen Schichten erkennen. Der M. adductor hallucis ist zwischen dem 1. und 2. Os metatarsale nachweisbar, ferner auch die Sehne des M. tibialis anterior, die an der Oberfläche des vorderen Talus verläuft und am medialen Os cuneiforme und am Knochen des 1. Os metatarsale ansetzt. Weiter nach lateral sind der mittlere Teil des subtalaren Gelenkes und der Sinus tarsi sowie der posteriore Anteil des subtalaren Gelenkes dargestellt. Das anteriore subtalare Gelenk ist in der gleichen Ebene wie das kalkaneokuboide Gelenk zu sehen. Ferner wird im mittleren Bereich des Fußes die Sehne des M. extensor hallucis longus auf dem Dorsum des Fußes erkennbar, sie setzt dann im Bereich der distalen Phalanx der 1. Zehe an.

Das Lig. talocalcaneare ist von Fett umgeben und weist daher ein intermediäres bis helles Signal auf. Ferner kommt in diesen mittleren Ebenen dorsal die Achillessehne als ein vertikal verlaufendes Band zur Darstellung sowie auch das Fett, das zwischen dem Talus und der Achillessehne lokalisiert ist. Die Beurteilung des Sinus tarsi gelingt in dieser Ebene ausgezeichnet.

In Höhe der Fibula stellen sich die Sehnen des M. peroneus longus und des M. peroneus brevis, die sich dorsal um den Malleolus fibularis schlingen, ausgezeichnet dar. Der M. peroneus brevis liegt vor dem M. peroneus longus, hat direkten Kontakt zum lateralen Malleolus und setzt dann an der Basis des 5. Os metatarsale an. Die Sehne des M. peroneus longus verschwindet inferior und medial der Musculus-peroneus-brevis-Sehne, verläuft dann im Sulcus cuboides und erscheint deshalb in der MRT kürzer als die Sehne des M. peroneus brevis.

Koronare Schnittrichtung

Auf den posterioren koronaren Schichten erkennt man als breites Band mit Signalauslöschung die Achillessehne und ihren Ansatz im Bereich der Tuberositas calcanei. Der M. soleus mit seinem umgekehrten V-Ursprung von Tibia und Fibula verläuft parallel zum M. gastrocnemius und M. plantaris bzw. der Achillessehne. Der M. peroneus brevis und auch der M. flexor hallucis longus können lateral des M. soleus nachgewiesen werden.

Auch in dieser Ebene kann bei dünner Schichtführung das Kollateralband beidseits mit seinen Bandzügeln dargestellt werden, nämlich lateral das Lig. fibulotalare posterius, das Lig. fibulotalare anterius und auch das Lig. fibulocalcaneare. Weitere Ligamente, die in dieser Ebene zur Darstellung kommen können, sind das Lig. fibulotibiale anterius und das Lig. fibulotibiale posterius. Ein traumatisch bedingter Riss dieser Ligamente führt zu einer Syndesmosensprengung.

Besser stellen sich allerdings die fibulotalaren Ligamente in der axialen Schnittrichtung dar. Auf den mittleren koronaren Schichten ist das Lig. fibulocalcaneare am besten sichtbar. Dabei muss allerdings berücksichtigt werden, dass der Verlauf dieses Ligaments leicht nach dorsal zum posterioren Bereich nicht mit der gewählten Schichtebene übereinstimmt. Aus diesem Grunde wird empfohlen, bei Verdacht auf eine Läsion im Bereich dieses Kollateralbandes die koronare Schichtebene etwas schräg, 10° nach dorsal gekippt, anzulegen.

Das mittlere subtalare Gelenk wird durch das Sustentaculum tali und der inferioren medialen talaren Oberfläche gebildet. Die koronare Schichtrichtung kann das Sustentaculum tali am besten identifizieren. Auch die Sehnen des M. peroneus brevis et longus sind lateral superior bis inferior in der peronealen Grube des Kalkaneus nachweisbar. Im medialen Bereich sind die tibiotalaren und tibiokalkanearen Bänder des Deltaligaments schräg zum Talus und vertikal zum Sustentaculum tali verlaufend nachweisbar. Die Sehne des M. tibialis posterior verläuft medial zum Deltaband und superior zum Sustentaculum tali. Die Sehne des M. flexor digitorum longus kreuzt oberflächlich in einer mediolateralen Richtung sowohl die Sehne des M. tibialis posterior als auch die Sehne des M. flexor hallucis longus, die ja zunächst parallel verlaufen. Die Sehne des M. flexor digitorum longus stellt sich dann medial des Sustentaculum tali dar. Die anterioren Sehnen, d. h. die Sehne des M. tibialis anterior, die Sehne des M. extensor hallucis longus und die Sehne des M. extensor digitorum longus werden an der anterioren Oberfläche der distalen Tibia medial und lateral dargestellt. Auch das Lig. tibiotalare anterius ist hier erkennbar.

Axiale Schnittrichtung

In der axialen Schnittrichtung sind das Lig. fibulotalare anterius und auch das Lig. fibulotalare posterius am besten nachweisbar, und zwar auf der Höhe des Malleolus fibularis unterhalb des Extensor retinaculum. Auf den axialen Schichten durch das tibiotalare Gelenk stellen sich die Sehnen des M. tibialis anterior, des M. extensor hallucis longus, des M. extensor digitorum longus, die Sehne des M. peroneus tertius im anterioren Bereich in mediolateraler Richtung dar. Der M. peroneus brevis und seine Sehnen und die mehr lateral gelegene Sehne des M. peroneus longus sind hinter dem Malleolus fibularis lokalisiert. Die Sehnen des M. tibialis posterior, des M. flexor digitorum longus und des M. flexor hallucis longus können dorsal nachgewiesen werden, wiederum von medial nach lateral hinter Tibia und Talus. Ferner lässt sich vom Deltaligament das Lig. tibionaviculare anterius als ein schwarzes Band ausgehend von der anterioren Oberfläche des medialen Malleolus nachweisen.

Die Achillessehne kann in dieser Schnittrichtung axial getroffen ebenfalls dargestellt werden, und zwar als Areal einer ovalären posterioren konvexen und anterioren flachen Signalauslöschung. Die Achillessehne wird bekanntlich durch den Zusammenschluss des M. gastrocnemius, des M. plantaris und des M. soleus gebildet. Auch der M. soleus kann in Höhe der distalen Tibia nachgewiesen werden, jedoch proximal des oberen Sprunggelenkes. Ferner finden sich medial der tibionavikuläre und der tibiokalkaneare Anteil des Deltaligaments. Auch das Retinaculum peroneale ist medial und posterior des lateralen Malleolus erkennbar. Das Lig. talocalcaneare findet sich posterolateral im Bereich des Taluskopfes. Das plantare kalkaneonavikuläre Ligament, das auch als Springligament bekannt ist, findet sich inferior des Malleolus fibularis zwischen dem lateralen Talus und der Sehne des M. tibialis posterior. Das Lig. fibulocalcaneare liegt lateral des posterioren inferioren Talus und anterior und medial zur Sehne des M. peroneus brevis.

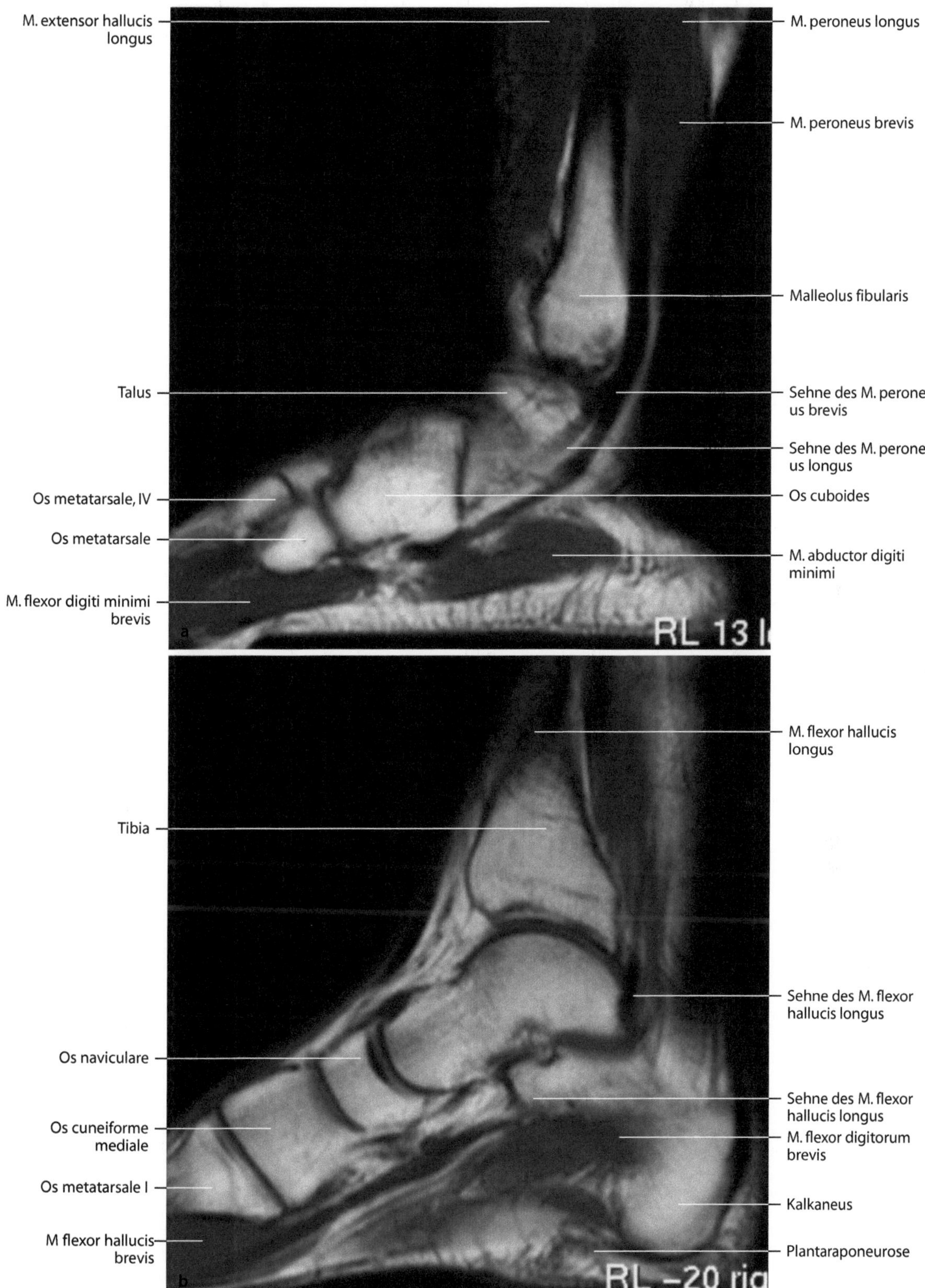

Abb. 27.7 a–c. Darstellung der Anatomie des Fußgelenkes sagittal von lateral nach medial

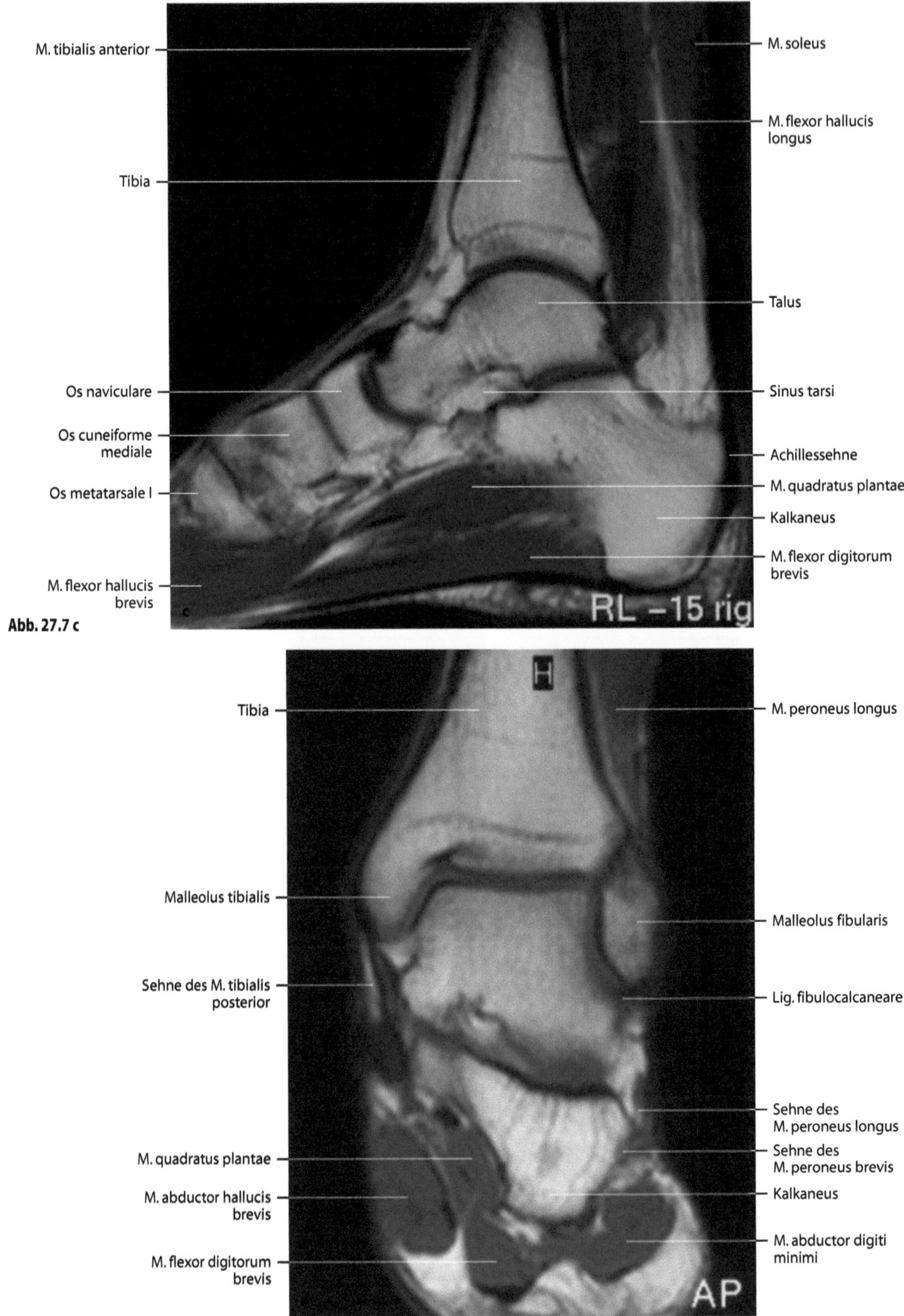

Abb. 27.7 c

Abb. 27.8 a–c. Darstellung der Anatomie des Fußgelenkes koronar von anterior nach posterior

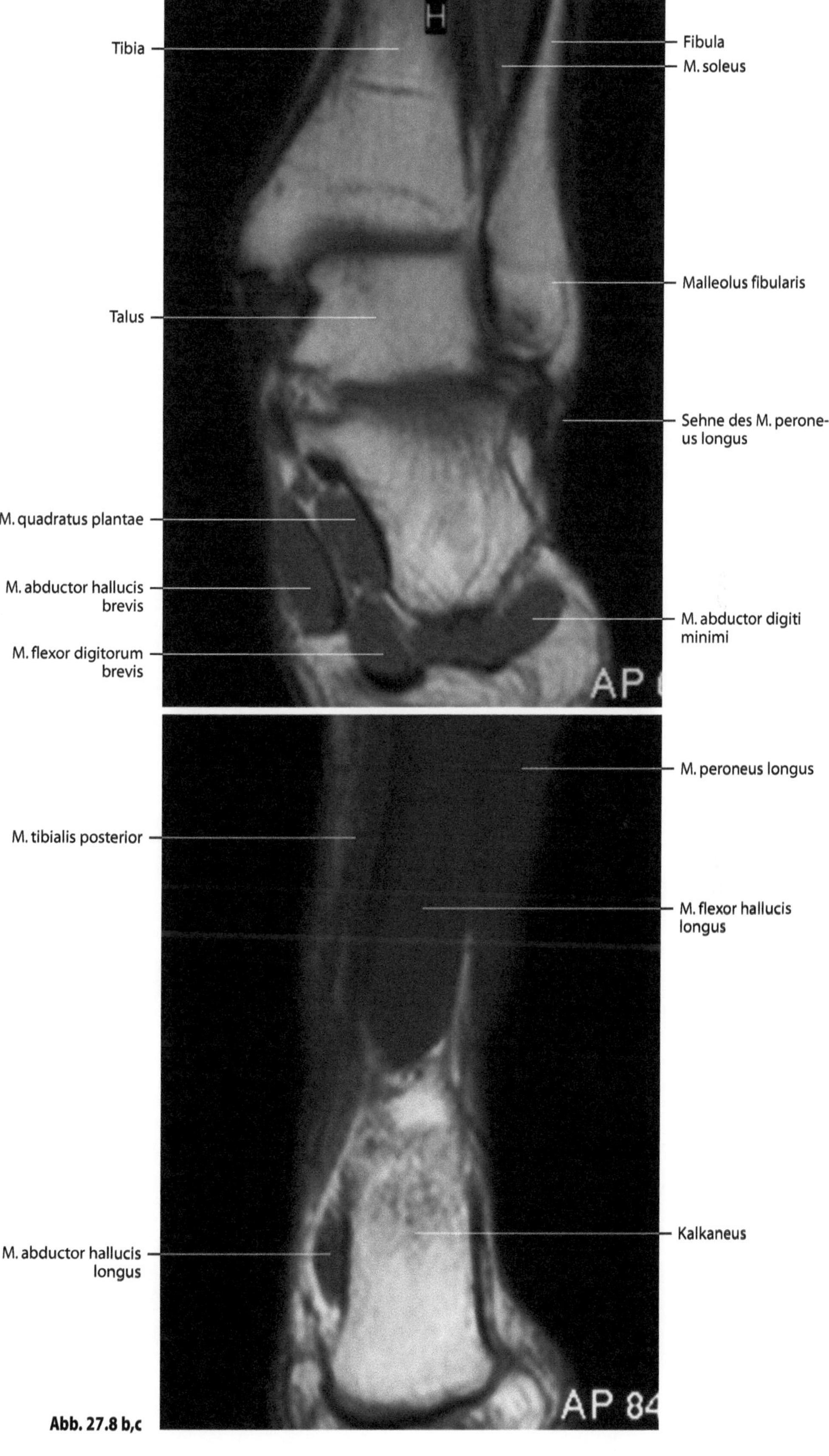
Tibia
Talus
M. quadratus plantae
M. abductor hallucis brevis
M. flexor digitorum brevis
Fibula
M. soleus
Malleolus fibularis
Sehne des M. peroneus longus
M. abductor digiti minimi
AP
M. peroneus longus
M. tibialis posterior
M. flexor hallucis longus
Kalkaneus
M. abductor hallucis longus
AP 84

Abb. 27.8 b,c

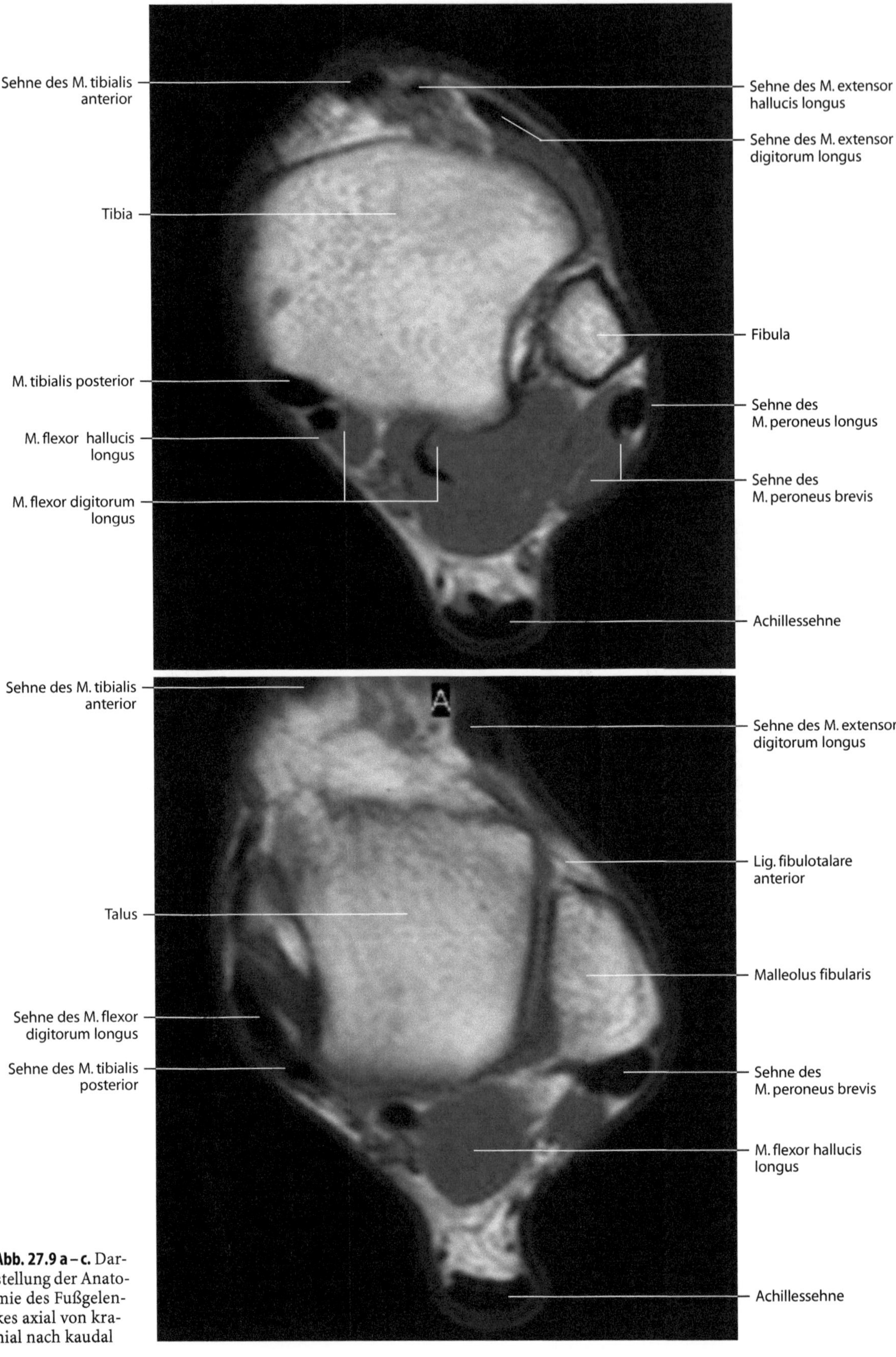

Abb. 27.9 a–c. Darstellung der Anatomie des Fußgelenkes axial von kranial nach kaudal

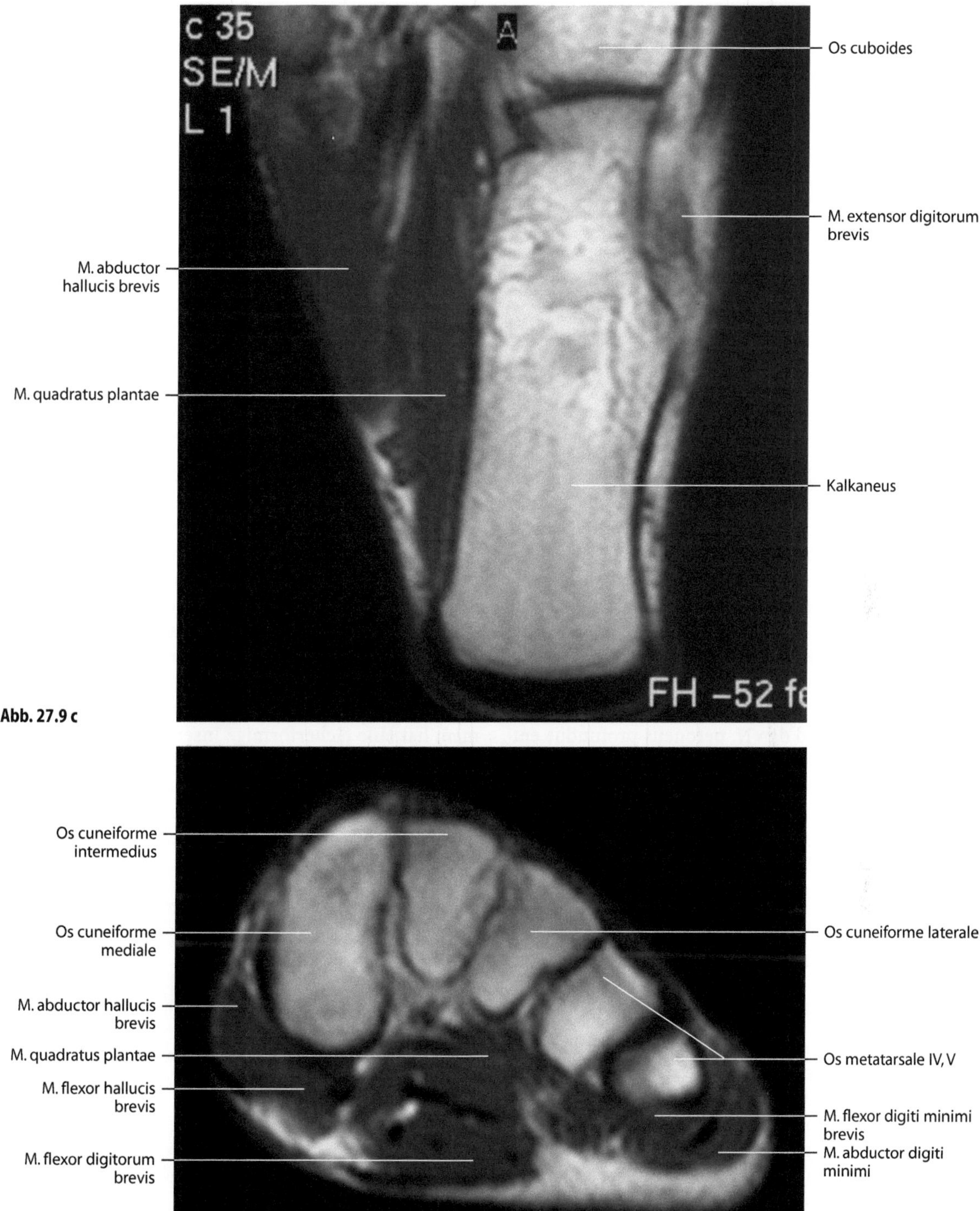

Abb. 27.9 c

Abb. 27.10 a,b. Darstellung der Anatomie

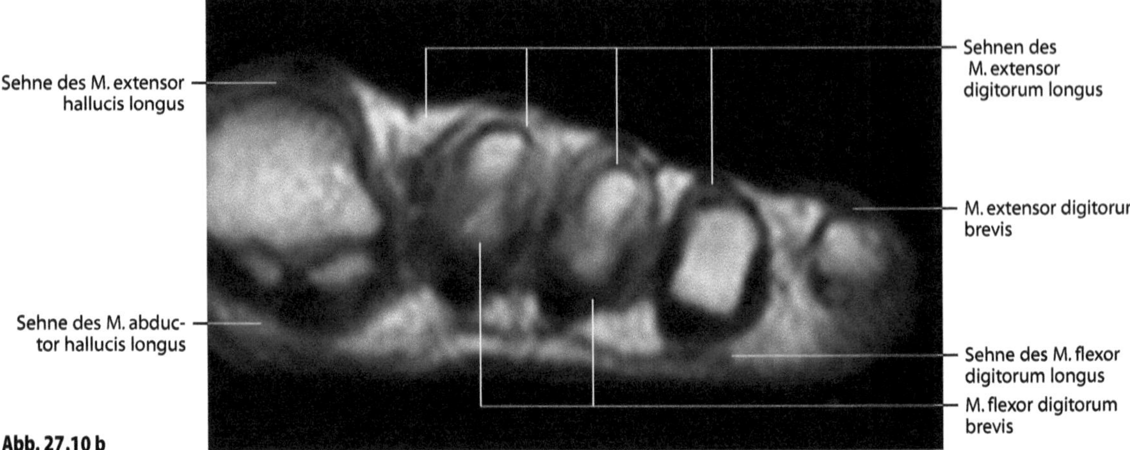

Abb. 27.10 b

Der N. tibialis verläuft medial des M. flexor hallucis longus. Ferner lassen sich der M. quadratus plantae und der M. abductor hallucis medial des Kalkaneus und des Kuboids nachweisen. Die Sehne des M. peroneus longus ist im Bereich der Planta als schwarzes Band erkennbar. Bekanntlich kreuzt die lange Sehne des M. peroneus die Fußsohle und setzt dann an der Basis des 1. Metatarsalknochens und auch des medialen Os cuneiforme an.

Das vordere neurovaskuläre Bündel, das die A. tibialis, die V. tibialis und den N. peroneus profundus enthält, findet sich hinter den Extensorsehnen, während das posteriore neurovaskuläre Bündel, welches aus der A. tibialis posterior, der V. tibialis posterior und dem N. tibialis besteht, hinter den Sehnen des M. flexor digitorum und des M. flexor hallucis longus lokalisiert ist (Abb. 27.7 a–c, Abb. 27.8 a–c, Abb. 27.9 a–c, Abb. 27.10 a,b).

27.2.2 MRT der normalen Ligamente

Das laterale Kollateralligament besteht aus drei Bandzügeln: dem anterioren und posterioren fibulotalaren Ligament und dem fibulokalkanearen Ligament.

Das Deltaligament besitzt vier Bandzügel: das anteriore und posteriore tibiotalare Ligament, das tibiokalkaneare Ligament und das tibionavikuläre Ligament. Ligamente stellen sich im Normalfall als Strukturen mit geringer Signalintensität in allen Sequenzen dar. Ein heterogenes Signal kann auch physiologischerweise vorhanden sein und entspricht einer Interposition von Fett zwischen den Ligamenten. Dies gilt z. B. für das tibiofibulare anteriore Ligament, für die tibiotalare Komponente des Deltaligaments und für das Lig. fibulotalare posterius.

Auch in sagittaler Schnittführung stellen sich im Querschnitt meist die Ligg. tibiofibulare posterius und fibulotalare posterius dar, die allerdings von der posterioren Gelenkkapsel abgegrenzt werden müssen.

Die Ligamente können außerdem auf 3D-Fourier-reformatierten Bildern untersucht werden. Die normale Schichtdicke sollte 3 mm betragen. Das anteriore und das posteriore fibulotalare Ligament stellen sich auf einer einzigen axialen Schicht distal der tibiofibularen Ligamente dar. Das anteriore Ligament erscheint dann als dünnes Band, das vom vorderen Talus zum Malleolus fibularis verläuft. Das posteriore fibulotalare Ligament hat eine fächerförmige Insertion an der distalen Fibula und stellt sich nicht selten heterogen oder verdickt dar, ein Befund der nicht als Riss missinterpretiert werden darf. Es kann manchmal, wegen der unmittelbaren Nachbarschaft, schwierig sein, das anterio-

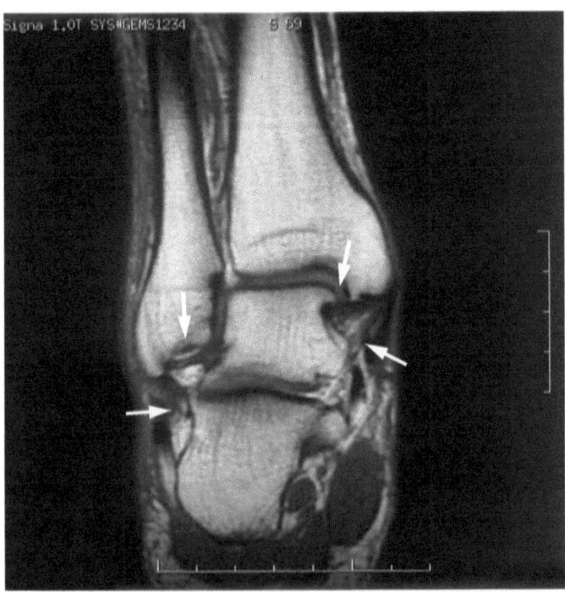

Abb. 27.11. Laterales und mediales Kollateralligament, FSE protonengewichtet, koronar

re und das posteriore tibiofibulare Ligament vom anterioren und posterioren fibulotalaren Ligament auf axialen MRT-Schnitten zu differenzieren. Die tibiofibularen Ligamente inserieren an der Fibula etwas oberhalb der Fossa malleolaris, wo die Fibula in der axialen Schnittrichtung rund erscheint. Im Gegensatz dazu ist der Talus im Bereich des Ansatzes der fibulotalaren Ligamente mehr lang gestreckt und der Sinus tarsi wird teilweise dargestellt. Das fibulokalkaneare Band erscheint auf axialen Routine-MRT lateral der kalkanearen Wand und medial des Sehnenkomplexes. Die Schichtebene der Wahl zur Darstellung des fibulokalkanearen Ligaments ist allerdings schräg koronare in der T1-Wichtung. Die verschiedenen Komponenten des Deltabandes können sowohl in der axialen als auch in der koronaren Schichtrichtung nachgewiesen werden (Abb. 27.11 a,b).

27.2.3 Anatomische Varianten im Bereich des Fußgelenkes, die in der MRT als Pathologie missgedeutet werden können

- Das hintere untere tibiofibulare Ligament kann fälschlich für ein freies Skelettelement gehalten werden. Ferner kann dieses Ligament eine Signalinhomogenität aufweisen, die jedoch als normal anzusehen ist.
- Eine Flüssigkeitseinlagerung in der Sehnenscheide des M. peroneus kann für eine Läsion gehalten werden. Gerade der M. peroneus brevis ist, was seine Dicke betrifft, sehr unterschiedlich augeprägt.
- In etwa 15% ist ein M. peroneus quartus nachweisbar, der sich aus dem M. peroneus brevis ableitet und am Tuberculum peroneum des Kalkaneus ansetzt.
- Auch ist ein akzessorischer M. soleus bekannt, der als eine Raumforderung im distalen medialen Anteil des Fußgelenkes missgedeutet werden kann.
- Ferner kann auch das Magic-angle-Phänomen gerade im Bereich der Sehne des M. peroneus eine Signalanhebung verursachen und damit eine Läsion imitieren. Das Gleiche gilt jedoch auch für die medialen Sehnen.
- Die meisten Bänder weisen in allen Pulssequenzen eine niedrige Signalintensität auf, allerdings kann im Bereich des Lig. fibulotalare posterius und auch im Bereich des Deltabandes sowie im Bereich der talokalkanearen Ligamente gelegentlich ein streifenartiges unregelmäßiges Signalmuster vorhanden sein, das nicht als pathologisch gedeutet wird.
- Ferner finden sich eine Reihe von Sesamknöchelchen in der Region des M. peroneus longus oder auch im Bereich des M. tibialis posterior, die aufgrund ihrer Fetteinlagerung ein hyperintenses Signal in der T1-Wichtung aufweisen. Diese Befunde könnten als degenerative Veränderung oder als Riss missgedeutet werden.
- Des Weiteren kann im posterioren tibiotalaren Gelenk eine Unregelmäßigkeit der kortikalen Signalintensität eine Osteochondrosis dissecans imitieren.
- Es gibt darüber hinaus eine Reihe von akzessorischen Knochen. Hierzu gehören in erster Linie das Os tibiale externum, das als akzessorisches Os naviculare medial des Os naviculare angesehen wird, und das Os trigonum, welches hinter dem Talus lokalisiert ist und immerhin in 10% der Fälle vorkommt. Hierbei handelt es sich um Normvarianten, die nicht etwa als Fraktur oder als freier Gelenkkörper missgedeutet werden dürfen.
- Auch können geringe Gelenkergüsse sowohl im Bereich des oberen als auch des unteren Sprunggelenkes häufig nachgewiesen werden, ohne dass dies eine pathologische Bedeutung hat.
- Ferner sollte darauf hingewiesen werden, dass ein Erguss im Bereich des oberen Sprunggelenkes häufig mit einer Tendinitis im Bereich des M. flexor hallucis longus einhergeht, da dessen Sehnenscheide mit dem oberen Sprunggelenk kommuniziert. Dagegen wird ein Gelenkerguss praktisch niemals bei einer Tendinitis der anderen Flexor- oder Extensorsehnen nachgewiesen.

Technik der direkten MR-Arthrographie des oberen Sprunggelenkes

Die notwendige Punktion zur Applikation des MR-Kontrastmittels erfolgt in der Regel unter Röntgenkontrolle. Hierbei befindet sich der Patient in Rückenlage auf dem Röntgentisch, die Punktion wird von ventromedial her durchgeführt, wobei die Einstichstelle zwischen dem Malleolus tibialis und der Sehne des M. tibialis anterior positioniert ist. Diese lässt sich bei Dorsalflexion des Fusses gut tasten. Nach lokaler Anästhesie wird eine 0,5 mm dicke kurz geschliffene Nadel in leicht lateraler Richtung eingeführt, bis man auf einen knöchernen Widerstand stößt. Bei guter intraartikulärer Position der Nadelspitze lässt sich 1–2 ml einer physiologischen Kochsalzlösung widerstandslos injizieren und teilweise auch wieder aspirieren. Anschließend erfolgt zur Sicherung der richtigen Lage der Nadelspitze die Applikation von 1–2 ml eines Röntgenkontrastmittels und dessen Verteilung innerhalb des Gelenkspaltes unter Röntgenkontrolle. Der Patient wird dann nach Applikation von 4 ml eines 1:50 bis 1:100 mit physiologischer Kochsalzlösung verdünnten Gadolineumkontrastmittels auf den Tisch des Kernspintomographen umgelagert.

27.3 Krankhafte Veränderungen im Bereich des Fußes und des Fußgelenkes

27.3.1 Frakturen im Bereich des Fußgelenkes

Die MRT stellt eine wichtige diagnostische Zusatzmethode beim Nachweis von knöchernen Verletzungen im Bereich des Fußes und insbesondere des Fußgelenkes dar, weil sie zusätzlich damit häufig vergesellschaftete ligamentäre und tendinöse Verletzungen nachweisen kann.

Die Klassifikation von Gelenkfrakturen ist durch Lange-Hansen erstellt worden. Sie basiert auf der Position des Fußes (Supination oder Pronation) und der Richtung der Gewalteinwirkung (Adduktion, Eversion, Abduktion). Man unterscheidet vier verschiedene Gruppen:

Supinations-/Adduktionstrauma

Starke Adduktionsbewegung auf den supinierten Fuß, am häufigsten bei Sturz auf den äußeren Fußrand.

- *Stadium I*: Verletzung des Lig. collaterale fibulare oder auch Querfraktur des Malleolus fibularis unterhalb der Gelenkebene,
- *Stadium II*: zusätzlich Fraktur des Malleolus tibialis.

Supinations-/Eversions- oder Außenrotationstrauma

Einwirken einer starken Eversionsbewegung (Auswärtsdrehen des Vorfußes) auf den supinierten Fuß. In der Regel bei Abspreizstellung im Hüftgelenk und Supinationsstellung des Fußes mit nachfolgender starker Innendrehung des Körpers.

- *Stadium I*: Läsion des anterioren tibiofibularen Ligaments,
- *Stadium II*: zusätzlich Spiralfraktur der distalen Fibula im Gelenkbereich,
- *Stadium III*: zusätzliche Ruptur des posterioren tibiofibularen Ligaments mit Subluxation des Talus, Ausbruch eines Volkmann-Dreiecks aus der Tibia,
- *Stadium IV*: zusätzlich Querfraktur des Malleolus tibialis oder Ruptur des Lig. deltoideum.

Pronations-/Eversions- oder Außenrotationsfraktur

Pronationsstellung des Fußes durch Adduktion des Beines im Hüftgelenk und anschließender plötzlicher Eversion des Fußes bei starker Innendrehung des Körpers.

- *Stadium I*: Ruptur des Deltabandes oder Querfraktur des Malleolus tibialis,
- *Stadium II*: zusätzliche Läsion des anterioren tibiofibularen Ligaments und der Membrana interossea,
- *Stadium III*: zusätzliche Fraktur der Fibula, etwa 6 cm und mehr oberhalb der Gelenkebene,
- *Stadium IV*: zusätzliche posteriore Fraktur der Tibia (Volkmann-Dreieck-Aussprengung) oder auch Ruptur des posterioren tibiofibulären Ligaments.

Pronations-/Abduktionsfraktur

Sturz des Körpers nach außen über den festgeklemmten Fuß.

- *Stadium I*: Ruptur des Deltabandes oder auch eine transversale Fraktur des Malleolus tibialis,
- *Stadium II*: zusätzliche Läsion des distalen tibiofibularen anterioren und posterioren Bandes,
- *Stadium III*: zusätzliche Schrägfraktur der Fibula in Höhe des Gelenkes.

Einteilung der Fußgelenktraumen nach Weber

Eine Einteilung der Fußgelenktraumen kann auch nach Weber Typ A–C erfolgen:

- *Typ A*: Beim Typ A frakturiert die Fibula unterhalb der Syndesmose, wobei die Sprunggelenkgabel intakt ist, mit einer begleitenden Fraktur des medialen Malleolus oder einer intakten Fibula mit einer Ruptur des lateralen Kollateralbandes.
- *Typ B*: Spiralfraktur der Fibula mit partieller Ruptur des tibiofibularen Ligaments und einer Fraktur des medialen Malleolus oder bei intaktem medialen Malleolus einer Ruptur des Deltaligaments.
- *Typ C*: Hohe Fibulafraktur mit Komplettruptur des Lig. tibiofibulare anterior et posterior sowie der Membrana interossea. Ferner Fraktur des medialen Malleolus oder bei intaktem medialem Malleolus Ruptur des Deltaligaments.

Die Kenntnis dieser Traumamechanismen ist für die exakte MRT-Diagnostik von außerordentlicher Wichtigkeit, da anderenfalls insbesondere ligamentäre Verletzungen übersehen werden können. Hierbei stellt die Konfiguration der Fibulafraktur den Schlüssel für die Bestimmung des Verletzungsmechanismus dar.

Weitere Frakturen des Fußes und des Fußgelenkes

Weitere Frakturen werden im Folgenden aufgezählt. Auch bei ihnen spielt die MRT-Diagnostik häufig eine unverzichtbare Rolle als Ergänzung zur klinischen Diagnostik und konventionellen Radiologie:

1. Fraktur und Dislokation des Talus;
2. Fraktur der distalen Fibula, wobei das proximale Fibulaende hinter der Tibia einstaucht;

3. die trimalleolare Fraktur mit posteriorem tibialem Fragment, das nach hinten und oben verlagert ist; hierbei ist die Fibulafraktur oberhalb der Gelenkebene nachweisbar; die Fraktur wird auch als Cotton-Fraktur bezeichnet;
4. Dupuytren-Fraktur hoch und niedrig:
   - hoch: Fraktur des Fibulaschaftes oberhalb des Gelenkes mit Ruptur der Membrana interossea und der distalen tibiofibularen Ligamente; hierbei ist der Talus nach lateral verlagert, bei gleichzeitiger Fraktur des Malleolus tibialis oder auch einer Verletzung des Deltabandes;
   - niedrig: Fraktur der Tibia, nahe des Gelenkspaltes, mit Ruptur des anterioren tibiofibularen Ligaments oder auch einer anterioren tibialen Verlagerung sowie einer Fraktur des Malleolus tibialis oder auch einer Ruptur des Deltabandes;
5. Le-Fort-Fraktur; es handelt sich hierbei um eine vertikale Fraktur in der anteromedialen distalen Fibula, verbunden mit einer Läsion des anterioren tibiofibularen Ligaments;
6. Lisfranc-Fraktur mit Dislokation; hiermit wird jede Fraktur bezeichnet, die mit einer Dislokation in den Tarsometatarsalgelenken einhergeht;
7. Marsch-Fraktur; es handelt sich hierbei um eine Stressfraktur im Bereich der Metatarsalia;
8. Shepard-Fraktur; es handelt sich hierbei um eine Fraktur des lateralen Tuberkels des Processus tali posterior; sie kann mit einem Os trigonum verwechselt werden.

Ferner sind eine Reihe von unterschiedlichen Frakturen des Talus bekannt, die in Tabelle 27.1 aufgelistet werden

Da das Sprunggelenk den Talus vor direkter Verletzung schützt, resultieren also Frakturen des Talus aus indirekten Kräften.

Frakturen des Kalkaneus werden wie in Tabelle 27.2 aufgeführt klassifiziert.

Stressfrakturen können außer im Bereich des Metatarsus im Tarsus, im Kalkaneus in den Sesambeinen, in der distalen Fibula und Tibia auftreten. Sie kommen bei folgenden Aktivitäten und Erkrankungen vor: Laufen, Ballett, frühere Operationen, rheumatiode Arthritis.

Tabelle 27.1. Talusfrakturen

	Inzidenz
Frakturtyp	
Ausrissfraktur	45%
Fraktur im Bereich des Talushalses	30%
Fraktur des Taluskörpers	12%
Kompressionsfraktur	8%
Frakturdislokationen	
Halsfraktur mit subtalarer Dislokation	50%
Halsfraktur mit posteriorer Verlagerung des Taluskörpers	35%
Körperfraktur mit subtalarer Dislokation	10%
Totale Dislokation	5%

Tabelle 27.2. Kalkaneusfrakturen

	Frakturtyp	Inzidenz
1 a.	Fraktur der Tuberositas calcanei	6%
b.	Fraktur des Sustentaculum tali	3%
c.	Fraktur des anterioren Processus	5%
2.	Knöcherner Ausriss am Ansatz der Achillessehne	3–4%
3.	Lineare extraartikuläre Fraktur	19%
4.	Lineare intraartikuläre Fraktur	10–24%
5 a.	Zungentypfraktur	5%
b.	Kompressionsfraktur	50%

Eine weitere Frakturgruppe stellen die epiphysialen Frakturen dar. Man unterscheidet verschiedene Stadien:

- *Stadium I*: Fraktur durch die Wachstumsplatte,
- *Stadium II*: dislozierte Fraktur der tibialen Epiphyse, gewöhnlich verbunden mit einer Grünholzfraktur der Tibia, die bei Eversions- und Außenrotationsverletzungen vorkommen kann,
- *Stadium III*: ausgedehnte Fraktur durch die Epiphyse und Metaphyse,
- *Stadium IV*: Fraktur, die die Metaphyse, die Epiphyse und die Diaphyse betrifft,
- *Stadium V*: Kompression durch die Diaphyse.

Eine zusätzliche Fraktur des Malleolus tibialis wird gewöhnlich bei Typ III und IV gefunden und ist häufig verbunden mit Wachstumsstörungen.

Weitere Frakturen können im Bereich des Os naviculare und im Bereich des Os cuneiforme I, II und III vorkommen.

Navikularfrakturen sind meist verbunden mit ligamentären und mit Kapselverletzungen. Sie können durch eine direkte Gewalteinwirkung entstehen oder auch als Stressfraktur. Hierbei findet sich eine partielle und lineare Aufhellung in der MRT in der T2-Wichtung.

Medulläre Zysten und kortikale Einkerbungen sind häufig Restzustände nach Frakturen.

Traumatisch bedingte Läsionen im Bereich des Os cuneiforme I–III sind selten und überwiegend bedingt durch eine direkte Gewalteinwirkung im Sinne einer Prellung oder Quetschung.

Frakturen des Os metatarsale sind fast ausschließlich Stressfrakturen, die wie erwähnt bei Läufern und bei Balletttänzern vorkommen können.

Stressfrakturen

Im Bereich des Fußes und des Fußgelenkes sind Stress- oder Insuffizienzfrakturen vorwiegend im Bereich des 2. Os metatarsale, im Bereich des Kalkaneus und weni-

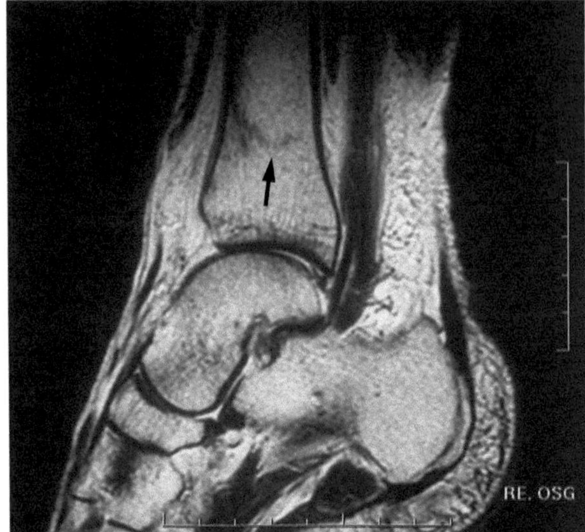

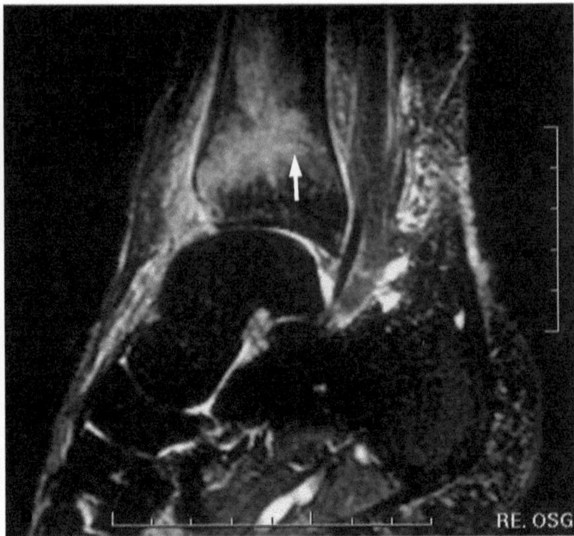

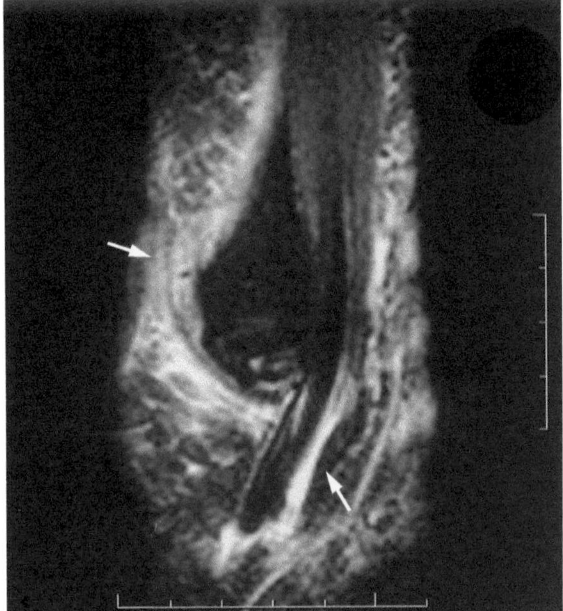

Abb. 27.12 a–c. Anamnese: 46-jährige Patientin, bei der ohne erinnerliches Trauma plötzlich Schmerzen im Bereich des rechten Fußgelenkes, mehr medial, mit Schwellung aufgetreten sind. Diagnose: Stressfraktur im Bereich der distalen Tibia mit ausgedehnter perifokaler Reaktion. Tendinitis im Bereich der Sehnen des M. peroneus brevis et longus. **a** SE T1-gewichtet, sagittal, **b** FSE T2-gewichtet, fettsupprimiert, sagittal, **c** FSE T2-gewichtet, fettsupprimiert, koronar

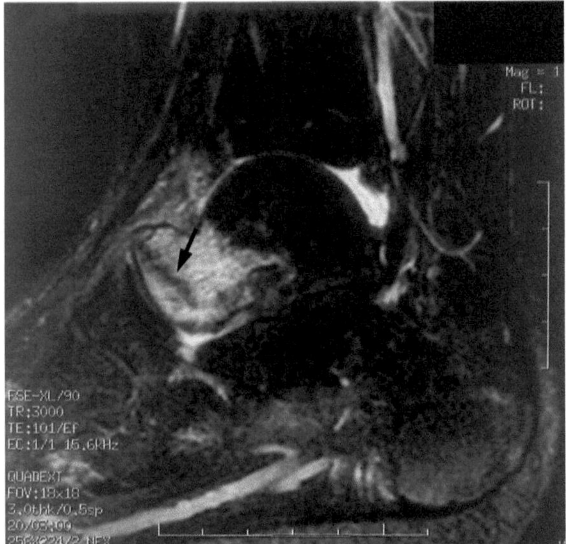

Abb. 27.13. Anamnese: 18-jährige Patientin, die seit Monaten über Schmerzen im Bereich der dorsalen Fußwurzel klagt, mit umschriebener Schwellung. Kein Trauma. Diagnose: akute Ermüdungsfraktur im Bereich des vorderen Talus (FSE T2-gewichtet, fettsupprimiert, sagittal)

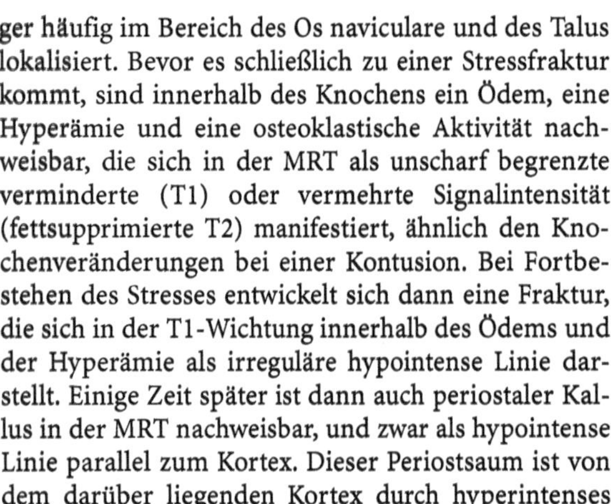

ger häufig im Bereich des Os naviculare und des Talus lokalisiert. Bevor es schließlich zu einer Stressfraktur kommt, sind innerhalb des Knochens ein Ödem, eine Hyperämie und eine osteoklastische Aktivität nachweisbar, die sich in der MRT als unscharf begrenzte verminderte (T1) oder vermehrte Signalintensität (fettsupprimierte T2) manifestiert, ähnlich den Knochenveränderungen bei einer Kontusion. Bei Fortbestehen des Stresses entwickelt sich dann eine Fraktur, die sich in der T1-Wichtung innerhalb des Ödems und der Hyperämie als irreguläre hypointense Linie darstellt. Einige Zeit später ist dann auch periostaler Kallus in der MRT nachweisbar, und zwar als hypointense Linie parallel zum Kortex. Dieser Periostsaum ist von dem darüber liegenden Kortex durch hyperintenses Gewebe in der T2-Wichtung getrennt. Wahrscheinlich handelt es sich hierbei um eine inflammatorische Reaktion.

Die MRT ist sowohl sensitiver als die konventionelle Röntgenuntersuchung als auch spezifischer als die

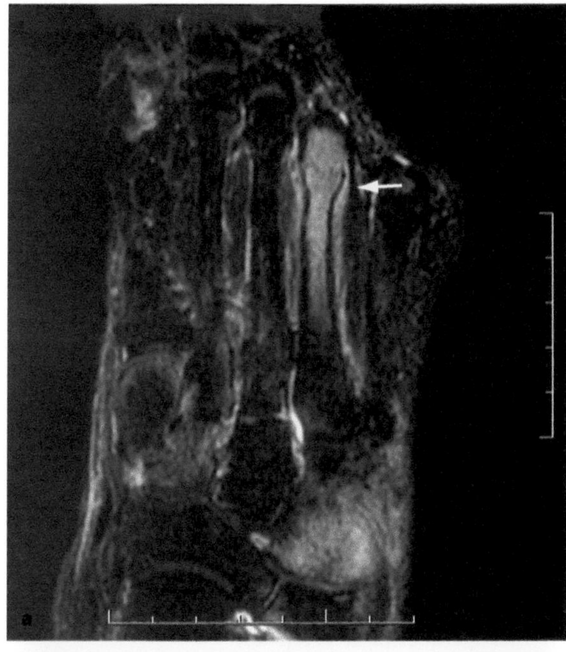

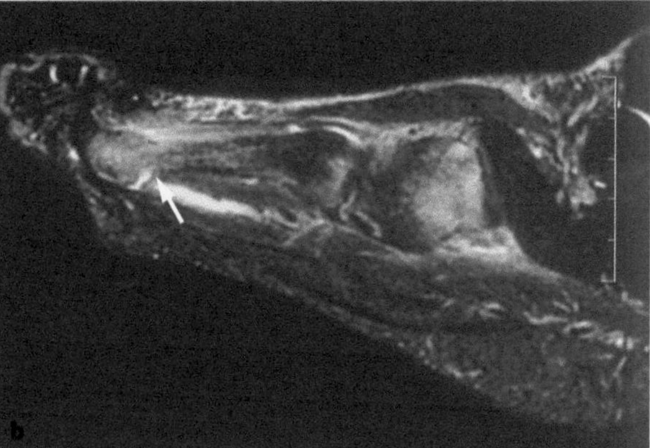

Abb. 27.14 a,b. Anamnese: 56-jährige Patientin, die vor drei Monaten nach einer längeren Belastung plötzlich Schmerzen im Bereich des lateralen Mittelfußes verspürt hat, die Schmerzen sind seither permanent vorhanden. Diagnose: okkulte Marsch-Fraktur im Bereich des distalen Os metatarsale IV mit Bone bruise im Bereich des Os cuboides. **a** FSE T2-gewichtet, fettsupprimiert, koronar, **b** FSE T2-gewichtet, fettsupprimiert, sagittal

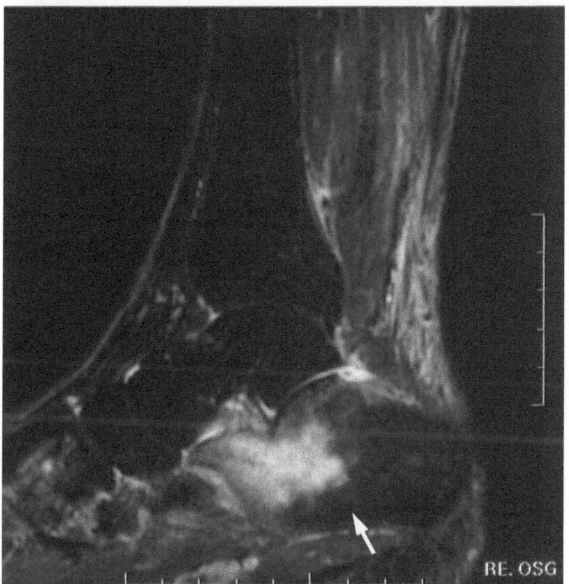

Abb. 27.15. Anamnese: 36-jähriger Patient, der ein plantares Anpralltrauma beim Sturz aus mehreren Metern Höhe erlitten hat. Diagnose: Infraktion im vorderen Kalkaneusbereich (FSE T2-gewichtet, fettsupprimiert, sagittal)

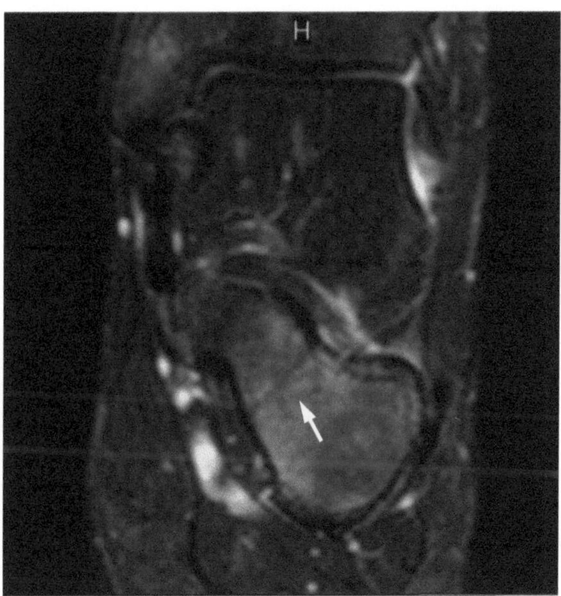

Abb. 27.16. Anamnese: Die 29-jährige Patientin hat vor einem halben Jahr ein Supinations-/Adduktionstrauma des linken Fußgelenkes erlitten. Es ist eine Läsion des lateralen Kollateralbandes festgestellt worden. Seit dieser Zeit, insbesondere bei Belastung, Schmerzen im lateralen Knöchelbereich und gelegentliche Schwellung sowie Instabilitätsgefühl. Diagnose: ausgedehnter Bone bruise im Bereich des Kalkaneus und des distalen Talus mit Nachweis einer älteren okkulten Infraktion (FSE T2-gewichtet, fettsupprimiert, koronar)

Knochenszintigraphie, wenn es um den Nachweis einer Stressfraktur geht, insbesondere bei älteren und bei osteoporotischen Patienten (Abb. 27.12 a–c, Abb. 27.13, Abb. 27.14 a,b, Abb. 27.15, Abb. 27.16).

MRT-Diagnostik von Frakturen im Bereich des Fußes und des Fußgelenkes

Grundsätzlich ist festzustellen, dass die MRT-Untersuchung nicht an erster Stelle der diagnostischen Maßnahmen bei Verdacht auf das Vorliegen von knöchernen Frakturen steht. Sie kann weder die klinische Analyse noch die Röntgenuntersuchung ersetzen, bietet jedoch erhebliche Vorteile insbesondere bei der Frage nach zusätzlichen Band- oder Weichteilverletzungen. MRT-Untersuchungen können hier wegweisend sein für die einzuschlagende Therapie. Die MRT sollte immer dann eingesetzt werden, wenn Unklarheiten über das Ausmaß einer Verletzung besteht. Die MRT kann hilfreich sein bei einer Analyse von Stress- und Ermüdungsfrakturen und insbesondere dann, wenn zusätzlich ligamentäre Läsionen vermutet werden.

Gegenüber einer Röntgenuntersuchung bietet die MRT als wesentliche Mehrinformation den Nachweis eines perifokalen Knochenmarködems, das als Hinweis auf die Schwere der Verletzung gilt. Insbesondere Stress- und Ermüdungsfrakturen können in vielen Fällen nur durch eine MRT nachgewiesen werden.

Außerdem eignet sich die MRT gut zum Nachweis von abgesprengten Fragmenten bei frischeren Frakturen und zur Abgrenzung gegenüber akzessorischen Knochenelementen.

Knöcherne Läsionen stellen sich in der T1-Wichtung als eine signalarme längliche Struktur, in der T2-Wichtung mit Fettsuppression als eine signalreiche lineare Struktur dar. Diese signalarme bzw. signalreiche Region entspricht der komprimierten Trabekelstruktur in diesem Areal.

27.3.2 Ligamentäre Verletzungen und MRT

Klassische Möglichkeiten zur Verifizierung ligamentärer Verletzungen sind die Röntgenaufnahmen des Fußgelenkes in zwei Ebenen einschließlich der gehaltenen Aufnahme bei einem Supinationstrauma mit Supination des Fußes, beim Pronationstrauma mit Pronation des Fußes. Die klinische Untersuchung ergibt ebenfalls Hinweise auf eine durch die eventuelle Bandläsion bedingte Instabilität des Fußgelenkes. Allerdings ist bekannt, dass die gehaltene Röntgenaufnahme lediglich eine Aussage über die Läsion des Lig. fibulocalcaneare bzw. tibiocalcaneare zulässt.

Die Bestimmung des Winkelgrades der Aufklappbarkeit zur Beurteilung des Ausmaßes der Bandverletzung ist relativ ungenau, denn die Aussage über eine mögliche Läsion des für die Stabilität des Fußgelenkes so wichtigen Lig. fibulotalare anterius ist bei isolierter Ruptur auf einer Röntgenaufnahme nicht ausreichend.

Die MRT ist in der Lage, ligamentäre Läsionen des Fußgelenkes exakt und mit hoher Treffersicherheit (95%) zu diagnostizieren. Trotzdem scheint eine MRT bei ligamentären Fußgelenkverletzungen nur dann indiziert, wenn eine mögliche operative Intervention mit primärer Rekonstruktion diskutiert wird. Obwohl heute konservativen Maßnahmen in vielen Fällen auch bei Totalrissen, z. B. aller drei Bandzügel des fibularen Kollateralbandes, der Vorzug gegeben wird, gibt es auch Indikationen zur sofortigen Operation, z. B. bei Hochleistungssportlern mit einer mindestens zweifachen ligamentären Läsion.

Die MRT ist vor allem indiziert bei Verdacht auf Erkrankungen, die häufig mit ligamentären Verletzungen einhergehen, wie chondrale oder osteochondrale Läsionen oder tendinöse Verletzungen.

Eine weitere mögliche Indikation ist die Frage nach einer chronischen Gelenkinstabilität.

Ligamentäre Verletzungen weisen in der MRT folgende Charakteristiken auf:

- Es findet sich eine unzureichende Darstellung des Ligaments im Sinne einer Kontinuitätsunterbrechung,
- Es besteht eine Lücke im Bereich der Insertion.
- Es findet sich eine Verdickung des Ligaments.
- Häufig sind Signalanhebungen in der fettsupprimierten T2-Wichtung in der Umgebung des Ligaments nachweisbar als Ausdruck eines Ödems und einer Hämorrhagie perifokal.
- Es lässt sich nicht selten eine Extravasation von Gelenkflüssigkeit in der Umgebung nachweisen als Ausdruck einer zusätzlichen kapsulären Läsion.
- Häufig findet sich auch ein Bone bruise als Folge einer direkten Knochenkontusion in der Umgebung.

Bei chronischer Verletzung sind ein Hämatom oder ein Ödem nicht mehr nachweisbar, sondern nur die direkten morphologischen Veränderungen des Ligaments. Entweder stellt sich das Band nicht dar oder es ist verdickt. Es weist umschriebene Striae auf und evtl. eine verminderte Signalintensität sowohl in der T1- als auch in der T2-Wichtung im Bereich des umgebenden Fettes als Hinweis auf eine Fibrose oder auch auf eine Narbenbildung.

Verletzungen des fibularen Kollateralbandes

Verletzungen des lateralen Knöchels machen bis zu 20% aller sportabhängigen traumatischen Läsionen aus. Darüber hinaus sind 85% der Verletzungen des Fußgelenkes im Bereich des lateralen Kollateralbandes lokalisiert. Das Lig. fibulotalare anterius stellt den schwächsten Bandzügel des Kollateralbandes dar und ist daher am häufigsten und am ersten verletzt, gefolgt vom Lig. fibulocalcaneare und vom Lig. fibulotalare posterius, wenn sich die Inversionskraft verstärkt. Untersuchungen haben ergeben, dass das Lig. fibulotalare anterius in 66% und das Lig. tibiofibulare posterius sowie das Lig. fibulocalcaneare jeweils mit etwa 20% bei einer Verletzung beteiligt sind. Je nach Ausdehnung der Verletzung ist eine Unterteilung in mehrere Grade vorgenommen worden, und zwar einmal nach pathologisch-anatomischen Kriterien, zum anderen nach chirurgischen funktionellen Kriterien:

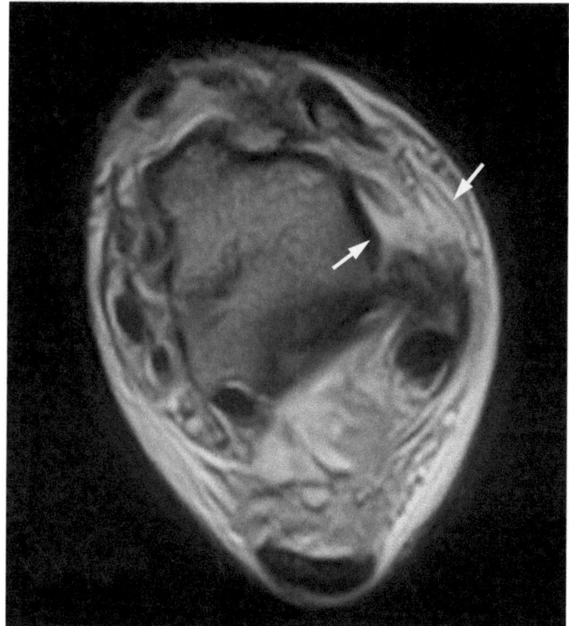

Abb. 27.17. Anamnese: Die Patientin hat vor fünf Tagen ein Supinations-/Eversionstrauma des linken Fußgelenkes erlitten. Anschließend erhebliche Schmerzen lateral und Hämatombildung. Diagnose: Läsion des Lig. fibulotalare anterius und des Lig. tibiofibulare anterius (SE protonengewichtet, axial)

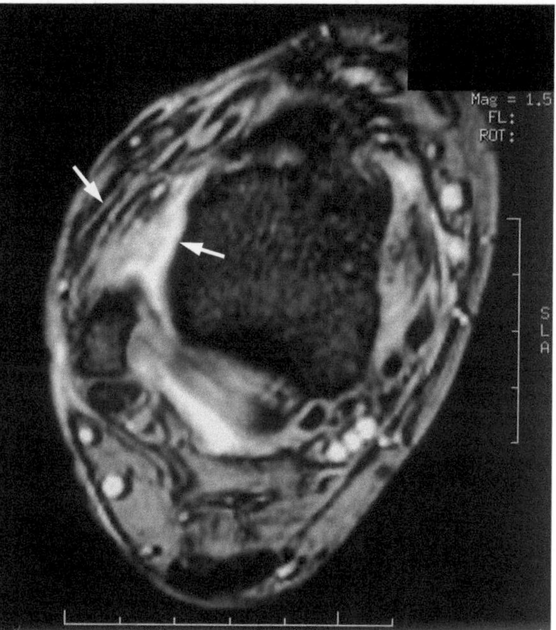

Abb. 27.18. Anamnese: 14-jähriger Patient, der beim Fußballspielen ein Supinations-/Eversionstrauma des rechten Fußes erlitten hat. Anschließend erhebliche Schmerzen und Hämatom. Diagnose: Ruptur des Lig. fibulotalare anterius. Zeichen eines anterolateralen Impingements. Perifokale Weichteilschwellung, Gelenkerguss (GRE T2*-gewichtet, axial)

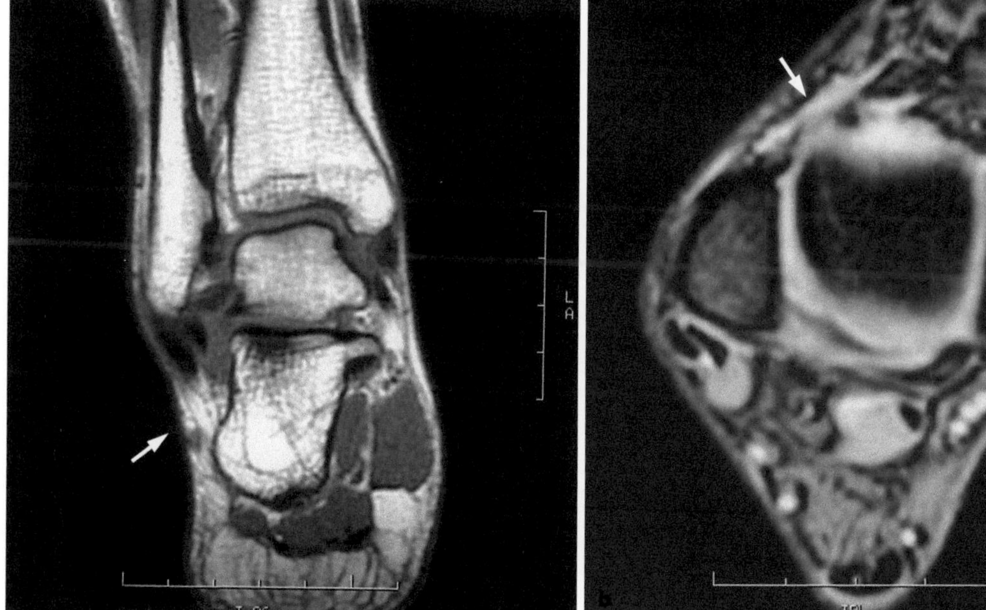

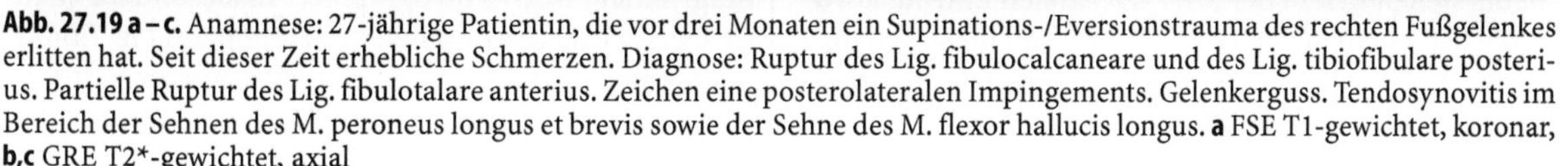

Abb. 27.19 a – c. Anamnese: 27-jährige Patientin, die vor drei Monaten ein Supinations-/Eversionstrauma des rechten Fußgelenkes erlitten hat. Seit dieser Zeit erhebliche Schmerzen. Diagnose: Ruptur des Lig. fibulocalcaneare und des Lig. tibiofibulare posterius. Partielle Ruptur des Lig. fibulotalare anterius. Zeichen eine posterolateralen Impingements. Gelenkerguss. Tendosynovitis im Bereich der Sehnen des M. peroneus longus et brevis sowie der Sehne des M. flexor hallucis longus. **a** FSE T1-gewichtet, koronar, **b,c** GRE T2*-gewichtet, axial

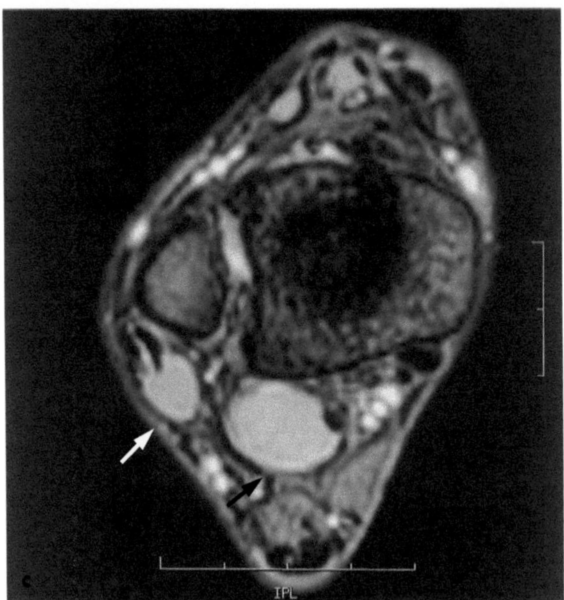

Abb. 27.19c

1. Einteilung nach pathologisch-anatomischen Kriterien:
   - *Grad I*: ligamentäre Zerrung,
   - *Grad II*: partielle makroskopische Ruptur,
   - *Grad III*: kompletter Riss.
2. Chirurgische Einteilung (berücksichtigt mehr die Beteiligung der drei Bandzügel):
   - *Grad I*: teilweiser oder kompletter Riss des Lig. fibulotalare anterius,
   - *Grad II*: Ruptur sowohl des Lig. fibulotalare anterius als auch des Lig. fibulocalcaneare, entweder partiell oder komplett,
   - *Grad III*: Verletzung des Lig. fibulotalare anterius, des Lig. fibulocalcaneare und des Lig. fibulotalare posterius.

Grad I und II werden im Allgemeinen konservativ, Grad III wird überwiegend operativ behandelt (Abb. 27.17, Abb. 27.18, Abb. 27.19 a–c).

MRT bei Läsionen des lateralen fibularen Kollateralbandes. Grundsätzlich ist eine Differenzierung sowohl nach anatomisch-pathologischen Gesichtspunkten als auch nach klinischen Gesichtspunkten möglich.

Mikroläsionen bzw. eine Zerrung des Kollateralligaments stellen sich in der MRT auf axialen und auf koronaren Schichten in der T1-Wichtung und in der fettsupprimierten T2-Wichtung als eine intratendinöse Signalanhebung ohne Kontinuitätstrennung mit glatten Oberflächen dar, evtl. mit zusätzlicher peritendinöser Signalanhebung bei Vorliegen eines umgebenden Weichteilödems. Eine partielle Läsion (Grad II) weist eine Verdickung des Ligaments, eine intra- und peritendinöse Signalanhebung in der fettsupprimierten T2-Wichtung und eine partielle Kontinuitätsunterbrechung auf.

Der Grad III ist durch eine Kontinuitätstrennung des Ligaments charakterisiert, wobei innerhalb des Spaltes inhomogene Signalanhebungen in erster Linie ebenfalls in der T2-Wichtung, gelegentlich auch in der T1-Wichtung, nachweisbar sind. Hierbei handelt es sich um interponiertes Blut oder auch um Fett.

Verletzungen des fibulotalaren anterioren Ligaments sind bereits in der axialenSchnittrichtung leicht erkennbar, und zwar aufgrund der Diskontinuität und der Verdickung oder auch Verdünnung des Ligaments. Eine Heterogenität mit ansteigender intraligamentärer Signalintensität in der fettsupprimierten T2-Wichtung weist auf ein intraligamentäres Ödem oder auch auf eine Blutung hin. Weitere Zeichen einer Läsion sind eine Fettobliteration in der Umgebung, eine Extravasation der Gelenkflüssigkeit in die angrenzenden Weichteile und evtl. auch der Nachweis eines perifokalen Bone bruise.

Die Darstellung einer Läsion des Lig. fibulocalcaneare gelingt am besten auf koronaren, etwas schräg nach dorsal-kaudal angulierten, Schichten. Hier finden sich bei partieller Ruptur die bereits erwähnten Veränderungen, bei einer Komplettruptur eine Kontinuitätsunterbrechung. Das verletzte Ligament ist häufig verdickt und heterogen, das umgebende Fett ist obliteriert. Flüssigkeit innerhalb der Scheide der Sehnen des M. peroneus brevis et longus gilt als sekundäres Zeichen einer Verletzung des Lig. fibulocalcaneare.

Bei chronischen Verletzungen findet sich in der Regel eine Verdünnung oder eine Verdickung, gelegentlich auch eine Elongation oder wellenförmige irreguläre Kontur des Ligaments. Im Gegensatz zur akuten Verletzung fehlt jedoch häufig die peritendinöse Weichteilreaktion.

Etwa 20% der Patienten mit einer kompletten ligamentären Ruptur entwickeln eine bleibende funktionelle Instabilität des Fußgelenkes, und zwar unabhängig von der anfänglichen Behandlung. Bei diesen Patienten kann eine ligamentäre operative Spätrekonstruktion indiziert sein.

Mit der 3D-FGRE-Technik im Steady state und T2*-Wichtung ist von einer Trefferrate von 94% bei Verletzungen des anterioren fibulotalaren und des fibulokalkanearen Ligaments beachtet worden.

Von einigen Untersuchern wird ferner die Anwendung einer MR-Arthrographie, insbesondere zum Nachweis einer chronischen Verletzung des Lig. fibulotalare anterius und des Lig. fibulocalcaneare empfohlen (Deutsch 1992). Aus der Studie geht hervor, dass bei dieser Fragestellung die konventionelle MRT lediglich eine Trefferrate von 59%, die MR-Arthrographie aber eine Trefferrate von 95% besitzt.

MRT bei Verletzungen des tibialen Kollateralbandes

Verletzungen des Deltabandes kommen hauptsächlich in Verbindung mit einer Verletzung der Syndesmose und einer Fraktur der Fibula vor. Isolierte Rupturen des Deltabandes sind recht selten und setzen ein Eversions- und Außenrotationstrauma voraus. Im Gegensatz zum lateralen Kollateralband sind komplette Rupturen mit 84% wesentlich häufiger als partielle Läsionen.

Die pathologisch-anatomische Gradeinteilung der Verletzung ist identisch mit der des lateralen Kollateralbandes.

In 60% aller Deltabandverletzungen findet sich eine Läsion des Lig. tibiotalare posterius. Ferner findet sich bei einer Verletzung der Sehne des M. tibialis posterior häufig auch eine Verletzung des plantaren Lig. calcaneonaviculare (Springligament). Eine Verletzung dieses Ligaments ist sowohl klinisch als auch radiologisch schwierig zu erkennen. Ein indirektes Zeichen stellt ein umschriebener Ausriss aus dem anterioren Processus calcanei und eine Verbreiterung des Gelenkspaltes zwischen dem Taluskopf und dem Os naviculare dar.

MRT der Läsion des tibialen Kollateralbandes und der Umgebung. In der MRT gelingt die Darstellung von Läsionen des Deltaligaments auf koronaren und auf axialen Schnitten am besten in fettsupprimierter T2-Wichtung und in T1-Wichtung, die Darstellung des Lig. calcaneonaviculare am besten auf sagittalen Schnitten. Es findet sich im Falle einer ligamentären Verletzung – ähnlich wie im Bereich des lateralen Kollateralbandes –

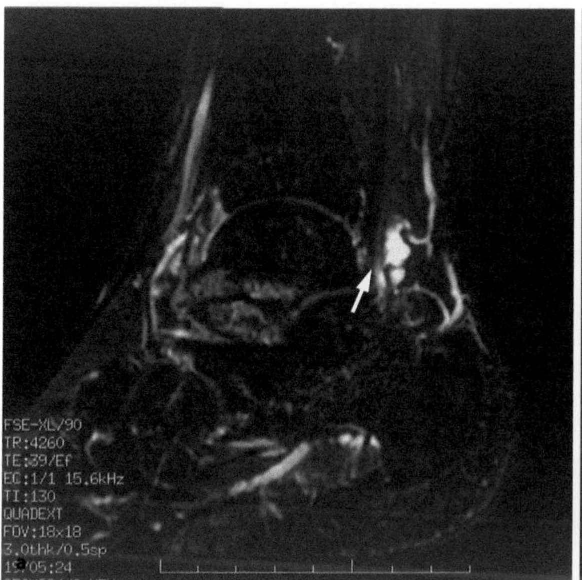

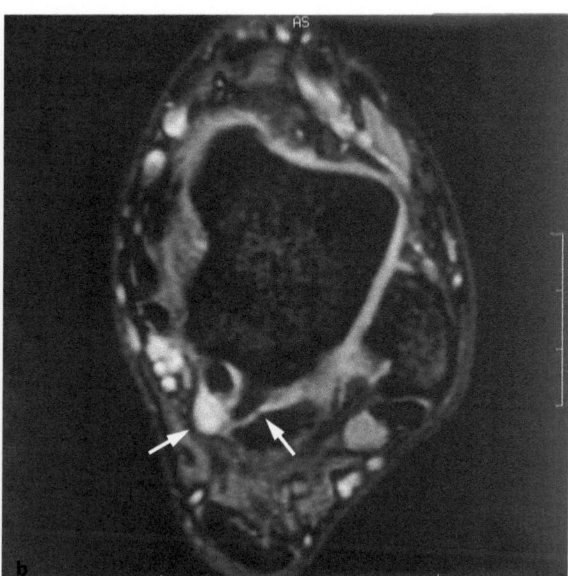

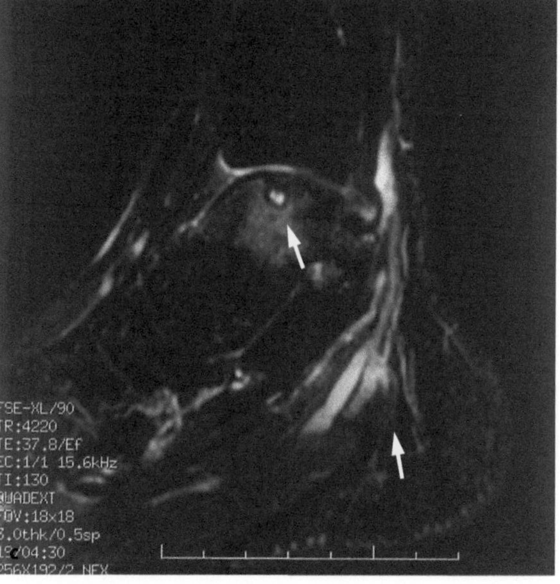

Abb. 27.20 a–c. Anamnese: 21-jähriger Patient, der vor zwei Monaten ein Supinations-/Eversionstrauma erlitten hat. Seit dieser Zeit Schmerzen im gesamten Fußgelenk. Diagnoses: posteriores tibiotalares Impingementsyndrom, als Folge einer tibialen posterioren Facette. Tendosynovitis der Sehne des M. flexor hallucis longus. Bone bruise im medialen Anteil des Talus mit Hinweis auf Vorliegen einer kleine Osteochondrosis dissecans in diesem Bereich. **a** FSE T2-gewichtet, fettsupprimiert, sagittal, **b** FSE T2-gewichtet, fettsupprimiert, axial, **c** FSE T2-gewichtet, fettsupprimiert, sagittal

in erster Linie in der T2-gewichteten fettsupprimierten Sequenz eine vermehrte intraligamentäre Signalintensität. Ferner lassen sich auch eine Irregularität und eine Verdickung des Ligaments in der MRT nachweisen. Der Nachweis von Läsionen einzelner Bandzügel ist allerdings schwieriger als im lateralen Bereich und am besten mit 3D-GRE-Bildern und der Reformatierung von dünnen Schrägschichten zu erreichen. Hier muss berücksichtigt werden, dass das hintere tibiotalare Ligament dicker ist als das Lig. calcaneonaviculare (Springligament) und das Springligament wiederum dicker ist als das Lig. tibiocalcaneare und das Lig. tibionaviculare. Unter optimalen Bedingungen sind maximale Trefferraten von etwa 90% erreichbar.

Syndesmosensprengung

Eine Sprengung der Syndesmose kann mit oder ohne Fraktur der Tibia oder der Fibula und auch mit oder ohne Dehiszens einhergehen.

Drei Ligamente verbinden die Tibia und die Fibula miteinander:

- das Lig. tibiofibulare anterius,
- das Lig. tibiofibulare posterius,
- das Lig. interosseum.

Die Syndesmosensprengung wird in erster Linie durch Außenrotationskräfte bewirkt, die zunächst zu einer Läsion des vorderen tibiofibularen Ligaments führen.

Die klinische Diagnosestellung von Verletzungen dieses Bandes, die häufig bei Fußballern und bei Skifahrern vorkommt, kann schwierig sein, da eine akute perifokale Schwellung nicht obligat ist. Daher kommt der MRT-Untersuchung eine besondere Bedeutung zu (Abb. 27.20 a–c).

Die Verletzung des vorderen unteren und auch des hinteren unteren tibiofibularen Bandes ist in der MRT charakterisiert durch eine Verdickung und Irregularität oder auch durch eine Kontinuitätstrennung. Verlet-

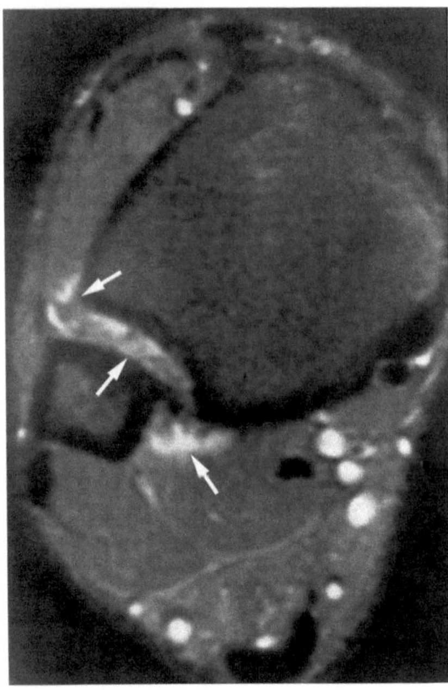

Abb. 27.21. Syndesmosesprengung mit Ruptur des anterioren inferioren Lig. tibiofibulare (FSE T2-gewichtet, axial). (Aus Stoller 1997, S. 552, Abb. 8-99)

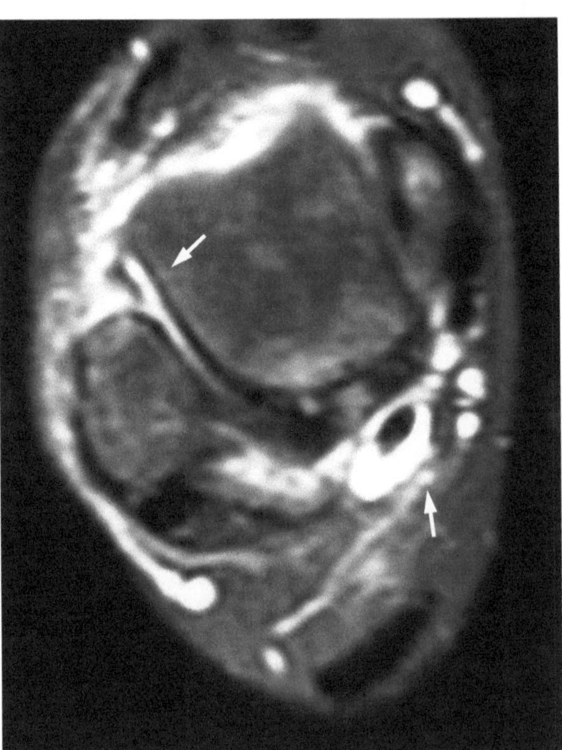

Abb. 27.22. Läsion des vorderen und hinteren inferioren Lig. tibiofibulare mit anterolateralem Impingement (FSE T2-gewichtet, fettsupprimiert, axial). (Pomeranz)

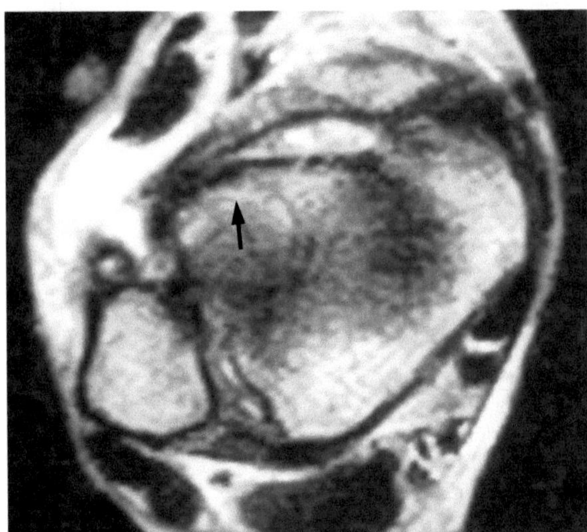

Abb. 27.23. Läsion des Lig. tibiofibulare anterior inferior (FSE T2-gewichtet, axial). (Pomeranz)

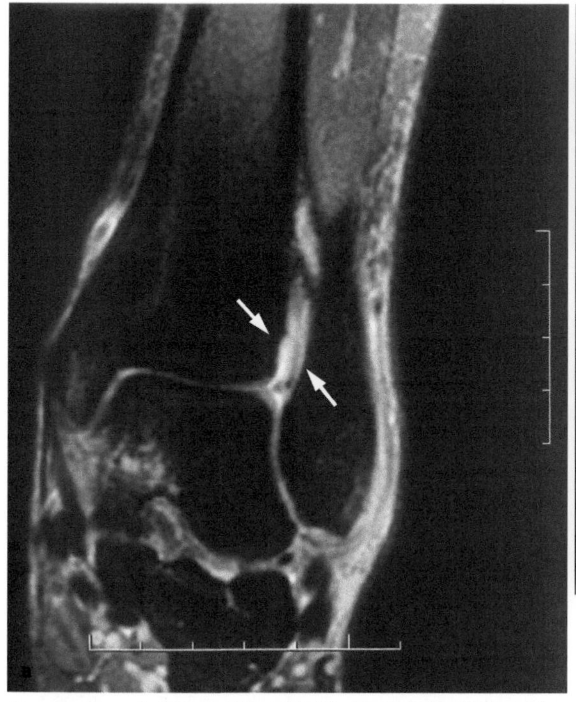

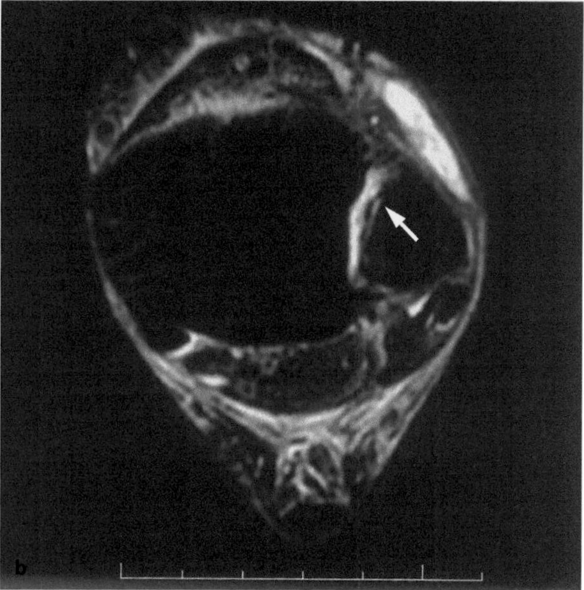

Abb. 27.24 a,b. Anamnese: die 55-jährige Patienten hat sich beim Joggen vor 14 Tagen ein Supinationstrauma des linken Fußgelenkes zugezogen. Anschließend erhebliche Schwellung. Hämatom und starke Schmerzen. Diagnose: partielle Ruptur des anterioren inferioren Lig. tibiofibulare mit deutlicher ödematöser Reaktion im Bereich der Syndesmose. Ferner anterolaterales Impingement-Syndrom. **a** FSE T2-gewichtet, fettsupprimiert, koronar, **b** FSE T2-gewichtet, fettsupprimiert, axial

zungen der Membrana interossea sind häufig mit einer Läsion des vorderen tibiofibularen Bandes vergesellschaftet, während eine isolierte Ruptur des hinteren tibiofibularen Bandes allein selten ist.

In der MRT ist bei Verletzung des vorderen tibiofibularen Bandes im Bereich des Ligaments eine lineare Hyperintensität in Höhe der distalen Tibia und Fibula auf stark T2-gewichteten fettsupprimierten Bildern nachweisbar (Abb. 27.21, Abb. 27.22, Abb. 27.23, Abb. 27.24 a,b).

Weichteilimpingement

Persistierende Schmerzen nach einer Knöchelverstauchung sind fast immer Folge einer traumatischen Einwirkung auf das Weichteilgewebe.

Man unterscheidet ein Weichteil-Impingement anterolateral, anterior, anteromedial, posterior und im Syndesmosenbereich.

Anterolaterales Impingement (ALI). Der anterolaterale Rezessus des Fußgelenkes ist posteromedial und lateral durch die Tibia- bzw. durch die Fibula begrenzt. Anterolateral besteht die Begrenzung aus der Kapsel des tibiotalaren Gelenkes, dem Lig. tibiofibulare anterius, dem Lig. fibulotalare anterius sowie dem Lig. fibulocalcaneare.

Das anterolaterale Impingement des Fußgelenkes ist überwiegend eine klinische Ausschlussdiagnose. Es geht mit permanenten Schmerzen im vorderen lateralen Bereich des Fußgelenkes einher, insbesondere bei Dorsalflexion und Eversion, ohne dass klinisch eine mechanische Instabilität oder eine Sehnenluxation nachgewiesen werden kann. Bereits relativ kleine Traumen bei forcierter Plantarflexion und Supination können dieses Impingement hervorrufen. Es kommt dann zu einem Riss des anterolateralen Kapselgewebes und in 30 % auch zu Verletzungen des Lig. fibulotalare anterius und des Lig. tibiofibulare anterius. Aus den wiederholten Mikrotraumen resultiert ferner eine Weichteilhämorrhagie und schließlich eine synoviale Narbenbildung sowie eine Hypertrophie des anterolateralen Processus des tibiotalaren Gelenkes als Folge von repetitiven synovialen entzündlichen Reaktionen. Bestehen die Schmerzen länger, lässt sich radiographisch häufig eine Kalzifikation oder eine heterotope Ossifikation im Bereich des Spatium interosseum nachweisen, d. h. in der distalen tibiofibularen Syndesmose als Hinweis auf eine hier abgelaufene Verletzung.

Ferner finden sich im chronischen Stadium häufig Ausziehungen des distalen lateralen Malleolus und der lateralen talaren Gelenkfläche, die ebenfalls als Hinweis auf eine komplizierende ligamentäre Verletzung gewertet werden können. Diese osteophytäre Reaktion kann zusätzlich für das Schmerzsyndrom verantwortlich sein. Die Folge ist dann häufig eine Chondromalazie des Talus und der Fibula.

In der Arthroskopie sind die oben genannten pathologischen Veränderungen gut nachweisbar.

Der MRT kommt die Aufgabe zu, nichtinvasiv eine Abklärung vorzunehmen und die Indikation zur eventuellen Operation zu stellen. Es ist also ein wertvolles Verfahren sowohl in der akuten als auch in der chronischen Phase. Im Akutstadium finden sich eine synoviale Schwellung und eine ausgedehnte Signalanhebung in den Weichteilen periartikulär, bedingt durch ein Ödem oder auch durch ein Hämatom. In diesem Stadium gelingt allerdings wegen der Überlagerung der sichere Nachweis einer zusätzlichen ligamentären Läsion nur schwer. Besonderes Augenmerk sollte auf den vorderen Recessus gelegt werden, der posteromedial durch die Tibia und lateral durch die Fibula sowie im anterioren Bereich durch die Kapsel des tibiotalaren Gelenkes begrenzt ist.

Die Veränderungen bei diesem Impingement können in vier Grade eingeteilt werden.

- *Grad I* stellt einen Normalbefund dar,
- bei *Grad II* findet sich eine Verdickung des Lig. tibiofibulare inferior anterior,
- bei *Grad III* lassen sich fokale noduläre Weichteilverdickungen nachweisen,
- bei *Grad IV* besteht eine Irregularität der nodulären Weichteilschwellung.

Im chronischen Stadium lässt sich zusätzlich eine meniskoide Raumforderung innerhalb des lateralen Fußgelenkes mit geringer Signalintensität in allen Pulssequenzen nachweisen. Diese Raumforderung entspricht fibrösem Gewebe und ist am besten auf axialen und koronaren Schichten nachweisbar. Allerdings muss diese Struktur von dem sich in unmittelbarer Nachbarschaft befindlichen Lig. fibulotalare anterius abgegrenzt werden.

Empfohlen werden T1- und T2-gewichtete SE- und FSE-Sequenzen ohne und mit Fettsuppression in drei Ebenen, wobei die axiale Ebene am besten geeignet ist. Ferner wird auch die direkte und die indirekte MR-Arthrographie empfohlen, durch die die Ergebnisse im Vergleich zur konventionellen MRT noch deutlich verbessert werden können.

Bei der MR-Arthrographie finden sich eine Trefferrate von 97 %, eine Sensitivität von 96 % und eine Spezifität von 100 %.

Im chronischen Stadium ist zusätzlich die Bewertung der Ausdehnung des anterolateralen Recessus von Nutzen. Er ist bedingt durch eine Fibrose sehr oft in der Größe erheblich reduziert.

Die MR-Arthrographie erreicht also sowohl in Bezug auf die Trefferrate als auch auf die Spezifität die Ergebnisse der Arthroskopie.

Anteriores Impingement. Das anteriore Impingement ist häufig die Ursache chronischer Fußgelenkschmerzen.

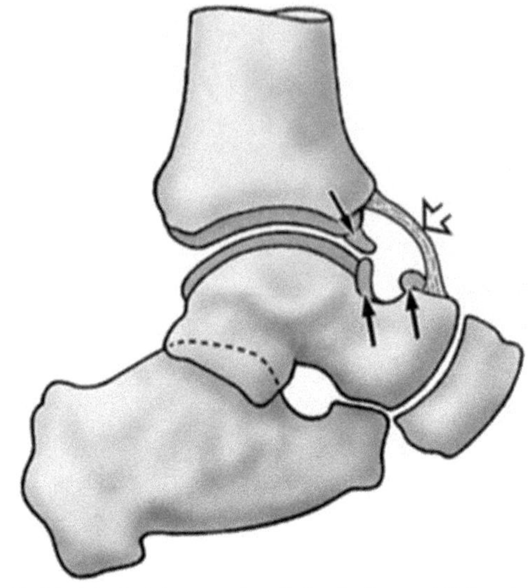

Abb. 27.25. Die Zeichnung des Fußgelenkes seitlich zeigt die hauptsächlichen Lokalisationen einer anterioren tibiotalaren Spornbildung bei einem anterioren Impingement. Weißer Pfeil = Kapsel, schwarzer Pfeil = Spornbildung

Es ist charakterisiert durch eine anteriore tibiotalare Spornbildung, die wohl in erster Linie durch eine chronisch rezidivierende Zugwirkung auf die anteriore Kapsel bewirkt wird.

Chirurgische Untersuchungen haben gezeigt, dass diese Spornbildung eine typische Lokalisation im Bereich des anterioren Tibia- und Talusabschnittes besitzt und innerhalb der Kapsel positioniert ist, hauptsächlich an der Grenze der Knorpelrinne. Es ist bekannt, dass forcierte Supinations-/Flexionsbewegungen eine Beschädigung des anterioren medialen Knorpels bewirken können. Es wird darüber hinaus angenommen, dass diese kartilaginöse Läsion Narbengewebe und eine proliferative Fibrose bewirken kann als Vorstufe der Spornbildung. Eine Verletzung der anterioren Knorpelrinne kann ebenfalls bei forcierter Dursoflexionsbewegung, aber auch bei direkten wiederholten Mikrotraumen vorkommen. Eine Dorsoflexionsverletzung ist bei jedem Athleten möglich, besonders jedoch bei Balletttänzern und Fußballern. Auch ein Direkttrauma mit der Folge eines anterioren Impingement ist bei Fußballern beim Ballschlagen häufig.

Es wurde jedoch auch festgestellt, dass etwa 50 % aller Profisportler anteriore tibiotalare Spornbildungen aufweisen und zwar ohne klinische Symptomatik. Daher nimmt man an, dass die begleitende anteriore synoviale Verdickung und Narbenbildung in erster Linie für klinische Symptome verantwortlich ist.

In vielen Fällen ist eine konventionelle Röntgenaufnahme bereits in der Lage, die ossäre Spornbildung im Bereich des tibiotalaren Gelenkspaltes nachzuweisen.

Die MRT ist darüber hinaus in der Lage, die genaue Lokalisation der tibiotalaren Spornbildung innerhalb der Kapselgrenzen aufzuzeigen. Ferner kann sie als einziges Verfahren auch die synoviale Verdickung, die in der T1-Wichtung ein niedriges Signal und in der T2-Wichtung eine niedrige bis intermediäre Signalintensität mit irregulären Konturen aufweist, nachweisen.

Empfohlen werden SE-Sequenzen in sagittaler und axialer Schnittrichtung evtl. vor und nach KM-Gabe.

Anteromediales Impingement. Dem anteromedialen Fußgelenkimpingement wurde gerade in letzter Zeit vermehrte Aufmerksamkeit in der orthopädischen Literatur geschenkt.

Der auslösende Verletzungsmechanismus besteht in einer Pronations-/Eversionsbewegung, bei der eine Teilruptur des Lig. tibiotalare anterius resultiert. Andere Studien allerdings sind der Meinung, dass es sich um eine Supinations-/Inversionsverletzung, wahrscheinlich mit einer Rotationskomponente handelt, die zu einer Verletzung der anteromedialen Kapsel geführt hat. Ähnlich wie beim anterolateralen Impingement werden jedoch auch wiederholte Mikrotraumen als Ursache angenommen, die zu einer Synovitis und Kapselverdickung führen können. Auch anteromediale Spornbildungen werden nicht selten gefunden, ebenso wie eine Verdickung des anterioren Deltaligaments und osteochondrale Defekte des Talus.

Die MRT stellt als bildgebendes Verfahren den Goldstandard bei der Feststellung dieses Impingements dar. Es lassen sicht nicht nur die gelegentlich vorkommenden anteromedialen Spornbildungen nachweisen, sondern auch die anteromediale Kapselverdickung, die möglichen Veränderungen am knöchernen Talus und die möglichen Läsionen des anterioren Anteils des Deltaligaments.

Empfehlenswert sind SE-Sequenzen in sagittaler und axialer Schnittrichtung.

Posteriores Impingement. Das posteriore Impingement spielt sich im lateralen und hinteren Bereich des Außenknöchels ab und ist ursächlich bedingt durch eine Läsion oder auch eine Hypertrophie des Lig. tibiofibulare inferior einschließlich seiner unteren Komponente, dem Lig. tibiofibulare transversum.

Ferner kann dieses Impingement auch Folge eines pathologischen Labrums im Bereich des hinteren Fußgelenkes sein. Es kommt nicht selten gleichzeitig mit einem anterolateralen Impingement oder mit einem Syndesmose-Impingement vor. Es wurde mit einer Reihe von unterschiedlichen Namen belegt, so als Os trigonum-Syndrom und als posteriores tibiotalares Kompressionssyndrom. Ausgelöst wird es durch eine Kompression des Weichteilgewebes zwischen dem Processus posterior des Calcaneus und der posterioren Tibia bei einer Plantarflexion des Fußes. Der Processus posterior tali lateralis hat ebenfalls eine Bedeutung, wenn er prominent ist oder wenn ein Os trigonum nachge-

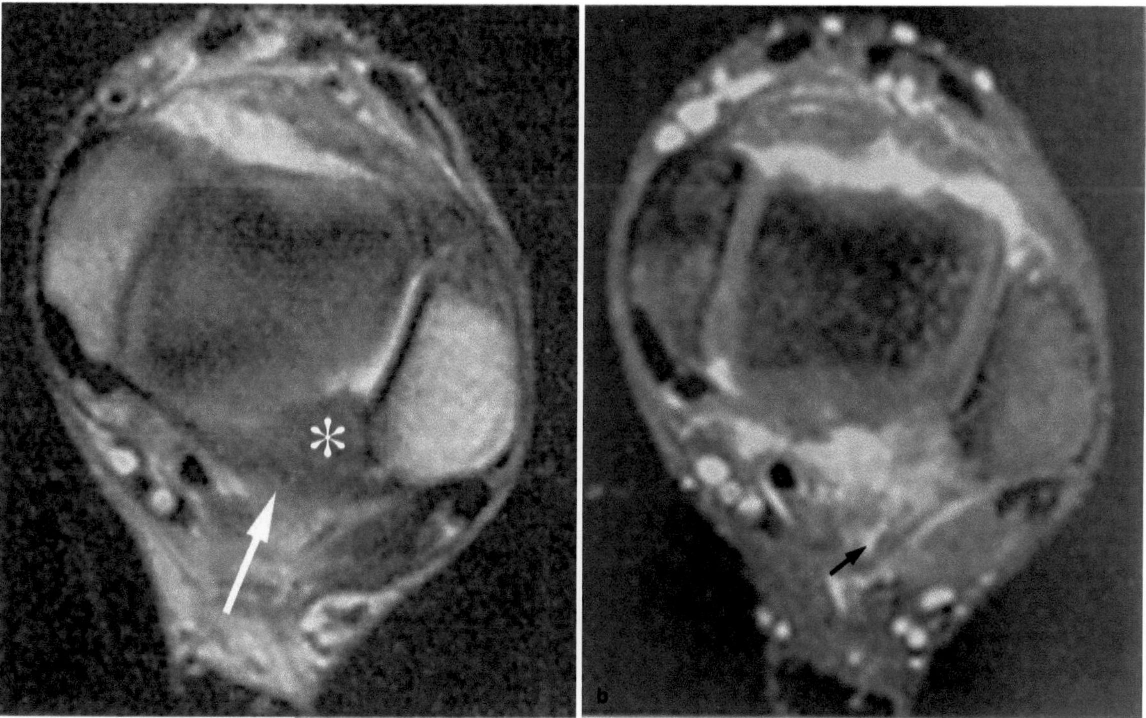

Abb. 27.26. Posteriores Impingement. **a** SE-T1-gewichtet vor KM, **b** SE-T1-gewichtet nach KM. (Pomeranz)

wiesen werden kann, das dann ein zusätzliches knöchernes Impingement der Weichteilstrukturen bewirkt. Ein sekundäres Ossifikationszentrum posterolateral im Bereich des Talus bildet sich im Alter zwischen 7 und 13 Jahren und verschmilzt dann innerhalb von einem Jahr mit dem Talus. Herbei entsteht ein größerer lateraler talarer Processus, der auch als Stieda-Prozess bezeichnet wird. Bleibt diese Fusion aus, kommt es zur Ausbildung des Os trigonums, das mit dem dorsalen Talus artikuliert.

Bei einem posterioren Impingement ist neben der posterioren Kapsel, dem Lig. tibiofibulare posterior und seinem distalen Abschnitt, dem Lig. intermalleolare transversum das Lig. tibiofibulare posterior, häufig auch die Sehne des M. flexor hallucis im Sinne einer Läsion beteiligt, die zwischen dem lateralen und dem medialen Processus tali verläuft. Sie kann bei einem posterioren Impingement ebenfalls verletzt werden, so dass bei Vorliegen einer isolierten Tendosynovitis dieser Sehne immer an ein posteriores Impingement gedacht werden muss. Das Syndrom kann nach einem akuten Trauma, z. B. mit Verletzung des Lig. fibulotalare posterius, einer Fraktur des Talus oder einer Verletzung des Os trigonums auftreten. Darüber hinaus ist bekannt, dass auch repetitive forcierte Plantarflexionen des Fußes eine chronische Verletzung der posterioren ossären und Weichteilstrukturen bewirken können. Balletttänzer sind besonders anfällig für diese Verletzung, da sich das Fußgelenk häufig in einer extremen Pronation befindet. Profi-Fußballspieler haben ebenfalls ein erhöhtes Risiko, da jeder Schuss mit dem Ball eine plötzliche forcierte Plantarflexion bewirkt.

Eine klinische Manifestation tritt jedoch ähnlich wie beim anterioren Impingement nur dann auf, wenn eine synoviale Verdickung im posterioren Kapselbereich oder eine Beteiligung des Lig. intermalleolare oder Lig. fibulotalare posterius vorliegt. Auch eine Stressfraktur des Processus tali oder des Os trigonums kann ein posteriores Impingement-Syndrom auslösen.

Klinische Symptome des posterioren Impingements sind Schmerzen im dorsalen Bereich des Fußgelenkes, die sowohl bei Plantarflexion als auch bei Dorsalflexion deutlich zunehmen.

Trotzdem ist die klinische Diagnose schwierig, so dass der MRT eine wichtige diagnostische Rolle zukommt. Die MRT sollte daher immer dann zum Einsatz kommen, wenn der klinische Befund in dieser Hinsicht verdächtig ist.

Empfohlen werden T2-gewichtete fettsupprimierte Sequenzen in axialer, sagittaler und koronarer Schnittrichtung. Die Gabe von Kontrastmittel kann die Trefferrate insbesondere bei länger bestehenden Beschwerden verbessern, da sich dann ein Enhancement im Bereich der Bandläsionen nachweisen lässt. Da das Lig. intermalleolare posterior wahrscheinlich eine große Rolle bei der Entwicklung des posterioren Impingements spielt, ist es wichtig, dieses Ligament als ein hypointenses querverlaufendes Band hinter dem Lig. fibulotalare posterior und unterhalb des Lig. tibiofibulare inferior posterior nachzuweisen.

Posterior-ankle-Impingement (PAI). Dieses Impingement wird dem posterioren Impingement ebenfalls zugeordnet, es unterscheidet sich jedoch dadurch, dass die bereits aufgeführten Veränderungen im Bereich des

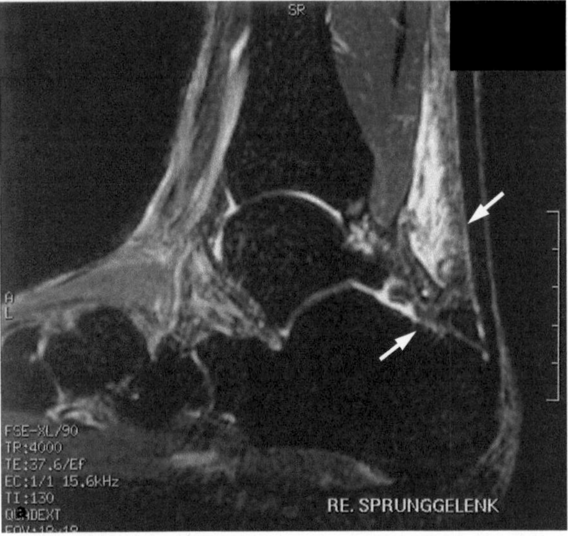

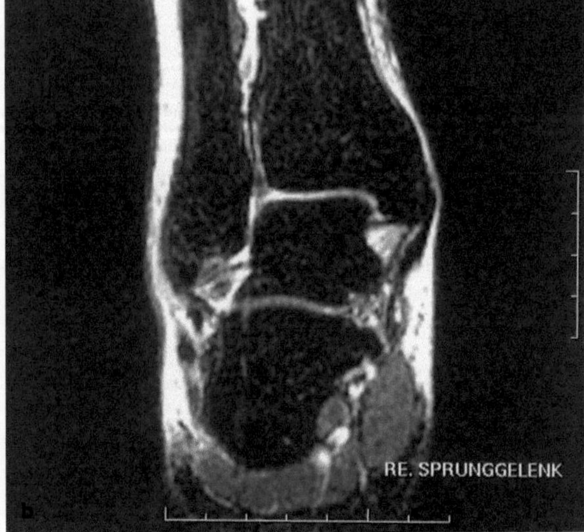

Abb. 27.27 a,b. Anamnese: Der Patient klagt seit mehreren Monaten nach einem Jogginglauf über Schmerzen suprakalkanear in den Weichteilen. Diagnose: Posterior-ankle-Syndrom mit retrotalarer Ausziehung und Os trigonum sowie perifokaler ödematöser Weichteilschwellung. **a** FSE protonengewichtet, fettsupprimiert, sagittal. **b** Darstellung des Lig. fibulotalare posterius, des Lig. fibulocalcaneare, des Lig. tibiotalare posterius und des Lig. tibiocalcaneare, FSE T2-gewichtet, fettsupprimiert, koronar

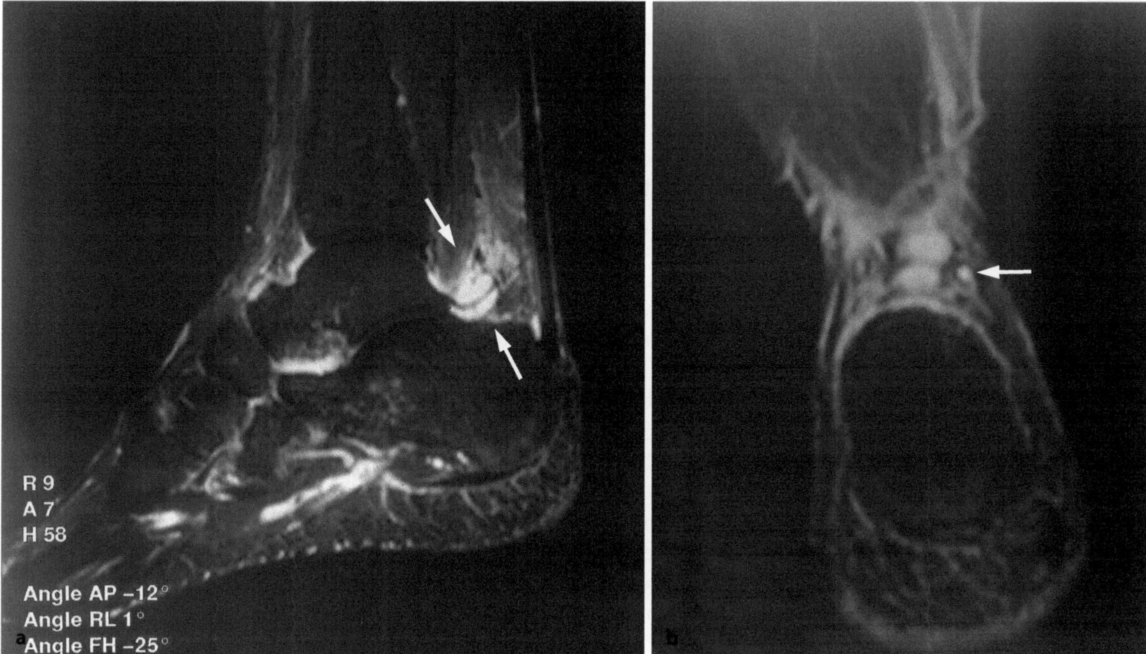

Abb. 27.28 a,b. Posterior-ankle-Impingement. **a** SPIR T2-gewichtet, fettsupprimiert, sagittal, **b** SPIR T2-gewichtet, fettsupprimiert, koronar

lateralen und laterodorsalen Fußgelenkes nicht Folge einer ligamentären Läsion sind. Es handelt sich hium ein knöchernes hinteres Impingement, bedingt durch eine akute Kompression oder auch durch repetitive Mikrotraumen im Bereich des dorsalen Talus. Häufig findet man dabei ein Os trigonum, das diesem Syndrom den Namen gegeben hat, ansonsten jedoch immer eine Ausziehung des hinteren Talus. Das PAI kommt bei Balletttänzern, bei Fußballern und bei Läufern im Gelände vor.

Die Patienten klagen über belastungsabhängige Schmerzen im hinteren Bereich des Sprunggelenkes, in dem auch klinisch eine Weichteilschwellung festgestellt wird. Ursache sind Aktivitäten, die mit einer extremen Plantarflexion einhergehen, bei der es dann zu einem permanenten Anprall der Synovia und der Kapsel gegen die hintere Tibiakante und auch gegen den Kalkaneus kommt, mit der Folge einer Weichteilschwellung. Dieses Syndrom kann gelegentlich auch mit einer Fraktur des lateralen Processus dorsalis tali (Shepherd-Fraktur) und mit einer Tendosynovitis der Sehne des M. flexor hallucis longus sowie mit einem Impingement des hinteren tibiotalaren Bandzügels vergesellschaftet sein. Häufig finden sich bei chronischem Verlauf auch freie Gelenkkörper. Folge dieses Syndroms ist eine kartilaginäre Strukturveränderung im hinteren Bereich des oberen Sprunggelenkes (Abb. 27.27 a,b, Abb. 27.28 a,b).

Posteriores tibiotalares Impingementsyndrom (PTTIS). Dieses Syndrom betrifft ebenfalls den retrotalaren suprakalkanearen Bereich und wird wegen des ähnlichen Entstehungsmechanismus auch mit dem vorgenannten Posterior-ankle-Impingementsyndrom häufig gleichgesetzt.

Der Unterschied besteht darin, dass bei der PTTIS das Impingement durch die posteromediale oder posterolaterale tibiale Facette, bei der PAI durch den posterolateralen Processus talare, der häufig ausgezogen ist, bewirkt wird. In vielen Fällen ist bei der PAI auch ein Os trigonum nachweisbar. Die klinische Symptomatik ist ähnlich. Häufig findet sich hierbei eine Deformität der posterioren tibialen Facette oder ein posteriores Knochenfragment als Folge einer früheren Fraktur.

In der MRT der beiden letztgenannten Syndrome sind gelegentlich auch eine posteriore tibiotalare Zyste und in jedem Fall ein perikapsuläres Ödem suprakalkanear nachweisbar. Häufig besteht gleichzeitig eine Tendinitis des M. flexor hallucis longus, der eine enge räumliche Nachbarschaft sowohl zur dorsalen Tibia als auch zum Talus aufweist.

Während es weder mit der CT noch mit der konventionellen Tomographie in allen Fällen möglich ist, eine Abrissfraktur des Processus posterior tali von einem Os trigonum wegen der überlagernden Weichteilschwellung zu unterscheiden, gelingt ein Nachweis des Syndroms mit der MRT sicher. Hier findet sich in der fettsupprimierten T2-Wichtung im Bereich des hinter dem Talus oberhalb des Kalkaneus gelegenen Fettkörpers eine diffuse hyperintense Signalgebung, die einer ödematösen Weichteilschwellung entspricht.

Besteht der Prozess länger, lassen sich in diesem Bereich auch degenerative zystische Veränderungen nachweisen.

Ebenso kann eine evtl. damit vergesellschaftete Tendosynovitis der Sehne des M. flexor hallucis longus und eine Ruptur oder partielle Ruptur des hinteren tibiotalaren Bandzügels durch die MRT nachgewiesen werden.

Syndesmoseimpingement. Dieses Impingement ist Folge einer möglicherweise zunächst nicht erkannten Syndesmoseverletzung, und zwar des Lig. tibiofibulare anterius inferius, des Lig. tibiofibulare posterius inferius einschließlich seiner tiefen Komponente, dem Lig. intermalledare transversum, und der Membrana interossea. Hierbei lässt sich arthroskopisch eine Synovialitis, möglicherweise mit nodulärer Struktur, sowie narbige Veränderungen im Bereich der Syndesmose und des vorderen tibiofibularen inferioren Ligaments nachweisen, ebenso sind osteophytäre Strukturen im Ansatzbereich dieser Ligamente, freie Gelenkkörper und auch eine Chondromalazie beschrieben worden. Da die Folge dieser Verletzung eine Gelenkinstabilität ist, kann es zur Ausbildung eines separaten Faszikels des anterioren inferioren tibiofibularen Ligaments kommen, was dann ein Impingement auf den lateralen Talus ausübt.

Die MRT ist als einziges bildgebendes Verfahren in der Lage, dieses Impingement abzuklären, und zwar durch Anfertigung von Schichten in allen drei Ebenen, am besten in T2*- und in fettsupprimierter T2-Wichtung (Abb. 27.29).

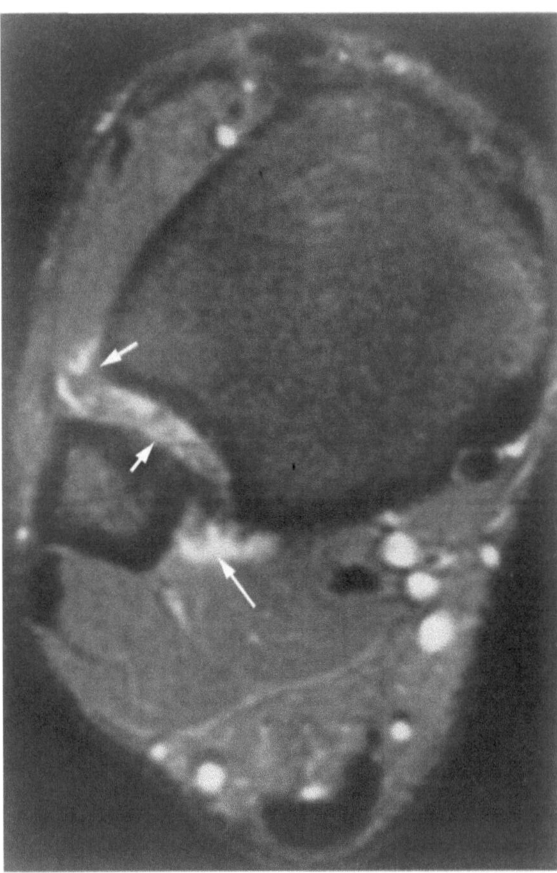

Abb. 27.29. Syndesmosensprenung mit Ruptur des anterioren inferioren Lig. tibiofibulare und Teilruptur des posterioren inferioren Lig. tibiofibulare sowie Läsion der Membrana interossea (Syndesmosenimpingement; FSE T2-gewichtet, fettsupprimiert, axial). (Aus Stoller 1997, S. 557, Abb. 8-104)

„Kissing lesions“. Es handelt sich hierbei um eine Knochenkontusion im talotibialen Gelenk, wie sie gelegentlich bei einem Stauuchungsmechanismus beobachtet wird. Die Folgen sind osteochondrale Infraktionen im Bereich des Talusdoms und der Tibiagabel. Diese sind auf radiologischen Nativaufnahmen sehr häufig nicht nachweisbar.

In der MRT finden sich subchondral im Bereich des Talus und in der gegenüberliegenden Tibia umschriebene Signalanhebungen in der T2-Wichtung sowohl in der koronaren als auch in der sagittalen Schnittrichtung.

Zusammenfassung

Die MRT kann als einziges bildgebendes Verfahren ligamentäre Läsionen diagnostizieren. Die genaue Kenntnis des Verletzungsumfanges kann für die therapeutische Entscheidung, ob eine operative oder eine konservative Behandlung anzuschließen ist, von eminenter Bedeutung sein. Für die Beurteilung eines Ligaments sind das Signalverhalten, seine Dicke, die Kontur und die durchgehende Kontinuität zu überprüfen. Bei Teilrupturen findet sich intraligamentär ein Signalanstieg in der T2-Wichtung, der einer Blutung oder einem Ödem entspricht. Bei kompletter Ruptur ist die Durchgängigkeit der Bandstruktur nicht mehr nachweisbar.

27.3.3 Muskuläres Kompartmentsyndrom

Das akute muskuläre Kompartmentsyndrom kommt bei Frakturen und schweren Traumen vor und muss vom chronischen Kompartmentsyndrom, das Folge von repetitiven Mikrotraumen – z. B. bei Langstreckenläufern – ist, abgegrenzt werden.

Das akute Kompartmentsyndrom ist häufig Folge einer Fraktur des Kalkaneus. Es kommt dann in erster Linie durch ein Hämatom, aber auch durch eine Ödembildung, zu einer intramuskulären Zunahme des Druckes innerhalb eines geschlossenen Raumes, d. h. der unelastischen Faszienhülle. Da gleichzeitig häufig eine venöse und lymphatische Abflussstörung vorliegt, kommt es in einigen Fällen zu einer Ischämie des Muskels und der dort vorhandenen nervalen Strukturen. Aufgrund der im Vordergrund stehenden primären ossären Läsionen wird diese Komplikation in der Akutphase klinisch gelegentlich übersehen. Sie kann eine nervale motorische Läsion und auch eine muskuläre Nekrose zur Folge haben.

Das chronische Impingement kann , wie bereits erwähnt, häufigbei Langstreckenläufern nachgewiesen werden. Die Patienten klagen über das Auftreten von Schmerzen während des Laufens, mit oder ohne neurologische Symptome, entweder bilateral oder auch einseitig, und zwar in erster Linie im Bereich der unteren Wadenmuskulatur. Die Ursache ist in diesem Fall ebenfalls eine Druckzunahme innerhalb der Muskelloge während des Trainings.

Die MRT weist eine hohe Sensitivität beim Nachweis der frühen Veränderungen eines muskulären Kompartmentsyndroms auf. Man findet in der T2-Wichtung mit Fettsuppression eine entweder diffuse oder spotartige intramuskuläre Hyperintensität. Diese Hyperintensität kann, im Unterschied zur Muskelatrophie, auch in der angrenzenden Faszie nachgewiesen werden.

27.3.4 Verletzungen der Sehnen

Tendinöse Läsionen können auch im Bereich des Fußgelenkes verschiedene Ursachen haben:

- Tendinose,
- Peritendinose,
- Tendosynovitis-Tendinitis (u. a. die Achillessehne, die keine Synovia hat),
- Ruptur,
- Verlagerung.

Häufig überlappen sich diese Veränderungen und können nebeneinander vorhanden sein. So kann sich aus einer Tendosynovitis eine Tendinose und schließlich eine Ruptur entwickeln. Eine Tendinose ist definiert als eine Degeneration der Sehne; eine sekundäre Synovitis kann die Folge sein. Ursache für eine Tendinose ist häufig ein direktes Trauma, eine Überbeanspruchung oder auch eine permanente Reibung der Sehne an einem Knochenvorsprung.

Auch die Erkrankungen aus dem rheumatoiden Formenkreis stellen eine Prädisposition für das Auftreten einer Tendinose dar.

Eine Tendosynovitis-Tendinitis ist dagegen häufig Folge einer inflammatorischen oder mechanischen Irritation der Sehnenscheide. Sie kann akut vorhanden sein oder auch chronisch, wobei es mit der Zeit unabhängig von der Ursache zu degenerativen Veränderungen oder auch zu Läsionen der dazugehörenden Sehne kommt. Die mechanische Irritation ist häufig Folge einer Überbeanspruchung, z. B. bei Balletttänzern und bei Läufern. Das typische Beispiel ist die bereits erläuterte Tendosynovitis des M. flexor hallucis longus bei einem PAI-Syndrom.

Bei Vorliegen einer rheumatoiden Erkrankung ist neben der Arthritis die Entwicklung einer Tendosynovitis fast obligat. Hiervon werden am meisten die Sehnen des M. peroneus brevis, des M. tibialis anterior und des M. tibialis posterior betroffen. Charakteristisch für eine rheumatisch bedingte Tendosynovitis ist ferner die sehr häufig vorhandene Doppelseitigkeit und die Chronizität.

Es kann auch zu einer stenosierenden Tendosynovitis kommen, so z. B. im Bereich der Sehne des M. flexor hallucis longus oder auch im Bereich der Sehne des M. peroneus bei Vorliegen einer umschriebenen Exostose im Bereich der distalen dorsalen Fibula. Die Ursache für das Auftreten einer Tendosynovitis ist dann der äußere Druck und zum anderen die chronische synoviale Schwellung im Bereich der Sehnenscheide.

Die Patienten mit einer Tendosynovitis klagen über Schmerzen und häufig über eine Schwellung im Verlauf der Sehne. Nicht selten kommt es bei einer Tendosynovitis und Tendinitis auch zu einer Sehnenteilruptur oder Komplettruptur, entweder spontan oder nach inadäquaten Traumen.

Dem akuten Riss folgt gewöhnlich eine plötzliche und schmerzhafte Kontraktion des Muskels. Dieser Verletzungsmechanismus ist häufig im Bereich der Achillessehne.

Spontane Rupturen kommen auch nach lokaler Steroidinjektion und bei einer Reihe von systemischen Erkrankungen vor, insbesondere bei einer PCP, bei einem Hyperparathyreoidismus, bei einer Niereninsuffizienz und bei einer chronischen Azidose.

Dislokationen der Sehnen im Bereich des Fußgelenkes sind eher selten. Sie betreffen in erster Linie die Sehnen des M. tibialis posterior und des M. peroneus longus et brevis.

Klinische Grade einer Tendinopathie lassen sich wie folgt einteilen:

- *Grad 0*: normal,
- *Grad Ia*: Tendinopathie,
- *Grad Ib*: ernste Tendinopathie und partieller Riss geringen Grades,
- *Grad II*: hochgradiger partieller Riss,
- *Grad III*: kompletter Riss.

Die folgende Einteilung gibt einen Überblick über die Häufigkeit der verschiedenen Sehnenverletzungen:

- Verletzung der Achillessehne 41 %,
- Verletzung der Sehne des M. tibialis posterior 32 %,
- Verletzung der Sehne des M. peroneus brevis 14 %,
- Verletzung der Sehne des M. peroneus longus 4 %,
- Verletzung der Sehne des M. flexor hallucis longus 3 %,
- andere Sehnen insgesamt weniger als 6 %.

Risikofaktoren/-gruppen für einen Sehnenriss sind:

- eine vorher bestehende Tendinose,
- Balletttänzer (Sehnen des M. flexor hallucis longus und Achillessehne),

- Fußballspieler (Sehne des M. tibialis anterior),
- Basketballspieler (Achillessehne),
- Fraktur des Kalkaneus oder Ruptur des kalkaneofibulären Ligaments (Sehnen des M. peroneus longus et brevis),
- subtalare Arthritis oder Sinus-tarsi-Syndrom (Sehne des M. tibialis posterior).

Die häufigsten Sehnenverletzungen finden sich also im Bereich der Achillessehne und der Sehne des M. tibialis posterior, gefolgt von der Sehne des M. peroneus brevis et longus, der Sehne des M. flexor hallucis und des M. tibialis anterior.

In der MRT stellt sich eine Tendinose als eine fusiforme oder auch fokale angehobene Signalintensität innerhalb der Sehne sowohl in der T1- als auch in der Protonenwichtung dar. In der T2-Wichtung sind diese Bezirke meist isodens; Veränderungen sind nur dann nachweisbar, wenn eine stärkere intratendinöse Degeneration vorliegt.

Bei der Tendosynovitis findet sich in der MRT eine synoviale Proliferation oder eine Flüssigkeitsansammlung mit Signalanhebung in der T2-Wichtung. Eine Signalanhebung in der T1-Wichtung hingegen weist auf eine Tendinitis hin, mit fokalen Arealen in axialer Schnittführung und streifigen Signalerhöhungen in sagittaler Schnittführung. Bei der chronischen Form ist auch eine Narbenbildung oder Fibrose innerhalb der Sehnenscheide oder des angrenzenden Weichteilgewebes nachweisbar, mit isodensem Signal in der T1- und in der T2-Wichtung. Bei der hierbei als Komplikation nicht selten auftretenden Ruptur findet sich in der MRT ein Rupturspalt zwischen den Sehnenenden, insbesondere bei Retraktion des Muskels, häufig mit Interposition von Fett- oder Blutbestandteilen mit den beschriebenen Signalveränderungen.

Eine frische partielle Ruptur weist in der T1- und in der Protonenwichtung eine geringe Signalanhebung auf und in der T2-Wichtung eine deutliche Signalintensität.

Eine ältere partielle Ruptur gleicht dem Bild einer fortgeschrittenen Tendinose.

Außerdem kann mit der MRT eine Dislokation oder Subluxation der Sehnen dargestellt werden, und zwar in erster Linie im Verlauf der Sehnen des M. peroneus longus et brevis und des M. tibialis posterior.

Achillessehnenverletzung

Die Achillessehne ist bekanntlich die längste Sehne des menschlichen Körpers und stellt das distale Ende sowohl der beiden Schenkel des M. gastrocnemius als auch des M. soleus dar. Verletzungen kommen in erster Linie im mittleren Alter bei sportlicher Betätigung vor.

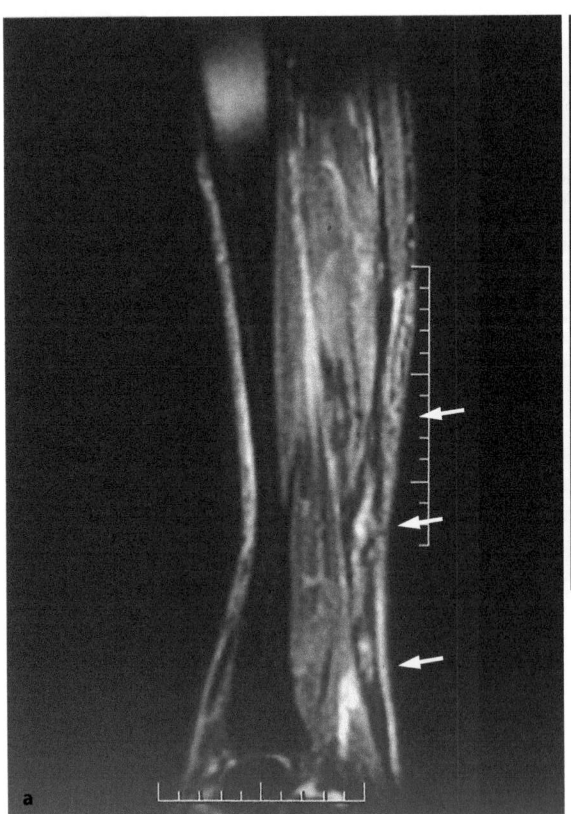

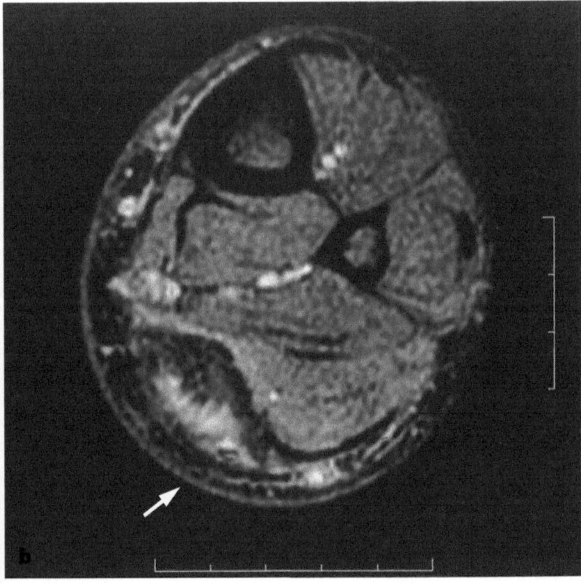

Abb. 27.30 a,b. Anamnese: Der Patient hat vor einer Woche beim Jogging plötzlich einen heftigen Schmerz im Bereich der distalen Wade verspürt. Diagnose: subtotale Ruptur der Achillessehne im muskulotendinösen Übergang mit intramuskulärer Einblutung. **a** FSE T2-gewichtet, fettsupprimiert, sagittal, **b** FSE T2-gewichtet, fettsupprimiert, axial

Prädisponierende Faktoren und Erkrankungen sind die rheumatoide Arthritis, der systemische Lupus erythematodes, der Diabetes mellitus und die Arthritis urica.

Eine Achillessehenverletzung kann in zwei Bereichen auftreten:

- im Bereich der kalkanearen Insertion,
- im Verlauf der Sehne, wobei als Hauptlokalisation einer akuten Ruptur die Region 2–6 cm oberhalb der ossären Sehneninsertion gilt.

Die 1. Gruppe kommt z. B. bei einer Haglund-Deformität des Kalkaneus häufig vor.

Läsionen der Achillessehne werden ferner in vier verschiedene Stadien eingeteilt (Beinstaby):

- *Stadium I*: inflammatorische Reaktion,
- *Stadium II*: degenerative Veränderungen,
- *Stadium III*: partielle Rupturen,
- *Stadium IV*: komplette Rupturen.

Bekanntlich enthält die Achillessehne keine Sehnenscheide. Sie besitzt jedoch eine peritendinöse vaskuläre Struktur sowohl innerhalb als auch außerhalb der Sehne.

Ursache einer akuten Achillessehnenruptur ist die forcierte Dorsalflexion des Fußes entgegen der kontrahierenden Kraft des M. gastrocnemius. Eine Achillessehnenruptur wird bei klinischer Untersuchung in etwa 25% der Fälle übersehen, und zwar aufgrund eines falsch-negativen Thomson-Testes und der Tatsache, dass wegen der erheblichen perifokalen Schwellung die Sehne nicht getastet werden kann. Auch die konventionelle Röntgendiagnostik ist nicht hilfreich. Ebenso ist die Trefferrate bei einer Ultraschalluntersuchung limitiert durch die fast obligate perifokale Weichteilschwellung, die häufig eine exakte Diagnose verhindert.

Als Folge von inkompletten Rupturen kommt es häufig zu einer fibromatös degenerativen Tendinose

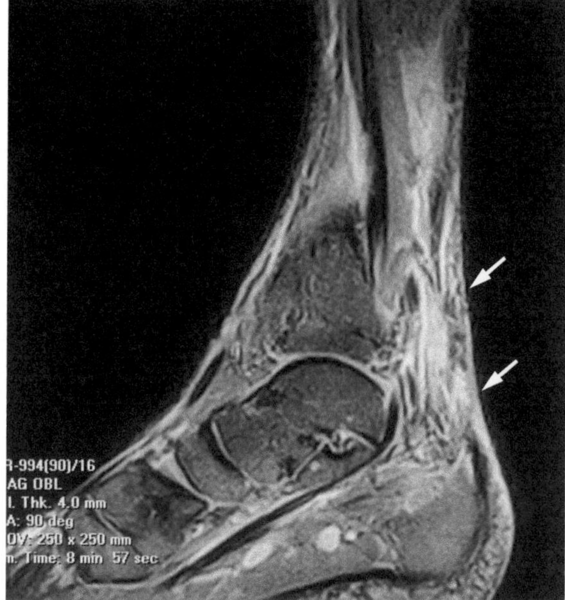

Abb. 27.31. Anamnese: Der 76-jährige Patient hat nach einem Sturz aus ca. 2 m Höhe einen heftigen Schmerz im Bereich der Wade verspürt. Diagnose: Komplettruptur der Achillessehne (STIR T2-gewichtet, sagittal)

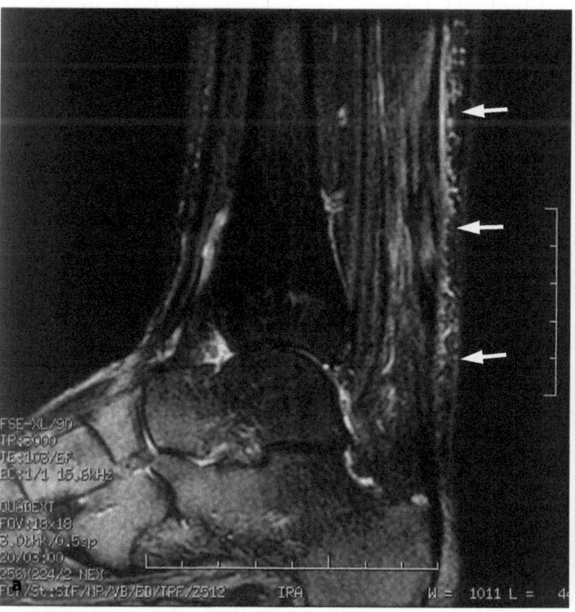

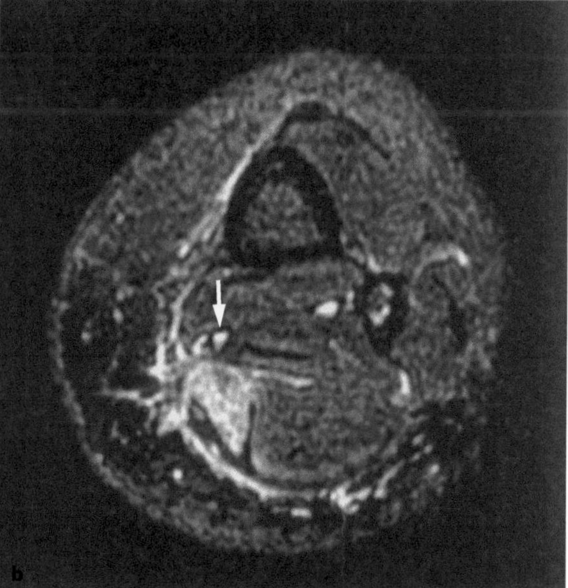

Abb. 27.32 a,b. Anamnese: ohne erinnerliches Trauma klagt die 49-jährige Patientin seit vier Wochen über Schmerzen im Bereich der Achillessehne links, mit leichter lokaler Schwellung. Diagnose: chronische Tendinitis im proximalen Bereich der Achillessehne. **a** FSE T2-gewichtet, fettsupprimiert, sagittal, **b** FSE T2-gewichtet, fettsupprimiert, axial

oder auch zu einer lipoiden kalzifizierenden oder mukoiden Degeneration. Ferner kann eine Atrophie des M. gastrocnemius die Folge sein. Auch diese Veränderungen lassen sich in der MRT ausreichend differenzieren.

Daher kommt der MRT als bildgebendes Verfahren eine zentrale Bedeutung zu. Ihr Einsatz ist immer dann indiziert, wenn klinisch eine sichere Diagnosestellung nicht möglich ist (Abb. 27.30 a,b, Abb. 27.31, Abb. 27.32 a,b).

MRT-Darstellung der Achillessehne und ihrer Pathologie. Zur Darstellung eignen sich mit unterschiedlicher diagnostischer Information sagittale und axiale Schnitte. Zusätzliche Informationen sind auch durch dünne koronare Schichten zu erwarten. Empfohlen wird ein FOV von 14–16 cm, eine Schichtdicke von 3 mm sowie T2*-gewichtete GRE- und fettsupprimierte T2-gewichtete FSE-Sequenzen.

In der sagittalen Schnittrichtung stellt sich die normale Achillessehne als eine vertikal verlaufende, glatt begrenzte Struktur mit geringer Signalintensität im dorsalen Bereich des Fußes und des distalen Unterschenkels dar.

Auf den axialen Schnitten erscheint die Sehne im Querschnitt im distalen Bereich sichelförmig mit posterior konvexer und anterior flacher Kontur, die nach kranial hin zunehmend ovalär wird.

In der koronaren Schichtebene kommt die Achillessehne dorsal als ein breites Band mit homogen verminderter Signalintensität in allen Sequenzen zur Darstellung.

Eine Achillessehnenperitendinose stellt sich in der MRT in der sagittalen Schnittrichtung als eine lineare oder irreguläre Struktur mit veränderter Signalintensität im Fettkörper vor der Achillessehne dar, die als Hinweis auf ein Ödem gilt. Hierbei erscheint die Sehne selbst noch normal.

Eine Achillessehnentendinose weist in der axialen Schnittrichtung eine konvexe Auftreibung auch der anterioren konkaven oder flachen Oberfläche der Achillessehne auf und in der sagittalen Schnittrichtung eine fusiforme Verdickung der Sehne. Auch kann innerhalb der Sehne eine Signalanhebung beobachtet werden.

Wird klinisch eine Kontinuitätstrennung der Sehne vermutet, kann die MRT zwischen partiellen und kompletten Rupturen unterscheiden und den Sitz und die Ausdehnung der Läsion bestimmen.

Partielle Sehnenverletzungen weisen in der MRT eine bereits beschriebene heterogene Signalintensität und eine Verdickung der Sehne ohne komplette Interruption auf. Ferner finden sich nahezu obligat intratendinöse Einlagerungen, die entweder einem Ödem oder einer intratendinösen Blutung mit Signalanhebung entsprechen. Darüber hinaus sind ein perifokales subkutanes Ödem und auch eine perifokale Blutung häufig. Schwierig kann manchmal die Differenzierung zwischen einem partiellen Riss und einer schweren chronischen Achillessehnentendinose sein. Eine chronische Tendinose weist ebenfalls eine deutliche Schwellung der Sehne mit intratendinöser Signalalteration auf, es fehlt jedoch gewöhnlich die subkutane Signalanhebung. Partielle Rupturen sollten sowohl in axialer als auch in sagittaler Schnittrichtung dargestellt werden, wobei die Ausdehnung und der Grad der Läsion noch besser in der sagittalen Schnittrichtung erkennbar sind. Eine partielle Ruptur kann jedoch auch ohne inflammatorische Reaktion vorkommen, und zwar als Folge einer Überbeanspruchung, z. B. beim Joggen. Hierbei findet sich eine Verdickung sowohl in der axialen als auch in der sagittalen Schnittrichtung mit intratendinösen Signalanhebungen, jedoch ohne wesentliche perifokale Signalalteration.

Da bekanntlich die Achillessehne keine Sehnenscheide besitzt, spricht man beim Vorliegen einer chronischen Irritation nicht von einer Tendosynovitis, sondern von einer Tendinose, Paratendinitis oder Peritendinitis. Die genannten Veränderungen sind nicht selten Folge einer Überbeanspruchung der Wadenmuskulatur. Die Abgrenzung gegenüber einer partiellen Rissbildung kann manchmal auch in der MRT schwierig sein. In beiden Fällen findet sich nämlich eine fusiforme Verdickung der Sehne und eine diffuse, aber auch lineare oder intermediäre Signalanhebung in der fettsupprimierten T2-gewichteten Sequenz.

Die Differenzierung ist u. U. durch Kontrastmittelgabe möglich, denn nur die akute partielle Ruptur weist ein deutliches Kontrastmittelenhancement in der T1-Wichtung auf.

Inflammatorische Veränderungen können ferner mit einer myxoiden oder xantomatösen Alteration der Sehne einhergehen, wobei die Xantomatose nach Gabe von Gadolinium ein deutliches Enhancement aufweist. Bekanntlich findet sich ein Xantom bei familiärer Hypercholesterinämie und kommt generell doppelseitig vor.

Eine abgeheilte Tendinitis der Achillessehne stellt sich in der MRT als eine Verdickung der Sehne dar, jedoch ohne begleitende Signalanhebung.

Eine Tendinose am kalkanearen Ansatz kommt nicht nur bei einer Haglund-Deformität vor, sondern kann auch Folge eines nicht passenden Schuhwerks oder einer sportlichen Überbeanspruchung sein. In der MRT finden sich hierbei ein angehobenes Signal und eine Verdickung der Sehne im Bereich der Insertion, häufig auch ein kalkaneares intraspongiöses Ödem und eine retrokalkaneare Achillessehnenbursitis. Nicht selten sind, wie bereits erwähnt, eine Haglund-Deformität nachweisbar und bei chronischem Verlauf eine umschriebene Verkalkung im Bereich der Insertion.

Die MRT-Interpretation der Achillessehne sollte also die tendinöse Morphologie, die Beurteilung von evtl.

rupturierten Faseranteilen sowie bei Vorliegen einer Komplettfraktur die Messung des freien Raumes zwischen den rupturierten Sehnenenden umfassen. Ferner sind exakte Angaben über das Ausmaß der begleitenden Blutung in der Umgebung notwendig. Eine Hämorrhagie stellt sich im akuten Stadium in der T1-Wichtung als niedriges und in der T2-Wichtung als helles Signal dar. Im subakuten Stadium ist das Signal in der T1- und in der T2-Wichtung hell, und im chronischen Stadium sind aufgrund des vorhandenen Hämosiderins alle Sequenzen wiederum signalarm.

Die folgende Übersicht fasst die Pitfalls in der MRT und die Prädisposition für eine Achillessehnenverletzung zusammen:

Pitfalls in der MRT und Prädisposition für eine Achillessehnenverletzung

- Pitfalls in der MRT:
  - retrokalkaneare Bursitis,
  - Tendinitis,
  - Ganglion der Achillessehne oder des posterioren Fußgelenkes,
  - kapsuläre Zyste oder subtalare Gelenkarthropathie,
  - akzessorischer M. soleus,
  - Hämatom,
  - Tennisbein: Ruptur im myotendinösen Übergang im Bereich des medialen Kopfes des M. gastrocnemius.
- Prädisposition einer Achillessehnenverletzung:
  - akutes Trauma bei exzessiver Vorfußpronation,
  - zunehmende Frequenz bei bestimmten Sportarten (Bergsteigen, Geländelaufen),
  - chronische Niereninsuffizienz,
  - Gicht,
  - rheumatoide Arthritis,
  - systemische Steroidverabreichung,
  - lokalisierte Steroidinjektion,
  - Haglund-Deformität, die mit einer Bursitis und mit einer chronischen Tendinopathie einhergeht.

Verletzungen oder Veränderungen der Sehnen des M. peroneus longus et brevis

Die Sehne des M. peroneus brevis befindet sich innerhalb des retromalleolären Sulcus vor und proximal der Sehne des M. peroneus longus.

Die Sehne des M. peroneus longus biegt im lateralen proximalen Fußbereich um und verläuft schräg über die Plantarfläche des Fußes durch einen Tunnel, der durch das Lig. plantare longum gebildet wird, und inseriert am plantaren Köpfchen des Os metatarsale I sowie im Bereich des Os cuneiforme I und II. Die Sehne des M. peroneus brevis besitzt eine enge Lagebeziehung zum mehr medial lokalisierten Lig. fibulocalcaneare.

Akute Verletzungen der Peroneussehnen kommen bei Skifahrern, bei Eisläufern, bei Fußballern und bei Basketballern vor.

Die Pathologie der Sehnen des M. peroneus longus et brevis ist vielfältig. Es kann eine Peritendinitis, eine Tendosynovitis, eine Tendinose, eine Ruptur oder auch eine Verlagerung vorliegen.

Bei einer Peritendinose und Tendosynovitis finden sich bei längerem Bestehen häufig narbige Veränderungen in der Umgebung der Sehne und Flüssigkeit innerhalb der Sehnenscheide.

Vorsicht ist geboten bei der Differenzierung einer Tendosynovitis gegenüber einer Verletzung des Lig. fibulocalcaneare, da in beiden Fällen eine Flüssigkeitseinlagerung innerhalb der Sehnenscheide vorliegt. Eine Tendinose und eine Tendosynovitis können auch idiopathisch vorhanden sein oder als Folge einer Arthritis oder einer abnormen Fußbelastung (Plattfuß) auftreten. Auch kann eine Überbeanspruchung eine Irritation der Sehne durch Reibung im Bereich der posterioren Fibula bewirken und zum Auftreten einer Tendosynovitis führen. Hierfür sind Balletttänzer besonderes prädestiniert. Eine Besonderheit ist, dass beide Sehnen, d. h. die Sehne des M. peroneus brevis und die Sehne des M. peroneus longus retromalleolär eine gemeinsame Sehnenscheide besitzen und daher eine Tendosynovitis immer beide Sehnen gleichzeitig betrifft. Erst in ihrem weiteren Verlauf ist die Sehne des M. peroneus longus von einer eigenen Sehnenscheide umschlossen.

Patienten mit einer Tendosynovitis klagen über Schmerzen hinter der distalen Fibula und entlang des lateralen Fußgelenkes, wobei eine umschriebene perifokale Schwellung besteht.

Eine akute Ruptur hat eine Kontraktion des M. peroneus zur Folge und geht mit einem plötzlich auftretenden Schmerz im oben genannten Bereich einher.

Bei einer Tendosynovitis kann Flüssigkeit innerhalb der gemeinsamen Sehnenscheide in der MRT nachgewiesen werden. Dabei muss allerdings berücksichtigt werden, dass eine geringe Flüssigkeitsansammlung als normal anzusehen ist und klinisch keine Relevanz hat. Gleichzeitige Läsionen des Lig. fibulocalcaneare und der Sehnen des M. peroneus longus et brevis sind wegen ihrer engen räumlichen Beziehungen häufig. Bei Vorliegen einer Kalkaneusfraktur finden sich häufig gleichzeitig Läsionen der Sehnen des M. peroneus.

In der MRT ist die Darstellung der Pathologie am besten in der axialen und in der sagittalen Schnittrichtung möglich. Bei Vorliegen einer Degeneration findet sich eine Ausdünnung der Sehnen mit intratendinöser, allerdings wenig ausgedehnter Signalanhebung.

Bei Vorliegen einer Tendosynovitis ist eine peritendinöse Signalanhebung charakteristisch. Es kann auch zu einer Subluxation oder sogar zu einer Luxation, insbesondere der Sehne des M. peroneus brevis aus der malleolären Rinne, dem Sulcus malleolaris, kommen, wobei dann eine Sehnenreibung an der Fibula die Folge ist.

Akute und chronische Rupturen der Sehnen des M. peroneus longus et brevis finden sich bei Jugendlichen und bei Sportlern als Folge einer Überbelastung, bei Älteren als Folge einer Degeneration.

Ein Längsriss der Sehne des M. peroneus brevis findet sich häufig in der fibulären Grube, in der die Sehne zwischen der Sehne des M. peroneus longus und dem lateralen Malleolus eingeengt wird. Am besten ist der Nachweis dieser Läsion in axialer und sagittaler Schnittrichtung mit dünner Schichttechnik in der fettsupprimierten T2-Wichtung, aber auch in der T1-Wichtung möglich. Akute und chronische Risse der Sehne des M. peroneus longus sind häufig assoziiert mit Verletzungen der Sehne des M. peroneus brevis in Höhe des Malleolus, während isolierte Verletzungen der Sehne des M. peroneus longus mehr in Höhe des Kuboidtunnels und des peronealen Tuberkels lokalisiert sind. Ferner sind auch longitudinale Risse der Sehne des M. peroneus brevis bei jungen Sportlern und bei älteren Personen bekannt. Hierbei kommt es zu einer Schwellung der Sehne entlang der Läsion. Die Patienten klagen über eine Schwäche bei aktiver Eversion des Fußes.

Auch diese Risse lassen sich mit der MRT, insbesondere in der sagittalen Schnittrichtung mit fettsupprimierter T2-Wichtung, gut nachweisen. Hierbei findet sich innerhalb der Sehne eine lineare und im Bereich des distalen Muskels häufig eine mehr diffuse Signalanhebung. In der axialen Schnittrichtung ist meist zentral, jedoch gelegentlich auch asymmetrisch, eine häufig ovaläre oder lineare vermehrte Signalintensität nachweisbar. Ferner lässt sich entweder eine partielle oder auch eine komplette Verdickung der Sehne erkennen.

Wie bereits erwähnt ist die Verletzung der Sehne des M. peroneus brevis wesentlich häufiger als die der Sehne des M. peroneus longus. Verletzungen der letztgenannten Sehne finden sich außerdem weiter distal, und zwar mehr in Höhe des Kuboids oder des Tuberculum peroneale des Kalkaneus. Diese Verletzung ist nur mit der MRT nachweisbar, und zwar in erster Linie auf axialen und koronaren Schnitten. Hierbei findet sich dann im plantaren Verlauf der langen Peroneussehne eine umschriebene intratendinöse und perifokale Signalanhebung in der fettsupprimierten T2-Wichtung.

Dislokationen der Peroneussehnen werden häufig als eine Gelenkverstauchung fehldiagnostiziert. Hierbei lässt sich nicht selten auf den konventionellen Aufnahmen zusätzlich eine Abscherfraktur im Bereich der distalen fibulären Metaphyse nachweisen, die fast immer auch eine Ruptur des Retinaculum peroneale nach sich zieht. Der Mechanismus einer akuten Dislokation besteht in einer Kontraktion der peronealen Muskeln, wobei die Sehnen des M. peroneus nach lateral aus der retromalleolären Grube dislozieren.

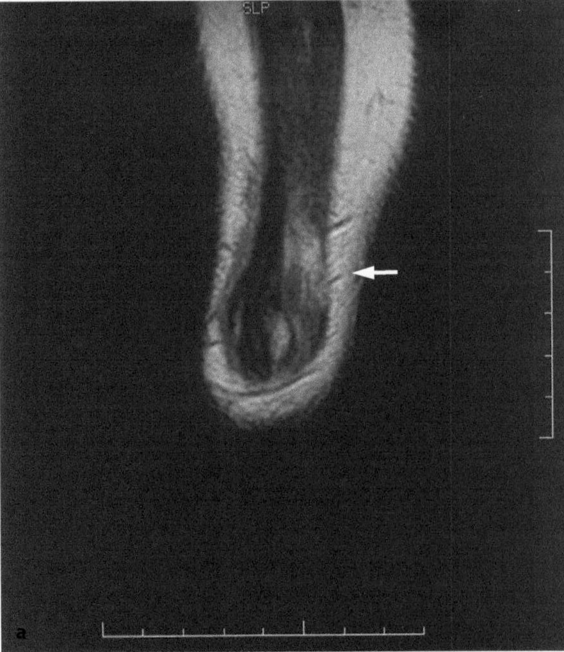

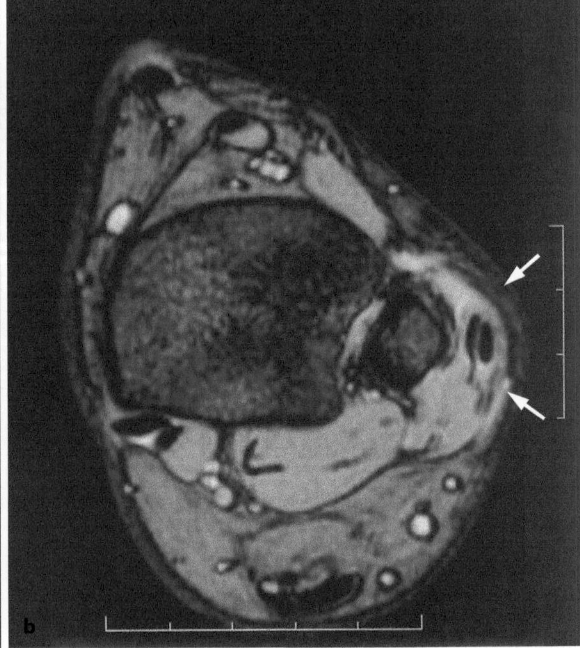

Abb. 27.33 a,b. Anamnese: 16-jährige Patientin, die vor acht Wochen beim Reiten im Steigbügel hängen geblieben ist. Anschließend erhebliche Schmerzen im lateralen Malleolarbereich und stärkere Schwellung. Diagnose: Tendosynovitis und Luxation der Sehnen des M. peroneus brevis et longus nach ventral in Höhe des Malleolus lateralis. **a** FSE T2-gewichtet, sagittal, **b** GRE T2*-gewichtet, axial

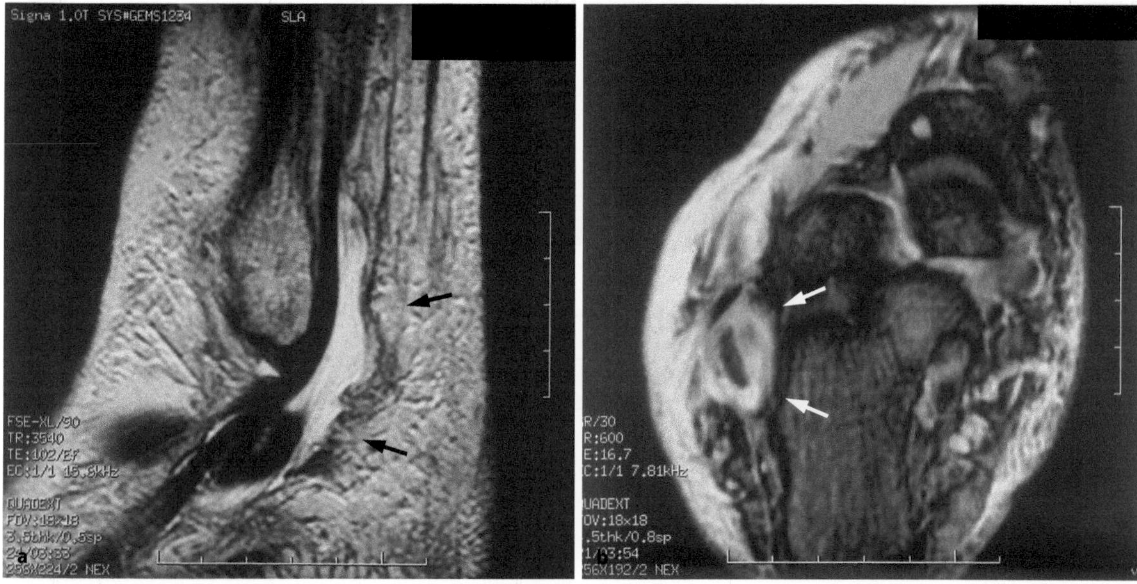

Abb. 27.34 a,b. Anamnese: Der 71-jährige Patient klagt seit sechs Wochen über Schmerzen im lateralen rechten Fußgelenk bei Belastung, mit deutlicher lokaler Schwellung, ohne erinnerliches Trauma. Diagnose: Tendinitis im Bereich der Sehnen des M. peroneus longus et brevis. **a** FSE T2-gewichtet, sagittal, **b** GRE T2*-gewichtet, axial

Prädisponierend für das Auftreten einer Dislokation ist ein weites oder rupturiertes superiores peroneales Retinaculum und eine zu flache fibuläre Rinne.

Eine chronische Instabilität des Fußgelenkes stellt ferner eine Prädisposition für das Vorliegen einer Sehnendislokation dar. Sie können u. U. rezidivierend auftreten und gehen dann mit dem Gefühl einer Instabilität und mit stärkeren Schmerzen einher, wobei klinisch eine Schwellung im Verlauf der Sehne nachweisbar ist. Eine weitere Prädisposition stellt die Läsion des fibulokalkanearen Ligaments dar, weil hierbei die Sehnenscheide in einen direkten Kontakt mit dem oberen Sprunggelenk kommt und aus diesem Grunde gleichfalls traumatisiert werden kann.

Die MRT erlaubt eine direkte Darstellung der Sehnendislokation in erster Linie auf axialen und auf sagittalen Schnitten. Häufig lässt sich zusätzlich auch eine Tendosynovitis ebenso wie eine Fraktur der distalen Tibia oder eine Läsion des Kollateralligaments nachweisen.

Zusammengefasst ist die MRT das wichtigste und einzige bildgebende Verfahren, mit dem eine Pathologie im Bereich der Peroneussehnen sicher diagnostiziert werden kann. Das Verfahren eignet sich außerdem, bestimmte prädisponierende Faktoren für das Auftreten einer Dislokation oder Luxation der Sehnen aufzudecken. Es sollte daher immer dann zum Einsatz kommen, wenn klinisch Veränderungen im Bereich der Peroneussehne vermutet werden (Abb. 27.33 a,b, Abb. 27.34 a,b).

Verletzungen der Sehne des M. flexor hallucis longus

Eine Tendinose oder eine Tendosynovitis der Sehne des M. flexor hallucis longus findet sich in erster Linie bei Fußballern, bei Balletttänzern und bei Langläufern.

Der auslösende Mechanismus besteht in einer starken Plantarflexion bei gleichzeitiger Inversion des Fußes gegen einen Widerstand, z. B. beim Zehenstand des Balletttänzers oder auch beim Tritt mit dem medialen

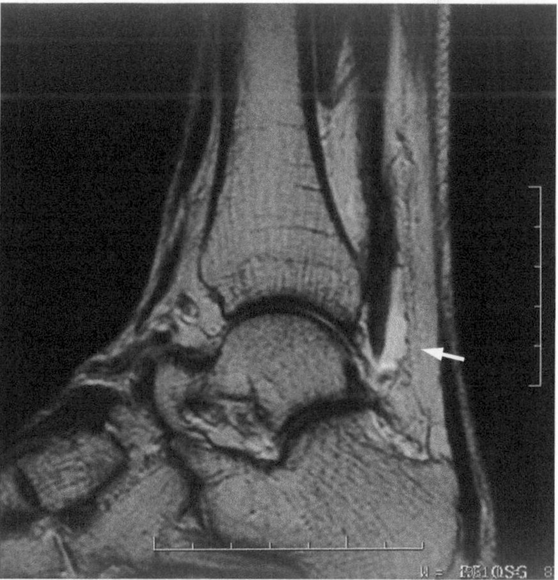

Abb. 27.35. Umschriebene Tendosynovitis der Sehne des M. flexor hallucis longus in Höhe des Talus (FSE T2-gewichtet, fettsupprimiert, sagittal)

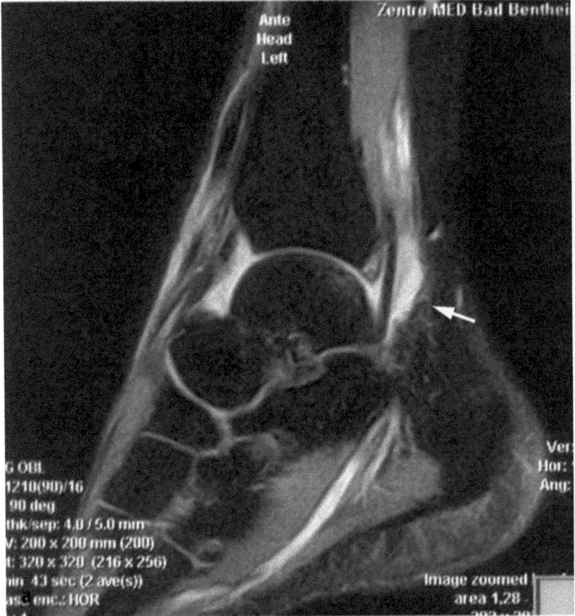

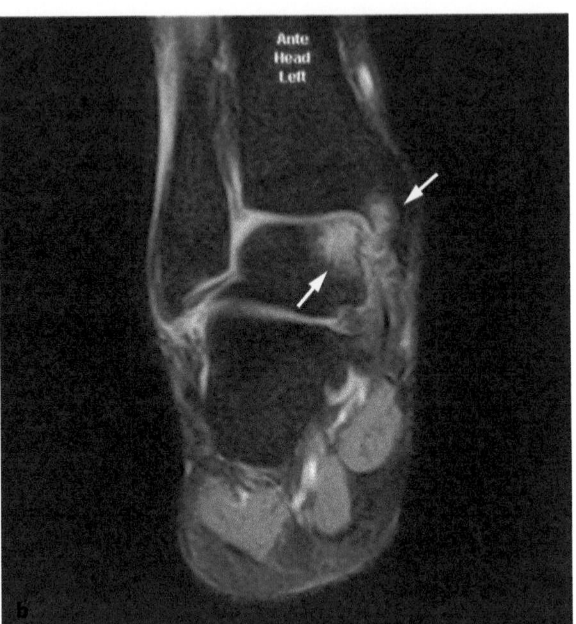

Abb. 27.36 a–c. Anamnese: Der Patient erlitt vor einigen Wochen ein Supinations-/Eversionstrauma. Diagnose: Kissing Bone bruise im medialen Talus und im Bereich des Malleolus tibialis. Ausgedehnte Tendosynovitis im Bereich der Sehne des M. flexor hallucis longus. **a** STIR T2-gewichtet, fettsupprimiert, sagittal, **b** STIR T2-gewichtet, fettsupprimiert, koronar, **c** GRE T2*-gewichtet, axial

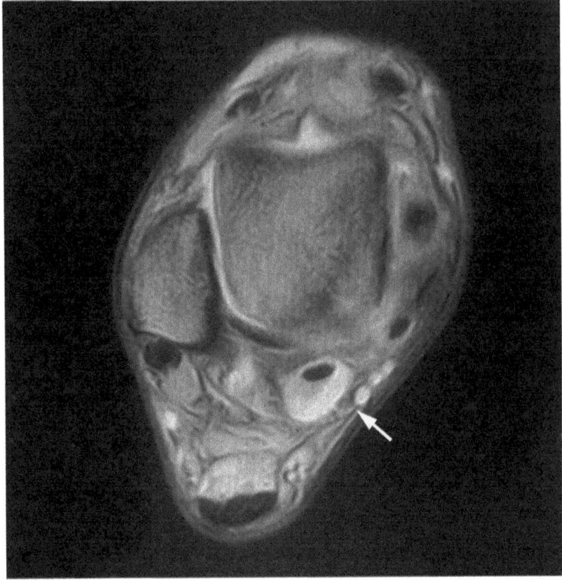

Vorfuß gegen einen Fußball. Sowohl bei Tänzern als auch bei Läufern entwickelt sich diese Tendosynovitis der Sehne des M. flexor hallucis longus in erster Linie an der Stelle, an der die Sehne des M. flexor digitorum longus unterkreuzt wird, und zwar auf der Plantarfläche in Höhe des navikulären Chiasma plantare. Eine weitere Lokalisation der Tendinose bzw. Tendosynovitis findet sich in dem fibroossären Tunnel zwischen den medialen und den lateralen Tuberkeln an der Hinterfläche des Talus. In diesem Bereich stellen repetitive Zerrungen eine Prädisposition für das Auftreten einer chronischen oder stenosierenden Tendosynovitis, einer Tendinose oder auch einer partiellen Ruptur dar. Komplette Rupturen können ebenfalls vorkommen.

Prädispositionen für das Auftreten einer nichttraumatisch bedingten Tendosynovitis stellen die PCP und der Diabetes mellitus dar.

Auch Normvariationen, wie z. B. ein Os trigonum oder die Ausziehung des hinteren Talus, können die Sehne traumatisieren. Bei Zunahme der Tendinose kommt es dann zu einer Degeneration und gelegentlich auch zu einer Ruptur der Sehne.

Der Patient klagt bei Vorliegen einer Läsion der Sehne des M. flexor hallucis longus über erhebliche Schmerzen beim Zehenstand und kann bei Vorliegen einer Teilruptur oder einer Ruptur eine Plantarflexion der Großzehe nicht mehr ausüben.

Auf die enge Beziehung zwischen einem PAI-Syndrom und der Läsion der Sehne des M. flexor hallucis longus ist bereits hingewiesen worden (s. S. 466).

Es kann ferner zu einer Verwachsung der Sehne oberhalb des Flexorretinaculums kommen. Hieraus resultiert eine Extensionskontraktur im Großzehengrundgelenk und eine Flexionskontraktur im Mittelgelenk der Großzehe.

Läsionen im distalen Bereich des M. flexor hallucis longus können primäre Läsionen der Sesambeine maskieren. Weiterhin können Läsionen der Sehne des M. flexor hallucis longus auch als Komplikationen von Hallux-valgus-Operationen vorkommen.

Eine chronische Entzündung des peritendinösen Gewebes im Bereich der Sehne kann ferner zu einer stenosierenden Tendosynovitis führen, die dann das Symptom des funktionellen Hallux rigidus auslöst.

Eine isolierte Ruptur der Sehne des M. flexor hallucis longus ist ein seltenes Ereignis und kommt in erster Linie bei akuten Dorsoflexionsverletzungen vor. Komplette oder Teilrupturen der Sehne sind schwierig klinisch zu diagnostizieren.

Der Wert der MRT besteht darin, dass Veränderungen der Sehne des M. flexor hallucis longus gegenüber anderen Läsionen mit ähnlicher klinischer Symptomatik abgegrenzt werden können. Die Sehne kann nämlich in der MRT in ihrem gesamten Verlauf sowohl in der axialen als auch in der sagittalen Schnittrichtung dargestellt werden. Die Diagnose einer Läsion ist mit einer Trefferrate von 90 % möglich.

Zur Anwendung sollten fettsupprimierte T2- und T2*-gewichtete GRE-Techniken in sagittaler und in axialer Schnittrichtung kommen. Man erkennt bei Vorliegen einer Tendosynovitis eine peritendinöse Flüssigkeitsvermehrung proximal des talaren fibroossären Tunnels sowie auch eine Verdickung der Sehne mit deutlicher Signalanhebung. Ein kompletter Riss, der überwiegend im Bereich des fibroossären Tunnels, gelegentlich auch im Bereich der distalen Insertion lokalisiert ist, kommt in der MRT als Kontinuitätstrennung zur Darstellung, wobei häufig im Spalt zwischen den Sehnenenden Granulationsgewebe oder im akuten Fall Blut interponiert ist (Abb. 27.35, Abb. 27.36 a–c).

Einige Pitfalls sollten dem Radiologen bekannt sein:

- das Magic-angle-Phänomen, das im Verlauf des fibroossären retrotalaren Tunnels auftreten kann,
- ohne das Vorliegen eines Traumas und auch ohne klinische Beschwerden ist in etwa 14 % der Fälle eine vermehrte intratendinöse Signalanhebung im Verlauf der Sehne des M. flexor hallucis longus zu beobachten; Ursache hierfür ist ein geringgradiger Erguss im oberen Sprunggelenk, das mit der Sehnenscheide kommuniziert.

Läsion der Sehne des M. tibialis posterior

Eine akute Tendosynovitis dieser Sehne ist Folge einer Überbeanspruchung und kommt in erster Linie bei Sportlern vor. Eine chronische Ruptur der Sehne des M. tibialis posterior findet sich besonders bei Frauen in der 5. bis 6. Lebensdekade. Diese Sehne hat eine aktive Stabilisierungsfunktion für das mediale Fußlängsgewölbe. Bei ihrem Funktionsverlust ist ein Senkfuß die Folge. Prädispositionen sind eine Arthritis, eine lokale oder allgemeine Steroidverabreichung. Hinter und unter dem medialen Malleolus ist die Sehne erheblichen Reibungskräften bei der Fußbewegung ausgesetzt. Daher ist diese Stelle der Sehnenpassage die Hauptlokalisation einer möglichen Sehnenruptur als Komplikation einer Tendinose oder einer Tendosynovitis. Eine Ruptur kann jedoch auch Folge einer traumatischen forcierten Supination sein. Auch ein Riss des Flexorretinaculums oder eine Fraktur des medialen Malleolus können eine Ruptur der Sehne bewirken. Selten ist eine Ruptur spontan, und zwar offenbar in erster Linie in zeitlichem Zusammenhang mit lokalen Steroidinjektionen. Bei einem nicht geringen Prozentsatz der Patienten ist die Ruptur ferner im Bereich der Insertion an der plantaren navikulären Tuberositas lokalisiert, besonders bei jüngeren Sportlern.

Die Patienten klagen bei dieser Sehnenläsion über erhebliche Schmerzen entlang der Sehne in der Region des Malleolus tibialis in erster Linie bei Fußbewegung. Ferner besteht häufig gleichzeitig ein Sinus-tarsi-Syndrom. Dann sind allerdings die Schmerzen mehr nach lateral lokalisiert. Eine Dislokation der Sehne ist im Gegensatz zur Sehne des M. peroneus brevis außerordentlich selten und kommt nur bei erheblichen Traumen in erster Linie bei einer Fraktur des medialen Malleolus vor.

Die MRT ist das wichtigste bildgebende Verfahren zum Nachweis dieser Sehnenläsion. Zur Anwendung sollten sagittale und axiale Schnitte in T1- und in fettsupprimierter T2-Sequenz kommen. Die Trefferrate beträgt ca. 90 %. Sowohl chirurgisch als auch magnetresonanztomographisch werden die Läsionen in drei verschiedene Typen eingeteilt:

- *Typ I*: Es findet sich eine Teilruptur, bedingt durch intratendinöse Mikrorisse in longitudinaler Richtung mit fusiformer Schwellung und intratendinöser Degeneration. Hierbei lässt sich in der MRT auf axialen Schnitten eine Verdickung der Sehne nachweisen, die bis zu 5-mal stärker ausgebildet sein kann, als die daneben lokalisierte Sehne des M. flexor digitorum longus. Sie verliert ferner ihr ovaläres Aussehen, wird runder mit einem ansteigenden intratendinösen Signal als Folge eines Ödems und einer Einblutung auf T2- und protonengewichteten Bildern. Dieser Typ I kann häufig von einer schweren Tendinose nur schwierig abgegrenzt werden, da beide eine deutliche Verdickung der Sehne und eine intratendinöse Signalanhebung aufweisen. Die klinischen Symptome sind gering ausgeprägt und meist seit längerer Zeit vorhanden.
- *Typ II*: Es findet sich hierbei ebenfalls ein partieller Riss, jedoch im Gegensatz zum Typ I eine deutliche Verminderung des Durchmessers der Sehne, gewöhnlich ohne Signalintensitätsveränderungen. Das Kaliber der Sehne ist gleich oder vermindert im Vergleich zu der daneben liegenden Sehne des M. flexor digitorum longus. Klinisch findet sich eine Valgusstellung des Fußes. Die Patienten klagen seit mindestens 1 1/2 Jahren über Schmerzen.

- *Typ III*: Hierbei findet sich eine komplette Ruptur, die allerdings außerordentlich selten ist und sich in der MRT als Diskontinuität darstellt. Der Raum zwischen den rupturierten Sehnenenden kann mit Flüssigkeit oder Granulationsgewebe ausgefüllt sein, ein Befund der für ein bereits länger zurückliegendes Ereignis spricht. Der Nachweis des Ausmaßes der Retraktion gelingt am besten in der sagittalen, jedoch ergänzend auch in der axialen Schnittrichtung in der T2-gewichteten fettsupprimierten Sequenz.

Zusätzliche Veränderungen bei Vorliegen einer Verletzung der Sehne des M. tibialis posterior sind in der MRT der Nachweis von Flüssigkeit innerhalb der Sehnenscheide als Hinweis auf eine Tendosynovitis sowie auch der Nachweis von Flüssigkeit im Bereich der medialen oder lateralen Schleimbeutel, ein Sinus-tarsi-Syndrom, eine Periostitis am Ansatz des Flexorretinaculums an der Tibia und ein Bone bruise im subtalaren und talonavikulären Bereich.

Eine Dislokalisation der Sehne des M. tibialis posterior ist selten und wird meist bei jüngeren Patienten nach einer Verletzung des Fußgelenkes nachgewiesen. Der Mechanismus einer Dislokation besteht in einer schweren Dorsalflexion und setzt eine Verletzung des Flexorretinaculums voraus.

Auf axialen Schnitten der MRT ist die Subluxation oder auch die komplette Dislokation am besten nachzuweisen. Hierbei findet sich die Sehne medial oder auch anterior des medialen Malleolus. Die damit vergesellschaftete Läsion des Flexorretinaculums ist in der MRT ebenfalls erkennbar (Abb. 27.37).

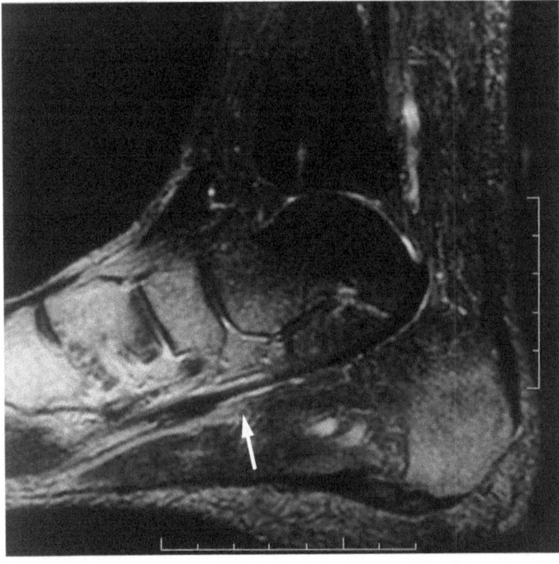

Abb. 27.37. Tendosynovitis der Sehne des M. tibialis posterior distal (FSE T2-gewichtet, fettsupprimiert, sagittal)

Läsionen der Sehne des M. tibialis anterior

Läsionen dieser Sehne können sowohl Folge eines akuten Traumas als auch Folge von repetitiven Mikrotraumen sein. Bei spontanem Auftreten kann häufig gleichzeitig eine rheumatoide Arthritis, eine Gelenkinfektion und ein Diabetes mellitus nachgewiesen werden.

Mikrotraumen kommen bei Läufern im Gelände, bei Skiläufern und auch bei zu engen Schuhen und Stiefeln vor. Die Folge ist nicht selten das Auftreten einer Tendinose oder einer Tendosynovitis im Bereich der Sehne des M. tibialis anterior. Die hauptsächlichste Lokalisation der Läsion findet sich unter dem Extensorretinaculum.

Bei chronischer Läsion klagen die Patienten über eine Schwäche bei der Dorsalflexion während des Laufens.

Rupturen sind meist Folge eines akuten Traumas. Der Mechanismus dieser Verletzung besteht in einer forcierten Plantarflexion des Fußes gegen die aktive Dorsalflexion. Die Verletzung kommt häufig bei Fußballspielern, aber auch gelegentlich bei Geländeläufern vor. Die Ruptur findet sich in erster Linie unter dem Extensorretinaculum, manchmal jedoch auch im Bereich der Sehneninsertion am Os cuneiforme I sowie an der Basis des 1. Os metatarsale.

Klinisch lassen sich eine Schwäche der Dorsalflexion, eine Fallfußhaltung und eine deutliche Schwellung im Sehnenverlauf nachweisen.

Bei chronischer Läsion klagt der Patient ebenfalls über eine Schwäche der Dorsalflexion während des Laufens. Diese Symptome können allerdings auch bei einer L5-Nervenwurzelkompression und bei einer Läsion des N. peroneus profundus vorkommen, sodass die klinische Abgrenzung manchmal schwierig ist.

Die MRT ist seit einiger Zeit das wichtigste bildgebende Verfahren zum Nachweis der Läsion der Sehne des M. tibialis anterior. Sie stellt mittlerweile den Goldstandard dar. Die wichtigste Schnittrichtung ist die sagittale, dann folgt die schräg axiale, möglichst in T2-gewichteter fettsupprimierter SE-Technik.

Partielle Läsionen stellen sich als eine Verdickung und eine intratendinöse Signalanhebung dar, wobei häufig auch perifokal ein Ödem nachgewiesen werden kann. Bei Vorliegen einer Tendosynovitis findet sich auch eine Schwellung der Sehnenscheide.

Bei kompletten Rissen ist häufig eine Retraktion der Sehnenrupturenden nachweisbar. In der sagittalen Schnittrichtung in T1-, besser noch in fettsupprimierter T2-Wichtung, ist die Retraktion ausgezeichnet beurteilbar. Es sollte insbesondere bei klinischem Rupturverdacht frühzeitig eine MRT durchgeführt werden, denn die operative Intervention mit Sehnennaht gelingt leichter und mit besserer Prognose bei einer geringen Retraktion, während eine erhebliche Retraktion ein Interponat durch eine Sehne oder einen alloplastischen Ersatz erforderlich macht (Abb. 27.38 a,b).

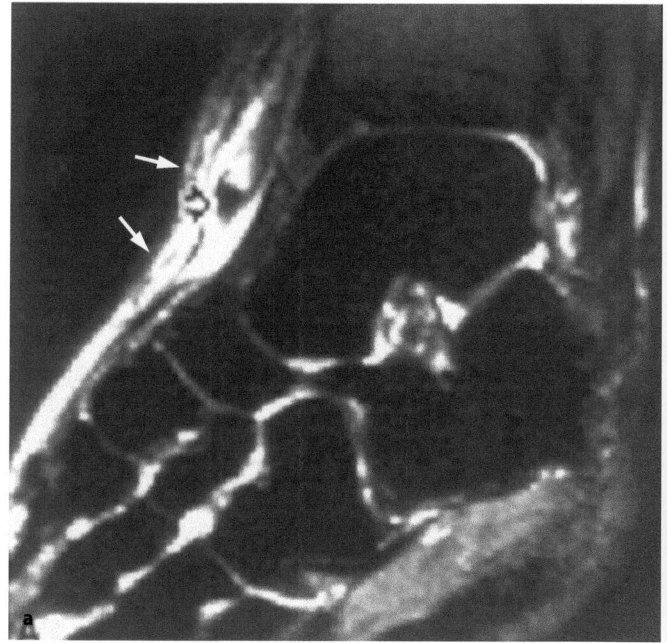

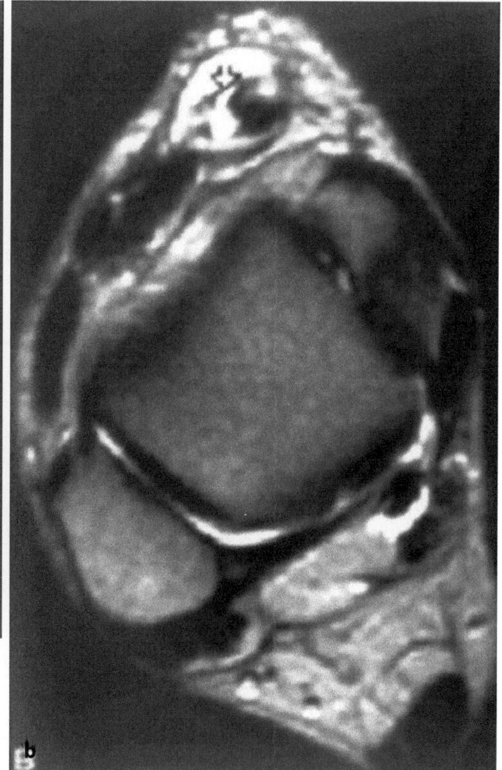

Abb. 27.38 a,b. Traumatische Läsion der Sehne des M. tibialis anterior. **a** STIR T2-gewichtet, sagittal, **b** FSE T2-gewichtet, axial

Läsionen der Sehne des M. flexor digitorum longus

Die Sehne des M. flexor digitorum longus erkrankt außerordentlich selten primär. Sie verläuft bekanntlich lateral der Sehne des M. tibialis posterior und verläuft nach Teilung zu den distalen Phalangen der 2. bis 5. Zehe. Wegen des seltenen Auftretens gibt es kaum MRT-Erfahrungen mit pathologischen Veränderungen dieser Sehne.

27.3.5 Sinus-tarsi-Syndrom

An der Unterfläche des Talus trennt eine tiefe Rinne, nämlich der Sulcus tali, die talaren Gelenkflächen des posterioren und des anterioren Anteiles des unteren Sprunggelenkes. Diese Rinne formt mit dem Sulcus calcanii einen Kanal, der sich nach anterolateral trichterförmig erweitert. Der laterale Anteil wird als Sinus tarsi bezeichnet. Durch den Sinus tarsi ziehen das Lig. talocalcaneare interosseum und das Lig. cervicale. Der Sinus tarsi enthält außerdem Fett, Nervenendigungen und Anastomosen zwischen der A. tibialis posterior und der A. peronea. Der laterale Rand des Sinus tarsi wird durch einen Faserzug des inferioren Extensorretinaculum begrenzt.

Das Sinus-tarsi-Syndrom ist durch pathologische Veränderungen innerhalb des Sinus tarsi charakterisiert und kann eine Reihe von Ursachen haben, die alle innerhalb des Sinus tarsi lokalisiert sind und in der folgenden Übersicht zusammengefasst werden:

Ursachen des Sinus-tarsi-Syndroms

1. Osteoarthritis mit synovialer Schwellung,
2. synoviale multiple Zysten,
3. Granulationsgewebe entweder als Folge eines abgelaufenen Traumas oder von Entzündungen,
4. Ganglien,
5. Läsion des Lig. talocalcaneare interosseus, die häufig mit einer Läsion des Lig. tibiotalare posterius vergesellschaftet ist.

Die oben genannten Verletzungen verursachen häufig eine Blutung oder auch eine Hypertrophie des synovialen Recessus im Sinus tarsi und sind häufig Folge einer Supinations-/Inversionsverletzung. Sie kommen deshalb auch gemeinsam mit Verletzungen des lateralen Kollateralligaments vor.

6. Entzündliche Gelenkveränderungen, z. B. bei einer PCP oder auch einer Arthritis urica, die eine chronische Hypertrophie der Synovia bewirken,
7. Fehlhaltungen des Fußes, so ist z. B. bei einer Plattfußdeformität eine chronische Läsion des Sinus tarsi bekannt.

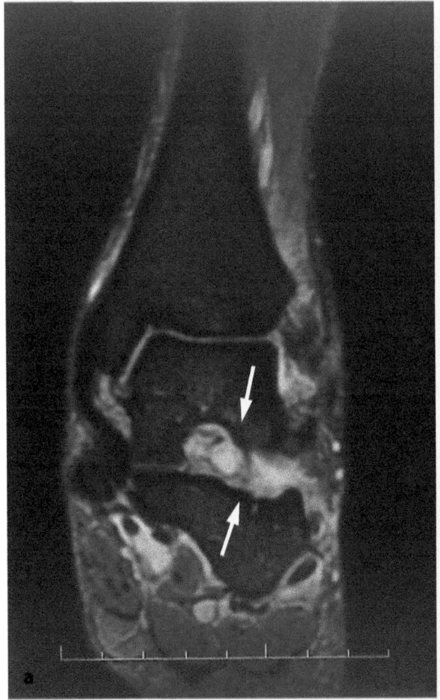

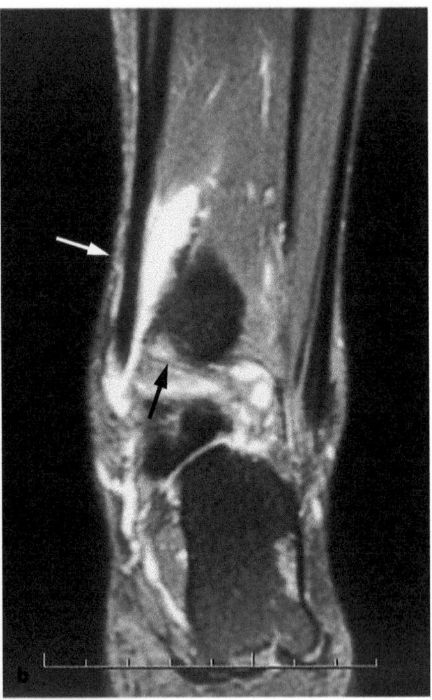

Abb. 27.39 a–c. Anamnese: Es besteht ein Zustand nach Fußgelenkdistorsion vor einigen Monaten. Jetzt permanente Schmerzen lateral. Diagnose: Granulationsgewebe im Bereich des Sinus tarsi. Ausgedehnte Tendosynovitis der Sehne des M. tibialis posterior. **a,b** FSE T2-gewichtet, fettsupprimiert, koronar, **c** FSE T2-gewichtet, fettsupprimiert, axial

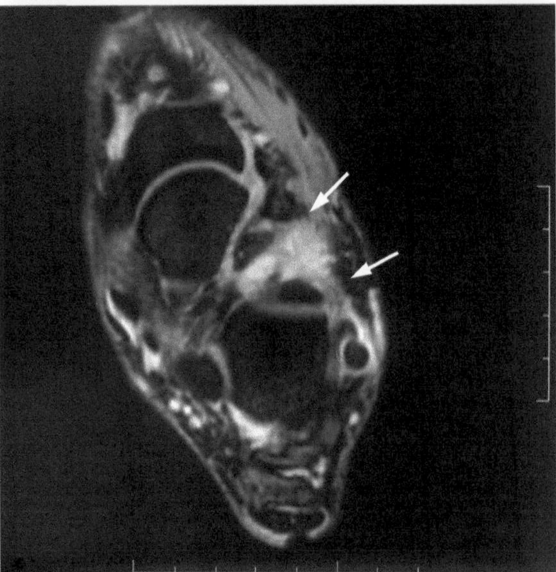

Der häufigste Grund für ein Sinus-tarsi-Syndrom ist ein Trauma (70%). Für die restlichen 30% sind vor allem entzündliche Ursachen verantwortlich, z. B. eine rheumatoide Arthritis oder eine Arthritis urica. Aber auch Raumforderungen wie ein Ganglion können ebenso wie ein Plattfuß eine Raumforderung innerhalb des Sinus tarsi verursachen.

Das Sinus-tarsi-Syndrom ist darüber hinaus eine gelegentliche Komplikation nach einer Knöchelverstauchung. Die Patienten klagen hierbei über posttraumatische ständige Fußschmerzen und weisen in der Anamnese ein Inversionstrauma auf. Die Schmerzen verschlimmern sich beim Laufen sowie bei Supination und Adduktion des Fußes. Es besteht ein umschriebener Druckschmerz im Bereich der lateralen Öffnung des Sinus tarsi. Ferner geben die Patienten ein Instabilitätsgefühl an, das sich in vielen Fällen auch klinisch als geringe subtalare Instabilität nachweisen lässt. Auffällig ist ferner, dass die Patienten auch über Schmerzen im Bereich des lateralen Fußes klagen und häufig hinken.

Vor der MRT-Ära waren die Arthrographie des unteren Sprunggelenkes und die Tatsache, dass die Schmerzen nach der Injektion eines lokalen Anästhetikums in den Sinus tarsi nachlassen, die einzigen Techniken, um die Diagnose sicher zu stellen. Daher stellte die MRT eine erhebliche Verbesserung in der Diagnostik und eine wertvolle bildgebende Methode zum Nachweis dieser Erkrankung dar.

Mit der MRT gelingt es, die posttraumatischen Läsionen der intraossären und zervikalen Ligamente ebenso nachzuweisen wie Ganglien und die pigmentierte villonoduläre Synovitis, die in seltenen Fällen ebenfalls für ein Sinus-tarsi-Syndrom verantwortlich sein kann.

Anatomisch-pathologisch besteht bei einem Sinus-tarsi-Syndrom eine diffuse Infiltration oder auch eine Fibrose innerhalb des Sinus tarsi bei gleichzeitiger Obliteration des hier normal vorhandenen Fettes. Der Raum selbst ist dann ausgefüllt mit Flüssigkeit und Narbengewebe. Als Folge der Fettabnahme im Sinus tarsi besteht eine diffuse Signalminderung in der T1-Wichtung. Das Signal auf T2-gewichteten Bildern ist

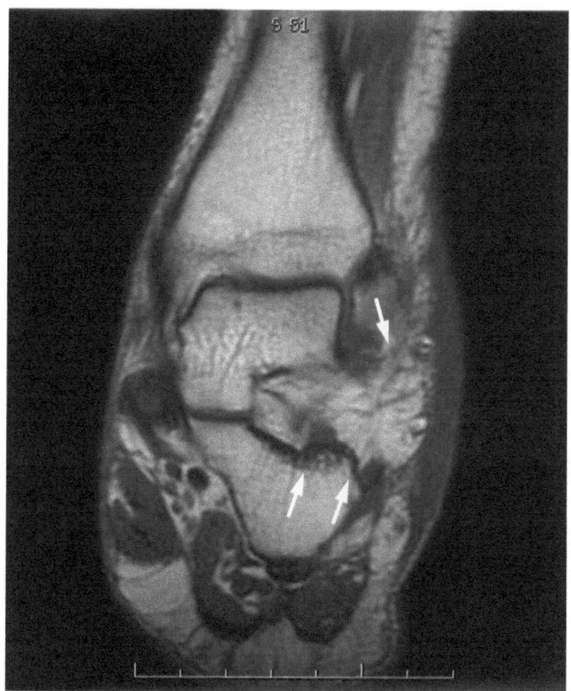

Abb. 27.40. Anamnese: 36-jährige Patientin, die seit sechs Monaten über eine Schwellung im Bereich des Malleolus fibularis klagt, mit jetzt zunehmenden Schmerzen. Diagnose: größeres Lipom prämalleolar lateral, das bis in den Sinus tarsi reicht. Sinus-tarsi-Syndrom (FSE T1-gewichtet, koronar)

dann abhängig von der Ursache des Sinus-tarsi-Syndroms. Liegt eine posttraumatische Läsion vor oder auch eine villonoduläre Synovitis, findet sich in der T2-Wichtung eine Zunahme der Signalintensität. Liegen überwiegend narbig-indurative Veränderungen vor, ist die Signalintensität auch in der T2-Wichtung gering. Nach Kontrastmittelgabe lässt sich bei Vorliegen einer Synovitis eine deutliche Signalanhebung der verdickten Synovia in der fettsupprimierten T1-Wichtung nachweisen.

Ganglien haben ein charakteristisches Aussehen mit einer geringen Signalintensität in der T1-Wichtung und einer hohen Signalintensität in der T2-Wichtung mit glatten Konturen. Sie können im Knochen direkt an den Ansätzen der Ligamente oder auch am Ligament selbst lokalisiert sein. Es kann auch eine Kommunikation mit dem Gelenk vorliegen.

Schwierig ist allerdings der Nachweis einer Läsion des Lig. talocalcaneare interosseum, das, wie bereits erwähnt, häufig mit einer Läsion des Lig. tibiotalare posterius vergesellschaftet ist. Findet sich also in der MRT eine Ruptur des Lig. tibiotalare posterius, sollte immer auch an das zusätzliche Vorliegen einer Läsion des Lig. talocalcaneare interosseum und damit an ein Sinus-tarsi-Syndroms gedacht werden.

Bei fortgeschrittenen Fällen eines Sinus-tarsi-Syndroms fällt eine zusätzliche Osteoarthritis des unteren Sprunggelenkes auf. Hierbei muss man allerdings berücksichtigen, dass sich auch der normale Recessus des posterioren subtalaren Gelenkes häufig in den Sinus tarsi ausdehnen kann und dann nicht als Pathologie missgedeutet werden darf.

Bei Vorliegen einer inflammatorischen Arthritis des anterioren und/oder des posterioren subtalaren Gelenkes mit Pannusbildung innerhalb des Tarsaltunnels fin-

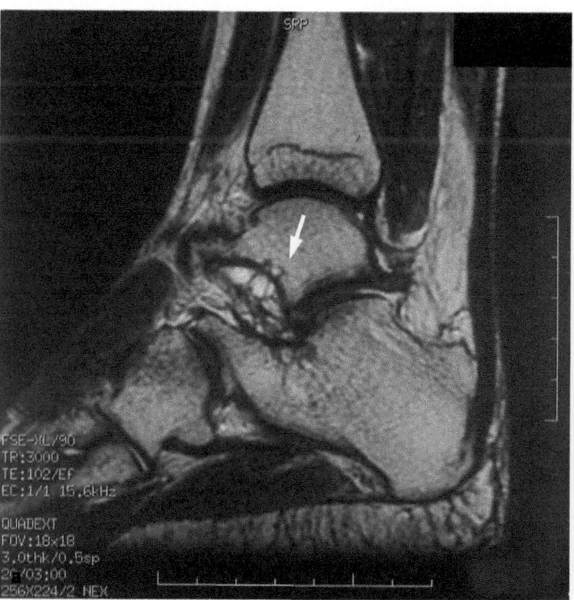

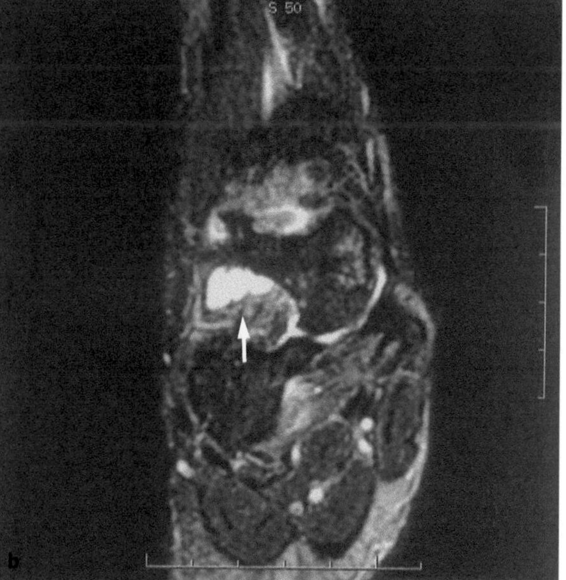

Abb. 27.41 a,b. Anamnese: Die 24-jährige Patientin, die Balletttänzerin ist, hat vor einem halben Jahr ein Supinationstrauma des rechten Fußgelenkes erlitten. Anschließend Schwellung und Schmerzen. Die Schmerzen treten insbesondere bei Belastung auf. Diagnose: ausgedehnte synoviale Zyste im Bereich des Sinus tarsi als Ursache des Sinus-tarsi-Syndroms. **a** FSE T2-gewichtet, sagittal, **b** FSE T2-gewichtet, fettsupprimiert, axial

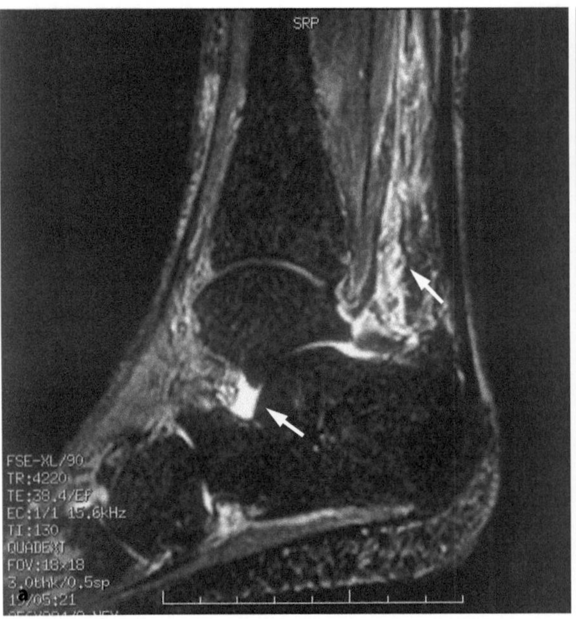

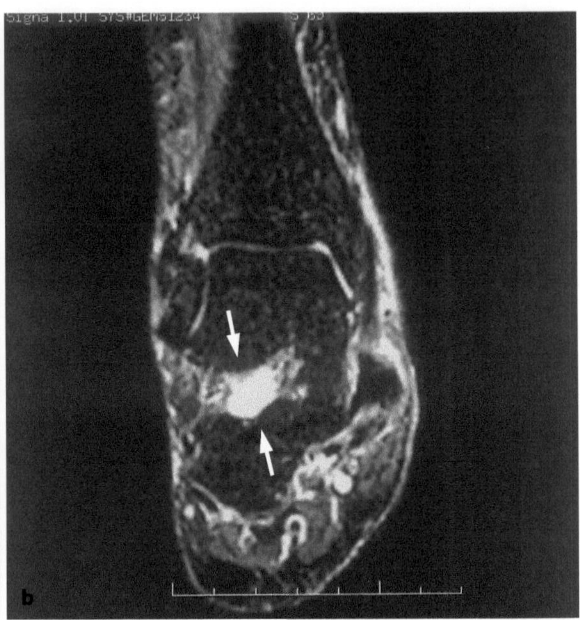

Abb. 27.42 a,b. Anamnese: Die 78-jährige Patientin klagt seit ca. neun Monaten über Schmerzen im Bereich des Fußgelenkes dorsomedial. Diagnose: kleines Ganglion im Sinus tarsi als Ursache eines Sinus-tarsi-Syndroms. Daneben Tendosynovitis im Bereich der Sehne des M. tibialis posterior mit erheblicher perifokaler Weichteilreaktion. **a** FSE T2-gewichtet, fettsupprimiert, sagittal, **b** FSE T2-gewichtet, fettsupprimiert, koronar

det sich in der MRT in der T1-Wichtung eine Signalminderung, in der T2-Wichtung eine deutliche Signalvermehrung sowie eine erhebliche Signalanhebung nach Kontrastmittelgabe in der fettsupprimierten T1-Wichtung.

Empfohlen werden zum Nachweis der Pathologie im Bereich des Sinus tarsi sagittale und schräg axiale Schnitte in T1-gewichteten Sequenzen vor und nach Kontrastmittelgabe, wobei die Bilder nach Kontrastmittelgabe möglichst mit Fettsuppression erstellt werden sollten. Ferner ist die Anfertigung von fettsupprimierten T2-gewichteten STIR- oder CHESS-Sequenzen anzuraten.

Zusammengefasst ermöglicht die MRT also nicht nur, die Ursachen eines Sinus-tarsi-Syndroms aufzudecken, sondern sie erlaubt darüber hinaus eine Differenzierung zwischen selteneren Ursachen, z. B. eines Ganglions oder einer pigmentierten villonodulären Synovitis. Ferner kann in einem relativ hohen Prozentsatz eine traumatisch bedingte ligamentäre Läsion korrekt diagnostiziert werden (Abb. 27.39 a–c, Abb. 27.40, Abb. 27.41 a,b, Abb. 27.42 a,b).

27.3.6 Knöcherne Veränderungen

Osteochondrosis dissecans – osteochondrale Frakturen

Der Begriff einer Osteochon*dritis* dissecans (OD) bezog sich ursprünglich auf eine umschriebene Osteonekrose, die den Gelenkknorpel und den subchondralen Knochen betrifft. Der Ausdruck Osteochondritis weist jedoch fälschlich auf eine entzündliche Genese hin und sollte daher nicht mehr gebraucht werden. Heute wird der Begriff auf chronische Läsionen bezogen, bei denen es durch repetetive mikrotraumatische Ereignisse schließlich zu einer partiellen oder auch zu einer kompletten Loslösung eines osteochondralen Fragments mit oder ohne begleitende Osteonekrose gekommen ist.

Daher ist der Begriff einer chronischen osteochondralen Läsion eher angebracht, als der Begriff einer Osteochondrosis dissecans. Eine Osteochondrosis dissecans im Bereich des Fußgelenkes wird in erster Linie in der Region des proximalen Talus gefunden, und zwar häufiger im mittleren Drittel der medialen Gelenkfläche als im Bereich der lateralen Gelenkfläche. Auslöser sind oft Inversionstraumen mit Dorsalflexion des Fußes, die zu einer osteochondralen Läsion im anteromedialen Bereich des Talus führen und die häufig mit einer Läsion des lateralen Kollateralligaments kombiniert sind. Eine Inversionsverletzung des Fußgelenkes mit einer Plantarflexion des Fußes, bei gleichzeitiger lateraler Rotation der Tibia über dem Talus, führt zu einer Läsion des posteromedialen proximalen Talus. Analog führt das Eversionstrauma zu einer lateralen osteochondralen Läsion der Talusrolle.

Chronische osteochondrale Läsionen können auch im Bereich des Talus in vier Stadien eingeteilt werden (nach Bernd u. Harty):

- *Stadium I* betrifft den subchondralen Knochen, wobei der darüberliegende Knorpel unversehrt ist.
- *Stadium II*: Die Läsion beinhaltet eine Demarkation mit partieller Abtrennung des Fragments vom Gelenkknorpel und vom subchondralen Knochen.
- *Stadium III*: Die Läsion beinhaltet ein weitgehend abgetrenntes Fragment, das jedoch noch im Bereich des Defektes lokalisiert und teilweise verankert ist.
- *Stadium IV*: Die Läsion ist charakterisiert durch ein komplett abgetrenntes osteochondrales Fragment, das sich aus dem Gelenkbett gelöst hat. Der freie Gelenkkörper ist dann innerhalb des Gelenkspaltes häufig in einem Recessus lokalisiert.

Von der Definition der chronischen osteochondralen Läsion der eigentlichen Osteochondrosis dissecans sind die akuten traumatischen Läsionen abzugrenzen: als Bone bruise die subchondrale Kontusion, die osteochondrale und die chondrale Fraktur.

MRT bei der Osteochondrosis dissecans. Die MRT ist die einzige Technik, die eine exakte Stadieneinteilung und die Feststellung der genauen Lokalisation und der Größe des Defektes erlaubt. Die Osteochondrosis dissecans stellt sich ähnlich wie im Bereich anderer Gelenke in typischer Weise dar. Zu Beginn der Erkrankung findet sich eine wenig ausgedehnte erniedrigte Signalintensität in der T1-Wichtung subchondral, die der umschriebenen Läsion im Bereich des proximalen medialen oder lateralen Talus entspricht. Diese Läsion wird jedoch häufig überdeckt durch eine ausgedehnte diffuse Ödembildung im Bereich der Spongiosa des proximalen des Talus, die sich in der T1-Wichtung als signalarm, in der fettsupprimierten T2-Wichtung als signalreich darstellt.

Im Stadium II lässt sich dann in erster Linie in der fettsupprimierten T2-Wichtung eine umschriebene signalreiche, meist unregelmäßig begrenzte Linie in der Umgebung der Läsion nachweisen, die eine Demarkation gegenüber dem nekrotischen subchondralen knöchernen Gewebe darstellt und einer partiellen Abtrennung des Fragments vom Gelenkknorpel und vom gesunden subchondralen Knochen entspricht.

Im Stadium III, also bei Vorliegen eines weitgehend abgetrennten Fragments, findet sich ein ähnlicher Befund, jedoch ist in der T2-Wichtung das so genannte „double line sign" nachweisbar, das zusätzlich zur signalintensiven Linie auch eine Linie mit geringer Signalintensität am Übergang zum normalen Knochen beinhaltet. Der Signalintensität zwischen dem normalen Knochen und dem osteochondralen Fragment kommt also besondere Bedeutung zu. Eine Hypointensität im Zwischenraum auf T2-gewichteten fettsupprimierten Pulssequenzen weist auf eine Heilung und auf eine Stabilität hin, während eine Hyperintensität das Vorliegen von Flüssigkeit zwischen dem Fragment und dem Knochen beweist, als Hinweis auf eine Instabilität. Da gelegentlich jedoch eine Hyperintensität auch Folge von Granulationsgewebe sein kann, als Hinweis auf eine Heilungstendenz, sollte in einem solchen Fall eine intraartikuläre Injektion von Gadolinium erfolgen. Tritt nämlich das Kontrastmittel zwischen das Frag-

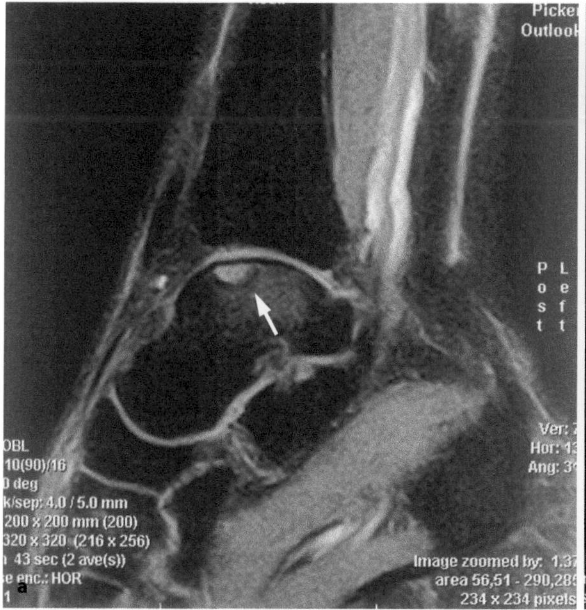

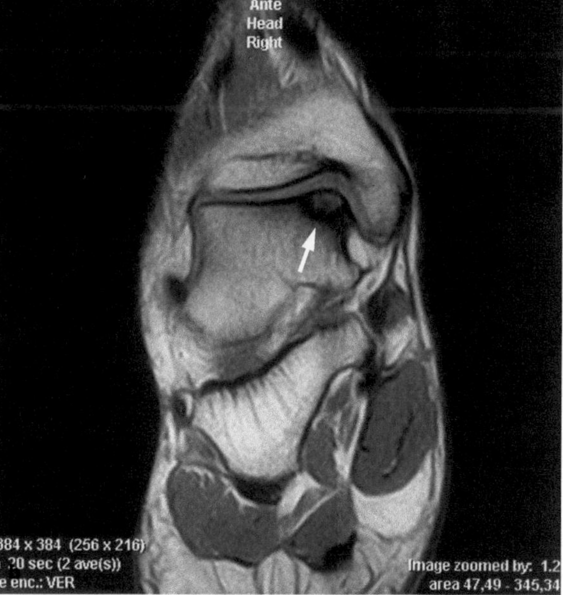

Abb. 27.43 a,b. Anamnese: Der 49-jährige Patient klagt seit drei Jahren über Schmerzen im oberen Sprunggelenk, insbesondere bei Belastung. Diagnose: Osteochondrosis dissecans im medialen proximalen Talus Grad III–IV. **a** STIR T2-gewichtet, fettsupprimiert, sagittal, **b** SE T1-gewichtet, koronar

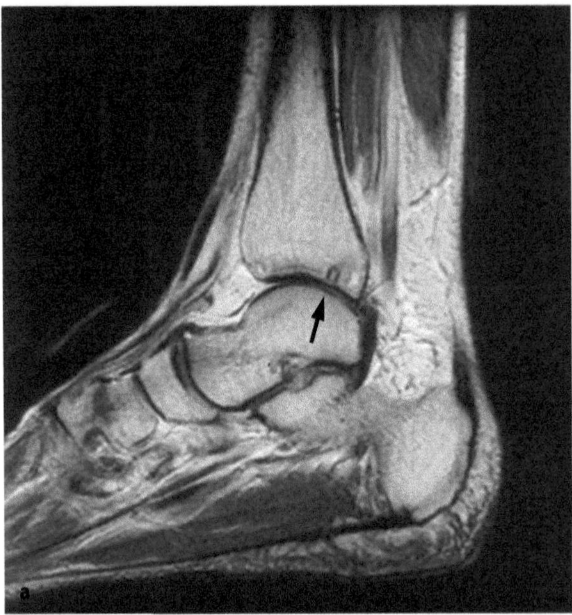

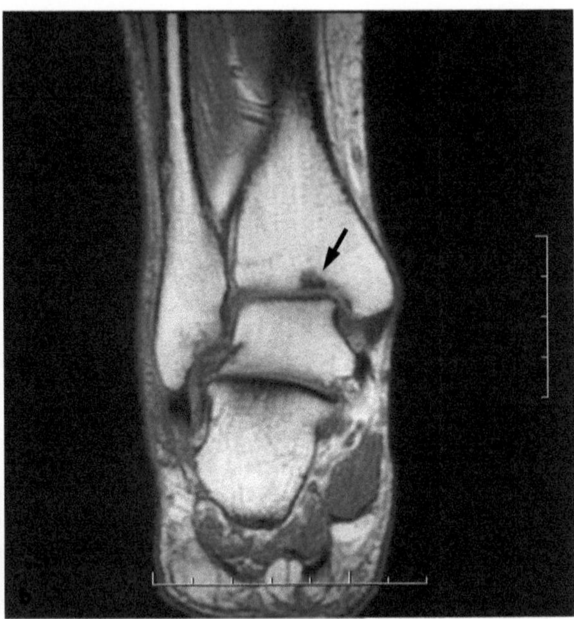

Abb. 27.44 a,b. Anamnese: 45-jährige Patientin, die seit einigen Monaten über Schmerzen im Bereich des Fußgelenkes rechts klagt. Diagnose: Osteochondrosis dissecans der medialen distalen Tibia subchondral Grad I. **a** FSE protonengewichtet, sagittal, **b** FSE protonengewichtet, koronar

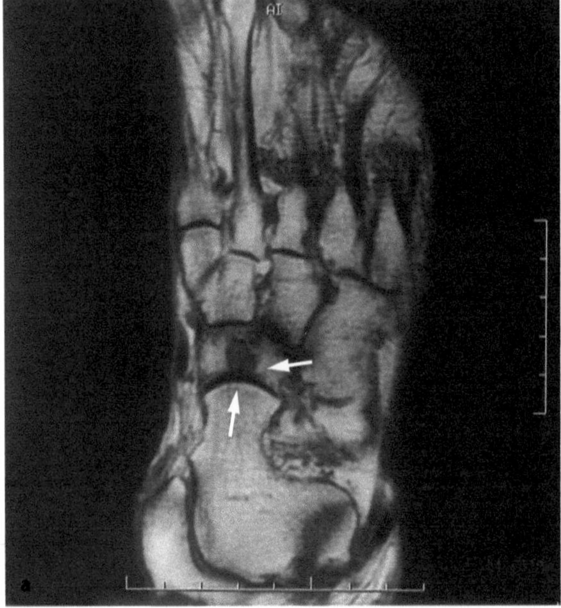

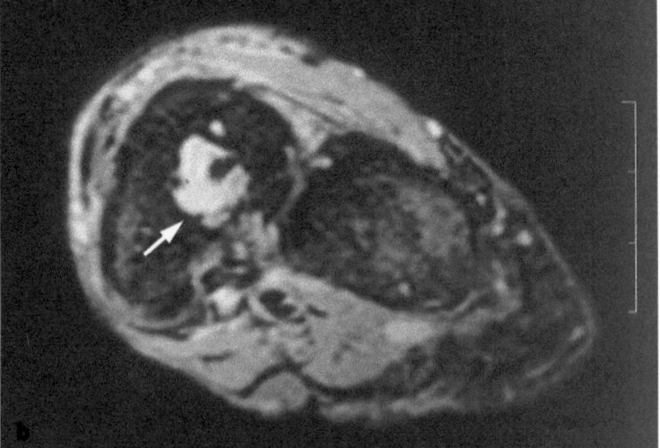

Abb. 27.45 a,b. Anamnese: Die 55-jährige Patientin klagt seit einigen Monaten über permanente Schmerzen im Bereich der vorderen Fußwurzel. Diagnose: Osteochondrosis dissecans im Bereich des Os naviculare Grad III–IV. **a** SE T1-gewichtet, koronar, **b** GRE T2*-gewichtet, axial

ment und den Knochendefekt ein, besteht eine Instabilität des Fragments. Wird Kontrastmittel nicht eingelagert, ist von einer Stabilität des Fragments und von einem intakten Knorpel auszugehen (s. auch Osteochondrosis dissecans im Bereich der Femurkondyle nach Kontrastmittelgabe; Abb. 27.43 a,b, Abb. 27.44 a,b, Abb. 27.45 a,b).

Eine gelegentliche Fehleinschätzung ist, dass das perifokale Ödem im Bereich der umgebenden Spongiosa für einen Tumor, für eine sympathische Reflexdystrophie oder auch für eine transiente Osteoporose gehalten wird. Diese Erkrankungen sind allerdings im Bereich des Fußes selten. Ein bilateraler Befall ist im Bereich des Talus nicht ungewöhnlich. Daher werden Follow-up-MRT-Untersuchungen auch des kontralateralen Fußgelenkes bei Vorliegen einer osteochondralen Fraktur empfohlen.

Eine Osteochondrosis dissecans muss ferner von einer arthropathischen Zyste abgegrenzt werden, die in der MRT in der T1-Wichtung eine Hypointensität, in der T2-Wichtung eine Hyperintensität bei glatter Begrenzung aufweist. Im Gegensatz zur Osteochondrosis dissecans ist jedoch ein perifokales Marködem nicht nachweisbar, jedoch ein Verlust an Knorpeldicke und häufig auch ein Erguss im Sprunggelenk.

Eine Abgrenzung muss ferner gegenüber einem intraossären Ganglion erfolgen. Es tritt selten vor dem 15. bis 20. Lebensjahr auf und weist eine exzentrische Lokalisation in erster Linie medial auf, wobei ein Gelenkerguss ungewöhnlich ist. Der hyaline Knorpel ist normal dick, der Patient zeigt nur in Ausnahmefällen klinische Symptome, sodass es sich hierbei häufig um einen Zufallsbefund handelt.

Weitere Lokalisationen einer Osteochondrosis dissecans im Bereich des Fußes sind:

- das Köpfchen des Os metatarsale II, die so genannte Freiberg-Erkrankung oder auch Morbus Köhler II, die nur im jugendlichen Alter auftritt,
- die Osteochondrosis dissecans des Os naviculare, die fast immer asymptomatisch ist und bei Kindern auftritt. Sie wird auch als Morbus Köhler I bezeichnet. Von dieser Erkrankung abgegrenzt werden muss die spontan auftretende avaskuläre Nekrose im Bereich des Os naviculare, die bei Frauen im mittleren Alter häufig bilateral nachweisbar ist und die im nächsten Abschnitt behandelt wird.

Osteonekrose

Die Osteonekrose ist von der Osteochondrosis dissecans abzugrenzen. Sie betrifft am häufigsten den Talus und ist Folge von Talusfrakturen mit vaskulärer Kompression des Knochens in Höhe des Sinus tarsi, in erster Linie im Bereich des Talushalses. Hierbei kommt es zu einer mehr oder weniger kompletten Nekrose des gesamten Talus. Mit diesem Ereignis ist, insbesondere bei zusätzlichem Vorliegen von subtalaren Dislokationen, in etwa 50% der Fälle zu rechnen.

Eine Osteonekrose kann jedoch auch im Bereich des Os naviculare nachgewiesen werden und wird bei Kindern dann als Morbus Köhler, bei Erwachsenen als Mueller-Weis-Syndrom bezeichnet. In beiden Fällen wird eine umschriebene Durchblutungsstörung angenommen, die verschiedene Ursachen haben kann. Das Mueller-Weis-Syndrom kommt häufig bei Frauen und nicht selten bilateral vor. Die Deformität und der spongiöse Kollaps beginnen im lateralen Bereich des Os naviculare und führen schließlich zu einer Protrusion des Fragments nach superior.

Diffuse Osteonekrosen des Kalkaneus sind, ebenso wie im Bereich des Talus, fast immer Folge einer Fraktur. Sie können jedoch in Ausnahmefällen auch als akute Durchblutungsstörung bei verschiedenen Erkrankungen, z. B. beim Diabetes mellitus, beim Morbus Cushing, bei der Histiozytose, bei der akuten Pankreatitis, bei einer Vaskulitis und nach einer Strahlenbehandlung auftreten. Es ist wissenschaftlich nicht abgeklärt, ob die Osteonekrose im Bereich des Köpfchens des Os metatarsale II (Morbus Freiberg) Folge einer Durchblutungsstörung ist oder einer durch ein Trauma bedingten Osteochondrosis dissecans entspricht.

Klinisch bestehen häufig Schwierigkeiten, Osteonekrosen in einem Anfangsstadium festzustellen, da die Patienten nur über uncharakteristische Beschwerden klagen, die sich mit den Symptomen anderer Erkrankungen in diesem Bereich überlappen. Auch in der konventionellen Röntgendiagnostik ist erst in einem fortgeschrittenen Stadium eine sichere Diagnose möglich.

Dagegen ist die MRT in der Lage, sowohl die posttraumatischen Osteonekrosen als auch die Osteonekrosen anderer Genese in einem sehr frühen Stadium sicher zu diagnostizieren.

Ein weiterer Vorteil ist, dass die exakte Größe des Prozesses und das Stadium ebenfalls gut abgeschätzt werden können. Im Gegensatz zur Osteochondrosis dissecans ist ein demarkierender Raum zwischen der

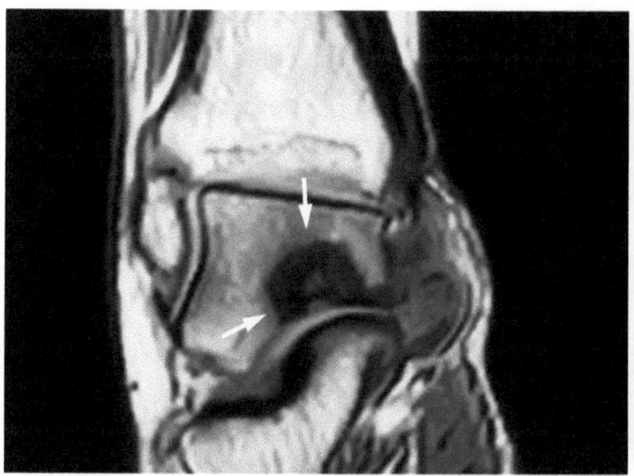

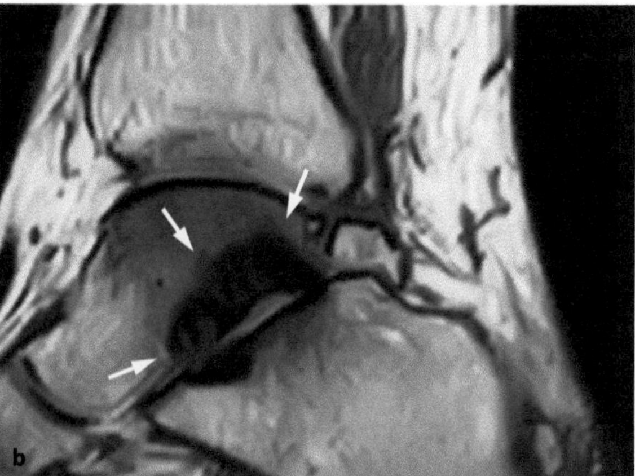

Abb. 27.46 a,b. Posteriore distale talare avaskuläre Nekrose/Kapselzyste medial, **a** SE T1-gewichtet, koronar, **b** SE T1-gewichtet, sagittal. (Pomeranz)

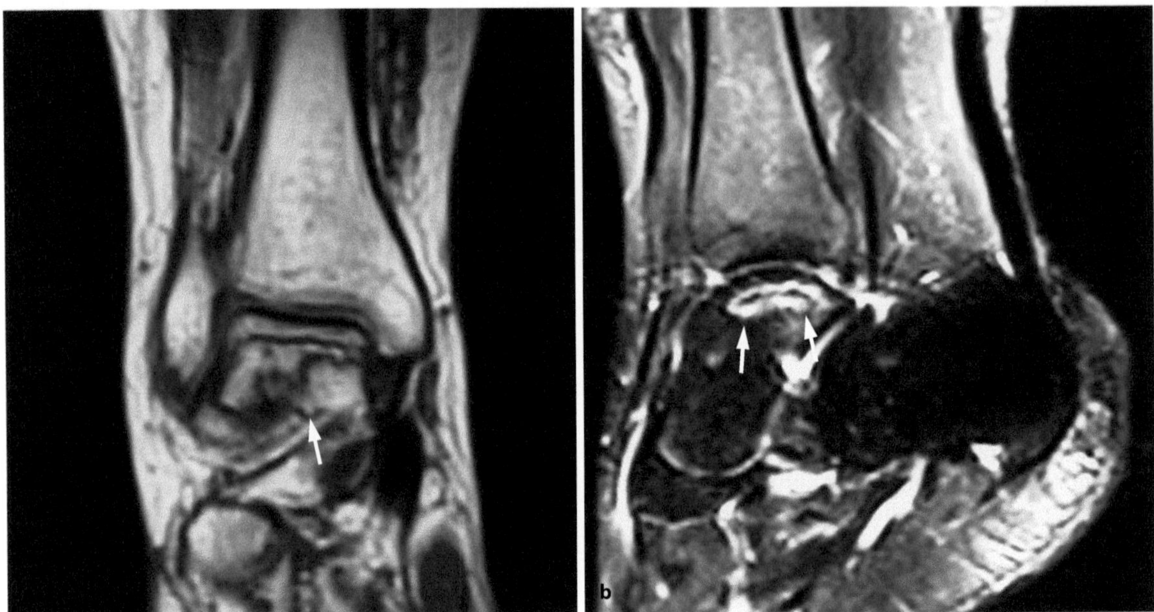

Abb. 27.47 a,b. Ausgedehnte proximale Osteonekrose des Talus. **a** SE T1-gewichtet, koronar, **b** FSE T2-gewichtet, sagittal. (Pomeranz)

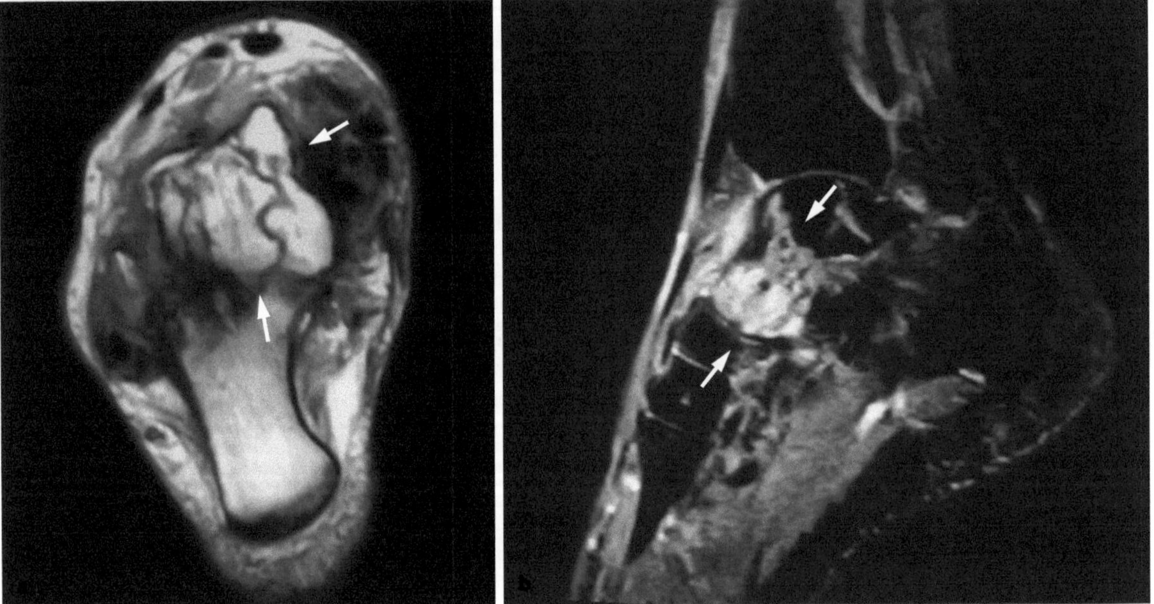

Abb. 27.48 a,b. Fibrose bei füherer Verletzung des anterioren talofibulären Ligaments – anterolaterales Impingement. Fibrose auch der distalen Sehne des M. tibialis posterior und Tendosynovitis der Sehne des M. flexor hallucis longus. Aktivierte Arthrose im Bereich des kalkanokuboiden Gelenkes. Avaskuläre Nekrose im Bereich des distalen dorsalen Talus. **a** SE T1-gewichtet, sagittal, **b** STIR T2-gewichtet, fettsupprimiert, sagittal. (Pomeranz)

Nekrose und dem intakten Knochen weder in der T1- noch in der T2-Wichtung nachweisbar. Man findet innerhalb der Nekrose kleine oder auch größere Areale mit einer Signalinhomogenität. Hierbei kann allerdings die Abgrenzung gegenüber einem akut entzündlichen Prozess und auch einer tumorösen intraossären Neubildung manchmal schwierig sein. Eine Abgrenzung ist möglich nach Gabe von Gadolinium-DTPA, das bei einer akuten Osteonekrose nur eine geringe, bei akut entzündlichen Veränderungen eine deutliche Kontrastmittelanreicherung und damit auch eine deutliche Anhebung des Signals in der fettsupprimierten T1-Wichtung bewirkt (Abb. 27.46 a,b, Abb. 27.47 a,b, Abb. 27.48 a,b).

27.3.7 Entzündliche knöcherne Gelenk- und Weichteilveränderungen

Arthritis

Die seropositive und die seronegative Manifestation einer Arthritis aus dem rheumatoiden Formenkreis betrifft das Fußgelenk und die Gelenke des Mittelfußes und der Zehen in gleicher Weise wie andere Gelenke. Es können hierbei knöcherne und Gelenkerosionen, eine retrokalkaneare Bursitis, Tendosynovitiden sowie auch Sehnenrupturen nachgewiesen werden. In Spätstadien finden sich dann Zerstörungen der Fußwurzelknochen und häufig auch eine knöcherne Ankylose.

Die MRT hat mittlerweile unter den bildgebenden Verfahren den Status des Goldstandards, da sie in der Lage ist, eine umfassende Abklärung mit Nachweis aller aufgeführten zusätzlichen Veränderungen herbeizuführen. Insbesondere ist auch eine Abgrenzung der rheumatoiden Arthritis gegenüber bakteriellen und viralen Arthritiden möglich.

Des Weiteren gelingt mit der MRT der Nachweis einer akuten Synovitis oder auch eines Pannus. Die chronische Pannusbildung geht häufig mit einer intraartikulären Blutung einher, wobei die MRT in der Lage ist, das Endprodukt, nämlich das Hämosiderin, auch in kleinen Mengen nachzuweisen.

Bei Hämosiderin handelt es sich um eine paramagnetische Substanz, die sowohl in der T1- als auch in der T2-Wichtung ein erniedrigtes MRT-Signal aufweist bzw. signalfrei ist.

Ein weiterer Vorteil der MRT ist, dass gleichzeitig mögliche Beteiligungen der Ligamente und der Sehnen zuverlässig nachgewiesen werden können. Dies betrifft nahezu alle Sehnen in der Umgebung des Fußes und des Fußgelenkes. Eine weitere charakteristische Komplikation ist das mit einer Arthritis häufig einhergehende Sinus-tarsi-Syndrom, das mit der MRT ebenfalls sicher nachgewiesen werden kann. Bei akuten Formen einer inflammatorischen Arthritis sind ferner Knochenmarködeme in der Umgebung des befallenen Gelenkes obligat. Nicht selten kommen auch begleitende Veränderungen im Bereich der Plantarfaszie vor, die als Plantarfasziitis bezeichnet werden (s. auch S. 489; Abb. 27.49 a,b, Abb. 27.50 a,b).

Die beste Technik zum Nachweis einer rheumatoiden Entzündung ist die 3D-GRE-Technik, jedoch haben auch T1- und T2 gewichtete SE-Sequenzen mit Fettsuppression ihre Vorteile und sind für die Diagnostik wertvoll. Ferner wird auch die Gabe von Gadolinium, insbesondere bei der Frage nach einer akuten Form der rheumatoiden Arthritis empfohlen.

Ferner können mit der MRT auch rheumatoide Knoten im Bereich des Fußes bei lange bestehender rheumatoider Arthritis nachgewiesen werden. Diese Noduli haben ein heterogenes Signalverhalten und zeigen eine unregelmäßige Begrenzung als Folge der umgebenden Fibrose. Der noduläre Hauptbefall ist im Bereich des oberen Sprunggelenkes lateral und medial sowie im Bereich des Grundgelenkes der 1. Zehe lokalisiert.

Auch die Arthritis urica hat ihre Hauptlokalisation im Bereich des Großzehengrundgelenkes, gelegentlich auch im Bereich des Grundgelenkes der 2. Zehe. Charakteristisch für die Arthritis urica ist eine sehr früh-

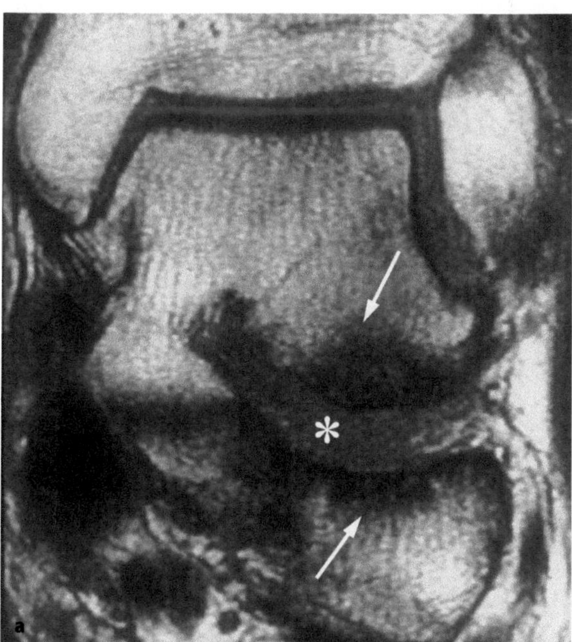

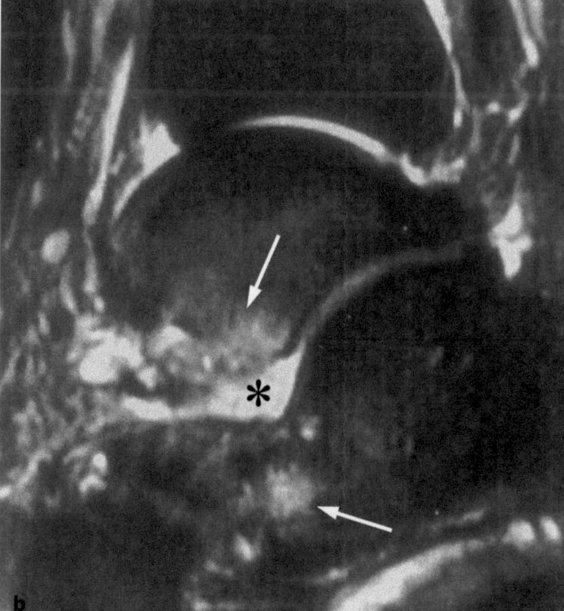

Abb. 27.49 a,b. Rheumatische Arthritis. **a** SE T1-gewichtet, koronar, **b** FSE T2-gewichtet, fettsupprimiert, sagittal

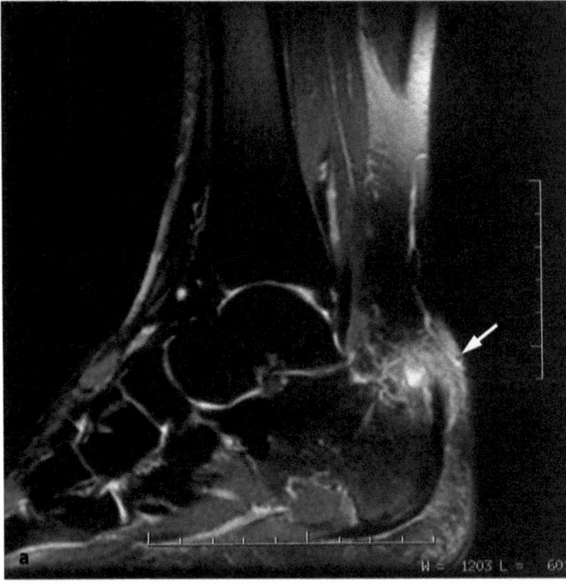
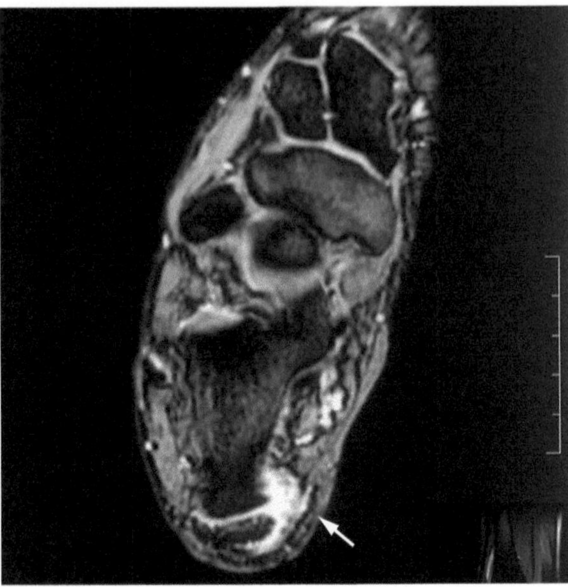

Abb. 27.50 a,b. Anamnese: 27-jährige Patientin, die vor ca. einem Jahr eine umschriebene Resistenz im Bereich des Ansatzes der Achillessehne rechts bemerkt hat, mit deutlichen Schmerzen, insbesondere bei Belastung. Diagnose: Der Befund entspricht einer chronischen Bursitis im Bereich der Bursa tendines calcanii mit erheblicher perifokaler Reaktion. **a** FSE T2-gewichtet, fettsupprimiert, sagittal, **b** GRE T2*-gewichtet, axial

zeitige Destruktion des Gelenkes und eine erhebliche Verdickung der Gelenkkapsel sowie eine Signalanhebung in der T1-Wichtung nach Gadolinium-Gabe.

Osteomyelitis

Man unterscheidet eine akute und eine chronische Osteomyelitis. Beide Formen können sich in der Region des Fußgelenkes im Bereich des Kalkaneus, des Os cuboideum, der Ossa metatarsalia und im Bereich der distalen Tibia und Fibula entwickeln.

Die MRT hat als bildgebendes Verfahren insbesondere für die Frühphase einer Osteomyelitis einen hohen Stellenwert. Sie weist erhebliche Vorteile gegenüber anderen bildgebenden Verfahren auf, sodass sie bei der Verdachtsdiagnose einer Osteomyelitis praktisch unverzichtbar geworden ist. Es sollten T1-gewichtete Sequenzen, T2-gewichtete Sequenzen mit Fettsuppression sowie auch T2*-gewichtete Sequenzen zur Anwendung kommen. Gelegentlich, jedoch nicht obligat, ist auch die Gabe von Gadolinium sinnvoll, weil bei Vorliegen einer akuten Entzündung ein deutliches Enhancement in der fettsupprimierten T1-Wichtung nachweisbar ist.

Die akute Osteomyelitis weist in der T1-Wichtung eine niedrige, in der T2-Wichtung mit Fettsuppression eine hohe Signalintensität im Bereich der befallenen Spongiosa auf.

Auch in der subakuten Phase ist eine diffuse oder auch gespottete Signalanhebung im Bereich der Spongiosa auf T2-gewichteten Sequenzen mit Fettsuppression nachweisbar. Ferner fällt eine periphere Randzone mit geringer Signalintensität auf und nicht selten eine periostale Reaktion. Dann muss differenzialdiagnostisch ein Weichteiltumor ausgeschlossen werden.

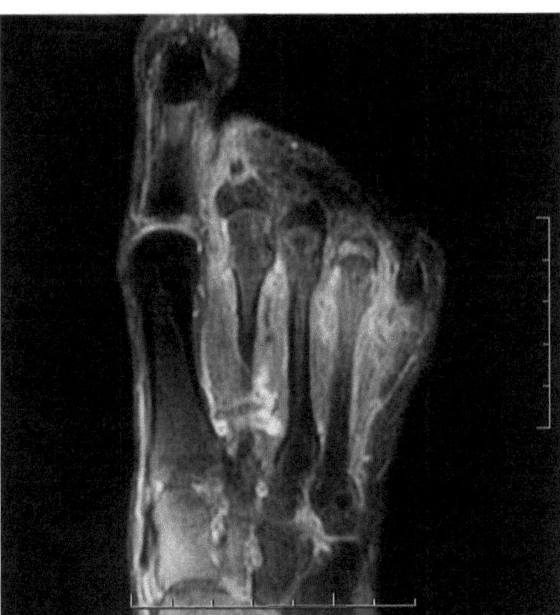

Abb. 27.51. Anamnese: Die 48-jährige Patientin klagt seit einem halben Jahr über brennende Schmerzen im Bereich des Vor- und Mittelfußes links, insbesondere bei Belastung. Diagnose: entzündlich infiltrativer Weichteilprozess mit Beteiligung der Zehengrundgelenke II–IV (FSE protonengewichtet, fettsupprimiert, koronar)

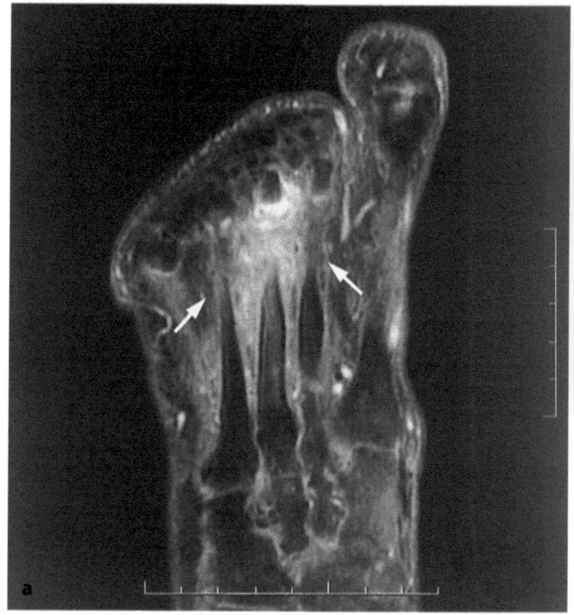

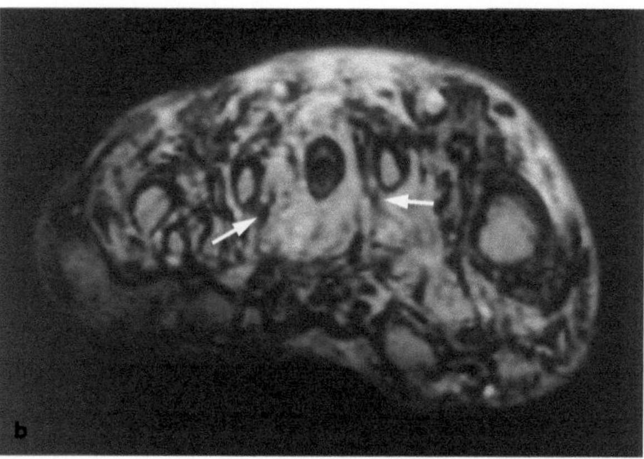

Abb. 27.52 a,b. Anamnese: Die 62-jährige Patientin klagt seit sechs Monaten über Schmerzen im Bereich des rechten Vorderfußes, mit deutlicher dorsaler Schwellung. Diagnose: Osteomyelitis im Bereich des distalen Os metatarsale III, mit ausgedehnter perifokaler Reaktion. **a** FSE T2-gewichtet, fettsupprimiert, koronar, **b** GRE T2*-gewichtet, axial

Nach Kontrastmittelgabe findet sich eine diffuse Signalanhebung in der fettsupprimierten T1-Wichtung. Ferner kann auf T2-gewichteten fettsupprimierten Bildern der infizierte Knochen auch serpiginöse Strukturen aufweisen.

Der hauptsächlichste Keim ist der Staphylococcus aureus.

In der chronischen Spätphase einer Osteomyelitis erfolgt die Abklärung in erster Linie durch konventionelle Röntgenaufnahmen. Die MRT hat in dieser Phase den Vorteil, dass die Ausdehnung des Prozesses exakt bestimmt werden kann (Abb. 27.51, Abb. 27.52 a,b).

Plantarfasziitis

Die plantare Faszie wird durch eine fibröse Aponeurose gebildet, die in erster Linie der passiven Verspannung, insbesondere des Längsgewölbes, dient und die sich vom Kalkaneus bis zu den proximalen Phalangen unterhalb der Haut erstreckt. Es lassen sich drei Komponenten abgrenzen: der mediale, der zentrale und der laterale Anteil. Der zentrale Anteil ist der dickste und stärkste. Er ist triangulär strukturiert und teilt sich in fünf Bandformationen im mittleren Metatarsalbereich auf. Die mittleren drei verlaufen zu den Zehen, die äußeren beiden zum jeweiligen Fußrand. Der mediale Anteil verläuft bis zur Großzehe, der laterale Anteil bis zur 5. Zehe. Proximal und oberflächlich wird die Aponeurose in Höhe der Köpfchen des Mittelfußes durch ein querverlaufenes retikulares Band gekreuzt. Die mediale Komponente geht mit der Faszie des M. abductor hallucis longus eine enge Beziehung ein. Der laterale Anteil weist eine Beziehung zum M. abductor digiti minimi auf.

Eine Entzündung der plantaren Faszie kann einen Schmerz im anteromedialen Anteil des Kalkaneus verursachen, ohne dass ein Trauma vorliegen muss. Man unterscheidet einen akuten und einen chronischen Zustand. Im akuten Zustand projiziert sich der Schmerz zusätzlich im Bereich der gesamten plantaren Faszie, im chronischen Stadium mehr im Bereich des plantaren Mittelfußes. Der Schmerz nimmt bei Dorsalflexion der Zehe zu und ist morgens am stärksten ausgeprägt. Die klinische Differenzialdiagnose umfasst Stressfrakturen des Kalkaneus, eine Neuritis, ein Tarsaltunnelsyndrom und eine seronegative Arthritis.

Die Plantarfasziitis ist meist Folge eines mechanischen Stresses und von repetitiven Traumen, die Mikrorisse und entzündliche Veränderungen der Faszie und des perifaszialen Weichteilgewebes bewirken. Sie kommt daher nicht so selten bei Läufern und bei schwergewichtigen Personen vor.

Der Wert der MRT besteht in der Möglichkeit der Abgrenzung der plantaren Fasziitis von anderen Schmerzursachen. Sie ist in der Lage, auch einen Riss der Plantarfaszie auszuschließen.

Die Plantaraponeurose lässt sich in der koronaren Schnittrichtung mit 1 mm dicken Schichten, möglichst ohne Zwischenräume, in 3D-Technik, bei einem FOV von 10×10 cm gut darstellen. Eine noch bessere Darstellung allerdings gelingt in der sagittalen und in der axialen Schnittrichtung.

Zur Anwendung kommen in erster Linie T2-gewichtete fettsupprimierte Sequenzen. Eine weitere sehr gute Technik zur Darstellung, insbesondere auch von pathologischen Veränderungen, ist die SGRE-Technik in 3D (28/12, 60°, 128 Partitions). Auch die Gabe von Gadolinium gehört bei der Diagnose einer Plantarfasziitis

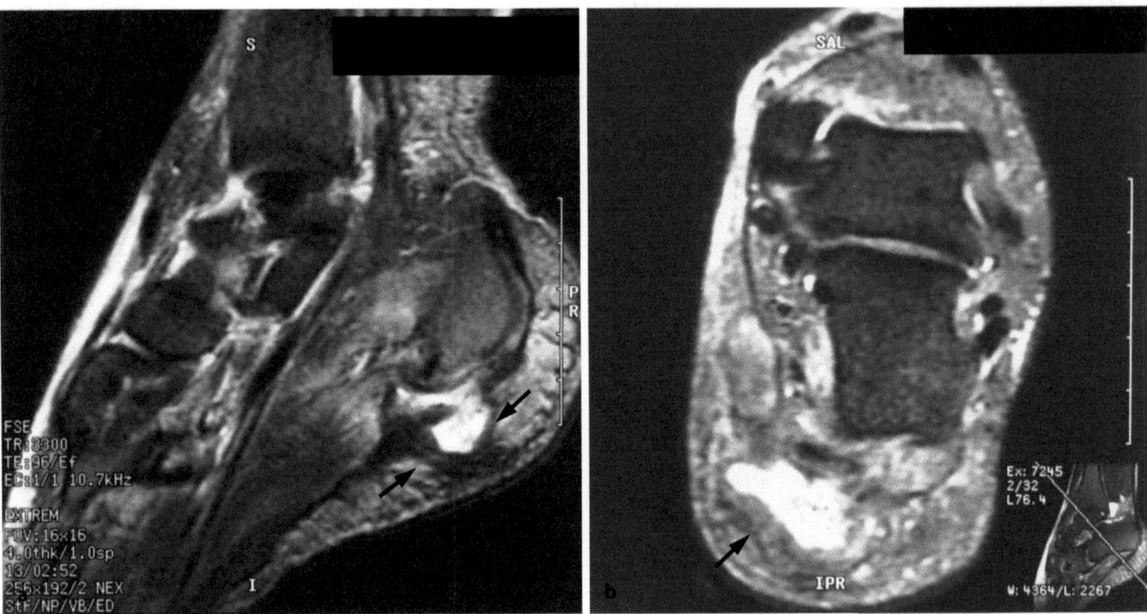

Abb. 27.53 a,b. Plantare Fasziitis. Die Flüssigkeitsansammlung innerhalb des medialen plantaren Weichteilgewebes spricht für das Vorliegen einer plantaren Fasziitis des medialen Faszikels mit Ruptur. Distale fibuläre Erosion und fibrovaskuläre Reaktion. Zeichen einer Tendosynovitis der medialen Flexorgruppe. **a** FSE T2-gewichtet, fettsupprimiert, sagittal, **b** STIR T2-gewichtet, fettsupprimiert, axial. (Pomeranz)

zum Routineprogramm. Nach Gadolinium-Gabe kommt es im Bereich der Aponeurose und insbesondere auch am kalkanearen Ansatz zu einer umschriebenen Signalanhebung, die das Vorliegen entzündlicher Veränderungen in diesem Bereich praktisch beweist. Ein weiterer Hinweis auf das Vorliegen einer Fasciitis plantaris ist der Nachweis einer plantaren kalkanearen Enthesiopathie, die immerhin in 50% der Fälle nachgewiesen werden kann.

Die normale Dicke der Plantaraponeurose beträgt 3 mm, bei Vorliegen von entzündlichen Veränderungen im Sinne einer Fasziits ist eine Verdickung bis zu 8 mm nachweisbar. Ein weiteres Zeichen einer Entzündung ist die intermediäre Signalintensität in der T1- und in der Protonenwichtung sowie eine Hyperintensität in der T2-Wichtung, die sich in erster Linie in unmittelbarer Nähe der kalkanearen Insertion nachweisen lässt. Eine Signalveränderung findet sich jedoch auch im umgebenden subkutanen Fett und im tiefen Weichteilgewebe. Eine Unterbrechung der plantaren Faszienfasern ist häufig mit einem fokalen Ödem und einer Blutung vergesellschaftet, die dann als charakteristisches Zeichen eines Risses gelten können (Abb. 27.53 a,b, Abb. 27.54).

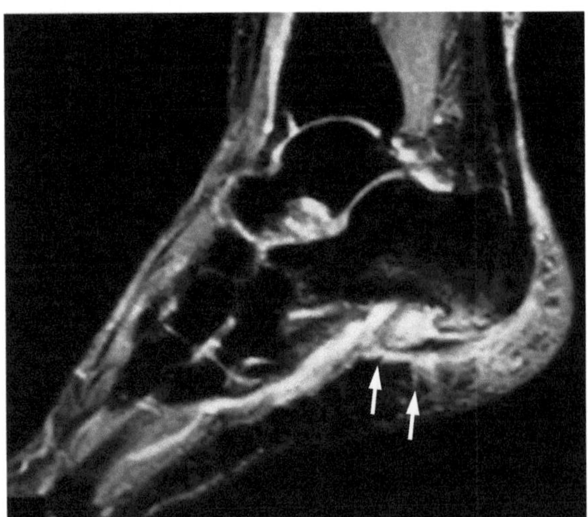

Abb. 27.54. Plantare Fasziitis (STIR T2-gewichtet, fettsupprimiert, sagittal). (Pomeranz)

27.3.8 Plantare Fibromatose

Die plantare Fibromatose unterscheidet sich von der Plantarfasziitis durch die Entwicklung von fibrösen nodulären Strukturen im Bereich der plantaren Aponeurose, die mit den Veränderungen bei einer Dupuytren-Kontraktur im Bereich der Palmaraponeurose vergleichbar sind und im Bereich des Fußes als Morbus Ledderhose bezeichnet werden.

Meist gelingt es, klinisch durch Palpation die Diagnose sicher zu stellen, sodass eine MRT-Untersuchung nur in Ausnahmefällen notwendig ist Die Indikation beschränkt sich also auf die Abgrenzung der plantaren Fibromatose gegenüber anderen nodulären Weichteilerkrankungen in diesem Bereich. Einzelne oder auch

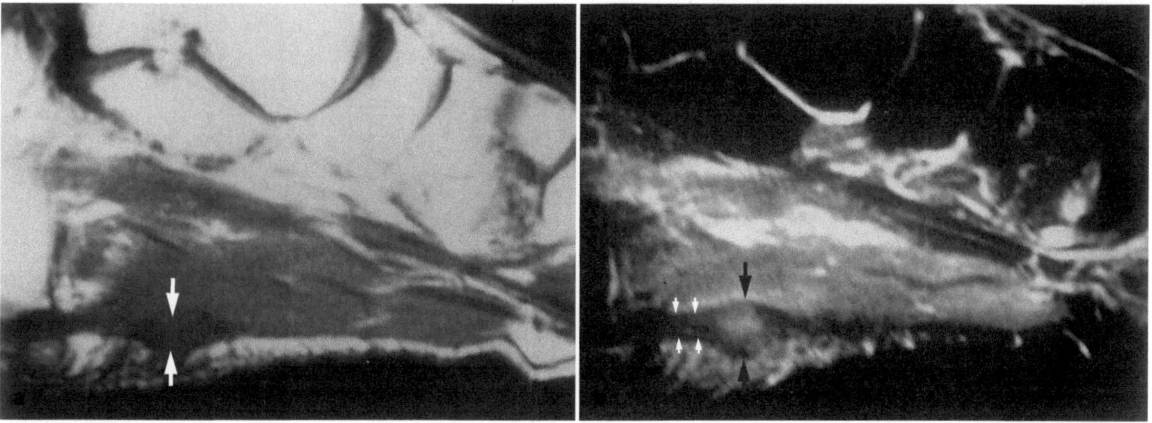

Abb. 27.55 a,b. Plantare Fibromatose mit nodulärer Verdickung. **a** SE T1-gewichtet, sagittal, **b** STIR T2-gewichtet, fettsupprimiert, sagittal. (Aus Stoller 1997, S. 589, Abb. 8-147 A,B)

multiple Knoten können in der verdickten Plantarfaszie nachgewiesen werden. Diese Noduli zeigen in sagittalen, koronaren und auch axialen Schnitten sowohl in der T1- als auch in der T2-Wichtung eine niedrige Signalintensität und kein umschriebenes Enhancement nach Kontrastmittelgabe (Abb. 27.55 a,b).

27.3.9 Nervenkompressionssyndrome im Bereich des distalen Unterschenkels und des Fußes

Ebenso wie im Bereich des Unterarmes und der Hand, sind mehrere Nervenkompressionssyndrome im Bereich des distalen Unterschenkels und des Fußes bekannt: so die Kompression des tiefen Astes des N. peroneus, die Kompression des N. plantaris digitalis lateralis zwischen dem 3. und 4. Os metatarsale (Morton-Neuralgie), die Kompression des N. peroneus superficialis, die Kompression des N. suralis und die Kompression des N. tibialis posterior.

Tarsaltunnelsyndrom

Das Tarsaltunnelsyndrom ist charakterisiert durch eine Kompression des N. tibialis posterior oder seiner Äste mit der Folge von unterschiedlichen Symptomen abhängig von der Höhe der Kompression.

Die Patienten klagen über permanente Schmerzen

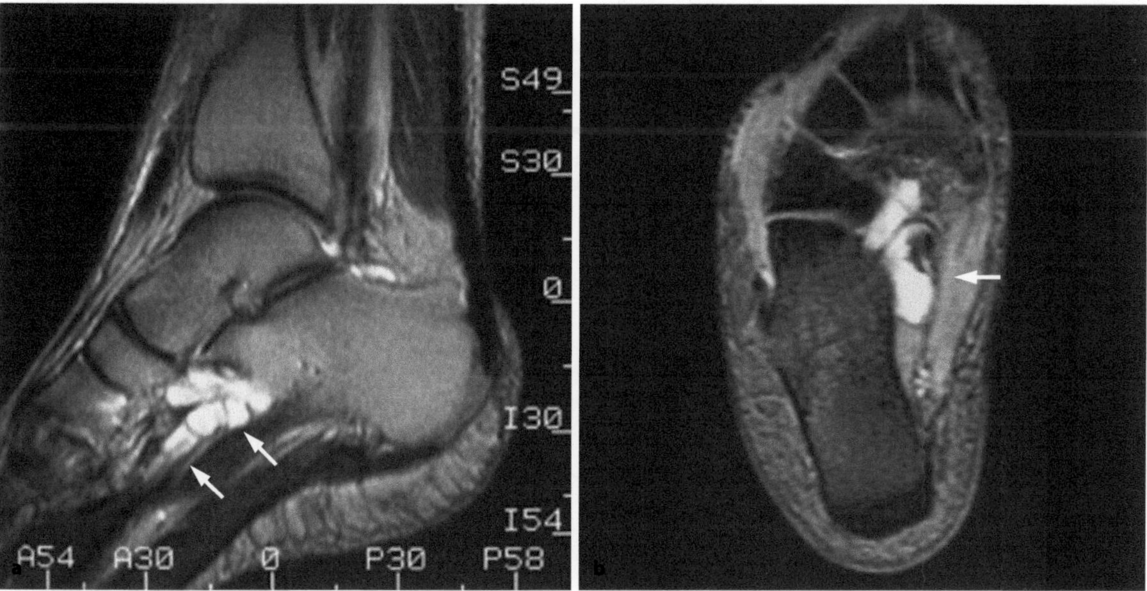

Abb. 27.56 a,b. Tarsaltunnelganglion. Zystische Raumforderung im Bereich des Tarsaltunnels nahe des neurovaskulären Bündels/Ganglion. Subdermale ödematöse Weichteilschwellung medial. Flüssigkeit im Bereich des Extensorkompartiments, insbesondere im Bereich der Sehne des M. extensor digitorum longus. Tendosynovitis der Sehne des M. extensor digitorum longus. **a** GRE T2*-gewichtet, axial, **b** FSE T2-gewichtet, sagittal. (Pomeranz)

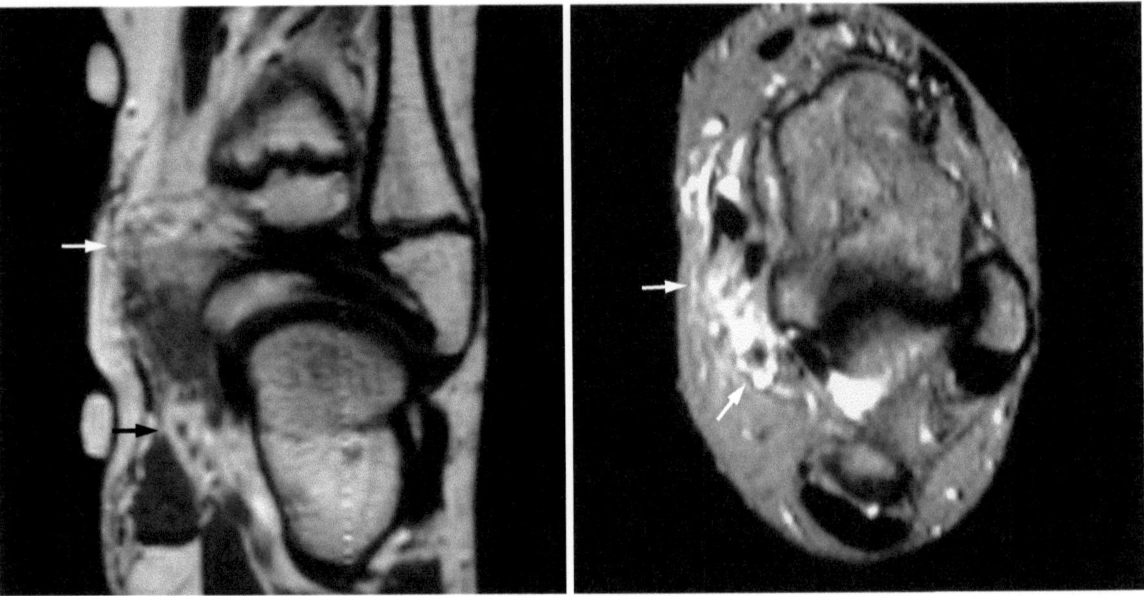

Abb. 27.57 a,b. Tarsaltunnelsyndrom bedingt durch ein chronisches Ödem bei Zustand nach Pronations-/Eversionstrauma. **a** FSE T2-gewichtet, axial, **b** SE T1-gewichtet, koronar. (Pomeranz)

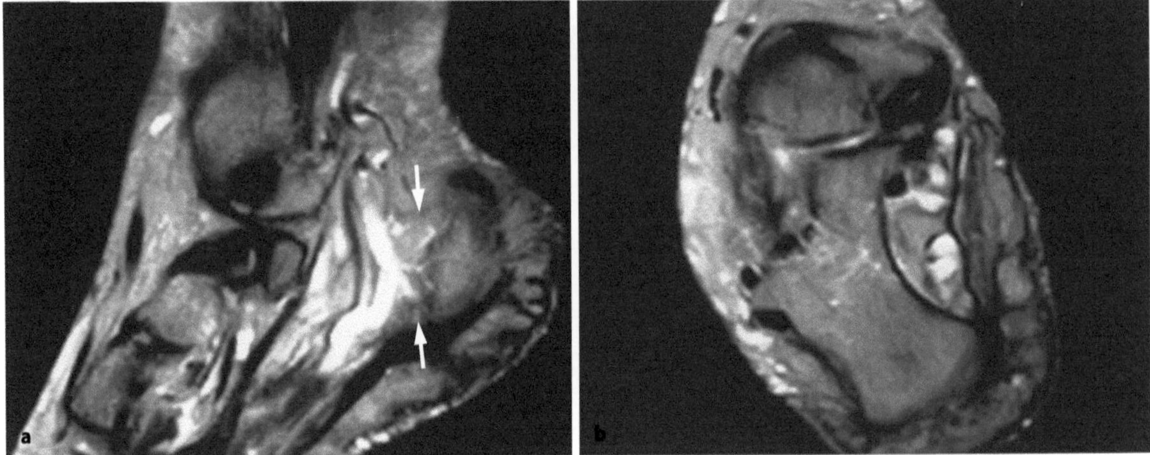

Abb. 27.58 a,b. Ausgedehnte Varizen im Tarsaltunnelbereich. Subtalare Arthropathie. Hypertrophe Knochenveränderungen im Bereich der Achillessehne. **a** FSE T2-gewichtet, axial, **b** FSE T2-gewichtet, sagittal. (Pomeranz)

und Parästhesien sowie über mehr brennende Sensationen entlang des plantaren medialen Fußes und der großen Zehe. Es kommt im Gegensatz zum Karpaltunnelsyndrom meist unilateral vor.

Es sind Reihe von Gründen für eine Kompression des N. tibialis posterior und seiner Äste bekannt, so z. B. die Kompression durch Ganglien, durch vom Nerven ausgehende Tumoren, durch eine Varikose, durch ein Lipom, durch eine synoviale Hypertrophie oder auch durch eine Narbenbildung.

Ein Tarsaltunnelsyndrom im weiteren Sinne kann jedoch auch bei exzessiver Pronation des Fußes bei bestimmten Sportarten auftreten. Läufer entwickeln am ehesten dieses Syndrom, den so genannten Joggerfuß, weil hierbei der N. plantaris medialis als Ast des N. tibialis posterior unterhalb des M. abductor hallucis während des Laufes eingequetscht wird.

Eine Kompression des N. tibialis posterior ist ebenfalls durch den M. peroneus quartus, einen akzessorischen M. soleus sowie auch durch einen akzessorischen M. flexor digitorum möglich.

In 50% der Fälle kann allerdings die Ursache eines Tarsaltunnelsyndroms weder klinisch noch durch bildgebende Methoden herausgefunden werden.

Die MRT stellt eine gute Möglichkeit zur Darstellung und Diagnosestellung eines Tarsaltunnelsyndroms dar. Empfohlen werden axiale T2-gewichtete fettsupprimierte Schichten. Die sagittale Schnittrichtung erlaubt darüber hinaus wichtige zusätzliche Informationen.

Die Gabe von Gadolinium ist nur dann erforderlich,

wenn als Ursache der Kompression tumoröse oder entzündliche Veränderungen klinisch vermutet werden (Abb. 27.56 a,b, Abb. 27.57 a,b, Abb. 27.58 a,b).

Morton-Neuralgie

Die Morton-Neuralgie, die auch als interdigitales Neurom bezeichnet wird, stellt einen fibrosierenden und degenerativen Prozess dar, der zu einer Kompression des N. plantaris digitalis zwischen dem 3. und 4. Os metatarsale, selten auch zwischen dem 2. und 3. Os metatarsale, geführt hat. Der N. plantaris digitalis erscheint aufgetrieben und häufig lässt sich auch eine gleichzeitige Bursitis gelenknah nachweisen.

Der Patient klagt über Schmerzen im Bereich des Mittelfußes, mehr lateral, die in die Zehen ausstrahlen. Palpatorisch kann in der Mehrzahl der Fälle lediglich ein Druckschmerz konstatiert werden, jedoch keine tastbare Resistenz.

In der MRT findet sich in der koronaren Schnittrichtung eine umschriebene geringe Signalintensität in der T1-Wichtung sowie eine intermediäre Signalintensität in der T2-Wichtung, in erster Linie auf der plantaren Seite des interdigitalen Raumes. Ferner lässt sich häufig eine größere Distanz zwischen dem 3. und 4. Os metatarsale nachweisen. Nach Kontrastmittelgabe kommt es im Bereich der Läsion zu einer erheblichen Signalanhebung. Die Abgrenzung gegenüber einem Neurinom oder einem Neurofibrom, die ebenfalls in dieser Region vorkommen können, ist magnetresonanztomographisch relativ einfach. Neurinome und Neurofibrome sind glatt begrenzt, rundlich ovalär und homogen im Signal. Sie weisen ferner beide eine stärkere Signalanhebung bei T2-gewichteter SE-Sequenz auf.

Fibrosen bei einer Morton-Neuralgie dagegen sind unschraf begrenzt, hauptsächlich plantar nachweisbar und reichen pseudoinfiltrierend in den interdigitalen Raum des 3. bis 4. Os metatarsale (Abb. 27.59 a,b).

Kompression des N. peroneus profundus

Der tiefe Ast des N. peroneus verläuft zwischen der Sehne des M. tibialis anterior und der Sehne des M. extensor hallucis longus im vorderen Bereich des Fußgelenkes proximal des Extensorretinaculums. Distal davon in Höhe des unteren Extensorretinaculums verläuft der tiefe Ast des N. peroneus dann unterhalb der Sehne des M. extensor hallucis longus und wird von der Sehne des M. extensor digitorum longus in Höhe des talonavikulären Gelenkes begleitet. Entlang dieses Ver-

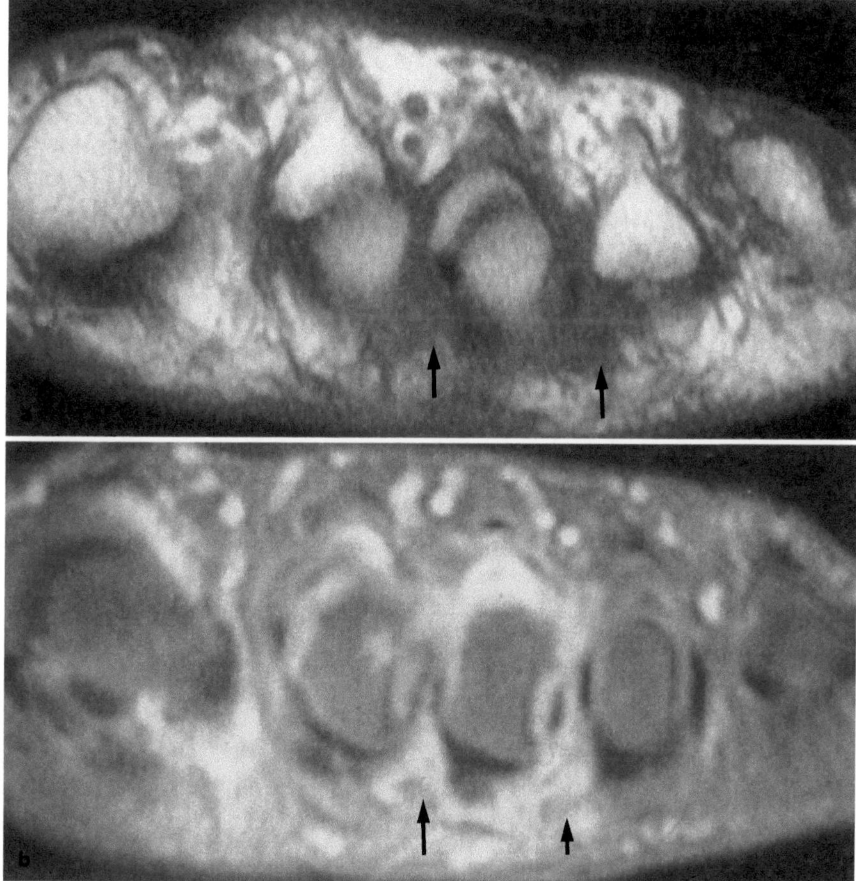

Abb. 27.59 a,b. Morton-Neurome zwischen dem 3. und 4. Köpfchen des Os metatarsale. **a** SE T1-gewichtet, axial, **b** SE T1 nach KM, axial. (Aus Stoller 1997, S. 579, Abb. 8-134 A,B)

laufes kann der tiefe Ast des N. peroneus an verschiedenen Stellen komprimiert werden, am häufigsten in Höhe des inferioren Extensorretinaculums. Die Kompression wird dann auch als „anteriores Tarsaltunnelsyndrom" bezeichnet.

Hauptursache der Kompression in dieser Höhe sind Ganglien. Eine Kompression kann jedoch auch durch enges Schuhwerk oder Skischuhe hervorgerufen werden. Es kann auch zu einer akuten Kompression bei Fußballspielern kommen, die den Ball mit dem Spann schlagen. Mehr distal davon kann der tiefe Ast des N. peroneus auch durch osteophytäre Randwulstbildungen oder durch ein Os intermetatarsalium in Höhe des talonavikulären Gelenkes komprimiert werden. Ferner ist eine distale Kompression durch die Sehne des M. extensor hallucis brevis beschrieben worden.

Die Patienten klagen über Schmerzen im Bereich des medialen Fußrückens und über eine Parästhesie im dorsalen Bereich des Raumes zwischen dem 1. und 2. Os metatarsale. In einem späten Stadium ist bei chronischer Kompression eine nervale Läsion und eine Atrophie, insbesondere der medialen Lumbrikalmuskeln nachweisbar.

Kompression des N. peroneus superficialis

Der N. peroneus superficialis verläuft im Subkutangewebe ventral in der Umgebung des lateralen Malleolus und zweigt sich distal davon in mehrere Hautäste auf. Er kann sowohl in Höhe des Fußgelenkes als auch des Fußes komprimiert werden, in erster Linie durch eine Fibrose in Höhe der tiefen Faszie. Weitere Ursachen können eine Weichteilschwellung nach Trauma sein, muskuläre Hernien, enges Schuhwerk sowie repetitive Kompressionen des lateralen Fußrückens und Fußes bei sportlicher Betätigung.

Magnetresonanztomographisch ist der Nachweis eines Kompressionssyndroms sowohl im Bereich des N. peroneus superficialis als auch im Bereich des N. peroneus profundus nicht einfach. Am besten ist er durch sagittale und koronare dünne Schichten möglich. Hierbei kann eine umschriebene perifokale Signalanhebung im Verlauf des N. peroneus superficialis bzw. profundus distal der Kompression nachgewiesen werden. Besser als die direkte Darstellung der Nervenläsion jedoch gelingt der Nachweis der Kompressionsursache.

Kompression des N. suralis

Beim N. suralis handelt es sich um einen Ast des N. tibialis. Er verläuft zwischen dem medialen und dem lateralen Schenkel des M. gastrocnemius und durchbricht dann die tiefe Faszie. Im weiteren Verlauf liegt er anterolateral der Achillessehne direkt neben der V. saphena parva. Etwas tiefer, in Höhe des Fußgelenkes, findet er sich hinter den Sehnen des M. peroneus longus et brevis und teilt sich in dieser Höhe in sensorische Äste. Die Kompression des N. suralis findet sich am häufigsten in Höhe des Fußgelenkes als Folge einer Fibrose, einer Kalkaneusfraktur oder distaler nach einer Fraktur im Bereich des Os metatarsale V. Auch Achillessehnenrupturen sowie Ganglien können eine Kompression dieses Nerven bewirken.

Die Patienten klagen über eine Parästhesie und Schmerzsensationen im Bereich des lateralen Fußes.

In der MRT kann der N. suralis am besten auf axialen Schnitten identifiziert werden, und zwar in der T1-Wichtung als rundliches Areal verminderter Signalgebung anterolateral der Achillessehne direkt neben der V. saphena. Bei Vorliegen einer Kompression findet sich unterhalb des Kompressionsortes eine umschriebene Signalanhebung des Nerven in der fettsupprimierten T2-Wichtung.

27.3.10 Veränderungen im Bereich des Fußes bei Diabetes mellitus

Der so genannte diabetische Fuß ist klinisch charakterisiert durch eine Abszessbildung, eine Osteomyelitis, eine Gewebeulzeration und Nekrose, eine Vaskulitis und eine Neuroarthropathie. Diese Veränderungen können im Endstadium zu einer Fußamputation führen. Daher ist für ein optimales Prozedere die Frühdiagnose und die Festlegung der Ausdehnung des Prozesses von außerordentlicher Wichtigkeit.

Diagnose und Feststellung jeder dieser verschiedenen pathologischen Veränderungen sind z. Z. noch schwierig. Bildgebende Untersuchungsverfahren, die zur Aufklärung beitragen können, sind die konventionelle Röntgendiagnostik, die Knochenszintigraphie, die Leukozytenszintigraphie, die Galliumszintigraphie, die CT, die Ultrasonographie, die Angiographie und seit kurzem auch die MRT. Alle diese Verfahren haben Vor- und Nachteile.

Die Blattfilmdiagnostik erlaubt die Darstellung der knöchernen anatomischen und pathologischen Strukturen, insbesondere der Knochendestruktion und ist das erste zur Anwendung kommende Verfahren. Die wichtige Differenzialdiagnose zwischen einer Osteomyelitis und einer Neuroarthropathie ist bei fortgeschrittenen Fällen relativ einfach, sie kann jedoch gelegentlich auch schwierig, wenn nicht unmöglich sein. So ist die erste periostale Reaktion als wichtiges Indiz einer frühen Osteomyelitis mit konventioneller Röntgendiagnostik in den ersten 8–10 Tagen nicht erkennbar.

Die Knochenszintigraphie ist eine hochsensitive Methode, insbesondere dann, wenn verschiedene Radionuklide zum Einsatz kommen, aber die Spezifität ist nach wie vor nicht gut. Außerdem besteht eine unzureichende räumliche Auflösung.

Die Ultrasonographie ist in der Lage, bereits geringe Flüssigkeitsmengen im Weichteilgewebe und ebenso auch eine periostale Reaktion zu erkennen. Nachteilig ist, dass intraossäre Läsionen nicht nachgewiesen werden können.

Die Angiographie, die praktisch nicht mehr bei der Fragestellung einer diabetischen Gangrän zur Anwendung kommt, kann im Frühstadium Irregularitäten und Verschlüsse von kleinen vaskulären Strukturen nachweisen und damit Hinweise auf das Vorliegen einer Vaskulitis geben.

Alle bisher genannten Verfahren bieten neben Vorteilen auch erhebliche Nachteile, und es ist offensichtlich, dass die MRT allen anderen Methoden bei der Diagnostik eines diabetischen Fußes überlegen ist. Sie ist hochsensitiv bei der Diagnostik und beim Staging einer Osteomyelitis, einer Zellulitis und einer Weichteilabszessbildung. Das Verfahren der MRT weist ferner die höchste Spezifität und eine bessere räumliche Auflösung als die genannten Methoden auf.

Bei einer akuten Osteomyelitis findet sich eine erniedrigte Signalintensität im Knochenmark auf T1-gewichteten Bildern und eine erhöhte Signalintensität auf T2-gewichteten fettsupprimierten Bildern. Bei einer subakuten und chronischen Osteomyelitis im Sequestrierungsstadium ist ein mehr intermediäres Signal in der T1- und auch in der T2-Wichtung, jedoch nach Kontrastmittelgabe ein deutliches Enhancement erkennbar. Auch ist die MRT in der Lage, eine Periostitis als Frühzeichen einer Osteomyelitis mit hoher Trefferrate nachzuweisen, und zwar als eine erniedrigte schmale Signalintensität in allen Pulssequenzen, die sich deutlich von der Hyperintensität des entzündlichen zellulären Infiltrats zwischen dem verbreiterten Periost und dem kortikalen Knochen einerseits und dem Periost und dem umgebenden Weichteilgewebe andererseits abhebt. Diese Veränderungen sind am besten in axialen Schnitten nachweisbar, und zwar bereits Stunden nach Einsetzen der Infektion, während mit dem Blattfilm erst nach einigen Tagen bis zu zwei Wochen eine Diagnosesicherung möglich ist.

Ferner können auch Weichteilabszesse mit der MRT nachgewiesen werden. Sie stellen sich je nach Abszessinhalt in der T1-Wichtung entweder signalarm oder intermediär, in der T2-Wichtung intermediär oder signalintensiv dar und weisen nach Kontrastmittelgabe eine marginale Signalanhebung auf. Diese Signalanhebung entspricht der Abszesskapsel, die bei einem akuten Abszess dünn, bei einem chronischen Abszess dick nachweisbar ist.

Eine Zellulitis stellt sich als ein diffuses Infiltrat im Subkutangewebe mit unscharfer Begrenzung in der T1-Wichtung signalarm und in der T2-Wichtung intermediär bis signalreich dar. Die häufig dabei ebenfalls vorhandene Synovitis der umgebenden Sehnen und der Gelenke zeigt das typische MRT-Kriterium: eine erhebliche Signalanhebung des ursprünglich geringen Signals in der T1-Wichtung nach Kontrastmittelgabe.

Der diabetogene Muskelinfarkt in der Umgebung des Fußgelenkes stellt eine sehr seltene Entität dar. Hierbei findet sich in der MRT, am besten in der fettsupprimierten T2-Wichtung, eine gut abgrenzbare intramuskuläre Läsion mit zentralen linearen Strukturen.

Die Neuroarthropathie weist einen charakteristischen Befund in der MRT auf mit Knochenfragmentation und Verlagerung, mit kortikalen und periostalen Verdickungen, einem Gelenkerguss und einer Weichteilschwellung. In den meisten Fällen findet sich hierbei sowohl bei Anwendung T2-gewichteter als auch T1-gewichteter Pulssequenzen im Gegensatz zur Osteomyelitis eine Hypointensität. Die Osteomyelitis weist bekanntlich in der T2-Wichtung eine vermehrte Signalintensität auf.

Leider sind die MRT-Signalveränderungen einer knöchernen Infektion nicht spezifisch, da sowohl die Tumoren als auch ein Zustand nach Trauma ähnliche Signalcharakteristika aufweisen. Tumoren und Veränderungen nach Traumen lassen sich jedoch in den meisten Fällen anamnestisch oder durch andere klinische Untersuchungen ausschließen.

27.3.11 Degenerative Fußgelenkveränderungen (Osteoarthrose)

Wie bereits im allgemeinen Teil ausgeführt, beginnt die Degeneration des Gelenkes mit der Veränderung des artikulären hyalinen Knorpels. Bekanntlich ist der Knorpel avaskulär und im Hinblick auf seine Ernährung von der extrazellulären Gelenkflüssigkeit abhängig. Einer mit zunehmendem Alter nachweisbaren Veränderung der Zusammensetzung der Gelenkflüssigkeit oder auch Verletzungen führen zu degenerativen Veränderungen des Knorpels (s. auch Kap. 26). Die Folge ist auch im Bereich des oberen und unteren Sprunggelenkes eine Knorpelausdünnung und schließlich die Knorpelglatze sowie die Stimulation von neuen Knochenformationen wie Osteophyten und Sklerosen des subchondralen Knochens. Nur diese produktiven Veränderungen sind mit der konventionellen Röntgendiagnostik nachweisbar. Sie stellen jedoch bereits ein fortgeschrittenes Stadium der Degeneration dar. Im Bereich des Fußes treten degenerative Veränderungen bevorzugt im 1. metatarsophalangialen Gelenk auf. Die Ursache könnten repetitive Mikrotaumen sein, die zu einem permanenten Anprall des Kopfes des Os metatarsale I gegen die Basis des proximalen Phalangealknochens während der normalen Bewegung führen. Prädisponierend sind Achsenfehlstellungen mit verstärkter Varusstellung des 1. Metatarsophalangealknochens. Radiographisch finden sich eine Verschmälerung des Gelenkspaltes und die Ausbildung von Osteophyten, die offensichtlich auch für eine Einschränkung der Flexion und der Extension verantwortlich sind.

Eine Osteoarthrose entspricht einer Degeneration des Gelenkknorpels in erster Linie als Folge eines Traumas im Sinne einer chondralen Läsion. Hierfür sind insbesondere die Fußgelenke prädestiniert.

Degenerative Veränderungen im oberen und im unteren Sprunggelenk treten daher in aller Regel posttraumatisch nach Frakturen des oberen Sprunggelenkes, bei Sprengung der Malleolengabel und bei Ausbildung einer Inkongruenz der gewichttragenden Gelenkflächen auf. Ursache hierfür ist in erster Linie die aus den Verletzungen resultierende Instabilität des Gelenkes.

Sekundäre degenerative Veränderungen sind die Folgen abgelaufener Arthritiden der beschriebenen unterschiedlichen Formen.

Im Gegensatz zur konventionellen Röntgenaufnahme, die stets am Anfang der Diagnostik stehen sollte, ist die MRT in der Lage, bereits Frühzeichen einer Knorpeldegeneration nachzuweisen. Knorpeldegenerationen im Bereich des oberen Sprunggelenkes sind am besten in der koronaren und sagittalen Schnittrichtung nachweisbar, wobei verschiedene Sequenzen empfohlen werden.

Die besten Darstellungen werden mit der direkten oder indirekten Arthrographie erreicht, und zwar mit einer fettsupprimierten T1-gewichteten SE-Sequenz. Hiermit lassen sich sowohl intrakartilaginäre Veränderungen als auch Ausdünnungen des Knorpels ausgezeichnet nachweisen.

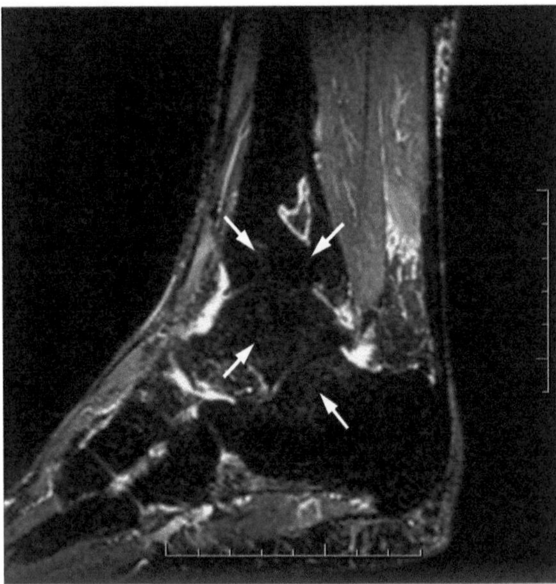

Abb. 27.60. Anamnese: 36-jährige Patientin, die vor drei Jahren eine Fraktur der Fibula und Tibia erlitten hat, mit osteosynthetischer Versorgung. Seit dieser Zeit rezidivierende Schwellung und Schmerzen. Diagnose: vorzeitige Arthrose im proximalen Sprunggelenk mit subchondralen Reaktionen und reaktivem Gelenkerguss mit synovialer Schwellung (FSE T2-gewichtet, fettsupprimiert, sagittal)

Das Gleiche gilt für das untere Sprunggelenk mit seinen verschiedenen Gelenkflächen. Während die Gelenkfläche des talokalkanearen Gelenkes am besten in der sagittalen und koronaren Schnittebene untersucht werden kann, ist der Knorpel der kalkaneonavikulären Gelenkfläche am besten in der sagittalen und schräg axialen Schnittrichtung darstellbar (Abb. 27.60).

27.3.12 Raumforderungen des Knochens und der Weichteile im Bereich des Fußgelenkes und des Fußes

Benigne Raumforderungen

Ganglien. Die bei weitem häufigste Raumforderung im Bereich des Fußes und der Fußgelenke ist das Ganglion. Es entsteht im Bereich von Sehnenscheiden, von Ligamenten und auch im Bereich der oberen und unteren Sprunggelenkkapsel. Da Sehnenscheiden ubiquitär im Bereich des Fußes und des Fußgelenkes vorkommen, haben auch die Ganglien keine bevorzugte Lokalisation. Sie können eine direkte Beziehung zum Gelenk haben, in den meisten Fällen jedoch fehlt diese. Entstehungsursachen sind häufig abgelaufene Traumen oder auch eine chronische Tendosynovitis. Klinisch können sie je nach Lokalisation unterschiedlichste Beschwerden verursachen. Die Patienten klagen über Schmerzen insbesondere bei Bewegung. Bekannte Ganglien mit definiertem Beschwerdebild finden sich im Bereich des Sinus tarsi und im Bereich des Tarsaltunnels.

Die MRT stellt auch im Bereich des Fußes und der Fußgelenke ein wichtiges Verfahren zum Nachweis von Ganglien dar. Diese weisen in der T1-Wichtung eine scharfe Begrenzung und eine geringe Signalintensität, in der T2-Wichtung und in der T2*-Wichtung eine stärkere Signalintensität auf. Differenzialdiagnostisch kann es gelegentlich schwierig sein, Ganglien, die in Höhe des unteren Sprunggelenkes posterior lokalisiert sind, von Flüssigkeitsansammlungen bei einer kapsulären Ausweitung abzugrenzen. Leichter ist dies bei Vorliegen einer lokalisierten nodulären Form der villonodulären Synovitis, da dieser Tumor im Gegensatz zum Ganglion eine Signalheterogenität in der T2-Wichtung aufweist, bedingt durch das abgelagerte Hämosiderin.

Das Ganglion kann auch intraossär lokalisiert sein und entspricht dann einer subchondralen Läsion, die häufig mit einer Osteoarthritis vergesellschaftet ist. Es kommt bei dieser Lokalisation in erster Linie im Gewicht tragenden Abschnitt des Gelenkes vor und wird auch im Bereich der distalen Tibia gefunden. Ein Ganglion kann jedoch auch im Bereich der Fußwurzel und des Mittelfußes vorliegen.

In der MRT findet sich eine scharf begrenzte intraossäre Läsion, die in der T1-Wichtung eine Signalminderung, in der T2-Wichtung eine Signalanhebung auf-

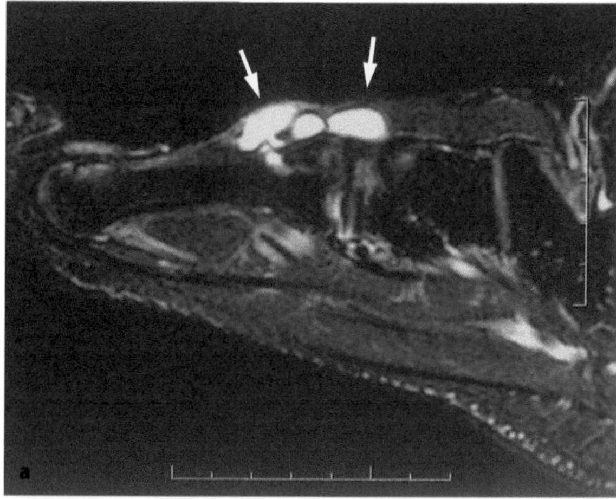

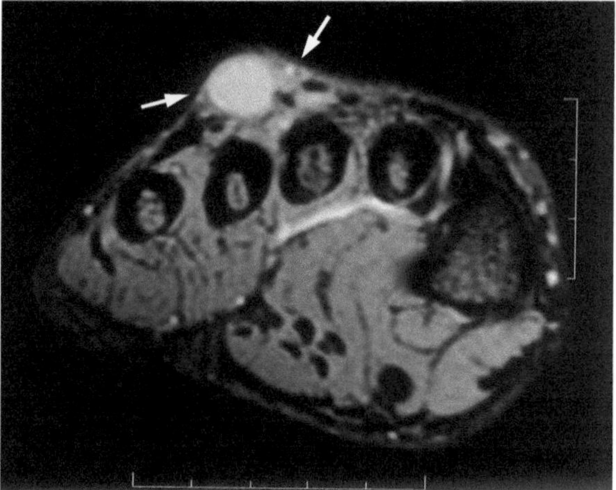

Abb. 27.61 a,b. Anamnese: 47-jähriger Patient, der seit einem halben Jahr rundliche elastische Raumforderungen im Bereich des Fußrückens, mehr lateral, bemerkt, die insbesondere beim Tragen von Schuhwerk Schmerzen bereiten. Diagnose: umschriebene Ganglien im Bereich der Basis der Ossa metatarsalia, zwischen III und IV. **a** FSE T2-gewichtet, fettsupprimiert, sagittal, **b** GRE T2*-gewichtet, axial

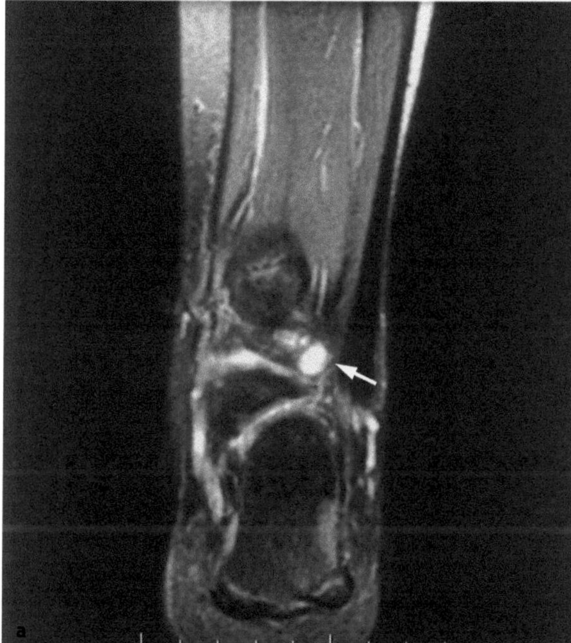

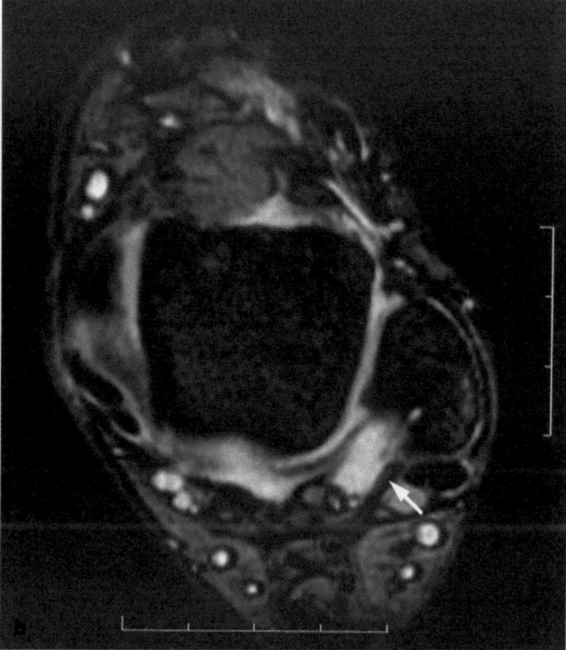

Abb. 27.62 a,b. Anamnese: 9-jähriger Patient, der seit Wochen über rezidivierende schmerzhafte Blockaden des Fußgelenkes dorsolateral klagt. Diagnose: Ganglion dorsolateral zwischen den Sehnen des M. peroneus longus et brevis und des M. flexor digitorum longus gelegen. **a** FSE T2-gewichtet, fettsupprimiert, koronar, **b** FSE T2-gewichtet, fettsupprimiert, axial

weist. In beiden Sequenzen ist der Randbezirk scharf begrenzt und signalarm als Hinweis auf eine Randsklerose.

Intraossäre Ganglien sind häufig symptomlos, sie können jedoch auch, insbesondere bei größerer Ausdehnung, lokale Schmerzen verursachen (Abb. 27.61 a,b, Abb. 27.62 a,b, Abb. 27.63 a,b).

Intraossäres Lipom. Das intraossäre Lipom findet sich in erster Linie im Kalkaneus und ist in der Mehrzahl der Fälle asymptomatisch.

Die MRT ist das Verfahren der Wahl zur Feststellung dieser Läsion. Hierbei wird in der T1- und in der T2-Wichtung eine Signalvermehrung gefunden mit einer typischen, durch eine Sklerose bedingten Randbildung, die in beiden Sequenzen ein marginales geringes Signal aufweist. Innerhalb des Lipoms können auch Signalminderungen nachgewiesen werden, als Hinweis auf eine umschriebene nicht seltene Kalzifikation (Abb. 27.64).

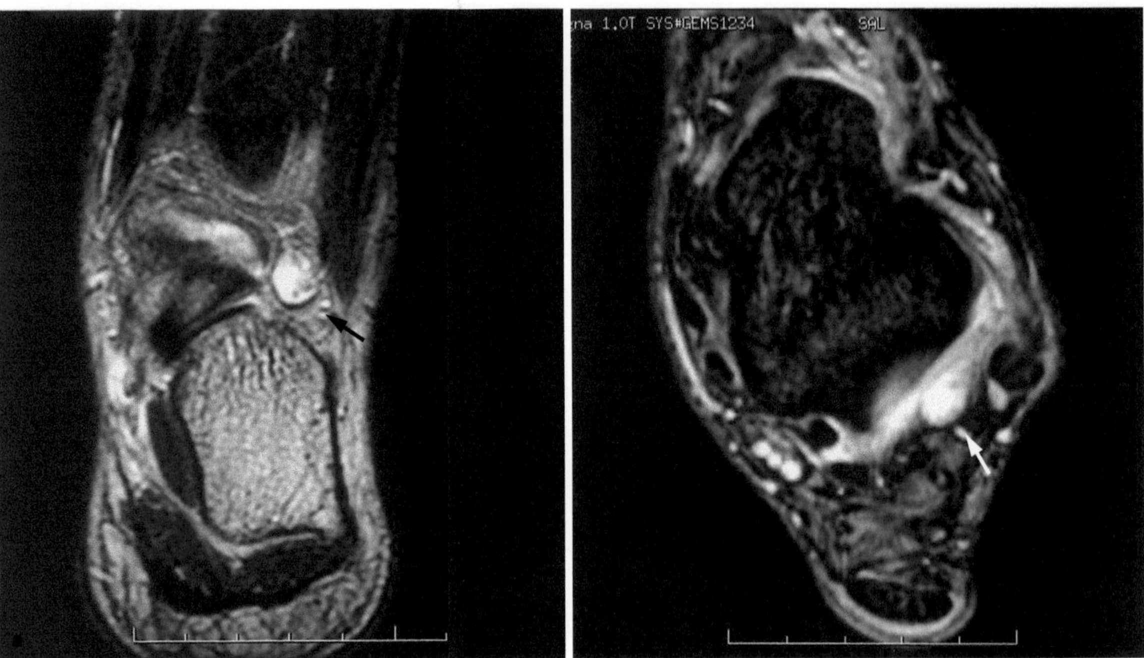

Abb. 27.63 a,b. Anamnese: Der 20-jährige Patient klagt seit einigen Monaten über Schmerzen im lateralen Fußgelenk, insbesondere bei Belastung. Diagnose: Ganglion im Bereich des Lig. fibulotalare posterius. **a** FSE T2-gewichtet, fettsupprimiert, koronar, **b** GRE T2*-gewichtet, axial

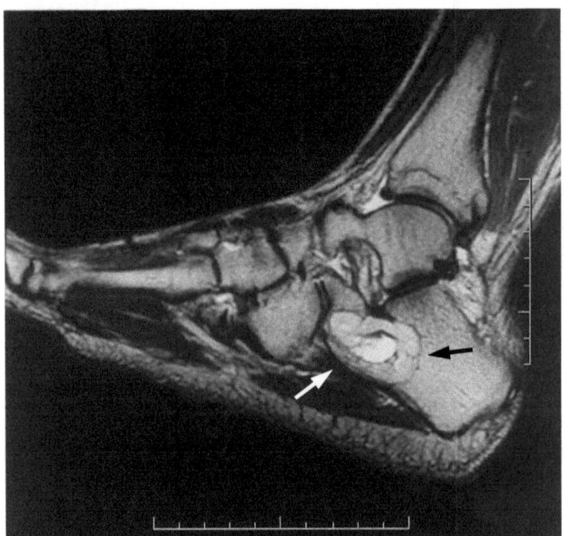

Abb. 27.64. Anamnese: 39-jähriger Patient, der sich vor vier Jahren ein Fußgelenksupinationstrauma zugezogen hat. Seit dieser Zeit rezidivierend auftretende Schmerzen. Diagnose: intraspongiöses Lipom im Bereich des vorderen Kalkaneus mit zentraler Einschmelzung (FSE T2-gewichtet, sagittal)

Giant-Zelltumor. Es handelt sich hierbei um die noduläre lokalisierte Form der villonodulären Synovialitis, die in 80 % als benigne eingestuft wird, in 20 % kommt es zu einer malignen Transformation.

Dieser Tumor findet sich in erster Linie in der Diaphyse der langen Extremitätenknochen, also in der Tibia und der Fibula, er kann jedoch auch im Bereich des Talus und des Kalkaneus lokalisiert sein. In seiner benignen Form, intraossär gelegen, ist er scharf begrenzt, jedoch ohne den Nachweis einer umschriebenen Randsklerose, und findet sich in erster Linie subchondral. Er bewirkt verdrängend eine Spongiosadestruktion.

In der MRT findet sich sowohl in der T1- als auch in der T2-Wichtung eine heterogene Signalaintensität als Folge einer Hämosiderinbildung nach rezidivierender Blutung.

Nach Kontrastmittelgabe findet sich in der fettsupprimierten T1-Wichtung eine starke Signalanhebung. In den zentralen Arealen kann aber auch eine Signalminderung, d. h. eine verminderte Vaskularisierung, vorliegen.

Weitere Tumoren, die im Bereich des Knochens lokalisiert sind und auch im Bereich des Fußes und der Fußgelenke vorkommen können, sind das Enchondrom, das Osteochondrom, das Chondroblastom, das chondromyxoide Fibrom und das Osteoidosteom. Bezüglich ihrer Charakteristika wird auf den allgemeinen Teil dieses Buches verwiesen.

Benigne Weichteiltumoren. Hierzu gehören das Hämangiom und das Lipom. Beide Entitäten können auch im Bereich des Fußes und der Fußgelenke vorkommen.

Ein weiterer gutartiger Tumor der Weichteile ist das Fibrom der Sehnenscheide, das seine Prädilektionsstelle im Bereich der Zehen hat und in erster Linie in jüngerem Alter vorkommt. Klinisch kann hier eine palpable schmerzlose subkutane Knotenbildung von etwa 1–2 cm Durchmesser nachgewiesen werden. Die Abgrenzung gegenüber einem Giant-Zelltumor der Sehnenscheide ist klinisch kaum möglich.

In der MRT finden sich jedoch Unterschiede, da das Fibrom im Vergleich zum Giant-Zelltumor eine stärkere Hyperintensität in der T2-Wichtung aufweist.

Ein weiterer Tumor ist das Neurilemmom, das als benigne eingestuft wird und im Bereich der Scheide der peripheren Nerven entsteht. Etwa 4% dieses Tumors werden im Bereich der Nerven in der Umgebung des Fußgelenkes gefunden. Er ist solange asymptomatisch, bis es aufgrund der langsamen Größenzunahme zu einer Nervenkompression kommt.

Die MRT erlaubt den Nachweis dieses Tumors, der in der T2-Wichtung eine Signalanhebung und in der T1-Wichtung nach Kontrastmittelgabe ebenfalls eine Signalanhebung aufweist.

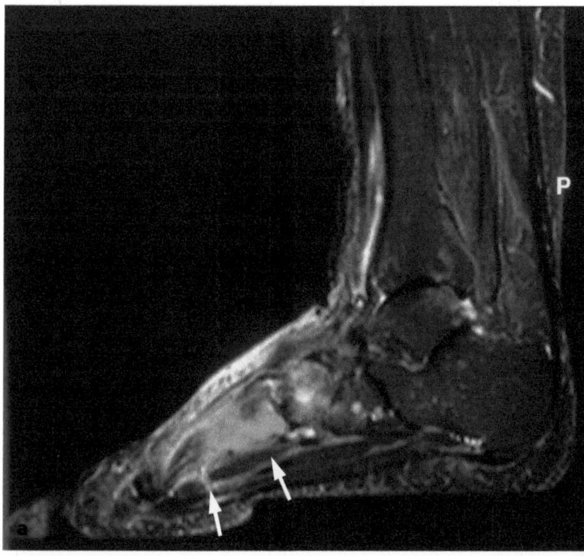

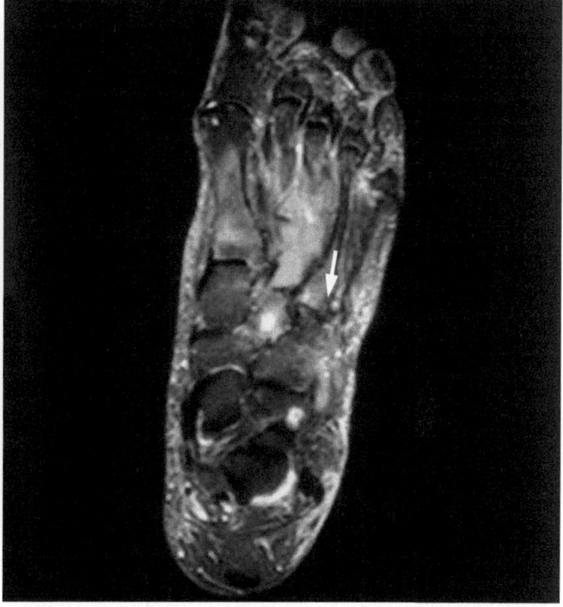

Abb. 27.65 a,b. Anamnese: 75-jährige Patientin, die seit sechs Wochen über Schmerzen im Bereich des Mittelfußes bei Belastung klagt, mit deutlicher Schwellung des Fußrückens. Diagnose: ausgedehnte Strukturveränderungen im Bereich des Os metatarsale I und III sowie des Os cuneiforme I und II. Der Befund entspricht einer diffusen knöchernen und Weichteilmetastasierung. **a** FSE T2-gewichtet, fettsupprimiert, sagittal, **b** FSE T2-gewichtet, fettsupprimiert, koronar

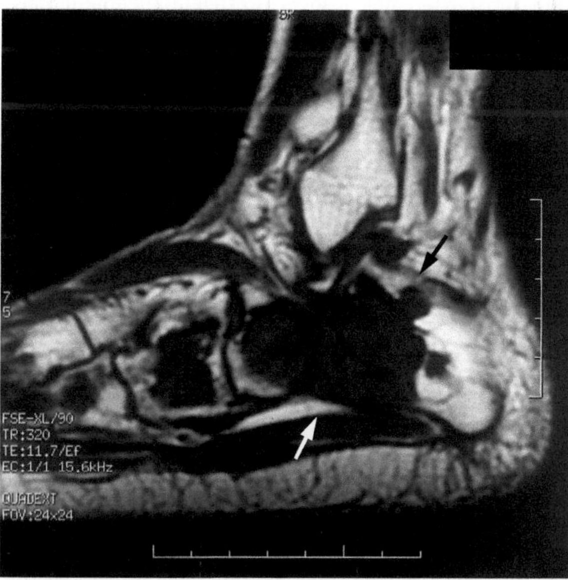

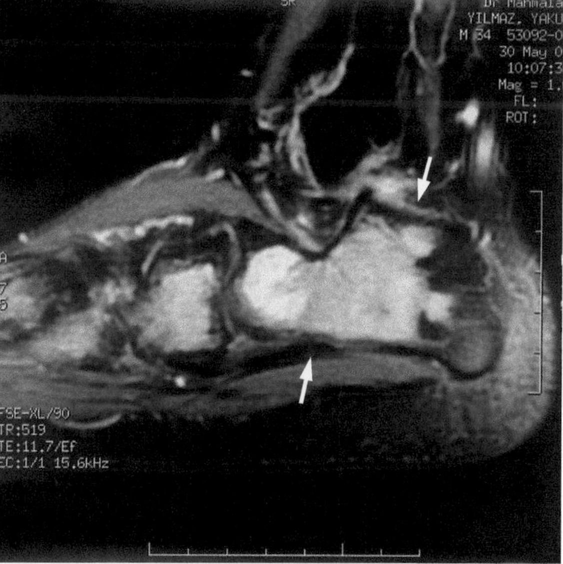

Abb. 27.66 a,b. 34-jähriger Patient, bei dem seit langer Zeit eine fibröse Dysplasie des Kalkaneus, des Kuboids und des Os metatarsale IV und V gekannt ist. Seit einigen Wochen wieder Schmerzzunahme. Diagnose: ausgedehnter fibröser Knochenumbau im Sinne einer Dysplasie im Bereich des anterioren Os calcaneus, des Kuboids sowie des 3. bis 5. Os metatarsale im proximalen Abschnitt. **a** SE T1-gewichtet, sagittal, **b** FSE T2-gewichtet, fettsupprimiert, sagittal

Maligne Knochen- und Weichteiltumoren

Maligne Knochentumoren, wie das Osteosarkom, das Chondrosarkom und das Ewing-Sarkom, werden selten im Bereich des Fußes und der Fußgelenke angetroffen. Bezüglich der Charakteristika wird auf den allgemeinen Teil dieses Buches verwiesen.

Maligne Weichteiltumoren, wie das synoviale Sarkom, das Kleinzellsarkom, das Rhabdomyosarkom, das Fibrosarkom und das Liposarkom, sowie die malignen, von der Nervenscheide ausgehenden Tumoren, wie das Schwannom und das Neurofibrosarkom, kommen ebenfalls relativ selten im Bereich des Fußes und der Fußgelenke vor (Abb. 27.65 a,b, Abb. 27.66 a,b; s. auch hier den allgemeinen Teil dieses Buches).

27.3.13 Erkrankungen des Vor- und Mittelfußes

Der Vorfußschmerz ist ein häufiges klinisches Problem, das durch eine Reihe von pathologischen Prozessen hervorgerufen werden kann, deren Ursachen häufig klinisch schwierig zu differenzieren sind. Sie können Folge eines Traumas z. B. einer knöchernen Infraktion oder auch einer Infektion sein. Weitere Ursachen sind Sehnenveränderungen, Ganglien, eine Bursitis, eine plantare Fibromatose oder extrem selten auch ein tumoröser Prozess bösartiger oder gutartiger Natur.

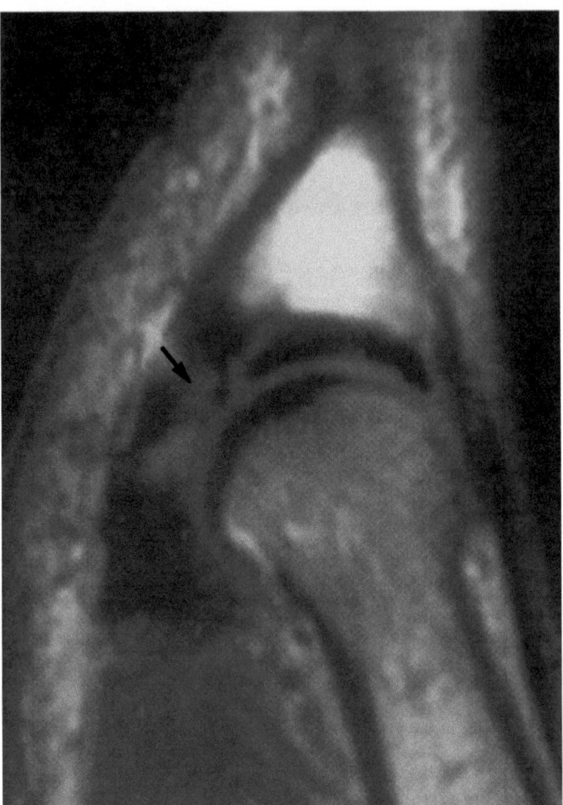

Abb. 27.67. Rupturierte Plantarplatte zwischen den Sesambeinchen und der Basis der proximalen Phalanx der Großzehe (SE T1-gewichtet, sagittal). (Aus Ashman et al. 2001, S. 1426, Abb. 1 a)

Die wichtigste Sportverletzung resultiert aus einer Hyperextension des 1. Metatarsophalangealgelenkes. Hierbei kann es nicht nur zu einer Überdehnung, sondern auch zu einer partiellen oder kompletten Ruptur der fibrokartilaginären plantaren Platte kommen sowie zu einer plantaren Verletzung der Kapsel (Abb. 27.67). In der MRT findet sich eine umschriebene Signalanhebung im Bereich der plantaren Weichteile in der Umgebung der Sesambeinchen in der fettsupprimierten T2-Technik. Auch eine plantare Verletzung des 2. bis 5. Metatarsophalangealgelenkes kommt bei einer Hyperextension vor und weist die gleichen Charakteristika in der MRT auf, wobei in erster Linie eine axiale und eine sagittale Schnittrichtung zu empfehlen sind.

Eine weitere schmerzhafte Veränderung stellt die Sesamoiditis dar, die durch repetitive Verletzungen der Planta im Bereich des Vorfußes bedingt ist. Hierbei findet sich in der MRT im Bereich des Knochenmarks der Sesambeinchen eine verminderte oder auch normale Signalintensität in der T1-Wichtung und eine angehobene Signalintensität in der fettsupprimierten T2-Wichtung. Differenzialdiagnostisch muß eine Stressantwort abgegrenzt werden, da sich beide Erkrankungen in der klinischen Symptomatik überlappen. Die Stressantwort stellt wohl eine Vorstufe einer Stressfraktur dar und ist dadurch charakterisiert, dass in der MRT in der T1-Wichtung eine eindeutige Signalverminderung und ferner auch ein Ödem in der Weichteilumgebung nachweisbar sind. Des Weiteren lässt sich ein umschriebenes Kontrastmittelenhancement nach Kontrastmittelgabe nachweisen. Ist das MRT-Signal in der T1-Wichtung normal, spricht dies eher für eine Sesamoiditis. Auch der Befall beider Sesambeinchen spricht eher für eine Sesamoiditis. Eine reaktive Weichteilveränderung unter Einschluss einer Tendinitis, einer Synovitis und einer Bursitis ist der charakteristisch Befunde einer Sesamoiditis und stellt ein nützliches differenzialdiagnostisches Kriterium dar.

Stressfrakturen des Os metatarsale finden sich häufig bei Läufern, Balletttänzern, Turnern und bei militärischen Rekruten. Hauptsitz ist der mittlere oder distale Anteil des 2., 3. oder 4. Os-metatarsale-Schaftes. Stressverletzungen können wie bereits erwähnt auch die Sesambeinchen des Hallux betreffen. Subchondrale Frakturen finden sich in erster Linie im Köpfchen des Os metatarsale bei Diabetikern mit neuropathischer Arthropathie. Stressfrakturen sind bereits durch konventionelle Röntgenaufnahmen in vielen Fällen diagnostizierbar, Vorteile der MRT jedoch sind nicht nur die höhere Sensitivität des Nachweises, sondern auch die Möglichkeit der Beurteilung der Weichteilumgebung. Besonders eignen sich hierfür die fettsupprimierten T2- und die T1-gewichteten Sequenzen in koronarer und sagittaler Schnittrichtung.

Die so genannte Freiberg-Infraktion betrifft das Köpfchen des Os metatarsale II oder III und ist Folge eines Kollapses des subchondralen Knochens, einer Osteonekrose oder auch einer kartilaginären Fissur.

Die Ursache wird kontrovers diskutiert und ist wahrscheinlich multifaktoriell. Am wahrscheinlichsten sind akute oder repetitive Verletzungen oder auch Gefäßverschlüsse. Die Freiberg-Infraktion kommt in erster Linie bei Frauen im jugendlichen Alter vor, wobei als Ursache Stöckelschuhe diskutiert werden.

In frühen MRT-Untersuchungen findet sich eine Signalverminderung im Köpfchen des Os metatarsale in der T1-Wichtung sowie eine Signalanhebung in der T2-Wichtung in erster Linie mit Fettsuppression.

Eine Osteomyelitis im Vorfuß ist häufig Folge einer transkutanen Infektionsausbreitung und findet sich in erster Linie bei Diabetespatienten. Die sich dabei entwickelnden Hautulzerationen infizieren sich mit Fortleitung der Infektion in das Köpfchen des Os metatarsale.

Auch bei der Osteomyelitis in diesem Bereich ist die MRT das Verfahren der Wahl. Hierbei lässt eine geringe Signalintensität im infizierten Knochenmark in der T1-Wichtung und eine Signalanhebung in der fettsupprimierten T2-Wichtung nachweisen, ebenso ein Kontrastmittelenhancement nach intravenöser Gadolinium-Applikation.

Eine Osteoarthritis ist ein häufiger Befund im Bereich des Großzehengrundgelenkes, die als Folge der schmerzhaften Bewegungseinschränkung häufig zu einem Hallux rigidus führt. Ebenso kommt eine Osteoarthritis der Gelenkverbindungen zwischen dem Hallux und den Sesambeinchen häufig vor. Verschmälerungen der Gelenkspalten mit marginalen Osteophyten, einem subchondralen Knochenmarködem und einer subchondralen Sklerose sind weitere charakteristische MRT-Zeichen bei einer Osteoarthritis (Abb. 27.68 a,b).

Die Arthritis urica wird ausgelöst durch die Ablagerung von Natriumuratkristallen in den Gelenken, Knochen, Sehnen und Schleimbeuteln sowie im periartikulären Gewebe. Sie betrifft in erster Linie das Großzehengrundgelenk, wobei ein monoartikulärer Befall typisch ist. Die MRT-Veränderungen sind nicht spezifisch und beinhalten einen Gelenkerguss sowie eine Verdickung der Synovia. Gleichzeitig können so genannte Tophi nachgewiesen werden, mit peri- oder intraartikulärer Lokalisation oder auch im deutlichen Abstand vom Gelenk als eine derbe Weichteilschwellung. Die Tophi haben ein intermediäres bis geringes Signal in der T1-Wichtung und eine variable Signalgebung in der T2-Wichtung, häufig heterogen. Es kommt ferner zu einer Signalanhebung nach Kontrastmittelgabe. Die Abgrenzung muss gegen eine rheumatoide Arthritis, eine septische Arthritis und gegenüber einem neoplastischen Prozess erfolgen (Abb. 27.69 a,b, Abb. 27.70 a,b).

Die rheumatoide Arthritis betrifft häufig den Fuß. Charakteristisch ist hierfür, wie auch an anderen Gelenken, das Auftreten einer erheblichen synovialen Reaktion im Akutstadium mit Verdickung und eines Pannus.

Die MRT ist unter den bildgebenden Verfahren die Methode der Wahl. Hierbei finden sich eine Signalanhebung in der fettsupprimierten T2-Wichtung, eine Signalabnahme in der T1-Wichtung und nach Kontrastmittelgabe ein erheblicher Signalanstieg in der T1-Wichtung. Tendinöse Veränderungen stellen sich in gleicher Form dar wie im Bereich anderer Gelenke.

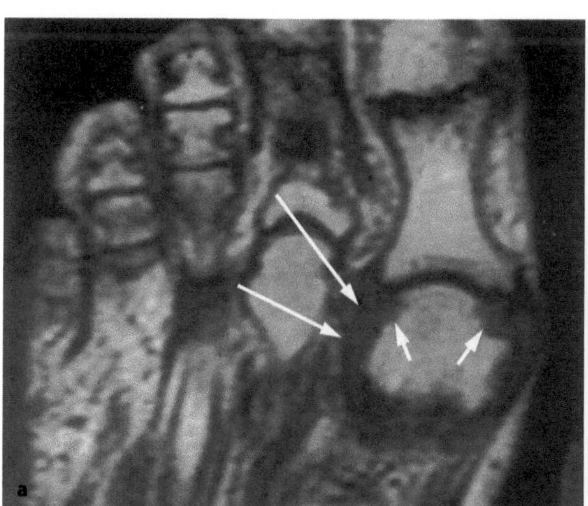

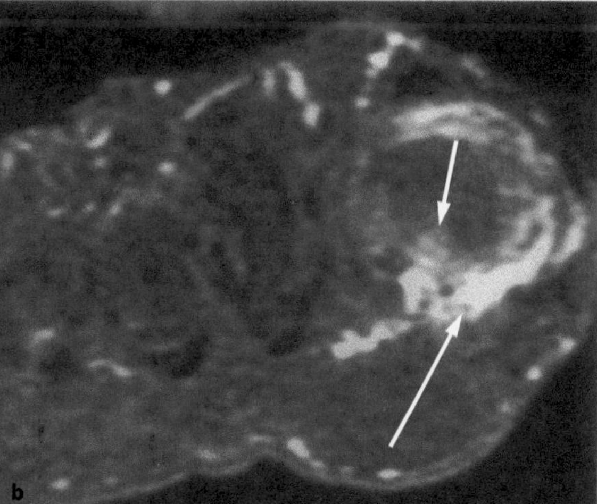

Abb. 27.68 a,b. Anamnese: 71-jährige Patientin mit bekannter rheumatoider Arthritis und akuten Schmerzen. Diagnose: erhebliche Schwellung der Synovia mit geringer Signalintensität in der T1-Wichtung und vermehrter Signalintensität nach Kontrastmittelgabe. Keine Infektion. **a** SE T1-gewichtet, koronar, **b** SE T1-gewichtet, fettsupprimiert, nach Kontrastmittelgabe, axial. (Aus Ashman et al. 2001, S. 1433, Abb. 10 a,b)

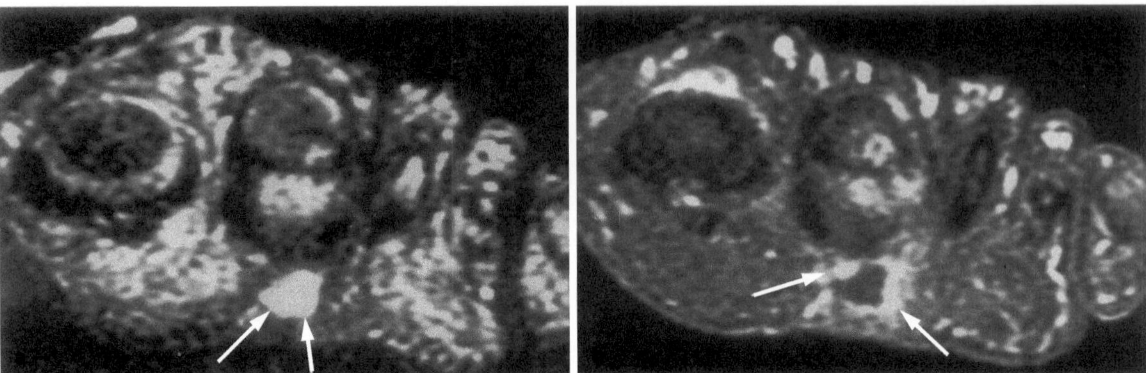

Abb. 27.69 a,b. Bursitis submetatarsalis. 60-jährige Patientin mit Nachweis einer scharf begrenzten Raumforderung mit hoher Signalintensität in der T2-Wichtung und einer marginalen Signalintensität in der T1-Wichtung nach Kontrastmittelgabe. **a** SE T2-gewichtet, axial, **b** SE T1-gewichtet, fettsupprimiert, nach Kontrastmittelgabe, axial. (Aus Ashman et al. 2001, S. 1435, Abb. 14 a,b)

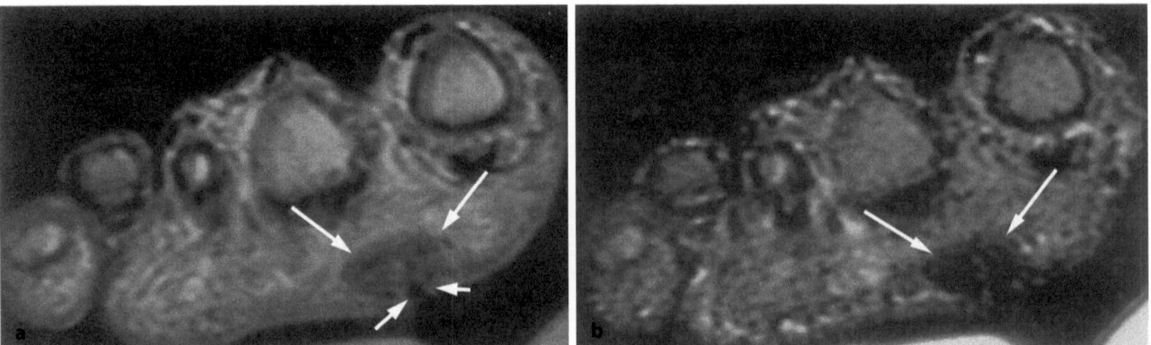

Abb. 27.70 a,b. Fremdkörpergranulom. 26-jähriger Patient mit Schmerzen im Bereich der distalen Fußsohle. Umschriebene Signalabschwächung im Subkutanbereich des plantaren Fußballens. **a** SE protonengewichtet, axial, **b** SE T2-gewichtet, axial. (Aus Ashman et al. 2001, S. 1436, Abb. 15 a,b)

Die häufigste Raumforderung ist das Ganglion, das typischerweise im Bereich des dorsalen Großzehengrundgelenkes im Bereich der Sehnen lokalisiert ist. Es wird angenommen, das auch Ganglien Folge eines repetitiven Traumas sind, das zu einer zystischen mukoiden Degeneration geführt hat.

In der MRT hängt die Signalgebung vom Eiweißgehalt ab. Eine homogene Signalanhebung in der T2-Wichtung ist typisch, ebenso wie die periphere umschriebene Wandsignalanhebung nach Kontrastmittelgabe.

Die Bursitis des Vorfußes betrifft die Bursae metatarsaliae und die Bursae adventitiae unterhalb des Köpfchens des Os metatarsale I–V. Sie können Folge einer Infektion, einer rheumatoiden Arthritis oder auch einer Gichterkrankung sein.

Das Morton-Neurom sowie die plantare Fibromatose wurden an anderer Stelle beschrieben.

Zusammenfassung

Vorfußschmerzen stellen nicht selten ein klinisch-diagnostisches Problem dar, da eine Reihe von Ursachen infrage kommen, von denen durch nichtinvasive Maßnahmen – insbesondere Röntgenuntersuchungen – nur wenige abgeklärt werden können. Die MRT ist daher seit einiger Zeit aufgrund der Signalintensitätscharakteristika für die verschiedenen Erkrankungen das Verfahren der Wahl.

27.4 Zusammenfassung

Folgende Indikationen zur Durchführung einer MRT im Bereich des Fußes und der Fußgelenke haben sich etabliert:

1. vermutete Sehnenläsion,
2. palpable Raumforderungen,
3. chronische posttraumatische Fußgelenkinstabilität,

4. Schmerzen im Bereich des Fußes und der Fußgelenke unklarer Ätiologie,
5. akute und chronische Entzündungszustände mit der Frage der Differenzierung und Ausdehnung,
6. bei einer vermuteten Tumorerkrankung, sei es im Sinne einer Metastasierung oder eines Primärtumors des Knochens und der Weichteile,
7. vermutete ligamentäre Läsionen.

Literatur

Abraham E, Stimaman JE (1979) Neglected rupture of the peroneal tendons causing rerrent sprains of the ankle. J Bone Joint Surg Am 61: 1247

Allen RA, Woolner LB, Ghormely RK (1955) Soft tissue tumors of the sole. With special reference to plantar fibromatosis. J Bone Joint Surg Am 37: 14–26

Anderson E (1987) Stenosing peroneal tenosynovitis symptomatically simulating ankle instability, Am J Sports Med 15: 258

Ariel IM (1988) Incidence of metastases to lymph nodes from soft tissue sarcomas. Semin Surg Oncol 4: 27

Ashman C, Klecker RJ, Yu JS (2001) Forefoot pain involving the metatarsal region: Differential diagnosis with MR imaging. RadioGraphics 21: 1425–1440

Beltran J (1994) MR techniques and practical applications. Magnetic resonance imaging of the ankle and foot. Orthopedics 17: 1075

Boles MA, Lomasney LM, Demos TC et al. (1997) Enlarged peroneal process with peroneus longus tendon entrapment. Skeletal Radiol 26: 313

Bude RO, Adler RS, Bassett DR (1994) Diagnosis of Achilles Fuß",0,0 tendon xanthoma in patients with heterozygous familial hypercholesterolemia: MR vs sonography. AJR Am J Roentgenol 162: 913

Bureau N (2000) Posterior Ankle Impingement Syndrome: MR-Imaging findings in seven Patients. Radiology 215: 497–503

Cheng MS, Ferkel RD, Applegate GR (1995) Osteochondral lesions of the talus: A radiologic and surgical comparison. Presented at the Annual Meeting of the Academy of Orthopaedic Surgeons, New Orleans, February 1995

Deutsch AL, Mink JH, Ken R (1992) MRI of the foot and ankle. Raven, New York

Erickson SJ, Canale PB, Carrera GF et al. (1991) Interdigital (Morton) neuroma: Highresolution MR imaging with a solenoid coil, Radiology 181: 833

Goodwin DW, Salonen DC, Yu JS et al. (1995) Plantar compartments of the foot: MR appearance in cadavers and diabetic patients. Radiology 196: 623

Hamilton WG (1993) Foot and ankle injuries in dancers. Mosby, St. Louis

Karasick D, Schweitzer ME (1993) Tear of the posterior tibial tendon causing asymmetric flatfoot: Radiologic findings. AJR Am J Roentgenol 161: 1237

Karasick D, Schweitzer ME (1996) The os trigonum syndrome: Imaging features. AJR Am J Roentgenol 166: 125

Kerr R, Frey C (1991) MR Imaging in tarsal tunnel syndrome. J Comput Assist Tomogr 15: 280–286

Khoury NJ, El-Khoury GY, Saltzman CL et al. (1996 a) Rupture of the anterior tibial tendon: Diagnosis by MR imaging. AJR Am J Roentgenol 167: 351

Khoury NJ, El-Khoury GY, Saltzman CL et al. (1996 b) MR imaging of posterior tibial tendon dysfunction. AJR Am J Roentgenol 167: 675

Klein MA (1994) MR imaging of the ankle: Normal and abnormal findings in the medial collateral ligament. AJR Am J Roentgenol 162: 377

Klein MA, Spreitzer AM (1993) MR imaging of the tarsal sinus and canal: Normal anatomy, pathologic findings, and features of the sinus tarsi syndrome. Radiology 186: 233

Kliman ME, Freiberg A (1982) Ganglia of the foot and ankle. Foot Ankle Int 3: 45

Kneeland JB et al. (1988) MR imaging of the normal ankle: Correlation with anatomic sections. AJR Am J Roentgenol 151: 117

Lektrabul N, Resnick D (2001) Tarsal Sinus: Arthrographic, MR-Imaging, MR-Arthrography and pathologic findings in Cadavers and retrospective Study data in Patients with Sinus tarsi Syndrome. Radiology 219: 802–810

Link SC, Erickson SJ, Timins ME (1993) MR imaging of the ankle and foot: Normal structures and anatomic variants that may simulate disease. AJR Am J Roentgenol 161: 607–612

Liou J, Totty WG (1991) Magnetic resonance imaging of ankle injuries. Top Magn Reson Imaging 3: 1

Mink JH (1992) Ligaments of the ankle. In: Deutsch AL, Mink JH, Ken R (eds) MRI of the foot and ankle. Raven, New York, pp 173

Morrison WB, Schweitzer ME, Wapner KL, Lackman RD (1994) Plantar fibromatosis: A benign aggressive neoplasm with a characteristic appearance an MR images. Radiology 193: 841

Oden RR (1987) Tendon injuries about the ankle resulting from skiing, Clin Orthop 216: 63

Poggi JJ, Hall RL (1995) Acute rupture of the extensor hallucis longus tendon. Foot Ankle Int 16: 41

Pomeranz SJ (1997) Gamuts and pearls in MRI and orthopedics. Merten, Cincinnati/OH

Rijke et al. (1993) MRI of lateral ankle ligament injuries. Am J Sports Med 21: 527

Robinson P, Daniels T (2001) Anterolateral Ankle Impingement: MR-Arthrographic Assessment of the anterolateral Recess. Radiology 221 : 187–190

Robinson PH, Laurence M, White MD. Soft-tissue and osseous impingement syndroms of the ankle: Role of imaging in diagnosis and management. Radiographics 22/6: 1457–1469

Rosenberg ZS et al. (1988) Rupture of posterior tibial tendon: CT and MR imaging with surgical correlation. Radiology 169: 229

Rosenberg ZS, Beltran J, Cheung YY et al. (1997) MR features of longitudinal tears of peroneus brevis tendon. AJR Am J Roentgenol 168: 141

Sartoris DJ et al. (1989) Magnetic resonance images. Interdigital or Morton's neuroma. J Foot Surg 28: 78

Schweitzer ME, Caccese R, Karasick D, Wapner KL, Mitchell DG (1993) Posterior tibial tendon tears: Utility of secondary signs for MR imaging diagnosis. Radiology 188: 655

Schweitzer ME, VanLeersum M, Ehrlich SS, Wapner K (1994) Fluid in normal and abnormal ankle joints: Amount and distribution as seen on MR images. AJR Am J Roentgenol 162: 111

Shelton ML, Pedowitz WJ (1991) Injuries to the talar dome, subtalarjoint, and mid foot. In: Jahss MH (ed) Disorders of the foot and ankle: Medical and surgical management. WB Saunders, Philadelphia

Stoller DW (1997) Magnetic resonance imaging in orthopaedics and sports medicine, 2nd edn. Lippincott-Raven, Philadelphia New York

Stoller DW (1998) MRI, arthroscopy, and surgical anatomy of the joints. Lippincott-Raven, Philadelphia New York

Strong WB, Stanitski CL, Smith RE, Wilmore JH (1990) Diagnosis and treatment of ankle sprains. Sports Med 144: 809–814

Sundberg SB, Johnson KA (1991) Painful conditions of the heel. In: Jahss MH (ed) Disorders of the foot and ankle. WB Saunders, Philadelphia

Terk MR, Kwong PK, Suthar M et al. (1993) Morton neuroma: Evaluation with MR imaging performed with contrast enhancement and fat suppression. Radiology 189: 239

Theumann N, Pfirrmann WA, Resnick D (2001) Intermetatarsal Spaces: Analyses with MR-Bursography, Anatomic correlation and histopathology in Cadavers. Radiology 221: 478–484

Van Dijk CN, Lim LSL, Poortman A et al. (1995) Degenerative joint disease in female ballet dancers. Am J Sports Med 23: 295

Voto AM (1987) MR imaging of the ankle. Normal variants. Radiology 165: 148

Wetzel LH, Levine E (1990) Soft-tissue tumors of the foot: Value of MR imaging for specific diagnosis. AJR Am J Roentgenol 155: 1025–1030

Zanetti M, Hodler J (1999) Morton Neuroma: Effect Of MRI findings on diagnostic thinking and therapeutic Dicisions. Radiology 213: 583–588

Zonghao L, Jiansheng Z, Li Z (1991) Anterior tarsal tunnel syndrome. J Bone Joint Surg 7313: 470

Wirbelsäule 28

Die Wirbelsäule ist ein Teil des menschlichen Körpers, für den sich, je nach Art der Erkrankung, mehrere medizinische Fachdisziplinen zuständig fühlen: so der Rheumatologe für entzündliche Veränderungen, der Neurologe, wenn nervale Difizite vorliegen, der Orthopäde bei Vorliegen degenerativer Veränderungen sowie der Neurochirurg, wenn operative Maßnahmen in Erwägung gezogen werden. Mit dem Leitsymptom Rückenschmerz konsultieren allerdings über 80 % der Patienten direkt oder per Überweisung den Orthopäden. Damit ist es auch der Orthopäde, der in erster Linie eine Ursachenabklärung vornimmt.

An erster Stelle der diagnostischen Möglichkeiten steht die konventionelle Röntgenaufnahme, die allerdings nur in einigen wenigen Fällen zur Abklärung beitragen kann, so z. B. bei knöchernen Destruktionen. Der direkte Nachweis einer Bandscheibendegeneration ist nur im fortgeschrittenen Stadium möglich. Ebenso liefert dieses Verfahren keinen Beitrag, wenn es darum geht, die Ursache einer klinisch festgestellten Nervenwurzelirritation festzustellen.

Ein weiteres Verfahren, das seit etwa 30 Jahren zur Verifizierung von Wirbelsäulenerkrankungen eingesetzt wird, ist die CT. Sie stellte einen erheblichen Fortschritt dar, gelang es doch mit ihr ohne den Einsatz invasiver Verfahren erstmalig, Diskushernien und deren mögliche Folge, nämlich eine Nervenwurzelirritation festzustellen. Die relativ schlechte Kontrastauflösung und die Tatsache, dass nur eine axiale Schnittebene erstellt werden kann, verhindert jedoch weitergehende Aussagen, z. B. über den Degenerationsgrad der Bandscheibe oder über mögliche pathologische Veränderungen innerhalb des Spinalkanals.

Die Myelographie wird seit 50 Jahren zur Feststellung von Diskushernien, aber auch von tumorösen Prozessen innerhalb des Spinalkanals eingesetzt. Hierbei handelt es sich jedoch um ein invasives nicht ganz ungefährliches Verfahren.

Keine der bisher erwähnten Untersuchungsmöglichkeiten erlaubt also die Abklärung intramyelogener Veränderungen, z. B. einer Neoplasie oder entzündlicher Prozesse. Des Weiteren können mit den bereits genannten Verfahren bei einem Trauma die Folgen auf das myelogene Gewebe nur klinisch abgeschätzt werden. Es bestand also vor der MRT-Ära ein erhebliches diagnostisches Defizit.

Der Wert der MRT für die Diagnostik der Wirbelsäule wurde bereits kurz nach Einführung dieses Verfahrens in die klinische Diagnostik vor etwa 20 Jahren erkannt. Die Vorteile gegenüber anderen bildgebenden Verfahren wurden schon in der Frühphase der Anwendung offensichtlich: die gegenüber der Computertomographie erheblich bessere Kontrastauflösung, die Möglichkeit Schichten in jeder Ebene des menschlichen Körpers anzufertigen und das Fehlen von ionisierenden Strahlen. Hinzu kam, dass durch die Anwendung unterschiedlicher MRT-Parameter, wie T1-, T2- und Protonenwichtung, die diagnostische Aussage im Vergleich zur CT nicht nur modifiziert, sondern erheblich verbessert werden konnte. Da zudem sowohl der Hirnschädel als auch die Wirbelsäule nur selten Bewegungsartefakten unterworfen waren, spielte der damals noch vorhandene gravierende Nachteil einer langen Untersuchungszeit kaum eine Rolle.

Zunächst galten nur entzündliche und neoplastische Veränderungen als eine Indikation zur Durchführung einer MRT. Die stürmische weitere technische Entwicklung mit dem Resultat einer erheblich verbesserten räumlichen Auflösung und die Möglichkeit der Elimination von diversen Bildartefakten hat bald dazu geführt, dass das Verfahren zur wichtigsten bildgebenden Methode bei der Untersuchung der Wirbelsäule geworden ist. Es hat die Diagnostik erheblich bereichert. Es gibt kaum eine Fragestellung, die mit der MRT nicht beantwortet werden könnte. Das Verfahren hat, bis auf einige wenige Fragestellungen, die CT abgelöst und wird heute auch bei der Frage nach degenerativen Veränderungen eingesetzt.

Insbesondere im Bereich der Halswirbelsäule hat die CT ihre frühere Bedeutung vollständig verloren, weil die Darstellung des wichtigsten Abschnittes, nämlich des zervikodorsalen Übergangs, wegen der durch den Schultergürtel bedingten Artefakte erheblich erschwert ist. Aber auch im Bereich der Lendenwirbelsäule verbietet sich die CT wegen der damit verbundenen Strahlenbelastung zumindest bei jüngeren Patienten.

Zu der seit einigen Jahren allseits akzeptierten Wertschätzung der MRT haben weitere gravierende technische Verbesserungen beigetragen, so die Anwendung von Oberflächenspulen im Phased-array-Design, mit der sich zwei Drittel der Wirbelsäule lückenlos gleichzeitig abbilden lassen, ohne dass es einer größeren Umlagerung der Patienten bedarf, oder auch die nunmehr überall implementierte Technik der Fettsuppression und der Präsaturation.

28.1 Anatomie

28.1.1 Knöcherner Aufbau, Ligamente, Bandscheiben

Die Wirbelsäule stellt sich als ein gegliederter elastischer Stab dar, der sich auf dem Becken aufbaut und den Kopf trägt. Sie setzt sich aus Wirbeln und Zwischenwirbelscheiben zusammen, die über Gelenke miteinander verbunden sind. Jeder Wirbel besteht aus einem kurzen zylinderförmigen Wirbelkörper und den spangenartigen Wirbelbögen. Man unterscheidet die Halswirbelsäule (HWS), die Brustwirbelsäule (BWS) und die Lendenwirbelsäule (LWS) sowie das Os sacrum, das jedoch ontogenetisch dem Becken zugehörig ist.

Die Wirbelsäule unterliegt einer physiologischen doppel-S-förmigen Krümmung mit einer Lordose im HWS-Bereich, einer Kyphose im BWS-Bereich und einer Lordose im LWS-Bereich. Die HWS besitzt sieben, die BWS zwölf und die LWS fünf Wirbel. Die fünf Kreuz- und die vier Steißbeinwirbel sind in der Regel zum Kreuz- bzw. Steißbein verschmolzen. Demgemäß besteht die Wirbelsäule aus 24 Segmenten. Die obersten Segmente, nämlich der Raum zwischen der Schädelbasis und dem ersten Halswirbel, auch Atlas genannt, sowie der Raum zwischen dem 1. und 2. Halswirbel, auch Epistropheus genannt, besitzen keine Bandscheiben.

Die Bandscheiben, Disci intervertebrales, verbinden vom 2. Halswirbel bis zum Kreuzbein jeweils die Körper von zwei aufeinander folgenden Wirbeln. Die Bezeichnung der Bandscheiben erfolgt nach den benachbarten Wirbeln. Es ergeben sich 23 Bandscheiben, fünf im HWS-Bereich, elf im BWS-Bereich und vier im LWS-Bereich. Hinzu kommen je eine Bandscheibe im zervikothorakalen, im thorakolumbalen und im lumbosakralen Übergang. Die Wirbelkörper im Halsbereich sind niedriger als in den übrigen Wirbelsäulenabschnitten. Sie werden nach kaudal hin größer und weisen in der Brustregion eine Herzform, in der Lendenregion eine Nierenform auf.

Der dorsale Abschluss des Wirbels besteht aus dem Wirbelbogen, der sich aus zwei symmetrischen Hälften zusammensetzt, die in der dorsalen Mittellinie im Bereich des Dornfortsatzes miteinander verwachsen sind. Diese Wirbelbögen formen dorsal des Wirbelkörpers den so genannten Spinalkanal, der vom Okziput bis hin zum Os sacrum mit unterschiedlicher Weite verläuft.

Der vordere Anteil des Wirbelbogens, der so genannte Pediculus trägt einen oberen und einen unteren mit je einer überknorpelten Fläche versehenen Gelenkfortsatz, den so genannten Processus articularis inferior et superior. Die beiden Teile verbinden jeweils zwei benachbarte Wirbel miteinander gelenkig. Darüber hinaus findet sich ein lateraler Fortsatz, der so genannte Querfortsatz oder Processus transversus, der nur im BWS-Bereich eine typische Ausbildung mit einer zusätzlichen Gelenkverbindung zu den Rippen aufweist und im Bereich der HWS und LWS rudimentär ausgebildet ist. Bei Letzterer stellt der Querfortsatz ein kräftiges Rippenrudiment dar, welches mit dem Baumaterial des Querfortsatzes verschmolzen ist.

Dorn- und Querfortsatz dienen als Hebelarme für die Muskulatur. Beim erwachsenen Menschen machen die Zwischenwirbelabschnitte etwa ein Viertel der gesamten Wirbelsäulenhöhe aus. Von kranial nach kaudal nehmen die Bandscheiben, wie auch die Wirbelkörper, entsprechend ihrer statischen Funktion an Höhe zu und sind entsprechend den physiologischen Krümmungen in der Sagittalebene trapezoidförmig gestaltet. Die Konvexität der zervikalen und der lumbalen Lordose beruht auf der Dicke der ventralen Bandscheibenabschnitte, während die Brustkyphose durch die Form der Wirbelkörper bedingt ist.

Zahlreiche Bänder verbinden die einzelnen Wirbel miteinander. Hierzu gehören das vordere und das hintere Längsband. Das vordere Längsband reicht ventral der Wirbelkörper vom 1. Halswirbel bis hin zum Os sacrum, das hintere Längsband vom 2. Halswirbel ebenfalls bis zum Os sacrum. Es kleidet gewissermaßen den Spinalkanal von ventral her aus und trägt entscheidend zur Stabilisierung der Wirbelsäule bei. Weitere Bänder verlaufen zwischen den einzelnen Dorn- und Querfortsätzen.

Die benachbarten Wirbel bilden eine Einheit, für die der Begriff des *Bewegungssegments* gefunden wurde. In einem Bewegungssegment werden die Zwischenwirbelscheiben, das vordere und das hintere Längsband, die Wirbelbogengelenke sowie das so genannte Lig. flavum zusammengefasst, das den Wirbelkanal von dorsolateral auskleidet und beidseits begrenzt. Die einzelnen Aufbauteile eines Bewegungselements sind aufeinander abgestimmt und von einander abhängig. Dies hat zur Folge, dass die Läsion an einer Stelle das ganze System in Mitleidenschaft zieht.

Die Wirbelbogengelenke, kurz auch Wirbelgelenke genannt, ermöglichen die Beweglichkeit der Wirbelsäule, gleichzeitig jedoch stellen sie auch Hemmvorrichtungen dar. Sie besitzen ebenso wie jedes Gelenk eine Gelenkkapsel und eine synoviale Auskleidung und stehen außerdem im Zusammenhang mit der bindegewebigen Auskleidung der Foramina intervertebralia. Sie sind ferner mit den Ligg. flava beidseits verbunden.

Der Bandapparat der einzelnen Bewegungselemente wird von den beiden Längsbändern gebildet, die den Randleistenring der Zwischenwirbelscheibe verstärken. Die Ligg. interspinalia und die Ligg. transversaria sind zwischen den Dornfortsätzen und den Querfortsätzen angeordnet und schützen das Bewegungssegment vor Überdehnung. Insbesondere im Bereich dieser Ligamente kann es bei HWS-Schleudertraumen zu Verletzungen kommen.

Die Wirbelkörper besitzen an ihrer oberen und unteren, den Zwischenwirbelscheiben zugekehrten Endfläche, eine hyalinknorpelige Abschlussplatte, die auch als Bestandteil der Bandscheibe angesehen wird. Nach abgeschlossenem Wachstum laufen diese beiden Endflächen in die bogenförmige knöcherne Randlamelle aus, die sich aus der ringförmigen Epiphyse entwickelt hat und der Verankerung der äußeren sehnigen Fasern des Anulus fibrosus der Bandscheiben dient.

Die Bandscheibe besteht außerdem aus einem Bandscheibenring, dem Anulus fibrosus und dem Gallertkern, oder auch Nucleus pulposus. Der Anulus fibrosus setzt sich überwiegend aus bindegewebigen, derben, vernetzten Fasern zusammen und besitzt einen Wassergehalt von 75%. In der Randzone finden sich die so genannten Sharpey-Fasern, die in die knöcherne Randleiste einstrahlen, aus dichtem Kollagen bestehen und einen geringen Wassergehalt aufweisen. Die Faserringlamellen sind ventral und lateral zahlreicher und kräftiger ausgebildet. Der Anulus fibrosus geht fließend in den Nucleus pulposus über, der als restliches Gewebe der Corda dorsalis angesehen wird. Der Nucleus pulposus besteht aus einer gelatineartigen Matrix mit hoher Wasserbindungskapazität und einem Wassergehalt von bis zu 90%. Histologisch können Proteoglykane nachgewiesen werden.

Neben den bläschenförmigen Cordazellen lassen sich im Gallertkern während der Wachstumszeit noch netzartige Stränge nachweisen, in deren Maschenräumen sich eine flüssig schleimige Grundsubstanz befindet, aus der später das Gallertgewebe entsteht. Das Verhalten der Bandscheiben ändert sich von Region zu Region. Im Halsbereich haben die Bandscheiben beim Kind keine Beziehung zu den Foramina intervertebralia. In diesem Alter grenzen sie an die weit ausladenden Processus uncinati an, die durch wenige Bindegewebefasern mit dem darüber liegenden Wirbelkörper verbunden sind. Im Brustwirbelbereich reichen die konzentrischen Lamellen des Anulus fibrosus bis an die Wirbelkörperränder. Im Lendenwirbelbereich kann der Anulus fibrosus über das Niveau der Wirbelkörperkante hinausreichen, ohne dass dies als pathologisch angesehen werden darf.

Halswirbelsäule

Die HWS ist weitaus beweglicher als die übrigen Wirbelsäulenabschnitte. Die beiden oberen Halswirbel weichen in ihrem Bau von den übrigen wesentlich ab, da der oberste Halswirbel, auch Atlas genannt, als Drehwirbel ausgebildet ist. Ihm fehlt der Wirbelkörper, der durch einen aus dem 2. Halswirbel sich gebildeten, nach kranial gerichteten, dornförmigen Fortsatz ersetzt wird, dem so genannten Dens. Dieser Fortsatz wird durch ein kompliziertes Bandsystem fixiert, das aus den so genannten Ligg. alaria und dem Lig. transversum atlantis besteht. Während die Ligg. alaria den Dens an das Okziput fixieren und gleichzeitig sowohl Sicherungs- als auch Hemmfunktion bei der Kopfdrehung besitzen, umschließt das Lig. transversum atlantis den Dens von dorsal und fixiert ihn beidseits an den Arcus anterior atlantis. Dieses Ligament ist sehr kräftig ausgebildet und außerdem durch den obersten Anteil des hinteren Längsbandes verstärkt. Beide bilden zusammen das Lig. cruciatum. Diese Ligamente werden überdacht von der breiten und kräftigen Membrana tectoria als Fortsetzung des hinteren Längsbandes, ventrolateral bis zum Foramen magnum reichend, wo sie in die Dura mater übergehen. Dorsal schließt die Membrana atlantooccipitalis als Lig. flavum zwischen Atlas und Okziput den Wirbelkanal ab.

Brustwirbelsäule

Das Charakteristikum der BWS ist ihre Artikulation mit den Rippen über die so genannten Kostotransversalgelenke. Die Rippenköpfchen artikulieren dabei mit der oberen Gelenkfacette des gleichnamigen und mit der unteren Gelenkfacette des nächst höheren Wirbelkörpers. Hierbei sind die Ligg. capitum costarium interarticularia zwischen den dorsalen Abschlüssen der Rippen und den Querfortsätzen ausgespannt. Diese Gelenke weisen einen eigenen Synovialüberzug und eine Kapsel auf und sind gegeneinander abgeschlossen. Sie verleihen den Rippen gemeinsam mit den Rippenköpfchengelenken eine Rotationsmöglichkeit, als Voraussetzung für die Atemexkursionen des Thorax. Im Bereich der BWS sind im Übrigen die Flächen der Wirbelgelenke frontal gestellt und stark geneigt, während sie im Bereich der LWS und im Bereich der HWS mehr vertikal verlaufen. Die Kapsel der Wirbelgelenke ist relativ stark ausgeprägt, sie beteiligt sich an der Wandbildung der Neuroforamina. Die Beweglichkeit der Wirbelgelenke ist im Bereich der BWS wesentlich eingeschränkter als im Bereich der LWS und HWS.

Lendenwirbelsäule

Die LWS ragt tief in die Beckenhöhle hinein, sie kann bei mageren Individuen durch die Bauchdecke hindurch getastet werden. Das von der präsakralen Zwischenwirbelscheibe und der Vorderkante des 1. Kreuzbeinwirbels gebildete Promontorium springt gegen die Cavitas pelvis vor und engt die Beckeneingangsebene deutlich ein. Damit besteht im Übergansbereich zwischen LWS und Kreuzbein eine Abknickung mit einem Neigungswinkel von durchschnittlich 143° bei großer Variabilität. Diese deutliche Abknickung führt beim Menschen wegen des aufrechten Ganges zu starken Abscherkräften, insbesondere im Bereich der Wirbelgelenke, sodass frühzeitige degenerative Veränderungen gerade in diesem Bereich besonders häufig sind. Ferner gibt es in diesem Bereich häufig Normvarianten, so z. B. die Lumbalisation von S1 oder auch die Sakralisation von L5. Des Weiteren tritt im unteren Bereich der LWS , als Folge kongenitaler Läsionen nicht selten eine Spondylolyse auf, d. h. eine Spaltbildung im vorderen Bereich des Wirbelbogens, entweder doppel- oder einseitig. Der häufig einsetzende Gleitprozess wird als Spondylolisthesis bezeichnet. Beim Abgleiten von L5 gegenüber S1 nach vorn kann die Beckeneingangsebene derart eingeengt werden, dass sie zu einem Geburtshindernis wird. Es können außerdem Einklemmungserscheinungen der 5. Nervenwurzeln auftreten. Eine Spondylolisthesis kann jedoch auch Folge degenerativer Veränderungen in den Wirbelgelenken oder von Instabilitäten sein.

Wichtig ist die genaue Kenntnis der topographsichen Verhältnisse des Eingangs und des Ausgangs des Neuroforamens in der Lendenregion, spielen sich doch gerade dort häufig Prozesse ab, die zur Einengung des Neuroforamens mit entsprechender neurologischer Begleitsymptomatik führen. Von den Neuroforamina ist das 1. zwischen L1 und L2 das weiteste, das letzte zwischen L5 und S1 das weitaus engste. Das Kaliber der durchtretenden Lumbalnerven dagegen verhält sich gerade umgekehrt. Es nimmt nämlich von kranial nach kaudal hin zu und erreicht in Höhe von L5 ein Maximum; das Dickenverhältnis der Nerven von L1 zu L5 beträgt 1:5. Dies ist einer der Gründe, warum die L4- und L5-Wurzeln besonders durch eine Einengung des betreffenden Neuroforamens gefährdet sind, und zwar entweder durch das Lig. flavum von dorsolateral oder durch den Discus intervertebralis ventral. Schwellungen der Ligg. lava, die am häufigsten im Bereich der unteren LWS beobachtet werden, können ebenso wie eine Diskusvorwölbung Kompressionserscheinungen an der Cauda equina oder an den austretenden Nervenwurzeln bewirken (s. S. 634).

Die Gelenkfortsätze von L5/S1 haben eine mehr frontale Stellung, die Gelenkflächen sind halbmondförmig gewölbt oder auch flach. Die hier nachweisbare größere Schlaffheit der Kapseln lässt einen vermehrten Bewegungsumfang zu, erhöht jedoch auch die Gefahr der Instabilität.

Der 5. Lendenwirbelkörper (LWK) ist keilförmig vorn höher als hinten. Die kaudale Fläche von L5 und die kraniale Fläche von S1 bilden zur Horizontalen einen nach ventral offenen Winkel von 35°.

Der Bandapparat der LWS besteht aus den bereits erwähnten Längsbändern, den Ligg. flava und den kräftigen Ligg. iliolumbalia, die das Os ilium beiderseits mit dem 5. LWK verbinden.

Os sacrum

Das Os sacrum ist aus einer Verschmelzung von fünf Wirbelanlagen entstanden und gehört funktionell zum knöchernen Beckenring, in den es durch die Iliosakralgelenke fest eingefügt ist. Bei diesen Gelenken handelt es sich um eine Amphiarthrose, die als echte Gelenke gelten können, weil die Gelenkspalten überknorpelt sind und weil eine Gelenkkapsel existiert. Die Gelenkkapsel ist straff angeordnet, das Gelenk zeigt eine gewisse Verzahnung. Ferner wird das Os sacrum mit dem Os ilium durch eine Reihe von Bändern verbunden. Es handelt sich um die Ligg. sacroiliaca, die die stärksten Bänder unseres Körpers überhaupt darstellen. Sie entspringen im Bereich der Tuberositas iliaca und setzen an der Tuberositas sacralis an.

28.1.2 Der Wirbelkanal und sein Inhalt

Der Wirbelkanal wird dorsal durch die zusammenlaufenden Wirbelbögen und ventral durch die Wirbelkörper begrenzt. Er wird, wie bereits erläutert, von dorsolateral her durch die Ligg. flava, ventral durch das hintere Längsband ausgekleidet. Auch die Wirbelgelenke bilden im lateralen Anteil einen Teil der Innenauskleidung des Spinalkanals. Die seitliche Begrenzung läuft spitz zu und wird als Recessus bezeichnet. Im oberen und im mittleren Bereich finden sich lateral die Neuroforamina, die sich als eine Lücke zwischen den Gelenkfortsätzen darstellen. Der Wirbelkanal beherbergt das Rückenmark, die spinalen Nervenwurzeln und die Rückenmarkhäute in geschützter Lage und öffnet sich nach lateral durch die Foramina intervertebralia nach außen.

Das Rückenmark ist von drei Häuten umgeben, der Dura mater, der Arachnoidea und der Pia mater. Es füllt mitsamt seinen Hüllen allerdings den zur Verfügung stehenden Hohlraum im Spinalkanal bei weitem nicht aus, sodass sich zwischen den Wandungen des Wirbelkanals und dem Duralsack ein von Fett, Bindegewebe, Blut und Lymphgefäßen gefüllter Raum, die so genannte Cavitas epiduralis, befindet. Dieser epidurale Raum ist im Bereich der BWS am ausgedehntesten. Er ist ventral infolge der Annäherung des Duralsackes an die Bewegungsachse nur sehr schmal. Bei der Dura handelt es sich um einen derben in sich geschlossenen Sack, der im Bereich des Foramen occipitale magnum deutlich erweitert ist. Er geht ohne Unterbrechung in die Dura mater encephali über und reicht nach kaudal bis in Höhe des 2. Sakralwirbels, wo er sich in das Filum durae matris spinalis fortsetzt, sich dann fächerförmig aufspaltet und in das Periost des Steißbeines einstrahlt. Die Dura mater ist kranial mit dem Rand des Foramen occipitale magnum und der Innenseite des Atlas fest verwachsen. Das flüssigkeitsreiche Gewebe im Cavum epidurale wirkt wie ein Druckpolster und gestattet Bewegungen der Wirbelsäule, die mit Formveränderungen des Wirbelkanals verbunden sind, ohne dass dadurch das Rückenmark oder die Nervenwurzel mechanisch beeinflusst werden. Das bei Körpertemperatur halbflüssige Fett setzt sich in die Foramina intervertebralia fort und kann je nach Druckverhältnissen nach außen oder wieder in den Wirbelkanal hinein verlagert werden.

Die Arachnoidea spinalis schmiegt sich der Oberfläche der Dura mater an und dichtet die Cavitas subarachnoidalis nach außen hin ab. Sie erstreckt sich, wie der Duralsack, vom Foramen occipitale magnum bis zum 2. Sakralwirbel. Arachnoidea und Dura sind durch unzählige feine kurze Bindegewebefäden miteinander verbunden.

Die Pia mater spinalis umschließt als gefäßführende nervenreiche zarte Haut das Rückenmark. Sie stellt die direkte Fortsetzung der Pia mater encephali dar und geht in Höhe des 1. und 2. LWK in das Filum terminale über. Die Ligg. denticulata bilden einen Aufhängungsapparat, der das Rückenmark im Liquor cerebrospinalis im subduralen Raum in der Schwebe hält. Ihr Ansatz am Rückenmark liegt in der Mitte zwischen den beiden Spinalnervenwurzeln. Die vom Liquor cerebrospinalis gefüllte Cavitas subarachnoidalis geht kranial kontinuierlich in die Cavitas subarachnoidalis encephali über und reicht, wie der Duralsack, kaudal bis zum 2. Sakralwirbel. Seitlich erstreckt sich dieser Raum bis in die Foramina intervertebralia hinein. Der untere Abschnitt etwa von L1/L2 an enthält nur das Filum terminale und die Nervenwurzeln und wird als Cauda equina bezeichnet.

Das Rückenmark beginnt an der Pyramidenkreuzung und endet mit dem Conus medullaris in Höhe des unteren Randes des 1. Lendenwirbels bei Erwachsenen. Hier setzt es sich als das Filum terminale fort, das zum unteren Ende des Duralsackes reicht und in das Filum durae matris spinalis übergeht.

Im Embryo füllt das Rückenmark den gesamten Spinalkanal aus. Vom 3. Fötalmonat an allerdings verlangsamt sich sein Wachstum, während der Spinalkanal, die Dura und die Arachnoidea im gleichen Tempo weiter wachsen. Die Folge dieser Wachstumsdifferenz ist dann der Aszensus des Myelons bis in die Gegend des 1. LWK beim Erwachsenen. Das Myelon stellt einen annähernd zylindrischen dorsoventral abgeplatteten Strang von symmetrischer Gestalt dar, der nicht an allen Stellen gleich dick ist. Im Bereich der abgehenden Wurzeln für die Gliedmaßen weist es eine spindelförmige Anschwellung auf, die im Bereich des 3. Halswirbekörpers (HWK) bis zum 2. Brustwirbelkörper (BWK) und vom 10. BWK bis zum 1. LWK reicht.

Durch eine tiefe ventral gelegene Längsfurche und durch eine dorsale Längsrinne wird das Rückenmark unvollständig in zwei symmetrische Hälften geteilt. Die seitlichen Teile des Rückenmarkes sind durch den Abgang der Nervenwurzeln gekennzeichnet. Diese unterscheiden sich funktionell und morphologisch. Die efferenten motorischen ventralen Nervenwurzeln stammen aus der Vordersäule des Rückenmarkes und bilden grob gebündelte Fächer, die in bestimmten Abständen voneinander aus dem Rückenmark austreten. Die afferenten sensiblen dorsalen Wurzeln bilden in einiger Entfernung vom Rückenmark zwei Bündel, in denen die zentralen Fortsätze der afferenten Neuriten der Spinalganglienzellen zusammengefasst sind. Die dorsalen und ventralen Spinalnervenwurzeln verlaufen zunächst in ihrem intraduralen Abschnitt durch die Cavitas subarachnoidalis und treten lateral durch getrennte Öffnungen aus dem Duralsack in das Foramen intervertebrale über. Sie werden von einer Durascheide begleitet, die an der dorsalen Wurzel weiter in die Peripherie reicht als an der ventralen Wurzel. Die dorsale und die ventrale Wurzel vereinigen sich dann zum Spinalganglion, das eine umschriebene kolbenförmige Verdickung darstellt und im Bereich des Neuroforamens lokalisiert ist.

Von den Spinalganglien liegt das erste Paar zwischen dem Okziput und dem hinteren Atlasbogen unmittelbar der Dura an. Das zweite Paar findet sich zwischen dem Arcus posterior atlantis und dem Dens. Die folgenden sind dann unterhalb des Intervertebralloches lokalisiert. Von L2 an rücken sie wieder nach medial, sodass bei L5 das Ganglion wiederum im Bereich des Neuroforamens nachgewiesen werden kann. Aufgrund der Tatsache, dass im Neuroforamen zwischen dem Okziput und dem Atlas die 1. Zervikalwurzel verläuft, werden im Bereich der HWS die austretenden Nervenwurzeln nach den nächst höheren Wirbeln benannt. Bei C7/D1 findet sich daher die 8. zervikale Nervenwurzel, zwischen D1 und D2 dann die 1. thorakale Nervenwurzel. Von dieser Region ab wird die austretende Nervenwurzel nach dem nächst niedrigen Wirbelkörper bezeichnet, sodass bei L5/S1 die 5. Nervenwurzel durch das betreffende Neuroforamen austritt.

Die Foramina intervertebralia stellen kurze Kanäle dar, die den Wirbelkanal mit der paravertebralen Region verbinden. Sie enthalten die in Fett- und Bindegewebe eingebetteten Spinalnervenwurzeln, Arterien- und Venengeflechte und werden durch die Strukturgebung benachbarter Wirbel geformt. Ihre Wandung kranial besteht aus den Incisurae vertebrales inferiores des benachbarten höheren Wirbelbogens, ihre kaudale Wandung aus dem Incisurae vertebrales superiores des nächst tieferen Wirbelbogens. Dorsal wird das Foramen intervertebrale durch die Gelenkfortsätze begrenzt, ventrolateral von beiden Wirbelkörpern und den sie begrenzenden Zwsichenwirbelscheiben. Sie sind mit derbem Fasergewebe austapeziert, das sich in die Lamellen der Zwischenwirbelscheibe und in die Kapsel der Wirbelgelenke fortsetzt. Das Neuroforamen und insbesondere sein Ausgang weisen regionenweise wechselnde topographische Verhältnisse auf. Während es im HWS-Bereich nahezu horizontal verläuft, ist der Verlauf im Bereich der BWS leicht nach kaudal gekippt, weil die Rippenköpfchen die kaudalen Abschnitte der Foramina intervertebralia überragen. Im Bereich der LWS verläuft das Neuroforamen schräg geneigt nach lateral, wobei sowohl die Nervenwurzel als auch die Gefäße den Kanal im oberen Teil passieren.

In der HWS verläuft die A. vertebralis durch die ventralen Anteile der äußeren Öffnung des Neuroforamens und verlagert die Spinalganglien nach dorsolateral. Die A. vertebralis wird von zwei Venen begleitet sowie auch vom N. vertebralis, der gemeinsam mit der Arterie in das Foramen transversarium bei C6 eintritt. Dieser Nerv stellt einen Ast des Ganglion stellatum des Halssympatikus dar und verbindet sich mit den vorderen Nervenwurzeln von C3 bis C5.

28.1.3 Arterielle und venöse Blutversorgung der Wirbelsäule und des Myelons

Die arterielle Blutversorgung erfolgt über den Truncus arteriosus spinalis anterior, der eine große Anzahl von kleinen arteriellen Gefäßen abgibt. Diese dringen in die Fissura mediana anterior ein und versorgen die Dura im Bereich der HWS. Im Bereich der BWS sind es die Aa. intercostales, im Bereich der LWS die Aa. lumbales, die die arterielle Blutversorgung des Myelons übernehmen. Die Wirbelsäule selbst wird ebenfalls durch die Aa. lumbales und durch die Aa. intercostalis versorgt, die direkte Äste der Aorta sind.

Der venöse Abfluss erfolgt aus dem Wirbelkörper über eine Sammelvene, die so genannte V. sinuvertebralis, die den Wirbelkörper dorsal mittig verlässt und in Verbindung mit dem sich im epiduralen Raum befindlichen ausgedehnten Venenplexus steht. Dieser Plexus wird auch als Plexus venosi vertebralis interna bezeichnet und enthält vier starke längsverlaufende Venen. Zwei davon liegen den Wirbelkörpern, zwei den Wirbelbögen an. Der Abfluss aus dem subduralen Raum weist ein gleiches Verteilungsmuster wie das der Arterien auf.

28.1.4 Rückenmuskulatur

Die autochthone genuide Rückenmuskulatur ist in der Rinne zwischen dem Dornfortsatz und den Wirbelbögen sowie den Querfortsätzen lokalisiert und dehnt sich in der Lenden- und in der Brustwirbelgegend über die Wirbelsäule hinaus nach lateral aus. Sie unterteilt sich in eine oberflächliche Schicht, die die langen Rückenmuskeln enthält und in eine tiefe Schicht, deren Muskeln nur von einem Segment zum anderen ziehen oder nur wenige Segmente überspringen. Man kann auch von einem medialen Trakt, der die kurzen Muskeln, und von einem lateralen Trakt, der die langen Muskeln enthält, sprechen. Der lange Rückenmuskeltrakt enthält den M. sacrospinalis als eine komplexe Muskelmasse, den M. iliocostalis und den M. longissimus. Im Bereich der BWS liegen beide Muskeln nebeneinander, wobei sich der M. iliocostalis lateral befindet. In der Lumbalregion schiebt sich dieser Muskel mehr nach medial und bedeckt etwas den M. longissimus, mit dem er verwachsen ist. Der M. iliocostalis erstreckt sich vom Darmbeinkamm bis in die Höhe der unteren Halswirbel. Der M. longissimus reicht bis zum Processus mastoideus hinauf. Gemeinsam werden sie auch als M. erector trunci bezeichnet.

Die tiefe Rückenmuskulatur bietet in ihrer Gesamtheit zwei starke Muskelwülste, die die Rinne zwischen

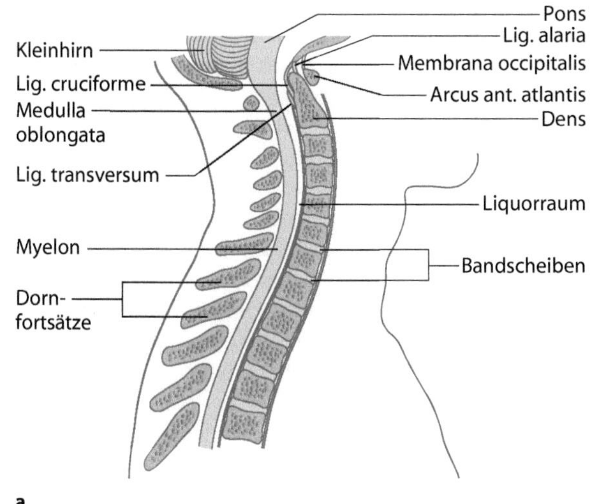

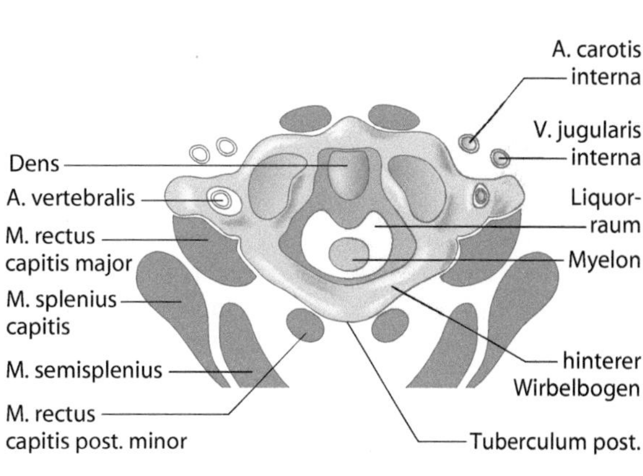

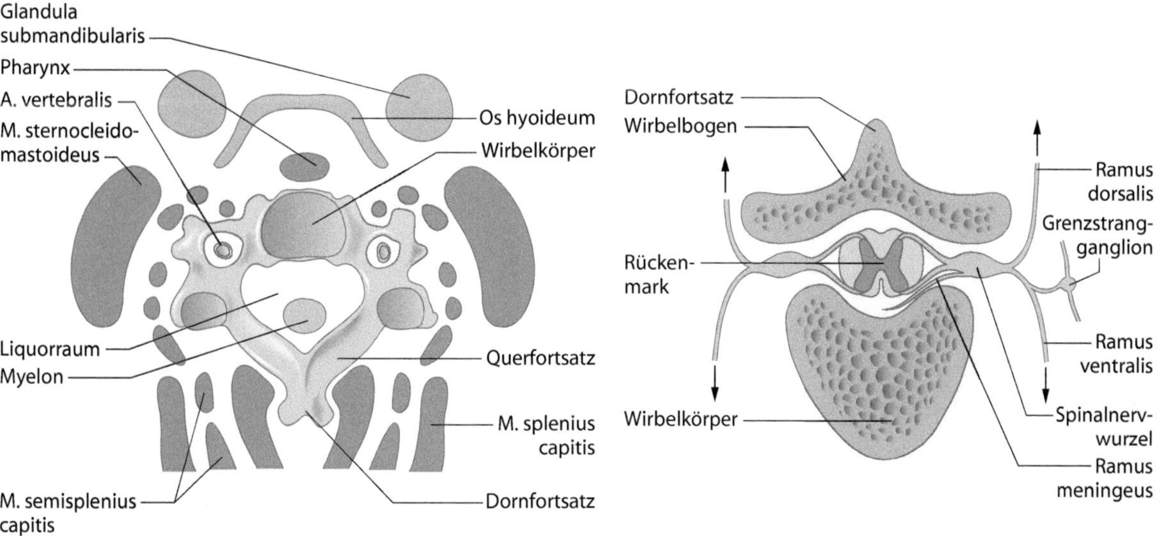

Abb. 28.1. a HWS in Seitenansicht. **b** Schnitt durch den 1. Zervikalwirbel (Atlas). **c** Schnitt durch die mittlere HWS. **d** Eigeninnervation der Wirbelsäule durch den Ramus meningeus des Spinalnerven. Sensible Fasern finden sich in erster Linie im Bereich des Wirbelgelenkes, des hinteren Längsbandes und im Spinalnerven selbst

dem Dornfortsatz und den Rippen im Bereich der BWS ausfüllen. Sowohl der tiefe als auch der oberflächliche Trakt der Rückenmuskulatur wird von einer Faszie bedeckt, die diese vollkommen umhüllt.

Im Bereich des Nackens findet sich der M. trapecius und unter ihm der M. splenius, der am Dornfortsatz des 3. Halswirbels entspringt und am Dornfortsatz des 3. Brustwirbels inseriert. Ein weiterer Muskel, nämlich der M. transversooccipitalis entspringt an den Querfortsätzen der Brustwirbel 1–7 und des 7. Halswirbels und inseriert im obersten Teil des Planum nuchae. Eine weitere Muskelgruppe, nämlich die der kurzen Nackenmuskeln, hat die wichtige Funktion der Rotation zwischen Epistropheus und Okziput. Es handelt sich hierbei um den M. rectus capitis dorsalis major, der am Processus spinalis des Epistropheus entspringt und an der Linea plani nuchalis ansetzt, sowie um den M. rectus capitis dorsalis minor, der vom Tuberculum dorsale des Atlas zum Planum nuchae verläuft.

28.1.5 Nervenversorgung der Wirbelsäule

Die Bandscheiben des Menschen besitzen keine Nervenfasern. Sensible Nervenendigungen lassen sich nur in den äußeren Lagen des Anulus fibrosus am hinteren Längsband nachweisen. Die schmerzempfindlichen Strukturen innerhalb des Wirbelkanals befinden sich also vorwiegend im Bereich des hinteren Längsbandes und des dorsalen Anulus fibrosus, aber auch im Bereich des Periostes und der Wirbelgelenkkapseln, die von speziellen Wirbelsäulennerven versorgt werden. Darüber hinaus finden sich sensible Nervenfasern auch im Verlauf der Spinalnerven selbst. Diese sensible Versorgung sowohl des Spinalnerven als auch des hinteren Längsbandes und der Gelenkkapsel erfolgt durch den Ramus meningeus. Hierbei handelt es sich um einen Nerven, der distal vom Spinalganglion von der Nervenwurzel entlassen wird und nach Aufnahme sympathischer Fasern vom Grenzstrang wieder durch das Foramen intervertebrale zurück in den Wirbelkanal zieht. Er wird auch als Ramus recurrens oder N. sinuvertebralis bezeichnet. Dieser Nerv verzweigt sich nach Wiedereintritt in den Wirbelkanal und versorgt die inneren Anteile der Wirbelgelenkkapsel, des Wirbelperiostes, des hinteren Längsbandes sowie auch die Höhlen des Rückenmarkes mit efferenten, afferenten und mit sympathischen Fasern.

Mechanisch reizbare sensible Rezeptoren finden sich dabei vor allem im hinteren Längsband, in der Wirbelgelenkkapsel und im Spinalnerven selbst. Der aus motorischen, sensiblen und sympathischen Anteilen bestehende gemischte Spinalnerv teilt sich nach seinem Austritt aus dem Foramen intervertebrale in einen Ramus ventralis und in einen Ramus dorsalis. Der ventrale Ast stellt den umfangreicheren Teil des Spinalnerven dar, er versorgt die vordere Körperregion, zu der auch die Gliedmaßen gehören. Der kleinere dorsale Ast zieht zur Haut und zu den Muskeln im Rückengebiet. Er gibt außerdem Zweige an die äußere Facette des Wirbelgelenkes und dessen Kapsel ab. Die dorsalen Äste der Nervenwurzel treten paarweise vom Okziput bis zum Os coccygis neben der Wirbelsäule durch die Faszie und versorgen die entsprechenden Hautareale, wobei sie im Thorakalbereich relativ nahe an der Mittellinie, im Lumbalbereich lateral von der autochthonen Muskulatur der Rückenstrecker verlaufen. Die eingehende Kenntnis der komplizierten nervalen Versorgung ist die Voraussetzung sowohl für den Radiologen als auch für den Kliniker, um die häufig sehr unterschiedliche Schmerzsymptomatik richtig einordnen zu können, wobei die bildgebende Diagnostik mit der

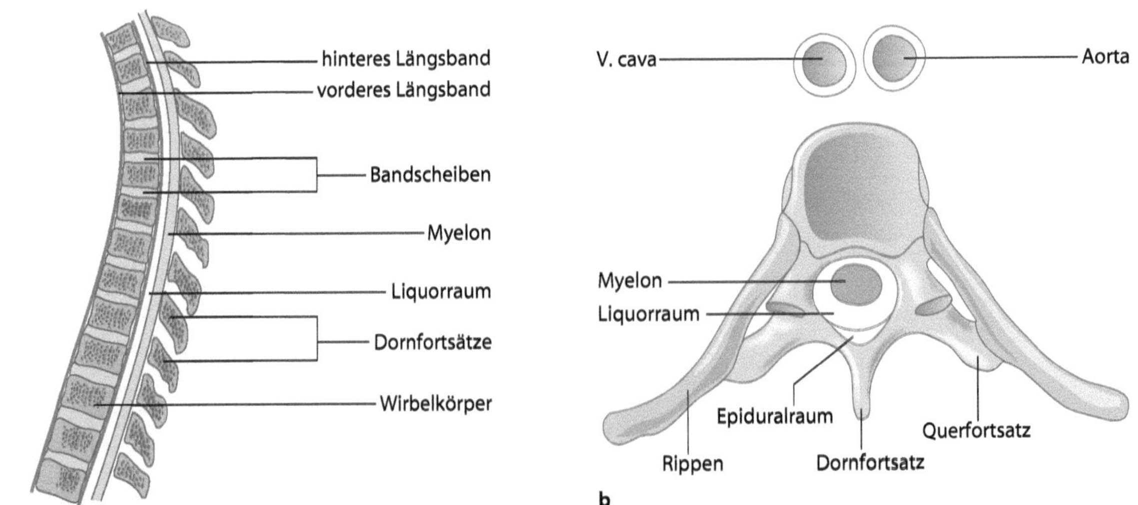

Abb. 28.2. a BWS der Seitenansicht. **b** Axialer Schnitt durch die BWS

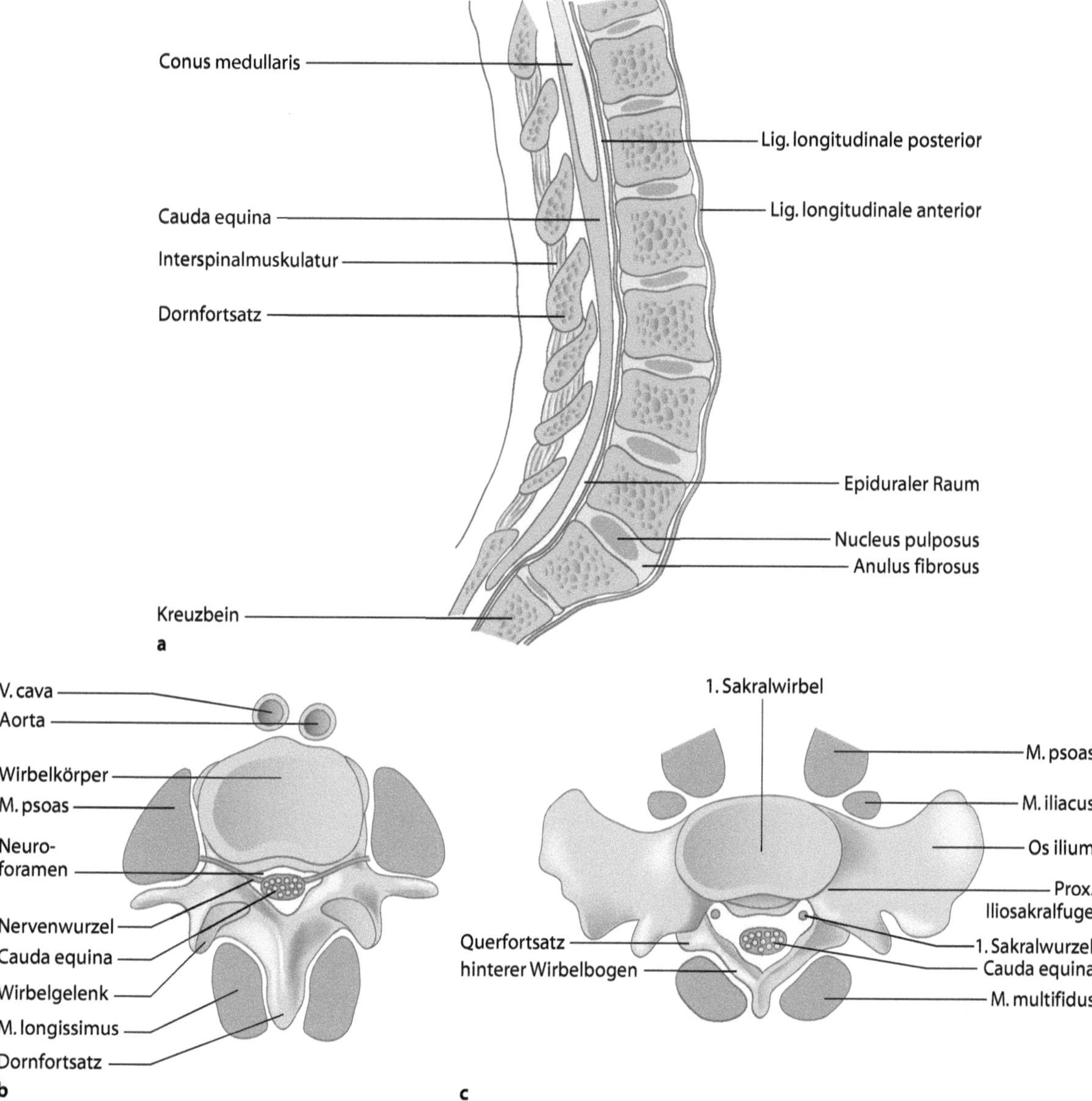

Abb. 28.3. a LWS in Seitenansicht. **b** Axiale Ansicht durch die LWS, 3. LWK. **c** Axiale Ansicht durch den 1. Sakralwirbel

MRT einen wichtigen Baustein darstellt (Abb. 28.1 a–d, Abb. 28.2 a,b, Abb. 28.3 a–c).

28.2 MRT der Wirbelsäule

Die MRT bietet ausgezeichnete Möglichkeiten, sowohl die Anatomie des Rückenmarkes als auch der umgebenden knöchernen Strukturen in allen drei Raumebenen mit einer guten Kontrast- und räumlichen Auflösung darzustellen. Daher stellt dieses Verfahren bereits seit einiger Zeit den Goldstandard dar und ist bei nahezu allen auftretenden Fragestellungen indiziert.

Vorgehen bei der MRT-Untersuchung der Wirbelsäule

Die Untersuchung sollte in Rückenlage des Patienten erfolgen, wobei heute bei Hochfeldgeräten die Lagerung auf simultan und hintereinander geschalteten Phased-array-Oberflächenspulen Standard ist. Mit diesen Spulen ist es möglich, etwa zwei Drittel der Wirbelsäule in einem Arbeitsgang lückenlos abzubilden. Entweder kann die untere BWS und die LWS einschließlich des Os sacrum dargestellt werden, oder die HWS einschließlich der BWS und der oberen LWS. Es hat sich allerdings herausgestellt, dass die Einzeluntersuchung der verschiedenen Wirbelsäulenabschnitte weiterhin deutliche Vorteile wegen des kleineren FOV aufweist.

Insbesondere ist die räumliche Auflösung im Bereich der HWS bei gleichzeitiger Darstellung der BWS für bestimmte Fragestellungen nicht ausreichend. Von einigen Firmen wird auch eine kombinierte Schädel- und Halsspule angeboten, mit der die HWS auch einzeln exzellent dargestellt werden kann.

In allen Bereichen der Wirbelsäule sollte ferner eine Präsaturation vorgenommen werden, um die ventralen befundunwichtigen Bildanteile gewissermaßen auszublenden und damit auch Pulsationsartefakte, ausgehend vom Herzen, von der Aorta, von den Karotisarterien sowie auch von der Bauchaorta und von den Darmbewegungen weitgehend zu verhindern. Die Kniegelenke werden durch eine Rolle angehoben, um insbesondere bei vorhandenen Schmerzen eine bequemere Lage zu erreichen. Die Untersuchung erfolgt in sagittaler, gelegentlich auch ergänzend in koronarer Schnittrichtung. Die axialen Schnitte werden bandscheibenparallel durchgeführt, wobei verschiedene Intervertebralräume hintereinander oder simultan in einem Arbeitsgang aufgenommen werden können.

Sequenzen

Für die Untersuchung der Wirbelsäule stehen, wie auch für andere Organbereiche, zahlreiche Sequenzen zur Verfügung, so die SE-, die FSE- sowie die GRE-Sequenzen. Es hat sich gezeigt, dass HWS, BWS und LWS unterschiedlicher Sequenzen für eine optimale Darstellung bedürfen. Grundsätzlich sollte die sagittale Schnittführung sowohl in einer T1- als auch in einer T2-Wichtung vorgenommen werden. Für die T1-Wichtung wird in erster Linie eine SE-Sequenz empfohlen. Bewährt haben sich jedoch auch GRE-Sequenzen, weil damit eine gute Differenzierung zwischen Knochen und Weichteilgewebe möglich ist. Mit einer T1-Wichtung ist allerdings eine Aussage über den Bandscheibenzustand nicht möglich. Der Kontrastunterschied zwischen Liquor und Rückenmark ist für eine Beurteilung des Myelons ausreichend, auch das Lig. flavum und die Wirbelgelenke lassen sich gut beurteilen.

Für die T2-Wichtung in sagittaler Schnittrichtung werden sowohl eine FSE-Sequenz als auch eine GRE-Sequenz empfohlen, die jeweils unterschiedliche Vorteile aufweisen. Mit der FSE-Sequenz ist insbesondere im Bereich der LWS, aber auch im Bereich der HWS, eine ausreichende Beurteilung des möglichen Degenerationsgrades der Bandscheibe möglich. Nachteilig sind das intensive Fettsignal und gelegentlich auch das Auftreten von Liquorartefakten, die dann die Differenzierung zwischen Rückenmark und Liquor sowie auch zwischen Liquor und Bandscheibengewebe erschweren.

Ein Nachteil der T2-gewichteten GRE-Sequenzen ist, dass der Durchmesser des Spinalkanals nicht quantifizierbar ist. Es können nämlich durch Suszeptibilitätsartefakte Einengungen vorgetäuscht werden. Auch werden Rückenmarkpelottierungen oder Impressionen ausgedehnter dargestellt als tatsächlich vorhanden. Vorteile der T2-Wichtung in der sagittalen Schnittebene sind, neben einer guten Beurteilbarkeit des Zustandes der Bandscheibe, die gute Beurteilungsmöglichkeit des Rückenmarks sowohl bei kompressionsbedingten Myelonödemen als auch bei entzündlichen und tumorösen Veränderungen.

Ferner wird häufig in der sagittalen Schnittrichtung zusätzlich eine fettsupprimierte T2-gewichtete Sequenz empfohlen, entweder als STIR, SPIR oder als CHESS, mit der insbesondere im Bereich der HWS eine noch bessere Beurteilung des möglichen Degenerationsgrades des Diskus ermöglicht wird. Ein weiterer Vorteil der Fettsuppression ist, dass Infiltrationen im Bereich der Wirbelkörper eine selektive Signalanhebung aufweisen und sich damit wesentlich besser als mit der reinen T2-Wichtung nachweisen lassen. Für manche Fragestellung ist auch die Gabe von Gadolinium-DTPA mit anschließender Anfertigung von Schichten in einer fettsupprimierten T1-Sequenz von Vorteil.

Für die axiale Schnittrichtung werden unterschiedliche Sequenzen für die verschiedenen Wirbelsäulenabschnitte empfohlen, so für die HWS eine T2-gewichtete GRE-Sequenz, für die BWS eine T1- oder eine T2-gewichtete SE-Sequenz und für die LWS eine protonengewichtete, eine T2- oder auch eine T1-gewichtete SE-Sequenz.

Jede dieser Sequenzen hat Vor- und Nachteile. Mit der T1-gewichteten SE-Sequenz ist im Bereich der LWS eine Abgrenzbarkeit zwischen dem Liquor des Duralsackes und einer möglichen Diskushernie nur schwer möglich, dagegen lassen sich Nervenwurzeln im Bereich der Neuroforamina und im Bereich des Recessus ausgezeichnet gegenüber dem umgebenden Fett und eventuellen Raumforderungen abgrenzen. In der T2-Wichtung ist eine gute Abgrenzung des Liquors gegenüber einer Diskushernie möglich. Die Darstellung der Nervenwurzeln im Recessus und im Bereich des Neuroforamens gelingt allerdings nicht immer. Die T2-gewichteten GRE-Techniken im Bereich der HWS erlauben eine gute Darstellung der möglichen Pathologie der Neuroforamina. Die Diskushernie ist jedoch nur schwierig gegenüber einer Retrospondylose abzugrenzen, ebenso ist eine Beurteilung der Wirbelgelenke kaum möglich. Die Protonenwichtung im Bereich der LWS verbindet in gewisser Weise die Vorteile der übrigen Sequenzen miteinander, ohne unbedingt an den Nachteilen teilzuhaben. Daher wenden viele Untersucher diese Sequenz zur Beurteilung einer Diskushernie und deren Auswirkung auf den Spinalkanal und das Neuroforamen an. Sie nehmen dabei die geringere Kontrastauflösung bewusst in Kauf.

Von manchen Autoren wird auch zusätzlich eine MRT-Myelographie empfohlen, die eine ähnliche Aussage wie die konventionelle Myelographie erlaubt, und insbesondere im Bereich der LWS bei bestimmten Fragestellungen von Vorteil ist.

28.2.1 MRT-Untersuchung der Halswirbelsäule

Die MRT ist das primäre Verfahren bei der Untersuchung von Patienten mit Symptomen oder Hinweisen auf das Vorliegen von Veränderungen im Bereich des Myelons und der zervikalen Nervenwurzeln. Die CT und auch die Myelographie spielen bei der Diagnostik nur noch eine geringe Rolle in ausgewählten Fällen. Die Reduktion der Bewegungsartefakte, die Anhebung des Signal-zu-Rausch-Verhältnisses und die Verbesserung der Auflösung, in erster Linie ein positiver Effekt von verbesserten Empfangsspulen, sind die Hauptgründe für die stürmische Entwicklung der MRT der HWS, insbesondere da nunmehr auch eine Dünnschichttechnik im 3D-Mode zur Anwendung kommen kann.

Voraussetzung ist allerdings eine spezielle Oberflächenspule. In etwa gleichwertig sind Solenoid, Resonator- und flexible Spulen, die im Bereich des Nackens des Patienten platziert werden. Um die Auflösung noch weiter zu optimieren, und auch um Wrap-arround-Artefakte zu vermeiden, sollte das FOV nahezu mit dem gewählten Volumen übereinstimmen. Die Anzahl der notwendigen Mittelungen hängt von einer Reihe von Faktoren ab, so von der Magnetfeldstärke, von den zur Verfügung stehenden Gradienten und auch von der Mitarbeit des Patienten.

Die Anwendung der Sequenzen sollte individuell erfolgen, stets angepasst an die klinische Fragestellung.

Wird eine Myelopathie vermutet, sind T2-gewichtete fettsupprimierte Schichten in sagittaler und axialer Schnittrichtung ebenso erforderlich wie T1-gewichtete fettsupprimierte Schichten vor und nach Kontrastmittelgabe.

Bei der Frage nach einer Nervenwurzelkompression sollten T1- und T2-gewichtete sagittale Schichten und T2-gewichtete GRE-Sequenzen in der transversalen Schnittrichtung zur Anwendung kommen. Die Schichtdicke sollte maximal 2–3 mm betragen.

Bei der Frage nach einer Radikulopathie empfiehlt sich eine 3D-Technik mit einer GRE-Sequenz, die Schichtdicken von 1 mm erlaubt. Die Vorteile der 3D-GRE-Technik sind eine Erhöhung der räumlichen Auflösung und eine Verminderung der vaskulären Pulsationsartefakte. Die Nachteile sind Suszeptibilitätsartefakte und ein vermindertes Kontrast-zu-Rausch-Verhältnis. Auch kann der Kontrast innerhalb des Myelons suboptimal sein. Weder die koronaren noch die sagittalen Schnittrichtungen sind für die Untersuchung der Neuroforamina als optimal anzusehen, weil sie in einem Winkel von 45° zur Ebene der Gelenke angeordnet sind. Die Neuroforamina lassen sich daher am besten in paraxialen Schichten parallel zum Diskus beurteilen.

Ferner wird auch eine schräg sagittale Schnittrichtung, parallel oder senkrecht zum Verlauf der Neuroforamina, für beide Seiten getrennt empfohlen. In diesen Ebenen ist bei Anwendung einer Dünnschichttechnik eine exakte Beurteilung des Neuroforamens und dessen eventueller Einengung möglich. Die schräg koronare Schnittrichtung erlaubt eine gute axiale Darstellung des Neuroforamens und damit weitere wichtige Informationen. Standard ist in der transversalen Schnittebene die Durchführung von Schichten in einer GRE-Technik und im 3D-Mode.

Der Vorteil der 3D-Technik ist, dass die axialen Schnitte eine Dicke von nur 0,7–1,5 mm haben und eine hohe räumliche Auflösung aufweisen. Vorgeschlagen wird eine T2*-Technik mit Flipwinkel von 5–25°, einem TR von 500–900 ms sowie ein TE von 20–30 ms. Ferner sollten Flow-Kompensationstechniken sowohl für das fließende Blut als auch für den Liquor eingesetzt werden. Die beste Möglichkeit, den Degenerationsgrad der Bandscheibe zu überprüfen, besteht in der zusätzlichen Anfertigung von T2-gewichteten Schichten mit Fettsuppression in sagittaler Schnittrichtung.

In der T1-Wichtung erscheint in der sagittalen Schnittrichtung das Myelon mit einem intermediären Signal, der Liquor mit einer Signalminderung, der epidurale Raum signalintensiv als schmale sichelförmige umgebende Zone zwischen der Wand des Spinalkanals und dem Duralsack sowie die Spongiosa des Knochens ebenfalls hell. Die Kompakta des Knochens ist praktisch signalfrei, die Bandscheibe weist ein dunkles bis intermediäres Signal auf. Eine Beurteilung des Degenerationsgrades der Bandscheibe ist mit dieser Sequenz nicht möglich.

In der T2-Wichtung stellt sich bei Anwendung einer SE-Sequenz das Fett im Bereich der Spongiosa und im Bereich des epiduralen Raumes ebenfalls hell dar, auch der Liquor ist hell, während das Myelon ebenso wie die Muskulatur in der Umgebung ein intermediäres Signal aufweisen. Die Kompakta des Knochens ist unverändert ohne Signal, der Zustand der Bandscheibe ist in den meisten Fällen gut beurteilbar. Die Neuroforamina stellen sich nur in den seltenen Fällen ausreichend schräg axial angeschnitten dar. Die Beurteilung des Myelons ist mit der T2-Wichtung ebenso wie mit der fettsupprimierten T1-Wichtung nach Kontrastmittelgabe gut möglich.

In der axialen Schnittrichtung findet sich bei Anwendung einer T2-gewichteten GRE-Technik ein signalreicher Liquor mit guter Abgrenzbarkeit des Myelons, das ein intermediäres Signal aufweist. Die Muskulatur ist deutlich heller als mit den T2-gewichteten SE-Sequenzen, ebenso ist die Beurteilung der Weite des

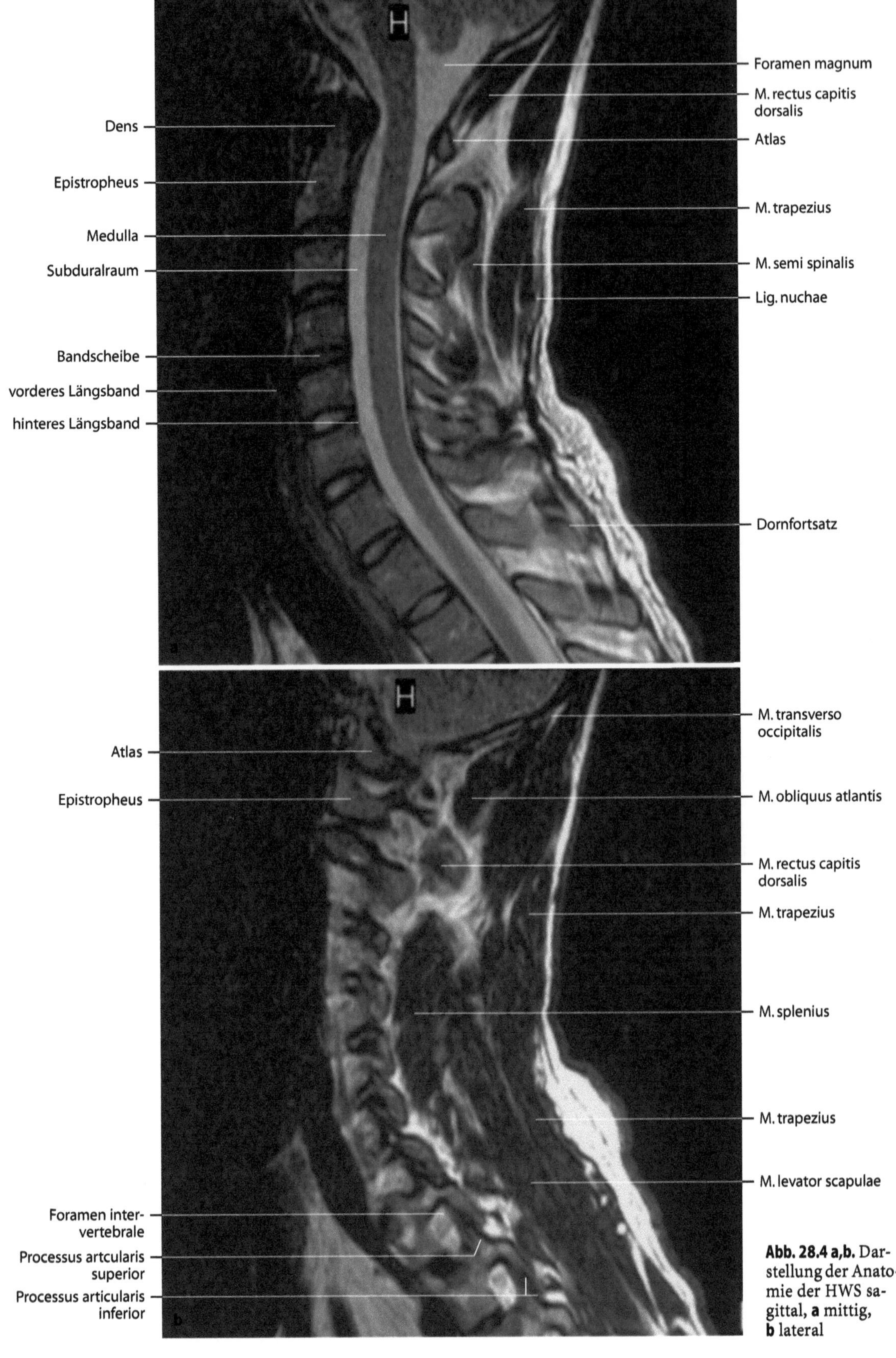

Abb. 28.4 a,b. Darstellung der Anatomie der HWS sagittal, **a** mittig, **b** lateral

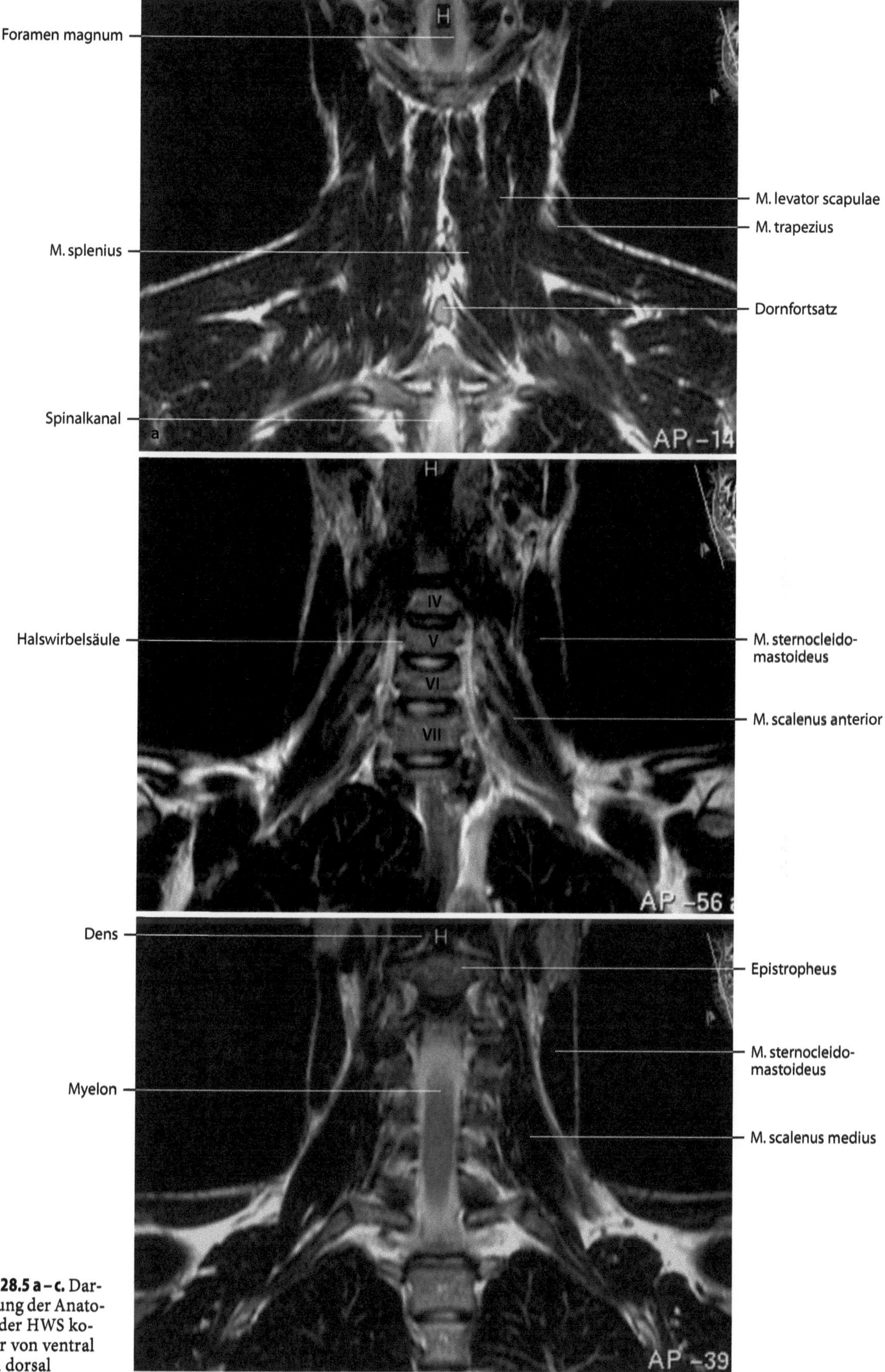

Abb. 28.5 a–c. Darstellung der Anatomie der HWS koronar von ventral nach dorsal

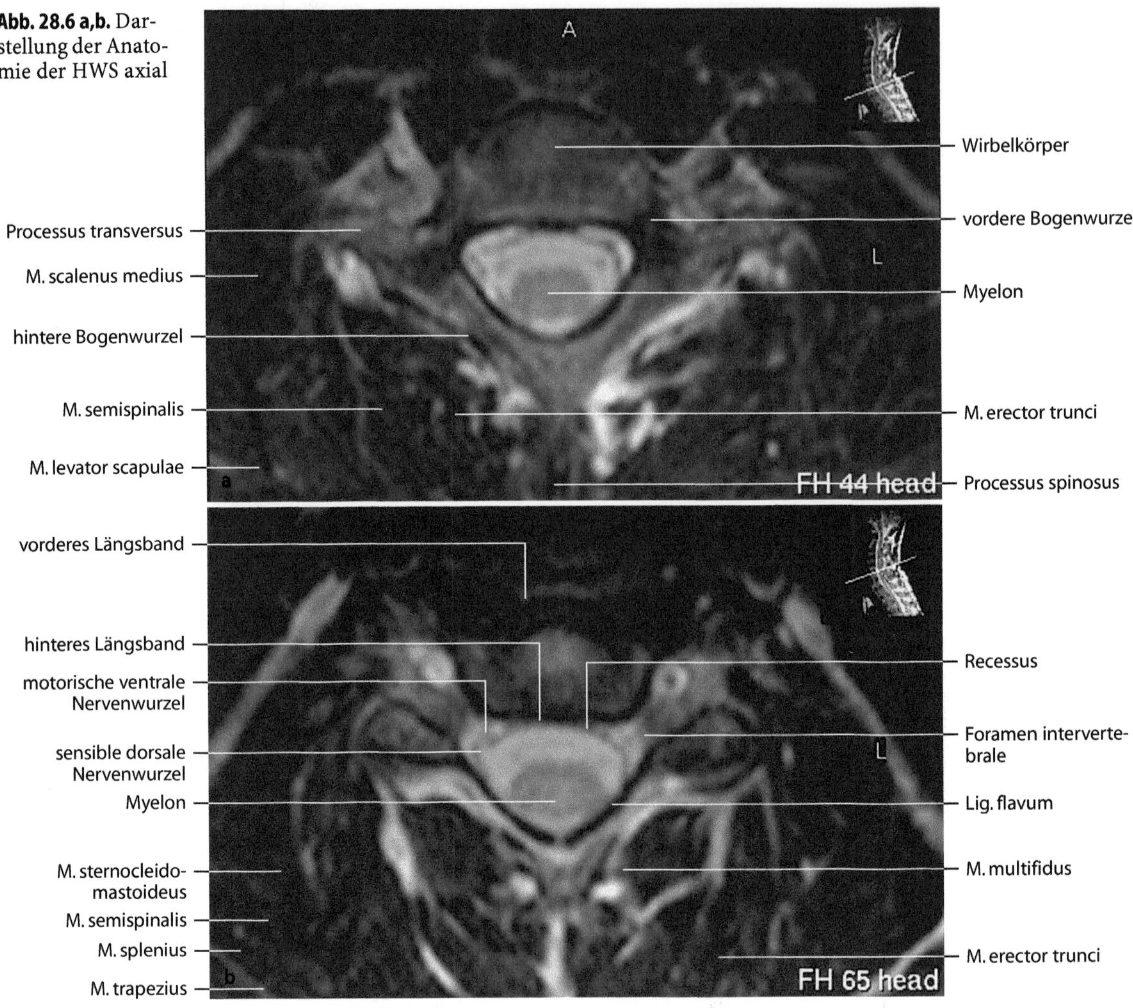

Abb. 28.6 a,b. Darstellung der Anatomie der HWS axial

Neuroforamens aufgrund der Kontrastdifferenz zwischen dem Liquor und den umgebenden ligamentären und knöchernen Strukturen gut möglich. Auch in dieser Ebene empfiehlt sich gelegentlich die Kontrastmittelgabe mit anschließender Anfertigung T1-gewichteter Bilder bei Fragestellungen, die das Myelon betreffen. Im Gegensatz zur LWS erbringt allerdings bei Zustand nach Diskotomie oder nach anderen verblockenden Operationen die Kontrastmittelgabe nicht die gleiche Information, da hier eine Abgrenzung zwischen Narbe und Diskushernienrezidiv praktisch nicht möglich ist (Abb. 28.4 a,b, Abb. 28.5 a–c, Abb. 28.6 a,b).

28.2.2 MRT-Untersuchung der Brustwirbelsäule

Die MRT-Untersuchung der BWS hat erst in den letzten Jahren einen hohen Standard erreicht, dank einer erheblichen Verbesserung der MRT-Technik. Sowohl die Myelographie als auch die CT sind der MRT im Hinblick auf die Beurteilung des Spinalkanals eindeutig unterlegen. CT-Untersuchungen mit oder ohne intrathekalem Kontrastmittel leiden unter Artefakten und erfordern eine genaue anatomische Lokalisation des kritischen Bereiches. Die multiplanare Fähigkeit der Darstellung mit der MRT, die sehr gute räumliche und Kontrastauflösung und die Möglichkeit der zusätzlichen sagittalen und koronaren Schnittebene machen dieses Verfahren allen anderen Methoden überlegen. Daher stellt das Verfahren der MRT seit einiger Zeit den Goldstandard für die Untersuchung der BWS bei sämtlichen Fragestellungen mit nur wenigen Ausnahmen dar.

Die MRT der BWS benötigt ebenso wie für die anderen Abschnitte der Wirbelsäule eine Oberflächenspule, um ein ausreichendes Signal-zu-Rausch-Verhältnis und eine optimale räumliche Auflösung zu erreichen. Die Eigenschaft einer Oberflächenspule, nämlich ein spulennahes hohes Signal-zu-Rausch-Verhältnis bei gleichzeitiger kontinuierlicher Abnahme des Signals

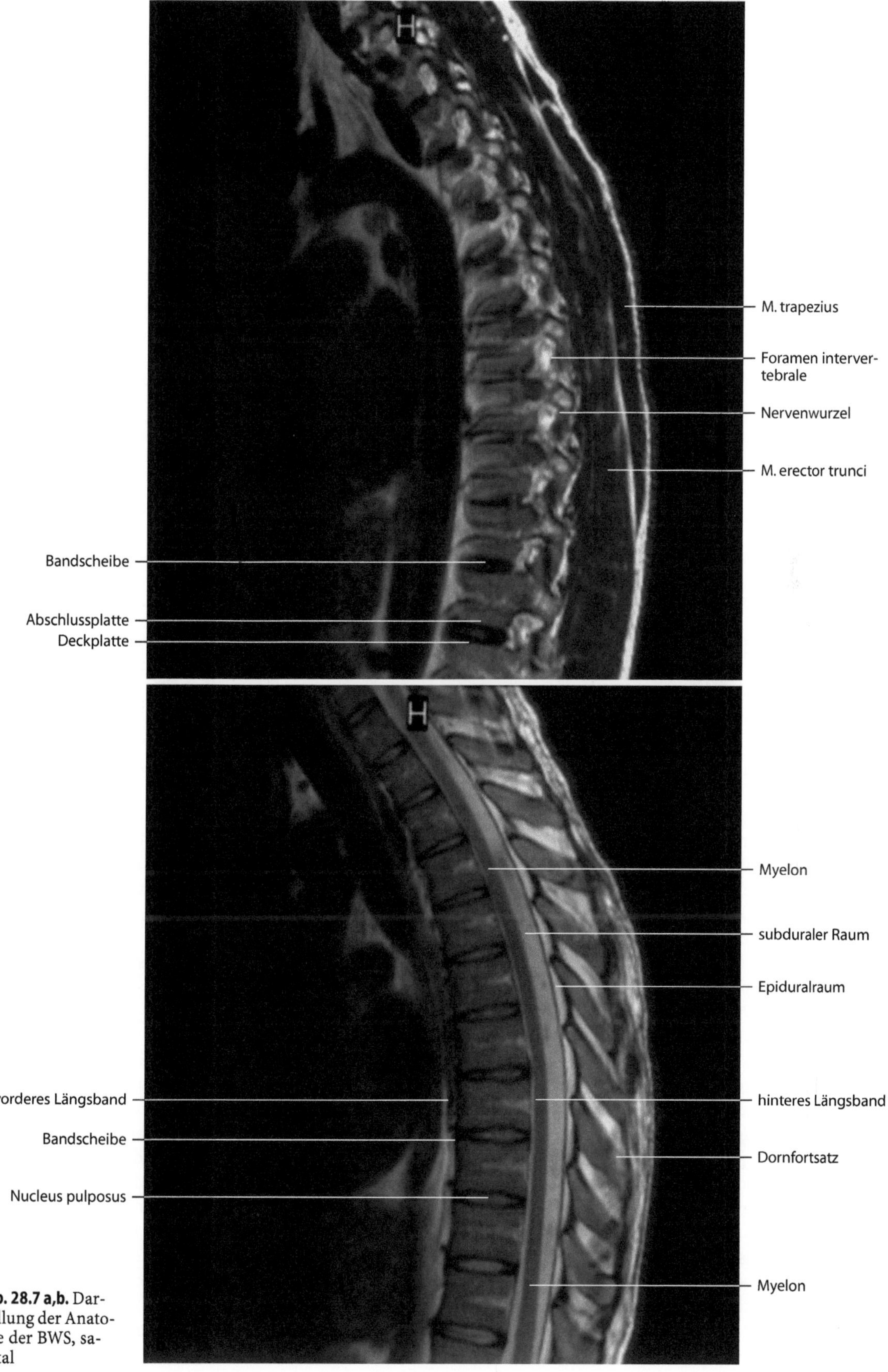

Abb. 28.7 a,b. Darstellung der Anatomie der BWS, sagittal

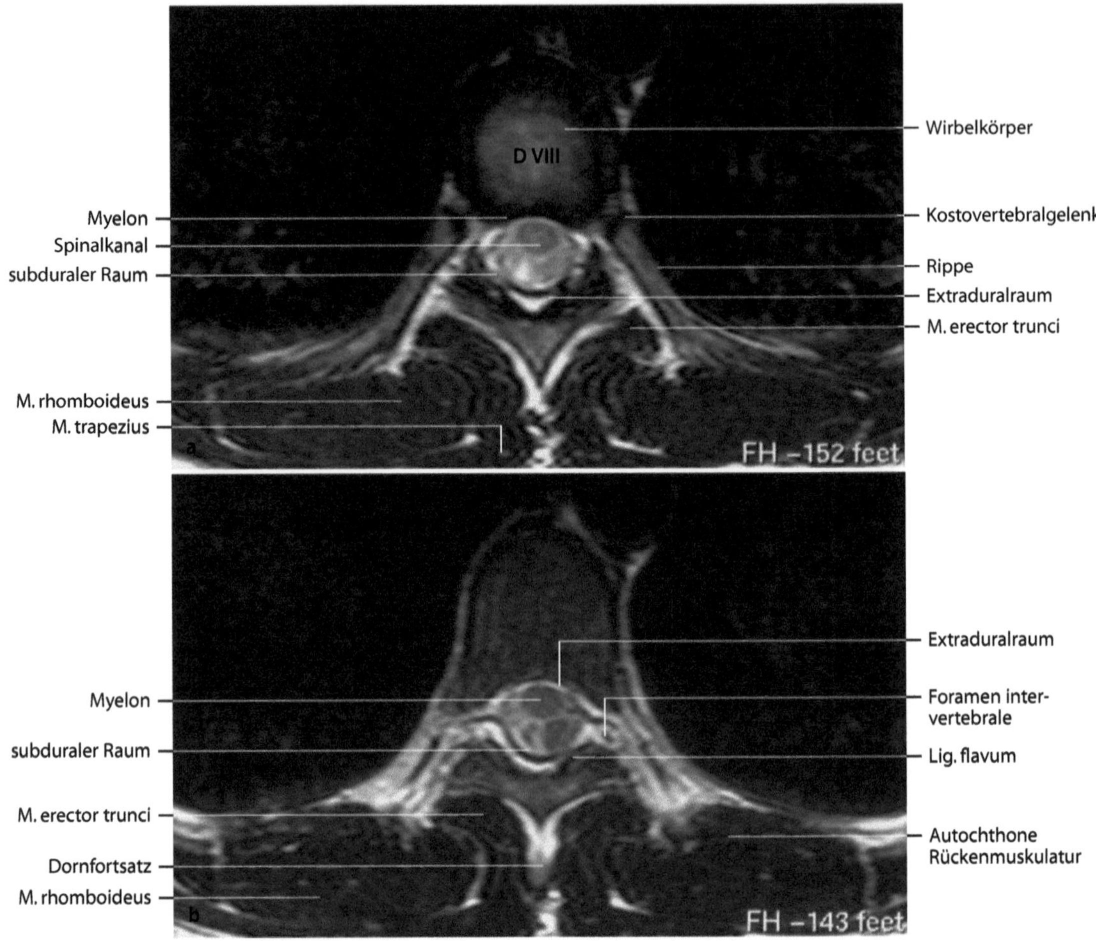

Abb. 28.8 a,b. Darstellung der Anatomie der BWS, axial

mit dem räumlichen Abstand, prädestiniert zur Untersuchung der BWS. Denn damit steht für eine gute Darstellung der bildwichtigen Wirbelsäule ein ausreichendes Signal zur Verfügung und die Signalreduktion verhindert Artefakte, die aus der Umgebung der Wirbelsäule herrühren, z. B. von Herz oder Lunge.

Die beiden hauptsächlichsten Spulentypen für die Darstellung der BWS sind die lineare Phased-array-Spule und die Flachspule. Bei der Flachspule handelt es sich um eine Einzelspule mit einer Länge von 20 - 22 cm und einer Breite von 4 - 7 cm. Schwierigkeiten kann bei diesem Empfangspulentyp wegen des eingeschränkten FOV die Auszählung der Wirbelkörper bereiten. Hierzu wird vorgeschlagen, mit der Körperspule ein Bild in sagittaler Schnittrichtung als Localizer anzufertigen, das qualitativ unzureichend ist, jedoch eine Abzählung erlaubt.

Die linearen Phased-array-Spulen besitzen einen erheblichen Vorteil gegenüber der vorgenannten Spule, denn sie erlauben die Konstruktion mehrerer Überlappungen der kleineren Spulen, sodass simultan das Signal einer bestimmten ROI mehrfach empfangen werden kann. Das maximale FOV mit den kommerziell verfügbaren Spulen beträgt 48 cm. Aus diesem Grunde kann die gesamte HWS zusammen mit der BWS mit einer räumlichen Auflösung von 1 mm aufgenommen werden. Daher erlaubt die Phased-array-Spule gegenüber der Rechteckspule einen Anstieg des Signal-zu-Rausch-Verhältnisses um das zwei- bis dreifache über das gesamte Feld.

Für die Untersuchungen reicht allerdings bei den meisten Fragestellungen eine Schichtdicke von 3 mm aus.

Auch im Bereich der BWS sind sagittale und axiale Schnitte der interessierenden Region erforderlich.

Die zur Anwendung kommenden Pulssequenzen richten sich nach der klinischen Indikation. So reichen bei der Frage nach einer knöchernen Metastasierung durchaus T1-gewichtete sagittale Schnitte vor und nach Kontrastmittelgabe, ergänzt durch axiale Schnitte der suspekten Region, aus. Wenn die klinische Indikation eine Darstellung des Rückenmarks erfordert, sind protonengewichtete und T2-gewichtete SE-Sequenzen für die sagittale Schnittrichtung, und zwar in erster Linie mit FSE oder SE optimal. Damit können außerdem T1-, protonengewichtete und T2-gewichtete Bilder durch die Variation des TE, der Echozuglänge und des TR hergestellt werden.

Für die T2- und für die Protonenwichtung ist eine Doppelecho-FSE-Sequenz sinnvoll oder auch eine separate Einzelecho-FSE-Sequenz. Dies gilt für die sagittale Schnittrichtung, bei der eine Matrix von 256 × 192 Pixel sowie ein Echozug von 16 ausreicht, um 14 Bilder in drei Minuten herzustellen. Empfohlen wird allerdings die Anfertigung von T2-gewichteten FSE-Bildern nur in Verbindung mit einer Fettsuppressionstechnik.

Der Vorteil der Fettsuppression ist die Verminderung der Artefakte, die von fettenthaltenen Strukturen kommen, und auch die Elemination des Chemical-shift-Artefaktes als Folge des starken Fettsignals. Ein weiterer Vorteil ist, dass eventuelle Läsionen auf T2-gewichteten Bildern ein stärkeres Signal aufweisen. Auf die verschiedenen Möglichkeiten der Erstellung einer Fettsuppression ist bereits hingewiesen worden.

Eine weitere Technik, die insbesondere auch im Bereich der BWS Vorteile bietet, ist die FLAIR-Technik.

Für den Bereich der BWS werden noch weitere MRT-Techniken empfohlen: so verschiedene Flow-sensitive-Methoden für die Abschätzung der Liquordynamik und für die Angiographie von Gefäßfehlbildungen. Es handelt sich hierbei um ein GRE im Steady state und um eine Phasendifferenzkontrastmethode.

Während also verschiedene Pulssequenzen für die Anfertigung der sagittalen Schichten empfohlen werden, gilt dies nicht in gleichem Maße für die transversale Schnittrichtung. Hierbei werden bei Verdacht auf das Vorliegen eines knöchernen Prozesses eine T1-gewichtete Schicht vor und nach Kontrastmittelgabe und eine fettsupprimierte T2-Sequenz zum Einsatz kommen.

Bezüglich der Darstellung der Anatomie gilt das Gleiche wie für die HWS, d. h. der Liquor stellt sich in der T1-Wichtung dunkel, in der T2-Wichtung hell dar, die fettreiche Spongiosa und auch der epidurale Raum erscheinen sowohl in der T1- als auch in der T2-Wichtung hell, das Myelon weist in beiden Sequenzen eine intermediäre Signalgebung auf ebenso wie die Nervenwurzeln, während die ligamentären Anteile und auch der kompakte Knochen kein Signal abgeben und daher schwarz erscheinen.

Die Anfertigung koronarer Schnitte ist nur selten bei bestimmten Fragestellungen erforderlich (Abb. 28.7 a,b, Abb. 28.8 a,b).

28.2.3 MRT-Untersuchung der Lendenwirbelsäule

Weit mehr als 50 % der MRT-Untersuchungen der Wirbelsäule betreffen den lumbalen Anteil. Dies kann einmal dadurch erklärt werden, dass Beschwerden im Lumbalbereich bei weitem häufiger sind als in den anderen Wirbelsäulenabschnitten. Zugleich jedoch hat sich das Verfahren der MRT bereits vor 10 Jahren als wichtigstes Verfahren bei der Diagnostik der verschiedensten Erkrankungen der LWS etabliert. Obwohl die Frage nach degenerativen vertebragenen Veränderungen im Vordergrund steht, ist auch bei entzündlichen Veränderungen sowohl des Knochens als auch des Myelons sowie für die Frage nach intraduralen und extraduralen Tumoren und kongenitalen Malformationen die MRT das wichtigste Verfahren zur Abklärung. Auch hier bietet die ausgezeichnete räumliche und Kontrastauflösung sowie die Möglichkeit der Darstellung in mehreren Ebenen einzigartige Vorteile. So ist es möglich, die Anatomie des diskovertebralen Komplexes, der spinalen Nerven, des Conus medullaris, des Duralsackes und der knöchernen Strukturen hervorragend darzustellen.

Mit den heute vorhandenen modernen MRT-Geräten erfordert eine komplette Darstellung etwa 20–25 min. Daher nimmt es nicht Wunder, dass die MRT der LWS in der Frequenz an zweiter Stelle nach der Untersuchung des Hirnschädels steht.

Ähnlich wie in den anderen Wirbelsäulenabschnitten ist auch hier die Anfertigung von T1- und von T2-gewichteten Bildern in der sagittalen Schnittrichtung zwingend erforderlich, und zwar unabhängig von der Fragestellung. Die meisten Autoren bevorzugen hierfür die SE- bzw. FSE-Technik, wobei die T1-Wichtung eine ausgezeichnete anatomische Übersicht erlaubt und das T2-Bild mehr Hinweise auf die Pathologie gibt. Einige Untersucher bevorzugen eine GRE-Technik, in erster Linie wegen der kürzeren Messzeiten. Nachteilig ist hierbei jedoch die deutlich vermehrte Artefaktanfälligkeit, besonders gegenüber den Flow-Effekten.

Auch in dieser Region sollten ausschließlich Oberflächenspulen zur Anwendung kommen, entweder als Single-Spule, oder – weitaus besser – in Form der Phased-array-Spule. Für die transversale Schnittrichtung liegen eine Reihe von Empfehlungen vor. Die meisten Autoren wenden T1-gewichtete SE-Sequenzen mit oder ohne Fettsuppression an oder auch protonengewichtete Sequenzen, die gegenüber den T1-gewichteten Sequenzen den Vorteil einer besseren Abgrenzbarkeit einer möglichen Diskushernie gegenüber dem Duralsack haben. Einige Anwender bevorzugen auch T2-gewichtete Sequenzen. Von Vorteil ist hierbei die bessere Abgrenzung des Diskus gegenüber dem Duralsack, nachteilig ist die schlechtere Abgrenzbarkeit zwischen Fett und Duralsack. Andere Untersucher wiederum bevorzugen GRE-Sequenzen mit den bekannten Vor- und Nachteilen.

Aus diesen Angaben ist ersichtlich, dass eine Standardisierung bisher nicht erfolgt ist. Grundsätzlich allerdings gilt für die transversalen Aufnahmen, dass insbesondere bei der Frage nach einem Bandscheibenpro-

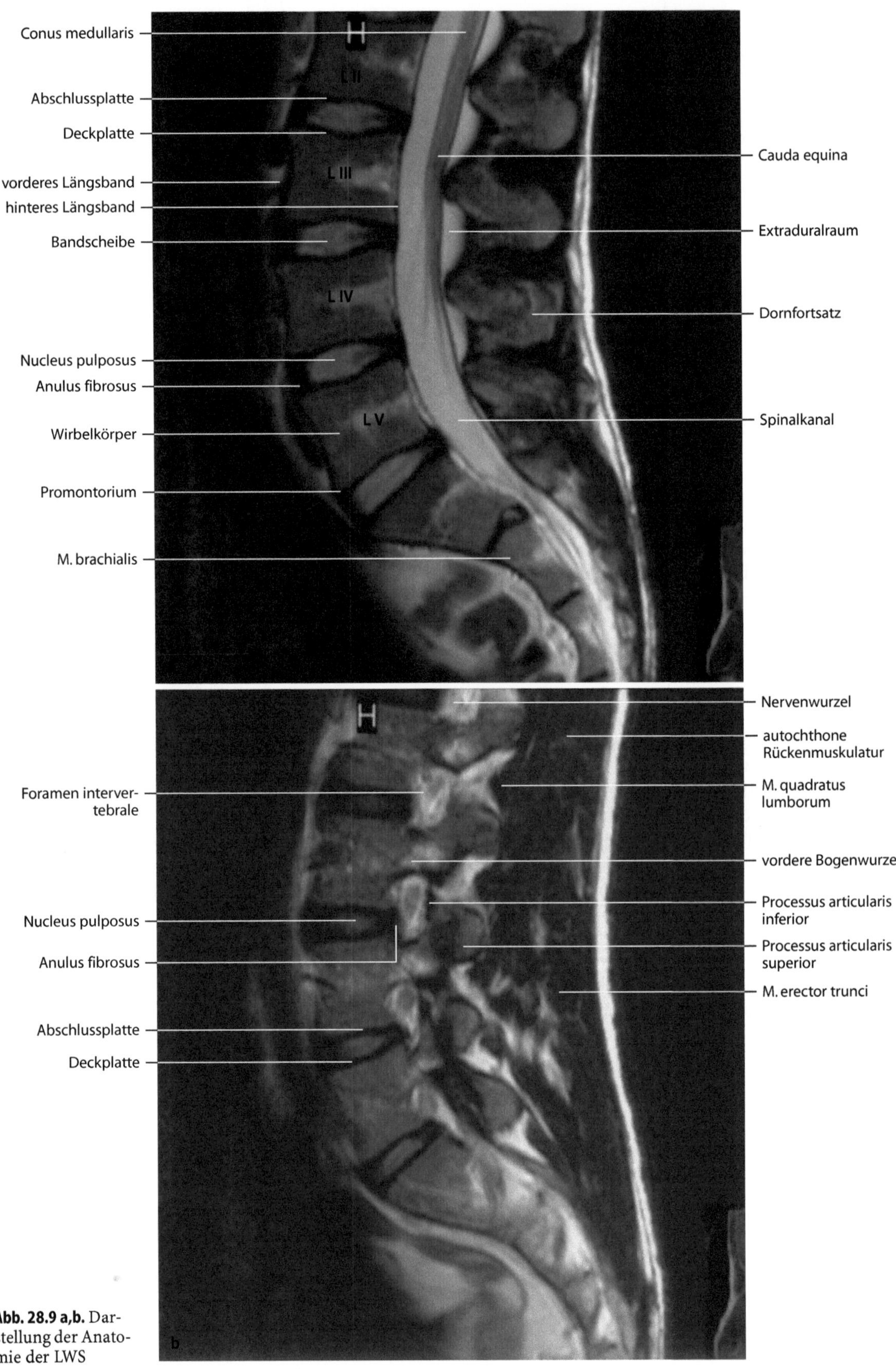

Abb. 28.9 a,b. Darstellung der Anatomie der LWS

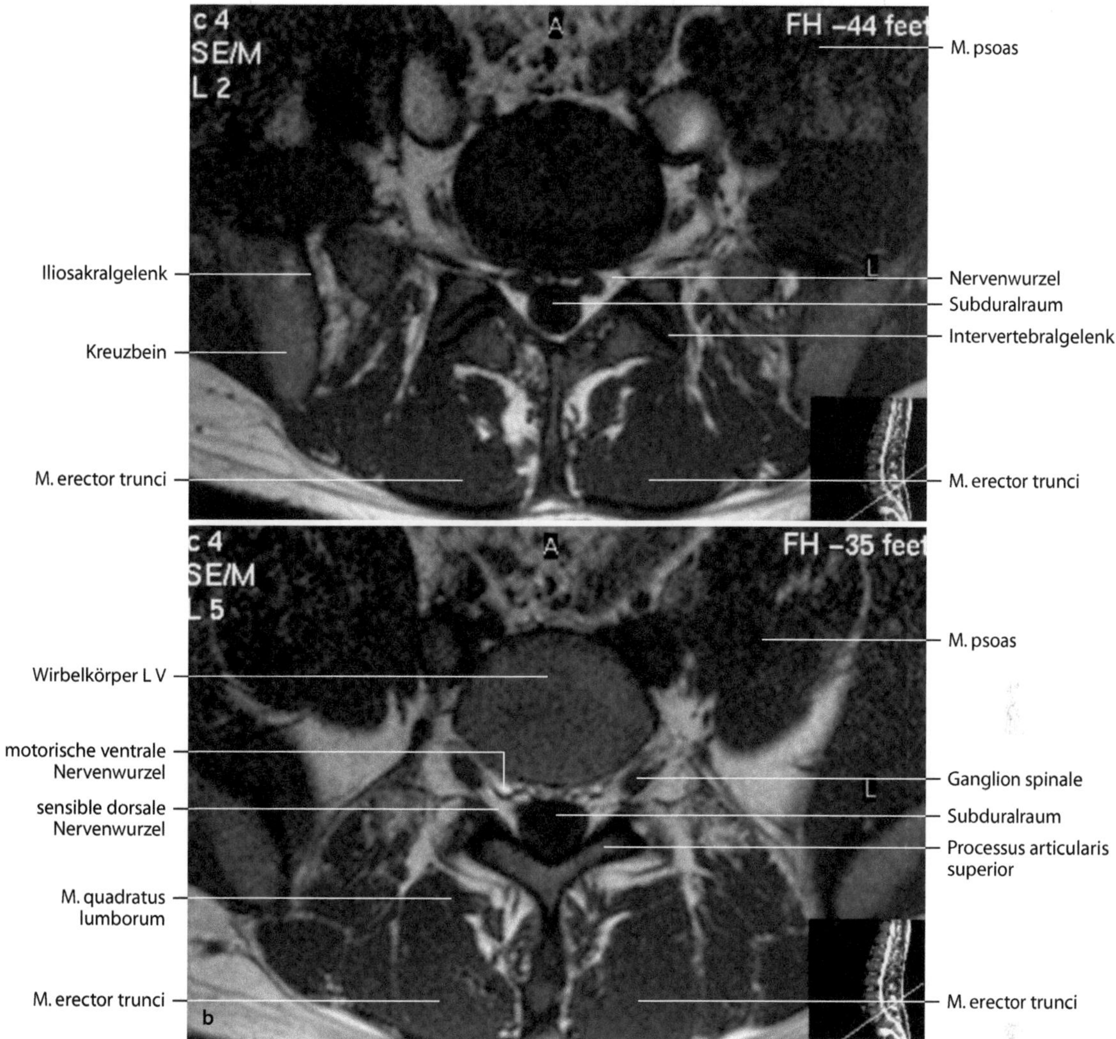

Abb. 28.10 a,b. Darstellung der Anatomie der LWS

zess die axiale Schnittrichtung bandscheibenparallel verlaufen soll. Dazu ist eine adäquate Schichtkippung von Segment zu Segment mit jeweils anderer Angulation erforderlich.

Auch im Bereich der LWS gelten die gleichen Abbildungskriterien wie im BWS- und HWS-Bereich: Die Cauda equina stellt sich als flüssigkeitsgefüllter Sack in der T1-Wichtung dunkel, in der T2-Wichtung hell dar, wobei die Nervenwurzeln in der sagittalen Schnittrichtung als zarte linienförmige Aussparungen innerhalb des Duralsackes, hauptsächlich im dorsalen Abschnitt zur Darstellung kommen. In der axialen Schnittrichtung sind die Nervenwurzeln axial getroffen als punktförmige Areale wandständig angeordnet in der T2-Wichtung ebenfalls nachweisbar. Auch in der T1-Wichtung können die Nervenwurzeln sowohl in der sagittalen als auch in der axialen Schnittrichtung als signalarme linienförmige bzw. punktförmige Strukturen nachgewiesen werden. Der Zustand bzw. der Degenerationsgrad der Bandscheibe ist nur in der T2-Wichtung beurteilbar. Die Protonenwichtung ist am besten geeignet, Aussagen über den Zustand der Wirbelgelenke zu machen, und zwar sowohl in axialer als auch in sagittaler Schnittrichtung.

Besonderes Augenmerk ist in der sagittalen Schnittrichtung auch auf den Zustand der Neuroforamina zu richten, die in dieser Schnittebene gut zur Darstellung kommen und insbesondere auch eine Beurteilung des Grades der Einengung und der möglichen Nervenwurzelirritation erlauben. Die zusätzliche Anfertigung von koronaren Schichten ist gelegentlich erforderlich. In dieser Schichtebene können die Nervenwurzeln bei geeigneter Angulation problemlos und lückenlos vom Austritt aus dem Duralsack bis weit unterhalb des Ganglions dargestellt und beurteilt werden. Das Filum terminale ist sowohl in der sagittalen, jedoch besser in der axialen Schnittrichtung differenzierbar, und zwar in der sagittalen Schnittrichtung als schmale fadenförmige Struktur im dorsalen Bereich des Duralsackes und in der axialen Schnittrichtung als punktförmiges Areal mit intermediärer Signalgebung.

Von einigen Autoren werden zusätzlich auch schräg sagittale Schnitte empfohlen, die senkrecht auf den Verlauf der Neuroforamina angeordnet sind. Mit diesen Schichten ist eine exakte Beurteilung der Weite der Neuroforamina möglich (Abb. 28.9 a,b, Abb. 28.10 a,b).

28.3 Kongenitale Läsionen

Malformationen der Wirbelsäule lassen sich in zwei große Gruppen einteilen (s. Übersicht unten):

1. dysraphische Fehlbildungen,
2. nichtdysraphische Fehlbildungen.

Gemeinsames Merkmal beider Gruppen ist es, dass sie mit Fehlbildungen der Mittellinie einhergehen, woraus neurologische, orthopädische und urologische Erkrankungen resultieren können.

Unter spinaler Dysraphie versteht man Läsionen, die auf der Grundlage einer fehlerhaften Entwicklung der Wirbelsäule und des Spinalkanals entstanden sind. Hierbei handelt es sich um unterschiedlich ausgeprägte fehlerhafte Verbindungen zwischen knöchernen Strukturen, neuronalem Gewebe und der Subkutis bzw. Kutis. Die Wirbelsäule selbst weist hierbei Fusionsstörungen und knöcherne Defekte auf, aber auch pathologische Synostosen und Wirbelkörperfehlbildungen. Man unterscheidet bei den spinalen Dysraphien die Spina bifida aperta, die okkulte spinale Dysraphie und kaudale spinale Anomalien.

Dysraphische und nichtdysraphische Läsionen der Wirbelsäule

- Dysraphische Läsionen der Wirbelsäule
  1. Spina bifida aperta
     Myelomeningozele
     Myelomeningozystozele
     Meningozele ohne Hautbedeckung
  2. Okkulte spinale Dysraphie
     Spinales Lipom, Lipomyelomeningozele;
     Fibrolipomatose des Filum terminale
     Dermalsinus
     Tethered-cord-Syndrom
     Diastematomyelie
     Split-Notochord-Syndrom
- Nichtdysraphische Fehlbildungen oder auch kaudale spinale Anomalien
  1. Spondylolyse
  2. Sakrale Agenesie und Hypogenesie
  3. Kongenitale Tumoren (Teratom, Dermoid, Epidermoid)
  4. Kongenitale Zysten (Typ I–III)
  5. Arnold-Chiari-Malformation I, II, III und IV
  6. Syringomyelie

Die Spina bifida aperta ist dadurch charakterisiert, dass das neurale Gewebe in der Mittellinie des Rückens nach außen hin sichtbar das Hautniveau überragt und weder durch Haut noch durch Fett bedeckt ist. Im Gegensatz dazu versteht man unter Spina bifida occulta alle Läsionen, deren gemeinsames Merkmal es ist, dass die Defekte des Spinalkanals durch Haut oder Subkutangewebe abgedeckt sind und sich nicht über das Hautniveau nach außen vorwölben. Kommt es hierbei zu Aufwerfungen des Hautniveaus in der Rückenmittellinie, so handelt es sich typischerweise um ein großes subkutanes Lipom. Die Haut kann allerdings in dieser Höhe auch Defekte aufweisen, wie z. B. bei einer Hypertrichose, bei Pigmentstörungen, bei Angiomen oder auch bei Fistelgängen.

28.3.1 Dysraphische Fehlbildungen: Spina bifida aperta

Myelomeningozele – Myelozele

Die Myelozele und auch die Myelomeningozele sind das Ergebnis einer unvollständigen Neurulation. Dieser Defekt tritt unmittelbar nach Verschluss der kaudalen Neuralplatte etwa am 28. bis 30. Tag der Entwicklung auf, mit Hauptlokalisation im thorakolumbalen Übergang, kombiniert mit einer Spina bifida der gesamten lumbosakralen Wirbelsäule und häufig auch mit einer schwerwiegenden Form der Arnold-Chiari-Missbildung. Die Läsion stellt also eine Hemmungsmissbildung auf der Grundlage eines partiellen fehlenden Verschlusses der Neuralplatte dar, bei dem die Haut in direktem Kontakt mit dem Neuroektoderm bleibt. Ein weiteres Entstehungsmodell beschreibt ein überschießendes Wachstum, das zum einen für den fehlenden Verschluss der Neuralplatte verantwortlich ist, aber auch für die Entstehung der Arnold-Chiari-Missbildung.

Hierbei liegt das Rückenmark an einer umschriebenen Stelle in Form einer flachen neuralen Plakode dorsal offen im Hautniveau oder oberhalb davon. Diese Missbildung kann sich weit nach dorsal über den Spinalkanal hinaus ausdehnen. Sie wird dann als Myelomeningozele bezeichnet. Die Ausbreitung innerhalb des Spinalkanals wird als Myelozele bezeichnet.

Der Rand der Myelomeningozele besteht aus einer sehr schmalen Leptomeninx, die mit einem Epithel überzogen ist und daran anschließend aus Haut. Dura und Arachnoidea umschließen die Plakode nicht. Stattdessen bilden sich die Hirnhäute ausschließlich ventral

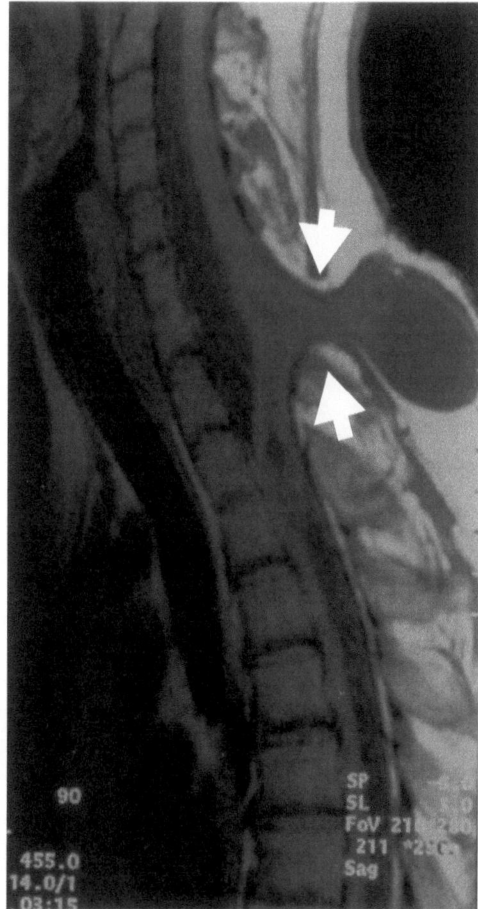

Abb. 28.11. Zervikale Myelozystozele mit fokaler Dysraphie (*Pfeilspitzen*) und Durchtritt des Myelons in den Zelensack, 14-jähriger Patient, asymptomatisch (SE T2-gewichtet, sagittal). (Aus Ertl-Wagner u. Reiser, 2001, S. 1051, Abb. 6)

der Plakode aus. Bei der Plakode handelt es sich also um eine Neuralplatte, deren laterale Enden nicht miteinander in Kontakt sind. Folglich treten auch die Nervenwurzeln ventral ein und aus. Die dorsalen Nervenwurzeln liegen dabei lateraler als die ventralen. Der Zentralkanal kann, braucht jedoch nicht ausgebildet sein oder ist inkomplett mit einer freien Öffnung nach außen, durch die dann Liquor austritt.

Bei der Hemimyelomeningozele liegt eine Zweiteilung des Rückenmarks vor, wobei der eine Teil in Form einer Myelomeningozele vorliegt, der andere Teil von Dura umscheidet wird und vom übrigen Spinalkanal durch einen knöchernen Sporn abgetrennt ist. Kombiniert ist diese nervale Läsion mit schweren knöchernen Defekten. Die dorsalen Wirbelanteile verschmelzen nicht miteinander, sie sind vielmehr nach lateral und anterolateral verlagert. Daraus resultiert eine deutliche Erweiterung des Spinalkanals. Der knöcherne Defekt reicht dann schließlich im kaudalen Bereich über den Hautdefekt hinaus.

Befindet sich der knöcherne Defekt in Höhe des thorakolumbalen Übergangs, so entwickelt sich eine vollständige Spina bifida von einer Stelle aus nach kaudal unter Einbeziehung der gesamten LWS. An anderen Stellen bleibt der Knochendefekt umschrieben, wobei natürlich die Wirbelkörper ebenfalls Defekte aufweisen können, z. B. Halswirbelaplasien oder Keilwirbel sowie auch segmentale Blockwirbel. Die Folge davon ist die frühzeitig auftretende Skoliose.

5 % der Myelomeningozelen treten thorakal, 20 % thorakolumbal und 3 % zervikal auf. Lumbosakral finden sich 50 %, sakral 10 %. Diese Läsionen sind in bis zu 20 % der Fälle mit einem intraspinalen Tumor kombiniert, zumeist mit einem Lipom, selten jedoch auch mit einem Dermoid oder einem Epidermoid. In 2 % der Fälle findet sich zusätzlich eine Diastomatomyelie. 11 % der Patienten weisen eine gleichzeitige Syringomyelie auf.

Die Indikation zur Durchführung der MRT-Untersuchung besteht in der genauen präoperativen Analyse der Missbildung und der genauen Festlegung des präoperativen Status. Eine weitere Indikation ist eine klinische Verschlechterung des Befundes nach einer Operation.

Myelomeningozystozele

Bei dieser Fehlbildung findet sich eine umschriebene Herniation des erweiterten Zentralkanals und von dysplastischem membranartigem Neuralgewebe nach dorsal, wobei ansonsten die Neurulation vollständig abgeschlossen wurde. Die Herniation ist hierbei vollständig mit Haut bedeckt. Prädilektionsstellen für die Entwicklung dieser Läsion liegen im zervikalen und im thorakalen Bereich. Auch kann das Rückenmark im Bereich des späteren Conus medullaris in eine Zyste auslaufen, in die der dilatierte Zentralkanal einmündet. Daher ist diese Läsion fast immer vergesellschaftet mit einer ausgedehnten Syringomyelie und häufig auch mit urogenitalen und gastrointestinalen Defekten. So z. B. mit einer Harnblasenektropie (Abb. 28.11).

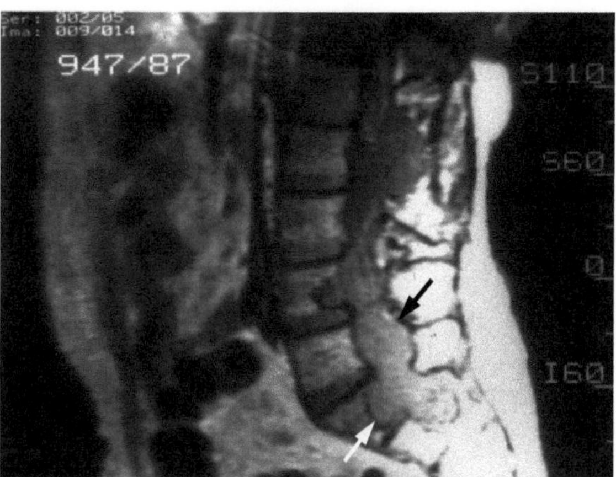

Abb. 28.12. Ausgedehnte Menigozele im Bereich der LWS (SE protonengewichtet, sagittal)

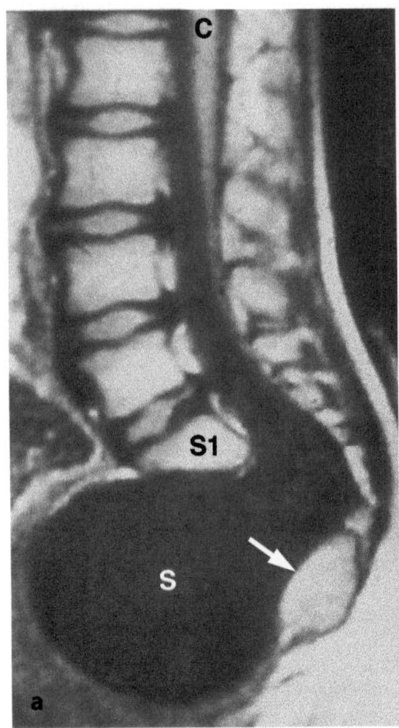

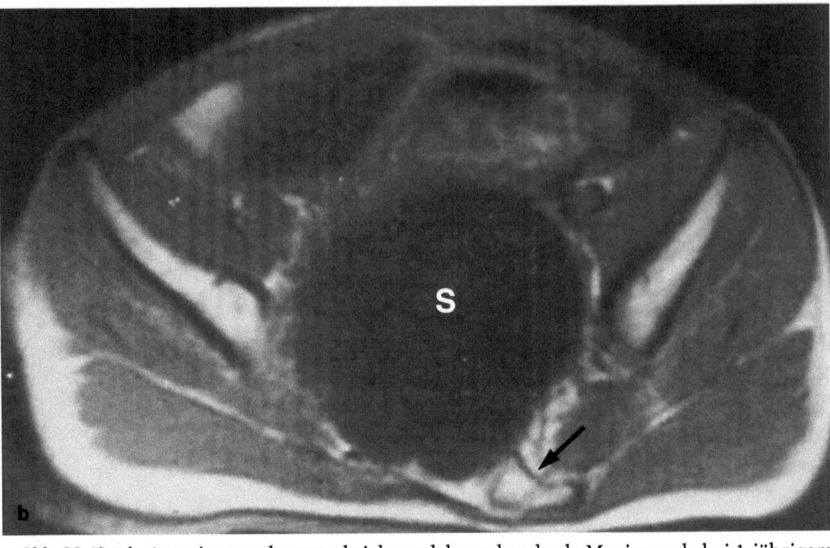

Abb. 28.13 a,b. Anteriore nach ventral sich ausdehnende sakrale Meningozele bei 1-jährigem Kind mit Hemiagenesie. **a** SE T1-gewichtet, sagittal, **b** SE T1-gewichtet, axial

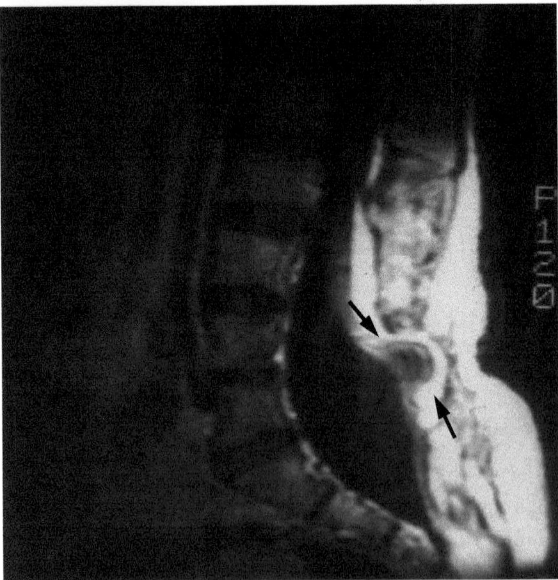

Abb. 28.14. Menigozele (SE T1-gewichtet, sagittal)

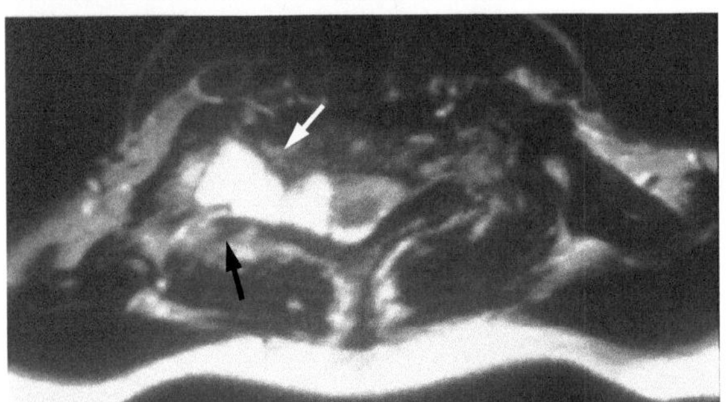

Abb. 28.15. Pseudomenigozele im Bereich der HWS rechts (SE T1-gewichtet, axial)

Meningozele

Hierbei findet sich ein umschriebener knöcherner Defekt des dorsalen Wirbelkörpers, der sich allerdings auf einen Wirbelkörper beschränken kann, und eine Ausstülpung der Dura und der Arachnoidea nach dorsal, fast immer kombiniert mit einer Vorwölbung der Haut. Sind mehrere Wirbelkörper beteiligt, findet sich auch immer eine erhebliche Erweiterung des Spinalkanals. Im Gegensatz zur Myelomeningozele enthält die Meningozele kein myelogenes Gewebe, gelegentlich können jedoch Nervenwurzeln innerhalb des erweiterten Duralsackes vorhanden sein. Daneben können arachnoidale Verklebungen auch zu einem sekundären Verschluss der arachnoidalen Erweiterung führen. Nicht selten findet sich ferner eine Hautdrucknekrose im Bereich der Meningozele, deren Folge dann auch eine Eröffnung nach außen sein kann.

Meningozelen finden sich in 10% zervikal, in 15% thorakal, in 4% thorakolumbal, in 37% lumbal und in 19% lumbosakral sowie in 15% sakral (Abb. 28.12, Abb. 28.13 a,b, Abb. 28.14, Abb. 28.15, Abb. 28.16 a,b).

MRT bei der Spina bifida aperta

Das Verfahren der MRT stellt mittlerweile den Goldstandard zur Feststellung der verschiedenen häufig miteinander kombinierten Läsionen bei einer Spina bifida aperta dar. Sie erlaubt nicht nur die exakte Feststel-

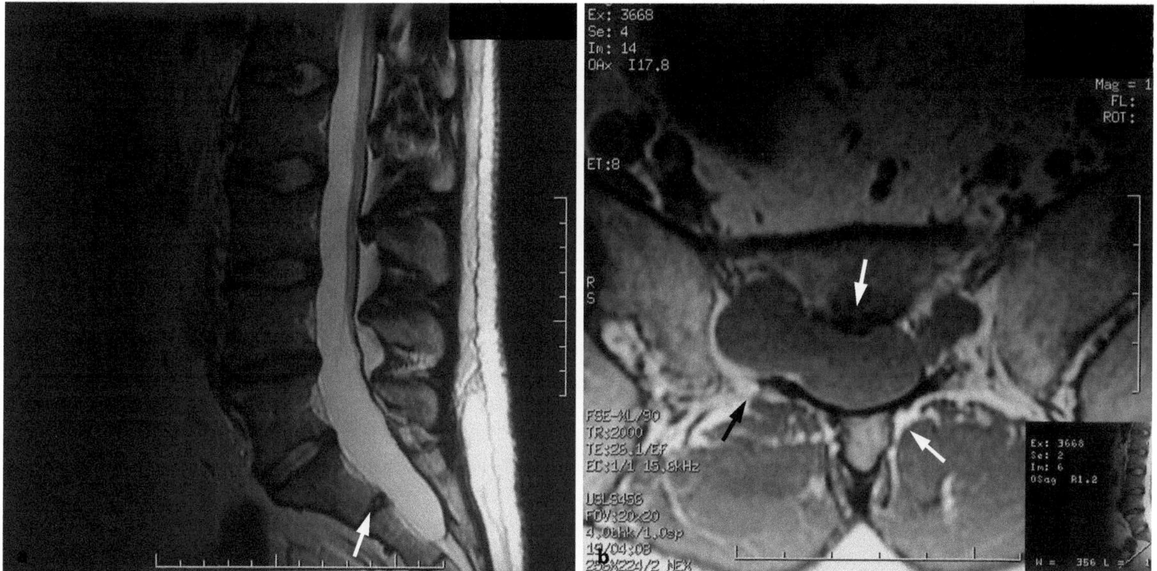

Abb. 28.16 a,b. Anamnese: Der 38-jährige Patient klagt seit ca. 10 Jahren über rezidivierend auftretende Schmerzen im unteren LWS-Bereich mit Ausstrahlung in das rechte Bein. Diagnose: kongenitale Fehlbildung des Duralsackes im Sinne einer Meningozele mit periduraler Zyste rechts bei L5/S1. **a** FSE T2-gewichtet, sagittal, **b** FSE protonengewichtet, axial

lung der knöchernen und neurogenen Defekte, sondern ist auch in der Lage, die Läsionen exakt gegenüber der gesunden Umgebung abzugrenzen. Zur Anwendung kommen in erster Linie T2- und T1-gewichtete SE-Sequenzen in allen drei Schichtebenen, ergänzt durch fettsupprimierte T2-gewichtete Bilder. Die Gabe von Kontrastmittel ist im Allgemeinen zur Abklärung nicht erforderlich.

28.3.2 Dysraphische Fehlbildungen: Spina bifida occulta

Es handelt sich, wie bereits erwähnt, um eine Hemmungsmissbildung, bei der der hintere Wirbelbogen nicht vollständig verschlossen ist. Vergesellschaftet ist diese Dysraphie in 40 % mit einem intraspinalen Lipom im Lumbosakralbereich. Kongenitale Lipome, mit und

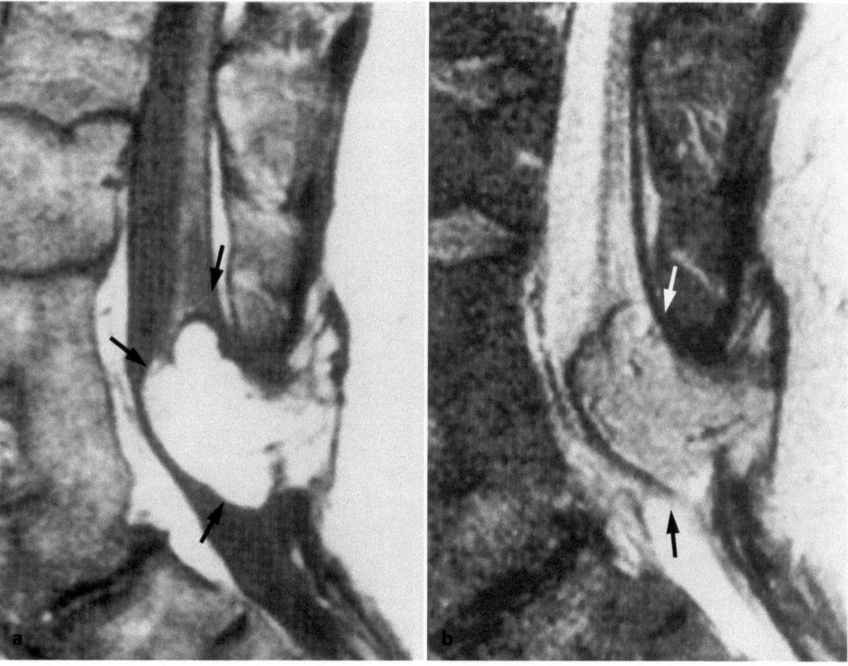

Abb. 28.17 a,b. Lipomyelomeningozele. **a** T1-gewichtet, **b** T2-gewichtet, sagittal

ohne knöcherne Missbildung, lassen sich jedoch auch zervikal, zervikothorakal und thorakal nachweisen.

Lipomyelomeningozele, spinales Lipom, Fibrolipomatose des Filum terminale

Intraspinales Lipom. Diese Lipome machen etwa 1% aller primären intraspinalen Tumoren aus, mit häufigstem Sitz im thorakalen Bereich. Sie kommen, wie bereits erwähnt, in 40% kombiniert mit einer okkulten spinalen Dysraphie vor. Aufgeschlüsselt finden sie sich in 12% zervikal, in 24% zervikothorakal, in 30% thorakal, in 3% thorakolumbal, in 3% lumbal und in 5% der Fälle lumbosakral. 8% der intraspinalen Lipome betreffen das gesamte Rückenmark, 6% nur die Cauda equina und 7% die Cauda equina und den Conus medullaris. Sie können intramedullär, jedoch wesentlich häufiger auch subdural, dem Rückenmark aufliegend, nachgewiesen werden. Histologisch handelt es sich um eine Ansammlung reifer Lipidzellen, die mit einer Kapsel umschlossen sind. Bei etwa zwei Dritteln aller gefundenen Lipome fehlt eine Rückenmarkfixierung. Nicht selten findet sich auch ein Lipom intra- und extramedullär. Wenn sie sich in Höhe des Conus medullaris oder im lumbosakralen Übergang befinden, gehen sie fast immer mit einem Tethered-cord-Syndrom und einem Konustiefstand einher (Abb. 28.17 a,b, Abb. 28.18, Abb. 28.19).

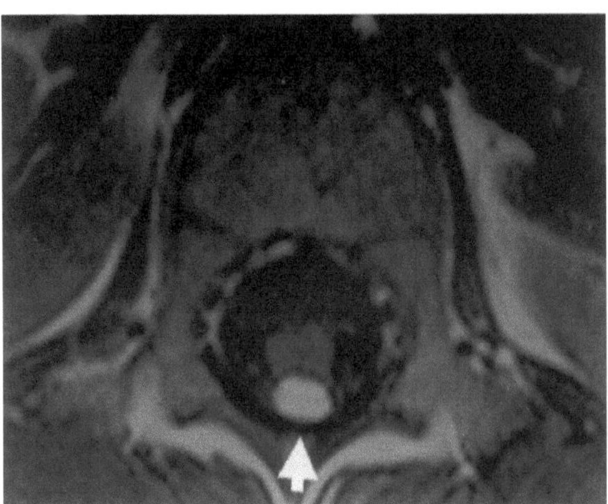

Abb. 28.18. Intraspinales Lipom (SE T1-gewichtet, axial). (Aus Ertl-Wagner u. Reiser, 2001, S. 1051, Abb. 7)

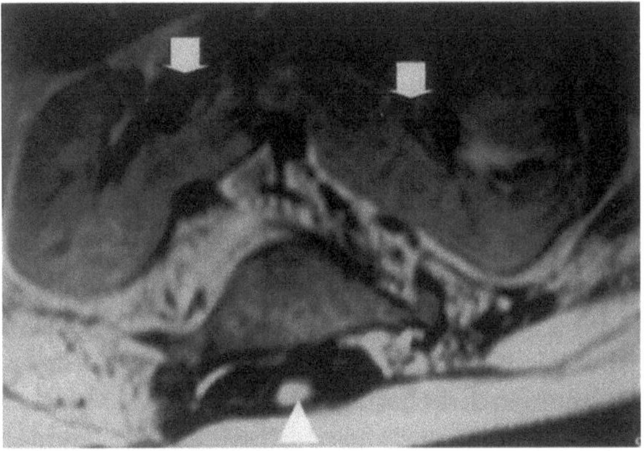

Abb. 28.19. Intraspinales Lipom (*Pfeilspitze*) beim LWK 2, zusätzlich Hufeisenniere (*Blockpfeile*). (Aus Ertl-Wagner u. Reiser, 2001, S. 1052, Abb. 9)

Lipomyelomeningozele. Lipomyelomeningozelen stellen komplexe Läsionen dar, die aus einer knöchernen Läsion im Sinne einer Spina bifida, einem subkutanen Lipom sowie einem lumbosakralen Lipom bestehen, die Kontakt zum dysplastischen Rückenmark haben und durch Fixierung des Konus zu einem Konustiefstand führen. Das subkutane Lipom steht mit dem intraspinalen durch den knöchernen Defekt in Verbindung. Am Übergang lässt sich häufig ein kräftiges fibrovaskuläres Band nachweisen, das den Fusionsdefekt der Wirbelkörper darstellt. Dieses Band steht mit dem Periost des Wirbelbogens in Verbindung. Fast immer ist hierbei das Rückenmark selbst dysplastisch ausgebildet und flach ausgezogen, wobei die dorsalen Nervenwurzeln lateral von den ventralen lokalisiert sind. Auch hier findet sich eine Plakode, wobei das Lipom extradural nachweisbar ist. Das an die Plakode fixierte Lipom wird dagegen nicht von der Dura umschlossen.

Lipomyelomenigozelen und auch lumbosakrale Lipome sind gelegentlich mit einer partiellen sakralen Agenesie vergesellschaftet. In etwa 10% der Fälle wird ein Dermalsinus, in etwa 40% werden Teleangiektasien und kleine Hautanhängsel gefunden. Nur ein Teil der Patienten ist klinisch bereits zum Zeitpunkt der Geburt auffällig. Einige werden sogar erst in der 5. Lebensdekade symptomatisch.

Fibrolipomatose des Filum terminale (fixiertes Filum-terminale-Syndrom). Es handelt sich hierbei um das Fehlen einer kompletten Involution des distalen Rückenmarks. Der Terminus fixiertes Filum-terminale-Syndrom weist auf die Traktion hin, die das zu kurze und zu dicke Filum terminale auf das Rückenmark in der Embryonalzeit ausübt. Im Normalfall zieht das Filum terminale dorsal vor der Dura in der Mittellinie vom Konus aus nach kaudal, perforiert den Duralsack in Höhe des 2. Kreuzbeinwirbels und verläuft dann extradural im Sakralkanal bis zum 1. Steißbeinwirbel, wo es an der Hinterfläche fixiert ist. Liegt ein verdicktes und zu kurzes Filum terminale vor, ist der Aszensus des Conus medullaris in 86% unvollständig, d. h. der Conus medullaris findet sich dann unterhalb von L2. In 29% findet sich zusätzlich eine Fibrolipomatose und in 20% eine Kyphoskoliose. Ferner bestehen in allen Fällen auch Defekte der lumbosakralen Wirbelsäule bei L4/L5 oder bei S1.

Das in einem Drittel der Fälle nachweisbare Lipom kann sich im intraduralen, im extraduralen oder in

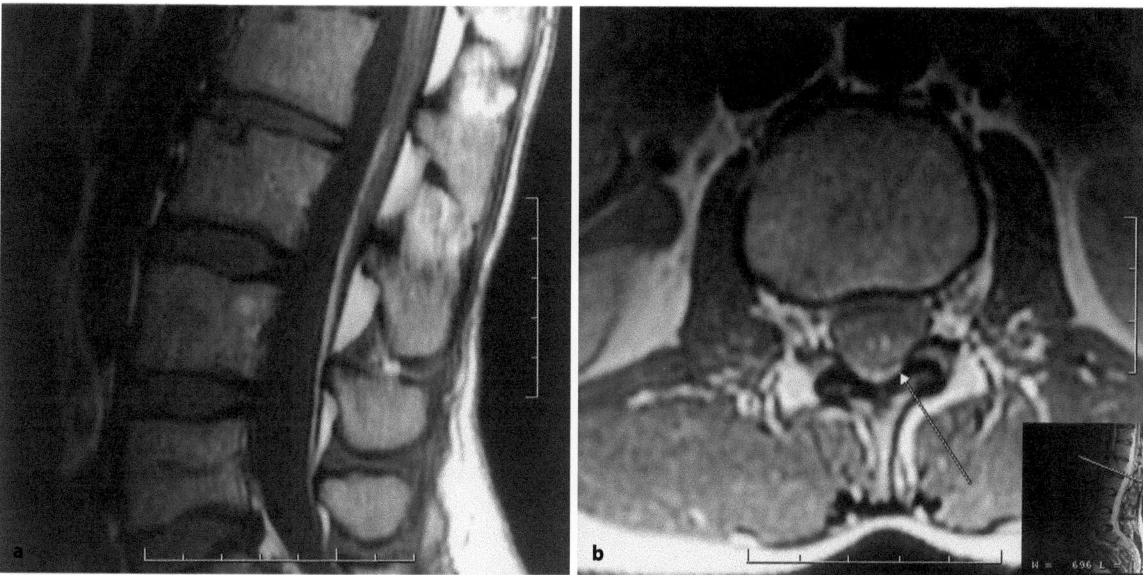

Abb. 28.20 a,b. Fibrolipomatose des Filum terminale. **a** SE T1-gewichtet, sagittal, **b** FSE protonengewichtet, axial

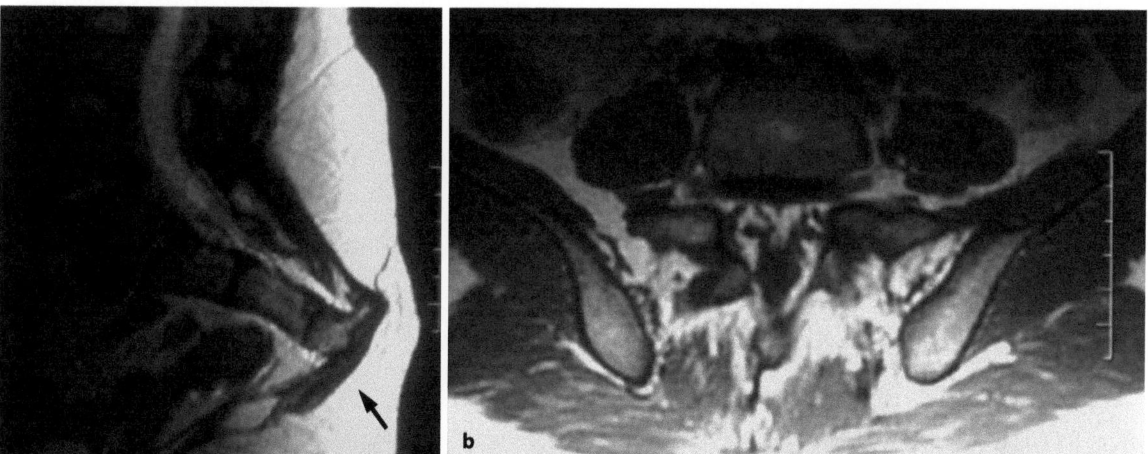

Abb. 28.21 a,b. Okkulte Dysraphie mit fehlendem Bogenschluss bei S1/S2 und rudimentärem Os coccygis. **a** FSE T2-gewichtet, sagittal, **b** SE T1-gewichtet, axial

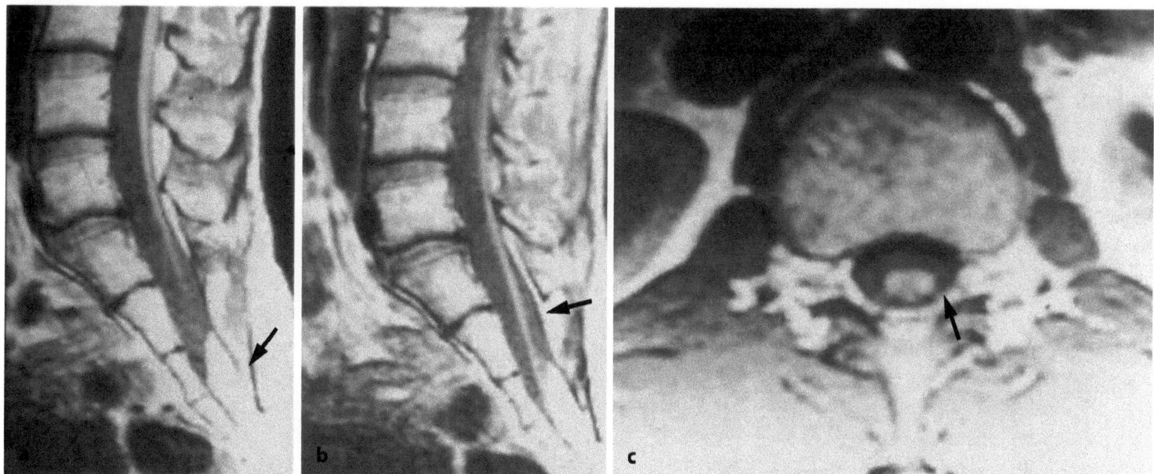

Abb. 28.22 a–e. Anamnese: 21-jähriger Patient mit Harninkontinenz. Diagnose: fixiertes Filum terminale mit kaudalem Lipom (FSE protonengewichtet, sagittal und axial)

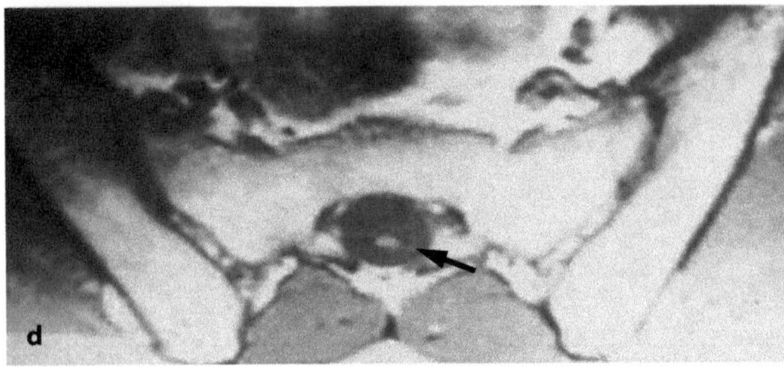

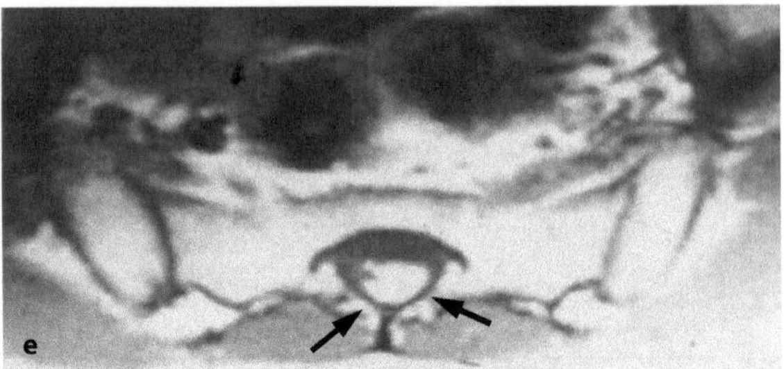

Abb. 28.22 d, e

beiden Anteilen befinden. Das Lipom hat eine wurstartige Konfiguration und verjüngt sich dabei an der Stelle des Durchtrittes durch die Dura. Der extradurale Anteil ist nicht selten größer als der intradurale und kann u. U. eine erhebliche Ausdehnung mit Infiltration des umgebenden Gewebes aufweisen (Abb. 28.20 a,b, Abb. 28.21 a,b, Abb. 28.22 a–d).

MRT bei einer Spina bifida occulta

In der MRT ist der Nachweis eines Filum-terminale-Syndroms sowohl in der T1- als auch in der T2-Wichtung bei Anwendung einer Dünnschichttechnik (1–2 mm) möglich. Man erkennt die fadenförmige Struktur in der T1-Wichtung im Sakralbereich im Fett eingebettet am besten in der T1-Wichtung, intradural besser in der T2-Wichtung. Auch für den Nachweis des intraspinalen Lipoms und der Lipomyelomeningozele stellt die MRT das Verfahren der Wahl dar.

Dermalsinus

Anatomisch-pathologisch handelt es sich hierbei um einen epithelialisierten Gang, der sich von der Haut dorsal in die Tiefe erstreckt. Die kutane Eintrittspforte findet sich in der Mittellinie, gelegentlich auch parasagittal. Ein Dermalsinus entsteht, wenn sich in der Embryonalzeit das oberflächliche Ektoderm an einer Stelle nicht vom neuralen Ektoderm trennt. Es kommt hier zu einer fokalen segmentalen Adhäsion. Nach der Neurulation und mit beginnender Aszendierung des Myelons bildet sich am Ort der lokalen Adhäsion ein epithelialer Gang, der Anschluss an die Kutis und Subkutis in der Mittellinie der Wirbelsäule einerseits aufweist und der u. U. auch eine persistierende Beziehung zum Myelon haben kann.

57% der Fälle finden sich lumbosakral, 24% okzipital und der Rest an verschiedenen Stellen der Wirbelsäule. Knöcherne Veränderungen sind bei dieser Anomalie selten und wenn vorhanden, dann nur gering ausgeprägt.

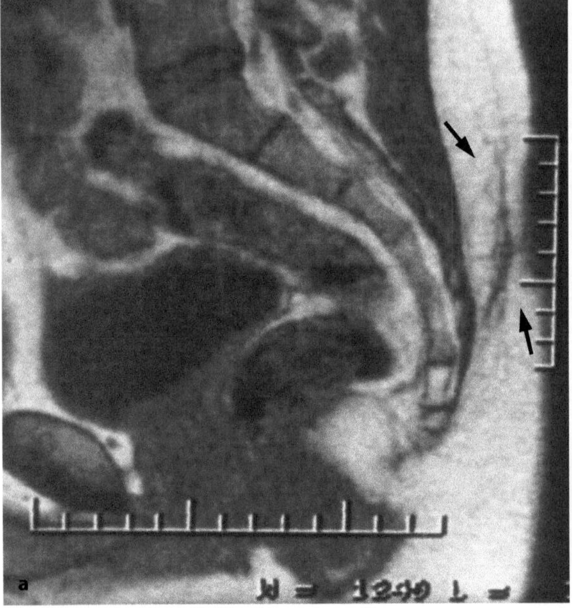

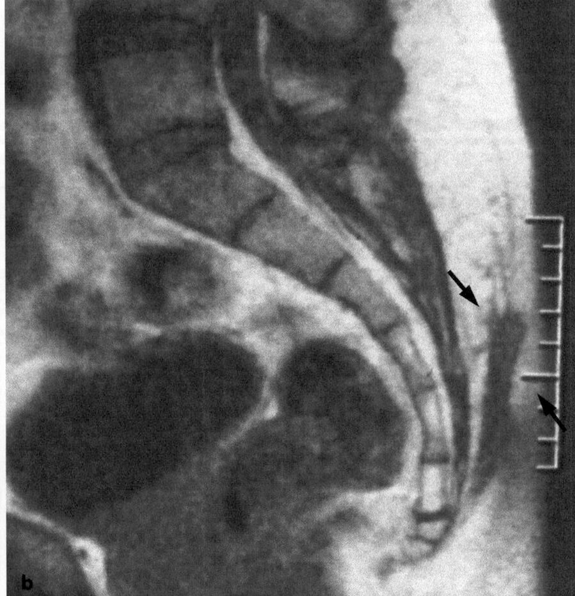

Abb. 28.23 a,b. Dermalsinus. **a** SE T1-gewichtet, sagittal, **b** SE T1-gewichtet, nach Kontrastmittelgabe

Findet sich im lumbosakralen Bereich eine Fixation des Dermalsinus im Bereich des Myelons, resultiert daraus ein Tiefstand des Conus medullaris, möglicherweise auch eine Aszendierung des Ganges selbst. Daher kann er von sagittal dorsal gesehen sowohl schräg nach kaudal als auch schräg nach kranial verlaufen (Wright 1971). Intraspinal werden bei Vorliegen eines Dermalsinus nicht selten auch ein Dermoid, ein Epidermoid oder ein Lipom gefunden.

Klinisch fällt bereits bei der Geburt eine kleine Hautläsion mit einer zentralen Öffnung in der Mittellinie auf, häufig auch mit kleinen Haarballen, ebenso können kleine Hämangiome um das Ostium herum entstehen. Über den Dermalsinus kann sich bereits nach der Geburt eine Infektion entwickeln, die sich je nach Ausdehnung des Ganges bis in den subarachnoidalen Raum fortsetzen kann und dann zu einer Arachnopathie führt.

In der MRT gelingt der Nachweis eines Dermalsinus am besten in der sagittalen Schnittrichtung in Dünnschichttechnik in der T1-Wichtung. Gelegentlich wird auch die Gabe von Kontrastmittel empfohlen. Aufgrund der häufig vorhandenen Infektion kommt es dann zur Darstellung einer perifokalen Signalanhebung im Verlauf des Ganges (Abb. 28.23 a,b).

Tethered-cord-Syndrom

Im weitesten Sinne handelt es sich hierbei um alle Läsionen, die mit einer Fixierung des Rückenmarkes lumbosakral einhergehen, mit der Folge eines Konustiefstandes. Der Konus erreicht hierbei nicht seine normale Position bei L1/L2, die bei gesunden Kindern etwa 8–10 Wochen nach der Geburt nachgewiesen werden kann. Außerdem findet sich hierbei eine Formveränderung des Conus medullaris, der sich verdünnt und ausgezogen darstellt.

Das Tethered-cord-Syndrom ist daher Folge aller kongenitalen Läsionen, die eine Konusfixierung bewirken. Hierzu gehören das lumbosakrale Lipom, die Lipomyelomeningozele, die Fibrolipomatose des Filum terminale, die Diastomatomyelie, der Dermalsinus und intraspinale kongenitale Tumoren.

Das Tethered-cord-Syndrom im engeren Sinne stellt allerdings eine Läsion des Filum terminale dar, das im Allgemeinen eine Ausdehnung von etwa 24 cm in der Länge und einen Durchmesser von 2 mm hat. Beim oben genannten Syndrom liegt dann eine Verkürzung und eine Verdickung des Filums vor, mit der Folge eines mangelnden Aszensus. Gleichzeitig mit der Verdickung des Filum terminale finden sich häufig bindegewebige Stränge, die die Cauda equina und die Dura im Lumbosakralraum miteinander verbinden.

Während das Tethered-cord-Syndrom als Folge diverser anderer Läsionen ein häufiges Ereignis darstellt, ist das Tethered-cord-Syndrom im engeren Sinne selten und findet sich nur bei 2% aller Patienten mit einer okkulten spinalen Dysraphie.

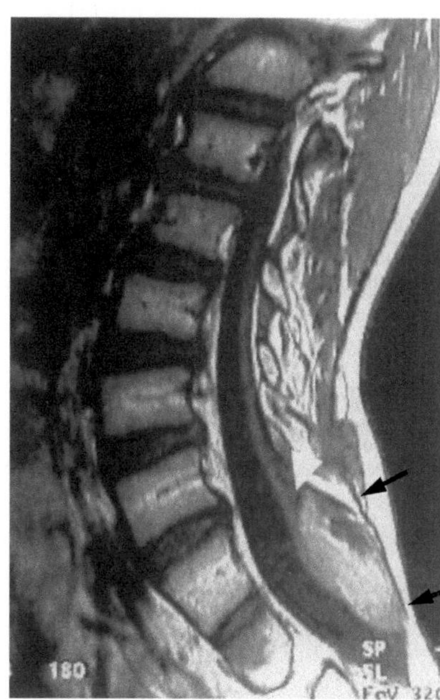

Abb. 28.24. 7-jähriger Junge, Zustand nach postnataler Zelenoperation. Intraspinales Dermoid (*Blockpfeil*), Anheftung des Myelons (*Pfeilspitze*; SE T1-gewichtet, sagittal). (Aus Ertl-Wagner u. Reiser, 2001, S. 1049, Abb. 3)

In der MRT ist der Nachweis eines Tethered-cord-Syndroms relativ einfach, wenn gleichzeitig Veränderungen vorliegen, die ursächlich für diese Läsion verantwortlich sind, so z. B. bei Vorliegen eines lumbosakralen Lipoms oder auch einer Fibrolipomatose. Das gleichzeitige Vorhandensein eines Tiefstands des Conus medullaris und die nachweisbare Verdickung des Filum terminale sind sichere Zeichen, die sowohl in der sagittalen, als auch in der axialen Schnittrichtung mit einer T1- und einer T2-Wichtung sicher nachgewiesen werden können (Abb. 28.24).

Diastematomyelie

Die Diastematomyelie ist charakterisiert durch eine Spaltbildung des Rückenmarkes in sagittaler Ausrichtung. Diese Spaltbildung tritt an umschriebener Stelle auf und kann zwischen 1–10 cm ausgedehnt sein. Die beiden Rückenmarkabschnitte können sowohl symmetrisch als auch asymmetrisch ausgebildet sein. Jeder Rückenmarkteil weist einen eigenen Zentralkanal auf, wobei jedes Rückenmark die ipsolateralen, dorsalen und ventralen Nervenwurzeln abgibt. In Ausnahmefällen können jedoch auch die kontralateralen Wurzeln innerhalb eines Rückenmarkanteils ausgebildet sein, was dazu führt, dass auf der anderen Seite entsprechend weniger Nervenwurzeln vorliegen. Jedes Rückenmark ist von einer Pia umschlossen und weist eine eigene Spinalarterie auf.

Es werden zwei verschiedene Formen der Diastematomyelie unterschieden. Zum einen geht die Spaltbildung des Rückenmarkes mit einem bindegewebigen oder knöchern ausgebildeten Sporn einher, der sich von der Rückseite des Wirbelskörpers sagittal nach dorsal zum Wirbelbogen hin erstreckt. Hierbei sind Arachnoidea und Dura für beide Rückenmarkanteile getrennt angelegt und umschließen jeweils separat das Rückenmark. Im zweiten Fall wird das Rückenmark zwar jeweils getrennt von einer Pia mater umgeben, jedoch besteht ein einheitlicher Subarachnoidalraum, sodass beide Rückenmarkteile von einer einheitlichen Arachnoidea bzw. Dura umschlossen werden. Beide Möglichkeiten kommen etwa gleich häufig vor. Gelegentlich finden sich auch fibröse Stränge und eine Fixation der dorsalen Nervenwurzeln an der Dura. In diesen Fällen liegt nicht selten ein Konustiefstand vor.

Die Hauptlokalisation findet sich mit 85 % zwischen D9 und S1. Ausschließlich thorakal distal wird sie in 21 % der Fälle gesehen, thorakolumbal in 18 % und rein lumbal in 61 %. Häufig findet sich (in 30 %) gleichzeitig auch eine Hydromyelie. In 35 % ist diese Läsion kombiniert mit Hautveränderungen in Höhe der Rückenmarkfehlbildung. Es handelt sich hierbei um kleine Haarbüschel, um Hämangiome, um Teratome oder auch um bräunliche umschriebene Verfärbungen.

In der MRT lässt sich die Diastematomyelie am besten in der axialen Schnittrichtung, aber auch in der koronaren Schnittrichtung in der T1- und in der T2-Wichtung ausgezeichnet nachweisen. Es findet sich in der koronaren Schnittrichtung eine kraniokaudal verlaufende schmale bandförmige Struktur mit fehlendem Signal, die das Myelon bzw. den Duralsack in zwei meist gleichmäßige Portionen unterteilt. In der axialen Schnittrichtung ist dieser Befund noch auffälliger.

Die Indikation zur Durchführung der MRT ist nicht nur der Nachweis der Diastematomyelie, sondern insbesondere auch der exakte Nachweis der Ausdehnung des Befundes (Abb. 28.25 a,b, Abb. 28.26 a–d).

Split-Notochord-Syndrom

Die Persistenz einer Mittellinienadhäsion zwischen dem Ektoderm und dem Endoderm kann zu einer Störung der Migration der notochondralen Zellen führen mit der Konsequenz eines Splitting des Notochords. Das Split-Notochord-Syndrom umfasst also eine Gruppe von Erkrankungen, die durch eine Verbindung zwischen den Darmanteilen, der Wirbelsäule, dem Spinalkanal und der Haut geprägt sind. Es wird gelegentlich auch als vordere Spina bifida oder als dorsale Darmfistel bezeichnet, auch wird der Begriff neuroenterogene Zyste verwandt. In den ausgeprägtesten Fällen besteht

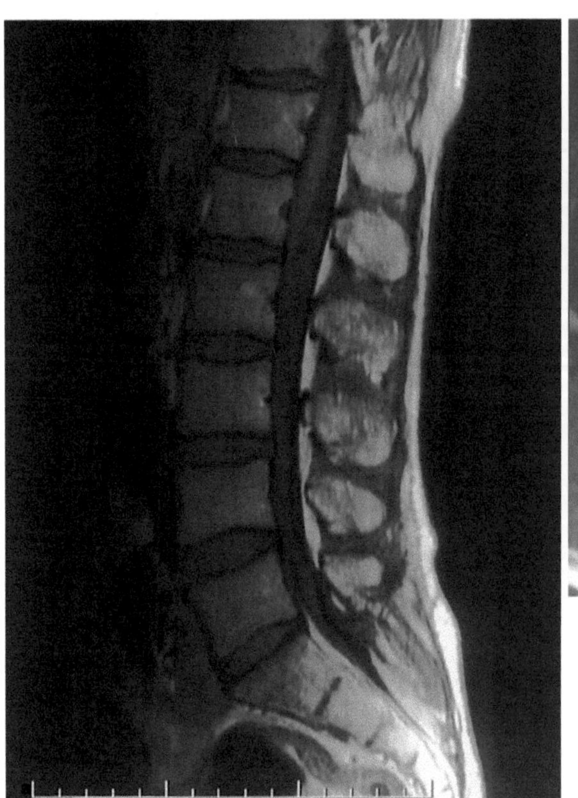

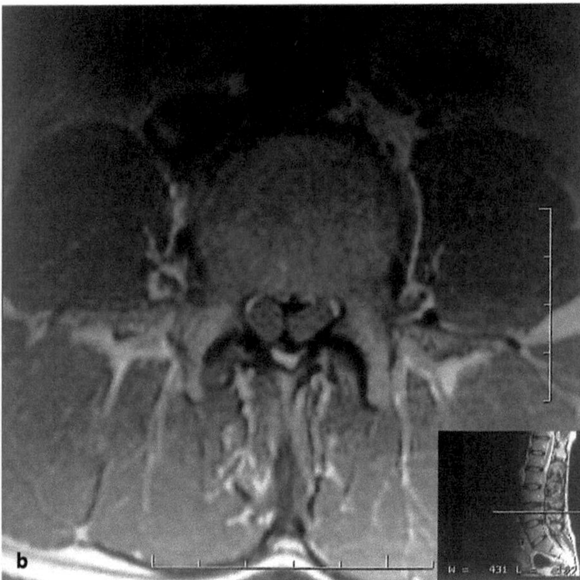

Abb. 28.25 a,b. Diastomatomyelie im lumbodorsalen Übergangsbereich. **a** FSE T2-gewichtet, sagittal, **b** FSE protonengewichtet, axial

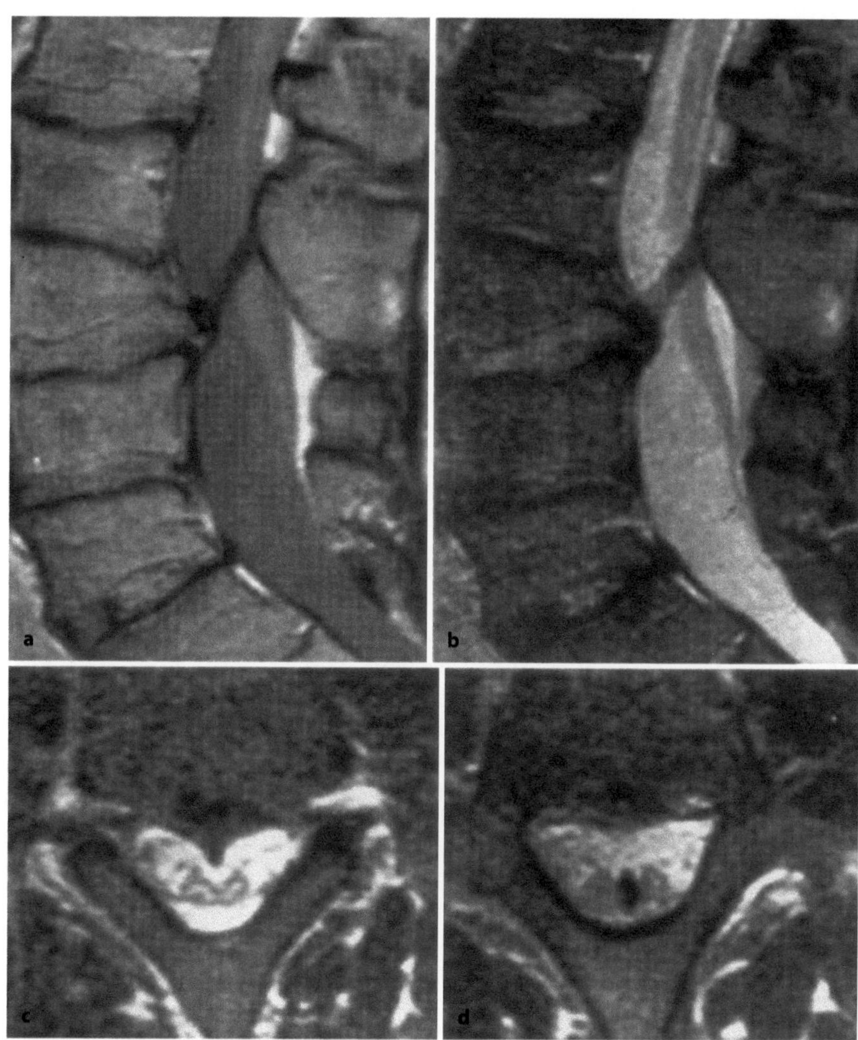

Abb. 28.26 a–d. Diastomatomyelie. **a** FSE protonengewichtet, sagittal, **b** FSE T2-gewichtet, fettsupprimiert, sagittal, **c, d** FSE T2-gewichtet, fettsupprimiert, axial

dorsal in der Mittellinie eine Hautfistel, die mit ventral der Wirbelsäule gelegenen Darmanteilen in Verbindung steht. Aus dieser Fistel können sich Stuhlanteile entleeren. Die Wirbelsäule weist in diesem Fall eine komplette sagittale Spaltbildung in einem umschriebenen Bereich auf. Gespalten ist hierbei nicht nur der Wirbelkörper, die Wirbelbögen, die Dura, die Arachnoidea, sondern auch das Rückenmark. Der Spinalkanal erscheint im Bereich der Anomalie erweitert.

Nicht selten ist das Split-Notochord-Syndrom mit anderen Missbildungen vergesellschaftet, so z. B. mit einer vorderen oder hinteren Meningozele. Kommt es während der intrauterinen Entwicklung zu einem Teilverschluss der Spaltbildung, so entstehen unterschiedlich gelegene Zysten, Divertikel oder auch blind endende Gänge, die noch über bindegewebige Stränge mit dem Wirbel in Verbindung stehen können.

Die prävertebralen Zysten können mediastinal oder abdominal und retroperitoneal gefunden werden. Bei thorakaler Lage finden sie sich im hinteren Mediastinum, sie neigen zur Sekretion und zur stetigen Größenzunahme. Prävertebrale Divertikel können thorakal oder auch abdominal lokalisiert sein und stellen Darmanteile dar, die mit Dünndarmschleimhaut oder auch mit dem Epithel des Ösophagus oder des Magens ausgekleidet sein können. Sie können auch fibrös mit dem Darm verbunden sein. Blind endende Gänge bestehen dorsal, sie gehen von der Haut aus und enden in einer sackförmigen von Haut- oder Darmanteilen ausgekleideten Höhle.

Enterogene Zysten können auch intraspinal gefunden werden, und zwar am häufigsten im distalen zervikalen und im proximalen thorakalen Wirbelsäulenbereich. Sie können an der Dura oder der Leptomeninx fixiert sein und dadurch zu einer Kompression mit Abflachung des Myelons führen. Sehr selten finden sie sich auch intramedullär. Häufig sind diese zystischen Strukturen mit Fehlbildungen der Wirbelsäule kombiniert. So werden Spaltwirbel und knöcherne Defekte nicht selten nachgewiesen.

Klinisch werden die meisten Zysten innerhalb der ersten 6 Monate nach der Geburt manifest, Jungen sind dreimal häufiger betroffen als Mädchen.

In der MRT ist die Abklärung der Diagnose einfach, wenn die verschiedenen Lokalisationen dieser kongenitalen Läsion, ihre mögliche Ausdehnung und zu erwartende Komplikationen dem Radiologen bekannt sind.

Es kommen in erster Linie T1- und T2-gewichtete SE-Sequenzen zur Anwendung, in der T2-Wichtung ergänzend mit Fettsuppression. Der Zysteninhalt weist in der T1-Wichtung ein intermediäres, in der T2-Wichtung eine stärkere Signalintensität auf. Das Signalverhalten hängt von der Zusammensetzung des Zysteninhaltes ab. Die Zysten nehmen kein Kontrastmittel auf.

28.3.3 Nichtdysraphische Malformationen der Wirbelsäule und des Kreuzbeines

Zu den nichtdysraphischen Malformationen gehören alle Fehlbildungen, die nicht mit einer Dysraphie, d. h. mit einer knöchernen Spaltbildung der dorsalen Wirbelsäule einhergehen. Hierzu gehören die rein knöchernen Anomalien des Os sacrums, die kongenitalbedingte Skoliose, die Folge einer vertebralen Anomalie, z. B. einer Hemivertebra oder von Blockwirbeln ist. Dazu gehören auch kongenitale Hirnstammveränderungen, die häufig mit Myelozelen und Myelomeningozelen kombiniert vorkommen, so die Arnold-Chiari-Malformation I, II und III. Darüber hinaus gehören zu den nichtdysraphischen kongenitalen Veränderungen auch Raumforderungen wie das spinale Lipom, das jedoch auch häufig bei dysraphischen Veränderungen vorkommt, das Epidermoid, das Dermoid und das Teratom; des Weiteren auch spinale Anomalien, wie die Syringozele, die Hydromyelie und kaudale spinale Anomalien, die mit anorektalen und urogenitalen Malformationen einhergehen sowie schließlich die anteriore sakrale Meningozele.

Zu den kongenitalen knöchernen Veränderungen gehört auch die Spondylolyse, die als rudimentäre Hemmungsmissbildung angesehen werden kann.

Partielle und komplette lumbosakrale Agenesien

Man unterscheidet nach Pang eine Reihe von unterschiedlichen Typen:

I. Die totale sakrale Agenesie, wobei auch einige lumbale Wirbel fehlen können.
Ia. Die iliakale Gelenkbildung erfolgt mit dem 5. LWK, wobei hier noch ein normaler transversaler Durchmesser des Beckens besteht.
Ib. Die iliakale Gelenkbildung erfolgt mit jedem anderen letzten LWK, möglicherweise besteht auch eine Fusion. Hierbei besteht eine erhebliche Einengung des transversalen Beckendurchmessers.

II. Die totale sakrale Agenesie, ohne dass die letzten Lumbalwirbel beteiligt sind.
IIa. Die iliakale Gelenkbildung erfolgt mit dem 5. LWK, bei dem ein normaler transversaler Durchmesser des Beckens besteht.
IIb. Die iliakale Gelenkbildung oder auch die Fusion erfolgt unterhalb des 5. LWK, mit der Folge einer erheblichen Einengung des transversalen Beckendurchmessers.

III. Die subtotale sakrale Agenesie, wobei zumindest der 1. Sakralwirbel noch vorhanden ist, die übrigen Sakralwirbel sind nicht ausgebildet. Die iliakale Gelenkbildung erfolgt mit dem rudimentären Os sacrum. Hierbei besteht ein normaler transversaler Durchmesser.

IV. Hemisakrum.
IVa. Alle sakralen Segmente sind auf einer Seite vorhanden, die entsprechende Gegenseite jedoch ist nicht ausgebildet.
IVb. Subtotales Hemisakrum auf einer Seite, es sind alle sakralen Segmente auf einer Seite vorhanden, nur auf der Gegenseite fehlen einige Segmente.
IVc. Subtotales Hemisakrum bilateral, auf jeder Seite einige Segmente nicht ausgebildet, und zwar mit unterschiedlicher Ausdehnung.

V. Kokzygeale Agenesie.
Va. Total.
Vb. Subtotal.

Die sakrale Agenesie kommt einmal auf 7.500 Geburten vor. Etwa 16 % der Patienten mit diesen Malformationen haben einen Elternteil mit Diabetes mellitus. Daher wird diese Läsion möglicherweise einer Hyperglykämie während der Gestationsphase zugeschrieben. Ferner werden als Ursachen auch embryonale Mikrotraumen, eine Röntgenbestrahlung oder auch die Applikation von Insulin diskutiert. Klinisch weisen die meisten Patienten mit sakralen Agenesien einen gering ausgebildeten Steiß und eine schwach ausgebildete Glutealmuskulatur auf. Sie zeigen ferner schmale Hüften und eine Atrophie der Beine. Etwa 20 % weisen darüber hinaus subkutane Läsionen, wie z. B. hautbedeckte Lipomeningozelen oder auch terminale Myelozystozelen auf. Ferner ist häufig die motorische Funktion in der lumbosakralen Region gestört. Nicht selten ist eine komplette motorische Paralyse zu konstatieren. Die Funktion des M. quadriceps ist allerdings typischerweise erhalten, es sei denn, es besteht gleichzeitig eine lumbosakrale Dysraphie.

Dysfunktionen der Harnblase kommen regelmäßig vor. Des Weiteren sind eine Reihe von genitourethralen Anomalien, wie z. B. eine Hufeisenniere, eine Epispadie und eine Hypospadie sowie auch Dislokationen und Flexionskontrakturen im Bereich des Oberschenkels bekannt. Auch eine Skoliose und permanente Schmerzen im Bereich des Rückens und der Beine werden beschrieben. Bei Frauen finden sich nicht selten auch eine Uterusanomalie sowie auch rektovaginale und rektovesikale Fisteln. Bei einer sakralen Agenesie kann in etwa 35% der Fälle ein fehlender Verschluss des Thekalsakkes nachgewiesen werden, wobei der Sakralsack dann in einer Meningozele erweitert endet. In 47% allerdings findet sich ein verkürzter, nichtstenotischer, jedoch spitz zulaufender Duralsack. Dabei ist der spitze Zulauf länger. Der Duralsack endet umso höher, je höher die Anomalie vorhanden ist.

Am Anfang der Diagnostik steht bei entsprechender Verdachtsdiagnose die konventionelle Röntgenuntersuchung und die CT. Der Wert der MRT besteht darin, nicht nur den knöchernen Defekt in ähnlicher Weise wie in der CT darstellen und nachweisen zu können, sondern darüber hinaus Hinweise auf die häufigen zusätzlichem kongenitalen Veränderungen des neurogenen Gewebes und der duralen und arachnoidalen Strukturen zu erhalten. Ebenso ist mit der MRT die Ausdehnung des Prozesses und die genaue Typisierung häufig besser zu diagnostizieren als mit den anderen Verfahren.

Zur Anwendung kommen in erster Linie T1-gewichtete Sequenzen in sagittaler, axialer und koronarer Schnittrichtung.

Anteriore sakrale Meningozele

Es handelt sich hierbei um Divertikel des Thekalsackes, die sich nach vorn in den intraperitonealen präsakralen Raum ausdehnen. Sie haben dünne Wände, die aus der Dura und der Arachnoidea bestehen, und kommunizieren mit dem Duralsack. Anteriore sakrale Meningozelen sind relativ selten. Häufig sind sie mit einer Neurofibromatose oder mit einem Marphan-Syndrom assoziiert. Ebenso kommen anorektale Malformationen, sakrale Defekte und präsakrale Raumforderungen vor. Männliche Patienten scheinen häufiger betroffen. Nicht selten werden diese kongenitalen Divertikel als anorektaler Tumor missgedeutet.

Klinisch fällt dieser Befund durch einen lokalen Druck auf die Beckenorgane auf, der mit einer Obstipation und einer Harninkontinenz verbunden ist. Ebenso wird nicht selten über Rückenschmerzen geklagt. Der Druck auf die Nervenwurzeln verursacht eine Verminderung des rektalen Tonus und eine unklare Parästhesie im unteren sakralen Bereich, gelegentlich auch eine motorische Schwäche. Der Spinalkanal ist häufig hierbei erweitert, ein Defekt im ventralen Bereich des Os sacrum ist immer asymmetrisch nachzuweisen. Der Defekt kann sich auf ein Neuroforamen beschränken, es sind jedoch auch Erweiterungen von mehreren Neuroforamina beschrieben worden. Der sakrale Duralsack ist häufig erweitert, der Eingang in die anteriore Meningozele ist eng. 20% finden sich in der Mittellinie.

Man kann die anteriore sakrale Meningozele entsprechend ihrer Lokalisation und ihrer Ausdehnung in mehrere Typen unterscheiden:

1. Die anteriore Meningozele füllt das kleine Becken aus, es findet sich gleichzeitig eine intrasakrale Meningozele.
2. Es findet sich allein eine große intrapelvine Zyste.
3. Es lässt sich eine anteriore sakrale Meningozele vergesellschaftet mit einer Dysraphie nachweisen.
4. Es findet sich eine kleine anteriore sakrale Meningozele, die nicht in das kleine Becken eintritt.
5. Es findet sich eine große intrasakrale Zyste, die mit einer großen präsakralen Zyste breit kommuniziert.

Für die Diagnostik der anterioren Meningozelen stellt die MRT das Verfahren der Wahl und den Goldstandard dar. Nur mit diesem Verfahren ist es möglich, die verschiedenen Typen einer anterioren Meningozele voneinander abzugrenzen und die Ausdehnung festzulegen. Dies ist insbesondere dann von entscheidender Wichtigkeit, wenn operative Maßnahmen geplant sind (Abb. 28.27).

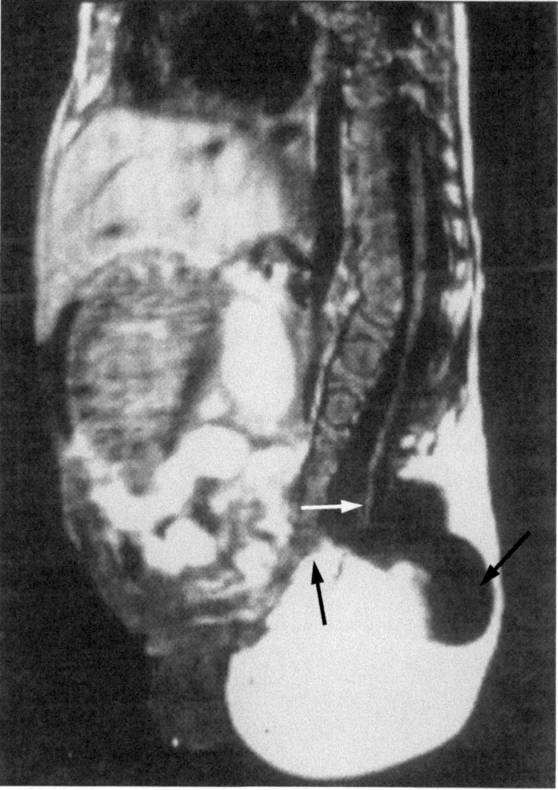

Abb. 28.27. Posteriore Meningozele (FSE T2-gewichtet, sagittal)

Klippel-Feil-Syndrom

Eine weitere gelegentlich auftretende rein knöcherne Malformation stellt das Klippel-Feil-Syndrom dar. Es handelt sich hierbei um eine kongenitale Malformation, die durch Fehlen einer Segmentation zwischen zwei oder drei Zervikalwirbeln charakterisiert ist. Diese Fehlbildung kommt in 0,1–0,5% vor und scheint erblich zu sein. Es werden drei Typen unterschieden:

- *Typ I*: Hierbei findet sich eine ausgedehnte Fusion von nahezu allen zervikalen und oberen thorakalen Wirbeln. Dieser Typ geht einher mit schweren neurologischen Ausfällen. Ferner finden sich bei diesem Typ nicht selten auch weitere kongenitale begleitende Anomalien.
- *Typ II* weist eine Fusion von zwei Wirbeln auf, meistens bei C2/C3, gelegentlich jedoch auch bei C5/C6.
- *Typ III* findet sich im Bereich der unteren Zervikalregion, der unteren Thorakal- oder auch im Bereich der Lumbalwirbel.

Nach Ulmer weisen 33% der Patienten eine klassische Trias auf: nämlich einen kurzen Hals, einen tiefen posterioren Haaransatz und eine verminderte zervikale Beweglichkeit. C2/C3 ist in 50%, C5/C6 in 33% beteiligt. Nicht selten ist diese knöcherne Anomalie vergesellschaftet mit einer Diastematomyelie oder einer Arnold-Chiari-Malformation Typ I. Die Patienten weisen in mehr als der Hälfte der Fälle auch genitourethrale kongenitale Veränderungen auf, in erster Linie eine renale Agenesie (Abb. 28.28).

Spondylolyse/Spondylolisthesis/Pseudospondylolisthesis

Die Spondylolyse stellt einen häufigen Befund dar. Es handelt sich hierbei um eine Spaltbildung, meist im ventralen Abschnitt des Wirbelbogens, einseitig oder beidseitig, die im Kindes- oder Jugendalter manifest wird. Etwa 7% der Bevölkerung sind betroffen, vor allem in Höhe L4/L5 und L5/S1 (Abb. 28.29 a,b).

Es bestehen zwei Möglichkeiten der Entstehung:

1. Die Spaltbildung ist angeboren.
2. Durch extreme lang andauernde Belastung mit Hyperextensions- und Rotationsbewegungen der Wirbelsäule kann es zu Stressfrakturen im Bereich des Wirbelbogens kommen. Diese erworbenen Spondylolysen müssen den kongenitalen gegenübergestellt werden. Die Folge einer Spondylolyse kann die Spondylolisthesis sein, d. h. das Abrutschen des proximalen Wirbels, insbesondere wenn eine beidseitige Spaltbildung vorliegt.

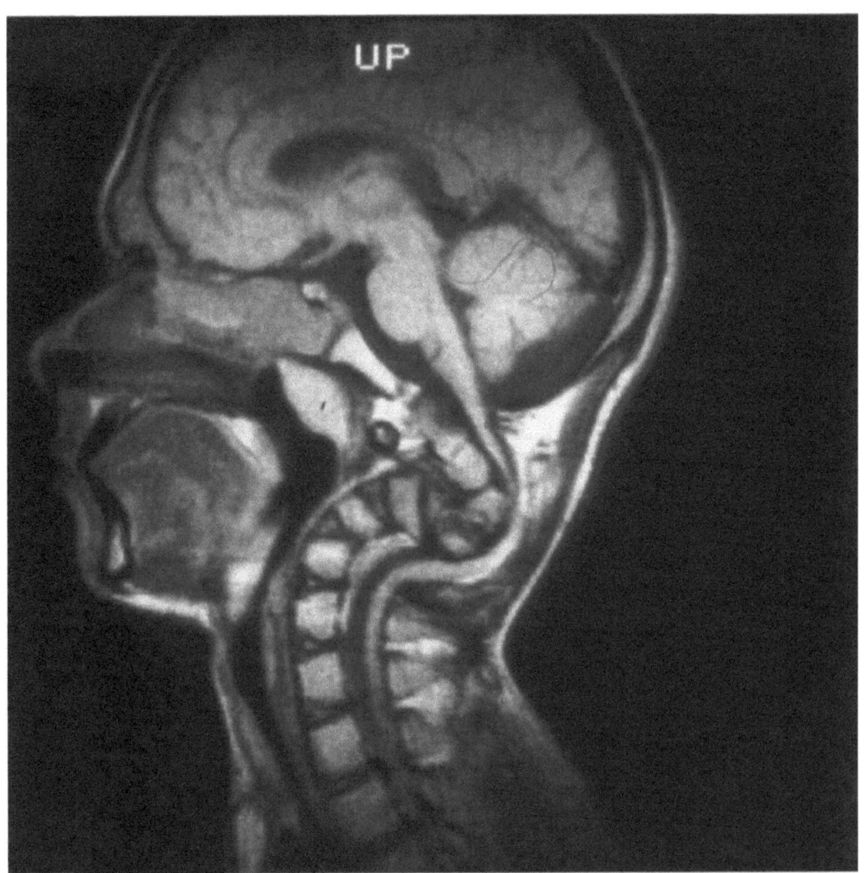

Abb. 28.28. Klippel-Feil-Syndrom (SE T1-gewichtet, sagittal)

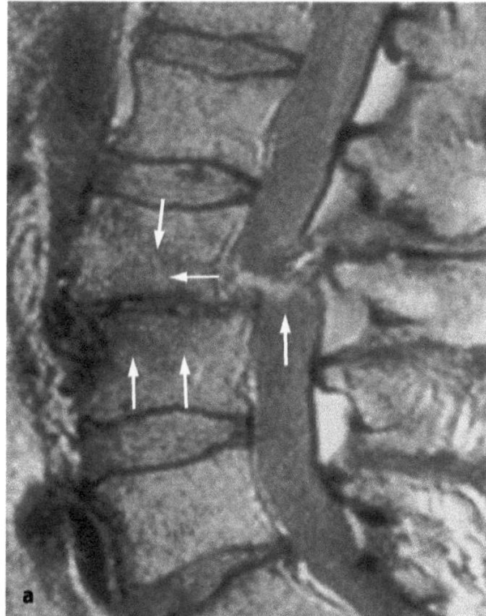
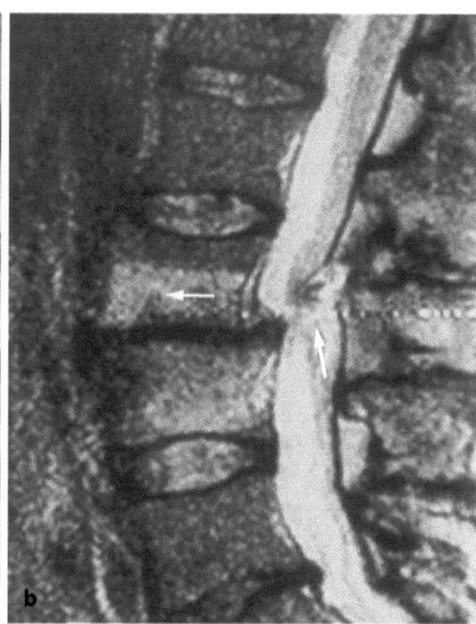

Abb. 28.29 a,b. Spondylolyse mit Spondylolisthesis bei L3/L4. **a** FSE protonengewichtet, sagittal, **b** FSE T2-gewichtet, sagittal

Ferner kann eine Spondylolisthesis jedoch auch auf der Grundlage von Facettendegenerationen auftreten. Sie wird dann als Pseudospondylolisthesis bezeichnet. Die Spondylolisthesis geht unabhängig von der Genese stets mit einer Einengung des Spinalkanals und auch der Neuroforamina einher.

Die Patienten klagen nicht nur über Rückenschmerzen, sondern häufig auch über eine radikuläre Symptomatik, als Folge der Neuroforamenstenose. Degenerative Veränderungen der Facettengelenke können jedoch auch sekundär Folge des Ventralgleitens eines Wirbelkörpers sein, sodass es im Einzelfall manchmal schwierig ist, Aussagen über die Genese des Wirbelgleitens zu machen.

Die Spondylolyse ist in der MRT-Bildgebung häufig schwierig zu diagnostizieren und zwar wegen der normalen Sklerose im Bereich der Pedikel und den häufigen Partialvolumeneffekten im Bereich der angrenzenden Facettenarthropathie.

Direktes Anzeichen in der MRT ist ein Defekt im Wirbelbogen auf den sagittalen und axialen Schnitten. Ein indirektes Zeichen ist, dass der Wirbelkanal zwischen L4 und S1 mehr als 25% breiter ist als bei L1. Ferner ist charakteristisch ein keilförmiger hinterer Wirbelkörper und Modic-Veränderungen in den angrenzenden Pedikeln sowie eine 8-Form der Neuroforamina. Empfohlen werden T1- oder protonengewichtete SE-Sequenzen in axialer und sagittaler Schnittrichtung.

Liegt eine Spondylolisthesis vor, wird die Diagnose sowohl mit der MRT als auch mit der CT einfacher, weil die Abweichung der Wirbelkörper insbesondere in der sagittalen Schnittrichtung gut dargestellt werden kann. Hierbei gelingt auch eine Differenzierung zwischen dem Wirbelgleiten auf der Grundlage einer Facettendegeneration (Pseudospondylolisthesis) und dem Wirbelgleiten aufgrund einer Spondylolyse. Bei einer echten Spondylolyse findet sich eine Stufenbildung der Dornfortsätze oberhalb des Versatzes zwischen den Wirbelkörpern. Bei einer degenerativ bedingten Spondylolisthesis findet sich diese Stufenbildung in gleicher Höhe.

Untersuchungen haben ergeben, dass bei 50% der Jugendlichen, die über hartnäckige Rückenschmerzen klagen, eine Spondylolyse einseitig oder doppelseitig im unteren LWS-Bereich nachgewiesen werden kann. Ähnlich wie bei einer Stressfraktur findet sich hier in der fettsupprimierten T2-Wichtung in axialer Schnittrichtung eine umschriebene Signalanhebung, insbesondere im vorderen Teil des Wirbelbogens, meist mit einer leichten Auftreibung. Häufig findet sich auch in der angrenzenden Spongiosa ein umschriebener Bone bruise (Abb. 28.30 a–d).

Kongenitale Einengung des Spinalkanals

Der idiopathischen primären Form dieser Minusvariante des Spinalkanals liegt eine Verkürzung der Wirbelbögen und der Pedikel zugrunde, die in der Wachstumsphase auftritt, aber erst im Erwachsenenalter zu Beschwerden führt. Ein Bogenwirbelkörperabstand in der Medianebene von 10 mm oder weniger wird als pathologisch angesehen. Da sich der Übergang vom normalen zum pathologischen fließend gestaltet, ist ein willkürlicher Grenzwert festgelegt worden. Er wird mit 12 mm angegeben.

Daneben können leichtgradige dysplastische Veränderungen der Wirbelbögen und der Gelenke vorliegen, die eine zusätzliche laterale Stenose verursachen können. In der Regel sind alle oder zumindest mehrere lumbale Segmente betroffen. Eine gleichzeitige Verkleinerung des transversalen Durchmessers ist selten.

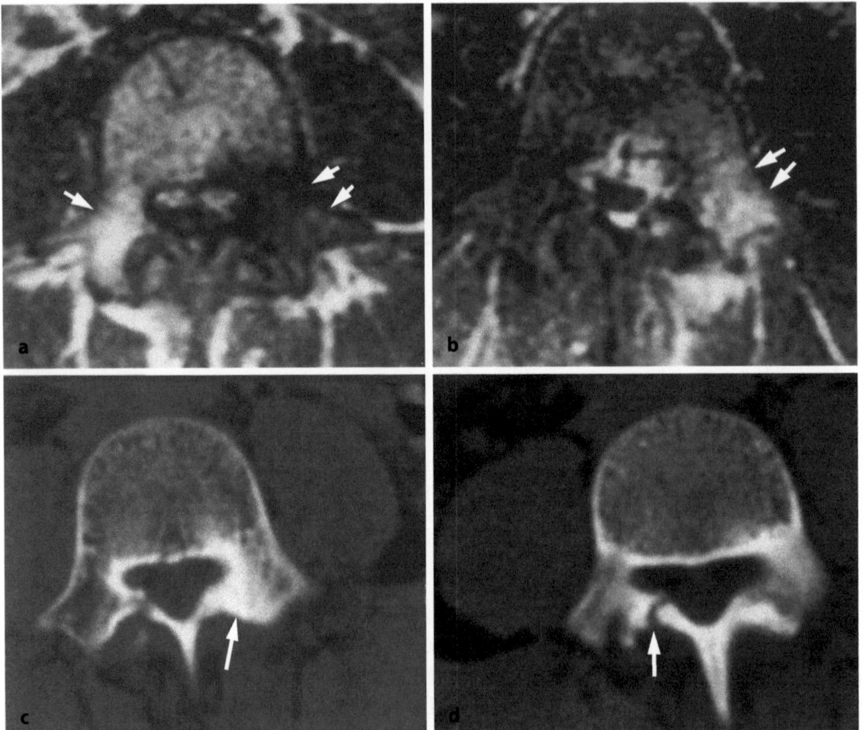

Abb. 28.30 a–d. Beginnende Spondylolyse bei LWK 4. **a** SE T2-gewichtet, axial, **b** FSE T1-gewichtet, fettsupprimiert, nach Kontrastmittelgabe, axial, **c,d** CT

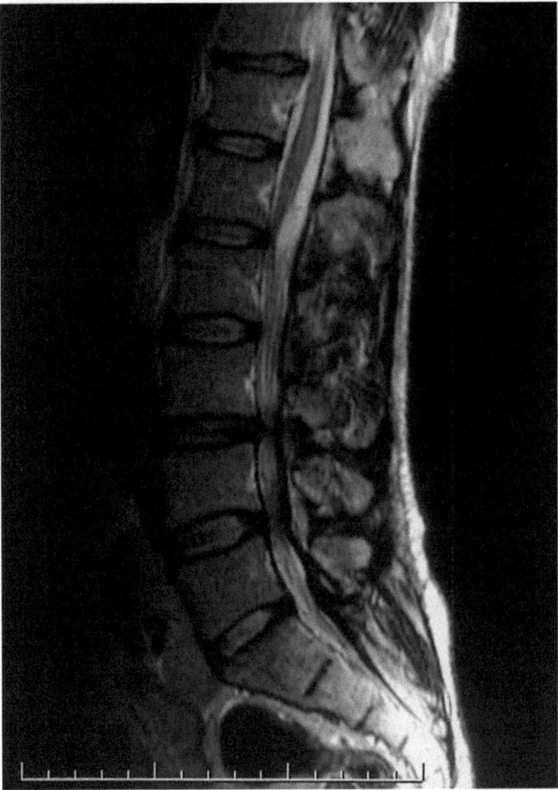

Abb. 28.31. Beispiel einer kongenitalen Einengung des Spinalkanals. FSE T2-gewichtet, sagittal

Die hereditäre Form des Zwergwuchses (Chondrodystrophie) gilt darüber hinaus als weiteres klassisches Beispiel einer spinalen Stenose. Der verfrühte Schluss der Bogenepiphysen resultiert in einer sagittalen und in einer transversalen Stenose des gesamten Wirbelkanals, wobei der lumbodorsale und der lumbosakrale Übergang den höchsten Grad der Einengung aufweisen. Auf die sekundären Stenoseformen, in erster Linie bedingt durch degenerative Veränderungen und die Spondylolisthesis, wird an anderer Stelle eingegangen.

Bei Vorliegen einer kongenitalen lumbalen Stenose des Spinalkanals führen bereits geringe Protrusionen des Discus oder andere Veränderungen, z. B. Hypertrophien der Gelenke oder Schwellungen der Ligamenta flava, zu Impressionen des Duralsackes und der Nervenwurzeln im Recessus mit den dazu passenden klinischen Beschwerden.

In der MRT und auch mit der CT ist es möglich, eine exakte Messung des dorsoventralen Durchmessers in der Medianebene sowohl in der sagittalen als auch in der axialen Schnittrichtung vorzunehmen.

Hierbei sollten in erster Linie T1- oder T2-gewichtete SE-Sequenzen zur Anwendung kommen, da mit Gradientenechosequenzen Fehlmessungen möglich sind.

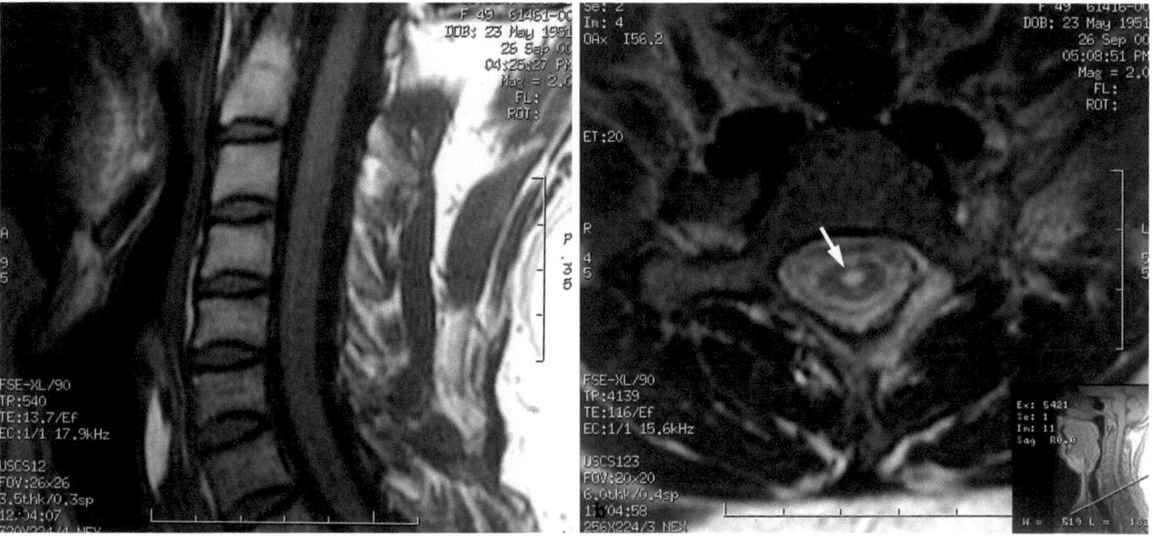

Abb. 28.32 a,b. Syringomyelie bei C6–D2. **a** FSE T2-gewichtet, sagittal, **b** FSE T2-gewichtet, axial

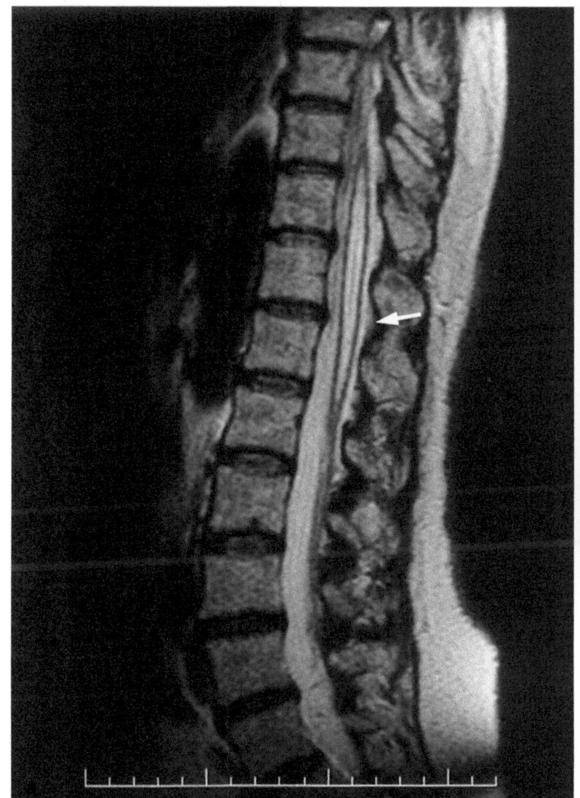

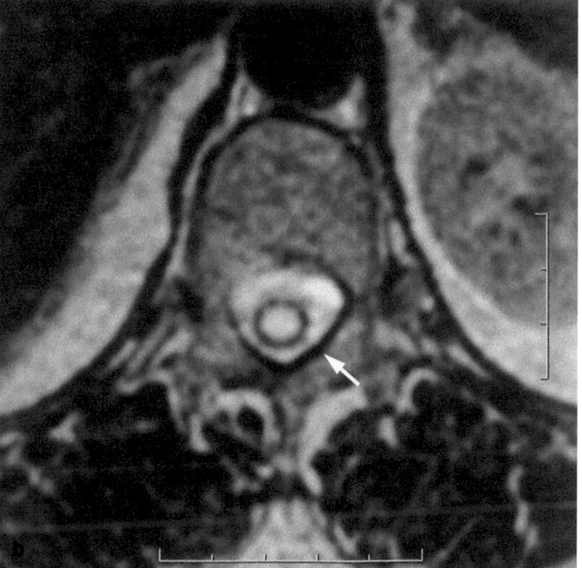

Abb. 28.33 a,b. Anamnese: 64-jährige Patientin, die seit Monaten über Schmerzen im Bereich der linken Flanke unter dem Rippenbogen und dem lumbodorsalen Übergang klagt. Diagnose: Hydrosyringomyelie im Bereich des unteren Myelons bis zum Conus medullaris. **a** FSE T2-gewichtet, sagittal, **b** FSE T2-gewichtet, axial

Syringohydromyelie

Die Syringohydromyelie stellt eine unterschiedlich große zystische Erweiterung des Zentralkanals des ersten proximalen Drittels des Myelons dar. Sie kann allein vorkommen, ist jedoch häufig Teil weiterer Anomalien, so z. B. dem Arnold-Chiari-Syndrom Typ I und II. Auch das gleichzeitige Vorkommen von okkulten spinalen Dysraphien ist bekannt. Sie können immerhin bei 30 %, wenn auch sehr rudimentär, der Patienten mit diesen Veränderungen nachgewiesen werden. Ferner finden sich hierbei häufig anorektale Anomalien (in 67 %), eine Meningozele (in 64 %) und eine Diastematomyelie (in 38 %). Gelegentlich finden sich eine Lipomyelomeningozele und ein Dermalsinus.

Von dieser Erweiterung des Zentralkanals sind reine

Syringomyelien abzugrenzen, die eine exzentrische zystische Erweiterung des Myelons in unterschiedlichen Höhen darstellen und häufig Folge von Tumoren, aber auch von stärkeren Traumen sind.

Eine Syringomyelie wird auch vergesellschaftet mit Zysten der hinteren Schädelgrube wie beim Dandy-Walker-Syndrom oder bei fibrösen Adhäsionen im Bereich der Foramina Luschkae und Magendii gefunden.

Die MRT ist das wichtigste Verfahren zur Darstellung einer Hydrosyringomyelie. Hierbei kommt es in der sagittalen und in der axialen Schnittrichtung in der T1-Wichtung zur Darstellung einer unterschiedlich breiten, bandförmigen, glatt begrenzten Struktur innerhalb des Myelons zentral verlaufend. In der T2-Wichtung weist diese Läsion eine deutliche Signalanhebung auf. Die MRT erlaubt als einziges Verfahren nicht nur die sichere Diagnosestellung, sondern auch die exakte Festlegung der Ausdehnung des Prozesses (Abb. 28.32 a,b, Abb. 28.33 a,b).

Arnold-Chiari-Malformation Typ I

Diese kongenitale Missbildung besteht aus einem Tiefstand der Kleinhirntonsillen, die sich durch das Foramen magnum nach kaudal in den Zervikalkanal ausdehnen. Ferner ist ein aszendierender Verlauf der C1- und C2-Wurzeln möglich. Häufig vergesellschaftet mit dieser Läsion ist eine okzipitale bzw. subokzipitale Dysplasie mit basilärer Invagination, und zwar bei zwei Dritteln der Patienten. Das Volumen der hinteren Schädelgrube ist gegenüber dem Normkollektiv vermindert, der Clivus ist verkürzt. Dagegen ist das Foramen magnum häufig vergrößert.

Gelegentlich ist auch, wahrscheinlich als Folge des Verschlusses des 4. Ventrikels, ein Hydrozephalus zu beobachten. In diesem Fall kann eine Verlegung der Foramina durch arachnoidale Verwachsungen nachgewiesen werden.

Die Fehlbildung geht in einem relativ hohen Prozentsatz mit einer Syringomyelie des proximalen Myelons einher. Sie kann jedoch auch bis nach thorakal, selten bis nach thorakolumbal, herabreichen. Im zervikalen Bereich findet sich nicht selten eine deutliche Auftreibung des Rückenmarks bei Vorliegen einer Syringomyelie. Dies darf nicht zu der Fehldiagnose eines zystischen Tumors führen.

Klinisch wird diese Missbildung häufig erst im Erwachsenenalter entdeckt. Sehr selten treten Beschwerden bereits im jugendlichen Alter auf.

Die Patienten klagen über bewegungsabhängige Kopf- und Nackenschmerzen, kombiniert mit einer Gangataxie, einem Nystagmus sowie gelegentlich auch einer Para- oder Tetraparese. Bei Vorliegen einer gleichzeitigen Syringomyelie finden sich ausgedehnte Störungen der Sensibilität (Abb. 28.34).

Arnold-Chiari-Malformation Typ II

Diese recht komplexe Missbildung ist praktisch immer mit einer Myelomeningozele vergesellschaftet, die insbesondere im kraniozervikalen Übergang lokalisiert ist. Hierbei findet man eine deutliche Verkleinerung der hin-

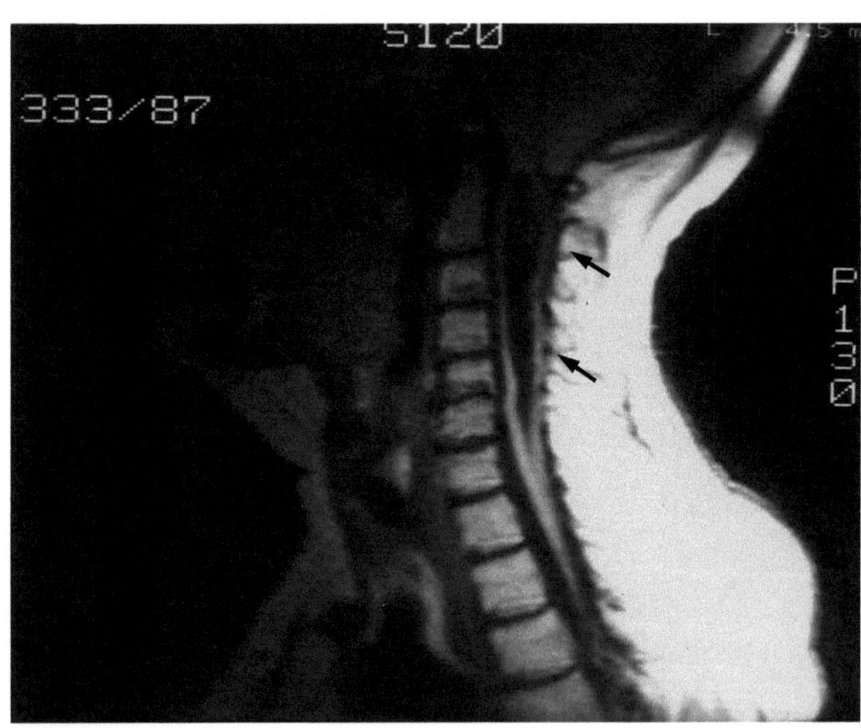

Abb. 28.34. Arnold-Chiari-Malformation Typ I mit Syrinx (SE protonengewichtet, sagittal)

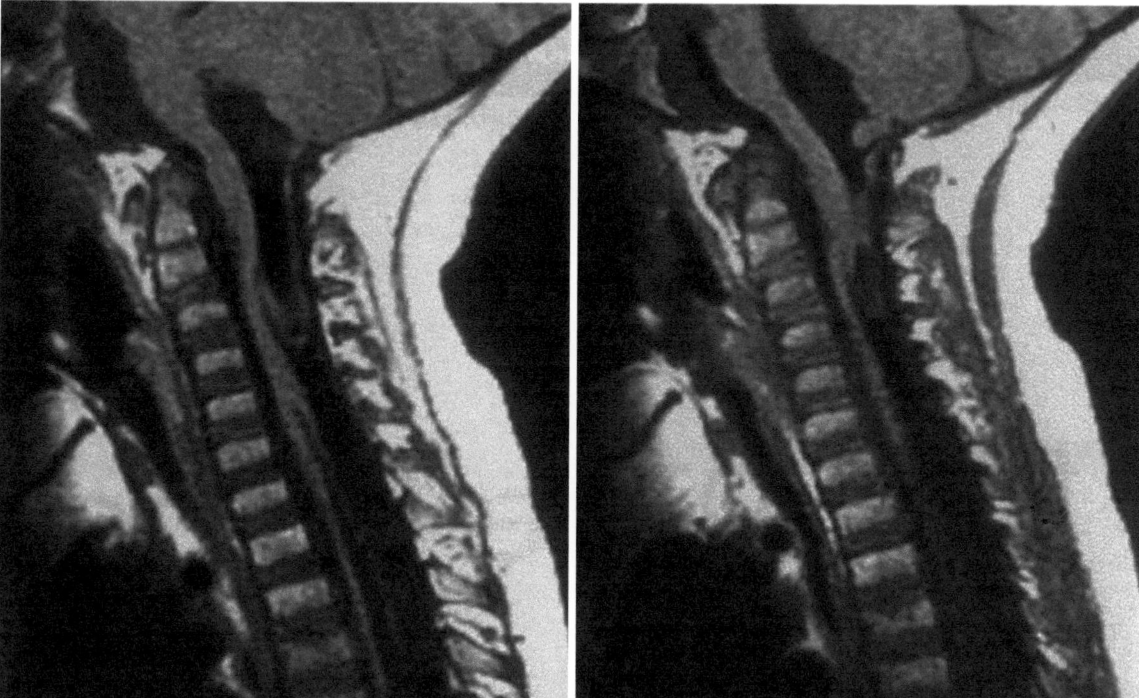

Abb. 28.35 a,b. Arnold-Chiari-Malformation Typ II (SE T1-gewichtet, sagittal)

teren Schädelgrube mit gleichzeitiger Verkleinerung des Kleinhirns. Ferner fällt eine Erweiterung des Foramen magnum und eine Kaudalverlagerung der zerebellären Mandeln, des 4. Ventrikels und des Hirnstamms auf. In schweren Fällen sind auch die Kleinhirnhemisphären nach kaudal herniert. Sie können weit in den Spinalkanal herunter reichen, in seltenen Fällen sogar bis C7. Dementsprechend ist auch eine Verlagerung der Medulla oblongata nach kaudal obligat, wobei sich eine tropfenähnliche Ausziehung findet. Diese Verlagerung der Medulla erfolgt dorsal der Bänder, mit der Folge, dass die Medulla sich dorsal des Zervikalkanals nach kaudal ausdehnt. Der 4. Ventrikel ist ebenfalls nach kaudal hin ausgezogen, die lateralen Recessus fehlen, ebenso das Foramen magendii. Die Pons ist hypoplastisch und abgeflacht. Es findet sich auch häufig eine konkave Formveränderung des Clivus. Der Aquädukt erscheint verkürzt und in seinem Verlauf gewunden. Fast obligat finden sich eine Erweiterung der Seitenventrikel und des 3. Ventrikels. Das Tentorium zeigt einen tief okzipitalen Ansatz und ist häufig hypoplastisch, es verläuft nahezu vertikal. Auch die Okzipitallappen treten durch die Lageveränderung des Tentoriums weit nach kaudal in die hintere Schädelgrube ein. Im Bereich der Großhirnhemisphären weisen die Gyri häufig Verschmälerungen auf, die unter dem Begriff der Mikrogyrie zusammengefasst werden (Abb. 28.35 a,b).

Arnold-Chiari-Malformation Typ III

Im Unterschied zum Arnold-Chiari-Syndrom Typ II findet sich zusätzlich eine große okzipitale Enzephalozele des Zerebellums, mit deutlicher Ausziehung der Medulla nach kaudal und dorsal des Zervikalmarks, da der 4. Ventrikel in diese Ausziehung ausläuft und entweder kollabiert oder dilatiert ist.

Arnold-Chiari-Malformation Typ IV

Diese Läsion ist durch eine zerebelläre erhebliche Hypoplasie bedingt. Im Gegensatz zum Typ III allerdings kommt es hier nicht zu einer Hernierung nach kaudal.

MRT-Diagnostik

Die MRT ist das Verfahren der Wahl, um nicht nur die exakte Diagnose einer Arnold-Chiari-Malformation zu stellen, sondern auch die vier Typen voneinander sicher unterscheiden zu können. Die Differenzierung ist allerdings häufig bereits klinisch möglich, da die Arnold-Chiari-Malformation Typ I erst im Erwachsenenalter manifest wird.

Zum Einsatz kommt in erster Linie die sagittale Schnittrichtung in der T1-Wichtung oder auch mit einer T2-gewichteten FLAIR-Technik. Mit diesen Sequenzen ist eine ausgezeichnet Darstellung des zervikookzipitalen Übergangs einschließlich der HWS möglich. Insbesondere können auch die intrakraniellen Veränderungen gut dargestellt und differenziert werden.

28.3.4 Kongenitale Raumforderungen

Spinales Lipom

Definiert werden spinale Lipome als eine umschriebene Ansammlung von Fett, das zumindest teilweise eingekapselt ist und einen definierten Zusammenhang mit dem Rückenmark aufweist. Spinale Lipome sind mit 35% die häufigsten zusätzlichen Veränderungen bei einer spinalen Dysraphie und decken hier in erster Linie die Myelozele unterhalb der Haut ab. Typischerweise liegt diese Raumforderung in der Mittellinie und erstreckt sich nach kaudal etwas asymmetrisch.

Diese Veränderung ist bei Frauen häufiger als bei Männern. Die häufigsten Beschwerden sind Rückenschmerzen und eine Harninkontinenz, gelegentlich auch eine Schwäche in beiden Beinen. Die fast immer jungen Patienten haben prominente subkutane Lipome mit kutanen Stigmata und neurologische Ausfälle. Die kutanen Stigmata bei einem spinalen Lipom stellen sich in einem hohen Prozentsatz als subkutane Raumforderung dar, es kann jedoch auch ein Hämangiom oder ein Hautgrübchen vorhanden sein.

Intradurale Lipome sind relativ selten und fast immer intramedullär gelegen, mit Kontakt zur Dura. Sie entwickeln sich in der dorsalen Mittellinie des Rückenmarks und wölben sich dort vor. Sie machen etwa 4% aller Lipome im Bereich der Wirbelsäule aus und kommen sowohl zervikal als auch thorakal vor. Der Spinalkanal ist in diesen Fällen nahezu normal ausgebildet, es können jedoch Anomalien, wie z. B. eine Spina bifida vorhanden sein. Die Dura ist über dem Lipom ausgedünnt, bleibt jedoch intakt. Die meisten spinalen Lipome, nämlich 85%, sind allerdings mit Defekten der Dura vergesellschaftet, durch welche das Lipom sich vom Myelon aus bis in das subkutane Gewebe ausdehnt. Diese Form kommt zu fast 50% gemeinsam mit einer Spina bifida vor.

Die Anordnung der Nervenwurzeln und der Arachnoidea ist bei Vorliegen dieser Lipome praktisch identisch mit Myelozelen und Myelomeningozelen. Der einzige Unterschied ist, dass bei Lipomyelomeningozelen und Lipomyelozelen Fett an der dorsalen Oberfläche der Neuralplatte, also zwischen der Plakode und der Haut, eingelagert ist. Im Gegensatz zur Myelomeningozele sind allerdings Patienten mit einer Lipomyelomeningozele neurologisch bei der Geburt unauffällig. Sie entwickeln die neurologischen Defizite erst mit zunehmendem Alter.

Fast 85% aller Lipome im Rahmen kongenitalerVeränderungen liegen in Form einer Lipomyelomeningozele vor. Wichtig ist auch der Hinweis, dass eine Lipomyelomeningozele niemals gleichzeitig mit einer Arnold-Chiari-Malformation Typ II vorkommt, sondern nur mit einer Myelomeningozele (Abb. 28.36).

Epidurale Lipomatose

Die epidurale Lipomatose ist eine gutartige Ansammlung von Fett beim Erwachsenen im epiduralen Raum, z. B. hervorgerufen durch eine exogene Steroidgabe oder auch bei Vorliegen eines Cushing-Syndroms. Die häufigste Lokalisation findet sich im thorakalen und im Lumbalbereich, jeweils über mehrere Segmente ausgedehnt. Im Falle einer Kortikosteroidbehandlung finden sich innerhalb von vier Jahren nach Beginn der

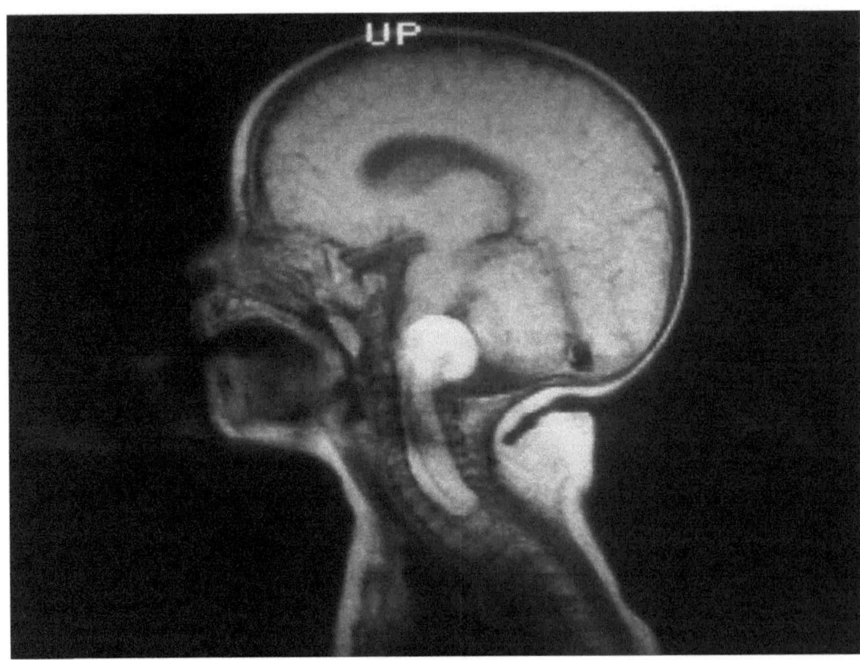

Abb. 28.36. Intraspinale Lipombildung im Bereich der Medulla und des proximalen Myelons (SE protonengewichtet, sagittal)

Therapie häufig Hinweise auf eine Myelonkompression.

Differenzialdiagnostisch muss ein Zustand nach ölhaltiger Myelographie mit Restkontrastmittel im Epiduralraum abgegrenzt werden, da dieses Kontrastmittel ein ähnliches Signalverhalten wie Fett aufweist. Eine Abgrenzung ist durch Fettsuppressionstechniken möglich.

Die MRT stellt das wichtigste Verfahren beim Nachweis von kongenitalen oder auch erworbenen lipomatösen Strukturen im epiduralen und im intraduralen Raum dar. Lipome sind charakterisiert durch eine Signalanhebung sowohl in der T1- als auch in der T2-Wichtung. Der endgültige Lipombeweis kann durch die Anwendung einer T2-gewichteten Fettsuppression erfolgen. Die Schichtebenen der Wahl sind axial und sagittal.

Dermoide und epidermoide Tumoren

Epidermoide Tumoren bestehen ausschließlich aus Zellen der oberflächlichen Hautschichten, während Dermoide aus oberflächlichen Hautschichten und deren Anhangsgebilden, also Haaren und Talgdrüsen, bestehen.

Epidermoide sind wesentlich häufiger als Dermoide. Ihr Vorkommen im Bereich des Spinalkanals ist allerdings selten. Epidermoide Tumoren entstehen als kongenitaler Rest, wenn ein Dermalsinus hier rudimentär angelegt ist, oder sie sind das Ergebnis einer iatrogenen Implantation von Hautelementen durch einen chirurgischen Eingriff am Rücken.

Spinale dermoide und epidermoide Tumoren machen etwa 15% der Gesamtfrequenz der Dermoide und Epidermoide aus, mit abfallender Häufigkeit von kranial nach kaudal. Sie machen ferner 1–2% aller Tumoren des Myelons aus und entwickeln sich gleich häufig. Etwa 40% sind Epidermoide, 35% sind solitäre Dermoide und bei 5% handelt es sich um multiple Dermoide und epidermoide Tumoren. Sie finden sich überwiegend dorsal und dorsolumbal, davon 28% intramedullär und 63% intradural extramedullär.

In der MRT sind epidermoide Tumoren gewöhnlich isointens mit dem Liquor oder weisen lediglich eine geringe Hyperintensität im Vergleich zum Liquor auf, und zwar sowohl in der T1- als auch in der T2-Wichtung. Intramedulläre Tumoren fallen in erster Linie durch eine Auftreibung des Myelons auf. Auch extramedulläre Anteile werden häufig erst durch die sekundäre Verlagerung der Wurzeln und der Cauda equina sichtbar. Epidermoide, die nahezu den gesamten Spinalkanal ausfüllen, können möglicherweise mit dem MRT bei Anwendung von einfachen SE-Sequenzen unentdeckt bleiben, weil sie ähnlich wie Fett ein hohes Signal sowohl in der T1- als auch in der T2-Wichtung aufweisen. Infizierte Epidermoide allerdings weisen ein intensives Kontrastmittelenhancement innerhalb des Tumors bzw. innerhalb der Entzündung auf.

Beide Tumorarten sind nicht selten mit spinalen Dysraphien der Wirbelsäule kombiniert. Daneben können beide Tumoren aber auch mit einem Dermalsinus und einer Diastematomyelie vergesellschaftet sein.

Epidermoide werden häufiger bei Männern angetroffen, Dermoide weisen eine gleichmäßige Geschlechtsverteilung auf.

Die klinische Symptomatik hängt in erster Linie von der Kombination mit anderen kongenitalen Veränderungen im Bereich der Wirbelsäule ab. Die Patienten werden, wenn diese Tumoren solitär vorkommen, häufig erst in der 2. Lebensdekade auffällig, dabei ist der Beschwerdekomplex eindeutig abhängig von der Lokalisation (Abb. 28.37 a–c).

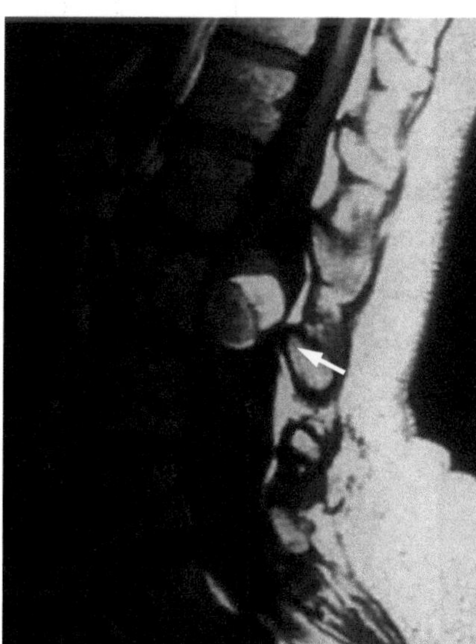

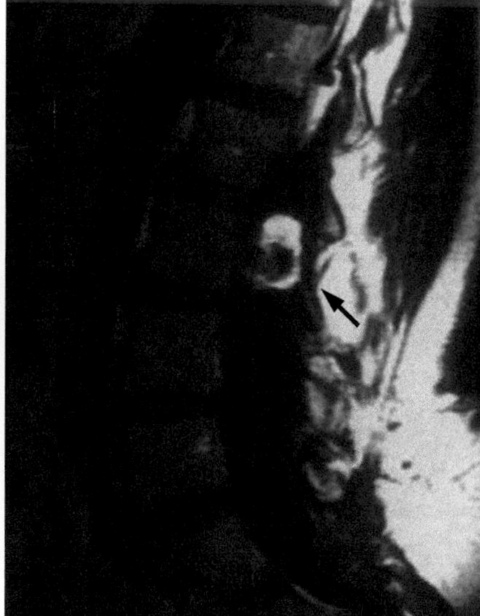

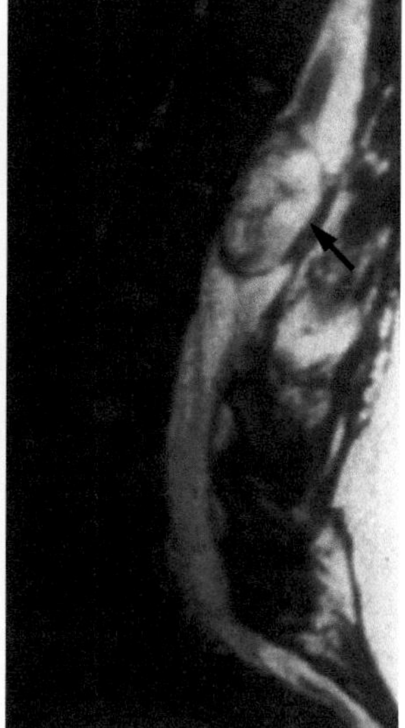

Abb. 28.37 a–c. Epidermaler Tumor (SE T1-gewichtet, sagittal)

Teratom

Das Teratom entsteht aus pluripotenten Germinalzellen, die vom Dottersack aus in den Embryo wandern und dort eine Tumorbildung auslösen. Teratome können im gesamten Verlauf des Spinalkanals vorkommen, sind in der Regel aber unilokulär. Bei lumbosakraler Lokalisation findet sich nicht selten ein Tethered-cord-Syndrom, bedingt durch Adhäsionen der Cauda equina bei gleichzeitiger Verkürzung und Verdickung des Filum terminale. Sie können solide, solid-zystisch und rein zystisch strukturiert sein. In der Regel finden sich Teratome extramedullär, sie können gelegentlich jedoch auch intramedullär vorkommen, und zwar unabhängig von der Lokalisation. Sowohl intra- als auch extramedullär führen sie zu einer Auftreibung des Spinalkanals, und zwar sowohl in Bezug auf die Bögen als auch auf die hintere Kontur der Wirbelkörper.

Es werden mehrere Malignitätsgrade unterschieden:

- Die *Grad-I*-Teratome sind eingekapselt und wachsen langsam; sie werden als gutartig eingestuft.
- *Grad-II*-Tumoren sind überwiegend zystisch und werden als semimaligne eingestuft, da sie relativ schnell und expansiv wachsen.
- Der *Grad III* wird als maligne eingestuft und auch als Teratokarzinom bezeichnet.

Sakrokokzygeale Teratome liegen präsakral oder dehnen sich über den Beckenboden hinaus aus. Gelegentlich findet sich hierbei auch eine Verbindung zum Sakralkanal. Es muss unterschieden werden zwischen einem rein präsakral gelegenen Tumor und einem außerhalb des Beckenbodens gelegenen Tumor. Ferner sind Mischtypen mit überwiegend präsakraler Lokalisation, jedoch auch geringer Ausdehnung nach extern bekannt.

Die MRT ist das Verfahren der Wahl zur Feststellung dieser Läsionen. Die Darstellung hängt von der Zusammensetzung des Tumors ab und diese wiederum ist sehr variabel. Zystische Anteile weisen eine Signalintensität wie Liquor auf, Fettanreicherungen zeigen sowohl in der T1- als auch in der T2-gewichteten Aufnahme eine Signalanhebung. Allerdings kann bei rein zystischer Struktur die Abgrenzung von anderen Zysten schwierig, manchmal sogar unmöglich sein.

Teratome finden sich bevorzugt dorsal des Rückenmarks und vornehmlich in Höhe des Konus (Abb. 28.38 a,b).

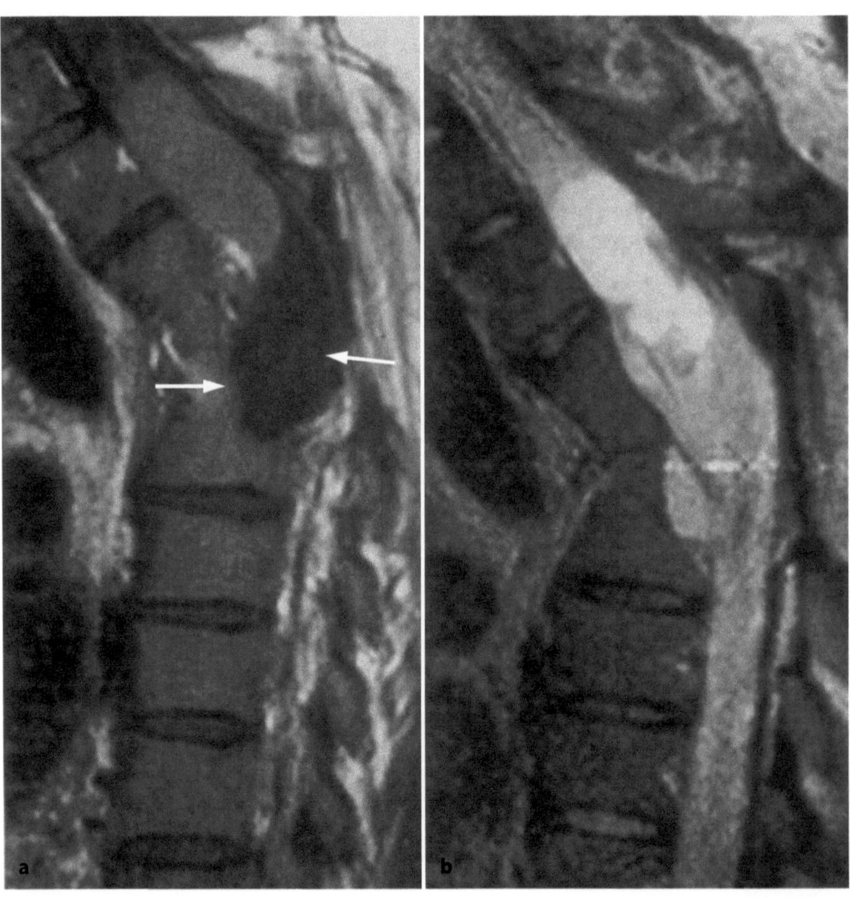

Abb. 28.38 a,b. Solid-zystisches Teratom mit dorsaler Wirbelkörperarrosion. **a** SE T1-gewichtet, sagittal, **b** FSE T2-gewichtet, sagittal

Spinale Zysten

Bei den spinalen Zysten handelt es sich um flüssigkeitsgefüllte Hohlsäcke, die entweder intra- oder extradural lokalisiert sind. Sie können ferner die Nervenwurzeln einschließen oder auch außerhalb der Nervenwurzel positioniert sein.

Nach Nabor erfolgte 1988 eine neue Klassifikation für spinale Zysten, die in den letzten Jahren rasche Verbreitung gefunden hat:

Klassifikation der spinalen Zysten nach Nabor (1988)

- Typ I: extradural gelegene meningeale Zyste ohne Einschluss einer Nervenwurzel
  - Typ Ia: extradural gelegene meningeale Zyste
  - Typ Ib: okkulte sakrale Meningozele
- Typ II: extradurale meningeale Zyste unter Einschluss der Nervenwurzeln, auch Tarlof-Zyste genannt
- Typ III: spinale intradurale Zyste

Der Typ Ia entspricht einer extraduralen Zyste und wird auch als extradurale Tasche oder als extradurales Divertikel bezeichnet. Bei diesem Typ findet sich in der Regel ein duraler Defekt, der in der Region der dorsalen Nervenwurzel als Ausgangspunkt der Zyste positioniert ist. Im typischen Fall handelt es sich um eine dorsale extradurale flache, der Dura aufliegende und sie komprimierende Zyste, die sich über mehrere Segmente erstrecken kann. Dies kann zu einer Druckatrophie des Knochens mit entsprechender Ausdünnung der Kompakta, insbesondere im Bereich des Wirbelbogens und der Bogenwurzel führen. Ferner sind auch erhebliche Kompressionen des Duralsackes selbst bekannt. Eine Kommunikation mit dem Liquorraum ist nahezu obligat.

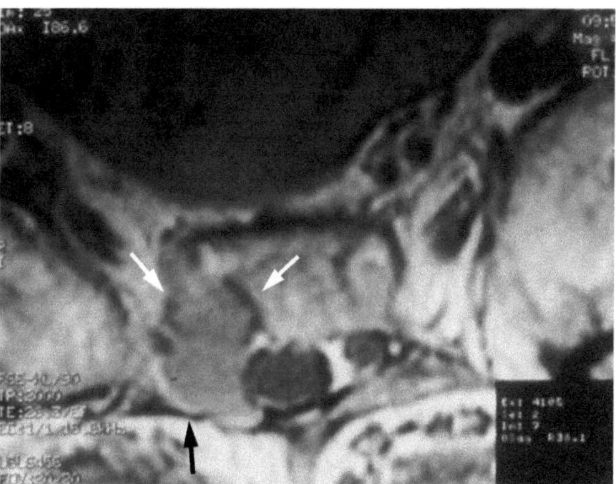

Abb. 28.40. Extradurale Zyste nach Nabor Typ Ia bei S1/S2, mit Knochenarrosion (FSE T1-gewichtet, koronar)

Der Typ Ib entspricht einer extraduralen Zystenbildung im Sakralraum, die ähnlich wie eine aneurysma-

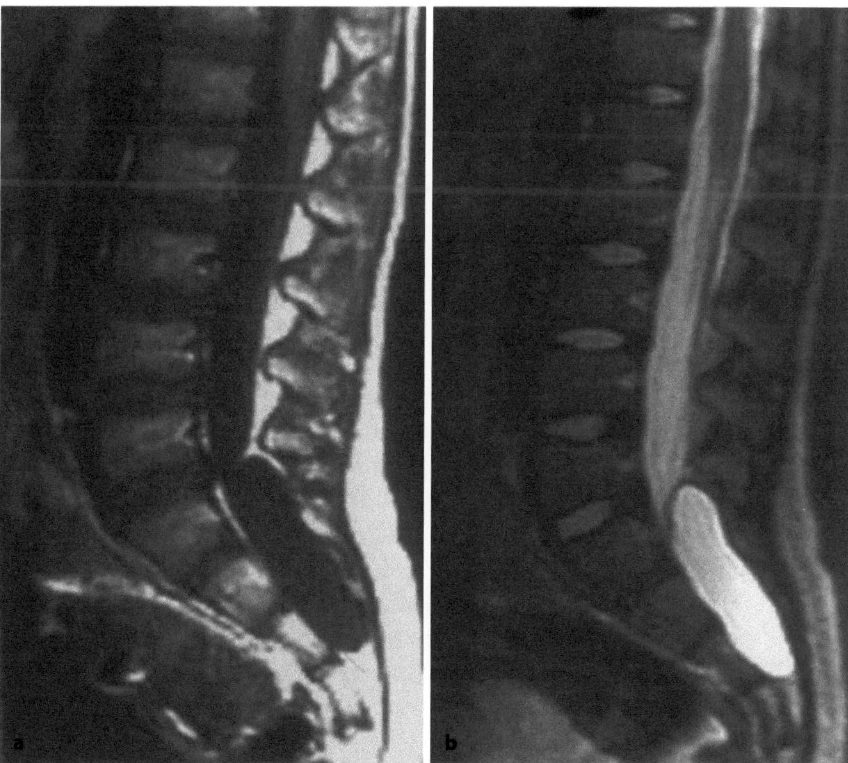

Abb. 28.39 a,b. Sakrale meningeale Zyste nach Nabor Typ I. **a** SE T1-gewichtet, sagittal, **b** FSE T2-gewichtet, fettsupprimiert, sagittal

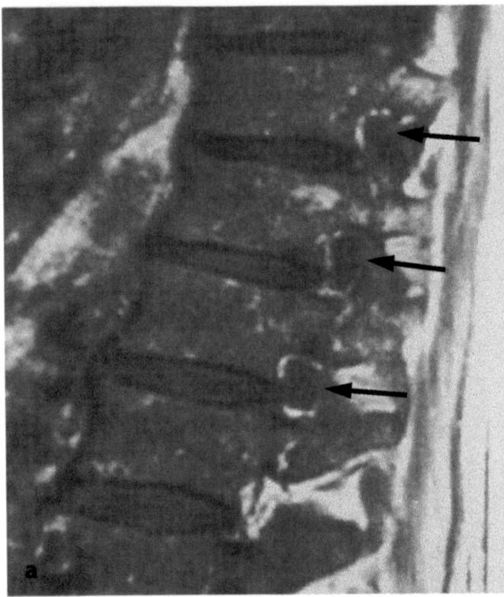

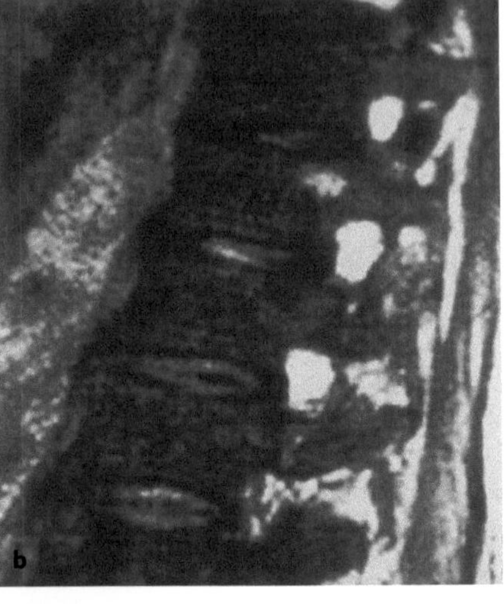

Abb. 28.41 a,b. Perineurale Zysten im Bereich der BWS, sich in die Neuroforamina multipel ausdehnend. **a** SE T1-gewichtet, fettsupprimiert, sagittal, **b** FSE T2-gewichtet, fettsupprimiert,sagittal

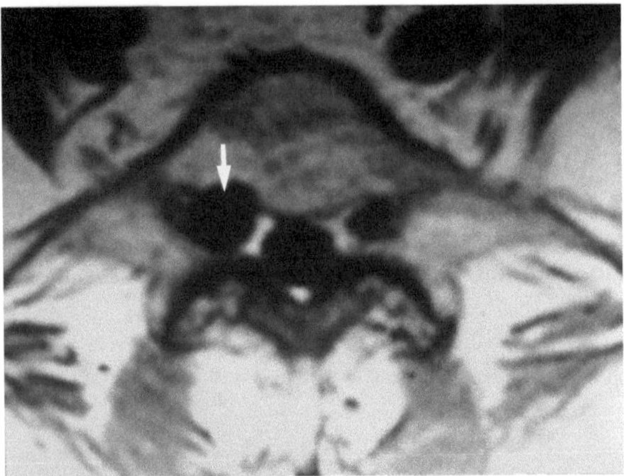

Abb. 28.42. Tarlof-Zyste mit Kompression der Nervenwurzel nach Nabor Typ II (SE T1-gewichtet, axial)

tische Knochenzyste zu einer erheblichen Ausdünnung des Knochens führen kann. Man kann diesen Typ also auch als sakrale okkulte Meningozele bezeichnen. Auch bei diesem Typ ist eine Verbindung zum Liquorraum fast obligat. Diese Zysten können sich weit in die Peripherie hin ausdehnen und die Sakralnerven nach ventral verlagern. Eine sakrale Meningozele findet sich jedoch auch auf erworbener Grundlage, z. B. bei einem Marfan-Syndrom. Sakrale Zysten vom Typ Ib können lange Zeit klinisch stumm bleiben und erst im hohen Erwachsenenalter Beschwerden verursachen, die sich in radikulären Symptomen, aber auch in Blasen- und Mastdarmstörungen äußern.

Der Typ II umfasst auch die perineurale Zyste oder die Tarlof-Zyste. Auch diese Zystenart wird am häufigsten sakral gefunden. Die Zysten dieses Typs schließen die Nervenwurzeln generell ein und treten nicht selten multipel auf. Sie sind meist asymptomatisch, gelegentlich jedoch kann es zum Auftreten von unklaren ischialgieformen Schmerzen kommen. Auch bei dieser Malformation besteht eine breite Verbindung zum Subarachnoidalraum. Aus diesem Grund stellt sich insbesondere diese Zyste sowohl in der konventionellen Myelographie als auch in der MRT-Myelographie dar. Auch die Zysten vom Typ II bewirken sehr häufig eine Knochenarrosion und eine Erweiterung des Spinalkanals bzw. der Neuroforamina.

Die intraduralen Zysten des Typs III werden auch als Arachnoidalzysten bezeichnet. Sie sind am häufigsten dorsal des Rückenmarkes lokalisiert, selten auch ventral, und sie kommunizieren regelmäßig mit dem Sub-

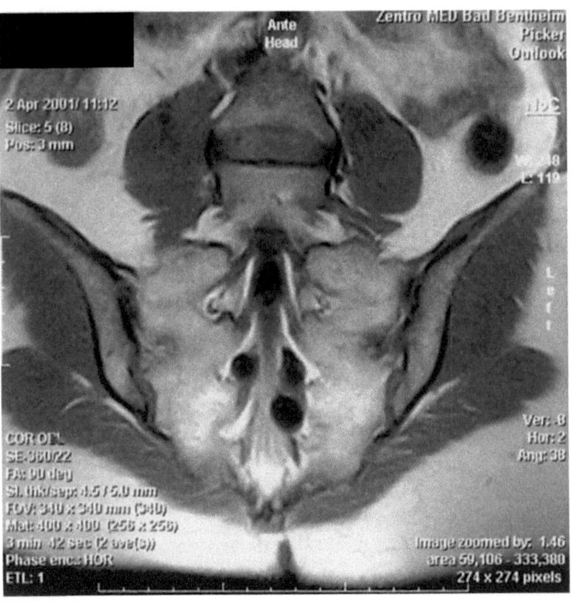

◁ **Abb. 28.43.** Perineurale Zysten bei S2/S3 beidseits. SE T1-gewichtet, schräg koronar

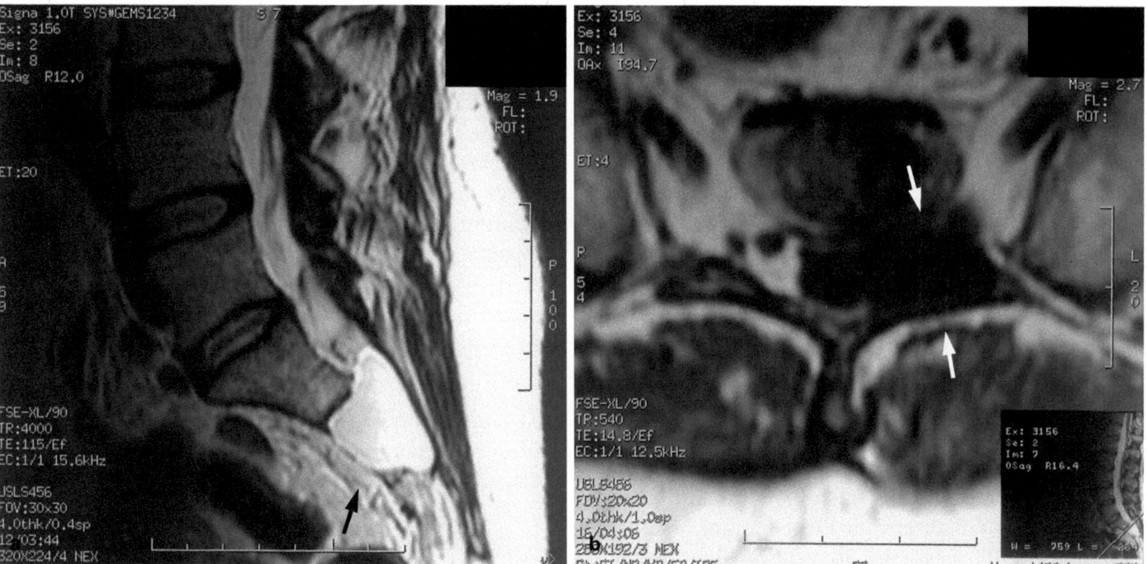

Abb. 28.44 a,b. Anamnese: 50-jährige Patientin, die über rezidivierend auftretende Schmerzen im Bereich der linken Hüfte, der linken Gesäßseite und des linken Oberschenkels klagt. Diagnose: ausgedehnte perineurale Zyste links bei S2/S3 mit Involvierung der zentralen und peripheren S2-Wurzel. **a** FSE T2-gewichtet, sagittal, **b** FSE T1-gewichtet, axial

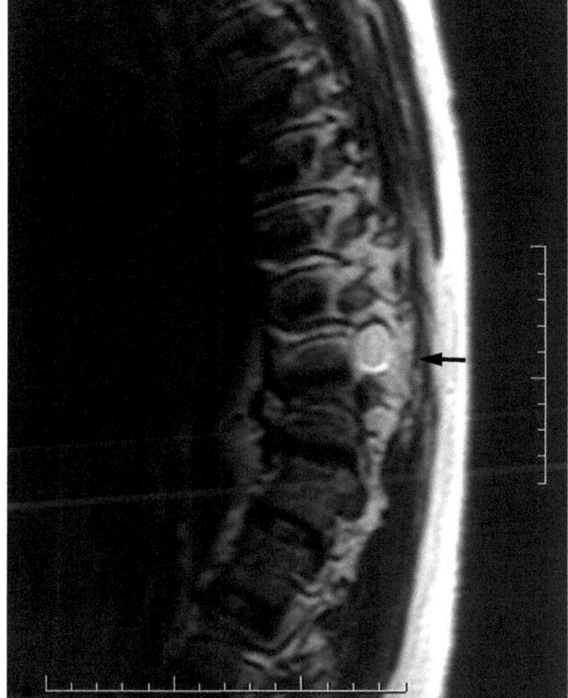

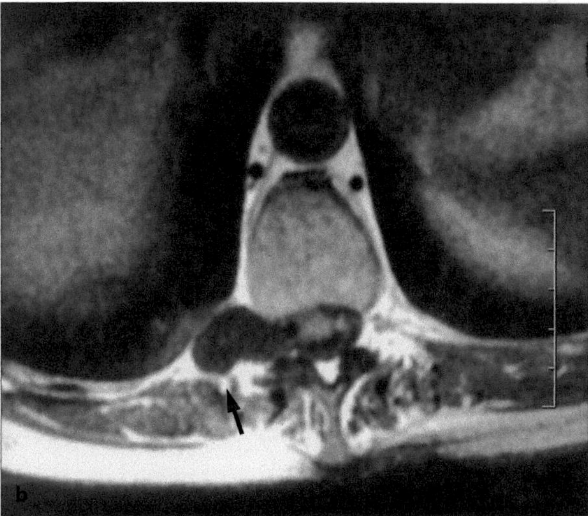

Abb. 28.45 a,b. Anamnese: 41-jährige Patientin, die vor 15 Jahren ein erhebliches Anpralltrauma im Bereich der unteren LWS erlitten hat. Es wurde damals eine Fraktur festgestellt. Jetzt erhebliche Schmerzen im unteren LWS-Bereich mit Ausstrahlung in das proximale rechte Bein. Diagnose: perineurale Zyste bei D10/D11, die das Neuroforamen komplett ausfüllt, mit Kompression der D10-Wurzel. **a** FSE T2-gewichtet, sagittal, **b** SE T1-gewichtet, axial

arachnoidalraum. Auch diese Zystenart kann Knochenarrosionen bewirken und raumfordernd sein. Sie wird klinisch am häufigsten in der 3. bis 4. Lebensdekade auffällig. Sie sind in erster Linie zwischen D3 und D7, selten auch zervikal oder lumbal anzutreffen.

Die MRT ist das Verfahren der Wahl, um die zystischen Veränderungen nicht nur darzustellen, sondern sie auch differenzialdiagnostisch voneinander abzugrenzen.

Die optimale Sequenz zur Darstellung ist die fettsupprimierte T2-Wichtung, die optimale Schnittrichtung ist sagittal und axial, in Ausnahmefällen auch koronar. Auch eine MRT-Myelographie kommt häufig zur Anwendung. Die Durchführung einer konventionellen Myelographie oder einer CT-Myelographie ist nur selten erforderlich, um die exakte Ausdehnung und die Kommunikation der Zyste mit dem Subarachnoidalraum zu beweisen (Abb. 28.39 a,b, Abb. 28.40, Abb. 28.41 a,b, Abb. 28.42, Abb. 28.43 a,b, Abb. 28.44 a,b, Abb. 28.45 a,b).

28.4 Tumorbildungen im Bereich der Wirbelsäule und des Spinalkanals

Bereits kurz nach Einführung der MRT in die medizinische Diagnostik erkannte man den großen Wert dieses Verfahrens bei der Diagnostik von Tumoren der knöchernen Wirbelsäule und des Rückenmarks. Nach der Entwicklung von Oberflächenspulen und einer weiteren Verbesserung der MRT-Technik wurde die Überlegenheit dieses Verfahrens im Vergleich zur Myelographie und der CT sowie der konventionellen Röntgenfilmdiagnostik endgültig von allen Seiten anerkannt. Das Verfahren ist nichtinvasiv, wesentlich sensitiver als die Nuklearmedizin und durch die Anwendung von Gadolinium-Kontrastmittel mindestens so effektiv wie die Myelographie und die Myelo-CT.

Es sind eine Vielzahl von histologisch unterschiedlichen gutartigen und bösartigen Knochentumoren bekannt, die die Wirbelsäule mit unterschiedlicher Häufigkeit befallen können. Zu den gutartigen Tumoren mit Prädilektionsort im Bereich der Wirbelsäule gehören das Osteoblastom, das Hämangion und die aneurysmatische Knochenzyste. Von den bösartigen Tumoren ist dies das Plasmozytom und das Chordom.

Insgesamt gesehen werden die Wirbelsäule und das Os sacrum im Vergleich zu anderen Lokalisationen jedoch nur selten von primären Knochentumoren befallen. So finden sich nur insgesamt 7 % der benignen und 15 % der malignen Knochentumoren im Bereich der Wirbelsäule.

Knochentumoren stellen sich in der T1-Wichtung hypointens zum Knochensignal dar, im T2-betonten Bild hingegen findet sich eine deutliche Signalerhöhung. Während in der T2-Wichtung aufgrund identischer Signalverhältnisse eine Abgrenzung zwischen dem intraspongiös gelegenen Fettmark und einem möglichen tumorösen Prozess außerordentliche Schwierigkeiten bereitet, sind T1-gewichtete Bilder im Vorteil, weil bekanntlich Fett auch in der T1-Wichtung eine hohe Signalintensität aufweist. T2-betonte Schichten sollten daher nur bei gleichzeitiger Fettsuppression zur Anwendung kommen. Die Vorteile der T2-Wichtung bestehen in der wesentlich besseren Festlegung der extraossären Ausdehnung eines raumfordernden Prozesses. Nach intravenöser Injektion von Gadolinium kommt es fast immer zu einem deutlichen Signalanstieg in der T1-Wichtung. Ein ähnliches Signalverhalten jedoch weisen in der MRT entzündliche Veränderungen auf. Die Differenzierung kann u. U. Schwierigkeiten bereiten, insbesondere weil in beiden Fällen auch eine Destruktion der Kompakta vorhanden sein kann. Eine gewisse differenzialdiagnostische Hilfe stellt die Tatsache dar, dass bei Vorliegen eines tumorösen Prozesses die Bandscheiben sehr häufig nicht verändert sind, es sei denn es liegt eine ausgedehnte Destruktion des Wirbelkörpers vor. Bei Entzündungen hingegen sind meist mehrere Wirbelkörper einschließlich der dazugehörigen Bandscheibe befallen. Die folgende Übersicht fasst die knöchernen Raumforderungen zusammen.

Zusammenstellung der knöchernen Raumforderungen

1. Gutartige Tumoren
   a) Osteoblastome
   b) Osteoidosteome
   c) Osteochondrome
   d) Hämangiome
   e) Aneurysmatische Knochenzysten
   f) Riesenzelltumoren
   g) Sakrokokzygeale Teratome
   h) Eosinophile Granulome
2. Semimaligne Tumoren
   a) Ganglioneurome, Neuroblastome, Ganglioneuroblastome
   b) Chordome
3. Bösartige Tumoren
   a) Plasmozytome
   b) Leukämie
   c) Sarkome
   d) Metastasen

28.4.1 Benigne Raumforderungen

Osteoblastom

Das Osteoblastom macht nur etwa 1 % aller primären Knochentumoren aus, es besteht jedoch eine besondere Prädilektion für die Wirbelsäule, wo es 25–50 % aller gutartigen Tumoren ausmacht. Hierbei ist die LWS am häufigsten betroffen, gefolgt von BWS und HWS. Es findet sich weniger im Bereich des Wirbelkörpers, häufiger im Bereich der Pedikel und der Lamina, etwas seltener auch im Bereich des Processus spinosus und des Processus transversus. Intrakortical gelegene Osteoblastome sind von einer deutlichen Sklerosezone – ähnlich wie die Osteoidosteome – umgeben, jedoch ist der Nidus des Osteoblastoms größer. Intraspongiöse Osteoblastome weisen keinen osteosklerotischen Randsaum auf. Vertebrale Osteoblastome neigen zu einer epiduralen und paravertebralen Ausdehnung und auch zu einer Infiltration der angrenzenden Wirbelkörper.

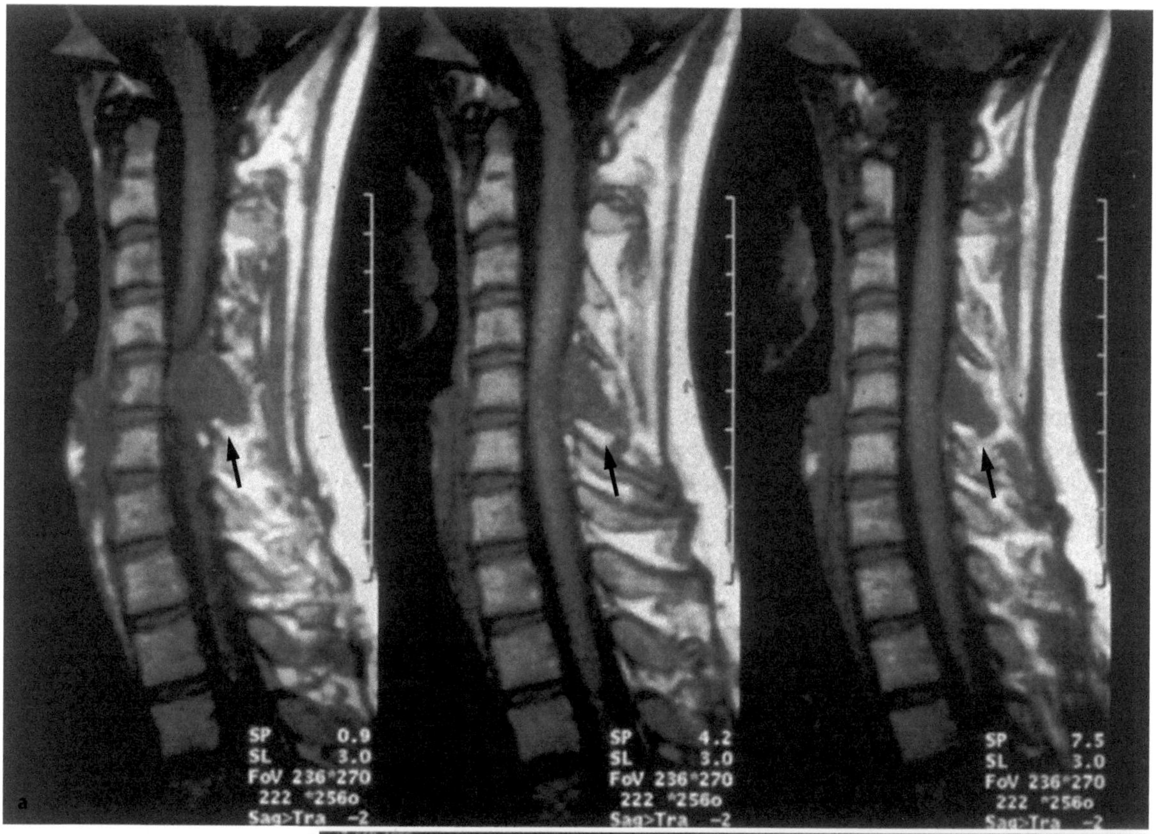

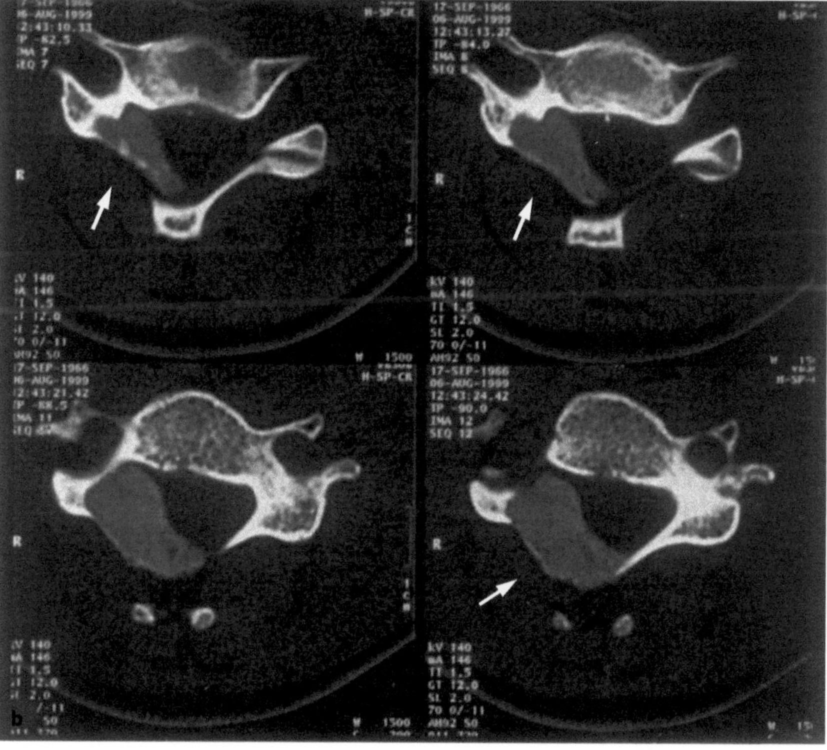

Abb. 28.46 a,b. Osteoblastom des Wirbelbogens C5 bei einem 33-jährigen Patienten. **a** T1-gewichtet, sagittal, **b** CT. (Aus Heuck et al. 2001, S. 546, Abb. 9 a,b)

Etwa 90 % der Fälle werden im Alter unter 30 Jahren nachgewiesen, sie gehen häufig mit lokalen Schmerzen einher.

Häufig kann die Diagnose bereits auf konventionellen Röntgenbildern gestellt werden, insbesondere bei Lokalisation im Bereich der Kompakta, und zwar aufgrund des Sklerosesaumes.

In der MRT findet sich in der T1-Wichtung eine Signalabnahme, in der T2-Wichtung eine Signalzunahme. Ferner ist das nicht seltene Impingement des Duralsackes detektierbar. Die Läsionen können jedoch auch inhomogen sein, wenn eine umschriebene Kalzifikation oder eine Einblutung vorliegt. Der dünne Rand mit fehlendem Signal entspricht dem Sklerosesaum.

In der T1-Wichtung findet sich nach Kontrastmittelgabe in der Mehrzahl der Fälle ein deutliches Enhancement (Abb. 28.46 a,b).

Osteoidosteom

Osteoidosteome machen etwa 12 % aller benignen Knochentumoren aus, in der gleichen Frequenz kommen sie auch im Bereich der knöchernen Wirbelsäule vor. Die hauptsächlichste Lokalisation ist die LWS, gefolgt von der HWS. Es werden hierbei überwiegend nicht der Wirbelkörper, sondern die posterioren Anteile, d. h. die Bogenwurzeln, die Gelenkfacetten und die Pedikel befallen, der Wirbelkörper lediglich in 7 %.

Dieser Tumor kommt bei Männern wesentlich häufiger vor als bei Frauen. 87 % werden im jugendlichen Alter entdeckt. Diese Läsion geht – ähnlich wie das Osteoblastom – auch mit lokalisierten Schmerzen einher. Typischerweise ist der Schmerz in der Nacht schlimmer und durch Aspirin zu lindern. In 50 % kommt es zur Einengung der Neuroforamina und damit auch zu radikulären Beschwerden.

Der klassische Befund auf konventionellen Röntgenaufnahmen ist ein umschriebener Nidus, der in der Mehrzahl Kalzium enthält. Auch die umgebende knöcherne Sklerose ist gut nachweisbar. Falls das Röntgenbild keinen pathologischen Befund zeigt, der klinische Befund jedoch hoch verdächtig für das Vorliegen eines Osteoidosteoms ist, wird zunächst ein Knochenszintigramm empfohlen, da Osteoidosteome eine deutliche Aktivitätsanreicherung aufweisen. Sowohl CT als auch MRT haben eine hohe Trefferrate bei der Detektion dieses Tumors.

In der MRT findet sich ein heterogenes Erscheinungsbild. Die Kalzifikation innerhalb des Nidus und im Bereich des umgebenen Knochen weist sowohl in der T1- als auch in der T2-Wichtung ein fehlendes Signal auf. Die nichtkalzifizierten Anteile des Nidus zeigen eine vermehrte Signalintensität in der T2-Wichtung und nach Gabe von Gadolinium-DTPA in der T1-Wichtung einen Signalanstieg der primär signalarmen Region. Diese Signalanhebung ist ein wichtiges Kriterium für die Differenzialdiagnose, da umschriebene Destruktionen, wie z. B. der Brodie-Abszess, kein Enhancement aufweisen.

Ein weiterer Vorteil der MRT ist die gute Beurteilbarkeit des umgebenden Weichteilgewebes, das häufig reaktiv verändert und geschwollen ist. Es weist ein inhomogenes Signal in der T1-Wichtung und ein ansteigendes Signal in der T2-Wichtung auf. Ähnliche Veränderungen finden sich auch im umgebenden Knochenmark. In beiden Regionen kommt es außerdem nach Kontrastmittelgabe zu einem Enhancement.

Osteochondrom

Osteochondrome sind bekanntlich die häufigsten benignen Knochentumoren. Die Wirbelsäule ist allerdings nur selten befallen. Auch Osteochondrome finden sich praktisch ausschließlich in den hinteren Anteilen des Wirbels mit Prädilektion im Bereich des Dornfortsatzes. Meistens sind sie im Bereich der BWS und LWS lokalisiert.

Sie kommen fast ausschließlich im jugendlichen Alter unter 20 Jahren vor. Die Patienten klagen häufig über Schmerzen, gelegentlich auch über eine Schwellung. Gelegentlich ist auch sogar ein Weichteiltumor palpabel. Neurologische Symptome finden sich so gut wie nie und wenn, dann nur bei erheblicher Ausdehnung des Tumors mit daraus resultierender Einengung des Spinalkanals von dorsal her.

Auf Röntgenbildern sind die Veränderungen nur schwierig zu differenzieren. Eine bessere Möglichkeit der Darstellung bietet die CT, mit der insbesondere eine Abgrenzung zwischen dem benignen Osteochondrom und der malignen Entartung in ein Osteosarkom oder ein Chondrosarkom möglich ist. Die Inzidenz der malignen Entartung in ein Osteochondrom liegt nicht höher als bei 1 %, für ein Osteosarkom jedoch bei 5 – 25 %.

In der MRT ist das Erscheinungsbild heterogen. Der Knorpelanteil weist eine erhöhte Signalintensität in der T2-Wichtung auf, während die osteoiden oder auch die verkalkten Anteile eine niedrige Signalintensität zeigen. Da bekanntlich ein großer Anteil des Tumors knöchern ist, ist die Ausdehnung und die Feststellung einer möglichen Impression des Duralsackes mit allen Sequenzen, also sowohl mit der SE- als auch mit der GRE-Technik möglich, wobei allerdings T2-gewichtete Bilder besser geeignet sind wegen der vermehrten Signalintensität des Liquors.

Die typische kartilaginäre Kappe beim Ekchondrom findet sich auch im Bereich der Wirbelsäule und ist ein wichtiges differenzialdiagnostisches Kriterium gegenüber anderen Tumoren.

Hämangiom

Hämangiome im Bereich der Wirbelsäule sind benigne vaskuläre Tumoren, die bei etwa 11% aller Patienten vorkommen. Sie sind in 66% solitär und in 34% multipel, 60% finden sich in der thorakalen Region, 29% im Bereich der LWS und nur 6% im Bereich der HWS. Frauen sind etwas häufiger betroffen als Männer. Die Mehrzahl der vertebralen Hämangiome werden zufällig gefunden. Nur selten machen sie Symptome, und zwar in erster Linie im Bereich der BWS, speziell zwischen dem 3. und 9. BWK. In diesen Fällen klagen die Patienten über Schmerzen und gelegentlich auch über Muskelspasmen. Radikuläre Symptome sind nur dann vorhanden, wenn ein Impingement der Nervenwurzel vorliegt. Dies setzt allerdings ein Wachstum des Hämangioms voraus, das relativ selten ist. Es kann dann zu einer mechanischen Kompression des Myelons bei Expansion des Tumors über die vertebralen Grenzen hinaus in den Spinalkanal kommen. Ganz selten werden auch Frakturen als Folge des Hämangioms beschrieben.

Auf Röntgenbildern finden sich typische verdickte vertebral verlaufende Trabekel, die fast pathognomonisch für das Vorliegen eines Hämangioms sind.

In der CT geben diese verdickten Trabekel den Wirbelkörpern ein typisch gefleckte Aussehen.

Die MRT weist eine hohe Trefferrate auch bei der Auffindung von kleinen Hämangiomen auf. Sowohl in der T1- als auch in der T2-Wichtung zeigen diese Läsionen eine erhöhte Signalintensität, da sie zum einen Fettmark enthalten und zum anderen vaskularisiert sind. Sie sind scharf begrenzt und meist rundlich konfiguriert. Die Signalanhebung ist allerdings abhängig vom Anteil des Fettgewebes innerhalb dieses Tumors. Sie kann bei geringerem Fettanteil auch weniger intensiv sein. Es wird angenommen, dass Läsionen mit einem geringeren Fettanteil aggressiver sind. Die Aggressivität wird auch durch eine deutliche Signalanhebung nach Kontrastmittel dokumentiert.

Die MRT ist im Gegensatz zu anderen bildgebenden Verfahren in der Lage, die paravertebrale und epidurale Ausdehnung des Tumors exakt zu bestimmen. Extraossäre Hämangiome scheinen weniger Fett zu enthalten. Sie sind daher auf T1-gewichteten Aufnahmen isointens (Abb. 28.47 a,b).

Aneurysmatische Knochenzyste

Aneurysmatische Knochenzysten sind benigne Veränderungen des Knochens mit unbekannter Ätiologie. Sie machen etwa 2% aller primären Knochentumoren aus und kommen nicht selten mit anderen Läsionen vergesellschaftet vor (30%), so z. B. mit einem Riesenzelltumor, einem Chondroblastom einer fibrösen Dysplasie und auch mit einem nichtossifizierten Fibrom. 80% der aneurysmatischen Knochenzysten betreffen Patienten unter 20 Jahren. Obgleich diese Läsionen ubiquitär

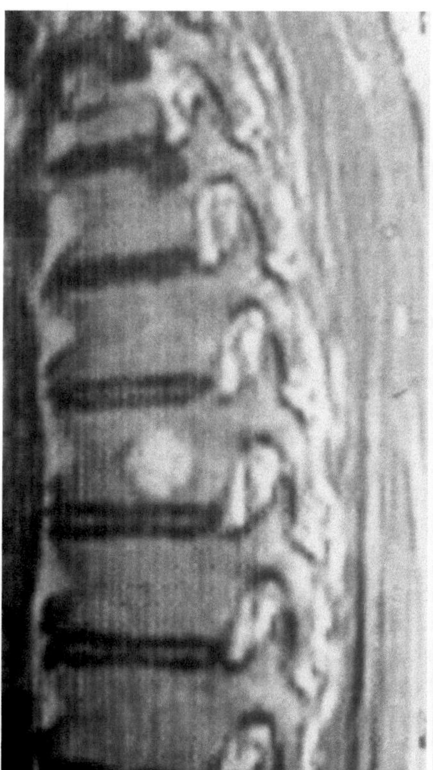

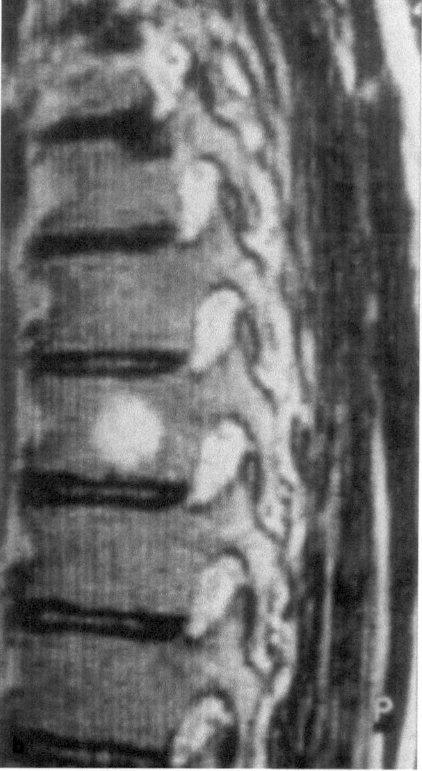

Abb. 28.47 a,b. Hämangion BWK 8. **a** T1-gewichtet, sagittal, **b** T2-gewichtet, sagittal

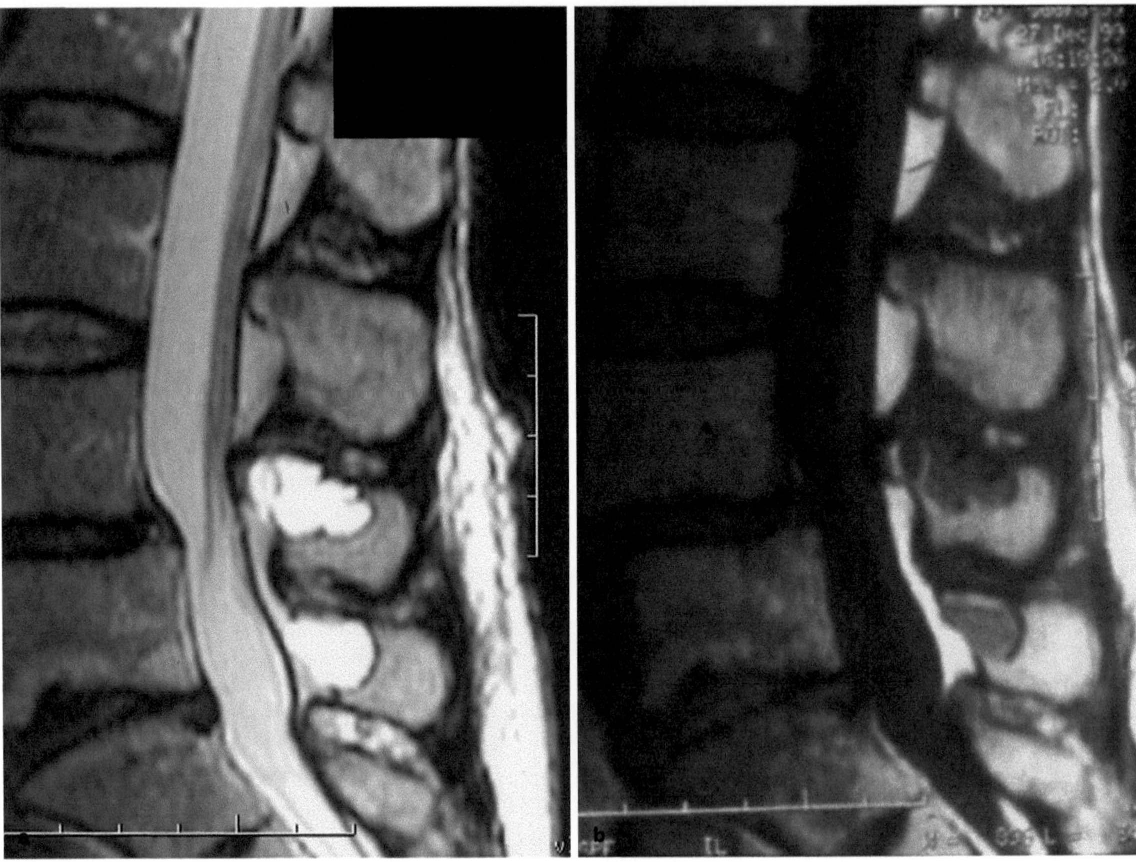

Abb. 28.48 a,b. Anamnese: Die 61-jährige Patientin klagt seit Jahren über Schmerzen im Bereich der unteren LWS mit Einstrahlung in das linke Gesäß. Diagnose: aneurysmatische Knochenzyste im Bereich des dorsalen Wirbelbogens, mehr links, bei L3. **a** FSE T2-gewichtet, sagittal, **b** FSE T1-gewichtet, sagittal

nachweisbar sind, ist die Wirbelsäule häufiger befallen. 60% finden sich in den dorsalen Abschnitten des Wirbels, 40% im Bereich des Wirbelkörpers; 44% finden sich in der lumbosakralen Region, 34% in der thorakalen Region und 22% im zervikalen Bereich. Nicht selten dehnen sie sich in den Spinalkanal hin aus.

Die klinische Symptomatik hängt von der Lokalisation ab. Es kann zu palpablen Schwellungen und auch zu neurologischen Ausfällen kommen. Ferner ist das Auftreten pathologischer Frakturen möglich.

Es handelt sich bei der aneurysmatischen Knochenzyste anatomisch-pathologisch um eine Läsion mit dünnwandigen, blutgefüllten zystischen Hohlräumen und deutlicher Wachstumstendenz. Die Zysten können eine Größe zwischen einigen Millimetern und einigen Zentimetern erreichen. Sie sind durch dünne fibröse Septen voneinander getrennt. Diese fibrösen Septen können zusätzlich osteoiden und lamellären Knochen enthalten. Sie können ferner mit frischem Blut gefüllt sein oder auch mit Fibrinklumpen. Eine Ausdehnung in den Bereich des Neuroforamens kann eine radikuläre Symptomatik verursachen.

Auf Röntgenbildern stellt sich die aneurysmatische Knochenzyste als eine umschriebene Destruktion des Knochens dar, mit dünnwandigen kortikalen Grenzen. Ausgedehntere Läsionen können den gesamten Wirbelkörper destruieren und zu einem Wirbelkörpereinbruch führen.

Die MRT hat gegenüber der CT lediglich den Vorteil, die Folgen der Ausdehnung des Prozesses und die mögliche Ausdehnung in die umgebenden Weichteile besser definieren zu können. Es findet sich ein dünner, scharf begrenzter Rand mit geringer Signalintensität sowohl in der T1- als auch in der T2-Wichtung. Multiple kleine Flüssigkeitsansammlungen und Flüssigkeitsspiegel mit Einblutung sowie Septierungen lassen sich ebenfalls nachweisen, wobei die Flüssigkeiten unterschiedliche Signalintensitäten aufweisen, abhängig vom Alter der möglichen Einblutung. In anderen Fällen kann die Läsion auch eine hohe Signalintensität in der T2-Wichtung haben. Jede epidurale Ausdehnung in den Spinalkanal, mit oder ohne Kompression des Myelons, kann mit der MRT besser als mit der CT nachgewiesen werden. Nach Kontrastmittelgabe kommt es zu

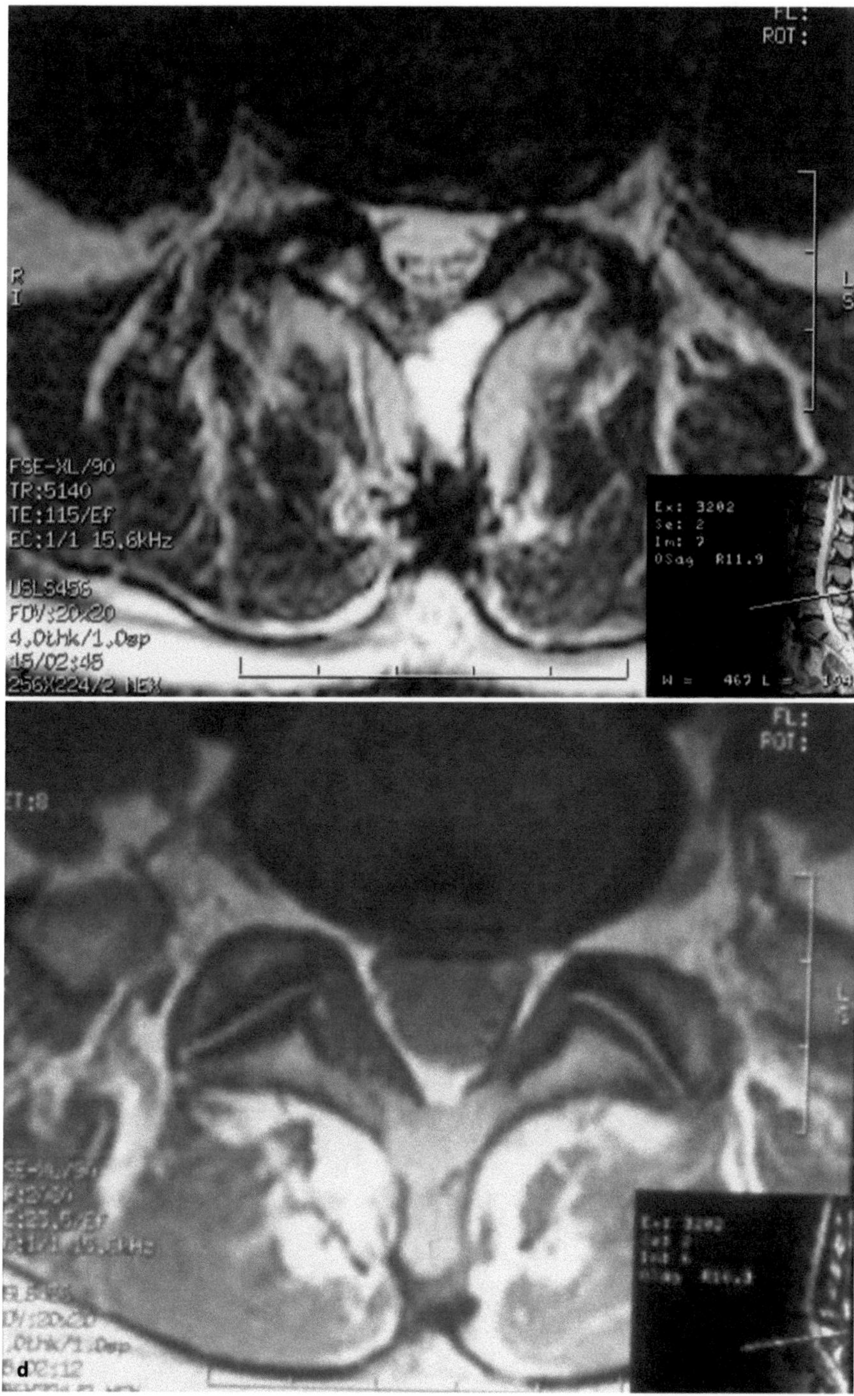

Abb. 28.48. c FSE T2-gewichtet, axial, **d** FSE protonengewichtet, axial

einer Kontrastanhebung der Septen innerhalb der Läsion (Abb. 28.48 a–d).

Riesenzelltumor

Riesenzelltumoren machen etwa 20% aller benignen Tumoren aus. Das Prädilektionsalter der Entdeckung beträgt 30 Jahre. Diese Tumoren sind in erster Linie im Bereich des Kniegelenkes nachweisbar, sie kommen aber auch im Bereich der Wirbelsäule vor, und zwar vor allem im Bereich des Os sacrums und des lumbosakralen Überganges. Sie werden auch als die noduläre Form der villonodulären Synovitis angesehen, verursachen fast immer lokale Schmerzen und bei Vorliegen einer

Nervenwurzelirritation auch eine radikuläre Symptomatik. Zunächst ist der Schmerz intermittierend und verschwindet während der Ruhephase, später jedoch ist er konstant vorhanden.

Auf Röntgenbildern findet sich eine umschriebene knöcherne Läsion, die selten auch einen Skleroserand aufweist.

Die CT kann die häufige Weichteilschwellung in der Umgebung nachweisen.

Die MRT ist beiden bildgebenden Verfahren überlegen und in der Lage, eine exakte Abgrenzung des tumorösen Prozesses vorzunehmen. Es findet sich in der T1-Wichtung eine verminderte Signalintensität, die eine Abgrenzung der Ausdehnung des tumorösen Prozesses innerhalb des Knochens ermöglicht. In der T2-Wichtung erscheint der Tumor inhomogen mit wechselnder verminderter und vermehrter Signalintensität. Nach Gabe von Kontrastmittel ist ein Enhancement des tumorösen Prozesses nachzuweisen, das dann eine noch bessere Abgrenzung gegenüber den normalen Strukturen erlaubt.

Sakrokokzygeale Teratome

Diese Tumorform ist selten und kommt ausschließlich in den ersten Lebensjahren vor. Man unterscheidet mehrere Typen:

- *Typ I*: Der Tumor findet sich komplett außerhalb des Sakrums.
- *Typ II*: Der Tumor hat einen intrapelvinen Anteil, der größte Teil jedoch befindet sich außerhalb.
- *Typ III*: Der Tumor befindet sich in erster Linie innerhalb des Beckens mit einer Verlagerung von Beckenorganen.
- *Typ IV*: Der Tumor hat keinen externen Anteil, nahezu die gesamte Raumforderung befindet sich innerhalb des Beckens.

Die meisten sakrokokzygealen Teratome sind gutartig und zu einem hohen Prozentsatz mit anderen kongenitalen Anomalien vergesellschaftet, speziell mit anorektalen Malformationen. Eine Malignität ist häufiger bei Läsionen, die sich zu einem größeren Anteil innerhalb des Beckens befinden. Sie weisen überwiegend solide und weniger zystische Komponenten auf.

Auf Röntgenaufnahmen ist dieser Tumor auch bei größerer Ausdehnung häufig nicht erkennbar. Die indirekte Anwesenheit ist jedoch wegen der nachweisbaren Verlagerung der Harnblase und von Darmschlingen zu vermuten. Wenn allerdings die soliden Anteile verkalkt sind, ist der Nachweis einfach.

In der MRT findet sich in der Umgebung des Steißbeines eine Raumforderung. Nur dieses Verfahren erlaubt eine Stadieneinteilung. Je nach der Zusammensetzung des Tumors, mehr solide oder mehr zystisch, findet sich in den verschiedenen Sequenzen eine unterschiedliche Signalintensität. In der T2-Wichtung weisen darüber hinaus auch die Zysten eine unterschiedliche Signalintensität auf, insbesondere dann, wenn sie Blut enthalten. Nach Kontrastmittelgabe kommt es zu einer Signalanhebung der soliden Anteile.

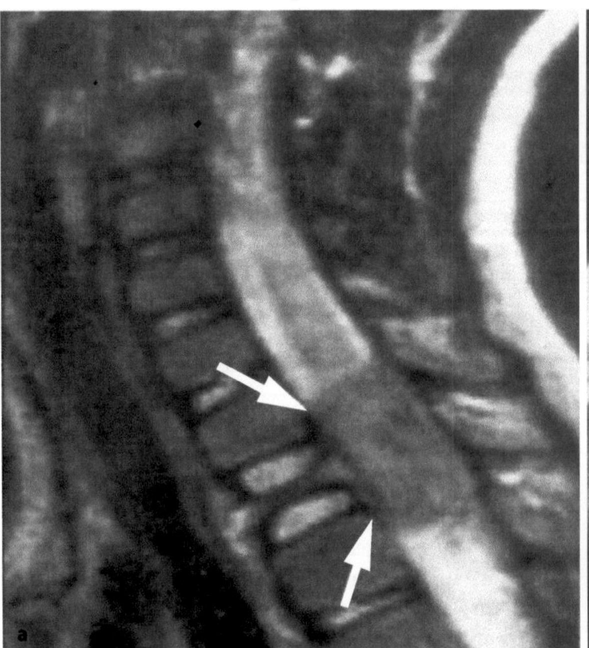

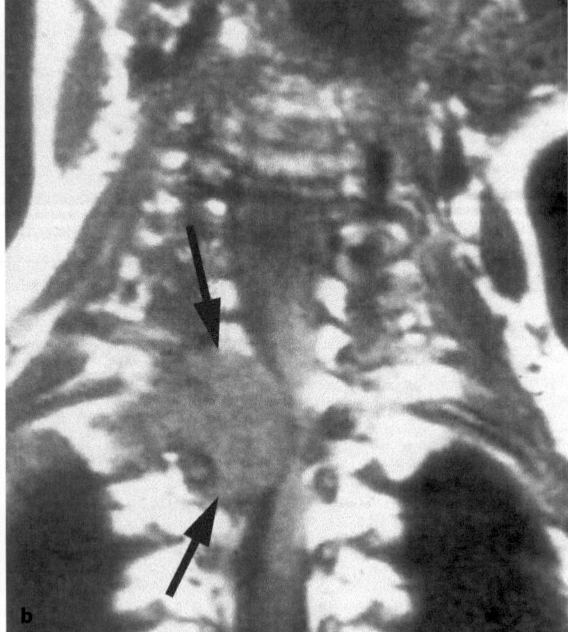

Abb. 28.49 a,b. Eosinophiles Granulom des 3. BWK mit Knochendestruktion und Einwachsen in den Spinalkanal. **a** FSE T2-gewichtet, fettsupprimiert, sagittal, **b** SE T1-gewichtet, koronar

Eosinophiles Granulom

Eosinophile Granulome gelten nicht als Neoplasmen und haben eine unbekannte Ätiologie. Diese Erkrankung kommt ubiquitär, in erster Linie aber bei Kindern vor. Sie kann solitär aber auch multipel auftreten. Bei spinalem Befall kann es auch zu einer Wirbelimpressionsfraktur kommen und daraus resultierend zu einer Kompression des Myelons, der Nervenwurzel sowie zu einer Deformität der Wirbelsäule.

Die Symptome sind extrem unterschiedlich. Fast immer werden lokalisierte Schmerzen angegeben, es lässt sich nicht selten eine umschriebene Raumforderung im Bereich des Rückens tasten. Gelegentlich besteht auch Fieber und Gewichtsverlust.

Auf Röntgenbildern finden sich rundliche bis ovale scharf begrenzte lytische Läsionen.

In der MRT zeigt sich ein abgeschwächtes Signal in der T1-Wichtung und eine Signalzunahme in der T2-Wichtung. Eine gelegentlich auftretende Kompression des Rückenmarks ist ausgezeichnet nachweisbar, ebenso der Wirbelkörpereinbruch und die sekundäre Kyphose. Selten kommt es auch zum Auftreten eines epiduralen lokalisierten Hämatoms, das dann für die Kompression des Myelons verantwortlich ist. Allerdings können diese Hämatome schwierig von metastatischen Veränderungen im Epiduralraum abgegrenzt werden (Abb. 28.49 a,b).

28.4.2 Semimaligne Tumoren

Ganglioneurom, Neuroblastom, Ganglioneuroblastom

Diese Tumoren entstehen aus den Neuroblasten, die sowohl in der Embryonalzeit für die Entstehung der Medulla als auch für die Entstehung des paravertebralen Truncus sympathicus verantwortlich sind. Sie gehören daher nicht zu den Knochentumoren, werden jedoch an dieser Stelle abgehandelt, weil sie als extradurale Tumoren den intraduralen Tumoren gegenübergestellt werden müssen.

Die Medulla und der obere Teil der parasympathischen Kette sind die primären Sitze von 65 % der Neuroblastome. Im Bereich der Wirbelsäule kommen sie paravertebral und epidural vor. Die Ganglioneurome und die Ganglioneuroblastome entstehen ebenfalls aus den neuroblastischen Primitivzellen. Das Ganglioneurom ist die differenzierteste Läsion und besteht allein aus Ganglienzellen.

Das Neuroblastom ist der häufigste Tumor des zentralen Nervensystems außerhalb des Hirns bei Kindern unter fünf Jahren. Das Ganglioneurom und das Ganglioneuroblastom kommen häufiger auch bei älteren Kindern vor. Aufgrund der Lokalisation paravertebral können sie sich in die Neuroforamina ausdehnen und den Duralsack komprimieren. Die epidurale Ausdehnung ist immerhin in etwa 50 % nachweisbar. Die häufigste Lokalisation findet sich im thorakalen und lumbalen Bereich.

Die klinische Symptomatik hängt von der Lokalisation und von der Ausdehnung dieser Erkrankung ab. Wenn eine intraforaminale Beteiligung vorliegt, findet sich neben Schmerzen auch eine radikuläre Symptomatik und bei einem Impingement des Myelons evtl. auch eine neurologische Dysfunktion. Der raumfordernde Prozess kann sich auch paraspinal in die Weichteile ausdehnen und dann vom Rücken her tastbar sein.

Bei der Röntgenuntersuchung fällt eine Erweiterung des Neuroforamens in der sagittalen Schnittrichtung auf, wenn sich der Tumor in die Neuroforamina hin ausgedehnt hat. Darüber hinaus ist die konventionelle Röntgenuntersuchung wenig effektiv bei der Entdeckung dieses Tumors, im Gegensatz zur MRT, die nicht nur den extraspinalen Anteil, sondern auch die intraspinale Ausdehnung des Tumors exakt darstellen kann.

Die Tumorausdehnung durch das Neuroforamen weist in der T1-Wichtung eine Signalabschwächung, in der T2-Wichtung eine Signalanhebung auf, wobei wegen der sonst schwierigen Abgrenzung gegenüber dem intraforaminalem Fett eine Fettsuppression empfehlenswert ist. Auch die lokale Ausdehnung des Tumors paravertebral ist exakt feststellbar. Nach Kontrastmittelgabe kommt es zu einem leichten Enhancement, das eine Abgrenzung des epiduralen Anteils vom normalen Thekalsack und dem Rückenmark erlaubt. Im Übrigen kann es auch zu einer intratumorösen Einblutung kommen, die je nach Alter der Blutung ein unterschiedliches Signalverhalten sowohl in der T1- als auch in der T2-Wichtung aufweist.

Chordom (semimaligne)

Die Chordome machen 3–4 % aller primären Knochentumoren aus. Sie werden als semimaligne eingeordnet und entstehen aus Resten des Notochord. Dieses Notochord formt bekanntlich das frühe Skelett und dehnt sich vom Clivus bis zum Sakrum hin aus. Chordome können sich daher sowohl an der Schädelbasis als auch im Bereich der Wirbelsäule entwickeln. 50 % allerdings finden sich im Bereich des Os sacrums, 35 % im Bereich des Clivus und 15 % im Bereich der übrigen Wirbelsäule. Chordome finden sich in allen Altersgruppen, jedoch wird das höhere Alter (über 50 Jahre) bevorzugt.

Initial sind die Beschwerden gering und unspezifisch. Sie bestehen in lokalisierten intermittierend auftretenden Schmerzen. Mit zunehmender Ausdehnung des Tumors jedoch wird je nach Lokalisation eine unterschiedliche Symptomatik beobachtet, so z. B. bei Lokalisation im Bereich des Sakrums intestinale Symptome mit Obstipation, urologische Symptome bei Blasenbeteiligung sowie neurologische Symptome bei Kompression der Nervenwurzeln. Obwohl die Chordome in die umgebenden Strukturen invasiv einwachsen, metastasieren sie nur sehr selten. Chordome im Bereich der Wirbelsäule scheinen allerdings eine höhere maligne Potenz zu haben als Chordome im Bereich des Sakrums oder des Clivus. Relativ häufig weisen Chordome eine große extraossäre Komponente auf. Insbesondere im Bereich des Os sacrums wird daher der Tumor, in erster Linie präsakral retrorektal gelegen, durch eine Beckensymptomatik auffällig. Chordome können eine enorme Größe erreichen und werden, insbesondere im Bereich des Os sacrums, erst spät diagnostiziert. Sie haben dann in der Regel eine Ausdehnung von ca. 20 cm im Durchmesser.

Im Röntgenbild stellt sich der Tumor als eine umschriebene, runde oder ovale, scharf begrenzte Raumforderung und sakrale Destruktion dar, wobei eine Abgrenzung gegenüber dem umgebenden Weichteilgewebe nicht möglich ist. Typisch sind multiple rundliche Verkalkungen.

In der CT finden sich ähnliche Veränderungen, jedoch kann die umgebende Weichteilraumforderung besser definiert werden. In der Wirbelsäule ist eine Höhenerniedrigung des Wirbelkörpers zu beobachten. Daneben ist gelegentlich auch eine Infiltration benachbarter Wirbelkörper nachweisbar, mit oder ohne Infiltration des Spinalkanals.

In der MRT lassen sich die in rund der Hälfte der Fälle nachweisbaren Verkalkungen weniger gut als mit der CT nachweisen. Sie stellen eine signalarme fleckförmige Formation im T1- und im T2-betonten Bild dar. Im Bereich des kleinen Beckens gelingt auch der Ausschluss oder der Nachweis einer Rektuminfiltration in erster Linie mit T1-betonten Sequenzen. Besteht zwischen dem Rektum und der präsakralen Raumforderung eine trennende Fettschicht, so spricht diese für das Fehlen einer Rektuminfiltration. Der parossale Tumoranteil allerdings ist besser in der T2-Betonung nachweisbar. Der Tumor kontrastiert dann deutlich zum umgebenden Weichteilgewebe. Nach Gabe von Gadolinium-DTPA kommt es zu einem deutlichen tumorösen Enhancement. 75% der Chordome im Bereich der Wirbelsäule zeigen auf T1-gewichteten Bildern eine Isointensität im Vergleich zum Myelon. Nur 25% sind hypointens, in jedem Fall findet sich jedoch in der T2-Wichtung eine Signalanhebung (Abb. 28.50 a,b).

28.4.3 Bösartige Tumoren

Plasmozytom (Non-Hodgkin-Lymphom mit niedriger Malignität)

Obwohl das Plasmozytom zu den niedrig-malignen Non-Hodgkin-Lymphomen gerechnet wird, gilt es als primärer Knochentumor. Es ist mit 50% das bei weitem häufigste primäre Knochenmalignom, das in erster Linie im mittleren und höheren Lebenalter auftritt. Befallen sein können grundsätzlich alle Knochenregionen, jedoch besteht eine Prädilektion der Wirbelsäule. Liegt ein Befall vor, so kommt es zu einer diffusen Durchsetzung oder auch zu einer knotigen Infiltration des Knochenmarkraumes mit Zerstörung der Spongiosa und der enostalen Kortikalisanteile.

Neben den uncharakteristischen Rückenschmerzen stehen allgemeine klinische Beschwerden, wie Abgeschlagenheit, Gewichtsverlust und rezidivierende Infektionen im Vordergrund. Bereits manifeste osteolytische Destruktionen der Wirbelkörper sind gelegentlich der erste Hinweis auf diese Erkrankung.

Im Röntgenbild der Wirbelsäule findet sich eine grobsträhnige Osteoporose, entweder mit oder ohne Osteolysen. Die Osteolysen sind meist scharf begrenzt.

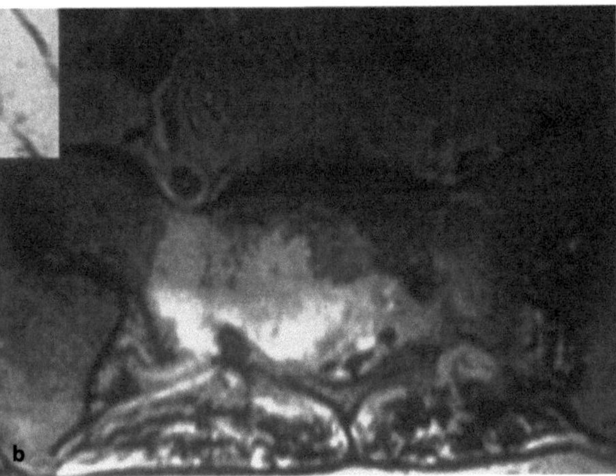

Abb. 28.50 a,b. Chordom. **a** SE T1-gewichtet, sagittal, **b** FSE T2-gewichtet, axial

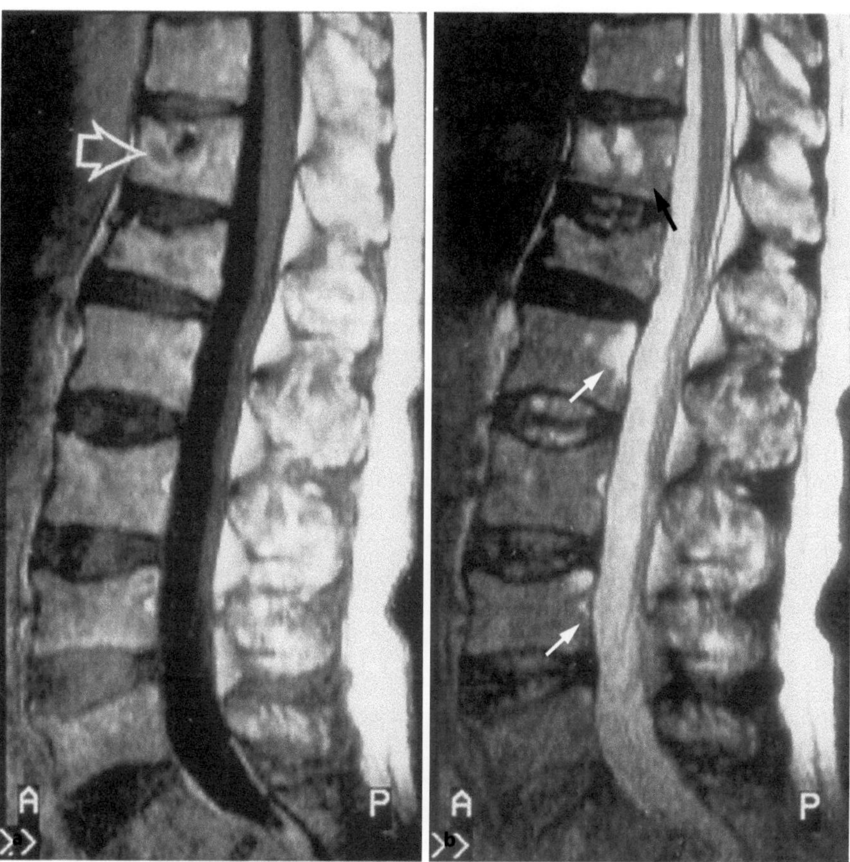

Abb. 28.51 a,b. Diffuser Plasmozytombefall. **a** T1-gewichtet, nach Kontrastmittelgabe, sagittal, **b** T2-gewichtet

Prädilektionsstellen sind die Wirbelkörper. Erst zu einem späteren Zeitpunkt kommt es auch zum Befall der dorsalen Wirbelelemente. Gelegentlich können auch fleckförmige oder mottenfraßähnliche Knochendestruktionen beobachtet werden. Liegt eine Wirbelkörperdestruktion mit Kompression vor, sind fischwirbelartige Verformungen, ähnlich wie bei einer Osteoporose, typisch. Auch große paravertebrale Weichteiltumoren sind keine Seltenheit.

Die MRT ist das Verfahren der Wahl, um nicht nur die Diagnose hoch wahrscheinlich zu machen, sondern auch, um die Ausdehnung des Tumors exakt zu analysieren. Häufig sind die Veränderungen in einer T1-Wichtung mit sagittaler Schnittrichtung bereits auseichend, um die Diagnose zu stellen. Es finden sich hierbei multiple, etwas inhomogene Signalabschwächungen mit deutlichen Unregelmäßigkeiten der Konturen. Die Mehrinformation in der T2-Wichtung besteht zum einen in einer Signalanhebung, wertvoller allerdings scheint die Wiederholung der Untersuchung nach Kontrastmittelgabe. Hier kommt es zu einem deutlichen inhomogenen Enhancement im Bereich des Plasmozytom-befallenen Wirbelkörpers. Die Abgrenzung gegenüber einer diffusen Knochenmetastasierung kann allerdings auch magnetresonanztomographisch manchmal schwierig sein (Abb. 28.51 a,b).

Leukämie

Die Leukämie ist bekanntlich die häufigste maligne Erkrankung bei Kindern und die neunthäufigste bei Erwachsenen. Die akute lymphoblastische Leukämie macht 80 % aller Leukämien während der Kindheit aus, die akute myelogene Leukämie 10 %. Die übrigen 10 % setzen sich aus weniger häufigen histologischen Formen zusammen. Die leukämischen Zellen ersetzen das normale Knochenmark. Eine Beteiligung der Wirbelsäule führt zu lokalen Schmerzen und zu einer umschriebenen Schwellung. Die Art der Schmerzen erinnert an eine juvenile rheumatoide Arthritis.

In der konventionellen Röntgendiagnostik ist der Nachweis einer umschriebenen Osteoporose immer verdächtig auf einen Knochenmarkbefall, insbesondere wenn gleichzeitig eine Kompressionsfraktur vorliegt. Andere Befunde im Bereich der Wirbelsäule sind multiple fokale Defekte.

In der MRT findet sich eine homogene Erniedrigung der Signalintensität auf T1-gewichteten Bildern als Folge des Ersatzes des Fettmarks durch die leukämischen Zellen. Auch können umschriebene, herdförmige leukämische Infiltrationen als zunehmende Signalintensitäten in der T2-Wichtung mit Fettsuppression nachgewiesen werden. Es findet sich ferner ein Enhancement nach Gabe von Gadolinium-DTPA. Auch hier sollte einer T1-gewichteten Sequenz mit Fettsuppression nach Kontrastmittelgabe bei der Untersuchung der Vorzug gegeben werden.

Bei Patienten mit myelogener Leukämie finden sich mehr umschriebene Ansammlungen von leukämischen Zellen, die zu einem mehr fleckförmigen Bild in der MRT sowohl in der T1- als auch in der T2-Wichtung führen. Die malignen Herde sind isointens auf T1-Bildern und hyperintens auf T2-Bildern nachweisbar.

Sarkome

Osteosarkom. Das Osteosarkom gehört zu den häufigsten primär-malignen Knochentumoren, die allerdings nicht sehr häufig im Bereich der Wirbelsäule nachweisbar sind. Das Prädilektionsalter liegt zwischen dem 10. und 20. Lebensjahr, das Vorkommen ist bei Frauen häufiger. Im Bereich der Wirbelsäule ist der Befall des Os sacrums und der LWS am häufigsten. Der primäre Entstehungsmechanismus überwiegt, doch können sich in seltenen Fällen Osteosarkome auch aus Osteochondromen entwickeln.

Die Röntgenuntersuchung ist bei der bildgebenden Diagnostik wenig ergiebig.

Dagegen ist die CT in der Lage, die osteoblastischen und osteolytischen Knochenveränderungen, ebenso wie die paravertebrale Tumorausdehnung nachzuweisen.

Das Verfahren der Wahl zur Diagnostik dieses Tumors ist allerdings die MRT, mit der es gelingt, nicht nur die Verdachtsdiagnose eines Osteosarkoms zu stellen, sondern auch eine genaue Abgrenzung des Tumors vorzunehmen.

In der T1-Wichtung besitzt der Tumor eine geringe Signalintensität, verglichen mit dem hohen Signal des Fettmarks. Auf T2-gewichteten Bildern weist der Tumor intraossär eine unterschiedliche Signalintensität auf, Regionen geringer Signalintensität wechseln sich mit Regionen hoher Signalintensität ab. Die normale Signalauslöschung im Bereich des kortikalen Knochens ist häufig unterbrochen. Hier findet sich eine mottenfraßähnliche Struktur.

Auf T1-gewichteten Bildern mit Fettsuppression nach Kontrastmittelgabe ist ein deutliches inhomogenes Enhancement erkennbar. Auch lassen sich die periostale Reaktion und die kortikale Verdünnung bei Vorliegen dieses Tumors mit der MRT gut nachweisen, und zwar als ein vermindertes Signal in der T1-Wichtung.

Die MRT ist darüber hinaus außerordentlich sensitiv bei der Abgrenzung des Tumors in der paraspinalen Weichteilregion, insbesondere gegenüber der umgebenden Muskulatur. Auch gelingt die Beantwortung der Frage, ob eine muskuläre Infiltration vorliegt. Je höher der Signalanstieg nach Kontrastmittel ist, desto aggressiver wird der Tumor eingeschätzt.

Chondrosarkom. Chondrosarkome machen etwa 15% aller primären malignen Knochentumoren aus, treten im mittleren Alter auf, können primär entstehen oder auch auf dem Boden von kartilaginären Läsionen, insbesondere eines Osteochondroms oder eines Enchondroms. Sie finden sich nur selten im Bereich der Wirbelsäule und bevorzugen hier keinen bestimmten Ort.

Die Symptome sind unspezifisch, Schmerzen stehen im Vordergrund. Gelegentlich kann auch eine Raumforderung palpiert werden. Bei Involvierung der Wirbelkörper kommt es nach kurzer Zeit bereits zu einer Kompression.

Auf Röntgenaufnahmen findet sich eine Destruktion, nicht selten mit einer kalzifizierten Matrix, deren Ausdehnung offenbar abhängig ist von der Differenzierung des Tumors: je differenzierter, desto höher der Anteil der Kalzifikation.

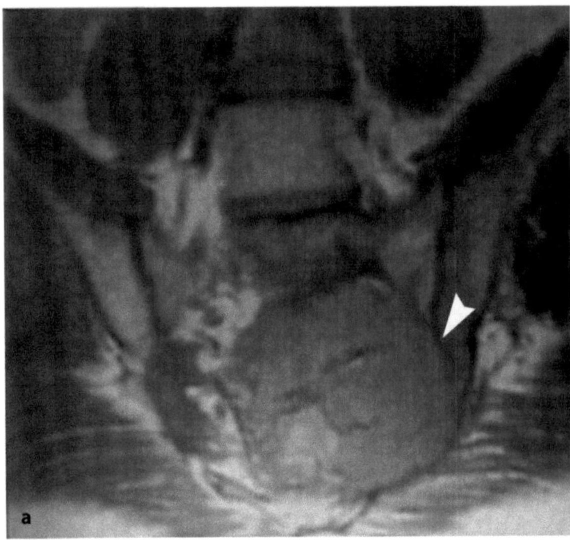

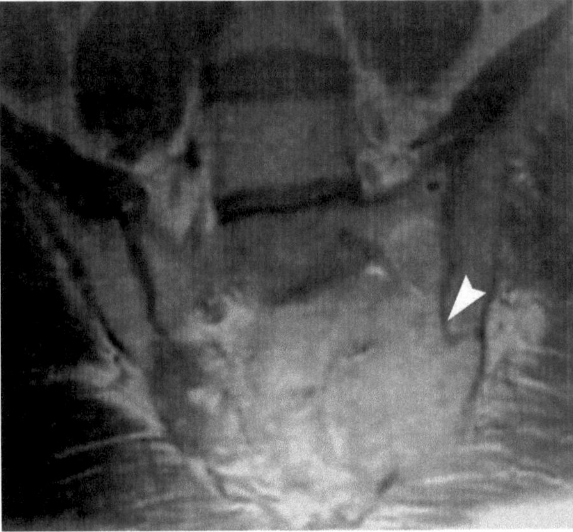

Abb. 28.52 a,b. Mesenchymales Chondrosarkom (SE T1-gewichtet, vor und nach Kontrastmittelgabe, koronar)

In der MRT ist die Signalintensität von Chondrosarkomen heterogen, als Folge der unterschiedlichen Gewebeanteile (Weichteile, Knorpel, Kalzifikation und andere Komponenten).

In T2-gewichteten Bildern finden sich ferner Areale mit verminderter Signalintensität, wenn die Kalzifikationen überwiegen. Das Vorhandensein einer Einblutung ist zusätzlich für die Heterogenität der Läsion verantwortlich.

Die MRT erlaubt den Infiltrationsgrad des Tumors in die umgebenden Weichteile exakt zu definieren. Das Verfahren kann zudem das maligne Chondrosarkom vom benignen Osteochondrom abgrenzen. Maligne Läsionen weisen einen ausgedehnten Weichteiltumor auf, irreguläre Kalzifikationen, eine Destruktion des Knochens sowie eine Irregularität auch der äußeren Grenzen (Abb. 28.52 a,b).

Ewing-Sarkom. Das Ewing-Sarkom ist ein primärer Knochentumor, der im jugendlichen Alter und auch bei Erwachsenen auftritt. Es ist der zweithäufigste primäre Knochentumor nach dem Osteosarkom und kommt im Bereich der Wirbelsäule und des Os sacrums nur relativ selten vor. Die häufigen Knochenmetastasen allerdings sind sehr oft im Bereich der Wirbelsäule lokalisiert.

Klinisch sind Schmerzen das Hauptsymptom.

Auf konventionellen Röntgenaufnahmen fällt eine mehr gesprenkelte lytische Veränderung des Knochens auf und eine periostale zwiebelartige Reaktion.

Der Vorteil der MRT gegenüber der CT ist die Möglichkeit, die Knochenmarkinvasion exakt festzustellen. Der Tumor weist eine verminderte Signalintensität in der T1-Wichtung und eine erhöhte Signalintensität in der fettsupprimierten T2-Wichtung auf. Er kann allerdings inhomogen erscheinen, wenn gleichzeitig eine Einblutung, eine Kalzifikation oder eine Nekrose vorliegen.

Metastasen der Wirbelkörper und des Spinalkanals

Etwa 50 % aller malignen Knochenveränderungen im Bereich der Wirbelsäule werden durch Metastasen verursacht. Die weitaus häufigsten Skelettmetastasen, nämlich etwa 65 %, finden sich in der Wirbelsäule und im Bereich des Os sacrums.

Am häufigsten ist eine hämatogene Metastasierung. Eine lymphogene Infiltration oder eine Tumorinvasion per continuitatem ist selten. Die Tumoren metastasieren unterschiedlich häufig in das Skelettsystem und damit auch in die Wirbelsäule. Mit abnehmender Häufigkeit finden sich knöcherne Metastasen vor allem beim Mamma-, Prostata-, Bronchial-, Nieren-, Schilddrüsen-, Magen- und Kolonkarzinom.

Klinisch sind die Beschwerden der Patienten abhängig von der Ausdehnung des Befundes und der Lokalisation. Wirbelkörpersinterungen sowie auch epidural ausgedehnte Tumormetastasen können zu Impressionen des Myelons führen, mit den entsprechenden Symptomen einer Sensibilitätsstörung sowie einer Dysfunktion des Darmes und der Harnblase.

In der konventionellen Röntgendiagnostik sind Metastasen erst dann zu erkennen, wenn mindestens 40 % der Spongiosa des befallenen Wirbelkörpers durch die Metastase zerstört sind. Abhängig davon, ob es sich um eine osteoblastische oder um eine osteolytische Metastase handelt, ist das Aussehen im Röntgenbild unterschiedlich. Eine osteolytische Metastase ist durch eine umschriebene Osteolyse des Wirbelkölrpers charakterisiert, eine osteoblastische Metastase durch eine homogene oder auch inhomogene Sklerosierung. Häufig ist mit einer Metastasierung des Wirbelkörpers auch eine epidurale Ausdehnung und eine Ausdehnung in das paravertebrale Weichteilgewebe verbunden.

Die epidurale Ausdehnung ist durch die Myelographie nachweisbar, viel besser jedoch mit der MRT. Als Charakteristikum einer Metastasierung bleibt die Bandscheibe im Intervertebralraum meist erhalten. Dieser Befund ist ein wichtiges differenzialdiagnostisches Kriterium gegenüber einer entzündlichen Veränderung. Es sind jedoch auch Fälle einer alleinigen Metastasierung in den epiduralen Raum bekannt, ohne dass die Wirbelkörper beteiligt sind.

Der Sitz der epiduralen Metastasierung liegt am häufigsten im Bereich der thorakalen Wirbelsäule (68 %), weniger häufig im Bereich der LWS und des Os sacrums (16 %) sowie und im Bereich der HWS (15 %). Brust- und Lungentumoren metastasieren häufiger in die BWS, während Kolonkarzinome häufiger in die lumbosakrale Region metastasieren.

Klinisch fällt bei einer Metastasierung mit Impression des Myelons das typische Kaleidoskop an Symptomen auf: nämlich Schmerzen entweder lokal oder radikulär oder Hinweise auf eine beginnende Querschnittslähmung. Dysfunktionen der Harnblase und des Darmes finden sich in 57 %, sensible Ausfälle werden in 45 % der Patienten gefunden.

Die MRT ist bei der Diagnostik der Wirbelkörpermetastasen eine sehr sensitive und spezifische Methode. Sie ist allen bildgebenden Verfahren deutlich überlegen.

Empfohlen werden T1- und T2-gewichtete Sequenzen mit Fettsuppression in sagittaler und ergänzend in axialer Schnittrichtung.

Die Metastasen erscheinen in der T1-Wichtung signalarm, in der T2-Wichtung signalreich. Sie lassen sich in der Regel von degenerativen Veränderungen der Wirbelsäule eindeutig abgrenzen. Die gelegentliche diffuse Karzinose allerdings ist differenzialdiagnostisch schwieriger zu bewerten, da hierbei eine nahezu homogene Signalintensitätminderung des Knochenmarks beobachtet wird, das nun signalärmer als das Bandscheibengewebe erscheint.

Insbesondere wegen der Möglichkeit, auch epidurale Metastasen nachzuweisen, werden MRT-Untersu-

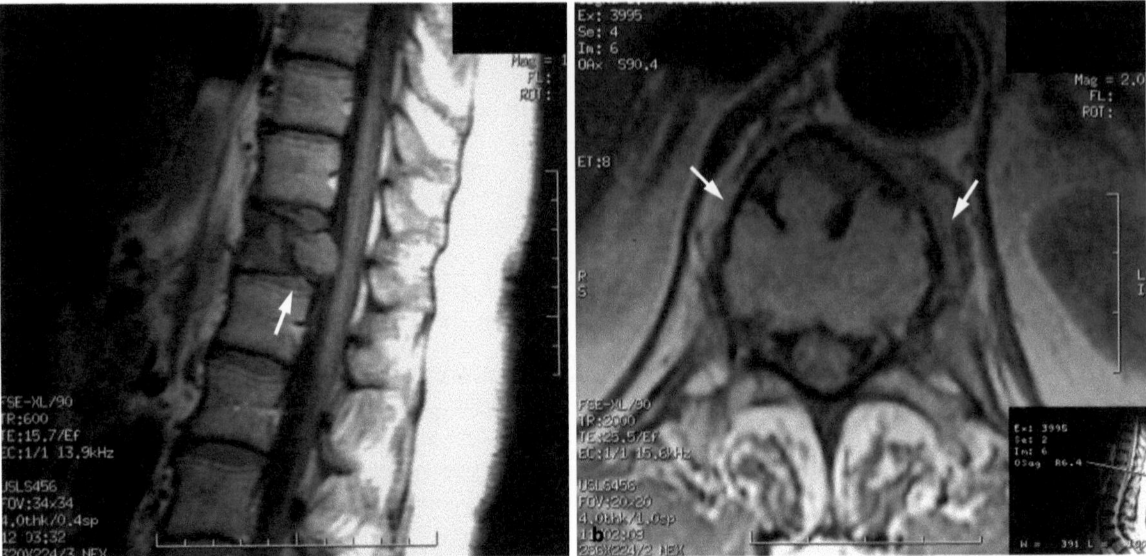

Abb. 28.53 a,b. Anamnese: 58-jährige Patientin, die seit vier Monaten über zunehmende Schmerzen im Bereich des lumbosakralen Übergangs klagt. Diagnose: metastatisch bedingte knöcherne Destruktion des 11. BWK mit Einbruch in den Spinalkanal. **a** FSE protonengewichtet, sagittal, **b** FSE protonengewichtet, axial

chungen dringend empfohlen, wenn bereits ein neurologisches Defizit in der Peripherie als Hinweis auf eine myelogene Kompression besteht.

Die Anfertigung einer alleinigen Röntgenaufnahme mit Nachweis einer metastatischen Wirbelkompression reicht dem Kliniker - insbesondere für die Frage Entlastungsoperation ja oder nein - keinesfalls aus, da sie keine Hinweise auf die metastatische Ausdehnung im epiduralen Raum erlaubt (Abb. 28.53 a,b).

28.4.4 Epidurale Raumforderungen

Zu den epiduralen Raumforderungen zählen die epidurale Lipomatose und die intraspinalen synovialen Zysten.

Epidurale Lipomatose

Es handelt sich hierbei um eine seltene Erkrankung, die häufig in Zusammenhang mit einer längeren Kortikoidtherapie steht. Die Vermehrung des epiduralen Fettgewebes unter langjähriger Kortisontherapie scheint auch dosisabhängig zu sein. Die epidurale Lipomatose ist meist in der BWS lokalisiert, kann jedoch in Einzelfällen auch im Bereich der LWS und des Os sacrum vorkommen, vor allem dorsal des Duralsackes. Die Lipomatose kann u. U. so ausgedehnt sein, dass sie eine Kompression des Myelons bzw. des Duralsackes in der Cauda equina bewirkt, mit den entsprechenden klinischen Symptomen einer nervalen Kompression.

Die MRT ist das Verfahren der Wahl zur Feststellung dieser Erkrankung. Man erkennt auf T1-gewichteten Bildern im epiduralen Raum des befallenen Wirbelabschnittes nicht nur ein vermehrtes Signal, sondern auch eine Volumenzunahme des Fettes. Diese räumliche Ausdehnung ist am besten in der axialen Schnittrichtung erkennbar, während ansonsten die sagittale Schnittrichtung empfohlen wird. Mit der T2-Wichtung sind Auskünfte über die sekundären Veränderungen, z. B. der Nachweis einer Myelomalazie mit umschriebener intramedullärer Signalintensitätsanhebung intramedullär, zu erlangen (Abb. 28.54 a,b).

Intraspinale synoviale Zysten

Zystische Veränderungen im Spinalkanal kommen hauptsächlich in der LWS vor, gelegentlich jedoch auch im HWS-Bereich. Nach Nabor ist eine Reihe von unterschiedlichen Typen bekannt, die bereits aufgelistet wurden.

Eine Sonderstellung nimmt die synoviale Zyste ein, die als Kapselausstülpung des Wirbelgelenkes entsteht oder auch Folge einer Kapselruptur sein kann. Die durch die Ruptur ausgetretene Gelenkflüssigkeit wird dann sekundär umkapselt. Die Zyste ist in unmittelbarer Nähe der Facette lokalisiert und engt in erster Linie den Recessus und das Neuroforamen im Anfangsteil ein. Liegt eine gleichzeitige Verkalkung der synovialen Zystenwand vor, ist eine Abgrenzung gegenüber einer erheblichen Facettenhypertrophie schwierig. Neben Flüssigkeit kann die Zyste auch Luft enthalten.

Der Zysteninhalt hat bei Vorliegen einer Gelenkausstülpung eine ähnliche Signalintensität wie die Gelenkflüssigkeit, womit eine Kommunikation der Zyste mit dem Gelenk bewiesen ist. Eine rupturbedingte Zyste hat eine Signalintensität, die eher der des Liquors ähnelt.

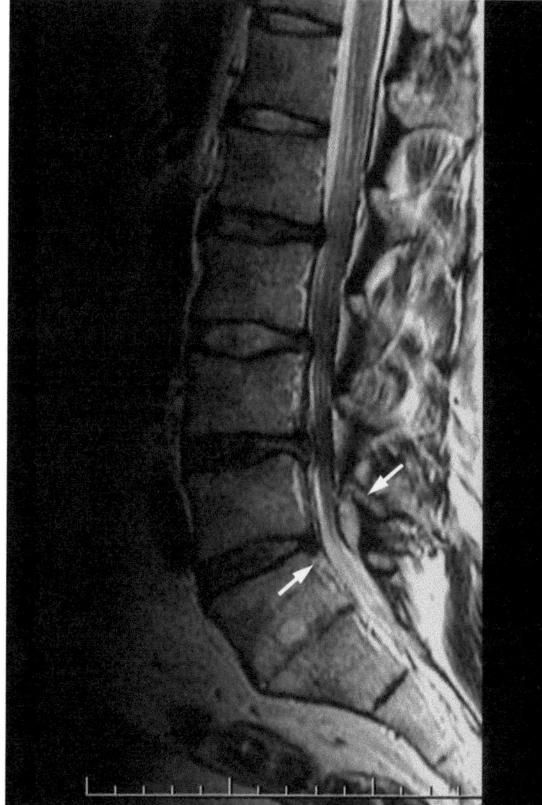

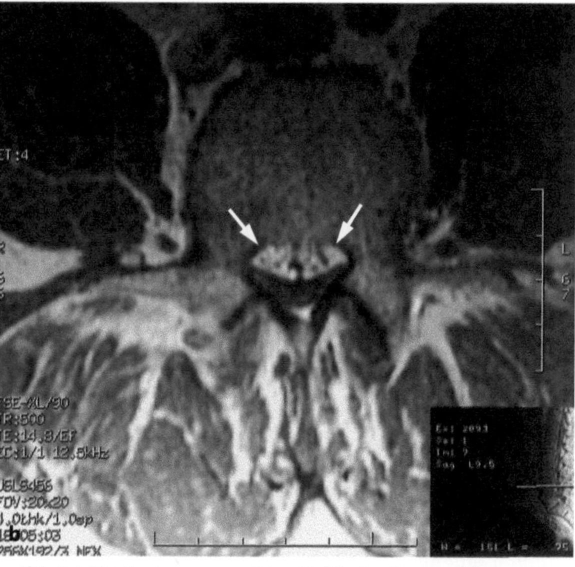

Abb. 28.54 a,b. Anamnese: Der 41-jährige Patient klagt seit ca. 20 Jahren über rezidivierend auftretende Schmerzen in der unteren LWS, 1990 Diskushernienoperation bei L4/L5. Jetzt seit einigen Wochen deutliche Zunahme der Beschwerden. Diagnose: kongenitale Stenose des Spinalkanals im Bereich der LWS von L2–S1 mit lumbosakralem Übergangswirbel. Bandscheibendegenerationen im gleichen Bereich mit multiplen Protrusionen. Epidurale Lipomatose im Bereich des mehr ventralen Spinalkanals mit deutlicher Impression des Duralsackes. **a** FSE T2-gewichtet, sagittal, **b** SE T1-gewichtet, axial

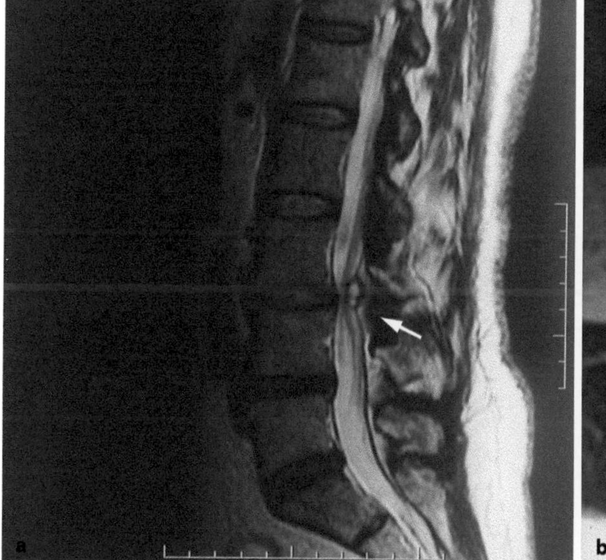

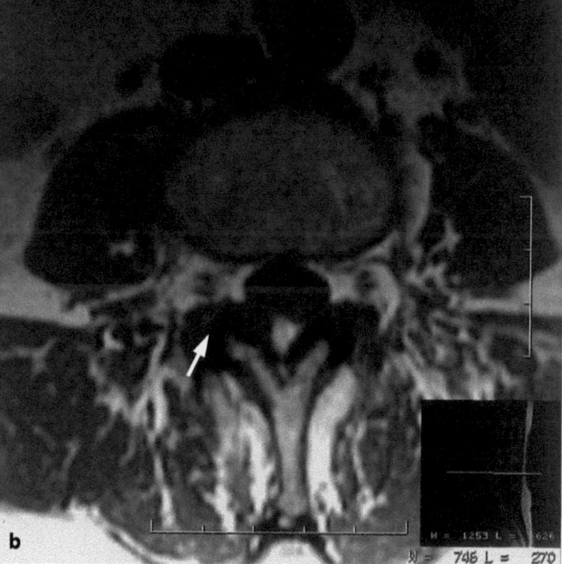

Abb. 28.55 a,b. Anamnese: 58-jährige Patientin, die seit drei Wochen über Schmerzen im Bereich der mittleren und unteren LWS klagt, mit Ausstrahlung in die Glutealregion und in das rechte Bein. Diagnose: synoviale, von der rechtsseitigen Facette ausgehende Zyste bei L3/L4, die zu einer Impression des Duralsackes von dorsolateral her geführt hat. **a** FSE T2-gewichtet, sagittal, **b** SE T1-gewichtet, axial

Die Patienten klagen über Rückenschmerzen sowie häufig über eine radikuläre Symptomatik, da in erster Linie der Recessus und das Neuroforamen eingeengt sind. Daher können auch Sensibilitätsstörungen und eine Muskelatrophie auftreten, ähnlich wie bei einem ausgedehnten Bandscheibenvorfall. Die Abgrenzung einer synovialen Zyste gegenüber einer Diskushernie ist von großer Bedeutung, da jeweils unterschiedliche

Operationstechniken erforderlich sind. In der MRT findet sich in unmittelbarer Nähe des Facettengelenkes posterolateral eine umschriebene Raumforderung mit dünner oder auch etwas verdickter Wand, in der Flüssigkeit nachgewiesen werden kann. Sie liegt entweder dorsal des Lig. flavum oder ist von diesem nicht zu trennen. In der T1-betonten Aufnahme ist die Signalintensität ähnlich der des Liquors. Ist die Zyste allerdings blutgefüllt, finden sich charakteristische Signaländerungen je nach Alter des Hämatoms.

Zusammengefasst stellt die MRT den Goldstandard zum Nachweis einer synovialen Zyste dar. Die übrigen intraspinalen Zystensind bereits abgehandelt worden (Abb. 28.55 a, b).

Extradurale Metastasen im Epiduralraum

Isolierte Metastasen im Bereich des epiduralen Raumes sind viel seltener als knöcherne Wirbelmetastasen. Auf die Möglichkeit des Wachstums einer Wirbelmetastase per continuitatem wurde bereits hingewiesen. Prädilektionsorte für epidurale Metastasen sind nicht bekannt, d. h. sie können im gesamten epiduralen Raum vorkommen. Ebenso wenig sind Primärtumoren bekannt, die überwiegend in den epiduralen Raum metastasieren. Eine Frühdiagnose ist außerordentlich wichtig, da nur in diesem Fall geeignete therapeutische Maßnahmen (Operation, Strahlentherapie) mit Aussicht auf Erfolg eingeleitet werden können. Daher sollte bei Auftreten von uncharakteristischen Symptomen im Bereich der Wirbelsäule, insbesondere bei Hinweisen auf eine beginnende Paraparese, sofort eine Abklärung herbeigeführt werden. Nicht selten ist dann eine epidurale Metastase die Ursache der Beschwerden.

Bei der Abklärung ist die MRT das Verfahren der Wahl und allen anderen Methoden deutlich überlegen. Empfohlen werden T1-gewichtete Sequenzen in sagittaler und axialer Schnittrichtung vor und nach Kontrastmittelgabe sowie T2-gewichtete Sequenzen mit Fettsuppression.

Man findet bei Vorliegen einer epiduralen Metastase in der T1-Wichtung eine umschriebene Signalabschwächung im signalreichen epiduralen Fettgewebe und nach Kontrastmittelgabe (T1-gewichtet, mit Fettsuppression) ein deutliches Enhancement. In der T2-Wichtung mit Fettsuppression ist das Signal im Bereich der Metastase ebenfalls deutlich angehoben. Außerdem lässt sich das Ausmaß der myelogenen Impression sehr gut erkennen. Von den Metastasen müssen die intraspinalen Tumoren abgegrenzt werden.

Metastasen können jedoch nicht nur im epiduralen Raum, sondern auch im subduralen Raum und intramedullär auftreten. Von den Tumoren außerhalb des zentralen Nervensystems neigen vor allem Bronchialneoplasmen, Mammakarzinome und maligne Melanome zur intraspinalen Metastasierung. Es überwiegt die extramedulläre Metastasierung mit Infiltration der Leptomeninx. Diese leptomeningeale Metastasierung ist allerdings nicht dem epiduralen Raum, sondern dem subduralen Raum zuzuordnen und wird dort abgehandelt (Abb. 28.56 a,b).

28.4.5 Intradural gelegene Raumforderungen und Tumoren

Intraspinale primäre Tumoren sind wesentlich seltener als Hirntumoren. Nach ihrer Beziehung zum Rückenmark und zu seinen Häuten kann zwischen intrame-

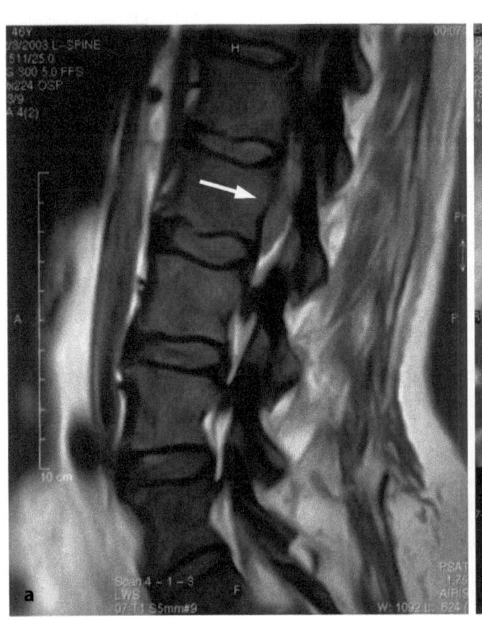

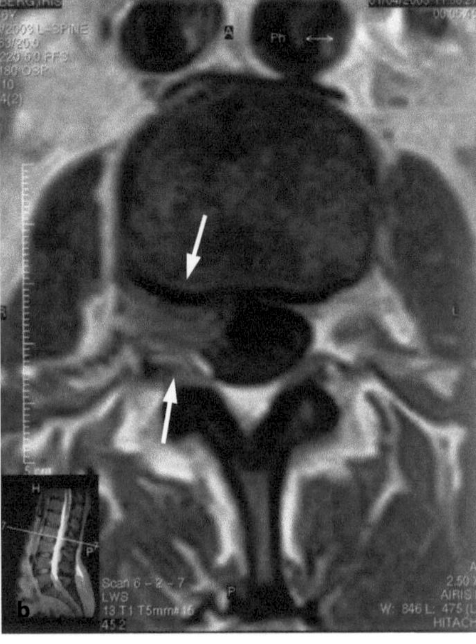

Abb. 28.56 a,b. Epidurale Metastase bei unklarem Primärtumor im Bereich von L2/L3 mit Irritation der L2-Nervenwurzel peripher und der L3-Nervenwurzel zentral rechts. **a** SE T1-gewichtet, sagittal, **b** SE T1-gewichtet, axial Höhe L2

dullären, intradural extramedullären und extradural gelegenen Tumoren unterschieden werden; die extraduralen wurden bereits abgehandelt. Etwa 50% aller spinalen Tumoren sind extramedullär intradural lokalisiert. Hierzu gehören die Meningeome, das Neurinom und die bereits erwähnten Metastasen.

Intradural extramedullär gelegene Tumoren

Die Klinik dieser Tumoren kann sich über Jahre erstrecken. Häufig beginnt die Symptomatik mit radikulären Schmerzen, da der Sitz des Tumors fast immer exzentrisch ist. Typisch ist die Auslösung der Schmerzsymptomatik durch Husten, Niesen oder Pressen. Bei weiterem Tumorwachstum kommen Rückenmarksymptome hinzu, die von der Lagebeziehung des Tumors zum Rückenmark bestimmt werden. Infolge des asymmetrischen Kompressionseffektes des extramedullären Tumors wird nicht selten ein Brown-Séquard-Symptomenkomplex gesehen.

Von der Nervenscheide ausgehende Tumoren. Maligne Degenerationen der Nervenscheide sind selten. Sie entwickeln sich entweder spontan oder auf dem Boden vorexistierender gutartiger Nervenscheidentumoren, mit einer Latenzzeit von 10–20 Jahren. Diese malignen Tumoren haben verschiedene Namen, wie z. B. Schwannom, malignes Neurom, Nervenscheidenfibrokarzinom oder Neurofibrosarkom.

Neurinome und Neurilemmome sind verschiedene Namen für gutartige Tumoren, die von den Schwann-Zellen der Nervenscheide ausgehen. Schwannome treten generell solitär auf und entwickeln sich nicht aus der Nervenwurzel. Neurofibrome sind gegenüber Neurinomen durch einen erhöhten Anteil an fibrotischem Material charakterisiert. Sie entwickeln sich im Gegensatz zum Neurinom außerdem aus der dorsalen sensorischen Wurzel, sind häufig multipel und nicht selten assoziiert mit der so genannten Neurofibromatose.

Diese von der Nervenscheide ausgehenden Tumoren sind die häufigsten intraspinalen Läsionen. Sie machen 20–30% aller intraspinalen Raumforderungen aus. Der Altersgipfel dieser Läsionen liegt um das 40. Lebensjahr. Die häufigsten Symptome sind, wie bereits erwähnt, Schmerzen und eine Radikulopathie. Die Symptome treten durchschnittlich 26 Monate vor der Feststellung des Tumors auf.

Die Neurofibromatose stellt eine Phakomatose dar, die in 50% spontan auftritt und in 50% kongenital-autosomal vorhanden ist. Hautmanifestationen sind die so genannten Café-au-lait-Flecke, die größer als 15 mm im Durchmesser sind. Patienten mit einer Neurofibromatose sind prädisponiert für andere Neoplasmen, so z. B. intramedulläre Läsionen wie das Astrozytom, das Ependymom und das Hamartom.

In der Röntgendiagnostik fällt bei diesen Tumoren der Nervenscheide eine unregelmäßige Kontur des hinteren Wirbelkörpers und eine Erweiterung der Neuroforamina auf.

In der MRT weisen Tumoren der Nervenscheide eine erhöhte Signalintensität im Vergleich zum Muskel in der T1-Wichtung auf. Das etwas angehobene Signal in der T1-Wichtung könnte Folge der Anwesenheit von Mukopolysacchariden innerhalb des Tumors sein, die die T1-Relaxation deutlich verkürzen. Auf T2-gewichteten Bildern findet sich eine deutlich erhöhte Signalin-

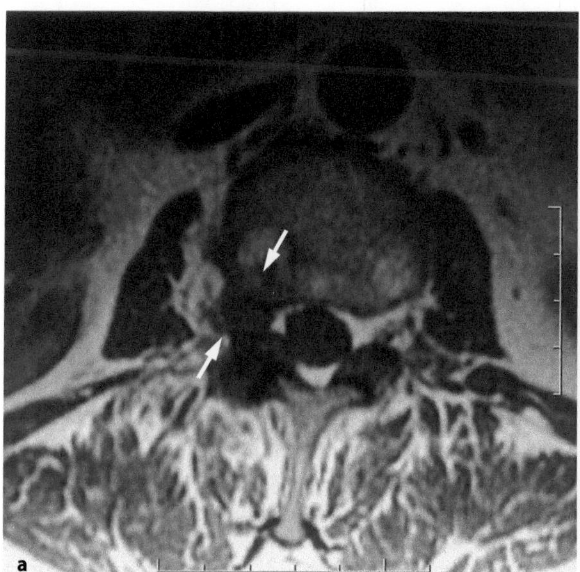

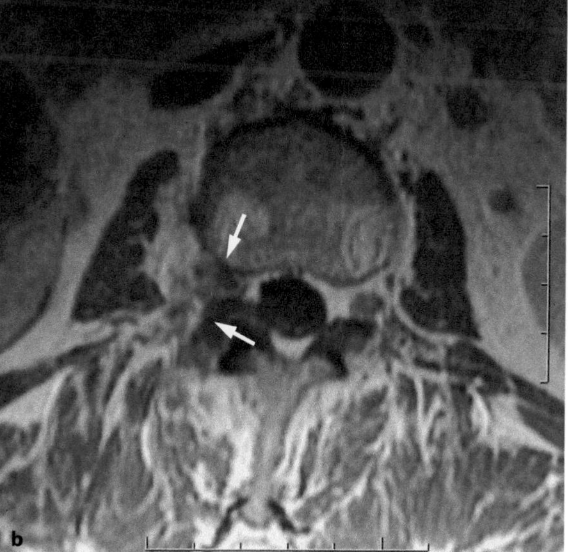

Abb. 28.57 a,b. Neurofibrom. Lateral bei L2/L3 mit Kompression der lateralen L3-Wurzel rechts. **a** SE T1-gewichtet, axial, **b** SE T1-gewichtet, nach Kontrastmittelgabe, axial

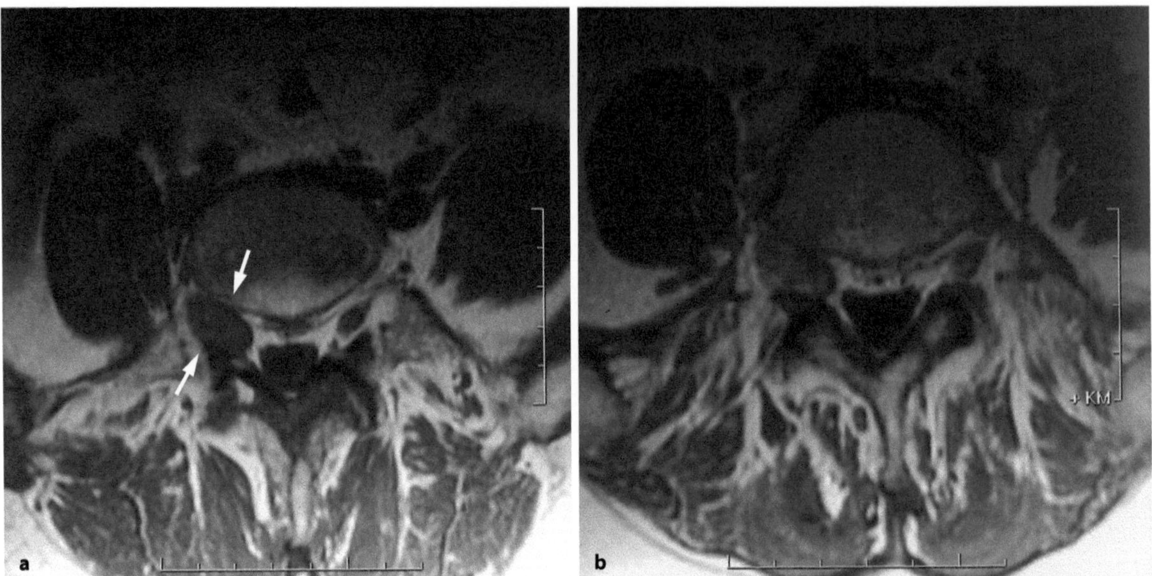

Abb. 28.58 a,b. Anamnese: Die 49-jährige Patientin klagt seit zwei Jahren über Schmerzen im Bereich der LWS, mit Ausstrahlung in das rechte Bein. Diagnose: Neurinom im Bereich des Neuroforamens rechts, mit Kompression der peripheren L5-Wurzel. **a** SE T1-gewichtet, axial, **b** SE T1-gewichtet, nach Kontrastmittelgabe, axial

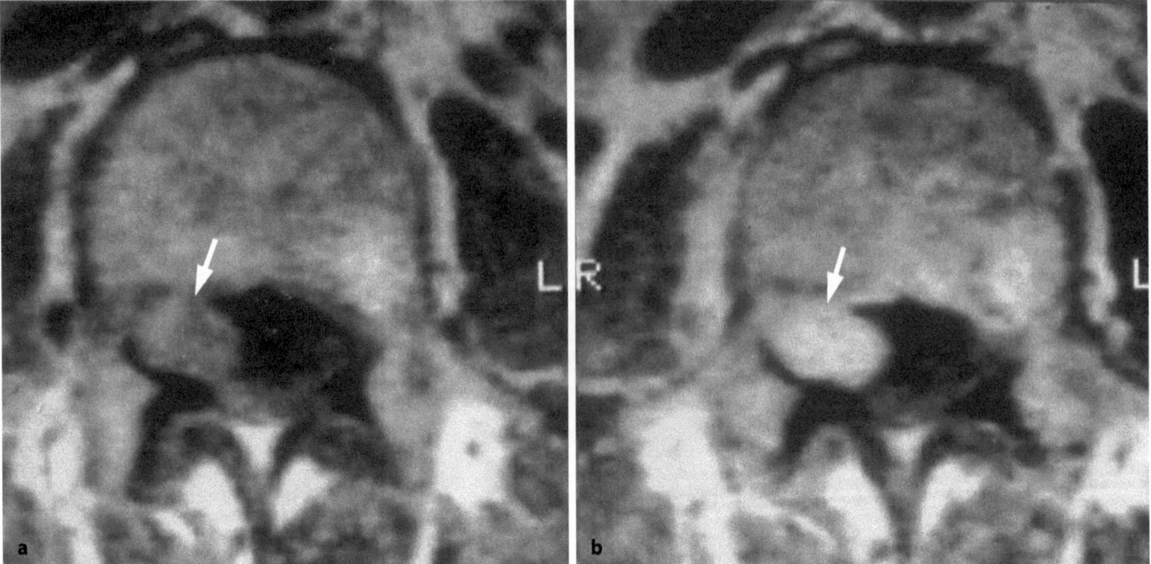

Abb. 28.59 a,b. Schwannom im Bereich des lateralen Recessus bei L3 rechts, mit deutlicher Kompression der L3-Nervenwurzel. **a** SE T1-gewichtet, axial, **b** SE T1-gewichtet, nach Kontrastmittelgabe, axial

tensität, wahrscheinlich Folge des hohen Wassergehaltes dieser Läsionen. Häufig werden auf T2-gewichteten Bildern auch zentrale Areale mit einer Signalverminderung nachgewiesen, wahrscheinlich ursächlich bedingt durch die dort vorhandenen kollagenen Zellen und Schwann-Zellen.

Die MRT ist außerdem in der Lage, den intraspinalen Anteil dieser Tumoren exakt darzustellen, und zwar in erster Linie auf T1-gewichteten Bildern nach Gabe von Gadolinium-DTPA. Das deutliche Enhancement des Tumors gestattet exakt den Nachweis einer Verlagerung oder einer Kompression des Spinalkanals oder einer Nervenwurzel.

Eine Abgrenzung gegenüber der malignen Variante gelingt ebenfalls mit großer Wahrscheinlichkeit. Maligne Läsionen weisen eine deutliche Inhomogenität auf. Sie sind darüber hinaus irregulär mit unscharfer Begrenzung. Ferner lässt sich bei malignen Läsionen auch keine verminderte Signalintensität in den zentralen Arealen nachweisen. Schließlich sind maligne Tumoren deutlich größer als benigne Läsionen (Abb. 28.57 a,b, Abb. 28.58 a,b, Abb. 28.59 a,b, Abb. 28.60 a,b).

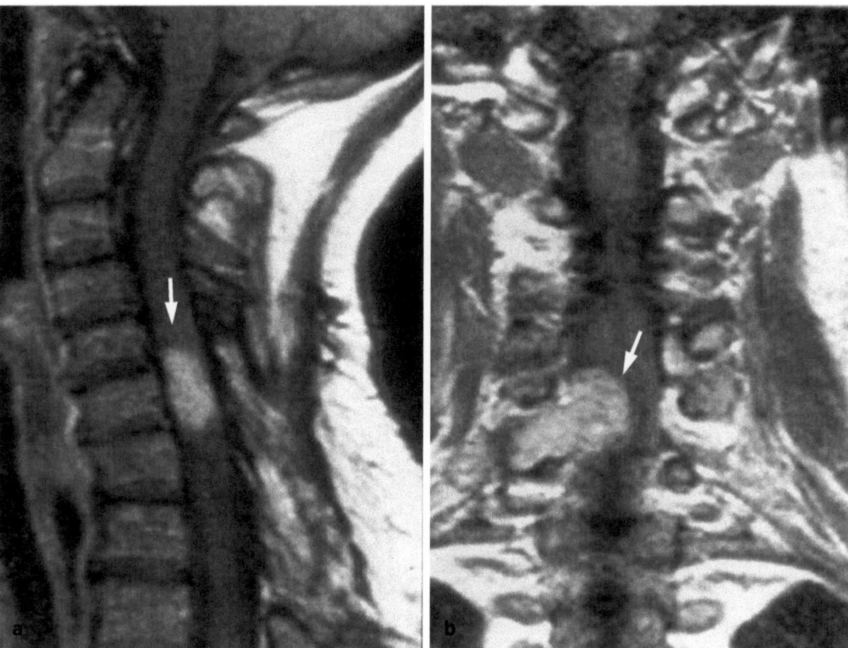

Abb. 28.60 a,b. Sanduhr-Neurinom bei C6 rechts. **a** SE T1-gewichtet, nach Kontrastmittelgabe, sagittal, **b** SE T1-gewichtet, nach Kontrastmittelgabe, koronar

Meningeom. Meningeome des Spinalkanals sind als gutartig einzustufen und kommen am häufigsten in der 5. und 6. Lebensdekade vor. Sie sind im Bereich der Wirbelsäule abgekapselt und haben eine enge Beziehung zur Dura. Die Lokalisation innerhalb des Spinalkanals ist jedoch am häufigsten posterolateral mit Ausnahme der Zervikalregion, wo Meningeome mehr vorn vorkommen. Ganz selten kommen sie auch extradural vor, dann jedoch entwickelt sich daraus häufiger ein Meningosarkom.

Spinale Meningeome treten in 80% im thorakalen Bereich, in 16% im Bereich der HWS, in erster Linie bei C3/C4, und nur in 3% im Bereich der LWS auf.

Das hauptsächlichste Symptom ist der Schmerz, entweder lokalisiert oder auch radikulär, wobei die Symptome einer Myelonkompression deutlich häufiger sind als die einer Nervenwurzelkompression. Auch im Falle eines Meningeoms vergehen vom Auftreten der ersten Symptomatik bis zur korrekten Diagnosestellung durchschnittlich etwa 28 Monate.

Auf konventionellen Röntgenbildern findet sich nicht selten eine Erosion im Bereich des Pedikels und eine Erweiterung des Neuroforamens. Diese Veränderungen sind bekanntlich nicht spezifisch für das Vorliegen eines Meningeoms.

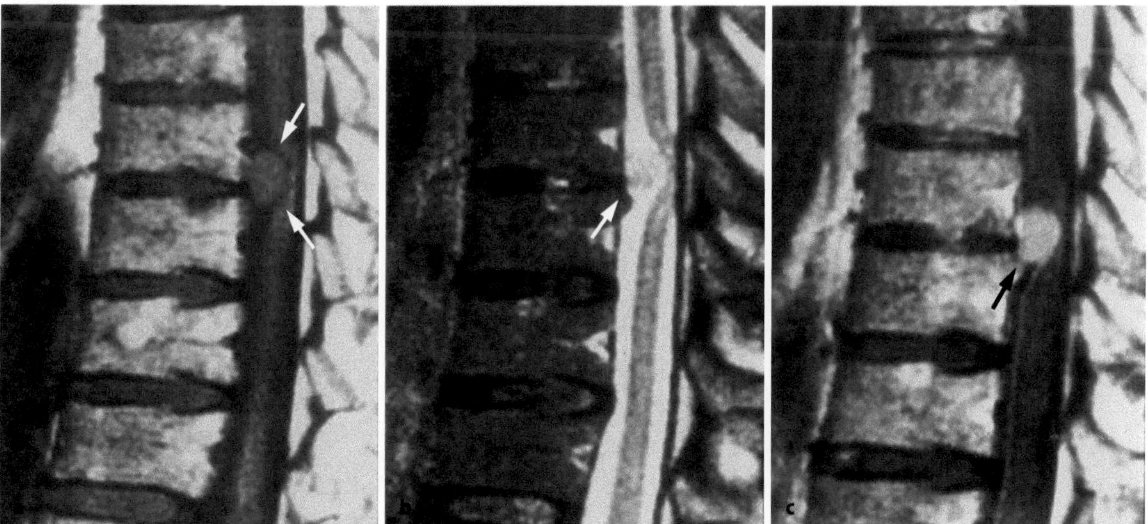

Abb. 28.61 a–c. Meningeom im Thorakalbereich mit deutlicher Impression des Rückenmarks. **a** SE T1-gewichtet, sagittal, **b** FSE T2-gewichtet, sagittal, **c** SE T1-gewichtet, nach Kontrastmittelgabe, sagittal

In der MRT findet sich in der T1-Wichtung eine hypointense bis isointense Signalintensität im Vergleich zum Rückenmark. Der Tumor ist scharf begrenzt. In der T2-Wichtung findet sich ein leicht hyperintenses Signal im Vergleich zum Rückenmark. Nach Gadolinium-DTPA kommt es zu einem deutlichen homogenen intensiven Enhancement. Gelegentlich werden auch intratumoröse Kalzifikationen beschrieben, die dann eine entsprechende Signalauslöschung in beiden Sequenzen aufweisen.

Die wichtigste Differenzialdiagnose eines Meningeoms ist der Nervenscheidentumor. Einige Kriterien ermöglichen eine Unterscheidung: So ist der neurale Tumor mehr anterior im Spinalkanal lokalisiert, während das spinale Meningeom mehr im posterioren Bereich nachweisbar ist, mit Ausnahme der Zervikalregion, in der das Meningeom ebenfalls mehr im anterioren Bereich lokalisiert ist. Häufig treten Neurofibrome multipel auf, während Meningeome fast immer solitär vorhanden sind. Tumoren der Nervenscheide haben keine enge Beziehung zur Dura, sie haben außerdem eine größere Mobilität im Vergleich zum Meningeom. Schließlich weisen nur neurale Tumoren ein zentrales Areal mit verminderter Signalintensität auf T2-gewichteten Bildern auf (Abb. 28.61 a–c).

Spinale leptomeningeale Metastasierung. Sowohl intrakranielle Tumoren als auch systemische Tumoren können sich über den Liquor ausbreiten und dann eine leptomeningeale Metastasierung verursachen. Bei den intrakraniellen Tumoren ist es in erster Linie das Medulloblastom mit 48%, dann das Glioblastom GradIII und IV mit 14% und das Ependymom mit 12%. Die übrigen intrakraniellen Tumoren sind nur mit geringen Prozentzahlen an einer arachnoidalen Ausbreitung beteiligt.

Vor allem die primären intrakraniellen Tumoren sind an der Tumorausbreitung in den subarachnoidalen Raum beteiligt, daneben gibt es weitere Tumoren, die in die Meningen metastasieren. Diese Metastasierung kann lymphogen oder auch hämatogen erfolgen. Häufig sind subarachnoidale Tumorausbreitungen asymptomatisch. Mögliche Symptome hängen von der Lokalisation der Tumormetastasierung ab. Bei Lokalisation im Zervikalbereich finden sich häufig Symptome, die auf eine Nervenwurzelirritation hinweisen. Gewöhnlich klagen die Patienten über einen fokalen Rückenschmerz sowie über Kopfschmerzen und über Erbrechen sowie Übelkeit.

Die MRT ist das einzige bildgebende Verfahren, mit dem diese Tumormetastasierung festgestellt werden kann. Es findet sich hierbei in der T1-Wichtung nach Kontrastmittelgabe eine umschriebene Signalanreicherung im betreffenden subarachnoidal lokalisierten Tumor.

Die Tumorausdehnung kann ein unterschiedliches Aussehen haben. So ist eine Umwachsung des Rückenmarks oder der Nervenwurzeln möglich, die nach Kontrastmittelgabe eine schmale Schicht mit vermehrtem Signal ergibt. In anderen Fällen kann der Tumor lokalisiert oder multipel angeordnet sein und dann noduläre Strukturen im Subarachnoidalraum aufweisen. Die endgültige Diagnose ist erst zu stellen, wenn im Liquor Tumorzellen nachgewiesen werden können. Allerdings wird angenommen, dass die MRT bei diffusem Befall nur eine Trefferrate von etwa 20% bei Fällen mit histologisch nachgewiesener leptomeningealer Karzinomatose erreicht. Dagegen liegt für einen nodulären Tumor bei histologisch bewiesener Diagnose die Trefferrate bei 70–80%.

Intramedulläre Tumoren

Intramedulläre spinale Rückenmarkneoplasmen sind selten, sie machen nur etwa 5–7% aller Neoplasmen des zentralnervösen Systems aus. Die MRT ist das präoperative Verfahren der Wahl für die Ermittlung der Differenzialdiagnose. Auch gibt sie wichtige Hinweise für die Führung der ggf. erforderlichen operativen Resektion. So lässt sich insbesondere in der T1-Wichtung nach Kontrastmittelgabe die Ausdehnung eines intramedullären Tumors aufgrund des deutlichen Enhancements exakt feststellen. Auch die häufig damit vergesellschaftete Syringohydromyelie und die zystischen Läsionen stellen sich ausgezeichnet dar.

Die keinen Tumor enthaltenden Zysten sind an den Polen des Tumors lokalisiert und reichern kein Kontrastmittel an. Dagegen weise Zysten innerhalb des Tumors, die auch als tumorale Zysten bezeichnet werden, typischerweise ein peripheres Enhancement des Kontrastmittels auf.

Ependymome sind die häufigsten intramedullären Neoplasmen bei Erwachsenen. Astrozytome sind die häufigsten intramedullären Neoplasmen bei Kindern. Beide Tumoren zusammen machen etwa 70% aller intramedullären Tumoren aus. Die Differenzialdiagnose zwischen beiden kann manchmal schwierig sein. Intramedulläre Astrozytome sind häufig exzentrisch innerhalb des Rückenmarks lokalisiert und glatt begrenzt. Sie weisen ein deutliches Enhancement nach Kontrastmittelgabe auf. Die Ependymome weisen mehr eine zentrale Lokalisation auf und sind ebenfalls charakterisiert durch eine homogene Signalanhebung nach Kontrastmittelgabe.

Hämangioblastome sind die dritthäufigsten intramedullären spinalen Tumoren. Weitere Tumoren sind das Gangliogliom, das Paragliom und das primitive neuroektodermale Neoplasma, das eine Vorliebe für den Sitz im Bereich des Filum terminale und der Cauda equina hat. Des Weiteren sind intramedulläre Tumormetastasen sowie auch die primären Lymphome mit intramedullärem Sitz zu nennen.

Im Folgenden werden noch einmal die Neoplasmen im Bereich des Rückenmarks und des Filum terminale aufgelistet:

- Häufig sind
  - das Ependymom,
  - das myxopapilläre Ependymom und das Astrozytom mit den Untergruppen,
  - das filozystische Astrozytom und das anablastische Astrozytom.
- Weniger häufig sind
  - das Subependymom,
  - das Gangliogliom,
  - das Paragangliom,
  - die Metastasen,
  - das Lymphom,
  - der primitive neuroektodermale Tumor,
  - das Neurozytom,
  - das Oligodendrogliom und
  - das Glioma multiforme.

Die Basis-MRT-Untersuchung des Spinalkanals sollte T1- und T2-gewichtete Schichten in sagittaler Schichtrichtung und kontrastangehobene T1-gewichtete Bilder in der sagittalen und in der axialen Schnittrichtung beinhalten. Bilder nach Kontrastmittelgabe sind besonders wertvoll, um den soliden Anteil eines intramedullären Tumors darzustellen und gegenüber Zysten und anderen Veränderungen abzugrenzen. Natürlich sollten spezielle Phased-array-Spulen für den Rücken vorhanden sein.

Die MRT ist eine sehr wertvolle Methode, jedoch auch nicht perfekt. In einer großen Studie wurde der Tumor in 98 % nachgewiesen, jedoch nur in 70 % fand sich auch eine korrekte Übereinstimmung mit der Histologie. Im Einzelnen war die Differenzierung zwischen einem Ependymom und einem Astrozytom am schwierigsten. Falls die Läsion nicht eindeutig als tumoröser Prozess in der MRT diagnostiziert werden kann, bleibt lediglich die Biopsie zur Abklärung. Eine Biopsie stellt einen wesentlich geringeren Eingriff, mit fehlender postoperativer Morbidität, dar als eine aggressive chirurgische Maßnahme.

Wichtig ist auch die Differenzierung der Zysten. Wie bereits erwähnt, sind die Zysten am oberen Pol eines Tumors lokalisiert und stellen eine reaktive Erweiterung des Zentralkanals dar. Diese Zysten kommen in etwa 60 % aller intramedullären Tumoren vor. Sie werden auch als Satellitenzysten bezeichnet. Diese Zysten sind nicht Teil des Tumors selbst und weisen im Allgemeinen kein Enhancement nach Kontrastmittelgabe auf. Im Gegensatz dazu finden sich Tumorzysten innerhalb des Tumors und weisen häufig ein wandständiges Enhancement nach Kontrastmittelgabe auf. Diese werden häufiger bei Vorliegen eines Astrozytoms im Vergleich zum Ependymom angetroffen. Die genaue Festlegung der Ausdehnung der soliden Tumoranteile, einschließlich der tumoralen Zysten, ist außerordentlich wichtig, da die augenblicklichen neurochirurgischen Techniken eine exakte Laminotomie oder Laminektomie erlauben und damit das Operationsrisiko erniedrigen.

Schließlich soll darauf hingewiesen werden, dass je höher der intramedulläre spinale Tumor angesiedelt ist, desto wahrscheinlicher erfolgt die Entwicklung einer Syrinx.

Ependymom. Rückenmarkependymome finden sich am häufigsten in der Zervikalregion, gefolgt von der oberen thorakalen Region. Lediglich 6 % lassen sich auch im distalen Bereich des thorakalen Markes und im

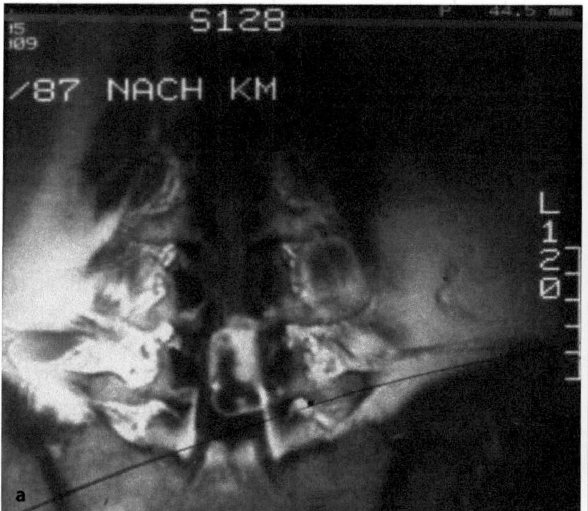

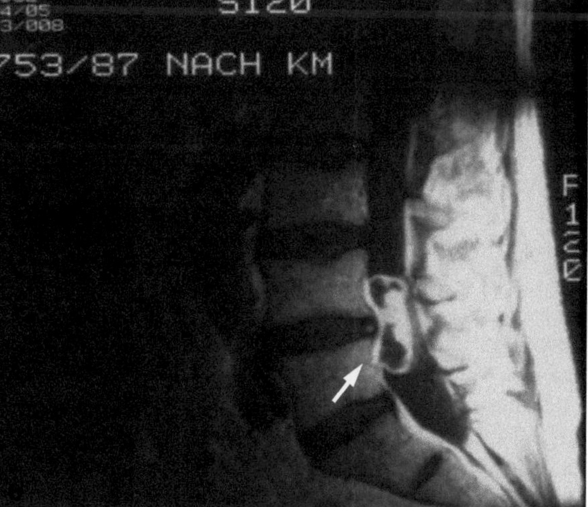

Abb. 28.62 a,b. Ependymom im Bereich der LWS. **a** SE T1-gewichtet, nach Kontrastmittelgabe, sagittal, **b** SE T1-gewichtet, nach Kontrastmittelgabe, koronar

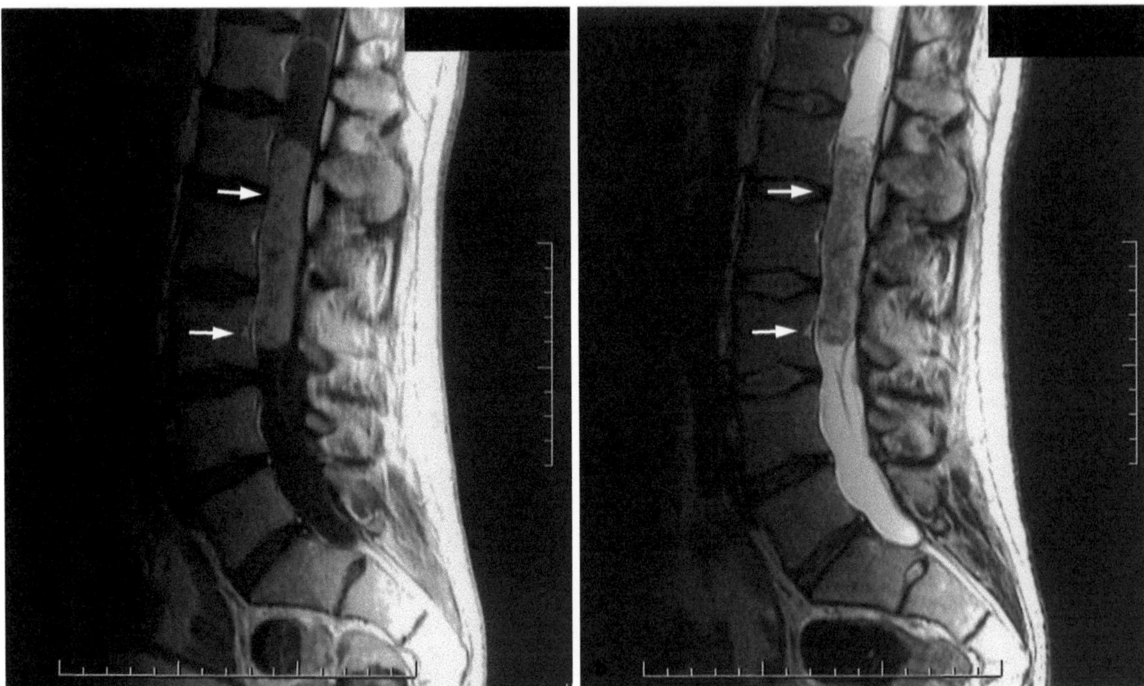

Abb. 28.63 a,b. Anamnese: Der Patient klagt seit einem Jahr über Schwäche und Taubheitsgefühle im Bereich des linken Beines, mit gelegentlichen Schmerzen. Diagnose: Ependymom im Bereich der LWS. **a** FSE T1-gewichtet, nach Kontrastmittelgabe, sagittal, **b** FSE T2-gewichtet, sagittal

Conus medullaris nachweisen. Die Patienten klagen bei Vorliegen eines Ependymoms über Rücken- und Nackenschmerzen, über sensible Defizite und über eine motorische Schwäche sowie auch über Darm- und Blasendysfunktionen. Die Ependymome wachsen langsam und komprimieren das angrenzende Rückenmark, jedoch infiltrieren es nicht.

In der MRT weisen etwa ein Drittel der Ependymome das so genannte Haubenzeichen auf: einen schmalen Rand mit Signalauslöschung, bedingt durch Hämosiderin und nachweisbar an den Polen des Tumors auf T2-gewichteten Bildern. Dieser Befund ist typisch für Ependymome und für andere vaskuläre Tumoren, so auch für das Paragangliom und das Hämangioblastom. In etwa 60 % lässt sich auch ein perifokales Ödem nachweisen. Nichttumorale polare Zysten lassen sich in 80 % nachweisen, tumorale Zysten kommen in 30 - 50 % vor. Auch die Syringomyelie ist variabel und in etwa 30 - 40 % nachweisbar. Die äußeren Grenzen sind in der MRT stets scharf (Abb. 28.62 a,b, Abb. 28.63 a,b).

Myxopapilläres Ependymom. Es handelt sich hierbei um eine seltene Variante des Ependymoms, die in etwa 13 % aller spinalen Ependymome vorkommt. Dieser mukoide Tumor hat als Prädilektionsorte den Conus medullaris und des Filum terminale. Gelegentlich kommt er auch extradural im Bereich des Steißbeines vor.

Klinisch klagen die Patienten über Schmerzen im Bereich der unteren LWS und im Bereich des Os sacrums sowie über Schwäche und über eine Sphinkterdysfunktion.

In der MRT weist das myxopapilläre Ependymom ein isointenses Signal im Vergleich zum Rückenmark auf T1-gewichteten Bildern auf, während auf T2-gewichteten Bildern eine Hyperintensität nachweisbar ist. Gelegentlich findet sich auch eine Hyperintensität in der T1-Wichtung, wahrscheinlich als Folge des Muzingehaltes oder auch einer Einblutung. Nach Kontrastmittelgabe ist ein deutliches Enhancement nachweisbar.

Subependymome. Subependymome stellen ebenfalls eine Variante der Ependymome dar, die in erster Linie im Ventrikelsystem des Hirns gefunden werden, sehr selten jedoch auch im Bereich des Rückenmarks. Klinisch ist eine ähnliche Symptomatik vorhanden wie bei Ependymomen. Die Läsionen sind typischerweise avaskulär und ohne zystische Veränderung. Eine Prädilektionsstelle innerhalb der Wirbelsäule ist nicht nachweisbar.

In der MRT findet sich eine fusiforme Dilatation des Rückenmarks mit glatter Begrenzung. Im Gegensatz zu den anderen Ependymomen ist das Subependymom jedoch exzentrisch lokalisiert. Ein Ödem in der Umgebung ist häufig, jedoch nicht immer vorhanden.

Auch in der MRT ist eine Abgrenzung und Differenzierung gegenüber dem normalen Ependymom häufig nicht möglich.

Astrozytom. Etwa ein Drittel aller intramedullären Tumoren sind Astrozytome. Sie sind die häufigsten intramedullären Tumoren in der Kindheit und die zweithäufigsten im Erwachsenenalter. Sie kommen in 67% im Bereich des thorakalen und in 33% im Bereich des zervikalen Myelons vor. Ein isolierter Conus-medullaris-Befall kann in 3% nachgewiesen werden. Astrozytome sind außerordentlich selten im Bereich des Filum terminale. Sie erstrecken sich durchschnittlich über sechs Segmente.

Die klinischen Symptome sind ähnlich denen eines Ependymoms, mit Schmerzen und sensorischen Defiziten sowie auch einer motorischen Dysfunktion.

Es sind vier Grade eines Astrozytom bekannt: Grad I und II, die unter gutartig eingestuft werden können (Low-grade-Astrozytome), und Grad III und IV, die eine maligne Potenz beinhalten (High-grade-Astrozytome).

Patienten mit High-grade-Läsionen (III und IV) weisen Symptome von kürzerer Dauer auf, die außerdem sehr schnell zunehmen.

Erwachsene Personen mit Astrozytomen haben im Vergleich zum Ependymom eine schlechtere Prognose, insbesondere bei Grad III und IV.

Im Hirn sind etwa 50% der Astrozytome Grad-IV-Läsionen. Lediglich 1-1,5% der Astrozytome sind dagegen im Myelon Grad-IV-Läsionen. Hier stellen die gut differenzierten Grad-I-Astrozytome etwa 75%. Bis zu 25% der Astrozytome können als Grad III eingestuft werden. Bei Kindern unter drei Jahren ist ebenfalls das Low-grade-Astrozytom Grad I oder II bei weitem am häufigsten (80%). Das anaplastische Astrozytom (Grad III) und das Glioblastoma multiforme (Grad IV) machen nur 10-20% aus.

In der MRT findet sich häufig eine Erweiterung des Spinalkanals in Höhe des Tumors. Die Grenzen sind unscharf, es findet sich eine Iso- bis Hypointensität im Vergleich zum Rückenmark auf T1-gewichteten Bildern und eine Hyperintensität in der T2-Wichtung. Der Tumor erstreckt sich durchschnittlich über sieben Wirbelsegmente. Auch Zysten kommen innerhalb des Tumors vor, und zwar sowohl im polaren als auch im intratumoralen Bereich. 57% der Zysten sind exzentrisch innerhalb des Spinalkanals gelegen. Eine leptomeningeale Aussaat wird in 60% der Fälle eines intramedullären Glioblastoma multiforme nachgewiesen (Abb. 28.64, Abb. 28.65).

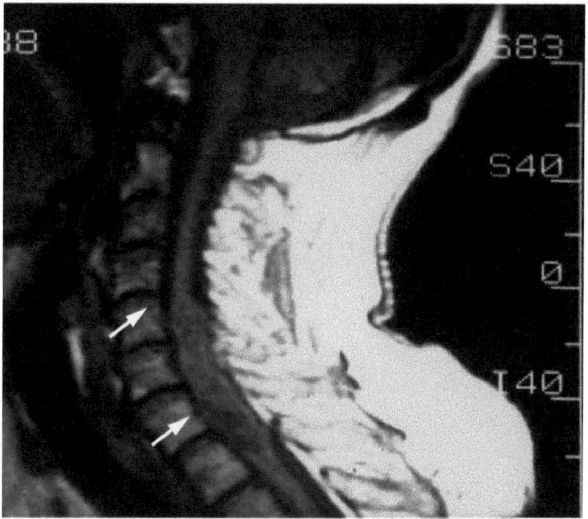

Abb. 28.65. Astrozytom im Halsbereich (SE T1-gewichtet, sagittal)

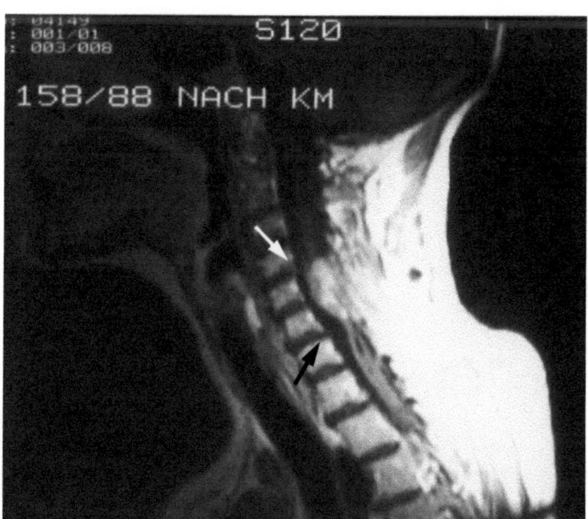

Abb. 28.64. Astrozytom im Bereich der HWS (SE T1-gewichtet, nach Kontrastmittelgabe, sagittal)

Gangliogliom. Das Gangliogliom macht etwa 3% aller primären ZNS-Tumoren und 1,1% aller spinalen Neoplasmen aus. Es ist also sehr selten und kommt häufiger bei Kindern als bei Erwachsenen vor. Ein Prädilektionsort ist nicht bekannt. Häufig ist das Gangliogliom supratentoriell gelegen, mit Ausbreitung per continuitatem in den Zervikalkanal und damit in das zervikale Rückenmark.

Es handelt sich bei diesem Tumor um eine Mischung neoplastischer neuraler Elemente. Er wird in zwei Grade (I und II) im WHO-System eingeteilt. Er weist häufig Kalzifikationen und kleine Zysten auf. Die maligne Transformation erfolgt etwa in 10% der Fälle und ist nach einer Radiatio mehrfach beschrieben worden.

In der MRT weist dieser Tumor eine uncharakteristische Signalintensität auf. Die meisten Tumoren zeigen in der T1-Wichtung ein unterschiedliches Signal, das möglicherweise durch die zweifache zelluläre Population hervorgerufen wird. Tumoren, die hyperintens, hypointens und isointens relativ zum Rückenmark sind, können jedoch ebenfalls nachgewiesen werden. Gangliogliome haben eine hohe Signalintensität in der T2-Wichtung, gewöhnlich mit einer homogenen Struktur. Das umgebende Ödem ist weniger häufig als bei Ependymomen und Astrozytomen. Das Gleiche gilt für eine Kalzifikation. Die meisten spinalen Gangliogliome weisen nach Gabe von Kontrastmittel ein Enhancement auf (Abb. 28.66 a,b).

Paragangliome. Paragangliome sind Neoplasmen neuroendokrinen Ursprungs. Sie sind überwiegend im Bereich der Nebenniere lokalisiert, jedoch ebenfalls im Bereich des N. vagus sowie im Bereich der Cauda equina und des Filum terminale.

Klinisch sind bei dieser Lokalisation Rückenschmerzen die Regel. Typisch ist ferner eine lange Symptomenanamnese, im Mittel von vier Jahren.

Auf konventionellen Aufnahmen lassen sich bei intramedullärer und auch bei paramedullärer Lokalisation Knochenarrosionen feststellen.

In der Angiographie findet sich eine frühzeitige arterielle Füllung mit einer frühen venösen Phase.

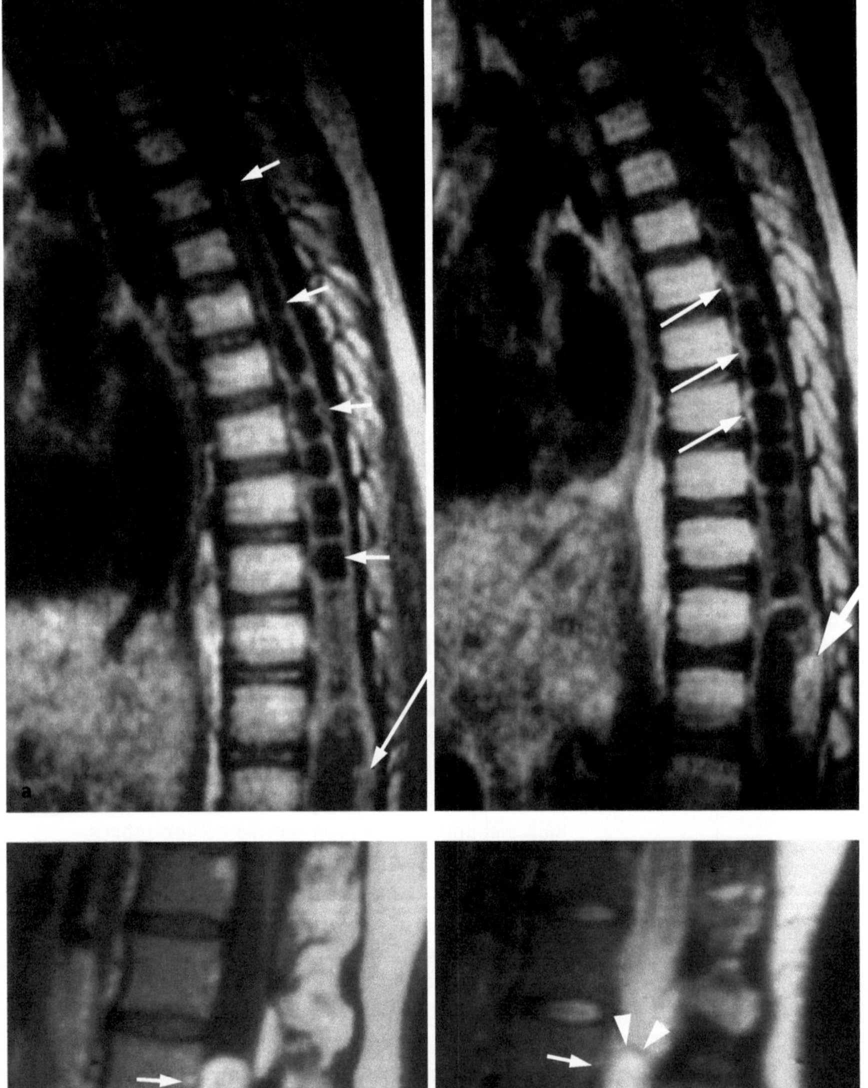

Abb. 28.66 a,b. Gangliogliom (FSE T1-gewichtet, sagittal)

Abb. 28.67 a,b. Paragliom im Bereich L2. **a** SE T1-gewichtet, nach Kontrastmittelgabe, sagittal, **b** FSE T2-gewichtet, sagittal

In der MRT ist eine scharf begrenzte Raumforderung nachweisbar, die isointens relativ zum Rückenmark auf T1-gewichteten Bildern ist und iso- bis hyperintens auf T2-gewichteten Bildern. Eine Einblutung ist häufig und weist abhängig vom Alter die charakteristischen MRT-Befunde auf. Nach Gabe von Kontrastmittel findet sich ein erhebliches Enhancement. Umschriebene serpigenöse Flow-Auslöschungen sind an der Oberfläche und innerhalb des Tumor typisch (Abb. 28.67 a,b).

Hämangioblastom. Das Hämangioblastom macht etwa 5% aller Neoplasmen des Rückenmarks aus, ohne einen Prädilektionsort. 75% dieser Tumoren liegen intramedullär, aber sie können auch extramedullär intradural nachgewiesen werden. Extramedulläre Hämangioblastome liegen der Rückenmarkspia dorsal auf oder auch der Nervenwurzel an. Charakteristisch ist ein sehr langsames Wachstum dieser Läsion. Die meisten Hämangiome des Rückenmarks (80%) sind solitär und kommen bei jüngeren Patienten vor. Multiple Läsionen sind unter dem Begriff des Hippel-Lindau-Syndroms bekannt.

Begleitet wird diese Erkrankung mit typischen Symptomen wie einer motorischen Dysfunktion, sensiblen Defiziten und lokalen Schmerzen. Es vergehen im Durchschnitt 38 Monate vom Auftreten der ersten Symptome bis zur Feststellung des Tumors.

Hämangioblastome sind durch eine diffuse Expansion im Rückenmark charakterisiert und weisen in der MRT eine variable Signalintensität in der T1-Wichtung auf. Es finden sich in etwa 50% isointense und in 25% hyperintense Signale im Vergleich zum normalen Rückenmark. Auf T2-gewichteten Bildern weisen diese Läsionen eine hohe Signalintensität mit gesprenkelt wirkenden Flow-Effekten auf. Ferner sind ein umgebendes Ödem und gelegentlich auch ein Haubenzeichen nachweisbar. Obgleich etwa 25% der Hämangioblastome solide sind, lassen sich in vielen Fällen auch zystische Formationen und eine Syringohydromyelie nachweisen. Nach Kontrastmittelgabe findet sich eine intensive homogene Signalanreicherung im Tumor. Sowohl die dreidimensionale Phasenkontrast-MRT-Angiographie als auch die superselektive digitale Subtraktionsangiographie erlauben wichtige präoperative Informationen über die ernährenden Gefäße. Der Nachweis von arteriovenösen Fisteln ist charakteristisch für das Hämangioblastom (Abb. 28.68, Abb. 28.69).

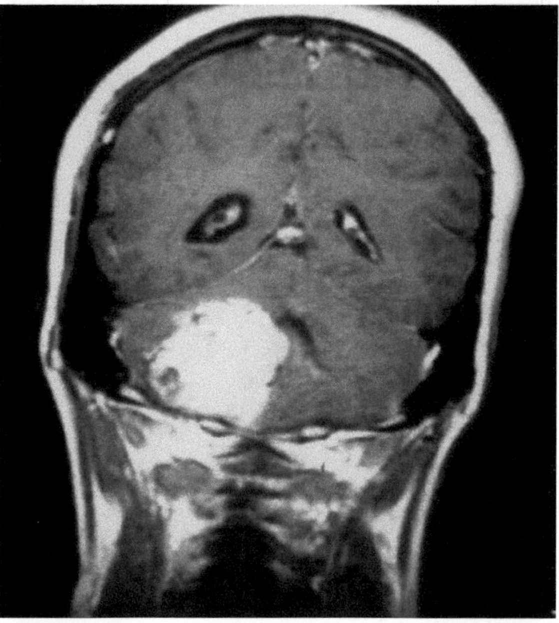

Abb. 28.69. Hämangioblastom im Bereich des rechtsseitigen Kleinhirns (SE T1-gewichtet, nach Kontrastmittelgabe, koronar)

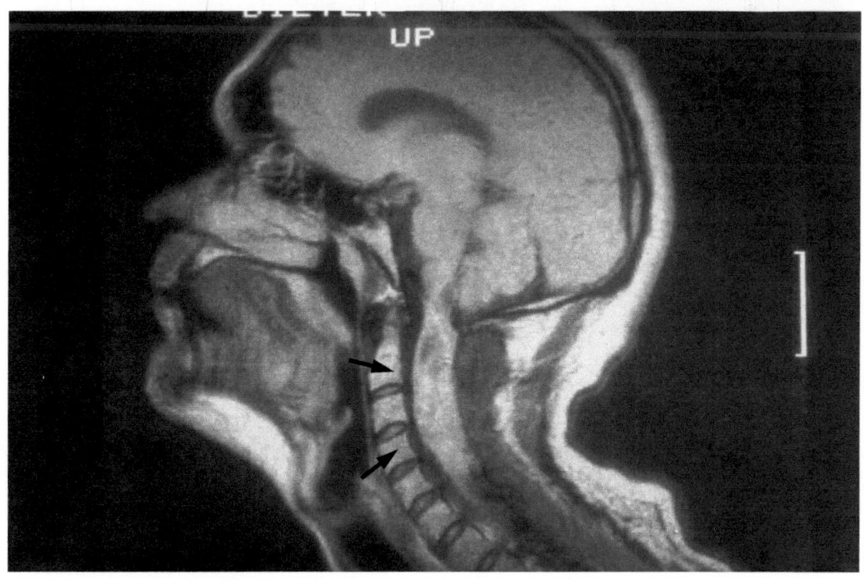

Abb. 28.68. Hämangioblastom im Bereich des proximalen Halsmarkes (SE protonengewichtet, sagittal)

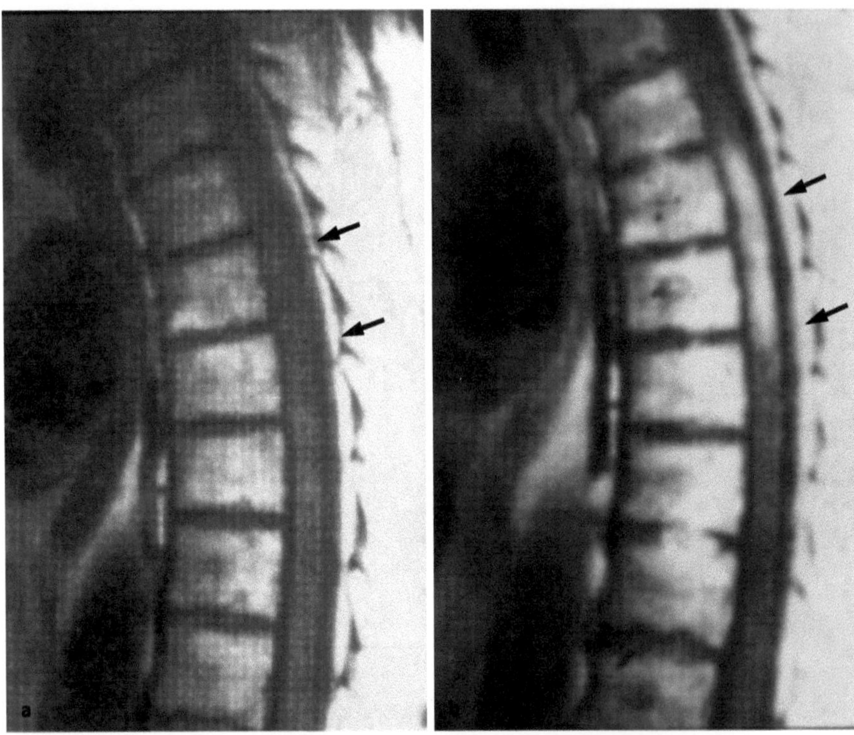

Abb. 28.70 a,b. Intramedulläres malignes Lymphom bei D7/D8. **a** T1-gewichtet, **b** T1-gewichtet, nach Kontrastmittelgabe, sagittal

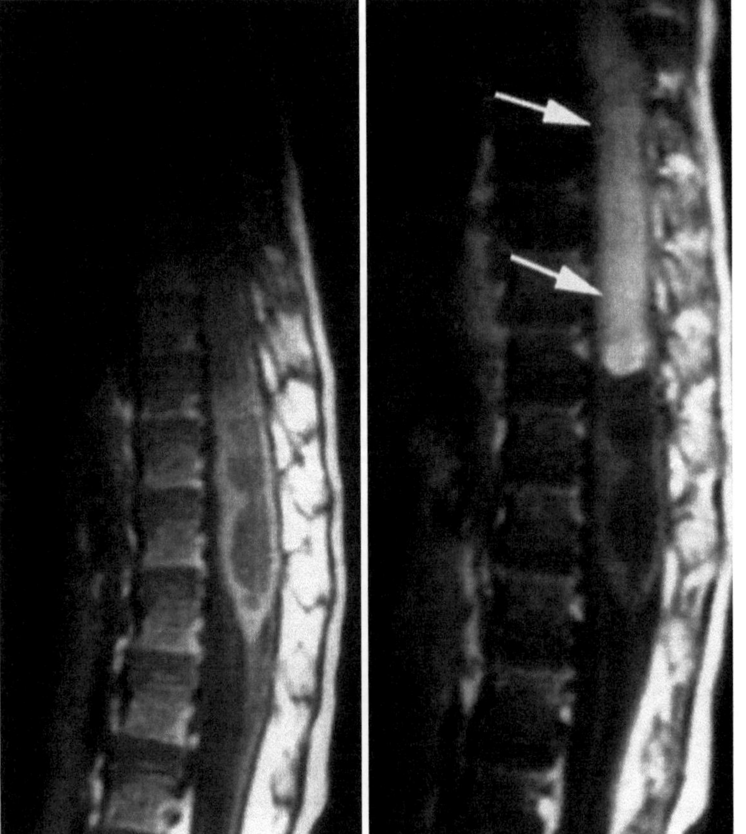

Abb. 28.71 a,b. Intramedullärer primitiver neuroektodermaler Tumor (PNET)

Lymphome. Nur etwa 3% der ZNS-Lymphome sind intramedullär lokalisiert. Die klinische Symptomatik ist abhängig von der Ausdehnung und von der Lokalisation dieser Raumforderung. Einen Prädilektionsort gibt es nicht. Die meisten Lymphome sind solitär. Patienten mit primären intramedullären spinalen Lymphomen haben eine bessere Prognose als diejenigen mit primären intrakraniellen Lymphomen.

Der MRT-Befund eines intramedullären Lymphoms beinhaltet eine hohe Signalintensität in der T2-Wichtung und ein isointenses Signal im Vergleich zum umgebenden Rückenmark in der T1-Wichtung. Ferner findet sich ein deutliches Enhancement nach Kontrastmittelgabe (Abb. 28.70 a,b).

Primitiver neuroektodermaler Tumor (PNET). Die meisten Fälle von PNET im Bereich des Spinalkanals entsprechen einer subarachnoidalen Aussaat mit leptomeningealem Befall, auch als Tropfenmetastasen bezeichnet. Diese Tumoren sind entlang der pialen Oberfläche des Rückenmarks und der Nervenwurzel angesiedelt. Ein primäres PNET-Neoplasma ist extrem selten. Es kann intramedullär, aber auch intradural extramedullär lokalisiert sein und kommt bei Erwachsenen häufiger als bei Kindern vor.

Das klinische Bild ist unspezifisch und umfasst eine periphere motorische Schwäche, eine Parästhesie und Schmerzen.

Das Bild der MRT ist uncharakteristisch. Meist findet sich eine Hypointensität in der T1- und eine Hyperintensität in der T2-Wichtung sowie nach Kontrastmittelgabe eine wandständige Signalanhebung (Abb. 28.71 a,b).

Metastasen. Intramedulläre spinale Metastasen sind außerordentlich selten, sie können bei Karzinompatienten in etwa 2% autoptisch gesichert nachgewiesen werden. Die Metastasen sind am häufigsten im Zervikalmark, gefolgt vom thorakalen Myelon, lokalisiert. Die meisten Metastasen sind solitär und über eine Länge von zwei bis drei Wirbelsegmenten verfolgbar. 80% der Metastasen rühren von einem Lungenneoplasma her, gefolgt vom Mammaneoplasma in 11% und Melanomen in 5%. Zerebelläre Medulloblastome sollen gelegentlich eine intramedulläre Metastasierung hervorrufen. Der Metastasierungsweg ist in erster Linie hämatogen oder er erfolgt durch eine direkte Infiltration bei einem Leptomeninxbefall.

Klinisch klagen die Patienten über Schmerzen und häufig auch über eine Dysfunktion der Harnblase und des Darmes sowie über Parästhesien. Die Prognose ist außerordentlich schlecht.

Die MRT stellt den Goldstandard im Nachweis von intramedullären Metastasen dar. Die Läsionen weisen typischerweise eine leichte Auftreibung des Myelons über mehrere Segmente auf. Auf T1-gewichteten Bildern findet sich ein zentrales Areal mit verminderter Signalintensität, ähnlich wie bei einer Syrinx. Auf T2-gewichteten Bildern findet sich eine starke Signalintensität, entweder bedingt durch die Tumorinfiltration oder auch durch ein Ödem. Zysten sind selten. Nach Kontrastmittelgabe kommt es zu einem deutlichen intensiven und homogenen Enhancement des raumfordernden Prozesses (Abb. 28.72 a,b, Abb. 28.73 a–c, Abb. 28.74 a,b).

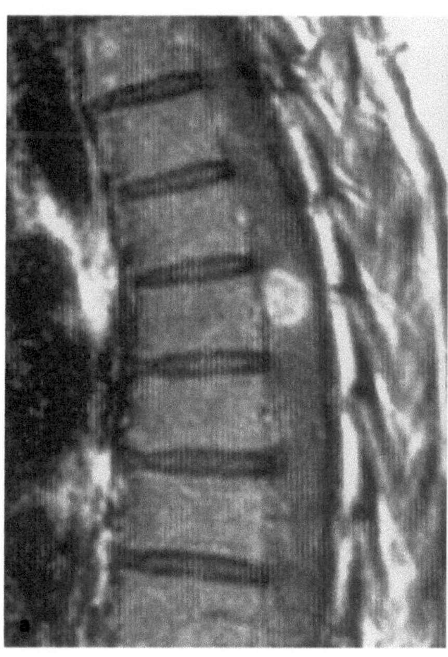

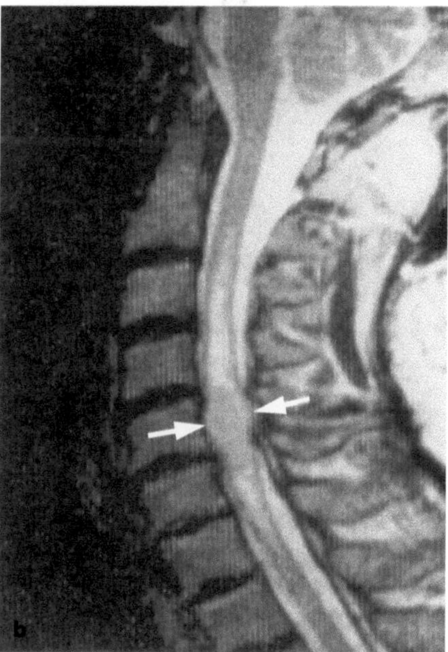

Abb. 28.72. a Intramedulläre Metastase eines Nierenkarzinoms in Höhe Th8 (SE T1-gewichtet, nach Kontrastmittelgabe, sagittal). **b** Metastase eines Bronchialkarzinoms mit Auftreibung des Rückenmarks (FSE T2-gewichtet, sagittal)

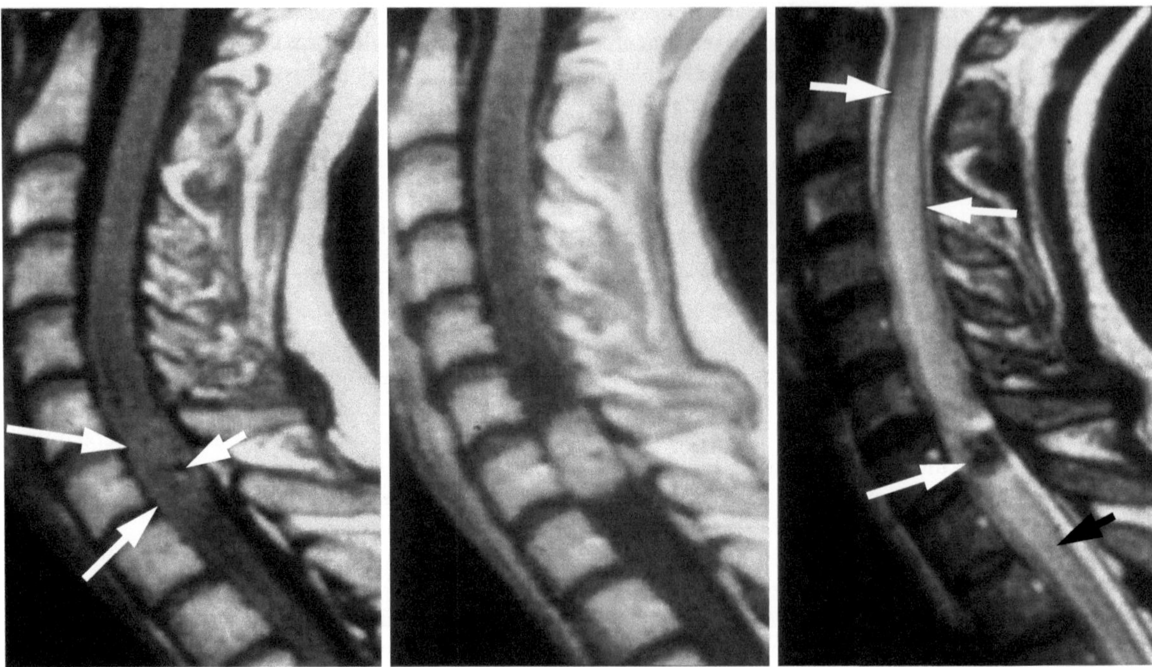

Abb. 28.73 a–c. Intramedulläre Metastasen. **a** SE T1-gewichtet, sagittal, **b** SE T1-gewichtet, nach Kontrastmittelgabe, sagittal, **c** SE T2-gewichtet, sagittal

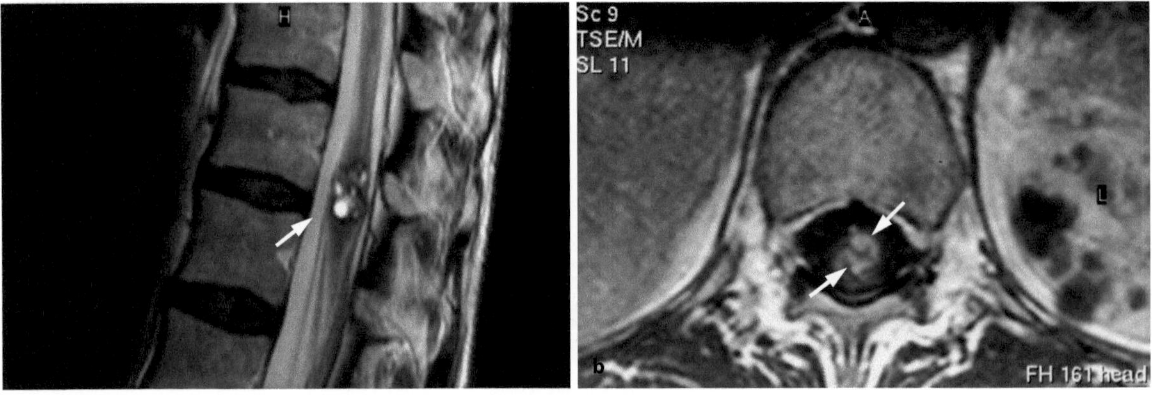

Abb. 28.74 a,b. Anamnese: Die 60-jährige Patientin klagt seit vier Wochen über zunehmende Schmerzen im Bereich des lumbodorsale Überganges und eine beginnende Paraparese. Diagnose: intramyologene Metastase mit teilweiser Einschmelzung. **a** FSE T2-gewichtet, sagittal, **b** SE T1-gewichtet, nach Kontrastmittelgabe, axial

28.5 Entzündliche Veränderungen im Bereich der knöchernen Wirbelsäule und des Spinalkanals

Die Infektionen der Wirbelsäule können eingeteilt werden in entzündliche Veränderungen des Wirbelkörpers und der Bandscheibe, des epiduralen Raumes, des intraduralen Raumes und Infektionen des Rückenmarks selbst.

28.5.1 Knöcherne Infektionen (Spondylitis, Spondylodiskitis, Diskitis)

Die Entzündungen der knöchernen Wirbelsäule können eine bakterielle, eine parasitäre oder auch eine virale Genese haben.

Bakterielle Entzündungen

Durch Bakterien bedingte Entzündungen sind, bis auf wenige Ausnahmen, Folge einer hämatogenen Aussaat. Es handelt sich entweder um eine Spondylitis, eine Spondylodiskitis oder um eine alleinige Diskitis.

Bei Säuglingen und Kindern sind der Diskus und die Endplatte noch reichlich vaskularisiert. Diese Vaskularisation nimmt mit zunehmendem Lebensalter ab. Dies ist der Grund, warum Fälle einer reinen Diskitis praktisch nur bei Kindern unter zwei Jahren vorkommen. Sie stellen bei Erwachsenen eine Rarität dar.

Die Diskitis kann jedoch auch die angrenzenden Wirbelkörper sekundär mit einbeziehen. Auch die reine Spondylitis, die dadurch charakterisiert ist, dass sich die Entzündung allein innerhalb des Wirbelkörpers ohne Beteiligung der Bandscheibe abspielt, ist ein relativ seltenes Ereignis. In der Mehrzahl der Fälle handelt es sich um eine Spondylodiskitis. Die primäre Entzündungsquelle kann nur bei etwa 50% der Patienten nachgewiesen werden. Sie findet sich in erster Linie im Bereich der Atemwege oder im Urogenitaltrakt. Eine Spondylodiskitis befällt jedoch obligat nicht nur die beiden angrenzenden Wirbelkörper, sondern kann sich auch in die Umgebung ausbreiten, mit Bildung eines Psoasabszesses oder eines Abszesses in der paravertebralen Region.

In der Mehrzahl der Fälle ist Staphylococcus aureus die Ursache der Infektion, gelegentlich können auch Pseudomonas und Klebsiellen sowie Escherichia coli für die Infektion verantwortlich sein. Neben der hämatogenen Aussaat kann auch eine direkte infektiöse Inokulation für eine Spondylodiskitis ursächlich sein. Bekannt ist, dass entzündliche Veränderungen nach einer Diskographie und auch nach einer Lumbalpunktion auftreten können. Ebenso kann es iatrogen in etwa 2% zu einer postoperativen Diskitis nach Bandscheibenoperation kommen. Auch hier ist Staphylococcus aureus der häufigste pathologische Keim.

Eine Spondylodiskitis führt generell im weiteren Verlauf zu einer Verschmälerung des Intervertebralraumes. Gelegentlich kommt es auch im Abheilungsstadium zu einer Fusion der angrenzenden Wirbelkörper.

Die MRT ist das bei weitem sensitivste Verfahren zum Nachweis einer Wirbelsäuleninfektion, und zwar bereits in einem sehr frühen Stadium. Symptome treten nämlich schon sehr frühzeitig auf.

Das Ziel sollte eine möglichst frühe Diagnose sein. Falls diese Diagnose zunächst unsicher ist, wird bei weiter bestehendem klinischem Verdacht eine Wiederholung der Untersuchung nach einer Woche empfohlen.

Man erkennt bei Vorliegen einer Spondylodiskitis in der T1-Wichtung deck- und abschlussplattennah eine Signalabschwächung und in der T2-Wichtung eine Signalzunahme. Nach Kontrastmittelgabe findet sich auf den T1-gewichteten fettsupprimierten Schichten ein deutliches Enhancement, sowohl im Bereich der Bandscheibe als auch in der angrenzenden Spongiosa der Wirbelkörper.

Das verlässlichste MRT-Zeichen bei einer postoperativen Diskitis ist ebenfalls die Signalabnahme in den angrenzenden deck- und abschlussplattennahen Wirbelkörperregionen in der T1-Wichtung sowie eine deutliche Signalzunahme nach Kontrastmittelgabe. Dieses Enhancement stellt sich als ein homogenes horizontales Band auf beiden Seiten des Intervertebralraumes dar. Gelegentlich findet sich hierbei auch ein Enhancement innerhalb des Diskusraumes.

Sind die entzündlichen Veränderungen in Abheilung begriffen, findet sich auf T2-gewichteten Schichten eine Verminderung des Bandscheibensignals und eine Abnahme der Signalintensität in den angrenzenden Deck- und Abschlussplatten. Dieser Befund korreliert mit der Abnahme des perifokalen Ödems. Ein weiteres MRT-Zeichen der Abheilung sind fleckige, im Verlauf zunehmend konfluierende Signalanhebungen des Knochenmarks in der T2-Wichtung, als Hinweis auf eine neuerliche Fettmarkbildung. Ein Enhancement nach Kontrastmittelgabe ist in diesem Ausheilungsstadium nicht mehr festzustellen.

Eine Komplikation der Spondylodiskitis stellen, wie bereits erwähnt, der epidurale und der paravertebrale Abszess dar. Diese Abszesse sind durch die MRT ebenfalls ausgezeichnet nachweisbar, und zwar als um-

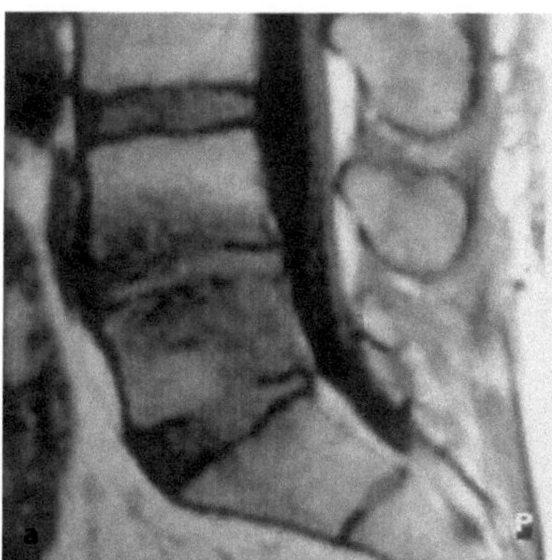

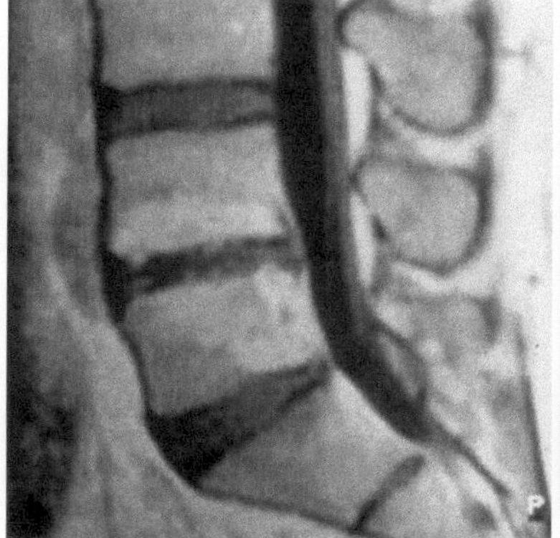

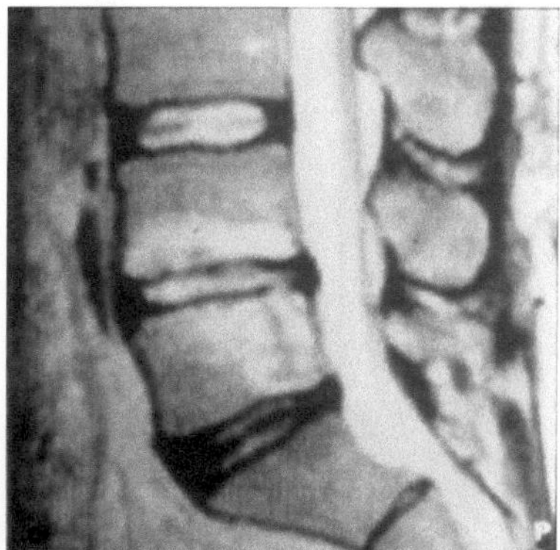

Abb. 28.75 a–c. Spondylodiskitis nach Nukleotomie bei L4/L5. **a** SE T1-gewichtet, sagittal, **b** SE T1-gewichtet, nach Kontrastmittelgabe, sagittal, **c** FSE T2-gewichtet, sagittal

schriebene Raumforderungen, relativ glatt begrenzt, die in der T1-Wichtung ein intermediäres Signal, in der T2-Wichtung ein hyperintenses Signal aufweisen. Bei epiduraler Lokalisation wirkt der Abszess häufig raumfordernd, mit Verlagerung und Impression des Myelons.

Differenzialdiagnostisch kann es gelegentlich im Frühstadium schwierig sein, eine Spondylodiskitis von einer Bandscheibendegeneration im Stadium Modic I abzugrenzen. In beiden Fällen findet sich im Wirbelkörper deck- und abschlussplattennah in der T1-Wichtung eine Signalabschwächung, in der T2-Wichtung eine Signalzunahme und nach Kontrastmittelgabe in der T1-Wichtung ebenfalls eine Signalzunahme. Die Bandscheibendegeneration nach Modic I geht jedoch, im Gegensatz zur Spondylodiskitis, niemals mit einer Zerstörung der Deck- oder Abschlussplatte einher. Eine weitere Differenzierungsmöglichkeit besteht bei Betrachtung der Bandscheibe. Diese weist bei Vorliegen degenerativer Veränderungen grundsätzlich in der T2-Wichtung eine niedrige Signalintensität auf. In der Mehrzahl der Fälle findet sich bei Vorliegen einer Spondylodiskitis hier in der T2-Wichtung eine Signalzunahme.

Bei Vorliegen einer Spondylitis lassen sich in der MRT im gesamten Bereich des entzündlich veränderten Wirbelkörpers eine ausgedehnte Signalminderung in der T1-Wichtung und eine Zunahme des Signals in der T2-Wichtung nachweisen. Im Gegensatz zur Spondylodiskitis findet sich jedoch im Bereich der Deck- und Abschlussplatten und auch im Bereich der Bandscheibe ein Normalbefund (Abb. 28.75 a–c).

Tuberkulöse Spondylodiskitis

Weltweit ist die Tuberkulose der häufigste Grund für eine Wirbelkörperinfektion, insbesondere in der Dritten Welt. Die Frequenz des Befalls hat in den letzten Jahren deutlich zugenommen, insbesondere weil Aids-Patienten häufig aufgrund des Immundefizits befallen werden. Die Infektion erfolgt hämatogen von der Lunge her. Der Verlauf ist schleichend und langwierig, bis zu 20% weisen aufgrund einer zunehmenden Rückenmarkkompression neurologische Defizite und auch einen epiduralen Abszess auf. Die Infektion beginnt im anterioren Bereich des Wirbelkörpers und breitet sich durch den Diskus in 50% in die angrenzenden Wirbelkörper oder auch hinter dem vorderen Längsband aus. Die posterioren Wirbelkörperanteile werden deutlich geringer befallen. Die Folge einer Infektion ist im Endstadium eine massive Knochendestruktion und eine Gibbusbildung. Findet sich eine paraspinale Raumforderung mit Verkalkung, so ist dies hoch verdächtig auf einen tuberkulösen Abszess.

Die Abgrenzung der Tuberkulose im frühen Stadium gegenüber einem tumorösen metastatischen Pro-

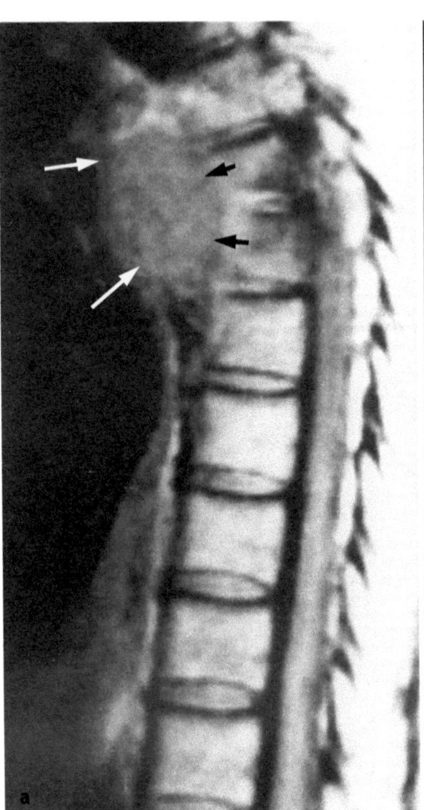

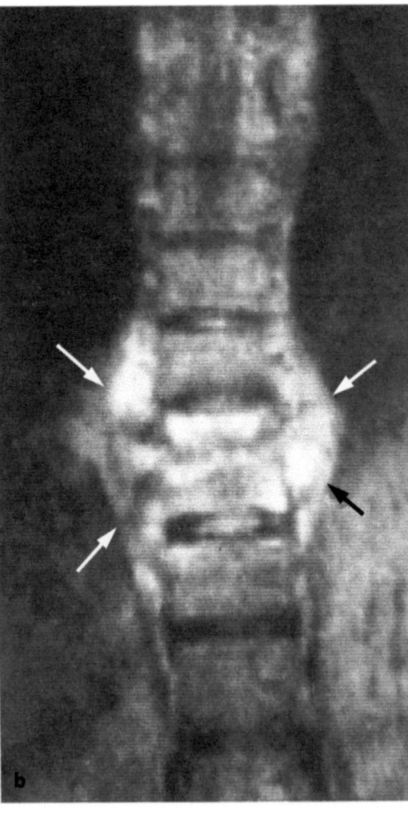

Abb. 28.76 a,b. Spondylitis tuberculosa mit paravertebraler Ausdehnung. **a** SE T1-gewichtet, sagittal, **b** FSE T2-gewichtet, koronar. (Aus Stoller 1997, S. 1140, Abb. 14-12 A,B)

zess kann allerdings außerordentlich schwierig sein. Häufig findet sich auch ein gleichzeitiger Befall der spinalen Nervenwurzel und des Duralsackes. Die tuberkulöse Infektion kann darüber hinaus intradural extramedullär oder intradural intramedullär vorhanden sein.

Die MRT weist, bei Vorliegen einer Tuberkulose, in der T2- und in der T1-Wichtung nach Kontrastmittel-

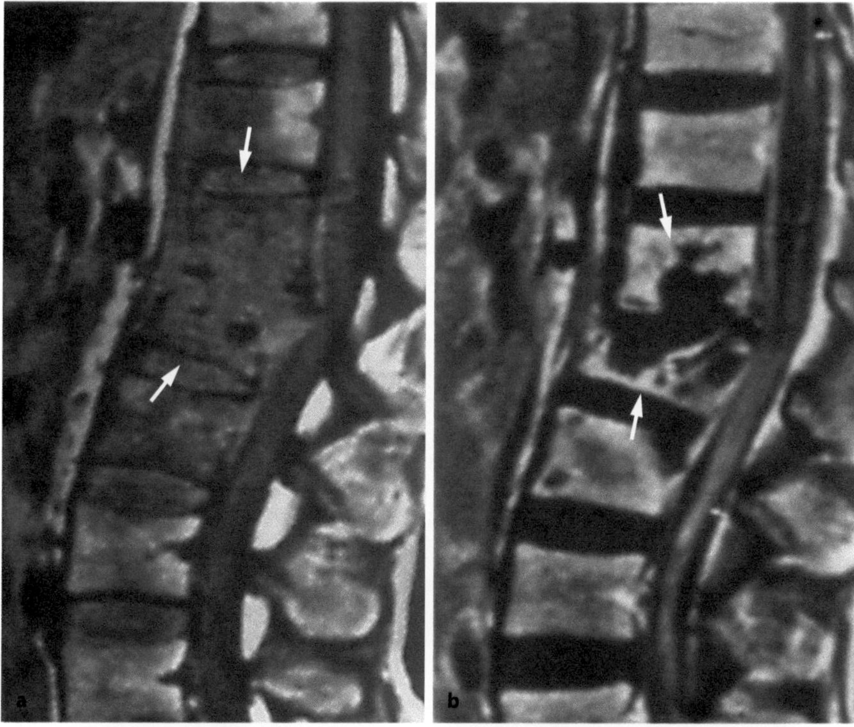

Abb. 28.77 a,b. Tuberkulöse Diskitis bei L1/L2 mit knöcherner Destruktion. **a** SE T1-gewichtet, sagittal, **b** SE T1-gewichtet, nach Kontrastmittelgabe, sagittal

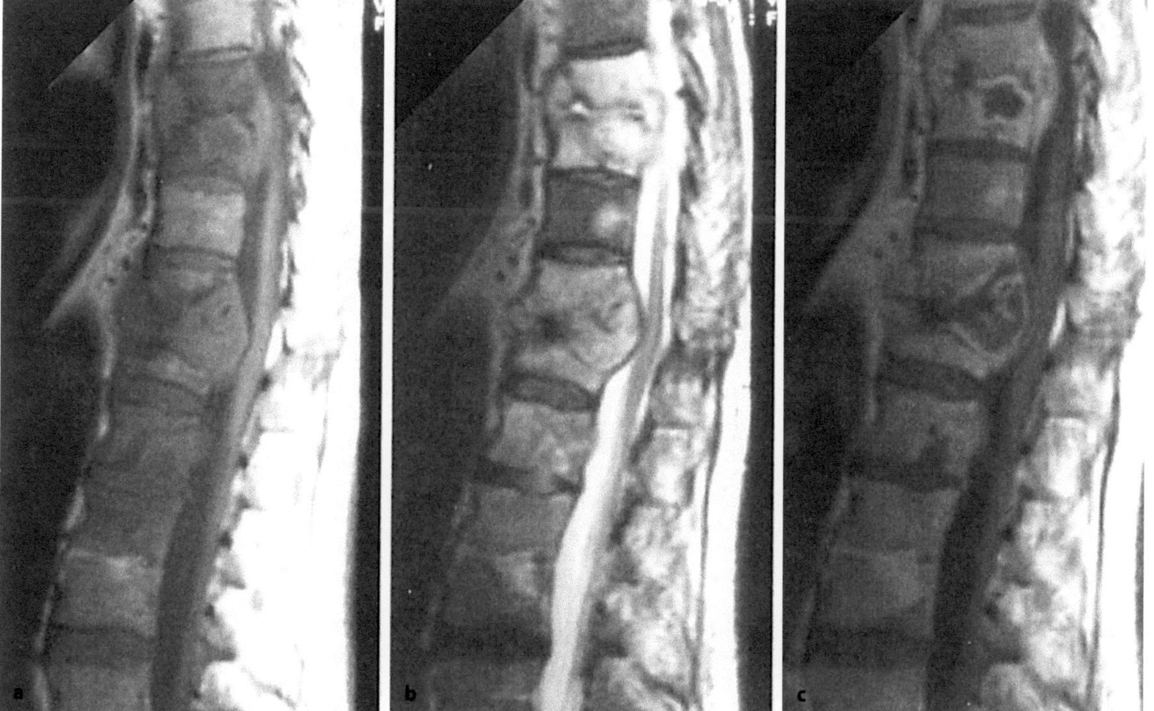

Abb. 28.78 a–c. Tuberkulöse Spondylodiskitis. **a** SE T1-gewichtet, sagittal, **b** SE T2-gewichtet, sagittal, **c** SE T1-gewichtet, nach Kontrastmittelgabe, sagittal. (Aus Rodiek 2001, S. 979, Abb. 4 a–c)

gabe ein umschriebenes Enhancement des duraarachnoidalen Komplexes auf, als Hinweis auf einen meningealen Befall. Die Abgrenzung eines tuberkulösen intramedullären Tuberkuloms als noduläre Form der Tuberkulose gegenüber einer Metastase oder auch einem primären ZNS-Tumor kann jedoch im Einzelfall schwierig sein. Auch eine Abgrenzung gegenüber einer postoperativen Arachnoiditis ist schwierig, wenn nicht unmöglich (Abb. 28.76 a,b, Abb. 28.77 a,b, Abb. 28.78 a–c).

Epiduraler und subduraler Abszess

Der akute epidurale Abszess kann Folge einer hämatogenen direkten bakteriellen Aussaat in den epiduralen Raum sein, wobei als Quelle der Harntrakt, die Haut und der Pulmonaltrakt infrage kommt. Der Keim ist in der Mehrzahl der Fälle der Staphylococcus aureus. Eine Prädisposition stellen der Diabetes und Aids dar. Die Symptome hängen von der Lokalisation des Abszesses ab. Epidurale Abszesse können sich jedoch auch per continuitatem bei Vorliegen einer Spondylitis bzw. Spondylodiskitis entwickeln. Häufig führt ein epiduraler Abszess zu einer Kompression des Myelons oder im Bereich der LWS der Cauda equina.

Als Komplikation ist die nicht seltene Thrombophlebitis im Bereich der epiduralen Venen anzusehen, die dann zu einem Infarkt des betreffenden Rückenmarkanteils führt. Chronische epidurale Abszesse sind ferner häufig Folge einer Diskitis. Sie enthalten dann Granulationsgewebe und keinen freien Eiter. Die Infektion erstreckt sich häufig über mehrere Wirbelkörperetagen.

Die MRT ist das wichtigste Verfahren zur Feststellung eines akuten oder chronischen epiduralen Abszesses. Während Granulationsgewebe nach Kontrastmittelgabe einen homogenen Signalanstieg aufweist, wird der epidurale Abszess nur in den Wandabschnitten eine Signalanhebung aufweisen, da sich im Zentrum Eiter befindet. Diese Differenzialdiagnose ist für die therapeutisch-chirurgische Planung wichtig. Ein subduraler und intramedullärer Abszess ist extrem selten und wird ebenfalls durch eine hämatogene Aussaat hervorgerufen.

Die klinische Symptomatik ist ähnlich wie bei einem epiduralen Abszess. Der intramedulläre Abszess weist nach Kontrastmittelgabe ein ringförmiges Enhancement auf. Eine infizierte Syrinx kann allerdings ähnlich wie ein intramedullärer Abszess aussehen (Abb. 28.79 a–c).

Brucellose

Die Brucellose kommt weltweit vor und endemisch in den USA. Die Infektionsquelle ist häufig nichtpasteurisierte Milch. Die Brucellen breiten sich über den Lymphraum vom gastrointestinalen Trakt aus in das retikoloendotheliale System aus. Der Prädilektionsort ist die untere LWS, während die Tuberkulose mehr den unteren thorakalen Teil bevorzugt. Im Gegensatz zur Tuberkulose spart die Brucellose die hinteren Anteile des Wirbelkörpers ebenso wie die Bandscheibe aus. Nur selten kommt es zur Ausbildung eines spezifischen epiduralen Abszesses. Auch die paraspinale Region wird nur selten infiziert. Man findet bei der Brucellose innerhalb des Wirbelkörpers eine granulomatöse entzündliche Reaktion.

In der MRT ist in der Spongiosa des Knochens eine deutliche Signalminderung in der T1-Wichtung und eine Signalanhebung in der T2-Wichtung nachweisbar. Auch findet sich eine Signalanhebung in der fettsupprimierten T1-Wichtung nach Kontrastmittelgabe. Diese Befunde sind jedoch unspezifisch und kommen bei einer tuberkulösen Spondylitis oder bei einer durch einen Staphylococcus aureus ausgelösten Spondylitis ebenfalls vor. Das wichtigste differenzialdiagnostische

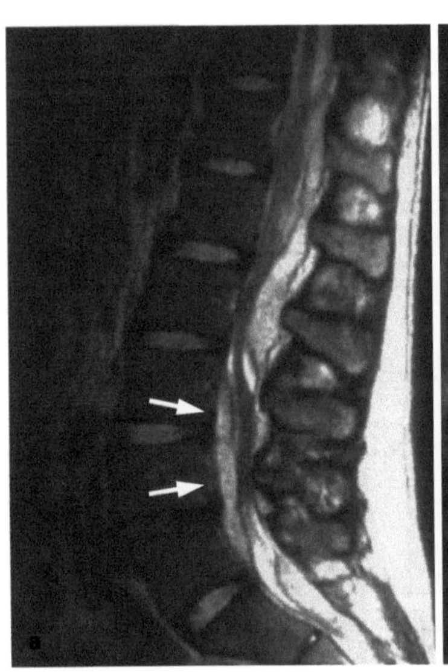

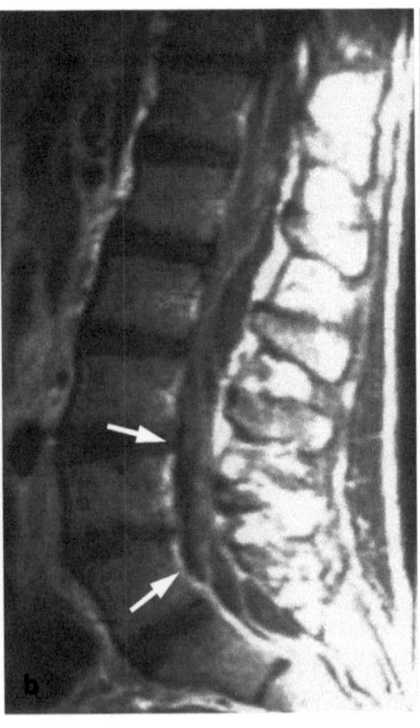

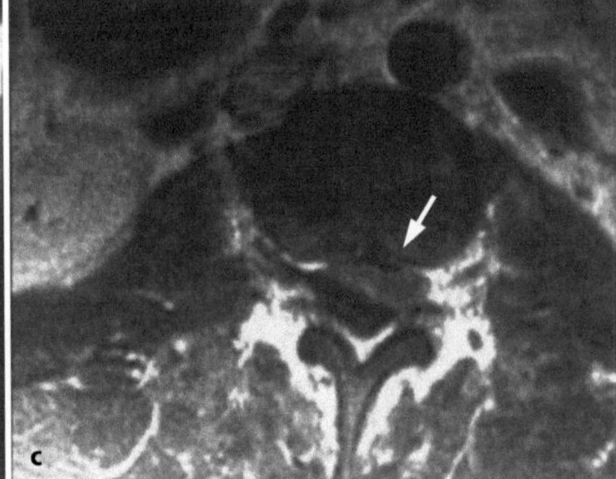

Abb. 28.79 a–c. Epiduraler Abszess bei L4/L5. **a** FSE T2-gewichtet, sagittal, **b** SE T1-gewichtet, sagittal, **c** SE T1-gewichtet, axial

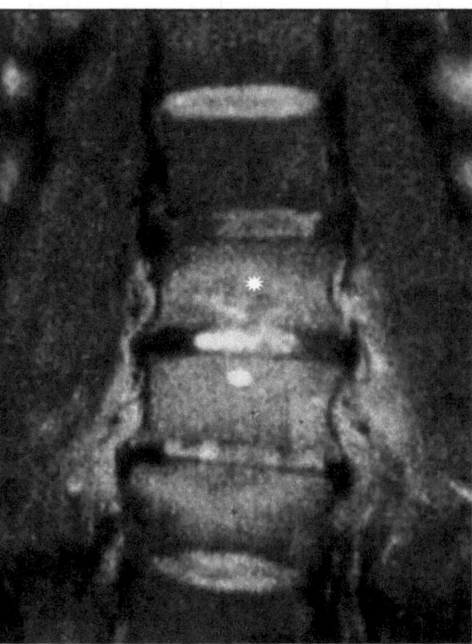

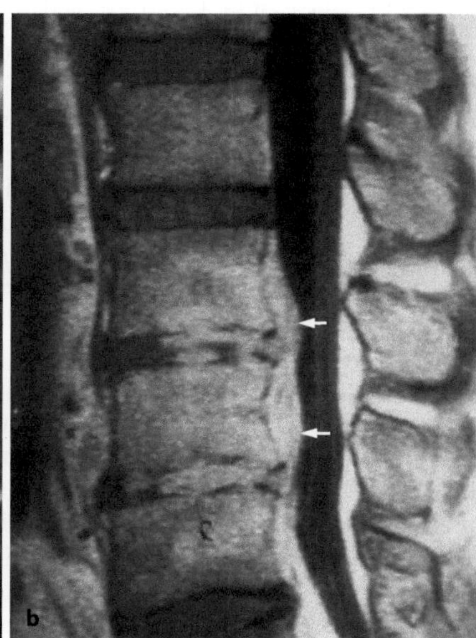

Abb. 28.80 a,b. Spondylitis brucellosae im Bereich des 3. bis 5. LWK mit paravertebraler Ausdehung. **a** STIR T2-gewichtet, fettsupprimiert, koronar, **b** SE T1-gewichtet, nach Kontrastmittelgabe, sagittal

Kriterium ist das Fehlen einer wesentlichen Wirbelkörperdestruktion mit Höhenerniedrigung und Einbruch sowie auch das Fehlen einer paravertebralen Weichteilbeteiligung.

Eine perkutane Biopsie mit Gewebeentnahme aus dem befallenen Wirbelkörper sichert leider nur in wenigen Fällen die Diagnose, weil in der Mehrzahl lediglich eine unspezifische granulomatöse Reaktion nachweisbar ist. Die Diagnose kann nur durch positive serologische Ergebnisse oder auch durch positive Blutkulturen gestellt werden (Abb. 28.80 a,b).

Listeriose

Der Keim Listeria monocytogenes verursacht eine Meningitis und bildet nur sehr selten auch Abszesse im Bereich der Wirbelsäule. Der Keim ist in den Tropen beheimatet und wird durch Tiere übertragen. Die Diagnose ist häufig sehr schwierig, ein Beweis gelingt nur durch Blutkulturen.

In der MRT findet sich im befallenen Wirbelkörper eine angehobene Signalintensität in der T2-Wichtung und nach Kontrastmittelgabe ein ringförmiges Enhancement in der T1-Wichtung.

Pilzinfektionen

Das Auftreten einer Pilzinfektion im Bereich des Wirbelkörpers ist bei gesunden Menschen extrem selten. Sie kommt vor bei HIV-Infektion, beim Diabetes, bei Leukämie, bei Lymphogranulomatose und nach einer jahrelangen Einnahme von Antibiotika und Steroiden. Gleichzeitig mit dem Wirbelkörper werden häufig auch die Meningen befallen, nicht selten sind auch Abszesse und Granulome. Die Invasion der Gefäßwände führt darüber hinaus häufig zu einer Thrombose und daraus resultierend zu einem Myeloninfarkt.

In der MRT findet sich ein uneinheitliches Bild. In der T1-Wichtung ist das Signal vermindert bis intermediär, in der T2-Wichtung inhomogen. Nach Kontrastmittelgabe ist ein mehr fleckförmiges Enhancement nachweisbar.

Parasitäre Infektionen

Zystizerkose. Es handelt sich hierbei um eine weit verbreitete Erkrankung, besonders in Südamerika und Indien. Der Organismus, der dafür verantwortlich ist, ist ein Wurm, die Taenia solium. Nach Penetration des Embryos durch die Intestinalwand wird dieser in alle Organe und gelegentlich auch in die knöcherne Wirbelsäule transportiert. Wahrscheinlicher ist jedoch der Befall im epi- und subduralen Raum, in welchem sich spezifische Zysten entwickeln. Die Hydatidform findet sich im Gegensatz zu den Zysten multilokulär. Innerhalb der Spongiosa des Knochens entwickeln sich multiple kleine Zysten, die den Kortex langsam zerstören und sich dann auch in die angrenzenden Weichteile ausbreiten.

Die Differenzialdiagnose kann gegenüber einer Tuberkulose gelegentlich im Anfangsstadium schwierig sein.

In der CT und in der MRT finden sich immer erhebliche knöcherne Destruktionen, wobei die Zysten in der T1-Wichtung ein inhomogenes Signal aufweisen und eine hohe Signalintensität in der T2-Wichtung.

Toxoplasmose. Die Toxoplasmose wird durch das Protozoon Toxoplasma gondii hervorgerufen, welches bei infizierten Haus- und Schlachttieren vorkommt und durch rohes Fleisch übertragen werden kann. Sie befällt das zentrale Nervensystem und selten auch das Myelon, und zwar in erster Linie bei Aids-Patienten. Ein Befall der knöchernen Wirbelsäule ist bisher nicht bekannt geworden. Die Läsionen im Bereich des Myelons können einen tumorösen Prozess imitieren, da sie eine ähnliche Signalcharakteristik in der MRT aufweisen. Die Diagnose ist durch eine Biopsie nur selten zu stellen, eine Diagnosensicherung ist nur durch die Laborchemie möglich.

Echinokokkose. Diese Erkrankung wird durch die Larve des Fuchs- bzw. Hundebandwurms, dem Echinococcus granulosus, verursacht, und zwar durch direkten menschlichen Kontakt mit infizierten Hunden. Nach oraler Aufnahme muss die Larve durch die Leberbarriere penetrieren, anschließend durch die Lungenkapillaren, um die Blutzirkulation zu erreichen, durch die sie sich verteilen kann. Ein Befall des Knochens kann lediglich bei 2% der Patienten nachgewiesen werden. Dann allerdings ist die Wirbelsäule mit am häufigsten betroffen (44%).

Im Gegensatz zu Zysten in anderen Bereichen des Körpers ist die Echinokokkenzyste immer multilokulär vorhanden. Innerhalb des Knochens entwickelt der Parasit multiple kleine Zysten, destruiert den Kortex und dehnt sich dann in die umgebenden Weichteile aus.

Die Differenzialdiagnose beinhaltet die spinale Tuberkulose, die häufig schwierig abzugrenzen ist. Auf Röntgenaufnahmen findet sich eine nicht spezifische Knochendestruktion.

Die MRT und die CT können diese erhebliche Destruktion, die glatt begrenzt und rundlich ovalär strukturiert ist, ebenfalls nachweisen.

In der MRT findet sich in der T1-Wichtung ein niedriges inhomogenes Signal und in der T2-Wichtung eine starke Signalanhebung. Leider ist die Differenzierung zwischen inaktiven und aktiven Zysten durch die MRT nur in seltenen Fällen möglich. Sehr selten ist auch ein alleiniger epiduraler oder subduraler Befall. Meist handelt es sich um einen Knochenbefall, der sich in den Spinalkanal hin ausgedehnt hat. Diese intradurale Ausdehnung ist besser mit der MRT nachzuweisen, die CT hat den Vorteil des Nachweises von umschriebenen Verkalkungen.

Rheumatoide Arthritis

Von einer rheumatoiden Arthritis ist die Wirbelsäule nur relativ selten betroffen. Gelegentlich werden jedoch Destruktionen thorakaler und lumbaler Wirbelkörper beobachtet, die durch rheumatische Granulome verursacht werden. Epidurale Rheumaknötchen können zu einer Myelonkompression führen. Die kleinen Wirbelgelenke im mittleren und unteren Bereich der Wirbelsäule sind ebenfalls nur selten betroffen.

Die häufigste vertebrale Lokalisation findet sich im Bereich der HWS und des kraniozervikalen Übergangs. Bei ca. 65% der Patienten mit einer Wirbelsäulenbeteiligung lässt sich die Entzündung im Bereich des Dens nachweisen. Charakteristischer Befund hierfür ist eine atlantoaxiale Subluxation, die auf einer abnormen Beweglichkeit des Atlas und des Dens axis beruht.

Die interossäre Distanz zwischen dem hinteren Anteil des vorderen Atlasbogens und der Vorderfläche des Dens beträgt bei Gesunden nicht mehr als 2,5 mm.

Eine atlantoaxiale Subluxation, die sich bei etwa einem Viertel der Patienten mit Befall dieser Region nachweisen lässt, wird ursächlich hervorgerufen durch eine Lockerung oder Zerstörung des Lig. transversum und der Ligg. alaria. Bei ca. 20% der Patienten finden sich eine synoviale Reaktion und gelegentlich auch eine Pannusbildung zwischen der Densoberfläche und dem Atlas sowie auch im Bereich der Denshinterfläche und des Lig. transversum. Es kann auch zu einer Zerstörung oder auch zu einer pathologischen Fraktur des Dens kommen.

Neben diesen Veränderungen können bei einer rheumatischen Arthritis der HWS auch Gefügestörungen kaudal gelegener Wirbelkörper, und zwar in erster Linie zwischen dem HWK 3 und 4 auftreten. Ein weiterer charakteristischer Befund ist die Verschmälerung des Intervertebralraumes mit subchondralen Konturunregelmäßigkeiten, Erosionen und Sklerosierungen. Eine osteophytäre Randwulstbildung allerdings fehlt in der Regel.

In der MRT weisen die synovialen Proliferationen im T1-gewichteten Bild in der Regel eine niedrige bis intermediäre Signalintensität auf, im T2-gewichteten Bild findet sich eine mittlere bis hohe Signalintensität. Diagnostisch wertvoll sind T1-gewichtete Schichten nach Kontrastmittelgabe. Hierbei findet sich, typisch für die synoviale Reaktion, eine intensive schnelle Signalintensitätszunahme. Ist Pannus vorhanden, so erfolgt die Signalzunahme flash-artig und klingt dann relativ schnell wieder ab.

Aus diesen Gründen ist die MRT besonders geeignet, in dieser kritischen Region eine Manifestation der rheumatischen Arthritis nachzuweisen.

Von großer klinischer Bedeutung ist die Einengung des Spinalkanals mit möglicher Kompression des Myelons, die sich am besten in der sagittalen, aber auch in der axialen Schnittrichtung nachweisen lässt.

Von besonderer Wichtigkeit ist bei Vorliegen einer rheumatoiden Arthritis die Durchführung einer dynamischen MRT mit Anfertigung von Funktionsaufnahmen in der sagittalen Schnittrichtung, da sich häufig nur bei Flexion oder Hyperextension das wahre Ausmaß einer Einengung des Spinalkanals nachweisen lässt (Abb. 28.81 a–c).

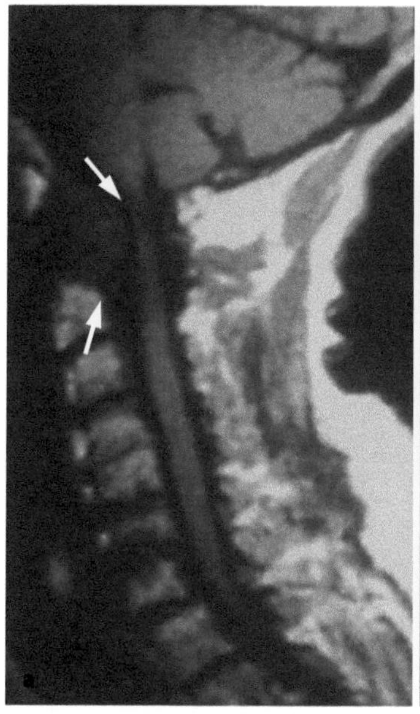
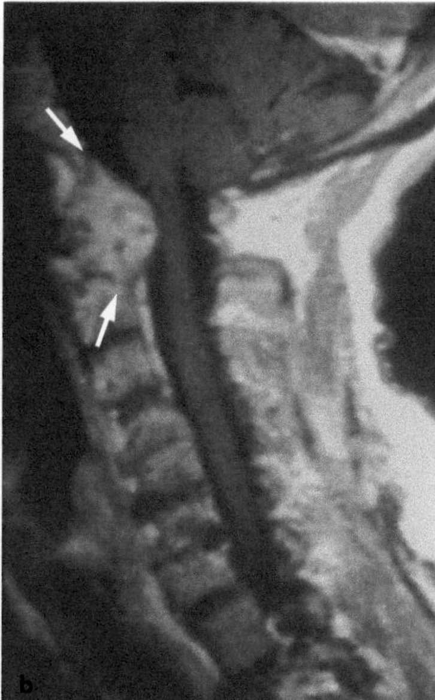
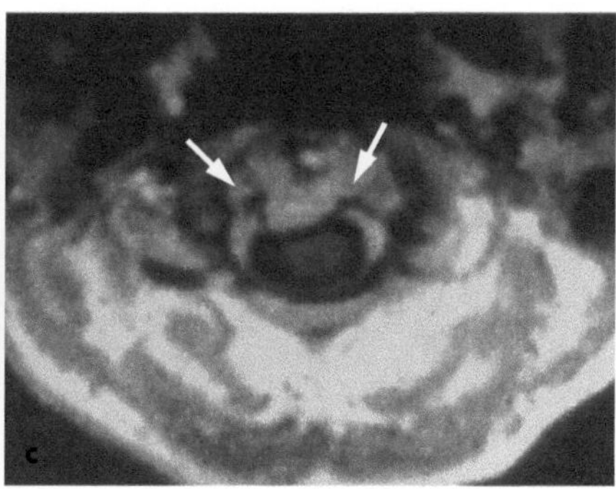

Abb. 28.81 a–c. Rheumatoide Arthritis. Bei bekannter primär chronischer Polyarthritis Nachweis einer Pannusbildung im Bereich des Dens. **a** SE T1-gewichtet, sagittal, **b** SE T1-gewichtet, nach Kontratmittelgabe, sagittal, **c** SE T1-gewichtet, nach Kontrastmittelgabe, axial

Morbus Bechterew

Die ankylosierende Spondylitis (Morbus Bechterew) wird im weiteren Sinne zu den Erkrankungen aus dem rheumatischen Formenkreis gerechnet. Befallen werden in erster Linie die diskovertebralen Strukturen und die Kreuz- und Darmbeingelenke.

Es werden drei Typen unterschieden:

- *Typ I*: Hierbei finden sich zentrale Läsionen, die von den kartilaginären Endplatten umschlossen werden. Diese Läsionen stehen möglicherweise im Zusammenhang mit einer Osteoporose, aber auch mit rezidivierenden Mikrotraumen der Diskus-Knochen-Grenze, die dann zu knöchernen Veränderungen der Endplatte und der subchondralen Grenzlamelle führen. Die Folge davon sind Protrusionen von Diskusmaterial in den Wirbelkörper. Auch entzündliche Veränderungen des subchondralen Knochens werden für die Schwächung der Grenzlamelle und für den Diskuseinbruch verantwortlich gemacht.
- *Typ II*: Hierbei ordnen sich die diskovertebralen Läsionen in die Peripherie der Bandscheibe an. Sie können sowohl im vorderen als auch im hinteren Anteil des Wirbelkörpers lokalisiert sein. Die angenommene Pathogenese geht ebenfalls von einer Osteoporose oder auch von einer kartilaginären Knötchenbildung aus, ähnlich dem Bild von Schmorl-Knorpelknötchen. Auch hier werden entzündliche Veränderungen für die Läsion diskutiert.
- *Typ III*: Bei dieser seltenen Form finden sich Läsionen sowohl im Zentrum als auch in der Peripherie der diskovertebralen Region. Gleichzeitig ist jedoch auch ein Befall der Facettengelenke nachweisbar. Es kommt dabei zu einer Destruktion des gesamten diskovertebralen Gelenkes und von zwei benachbarten Wirbelkörpern. Gelegentlich ist anamnestisch ein Trauma nachweisbar. Die Hauptursache scheinen jedoch entzündliche Veränderungen zu sein. Gelegentlich kommt es auch zum Auftreten eines epiduralen Hämatoms.

Die genannten Läsionen werden auch als Andersson-Läsionen bezeichnet. Bezüglich des zeitlichen Ablaufes werden zwei verschiedene Mechanismen diskutiert. In den früheren Stadien überwiegt der entzündliche Typ mit der Folge einer Verschmälerung des Bandscheibenraumes und der Entwicklung einer perifokalen Sklerosezone.

Der zweite, offensichtlich nichtentzündliche Typ überwiegt bei längeren Verlaufsformen des Morbus Bechterew. Hierbei lassen sich neben den eigentlichen Andersson-Läsionen auch Ermüdungsbrüche sowie ein fibröser Kallus nachweisen. Auch Zweiterkrankungen, z. B. eine bakterielle Spondylitis oder eine Spondylitis tuberculosis, sind nicht selten mit Andersson-Läsionen vergesellschaftet.

Auf konventionellen Röntgenaufnahmen finden sich Konturunregelmäßigkeiten der Deck- und Abschlussplatten sowie Aufhellungszonen der Wirbelkörper mit einer umgebenden Sklerose. Das Erscheinungsbild ist ähnlich wie bei Schmorl-Knorpelknötchen, einer rheumatoiden Arthritis oder auch wie bei akuten Infektionen.

Magnetresonanztomographisch findet sich ähnlich wie bei einer Spondylitis bzw. Spondylodiskitis eine Signalabschwächung einer Bandscheibe mit Verschmälerung und deck- und abschlussplattennah eine Signalabschwächung in der T1- und eine Signalzunahme in der T2-Wichtung. Diese Signalintensitätserhöhung ist

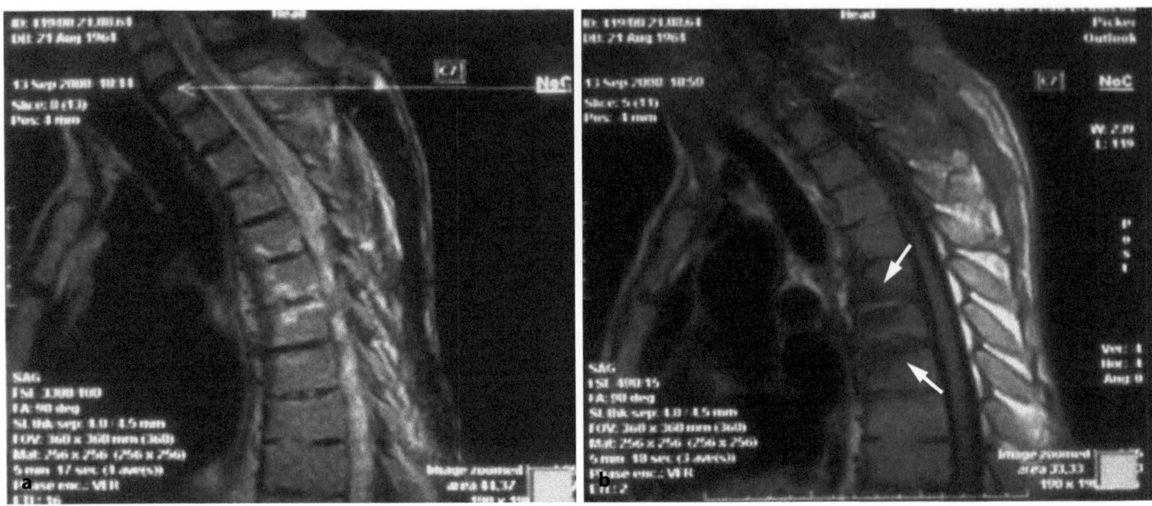

Abb. 28.82 a,b. Morbus Bechterew. Andersson-Läsionen bei D10 bis D12. **a** FSE T2-gewichtet, sagittal, **b** SE T1-gewichtet, sagittal

jedoch deutlich geringer ausgeprägt, als bei einer bakteriellen Spondylodiskitis oder Spondylitis. Ebenso findet sich hierbei nach intravenöser Kontrastmittelgabe nur ein geringes Enhancement.

Differenzialdiagnostisch müssen der Typ I und der Typ II in der MRT vor allem gegenüber Änderungen wie bei einem Morbus Scheuermann abgrenzt werden. Es fehlt jedoch bei der letztgenannten Erkrankung die perifokale Reaktion deck- und abschlussplattennah.

Größere differenzialdiagnostische Probleme bereitet der Typ III, insbesondere weil nicht selten sekundäre bakterielle Spondylolitiden beschrieben worden sind. Die Andersson-Läsion weist aber eine deutlich geringere Signalanhebung in der T2-Wichtung auf als die Spondylolitiden bzw. Spondylodiskitiden. Das Gleiche gilt für das Enhancement nach Kontrastmittelgabe in der T1-Wichtung (Abb. 28.82 a,b).

Chronisch rekurrierende multifokale Osteomyelitis

Unter der chronischen rekurrierenden multifokalen Osteomyelitis (CRMO) versteht man ein osteoartikuläres Systemleiden, das durch sterile und primär-chronische Osteomyelitiden gekennzeichnet ist und in einem Drittel der Fälle auch Wirbelsäulenmanifestationen als sog. Vertebraltyp aufweist. Das entscheidende Substrat ist die lymphoplasmozelluläre Wirbelkörperosteomyelitis, die sowohl szintigraphisch, röntgenologisch, aber am sichersten kernspintomographisch nachgewiesen werden kann. Sie tritt entweder flüchtig als entzündliches Knochenmarksödem oder auch als Spondylitis migrans mit Deformierungen durch Wirbelkörpereinbrüche auf. Auch eine Spondylodiszitis als Sekundärdestruktion kann vorkommen. Sie wird häufig begleitet von einer pustolösen Psoriasis.

MRT-Diagnostik. Die Untersuchung erfolgt in T1-Wichtung und in fettsupprimierter T2-Wichtung in sagittaler und transversaler Schichtrichtung. Ergänzend kann die Untersuchung nach Gadolineum-Gabe in T1-Wichtung wiederholt werden.

Im Frühstadium findet sich ein Bone bruise in der fettsupprimierten T2-Wichtung als Zeichen einer entzündlichen Fettmarksverdrängung. Ferner lässt sich nach Gadolineum-Gabe auch eine Anreicherung im entzündlichen Bereich nachweisen. Deck- und Abschlussplatten sind zunächst intakt.

Bei Chronizität können dann deformierende Veränderungen und Einbrüche der Wirbelkörper nachgewiesen werden. Dieser Befund ist nicht mehr reversibel. Das chronische Spätstadium geht dann in eine Ausheilung über, die dem Bild der sklerosierenden Osteomyelitis nach Garré entspricht (s. a. Kap. 13, S. 84).

Differenzialdiagnostisch muss zumindest im fortgeschrittenen Stadium eine Spondylodiszitis und ein M. Bechterew abgegrenzt werden.

Zusammengefasst sind also mehrere Verlaufsformen des Wirbelkörperbefalls bekannt:

- das flüchtige Knochenmarksödem,
- der chronisch osteomyelitische Verlaufstyp mit steriler Spondylitis, der in das sklerosierende Stadium übergeht,
- der destruktiv deformierende Typ, der möglicherweise auch stabilisierende operative Maßnahmen erforderlich macht.

Die Domäne der Kernspintomographie ist das Stadium A, weil Knochenmarksödeme insbesondere mit dem CT und mit der konventionellen Röntgendiagnostik nicht erfassbar sind.

28.5.2 Entzündliche Veränderungen innerhalb des Spinalkanals

Einige entzündlich bedingte Erkrankungen des Spinalkanals sind bereits erwähnt worden, da sie sowohl den knöchernen Bereich der Wirbelsäule als auch den epi- und subduralen Raum befallen können. Hierzu gehören die Histioplasmose, die Pilzerkrankungen, die Listeriose, die Tuberkulose, die Zystizerkose und die Echinokokkose.

Es ist zu differenzieren zwischen erregerbedingten entzündlichen Erkrankungen, bei denen ein Erregernachweis gelingt, und Erkrankungen ohne Nachweis eines Erregers. Eine weitere Gruppe sind entzündliche Erkrankungen des Myelons, wie die Myelitis transversa und die multiple Sklerose des Rückenmarks, deren Ursache ätiologisch bisher ungeklärt ist.

Ferner ist zu unterscheiden zwischen viralen und bakteriellen Erkrankungen.

Virale Erkrankungen

Viren können auch das Rückenmark und die Nervenwurzeln befallen. Die Folgen sind eine umschriebene Myelitis und evtl. eine nekrotische Myelopathie. Wichtige virale Erkrankungen werden hervorgerufen durch den Herpesvirus, durch den Epstein-Barr-Virus, durch den Herpes-B-Virus und den HIV-Virus.

Herpesvirus. Der Herpesvirus befällt in erster Linie das Zerebrum, kann jedoch auch eine Myelitis auslösen. Die Folge ist eine Polyradikulitis. Der äußere Ausdruck dieser Erkrankung ist der Herpes Zoster. Pathogenetisch scheint eine Invasion des Virus im Myelon vorzuliegen. Es kann zu einer Vaskulitis, ja sogar zu einer ischämischen Nekrose kommen. Häufig ist der Herpes Zoster das erste Zeichen dieser Erkrankung, die erst Wochen später auftritt.

Epstein-Barr-Virus. Die dadurch ausgelöste Myelitis stellt eine seltene Komplikation der infektiösen Mononukleose dar.

HIV-Infektion. Die durch den HIV-Virus ausgelöste Myelitis stellt eine relativ seltene Komplikation dar. Es findet sich hierbei eine Demyelinisation der posterioren und lateralen Bahnen.

Die Patienten weisen eine rasch fortschreitende Paraparese mit Schmerzen der unteren Extremitäten, Blasen- und Mastdarmstörungen auf. Da gleichzeitig auch eine Arachnoiditis besteht, gleicht das Bild in der MRT einer Arachnopathie (Abb. 28.83 a,b).

MRT-Diagnostik. In der MRT finden sich typische Befunde, jedoch ist eine Abgrenzung der verschiedenen Ursachen der Myelitis magnetresonanztomographisch nicht möglich.

Man erkennt in der T1-Wichtung allenfalls eine angedeutete Signalminderung und Inhomogenität im Bereich des Myelons. In der T2-Wichtung jedoch und auch nach Kontrastmittelgabe in der T1-Wichtung ist ein deutliches, unscharf begrenztes Enhancement im Bereich des befallenen Myelons nachweisbar. Hierbei muss allerdings berücksichtigt werden, dass perifokale

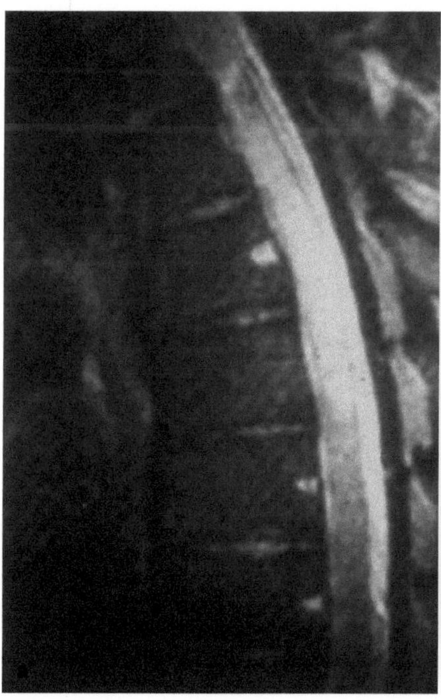

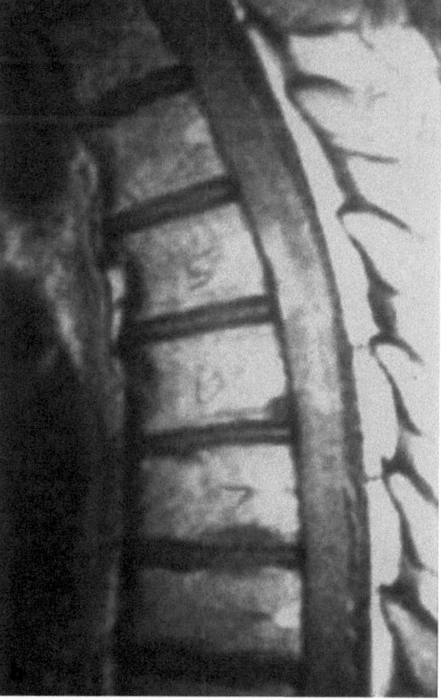

Abb. 28.83 a,b. Aids-Myelitis. **a** FSE T2-gewichtet, sagittal, **b** SE T1-gewichtet, nach Kontrastmittelgabe, sagittal

Reaktionen im Sinne eines begleitenden Ödems nicht die Ausnahme, sondern die Regel sind. Diese Ödeme stellen sich in ähnlicher Weise wie der Primärbefund in der MRT dar, sodass eine Abgrenzung des eigentlichen entzündlichen Prozesses vom perifokalen Ödem manchmal schwierig ist.

Weitere Myelitiden

Eine Myelitis kann als sehr seltene Komplikation auch nach banalen Kinderkrankheiten auftreten, so z. B. nach Masern, Windpocken, Röteln und Mumps. Die Rückenmarkbeteiligung beginnt Tage bis wenige Wochen nach Ausbruch der Erkrankung und entspricht mit seinen Symptomen einer Myelitis transversa. Bei gut 50% der Patienten kommt es zu einer Ausheilung ohne Residuen.

Magnetresonanztomographisch ist in der T2-betonten Sequenz eine Signalanhebung nachzuweisen, die sich über mehrere Segmente erstrecken kann.

Multiple Sklerose

Die Ursache dieser Erkrankung ist bisher ungeklärt. Sie wird jedoch überwiegend den entzündlichen Erkrankungen zugeordnet. Es wird geschätzt, dass etwa ein Drittel der Multiple-Sklerose-Patienten ausschließlich spinale Symptome entwickeln. In zwei Dritteln der Fälle jedoch liegt ein Befall auch des Zerebrums, des Zerebellums, des N. opticus, des Hirnstamms und des Rückenmarks vor. Die Läsionen des Rückenmarks weisen keine eindeutige Korrelation mit den funktionellen peripheren neurologischen Ausfällen auf.

Das Myelon im Bereich der HWS ist doppelt so häufig befallen wie das Myelon im Bereich der BWS und der oberen LWS. Histologisch sind diese ersten Läsionen charakterisiert durch eine Fragmentation des Myelins und durch eine mikrogliale Proliferation. Später bildet sich eine fibrilläre Gliose.

Es werden zwei verschiedene Formen der Erkrankung unterschieden: nämlich eine primär chronische und eine chronisch progrediente Form. Bei der chronisch progredienten Form ist das Myelon deutlich häufiger beteiligt. Gelegentlich bleibt eine multiple Sklerose auch klinisch stumm, d. h. Herde werden erst bei einer Sektion gefunden.

In der MRT weisen Multiple-Sklerose-Herde ein wechselhaftes Bild auf. Im akuten Stadium kann häufig auch eine umschriebene Auftreibung des Myelons nachgewiesen werden. In den meisten Fällen besteht jedoch keine Raumforderung. Die Herde sind fast generell in exzentrischer Lage und nur wenige Millimeter bis 1 cm groß. Ihre Form kann stiftförmig sein, sie können jedoch auch ein rundliches oder ovaläres Aussehen haben. Ihre Begrenzung kann scharf, aber auch verwaschen sein. Die Herde können in Einzelfällen auch konfluieren. Eine Remission ist dadurch charakterisiert, dass es zu narbigen Veränderungen und zu einer Einziehung des Rückenmarks kommt. Nicht selten findet sich außerdem im akuten Stadium ein perifokales Ödem.

Zur Anwendung kommen axiale und sagittale Schichten in Dünnschnitttechnik in T2- und in T1-Wichtung, vor und nach Kontrastmittelgabe. Von vielen Untersuchern wird eine gleichzeitige Fettsuppression empfohlen.

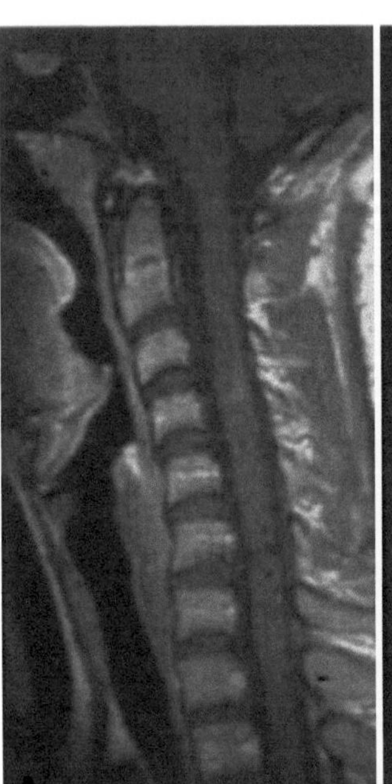

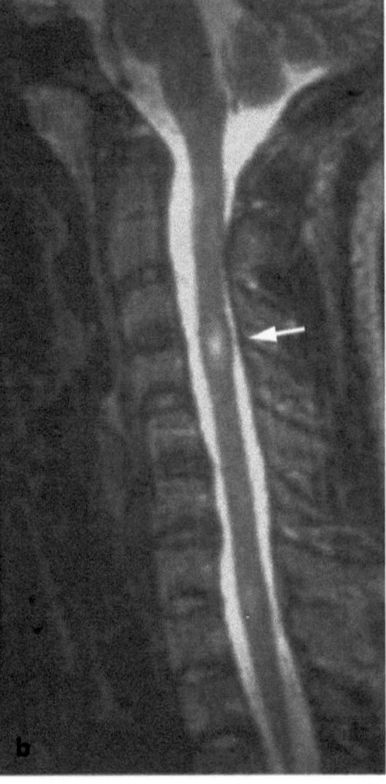

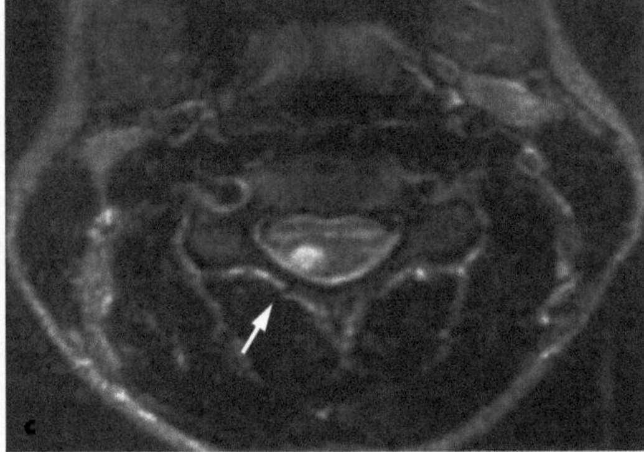

Abb. 28.84 a–c. Umschriebener multipler Sklroseherd im Bereich des zervikalen Myelons. **a** SE T1-gewichtet, sagittal, **b** FSE T2-gewichtet, sagittal, **c** FSE T2-gewichtet, axial

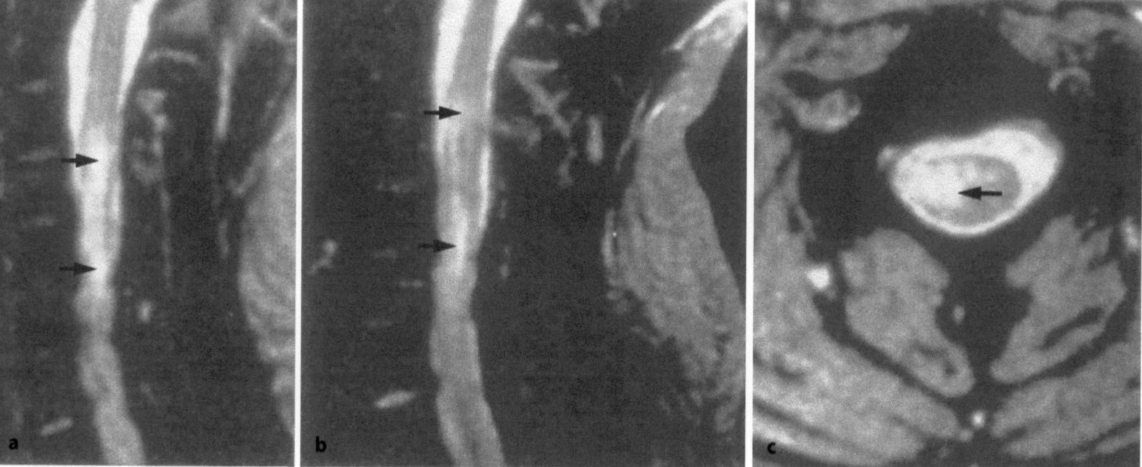

Abb. 28.85 a – c. Ausgedehnte Herdsetzung einer multiplen Sklerose im Bereich des zervikalen Myelons. **a** FSE T2-gewichtet, sagittal, **b** GRE T2*-gewichtet, axial

Zur Abgrenzung gegenüber intramyelogenen Zysten wird auch die Flair-Technik empfohlen.

Man erkennt in der T2-Wichtung eine umschriebene Signalanhebung. Chronisch-narbige Veränderungen lassen sich gegenüber akuten Herden durch Kontrastmittel differenzieren, denn nur akute Herde lagern Kontrastmittel ein und bewirken damit ein umschriebenes Enhancement.

Die MRT ist ferner ein wertvolles Verfahren für die Verlaufskontrolle und die Therapieüberprüfung (Abb. 28.84 a – c, Abb. 28.85 a – c).

Myelitis transversa

Es handelt sich hierbei um eine ätiologisch noch nicht abgeklärte Erkrankung des Rückenmarks, die außerordentlich selten ist. Sie kommt im Zusammenhang mit Impfungen, aber auch mit Infektionserkrankungen vor und ist schwierig gegenüber der durch Kinderkrankheiten bedingten Myelitis abzugrenzen.

Klinisch kann es innerhalb von einigen Minuten zur Areflexie und Paraplegie kommen. Differenzialdiagnostisch muss an eine vaskuläre Malformation mit akuter Blutung, an einen Infarkt oder auch an eine akute spinale Erstmanifestation der multiplen Sklerose gedacht werden.

Magnetresonanztomographisch findet sich in der T2-Wichtung eine unscharf begrenzte etwas inhomogene Signalanhebung im befallenen Rückenmarkbereich. In der T1-Wichtung ist lediglich eine angedeutete Auftreibung des Myelons nachweisbar. Nach Kontrastmittelgabe kommt es dann zu einer mäßigen Signalanhebung mit fleckigem Enhancement.

Bakterielle Erkrankungen des Spinalkanals

Bakteriell bedingte Myelitiden sind außerordentlich selten. Sie werden im Rahmen einer progressiven Spondylitis und Spondylodiskitis und nach einem epiduralen Abszess beschrieben, wobei die Ausbreitung per continuitatem mit Übergreifen auf das Myelon erfolgt. Auch bei einer tuberkulösen Spondylitis ist sehr selten als Komplikation eine spezifische Myelitis beschrieben worden.

Extramyelogene subdurale entzündliche Erkrankungen – Arachnoiditis

Eine Arachnoiditis kann sich als Komplikation sekundär bei einer Tuberkulose und bei einer bakteriellen Spondylitis entwickeln. Sie stellt außerdem eine – allerdings seltene – Komplikation bei verschiedenen Ereignissen dar, so z. B. bei einem Zustand nach Trauma, nach einer nichttraumatischen subarachnoidalen Blutung, nach einer Punktion des Spinalkanals mit Einbringung von ölhaltigem Kontrastmittel oder eines Anästhetikums. Daneben kann es sich um eine allergoide Reaktion handeln.

Bei einem Großteil der Patienten kann allerdings keine Ursache gefunden werden. Der chirurgische Eingriff ist wahrscheinlich wegen der hohen Frequenz der Diskushernienoperation der häufigste Grund für das Auftreten einer Arachnoiditis. Die sich entwickelnde Arachnoiditis nach einem chirurgischen Eingriff führt in etwa 10 % zu permanenten Symptomen. Die Pathogenese der postoperativen Arachnoiditis besteht überwiegend in der Ausbildung eines fibrinösen Exsudates mit wenigen Zellen. Das Fibrin bewirkt eine Adhäsion der Nervenwurzeln und auch des Thekalsackes.

Das Erscheinungsbild einer Arachnoiditis ist seit

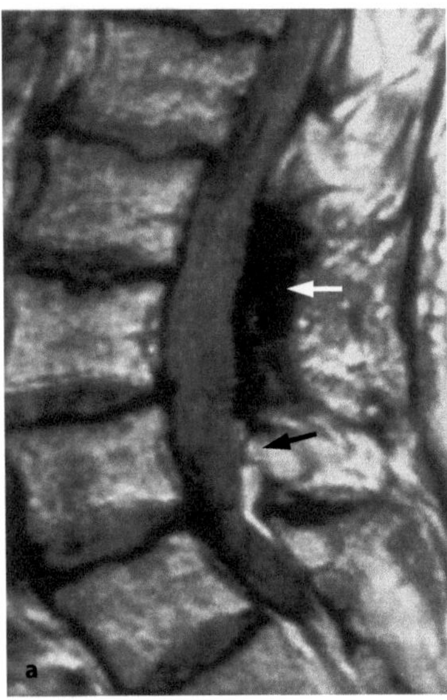

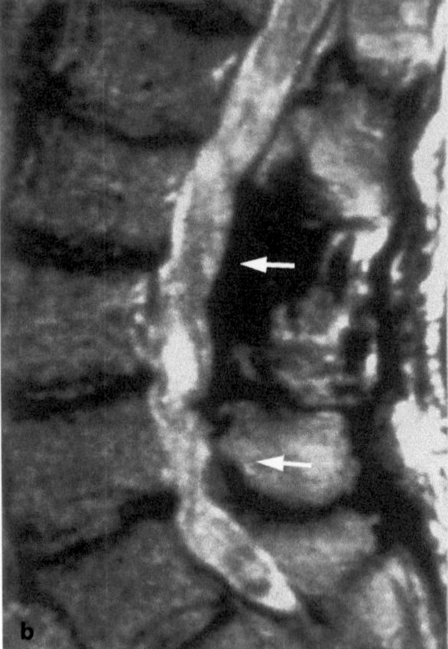

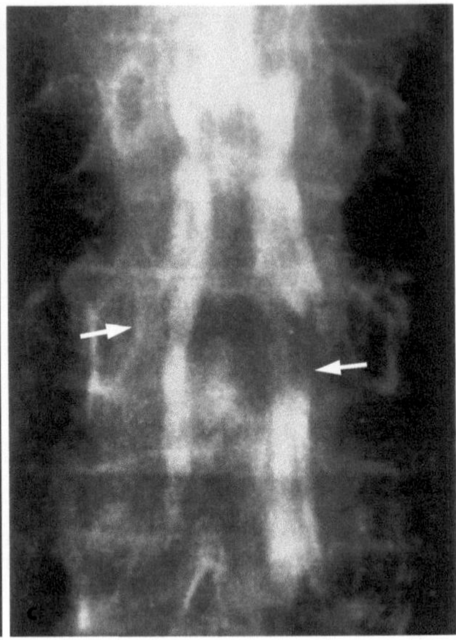

Abb. 28.86 a–c. Arachnoiditis Typ C bei Zustand nach operativer Entfernung eines Epidermoids. **a** FSE protonengewichtet, sagittal, **b** FSE T2-gewichtet, sagittal, **c** Myelographie

längerem durch die Myelographie und die CT-Myelographie bekannt.

Auch die MRT ist in der Lage, Verklebungen der Nervenwurzeln und der Cauda equina in 80% der Fälle nachzuweisen, ebenso ist eine Graduierung möglich. Die wichtigste Schichtrichtung ist axial, wobei in erster Linie FSE-Techniken in T2-Wichtung empfohlen werden. Es werden magnetresonanztomographisch drei verschiedene Typen unterschieden:

- *Typ A*: Es lassen sich Konglomerate der adhärenten Nervenwurzeln im mittleren Bereich des Thekalsakkes nachweisen.
- *Typ B*: Es finden sich die Nervenwurzeln adhärent im Bereich der Peripherie des Thekalsackes.
- *Typ C*: Es lässt sich eine Weichteilraumforderung im subarachnoidalen Raum nachweisen (Abb. 28.86 a–c).

Eine Arachnoiditis kann, muss jedoch nicht unbedingt, ein Enhancement nach Kontrastmittelgabe aufweisen.

Gelegentlich ist eine Arachnoiditis mit einer Syringomyelie vergesellschaftet. Allerdings ist die Pathogenese dieser überhäufig zusammen vorkommenden Veränderungen unklar. Die meisten dieser Syrinxfälle sind im Bereich des Thorax lokalisiert (mehr als 60%). Ferner ist die adhäsive Arachnoiditis häufig mit extramedullären Arachnoidalzysten vergesellschaftet. Hierbei enthalten die arachnoidalen Adhäsionen zystische Strukturen in etwa 40% der Patienten. Die meisten dieser Zysten sind oberhalb einer Syrinx lokalisiert.

Die Diagnose einer Arachnoidalzyste ist mit der MRT relativ einfach zu stellen, da sie ein identisches Signalverhalten im Vergleich zum Liquor aufweist. Der vordere subarachnoidale Raum kann jedoch erweitert sein, wenn eine Tethered-cord-Fixation durch Adhäsion dorsal besteht. Dies kann dann zu differenzialdiagnostischen Schwierigkeiten zwischen Arachnoidalzyste und Arachnoiditis führen. Man sollte also immer bei Vorliegen einer Arachnoidalzyste auch an die Möglichkeit einer gleichzeitigen Arachnoiditis denken. Charakteristisch für die posttraumatische Arachnoidalzyste ist das Fehlen einer Syrinx.

28.6 Vaskuläre Veränderungen im Bereich der Wirbelsäule und des Myelons

28.6.1 Anatomie

Die vaskulären Erkrankungen, insbesondere die Malformationen, stellen eine wichtige Gruppe der Wirbelsäulenerkrankungen dar.

Die MRT ist das wichtigste und einzige Verfahren, um diese Pathologie zu diagnostizieren. Wie bei keiner anderen Erkrankung ist eine umfassende Erfahrung über die vaskuläre Anatomie und über die vielfältige Pathologie erforderlich, um die richtige Diagnose stellen zu können.

Das Rückenmark erhält seine Blutversorgung von der anterioren A. spinalis longitudinale und von den paarigen Aa. spinales posteriores. Die A. spinalis anterior erhält ferner im Zervikalbereich, von lateral her, Äste der A. vertebralis. Die A. spinalis anterior ist die längste Arterie des menschlichen Körpers und verläuft entlang des gesamten Rückenmarks. Sie weist eine Reihe von Variationen auf. Der Durchmesser dieser Arterie beträgt zwischen 0,5 und 1 mm. Jede Nervenwurzel erhält ihre Blutversorgung von einer radikulären Arterie, die der Wurzel innerhalb des Neuroforamens folgt. Die radikuläre Arterie versorgt die Nervenwurzel und die spinale Dura und darüber hinaus auch Teile des Wirbelkörpers. Die meisten dieser radikulären Arterien beteiligen sich allerdings nicht an der arteriellen Blutversorgung des Rückenmarks.

Entlang des Rückenmarks finden sich an verschiedenen Orten Äste der A. radicularis, die sowohl in Verbindung mit der posterioren als auch mit der anterioren Spinalarterie stehen. Die aus der anterioren Spinalarterie kommenden Äste werden als radikulomedulläre Arterien, die aus der dorsalen Spinalarterie kommenden Äste werden als radikulopiale Arterien bezeichnet. Zwischen sechs und acht radikulomedulläre Arterien entwickeln sich aus den radikulären Arterien im Verlauf des Rückenmarks. Die radikulomedullären Arterien folgen den Nervenwurzeln durch das Neuroforamen und teilen sich auf der ventralen Oberfläche des Rückenmarks in einen aszendierenden und einen deszendierenden Ast, der dann mit der vorderen Spinalarterie anastomosiert.

Zwei Arteriengruppen, die so gennanten Sulkokommissuralarterien und die Rami perforantes versorgen das Rückenmark direkt mit Blut. Die Sulkokommissuralarterien entspringen aus der A. spinalis anterior. Sie versorgen in erster Linie die graue Substanz.

Etwa 70% des Myelons wird durch Äste der vorderen Aa. spinales versorgt, während die posterioren Spinalarterien etwa 20–30% über die Rami perforantes zur arteriellen Versorgung beitragen.

28.6.2 Spinale und myelogene vaskuläre Malformationen

Die vaskulären Malformationen des zentralen Nervensystems werden in mehrere Gruppen eingeteilt:

1. arteriovenöse Malformationen,
2. arteriovenöse Fisteln,
3. kavernöses Angiom.

Arteriovenöse Malformationen

Es handelt sich hierbei um kongenitale Gefäßläsionen, die aus einem Defekt in der frühen vaskulären Embryogenese herrühren. Es findet sich ein Nidus, der innerhalb des Myelons lokalisiert ist. Diese Läsion ist in erster Linie im thorakolumbalen Übergang anzutreffen, kann jedoch grundsätzlich in jeder Höhe des Myelons einschließlich des Filum terminale auftreten. Die arterielle Versorgung erfolgt durch die anteriore oder durch die posteriore Spinalarterie, die gleichzeitig auch das Myelon versorgen. Der starke Flow durch den Nidus birgt das Risiko einer Hämorrhagie in sich.

Die eigentliche arteriovenöse Malformation kann innerhalb oder an der Oberfläche des Myelons lokalisiert sein. Erweiterte aszendierende und deszendierende Venen sind sowohl an der dorsalen als auch an der ventralen Region des Myelons nachweisbar.

Klinisch findet sich häufig eine neurologische Dysfunktion, wahrscheinlich als Folge einer intermittierenden Ischämie. Die venöse Gefäßerweiterung ist wahrscheinlich Folge des erhöhten Venendruckes. Eine venöse Thrombose ist ein gelegentlich auftretendes Ereignis. Das Gleiche gilt für die Blutung.

Entdeckt werden diese Malformationen vorwiegend in der 1. und 2. Lebensdekade. Mehr als 30% der Patienten klagen über eine Schwäche als Initialsymptom. Nahezu alle Patienten entwickeln im Laufe der Zeit eine motorische Schwäche und klagen über Rückenschmerzen sowie auch über neurologische Störungen des Darms, der Harnblase und der Sexualfunktion.

Die MRT ist bei weitem das beste nichtinvasive Verfahren, um diese Malformation festzustellen. Flow-Auslöschungen im Bereich der erweiterten arteriellen Gefäße und im Bereich des intramedullären Nidus sind ein charakteristisches Zeichen. Eine Signalauslöschung kann jedoch auch Hinweis auf eine früher abgelaufene Blutung sein, mit noch vorhandenen Hämosiderinresten. In der Umgebung des Nidus findet sich ebenfalls in der T1-Wichtung eine Signalabschwächung, die als Hinweis auf eine Gliose, ein Ödem oder auch auf einen Myeloninfarkt gilt. Auch kann es zu einer Flow-Auslöschung der drainierenden Venen im Subarachnoidalraum kommen, die entweder ebenfalls Folge eines vermehrten Durchflusses, aber auch ursächlich durch eine Thrombose bedingt sein kann.

Obwohl die MRT im Hinblick auf diese Missbildung eine hohe Trefferrate besitzt, sollte zur Therapieplanung zusätzlich eine angiographische Abklärung vorgenommen werden.

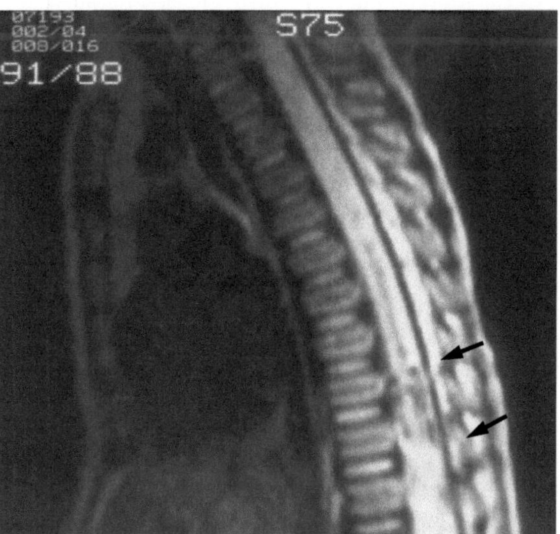

Abb. 28.87. Arteriovenöse Malformation im Bereich der unteren BWS (SE T2-gewichtet, sagittal)

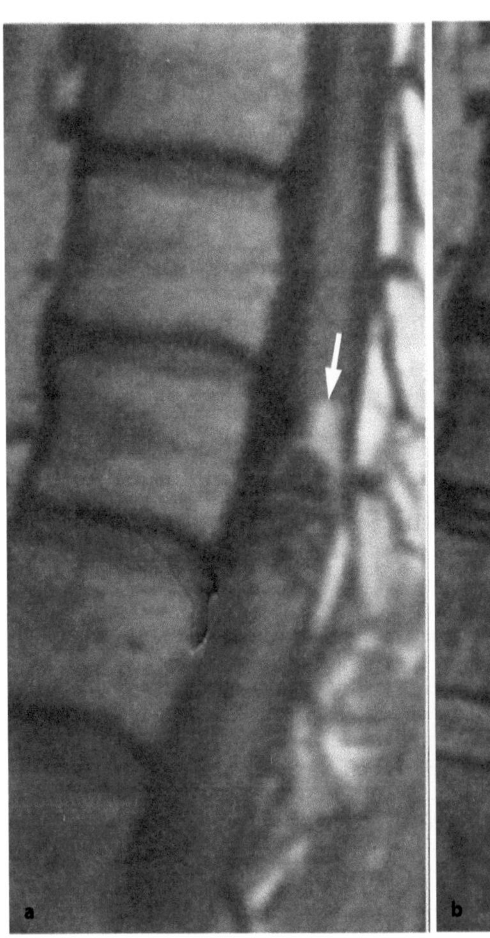

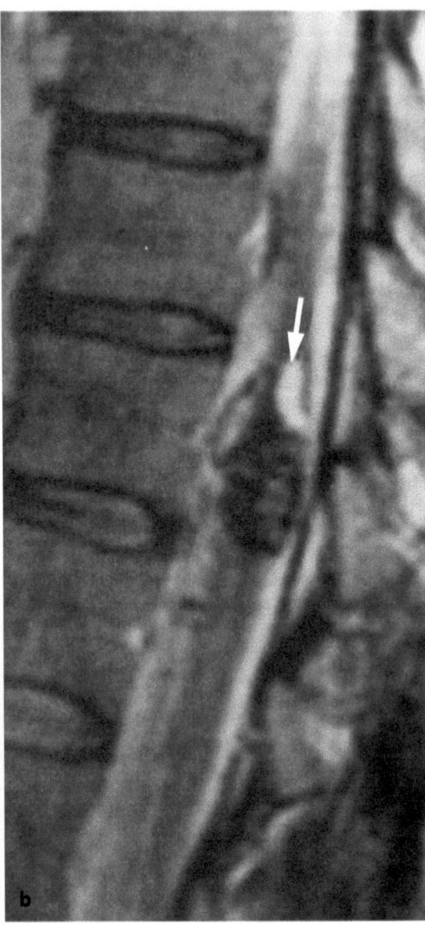

Abb. 28.88 a,b. Intramedulläre arteriovenöse Malformation mit umschriebenem Nidus und kleiner Blutung. **a** SE T1-gewichtet, sagittal, **b** FSE T2-gewichtet, sagittal. (Aus Stark u. Bradley, 1999, S. 1872, Abb. 86-30 A,B)

In den letzten Jahren steht allerdings mit der kontrastverstärkten MRT ebenfalls eine potente Möglichkeit der Gefäßdarstellung zur Verfügung.

Zusätzlich werden in der MRT häufig GRE-Sequenzen zur Anwendung empfohlen, die eine flussbedingte Signalanhebung aufweisen. Auf T2-gewichteten Bildern ist die Läsion als stiftförmige Hyperintensität erkennbar - deutlicher als auf dem protonengewichteten Bild. Nach Gadolinium-Gabe findet sich als Folge der venösen Kongestion häufig eine Anreicherung in Spätaufnahmen (Abb. 28.87, Abb. 28.88 a,b).

Arteriovenöse Fisteln im Bereich des Myelons

Diese Malformation wird auch als intradurale arteriovenöse Fistel oder als perimedulläre arteriovenöse Fistel bezeichnet. Sie besteht aus einer direkten arteriovenösen Verbindung im Bereich des Rückenmarks und wird durch die rückenmarkversorgenden arteriellen Arterien gespeist, hauptsächlich durch die A. spinalis anterior. Sie lässt sich in 10 - 15 % aller vaskulären Malformationen nachweisen. Der intradurale Sitz des Shunts, die Verbindung mit den Spinalarterien des Rückenmarks und das Fehlen eines Nidus differenzieren diese Fehlbildung von einer arteriovenösen Malformationen. Sie wird überwiegend in der 2. bis 4. Lebensdekade entdeckt.

Da diese Veränderung in erster Linie im Bereich des unteren thorakalen und der oberen lumbalen Region vorkommt, besteht die Klinik in erster Linie in einer Schwäche der unteren Extremitäten. Bei etwa einem Drittel der Patienten kommt es auch zu subarachnoidalen Blutungen.

Die MRT ist das wichtigste nichtinvasive Verfahren zur Feststellung. Man erkennt hier ebenso wie bei der arteriovenösen Malformation Flow-Auslöschungen der drainierenden zuführenden Gefäße. Die erweiterten Gefäßstrukturen können auch eine Raumforderung mit Verlagerung des Myelons bewirken. Findet sich innerhalb des Myelons eine Signalalteration, handelt es sich in erster Linie um eine abgelaufene Blutung. Die geringe Ausdehnung des Befundes und das Fehlen eines Nidus grenzt die arteriovenöse Fistel von der arteriovenösen Malformation eindeutig ab. Auch hier ist vor Einleitung therapeutischer Maßnahmen jedoch eine Angiographie zur Darstellung der kompletten Gefäßarchitektur notwendig, insbesondere um den exakten Ort des arteriovenösen Shunts festzustellen (Abb. 28.89 a,b).

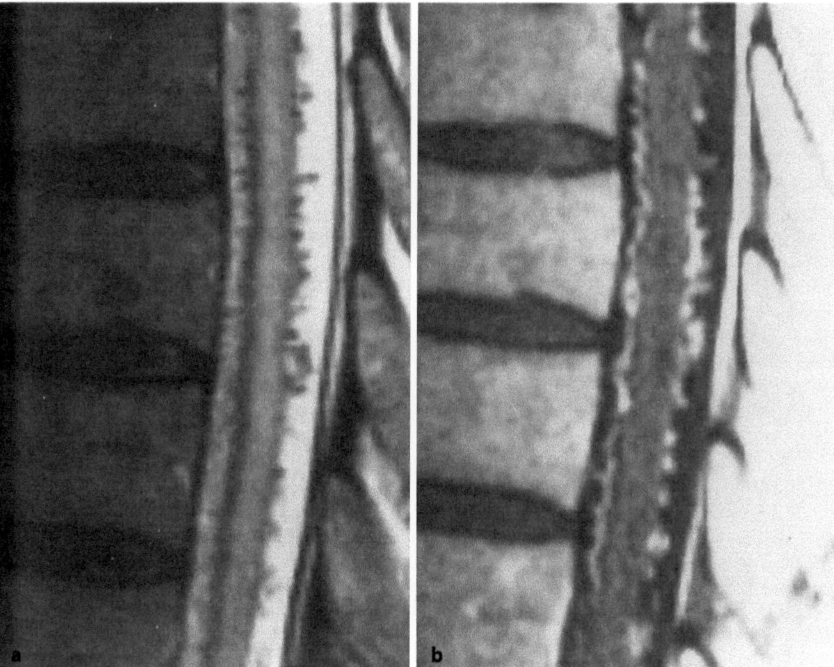

Abb. 28.89 a,b. Vaskuläre arteriovenöse Fistelbildung (DAVS). **a** FSE T2-gewichtet, sagittal, **b** SE T1-gewichtet, nach Kontrastmittelgabe, sagittal. (Aus Stark u. Bradley, 1999, S. 1873, Abb. 86-31 A,B)

Kavernöses Angiom oder kavernöse Malformation

Im Gegensatz zu den bisher besprochenen Malformationen weist das kavernöse Angiom nur einen langsamen vaskulären Flow auf, ohne den Nachweis eines arteriovenösen Shunts. Diese Malformation kann in allen Bereichen des zentralen Nervensystems vorkommen und daher auch im Bereich des Spinalkanals. Dort macht sie etwa 5% aller venösen Angiome aus. Sie kommt auch im Bereich der Cauda equina und des Filum terminale vor und ist häufig intramedullär gelegen. Frauen sind wesentlich häufiger betroffen als Männer. Entdeckt wird diese Fehlbildung vor allem in der 4. Lebensdekade.

Klinisch kommt es zum Auftreten einer episodischen neurologischen Dysfunktion und zu einer monophasischen, akuten oder chronischen Störung der Funktion des Myelons. Die akute Klinik ist häufig Folge einer sekundären Blutung innerhalb der Malformation in das umgebende Parenchym (Hämatomyelie). Oft wird über Rückenschmerzen geklagt, die neurologischen Defizite beginnen allerdings später. Auch eine progressive Myelopathie als Folge einer Größenzunahme der Angiome ist beschrieben worden. Die Größe des Angioms variiert von einigen Millimetern bis hin zu 1 cm im Durchmesser. Die Läsionen sind scharf begrenzt, und zwar in erster Linie durch die marginale Ablagerung von Hämosiderin. Histologisch handelt es sich um blutgefüllte Zysten, die aus sinusoidalen vaskulären Gängen bestehen. Diese Gänge haben eine variable Wanddicke, die aus Kollagen und gelegentlich auch aus Muskelfasern besteht.

Die MRT weist einen charakteristischen Befund auf, der nahezu spezifisch ist. Es findet sich hierbei im Randbezirk, die Läsion umgebend, eine erhebliche Signalabschwächung in allen Sequenzen, bedingt durch die Eisenansammlung des Hämosiderins. Innerhalb der Läsion findet sich ein heterogenes Signal, bedingt durch das hier vorhandene Blut, durch eine Gliose, durch ein Ödem oder auch durch eine Syrinx in der Umgebung der Läsion. Nach einer akuten Blutung ist allerdings die MRT weniger spezifisch, es müssen dann differenzialdiagnostische Überlegungen angestellt werden (Abb. 28.90 a–d).

28.6.3 Ischämie und Infarkt des Myelons

Studien haben ergeben, dass eine Infarzierung des Myelons etwa 1,5% aller Infarkte im Bereich des zentralen Nervensystems ausmacht. Wenn ein solcher Infarkt vermutet wird, ist die MRT das diagnostische Verfahren der Wahl. Die fast fehlende Kollateralisierung zwischen den Aa. spinales anteriores und die Tatsache, dass der größte Teil der grauen Substanz und auch ein Hauptteil der weißen Substanz durch die A. spinalis anterior versorgt werden, spricht für die Bedeutung insbesondere der A. spinalis anterior. Ein Verschluss dieses Gefäßes führt bei fast fehlender Kollateralisierung zu einer Ischämie und gelegentlich auch zu einer Nekrose.

Klinisch kommt es zu einer plötzlich einsetzenden Paraparese ohne Schmerzen sowie zu einer Dysfunktion von Blase und Darm. Die Funktion der posterioren

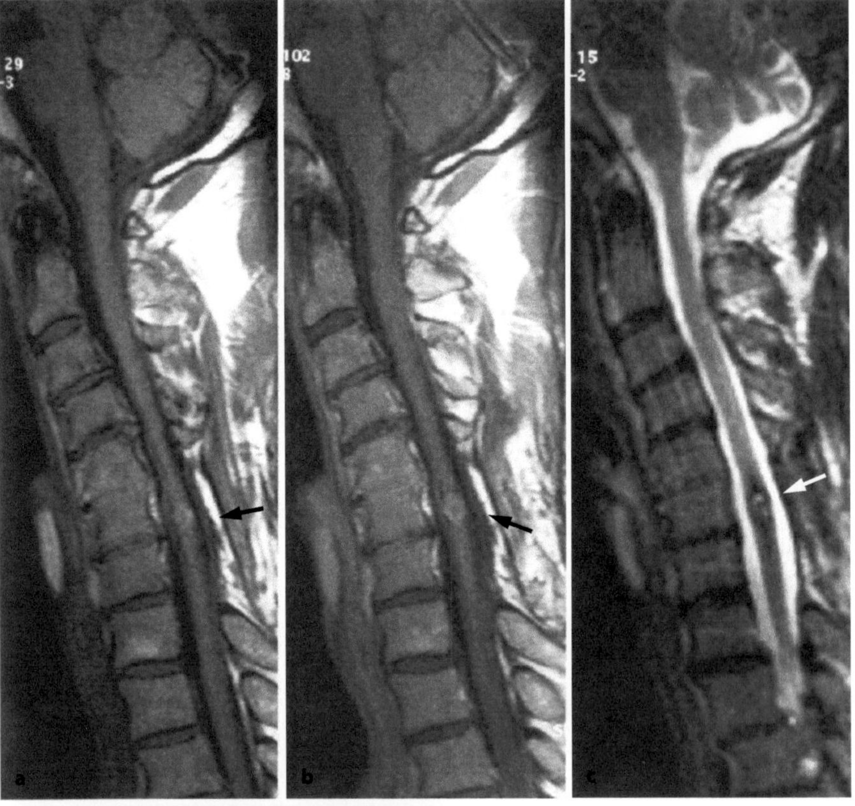

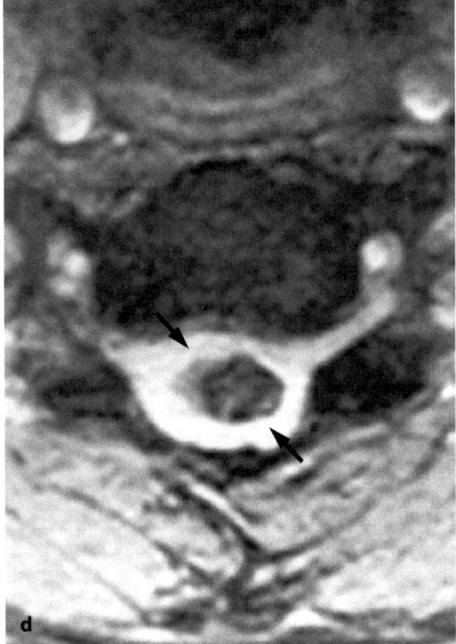

Abb. 28.90 a–d. 63-jähriger Patient mit Kavernom des zervikalen Myelons. **a** SE T1-gewichtet, sagittal, **b** SE T1-gewichtet, nach Kontrastmittelgabe, sagittal, **c** SE T2-gewichtet, sagittal, **d** SE T2-gewichtet, axial. (Aus Thron et al. 2001, S. 953, Abb. 6 a–d)

Myelonsäule bleibt gewöhnlich erhalten, wenn die Aa. spinalis posterior intakt ist. Bei einem Verschluss dieses Gefäßes ist das Ergebnis ein sensorisches Defizit mit Schmerzverlust und einem ausgedehnten Taubheitsgefühl. Die Myelondefizite sind häufig inkomplett und können auch unilateral vorhanden sein. Die noch vorhandenen Funktionen des posterioren Myelons lassen eine klinische Differenzierung gegenüber dem Brown-Séquard-Syndrom zu.

Im Zervikalbereich erhält die A. spinalis anterior allerdings einige kollaterale Zuflüsse, die möglicherweise bei einem Verschluss bis zu einem gewissen Grad einen Infarkt verhindern. Die hauptsächlichste Ursache einer spinalen Infarzierung ist die spontane Dissektion der Aorta, die in immerhin 2 % der Fälle nachweisbar ist. Es kann dabei sowohl zum Verschluss der Aa. spinales anteriores als auch der Aa. spinales posteriores kommen, mit sofort einsetzender Paraplegie sowie einem sensorischen Defizit.

Die MRT-Befunde bei einer Ischämie des Rückenmarks bestehen in einem angehobenen Signal innerhalb des Myelons sowohl in der Protonen- als auch in der T2-Wichtung. Der Nachweis ist sowohl in der axialen als auch in der sagittalen Schnittrichtung möglich. Die Signalveränderungen betreffen in erster Linie die graue Substanz, jedoch bei komplettem Gefäßverschluss auch das gesamte Myelon. Hierbei sind die T1-gewichteten Schichten häufig normal. Es fällt lediglich eine leichte Schwellung des Myelons im akuten Stadium auf. Nach Gabe von Gadolinium findet sich in diesem Bereich, insbesondere in der grauen Substanz, ein umschriebenes Enhancement. Diese Signalanhebung ist sowohl im akuten Stadium als auch noch mehrere

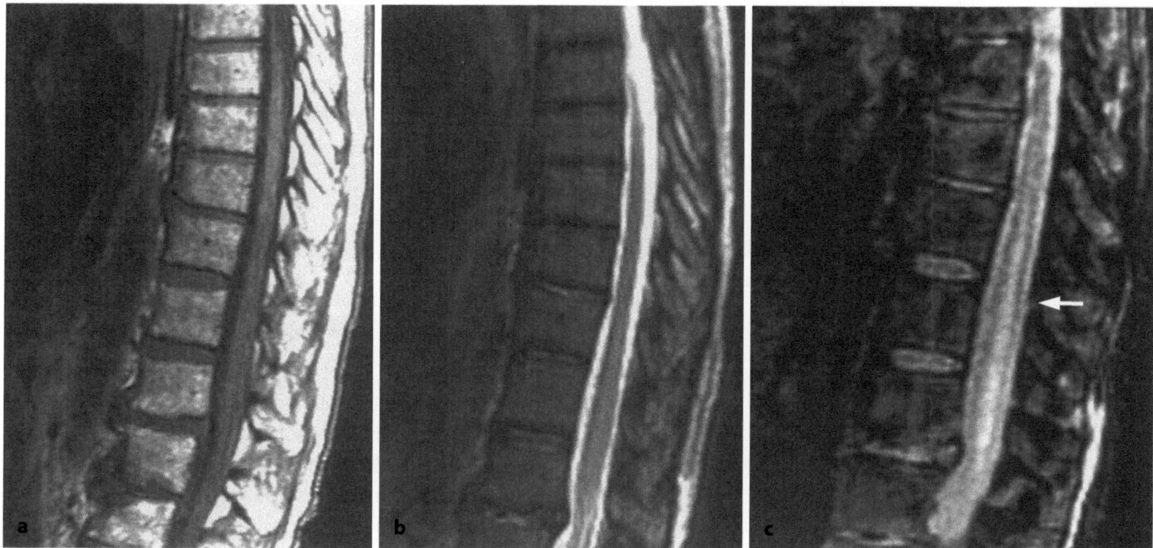

Abb. 28.91 a–c. Myeloninfarkt. **a** SE T1-gewichtet, sagittal, **b** SE T2-gewichtet, sagittal, **c** FSE T1-gewichtet, nach Kontrastmittelgabe, sagittal

Monate später nachweisbar. Ferner zeigt sich im chronischen Stadium eine Myelonatrophie.

Das Vorliegen eines gleichzeitigen Infarktes im Bereich des Wirbelkörpers und der Nachweis einer Aortendissektion beweisen die ischämische Ätiologie der Signalanhebungen im Myelon. Allerdings sind die MRT-Befunde bei Vorliegen einer Durchblutungsstörung häufig nicht spezifisch. So kann eine arteriovenöse Fistel gelegentlich nicht abgegrenzt werden. Ähnliche Befunde können auch bei einer akuten Myelitis transversa, bei einer demyelinisierenden Erkrankung oder auch bei entzündlichen Ätiologien vorhanden sein (Abb. 28.91 a–c).

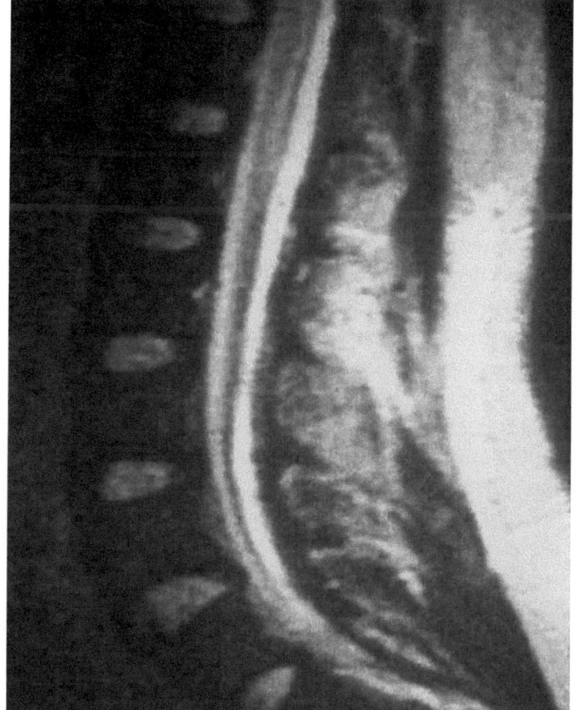

Abb. 28.92. Chronisches epidurales Hämatom im Bereich des lumbalen Spinalkanals (FSE T2-gewichtet, sagittal)

28.6.4 Hämatomyelie, subdurale oder epidurale Blutung

Die arteriovenöse Malformation ist die häufigste Ursache einer nichttraumatischen spinalen Blutung, die

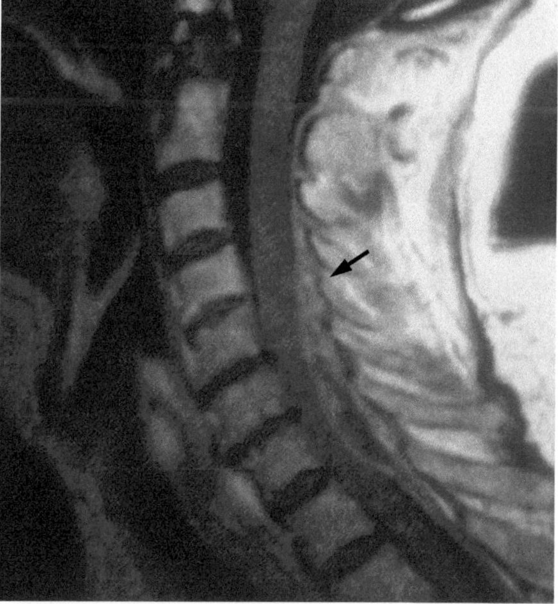

Abb. 28.93. Subakute epidurale Blutung (T1-gewichtet, nach Kontrastmittelgabe, sagittal)

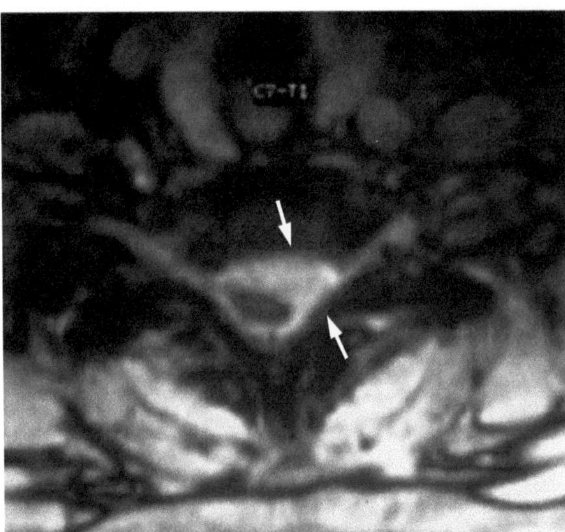

Abb. 28.94. Akute spinale epidurale Blutung (GRE T2*-gewichtet, axial)

entweder intramyelogen, subarachnoidal, subdural oder auch epidural vorkommen kann. Eine Prädisposition stellt die Antikoagulanzientherapie dar. Ferner kann eine Blutung auch in einen intramedullären Tumor, in einer Syrinx oder auch bei einer entzündlichen Myelitis auftreten.

Eine spinale Blutung kann auch im Rahmen einer myelogenen Kontusion auftreten.

Die MRT ist das Verfahren der Wahl, um eine spinale Blutung festzustellen. Das Verfahren ist außerdem in der Lage, ältere Blutungen nachzuweisen, weil hier eine Hypointensität innerhalb des Myelons, aber auch im sub- und epiduralen Raum, insbesondere auf T2-gewichteten und GRE-Bildern als Folge des abgelagerten Hämosiderins nachweisbar ist (Abb. 28.92, Abb. 28.93, Abb. 28.94) (s. a. Kap. 20, S. 129).

28.7 Traumen mit Verletzungen der knöchernen und der ligamentären Strukturen der Wirbelsäule

Es wird zwischen einer Wirbelsäulenzerrung, Prellung, Fraktur, Luxation, Subluxation und Luxationsfraktur unterschieden.

Im Hinblick auf die pathologisch-anatomischen Veränderungen ist die Einteilung differenzierter. Es werden unterschieden:

1. Distorsion mit Dehnung der intervertebralen Bandverbindungen und Gelenkkapseln ohne Kontinuitätsdurchtrennung,
2. isolierte Bandscheibenverletzung,
3. isolierter Wirbelkörperbruch,
4. isolierter Bogen- oder Fortsatzbruch,
5. Wirbelkörperbruch mit Bandscheibenverletzung,
6. Fraktur des Wirbelkörpers in Kombination mit Bogen- und Gelenkfortsatzbruch, mit gleichzeitiger Läsion der Bandscheibe, der Bänder und der Muskulatur, z. B. als Luxationsfraktur.

Aus heutiger Sicht empfiehlt sich allerdings aus Gründen der Behandlung, der Prognose und der Vergleichbarkeit von Behandlungsergebnissen die Einteilung in:

- stabile Verletzungen,
- bedingt stabile Verletzungen und
- instabile Verletzungen.

Stabile Verletzungen sind isolierte Frakturen der Querfortsätze und der Dornfortsätze, ein traumatischer Einbruch der Deck- und Abschlussplatten, eine Kompression mit geringer bis mäßiger Keilwirbelbildung und die Berstungs- oder Spaltungsfraktur.

Bedingt stabile Verletzungen sind diskoligamentäre Läsionen mit Subluxation, die Hyperextensionsverletzung und die Kompressionsfraktur mit stärkerer keilförmiger Deformierung.

Instabile Verletzungen sind die Luxation, die Luxation mit Bruch der Gelenkfortsätze, der Interartikularportion oder der Wirbelbögen, ferner Querfrakturen mit Gelenkbeteiligung sowie die Berstungsfraktur des Atlas, die Berstungsfraktur des Dens und der Bogenwurzeln bei HWK 2.

Die Stabilität einer Verletzung hängt also von der Unversehrtheit der tragenden Skelettkomponenten, der Zwischenwirbelscheiben, der Facettengelenke und der Bandstrukturen ab.

Wie aus dem oben genannten ersichtlich, sind es meist kombinierte Verletzungen, die zu einer Wirbelsäuleninstabilität führen.

Das Erkennen einer möglichen Instabilität ist außerordentlich wichtig, da eine operative Intervention vorwiegend aufgrund einer Instabilität oder einer Spinalkanaleinengung erfolgt.

Etwa die Hälfte aller Wirbelsäulenverletzungen wird durch Verkehrsunfälle verursacht, 40 % durch Arbeitsunfälle; Sportverletzungen sind mit etwa 10 % beteiligt. Die meisten Wirbelsäulenverletzungen sind Folge einer indirekten Gewalteinwirkung wie Stauchung, forcierte Beugung, Überstreckung oder Torsion.

Eine Direkteinwirkung liegt bei Schlag, Fall oder bei Anpralltraumen vor.

Es gibt verschiedene Probleme bei der Diagnostik von Wirbelsäulenverletzungen, die eine Reihe von Ursachen haben:

1. Aufgrund der Beschwerden wird eine traumatisch bedingte Wirbelläsion zunächst nicht vermutet und daher eine Röntgenuntersuchung unterlassen.
2. Qualitativ hochwertige Röntgenaufnahmen der Wirbelsäule sind insbesondere dann schwierig zu

erstellen, wenn der Patient aufgrund der erlittenen Verletzung nicht ruhig zu lagern ist.
3. Die Beurteilung von Röntgenbildern der Wirbelsäule bei Verdacht auf Fraktur erfordert große Erfahrung.
4. Andere Verletzungen stehen im Vordergrund.

Die diagnostische Sicherheit bei Knochenverletzungen der Wirbelsäule ist also bedeutend geringer als in anderen Skelettabschnitten. So wird nur etwa die Hälfte der Wirbelbrüche sofort erkannt (Brocher).

Am Anfang steht trotzdem grundsätzlich die konventionelle Röntgendiagnostik mit Aufnahmen in zwei Ebenen, besser noch in drei oder vier Ebenen.

Infolge der Unterschiede in Bau und Funktion gibt es für jeden Wirbelsäulenabschnitt eine bevorzugte Verletzungsform. Auch die Belastungsfähigkeit der Wirbel und der Bandscheiben auf Druck, Zug und Drehung ist für die unterschiedlichen Bereiche der Wirbelsäule sehr verschieden.

CT der Wirbelsäule bei Traumen

Eine CT ist häufig notwendig, um die Ausdehnung einer knöchernen Verletzung besser darstellen zu können. Der Nachteil ist, dass primär nur axiale Schnitte angefertigt werden können, die Frakturlinien jedoch häufig schräg oder horizontal verlaufen und daher sich axial nicht darstellen. Vorteile hat die CT bei Patienten mit neurologischen Defiziten, mit verlagerten Knochenfragmenten und bei komplexen Verletzungen. Die CT-Myelographie ist bei der Beurteilung des Mylons und möglichen Nervenwurzelverletzungen durch Hämatome oder durch Duralsackrisse nützlich.

MRT der Wirbelsäule bei Traumen

Die MRT ist eine Technik, die ungleich besser als die CT den Nachweis einer Wirbelkörperfraktur erlaubt, weil Schichten in jeder Ebene angefertigt werden und häufig der in der CT nicht dargestellte Bone bruise der sichere Hinweis auf das Vorliegen einer Infraktion ist.

Darüber hinaus ist mit der MRT eine perifokale Weichteilverletzung mit Hämatom ebenso sicher darstellbar wie die Verhältnisse innerhalb des Spinalkanals.

Die Frage ist allerdings, inwieweit die MRT in der Lage ist, Wirbelsäuleninstabilitäten und deren Ursachen exakt nachzuweisen. Eine aussagekräftige MRT-Bildgebung bei Patienten mit Wirbelsäulenverletzungen hängt von vielen Faktoren ab. Neben der richtigen Auswahl von Sequenzen und Schichtebenen muss bei Frischverletzten das Monitoring der Vitalfunktion weiter gewährleistet sein. Dies betrifft in erster Linie die Narkoseeinheit, die in MRT-Geräten mit offenem Design wesentlich leichter zu handhaben ist.

Wichtig ist, dass eine MRT-Untersuchung so früh wie möglich nach dem Trauma erfolgen kann, und zwar im Rahmen einer Erstversorgung.

Zur Anwendung kommen sollten bei der Primärdiagnostik T1- und T2-gewichtete SE- und FSE-Sequenzen in allen Schichtrichtungen. Die sagittale Schnittführung erlaubt eine gute Beurteilung des Myelons. Zum Ausschluss von akuten Myelonblutungen sind außerdem in dieser Schnittrichtung T2*-gewichtete GRE-Sequenzen erforderlich.

In der T1-Wichtung stellt sich eine Wirbelkörperfraktur als ein schmales bandförmiges Areal verminderter Signaldichte dar. In der T2-Wichtung mit Fettsuppression ist dieser Frakturspalt als helles schmales Band erkennbar. In der Umgebung einer Fraktur findet sich in dieser Wichtung außerdem in der Regel eine diffuse Signalanhebung als Ausdruck eines durch eine Einblutung hervorgerufenen Bone bruise.

Auch die diskoligamentären Einheiten sind in sagittaler Schnittführung gut zu beurteilen, wobei besonderes Augenmerk auf das vordere und hintere Längsband, das Lig. flavum und die Ligg. supra- und infraspinosum gerichtet sein müssen. Ligamentäre Distorsionen sind durch eine Verdickung des Bandes und einer Signalanhebung in der T2-Wichtung charakterisiert. Die Erkennung einer Verletzung der diskoligamentären Strukturen ist deshalb wichtig, weil die MRT-Befunde die klinische Therapieentscheidung erheblich beeinflussen. In bis zu 30 % sind bei Wirbelsäulenverletzungen die ligamentären Einheiten mit betroffen.

Auch Facettenblockaden mit einer traumatischen Diskushernie stellen eine Indikation zur operativen Versorgung ebenso wie die Facettenluxation dar. Luxationen und Subluxationen lassen sich mit der MRT in der sagittalen aber auch in der koronaren Schnittebene ausgezeichnet nachweisen.

Ein weiterer wesentlicher Vorteil der MRT gegenüber der CT ist die Möglichkeit der exakten Beurteilung des Spinalkanals in der Frakturhöhe sowie die exakte Festlegung einer Einengung des Spinalkanals und einer Impression des Myelons. Da bei vielen Wirbelfrakturen auch ein epidurales Hämatom zur Kompression des Myelons führen kann, sind bereits geringgradige neurologische Symptome eine absolute Indikation zur Durchführung einer MRT.

Ferner erlaubt die MRT aufgrund der gefundenen Verletzungen einen Hinweis auf die Art der Verletzung (Hyperflexions-, Hyperextensionsverletzungen), da jeder Verletzungsmechanismus bestimmte charakteristische Läsionen aufweist.

Ebenso kann die Indikation zur Durchführung einer kontrastverstärkten Angiographie gegeben sein, wenn der klinische Verdacht auf das Vorliegen einer zusätzlichen Verletzung der A. vertebralis besteht. Wie bereits erwähnt, können akute Blutungen auf T2*-gewichteten Sequenzen als Signalminderung dargestellt werden.

Nach etwa 24–48 h bewirkt die Umwandlung des Oxyhämoglobins in Methämoglobin eine erhebliche Verkürzung der T1-Zeit, wodurch es zu einer Signalanhebung in der T1-, aber auch in der T2-Wichtung im Blutungsbereich kommt.

Die axiale Schnittrichtung, auf die niemals verzichtet werden sollte, ist häufig besser geeignet als die sagittale Schnittrichtung, weil der Spinalkanal, insbesondere in Höhe einer ligamentären oder knöchernen Verletzung, besser beurteilbar ist. Ferner erlaubt diese Schnittrichtung auch eine übersichtliche Darstellung möglicher paravertebraler Hämatome.

Zusammengefasst ist also die MRT bei der Mehrzahl der Wirbelsäulenverletzungen, insbesondere schwererer Art, ein unverzichtbarer Bestandteil der bildgebenden Diagnostik geworden. Sie allein ist in der Lage, das exakte Ausmaß der Verletzung festzustellen. Sie hat die diagnostische Trefferrate bei der Frühdiagnostik erheblich verbessert.

28.7.1 Traumen im Bereich der Halswirbelsäule

Verletzungen der proximalen Halswirbelsäule

Die meisten Verletzungen im Bereich der HWS, nämlich etwa 80%, betreffen bei Erwachsenen die untere HWS. Umgekehrt ist das Verhältnis bei Kindern. Hier liegen 75% der Verletzungen und Frakturen im oberen Anteil. Okzipitale Frakturen der Kondylen und atlantookzipitale Dislokationen sind außerordentlich selten. Sie sind Folge einer vertikalen Kompression oder von lateral einwirkenden Kräften. Hier tritt aufgrund einer Blutung im Bereich des Stammhirnes häufig der Tod ein, bevor eine weitere medizinische Untersuchung stattfinden kann.

Frakturen des Atlas, die etwa 10% der Frakturen im Bereich der HWS ausmachen, sind Folge einer vertikalen Kompression (Jeffersson-Fraktur) oder einer Hyperextension im Sinne von Ringfrakturen. 77% der Atlasfrakturen befinden sich im dorsalen Bereich. Isolierte C1-Frakturen im anterioren und auch im posterioren Bereich sind stabil, begleitende neurologische Läsionen selten.

Bei der Jeffersson-Fraktur finden sich multiple Läsionen des Atlasringes sowohl anterior als auch posterior. Hierbei kommt es häufig gleichzeitig auch zu einer Ruptur des Lig. transversum. Auch eine basale Invagination kann vorliegen. Traumatische Subluxationen oder Dislokationen von C1/C2 können nach anterior oder nach posterior erfolgen. Der Nachweis dieser Frakturen oder Dislokationen gelingt am besten mit der CT.

Vorteil der MRT ist der gleichzeitige Nachweis von traumatisch bedingten Veränderungen innerhalb des Spinalkanals. Die vorteilhafteste Ebene ist die axiale, jedoch können sagittale und koronare Schichten ergänzend ebenfalls Informationen erbringen. Hinweise auf Frakturen sind ein deutliches perifokales Hämatom, eine frakturbedingte Dislokation und in vielen Fällen der Nachweis einer ligamentären Verletzung, insbesondere des Lig. transversum, jedoch auch der Ligg. alaria (Abb. 28.95 a,b, Abb. 28.96).

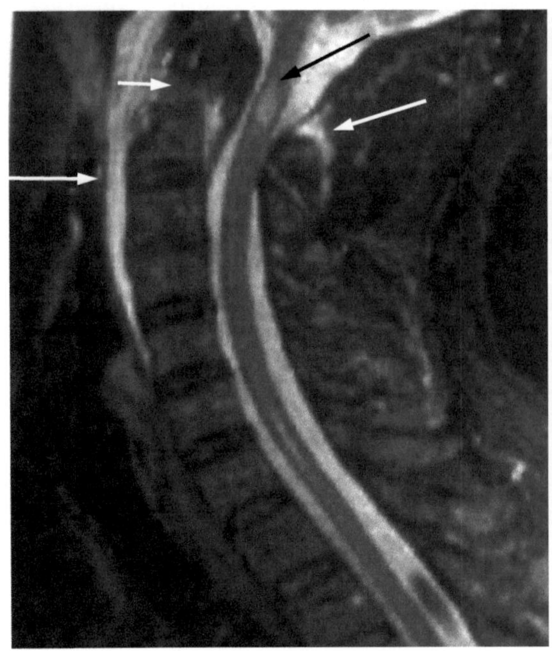

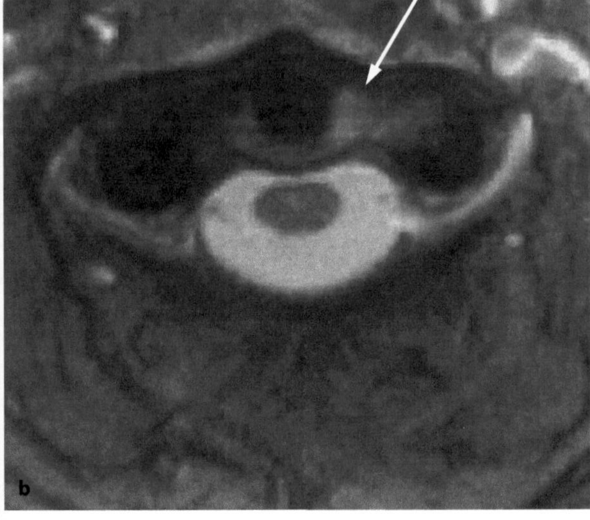

Abb. 28.95 a,b. Skiunfall: Densfraktur nach Andersson Typ II mit Myelonkontusion. **a** FSE T2-gewichtet, fettsupprimiert, sagittal, **b** FSE T2-gewichtet, fettsupprimiert, axial

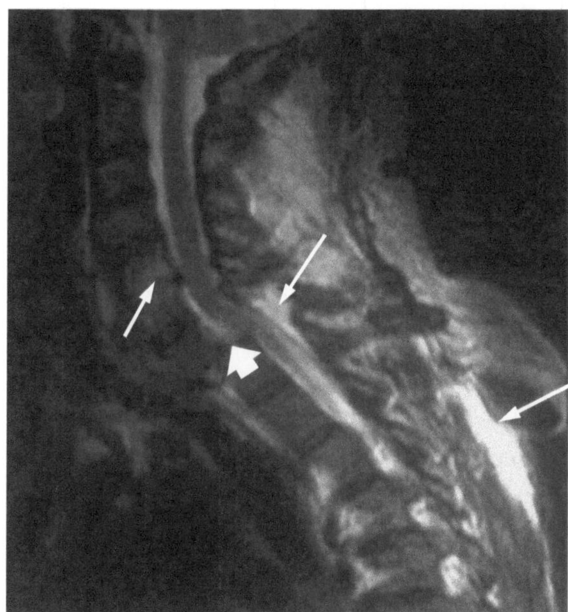

Abb. 28.96. Snowboardunfall mit Luxationsfraktur bei C7/D1 (FSE T2-gewichtet, sagittal)

Verletzungen der unteren Halswirbelsäule von C3 bis C7

Prozentual überwiegen mit 81% die Frakturen bei C5 bis C7, wobei die Wirbelbögen mit 42% am häufigsten betroffen sind. Der Wirbelkörper ist bei 30% der Patienten frakturiert, gefolgt vom Diskus und von den ligamentären Verletzungen.

Hyperflexionsverletzungen sind häufig, die daraus resultierenden Läsionen des Knochens und der Weichteile hängen vom Grad der Flexion ab und davon, ob gleichzeitig eine Kompression, eine Distraktion oder eine Hyperrotation stattgefunden hat. Gelegentlich kommt es nur zu einer ligamentären Verletzung ohne begleitende knöcherne Läsion. Der Verletzungsmechanismus der Ligamente beginnt hinten im Bereich des Lig. interspinosum. Des Weiteren finden sich dann Verletzungen der Facettengelenke, der Kapsel, des posterioren Längsbandes und des anterioren Längsbandes. Wenn lediglich der hintere Anteil des Wirbels verletzt ist, besteht eine Stabilität. Es können jedoch eine posteriore Banderweiterung und eine Kapselerweiterung der Gelenkfacetten die Folge sein.

Wenn sowohl der Wirbelkörper als auch der posteriore Anteil des Wirbels verletzt ist, besteht die Gefahr einer Luxation oder Subluxation und die Verletzung ist instabil. Diese Komplikation ist bei etwa 20% der Patienten zu konstatieren. Bei noch ausgedehnteren Verletzungen kann eine Luxation auftreten, insbesondere wenn die Wirbelkörperkompression von Frakturen der Gelenkfacette begleitet wird.

Schwierigkeiten bereitet sowohl mit der konventionellen Diagnostik als auch mit der CT der Nachweis einer Fraktur der Gelenkfacette.

Die instabilste Flexionsverletzung beinhaltet eine gleichzeitige Bandruptur, eine Fraktur im Bereich des Wirbelbogens und der Facetten sowie eine Kompressionsfraktur des Wirbelkörpers. Typisch ist hierfür eine trianguläre Fraktur im anterioren Bereich des Wirbelkörpers. In diesem Fall ist eine kyphotische Angulation in Höhe der Fraktur und eine deutliche Luxation nachweisbar.

Hyperextensionsverletzungen sind etwas weniger häufig als Hyperflexionsverletzungen. Sie betreffen sowohl den oberen als auch den unteren Anteil der HWS, sie können sich jedoch auch isoliert im unteren Anteil der HWS ereignen. Das Ausmaß der Verletzung hängt von der Größe und von der Richtung der einwirkenden Kraft ab. Hierbei kommt es zunächst zu einer Verletzung des vorderen Längsbandes sowie im Anschluss daran auch des hinteren Längsbandes. Bei noch stärkerer Krafteinwirkung kommt es dann zur Fraktur des hinteren Abschnittes des Wirbelkörpers sowie auch der Gelenkfacetten. Es besteht in der Mehrzahl der Fälle dann eine Instabilität mit anteriorer Subluxation.

Der Wert der MRT besteht darin, dass sie besser noch als die konventionelle Röntgendiagnostik in der Lage ist, die aus der Verletzung resultierende Instabilität und Luxation exakt zu analysieren und zusätzlich auch den Grad einer möglichen Kompression oder Ver-

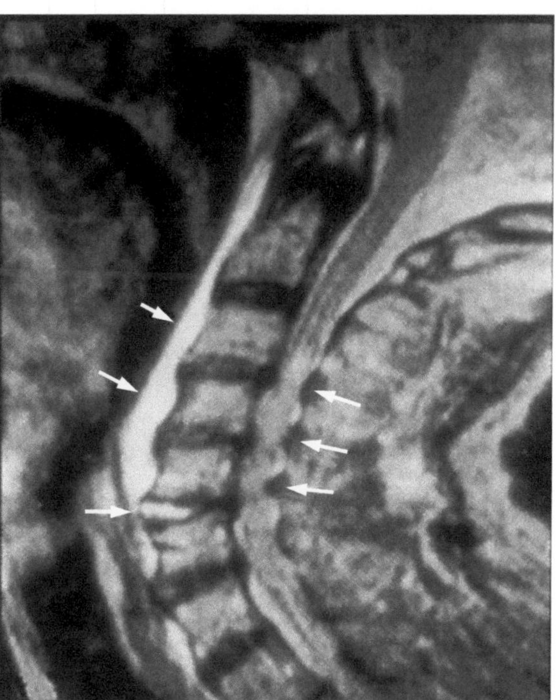

Abb. 28.97. Zustand nach erheblichem Rotations-/Hyperextensionstrauma mit Ruptur des vorderen Längsbandes und umschriebener Blutung. Ferner Kompression des Spinalkanals durch Ligamenta-flava-Vorwölbung bei C3 bis C6; Folge: Myelopathie (FSE T2-gewichtet, sagittal)

letzung des Myelons festzustellen. Hierzu eignet sich am besten die sagittale Schnittebene, ergänzt durch die koronare Schnittrichtung unter Anwendung T1- und T2-gewichteter Schichten, möglichst mit Fettsuppression.

Ferner besteht der Wert der MRT darin, Rupturen der Längsbänder direkt nachweisen zu können sowie in der Beurteilung des Myelons.

Ebenso ist eine mögliche Einengung des Spinalkanals mit der MRT besser zu diagnostizieren als mit der konventionellen Röntgendiagnostik (Abb. 28.97).

Axiale Kompressionsverletzungen

Eine axiale Kompression führt zu Berstungsfrakturen der Wirbel, die sich im Bereich der oberen HWS und auch der unteren HWS abspielen können. Zunächst rupturiert die Bandscheibe im Bereich der Endplatten, die Folge ist der Eintritt des Nucleus pulposus in die Spongiosa der Wirbelkörper. Gleichzeitig kommt es zu einer Kompressionsfraktur des Wirbels. Die daraus resultierende Komplikation besteht in der Luxation von Fragmenten nach dorsal in den Spinalkanal.

Sowohl die CT-Untersuchung als auch die MRT sind in der Lage, das Ausmaß der Fraktur und die eventuelle Luxation von Fragmenten nach dorsal exakt nachzuweisen. Bei dieser Fraktur sind die Ligamente gewöhnlich intakt und die Läsion stabil.

Zusammenfassung

Zusammengefasst stellt die MRT bei Verletzungen der HWS einen erheblichen Fortschritt für die Diagnostik dar. Einige Vorteile seien aufgezählt:

1. die Möglichkeit zur Darstellung der zervikalen Weichteile mit gutem Kontrast,
2. der Nachweis von Verletzungen des Bandapparates sowie von akuten oder chronischen verletzungsbedingten Bandscheibenvorfällen,
3. die Möglichkeit der Anfertigung von Schichten des Spinalkanals in verschiedensten Ebenen, ohne die Notwendigkeit der Umlagerung des Patienten,
4. durch die Möglichkeit der Anfertigung einer MR-Myelographie ist eine ausgezeichnete Darstellung des Duralsackes und des Myelons möglich,
5. der Nachweis von möglichen Rückenmarkschädigungen einschließlich Ödemblutung und Syrinxbildung.

Es sind jedoch auch Nachteile bekannt, so bestehen Einschränkungen bei der genauen Darstellung von möglichen knöchernen Verletzungen, relativ lange Untersuchungszeiten und die Notwendigkeit einer möglichst bewegungsfreien Patientenlagerung.

Die MRT ist außerdem das einzige Verfahren, das den Schweregrad einer Rückenmarkkontusion abschätzen kann. Hierbei findet sich in der T1-Wichtung, im Vergleich zum intakten Myelon, ein isointenses oder hypointenses Signal. Ein hyperintenses Signal ist in der Protonen- und in der T2-Wichtung nachweisbar. Auch kann eine mögliche Hämorrhagie mit der MRT festgestellt werden, wobei das Signalverhalten vom Stadium des Blutabbaus abhängig ist. Rückenmarkkontusionen zeigen außerdem häufig eine spindelförmige Konfiguration, wobei sich die Verletzung im Zentrum der Verbreiterung befindet. Sagittale Bilder sind effektiver als axiale Bilder. T2-gewichteten SE-Sequenzen sollten gegenüber den GRE-Sequenzen mit

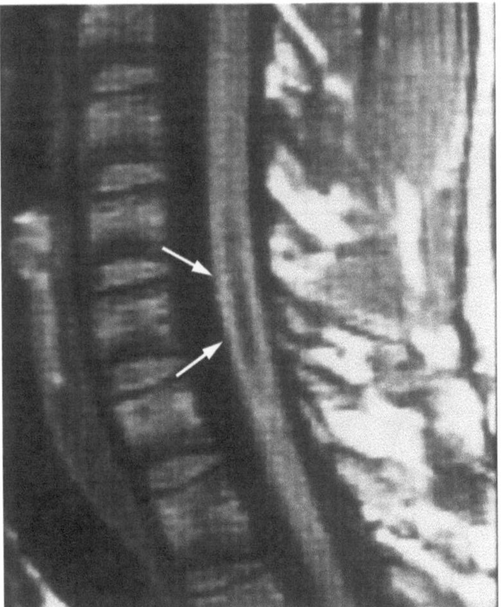

Abb. 28.98. Posttraumatische Syrinx bei Zustand nach Myelonkontusion vor vier Monaten

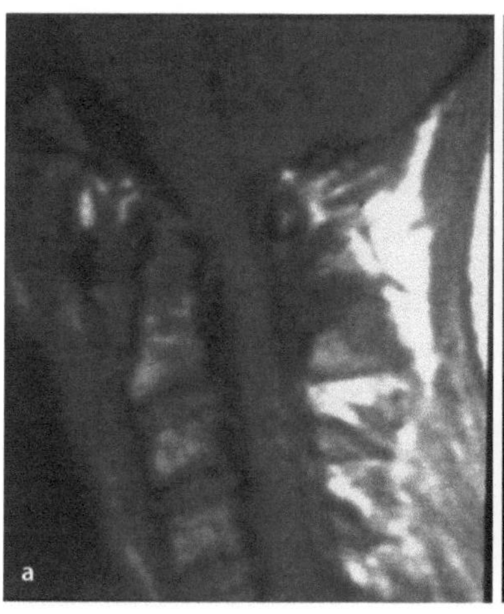

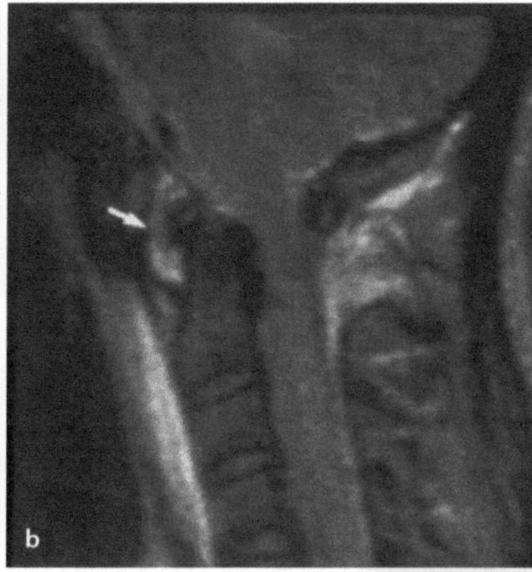

Abb. 28.99 a–c. Ruptur des Lig. transversum, SE T1-gewichtet

einer T2*-Wichtung der Vorzug gegeben werden (Abb. 28.98 a,b, Abb. 28.99 a–c).

HWS-Schleudertrauma

Die typischste und zugleich häufigste Verletzungsform der HWS ist das Schleudertrauma. Die Verletzung ist Folge eines Kombinationsmechanismus. Wie ein an einem Gummiband befestigter Ball wird der Kopf bei Einwirkung einer Kraft hin und her geschleudert. Hierbei bestimmt die Richtung der einwirkenden Kraft die Art der anschließenden Verletzung der HWS.

So kommt es bei einem Autoauffahrunfall zu einer Hyperflexion und anschließenden Hyperextension, während eine einwirkende Kraft von lateral her zu einer skoliotischen Verformung der HWS zunächst auf der kontra-, dann auf der ipsolateralen Seite führt. Ein Aufprallunfall von hinten bewirkt zunächst eine Hyperextension und dann eine Hyperflexion der HWS. Ferner kann es zu einer raschen Rotationsbewegung des Kopfes bei schleuderndem Körper kommen. Rumpf und Schultern werden unter diesen Umständen förmlich unter dem Kopf nach vorn, nach der Seite oder nach hinten weggerissen. Die HWS wird dabei zu heftigen unkontrollierten Bewegungsabläufen gezwungen, wobei sie nur so weit der Verbiegung nachgeben kann, wie ihre Haltestrukturen der Verformung standhalten. Ist die Krafteinwirkung stärker, kommt es zu typischen Verletzungen.

Der Begriff des Schleudertraumas kennzeichnet also den Verletzungsmechanismus und stellt noch keine klinische Diagnose dar.

Der Krankheitszustand, der sich nach einem Schleudertrauma einstellen kann, ist das posttraumatische Zervikalsyndrom, das einen typischen Verlauf aufweist. Im Gegensatz zu den üblichen Formen des Zervikalsyndroms besteht zunächst ein beschwerdefreies Intervall von Minuten bis einigen Stunden zwischen der Verletzung und dem Auftreten der Symptomatik. Dann kommt es innerhalb der ersten zwei bis drei Tage nach Einsetzen der Symptome zu einer Zunahme der subjektiven Beschwerden, wobei die letztlich vorliegenden pathologischen Veränderungen erstens vom Schweregrad der Gewalteinwirkung und zweitens vom Ausmaß der Vorschädigung abhängen (Abb. 28.100, Abb. 28.101).

Man unterscheidet

- ein posttraumatisches zervikobrachiales Syndrom, bei dem es zu einer Nervenwurzelirritation in der Uncovertebralregion kommt,
- ein posttraumatisches zervikozephales Syndrom mit der Folge eines hartnäckigen Hinterkopfschmerzes mit Okzipitalneuralgien und
- ein posttraumatisches zervikomedulläres Syndrom, bei dem durch einen Kneifzangenmechanismus bei der Retroflexion das Rückenmark komprimiert wurde. Hierbei sind in erster Linie die Vorderhornzellen und die inneren Anteile der kortikospinalen Bahnen betroffen.

Die Schwere der Verletzung erfolgt in vier Grade:

- *Grad I*: leicht verletzt,
- *Grad II*: nicht gefährlich verletzt,
- *Grad III*: gefährlich verletzt,
- *Grad IV*: tödlich verletzt.

Beim Grad I handelt es sich um eine leichte Distorsion der HWS ohne nachweisbare knöcherne oder ligamentäre Verletzung mit einem beschwerdefreien Intervall von über einer Stunde und Klage über Nacken- und

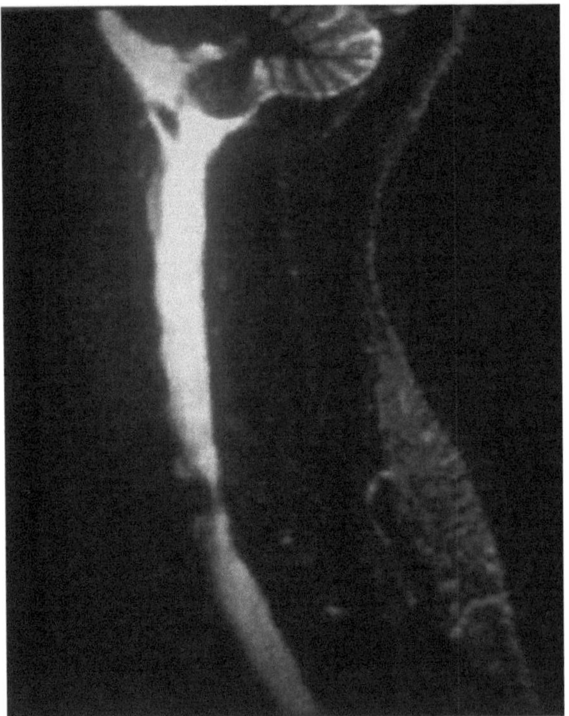

Abb. 28.100. Akute traumatisch bedingte Diskushernien bei C6/C7 mit erheblicher Einengung des Spinalkanals (FSE T2-gewichtet, fettsupprimiert, sagittal)

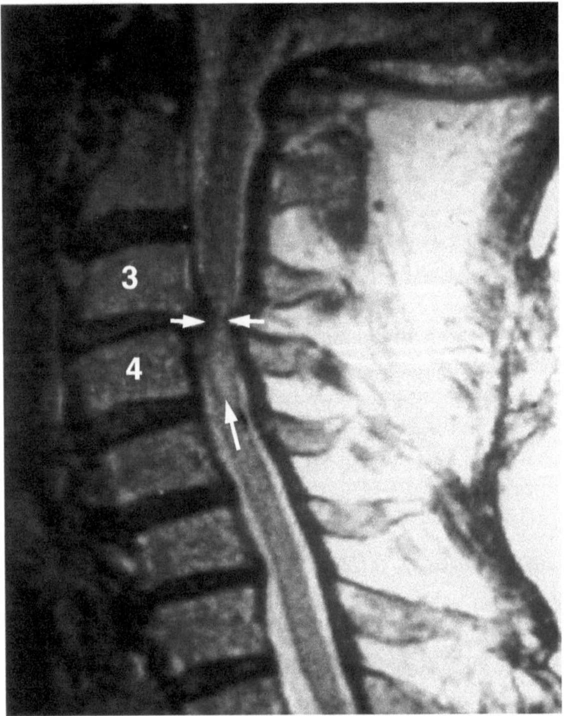

Abb. 28.101. Zustand nach HWS-Schleudertraum und Ausbildung einer traumatisch bedingten Diskushernie bei C3/C4. Hochgradige Einengung des Spinalkanals (FSE T2-gewichtet, sagittal)

Hinterkopfschmerzen mit geringer Bewegungseinschränkung.

Beim Grad II sind Gelenkkapsel- und Bänderverletzungen sowie Muskelzerrungen und ein retropharyngeales Hämatom nachweisbar, jedoch ohne Bandscheibenruptur und ohne Fraktur. Die Patienten klagen über starke Beschwerden und Nackensteife. Das beschwerdefreie Intervall liegt unter einer Stunde.

Beim Grad III lassen sich ein Bandscheibenriss sowie Rupturen im dorsalen Bandapparat, ferner Frakturen und Luxationen nachweisen. Es findet sich im Röntgenbild eine abnorme Aufklappbarkeit bei Funktionsaufnahmen sowie der Nachweis von Frakturen. Die Beschwerden setzen sofort ein.

In den meisten leichteren Fällen beträgt die posttraumatische schmerzfreie Phase mehrere Stunden.

Schleudertraumen mit dem Schweregrad I und II zeigen einen gutartigen Verlauf und heilen innerhalb von drei Wochen aus, vorausgesetzt, es wird eine adäquate Behandlung mit stabilisierenden und nicht mit mobilisierenden Maßnahmen eingeleitet. Ausgedehntere Hämatome im Stadium II bewirken eine längere Krankheitsdauer. Dauerschäden sind im Stadium III möglich.

Die Anfertigung von konventionellen Röntgenaufnahmen in mehreren Ebenen steht unverändert an erster Stelle der diagnostischen Maßnahmen. Im Stadium I ist ein pathologischer Befund nicht nachweisbar, im Stadium II findet sich häufig eine Steilstellung, evtl. auch ein kyphotischer Knick. Im Stadium III jedoch wird der Einsatz bereits problematisch, da die Patienten nur liegend geröntgt werden können, mit den daraus resultierenden diagnostischen Unsicherheiten im Hinblick auf die Statik. Daher hat sich die CT zum Ausschluss oder zum Beweis knöcherner Verletzungen bei Verdacht auf den Schweregrad III der Verletzung einen festen Platz gesichert.

Erst in jüngerer Zeit kommt auch die MRT zum Einsatz, weil sie gegenüber der CT wegen der besseren Weichteildiagnostik unübersehbare Vorteile hat. So lassen sich Bandrupturen, Diskusläsionen sowie auch Läsionen des Myelons und der Nervenwurzeln nur mit der MRT beweisen oder ausschließen.

Zur Anwendung kommen T1-gewichtete und fettsupprimierte T2-gewichtete Sequenzen in allen drei Schichtebenen.

Liegt ein Schleudertrauma vor, empfiehlt sich insbesondere auch die Anfertigung von koronaren Schichten des gesamten Halses, also nicht nur der HWS, in einer GRE-Technik, weil hiermit wegen der Suszeptibilitätseffekte auch Blut in geringen Mengen als Signalauslöschung nachgewiesen werden kann. Eine umschriebene Blutung kann als Hinweis auf eine mögliche Verletzung der paravertebralen Muskulatur oder auch von ligamentären Strukturen gelten (Abb. 28.102, Abb. 28.103).

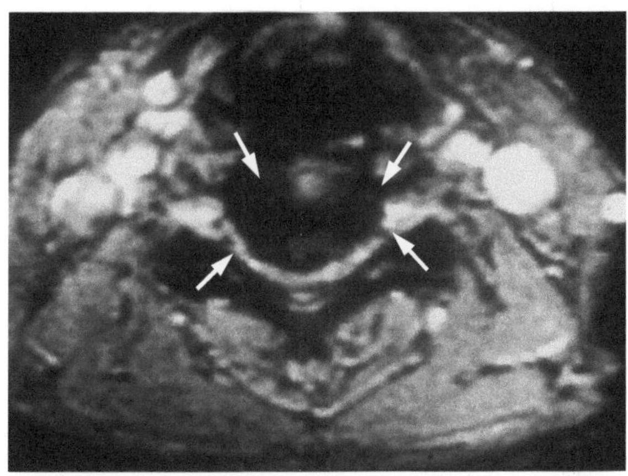

Abb. 28.102. Akute posttraumatische Diskushernie mit erheblicher Einengung des Spinalkanals und Paraplegie (GRE T2*-gewichtet, axial)

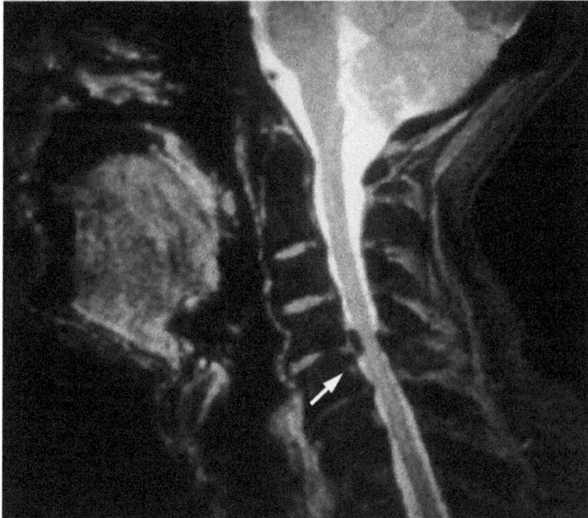

Abb. 28.103. Zustand nach HWS-Schleudertrauma mit Ausbildung einer Diskushernie, die den Spinalkanal und die Neuroforamina bei C4/C5 und bei C5/C6 einengt (GRE T2*-gewichtet, sagittal)

28.7.2 Traumatisch bedingte Läsionen der Nervenwurzeln

Eine wichtige Indikation zur Durchführung einer MRT ist der Nachweis einer unilateralen Verletzung der Nervenwurzel, wenn klinisch hierfür ein Verdacht vorliegt. Verletzungen der zervikalen Nervenwurzeln sind Folge der Einwirkung einer erheblichen Zugkraft auf einen Arm, z. B. bei Motorradunfällen. Hierbei muss man zwischen präganglionären also Nervenwurzelläsionen und postganglionären Läsionen des Plexus brachialis und der peripheren Nerven unterscheiden.

Für beide Verletzungslokalisationen stellt die MRT den diagnostischen Goldstandard als bildgebendes Verfahren dar. Hierbei kommen für die präganglionären Verletzungen sagittale und axiale Schnitte in T2-Wichtung und in T1-Wichtung vor und nach Kontrastmittelgabe in Dünnschichttechnik zur Anwendung. Insbesondere in der axialen Schnittrichtung ist dann die Läsion innerhalb des Neuroforamens nachweisbar. Besteht im weiteren posttraumatischen Verlauf der Verdacht auf eine erhebliche Zerrung oder Läsion der Nervenwurzeln, ist dies auch eine Indikation zur Durchführung einer Kernspintomographie.

Besonders nützlich sind hierbei axial T1-gewichtete fettsupprimierte Schichten nach Kontrastmittelgabe. Es können dann auf der Seite der Wurzelläsion Signalanhebungen im Bereich des M. longissimus cervicis sowie des M. semispinalis capitis und des M. multifidus nachgewiesen werden, die durch C5- und C6-Nervenwurzeln nerval versorgt werden.

Die Möglichkeit des kernspintomographischen Nachweises einer Läsion des Plexus brachialis wird an anderer Stelle beschrieben.

28.7.3 Traumen im Bereich der Brustwirbelsäule

Gewalteinwirkungen in axialer Richtung, z. B. Tauchunfälle führen nicht nur zu Kompressisonsfrakturen im Bereich der oberen HWS, sondern auch im Bereich der thorakalen Wirbelsäule zwischen dem 2. und dem 10. BWK. Es handelt sich hierbei in erster Linie um ein Flexions-/Kompressionstrauma. Typisch hierfür ist eine Kompressionsfraktur, während ligamentäre Verletzungen selten sind. Auch wenn eine Frakturdislokation vorliegt, sind Bandscheibenrupturen und kompressionsbedingte Diskushernien die Ausnahme.

Bei Verletzungen der BWS handelt es sich überwiegend um Hyperflexionsläsionen. Hyperextensionsmechanismen mit daraus resultierenden Verletzungen sind außerordentlich selten.

Hyperflexionsverletzungen finden sich in erster Linie in der unteren BWS und im lumbodorsalen Übergangsbereich. Man unterscheidet vom Mechanismus her eine Flexions-/Kompressionsverletzung, eine laterale Flexionsverletzung, eine Flexions-/Rotationsverletzung und eine Flexions-/Distraktionsverletzung, bedingt z. B. durch die Sicherheitsgurte im Auto. Gemeinsam ist allen Mechanismen, dass es als Folge zu einer Kompressionsfraktur der Wirbelkörper kommt.

Eine Myelonkompression findet sich insbesondere im oberen Thoraxbereich eigentlich nur dann, wenn mehrere Wirbelsegmente betroffen sind. Wenn es, was relativ selten vorkommt, auch zu Frakturen des Wirbelbogens und der Gelenkfortsätze gekommen ist, liegt eine Instabilität vor. In diesen Fällen findet sich in über 70 % auch eine neurologische Symptomatik. Flexions-/Rotationstraumen sind selten und betreffen nur den thorakolumbalen Übergang.

Zu erwähnen sind noch Abscherverletzungen, die zu einer anterioren Dislokation des betroffenen Segments führen. Hierbei sind die mittleren und hinteren

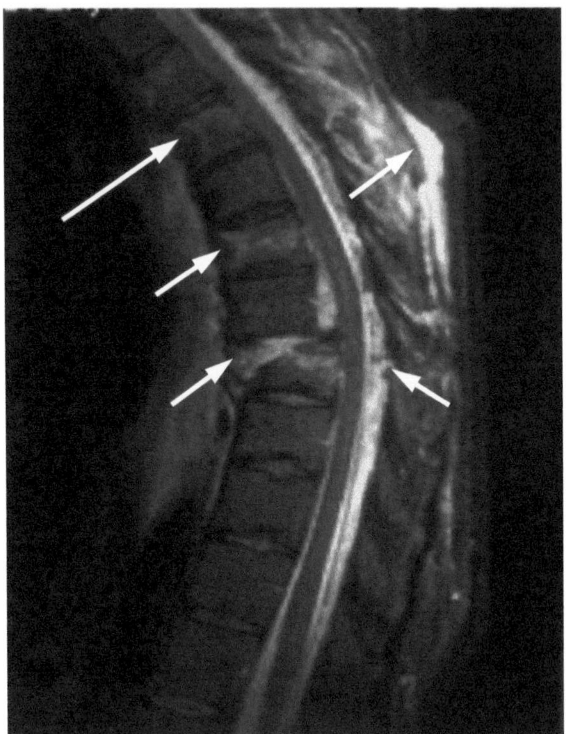

Abb. 28.104. Skiunfall: Subluxationsfaktur von Th8, Typ-II-Verletzung (FSE T2-gewichtet, fettsupprimiert, sagittal)

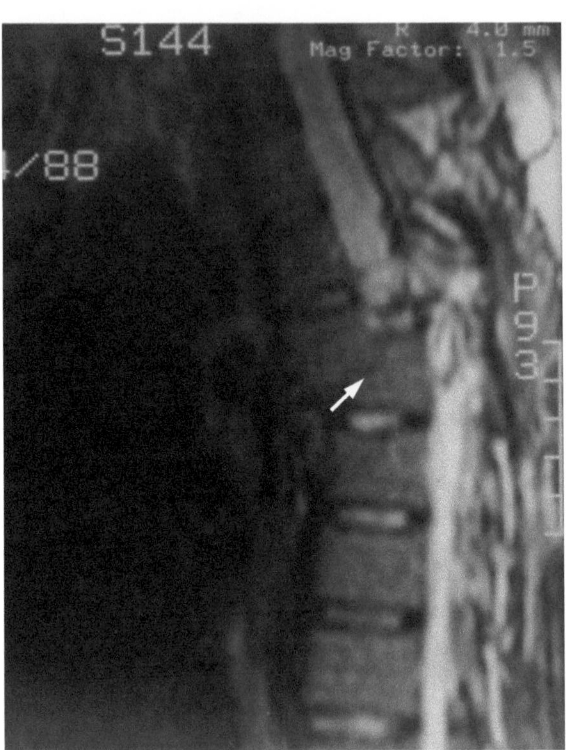

Abb. 28.105. Wirbelfraktur mit Dislokation und kompletter Myelondurchtrennung (SE T2-gewichtet, sagittal)

Anteile des Wirbels frakturiert, woraus eine Instabilität der Verletzung resultiert. In den meisten Fällen handelt es sich um Kombinationsverletzungen bei schwersten Traumen. Da in solchen Fällen andere Verletzungen, z. B. Schädeltraumen, vital im Vordergrund stehen, können sie gelegentlich zunächst übersehen werden.

Frakturen des Dornfortsatzes, des Querfortsatzes und der Gelenke können im Rahmen der bereits erwähnten Frakturmechanismen auftreten, jedoch ebenfalls solitär. Die letztgenannten sind bedingt durch direkte Traumen und dann häufig mit paravertebralen Blutungen in den Weichteilen vergesellschaftet.

Auch im Bereich der BWS steht die Röntgenuntersuchung in mehreren Ebenen an erster Stelle der Diagnostik. Hiermit lassen sich knöcherne Verletzungen ausschließen oder beweisen. Im Falle eines klinischen oder röntgenologischen Verdachts auf das Vorliegen einer knöchernen Läsion kommt die CT zum Einsatz.

Die MRT gilt in diesem Bereich der Wirbelsäule noch nicht als Routineverfahren, insbesondere weil Bandrupturen selten sind. Sie sollte zum Einsatz kommen, wenn bei einer Kompressionsfraktur durch eine Fragmentverschiebung eine Einengung des Spinalkanals nachgewiesen wird oder wenn neurologische Symptome die Verdachtsdiagnose einer Kompression oder einer Kontusion des Myelons ergeben haben. Ebenso ist der klinische Verdacht einer Nervenwurzelzerrung oder Ruptur eine Indikation zur Durchführung einer MRT.

Zur Anwendung kommen sagittale und axiale Schnitte, am besten in einer fettsupprimierten T2-Wichtung und in einer T1-Wichtung (Abb. 28.104, Abb. 28.105).

28.7.4 Traumen im Bereich der Lendenwirbelsäule

Im Gegensatz zur BWS, wo eine weitgehende Stabilität auch durch die Rippen gewährleistet wird, findet sich im lumbodorsalen Übergang und im Bereich der lumbalen Wirbelsäule eine erheblich vermehrte Beweglichkeit. Hieraus resultiert auch, dass Instabilitäten nach Traumen wesentlich häufiger sind. Während aufgrund der sagittal gestellten stark ausgeprägten Gelenkfacetten eine Rotationsverletzung relativ selten ist, sind Flexions- und Flexions-Dislokations- sowie Kompressionsfrakturen häufig. In den meisten Fällen handelt es sich um eine Flexions-/Kompressionsfraktur, die eine Prädisposition für eine Verschiebung der Frakturfragmente darstellt, mit der Gefahr einer Kompression des Myelons oder der Cauda equina. Diese Frakturen kommen häufig bei Motorradfahrern vor, wenn sie bei schneller Fahrt stürzen. Das Ergebnis ist eine horizontale Fraktur sowohl durch den anterioren als auch den posterioren Anteil des Wirbels.

Auch bei dieser Verletzung steht die Anfertigung von Röntgenaufnahmen in mehreren Ebenen an erster Stelle der Diagnostik. Da der hintere Anteil des Wirbels

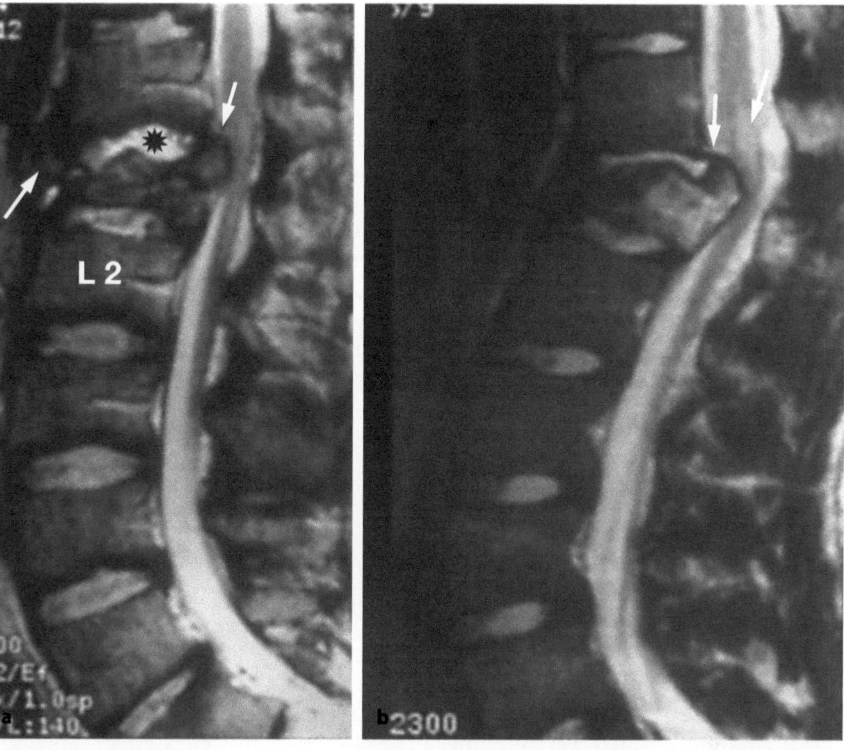

Abb. 28.106 a,b. Berstungsfraktur des LWK 1 mit Kompression der Cauda equina bzw. des Conus medullaris. **a** FSE T2-gewichtet, sagittal, **b** FSE T2-gewichtet, fettsupprimiert, sagittal

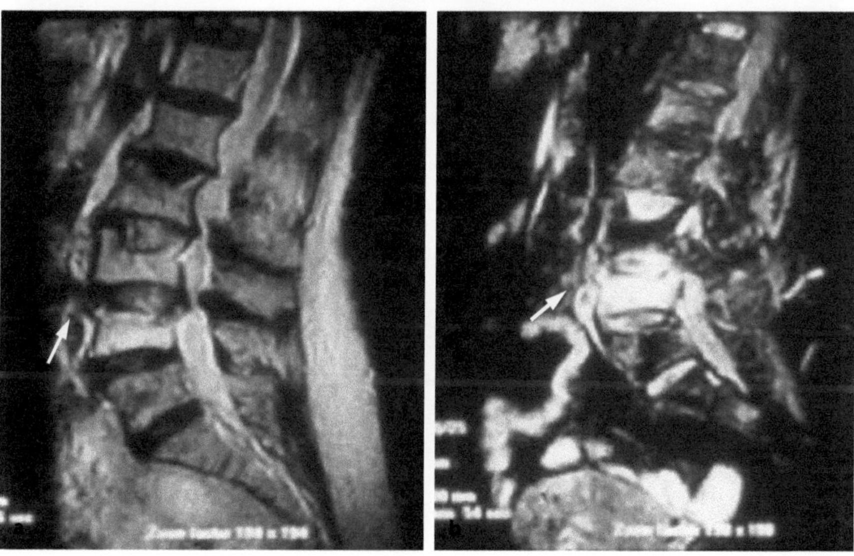

Abb. 28.107 a,b. Sturz von der Treppe: Infraktion der Deckplatte bei L4 bei bekannter Osteoporose. **a** FSE T2-gewichtet, sagittal, **b** STIR T2-gewichtet, fettsupprimiert, sagittal

auf konventionellen Aufnahmen jedoch nur schwierig zu differenzieren ist, schließt sich bei einer Verdachtsdiagnose auf eine Fraktur die Durchführung einer CT-Untersuchung an.

Auch hier gilt, dass die MRT lediglich als Ergänzungsverfahren zum Einsatz kommt, nämlich dann, wenn neurologisch Defizite vorliegen, die mit den vorgenannten Verfahren nicht abgeklärt werden konnten.

Zum Einsatz kommen auch hier T1-gewichtete und T2-gewichtete fettsupprimierte Sequenzen in sagittaler und axialer bandscheibenparalleler Schnittrichtung. Empfohlen wird gelegentlich auch die Anwendung von GRE-Techniken (Abb. 28.106 a,b, Abb. 28.107 a,b).

28.7.5 Verletzungen des Myelons

Verletzungen des Myelons können entsprechend ihrer Ausdehnung und ihrer Intensität eingeteilt werden. Man unterscheidet ähnlich wie im Zerebrum eine Kommotio, eine Kontusion und eine Kompression. Eine Kommotio des Rückenmarkes entspricht einer rein funktionellen Störung, die eine Vielzahl von Ursachen haben kann. Sie ist reversibel und entspricht temporären Veränderungen der Funktion der interneuralen Transmitter und möglicherweise auch einer vorübergehenden Störung der Mikrozirkulation des Myelons.

Charakteristisch ist, dass in der MRT kein pathologischer Befund erhoben werden kann.

Die spinale Kontusion beinhaltet alle Verletzungen, die nicht reversibel sind und daher nicht als Commotio spinalis bezeichnet werden können. Diese Kontusionsverletzungen unterscheiden sich in ihren Schweregraden erheblich. Von einer geringen petechialen intramedullären Blutung mit Ödem bis hin zu einer ausgedehnten Blutung, ja bis zu einem spinalen Abriss sind alle Stadien möglich.

In frühen Stadien finden sich Blutungen in der zentralen grauen Substanz, welche sich nach zentrifugal hin mit der Schwere des Traumas ausdehnen. Auch werden Ödeme in Verbindung mit einer hämorrhagischen Nekrose im Bereich der grauen Substanz gefunden. Obwohl Ödeme, Nekrosen und Hämorrhagien häufig in der Region des direkten Traumas vorhanden sind, können Blutungen auch über mehrere Segmente auftreten. Sie werden unter dem Begriff einer Hämatomyelie zusammengefasst. Veränderungen der Myelonmikrozirkulation mit Blutung und hämorrhagischen Nekrosen finden in den ersten 48 h statt, während sich posttraumatische Ödeme drei bis sechs Tage später entwickeln. Nach etwa zwei Wochen sind die Blutbestandteile abgebaut, es kommt zu einer Demyelinisation der geschädigten Segmente mit Bildung von Zentralnekrosen oder auch Zysten. Die Grenzen der verletzten Region sind dann durch eine reaktive Gliose und durch eine vaskuläre Proliferation charakterisiert. Die Folge ist in vielen Fällen eine posttraumatische Myelopathie, häufig begleitet von einer sekundären Arachnoiditis, zystischen Degenerationen, die dann zu einer Syringomyelie führen.

Eine Myelonkompression ist häufig das Ergebnis einer Frakturdislokation, einer traumatisch hernierten Bandscheibe oder auch von vorbestehenden Exostosen sowie von epiduralen Blutungen. Für das Auftreten einer Myelonkompression mit entsprechender Symptomatik ist eine plötzliche und bleibende Verschmälerung des Spinalkanals in ventrodorsaler Richtung um mindestens 50 % erforderlich.

Die Pathologie, die durch eine akute Kompression des Myelons hervorgerufen wird, kann vorübergehend, aber auch bleibend sein und in einer Blutung oder auch einer Nekrose bestehen. Ist ein Myelon nur kurzzeitig komprimiert worden, können die pathologischen Veränderungen ähnlich sein wie bei einer einfachen Kontusion. Besteht eine stärkere Kompression länger, kommt es zu erheblichen neurologischen Schäden.

Da Aussagen über den aktuellen Zustand des Myelons nach einem Trauma weder mit konventionellen

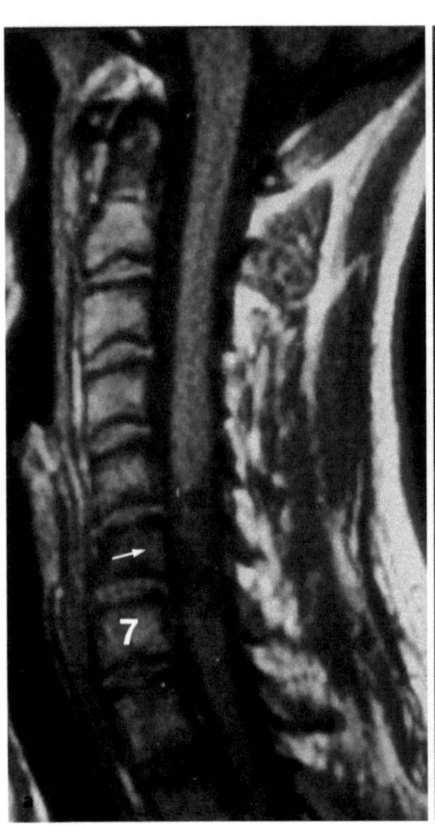

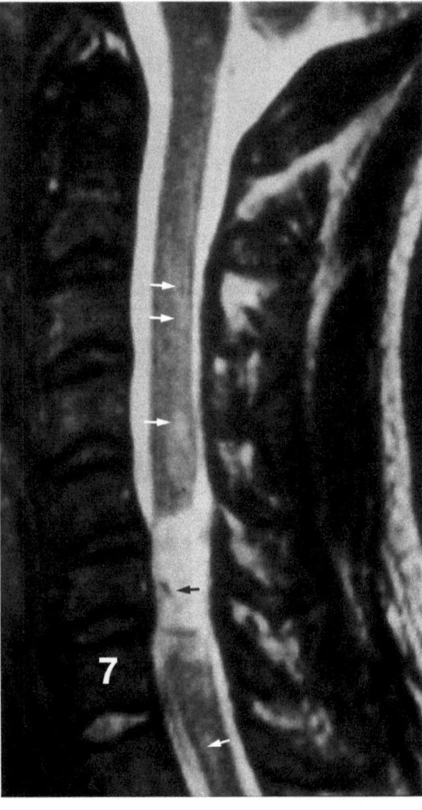

Abb. 28.108 a,b. Bei Zustand nach Rückenmarkkontusion Entwicklung eines schweren myelogenen Schadens mit Ödem und Zyste zwei Monate nach einem Motorradunfall. Paraplegie. **a** SE T1-gewichtet, sagittal, **b** FSE T2-gewichtet, sagittal

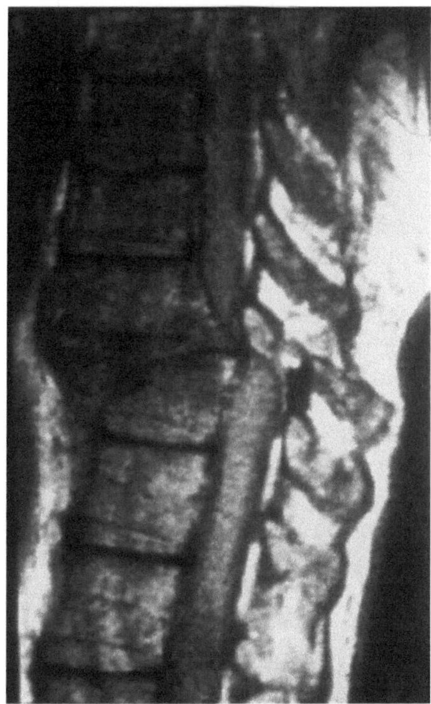

Abb. 28.109. Luxationsfraktur im lumbodorsalen Übergangsbereich mit Myelondurchtrennung (SE T1-gewichtet, sagittal)

Röntgenaufnahmen noch mit der CT gemacht werden können, stellt die MRT den Goldstandard und das Verfahren der Wahl dar, wenn klinisch-neurologisch der Verdacht auf das Vorliegen einer Myelonläsion besteht.

Nur die MRT ist in der Lage, intramyelogene Veränderungen nachzuweisen und die Diagnose einer Verletzung sicher zu stellen.

Zur Anwendung kommen sagittale Schnitte in Dünnschichttechnik in einer T2-Wichtung sowie axiale Schnitte. Gelegentlich wird auch die Durchführung der Untersuchung vor und nach Kontrastmittel empfohlen, weil es im verletzten Bereich in vielen Fällen zu einem deutlichen Kontrastanstieg kommt (Abb. 28.108 a,b, Abb. 28.109).

28.7.6 Zusammenfassung der Rolle der MRT bei Verletzungen der Wirbelsäule

Bei vermuteten Verletzungen der Wirbelsäule besteht die erste therapeutische Maßnahme in einer Stabilisation und einer Entlastung einer eventuellen Myelonkompression.

Instabile Frakturen oder Frakturdislokationen können mit konventioneller Röntgendiagnostik festgestellt werden. Eine Aussage allerdings über den Zustand des Myelons und auch der Bandformationen ist ebenso wenig möglich wie der Ausschluss einer Blutung.

Generell wird heute auch die CT eingesetzt, wenn die klinische und die Röntgenuntersuchung Hinweise auf eine Fraktur ergeben, um das Ausmaß der Verletzung festzustellen.

Während auf der einen Seite die CT Vorteile bei der Darstellung von Frakturen, insbesondere im wichtigen posterioren Abschnitt hat, ist die MRT allein in der Lage, ligamentäre Verletzungen nachzuweisen. Aber auch Flexions- und Kompressionsfrakturen lassen sich mit der MRT in sagittalen T1- und T2-gewichteten Schichten nachweisen. Der Frakturspalt stellt sich mit verminderter Signalintensität in der T1-Wichtung und mit vermehrter Signalintensität in der T2-Wichtung dar. Bei fast obligatem Vorliegen einer intraspongiösen Einblutung findet sich eine deutliche Signalminderung perifokal in der Umgebung in der T1-Wichtung sowie eine Signalzunahme in der fettsupprimierten T2-Wichtung. Auch kann in der sagittalen Schnittrichtung eine Läsion der Ligg. interspinosa nachgewiesen werden. Ebenso gelingt der Nachweis von Läsionen des vorderen und hinteren Längsbandes. Des Weiteren lassen sich Einengungen der Neuroforamina und Dislokationen mit der Folge einer Einengung des Spinalkanals besser und umfassender darstellen als mit der CT. Auch die axiale Schnittrichtung kann ergänzend zur Diagnosestellung beitragen, weil z. B. bei einer Einengung des Spinalkanals die Involvierung des Myelons besser beurteilt werden kann.

Es wurde bereits darauf hingewiesen, dass allein die MRT in der Lage ist, Läsionen des Myelons zu dokumentieren und damit Aussagen über den Schweregrad der Verletzung zu machen. Damit wird die bisher häufig zur Anwendung kommende Myelo-CT überflüssig.

28.8 Degenerative Veränderungen im Bereich der Wirbelsäule

Degenerative Wirbelsäulenveränderungen können als ein Sammelbegriff angesehen werden. Sie stellen einen normalen Alterungsprozess dar und betreffen die diskovertebralen Übergänge ebenso wie die synovialen Gelenke und degenerative Veränderungen an den Ligamenten. Hierbei scheint der normale Alterungsprozess an den Bandscheiben offenbar Ausgangspunkt aller weiteren degenerativen Veränderungen zu sein. Der Wassergehalt des Bandscheibengewebes sowie die Menge und die Art der enthaltenen Proteoglykane verändern sich in ihrer Zusammensetzung mit zunehmendem Lebensalter. Bei diesem Prozess verliert die Bandscheibe an Höhe und Elastizität. Es handelt sich also um Altersveränderungen, die keinen eigentlichen Krankheitswert besitzen.

Degenerative Veränderungen der Wirbelsäule stellen allerdings trotzdem sowohl bei Frauen als auch bei

Männern den Hauptgrund für eine Arbeitsunfähigkeit und eine vorzeitige Berentung dar. Untersuchungen haben ergeben, dass 60–80% der Erwachsenen im Laufe ihres Lebens über Rückenschmerzen klagen. Die ökonomische Bedeutung wird auch dadurch statistisch dokumentiert, dass jeder zweite Patient in einer orthopädischen Praxis und jeder dritte bis vierte Patient in einer Allgemeinpraxis den Arzt wegen Rückenschmerzen aufsucht.

Die degenerativen Veränderungen beginnen bereits im frühen Erwachsenenalter. Begünstigende Faktoren stellen morphologische Veränderungen dar, wie z. B. angeborene Wirbelanomalien, ein lumbosakraler Übergangswirbel oder auch eine primäre Skoliose. Der bereits frühe Beginn einer Bandscheibendegeneration hängt auch damit zusammen, dass die Wirbelsäule des Menschen infolge ihrer vertikalen Einstellung wesentlich größeren Belastungen ausgesetzt ist als die Vierfüßlerwirbelsäule.

Die frühzeitig einsetzende Alterung der Bandscheibe hängt sicher auch damit zusammen, dass mit dem Beginn des aufrechten Ganges bei Kindern die zunächst gut vaskularisierte Bandscheibe zunehmend weniger durchblutet wird. Die Bandscheibe stellt ein biomechanisches osmotisches System dar, mit physiologischer Verlagerungsmöglichkeit des Gallertkernes und mit druck- und unelastischen Eigenschaften des Faserringes. Bewegungsarmut und Haltungskonstanz in ungünstiger Position beeinträchtigen die bewegungsabhängigen Flüssigkeitsverschiebungen in der Bandscheibe. Es kommt zu einer Dezentralisierung des Gallertkernes mit dadurch ungleichmäßiger Belastung des Diskusraumes. Dies ist der Ausgangspunkt für die Entstehung von Bandscheibenschäden, aber auch der Ansatzpunkt für eine Prophylaxe.

So lange die Bandscheibenstruktur intakt ist, kommt es bei einer traumatischen Einwirkung eher zu einer Wirbelkörperfraktur als zu einer Diskusläsion. Ist dies nicht der Fall, ist allerdings die Bandscheibe eine sehr anfällige Struktur.

So kann es bereits in der Jugend unter erheblicher, unphysiologischer Druckbelastung zu Rupturen innerhalb des Bandscheibengewebes in Form von konzentrischen Spalten und radiären Fissuren des Anulus fibrosus kommen. In diese Fissuren und Spalten tritt dann der Nucleus pulposus ein.

Diese degenerativen Veränderungen eines Bewegungssegments lassen sich in drei Stadien einteilen:

In der 1. Phase kommt es zunächst durch die veränderte Elastizität der Bandscheibe und des Anulus fibrosus zu einer Dysfunktion mit eingeschränkter Belastbarkeit. Es treten Mikroeinrisse im Anulus fibrosus auf, die wie folgt eingeteilt werden können:

Risstypen des Anulus fibrosus

1. Konzentrischer Riss
2. Transversaler Riss
3. Radialer Riss
4. Kompletter Riss

Zu 1.: Der konzentrische Riss ist in den äußeren Abschnitten des Anulus fibrosus lokalisiert und verläuft in vertikaler Richtung ohne Verbindung zum Nucleus pulposus.

Zu 2.: Der transversale Riss ist im Bereich der Sharpey-Fasern in der Nähe der Wirbelkörperrandkontur lokalisiert und kommt in erster Linie bei bereits degenerativ veränderten Bandscheiben vor. Er stellt sich als eine transversal verlaufende Struktur innerhalb des oberen oder unteren Anteils der Sharpey-Fasern dar.

Zu 3.: Der radiale Riss findet sich ebenfalls nur in bereits degenerativ veränderten Bandscheiben. Es handelt sich hierbei um Spalten, die sich von den äußeren Anteilen des Nucleus pulposus bis zur Peripherie des Anulus fibrosus erstrecken und mit einer Unterbrechung der Integrität des Anulus fibrosus einhergehen. Diese Ausdehnung erfolgt in horizontaler Richtung.

Zu 4.: Bei dem kompletten breitbasigen Riss handelt es sich um einen vollständigen Riss durch den Anulus fibrosus mit breiter Kontinuitätstrennung des Anulus. Dieser Riss ist die Voraussetzung für einen Diskusprolaps.

Die Darstellung dieser beschriebenen Risse setzte vor der MRT-Ära die Durchführung einer Diskographie voraus.

Diese Läsionen des Anulus fibrosus sind jedoch auch in der MRT nachweisbar, und zwar in erster Linie in T2-gewichteten axialen und sagittalen Schnitten. Sie stellen sich in der T2-gewichteten Schicht als schmale bandförmige Strukturen mit angehobener Signalintensität innerhalb des dunklen Anulus dar. Aufgrund der Tatsache, dass insbesondere die radiale, aber auch die komplette Rissform sogar ohne Vorliegen einer Diskushernie zu erheblichen Schmerzen führen können, sollte bei der MRT-Beurteilung der Bandscheiben ein besonderes Augenmerk auf die Darstellung dieser Risse gelegt werden. Diese Läsionen stellen also die bereits erwähnte 1. Phase der Bandscheibenveränderung dar.

Die 2. Phase ist durch eine Höhenminderung der Bandscheibe mit nachfolgender Lockerung der Bandführung des Bewegungssegments gekennzeichnet. Diese Phase setzt die Rissbildung des Anulus fibrosus in fast allen Fällen voraus und ist dadurch charakterisiert, dass zu diesem Zeitpunkt eine knöcherne Reaktion noch nicht vorhanden ist. Sie wird auch als Phase der Instabilität angesehen. Die höhengeminderte gesinterte Bandscheibe führt zu einer bauchigen Vorwölbung sowohl nach dorsal als auch nach ventral und aufgrund der Höhenminderung des Diskus zu einer teleskopartigen Einschiebung der Facettengelenke. Diese 2. Phase wird auch als „Soft-disc-Veränderung" bezeichnet und geht häufig, wie bereits erwähnt, mit einer Segmentinstabilität einher.

Um der veränderten mechanischen Beanspruchung gerecht zu werden, reagieren in der 3. Phase die Deck- und Abschlussplatten und auch die Wirbelgelenke mit Anbaureaktionen, die zu einer Einengung des Spinalkanals auch ohne das Vorliegen einer Diskushernie führen können. Man nennt diese Veränderung auch „Hard-disc-Veränderung". Diese knöchernen Appositionen können zu einer völligen Überbauung des Bandscheibenraumes führen und damit zu einer Versteifung des Segments, mit der Folge, dass die vorher vorhandenen Schmerzen und Beschwerden verschwinden können.

Die Veränderung der Bandscheibe geht fast gleichzeitig mit Veränderungen der knorpeligen Endplatte einher. Die wirbelkörpernah gelegenen Knorpelzellen verkalken und werden vom Knochen abgebaut. Die Endplatte verliert dadurch an Dicke, ihr abgrenzbarer Charakter zwischen Wirbelkörper und Nucleus pulposus geht verloren. Es entstehen in diesem Bereich Fissuren, die durch Granulationsgewebe ausgekleidet werden. Das Nucleus-pulposus-Material kann dann in diese Fissuren eintreten. Die Folge ist die intraspongiöse Hernie, die auch als Schmorl-Knorpelknötchen bezeichnet wird. Diese Hernie ist durch eine Randsklerose begrenzt. Im Röntgenbild erscheinen die Wirbelkörper in diesem Stadium subchondral ebenfalls sklerosiert und manchmal auch unterbrochen. Diese subchondrale Sklerose kann in schweren Fällen auch auf große Teile des Wirbelkörpers übergreifen.

Bestehen Rückenschmerzen, so lässt sich häufig eine Vaskularisation der intraspongiösen Hernie nachweisen. Hierbei findet sich in der MRT nach KM-Gabe ein umschriebenes Enhancement.

Gelegentlich werden auch Gasansammlungen in den degenerationsbedingten Hohlräumen innerhalb der Bandscheiben nachgewiesen, deren Ursache unklar ist. Sie stellen sich im Röntgenbild als so genanntes Vakuumphänomen dar.

In der Kernspintomographie weist das Vakuumphänomen innerhalb des Discus im Frühstadium eine horizontale Verminderung des Signals sowohl in der T1- als auch in der T2-Wichtung auf. Im Spätstadium findet sich häufig eine Signalanhebung in der T2-Wichtung. Dann muss eine Infektion ausgeschlossen werden.

Vereinzelt kommen subchondral auch, wie bei einer Arthrose, Geröllzysten vor.

Diese skizzierten degenerativen Veränderungen der Bandscheibe werden global unter dem Begriff der Osteochondrose zusammengefasst. Osteochondrotische Veränderungen der Zwischenwirbelabschnitte finden sich am häufigsten und ausgeprägtesten in den unteren Bewegungssegmenten der HWS und der LWS, weil dort die mechanische Beanspruchung am größten ist. Wie bereits erwähnt, führt der Turgorverlust der Bandscheibe zu einer Lockerung des Zwischenwirbelabschnittes, die mit einer Zerrung der intervertebralen Bandverbindungen verbunden ist. Dies betrifft in erster Linie das vordere Längsband, das die Bandscheiben frei überspringt. An diesen Stellen entstehen dann knöcherne Reaktionen, die auch als spondylotische Randwulste bezeichnet werden, mit ihrem typischen erst horizontalen und dann vertikalen Verlauf. Durch den Reiz der Knochenneubildung werden immer größere Bezirke erfasst, sodass mitunter ausgedehnte Randwulstbildungen, die so genannte Spondylosis hyperostotica entstehen können. Diese Ausdehnung der Randwulstbildungen korreliert in der Mehrzahl der Fälle nicht mit der klinischen Symptomatik.

28.8.1 Magnetresonanztomographische Darstellung der degenerativen Veränderungen der Bandscheibe

Wie bereits erwähnt, lassen sich in der MRT intradiskale Rissbildungen nachweisen. Darüber hinaus ist die Folge der Rissbildung, nämlich der Eintritt des Nucleus-pulposus-Gewebes in die Rissspalten, in der MRT ebenfalls nachweisbar und zwar als exzentrische Lage des Nucleus pulposus innerhalb der Bandscheibe in der sagittalen T2-Wichtung. Man erkennt dann eine deut-

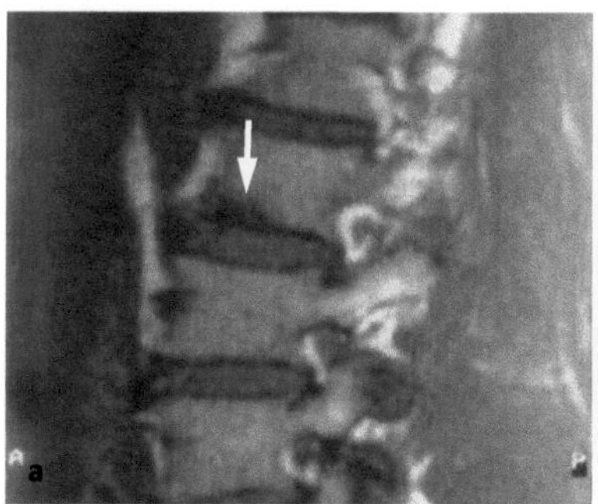
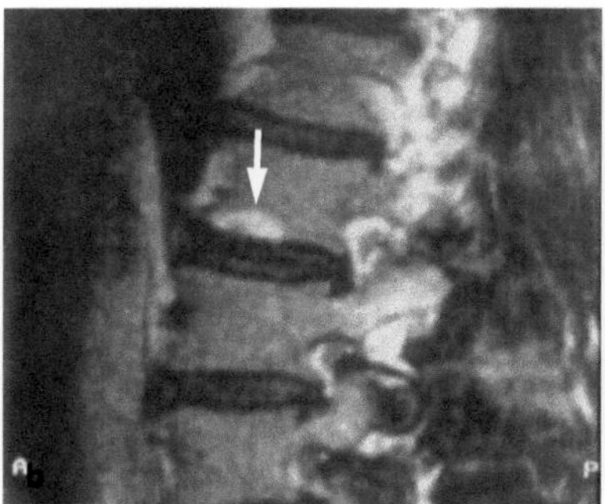
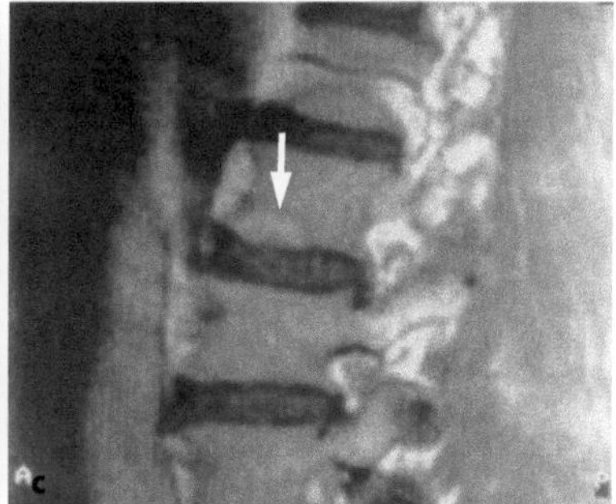

Abb. 28.110 a–c. Bandscheibendegeneration nach Modic Typ I. **a** SE T1-gewichtet, sagittal, **b** SE T1-gewichtet, nach Kontrastmittelgabe, sagittal, **c** SE T2-gewichtet, sagittal

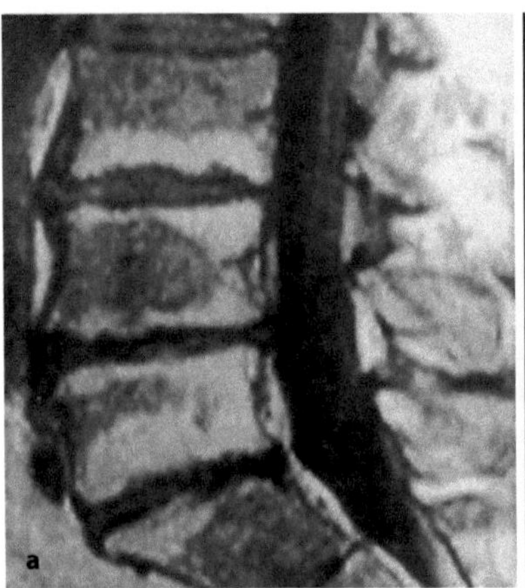

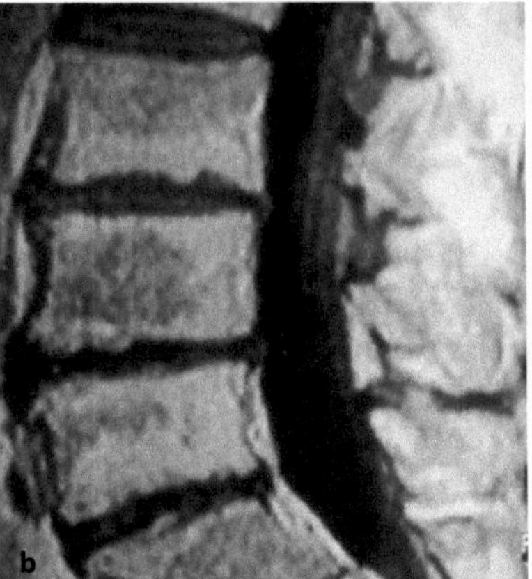

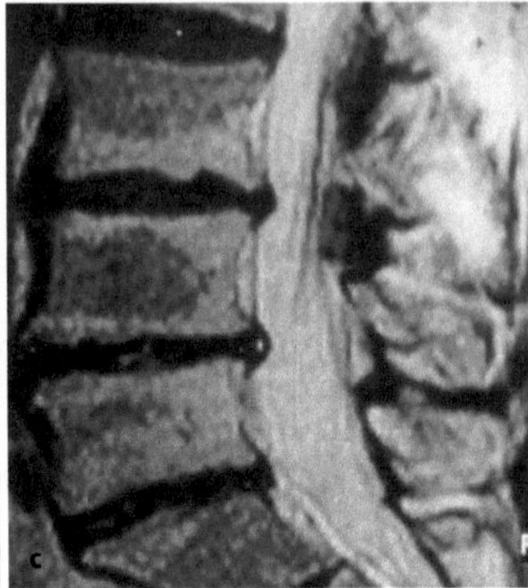

Abb. 28.111 a–c. Bandscheibendegeneration nach Modic Typ II. **a** SE T1-gewichtet, sagittal, **b** SE T1-gewichtet, nach Kontrastmittelgabe, sagittal, **c** FSE T2-gewichtet, sagittal

liche Asymmetrie mit einer partiellen Ausdünnung des Anulus fibrosus.

Die Amerikaner bezeichnen diesen Zustand auch als „bulging". Darüber hinaus lassen sich entlang des Anulus fibrosus nach Kontrastmittelgabe in den dorsalen Abschnitten der Bandscheibe, gelegentlich auch im Bereich des peridiskalen nodulären Gewebes, Signalanhebungen nachweisen. Die Häufigkeit eines Enhancement im Bereich des Anulus fibrosus korreliert mit dem Schädigungsgrad der Bandscheibe. Normale Bandscheiben weisen nur in 20 %, Bulging-Bandscheiben in bis zu 90 % der Fälle eine Signalanhebung auf. Histologisch entspricht diesem Bezirk einer Kontrastmittelaufnahme in der Regel eine Granulationsgewebebildung.

In der MRT teilt man nach Modic die degenerativ bedingten Veränderungen an den Deck- und Abschlussplatten in drei Typen ein (Abb. 28.110 a–c, Abb. 28.111 a–c):

- *Typ I*: Das Nucleus-pulposus-Material ist in die Fissuren der Endplatten eingedrungen, deck- und abschlussplattennah sprosst Granulationsgewebe ein. In der MRT findet sich in der sagittalen Schnittebene in der T1-Wichtung eine deutliche Signalabschwächung, in der T2-Wichtung eine Signalzunahme. Nach Modic besteht in vielen Fällen in diesem Stadium eine so genannte Segmentinstabilität, d. h. eine pathologische Beweglichkeit im Intervertebralsegment.
- *Typ II*: Das intraspongiöse Hernienmaterial und das hier eingesprosste Granulationsgewebe wird deck- und abschlussplattennah im Knochenmark durch Fett ersetzt. Dieser Typ II wird auch als stabile Spondylodese bezeichnet. In der MRT lässt sich in der sagittalen Schnittrichtung deck- und abschlussplattennah sowohl in der T1- als auch in der T2-Wichtung eine Signalanhebung nachweisen.
- *Typ III*: Das Fettmark wird zunehmend durch eine Verknöcherung bzw. Sklerose ersetzt. Erst dieses Endstadium ist röntgenologisch als umschriebene Sklerosezone an den Deck- und Abschlussplatten nachweisbar. In der MRT findet sich sowohl in der T1- als auch in der T2-Wichtung aufgrund der fehlenden Protonen im knöchernen Material eine Signalabschwächung bzw. Aufhebung.

Bedacht werden muss allerdings, dass diese Stadien fließend ineinander übergehen können, d. h. es können insbesondere Stadium I und II in verschiedenen Höhen, ja sogar in einem Intervertebralraum nebeneinander vorkommen. Differenzialdiagnostisch ist es manchmal schwierig, den Typ I von einer beginnenden Metastasierung oder auch von einer Spondylodiskitis abzugrenzen, da auch nach Kontrastmittelgabe eine Signalanhebung in diesen Fällen nachgewiesen werden kann. Daher ist der Typ I von einer Spondylodiskitis nur durch die akute Klinik und durch die unscharfen Grenzen zwischen Diskus und angrenzendem Wirbelkörper zu differenzieren. Gelegentlich kann es auch schwierig sein, den Typ II von vertebralen Hämangiomen oder von lokalisierten Wirbelkörperverfettungen abzugrenzen.

28.8.2 Folgen der Bandscheibendegeneration

Durch die Ausdünnung des Anulus fibrosus kann es dann zu einer umschriebenen Vorwölbung des Diskus über den Rand des Wirbelkörpers hinaus kommen, ohne dass eine Anulusruptur vorliegt. Man nennt diesen Vorgang auch Protrusion. Durch den Verlust der Elastizität der degenerierten Bandscheibe und durch die daraus resultierende Höhenminderung des Intervertebralraumes sind, wie bereits erwähnt, die Intervertebralgelenke stärkeren Belastungen, insbesondere auch

Torsionsbelastungen, ausgesetzt. Anstelle der sonst normalen Gleitbewegungen entstehen dann ruckartige Bewegungen, die zur Instabilität der Wirbelgelenke führen und durch erhöhte Zugkräfte am Kapselapparat zu knöchernen Sekundärreaktionen im Sinne einer Osteophytenbildung. Da im Bereich der Gelenkkapsel multiple Schmerzrezeptoren lokalisiert sind, führen die Gelenkhypertrophie und die pathologische Beweglichkeit zwangsläufig auch zu einer Zerrung und Reizung der Kapsel und damit zum Auftreten von akuten Schmerzen im Sinne des so genannten pseudoradikulären Facettensyndrom.

Auch Verkalkungen des Kapselbandapparates stellen eine besondere Form der Degeneration dar. Sie finden sich an fast allen Abschnitten des vertebralen Bandapparates und besitzen häufig eine klinische Relevanz, insbesondere wenn sie im Bereich des hinteren Längsbandes oder der Ligg. flava auftreten. Begünstigt wird ihre Entstehung ebenfalls durch Instabilitäten mit abnormen Bewegungsspielraum im Bereich der Gelenke.

Diese aufgezeigten Veränderungen im Rahmen und als Folge einer Bandscheibendegeneration gehen nicht obligat mit der so genannten Diskushernie einher. Von einer Diskushernie oder einem Prolaps spricht man dann, wenn der Anulus fibrosus bei einem vollständigen Riss komplett durchbrochen ist und der Nucleus pulposus nach paradiskal austreten kann. Krankheitswert hat ein solcher Vorgang allerdings nur bei dorsaler oder dorsolateraler sowie lateraler Lokalisation, d. h. immer dort, wo eine unmittelbare Nachbarschaft zu nervalem Gewebe besteht. Eine Vorwölbung nach ventral ist ohne klinische Relevanz.

28.8.3 Schweregrade der Bandscheibenvorwölbungen

Man unterscheidet eine Diskusprotrusion von einem Prolaps, wobei sich der Prolaps entweder subligamentär, d. h. unterhalb des hinteren Längsbandes, oder auch extraligamentär im Epiduralraum ausdehnen kann. Die extraligamentäre Lokalisation der Hernie setzt immer einen Riss des hinteren Längsbandes voraus und wird auch als transligamentärer Prolaps bezeichnet.

Nach Sprachversion der Amerikaner allerdings wird der Protrusion („protruding") das „extruding" gegenüber gestellt. Der Begriff des „protruding" beinhaltet zwei Stadien, nämlich die intraanuläre und die extraanuläre Form, wobei die erste nach deutschem Sprachgebrauch der Protrusion, die zweite der subligamentären Hernie entspricht.

Auch von Seiten der Orthopäden sind unterschiedliche Definitionen bekannt. Man unterscheidet zwischen einer Protrusion und einem Prolaps, wobei die Protrusion sowohl die Vorwölbung des Diskus, als auch die subligamentäre Hernie beinhaltet. Der Prolaps ist nach Definition der Orthopäden die extraligamentäre Hernie nach Durchbruch durch das hintere Längsband.

Eine Besonderheit der Diskushernie stellt der so genannte Limbusvorfall dar. Es handelt sich hierbei um eine Diskushernie, bei der die dorsale Knochenapophyse durch eine Abscherreaktion vom Wirbelkörper getrennt wird. Sie erscheint daher disloziert, die knöcherne Kontur der Hinterkante ist abgerundet. Die Diskushernie liegt dieser abgerundeten Knochenkontur an und schiebt das abgelöste Fragment in den subligamentären Raum. Dabei ist das apophysäre Fragment oberhalb der Diskushernie lokalisiert. Limbusvorfälle kommen in erster Linie im oberen Bereich der LWS vor. Zu erklären ist diese Form der Diskushernie damit, dass hier nicht, wie sonst üblich, die Sharpey-Fasern an der Apophyse ausreißen, sondern die gesamte apophysäre Randkontur.

Im Folgenden wird auf die unterschiedlichen Schweregrade der Bandscheibenvorwölbungen im Einzelnen eingegangen.

Diskusprotrusion

Bei der Protrusion ist der Anulus fibrosus weitgehend erhalten, jedoch im Bereich der Vorwölbung erheblich ausgedünnt, möglicherweise mit einem transversalen oder konzentrischen Riss einhergehend. Dadurch ist der Nucleus pulposus weit nach dorsal in die Bandscheibe vorgetreten. Die Protrusion ist regelhaft breitbasig und kann sich bis in die Foramina hin fortsetzen. In diesem Fall wird der untere Teil des Neuroforamens durch Bandscheibengewebe ausgefüllt, wobei sich die Bandscheibe bis an den Processus articularis superior des nächst unteren Wirbelkörpers erstreckt. In der sagittalen Schnittebene ist im Bereich der BWS und LWS die nächst höhere Nervenwurzel oberhalb der Protrusio innerhalb des Neuroforamens gelegen. Eine Kompression ist insbesondere jedoch im Recessus und im Anfangsteil des Neuroforamens möglich, was insbesondere im Segment L5/S1 nicht selten ist.

Subligamentäre Hernien

Kommt es zu einer Zerreißung der Anulus-fibrosus-Fasern, ist die Prolabierung von Nucleus-pulposus-Material die Folge. Bei Hernienausbreitung unterhalb des hinteren Längsbandes besteht nicht selten eine Abweichung des hernierten Materials nach kranial und nach kaudal, jedoch ohne dass die strukturelle Beziehung zum Muttergewebe verloren geht. Diese Hernien sind im Vergleich zur Protrusion häufig umschriebener, wobei die mediolaterale Position gegenüber der rein lateralen und der medialen Position deutlich überwiegt. Insbesondere bei der mediolateralen Lokalisation ist die Möglichkeit einer Kompression der zentralen Nervenwurzel innerhalb des Recessus und auch im Anfangsteil des Neuroforamens gegeben. Bei medialer Lokalisation kann auch bei entsprechender Herniengröße eine erhebliche Einengung des Spinalkanals mit daraus resultierender Impression des Duralsackes die Folge sein.

Die etwas anderen Verhältnisse im Bereich der HWS werden gesondert betrachtet.

Subligamentäre Vorfälle stellen sich wegen der Begrenzung durch das hintere Längsband allerdings in der Mehrzahl relativ flach dar und liegen manchmal bandförmig dem dorsalen Wirbelkörper auf.

Extraligamentäre Hernien

Extraligamentäre Hernien setzen eine Zerreißung des hinteren Längsbandes voraus. Sie sind dann im epiduralen Raum lokalisiert.

Extraligamentäre Vorfälle haben zumeist eine erhebliche Größe und dehnen sich fast in der Regel über den Intervertebralraum nach kranial oder kaudal aus. Sie sind bei medialem Sitz die Hauptursache einer Kompression des Myelons oder der Cauda equina, können sich jedoch insbesondere auch nach lateral ausdehnen und dort die nächst höhere Nervenwurzel im lateralen Bereich des Neuroforamens extraganglionär komprimieren.

Diskusherniensequester

Verliert das prolabierte Bandscheibengewebe den Kontakt zur Bandscheibe, so spricht man von einer Sequestrierung oder einem Sequester. Dabei kann der Sequester vor oder auch hinter dem hinteren Längsband lokalisiert sein, er wandert in der Regel nach kaudal. Allerdings verwenden einige Amerikaner (Modic 1988a) den Begriff des Sequesters auch für alle extraligamentär gelegenen Hernien. Generell sollte man jedoch den Begriff der Sequestrierung einer Diskushernie vorbehalten, die ihren Kontakt mit der Bandscheibe verloren hat, weil dies die gängigste Interpretation ist (Abb. 28.112 a–g).

Im Hinblick auf die Lokalisation der Diskusvorwölbung unterscheidet man eine mediale, eine mediolaterale und eine laterale Diskushernie. Die Einteilung nach der Lokalisation erfolgt ferner als zentral, parazentral, foraminal und extraforaminal sowie anterior. Im amerikanischen Sprachgebrauch wird dann eine Vorwölbung als zircumferenzial bezeichnet, wenn sie mehr als 50% des Bandscheibenumfanges betrifft, als breitbasig, wenn sie 25–50% betrifft und als fokal, wenn die Zircumferenz der Vorwölbung unter 25% beträgt.

Ein wichtiger Gesichtspunkt besteht in der Tatsache, dass in einigen Fällen Diskushernien im Halswirbel- und Lendenwirbelbereich nur bei bestimmten Haltungen der Wirbelsäule, z. B. bei der Hyperlordose, nachweisbar werden und dann klinisch Symptome machen (s. S. 609). Es ist ferner bewiesen, dass eine bereits bestehende Stenose des Spinalkanals durch eine Diskushernie durch eine Hyperlordose erheblich verstärkt werden kann. Das gleiche gilt für die Einengung der Neuroforamina (s. S. 610). Dies erklärt auch, warum bestimmte eingenommene Haltungen der Wirbelsäule besonders schmerzhaft oder schmerzentlastend sind.

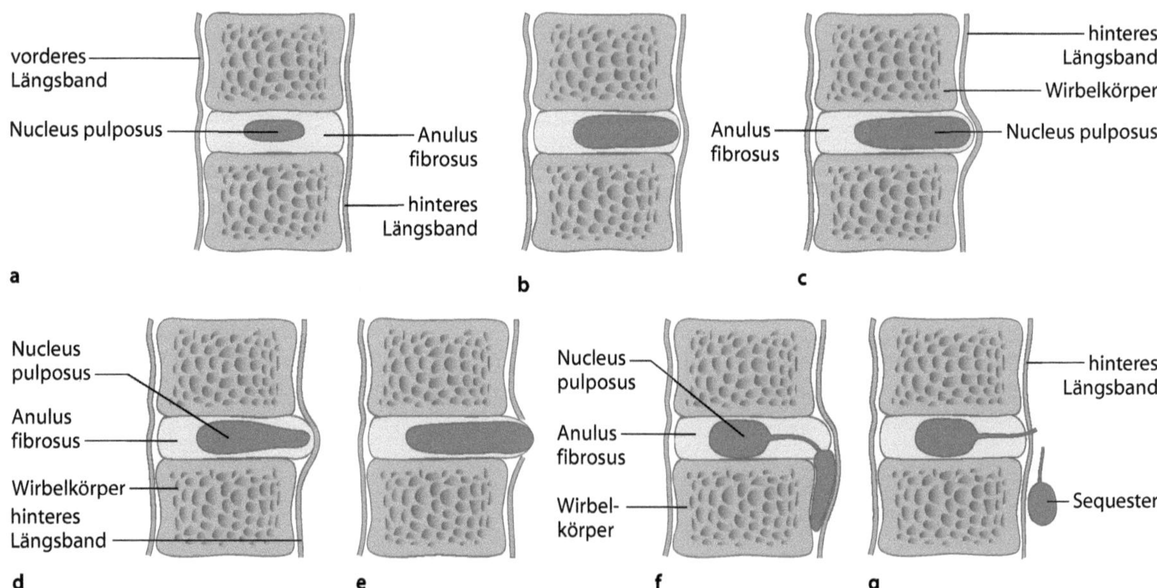

Abb. 28.112. a Normale Bandscheibe. **b** Bulging des Diskus. **c** Diskusprotrusion. **d** Subligamentäre Diskushernie. **e** Extraligamentäre Diskushernie. **f** Nach infradiskal abweichende subligamentäre Diskushernie mit inkomplettem Sequester. **g** Extraligamentärer freier Sequester

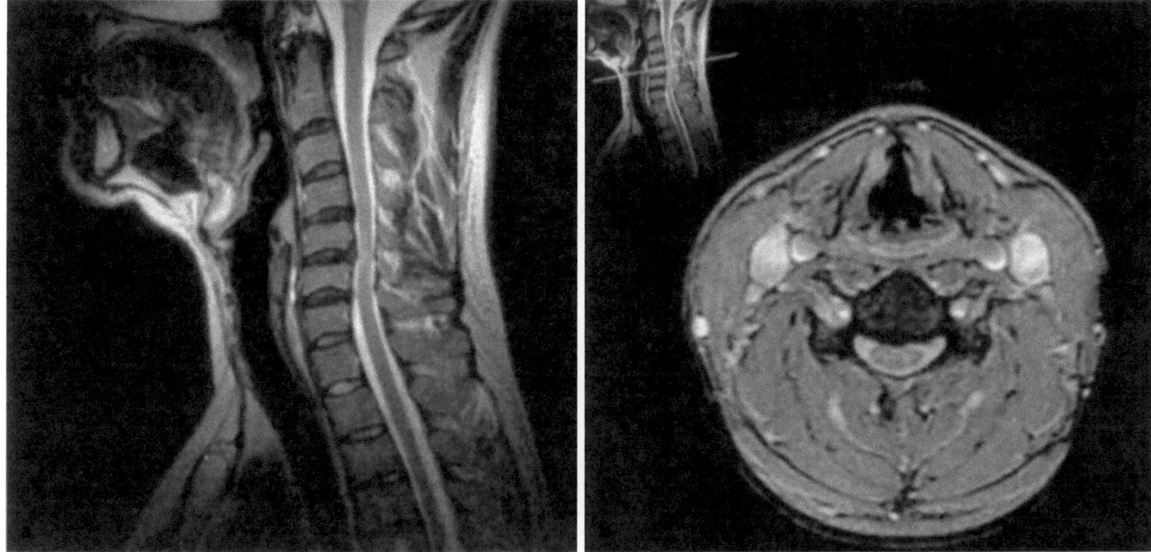

Abb. 28.113 1a, b. Postoperative Diskushernie 8 Monate nach partieller Discotomie, liegend, FSE-T2-gewichtet, sagittal. (Jinkins-Fonar)

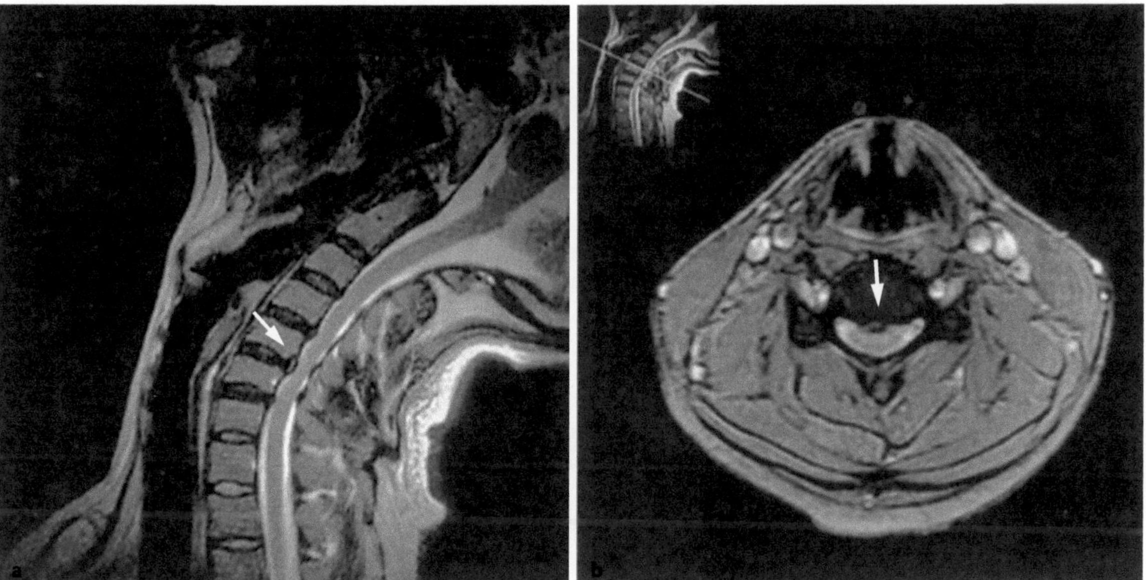

Abb. 28.114 a, b. Gleicher Patient, postoperative Diskushernie 8 Monate nach partieller Discotomie, stehend in Hyperlordose, FSE-T2-gewichtet sagittal. (Jinkins-Fonar)

28.8.4 Ursachen der auftretenden Rückenschmerzen

Schmerzen im Bereich des Rückens mit oder ohne Ausstrahlung in die Peripherie können eine Reihe von Ursachen haben:

Schmerzen ausgehend vom hinteren Längsband

Die vom hinteren Längsband ausgehenden Schmerzen sind dumpf und schwer lokalisierbar. Sie können plötzlich und heftig entstehen, wie beim Hexenschuss, oder auch allmählich einsetzen. Ursache ist eine vermehrte Zugspannung in erster Linie bedingt durch eine abnorme Volumenzunahme des Zwischenwirbelabschnittes. Verantwortlich hierfür ist eine Irritation der Schmerzrezeptoren des hinteren Längsbandes mit Fortleitung über den Ramus meningeus des Spinalnerven.

Nervenwurzelschmerz

Die spinale Nervenwurzel ist an mehreren Stellen ihres Verlaufes Störungen ausgesetzt. Die wesentlichsten mechanischen Faktoren, die eine Rolle spielen, sind Kompression und eine Dehnung der Nervensubstanz. Nur an der präganglionären Wurzelstrecke ruft die me-

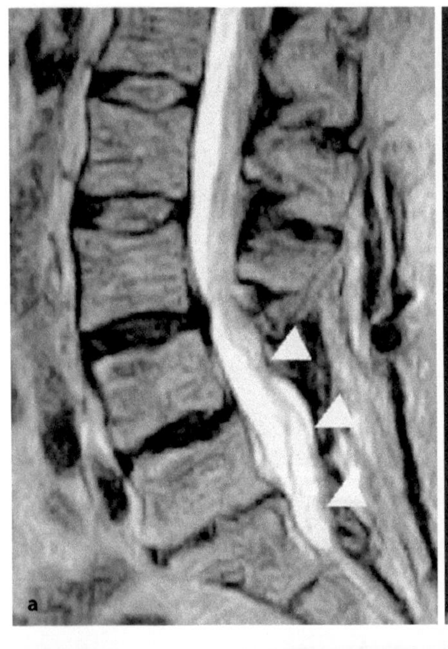

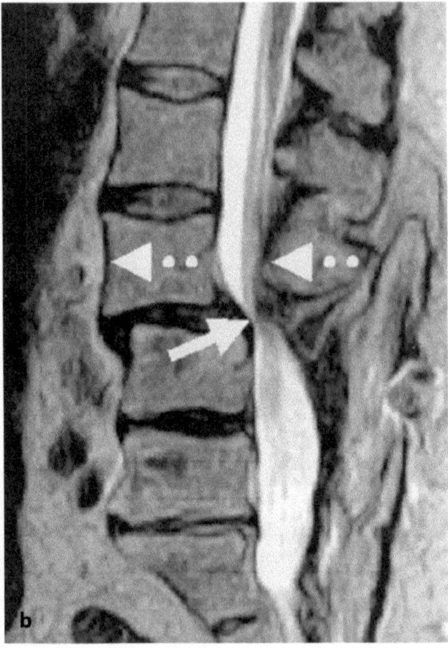

Abb. 28.115 a, b. Postoperative intersegmentale hypermobile Instabilität in einem Segment oberhalb einer vor 5 Jahren durchgeführten bilateralen Fusion und bilateraler Laminectomie, links: liegend, rechts: stehend. FSE-T2-gewichtet, sagittal. (Jinkins-Fonar)

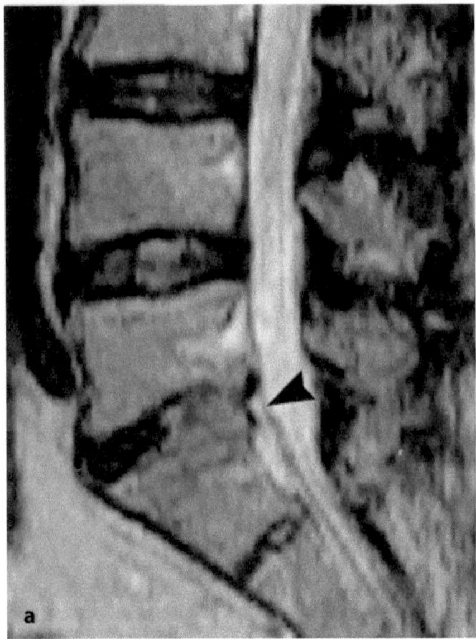

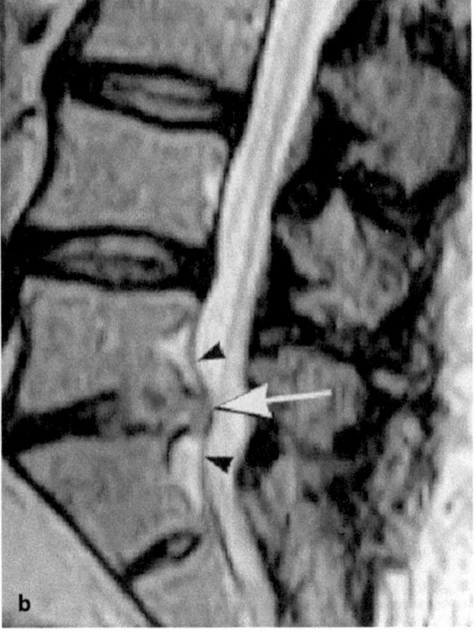

Abb. 28.116 a, b. 8 Monate nach partieller Discotomie rechts, jetzt Schmerzen im Stehen. **a** Liegend, FSE T2-gewichtet, sagittal: flache hintere Oberfläche, **b** stehend, FSE T2-gewichtet, sagittal: deutliches Discushernienrezidiv. (Jinkins-Fonar)

chanische Einwirkung eine Irritation am meningealen Gewebe und damit einen Reizzustand hervor, der mit Schmerzen verbunden ist. Es kommt dabei zu den unterschiedlichsten Beschwerdebildern.

Radikuläre Syndrome haben daher folgende Charakteristika:

1. Die Schmerzausstrahlung erstreckt sich entlang den definierten Dermatomstreifen.
2. Die Sensibilitätsstörungen betreffen die Berührungs- und die Schmerzempfindlichkeit (beide Qualitäten können verstärkt, abgeschwächt oder aufgehoben sein).
3. Motorische Schwäche nach segmentaler Zuordnung definierter Muskeln (so genannte Kennmuskeln).
4. Reflexabschwächung bis -ausfall entsprechend segmentaler Zuordnung.
5. Vegetative Ausfallerscheinungen fehlen.

Da eine Spinalwurzel Fasern führt, die Haut und Muskeln am Stamm und an den Extremitäten versorgen und außerdem die Wirbelsäule noch selbst innervieren, sind die verschiedensten Beschwerdekombinationen möglich, die sich vor allem dann segmental einordnen lassen, wenn die Symptomatik des Ramus ventralis im Vordergrund steht. Die Kompression einer spinalen Nervenwurzel lässt sich als neurologische Etagendiagnostik klinisch durch abgrenzbare sensible und motorische Störungen am Stamm und an den Extremitäten identifizieren. Es sind allerdings alle Übergänge von der reinen Schmerzausstrahlung bis zur völligen Anästhesie möglich, wobei eine Korrelation zwischen dem ausgeübten Druck auf die Nervenwurzel und der Ausdehnung des Schmerzes besteht. Bei geringem Kontakt strahlt z. B. ein Ischiasschmerz nur bis zum Oberschenkel, bei starker Kompression bis zum Fuß aus.

Klinisch können Plexusläsionen und Läsionen der peripheren Nerven durchaus von Nervenwurzelirritationen abgegrenzt werden, weil die Letzteren keine vegetativen Begleiterscheinungen, wie z. B. die Sistierung der Schweißsekretion, beinhalten.

Bestimmte Regionen im präganglionären Verlauf der Nervenwurzel sind besonders gefährdet. Zwischen dem Duralsack und seinen austretenden Nervenwurzelpaaren und der hinteren Bandscheibenbegrenzung steht unter normalen Bedingungen ausreichend Raum zur Verfügung, der bei den Wirbelsäulenbewegungen sowohl Konturänderungen der Bandscheibe als auch Lageänderungen der Nervenwurzel erlaubt, ohne dass es zu einer Bedrängung des Spinalnerven kommt. Der mit lockerem Fettgewebe und Venenplexus ausgefüllte Reserveraum zwischen Dura bzw. zwischen Nervenwurzel und der Bandscheibe, zeigt zwischen den einzelnen Wirbelsäulenabschnitten allerdings eine unterschiedliche Weite. Auch im Foramen intervertebrale, in der die Nervenwurzeln im thorakalen und im lumbalen Bereich im oberen Abschnitt verlaufen, ist normalerweise ausreichend Platz. Wenn nun dieser Reserveraum um den Spinalnerven herum durch Bandscheibenvorwölbungen, Osteophyten, gestaute Gefäße oder auch durch eine Einengung des Wirbelkanals ausgefüllt ist, wird die Nervenwurzel unter Druck gesetzt, wobei die Hauptursache der Einengung die Diskushernie ist. Es sind daneben jedoch auch ossäre Nervenwurzelkompressionen, vor allem im HWS-Bereich, möglich, die von den Processus uncinati ausgehen. Dieser osteogene Nervenwurzelkompressionsschmerz ist durch seine Hartnäckigkeit und Therapieresistenz gekennzeichnet.

Die mechanische oder auch chemische Reizung einer spinalen Nervenwurzel ruft auch makroskopisch sichtbare Veränderungen an dieser hervor. Sie zeigt sich ödematös verquollen oder nach längerer Kompression auch atrophisch dünn. Gelegentlich ist sie auch rötlich verfärbt.

Pseudoradikuläres Syndrom

Den klinischen Symptomen einer radikulären Wurzelirritation steht das pseudoradikuläre Syndrom gegenüber. Als pseudoradikuläres Syndrom werden alle nicht durch eine Nervenwurzelirritation hervorgerufenen Schmerzsymptome im Bereich der Wirbelsäule zusammengefasst. Es ist z. B. die Hauptursache für das lokale Lumbalsyndrom. Etwa 70 % aller Schmerzen im Bereich der HWS und LWS sind nicht die Folge einer Wurzelkompression.

Das pseudoradikuläre Facettensyndrom dagegen betrifft allein die klinischen Auswirkungen, die degenerative Veränderungen der Wirbelgelenke hervorrufen. Es stellt eine Untergruppe des pseudoradikulären Syndroms dar.

Im Folgenden wird die Klinik und Pathologie des pseudoradikulären Facettensyndroms erläutert. Da das pseudoradikuläre Syndrom in erster Linie die LWS betrifft, erfolgt die Abhandlung dieser Pathologie im Abschnitt „Lendenwirbelsäule".

Pseudoradikuläres Facettensyndrom. Neben dem primär diskogenen oder osteogenen Schmerz gibt es auch Beschwerden, die sekundär auf degenerative Veränderungen im Zwischenwirbelabschnitt zurückzuführen sind, wie z. B. der Kapselschmerz der Wirbelgelenke und der Muskelschmerz. Wegen ihrer zahlreichen Schmerzrezeptoren sind die Wirbelgelenke als Schmerzursache im Bewegungssegment von größter Bedeutung. Sowohl die Gelenkkapsel, die Synovia als auch das Periost der Gelenkfacetten haben neben eingekapselten Nervenendigungen vorwiegend auch freie Nervenendigungen. Bei Vorliegen degenerativer Veränderungen wird der Bewegungsspielraum der Wirbelgelenke erheblich vergrößert. Das plötzliche Überschreiten einer physiologischen Endstellung induziert eine Gelenkzerrung oder Distorsion. Diese ist immer mit Schmerzen verbunden, die in erster Linie von Schmerzezeptoren der Gelenkkapsel ausgehen.

Auch die Höhenminderung des Zwischenwirbelabschnittes ist mit einer Änderung der Ausgangsstellung der betreffenden Wirbelgelenke verbunden, d. h. es kommt zu einem teleskopartigen Einschub. Dieser Vorgang ruft unabhängig von jeder Belastung bei bestimmten Bewegungen einen Kapseldehnungsschmerz hervor.

Die Folge all dieser Veränderungen ist eine Wirbelgelenkarthrose, die so genannte Spondylarthrose, die mit dem gleichen Mechanismus, also über eine permanente Reizung der in der Kapsel lokalisierten Schmerznerven zu einem bestimmten Schmerzphänomen führt. Es handelt sich um dumpfe schwer lokalisierbare Schmerzen, die im Gegensatz zu den primär diskogenen Beschwerden nicht sofort auf Haltungsänderung und eine Extension ansprechen.

Diese von den Wirbelgelenkfacetten ausgehenden Schmerzen werden als Facettensyndrom bezeichnet.

Die auch in die Extremitäten ausstrahlenden Schmerzen weisen ein bestimmtes nichtradikuläres Verteilungsmuster auf.

Muskuläre Irritation

Eine weitere Möglichkeit für das Auftreten von Schmerzen im Bereich des Rückens stellt die Irritation der Schulter-/Nacken-, der Rumpf- und der Ischiocruralmuskulatur dar. Ursächlich bedingt sind diese Schmerzen entweder durch eine schmerzhafte Dauerinnervation bei Irritation des Ramus dorsalis, der vom Spinalnerven in der Region des Ganglions entlassen wird, zum anderen auch in einer permanenten Anspannung der Muskulatur, die bei bestehender Instabilität des Bewegungssegments kompensatorische Funktion hat, da die Lockerung der intervertebralen Verbindungen durch die Rumpfmuskeln zunächst kompensiert wird. Sind die Leistungsreserven dieser Muskeln erschöpft, so kommt es zu Muskelinsuffizienzerscheinungen mit dumpfen Rückenschmerzen. Grund hierfür ist die häufig schlecht ausgebildete Rumpfmuskulatur.

Diese Schmerzsymptomatik wird insgesamt auch als pseudoradikuläres Syndrom bezeichnet, als Ausdruck einer Störung der funktionellen Beziehung zwischen den Wirbelgelenken und der dazugehörigen Muskulatur. Charakteristisch für diese Schmerzart ist ein spontanes Auftreten in der betroffenen Muskulatur, die sich bei Druck und Bewegung noch verstärkt.

Kombinationen der verschiedenen Schmerzsyndrome

Bekanntlich liegen in einem Bewegungssegment alle Nervenfasern, also sowohl die motorischen, die sensiblen, als auch die vegetativen Nerven dicht beieinander und sind untereinander verbunden. So können im Rahmen eines Segments auch unterschiedliche Beschwerdekombinationen auftreten. Störungen im somatischen und im vegetativen Bereich des Ramus ventralis des Spinalnerven haben also auch Rückwirkungen auf die Wirbelsäule selbst und insbesondere auch auf den Ramus meningeus und auf den Ramus dorsalis, sodass neben den rein radikulären Schmerzen auch pseudoradikuläre Symptome auftreten können.

Selbst bei einem dorsolateralen Prolaps mit Wurzelkompression entwickelt sich so nach einer rein radikulären Symptomatik eine Schmerzkombination mit radikulären und pseudoradikulären sowie tendomyogenen Komponenten. Dieses Nebeneinander von Bewegungseinschränkung der Wirbelsäule, von Muskelhartspann, von radikulärer Symptomatik und von vegetativen Begleiterscheinungen wird unter dem Begriff Bandscheibensyndrom zusammengefasst.

Andererseits ist es möglich, allerdings sehr selten, dass die mediolateralen Diskushernien eine alleinige Kompression des Ramus meningeus und die lateralen Diskushernien eine alleinige Kompression des Ramus dorsalis bewirken. Die daraus resultierenden Symptome sind dann rein pseudoradikulär.

Eine gänzlich andere Beschwerdesymptomatik wird vorgefunden, wenn eine direkte Kompression des Myelons oder der Cauda equina vorliegt.

Klinisch kommt es dann neben den häufig vorhanden Symptomen einer Radikulopathie auch zu Beschwerden im Sinne einer Myelopathie, die gekennzeichnet sind durch eine spastische Parese der Extremitäten und durch ein sensorisches Defizit.

28.8.5 Darstellung von Degenerationen der Bandscheibe und Veränderungen der Wirbelgelenke sowie der ligamentären Degenerationen in der MRT

Siehe auch Abschn. 28.8.1.

Wert des MRT-Verfahrens

Die MRT ist seit einiger Zeit das Verfahren der Wahl und der Goldstandard für die Untersuchung von Bandscheibendegenerationen. Die Möglichkeit, durch sagittale Schnitte einen vollständigen Überblick über einen größeren Abschnitt der Wirbelsäule zu erhalten, ist ein wesentlicher, jedoch nicht der einzige Vorteil gegenüber der CT. Aufgrund der besseren Kontrastauflösung und der mittlerweile gleich guten räumlichen Auflösung, ist die Abgrenzung der Bandscheibe von den umgebenden Strukturen mit der MRT wesentlich besser möglich. Zudem erlaubt die MRT, den Zustand des Nucleus pulposus und auch des Anulus fibrosus differenziert zu erfassen und damit Hinweise über den Fortschritt einer Bandscheibendegeneration zu erhalten. Auch die Möglichkeit der Dreiebenentechnik und evtl. auch die Anfertigung von angulierten Schichten mit gezielter Darstellung der Neuroforamina sind Vorteile gegenüber der CT, die nicht zu unterschätzen sind.

Die MRT vereint also die Übersichtlichkeit der Myelographie mit der Möglichkeit der direkten Abbildung eines Bandscheibenvorfalles.

Zudem besteht seit einiger Zeit auch die Möglichkeit der Anfertigung einer MRT-Myelographie, die sich im Hinblick auf die Aussage kaum von der invasiven Myelographie unterscheidet.

Untersuchungstechnik

Bezüglich der MRT-Untersuchungsstrategie werden unterschiedliche Sequenzen für die verschiedenen Wirbelsäulenabschnitte bevorzugt.

Die Patienten werden in Rückenlage stabil gelagert. Eine Unterpolsterung der Knie, auch wegen der vorhandenen Schmerzen ist zur Stabilität vorteilhaft.

Als Spulen bieten seit einiger Zeit alle Firmen simultan geschaltete Phased-array-Spulen an, auf denen die Patienten gelagert werden. Auf die Vorteile dieser Spulenkombination wurde bereits hingewiesen.

28.8.6 Degenerative Veränderungen der Halswirbelsäule – Zervikalsyndrom

Die Region der HWS weist im Vergleich zum thorakalen und lumbalen Bereich einige Besonderheiten auf, die zu frühzeitigen Verschleißerscheinungen und zu Beschwerden führen können. So zeigen die Deckplatten der HWK von C3 bis C7 an der hinteren und seitlichen Kante sattelartige Ausziehungen die als Processus uncinati bezeichnet werden. Die Bandscheiben erhalten dadurch eine nach lateral spitz zulaufende Form. Durch die Halslordose sind sie außerdem ventral ein Drittel höher als dorsal. Die Processus uncinati richten sich im Verlaufe des Wirbelsäulenwachstums auf und bilden schließlich schaufelartige Knochenkämme, die von der seitlichen Wirbelkante ausgehen. Anders als in den übrigen Wirbelsäulenabschnitten sind die Bandscheiben vor allem lateral vorwiegend durch die Processus uncinati begrenzt.

Von besonderer Bedeutung sind osteophytäre Reaktionen, die im Rahmen von Bandscheibendegenerationen an den Processus uncinati auftreten, da sie sich in unmittelbarer Nachbarschaft von Nervenwurzeln und der A. vertebralis befinden. Wichtig ist auch die Tatsache, dass eine unmittelbare Nachbarschaft zur A. vertebralis und zur Uncovertebralregion sowie zum Halssympathikus besteht.

Der Halsgrenzstrang des Sympathikus steht über die Rami communicantes mit den Spinalnerven in Verbindung und bestreitet mit den drei Halsganglien die vegetative Innervation der Kopf-Hals-Region und der oberen Extremität. Dem Ganglion stellatum kommte eine besondere Bedeutung als Großverteilerstelle zu, da alle efferenten und fast alle afferenten sympathischen Fasern für Kopf, Hals und oberen Thorax hier durchlaufen. Von hier aus gelangen die Fasern u. a. auch über den sympathischen arteriellen Plexus der A. vertebralis nach kranial.

Wichtig ist, wie bereits erwähnt, auch die enge räumliche Beziehung zur A. vertebralis. Schon normale Kopfbewegungen haben bei regelrechten anatomischen Verhältnissen Lumeneinengungen der A. vertebralis zur Folge. Liegen weitere Bedrängungsmöglichkeiten, z. B. posttraumatisch oder im Rahmen einer Hypertrophie der Processus uncinati vor, kann die A. vertebralis an ihren Umbiegungsstellen permanent eingeengt sein, wobei die Kopfdrehung und die Reklination sogar u. U. eine Unterbrechung der Blutzufuhr induzieren können. Diese Einengung ist bei Einseitigkeit nicht klinisch relevant, da die beiden Aa. vertebrales eine funktionelle Einheit bieten, d. h. die Störung auf der einen Seite wird durch die andere Seite kompensiert. Diese Kompensation ist jedoch infrage gestellt, wenn von vorn herein beide Aa. vertebrales durch degenerative Veränderungen eingeengt werden.

Die Processus uncinati haben außerdem eine schienenartig wirkende Funktion, durch die extreme Rotationsbewegungen der HWS vermieden werden. Ferner ist die Flexionsbewegung durch die Processus uncinati ein Dreh-Gleit-Vorgang.

Bei allen Bewegungen der HWS verändert sich auch das Lumen der Foramina intervertebralia. Bei Vorneigung bzw. Kyphosierung erweitern sich die Neuroforamina, bei Reklination bzw. Lordosierung verengen sie sich.

Die Bandscheiben sind wegen des Kopfgewichtes bei Bewegungen erheblichen Belastungen ausgesetzt. Eine asymmetrische Belastung führt zu einer Verschiebung des Bandscheibenmaterials zur weniger belasteten Seite, bei Kyphose nach dorsal, bei Lordose nach ventral. Diese Verschiebbarkeit des Nucleus pulposus durch die asymmetrische Belastung führt zu einer Dezentralisierung des Gallertkernes und ist ein Grund für die relativ frühzeitigen degenerativen Veränderungen, insbesondere im Bereich des zervikodorsalen Überganges bei C5 bis C7. Es kommt hier durch die Überdehnung des Anulus fibrosus zu Einrissen, die dem Auftreten von Diskusprotrusionen Vorschub leisten. Diese Einrisse sind in erster Linie Horizontalspalten.

Findet sich diese Ausdünnung des Anulus fibrosus lateral, ist die Vorwölbung des Discus im Sinne einer Protrusion gegen das Foramen intervertebrale die Folge. Mit der Erweiterung der Horizontalspalten nach lateral ist die Integrität des osmotischen Systems der Bandscheibe zerstört. Die betreffenden Bandscheiben verlieren Flüssigkeit und daher an Höhe. Durch das Aneinanderrücken der Wirbel vergrößert sich der knöcherne Kontakt an den Processus uncinati sowie auch an den Wirbelgelenken. Die Folge sind knöcherne Appositionen. Diese führen zusammen mit der Höhenminderung des Zwischenwirbelabschnittes zu einer Einengung des Neuroforamens.

An der Einengung sind jedoch nicht nur die im Röntgenbild sichtbaren knöchernen Ausziehungen am Processus uncinatus beteiligt, sondern auch röntgentransparente Weichteilwülste, die den Knochen umgeben und die nur durch die MRT nachgewiesen werden können.

Zu einer Nervenwurzelirritation kommt es, wenn der Reserveraum erschöpft ist. Dieser Reserveraum ist im Vergleich zur BWS und LWS relativ eng.

Ferner sind an der Einengung auch die vertebralen Exostosen und die Wirbelgelenkfacetten beteiligt, die von dorsolateral eine Einengung des Neuroforamens bewirken. Ursache ist die Bandscheibensinterung, die zu einer teleskopartigen Einschiebung der Gelenke führt, wodurch besonders der obere Teil des Neuroforamens eine zusätzliche Einengung erfährt.

Arthrotische Veränderungen an den Wirbelgelenken sind allerdings seltener als im Bereich der LWS. Degenerative Veränderungen, insbesondere der Diskusprolaps und die Protrusion, können jedoch auch eine kurz- oder langstreckige Stenose des Spinalkanals hervorrufen. Dieser erworbenen Spinalkanalstenose steht die angeborene Stenose gegenüber, die allerdings recht selten ist.

Klinische Symptomatik

Unter dem Begriff des Zervikalsyndroms werden alle Krankheitszustände verstanden, die direkt oder indirekt auf degenerative Veränderungen des Diskus zurückgeführt werden können. Dazu zählen Muskelverspannungen im Schulter-Nacken-Bereich, Bewegungseinschränkungen der HWS, segmentale Nervenwurzelsymptome im Arm, Kopfschmerzen, Schwindelanfälle und verschiedene funktionelle Störungen im Bereich der inneren Organe.

Ausgelöst durch Drehbewegungen des Kopfes treten Schulter-Nacken-Schmerzen, verbunden mit einem Steifigkeitsgefühl, im Bereich der HWS plötzlich auf. Bisweilen beginnen die Symptome eines Zervikalsyndroms bereits morgens mit dem Aufwachen. Sie zeichnen sich durch ihre Positionsabhängigkeit aus. Charakterisitisch ist die Verschlimmerung der Beschwerden in der Nacht. Begleiterscheinungen können psychovegetative Symptome sein, wie Abgeschlagenheit, Leistungsabfall und Gereiztheit. Auch eine psychische Überlagerung ist bekannt.

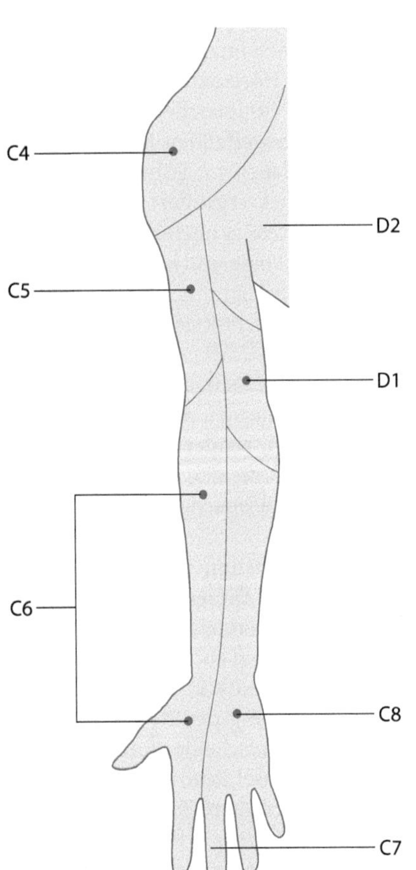

Abb. 28.117. Dermatome der verschiedenen Nervenwurzeln im Bereich des Armes

Zur klinischen Untersuchung gehört obligatorisch die Erstellung eines neurologischen Status, um ein zervikales Nervenwurzelreizsyndrom beweisen oder ausschließen zu können. Auf die verschiedenen differenzialdiagnostischen Möglichkeiten soll an dieser Stelle nicht eingegangen werden.

Als zervikobrachiales Syndrom werden alle bandscheibenbedingten Brachialgien bezeichnet, die von den Bewegungssegmenten C5 bis C7 ausgehen und für die ausstrahlende Schmerzen und Sensibilitätsstörungen in den oberen Extramitäten charakteristisch sind. Abhängig von der irritierten Nervenwurzel erfolgt die Schmerzausstrahlung entlang von definierten Dermatomen, die gelegentlich auch von Sensibilitätsstörungen begleitet sind. Da im Rahmen eines zervikobrachialen Syndroms auch eine Bewegungseinschränkung der Schulter vorhanden sein kann, muss differenzialdiagnostisch ein Rotatorenmanschettensyndrom abgegrenzt werden (Abb. 28.117).

Die prozentuale Verteilung der monoradikulären zervikobrachialen Syndrome sieht wie folgt aus:

- C6: 36%,
- C7: 34%,
- C8: 25%.

C6-Syndrom. Das C6-Dermatom erstreckt sich über die Radialseite des Ober- und Unterarmes bis zum Daumenende und zum Zeigefinger, Teile des Mittelfingers können mit betroffen sein. Mitunter strahlt der Schmerz auch in die Region des M. biceps und des M. brachioradialis aus. Der Brachioradialisreflex ist abgeschwächt oder erloschen. Der Bizepssehnenreflex kann abgeschwächt sein, ist jedoch wegen des nervalen Zuflusses aus C5 nicht erloschen. Kennmuskeln sind der M. extensor carpi radialis longus et brevis.

C7-Syndrom. Das C7-Dermatom erstreckt sich auf den Mittelfinger. Schmerzempfindung und Parästhesien lassen sich allerdings nur bedingt zuordnen, da der Mittelfinger auch nervale Zuflüsse aus C6 und C8 erhält. Der Trizepssehnenreflex ist abgeschwächt oder erloschen. Kennmuskel ist der Flexor carpi radialis.

C8-Syndrom. Hier geben die Patienten entsprechend dem Dermatom C8 Schmerzen im Bereich der ulnaren Hand unter Einschluss des 4. und 5. Fingers und im Bereich des distalen ulnaren Unterarmes an. Motorische Störungen betreffen die Kennmuskeln Flexor digitorum superficialis et profundus sowie die ulnaren Mm. lumbricales.

Differenzialdiagnose. Differenzialdiagnostisch müssen Läsionen der peripheren Nerven abgegrenzt werden. Wie bereits erwähnt, ist ein Abgrenzungskriterium die intakte Schweißsekretion beim zervikobrachialen Syndrom. Abgegrenzt muss auch das Pancoast-Syndrom, dem ein Lungenspitzentumor zugrunde liegt, der bei Infiltration zunächst den medialen Faszikel des Plexus brachialis in Mitleidenschaft zieht. Die entstehende Schmerzsymptomatik kann leicht mit einem C7- oder C8-Nervenwurzelsyndrom verwechselt werden.

MRT der Halswirbelsäule

Untersuchungstechnik. Die MRT ist die primäre bildgebende Methode zur Untersuchung von Patienten, bei denen aufgrund der klinischen Symptome degenerative Veränderungen an den Bandscheiben, an den Uncovertebralfortsätzen oder an den Wirbelgelenken vermutet werden. Wie bei keinem anderen Wirbelsäulenabschnitt ist jedoch eine optimale MRT-Technik Voraussetzung für eine gute Diagnostik. So sollten bei der Untersuchung der HWS spezielle Oberflächenspulen ebenso zum routinemäßigen Rüstzeug gehören, wie die Möglichkeit einer Dünnschichttechnik. Ferner ist ein ausreichendes Signal-zu-Rausch-Verhältnis für die Diagnostik erforderlich. Dies setzt nicht nur höhere Magnetfeldstärken, sondern vor allem stärkere Gradienten voraus, insbesondere um relativ kurze Untersuchungszeiten zu erreichen. Neben den Solenoid-Spulen werden auch Resonator-Spulen und flexible Spulen angeboten.

Um die räumliche Auflösung zu optimieren und um Wrap-around-Effekte zu vermeiden, sollte die Spulengröße dem FOV angepasst werden, wobei bei Anwendung einer Niederfeldtechnik mindestens zwei bis drei Mittelungen, bei Anwendung einer Hochfeldtechnik mindestens zwei Mittelungen erforderlich sind. Gleichzeitig werden wegen der Möglichkeit von dünnen Schichten ohne Qualitätsverlust 3D-Datenaquisitionen empfohlen.

Zur Anwendung sollten in der sagittalen Schnittrichtung T1- und T2-gewichtete SE-Sequenzen, in der axialen Schnittrichtung eine T2*-gewichtete GRE-Sequenz kommen. Die 3D-MRT-Aquisition kann allerdings nur mit GRE-Techniken erfolgen. In diesem Fall ist eine etwas unterschiedliche Signalgebung für die verschiedenen Gewebe vorhanden. Ein Nachteil hierbei ist das Auftreten vermehrter vaskulärer Pulsationsartefakte. Ebenso muss als Nachteil ein zunehmender Suszeptibilitätsartefakt und ein vermindertes Kontrast-zu-Rausch-Verhältnis in Kauf genommen werden.

Die Matrix sollte 256×256 Pixel betragen. Um mit T2-gewichteten Schichten in der Zervikalregion Artefakte, die von der Bewegung des Liquors herrühren, zu verhindern, sind Kompensationsmechanismen, die heute in allen Geräten routinemäßig implimentiert sind, erforderlich.

Das Truncation-Phänomen ist ein weiteres im Bereich des Zervikalkanals auftretendes Artefakt. Es stellt sich als Linie oder bandförmige Formationen im Bereich des Myelons vertikal parallel verlaufend dar. Auch hierfür existieren Mechanismen zur Unterdrückung.

Die Gabe von Kontrastmittel ist bei Vorliegen von degenerativen Veränderungen nur in ganz gezielten Fällen, auf die noch eingegangen wird, erforderlich.

Darstellungskriterien. In der T1-Sequenz und bei sagittaler Schnittrichtung stellt sich der Wirbelkörper aufgrund des Fettmarkes hell dar, die Deck- und Abschlussplatten weisen ein geringes Signal auf, die normale Bandscheibe ist dunkel. Das Myelon hat eine intermediäre Signalintensität, der umgebende Liquor ist aufgrund der langen T1-Zeit dunkel. Der epidurale Raum erscheint in erster Linie wegen des Fettgehaltes, aber auch wegen des Venenplexus hell. Er ist insbesondere im ventralen Abschnitt als zarte schmale bandförmige Struktur abgrenzbar. Das Bandscheibensignal ist intermediär.

Zu berücksichtigen ist jedoch, dass das Signal der Spongiosa der Wirbelkörper in erster Linie davon abhängt, inwieweit bereits eine Fettumwandlung des Blutmarkes erfolgt ist. Bei fehlender Umwandlung stellen sich die Wirbelkörper mit intermediärer Signalintensität dar.

In der T2-Wichtung und sagittaler Schnittrichtung wird das Bild durch den hellen Liquor dominiert, in dem eingebettet das Myelon eine intermediäre Signalgebung aufweist. Nicht immer kann auch bei normaler Bandscheibe der intakte Nucleus pulposus als helles Signal abgegrenzt werden. Hierzu wäre eine sagittale Schnittrichtung in fettsupprimierter T2-Wichtung erforderlich, die auch von manchen Untersuchern zusätzlich empfohlen wird. Die Spongiosa der Wirbelkörper stellt sich dann mit intermediärem Signal dar, der intakte Nucleus pulposus mit einem hellen Signal.

Auf transversalen Schichten weisen GRE-Techniken in T2*-Wichtung beim Wirbelkörper und auch den Wirbelgelenken ein minderes Signal auf. Dies hat den Nachteil, dass die Wirbelgelenke in ihrer Konfiguration und möglichen Veränderungen nur unzureichend beurteilt werden können. Bei dieser Frage hat die CT zweifelsohne Vorteile. Der subdurale Raum weist eine deutliche Signalanhebung auf, ist also hell, der epidurale Raum aufgrund des hier vorhandenen Fettgewebes ebenfalls hell, jedoch deutlich dunkler im Vergleich zum Liquor, sodass eine Abgrenzung gut möglich ist.

Bei Vorliegen von degenerativen Veränderungen können durch eine geeignete Sequenzwahl sowohl die Bandscheibenvorwölbungen und Vorfälle als auch die knöchernen Veränderungen gut dargestellt werden.

Die Sensitivität und Spezifität betragen jeweils 90%. Wegen der problemlosen Darstellung in der transversalen und sagittalen Schnittebene und der fehlenden

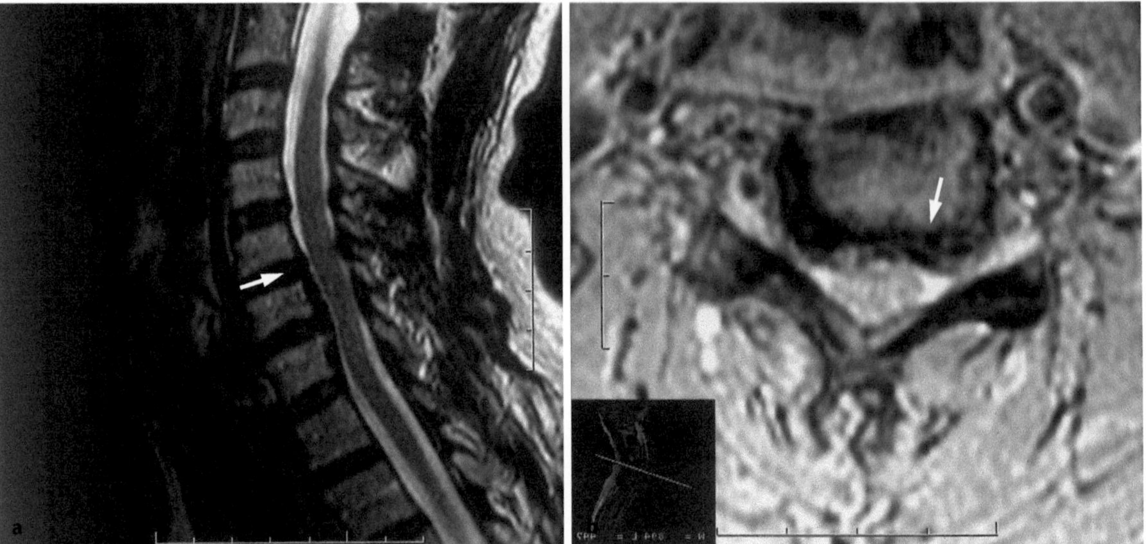

Abb. 28.118 a,b. Anamnese: Klage über permanente Schmerzen im Bereich der unteren HWS mit Ausstrahlung in die linke Schulter. Diagnose: breitbasige beidseitige Diskusprotrusion bei C5/C6 und C6/C7 mit deutlicher Einengung der Neuroforamina bei C5/C6 und umschriebener Verdickung des hinteren Längsbandes, wahrscheinlich bei Verkalkung. **a** FSE T2-gewichtet, sagittal, **b** GRE T2*-gewichtet, axial

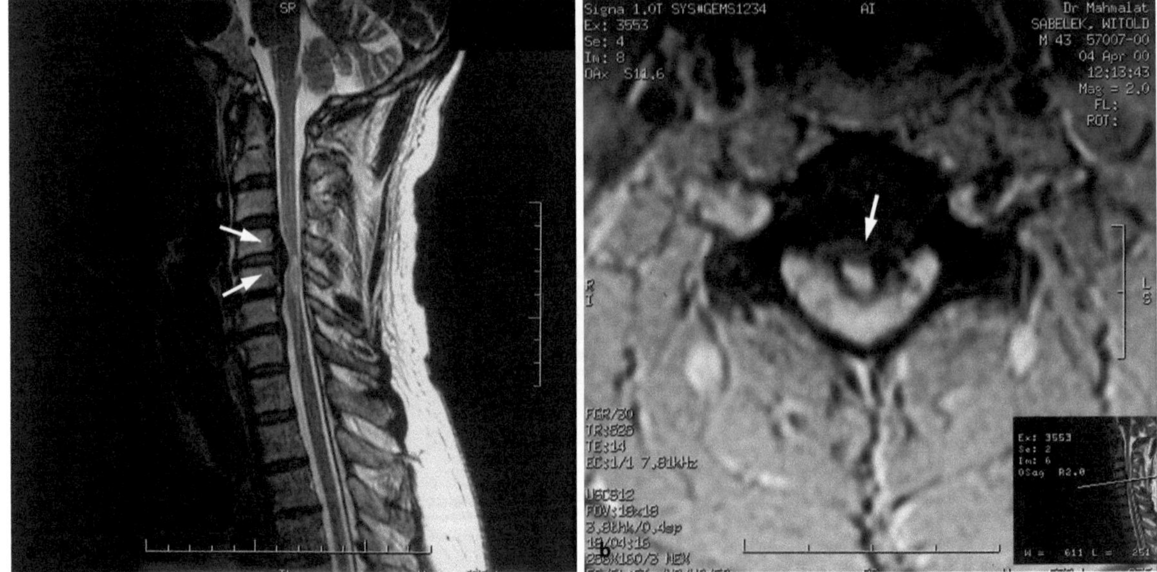

Abb. 28.119 a,b. Anamnese: vor etwa einem Jahr Distorsion der HWS. Seit dieser Zeit Klage über Kribbel- und Taubheitsgefühl im Bereich der Hände beidseits sowie Schwindel und Kopfschmerzen. Diagnose: ausgedehnter Diskusprolaps bie C4/C5 mit erheblicher Einengung des Spinalkanals und Zeichen einer Myelopathie mit zystoider intramedullärer Reaktion. **a** FSE T2-gewichtet, sagittal, **b** GRE T2*-gewichtet, axial

Invasivität ist das MRT-Verfahren der CT-Myelographie überlegen. Die Bandscheibendegeneration ist allerdings schwieriger als im Thorakal- oder Lumbalbereich festzustellen, weil der Signalverlust des Nucleus pulposus hier schlechter nachweisbar ist. Der Nachweis der Degeneration orientiert sich daher eher an der Höhenminderung der Bandscheibe, die immer auch als ein Zeichen der Bandscheibendegeneration anzusehen ist.

Die Differenzierung zwischen Anulus fibrosus und Nucleus pulposus gelingt ebenfalls schlechter als im Lumbalbereich. Das Gleiche gilt für die Differenzierung zwischen einer Protrusion und einem Bandscheibenvorfall. Hinweise ergeben sich aus der Form der Bandscheibenverlagerung. Zirkuläre Verlagerungen entsprechen Protrusionen, mehr zungenförmige hingegen Bandscheibenvorfällen.

Auch die Differenzierung zwischen einem subliga-

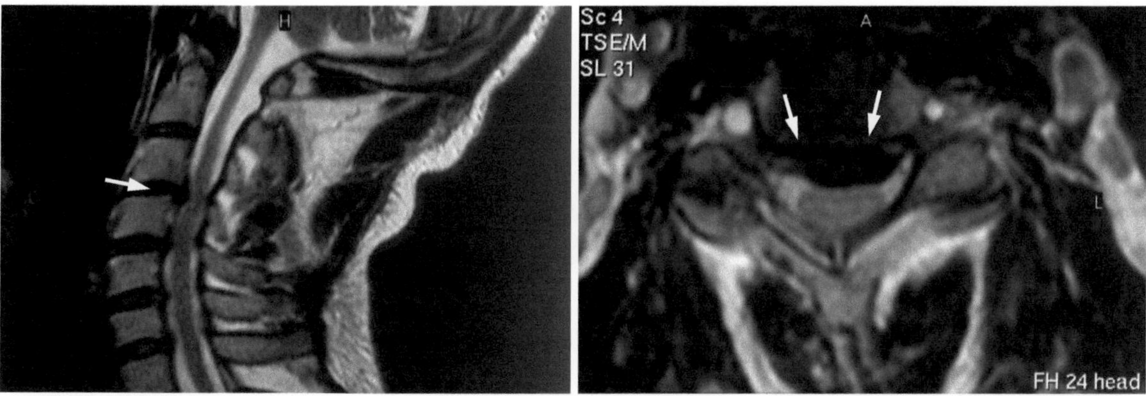

Abb. 28.120 a,b. Anamnese: Der 44-jährige Patient klagt seit mehreren Monaten über Schmerzen im Bereich der unteren HWS mit Ausstrahlung in den linken Arm und Kribbel- und Taubheitsgefühl sowie häufiges Schwindelgefühl. Diagnose: mediale Diskushernie bei C3/C4 mit erheblicher Einengung des Neuroforamens. **a** FSE T2-gewichtet, sagittal, **b** FSE T2-gewichtet, axial

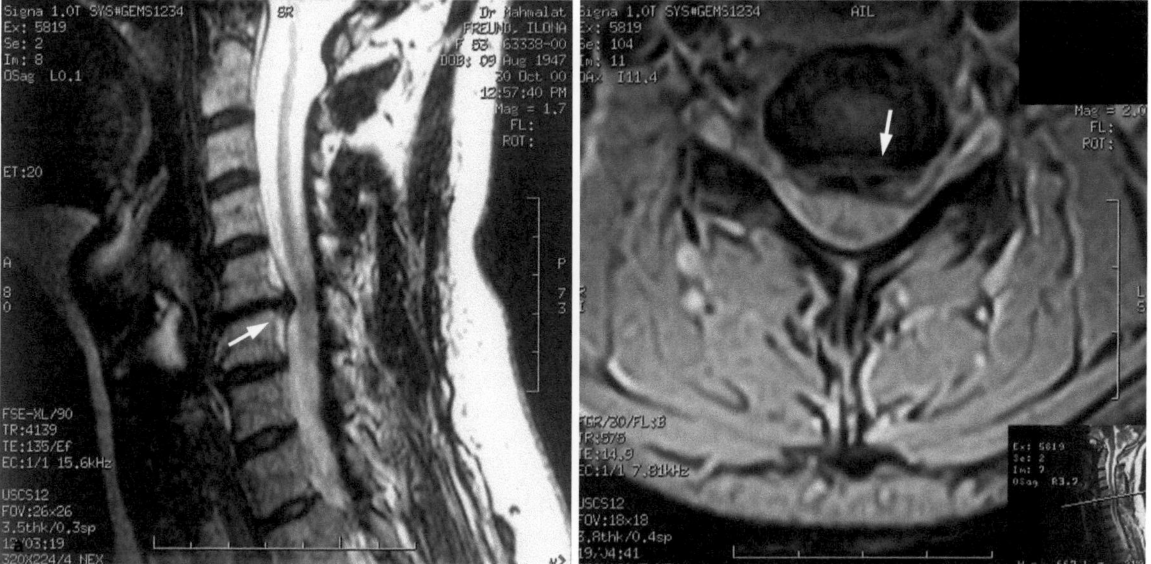

Abb. 28.121 a,b. Anamnese: 53-jährige Patientin, die seit Wochen über Schmerzen im Bereich der HWS mit Ausstrahlung in den linken Arm sowie über Taubheitsgefühle und Kribbeln in den ersten drei Fingern klagt. Diagnose: mediolaterale frische Diskushernie bei C5/C6 mit Einengung des Spinalkanals, des Recessus und des Neuroforamens. C6-Nervenwurzelreizsyndrom. **a** FSE T2-gewichtet, sagittal, **b** GRE 3D T2*-gewichtet, axial

mentären und einem extraligamentären Bandscheibenvorfall ist nicht eindeutig möglich.

Massenvorfälle werden nicht nur im Vergleich zur Lumbalregion seltener angetroffen, sie gehen häufig auch nicht mit einer entsprechenden Höhenminderung der Bandscheibe einher.

Die chronische Diskusvorwölbung ist ferner dadurch charakterisiert, dass es zu spondylotischen Abstützungsreaktionen an der Wirbelkörperkante kommt und gelegentlich auch zu Verkalkungen.

Ein indirektes Zeichen einer dorsalen Diskusvorwölbung stellt die Stauung des epiduralen Venenplexus dar. Finden sich polysegmentale Bandscheibenveränderungen kann eine langstreckige spinale Stenose die Folge sein, die in erster Linie in der sagittalen, jedoch auch in der axialen Schnittrichtung festgestellt und evtl. ausgemessen werden kann.

Als ein gewisser Hinweis auf das Vorliegen einer Diskushernie in der Abgrenzung zur Protrusion kann eine umschriebene Signalanhebung im hernierten Bereich angesehen werden, die für das Vorliegen von Nucleus-pulposus-Material spricht.

Während die sagittale Schnittrichtung Hinweise auf die Höhe bei Vorliegen von Diskusvorwölbungen erbringt, ist die wertvollere axiale Schnittrichtung besser geeignet, insbesondere die Einengung der Neuroforamina und auch die mögliche Einengung des Spinalkanals zu dokumentieren. Hierbei sollte besonderes Augenmerk auf den Zustand der Gelenkfascette gerichtet werden, weil diese häufig zusätzlich von dorsolateral

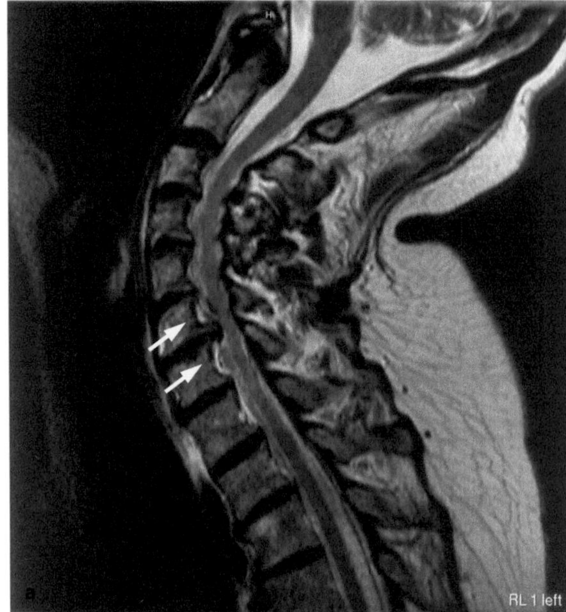

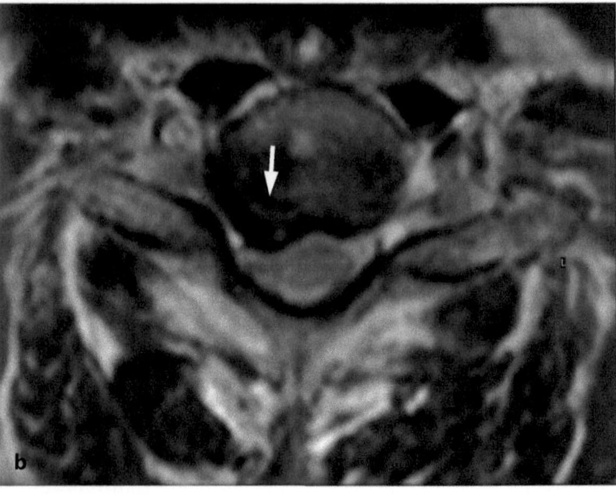

Abb. 28.122 a,b. Anamnese: Seit ca. vier Monaten klagt die 46-jährige Patientin über Migräneanfälle und über Schmerzen im unteren LWS-Bereich mit Ausstrahlung in die rechte Schulter. Diagnose: Retrospondylose bei C6/C7 mit zusätzlicher flacher rechtsseitiger Protrusion und erheblicher Einengung des Neuroforamens. **a** FSE T2-gewichtet, sagittal, **b** FSE T2-gewichtet, axial

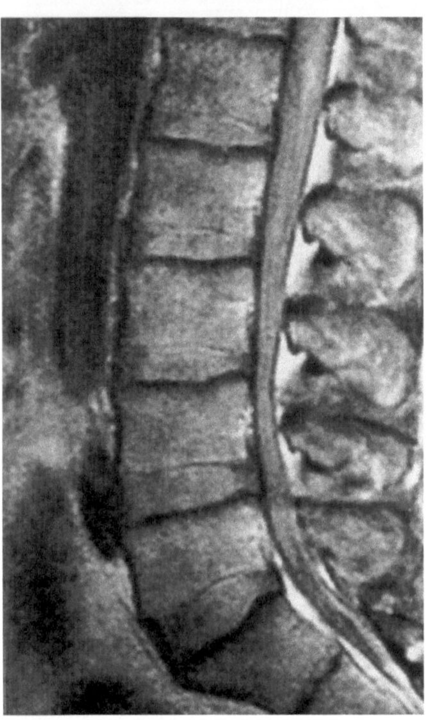

Abb. 28.123. Angeborener enger Spinalkanal (FSE protonengewichtet, sagittal)

eine Einengung des Neuroforamens bewirkt, sodass es zu einem Kneifzangenmechanismus kommt.

Ebenso wie im Lumbalbereich können die verschiedenen Stadien der Bandscheibendegeneration an den Veränderungen deck- und abschlussplattennah abgelesen werden. Besteht eine Kompression des Myelons kann mit der MRT das Vorliegen einer Myelopathie bewiesen oder ausgeschlossen werden. Hierbei kommt es in der T2-Wichtung zu einem umschriebenen Signalanstieg innerhalb des intermediären Signals des Myelons.

Eine außerordentlich wichtige Indikation zur Durchführung der MRT sind außerdem vermutete Veränderungen im proximalen Abschnitt der HWS, da auch degenerative Veränderungen in diesem Bereich Einengungen des Wirbelkanals und der Neuroforamina bewirken können. In erster Linie in der koronaren Schnittebene, die ergänzend von Fall zu Fall zusätzlich angefertigt werden kann, ist die Möglichkeit gegeben, die A. vertebralis in der T1-Wichtung als dunkles Signal im Bereich des Foramen transversarium lückenlos darzustellen. Diese Darstellung kann auch durch eine MRT-Angiographie erfolgen (Abb. 28.118 a,b, Abb. 28.119 a,b, Abb. 28.120 a,b, Abb. 28.121 a,b, Abb. 28.122 a,b, Abb. 28.123, Abb. 28.124 a,b, Abb. 28.125, Abb. 28.126 a,b).

28.8.7 Degenerative Veränderungen der Brustwirbelsäule – Thorakalsyndrom

Unter dem Thorakalsyndrom werden alle direkt oder indirekt von den Zwischelwirbelabschnitten ausgehenden Beschwerden zusammengefasst. Sie betreffen praktisch ausschließlich degenerative Veränderungen. Bandscheibenschäden spielen allerdings im Bereich der BWS im Vergleich zu den Veränderungen im Bereich der HWS und der LWS nur eine untergeordnete Rolle. Lediglich 2 % aller bandscheibenbedingten Erkrankungen spielen sich im Bereich der BWS ab. Therapieresistente Wurzelirritationen, die eine operative

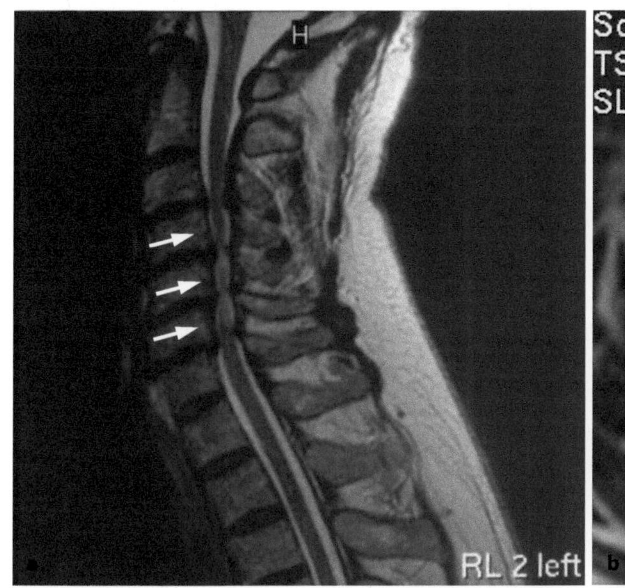

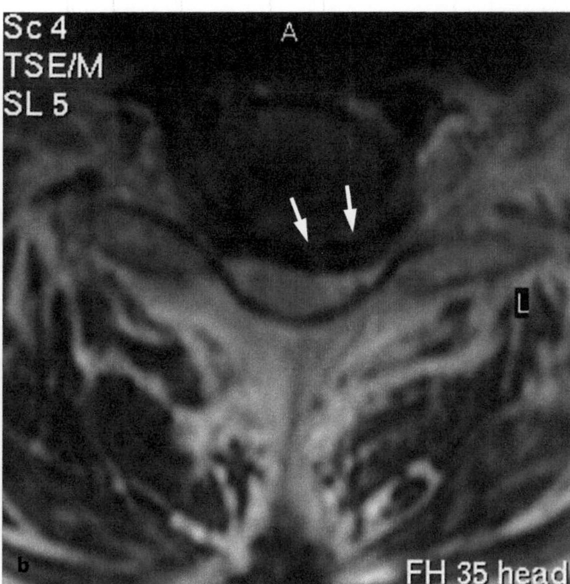

Abb. 28.124 a,b. Der 63-jährige Patient klagt seit Monaten über Schmerzen im Bereich der unteren HWS mit Ausstrahlung in den linken Arm und Kribbel- bzw. Taubheitsgefühlen. Diagnose: mediolaterale Diskushernie bei C5/C6 links. Erhebliche Spinalkanalstenose zwischen C3–C7. **a** FSE T2-gewichtet, sagittal, **b** FSE T2-gewichtet, axial

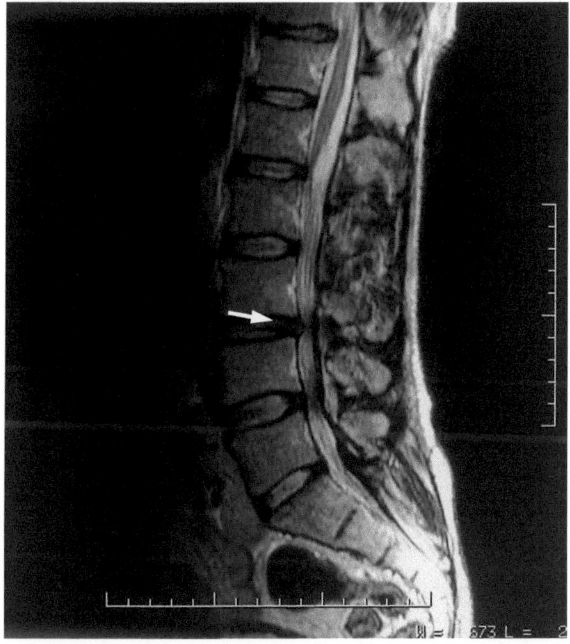

Abb. 28.125. 14-jähriger Patient, der seit drei Monaten über permanente Schmerzen im Bereich der LWS klagt, ohne Ausstrahlung. Diagnose: kongenitale Spinalkanalstenose. Beginnende Degeneration der Bandscheibe bei L3/L4 (FSE T2-gewichtet, sagittal)

Therapie erforderlich machen würden, sind extrem selten. Das Gleiche gilt für den Massenprolaps. Dies nimmt nicht Wunder, da aufgrund der Weite des Spinalkanals auch bei ausgedehnteren Diskusprolapsen das Myelon noch ausreichend Platz zum Ausweichen hat. Das Verhältnis zwischen dem Querschnitt des Myelons und dem Spinalkanal beträgt 1:7. Nur eine von 1.000 Bandscheibenoperationen betrifft die BWS.

Bei einem Prolaps sind die Zwischenwirbelabschnitte von D7 bis D12 am häufigsten betroffen. Es können allerdings auch die Blutgefäße, die das Myelon versorgen, komprimiert werden. Vor allem die ventral verlaufende A. spinalis anterior ist gefährdet. Auch Bandscheibensequester kommen vor, die in erster Linie nach kaudal abweichen und im Laufe der Zeit mit der Dura adhärent werden.

In der Vorgeschichte eines Diskusprolaps ist häufig eine Stauchung des Rumpfes oder das Anheben eines schweren Gegenstandes in vornüber geneigter Haltung zu eruieren. Es findet sich dann ein lokalisiserter Druckschmerz, der sich beim Husten und Pressen verstärkt. Beim mediolateralen Sitz kann es selten auch zum Auftreten einer Interkostalneuralgie, beim medialen Sitz u. U. zu einer Kompression des Myelons und zu Querschnitterscheinungen kommen.

MRT der Brustwirbelsäule

Die endgültige Diagnose eines thorakalen Bandscheibenvorfalles mit Rückenmarkkompression wird seit längerer Zeit in erster Linie durch die MRT gestellt.

Erforderlich sind hierfür sagittale und axiale Schnitte. Die sagittalen Schnitte sollten T1- und T2-gewichtete Schichten, die axialen Schnitte T2-gewichtete Schichten beinhalten. Der Diskusvorfall stellt sich dann in ähnlicher Weise dar, wie im Bereich der LWS.

Auffällig ist, dass das Signalverhalten der Bandscheibenvorfälle eine größere Variation aufweist als im

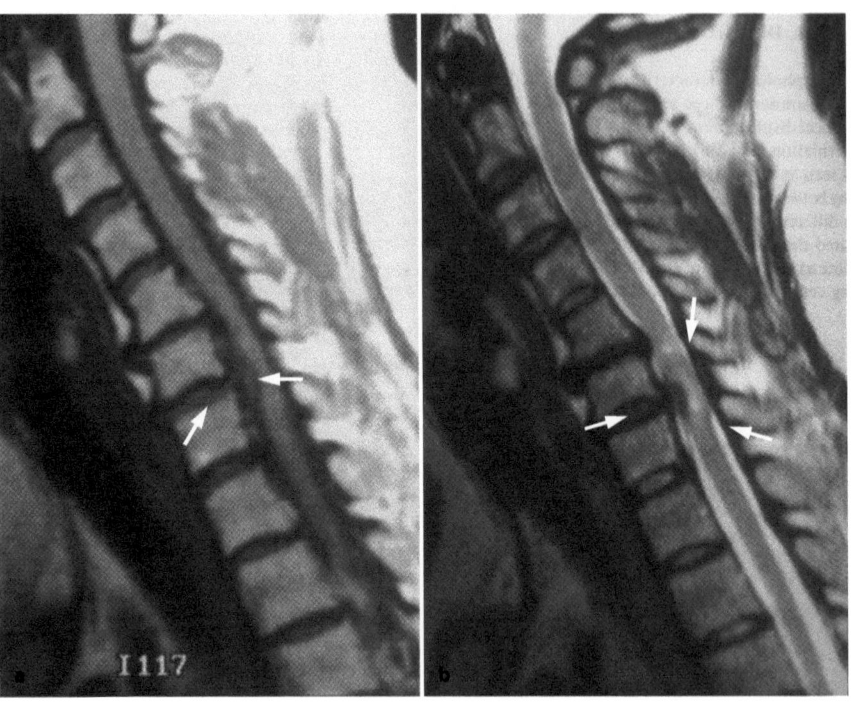

Abb. 28.126 a,b. Zervikale Spondylose bei C5 bis C7 mit Diskusprotrusionen, Myelonkompression und Myelopathie. **a** SE T1-gewichtet, sagittal, **b** FSE T2-gewichtet, sagittal

Bereich der LWS. Es finden sich Bandscheibenprolapse, die in allen Sequenzen sehr dunkel erscheinen, ohne dass eine Verkalkung vorliegen muss. Überwiegend allerdings stellen sich Diskushernien isointens zur entsprechenden Bandscheibe dar. In der T2-Wichtung ist das Signal, falls der Prolaps Nucleus-pulposus-Gewebe enthält, vermehrt, allerdings geringer als dasjenige des Liquor.

Verkalkungen der Diskushernien kommen im Bereich der BWS häufiger vor als in anderen Abschnitten.

Thorakale Vorfälle treten außerdem gehäuft zusammen mit einem Morbus Scheuermann auf.

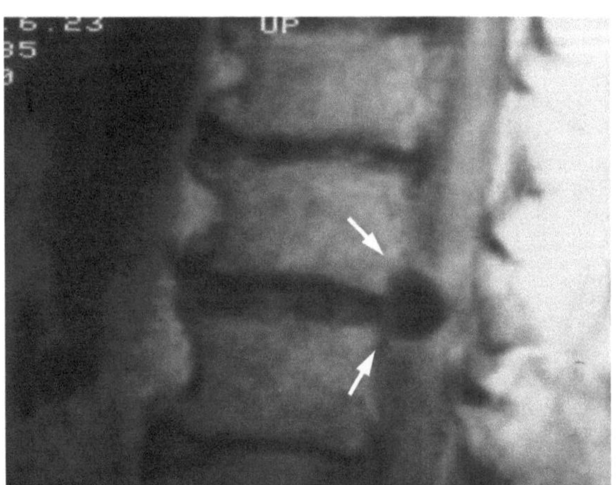

Abb. 28.127. Ausgedehnte Diskushernie bei D10/D11 mit erheblicher Einengung des Spinalkanals (SE protonengewichtet, sagittal)

Häufig werden T2-gewichtete Aufnahmen durch Liquorflussartefakte oder auch durch Artefakte der großen Gefäße und des Herzens gestört. Hierfür sind Präsaturationen der bildunwichtigen Regionen und der Einsatz einer Flusskompensation erforderlich, um qualitativ gute Bilder zu erreichen. Es wird daher empfohlen, die sagittalen Aufnahmen der Wirbelsäule im Thorakalbereich unter Verwendung einer kraniokaudalen Präparationsrichtung des Phasencodiergradienten vorzunehmen. Auch Suszeptibilitäts- und Bewegungsartefakte sind nicht selten bei T2-gewichteten Aufnahmen. Aus diesem Grund sind auch GRE-Sequenzen nicht empfehlenswert, weil diese besonders artefaktanfällig sind (Abb. 28.127).

Interkostalneuralgie

Die Interkostalneuralgie ist Folge eines mediolateralen Diskusprolaps. Differenzialdiagnostisch kommt jedoch auch ein Herpes Zoster infrage oder das so genannte Kostotransversalgelenksyndrom, das entzündliche oder arthrotische Ursachen haben kann sowie auch Gelenkblockierungen. Ferner muss an erweiterte Brustwandarterien, an lokale Entzündungen oder an Tumoren gedacht werden. Auch das Tietze-Syndrom ist differenzialdiagnostisch zu erwägen. Hierbei finden sich allerdings neben den Schmerzen auch Schwellungen im parasternalen Rippenknorpel.

Klinisch finden sich bei vertiefter Atmung verstärkende Schmerzen im Verlauf der Rippen in Höhe des auslösenden Segments sowie auch plötzliche blitzartige schmerzhafte Atemsperren mit dem Gefühl, nicht mehr durchatmen zu können.

Die MRT stellt das Verfahren der Wahl zum Ausschluss oder Beweis einer Diskushernie als Ursache der geklagten Interkostalschmerzen dar. Ebenso können Veränderungen im Bereich des Kostotransversalgelenkes, Entzündungen und auch Tumoren als Ursache ausgeschlossen werden. Zur Anwendung kommen hierbei neben den obligatorischen sagittalen und axialen Schnitten auch koronare Schnitte zur ergänzenden Beurteilung der Kostotransversal- und der Kostovertebralgelenke.

28.8.8 Degenerative Veränderungen der Lendenwirbelsäule – Lumbalsyndrom

Der Begriff Lumbalsyndrom wird für alle Krankheitserscheinungen angewendet, die direkt oder indirekt von degenerativen Veränderungen der lumbalen Bandscheibe ausgehen. Dazu gehören neben den lokalen Beschwerden im Bereich der LWS auch ins Bein ausstrahlende Schmerzen und Querschnittsyndrome.

Fast zwei Drittel aller bandscheibenbedingten Erkrankungen betreffen die LWS. Es ist die häufigste Erkrankung, mit der ein Patient eine orthopädische Fachpraxis aufsucht. Die soziale und sozioökonomische Bedeutung der lumbalen Rückenschmerzen liegt auch darin, dass die Erkrankung – neben ihrer hohen Frequenz – weitgehend im mittleren Lebensabschnitt auftritt, d. h. bei Menschen auf dem Höhepunkt ihrer Leistungsfähigkeit. Eine jahreszeitliche Präferenz ist nicht erkennbar. Das Auftreten der Beschwerden wird von den früher beschriebenen biomechanischen Vorgängen im Bandscheibengewebe bestimmt, die sich im Verlauf der Altersinvolution ergeben.

Von besonderer Bedeutung im Bereich der LWS ist die Lagebeziehung zwischen den Bandscheiben, dem Recessus und den Zwischenwirbellöchern, durch die die Spinalnervenwurzeln austreten. Sowohl das Spinalganglion als auch die ventralen Wurzeln liegen weiter ventral als im Brustbereich und befinden sich somit unmittelbar in Höhe der Bandscheibe. Nach kranial hin nimmt der Anteil der knöchernen Begrenzung des Foramen intervertebrale durch die dorsolaterale Wirbelkörperkante zu, und zwar besonders im oberen Bereich des Neuroforamens, durch das die Nervenwurzel zieht.

Das Verhältnis zwischen dem Durchmesser der Nervenwurzel und dem Durchmesser des Neuroforamens ist bei L5/S1 am ungünstigsten. Das lumbosakrale Zwischenwirbelloch ist hier besonders klein. Die Zwischenwirbellöcher werden im Bereich der LWS ferner von dorsal durch die Facetten der Wirbelgelenke begrenzt. Diese anatomischen Gegebenheiten stellen eine relativ ungünstige Situation für die austretenden Nervenwurzeln, insbesondere im unteren Lumbalbereich, dar.

Auch die Weite des lumbalen Spinalkanals, in erster Linie in dorsoventraler Richtung, hat eine Bedeutung für das Auftreten von Rückenschmerzen, da es auch angeborene oder erworbene Spinalstenosen gibt, bei denen dann bereits eine geringe Konturänderung der hinteren Bandscheibenbegrenzung zu Beschwerden führen kann.

Nicht selten sind lumbosakrale Übergangswirbel vorhanden, die häufig eine ungünstige Statik darstellen. Solange der Übergangswirbel allerdings symmetrisch entweder gelenkig oder knöchern eingepasst ist, sind keine Beschwerden zu erwarten. Nur asymmetrische Veränderungen führen zu vorzeitigen Beschwerden (Abb. 28.128).

Die Verlaufsrichtung der Nervenwurzel nach Verlassen des Duralsackes richtet sich nach der Höhe des Segments. Je weiter die Wurzeln nach kaudal ziehen, umso spitzwinkliger ist ihr Abgang aus dem Duralsack. Dadurch finden sich in den verschiedenen lumbalen Bewegungssegmenten unterschiedliche topographische Beziehungen zwischen Nervenwurzel und Bandscheibe. So befindet sich die Abgangsstelle der L4-Nervenwurzel in Höhe des Wirbelkörpers L3, die L5-Wurzel verlässt den Duralsack in Höhe der Unterkante des 4. Lendenwirbels und die Wurzel S1 in Höhe der Unterkante des 5. LWK.

Ein medialer Prolaps im Bereich von L4/L5 bedrängt daher in erster Linie die zentral liegende gerade ausgetretene L5-Wurzel. Die L4-Wurzel ist nur dann betroffen, wenn sich der Prolaps sehr ausgedehnt nach lateral

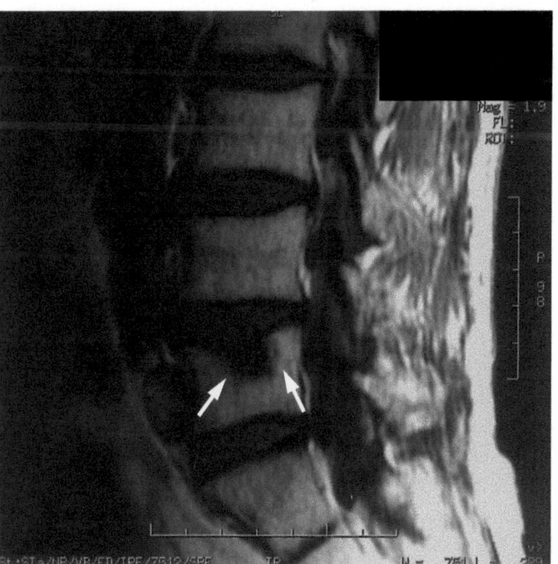

Abb. 28.128. Anamnese: Der Patient klagt seit einigen Monaten über rezidivierend auftretende Schmerzen im Bereich der unteren LWS. Diagnose: größere intraspongiale Hernie im Bereich der Deckplatte von L5 (SE T1-gewichtet, sagittal)

fortsetzt oder wenn er allein lateral ausgebildet ist. Im Zwischenwirbelabschnitt L5/S1 können bei einem lateralen Prolaps sowohl die peripheren L5- als auch die zentralen S1-Wurzeln gleichzeitig betroffen sein, da die Spinalnervenwurzel L5 im oberen Abschnitt des Foramen intervertebrale direkt den äußeren Lamellen der Bandscheibe anliegt. Dies hängt in erster Linie damit zusammen, dass, wie bereits erwähnt, das Neuroforamen bei L5/S1 einen geringen Durchmesser des Lumens aufweist.

MRT der Lendenwirbelsäule

Die MRT ist seit einiger Zeit das Verfahren der Wahl, wenn die klinische Symptomatik eine Diskusprotrusion oder eine Diskushernie vermuten lässt. Nur dieses Verfahren erlaubt nicht nur die Feststellung des Vorfalls, sondern auch seine genaue Lokalisation. Hierfür hat sich eine Einteilung in diskale, supradiskale und infradiskale Ausdehnung eingebürgert, ebenso wie sich die Einteilung in mediale, paramediale und laterale Diskushernien bewährt hat.

Die Untersuchung erfolgt in sagittaler und axialer bandscheibenparalleler Ebene. Die koronare Ebene ist im Hinblick auf eine Diskushernie wenig aussagefähig und wird nur gelegentlich ergänzend eingesetzt.

Sagittale Schnittebene. Die Sagittalschnitte in der MRT werden in T1- und in T2-Wichtung in der SE-Sequenz bei Schichtdicken von 3 mm angefertigt. Sie erlauben am besten den Nachweis einer Diskushernie mit ihrer möglichen Ausdehnung nach supra- und infradiskal. Ferner ist in dieser Ebene auch eine Aussage über eine subligamentäre oder extraligamentäre Ausdehnung möglich. Des Weiteren können in dieser Ebene auch die Neuroforamina und ihre eventuelle Einengung beurteilt werden, wobei die austretende Nervenwurzel axial im oberen Anteil angeschnitten ist. Außerdem erlaubt diese Ebene auch eine Beurteilung der Wirbelgelenke.

Axiale Schnittebene. Die Anfertigung der axialen Schnitte erfolgt bandscheibenparallel. Begonnen wird mit Schnitten etwa auf einem Drittel des nächst höheren Wirbelkörpers. Die Schnitte sollten nach kaudal hin mindestens bis zur Hälfte des darunter liegenden Wirbelkörpers reichen. Als Schichtdicken werden 2–3 mm empfohlen. Bezüglich der Sequenzen liegen unterschiedliche Empfehlungen vor. Es können sowohl T1-gewichtete und protonengewichtete als auch T2-gewichtete SE-Sequenzen zur Anwendung kommen.

T1-gewichtete Schnitte haben den Nachteil, dass die Diskushernie von einer möglichen Retrospondylose gelegentlich nicht abgegrenzt werden kann. Der Vorteil liegt darin, dass die Nervenwurzeln besser als mit anderen Sequenzen dargestellt und beurteilt werden können.

Die Protonenwichtung hat die beste räumliche Auflösung, jedoch kann gelegentlich die Abgrenzung einer Hernie schwierig sein.

In der T2-Wichtung stellt sich der Duralsack optimal dar, ebenso die Abgrenzung einer evtl. Diskushernie gegenüber dem Duralsack und den Nervenwurzeln. Schwieriger ist in dieser Sequenz die Beurteilung des Neuroforamens und des Recessus, weil hier Liquor und Fett in etwa das gleiche Signal aufweisen.

In der diskalen Ebene ist, Diskusparallelität vorausgesetzt, die Bandscheibe nur auf ein bis zwei Schnitten nachweisbar. Supradiskal finden sich Wirbelkörper und Neuroforamen nebeneinander abgebildet, infradiskal der Wirbelkörper und die Pedikel ohne Darstellung des Neuroforamens, wobei die Wirbelkörperdarstellung kontinuierlich in die dorsalen Bogenanteile übergeht. Etwas oberhalb der diskalen Ebene stellt sich der untere Teil des Foramen intervertebrale und der Recessus lateralis dar.

Lumbale Diskushernien

Diskushernien im Bereich der LWS sind bei weitem am häufigsten. Über den Entstehungsmechanismus wurde bereits berichtet.

Es werden insbesondere in diesem Bereich unterschieden:

1. Bulging,
2. Protrusion,
3. subligamentäre Hernie,
4. extraligamentäre Hernie,
5. freies Diskushernienfragment, auch Sequester genannt.

Diskushernienlokalisation im Bereich der LWS

Diskushernien im Bereich der LWS kommen in 90 % in Höhe L4/L5 und in Höhe L5/S1 vor. Sie können medial, mediolateral oder rein lateral positioniert sein. Bei einer medialen Lage der Hernie kommt es zu einer Stenose des Spinalkanals und zu einer Impression des Duralsackes. Dies verursacht ein buntes Bild an neurologischen Ausfällen und im Extremfall auch eine Paraparese. Bei mediolateraler Lokalisation der Hernie wird in erster Linie die aus dem Duralsack in dieser Höhe austretende Nervenwurzel des nächst niedrigen Segments involviert. Bei rein lateraler, aber auch bei ausgedehnt mediolateraler Lokalisation kann auch die nächst höhere Nervenwurzel im Bereich des Neuroforamens tangiert sein.

Die Ursache der so genannten radikulären Schmerzsymptomatik ist komplex. Neben der Kompression spielen weitere Faktoren für die radikuläre Schmerzauslösung eine Rolle. Ein hernierter avaskulärer Bandscheibenanteil wird als Fremdkörper mit einer Autoimmunreaktion beantwortet, die dann die Ursache der Nervenwurzelreizung darstellt. Es ist außerdem bekannt, dass in der Peripherie des Anulus fibrosus eine Reihe von Schmerzrezeptoren lokalisiert sind, die bereits beim Bulging, aber noch mehr bei der Protrusion irritiert werden, wodurch ebenfalls ein Rückenschmerz ausgelöst werden kann.

Diskusprotrusionen und Diskushernien lassen sich häufig bei Vorliegen einer Bandscheibenvorwölbung magnetresonanztomographisch nicht differenzieren. Es gibt allerdings klinische Unterschiede, die eine Differenzierung in vielenFällen zulassen. So findet sich bei der Protrusion eine allmählich einsetzende Symptomatik, während der Prolaps einen schlagartigen Beginn aufweist. Ferner findet sich nur bei einem Diskusprolaps eine konstante Fehlhaltung. Diese Differenzierung ist sinnvoll, da eine Diskusprotrusion wesentlich besser medikamentös beeinflussbar ist.

Lumbalsyndrom – Klinik der radikulären Nervenwurzelsymptomatik

Während beim lokalen Lumbalsyndrom die Symptomatik vorwiegend durch die Rami meningei und die Rami dorsalis des Spinalnerven bestimmt wird, stehen beim lumbalen Wurzelsyndrom Erscheinungen aus dem Versorgungsgebiet der ventralen Spinalnervenäste im Vordergrund.

Die mechanische Irritation der L4-, L5-, S1- sowie auch der S2-Nervenwurzeln bewirken in das Bein ausstrahlende Schmerzen und neurologische Störungen, die im Folgenden zusammengefasst werden:

1. Die Schmerzausstrahlung und der Sensibilitätsausfall entsprechen dem segmentalen Innervationsbereich, dem so genannten Dermatom, der betroffenen Wurzel. Regelhaft ist bei radikulär bedingten Sensibilitätsausfällen – umgekehrt wie bei den sensiblen Störungen der peripheren Nervenläsionen – die hypalgetische Zone größer als die hypästhetische. Bei monoradikulären Schäden kann die Letztere sogar fehlen, sodass dann nur Störungen der Schmerzempfindung resultieren.
2. Motorische Ausfälle und bei stärkerer Schädigung auch Myatrophien treten gemäß den radikulären Muskelinnervationsverhältnissen in Kennmuskeln auf, die der betroffenen Wurzel entsprechen.
3. Reflexstörungen im Sinne einer Hypo- oder Areflexie finden sich bei den Reflexen, deren Reflexbogen durch die betroffene Wurzel verläuft.
4. Störungen der Schweißsekretion und andere vegetative Ausfallerscheinungen fehlen.

Aus der folgenden Abbildung gehen die Dermatome und Kennmuskeln der verschiedenen Nervenwurzeln hervor, deren Kenntnis nicht nur für den Orthopäden ein unverzichtbares Rüstzeug für seine tägliche klini-

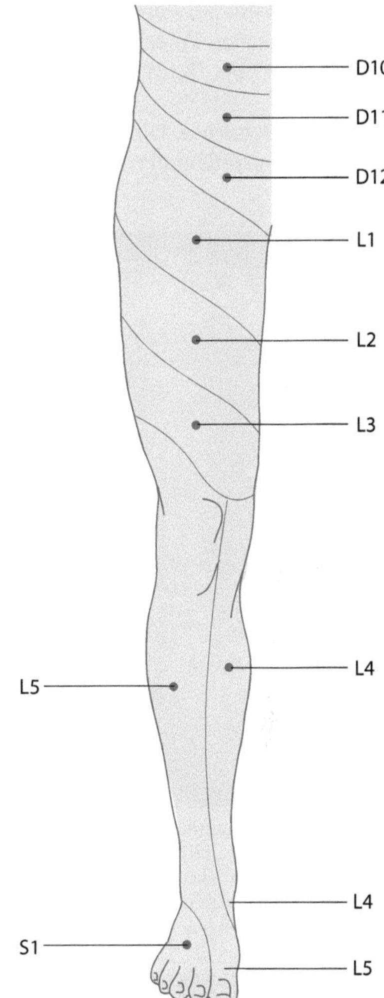

Abb. 28.129. Dermatome der verschiedenen Nervenwurzeln im Bereich der unteren Extremität

Tabelle 28.1. Neurologische Übersicht der unteren Extremitäten

Wurzel	Reflex	Muskeln	Sensibilität
L4	Patellarsehnenreflex	M. tibialis anterior	Innenseite von Bein und Fuß
L5	Keiner	M. extensor hallucis	Außenseite von Bein und Fußrücken
S1	Achillessehnenreflex	M. peroneus longus et brevis	Fußaußenseite

Tabelle 28.2. Prozentuale Verteilung der monoradikulären Lumbalsyndrome

Wurzel	Prozent
L1/L2	0,5
L2/L3	0,5
L3/L4	1
L4/L5	44
L5/S1	54

sche Diagnostik ist, sondern auch für den Radiologen einen erheblichen Vorteil für eine gute MRT-Diagnostik darstellt (Abb. 28.129; Tabelle 28.1, Tabelle 28.2).

L1- bis L3-Syndrom. Die Syndrome bei einer L1- bis L3-Nervenwurzelkompression sind hinsichtlich ihrer Segmentzugehörigkeit schwer zu differenzieren. Eigene Reflexe fehlen ebenso wie segmental zuzuordnende Kennmuskeln. Hingegen sind die sensiblen Dermatome klar abgrenzbar; sie ermöglichen somit am ehesten eine neurologische Etagendiagnostik in diesem Bereich.

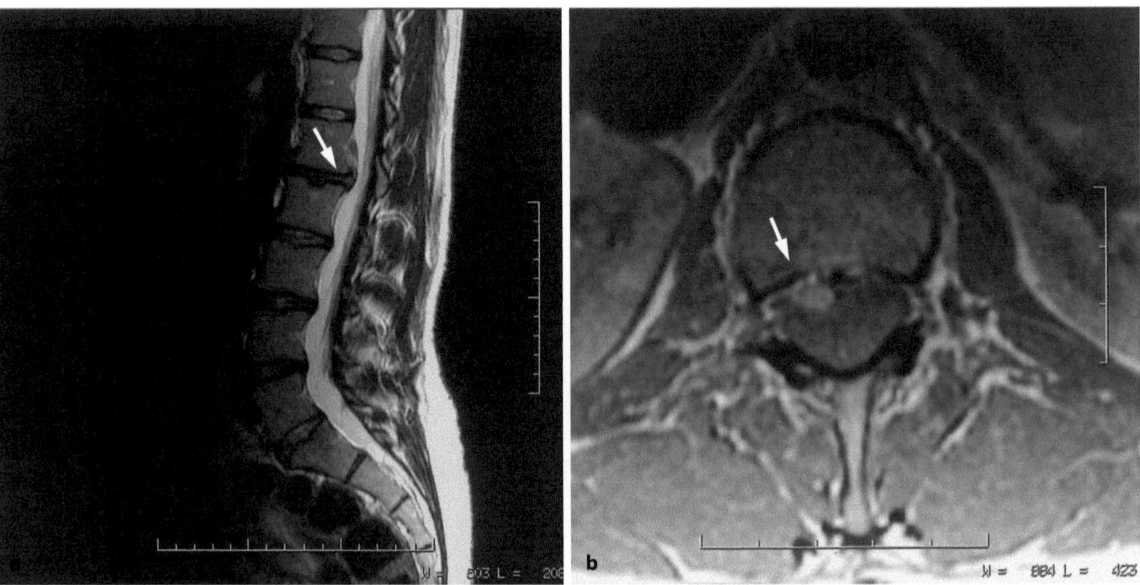

Abb. 28.130 a,b. Anamnese: 38-jährige Patientin, die seit ca. zwei Jahren über rezidivierend auftretende Schmerzen im Bereich der unteren LWS klagt, mit Ausstrahlung in den rechten Oberschenkel. Diagnose: Bandscheibendegeneration bei L1/L2 mit Nachweis einer subligamentären mediolateralen rechtsseitigen Diskushernie mit deutlicher Abweichung nach kranial sowie Ausbildung eines freien subligamentär gelegenen supradiskalen Sequesters mit Impression des Duralsackes. **a** FSE T2-gewichtet, sagittal, **b** FSE protonengewichtet, axial

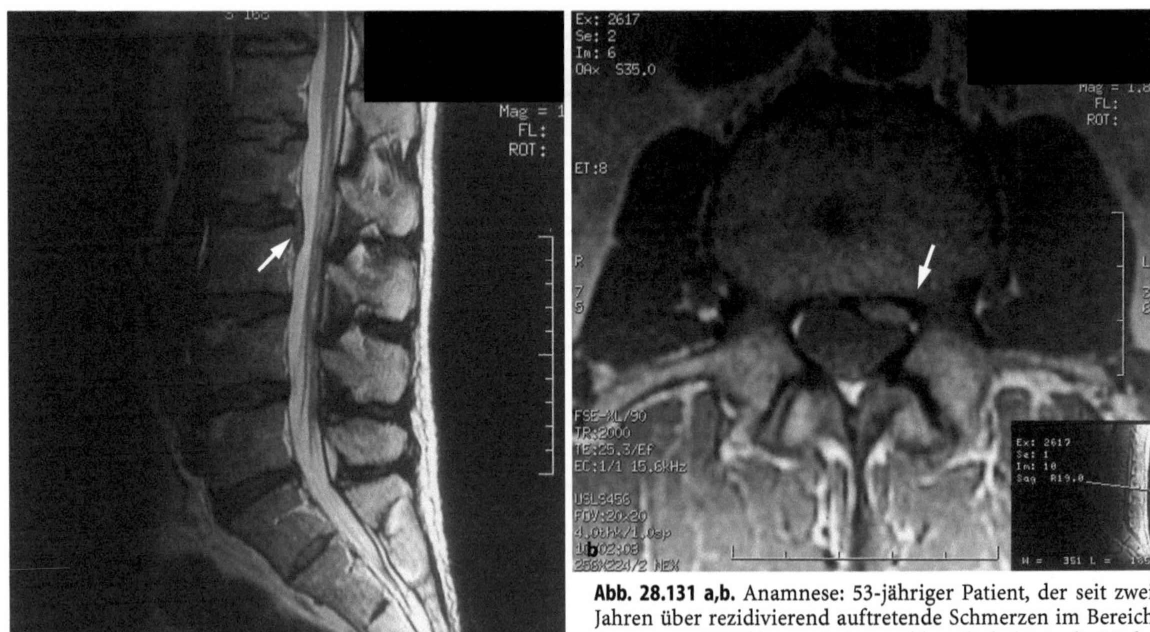

Abb. 28.131 a,b. Anamnese: 53-jähriger Patient, der seit zwei Jahren über rezidivierend auftretende Schmerzen im Bereich der unteren LWS klagt, mit Ausstrahlung links bis in die Wade. Diagnose: Streckhaltung mit Bandscheibendegeneration und Ausbildung einer subligamentären, nach infradiskal abweichenden flachen Diskushernie bei L2/L3 links. **a** FSE T2-gewichtet, sagittal, **b** FSE protonengewichet, axial

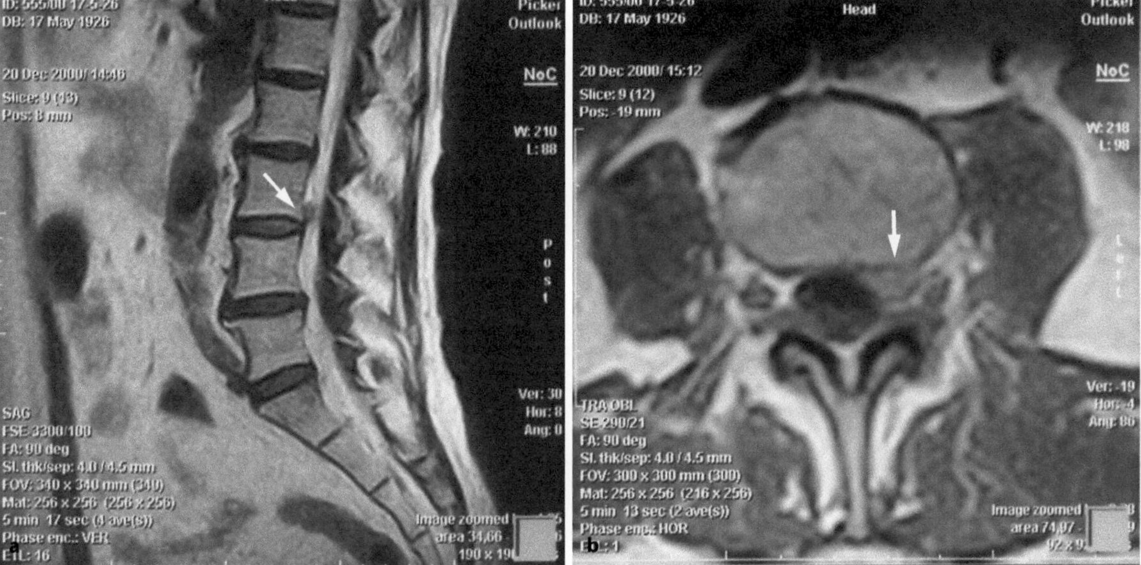

Abb. 28.132 a,b. Anamnese: 44-jährige Patientin, die seit einigen Wochen über akut aufgetretene Schmerzen im Bereich der LWS mit Ausstrahlung in das linke Bein klagt, mit Taubheitsgefühlen. Diagnose: supradiskal abweichende subligamentäre Diskushernie links bei L3/L4 mit Involvierung der peripheren L3- und der zentralen L4-Wurzel links. **a** FSE T2-gewichtet, sagittal, **b** SE T1-gewichtet, axial

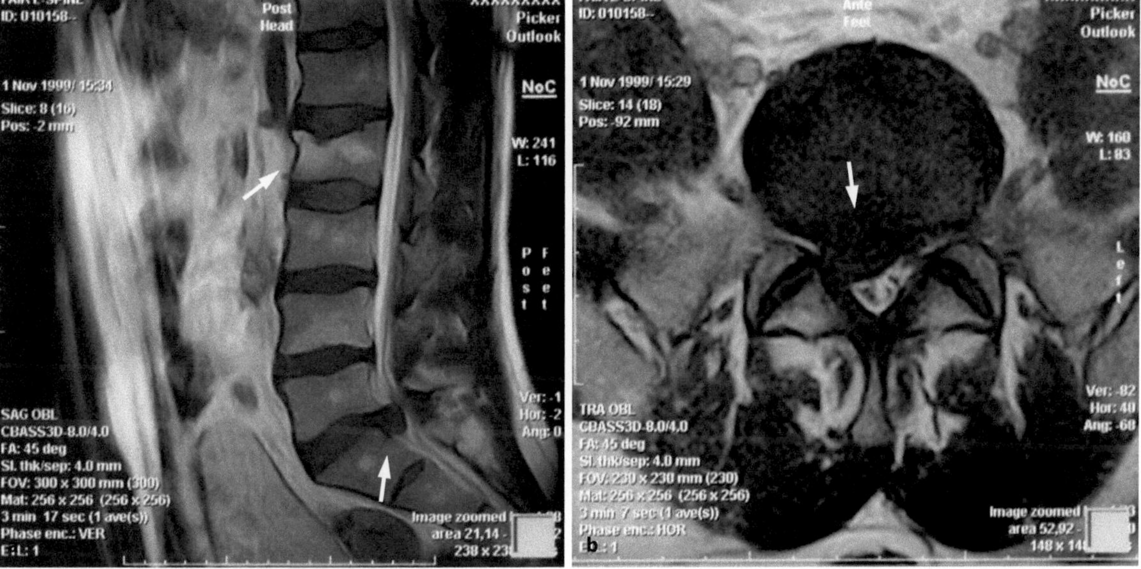

Abb. 28.133 a,b. Anamnese: 53-jähriger Patient, der seit fünf Wochen über erhebliche Schmerzen im Bereich des rechten Beines klagt, mit Sensibilitätsstörungen im Bereich der Zehen IV und V und Taubheitsgefühl. Diagnose: ausgedehnte mediolaterale Diskushernie bei L5/S1 rechts, mit Involvierung der rechtsseitigen S1-Wurzel. Einbruch der Deckplatte bei L2. **a** FSE T2-gewichtet, sagittal, **b** GRE T2*-gewichtet, axial

Die Dermatome liegen auf der Vorderseite des Oberschenkels zwischen dem Leistenband und dem Kniegelenk. Das Dermatom L1 verläuft unterhalb des Leistenbandes als querverlaufender Streifen um den vorderen oberen Anteil des Oberschenkels von lateral-kranial nach medial-distal. Das Dermatom L2 schließt sich unmittelbar an, etwa im mittleren Drittel. Das Dermatom L3 erstreckt sich angrenzend im distalen Drittel des vorderen Oberschenkels oberhalb der Kniescheibe.

Die motorische Prüfung bezieht sich auf den M. iliopsoas, der nervale Zuflüsse von L1 bis L3 enthält, und auf die Prüfung der Hüftadduktoren mit nervalen Zuflüssen von L2 und L3 sowie L4. Weiterhin geschieht eine Prüfung des M. quadriceps, der gleichfalls Zuflüsse aus L2, L3 und L4 enthält. Insofern kann bei einem L3-Syndrom auch eine geringe Schwäche des M. quadriceps mit leichter Abschwächung des Patellarsehnenreflexes vorliegen. Über-

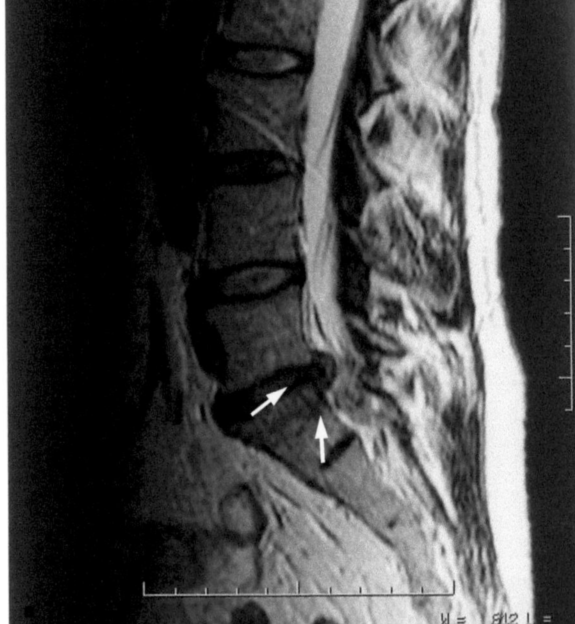

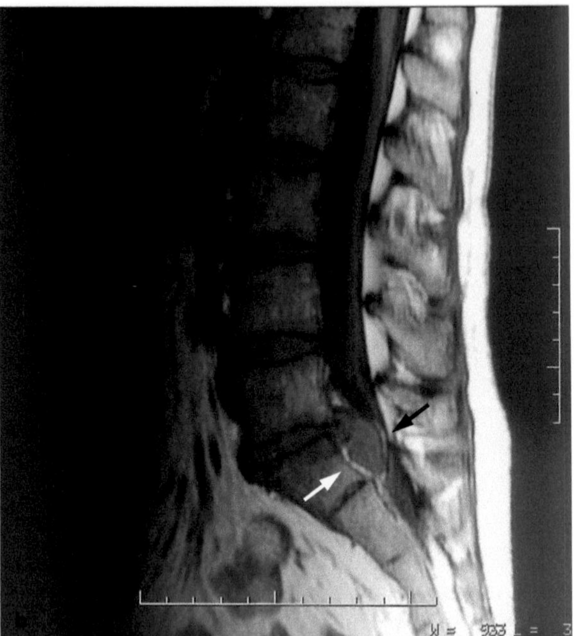

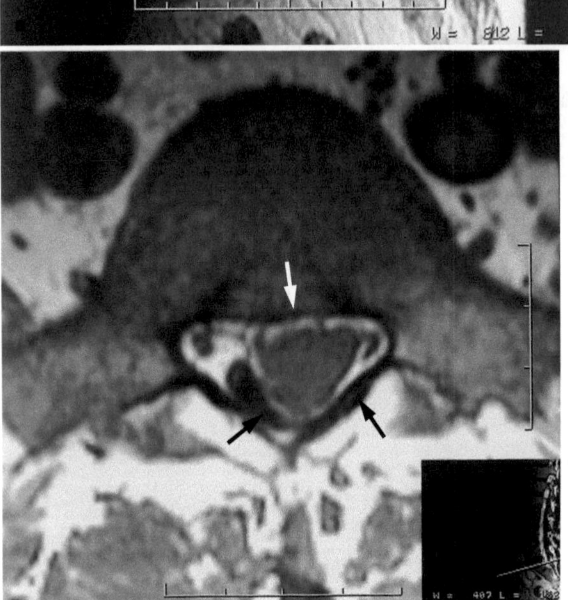

Abb. 28.134 a – c. Anamnese: 35-jährige Patientin, die seit drei Jahren über rezidivierend auftretende Schmerzen im Bereich der LWS klagt. Jetzt seit vier Tagen Ausstrahlung in das linke Bein mit Kribbelgefühl und Schwäche. Diagnose: extraligamentär gelegener Massenprolaps bei L5/S1, der nach infradiskal abgewichen ist und eine erhebliche Impression des Duralsackes und der längsseitigen S1-Wurzel bewirkt. **a** FSE T2-gewichtet, sagittal, **b** SE T1-gewichtet, sagittal, **c** FSE protonengewichtet, axial

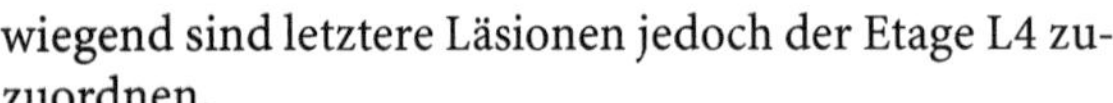

wiegend sind letztere Läsionen jedoch der Etage L4 zuzuordnen.

L4-Syndrom. Das Dermatom L4 reicht von der Innenseite des Kniegelenkes über den medialen Anteil des Unterschenkels bis zum medialen Fußrand. Das Knie stellt die Grenze zwischen dem Dermatom L3 von kranial her dar. Am Unterschenkel ist die Tibiavorderkante die Grenze zum Dermatom L5 nach lateral. Der Patellarsehnenreflex ist abgeschwächt. Muskulär liegt eine Schwäche des M. quadriceps vor, der segmentale Kennmuskel ist jedoch der M. tibialis anterior. In etwa 50% findet sich ein positives Lasègue-Zeichen.

L5-Syndrom. Das L5-Syndrom fällt schon bei der Inspektion durch eine Fehlhaltung auf, die fast immer mit einer Vorneigung des Rumpfes verbunden ist. Das Dermatom und damit das Schmerz- und Hypästhesieband, erstreckt sich von der unteren Lendengegend streifenförmig dorsolateral am Oberschenkel und über den lateralen Unterschenkel zum Fußrücken. Ein eindeutiger Reflexausfall besteht nicht. Der paretische Kennmuskel für L5 ist der M. extensor hallucis longus, bei länger bestehender Wurzelkompression die Mm. extensores digitorum longus et brevis. Das Lasègue-Zeichen ist positiv. Die wichtigste und häufigste motorische Störung ist also die Fuß- und Zehenheberschwäche.

S1-Syndrom. Die S1-Syndrome stellen das Hauptkontingent der Ischialgien. Durch den relativ großen Abstand zwischen Duralsack und Nervenwurzeln sowie dorsaler Bandscheibenbegrenzung sind die segmentunspezifischen Ischiassymptome, wie z. B. die ischiadische Fehlhaltung, nicht so stark ausgeprägt wie beim L5-Syndrom. Häufig findet sich beim S1-Syndrom eine Ischialgie ohne Kreuzschmerz.

Das Dermatom mit dem Schmerz- und Hypästhesieband liegt dorsal von dem des L5-Syndroms, also an der Hinterseite des Ober- und Unterschenkels mit Aus-

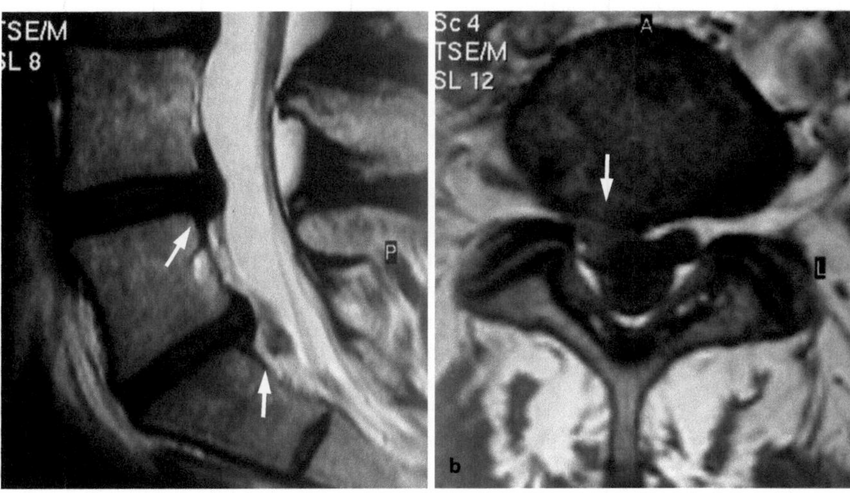

Abb. 28.135 a,b. Anamnese: Die 33-jährige Patientin klagt seit ca. fünf Jahren über rezidivierend auftretende Schmerzen im Bereich der LWS mit wechselnder Ausstrahlung. Seit drei Wochen erneute Schmerzsymptomatik, jetzt mit Ausstrahlung in das rechte Bein, mit Taubheit und Kribbeln. Diagnose: extraligamentär gelegener Diskusherniensequester bei L5/S1, nach infradiskal abweichend, mit Irritation der zentralen S1-Wurzel und Wurzelschwellung. Discusprotrusion bei L4/L5.
a FSE T2-gewichtet, sagittal,
b FSE T1-gewichtet, axial

strahlung in die Ferse bis hin zum Fußaußenrand einschließlich der Zehen III–V plantar. Motorische Innervationsstörungen lassen sich im Bereich des M. triceps surae mit Einschränkung der groben Kraft bei der Plantarflexion nachweisen. Kennmuskeln sind weiterhin der M. peroneus longus et brevis sowie der M. glutaeus maximus. Charakteristisch ist außerdem die Abschwächung und schließlich das Verschwinden des Achillessehnenreflexes.

Wenn zwei oder mehr Nervenwurzeln gleichzeitig in Mitleidenschaft gezogen werden, können polyradikuläre Symptome den segmentalen Charakter des Krankheitsbildes im Sinne einer Kombination der L5- und S1-Symptomatik verwischen.

Kaudasyndrom

Das Kaudasyndrom stellt eine Sonderform der polyradikulären lumbalen Wurzelsyndrome dar. Dabei werden alle Nervenwurzeln der Cauda equina im lumbalen Wirbelkanal entweder durch einen großen medialen Bandscheibenvorfall oder durch eine Raumforderung anderer Genese komprimiert, sodass Reizerscheinungen der unteren lumbalen und später sämtlicher Sakralwurzeln entstehen. Die auftretenden Schmerzen in Form einer doppelseitigen Ischialgie hängen vom Ausmaß der Kompression und der betroffenen Etage ab. Zu den typischen Symptomen gehören Reithosenanästhesie, beiderseitiges Fehlen des Achillessehnenreflexes, Schwäche der Wadenmuskel und schließlich eine Schließmuskelinsuffizienz der Blase und des Mastdarmes.

Akute Kaudaläsionen werden meistens durch mediane Massenprolapse bei L3/L4 oder bei L4/L5 verursacht. Hierbei handelt es sich um ein akutes Ereignis, das ein sofortiges operatives Eingreifen erfordert, denn schon innerhalb von wenigen Stunden nach einer Kompression können progrediente irreversible Schäden entstehen (Abb. 28.130 a,b, Abb. 28.131 a,b, Abb. 28.132 a,b, Abb. 28.133 a,b, Abb. 28.134 a–c, Abb. 28.135 a,b).

Lokales Lumbalsyndrom

Man unterscheidet außerdem, je nach Betonung der einzelnen Leitsymptome, beim lokalen Lumbalsyndrom akute und chronische Zustandsbilder. Die wichtigsten diagnostischen Hinweise ergeben sich aus der Anamnese.

Bei einer Lumbago, die alle Schmerzzustände im Bereich der LWS unterschiedlichster Genese umfasst, dominiert ursächlich eine unkontrollierte abrupte Belastung der Wirbelsäule, wie z. B. beim Bücken oder Heben mit blitzartig einschießendem Kreuzschmerz und sofortiger Bewegungssperre. Um die Bewegungssperre als Entlastung aufrechtzuerhalten, kommt es reflektorisch zu einer starken Anspannung der lumbalen Rückenstreckmuskulatur. Bewegungen sind mit heftigen Schmerzen verbunden. Als Ursache hierfür kommen in erster Linie intradiskale Massenverschiebungen mit einer Irritation des hinteren Längsbandes in Betracht. Ebenso können diese akuten Schmerzzustände aber auch von den Wirbelgelenken ausgehen, wenn hier eine plötzliche Zerrung der Kapsel vorliegt. Die Hauptschmerzzone findet sich im unteren Lumbalbereich und über dem Kreuzbein.

Ferner zeigen sich auch häufig pseudoradikuläre Ausstrahlungen in den Oberschenkel, wobei es hier Hautareale für die unterschiedlichen Höhenlokalisationen im Bereich des hinteren Längsbandes und insbesondere auch für die beteiligten Facetten gibt, die allerdings sehr unscharf im Gegensatz zu den segmentalen Dermatomen sind.

Die Differenzierung zwischen pseudoradikulärer und radikulärer Symptomatik ist jedoch entscheidend für die Therapie mit unterschiedlichen Injektionsformen, insbesondere auch bei CT-gesteuerten Punktionen.

Langanhaltende immer wieder auftretende Kreuzschmerzen stellen die chronische Form des lokalen Lumbalsyndroms dar. Sie werden ausgelöst durch bestimmte Haltungen, z. B. längeres Sitzen oder Stehen, aber auch durch längeres Liegen, und sie treten rezidivierend auf. Als Ursache kommen in erster Linie Elastizitäts- und Volumenänderungen der lumbalen Bandscheibe in Betracht. Diese Erscheinungen sind an ein fortgeschrittenes Stadium der Bandscheibendegeneration gebunden. Je nach Körperhaltung spricht man von einem Belastungs- oder von einem Entlastungskreuzschmerz.

Belastungskreuzschmerz. Die meisten bandscheibenbedingten Rückenschmerzen sind belastungsabhängig. Sie treten gewöhnlich im Laufe des Tages auf und verstärken sich im Sitzen oder Stehen bei leicht vorgeneigtem Rumpf sowie auch beim Heben und Tragen von Gegenständen. Es gibt aber auch Belastungskreuzschmerzen, die sich im Stehen besonders bei Reklination des Rumpfes verstärken und sich bei Vorneigung verringern: der so genannter Hyperlordosekreuzschmerz, der Folge eines Facettensyndroms ist. Zur Verstärkung der Lendenlordose kommt es auch beim Bergherabgehen und bei Tätigkeiten, die eine Rückneigung des Rumpfes erfordern. Andere Belastungsschmerzen kommen durch eine allgemeine Höhenminderung des Zwischenwirbelabschnittes sowie durch Ermüdungserscheinungen der Rumpfmuskulatur im Laufe des Tages zustande.

Die von den lumbalen Wirbelgelenken ausgehenden Beschwerden werden auch als Facettensyndrom bezeichnet. Es handelt sich hierbei um Kreuzschmerzen mit Ausstrahlung in das Gesäß, in die Leisten, in den Unterbauch, in den Oberschenkel und gelegentlich auch in das Skrotum. Diese Schmerzen werden als diffus und flächig bezeichnet. Im Gegensatz zu Patienten mit radikulären Symptomen, die das betroffene Dermatom sicher angeben können, ist hier die Abgrenzung eines Dermatoms durch den Patienten nicht möglich.

Differenzialdiagnostisch müssen Symptome, die von Veränderungen im Bereich der Iliosakralgelenke ausgehen, abgegrenzt werden.

Entlastungskreuzschmerz. Während der Belastungskreuzschmerz bei vertikaler Beanspruchung der Wirbelsäule entsteht und unter Horizontallage wieder verschwindet, ist es bei dem Entlastungskreuzschmerz umgekehrt. Hierbei treten die Schmerzen auf, wenn die Patienten längere Zeit gelegen haben, also meistens in den frühen Morgenstunden. Die Schmerzen erreichen zu dieser Zeit ihren Höhepunkt und gehen mit einer Bewegungseinschränkung und einem lumbalen Spasmus einher. Insbesondere beim Niesen und Pressen findet sich eine Schmerzzunahme. Im Gegensatz zum echten Lumbagosyndrom verschwinden diese Schmerzen jedoch im Laufe des Tages.

Ursache dieses Entlastungskreuzschmerzes ist eine Bandscheibenlockerung mit Elastizitätsverlust der intravertebralen Bandverbindungen und mit abnormen Volumenschwankungen des Nucleus pulposus. Durch Nachlassen des Tonus, besonders im Schlaf, kommt es zu Irritationen vor allem der Fasern des Ramus meningeus. Eine weitere Ursache für den Entlastungskreuzschmerz ist die Tatsache, dass es bei niedrigem Belastungsdruck, also im Liegen, zur gesteigerten Flüssigkeitsaufnahme in den Zwischenwirbelabschnitten kommt. Die Bandscheiben sind dann prall mit Wasser gefüllt und wölben sich gegen das schmerzempfindliche hintere Längsband vor, das sie unter Spannung setzen. Mit der Erhöhung des hydrostatischen Druckes durch die axiale Belastung der Wirbelsäule am Morgen kommt es rasch zu einer Resorption des Wassers und damit zum Abklingen der Beschwerden.

Von den vertebralen Kreuzschmerzen müssen die extravertebralen Kreuzschmerzen abgegrenzt werden. Es können gynäkologische Erkrankungen im kleinen Becken ebenso wie urologische Erkrankungen im Bereich der Nieren und des Harnleiters zu Schmerzen im Bereich der LWS führen. Auch Erkrankungen der Gallen- und Pankreasregion können sich als Lumbalschmerz äußern.

Unter den vertebralen Kreuzschmerzen stehen allerdings die degenerativen Erkrankungen bei weitem an erster Stelle. Seltenere Erkrankungen, die zu lumbalen Schmerzen führen sind das Bastrup-Syndrom, die Spondylolyse bzw. die Spondylolisthesis. Auf die Möglichkeit der Schmerzentstehung durch eine Spondylitis und Spondylodiskitis wurde bereits hingewiesen.

Außerdem kommen die Osteoporose ebenso wie Entwicklungsstörungen und Missbildungen differenzialdiagnostisch bei Rückenschmerzen in Betracht.

MRT degenerativer Veränderungen im Bereich der Lendenwirbelsäule

Die MRT ist seit längerem das Verfahren der Wahl zur Diagnostik von degenerativen Veränderungen im Bereich der LWS und hier im Besonderen im Bereich der Bandscheibe. Die MRT versorgt uns nicht nur mit morphologischen Informationen, sondern verbessert im Vergleich zur CT auch die Darstellung der Diskushernie, und zwar wegen des deutlich besseren Weichteilkontrastes und der Möglichkeit der Darstellung in mehreren Ebenen.

Auf T1-gewichteten Bildern erscheint die Hernierung isointens oder leicht hyperintens im Vergleich zum zugehörigen intervertebralen Anteil des Diskus. Auf T2-gewichteten Bildern ist die Hernie typischerweise signalintensiver als die degenerierte intervertebrale Bandscheibe. Dies ist Folge des zunehmenden Wassergehaltes als Resultat des wegfallenden osmotischen Druckes oder von Granulationsgewebe, das die Diskushernie infiltriert hat.

Auf GRE-Bildern in T2*-Wichtung ist es schwierig, Diskushernien im epiduralen Raum festzustellen, da die Signalintensitäten des Fettes und des Diskusmaterials gleich sind. Allerdings sind Verletzungen des Anulus fibrosus besser mit GRE-Sequenzen erkennbar. Außerdem zeigen die GRE-Sequenzen pathologische Knochenveränderungen besser als die konventionellen SE-Sequenzen, da in T2*-gewichteten Sequenzen der Knochen im Vergleich zum Diskushernienmaterial sehr dunkel ist.

T2-gewichtete FSE-Sequenzen werden routinemäßig angewandt, um eine Diskuserkrankung nachzuweisen. Bei dieser Sequenz haben Diskushernien in der sagittalen und in der axialen T2-gewichteten Sequenz typischerweise eine geringe Signalintensität. In einigen Fällen jedoch sind kleine Hernien besser mit T1-gewichteten SE-Schichten nachzuweisen. Ferner werden auch von einigen Untersuchern T2-gewichtete FSE-Sequenzen empfohlen.

Kompressionen der Nervenwurzeln und des Thekalsackes sind in der T1-Wichtung ausgezeichnet darstellbar, insbesondere auf den axialen Schnitten. Gelegentlich weist in der T1-Wichtung die Nervenwurzel eine etwas höhere Signalintensität als normal auf, wahrscheinlich als Folge einer inflammatorischen Antwort auf das komprimierende Diskusmaterial. Eine Nervenwurzel kann außerdem nach Gabe von Gadolinium in einigen Fällen ein umschriebenes Enhancement aufweisen.

Die MRT besitzt ferner eine ausgezeichnete Sensitivität bei der Suche nach Sequestern, die insbesondere bei einer extraligamentären Lage der Hernie gut nachweisbar sind. Häufig werden ältere Sequester allerdings innerhalb des Epiduralraumes durch Granulationsgewebe ummauert und überdeckt, sodass sie nicht mehr als Sequester imponieren, sondern möglicherweise für entzündliche Veränderungen gehalten werden.

Es gibt ferner einige Indikationen, bei denen die präoperative Gabe von Gadolinium vorteilhaft ist:

- Mit Kontrastmittelgabe lässt sich eine laterale Diskushernie von einem Neurinom oder Neurofibrom, die an gleicher Stelle wie eine Diskushernie lokalisiert sein können, trennen. Laterale Diskushernien nehmen nämlich praktisch kein Kontrastmittel auf, während ein Charakteristikum des Neurinoms bzw. des Neurofibroms die deutliche Kontrastmittelanreicherung ist.
- Manchmal ist es ebenfalls sinnvoll, Gadolinium-DTPA zu verabreichen, wenn die Strukturen innerhalb des Neuroforamens, d. h. im Bereich der Nervenwurzel, mit den konventionellen Aufnahmen nicht optimal dargestellt sind. Dann kann die Gabe von Kontrastmittel mit anschließender Anfertigung von fettsupprimierten T1-gewichteten Aufnahmen Hinweise auf die zugrunde liegende Erkrankung geben.

Pitfalls bei der Diagnostik von lumbalen Diskushernien

In einigen seltenen Fällen können Diskushernien durchaus mit anderen Raumforderungen verwechselt werden. Hierzu gehören im lateralen Bereich die bereits eben erwähnten Neurome und Neurinome, die synoviale Zyste, epidurale Metastasen, Tarloff-Zysten und miteinander verbundene Nervenwurzeln. Sehr selten kann es auch schwierig sein, ein epidurales Hämatom oder einen epiduralen Abszess von einer extraligamentären Diskushernie abzugrenzen.

Neben einer Diskushernie gibt es eine Reihe von weiteren Möglichkeiten, die zu einer Einengung des Spinalkanals und evtl. auch zu einer Nervenwurzelirritation führen können:

1. Im intraforaminalen lateralen Bereich ist dies das bereits erwähnte Vorliegen eines Fibroms, eines Neurinoms oder eines Neurofibroms, selten auch eines Meningeoms. Diese Raumforderungen sind von der lateralen Diskushernie häufig nur durch eine Kontrastmittelinjektion zu differenzieren. Nur die Tumoren weisen einen Signalanstieg auf.
2. Eine synoviale Zyste, die den Recessus komplett und den Spinalkanal teilweise ausfüllen kann und damit eine mediolaterale Diskushernie simuliert. Es gibt zwei verschiedene Formen:
   a) Es ist zum Austritt von Gelenkflüssigkeit in den epiduralen Raum gekommen, die sekundär durch eine Pseudokapsel abgegrenzt wird.
   b) Es handelt sich um eine Ausstülpung der Gelenkkapsel, wobei die Zyste mit Synovia ausgekleidet ist.
   Ein Hinweis auf das Vorliegen einer synovialen Zyste ist, dass der Zysteninhalt im Signal sowohl vom Nucleus pulposus als auch dem Liquor deutlich abweicht und identisch ist mit der Signalintensität der Gelenkflüssigkeit.
3. Eine Hypertrophie des hinteren Längsbandes, evtl. mit Verkalkung. Dieser Befund kann den Spinalkanal von ventral her deutlich einengen.
4. Eine Schwellung des Lig. flavum. Dieses nicht seltene Ereignis kann einseitig oder doppelseitig auftreten und engt den Spinalkanal im dorsalen Bereich und den Recessus von beiden Seiten her deutlich ein.

5. Arthrose des Intervertebralgelenkes mit Hypertrophie der Facette, die dann von dorsal her den Recessus einengt und dadurch eine Nervenwurzelkompression bewirken kann.
6. Retrospondylose. Diese Vorwölbung der Wirbelkörperkante nach dorsal kann ebenfalls eine Einengung des Spinalkanals, des Recessus sowie des unteren Abschnittes des Neuroforamens bewirken. Diese Spornbildungen finden sich nicht selten nur lateral und komprimieren dann die Nervenwurzel von ventral her.
7. Eine Spondylolyse oder eine Spondylolisthesis sowie eine Pseudospondylolisthesis. In diesen Fällen kommt es zu einem Gleitvorgang des Wirbelkörpers und dadurch bedingt zu einer Einengung des Spinalkanals und des Neuroforamens mit der Möglichkeit einer Nervenwurzelkompression.

Klinischer Verlauf einer lumbalen Diskushernie

Insbesondere bei der extraligamentären Lokalisation einer Hernie kann es durch Störung der physiologischen osmotischen und hydrostatischen Druckveränderungen zu einer Aufblähung bzw. zu einer Vergrößerung der Hernie kommen.

Die therapeutischen konventionellen Maßnahmen haben daher zunächst das Ziel einer Druckentlastung und dadurch einer Volumenminderung der Diskushernie. Deren Verkleinerung geschieht jedoch auch spontan durch Resorption und Einsprossung von Granulationsgewebe, sodass gelegentlich auch ohne Therapie bereits nach einigen Wochen eine deutliche Größenreduktion der Hernie nachgewiesen werden kann. Dies ist der Hauptgrund, warum die Mehrzahl auch der großen Diskushernien nicht operativ behandelt werden müssen.

Als eine Indikation zur Durchführung von operativen Maßnahmen gilt daher in erster Linie das Ausmaß des motorischen Defizits in der Peripherie. Irritationen der dorsalen Wurzeln, d. h. das Auftreten von Taubheitsgefühlen und Analgesien, sollten weiter beobachtet werden, gelten jedoch nicht, ebenso wenig wie der akute Schmerz, als eine Indikation zur operativen Intervention.

Postoperativer Verlauf nach Diskushernienoperationen

Diskushernienoperationen werden durchgeführt, um eine Nervenwurzelläsion, die durch eine Diskushernie bewirkt wird, zu beseitigen. Diese Operationen können makrochirurgisch oder auch mikrochirurgisch vorgenommen werden. Weitere Verfahren zur Verkleinerung der Diskushernie sind die Laserung und die Chemonukleolyse. Jeder dieser Eingriffe hat bestimmte Vor- und Nachteile, auf die an dieser Stelle jedoch nicht weiter eingegangen werden soll.

Postoperativ kommt es, insbesondere bei makro- aber auch bei mikrochirurgischer Intervention, zur Ausbildung eines Granulationsgewebes im Operationsfeld mit ausgeprägter Vaskularisation. Diese Strukturen entwickeln sich innerhalb von Wochen und Monaten und wandeln sich schließlich in Narben um. Das Ausmaß der Entwicklung von Narben ist individuell sehr unterschiedlich. Sie können zu einer posterolateralen Ausfüllung des Recessus führen und die Nervenwurzel mit einbeziehen, die in einigen Fällen auch verlagert sein kann. Das entstehende Narbengewebe hat darüber hinaus einen unterschiedlich differenzierten Organisationsgrad, d. h. es kann locker, aber auch fest sein. Damit einhergehend findet sich im Narbengewebe fast immer eine Gefäßeinsprossung, wobei frisches Narbengewebe zumeist einen höheren Grad an Vaskularisation aufweist.

Leider kommt es häufig, insbesondere nach makrochirurgischen Eingriffen, mit oder ohne Hemilaminektomie, zum Auftreten von überschießendem Narbengewebe, mit der Folge einer Irritation der in diesem Bereich lokalisierten Nervenwurzel. Dieser Vorgang stellt den Hauptgrund für mögliche postoperative Komplikationen dar, die immerhin in 20–30% erwartet werden können und unter dem Begriff des Postdiskotomiesyndroms zusammengefasst werden. Sie werden auch als „Failed-back-surgery-Syndrom“ (FBSS) bezeichnet. Dieses Syndrom stellt also eine Zusammenfassung von postoperativen Erkrankungen dar, die klinisch durch Schmerzen und auch, allerdings viel seltener, durch funktionelle Ausfälle charakterisiert sind. Die ursächlichen Faktoren beinhalten neben der bereits erwähnten epiduralen Narbenbildung Diskushernienrezidive, umschriebene Stenosen und die Arachnoiditis.

Weniger häufige Gründe für die auftretenden Schmerzen sind die mechanische Instabilität, die Verletzung der Nervenwurzel und die Pseudomeningozele. Insbesondere die mechanische Instabilität führt dann früher oder später zu Veränderungen der Facette und induziert das Auftreten des pseudoradikulären Facettensyndroms. Relativ selten ist auch als Komplikation die postoperative Spondylodiskitis.

Die Schmerzen können entweder postoperativ persistieren oder – häufiger – nach einem zunächst beschwerdefreien Intervall erneut auftreten.

Der Charakter des Schmerzes und seine Ausdehnung sind deutlich abhängig von der Ursache des Postdiskotomiesyndroms. Aus diesem Grunde kann eine sorgfältige klinische Untersuchung bereits gewisse Aufschlüsse über die Schmerzursache erbringen. Insbesondere bei einer postoperativ aufgetretenen radikulären Nervenwurzelsymptomatik ist es klinisch schwierig, wenn nicht unmöglich, zwischen einem Diskushernienrezidiv und einer Narbenbildung zu unterscheiden.

Gerade bei der Differenzierung zwischen diesen beiden Hauptursachen ist die MRT als außerordentlich wertvolles Verfahren anzusehen, wobei die Anwendung von Gadolinium eine weitere erhebliche Verbesserung der Diagnostik der postoperativen Wirbelsäule erbracht hat.

Die MRT ist jedoch nicht nur in der Lage, eine Narbenbildung von einer Rezidivhernie zu differenzieren, sondern auch andere Ursachen einer erfolglosen Operation aufzudecken.

MRT beim Postdiskotomiesyndrom

Weder in der CT noch in der MRT bereitet es Schwierigkeiten, eine durchgeführte Laminektomie und Diskektomie darzustellen. Im Bereich des Defektes und der Resektion des Lig. flavum ist das normale Gewebe in der postoperativen Periode durch Ödem ersetzt, das in der T1-Wichtung ein heterogenes, etwa der Muskulatur entsprechendes Signal aufweist, mit Zunahme der Signalintensität auf T2-gewichteten Bildern. Direkt postoperativ lässt sich ferner häufig magnetresonanztomographisch die Entwicklung eines Hämatoms im Operationsfeld nachweisen, das, je nach Alter, in der

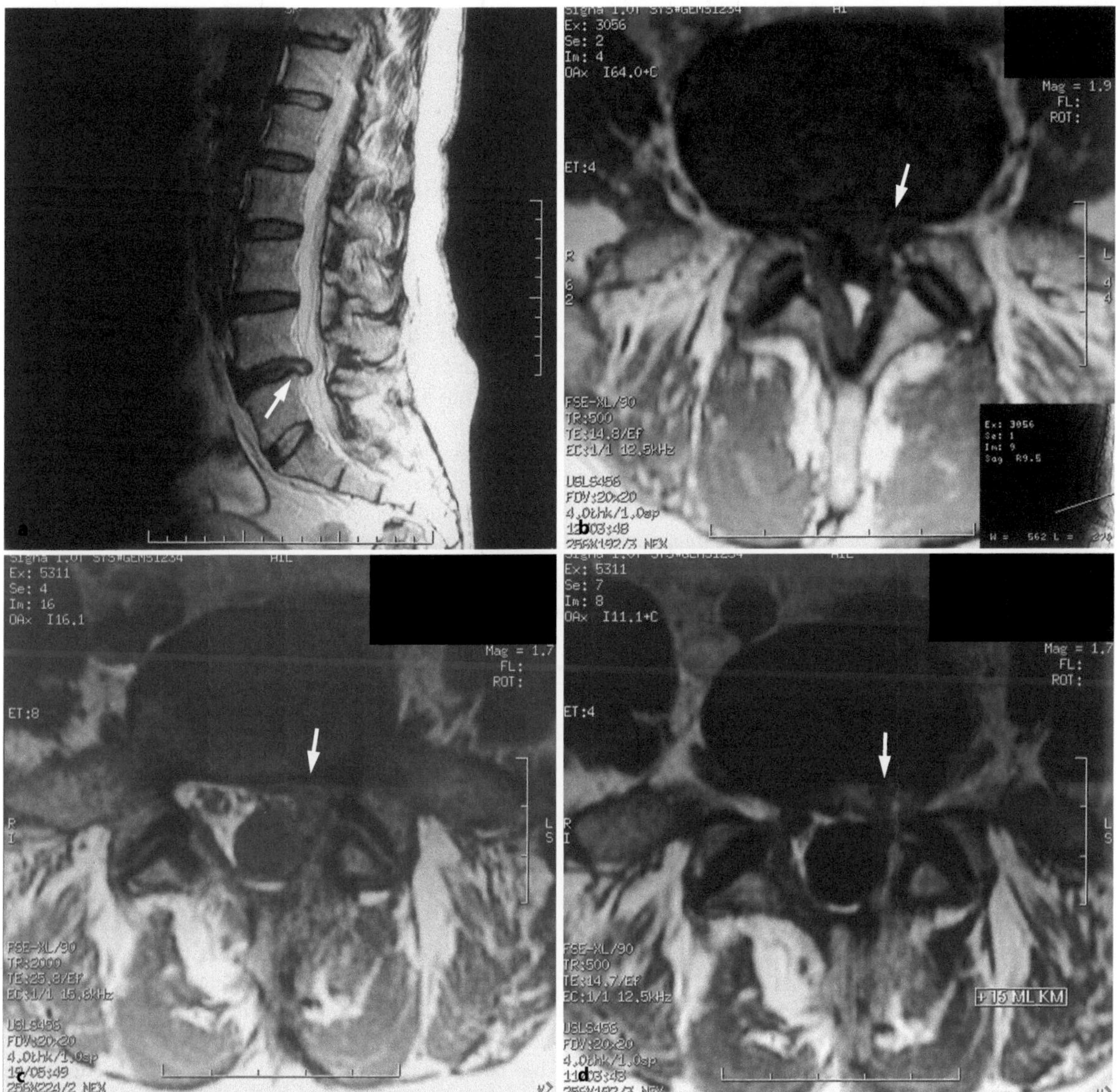

Abb. 28.136 a–d. Anamnese: 55-jährige Patientin, bei der vor einem halben Jahr eine Diskushernienoperation bei L4/L5 durchgeführt worden ist. Seit dieser Zeit permanente Schmerzen paravertebral links, mit Ausstrahlung in das Bein. Diagnose: Diskushernienrezidiv links mediolateral bei L4/L5, mit Ausfüllung des Recessus. **a** FSE T2-gewichtet, sagittal, **b** SE T1-gewichtet, axial, **c,d** SE T1-gewichtet, vor und nach Kontrastmittelgabe, axial

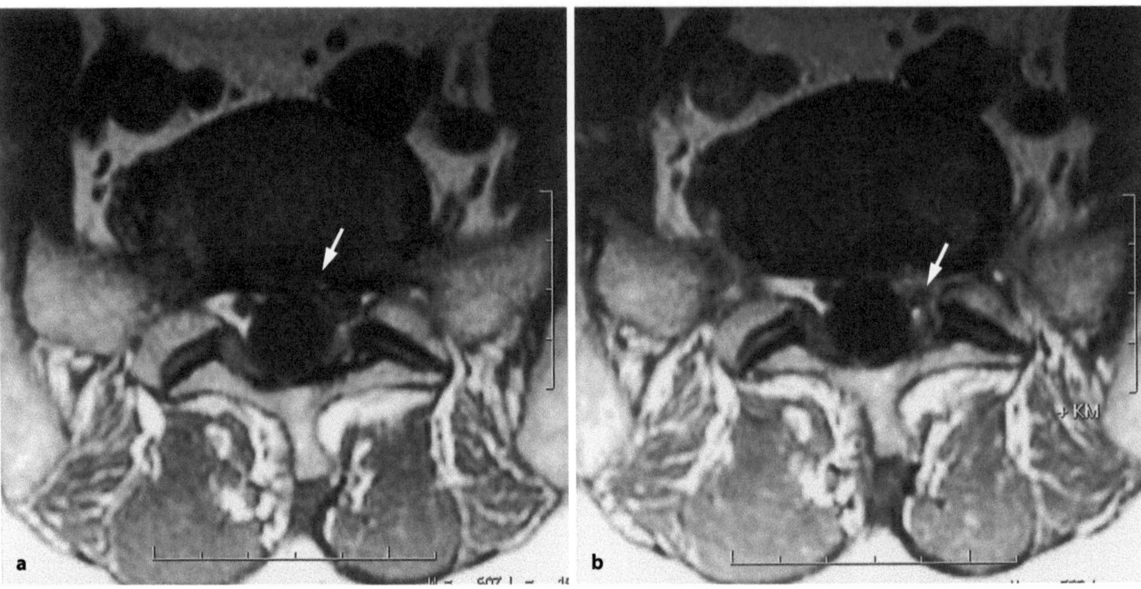

Abb. 28.137 a,b. Anamnese: Die 45-jährige Patientin klagt seit 24 Stunden über Taubheitsgefühl im Unterschenkel und im Fuß links sowie über Schwäche im Bereich des linken Beines, ohn Schmerzen. Es besteht ein Zustand nach Diskushernienoperation vor fünf Jahren. Diagnose: wenig ausgedehnte Narbenbildung im Recessus links, die jedoch die linksseitige S1-Wurzel eindeutig umscheidet (s. Signalanhebung der Narbe nach Kontrastmittelgabe). **a** SE T1-gewichtet, axial, **b** SE T1-gewichtet, nach Kontrastmittelgabe, axial

T2- und in der T1-Wichtung unterschiedliche Signalintensitäten aufweist.

Sechs Wochen bis sechs Monate nach der Operation wandeln sich die zunächst vorhandenen Veränderungen langsam in Narbengewebe um, das durch eine zunehmende Signalabschwächung in beiden Sequenzen charakterisiert ist, wobei allerdings in der T2-Wichtung die aktuelle Signalintensität vom Grad der Vaskularisation abhängt. Je mehr Vaskularisierung, desto signalintensiver ist das Narbengewebe. In der T1-Wichtung findet sich dann ein zunehmendes Weichteilsignal im anterioren Bereich des Duralsackes mit unscharfen Begrenzungen nach dorsal hin. In der T2-Wichtung ist in diesem Bereich ebenfalls ein Anstieg der Signalintensität nachweisbar, und zwar insbesondere im Intervertebralspalt. Charakteristisch ist ferner, dass es in diesem Bereich nach Kontrastmittelgabe in der T1-Wichtung zu einem deutlichen Signalanstieg kommt. Die Ursache hierfür ist, dass operativ als Zugang zur Bandscheibe eine keilförmige Exzision aus dem dorsalen Anteil der Bandscheibe erfolgt. In dieses Vakuum kommt es dann postoperativ zu einer Migration von Granulationsgewebe mit starker Vaskularisation, das erheblich Kontrastmittel anreichert.

Diese Signalvermehrung in der T1-Wichtung nach Kontrastmittelgabe ist sowohl in der sagittalen als auch in der axialen Schnittrichtung nachweisbar und definiert in der MRT die Höhe des operativen Eingriffes. Aufgrund der erheblichen postoperativen Veränderungen im epiduralen Weichteilgewebe und auch in der Bandscheibe ist bei der Interpretation von MRT-Bildern direkt im Anschluss an die Operation Vorsicht geboten, und zwar bis zu sechs Wochen postoperativ. Das vorhandene Ödem und das Granulationsgewebe können nämlich durchaus das Erscheinungsbild eines Diskushernienrezidivs imitieren.

Wie bereits erwähnt, stellen die Narbenbildung und der Rezidivprolaps die Hauptursachen für ein Postdiskotomiesyndrom dar. Beide Möglichkeiten machen etwa 80% aller Komplikationen aus. Wegen des unterschiedlichen therapeutischen Vorgehens ist es besonders wichtig, zwischen diesen beiden Komplikationsmöglichkeiten zu unterscheiden.

Bei Vorliegen einer Narbenbildung hat nämlich eine Wiederholungsoperation mit dem Ziel der Entfernung der Narben nur mäßige Erfolgschancen, da es in etwa 50% erneut zur Ausbildung von Narbengewebe mit noch größerer Ausdehnung kommt. Das Vorliegen eines Diskushernienrezidivs dagegen stellt bei entsprechender klinischer Symptomatik eine Indikation zur erneuten Diskektomie dar. Leider jedoch können bei einem Postdiskotomiesyndrom auch Narbenbildung und Rezidivprolaps nebeneinander vorkommen, sodass in diesem Fall die Stellung der Indikation zur Durchführung einer erneuten Operation schwierig wird.

Zur Differenzierung der vielfältigen Ursachen des Postdiskotomiesyndroms stellt die MRT, insbesondere bei der Unterscheidung zwischen der Narbenbildung und dem Diskushernienrezidiv, den Goldstandard dar.

Die Untersuchung der LWS, unter besonderer Berücksichtigung der operierten Bandscheibe, erfolgt zunächst in üblicher Weise:

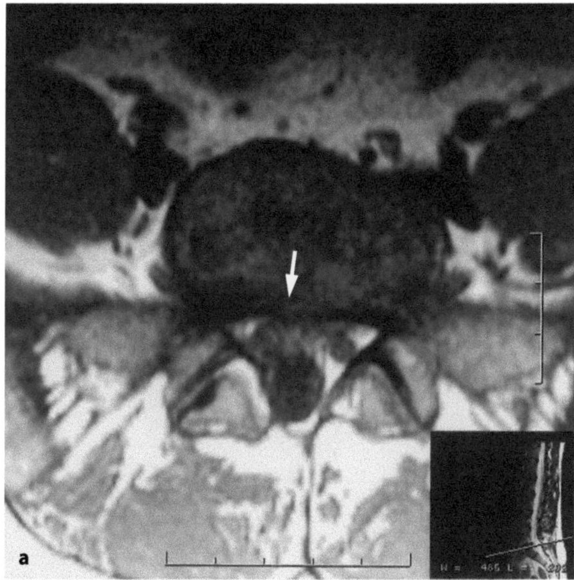

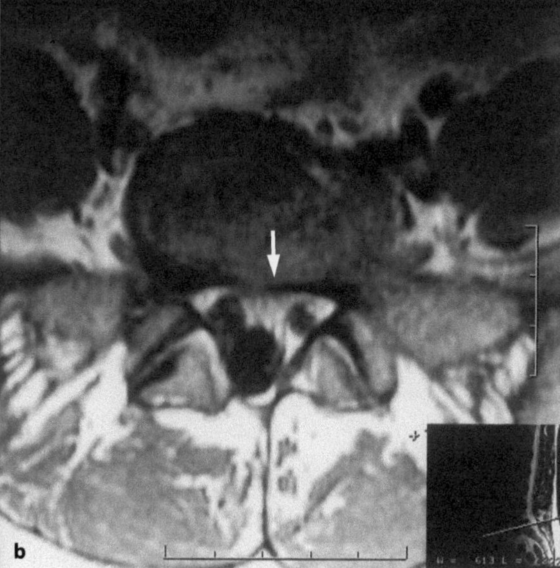

Abb. 28.138 a,b. Anamnese: 42-jährige Patientin, bei der vor neun Jahren eine Diskushernienoperation bei L5/S1 links durchgeführt worden ist. Seit einigen Monaten wieder permanente Schmerzen mit Ausstrahlung in das linke Bein. Diagnose: Narbenbildung bei L5/S1 links mit Verlagerung der S1-Wurzel. **a** SE T1-gewichtet, axial, **b** SE T1-gewichtet, nach Kontrastmittelgabe, axial

- SE T1-gewichtet, sagittal,
- SE T2-gewichtet, sagittal,
- SE T1-gewichtet, axial, anguliert bandscheibenparallel unter Einbeziehung der operierten Bandscheibe sowie des nächst höheren und nächst tieferen Intervertebralraumes.
  Schichtdicke 2-3 mm, GAP 0,5 mm,
  Applikation von 0,2 mmol/kg Körpergewicht Gadolinium-DTPA, 10 ml, und Fortsetzung der Untersuchung innerhalb von 15 min post injectionem,
- SE T1-gewichtet, axial, anguliert bandscheibenparallel unter Einbeziehung der operierten Bandscheibe und des gesamten Operationsfeldes,
- evtl. ergänzend SE T1-gewichtet, sagittal,
  Schichtdicke 2-3 mm, GAP 0,5 mm.

Bei Vorliegen einer überschießenden Narbenbildung im ursprünglichen Operationsfeld in der T1-Wichtung stellt sich diese hypointens bis intermediär dar. In der T2-Wichtung weist die Narbenbildung eine höhere Signalintensität als das Bandscheibenmaterial oder der Anulus auf. Das Narbengewebe passt sich den duralen Grenzen an und verzieht nicht selten den Duralsack. Ein erhöhtes Signal in der T2-Wichtung ist ferner im lateralen und posterioren Bereich an den Grenzen des Operationsfeldes und innerhalb der paraspinalen Muskulatur erkennbar. Allerdings ist auch ein niedriges Signal in der T2-Wichtung nicht ungewöhnlich, wenn die Operation länger zurück liegt.

Nach Kontrastmittelgabe kann man drei verschiedene Befunde unterscheiden:

1. alleinige Narbenbildung,
2. alleiniges Diskushernienrezidiv,
3. Narbe und Diskushernienrezidiv.

Während ein Diskushernienrezidiv keinerlei Enhancement nach Kontrastmittelgabe aufweist, kommt es bei Vorliegen einer Narbenbildung zu einer sehr schnellen Signalzunahme innerhalb des Narbenfeldes. Bei Vorliegen einer Narbe und eines Diskushernienrezidivs findet sich ein kreisförmiges Enhancement und zentral eine Aussparung ohne jede Signalanhebung, als Hinweis auf das Vorliegen eines Diskushernienrezidivs.

Der Diskus selbst weist aufgrund seiner Avaskularität kein Enhancement auf. Wird die Untersuchung allerdings erst mehr als 30 min nach der Injektion fortgesetzt, kann auch Diskusmaterial, insbesondere die Hernie, ebenfalls eine Signalanhebung aufgrund der Diffusion des Kontrastmittels aufweisen. Probleme können sich im Fall 3 ergeben, wenn das Diskushernienrezidiv klein und das umgebende Narbengewebe ausgedehnt ist. Dann kann das Rezidiv aufgrund von Partialvolumeneffekten möglicherweise nicht nachweisbar sein. Darüber hinaus kann auch ein Diskushernienrezidiv ein Enhancement aufweisen, wenn Granulationsgewebe als Teil eines reparativen Prozesses in das Diskusrezidivmaterial eingedrungen ist. Diese Möglichkeit gilt nicht nur für Diskushernienrezidive, sondern insbesondere auch für Sequester.

Von einer Reihe von Anwendern wird nach Injektion des Kontrastmittels auch die Durchführung von T1-gewichteten Schichten mit Fettsuppression bei postoperativen Patienten empfohlen. Dadurch kann

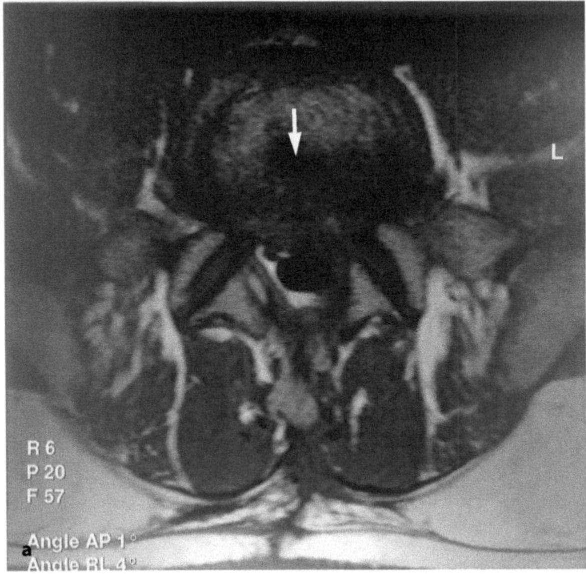

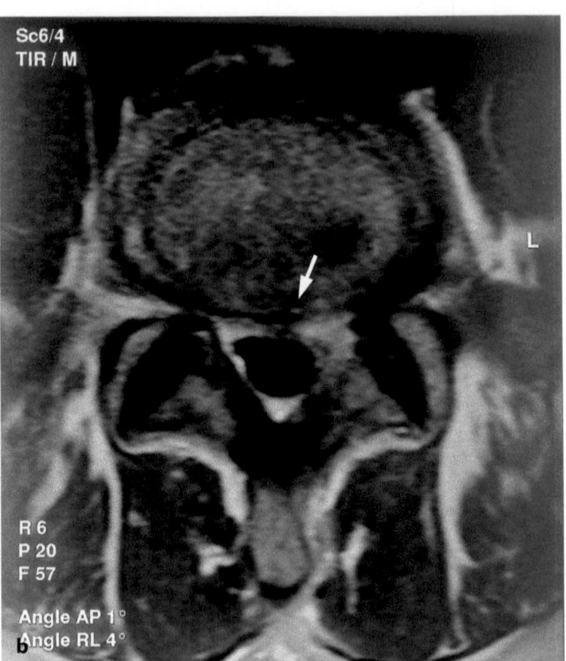

Abb. 28.139 a,b. Ausgedehnte Narbenbildung im Bereich des linksseitigen Recessus, sich nach kaudal hin weiter ausbreitend und nach rechts herüberreichend. **a** SE T1-gewichtet, axial, **b** SE T1-gewichtet, nach Kontrastmittelgabe, axial

die Darstellung der signalangehobenen Narbe in fast allen Fällen weiter verbessert werden. Ferner ist mit dieser Technik besser als mit konventionellen T1-gewichteten Aufnahmen eine Abgrenzung der Narbe zur Nervenwurzel und zum Thekalsack möglich.

Zusammengefasst stellt also das Postdiskotomiesyndrom im Bereich der LWS eine absolute Indikation zur Durchführung einer MRT-Untersuchung vor und nach Kontrastmittelgabe dar. Erfahrungen haben jedoch gelehrt, dass dies nicht in gleicher Weise für Komplikationen nach Diskushernienoperationen im Bereich der HWS gilt.

In diesem Bereich ist postoperativ eine Differenzierung zwischen Narbenbildung und Diskushernienrezidiv mittels MRT nur unzureichend möglich (Abb. 28.136 a–d, Abb. 28.137 a,b, Abb. 28.138 a,b, Abb. 28.139 a,b).

Pseudoradikuläres Syndrom im Bereich der LWS – Klinik, Pathologie und Bildgebung (s. auch S. 611)

Unter dem Begriff des pseudoradikulären Syndroms werden alle nicht durch eine Nervenwurzelirritation hervorgerufenen Schmerzsymptome im Bereich der Wirbelsäule zusammengefasst. Betrifft dieses Syndrom die LWS, wird auch der Begriff des Lumbalsyndroms gebraucht. So handelt es sich bei dem so genannten lokalen Lumbalsyndrom um ein Beschwerdebild, das durch positionsabhängige Kreuzschmerzen, eine Bewegungseinschränkung der LWS und durch Verspannungen der lumbalen Rückenstreckmuskeln charakterisiert ist. Segmentale Ausstrahlungen in die unteren Extremitäten fehlen.

Eine Ausnahme bildet das Facettensyndrom, das ebenfalls abhängig von der segmentalen Höhe unterschiedliche dermatomartige Schmerzsensationen im Bereich des Oberschenkels auslösen kann.

Ausgangspunkt der Beschwerden eines pseudoradikulären Syndroms sind degenerative Veränderungen der unteren lumbalen Bewegungssegmente, bei denen es dann zu einer mechanischen Irritation des hinteren Längsbandes, der Wirbelgelenkkapseln und des Wirbelperiosts kommt. Es sind vorwiegend sensible Fasern des Ramus meningeus und des Ramus dorsalis der Spinalnerven betroffen. Akute Schmerzzustände gehen häufig von den Wirbelgelenken aus, wenn diese plötzlich komprimiert oder gezerrt werden.

Vom lokalen akuten Lumbalsyndrom, der so genannten Lumbago, ist die chronische Form, die mit rezidivierenden Be- und Entlastungsschmerzen einhergeht, abzugrenzen. Als Ursache für die Lumbago kommt in erster Linie eine intradiskale Massenverschiebung mit Irritation des hinteren Längsbandes in Betracht.

In der Anamnese wird über unvorhergesehene Belastungen der Wirbelsäule wie Bücken oder Heben als Auslösefaktor berichtet. Die meisten blitzartig einschießenden Kreuzschmerzen führen sofort zu einer Bewegungssperre der LWS und als Folge zu einer Entlastungshaltung, wobei jeder Bewegungsversuch heftige Schmerzen auslöst.

Die Hauptschmerzzone findet sich hierbei in der un-

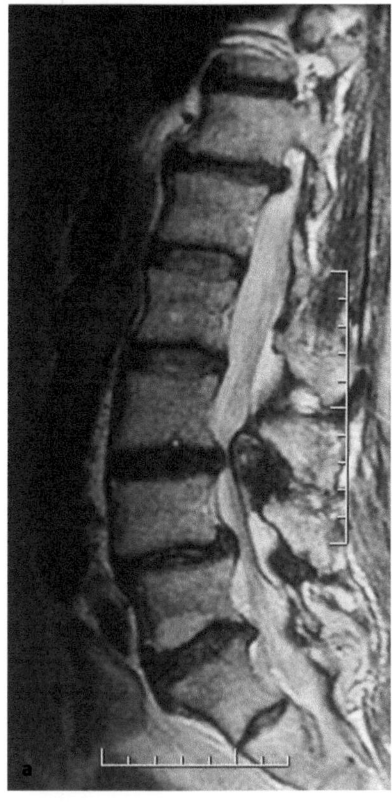

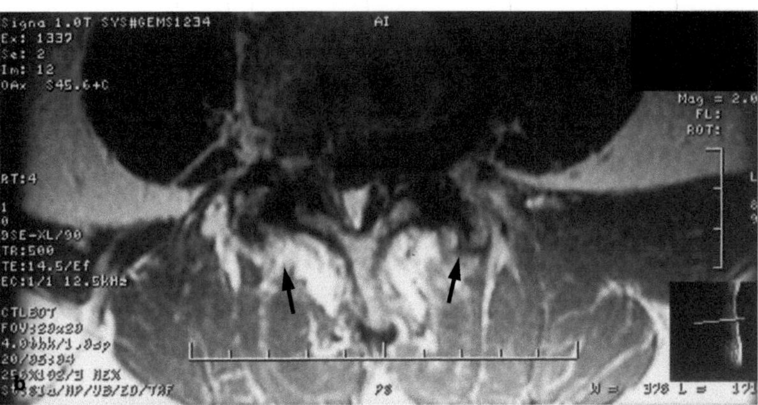

Abb. 28.140 a,b. Anamnese: Der 64-jährige Patient klagt seit einigen Monaten über permanente Schmerzen im Bereich der LWS mit Ausstrahlung in den linken Oberschenkel. Diagnose: Bandscheibendegeneration bei D12/L1, L3/L4, L4/L5 und bei L5/S1 mit Verschmälerung des Intervertebralraumes und umschriebenen Protrusionen. Ausgedehnte degenerative Veränderungen an den Wirbelgelenken bei L3/L4 und L4/L5. Schwellung der Ligg. flava. **a** FSE T2-gewichtet, sagittal, **b** FSE T1-gewichtet, axial

teren Lumbalregion über dem Kreuzbein, mit pseudoradikulärer Ausstrahlung in die Oberschenkelmuskulatur bei Auslösung durch eine Facettendegeneration (Abb. 28.141).

Der chronisch rezidivierende Kreuzschmerz ist häufig Folge dieser degenerativen Veränderung an den Wirbelgelenken als so genanntes Facettensyndrom. Typisch ist, dass die Beschwerden nach Belastung auftreten und sich in Horizontallage bessern.

Die Schmerzen strahlen beim Facettensyndrom in das Gesäß, in die Leisten, in den Unterbauch und in den Oberschenkel, gelegentlich auch in das Skrotum aus.

Weitere Schmerzursachen können der so genannte Morbus Bastrupp, eine Rückenmuskelinsuffizienz oder auch eine stärkere Spondylose sein. Eine seltene Ursache stellt der Morbus Paget dar.

Für das therapeutische Vorgehen ist die Abgrenzung

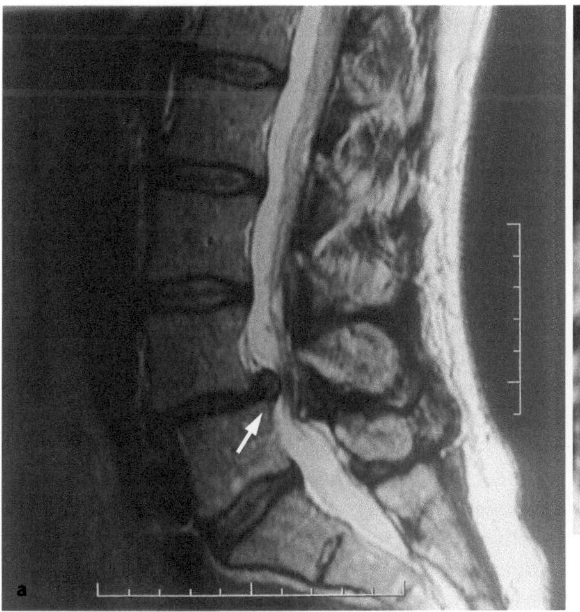

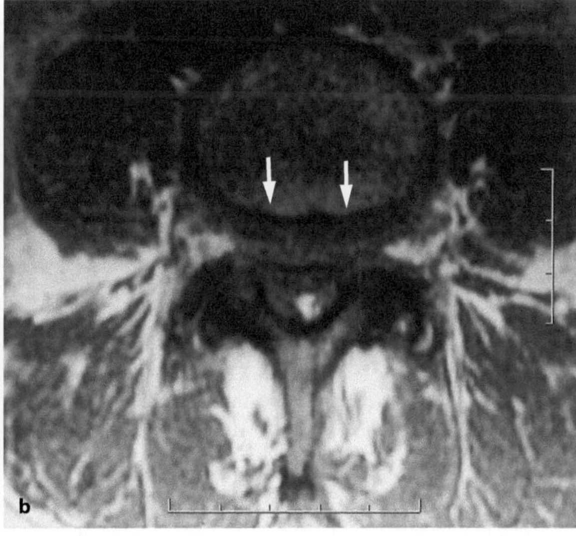

Abb. 28.141 a,b. Breitbasige mediale und mediolaterale subligamentäre Diskushernie bei L4/L5, mit deutlicher Einengung des Spinalkanals um Impression des Duralsackes. Schwellung der Ligg. flava mit Einengung der Recessus beidseits. **a** FSE T2-gewichtet, sagittal, **b** FSE protonengewichtet, axial

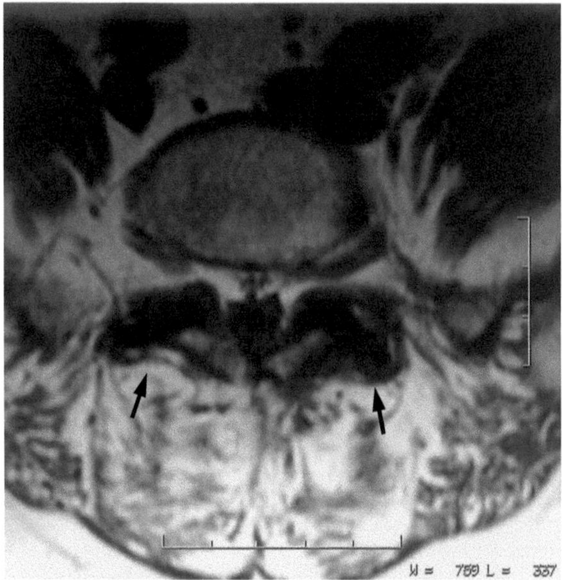

Abb. 28.142. Anamnese: Die 79-jährige Patientin klagt seit etwa 25 Jahren über rezidivierend auftretende Schmerzen im Bereich der unteren LWS, mit Ausstrahlung in das rechte Bein und Verschlimmerungstendenz in den letzten Monaten. Diagnose: hypertrophe Facettenarthrose beidseits bei L4/L5, mit leichter Schwellung der Ligg. flava. Pseudoradikuläres Facettensydrom. Erhebliche Rückbildung der autochthonen Rückenmuskulatur (SE T1-gewichtet, axial)

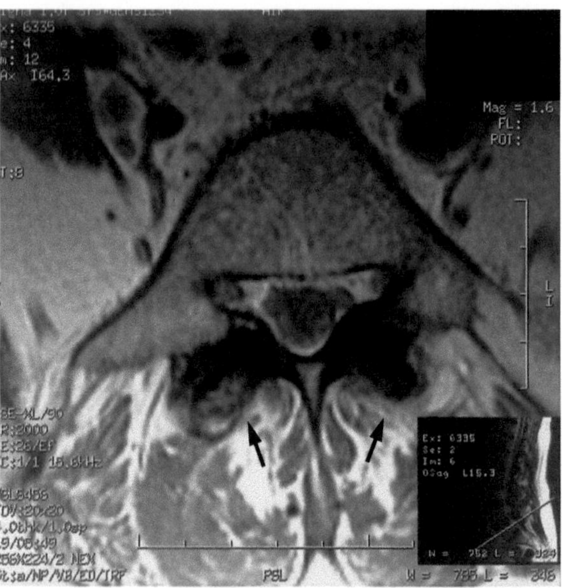

Abb. 28.143. Anamnese: 55-jährige Patientin, die seit einem Jahr über Schmerzen im Bereich der unteren LWS klagt, mit Ausstrahlung in das Gesäß und in die Leiste sowie in den rechten Oberschenkel. Diagnose: erhebliche hypertrophe Arthrose im Bereich der Wirbelgelenke beidseits. Pseudoradikuläres Facettensyndrom (FSE protonengewichtet, axial)

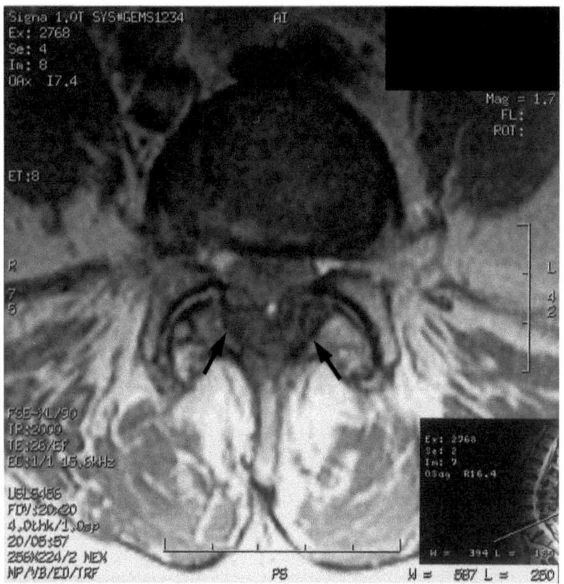

Abb. 28.144. Anamnese: Die Patientin klagt seit Jahren über rezidivierend auftretende Schmerzen im Bereich der unteren LWS, ohne Ausstrahlung. Diagnose: deutliche Schwellung der Ligg. flava, mit Einengung des Spinalkanals von dorsolateral her. Mäßiggradige degenerative Veränderungen an den Wirbelgelenken. Deutliche Atrophie der autochthonen Rückenmuskulatur (FSE protonengewichtet, axial)

zwischen einer radikulären Nervenwurzelirritation und einem pseudoradikulären Syndrom außerordentlich wichtig.

Wird aufgrund der klinischen Symptomatik und der durchgeführten Untersuchung eine radikuläre Nervenwurzelirritation vermutet, muss ferner eine Neuralgie des peripheren Nerven ausgeschlossen werden. Dies kann im Einzelfall schwierig sein, gelingt jedoch in der Regel durch eine eingehende neurologische Untersuchung. Auch ein Hüftschmerz kann ähnliche Symptome wie ein Lumbalsyndrom verursachen.

Von den bildgebenden Verfahren erlaubt die konventionelle Röntgendiagnostik mit Anfertigung von Röntgenbildern der Wirbelsäule in mehreren Ebenen lediglich gewisse Hinweise auf die Schmerzgenese, z. B. durch den Nachweis einer fortgeschrittenen Bandscheibendegeneration oder auch mit dem Nachweis einer Spondylarthrose.

So ist auch beim pseudoradikulären Syndrom die MRT das Verfahren der Wahl zur Abklärung der Schmerzursachen geworden. Mit diesem Verfahren ist es nicht nur möglich, beginnende degenerative Discusveränderungen, z. B. eine intradiskale Verschiebung, festzustellen, sondern auch Aktivierungen einer degenerativ veränderten Facette oder umschriebene Abhebungen des hinteren Längsbandes. Auf die Möglichkeit des Nachweises einer synovialen Zyste wurde bereits hingewiesen.

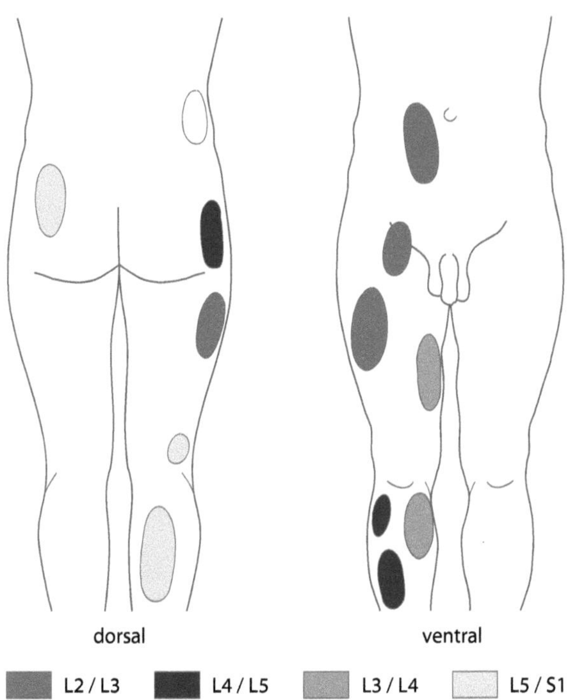

Abb. 28.145. Dermatome beim lumbalen Facettensyndrom

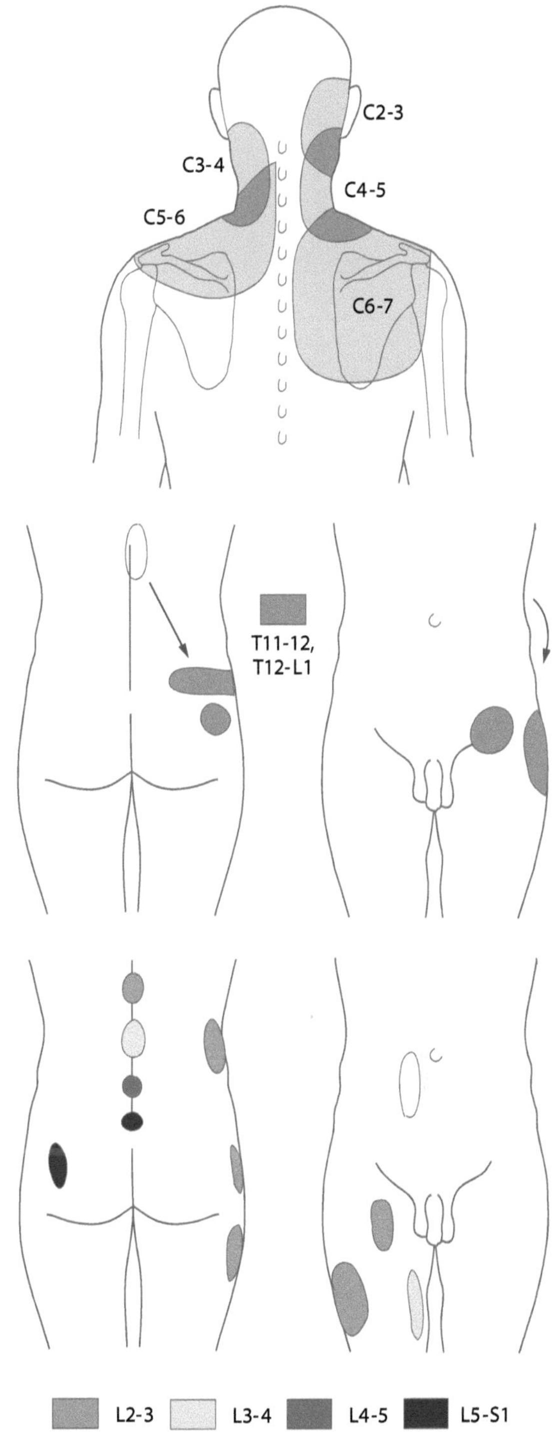

Daneben erlaubt das Verfahren auch Hinweise auf eine Segmentinstabilität, die häufig bei einer Degeneration der Bandscheibe nach Modic Typ I vorhanden ist.

Die Beurteilung der Facetten in der MRT geschieht sowohl in der sagittalen als auch in der axialen Schnittrichtung. In beiden Ebenen lassen sich Gelenkdeformitäten und die häufig daraus resultierenden Einengungen der Recessus mindestens ebenso gut wie mit der CT nachweisen.

Ein Vorteil gegenüber dem CT ist, dass die Ligg. flava und ein eventueller Gelenkerguss deutlich besser in der MRT beurteilt werden können.

An Sequenzen haben sich die Protonenwichtung und die T2-Wichtung, evtl. mit Fettsuppression, in sagittaler und axialer Schnittrichtung am besten bewährt. Es werden jedoch auch T2-gewichtete GRE empfohlen (Abb. 28.140 a,b, Abb. 28.141 a,b, Abb. 28.142, Abb. 28.143, Abb. 28.144, Abb. 28.145).

28.9 Zusammenfassung

Zusammengefasst stellt die MRT, insbesondere bei einer unklaren Schmerzsymptomatik im Bereich des Rückens, nicht nur ein wertvolles, die Klinik ergänzendes bildgebendes Verfahren zur Abklärung dar, sie hat auch aufgrund der exzellenten pathologisch-anatomischen Darstellungsmöglichkeit zum Verständnis bestimmter Veränderungen beigetragen.

Man sollte sich jedoch andererseits auch vor einer Überbewertung bestimmter MRT-Befunde hüten. Insbesondere für die Folgen degenerativer Veränderungen gilt, dass eine diagnostische Festlegung nur in Korrelation mit der klinischen Symptomatik erfolgen darf. Berücksichtigt man dies, sind Trefferraten von über 90% erreichbar.

Literatur

Anson J, Spetzler R (1992) Classification of spinal arteriovenous malformations. BNI Q 8: 2–8

Aoki N (1990) Rapid growth of intraspinal lipoma demonstrated by magnetic resonance imaging. Surg Neurol 34: 107–110

Armstrong DC, Harwood-Nash DC (1992) Pediatric spine. In: Stark DD, Bradley WG (eds) Magnetic resonance imaging. Mosby, St Louis, pp 1370

Baker LL, Goodman SB, Perkash I, Lane B, Enzmann DR (1990) Benign versus pathologic compression fractures of vertebral bodies: Assessment with conventional spin-echo, chemical shift, and STIR MR imaging. Radiology 174: 495–502

Barkovich AJ (1995) Congenital anomalies of the spine. In: Barkovich AJ (ed) Pediatric Neuroimaging, 2nd edn. Raven, New York, pp 477–540

Barkovich AJ, Naidich TP (1990) Congenital anomalies of the spine. In: Barkovich AJ (ed) Contemporary neuroimaging. Raven, New York, pp 227–271

Bauer A, Reiser M (2002) Acute Osteoporotic and Neoplastic vertebral Compression Fractures : Fluid Sign at MR-Imaging. Radiology 225: 730–735

Berenstein A, Lasjaunias P (1992) Surgical neuroangiography, Vol 15: Endovascular treatment of spine and spinal cord lesions. Springer, Berlin Heidelberg New York Tokyo, pp 1–109

Biondi A, Merland J, Hodes J, Aymard A, Reizine D (1992) Aneurysms of the spinal arteries associated with intramedullary arteriovenous malformations. 11. Results of AVM endovascular treatment and hemodynamic considerations. AJNR Am J Neuroradiol 13: 923–933

Boden SD (1996) The use of radiographic imaging studies in the evaluation of the patients who have degenerative disorders of the lumbar spine. J Bone Joint Surg Am 78: 114

Bondurant FJ, Cotler HB, Kulkarni MV, McArdle CB, Harris JH (1990) Acute spinal cord injury. A study using physical examination and magnetic resonance imaging. Spine 15: 161–168

Bundschuh CV, Modic MT, Ross JS et al. (1988) Epidural fibrosis and recurrent disc herniation in the lumbar spine: Assessment with magnetic resonance. AJNR Am J Neuroradiol 9: 169–178

Burger PC, Scheithauer BW (1994) Vascular tumors and tumor-like lesions. In: Burger PC, Scheithauer BW (eds) Tumors of the central nervous system. Armed Forced Institute of Pathology, Washington/DC, pp 287–299

Burrows FGO, Sutcliffe J (1968) The split notochord syndrome. Br J Radiol 41: 844–847

Carmody RF, Yang DJ, Seeley GW, Seeger JF, Unger EC, Johnson JF (1989) Spinal cord compression due to metastatic disease: Diagnosis with MR imaging versus myelography. Radiology 173: 225–229

Cory DA, Fritsch SA, Cohen MD et al. (1989) Aneurysmal bone cysts: Imaging findings and embolotherapy. AJR Am J Roentgenol 153: 369–373

Davis PC, Griedman NC, Fry SM et al. (1987) MR imaging of marrow changes adjacent to end plates in degenerative lumbar disk disease. AJR Am J Roentgenol 149: 531–534

Delamarter RB, Howard MW, Goldstein T et al. (1995) Percutaneous lumbar discectomy: Preoperative and postoperative magnetic resonance imaging. J Bone Joint Surg Am 77: 578

Dillon WP, Norman D, Newton TH, Bolla K, Mark A (1989) Intradural spinal cord lesions: Gd-DTPA-enhanced MR imaging. Radiology 170: 229–237

Djukic S, Vahlensieck M, Resendes M, Genant HK (1992) The lumbar spine: Postoperative magnetic resonance imaging. Bildgebung 59: 136–146

Elster AD (1995) Occult spinal tumors in neurofibromatosis: Implications for screening. AJR Am J Roentgenol 165: 956

Ertl-Wagner BB, Reiser MF (2001) Kongenitale spinale Malformationen. Radiologe 41: 1048–1055

Feldman M, Byrne P, Johnson MA, Fischer J, Lees G (1990) Neonatal sacrococcygeal teratoma: Multi-imaging modality assessment. J PediairSurg 25: 675–678

Flanders AE, Schaefer DM, Friedman DP, Lane JI, Herbison GR (1991) Predictive value of MRI imaging in the determination neurologic recovery in acute cervical spinal cord injury. Radiology 181(P): 172

Friedman DP, Flanders AE, Thomas C, Millar W (1995) Vertebral artery injury after acute cervical spine trauma: Rate of occurrence as detected by MR angiography and assessment of clinical consequences. AJR Am J Roentgenol 164: 443–447

Gardner E, Gray DJ (1975) The back. In: Gardner E, Gray DJ, O'Rahilly R (eds) Anatomy, 4th edn. WB Saunders, Philadelphia, pp 508–540

Georgy BA, Snow RD, Hesselink JR (1996) MR imaging of spinal nerve roots: Techniques, enhancement patterns, and imaging findings. AJR Am J Roentgenol 166: 173

Geremia GK, McCluney K, Adler S et al. (1989) The magnetic resonance hypointense spine of AIDS. ASNR, 27th Annual Meeting. Orlando, pp 90

Geremia GK, Russell EJ, Clasen RA (1988) MR imaging characteristics of a neurenteric cyst. AJNR Am J Neuroradiol 9: 978–980

Gero B, Sze G, Sharif H (1991) MR imaging of intradural inflammatory diseases of the spine. AJNR Am J Neuroradiol 12: 1009

Grafe MR, Wiley CA (1989) Spinal cord and peripheral nerve pathology in AIDS: The roles of cytomegalovirus and human immunodefficieney virus. Ann Neurol 25: 561–566

Grenier N, Grossmann R, Schiebler ML, Yeager BA, Goldberg HI, Kressel HY (1987) Degenerative lumbar disk disease: Pitfalls and usefulness of MR imaging in detectioini of vacuum phenomenon. Radiology 164: 861–865

Grossman CB (1990) The Spine. In: Magnetic resonance imaging and computed tomography of the head and spine. Wiliams & Wilkins, Baltimore, pp 380

Hackney DB, Asato R, Joseph PM et al. (1986) Hemorrhage and edema in acute spinal cord compression: Demonstration by MR imaging. Radiology 161: 387–390

Hagaski N, Osama A (2002) Accuracy of Abnormal Paraspinal Muscle Findings on Contrast enhanced MR-Images as Indirect Signs of unilateral cervical Rootavulsion Injury. Radiology 223: 397–402

Harwood-Nash DC, McHugh K (1990/91) Diastematomyelia in 172 children: The impact of modern neuroradiology. Pediatr Neurosurg 16: 247–251

Haughton VM (1988) MR imaging of the spine. Radiology 166: 297

Heuck A, Stäbler A, Wörtler K, Steinborn M (2001) Gutartige knochenbildende Tumoren. Radiologe 41: 540–547

Hilibrand AS, Urquhart AG, Graziano GP, Hensinger RN (1995) Acute spondylolytic spondylolisthesis: Risk of progression and neurological complications. J Bone Joint Surg Am 77: 190

Hochmuth, K, Vogel TJ (2002) Sportverletzungen und -schäden der Wirbelsäule. Der Radiologe 47: 823–832

Hu SS, Bradford DS (1996) Reduction of high grade spondylolisthesis using Edwards instrumentation. Spine 21

Jackson DE, Atlas SW, Mani JR, Norman D (1989) Intraspinal synovial cysts: MR imaging. Radiology 170: 527–530

Jensen MC, Brant-Zawadski MN et al. (1994) Magnetic resonance imaging of the lumbar spine in people without back pain. N Engl J Med 331: 69

Jinkins JR (1993) MR of enhancing nerve roots in the unoperated lumbosacral spine. AJNR Am J Neuroradiol 14: 193–202

Jinkins JR (2002) Upright, weight-bearing, dynamic, kinetic MRI of the Spine. Revista di Neurologica 15: 333–356

Johnson MH, Lee SH, Liu TH (1992) Magnetic resonance imaging of degenerative disorders of the spine. In: Bloem JL, Sartoris DJ (eds) MRI and CT of the muskuloskeletal system: A text atlas. Williams & Wilkins, Baltimore, pp 544–563

Jones KM, Schwartz RB, Mantello MT et al. (1994) Fast spin-echo MR in the detection of vertebral metastases: Comparison of three sequences. AJNR Am J Neuroradiol 15: 401

Juberg RC, Gershanik JJ (1976) Cervical vertebral fusion Klippel-Feil syndrome with consanguineous parents. J Med Genetics 13: 246–249

Kaffenberger DA, Heinz ER, Oakes J W, Boyko O (1992) Meningocele manque: Radiologic findings with clinical correlation. AJNR Am J Neuroradiol 13: 1083–1088

Kerslake RW, Jaspan T, Worthington BS (1991) Magnetic resonance imaging of spinal trauma. Br J Radiol 64: 386–402

King SJ, Jeffree MA (1993) MRI of an abscess of the cervical spinal cord in a case of Listeria meningoencephalomyelitis. Neuroradiology 35: 495–496

Koeller K, Morrison AL (2000) Neoplasms of the spinal Cord and filium terminale: Radiologic-pathologic Correlation. Radiographics 20: 1721–1749

Kramer J (1992) Intervertebral disk disease, 2nd edn. Thieme Medical Publishers, New York

Kucharczyk W, Brant-Zawadzki M, Sobel D et al. (1985) Central nervous system tumors in children: Detection by magnetic resonance imaging. Radiology 155: 131–136

Lazorthes G, Gouaze A, Zadeh J, Santini J, Lazorthes Y, Burdin,P (1971) Arterial vascularization of the spinal cord. J Neurosurg 35: 253–262

Li KC, Poon PY (1988) Sensitivity and specifity of MRI in detecting spinal cord compression and in distinguishing malignant from benign compression fractures of vertebrae. Magn Reson Imaging 6: 547–556

Malone PS, Spitz L, Kiely EM, Brereton RJ, Duffy PG, Ransley PG (1990) The functional sequelae of sacrococcygeal teratoma. J PediatrSurg 25: 679–680

McLone DG, Dias MS. Complications of myelomenigocele. Pediatr Neurosurg 17: 267–273

Mehren M, Burns PJ, Mamani F, Levy CS, Laureno R (1988) Toxoplasmic myelitis mimicking intramedullary spinal cord tumor. Neurology 38: 1648–1650

Modic MT (1989) Degenerative disorders of the spine. In: Modic M, Masaryk T, Ross J (eds) Magnetic resonance imaging of the spine. Year Book Medical Publishers, Chicago

Modic MT (1990) Intervertebral disc: Normal age-related changes in MR signal intensity. Radiology 177: 332

Modic MT et al. (1988 a) Imaging of degenerative disc disease. Radiology 168: 177

Modic MT, Feiglin DH, Piraino DW, Boumphrey F, Weinstein MA, Duchesneau PM, Rehm S (1985) Vertebral osteomyelitis: Assessment using MR. Radiology 157: 157–166

Modic MT, Ross JS, Obuchowski NA et al. (1995) Contrast-enhanced MR imaging in acute lumbar radiculopathy: Pilot study of the natural history. Radiology 195: 429

Modic MT, Steinberg PM et al. (1988 b) Degenerative disc disease: Assessment of changes in vertebral body marrow with MR imaging. Radiology 166: 193–199

Muthukumar N, Gurunathan J, Sampathkumar M, Gajendran R (1992) Sacral agenesis occurring in siblings: Case report. Neurosurgery 30: 946–948

Naidich TP, McLone DG (1988) Growth and development. In: Kricun ME (ed) Imaging modalities in spinal disorders. WB Saunders, Philadelphia

Nowicki BH, Haughton VM (1992) Neural foraminal ligaments of the lumbar spine: Appearance at CT and MR imaging. Radiology 183: 257

Orrison WW Jr, Benzel EC et al. (1995) Magnetic resonance imaging evaluation of acute spine trauma. Emerg Radiol 2: 120

Palasis S, Drevelengas A (1991) Extramedullary spinal cysticercosis. Eur J Radiol 12: 216

Perovilch M, Perl S, Wang H (1992) Current advances in magnetic resonance imaging (MRI) in spinal cord trauma: Review article. Paraplegia 30: 305–316

Petersilge CA, Pathria MN, Emery SE, Masaryk TJ (1995) Thoracolumbar L-burst fractures: Evaluation with MR imaging. Radiology 194: 49

Pettersson H, Larsson EM, Holtas S et al. (1988) MR imaging of the cervical spine in rheumatoid arthritis. AJNR Am J Neuroradiol 9: 573–577

Pomeranz S (1989) Craniospinal magnetic resonance. WB Saunders, Philadelphia

Powell RW, Weber ED, Manci EA (1993) Intradural extension of a sacrococcygeal teratoma. J Pediatr Surg 28: 770–772

Quencer RM (1993) Spinal epidural abscess: Evaluation with gadolinium-enhanced MR imaging: Invited commentary. RadioGraphics 13: 559

Quencer RM, Bunge RP, Egnor M et al. (1992) Acute central cord syndrome: MRI-pathological correlations. Neuroradiology 34: 85–94

Resnick D (1989) Calcification and ossification of the posterior spinal ligaments and tissues. In: Resnick D (ed) Bone and joint imaging. WB Saunders, Philadelphia, pp 452–457

Reynolds H et al. (1987) Cervical rheumatoid arthritis: Value of flexion and extension views in imaging. Radiology 164: 215

Rodiek SO (2001) Bildgebende Verfahren bei spinalen Infektionen. Radiologe 41: 976–986

Ross JS (1991) Magnetic resonance assessment of the postoperative spine. Radiol Clin North Am 29: 793–808

Ross JS et al. (1989) Gadolinium-DTPA-enhanced MR imaging of the postoperative lumbar spine: Time course and mechanism of enhancement. AJNR Am J Neuroradiol 10: 37

Russell NA, Benoit BG, Joaquin AJ (1990/91) Diastematomyelia in adults. A review. Pediatr Neurosurg 16: 252–257

Scatliff JH, Kendall BE, Kingsley DPE, Britton J, Grant DN, Hayward RD (1989) Closed spinal dysraphism: Analysis of clinical, radiological and surgical findings in 104 consecutive patients. AJNR Am J Neuroradiol 10: 269–277

Schellinger D et al. (1990) Disc fragment migration. Radiology 175: 831

Schinco FP, Ladaga LE, Dillon JD (1990) Distinguishing between scar and recurrent herniated disk in postoperative patients: Value of contrast-enhanced CT and MR-imaging. AJNR Am J Neuroradiol 11: 949–958

Schnarkowski P, Weidenmaier W, Heuck A, Reise MF (1995) MR Funktionsdiagnostik der Halswirbelsäule nach Schleudertrauma. Fortschr Röntgenstr 162: 319–324

Silberstein M, Tress BM, Hennessy O (1992) Prediction of neurologic outcome in acute spinal cord injury: The role of CT and MRI. AJNR Am J Neuroradiol 13: 1597–1608

Slasky BS, Bydder GM, Niendorf HP, Young IR (1987) MR imaging with gadolinium-DTPA in the differentiation of tumor, syrinx and cysts of the spinal cord. J Comput Assist Tomogr 11: 845–850

Smith AS, Blaser SI (1991) Infectious and inflammatory processes of the spine. Radiol Clin North Am 29: 809–827

Sotiropoulos S, Chafetz NT, Lang P et al. (1989) Differentiation between postoperative sear and recurrent disk herniation: Prospective comparison of MR, CT and contrast-enhanced CT. AJNR Am J Neuroradiol 10: 639–643

Stäbler A, Krimmel K, Seiderer M, Gärtner C, Fritsch S, Raum W (1992) Kernspintomographische Differenzierung osteoporotisch- und tumorbedingter Wirbelkörperfrakturen. Fortschr Röntgenstr 157: 215–221

Stark DD, Bradley WG (eds) (1999) Magnetic resonance imaging, vol 1–3, 3rd edn. Mosby, St. Louis

Steiner H von (1989) MR-Tomographie nach lumbalen Bandscheibenoperationen: differentialdiagnostische Möglichkeiten durch Gd-DTPA. Fortschr Röntgenstr 151: 179–185

Stoller DW (1997) Magnetic resonance imaging in orthopaedics and sports medicine, 2nd edn. Lippincott-Raven, Philadelphia New York

Stoller DW, Genant HK (1987) Fast imaging of the spine. In: Genant HK (ed) Spine update. Radiology Research and Education Foundation, San Francisco, pp 47

Sze G, Krol G, Zimmerman RD, Deck MDF (1988) Intramedullary disease of the spine: Diagnosis using gadolinium-DTPA enhanced MR imaging. AJNR Am J Neuroradiol 9: 847–858; AJR Am J Roentgenol 151: 1193

Sze G, Russell E, Lee D (1989) MR imaging of chronic radiation myelopathy. Presented at the 75th annual meeting and scientific assembly of the RSNA. Chicago, pp 111

Takahashi M, Yasuyuki Y, Yuji S, Ryutaro K (1989) Chronic cervical cord compression: Clincal significance of increased signal intensity on MR images. Radiology 173: 219–224

Thornbury JR, Fryback DG, Turski PA et al. (1993) Disk-caused nerve compression in patients with acute low-back pain: Diagnosis with MR, CT myelography, and plain CT. Radiology 186: 731

Thron A (1988) Vascular anatomy of the spinal cord. Springer, Wien New York

Thron A, Mull M, Reith W (2001) Spinale Gefäßmalformationen. Radiologe 41: 949–954

Tracy PT, Wright RM, Hanigan WC (1989) Magnetic resonance imaging of spinal injury. Spine 14: 292–301

Weinstein JN, McLain RF (1992) Tumors of the spine. In: Rothman RH, Simeone FA (eds) The spine, 3rd edn. WB Saunders, Philadelphia

Weishaupt D, Hodler J (1998) MR-Imaging of the lumbar Spine: Prevalence of Intervertebral Disc extrusion and Sequestration, Nerve Root Compression, Endplate Abnormalities and osteoarthritis of the Facet-Joints in assymptomatic volunteers. Radiology 209: 641–652

Weishaupt D, Pfirrmann C (2001) Painful Lumbar disc Derangement: Relevance of Endplate Abnormalities at MR-Imaging. Radiology 218: 420–427

Widder D (1989) MR imaging of ossification of the posterior longitudinal ligament. AJR Am J Roentgenol 153: 194–195

Winter DDB et al. (1989) CT and MR lateral disc herniation: Typical appearance and pitfalls of interpretation. Can Assoc Radiol J 40: 256

Wittenberg RH, Boetel U, Beyer HK (1990) Magnetic resonance imaging and computed tomography of acute spinal cord trauma. Clin Orthop 260: 176–185

Young W, Bratken MB (1991) The Second National Acute Spinal Cord Injury Study. In: Jane J, Torner J, Anderson D, Young W (eds) NIH Central Nervous System Status Report. Mary Arm Liebert, New York, pp 5429–5451

Yuh WTC, Zachar CK, Barloon TJ, Sato Y, Sickels WJ, Hawes DR (1989) Vertebral compression fractures: Distinction between benign and malignant causes with MR-Imaging. Radiology 172: 215–218

Nachwort

Dieses Buch wurde gleichermaßen für Radiologen und Orthopäden verfasst.

Für den Radiologen, um ihm neben der Einführung in die MRT der Gelenke und der Wirbelsäule auch Hinweise über die auslösenden Ursachen pathologischer Veränderungen zu geben, um ihn in die Lage zu versetzen, das Ergebnis seiner MRT-Untersuchung mit der klinischen Diagnose zu korrelieren.

Für den Orthopäden, um ihm die einzigartigen Möglichkeiten der MRT, insbesondere im Hinblick auf anatomisch-pathologische Veränderungen des Gelenkbinnenraumes und der paraartikulären Bänder und Sehnen zu demonstrieren und ihm darüber hinaus einen Indikationskatalog zur Durchführung der MRT-Untersuchung zu vermitteln. Dieses Anliegen ist deshalb wichtig, weil noch viele Orthopäden aufgrund mangelnder Kenntnis der Möglichkeiten der MRT ihre Wertigkeit über- oder unterschätzen. Daraus resultieren Anmeldungen zur MRT-Untersuchung mit Fragestellungen, die durch dieses Verfahren nicht zu beantworten sind, oder die Untersuchung unterbleibt in Fällen, bei denen die MRT durchaus indiziert gewesen wäre.

Ein weiteres Anliegen dieses Buches ist es, daraufhin zu wirken, dass in der Zukunft die Anzahl der rein diagnostischen Arthroskopien, insbesondere im Bereich des Kniegelenkes weiter reduziert wird, da mit der MRT ein nichtinvasives, im Hinblick auf die Sensitivität und Trefferrate nahezu gleichwertiges Verfahren zur Verfügung steht.

Auch bei Kombinationsgelenkverletzungen wird die MRT bisher zu wenig eingesetzt, in der Vorstellung, die in jedem Falle vorgesehene Arthroskopie würde alle möglicherweise bisher unentdeckten traumatischen Läsionen aufdecken. Tatsache ist jedoch, dass ein unbefriedigendes operatives Ergebnis nicht selten die Folge des Übersehens weiterer Läsionen gewesen ist.

Ähnliches gilt für postoperative Kontrollen ausgedehnterer Gelenkverletzungen durch die MRT, da das Verfahren durchaus in der Lage ist, frühzeitig Komplikationen aufzudecken.

Auch bei der Untersuchung der Wirbelsäule bestehen Kenntnisdefizite über die Anwendungsmöglichkeiten der MRT auf Seiten der Kliniker, denn nur so ist es zu erklären, dass nach wie vor bei der Frage nach Diskushernien häufig Anmeldungen zur CT sowohl im Hals- als auch im Lendenwirbelsäulenbereich erfolgen. Ganz abgesehen von der mit der CT verbundenen Belastung mit ionisierenden Strahlen, haben sich bereits seit längerer Zeit die eindeutigen Vorteile der MRT gegenüber der CT insbesondere bei der Bandscheibendiagnostik herausgestellt.

Obwohl die MRT auch im Bereich der Wirbelsäule einzigartige Detailinformationen liefert, ist ein radiologischer Befund unvollständig, wenn er nicht mit dem Ergebnis der klinischen Untersuchung korreliert wird. Dies setzt allerdings eine Kooperation zwischen Kliniker und Radiologen voraus, d. h. der Radiologe muss über den klinischen Status detailliert informiert werden, oder aber er ist in der Lage, aufgrund eigener klinischer Erfahrung die notwendige Anamnese und die Untersuchung selbst vorzunehmen.

Der beste Weg, der zu einer optimierten Diagnostik führt und mit dem die Vorteile der MRT auch voll genutzt werden können, besteht in einer engen Kooperation zwischen der Radiologie und den klinischen Fachgebieten. Leider bestehen gerade in dieser Hinsicht in Deutschland noch viele Hemmnisse, auf die an dieser Stelle nicht weiter eingegangen werden soll.

Von Ausnahmen abgesehen kontaktiert weder der Radiologe den Kliniker bei unzureichender Information, noch geschieht dies umgekehrt durch den Kliniker bei unklaren Fällen.

Diese Kontaktaufnahme ist in den Vereinigten Staaten eine Selbstverständlichkeit, und ich möchte an dieser Stelle Herrn Prof. Pomeranz zitieren: „Falls die klinischen Angaben für eine Untersuchung unzureichend sind, oder Sie für Ihre endgültige Beurteilung weitere klinische Daten benötigen, scheuen Sie sich als Radiologe nicht, Ihren orthopädischen Kollegen entweder telefonisch oder persönlich zu kontaktieren. Wenn Sie bei Ihrer Befundung die Klinik berücksichtigen, wird sich Ihre Diagnostik um einen Quantensprung verbessern."

Die Fachgebiete der Orthopädie und der Radiologie sind aufeinander angewiesen. Je komplexer eine Erkrankung, je schwerer eine Verletzung, desto offensichtlicher ist die Erfordernis einer gebietsübergreifenden Zusammenarbeit mit kontinuierlichem Dialog.

Dieses Buch will also fachübergreifend dem Radiologen Kenntnisse der Klinik vermitteln, dem Orthopäden die Möglichkeiten, aber auch die Grenzen der MRT aufzeigen.

Es ist die feste Überzeugung des Autors, dass nur dann eine wesentliche Verbesserung der Diagnostik erreicht werden kann, wenn Orthopäde und Radiologe aufeinander zugehen, miteinander kompetent diskutieren. Hierzu soll dieses Buch beitragen.

Sachverzeichnis

MIX
Papier aus verantwortungsvollen Quellen
Paper from responsible sources
FSC® C105338

If you have any concerns about our products,
you can contact us on
ProductSafety@springernature.com

In case Publisher is established outside the EU,
the EU authorized representative is:
Springer Nature Customer Service Center GmbH
Europaplatz 3, 69115 Heidelberg, Germany

Printed by Libri Plureos GmbH
in Hamburg, Germany